Master Techniques in Orthopaedic Surgery®
骨科手术技术丛书

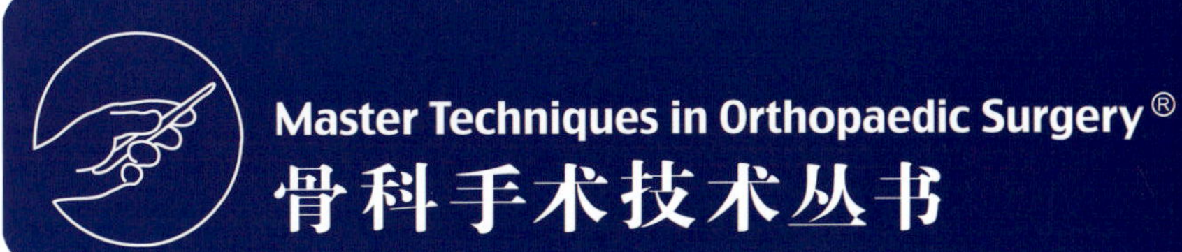

骨 折（第3版）

Fractures（Third Edition）

主编 [美] Donald A. Wiss
主译 姜保国

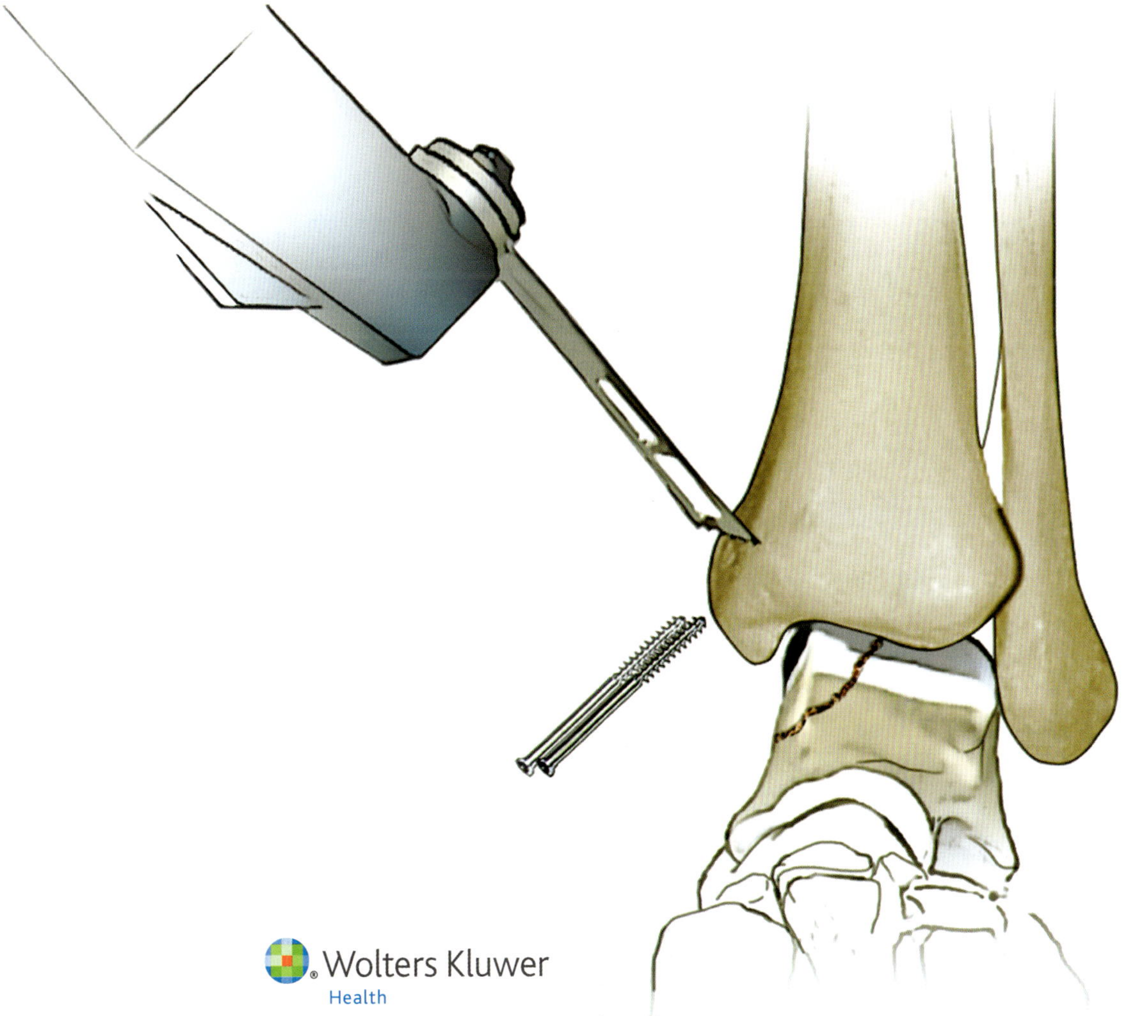

Wolters Kluwer
Health
Philadelphia · Baltimore · New York · London
Buenos Aires · Hong Kong · Sydney · Tokyo

山东科学技术出版社

致我最亲爱的母亲，

Dorothy Zuckerman Wiss，

在本书即将付梓之际不幸离开了我。

割舍不了的联系，

无言的信任，

与众不同的感觉，

充满内心的感激，

就是儿子对母亲的爱。

主　编

Donald A. Wiss, MD
Director of Orthopaedic Trauma
Cedars-Sinai Medical Center
Los Angeles, California

编　者

Amr A. Abdelgawad, M.D.
Assistant Professor
Department of Orthopaedic Surgery and Rehabilitation
Texas Tech University Health Sciences Center in El Paso
El Paso, Texas

David P. Barei, M.D., F.R.C.S.C.
Associate Professor
Department of Orthopaedic Surgery
University of Washington
Orthopaedic Traumatology
Harborview Medical Center
Seattle, Washington

Craig S. Bartlett III, M.D.
Associate Professor of Orthopaedics
Medical Director of Orthopaedic Trauma
The University of Vermont
Burlington, Vermont

Andrea S. Bauer, M.D.
Orthopaedic Surgeon
Orthopaedic Hand and Upper Extremity Service
Massachusetts General Hospital
Boston, Massachusetts

Michael R. Baumgaertner, M.D.
Professor
Department of Orthopaedics and Rehabilitation
Yale University School of Medicine
Chief, Orthopaedic Trauma Service
Yale—New Haven Hospital
New Haven, Connecticut

Daphne M. Beingessner, B.Math, B.Sc., M.Sc., M.D., F.R.C.S.C.
Associate Professor
Department of Orthopaedics
University of Washington
Orthopaedic Traumatology
Harborview Medical Center
Seattle, Washington

Michael J. Beltran, M.D.
Chief Resident
Orthopaedic Surgery
San Antonio Military Medical Center
San Antonio, Texas

Stephen K. Benirschke, M.D.
Professor
Department of Orthopaedics
University of Washington
Harborview Medical Center
Seattle, Washington

Pascal Boileau, M.D.
Head
Department of Orthopaedics
Department of Orthopaedics and Sports Traumatology
University of Nice-Sophia-Antipolis
Nice, France

Sreevathsa Boraiah, M.D.
Westchester Medical Center
Valhalla, New York

Matthew R. Camuso, M.D.
Orthopaedic Trauma and Fracture Care
Maine Medical Center
Portland, Maine

Kyle F. Chun, M.D.
Resident
Department of Orthopaedics and Sports Medicine
University of Washington
Harborview Medical Center
Seattle, Washington

Michael P. Clare, M.D.
Director of Fellowship Education
Foot and Ankle Fellowship
Florida Orthopaedic Institute
Tampa, Florida

Peter A. Cole, M.D.
Chief of Orthopaedic Surgery
Regions Hospital
Professor
University of Minnesota
St. Paul, Minnesota

Cory A. Collinge, M.D.
Director of Orthopaedic Trauma
Harris Methodist Fort Worth Hospital
Clinical Staff
John Peter Smith Hospital
Fort Worth, Texas

Brett D. Crist, M.D., F.A.C.S.
Associate Professor
Co-Director, Orthopaedic Trauma Service
Co-Director, Orthopaedic Trauma Fellowship
Associate Director, Joint Preservation Service
Department of Orthopaedic Surgery
University of Missouri
Columbia, Missouri

Kenneth A. Egol, M.D.
Professor and Vice Chairman
Department of Orthopaedic Surgery
NYU Hospital for Joint Diseases
Langone Medical Center
New York, New York

Christopher G. Finkemeier, M.D., M.B.A.
Co-director
Orthopaedic Trauma Surgeons of Northern California
Granite Bay, California

Thomas Fishler, M.D.
Instructor
Department of Orthopaedics and Rehabilitation
Yale University School of Medicine
New Haven, Connecticut

Paul T. Fortin, M.D.
Associate Professor
Oakland University School of Medicine
William Beaumont Hospital
Royal Oak, Michigan

John T. Gorczyca, M.D.
Professor
Chief, Division of Orthopaedic Trauma
Department of Orthopaedics and Rehabilitation
University of Rochester Medical Center
Rochester, New York

James A. Goulet, M.D.
Professor of Orthopaedic Surgery
The University of Michigan Medical School
The University of Michigan Health System
Ann Arbor, Michigan

George J. Haidukewych, M.D.
Professor of Orthopaedic Surgery
University of Central Florida
Academic Chairman and Chief Orthopaedic Trauma and Adult Reconstruction
Orlando Health
Orlando, Florida

David L. Helfet, M.D.
Professor of Orthopaedic Surgery
Weill Medical College of Cornell University
Director, Orthopaedic Trauma Service
Hospital for Special Surgery/New York-Presbyterian Hospital
New York, New York

Daniel S. Horwitz, M.D.
Chief, Orthopaedic Trauma
Geisinger Health Systems
Danville, Pennsylvania

James J. Hutson Jr., M.D.
Orthopaedic Surgeon
Orthopaedic Trauma
Department of Orthopaedics and Rehabilitation
University of Miami
Miami, Florida

Clifford B. Jones, M.D.
Clinical Professor
Michigan State University
Orthopaedic Associates of Michigan
Grand Rapids, Michigan

Jesse B. Jupiter, M.D.
Hansjorg Wyss/AO Professor
Harvard Medical School
Department of Orthopaedic Surgery
Massachusetts General Hospital
Boston, Massachusetts

Enes M. Kanlic, M.D., F.A.C.S.
Professor
Department of Orthopaedic Surgery and Rehabilitation
Texas Tech University Health Sciences Center in El Paso
El Paso, Texas

Matthew D. Karam, M.D.
Clinical Assistant Professor
Department of Orthopaedics and Rehabilitation
University of Iowa Hospitals and Clinics
Iowa City, Iowa

James C. Krieg, M.D.
Associate Professor
Department of Orthopaedics and Sports Medicine
University of Washington
Harborview Medical Center
Seattle, Washington

Sumant G. Krishnan, M.D.
Director
Shoulder Fellowship
Baylor University Medical Center
Attending Orthopaedic Surgeon
Shoulder Service
The Carrell Clinic
Dallas, Texas

Erik Noble Kubiak, M.D.
Assistant Professor
Department of Orthopaedics
University of Utah
Salt Lake City, Utah

Lionel E. Lazaro, M.D.
Orthopaedic Surgeon
Orthopaedic Trauma Service
Weill Medical College of Cornell University
Hospital for Special Surgery and New York-Presbyterian Hospital
New York, New York

Mark A. Lee, M.D.
Associate Professor
Department of Orthopaedic Surgery
Director
Orthopaedic Trauma Fellowship
University of California, Davis
Sacramento, California

Ross Leighton, M.D.
Professor of Surgery
QEII Health Sciences Centre
Dalhousie University
Halifax, Nova Scotia, Canada

Wai-Yee Li, M.D., Ph.D.
Plastic Surgical Resident
University of Southern California
Los Angeles, California

Dean G. Lorich, M.D.
Chief
Department of Orthopaedics at New York-Presbyterian
Associate Director
Orthopaedic Trauma Service at Hospital for Special Surgery
Associate Professor of Orthopaedic Surgery
Weill Cornell Medical Center
New York, New York

Jason A. Lowe, M.D.
Assistant Professor
Orthopaedic Trauma Surgery
Director
Fragility Fracture Program
Department of Orthopaedic Surgery
University of Alabama at Birmingham
Birmingham, Alabama

Arthur L. Malkani, M.D.
Orthopaedic Trauma Surgeon
Chief of Adult Reconstruction Service
Professor of Orthopaedic Surgery
Department of Orthopaedics
University of Louisville School of Medicine
Department of Orthopaedic Surgery
The University of Louisville
Louisville, Kentucky

Joel M. Matta, M.D.
Founder and Director
Hip and Pelvis Institute at St. John's Health Center
Santa Monica, California

Elaine Mau, M.D., M.Sc.
Resident
Division of Orthopaedic Surgery
University of Toronto
St. Michael's Hospital
Toronto, Ontario, Canada

Michael D. McKee, M.D. F.R.C.S. (C)
Professor of Orthopaedic Surgery
Division of Orthopaedic Surgery
University of Toronto
St. Michael's Hospital
Toronto, Ontario, Canada

Berton R. Moed, M.D.
Professor and Chairman
Department of Orthopaedic Surgery
Saint Louis University School of Medicine
Saint Louis, Missouri

Steven J. Morgan, M.D.
Mountain Orthopaedic Trauma Surgeons
Swedish Medical Center
Englewood, Colorado

Rafael Neiman, M.D.
Co-director
Orthopaedic Trauma Surgeons of Northern California
Roseville, California

Xavier Ohl, M.D.
Orthopaedic Surgeon
Department of Orthopaedics and Sports Traumatology
L'Archet 2 Hospital
Nice, France

Robert F. Ostrum, M.D.
Director of Orthopaedic Trauma
Cooper University Hospital
Professor
Department of Surgery
Cooper Medical School of Rowan University
Camden, New Jersey

Kagan Ozer, M.D.
Clinical Associate Professor of Orthopaedic Surgery
The University of Michigan Medical School
The University of Michigan Health System
Ann Arbor, Michigan

Guy D. Paiement, M.D.
Residency Director for Orthopaedic Surgery
Cedars-Sinai Medical Center
Los Angeles, California

William H. Paterson, M.D.
Orthopaedic Surgeon
Shoulder Service
The Carrell Clinic
Dallas, Texas

Hamid R. Redjal, M.D.
Fellow
Hip and Pelvis Institute
St. John's Medical Center
Santa Monica, California

Mark C. Reilly, M.D.
Assistant Professor of Orthopaedics
Co-Chief, Orthopaedic Trauma Service
University of Medicine & Dentistry of New Jersey
New Jersey Medical School
Newark, New Jersey

David Ring, M.D.
Associate Professor of Orthopaedic Surgery
Harvard Medical School
Director of Research
Hand and Upper Extremity Service
Department of Orthopaedic Surgery
Massachusetts General Hospital
Boston, Massachusetts

Melvin P. Rosenwasser, M.D.
Robert E. Carroll Professor of Orthopaedic Surgery
Columbia University College of Physicians and Surgeons
Director, Orthopaedic Trauma Service
New York Presbyterian Hospital
Director, Hand and Microvascular Service
New York-Presbyterian Hospital
New York, New York

Milton L. Chip Routt Jr., M.D.
Professor of Orthopaedic Surgery
University of Washington
Harborview Medical Center
Seattle, Washington

Adam P. Rumian, M.D., F.R.C.S.(Tr&Orth)
Consultant Orthopaedic Surgeon
Department of Trauma and Orthopaedics
East and North Hertfordshire NHS Trust
Hertfordshire, England

Nicholas Sama, M.D.
Orthopaedic Trauma Surgeon
Center for Bone & Joint Surgery of the Palm Beaches
Royal Palm Beach, Florida
Hospital for Special Surgery
New York, New York

Roy W. Sanders, M.D.
Chief, Department of Orthopaedics
Tampa General Hospital
Director, Orthopaedic Trauma Services
Florida Orthopaedic Institute
Clinical Professor of Orthopaedic Surgery
University of South Florida
Tampa, Florida

Bruce J. Sangeorzan, M.D.
Professor
University of Washington
Harborview Medical Center
Seattle, Washington

Milan K. Sen, M.D., F.R.C.S.C.
Chief
Orthopaedic Trauma Service
Department of Orthopaedic Surgery
The University of Texas Health Science Center at Houston
Houston, Texas

Benjamin Service, M.D.
Orthopaedic Resident
Orlando Health
Orlando, Florida

Babar Shafiq, M.D.
Director of Orthopaedic Trauma
Howard University Hospital
Washington, District of Columbia

Randy Sherman, M.D.
Vice Chair
Department of Surgery
Cedars Sinai Medical Center
Los Angeles, California

Jodi Siegel, M.D.
Assistant Professor
Department of Orthopaedics
University of Massachusetts Medical School
UMass Memorial Medical Center
Worcester, Massachusetts

James P. Stannard, M.D.
J. Vernon Luck Sr. Distinguished Professor & Chairman
Department of Orthopaedic Surgery
University of Missouri
Columbia, Missouri

Benjamin W. Stevens, M.D.
Springfield Clinic
Springfield, Illinois

Rena L. Stewart, M.D., F.R.C.S.(C)
Associate Professor, Orthopaedic Surgery
Chief, Section of Orthopaedic Trauma
Division of Orthopaedics
Department of Surgery
University of Alabama at Birmingham
Birmingham, Alabama

J. Charles Taylor, M.D.
Orthopaedic Surgeon
Specialty Orthopaedics, P.C.
Memphis, Tennessee

David C. Templeman, M.D.
Associate Professor of Orthopaedic Surgery
University of Minnesota
Department of Orthopaedic Surgery
Hennepin County Medical Center
Minneapolis, Minnesota

Frederick Tonnos, D.O.
Assistant Clinical Professor
Michigan State University
East Lansing, Michigan
Sutter Rosevale Medical Center
Roseville, California
Mercy San Juan Medical Center
Carmichael, California

Paul Tornetta III, M.D.
Professor and Vice Chairman
Department of Orthopaedic Surgery
Director of Orthopaedic Trauma
Boston, Massachusetts

J. Tracy Watson, M.D.
Professor of Orthopaedic Surgery
Chief, Orthopaedic Traumatology
Department of Orthopaedic Surgery
St. Louis University School of Medicine
Saint Louis, Missouri

Neil J. White, M.D., F.R.C.S.(C)
Fellow, Hand and Microvascular Service
New York-Presbyterian Hospital
Columbia University College of Physicians and Surgeons
New York, New York

Patrick J. Wiater, M.D.
Attending Orthopaedic Surgeon
Department of Orthopaedic Surgery
William Beaumont Hospital
Beverly Hills, Michigan

Donald A. Wiss, M.D.
Director of Orthopaedic Trauma
Cedars-Sinai Medical Center
Los Angeles, California

Brad Yoo, M.D.
Assistant Professor
Department of Orthopaedic Surgery
University of California, Davis
Sacramento, California

Bruce H. Ziran, M.D.
Director, Orthopaedic Trauma
Orthopaedic Surgery Residency Program
Atlanta Medical Center
Atlanta, Georgia

Navid M. Ziran, M.D.
Orthopaedic Surgeon
Department of Orthopaedic Surgery
Santa Clara Valley Medical Center
San Jose, California

主　译　姜保国

副主译　付中国　张殿英

译　者　（以姓氏笔画为序）

马明太　王天兵　王　刚　王志永　王艳华　王振威
邓玖旭　刘中砥　安　帅　芦　浩　杨　明　李建强
冷昆鹏　张晓萌　张培训　陈建海　陈　博　金开基
周　靖　党　育　徐春归　徐晓东　徐海林　徐　雷
殷晓峰　郭　蒙　黄天霁　黄　伟　寇玉辉　韩端阳
熊　健　黎庆钿　薛　峰

丛书序言

从 1994 年的初版开始，《骨科手术技术丛书》已经成为培训骨科医师的金标准。这套丛书巨大的成功可归功于初版的总主编 Roby Thompson，他在丛书序言中写道：“在相关领域被称为‘大师’的专家们所推荐的详细手术技术。”很多骨科医生通过阅读本丛书在临床实践中受益，对于此我们十分高兴。

本丛书一个重要的成功之处便是它独特有效的编排体例，还甚至曾被别的书籍所模仿。一个重要的特点便是在表述标准知识的同时，增加了许多高年资医师的个人体会和经验技巧。大量的照片和彩图为读者提供了详细的操作步骤。

本丛书另外一个成功之处是我们拥有蜚声国际、富有经验的编者。他们将自身丰富的经验通过本书与大家分享，这种无私的态度使他们无愧于“大师”的称号。我们对他们满怀感激之情，是他们保持、提高了本丛书多年来的声誉。我们对于本书第 3 版的出版所取得的进步而感到骄傲，对于其内容的补充修订感到尤其高兴。在新版本的丛书中新增了 6 卷（册）精彩的、与我们专业相关的交叉学科的内容。我们不仅增加了本丛书的内容，增加了编者的人数，我们还采用了经典的编排体例。

新增加的分卷(册)中的第一卷(册)介绍了“手术入路及相关问题”,有幸由本人编写，第二卷（册）为“小儿骨科手术精要”。此外，新增加的内容还涉及“软组织重建”“外周神经功能障碍的处理”“关节高级重建技术”“运动医学”“骨肿瘤和复杂重建技术”，这些内容用 16 个实用的相关章节详细介绍。

我欣然同意担任本丛书的总主编，本丛书有着提高骨科医师手术技术的重要价值，并且其实际价值将在实践中得到验证。我十分敬佩 Thompson 医师的最初的远见和领导能力，并感谢丛书编者和其他对本书有贡献的人们。正如我在本丛书的第 2 版《髋》分卷(册)的序言中提到，William Mayo 的话正好揭示了编写本丛书的终极目的：“使患者获得最好的治疗才是我们唯一应该关注的问题。”我们相信，本丛书可以使骨科医生理解如何以患者为中心进行外科手术。

Bernard F. Morrey, MD

序　言

美国医学正经历一个复杂而深远的转型时期。政府、保险公司、华尔街、患者都要求在更低的花费前提下提供更加优质的医疗服务。当医生基于最佳科学证据的基础而行医，建立评估体系分析结果，使信息广泛适用于患者和公众时，最好的医疗服务便得以提供。医疗费用的降低是由于卫生机构、管理式医疗从零售到批发的改变。

创伤是一个复杂的问题，最初的治疗往往决定了不可预料的最终结果。死亡、致畸、法医学问题的牵涉可能会导致临床诊疗中不果断和错误的决定。当治疗在有信心、有计划、有合适的技术的前提下进行时，相关的死亡率、可预防的并发症、永久性的伤害、经济的损失可能会大幅度降低。不确定的、不作为的、不合适的医疗干预对患者是有害的。一些传统的理念和内固定技术需要摒弃，一些新的技术需要进一步学习。

本书试图用社会的要求来指导我们的医疗专业，即：更好的骨科，更低的花费。本书为骨科医师提供了 46 种常见骨折的安全有效的处理方法。我希望本书第 3 版继续介绍文献中有价值的内固定器材对于骨折的治疗方法。

Donald A. Wiss, M.D.

致 谢

现代科学正被信息所淹没，在我们的职业生涯中，可能用到的数据远少于现有的数据。大量的科学期刊、书籍、视频资料和 CME 课程吸引着我们的眼球。只要一个人拥有计算机，他就可以通过互联网来寻找包括骨科学、骨折治疗在内的任何知识。那么，为什么要再写一本关于骨折的教科书呢？首先，前两版教科书的巨大成功说明了医学生、住院医师和执业骨科医师仍然期望有一本有条理、有知识性、有可读性的教科书，来指导他们对于复杂骨折患者的治疗。其次，我们的特别之处在于延续了在显像模式、图像缩小技术和内固定器材上的巨大改变。因此，第 3 版重在满足这些已知的需求。

作为编者，我的任务是从大量的数据中有选择地忽略那些无关的，发掘那些对提高我们的知识至关重要的信息。如果缺乏热情，我也不会将自己生命的 30 年时间投入对骨折、骨折不愈合和患者管理的经验教训的研究中。我花了上千小时通过阅读、学习、上课、复习病例、分析数据、手术来了解骨折的处理，相信不会有很多人会花这样大的劳力和时间来寻求这些无关心灵和灵魂的问题。

第 3 版《骨折》经过 2 年时间写成，任何一位从事这项工作的人都应向那些对本书做出了巨大贡献，却鲜为人知的工作者们致以崇高的敬意。我非常感激我的夫人 Deborah，在我经常利用晚上和周末的宝贵时间工作的情况下，依然坚定不移地爱我和支持我。

在关于手术技术的教科书里，插图和绘画有重要的意义。我要特别感谢本书的插图画家，Bernie Kida，他用肌肉骨骼解剖学的知识、出色的插图、丰富的经验把文字和图片联系起来，常常起到了手术室观摩的真实效果。

我要向 Pamela Swan，我二十多年的医疗协调员表达我的感谢，她帮我完成了手稿中每一章的修订工作。如果没有她的编辑和组织才能，本书的完成将会非常困难。

我还要特别感谢 Eileen Wolfberg，负责作者和出版商之间沟通的联系人。值得一提的是，Eileen 和我合作了本书的全部 3 个版本。她 30 年的出版经验和之前与编著者的专业联系使本书改版非常成功。Eileen，没有你我就无法完成这本书。

Elise Paxson、Robert Hurley、Brian Brown 以及 Wolters Kluwer 的整个出版团队对本书的贡献也是至关重要的，我特别要感谢 Robert Hurley 调整了预算，使得本书如此完美。

最后，我衷心地感谢每一位抽出宝贵时间为本书做出贡献的作者。他们无私地分享自己大量的经验，解释骨折治疗的细节问题，这将使全世界治疗骨骼肌肉创伤的外科医生受益匪浅。

Donald A. Wiss, M.D.

目　录

第 1 章　锁骨骨折：切开复位内固定　/ 1 /

第 2 章　肩胛骨骨折：切开复位内固定　/ 14 /

第 3 章　肱骨近端骨折：切开复位内固定　/ 43 /

第 4 章　半肩关节置换术治疗肱骨近端骨折　/ 59 /

第 5 章　反置式肩关节置换术治疗急性肱骨近端骨折　/ 75 /

第 6 章　肱骨干骨折：切开复位内固定　/ 90 /

第 7 章　肱骨干骨折：髓内钉　/ 115 /

第 8 章　肱骨远端骨折：切开复位内固定　/ 128 /

第 9 章　肱骨远端关节内骨折：全肘关节置换　/ 148 /

第 10 章　鹰嘴骨折：切开复位内固定　/ 158 /

第 11 章　桡骨头骨折：切开复位内固定　/ 174 /

第 12 章　前臂骨折：切开复位内固定　/ 201 /

第 13 章　桡骨远端骨折：外固定　/ 219 /

第 14 章　桡骨远端骨折：切开复位内固定　/ 239 /

第 15 章　股骨颈骨折：切开复位内固定　/ 255 /

第 16 章　股骨颈骨折：半髋置换和全髋置换　/ 267 /

第 17 章　股骨转子间骨折：滑动髋螺钉固定技术　/ 289 /

第 18 章　股骨转子间骨折：髓内钉　/ 299 /

第 19 章　股骨转子间骨折：关节成形术　/ 314 /

第 20 章　股骨转子下骨折：接骨板固定　/ 322 /

第 21 章　股骨转子下骨折：髓内钉　/ 339 /

第 22 章　股骨干骨折：顺行髓内钉　/ 373 /

第 23 章 股骨干骨折：逆行髓内钉 / 392 /
第 24 章 股骨远端骨折：切开复位内固定 / 406 /
第 25 章 髌骨骨折：切开复位内固定 / 428 /
第 26 章 膝关节脱位 / 450 /
第 27 章 胫骨平台骨折：切开复位内固定 / 464 /
第 28 章 胫骨近端关节外骨折：肌肉下锁定接骨板 / 503 /
第 29 章 胫骨干骨折：髓内钉 / 518 /
第 30 章 胫骨干骨折：Taylor 空间骨外固定支架 / 547 /
第 31 章 胫骨 Pilon 骨折：分期内固定 / 580 /
第 32 章 胫骨 Pilon 骨折：张力缆环形固定 / 608 /
第 33 章 踝关节骨折 / 646 /
第 34 章 距骨骨折：切开复位内固定 / 663 /
第 35 章 跟骨骨折：切开复位内固定 / 685 /
第 36 章 跗跖骨 Lisfranc 损伤：评估和治疗 / 700 /
第 37 章 骨盆骨折：外固定 / 712 /
第 38 章 耻骨联合分离：切开复位内固定 / 738 /
第 39 章 骶髂螺钉内固定治疗骨盆后环损伤 / 748 /
第 40 章 骶骨骨折 / 766 /
第 41 章 髋臼骨折：Kocher-Langenbeck 入路 / 782 /
第 42 章 髋臼骨折：髂腹股沟入路 / 833 /
第 43 章 髋臼骨折：延长髂股入路 / 849 /
第 44 章 髋关节手术脱位治疗股骨头骨折 / 874 /
第 45 章 假体周围骨折：评估与治疗 / 886 /
第 46 章 软组织覆盖：腓肠肌比目鱼肌旋转肌瓣 / 899 /

第 1 章　锁骨骨折：切开复位内固定

作者　Donald A. Wiss
译者　殷晓峰　安　帅　王　刚
校对　陈建海

引　言

锁骨骨折是常见的肩部损伤，占所有肩部骨折的 35%~40%。多数锁骨骨折发生于锁骨中段，而治疗多数采用非手术治疗。这种损伤的非手术治疗是根据患者成功愈合的病史，回顾性研究，手术医生或者影像研究决定的。早期研究认为，残留的肩部畸形主要影响美观，但肩部和上肢功能是满意的。在过去 15 年，锁骨骨折的评估和治疗中存在明显的变化。近来研究显示，成人明显移位的骨折采用非手术治疗与持续的解剖畸形、残留的肩部疼痛无力，以及轻度的神经损伤有关；而且，最近的随机临床研究比较了成人明显移位的锁骨折采用非手术和手术治疗，表明非手术治疗患者伴有 15% 的不愈合率和有症状的畸形愈合。这些最新的研究还采用了以患者为中心的肢体特定功能评价方法，如 Constant 评分、Dash 评分、ASES 评分等，并且证明采用内固定治疗有效的患者功能评价有明显的改善。这些研究倾向于对明显移位的成人锁骨骨折采用内固定治疗，从而降低不愈合和畸形愈合的发生率；而且，手术对于处理最常见的并发症是安全有效的。

多数锁骨骨折可分为三个基本类型。第一组是中间 1/3 的骨折，第二组是外侧 1/3 的骨折，第三组是内侧骨折。Neer 等基于软组织和韧带的损伤情况，进一步将第二组分为三个不同的亚组：第一种损伤，喙锁韧带完整；第二种损伤，韧带复合体破裂，出现向上移位或外侧骨折块；第三种损伤，累及肩锁关节。流行病学研究表明，约 80% 的锁骨骨折发生在中间 1/3，15% 发生在外侧，仅 5% 发生在内侧。图 1.1 显示锁骨骨折的 AO/OTA 分类。

解　剖

如果计划手术治疗，了解肩部骨、软组织和神经血管完整的解剖知识是非常重要的。锁骨呈 S 形，从内向外观，有一个从前凸到后凹的曲度。锁骨外侧端呈扁平状，内侧端呈圆柱状。中间部分是紧密的皮质骨，内有短而狭窄的髓腔，在年轻患者尤为明显（图 1.2）。在外侧端，锁骨通过相对薄弱的肩锁韧带和相对坚强的喙锁韧带固定在肩胛骨上（锥形和梯形）。在内侧端，锁骨和胸骨通过厚实的胸锁韧带、肋锁韧带和锁骨间韧带相连形成关节。尽管锁骨绝大部分位于皮下，三角肌起始于锁骨外侧的前下方，斜方肌起始于锁骨中间部分的后上方起始。另外，若干上肢的肌肉部分起始于锁骨，包括锁骨下肌、胸锁乳突肌和胸大肌（图 1.3）。

从力学的角度来看，锁骨的作用类似肩部和胸部间的支撑柱，并从胸腔悬吊上肢。锁骨还对锁骨下血管和臂丛神经起到保护作用（图 1.4）。

适应证与禁忌证

多数成人锁骨骨折可采用非手术治疗。非手术治疗适用于移位小于 12~15 mm，成角小于

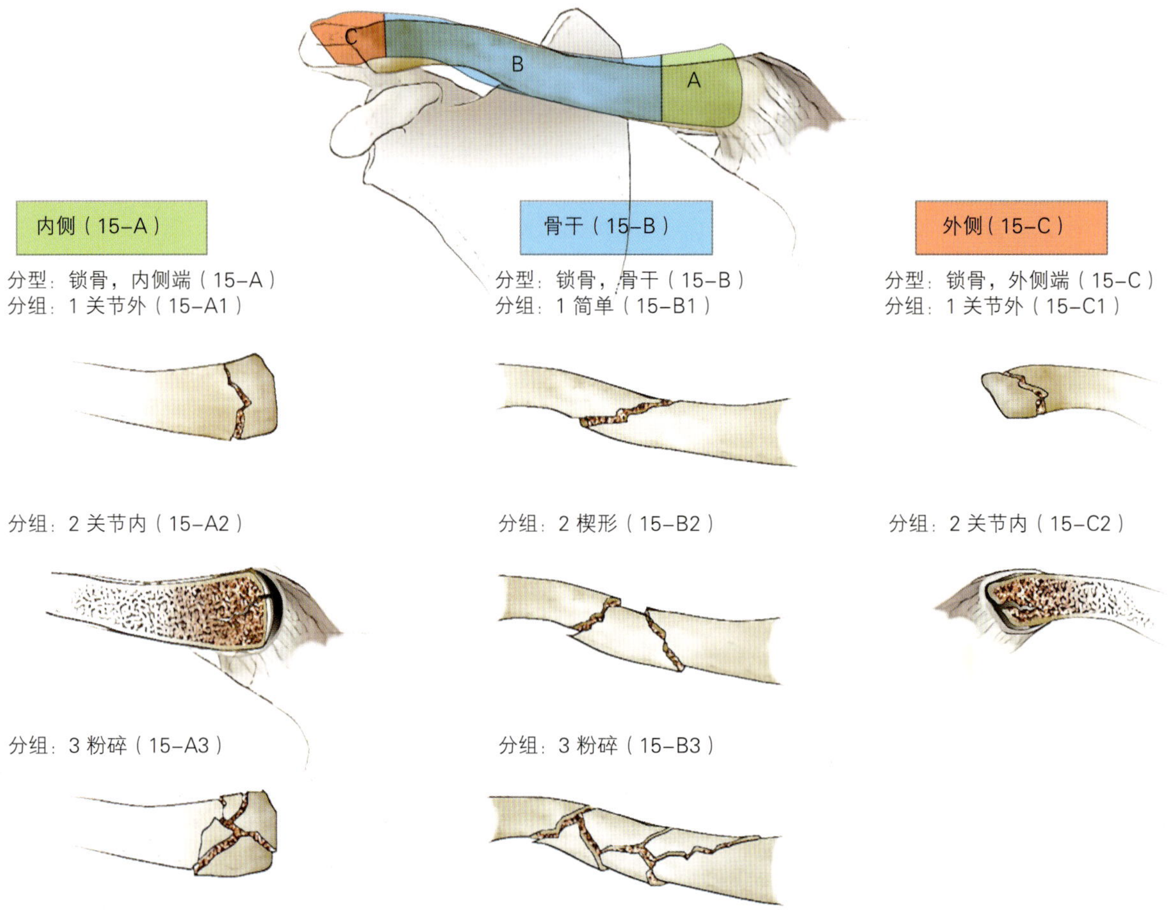

C
B
A
内侧（15–A）
骨干（15–B）
外侧（15–C）
分型：锁骨，内侧端（15–A）
分组：1 关节外（15–A1）
分型：锁骨，骨干（15–B）
分组：1 简单（15–B1）
分型：锁骨，外侧端（15–C）
分组：1 关节外（15–C1）
分组：2 关节内（15–A2）
分组：2 楔形（15–B2）
分组：2 关节内（15–C2）
分组：3 粉碎（15–A3）
分组：3 粉碎（15–B3）

图 1.1　AO/OTA 锁骨骨折分型

胸小肌
腋动、静脉
喙突
肩峰
锁骨下动静脉
锁骨
颈丛
前、中斜角肌

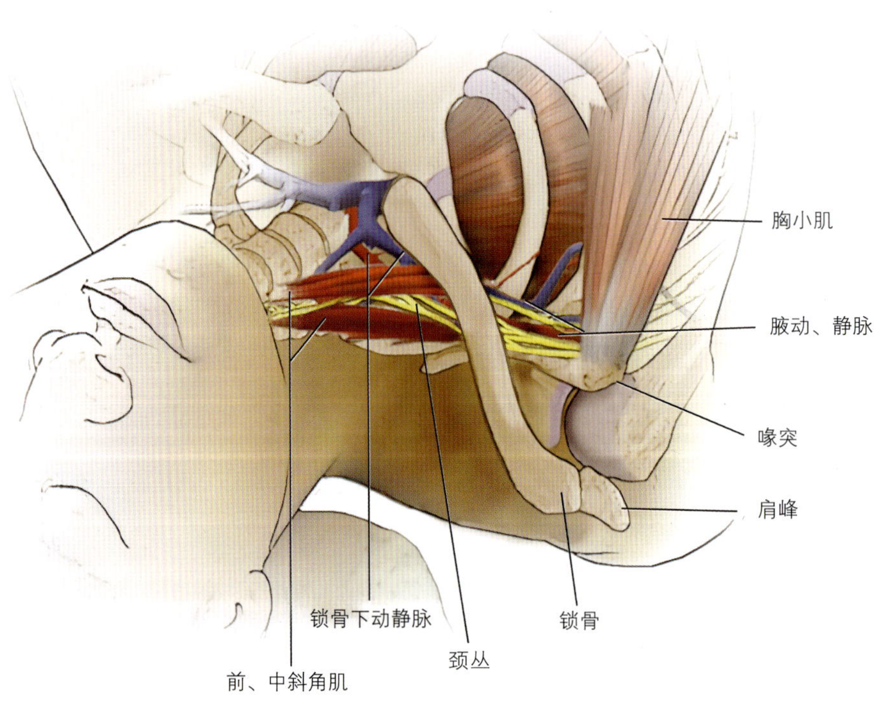

图 1.2　锁骨俯视观，解剖形态呈 S 形

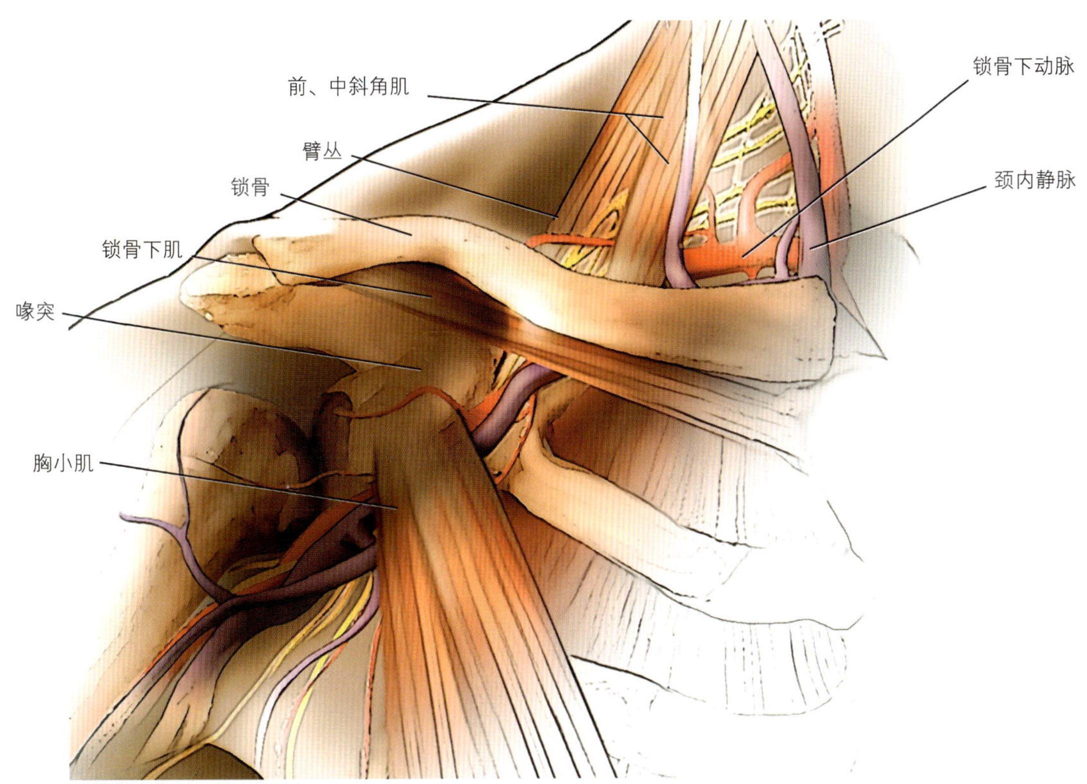

图 1.3　锁骨前面观和相关的软组织结构

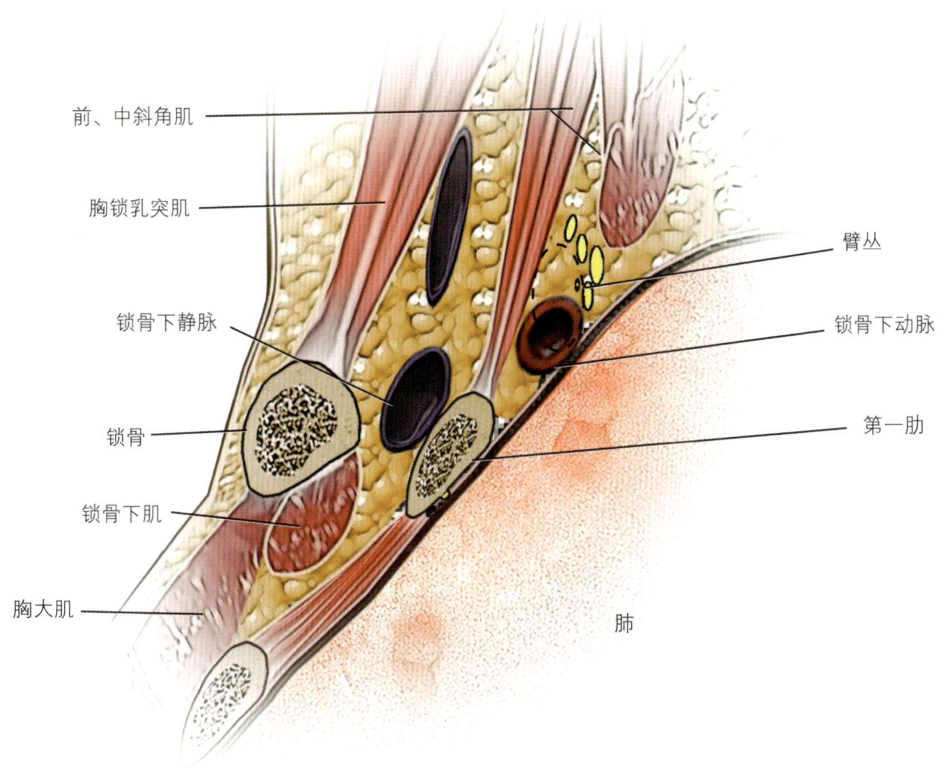

图 1.4　前胸壁的横断面，显示了锁骨下血管和锁骨的关系

10°，移位少于锁骨直径的骨折。非手术治疗包括上肢吊带悬吊，肩部固定，或者“8”字肩关节约束带，从而减轻疼痛。青春期少年和青年患者，“8”字绷带简单而且容易耐受。成年患者，通常更倾向于吊带或者肩关节支具固定。这些治疗的方法并不能使骨折复位，仅仅在骨折愈合过程中对上肢起到支持作用。多数患者可以在2~3周内去除吊带，开始简单的日常活动、洗澡等。系列的X线片检查可以看到3周时出现骨痂，而骨折愈合需要6~8周。如患者仅有轻微疼痛，X线片证实骨折愈合过程在进展，就可以去除外部支持，活动的程度根据局部症状决定。如果骨折愈合良好，多数患者可以在12周恢复正常活动。

直到21世纪初，锁骨骨折内固定的指征都非常局限。多数骨科的教科书的手术指征包括：开放性骨折，伴有血管损伤或者进行性的神经损伤，以及伴有肩胛、胸廓分离或移位的病理性骨折。这些情况在临床中出现相对较少。最近的随机临床实验证明，目前的锁骨骨折手术治疗的适应证包括短缩、错位和平移超过15~20 mm（图1.5）。其他锁骨手术治疗的适应证包括复杂的同侧肩胛骨或肱骨近端的损伤，移位的外侧关节内锁骨骨折，以及有症状的不愈合（图1.6）。

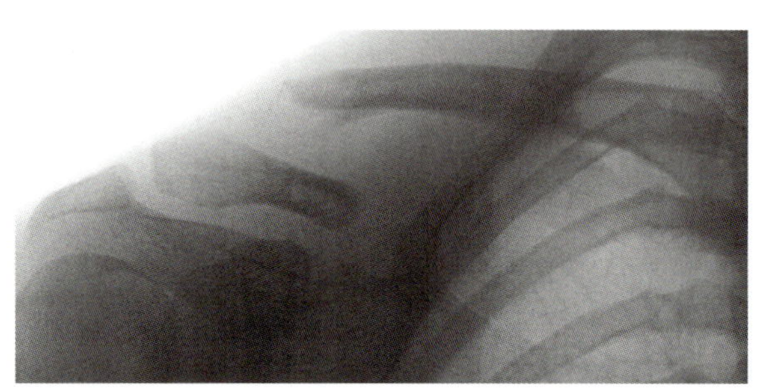

图1.5 自行车事故后明显移位的锁骨骨折X线片，具有明确的内固定指征

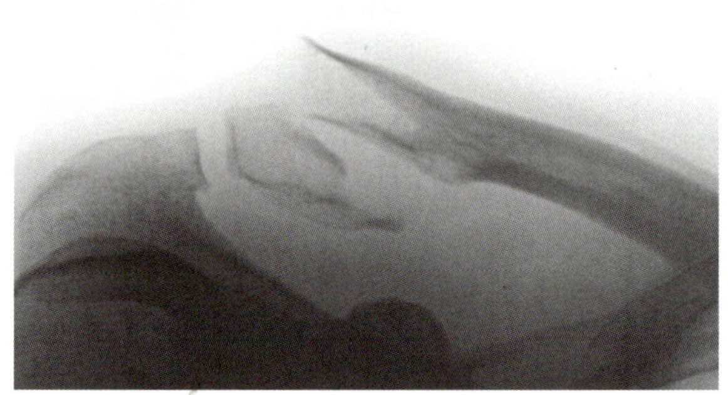

图1.6 锁骨远端关节内骨折移位的X线片。该类骨折出现延迟愈合和不愈合的发生率较高，也具有手术指征

术前评估

病史采集和体格检查

多数锁骨骨折发生在摔倒后上肢着地或者肩部的直接暴力损伤情况下。由于疼痛和不稳定，无法进行正常的上肢活动，多数患者会选择到急诊就诊。机动车/摩托车事故、高处坠落等高能暴力伤后，对伴有锁骨骨折的患者进行充分全面的创伤检查是必需的。细致地询问病史和全面的查体有利于准确诊断和治疗。很多锁骨外伤可能与相邻结构的损伤有关，如头部、颈椎、胸壁、肋骨和肺部等。在这些患者中，有些需要进一步的影像学检查和专科诊治。

多数锁骨骨折的患者主诉肩部或者锁骨疼痛，活动时加重。查体可以发现局部肿胀、压痛，伴有骨擦感、骨折移位畸形。锁骨上窝或胸壁的瘀斑常在伤后12~36小时出现（图1.7）。在单纯锁骨骨干骨折时，肩部活动度减小，被动活动时有不适感，但可忍受。伴有移位的骨折，临床上常见局部的骨折畸形。近端骨折块通常向上移位，支起皮肤。肩部的外形会变短，向前向下垂。从背部看，肩胛骨突起呈翼状。由于锁骨骨折容易损伤锁骨下血管和臂丛神经，所以查体时需要对神经和血管进行细致的检查和记录。

影像学评估

简单的正斜位X线片检查就可以确诊绝大多数锁骨骨折。为了更好地评估骨折块位置，

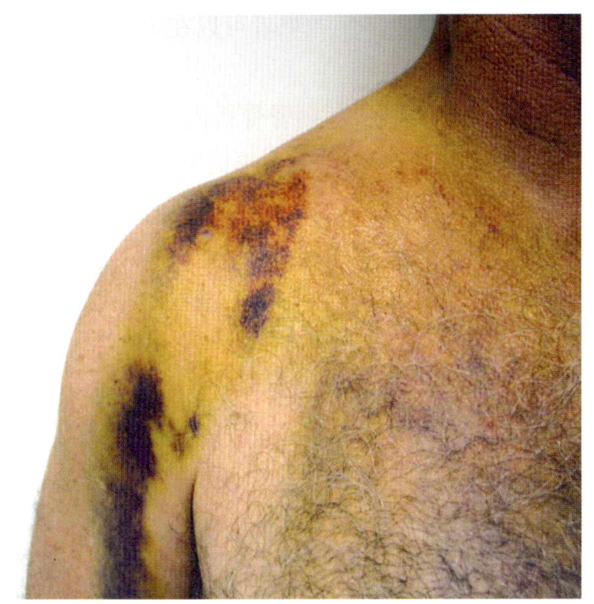

图 1.7　机动车事故后锁骨骨折继发的肩部和胸壁的临床表现

需要两个经典体位 X 线影像：前后位和头侧倾斜（25°~45°）位。前后位 X 线影像应该包括肱骨的上 1/3。在前后位 X 线影像中，近端骨折块常向上、向后移位，远端骨折块向下移位、短缩，向内侧旋转。头侧倾斜位 X 线影像避开了肩胛骨和肩锁关节。CT 和 MRI 扫描对于胸锁关节骨折和移位有用，但骨干骨折很少需要。

治　疗

多数成年的锁骨骨折采用非手术治疗。非手术治疗适用于移位小于 12~15 mm，成角小于 10°，移位少于锁骨直径的骨折。非手术治疗包括上肢吊带悬吊、肩部固定，或者“8”字肩关节约束带，从而减轻疼痛。青春期少年和青年患者，“8”字绷带简单而且容易耐受；成年患者，通常更倾向于吊带或者肩关节支具固定。这些治疗方法并不能使骨折复位，仅仅在骨折愈合过程中对上肢起到支持作用。多数患者可以在 2~3 周内去除吊带，开始简单的日常活动、洗澡等。系列的X线片检查可以看到3周时出现骨痂，而骨折愈合需要 6~8 周。患者仅有轻微疼痛，X 线片证实骨折愈合过程在进展时，就可以去除外部支持。活动的程度根据局部症状决定。如果骨折愈合良好，大多数患者可以在 12 周恢复正常活动。

直到 21 世纪，锁骨骨折内固定的指征都非常局限。多数骨科的教科书的手术指征包括：开放性骨折，伴有血管损伤或者进行性的神经损伤，以及伴有肩胛胸廓分离或移位的病理性骨折，这些情况在临床中相对少见。最近的随机临床实验证明，目前的锁骨骨折手术治疗适应证包括短缩、错位和平移超过 15~20 mm（见图 1.5）。其他锁骨骨折手术治疗适应证包括复杂的同侧肩胛骨或肱骨近端的损伤，移位的外侧关节内锁骨骨折，以及有症状的不愈合。

手术时机

尽管开放性锁骨骨折、伴有神经血管损伤的患者需要立即治疗，绝大多数闭合移位的骨折可以在伤后 1 周择期行手术治疗。伴有其他损伤的患者需要早期行手术治疗，早期的内固定有利于血流动力学稳定。但是，损伤非常严重的患者，内固定应该推迟，直到患者的一般情况好转后再考虑。

手术策略

锁骨骨折有两种内固定的方法：髓内钉和接骨板固定。髓内钉的合理性相对简单，可以减少软组织的剥离，提高愈合率，获得良好的功能恢复。但是，锁骨的 S 形曲度、细小的髓腔、骨折的粉碎程度限制了髓内钉的应用。迄今为止，成年人移位的锁骨骨折最常用的治疗方法还是接骨板固定。稳定的内固定可以恢复锁骨的长度，纠正旋转和对线，从而使肩部早期活动和上肢功能恢复。而且，近来锁定接骨板设计的进步改善了预后。大多数厂家制作锁骨特定的接骨板，进一步改善了复位和固定（图 1.8）。

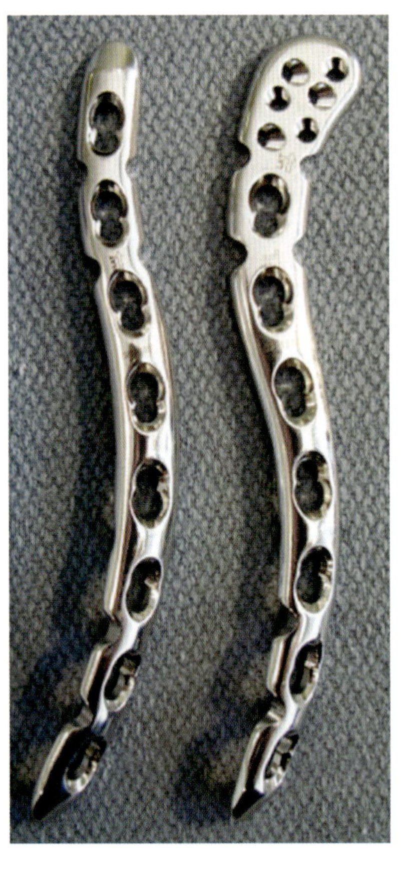

图 1.8 预塑形锁骨接骨板（Synthes）

手术技术

程序，体位，准备和铺巾

在患者进入手术间之前，手术床需要旋转180°，头尾对调，为C臂透视提供足够的空间。由于明显的肿胀、骨折畸形，并不推荐局部麻醉。手术常规采用插管或者喉罩全麻，头侧向并粘在骨折手术的对侧。根据作者经验，Mayfield神经外科支架的使用有利于手术（图 1.9）。患者和头架使患者头部和颈部轻度背伸，向非手术侧旋转，从而更好地对锁骨，尤其是内侧 1/3进行操作。患者头部可以通过大的 Kerlix 环包绕 Mayfield 头架确保安全。同侧的上肢放在标准的臂托上，内收或平行于手术床（图 1.10）。

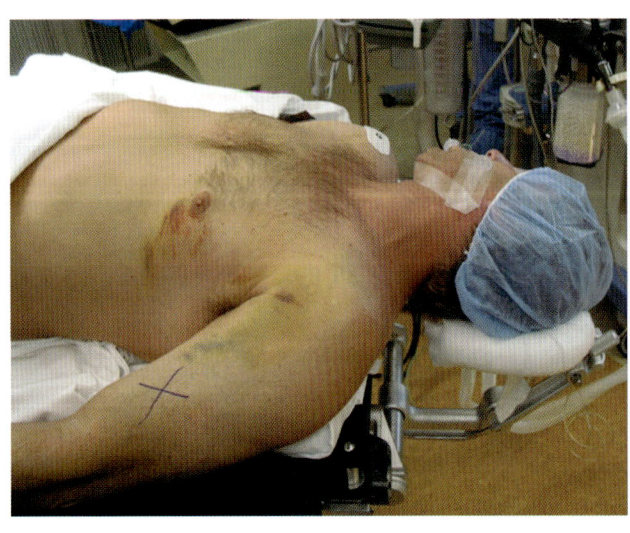

图 1.9 Mayfield 头架有利于内固定和成像

床的头部或者足部轻度抬高 15° ~20°，这样术中 C 臂的放大器将能更好地成像（图 1.11）。因为多数手术床上有金属支架,会使视野模糊，经常需要一定角度倾斜 C 臂从而获得满意的成像。术前上胸壁和锁骨区域需要备皮，整个锁骨、肩部、颈部、胸壁和上肢需要消毒和铺巾，C 臂的放大器也需要无菌铺巾。消毒的区域应该包括整个上肢，锁骨和同侧肩锁和胸锁关节（图 1.12）。手术开始前，所有手术的医生、护士和麻醉医师必须同时核对患者的姓名、病例号、手术部位和方向。除非存在特殊的心肺系统的禁忌证，麻醉师应该维持患者的收缩压在 100 mmHg 以下。这个小的但是有用的步骤能够减少术中出血,因为术中不能使用止血带。

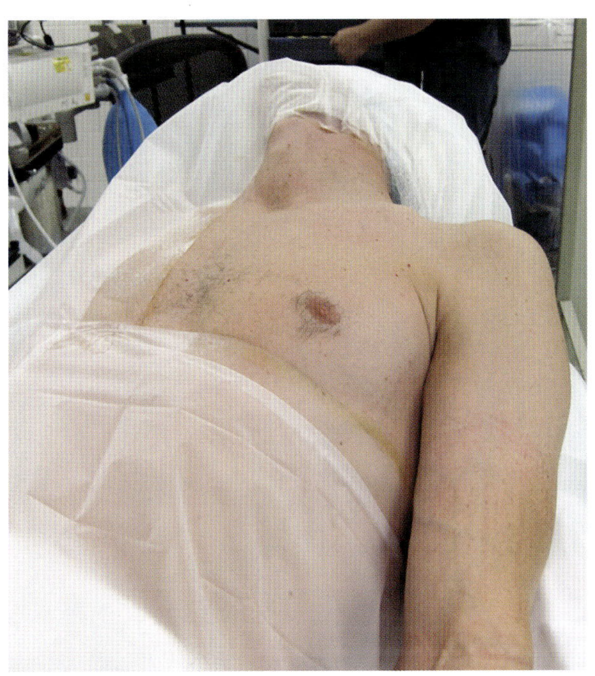

图 1.10 锁骨手术时患者的体位

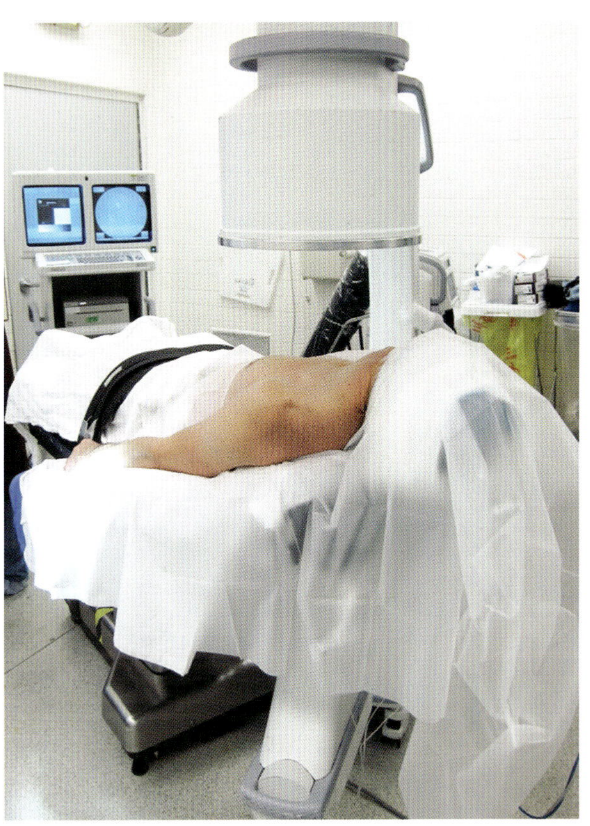

图 1.11 C 臂应该从手术对侧插入，伸到手术视野上方

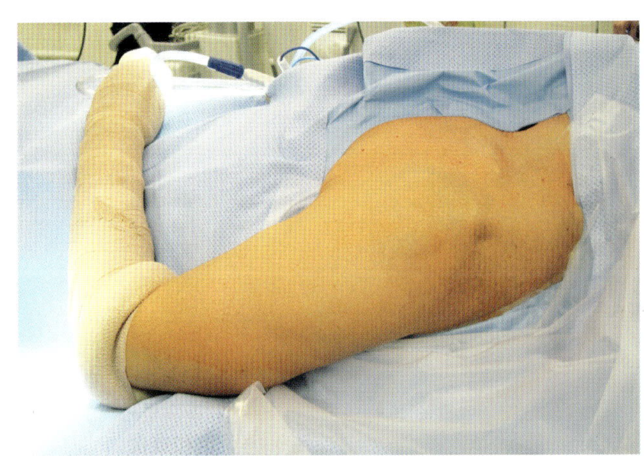

图 1.12 患者消毒和铺巾

手 术

用消毒的标记笔标出锁骨近端和远端骨折块的上下缘，和以骨折部位为中心的长度合适的切口（图 1.13）。肥胖、体型高大或者臃肿的患者，锁骨可能难以摸到。这些病例中，可以用 C 臂帮助定位骨折部位，从而标记切口。取平行于锁骨的横切口，切开皮下组织，使用电凝仔细止血。几条感觉神经通过手术视野的长轴。如果可能的话，应该保留这些神经，因为这些神经司胸壁的锁骨下区域的感觉。但是，很多病例中，这些神经中的一条或者多条都需要切断从而方便进行显露和固定。应该告知患者手术后胸壁的部分区域会感到麻木。

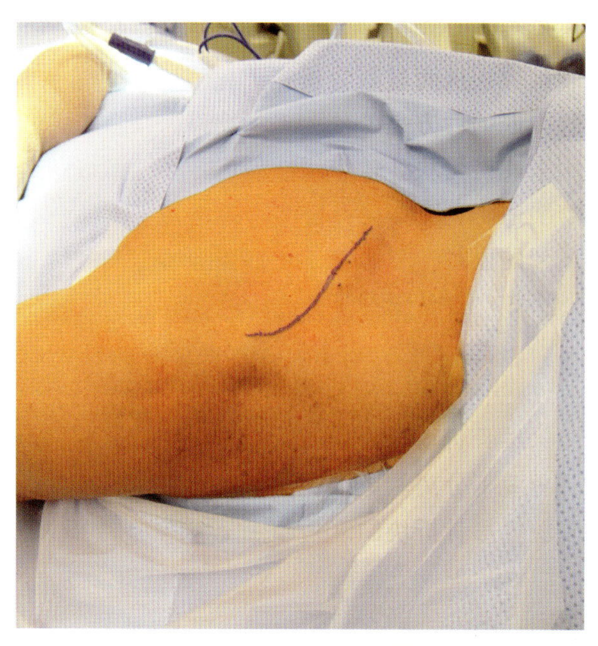

图 1.13 使用无菌标记笔标记手术切口

首先显露锁骨骨折块的近端（图 1.14）。通常，这个骨折块非常突出，位于皮下，相对

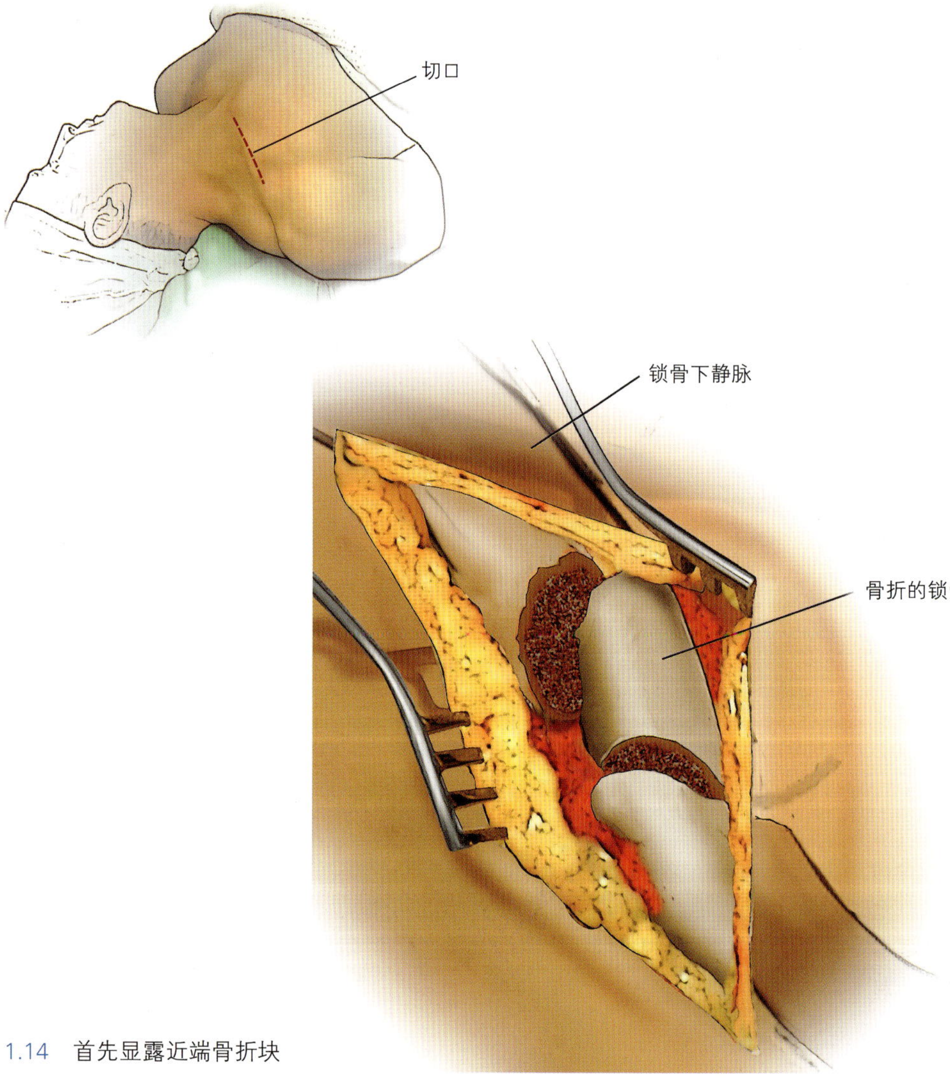

图 1.14 首先显露近端骨折块

容易分离。在骨折部位，撬起数毫米的软组织和骨膜，从而显露骨折端。在三角肌的前方和斜方肌的后方是一块相对无血管的区域，可以用来夹持骨块。软组织应该根据植入接骨板的需要适当剥离即可。随后显露骨折部位，清除局部的血肿，充分清洗。显露骨折部位的远端骨折块。通常情况下，远端骨折块是短缩的，向下、向前移位。为了更好地显露远端骨折块，可以将小的Hohman牵开器或者带齿的复位钳放在远端骨折块位置，撬起骨折块从而细致地进行骨膜下分离。对于粉碎性骨折患者，一块或多块蝶形骨折块的复位与固定即可能使骨折复位并稳定。应该注意保留周围与骨折块相连的软组织，从而避免破坏骨折块的血运。很多患者存在大的前方蝶形骨折块，包括三角肌的纤维。根据骨折块的几何形状，骨折块应该复位，并通过克氏针或小的点状复位钳临时固定在近端或者远端（图 1.15A）。因为这些骨折块相对较小，可用2.4 mm或者更常用的2.7 mm皮质螺钉固定（图 1.15B）。粉碎性骨折造成的骨折块太小，或者对于机械稳定无明显影响的骨折块，如果缺少软组织相连的话可以取出；如果有软组织附着的话，可以作为“植骨”保留下来。对其他大的蝶形骨折块进行类似的复位和固定。

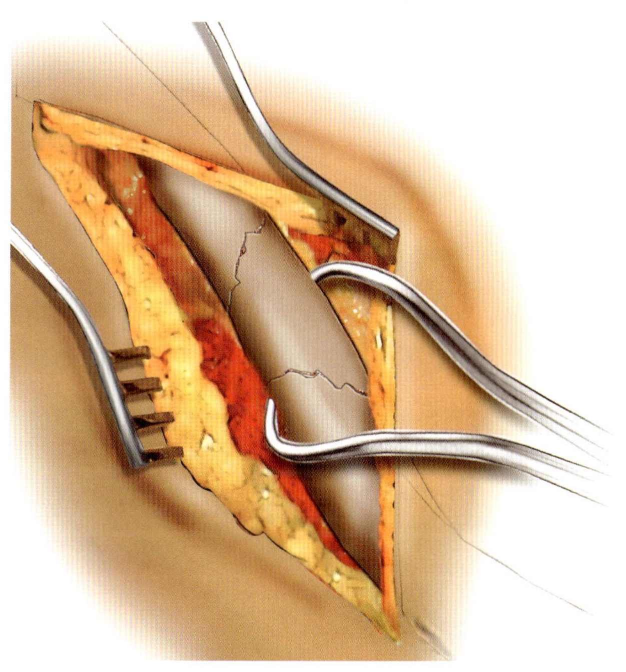
A

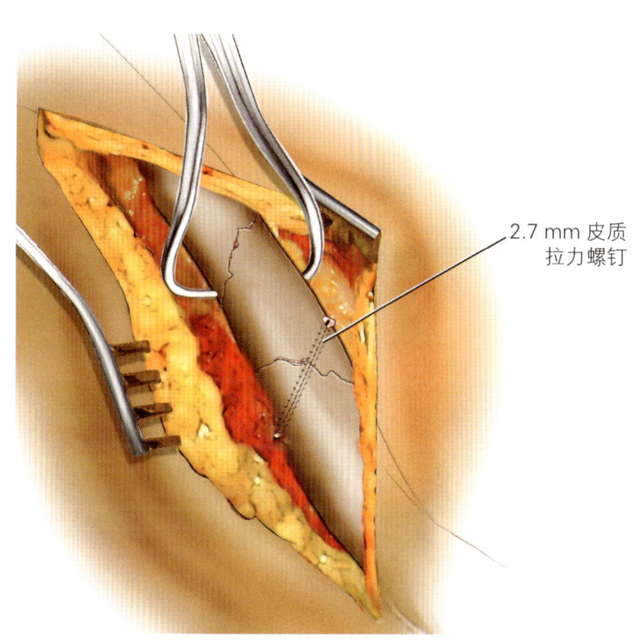

B

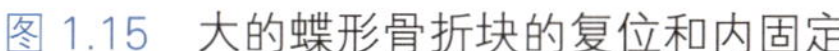
图 1.15 大的蝶形骨折块的复位和内固定

使用小的复位钳夹住近端和远端骨折块，通过牵引和平移复位骨折。在简单的无粉碎的横形或者短斜形骨折，保留皮质连续性的复位常可以产生足够的稳定性；使用接骨板时，常可以允许去除或者重新定位复位钳。稳定骨折时，通过接骨板进行骨折的加压是理想的选择；在相对不稳定的骨折时，更倾向于中性的或者跨过骨折线的接骨板；在严重粉碎的锁骨骨折，桥接接骨板可以保持长度、对线和纠正旋转，同时保留软组织附着，仍然是治疗的首选（图 1.16）。

内植物选择

关于接骨板放置的位置有两种不同的想法。接骨板可以放在前方或者上方，因为生物力学实验并没有证明最佳位置。前方接骨板的支持者认为这样操作更加安全，因为螺钉方向是从前向后的，可以避免损伤肺和神经血管结构。而且，这样的操作使需要取出内固定物的患者数量有所减少。另一方面，植入前方接骨板需

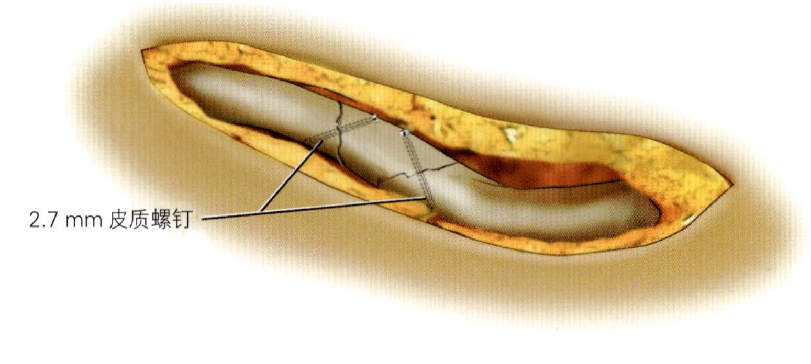

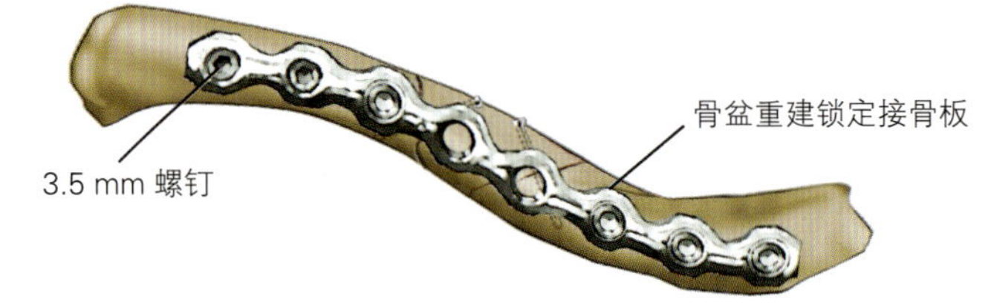

A

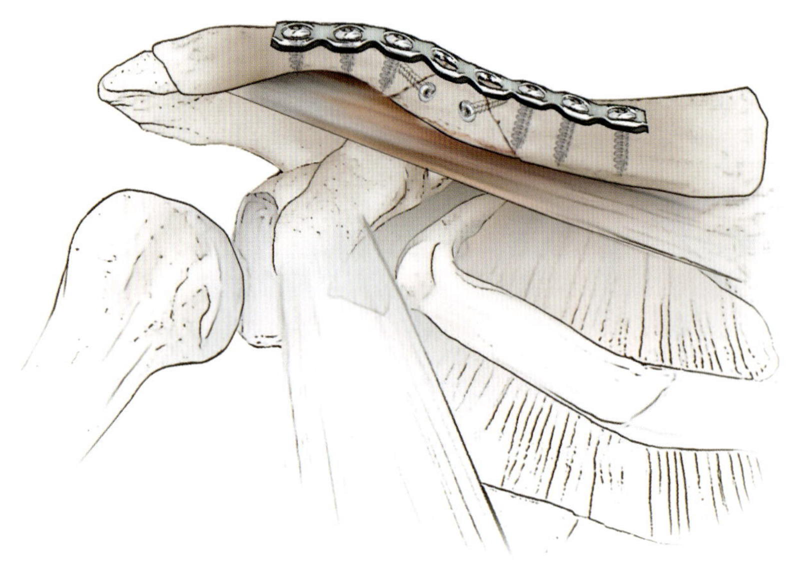

B

图 1.16　操作结束时的内固定

要进一步分离三角肌，特别是远端，也更难使接骨板和远端骨折块薄弱的前方表面相帖服。使用前方接骨板，螺钉插入的角度在高大的患者或者乳房较大的女性操作时可能比较困难。相反，支持上方接骨板的医生认为手术更加简单，固定更能改善生物力学情况。缺点是这种方法在钻孔时更容易损伤周围重要结构，内固定也更容易出现相关症状。

无论接骨板的位置如何，接骨板需要具备足够的强度是必需的。三分之一管形接骨板和小骨折块接骨板作为单独的内固定在成人中很少有指征。多数研究支持使用更厚的 3.5 mm 接骨板（图 1.17）。年轻患者骨质较好，通常情况下非锁定皮质螺钉固定就足够了。老年患者

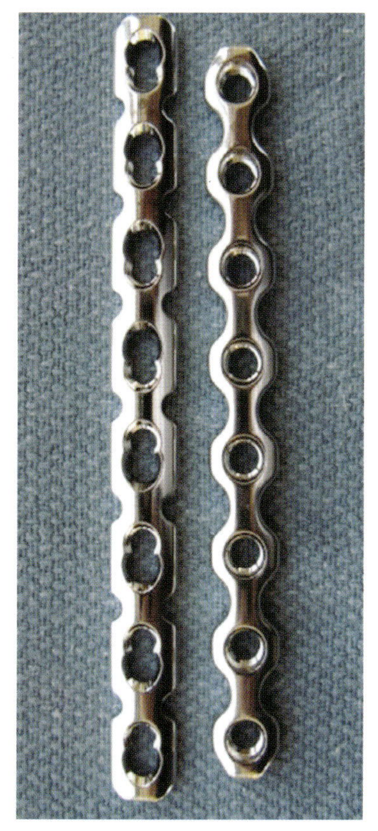

图 1.17 3.5 mm 锁骨接骨板（Synthes）

骨质较差，或者在近端、远端骨折块短小，锁定螺钉固定确实可以增强固定的强度。在主要的近端和远端骨折块应该放置最少 3 枚螺钉（6 层皮质）（图 1.18）。通常情况下，接骨板在骨折线附件的位置有一个或者几个孔空置不拧入螺钉。如骨折累及远端 1/4 锁骨，特殊预塑形的围关节锁骨接骨板可能更有帮助。这些内植物有向外展开或者有增大的外侧端，能够拧入 4~6 枚 2.7 mm 锁定螺钉。但是，由于锁骨形态变化较大，这些接骨板也不总是能帖服良好。对于多数中间 1/3 的骨折，作者更倾向于应用直的骨盆重建接骨板，可以更准确地塑形从而符合患者的解剖特点（图 1.19）。这需要双向折弯，以及将接骨板轻度扭曲从而符合锁骨 S 形的解剖形态。许多外科医生喜欢使用预塑形接骨板治疗锁骨骨干骨折。手术结束前，术中透视可以评估复位的质量，并确保螺钉长度合适。

治疗粉碎性骨折时，残留小的骨折缺损，可以在骨折部位植入 5 mL 人工骨从而促进骨折愈合。伤口充分灌洗，逐层关闭。深层的软组织应该覆盖接骨板。不常规使用引流。对于所有患者来说，应该细致缝合皮下组织。切口给予加压包扎，患肢吊带悬吊。

术后处理

如未合并其他手术，疼痛轻到中度，患者可以于手术当天回家。老年患者、骨折类型复杂、手术时间较长、伴有严重疼痛或内科合并疾病的患者需要在医院过夜留观，于次日出院。住院患者术后给予双倍剂量的头孢菌素（无过敏的情况下）。除了开放性骨折，均不需要其他的静脉应用或口服的抗生素。所有患者术后 1~2 周需要口服强效止痛药。术后 7~9 天门诊复查。拆除缝线，复查锁骨的 X 线片。手术切口通常不需要覆盖敷料，可以洗澡，切口可以接触水。内固定稳定后，患者可以去除吊带进行日常活动，如吃饭、化妆、穿衣等。多数患者吊带保护 2~4 周后去除。如果盂肱关节没有损伤的话，理疗并不常规使用，多数患者术后 2~3 周开始活动肩关节，并可以回办公室上班。体力工作

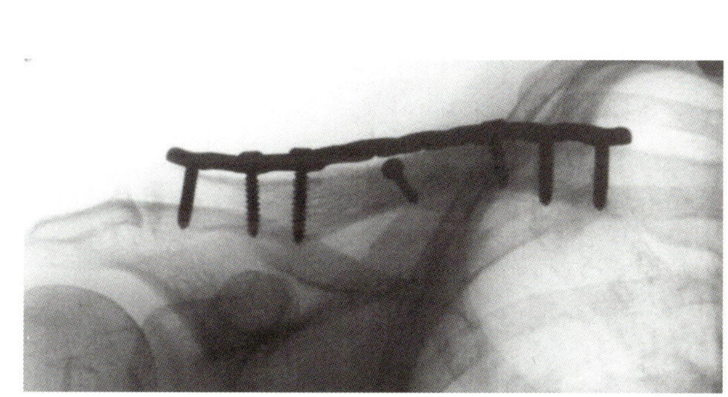

图 1.18 术后 X 线片证实内固定稳定

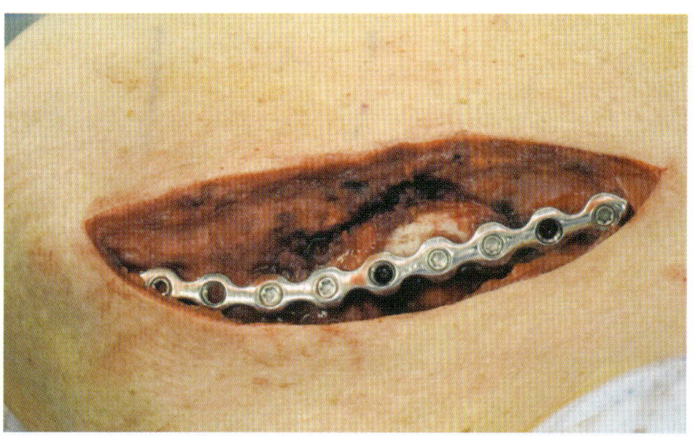

图 1.19 自行塑形的骨盆锁定接骨板

者需要延迟到术后 6~8 周，常常可能到 12 周才能重返工作。

术后首次复诊后，患者需要每月复诊直到 X 线片提示骨折愈合，需要 8~16 周。患者术后 6 周可以做些不累及损伤关节的运动，如走路、慢跑和骑车等。更加激烈的运动，如足球、网球、垒球需要等到术后 10 周。对于橄榄球、柔道、曲棍球等，应该等到骨折绝对愈合后再开始，至少不少于 12 周。所有患者术后 1 年应该复查，讨论是否取出接骨板。对于青春期、少年和青年患者建议取出内植物。但是，另外一些有明显临床症状，如疼痛、突起、美观问题等，也可以取出。根据本人经验，约 1/3 的患者最终取出接骨板。

并发症

神经血管并发症

锁骨骨折术后并发症不常见。因为锁骨近端接近肺、锁骨下血管和臂丛，所以容易出现医源性损伤。不过，通过术中细致认真的操作，可降低这些重要结构损伤的概率。使用锋利的钻头可以减少钻的时间和推进钻前进的压力，降低突然穿透远层皮质的可能。锁骨内侧 1/3 损伤肺和血管的风险最高，需要更加当心。可在锁骨对侧下方放一把 Hohman 撬进行保护，通过接骨板上的孔钻孔置钉是相对可行和有保障的。大型骨科器械公司生产的骨钻都有振荡模式，产生标准的前进和后退运动，可以降低突然穿透远层皮质可能。肺部损伤可导致气胸；血管损伤会出现难以控制的出血，甚至威胁生命。

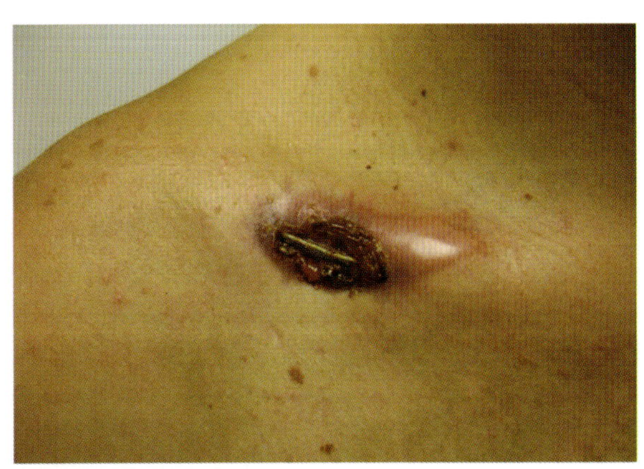

图 1.20 内固定术后感染

预防这些并发症的出现是最好的治疗方法。

感染

和其他手术一样，内固定术后可能出现感染。术后 2~3 周内的感染应该给予积极的冲洗和清创、细菌培养和药敏实验，如果固定稳定可以保留内植物。慢性感染的患者和感染出现较晚的患者通常需要取出内植物，手术清创和长时间使用抗生素治疗（图 1.20）。

畸形愈合和不愈合

急性锁骨骨折内固定术后的畸形愈合非常少见，通常是由于技术错误或者手术失败造成的。另外，锁骨接骨板内固定术后的不愈合约占所有患者的 5%。骨折不愈合，即术后 3~5 个月 X 线片检查仍没有骨折愈合的进展（图 1.21）。局部和全身的因素都可能导致骨折不愈合。局部因素与骨折相关，包括过度的软组织剥离、复位不良和固定不牢固。成年患者、1/3 管型接骨板、2.7 mm 内固定物，或者单独使用拉力螺钉均是不推荐的，这些方法出现复位丢失和内固定失效的概率较高。全身性因素可能包括吸烟、营养不良、糖尿病、皮质激素使用和慢性系统性疾病。

内植物突起

至今为止，锁骨骨折接骨板固定后最常见的并发症是晚期出现的有症状的内植物移动。由于锁骨周围软组织相对较少，内植物可能突起，尤其是早期局部肿胀消除后更加明显。接骨板突起可以通过深层的软组织覆盖在接骨板上适当减小，但并不能完全消除。当这种情况伴有症状时，接骨板可以在术后 1 年安全取出。早期取出接骨板可能和再骨折的发生有关。

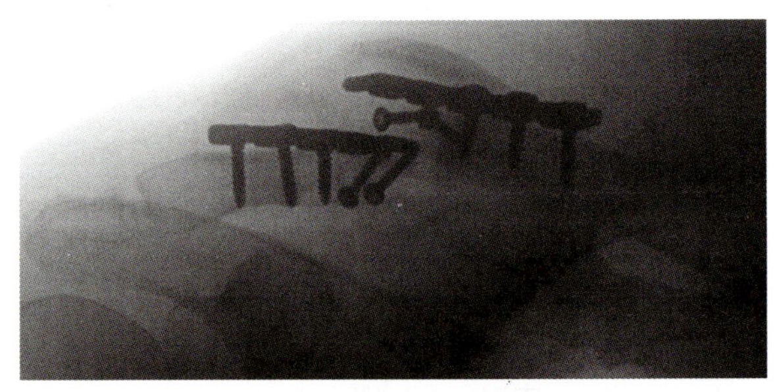

图 1.21 锁骨内固定术后骨折不愈合伴内固定失效

预 后

过去15年的大量研究报道显示，成年人移位锁骨骨折采用内固定治疗，与非手术治疗相比，可以获得影像学和功能的改善。Hill、McGuire和Crosby最早开始研究和报道移位的锁骨中段骨折采用闭合治疗与预后不良相关。他们报道52例非手术治疗的患者中，根据一份自制的调查问卷，有16例（32%）出现结果不满意的情况。患者预后不良和臂丛损伤的症状、外观畸形、上肢无力和15%的不愈合相关。

Robinson等在名为“Estimating the Risk of Non-Union Following Non-Operative Treatment of A Clavicle Fracture”的研究中，随访了在同一机构治疗的868例患者。整组患者的不愈合率仅6.2%，但骨折明显移位的患者出现不愈合的概率高达21%。Zlowodzki等分析自2005年发表的文献，对2 144例锁骨骨折的患者进行了系统研究，发现非手术治疗后患者不愈合率为15.1%，而内固定术后的不愈合率仅2.2%。加拿大骨科创伤协会在随机对照实验中，报道并比较了132例患者采用非手术治疗和接骨板内固定治疗移位的锁骨骨折治疗的结果，手术组出现不愈合和畸形愈合更少，Constant和Dash评分更好。

在另一项非随机前瞻性单一手术医生的研究中，作者在2000~2008年期间采用接骨板内固定治疗了106例移位的锁骨骨折。103例患者随访了平均12个月（5~43个月）。手术适应证是100%移位的锁骨骨折伴有短缩、转位或移位大于15 mm。其中，男性74例，女性29例，平均年龄34岁（14~73岁）。损伤的机制包括跌倒18例，机动车事故22例，摩托车事故32例，运动损伤31例。88例（85%）的骨折发生在锁骨中间1/3部分，14例（14%）发生在外侧1/3部分，1例（1%）发生在内侧1/3部分。所有病例都是闭合性损伤。内固定治疗时，15例采用传统接骨板固定，82例采用锁定接骨板固定。6例极远端骨折患者采用其他固定技术完成。103例随访的患者中，98例按照标准流程治疗后愈合良好，平均13.5周（6~28周）。5例没有达到正常愈合，4例进行了再次手术后愈合，1例没有愈合。采用DASH评分评估患者疗效，这是一种以患者为中心的有效的上肢功能疗效评估方法：0分代表正常上肢，100分代表上肢失去其正常功能。DASH平均分为16分（3~58分）。并发症包括：1例接骨板断裂，7例重建接骨板变形，8例肩关节活动度部分丧失。本组患者没有出现感染。最常见的并发症是35例（34%）患者出现内固定不适，需要拆除。总之，该研究支持采用内固定的方法治疗成年移位的锁骨骨折。这个方法是安全有效的。

推荐阅读

Canadian Orthopaedic Trauma Society. Non-operative treatment campared with plate fixation of displaced mid-shaft clavicular fractures. *J Bone Joint Surg Am* 2007;89:1–10.

Collinge C, Devinney S, Herscovici D, et al. Anterior-inferior plate fixation of middle-third fracture and nonunions of the clavicle. *J Orthop Trauma* 2006;20:680–686.

Celestre P, Roberston C, Mahar A, et al. Biomechanical evaluation of clavicle fracture plating techniques: does a locking plate provide improved stability? *J Orthop Trauma* 2008;22:241–247.

Duncan SFM, Sperling JW, Steinmann S. Infection after clavicle fractures. *Clin Orthop* 2005;439:74–78.

Hill JM, McGuire MH, Crosby L. Closed treatment of displaced middle-third fractures of the clavicle gives poor results. *J Bone Joint Surg Br* 1997;79:537–541.

Huang JI, Toogood P, Chen MR, et al. Clavicular anatomy and applicability of precontoured plates. *J Bone Joint Surg Am* 2007;89-A:2260–2265.

Jeray KJ. Acute midshaft clavicular fracture. *J Am Acad Orthop Surg* 2007;15:239–248.

McKee MD, Pederson EM, Jones C, et al. Deficits following nonoperative treatment of displaced midshaft clavicular fractures. *J Bone Joint Surg Am* 2006;88:35–40.

McKee MD, Wild LM, Schemitsch EH. Mid-shaft mal-unions of the clavicle. *J Bone Joint Surg Am* 2003;85:790–797.

Robinson CM, Court-Brown CM, McQueen MM, et al. Estimating the risk of nonunion following nonoperative treatment of a clavicular fracture. *J Bone Joint Surg Am* 2004;86:1359–1365.

Smekal V, Irenberger A, Struve P, et al. Elastic stable intramedullary nailing versus nonoperative treatment of displaced midshaft clavicular fractures—a randomized, controlled, clinical trial. *J Orthop Trauma* 2009;23:106–112.

Zlowodzki M, Zelle BA, Cole PA, et al. Treatment of mid-shaft clavicle fractures: Systemic review of 2144 fractures. *J Orthop Trauma* 2005;19:504–508.

第 2 章　肩胛骨骨折：切开复位内固定

作者　Peter A. Cole　Babar Shafiq
译者　殷晓峰　安　帅　王　刚
校对　陈建海

引　言

肩胛骨骨折临床少见。爱丁堡最近的一项流行病学研究表明，肩胛骨骨折占临床骨折的 52/6 986（0.7%）[1]。据估计，肩胛骨骨折只占所有肩胛带骨折的 3%~5%，多数发生在锁骨或肱骨近端[2~5]。肩胛骨外包被强大的肌肉，在胸廓表面移动，相对于胸壁表面移动的方向呈斜形，其周围骨很容易骨折，因此我们要避免这种少见的肩胛骨骨折。

在过去的 25 年中，若干研究已经证明非手术治疗移位肩胛骨骨折效果不佳[6~18]。随着现代内固定技术的发展，外科医生开始利用关节复位的 AO 原则修复肩胛骨骨折，因此一种新的理念形成：利用坚强内固定使关节内、关节外移位肩胛骨骨折得到有效复位[6, 10~18]。这些骨折的手术治疗将有利于加深我们对肩部解剖、手术方法及内置物发展的认识。

肩胛骨骨折没有一个被普遍接受的分类。1984 年，Hardegger 等[7]发布了一系列手术治疗肩胛骨骨折的方法，并提出了肩胛骨骨折的分类。另外，Ada 和 Miller[19]提出了一种更为全面的解剖学分类方法。Mayo 等[20]基于 27 例关节盂骨折的影像和手术结果修订了 Ideberg 的分类[21, 22]，这种分类对指导外科手术决策是有帮助的，因为它考虑到了相关联的肩胛骨体和突骨折，这种骨折经常出现在关节盂骨折中（图 2.1）。骨科创伤协会（OTA）分类系统是一个字母数字系统，

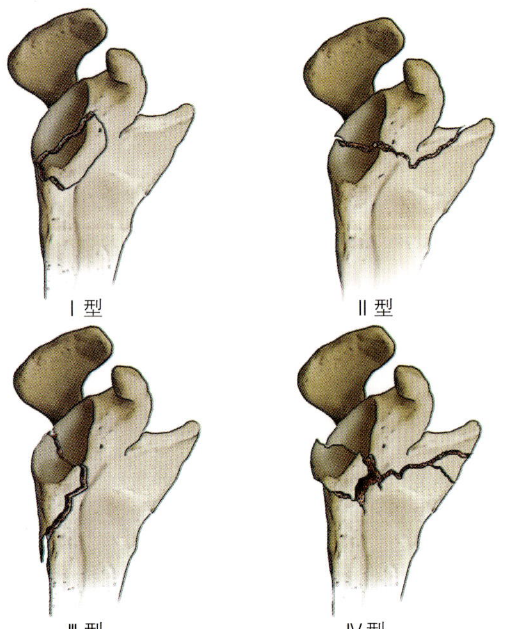

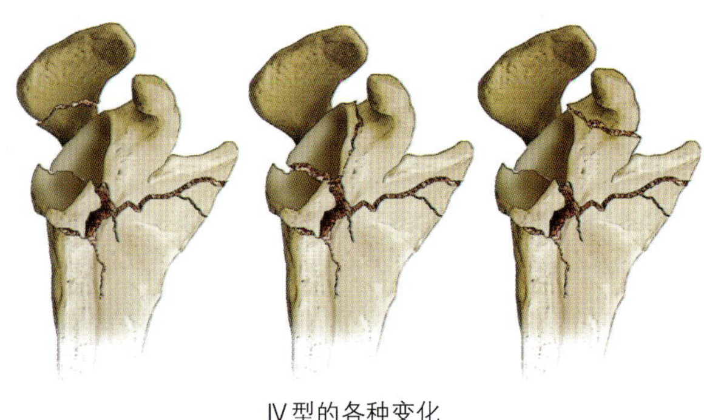

图 2.1　Mayo 等改进的 Ideberg 分类。这种分类适合关节盂骨折，尤其关联肩胛骨体和突的骨折，对手术方式的确定有帮助

分为关节内和关节外骨折（图 2.2），它的主要缺点是骨折的类型或组合与实际骨折不相关，通过三维重建可以更好地说明肩胛骨骨折类型的特点，并以此作为综合性基础分类方案（图 2.3）。三维重建的主要价值是作为手术计划的指导，更好地理解作用于肩胛骨的肌力方向[16]。

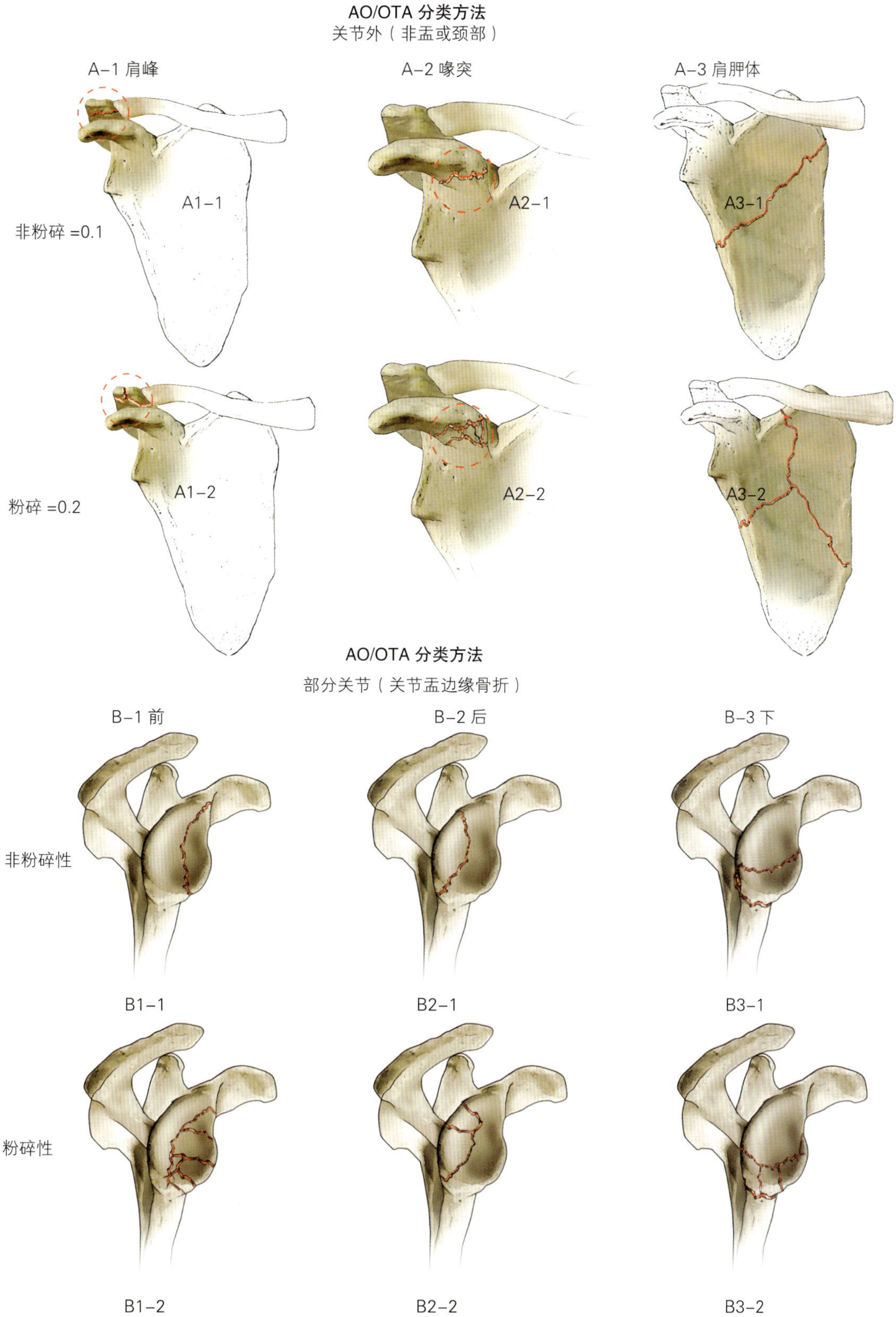

图 2.2　2007 年修订的肩胛骨骨折 AO/OTA 分类，尽管提供了系统的肩胛骨骨折分类方法，但在损伤类型鉴别方面并没有进一步说明［引自 Marsh JL,Slongo TF,Agel J, et al. Fracture and dislocation classification compendium—2007:Orthopaedic Trauma Association classification, database and outcomes committee. *J Orthop Trauma* 2007;21(10 Suppl):S1–S133.］

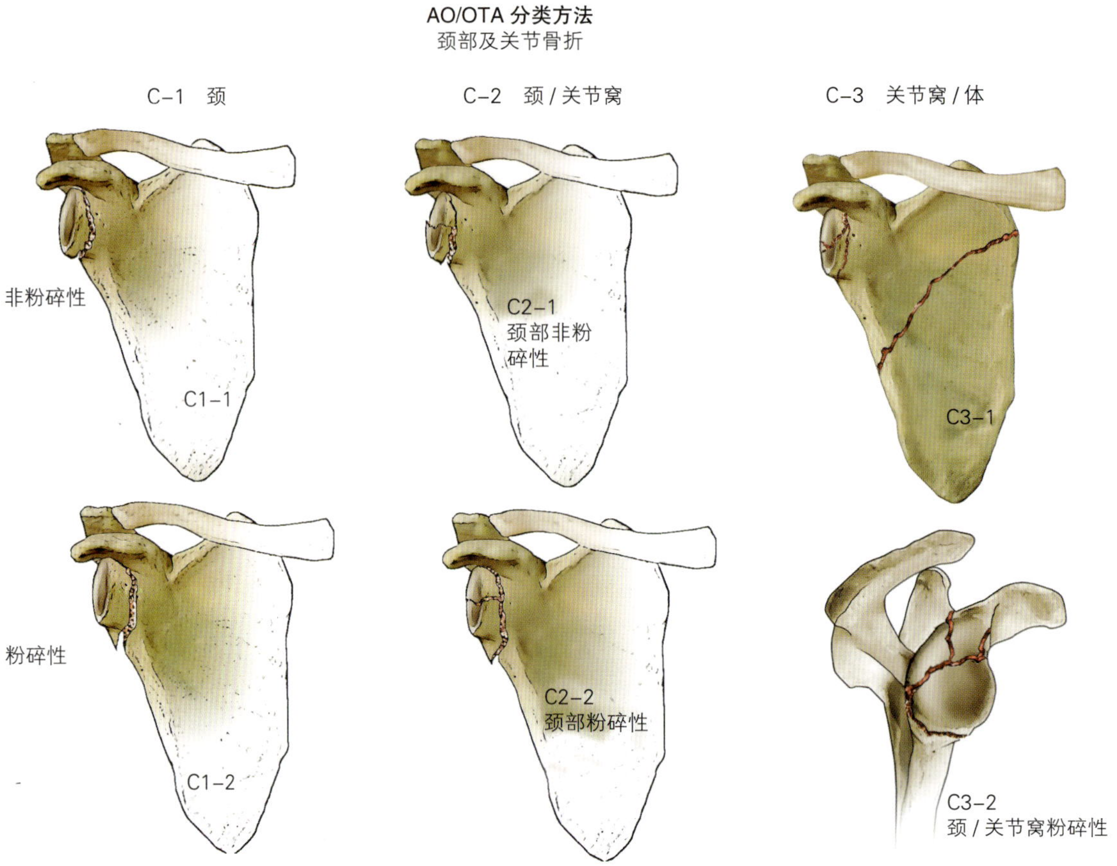

AO/OTA 分类方法
颈部及关节骨折

C-1 颈

C-2 颈 / 关节窝

C-3 关节窝 / 体

非粉碎性

C1-1

C2-1
颈部非粉
碎性

C3-1

粉碎性

C1-2

C2-2
颈部粉碎性

C3-2
颈 / 关节窝粉碎性

图 2.2（续）

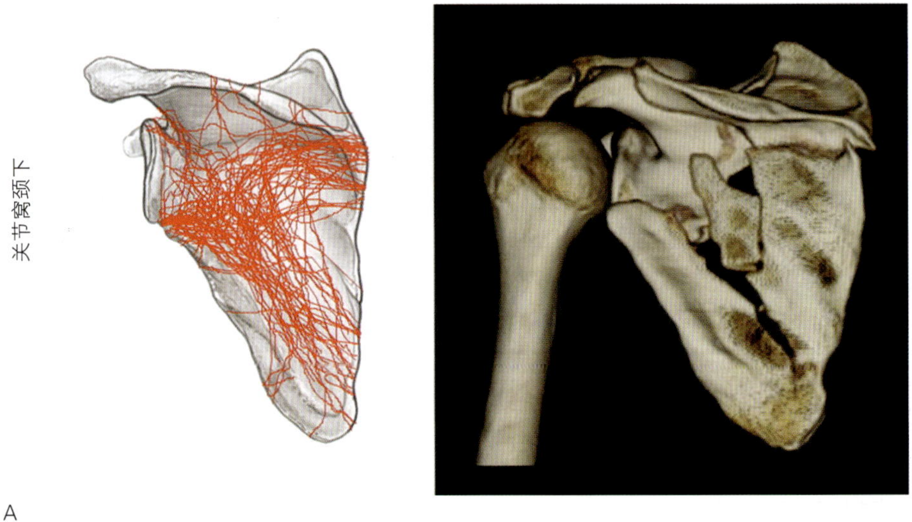

图 2.3 需要手术治疗的肩胛骨骨折中三种常见肩胛盂骨折的解剖区域，包括：（A）低于关节盂的外侧缘，（B）位于肩峰基底部和臼窝上缘的肩胛切迹，（C）穿过肩胛骨体关节盂骨折［引自 Armitage BM, Wijdicks CA, Tarkin IS, et al. Mapping of scapular fractures with three-dimensional computed tomography. *J Bone Joint Surg Am* 2009;91(9):2222–2228（Fig 4）with permission.］

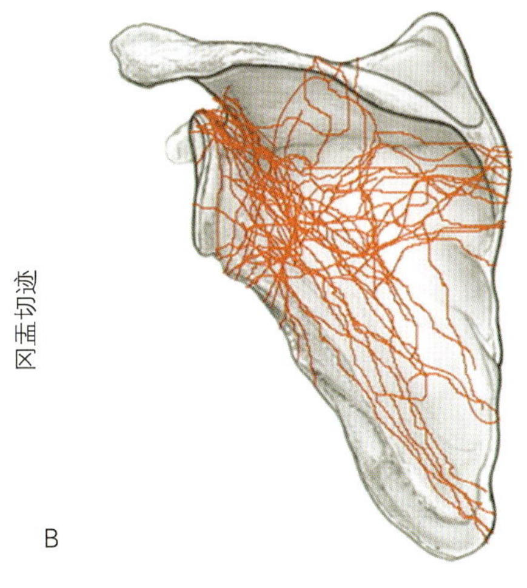

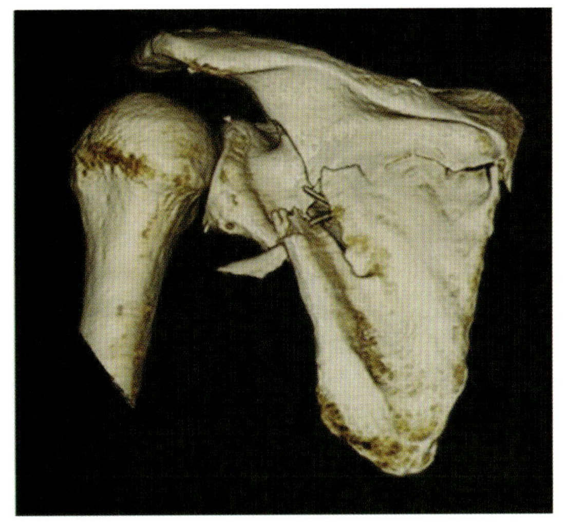

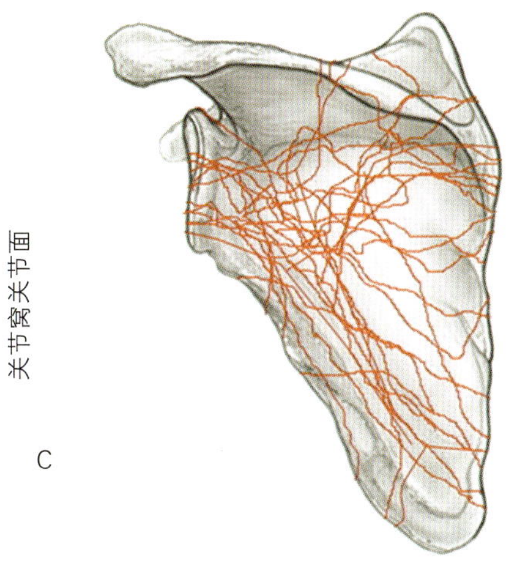

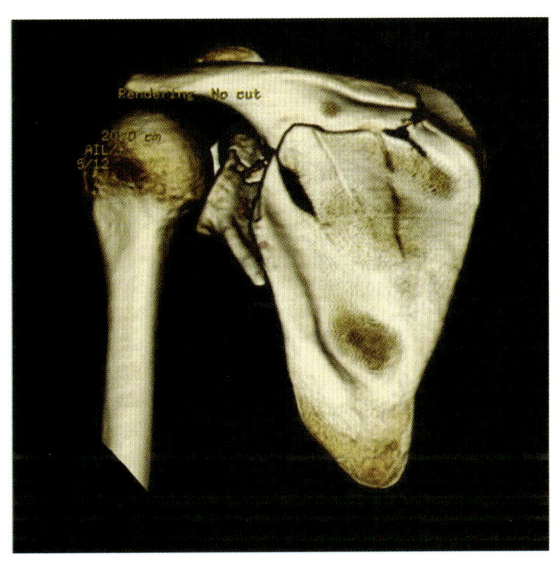

图 2.3（续）

适应证与禁忌证

关节盂骨折切开复位内固定时表示关节内骨折移位超过 4 mm，涉及超过 20% 的关节盂[2, 7, 20, 21, 23~25]。然而，文献报道有很大的差别，其他作者提倡关节面塌陷范围从 2~10 mm 时应手术[20, 25~28]。手术的选择和受累关节塌陷的程度、关节间隙、百分比一样，应与患者的工作性质、年龄、活动水平、生理状态和优势手相关（图 2.4）。

关节外移位肩胛骨骨折的手术指征是有争议的，因为没有随机对照研究比较手术与非手术治疗。肩胛骨关节外骨折内固定的相对适应证包括以下内容：

- 肩关节前后位 X 线影像上，外侧缘偏移 20 mm 左右（图 2.5）。
- 肩关节 “Y” 位片上肩胛骨成角畸形 >45°（图 2.6）。
- 外侧缘偏移 >15 mm 且成角畸形 >30°。
- 肩关节前后位像盂极角 <22°（图 2.7）。
- 肩部上悬吊复合体的双处移位骨折
    - 锁骨和肩胛骨骨折移位大于 10 mm（图 2.8）。

- 完全性肩锁关节脱位和肩胛骨骨折移位大于 10 mm。

对于复杂的同侧上肢损伤，尤其是年轻的、活动较多的患者，当两个或两个以上的标准满足时，建议对移位肩胛骨骨折进行手术治疗（图 2.9）。

肩胛骨手术的禁忌证包括关节肩胛骨骨折移位 < 15 mm 和成角畸形 <25° 角，因为中度甚至移位的肩胛骨骨折非手术治疗结果均好[3~4，8，29~32]。鼓励肘关节、腕关节立即主动活动，但需要吊索制动和休息 10~14 天。肩胛骨骨折愈合的原因在于肩胛带血供丰富。主动活动范围可以在第 4 周开始和并可迅速扩大，抗阻力练习从第 8 周开始和在症状允许的情况下，第 12 周限制解除。

1993 年，Goss 提出上肩部悬吊复合体是肩胛骨的 3 个骨突之间形成的骨—韧带样结构[33]。Goss 认为，如果由肩峰、喙和关节盂形成的环样结构中有两个发生断裂，以及它们之间的囊性韧带连接中断，肩关节将成为“浮动肩”，

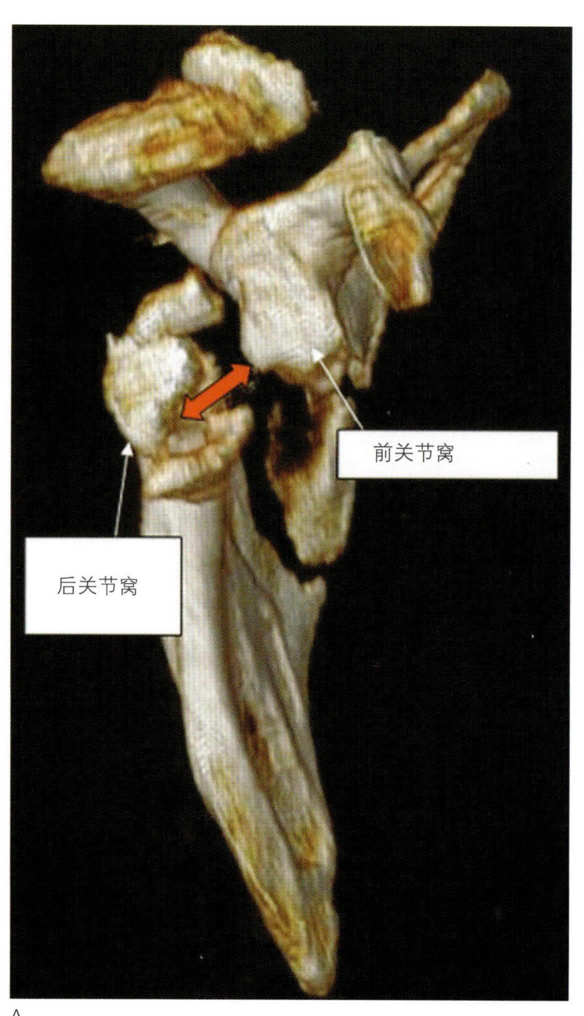

A

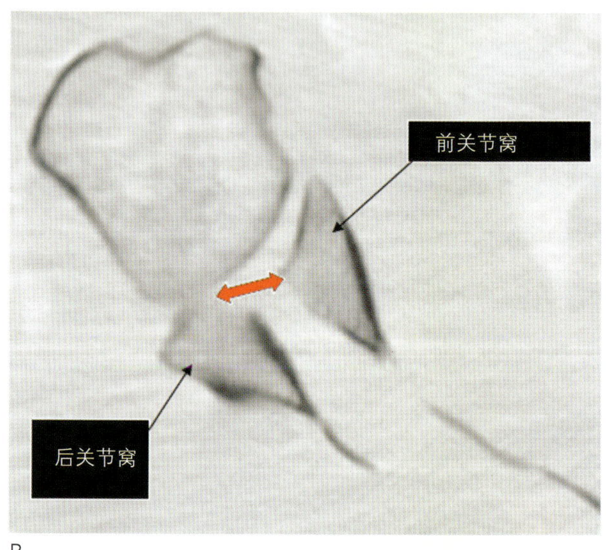

B

图 2.4 A. 右肩胛骨三维 CT 图像（肩胛骨的“Y”形视图），显示主要位于头侧和尾侧之间的关节盂粉碎性移位骨折。B. 冠状面关节盂骨折前后部分的二维 CT 图像

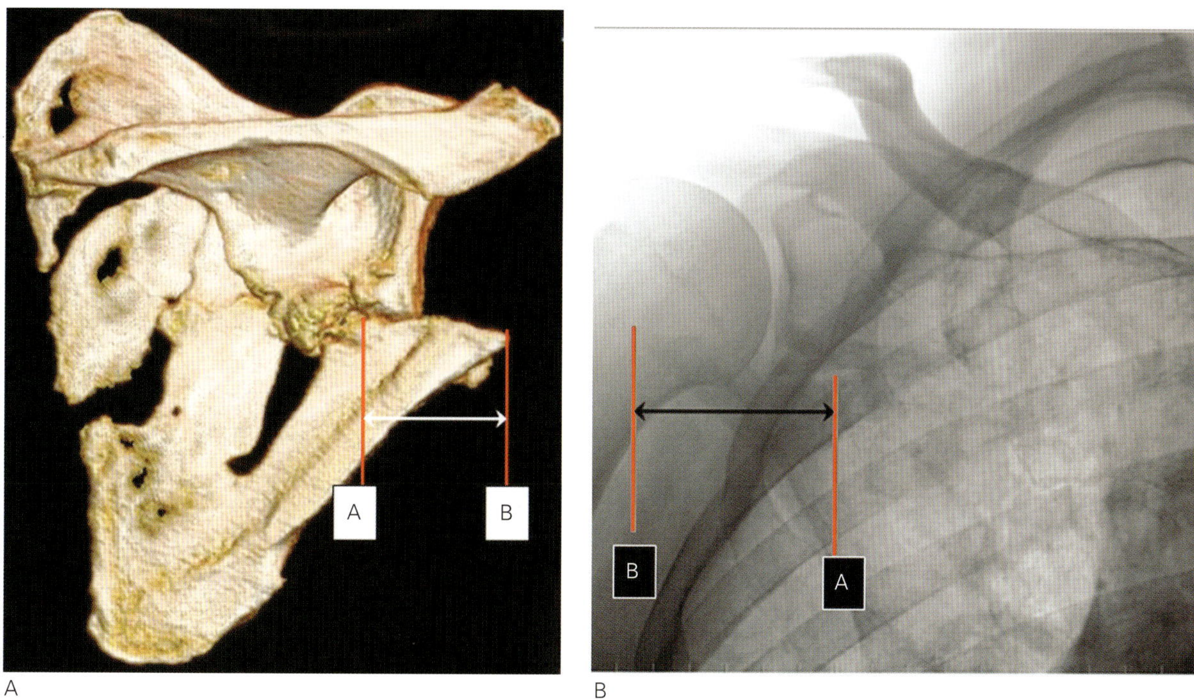

图 2.5　左肩胛骨后位三维成像和肩关节 X 线显示肩胛骨外侧缘移位。注意，这个移位是从外侧缘“A”的解剖位置（关节盂的内下方）到远端“B”的尖部

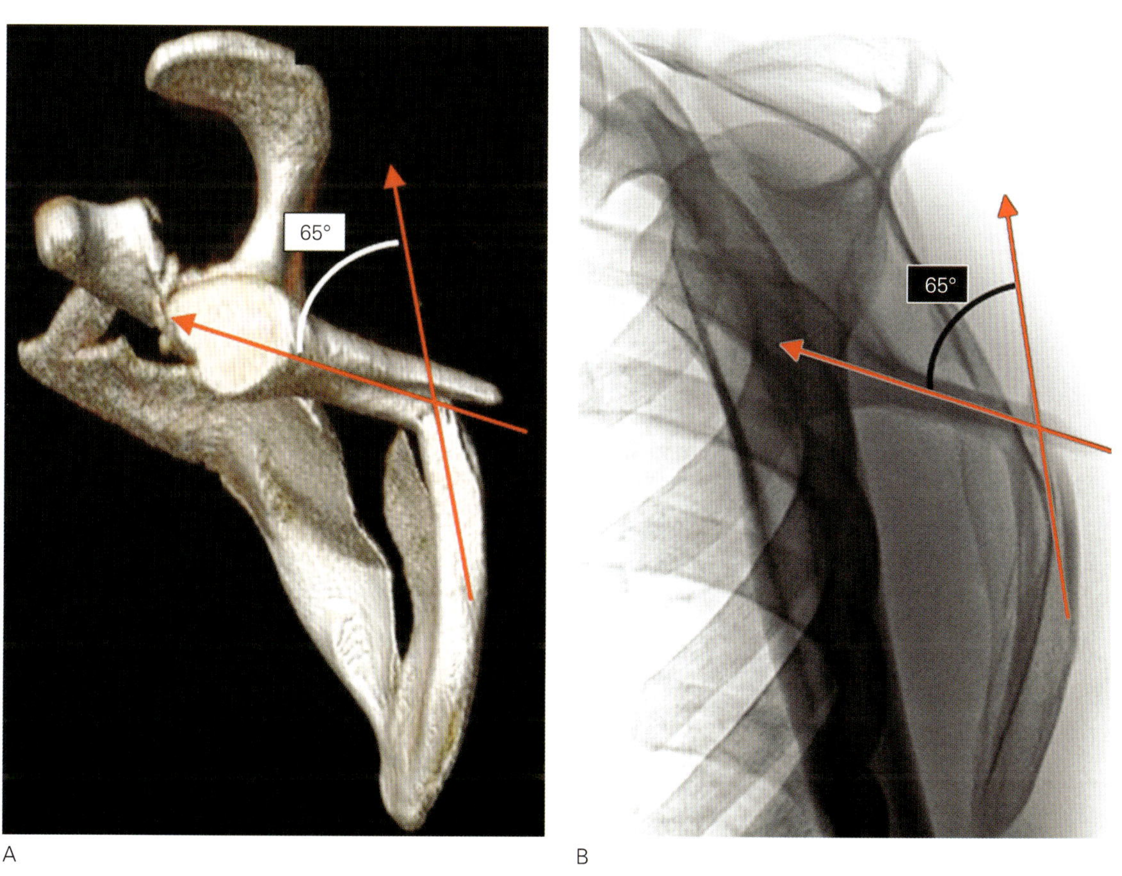

图 2.6　肩胛骨“Y”位 X 线成像和三维成像显示畸形角度

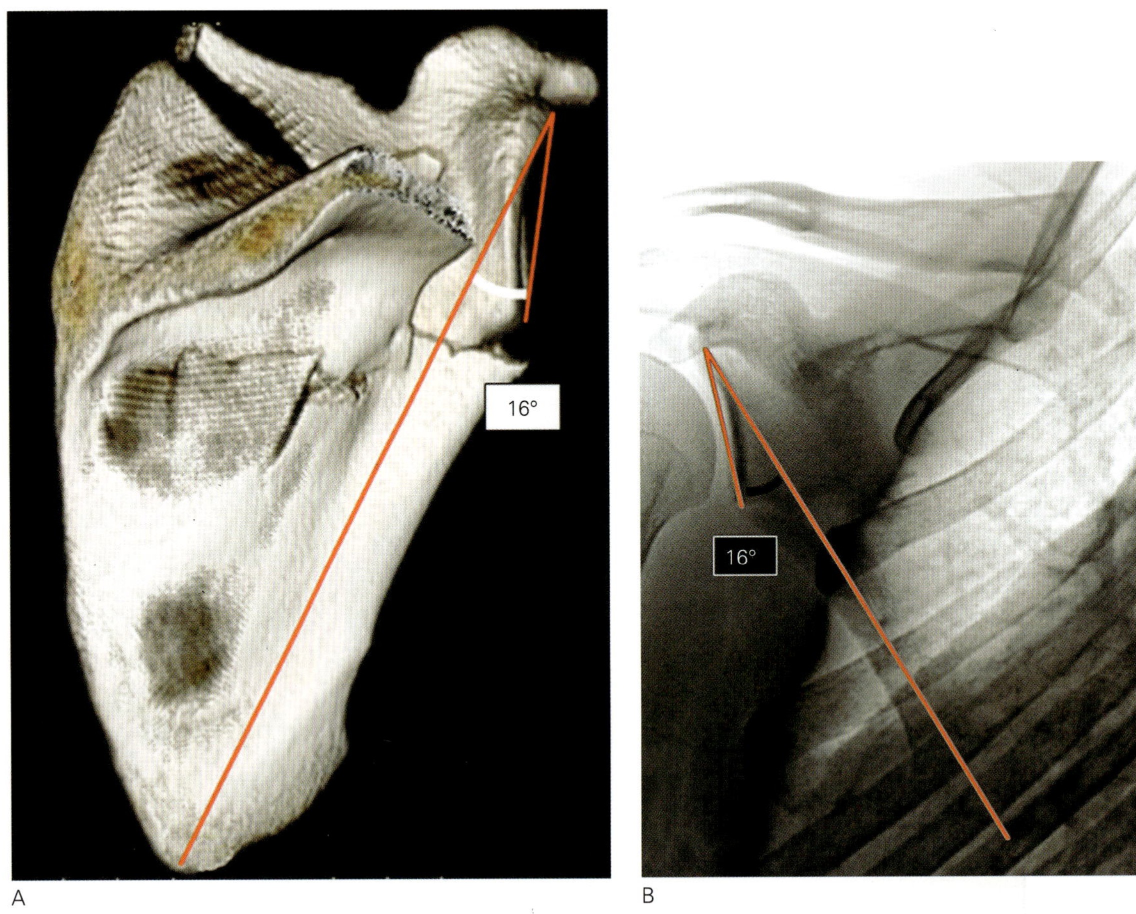

图 2.7 去除肩峰的后前位三维成像和肩关节前后位 X 线像显示盂极角

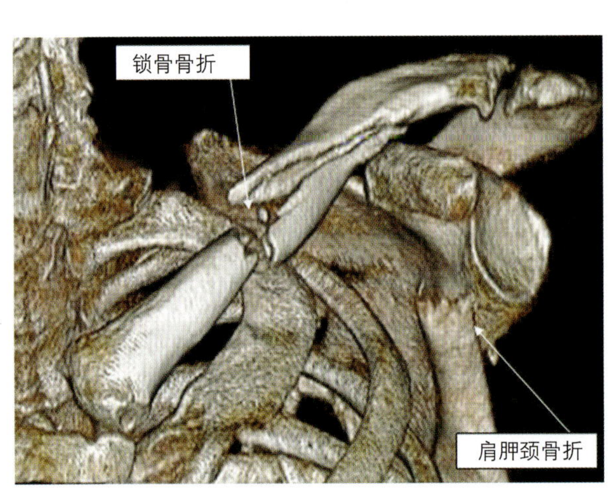

图 2.8 肩关节三维成像和前后位 X 线显示 SSSC（锁骨骨折、肩胛颈骨折）

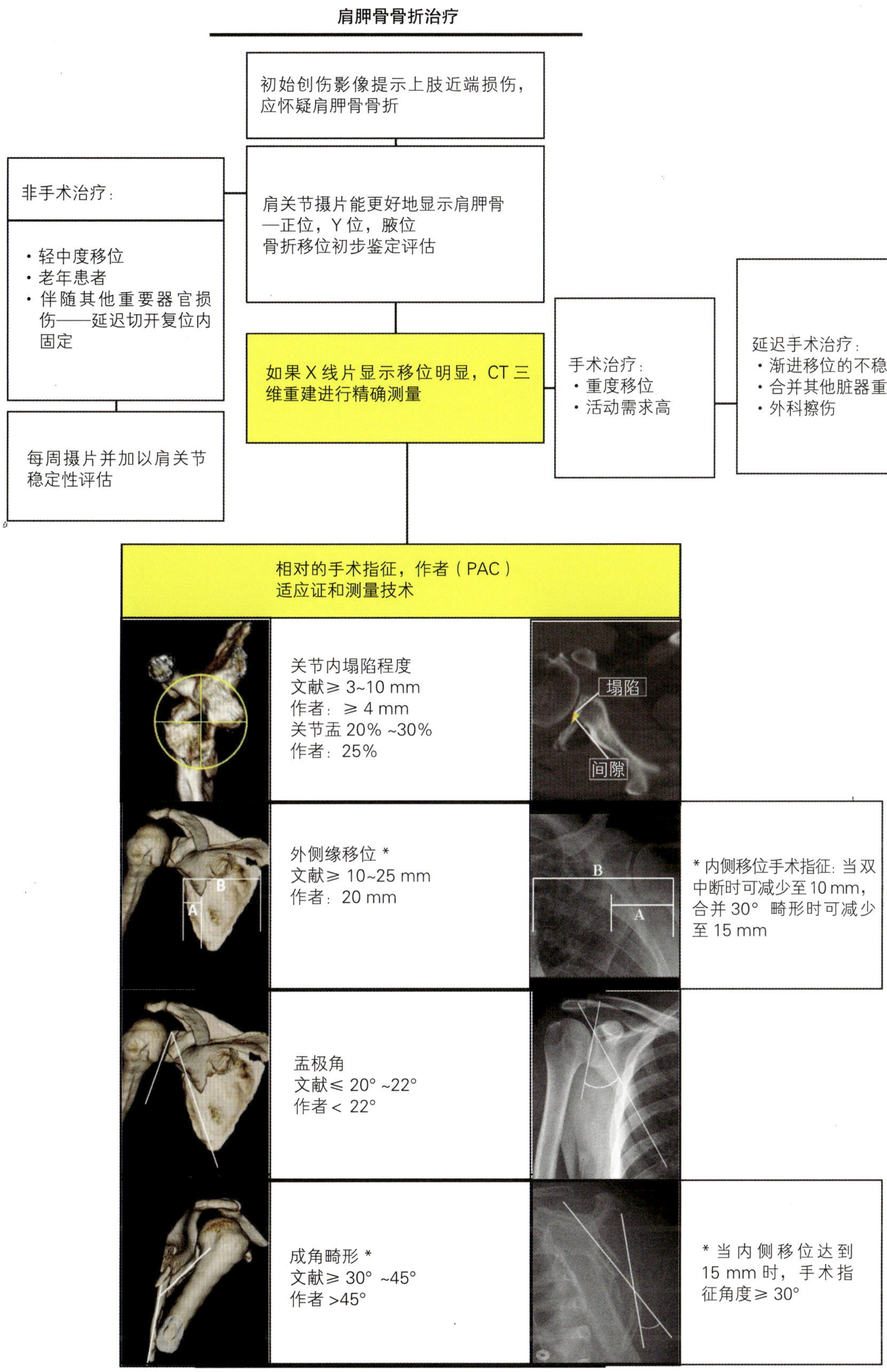

肩胛骨骨折治疗

初始创伤影像提示上肢近端损伤，应怀疑肩胛骨骨折

非手术治疗：

- 轻中度移位
- 老年患者
- 伴随其他重要器官损伤——延迟切开复位内固定

每周摄片并加以肩关节稳定性评估

肩关节摄片能更好地显示肩胛骨—正位，Y 位，腋位
骨折移位初步鉴定评估

如果 X 线片显示移位明显，CT 三维重建进行精确测量

手术治疗：

- 重度移位
- 活动需求高

延迟手术治疗：

- 渐进移位的不稳定骨折
- 合并其他脏器重要损伤
- 外科擦伤

相对的手术指征，作者（PAC）适应证和测量技术

关节内塌陷程度
文献≥ 3~10 mm
作者：≥ 4 mm
关节盂 20% ~30%
作者：25%

外侧缘移位 *
文献≥ 10~25 mm
作者：20 mm

* 内侧移位手术指征：当双中断时可减少至 10 mm，合并 30° 畸形时可减少至 15 mm

盂极角
文献≤ 20° ~22°
作者＜ 22°

成角畸形 *
文献≥ 30° ~45°
作者 >45°

* 当内侧移位达到 15 mm 时，手术指征角度≥ 30°

图 2.9 作者推荐的肩胛骨治疗模式

这种情况导致中轴和附属骨架的不连续性（图 2.10）。虽然这种理论受到了许多学者的质疑[34~36]，但 Goss 建议此种情况需要手术。我们同意 Edwards[34]和 Ramos[36]等的说法：如果这两部分移位不明显或较为稳定可以不手术。

孤立的肩峰或喙突骨折是常见的，肩峰和脊柱骨折通常是上肩部直接打击的结果，而喙突骨折是由二头肌和喙肱肌的强烈牵引力损伤所导致。然而这些骨折的手术治疗适应证并未明确。我们利用几个标准来确定是否手术：如果肩峰、喙突骨折移位大于 10 mm，或有同侧肩胛骨骨折或 SSSC 多处损伤，切开复位内固定是必要的[19，37~41]；当肩峰移位超过 5 mm，冈上肌出口位观察和评估的肩峰（这可能有助于撞击综合征的观察）出现一个Ⅲ型“上钩”肩峰，偶尔需要内固定。

肩峰、喙突骨折固定的结果良好[13，40~41]。Anavian 等报道手术治疗 14 例肩峰骨折和 13 例喙突骨折，多数患者采用内部非连续螺钉固定和选择性缝合固定，对于延伸到臼窝和肩胛冈的喙突骨折利用微型接骨板固定；同样，对于延伸到肩胛颈或基底部的肩峰骨折用 2.4 mm 或 2.7 mm 重建接骨板固定，肩峰远端骨折利用张力带或小的锁定板沿肩峰上表面、前或后缘固定。术后第 1 个月，患者进行主动、被动协助运动治疗；第 2 个月进行抗阻力运动；第 3 个月无限制运动。最终随访时，所有患者在休息和上肢活动时无疼痛（平均 11 个月，范围为 2~42 个月）。功能评估：患者的平均 DASH 评分为 7（0~26），优于未受伤群体的标准[10]。唯一的并发症是因为软组织感染，2 例患者去除了内固定，1 例患者去除了异位骨。

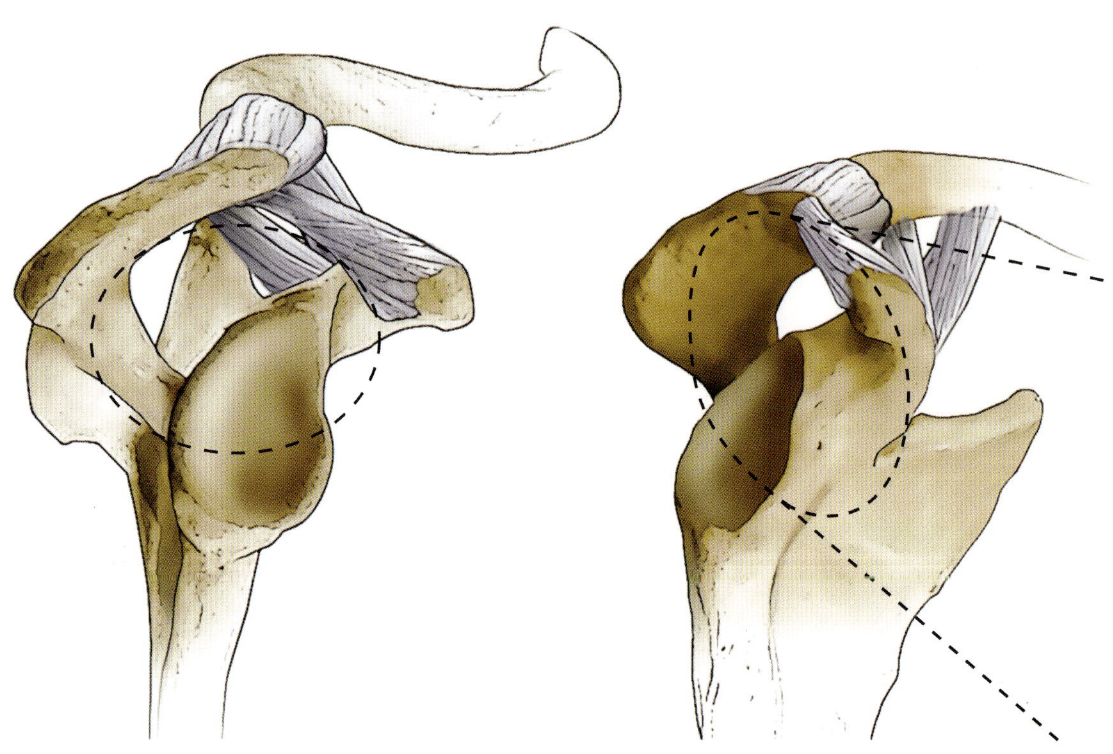

图 2.10 这幅图描绘了 SSSC，这是一个沿着虚线形成环样的结构。Goss 认为，如果环的两个结构被破坏，那么“浮动肩”病变会出现，这意味着轴向骨架和前臂之间将不会有骨或韧带的连续性。图 2.8 显示了这种病变的三维 CT 重建和正位片

术前计划

病史采集

肩胛骨骨折常是由于强大力量作用于肩膀所产生的钝性损伤。关节内骨折，包括肩胛盂骨折，经常伴随肩关节前脱位，这些骨折经常被称为骨性 Bankart 损伤病变[42]，其特征是肩关节不稳定。如果在 X 线检查和临床检查中发现如肱骨头半脱位的肩关节不稳定患者，建议给予适当的手术干预。当脱位涉及 20% 及 20% 以上的关节面时，需要手术治疗。

第二种类型的肩胛骨骨折涉及关节盂颈部和体部，关节受累可有或无，这种类型最常出现在高能量创伤中。高达 90% 患者发生此类损伤。为了避免漏诊此类严重并发症损伤，彻底的体格检查是必要的[2, 21, 37]。严重创伤的病人，肩胛骨骨折常被漏诊，导致延误治疗。我们经常有这样的误解：肩胸分离发生于高能量钝挫伤，并不意味着强烈暴力牵引会引起上肢的这种毁灭性损伤。

体格检查

体检必须完整、彻底，因为合并伤是常见的，特别是脊柱、颅骨和胸部损伤。为了更好地全面检查，可能的话，让患者取坐位或站立位检查，但患者躺在床上很难做到。肩胛骨的中、下部骨折经常产生明显的不对称，尤其患者站立时。肩胛骨内侧移位在早期影像表现可能不明显，但是当患者直立或移动肢体时，肩胛骨沿胸部旋转时出现内侧移位。有些患者有肩胛骨和多发肋骨骨折，由于胸壁无法支持肩胛骨而出现畸形（图 2.11）。肩胛骨重度移位性骨折，特别是合并锁骨骨折和多发肋骨骨折时，患者无法抬肩及外旋肩关节，甚至损伤几周后亦不能完成以上动作。

皮肤的完整性应该加以评估，因为皮肤擦伤是肩关节受到直接打击后典型的损伤表现。如果手术是必要的，应该推迟 1~2 周待皮肤再生上皮形成后进行。当伴有血管神经损伤时，应对臂丛神经和周围血管脉搏进行详细评估，肩胛骨骨折患者臂丛神经损伤的发生率超过

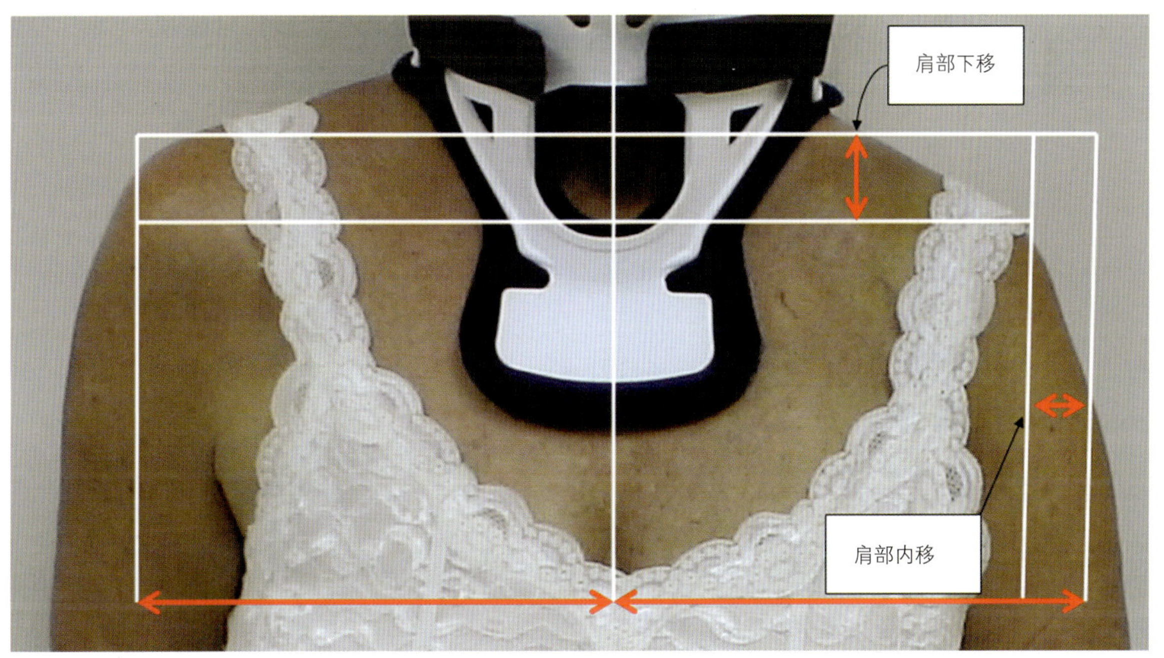

图 2.11　肩胛骨骨折患者的临床检查，不只是 X 线和 CT 检查，更应重视肩关节下移、内移的程度，这在临床上非常重要

10%[5, 30]。需记录腋神经的感觉，但是三角肌功能经常无法确定。当骨折延伸到肩峰基底部的肩胛切迹时，肩胛上神经经常受到损伤，即所谓的真正的肩胛骨颈部变异[18]（图 2.13A）。基于对 96 例肩胛骨骨折手术治疗的回顾研究，其中 14 例肩胛上神经损伤患者几乎都属于这种类型，因此对于此类骨折我们建议进行肌电图和神经传导方面的检查。但损伤后立即检查诊断价值不大，至少等到 2 周后，纤维性颤动和正锐波的存在有可能提示失神经支配（轴突和神经损伤）时进行[43, 44]。应尽量在术前尽早确认损伤情况[45]。

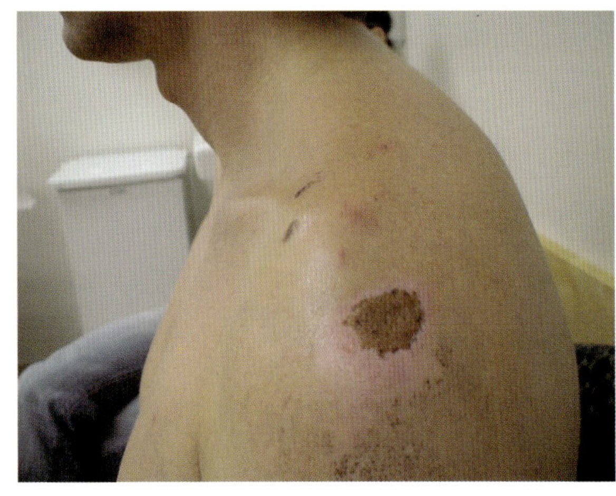

图 2.12 注意这个由于自行车相撞事故引起肩关节擦伤而留下的瘢痕，为了降低感染发生率，手术延迟 2 周待皮肤新生上皮形成后进行

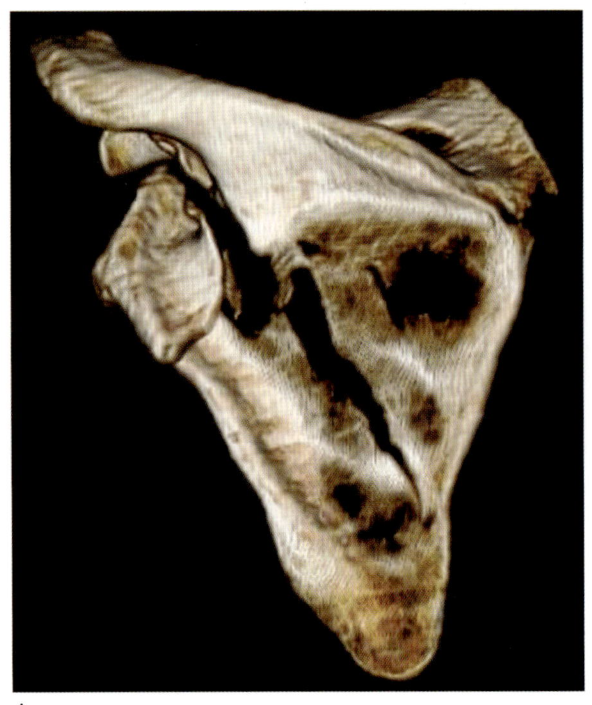

A

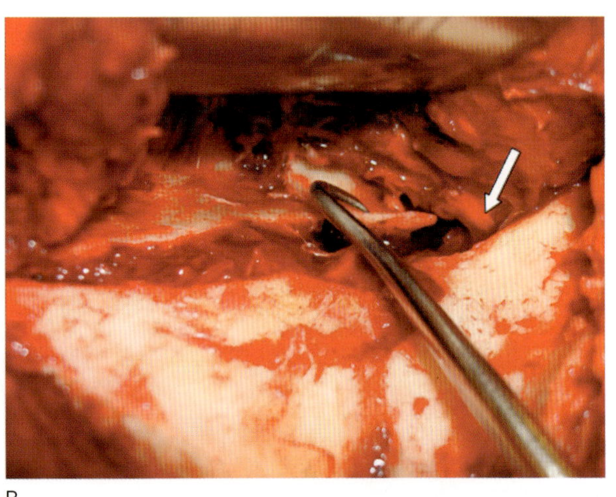

B

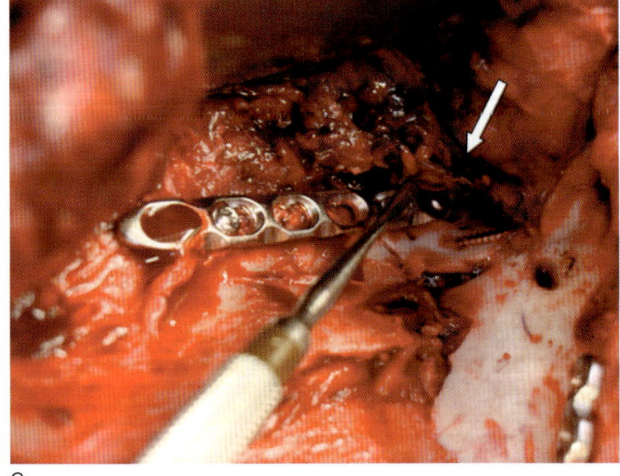

C

图 2.13 A. 三维 CT 显示真正的肩胛颈部骨折，骨折延伸到肩胛切迹，此型骨折经常伴随肩胛上神经损伤。B. 术中图示撕裂的肩胛上神经。C. 术中复位固定，4–0 缝线缝合断裂的神经和肌肉

影像学评估

由于肩胛骨骨折是一种高能量创伤，经常伴有胸部损伤，常规需行胸部 X 线检查和 CT 扫描。如果胸部扫描发现肩胛骨骨折，必须要进行肩部正规扫描，包括肩关节正位、Y 位、腋位。由于患者疼痛，腋位 X 线片经常难以获得。一个简单有效的方法是让患者手扶静脉输液架，这样可以产生 30° 的角度；另一种方法是提出提升病人的手臂 15° ，将 X 线机从下方接近臀部位置向腋部照射，肩关节正位片应与矢状面成 35° 角，这与肩胛骨与胸壁的角度位置相符合，这又称为“Grashey”位。肩胛直角 Y 位是和肩关节正位成 90° 。如果 X 线发现有关节盂骨折，层厚 1~2 mm 的肩关节冠状位、矢状位二维 CT 扫描有助于确认骨折移位程度、粉碎程度和周围骨折情况（图 2.14）。如果在任何体位 X 线片上发现肩胛颈移位超过 1 cm ，对侧肩关节正位片对照更有利于确定骨折的移位情况。医生经常被肩关节正位片误导，由于肩臼和骨折外侧缘成角，消除了在正常 X 线片上的盂肱关节。在这种情况下，三维 CT 将有帮助评估畸形角度，包括肩臼移位（图 2.5~8）。Anavian 等[15]描述了测量肩胛骨骨折内移、角度、GPA 的测量方法，并明确了 CT 扫描相对于 X 线的优越性。

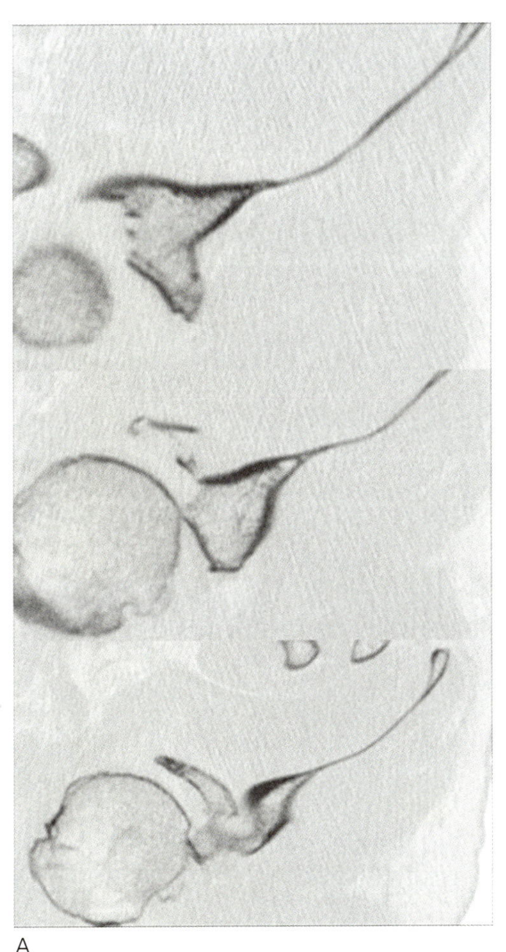
A

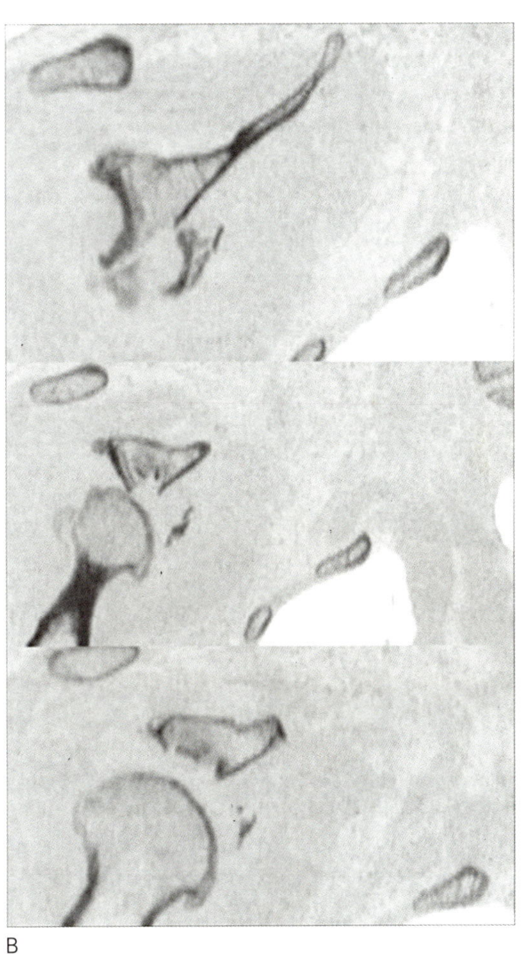
B

图 2.14　1 mm 层厚的二维 CT 显示肩胛盂关节面粉碎性骨折，二维和三维重建可能错过一些细节。对于关节内骨折，除了冠状位、矢状位，轴位的二维 CT 影像也是很重要的。A. 轴向扫描显示前关节盂粉碎骨折。B. 半冠状扫描显示前下部粉碎骨折

手 术

肩胛骨是肩关节悬吊机制的一个组成部分，通过锁骨将上肢连接到轴向骨架，18 块肌肉起止于肩胛骨，为盂肱关节提供了很强的稳定性。手术的目的是恢复轴向及附属骨的关系，包括对位、对线、长度、旋转及关节面的解剖复位，使肩关节得到早期活动和康复。

多数需要内固定的肩胛骨骨折可以采用胸肌三角肌前入路或 Judet 后入路进行治疗，另外一种手术入路适用于非典型骨折。为了降低潜在的并发症发病率，我们在部分选择病例中也使用后路微创方法[10]。

孤立的关节盂前部骨折以及通过关节盂的横向骨折和通过喙突基底部的相关骨折（Mayo Ⅱ型），最好通过胸肌三角肌入路进行手术。对于其他大部分肩胛骨骨折，包括涉及或不涉及关节面的肩胛颈、肩胛体部骨折可以通过后入路进行手术，前后联合入路很少用到。合并肩胛颈肩胛体变异的关节前部粉碎骨折，或除了肩胛颈、肩胛体骨折外重度喙突移位及关节盂粉碎性骨折，可以采用前后联合入路。最后，对于有锁骨和肩锁关节损伤者，需结合各自的手术入路处理。尽管锁骨骨折将在其他章节讲述，但重要是锁骨骨折可以在沙滩椅位和侧卧位手术。

从后面观，肩胛骨是一块三角形扁平骨，中间较薄，周围边缘较厚，边缘是许多肌肉的起止点位置。肩胛骨外侧角肥厚并形成关节盂，肩胛骨侧缘和肩胛颈提供了较厚的骨质，通常是骨折复位接骨板螺钉固定的位置。

从前面观，喙突是从肩胛颈突出的弧形骨，它是二头肌短头、胸小肌、喙肱肌的起始点。关节盂在肩峰的下方，有一个梨形的关节窝，它的上下方向长约 40 mm，前后长约 30 mm[46]。

手术入路

后入路

手术在全麻或局部区域阻滞麻醉下进行。患者取侧卧位，腋下置较坚韧的腋卷使身体略前倾，将上肢放在如图 2.15 所示的木板之上，这种预先制作的装置对手术体位上肢的摆放是有帮助的（图 2.15）。

整个躯体前部用无菌单覆盖，上肢可以自由摆放，触诊肩关节周围的骨性标志并用无菌

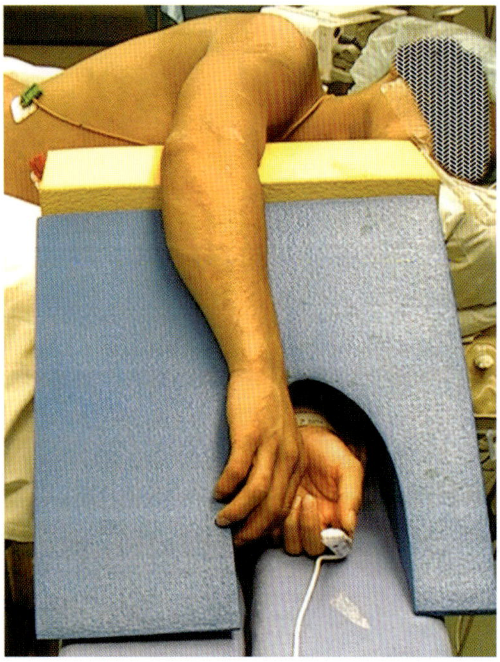

图 2.15 肩胛骨后入路患者的体位。软的塑料泡沫制成的楔形工作平台，并可以保护下方的肢体。患者身体略前倾，手术过程中手臂可以自由摆放，以利于肱盂关节的操作和活动

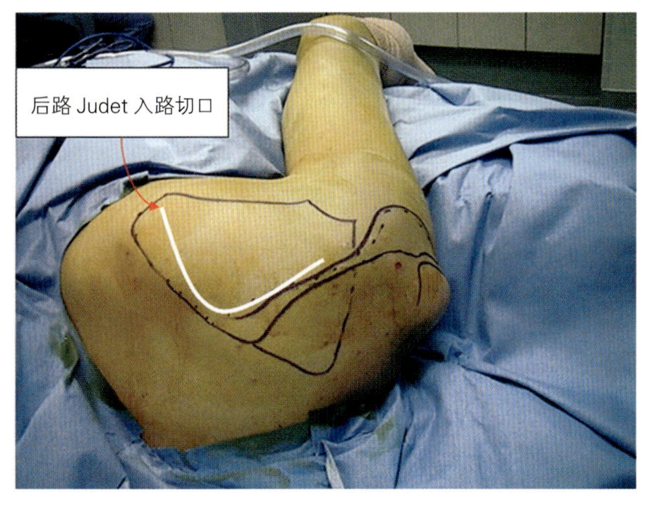

图 2.16　Judet 后路切口，沿图示骨性标志计划切口，肩胛冈下 1 cm，脊柱缘外侧 1 cm

笔标出，触诊肩峰的后外侧部分，慢慢延续到肩胛骨内上角，然后转至脊柱侧缘，用一只手推动肩胛骨使其在胸壁上做伸缩运动，使外科医生更好地感觉肩胛骨的骨性标志，特别对于一些肌肉发达的病人。

Judet 后路切口位于肩胛冈下 1 cm、脊柱缘外侧 1 cm，这种切口可以利用皮瓣的收缩覆盖内植物。

手术切口是沿肩胛冈分离三角肌和斜方肌之间的间隔，切口在肩胛骨内上角以小于 90°的弧形沿肩胛骨脊柱缘延伸至远端；在到达肩胛骨外侧缘时，切口必须加以延伸，以利于冈下肌的分离。手术时，沿肩胛冈和内侧缘切开筋膜时应留出一个组织袖口，以利于手术结束时将肌肉起始点缝合到原处（图 2.17）。

根据术前计划，显露程度决定于对肩胛骨的后部是有限还是完全显露，利用有限的肌间隙窗口可以有效地减少显露并能显露肩胛骨外侧缘、脊柱缘及肩胛冈处的骨折断端（图 2.18）。作为一种选择，进一步的显露可以通过将所有肌肉从肩胛下窝牵开而显露整个后方肩胛骨。皮瓣可以向外侧牵开达到肩胛骨外侧缘并能显露肩胛颈。尽管延长入路显露了整个肩胛骨体后部，而肩胛骨前方的肩胛下肌并没有破坏，

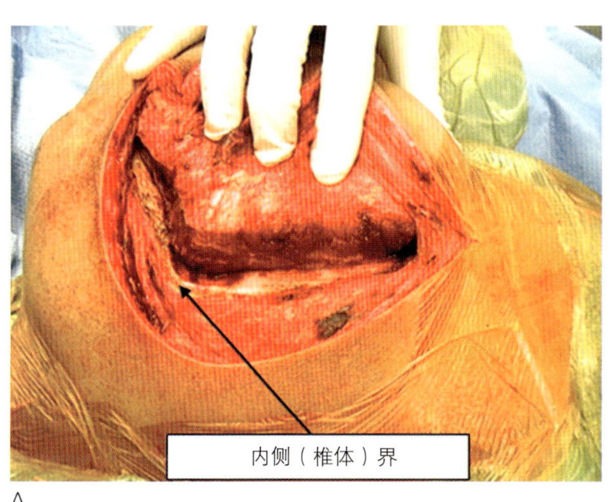

A

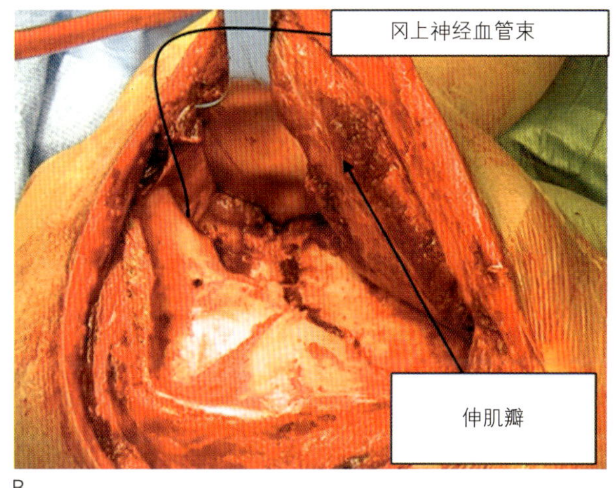

B

图 2.17　A. 根据肩胛冈和脊柱缘结构而设计的 judet 后路切口皮瓣，可清晰显示肩胛下窝从内侧到外侧所有结构。术者将皮瓣翻转，用 Cobb 拉钩将皮瓣牵开，以更好地显露肩胛骨表面，这种方法尤其适用于推迟手术 10 天以上的患者和远离肩胛骨边界的多处粉碎性骨折，不适于关节内骨折。B. 此图和图 2.18A 为同一位病人。此患者骨折的特点是肩胛颈从外侧缘分离进入肩胛切迹，图上明显显示骨折线通过肩胛体部，不明显的是肩胛骨外侧缘移位和关节面前倾。注意位于肩峰下进入冈下肌的肩胛上神经血管的位置及易损伤性特点

从而维持肩胛骨的血运（图 2.17B）。因此，延长入路符合 BO 原则，骨折愈合率可达 100%。将三角肌、小圆肌、肩胛下肌作为一个整个皮瓣牵开的暴露方法，适合于超过骨折超过 10 天或肩胛骨“环”样结构有 4 部分或 4 部分以上受损的复杂类型骨折。此种显露方法可以使术者从各个角度移动或复位骨折，从而更有利于手术操作。但由于皮瓣向外侧翻转无法暴露到关节，因而此方法不适于肩关节关节面的显露。为了充分显露关节，肱盂关节后方肌间隙窗口显露是适合的。

有限肌间隙窗口显露是将 Judet 皮瓣牵开，通过肩胛骨周围的肌间隙到达骨折部位（图 2.18）。这种方法适用于显露三角肌和斜方肌之间的肩胛冈，通过骨膜下剥离显露肩胛冈下缘的肩袖肌肉。将三角肌从冈下肌起点剥离，并在筋膜袖口处标记以利于术后缝合至骨孔上。我们发现可以不用剥离三角肌，而是通过牵开和仔细复位来显露肩胛骨外侧缘和肩胛颈。此种技术比较乏味，先分离三角肌，然后将三角肌复位至原处，并且术后要加以固定。

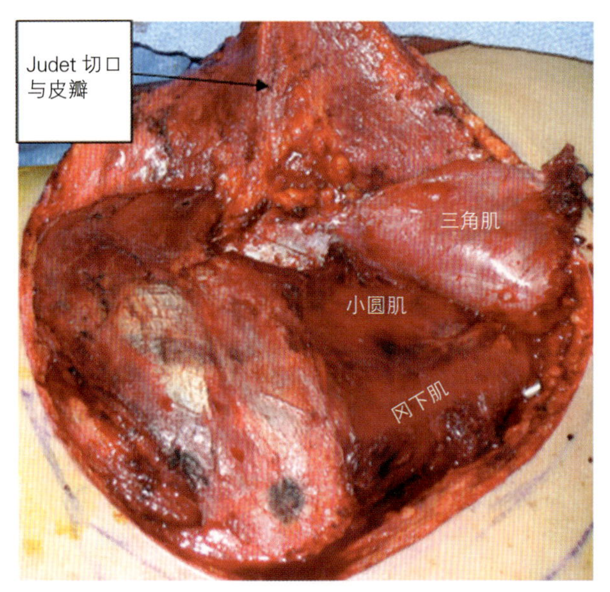

A

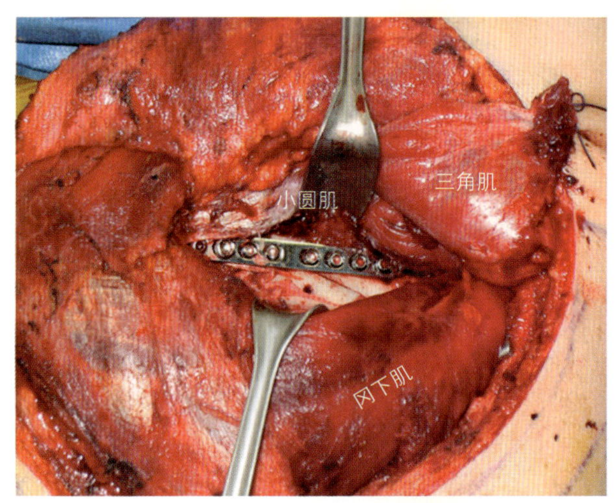

B

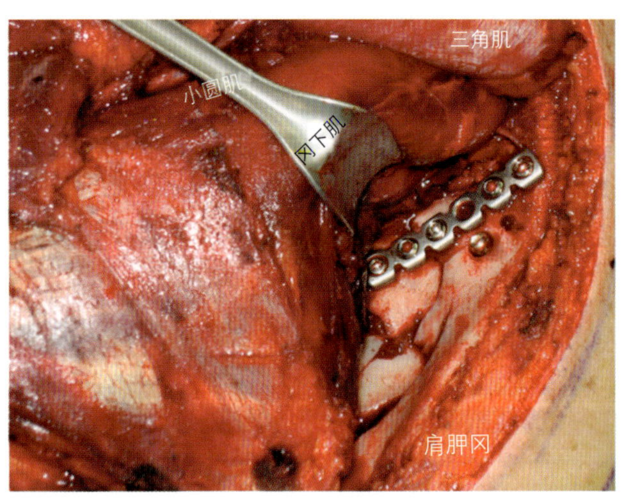

C

图 2.18 通过肌间窗技术，最重要的位于冈下肌与小圆肌之间，可以显露肩胛外侧缘与肩胛颈。A~C 显示了如何显露此窗口，并自肩胛冈松解冈下肌，以进一步显露肩胛体

在肩胛骨的椎体缘，肌间隙位于冈下肌和菱形肌之间（图 2.19）。最重要的间隙位于冈下肌和小圆肌之间，用于显露肩胛骨的外侧缘和肩胛颈。此外，肱盂关节可以显露、治疗关节内骨折。正确掌握肌间隙是至关重要的，可以避免损伤冈下肌的支配神经、腋神经或者旋肱后血管。肌间隙一旦显露，就可见肩胛骨的外侧缘，复位关节盂和外侧缘（图 2.18）。如果能清晰辨认关节盂关节面，横行切开关节囊，在关节盂的前缘放入牵开器牵开肱骨头（图 2.20）。关节切开时，应在远离上唇的地方切开关节囊，并用 18G 针固定。

外侧缘可用小点状骨折复位钳、小的固定针（4 mm）作为复位棒，或者用接骨板进行复位（图 2.21，图 2.22）。因为大肌瓣的干扰，很难使用大的复位器。在这种情况下，在近端和远端的骨折块上置入小的外固定针确保准确定位，然后用外固定杆和夹连接外侧缘，方便后续接骨板置入（图 2.23）；或者，使用 2.7 mm 的动态加压接骨板跨过肩胛骨的外侧缘复位骨折（也可以作为最终的固定方式）且不必塑形。如果复位不稳定，可在内侧放置 2.0 mm 的接骨板螺钉临时复位外侧缘的力线。有时也可在肩胛骨的脊柱缘或椎体缘、骨折的内侧缘放置较大的复位钳，以降低外侧缘的应力从而改善复位的效果。

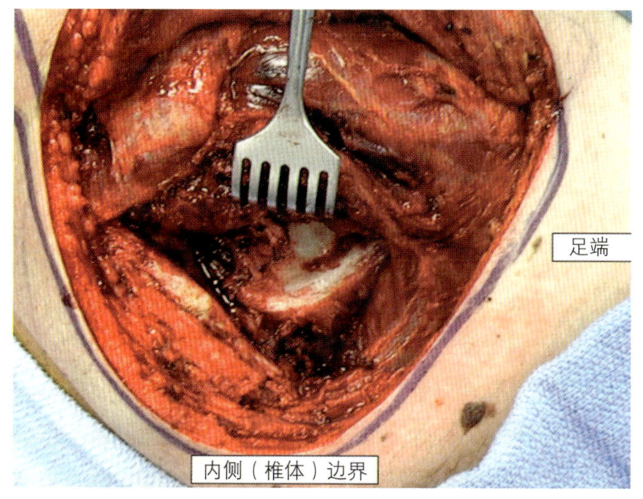

图 2.19　肌间有限窗口技术（内侧纵切口）

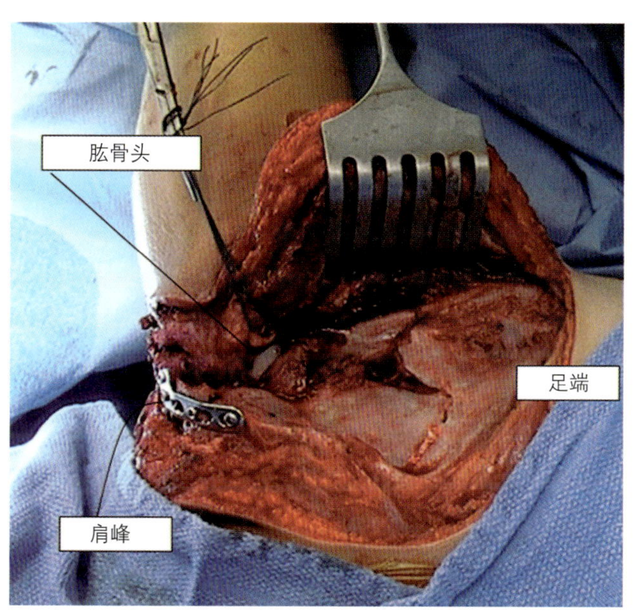

图 2.20　后侧扩大切口，向上牵拉肩峰端，显露肩锁关节及伴随的肩峰骨折。同时存在关节盂的关节内骨折，需切开关节囊显露盂肱关节

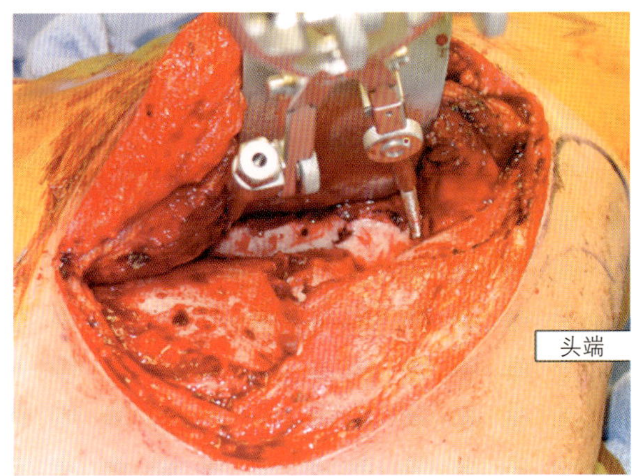

图 2.21 Shantz 针和夹复位外侧缘

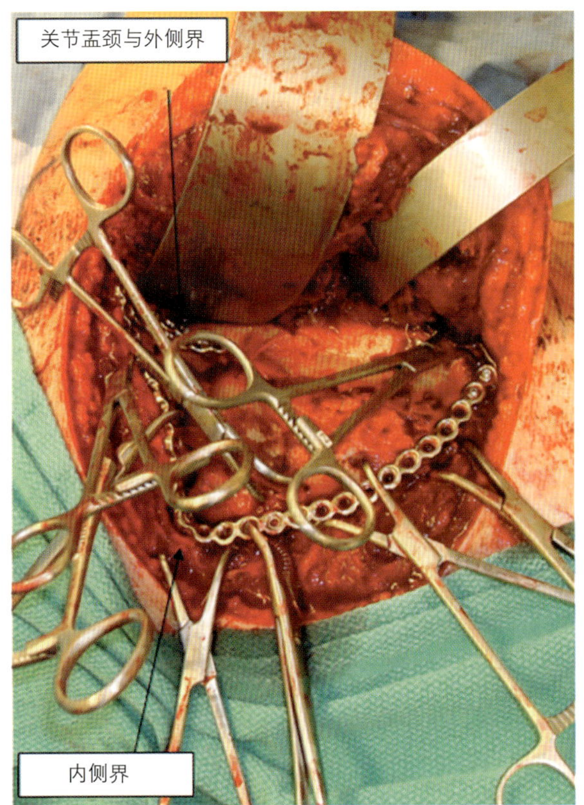

图 2.22 本图显示伤后 2 周治疗的肩胛骨多发骨折，骨折多位于肩胛周缘的“环”处。采用 Judet 扩大切口，肩胛骨周围移位骨折块使用多个点式复位钳复位。肩胛骨椎体缘使用 2.7 mm 重建接骨板

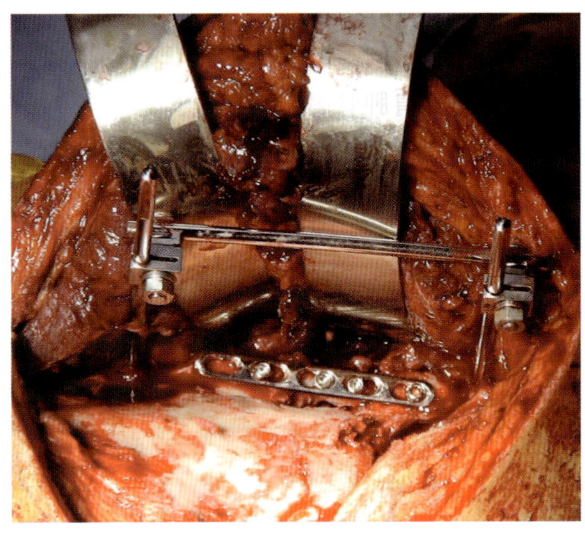

图 2.23 本图显示在近端（头端）和远端（尾端）使用 4.0 mm Schanz 针联合外固定支架完成外侧缘的复位

根据我们的经验，2.7 mm 接骨板可以较好地帖服肩胛缘并且有足够的强度防止断裂。这些接骨板比 3.5 mm 接骨板要小，更易塑形，螺钉孔密度较高。在应力显著的外侧缘使用 2.7 mm 动态加压接骨板，而在肩胛骨的脊柱缘和椎体缘可使用 2.7 mm 重建接骨板且易于塑形。儿科用的 Kocher 钳（2 把）有助于对接骨板进行弯曲和扭转。既然椎体缘的每个螺钉仅长 8~10 mm，我们更喜欢长板、多钉以进一步分散应力。在较短的工作距离上，使用小的锁定接骨板和骨块间接骨板能使短板上的螺钉把持力增加。

后盂存在关节面骨折，或者延伸至肩胛颈并有微小移位，或波及肩胛骨的脊柱缘或椎体缘，可以直接采用后路显露。在这些病例中，通过冈下肌和小圆肌之间的肌间隙可以完成复位和固定。如需扩大显露关节盂或上侧盂唇，可在离大结节冈下肌止点处 1 cm 处切断冈下肌，便于修复。这样冈下肌的腱性部分可从上侧盂唇牵开，以更好地显露肱盂关节。在肌肉粗大患者中这种策略特别有用，联合扩大入路，整个冈下肌和小圆肌可被提起。需要强度高的不可吸收线缝合，术后 6 周主动外旋位保护。

在闭合伤口、唤醒患者前，手法松解肩关节的粘连和僵硬，尤其那些在伤后 2 周多才行手术治疗的患者。我们常规在皮瓣下放置负压引流，不可吸收线重建旋转袖，在肩胛骨的脊柱和椎体缘钻孔提高固定效果。我们更喜欢皮下可吸收缝合线缝合皮肤。

后侧微创入路

约 3/4 的肩胛骨骨折手术是通过后路完成的[47]。在经选择的肩胛体部和颈部骨折患者，我们近期应用有限切开肌肉的微创手术技术实现切开复位内固定[10]。对于长骨骨折来说，通过远离骨折部位的小切口插入接骨板固定是广受认可的技术。我们已经将这种理念应用到肩胛骨的固定中去。因为肩胛骨是三角形骨（环型），可预见骨折的穿出部位，在每个骨折末端做小切口，不用显露肩胛骨体部的大部分（图 2.24）。此种入路能在骨折的边缘直接复位，而不损害肩胛体部骨折部位软组织的附着。

手术体位跟之前描述的后路采用的体位一样。根据骨折形态采用有限切口，切口通常位于关节盂颈部的外侧，肩胛骨骨折的脊柱缘或椎体缘出口的内侧（图 2.24）。通过外侧切口，分离覆盖三角肌内下缘的深筋膜。用宽牵开器

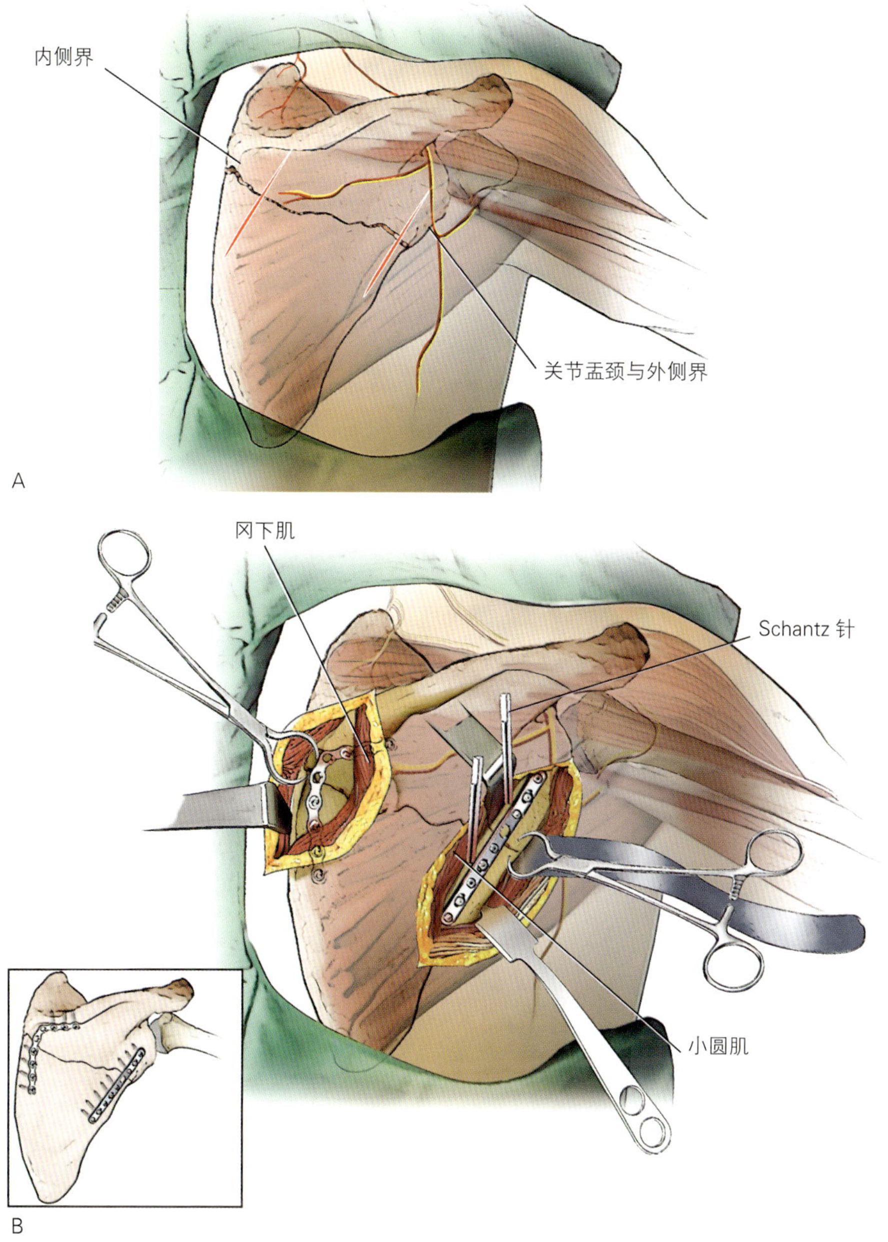

图 2.24　A. 肩胛骨内外侧骨折的末端上使用小切口，显露的窗口足以完成移位骨块的复位和接骨板固定［修改引自 Gauger EM， Cole PA. Surgical Technique: A Minimally Invasive Approach to Scapula Neck and Body fractures. Clin Orthop Relat Res 2011; 469 （12）: 3390–3399.］。B. 在有限的视野里要显露更深，需要使用牵开器，放置钳子和接骨板

将三角肌向头侧牵拉。切开深筋膜，显露小圆肌和冈下肌。钝性分离两者的肌间隙，显露骨折部位，骨折一般从肩胛骨外侧缘穿出。仔细操作避免损伤腋神经和旋肱后动脉，它们在冈下肌下方穿出四边孔。此外，冈下肌应小心向上牵拉，避免损伤从冈盂切迹穿出的肩胛上神经[48]（图 2.25）。

通过内侧切口，从肩胛冈内侧缘的基底部切开深筋膜，直接显露肩胛骨。需要骨膜下剥离，向远端延伸至椎体缘，以显露内侧骨折线并对骨折进行复位和接骨板固定。这两个小窗口足以显露内侧骨折线，并可在常见的肩胛骨内侧和外侧移位骨块上行接骨板固定。一旦选用内侧和外侧切口显露骨折端后，在头端骨折块（关节盂颈部）放置小的的外固定针（带 T 形手柄），在尾端骨折块（外侧缘的远端）插入外固定针。利用外固定针的“操纵杆”技术复位骨折，内外侧用小的点状复位钳维持复位。可在骨折两端打孔放置钳子。外固定针和导向孔的放置必须有序，避免影响接骨板的安放（图 2.24B，图 2.25，图 2.26）。

由于长板固定在小窗口中不可行，我们推荐使用 2.7 mm 锁定接骨板。2.7 mm 重建接骨板需塑形以帖服内侧缘，2.7 mm 动态加压接骨板可用于固定外侧缘。0 号或者 1 号可吸收编织缝线缝合筋膜，2-0 可吸收编织缝线缝合皮下组织。3-0 可吸收线缝合皮肤。没有必要放置负压引流。

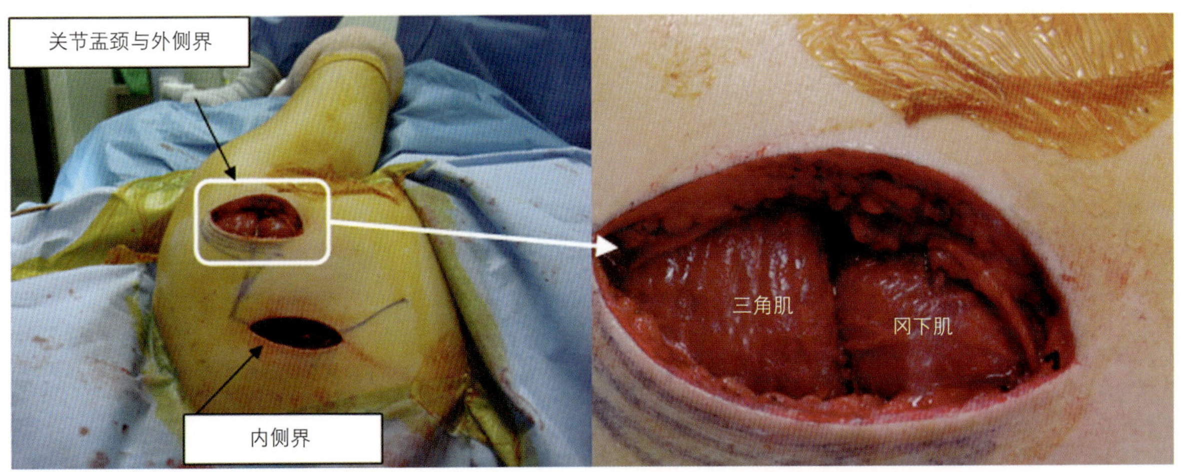

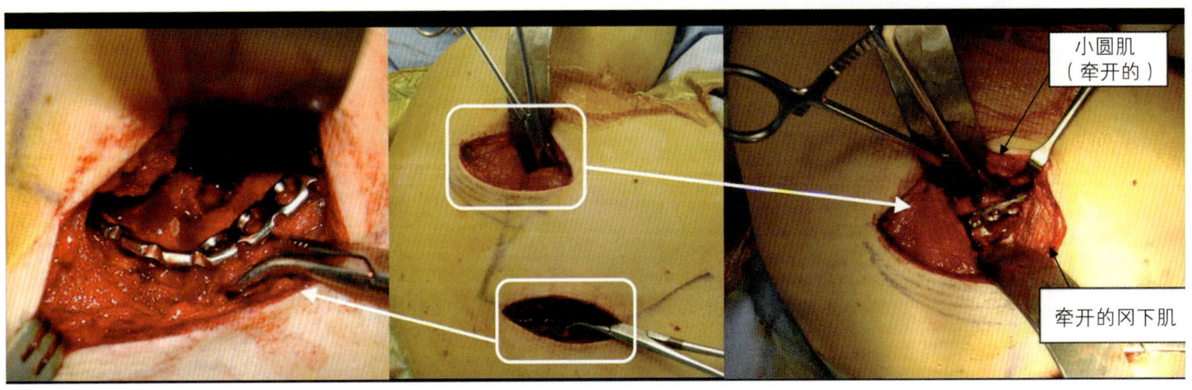

图 2.25 术中照片显示有限微创切口、更深的显露以及钳子、接骨板的使用，可清晰看见三角肌和冈下肌的间隙。冈下肌和小圆肌的间隙很难显露。一旦间隙被确认和分离，放入牵开器显露肩胛骨外侧缘

特殊情况：后侧入路

合并脊柱损伤

约 20% 的肩胛骨骨折常伴有颈椎和胸椎的损伤。创伤骨科医生经常要与脊柱科医生协作完成体位摆放和麻醉诱导。术中的体位必须要仔细摆放。最好先行脊柱手术稳定脊椎避免损伤脊髓。但如果脊柱损伤不需要手术治疗，则需要行术中骨牵引。考虑到安全和包裹性，卡钳式牵引比颈托更有效。

肩胛上神经损伤

高能量的肩胛骨移位骨折常伴有肩胛上神经损伤。伤后 2 周多的患者术前需行肌电图和 NCS 检查。多数损伤为神经挫伤和失用。在骨折延伸至冈盂切迹或者肩胛上切迹的患者偶见肩胛上神经撕裂伤。通过后路对这些骨折进行手术时，必须在肩峰底部观察到肩胛上神经并予以保护。如果发现撕裂伤，修复撕裂的神经末端或者支配冈下肌的分支，其有助于功能恢复。推荐使用 6–0 不可吸收单丝缝线。

前侧手术入路

患者采用沙滩椅位，前臂板支撑肢体，同侧肩关节下安放毛巾棒使其前倾。肩关节下方同时放置 X 线板以方便术中透视（图 2.27）。采用经典的胸大肌三角肌入路，确认头静脉后，向外侧牵开。切开胸锁筋膜，显露喙肱肌和肩胛下肌后，寻找三角肌和胸大肌的间隙。肩胛下肌肌腱的上下缘可在其小结节的止点发现。在肩胛下肌的下缘，肌肉自旋肱下血管后方走行，应被结扎。肱骨保持中立位，于距离小结节止点 1 cm 处切断肩胛下肌腱，预留肌腱袖以方便术后修复。肩胛下肌通常与深处的关节囊粘连，须仔细从关节囊处分离，便于分层缝合。肩胛下肌的两侧断端缝线标记便于缝合，也能预防肌肉向内侧的回缩。从关节盂边缘纵行切开关节囊几个毫米，显露肱盂关节。冲洗关节，确认骨折后复位（图 2.28A）。

可用小刮匙或小剥离子、克氏针临时维持复位（图 2.28B）。因为是在直视下对关节骨折进行复位，透视不是必需的。根据骨折块的大小或者粉碎程度，通常用微型骨块螺钉固定。粉碎性骨折，需在关节盂的前下面放置小的支撑接骨板。分层缝合关节囊和肩胛下肌。

在一些病例中，关节盂前方大的或者粉碎

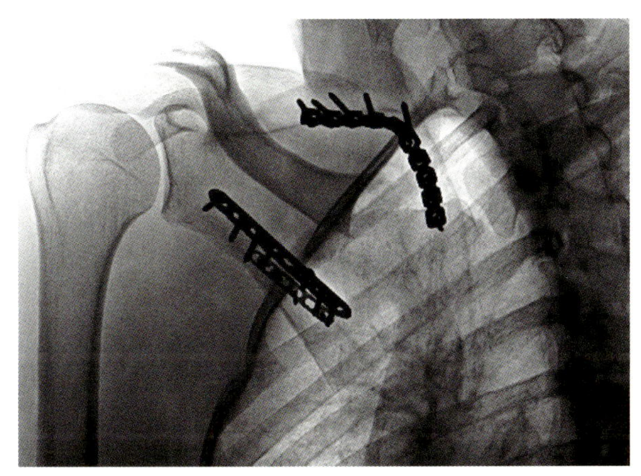

图 2.26　图 2.25 中患者术后前后位透视片

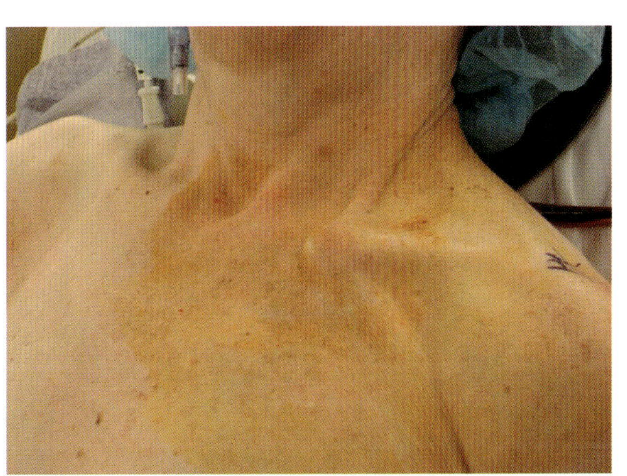

图 2.27　患者采用沙滩椅位。肩膀后方放置一块 X 线板以方便术中透视。因为切口可以很好地显露前方的关节盂，术中透视不是很必要。我们还常规在同侧肩关节下放置毛巾棒以牵引肩关节并易于显露。患者存在锁骨移位和畸形的骨不连

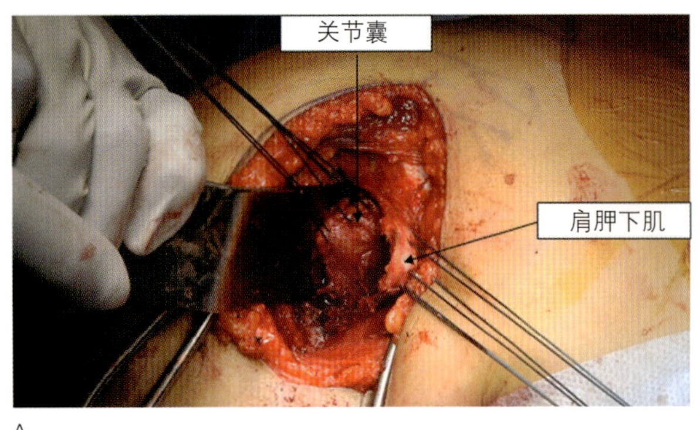

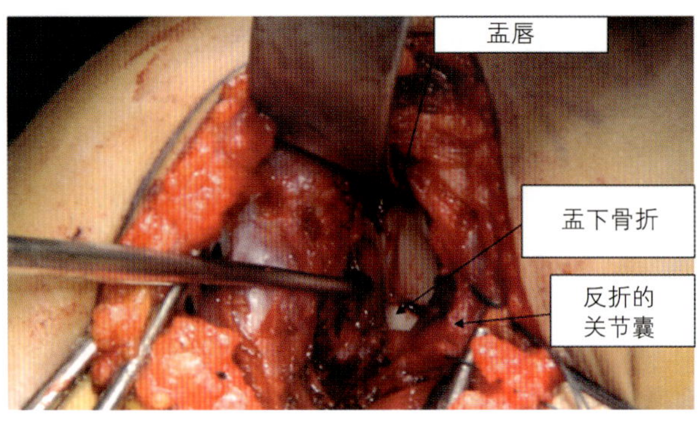

A B

图 2.28 A. 前侧，胸大肌三角肌入路。在小结节止点 1 cm 处切断肩胛下肌，断端缝线标记后，向内侧牵拉。将关节囊从肩胛下肌下方剥离，缝线标记，向外侧牵拉。B. 肩胛下肌和关节囊牵开后，就很好的显露了关节盂和关节盂骨块的前下方

的骨块需要支撑接骨板固定。显露更充分，行喙突截骨术会时会有更好的显露。先于喙突钻 2.5 mm 孔，微摆锯截骨。一旦截骨成功，将喙突及其附着的肌腱向远侧和内侧牵拉，能更好地显露关节盂前方和肩胛颈。肌皮神经在距离喙突 5~6 cm 处穿入喙肱肌，在牵拉过程中一定要注意保护[49]。

固定时，喙突的皮质骨应用 3.5 mm 钻头扩大钻孔，提高 3.5 mm 皮质骨螺钉骨块间的加压效果（图 2.29）。

术后处理

肩胛骨骨折内固定的康复是建立在骨折稳定固定的基础上，允许肩关节早期的被动活动。可于术后早期（48~72 小时）在肌间沟内行区域神经阻滞以方便早期活动。术后第 2 天在康复师的指导下进行被动活动。在能忍受疼痛的情况下，患者应主动行辅助活动，术后 4 周的康复目标是恢复和维持肩关节的活动度而不是力量训练，至少 4 周后或者更长时间才开始行患肩的负重。出院后，患者继续治疗的同时，使用滑轮和仰卧位推拉棒辅助锻炼。鼓励同侧肘关节、腕关节、手行 3~5 磅（1.36~2.27 kg）的持物锻炼，预防肌肉萎缩和促进水肿吸收。

术后方案

- 穿戴肩关节吊带或者固定器保持舒适度。

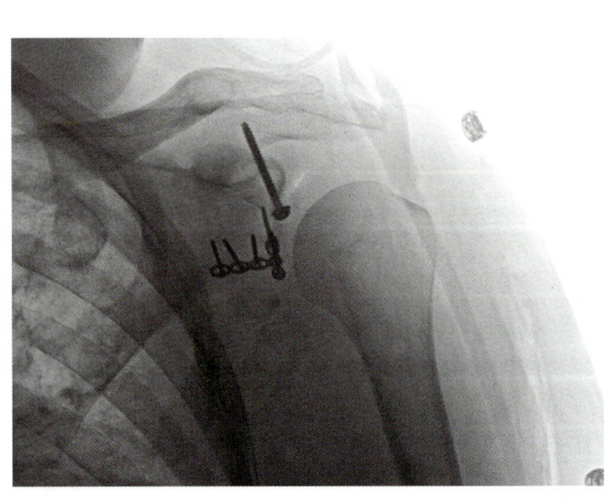

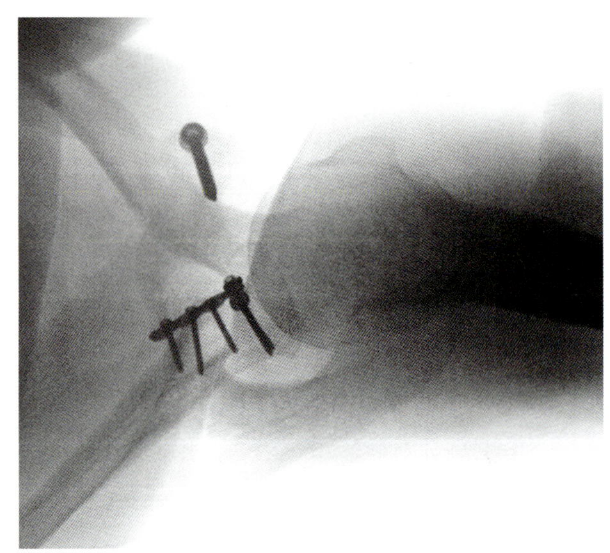

A B

图 2.29 喙突截骨术。术后前后位和腋位透视显示关节盂前方的固定物和 3.5 mm 拉力螺钉和垫片修复的喙突截骨

- 术后若每 8 小时的引流量小于 15 mL，拔除引流管。
- 术后 1~2 日后开始行肩关节的主动和被动活动。
- 第 1 周手、腕关节、肘关节功能锻炼（3~5 磅）。
- 术后 4 周开始力量练习。
- 第 8 周开始加强力量练习。
- 术后 12 周如果骨折愈合则无任何限制。

随访

术后 2 周、6 周和 12 周随访查前后位、肩胛骨 Y 和腋位 X 线片。我们推荐术后 6 个月和 1 年复查前后位 X 线片和功能效果。多发伤患者建议随访时间更长，尤其合并神经丛损伤的患者。

6 周随访时，若患者的症状允许，则开始肩关节的负重力量锻炼并加强。患者存在肩关节活动度的永久丧失，则需要考虑麻醉下的松解。这在伴有臂丛神经损伤、头部创伤、颈椎损伤或同侧肢体的多发复杂骨折的患者中常见。

结　果

Mayo 等[20]在关节盂关节内骨折的系列研究中报道了 27 例患者术后随访 43 个月行临床和影像评估，82％的达到了好或优的结果。Schandelmaier 等[28]在 2002 年，报道了 22 例移位关节盂骨折用螺钉和接骨板固定的治疗效果，如果关节面移位大于 5 mm 应行手术治疗。22 例随访 1 年，18 例患者根据 Constant 和 Murley 评分达到良好的功能效果。与健侧肩相比，患肩恢复 94％（力量、疼痛、活动度和功能）。有 4 例并发症，包括 1 例表浅感染，1 例深部感染，1 例肩关节僵硬，1 例肩峰下撞击。

在其他的关于 33 例关节盂关节内骨折的系列研究中，Anavian 等报道了功能效果，包括 DASH 评分、力量和内固定后的活动度。在一项非常著名的外科研究中，33 例骨折中 23 例为 Mayo/Ideberg 分型Ⅳ或者Ⅴ型，13 例患者伴有周围神经或者臂丛神经损伤，30 例有同侧肢体损伤。随访 25 个月，91％的患者 DASH 评分为 10.8，平均活动度与对侧肢体无显著性差别。尽管力量有轻微下降，24 例患者无疼痛感，90％的患者恢复伤前从事的工作和娱乐活动[12]。

肩胛颈骨折如果存在显著移位或成角畸形致肩胛周围肌肉功能失调，则应手术治疗。当关节盂向内侧移位超过 9 mm 或者成角移位超过 40° 时，Ada 和 Miller[19]推荐内固定治疗。这一建议是根据对 16 例非手术治疗的肩胛骨骨折患者的随访提出的：50％的患者出现疼痛，40％的患者劳累后无力，20％的患者随访至少 15 个月出现活动度下降。同样的研究中的 8 例患者接受治疗后，活动时无疼痛感。Hardegger 等[7]研究报道了 37 例肩胛骨骨折手术治疗，尽管 5 例是“严重移位或不稳定”的肩胛颈骨折，没有单独分析，但仍有 79％的患者达到优良的效果。Nordqvist 和 Petersson[50]分析 68 例肩胛骨折，平均随访 14 年，发现 50％的非手术患者愈合后残留畸形，肩关节存在显著症状。Armstrong 和 Van Der Spuy[8]发现 11 例移位的肩胛颈骨折中 6 例 6 个月后出现残留僵硬。

Herrera 等于 2009 年报道了 22 例肩胛骨骨折在受伤 3 周后接受手术治疗的治疗效果。在所有的患者中，因为伴发伤影响早期的手术干预，手术延期进行。虽然存在这些挑战，作者随访发现手术后影像学的力线和复位维持改善。患者平均随访 26.4 个月（12~72 个月），16 例患者获得影像学和功能结果，14 例患者获得 DASH 评分。与正常人群的 DASH 评分 10.1 分相比，患者 DASH 评分为 14 分（0~41）；同时将简表 36（SF-36）测量参数与正常人群进行比较。即使手术延期，影像学和功能效果也是令人满意的[13]。

最近，资深作者（PAC）报道了 5 例伤后平均 15 个月行肩胛畸形重建手术患者的结果。所有患者起初未行手术治疗伴疼痛、无力，不能参加工作。5 例中 4 例伴有胸壁外伤，2 例同侧锁骨骨折致“浮动肩”或者 SSSC 的双侧断裂。所有患者均行截骨重建，早期康复锻炼。术前和术后平均随访 39 个月（18~101 个月）记录影像测量结果、活动度、力量强度、DASH 评分和 SF-36 问卷调查。所有患者肩关节无疼痛，影像上全部愈合。DASH平均评分从39分（27~58分）提升至10分（0~35分）。6例患者的平均活动度和力量改善，与对侧未受伤的肢体相比，仅在外旋力量上有显著差别。无并发症出现，5例中的4例重新回到之前的工作和娱乐活动中。1例患者因为脊柱骨折导致低腰问题，未能恢复卡车驾驶员职业[17]。

Herscovici 等[51]报道了7例合并同侧锁骨骨折的肩胛颈骨折的内固定治疗。在这些案例中，所有患者随访48.5个月，都达到了优良的功能结果，无畸形。此报道中的2例患者未接受手术治疗，肩关节明显下垂，活动度丢失。一些作者提倡固定锁骨以维持长度和足够的稳定性[52]。Leung 等[53]用内固定治疗了15例类似的双骨折患者，14例术后随访25个月达到优良效果。

Ramos 等[36]从另一方面回顾了16例合并同侧锁骨和肩胛颈骨折保守治疗患者。术后随访7.5年，92%达到优良效果。之前的3项研究的显著缺点是无一项研究记录了肩胛颈骨折的移位程度，除了1例微小的原始移位后来被影像学结果证明是好的。Edwards 等[34]近期在一项回顾性研究中评估了非手术治疗的同侧锁骨和肩胛骨骨折随访28个月的结果。20例中的19例最终愈合，达到了优良的活动度和功能，但20例肩胛骨骨折中的2例和20例锁骨骨折的8例移位超过1 cm。

并发症

稳定、轻微移位的骨折通常有较好的治疗效果，显著移位、不稳定骨折患者常残留疼痛和活动度丢失。漏诊或延迟诊断的移位骨折或者神经损伤常导致畸形愈合或不愈合，最终致畸形、运动障碍、无力、疼痛、肱盂关节不稳定、异响、旋转功能受限和肱盂关节退行性病变[54~56]。

幸运的是，文献报道的肩胛骨骨折切开复位内固定术的风险率是很低的。周围神经损伤包括肩胛上神经、腋神经和肌皮神经由于接近手术入路都有损伤的风险，但是报道的发生率很低，部分是因为很难判断是否是原始创伤造成的神经损伤。肩胛骨骨折中，包含肩胛上和冈盂切迹的类型伴有肩胛上神经损伤增加的风险。外科医生应熟练掌握危险区域的解剖知识以避免医源性损伤。采用后入路时，如为显露外侧缘和关节盂颈而在肩胛下肌剥离太多，则肩胛上神经损伤的风险极大。Wijdicks 等[18]通过24例尸体解剖，描述了肩胛上神经和旋肩胛动脉的危险区域。前路的医源性神经损伤可通过限制牵拉喙肱肌降低，因肌皮神经在喙突下约6 cm处横行穿过肌肉。

报道较多的并发症是肩关节僵硬，尤其多见于那些术前或术后制动时间过长的患者中。我们的策略是在患者仍未苏醒的状态下进行松解，减少内源性和外源性挛缩。手术延期进行时，这种方法效果显著。存在认知障碍、头部创伤和多发肢体损伤的患者易患僵硬，如果患者术后6周内未能尽快恢复正常活动度，则需要行麻醉下的松解。对关节内骨折，我们通常在关节内注射激素预防瘢痕组织的复发。患者很少需要这种治疗，但如果有需要，使用“脚踏启动”是非常有效的。

肩胛骨切开复位接骨板螺钉内固定术的内固定失败的发生率很低，报道的畸形愈合几乎没有。Lantry 等[47]在系统性回顾研究中报道了肩胛骨骨折的失败率为3.6%。我们的策略是通过锁定接骨板或者长接骨板普通螺钉减轻拔除力，使用椎体缘和肩胛冈接骨板提高肩胛周围的稳定性，以预防内植物失败。此入路可降低单个内置物的应力，在我们的84例患者的队列研究中愈合率达到了100%[11]。

肩关节血供丰富，遵循治疗原则后，感染和不愈合很少发生，并发症也可治疗，可让医生和患者很好地权衡手术治疗的危险和受益。

典型病例

一位22岁男性在卡车翻车事故中被甩出卡车。初始诊断为双侧肋骨骨折、双侧气胸、胸骨骨折、复杂脊柱骨折、肩锁关节脱位、肾损伤和脑创伤。患者需要剖腹探查和脊柱骨折的内固定。随后转到我们医院进一步治疗。

伤后 5 周查体提示左肩腋神经感觉减退，由于僵硬和疼痛左肩活动度显著减少。

肩关节的前后位 X 线片提示关节盂颈移位骨折合并肩锁关节脱位。另外，肩胛 Y 位片存在显著成角和 100% 移位（图 2.30，图 2.31）。根据移位程度，需行 3D 重建的 CT 获得更准确的测量和术前评估。

CT 扫描提示：

外侧缘偏移：38 mm。

成角畸形：45°。

盂极角：18°。

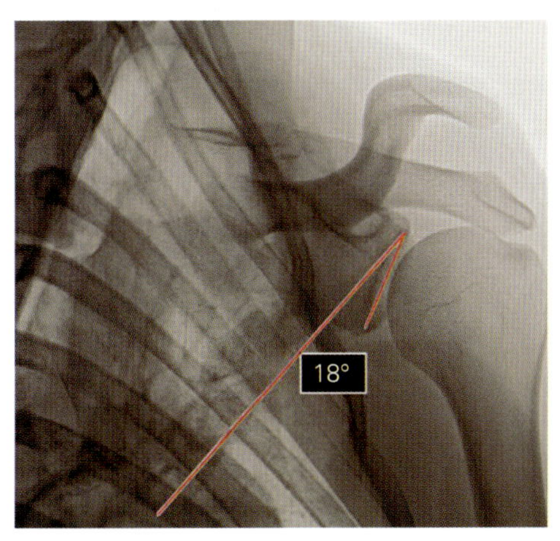

A

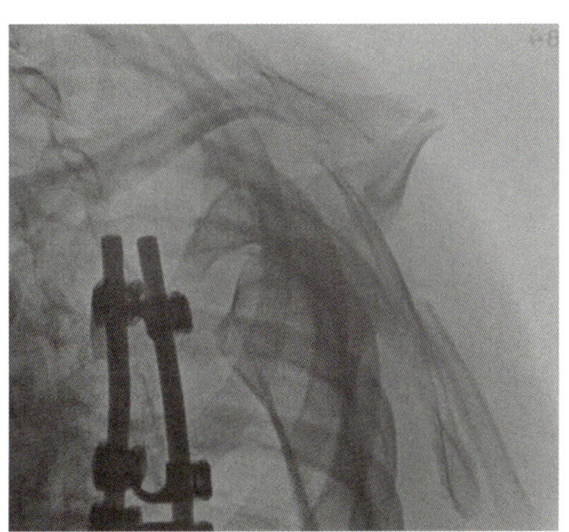

B

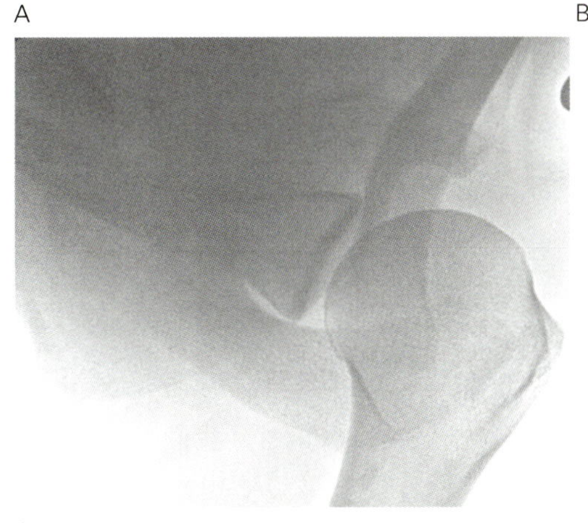

C

图 2.30　左肩的前后位、肩胛 Y 位和腋位 X 线片、前后位片上可见合并盂极角减少的移位肩胛颈骨折，也可发现肩锁关节脱位。Y 位片可见肩胛体部的 100% 移位

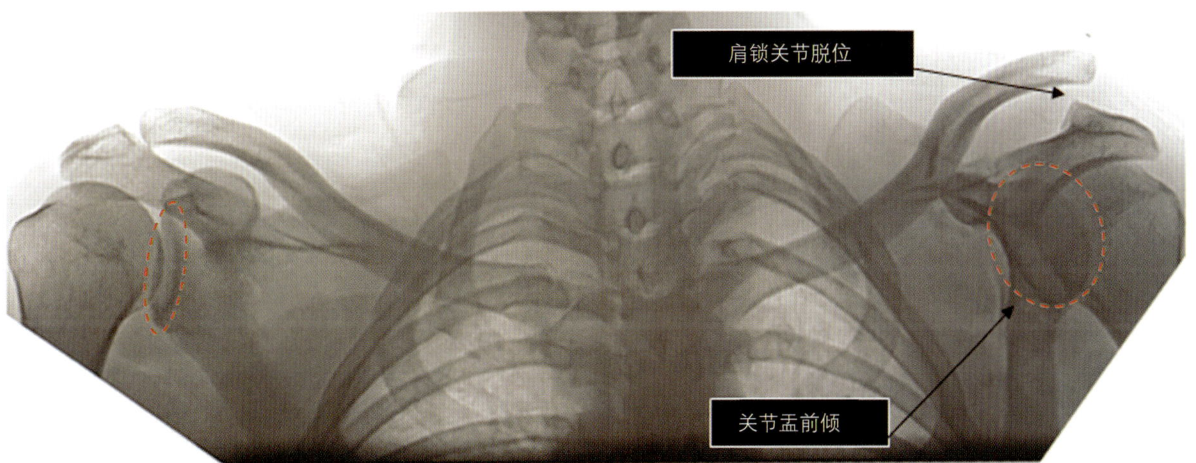

图 2.31　双侧锁骨的 X 线片提示肩锁关节脱位。与同一图像的对侧肩关节对比，关节盂位置旋转清晰可见

骨折类型不典型，在外侧缘有一较大的节段骨块。手术指征包括 SSSC 的双侧断裂。关于关节盂前侧成角的手术指征目前无文献报道，我们测量为 32°（图 2.32，图 2.33）。术前行肌电图检查以确认是否存在感觉变化和腋神经病变。肩胛上神经对此检查不敏感。

骨折后 6 周考虑扩大的 Judet 入路，剥离肩胛下肌和圆肌皮瓣，固定 4 个主要骨块。而且，骨折线沿肩胛周围有多个穿出部位，需要复位和固定。外侧缘、关节盂颈部和肩胛冈的节段性骨折的稳定固定需要较长的接骨板（图 2.34）。

患者取侧卧位，身体前倾。在剥离皮瓣时需小心保护神经血管束。移除骨折部位的骨痂并直视下复位。对于关节盂骨折，利用外固定针作为操纵杆（带 T 型手柄），复位肩胛盂颈和外侧缘骨折。可用钳子在骨边缘上做临时

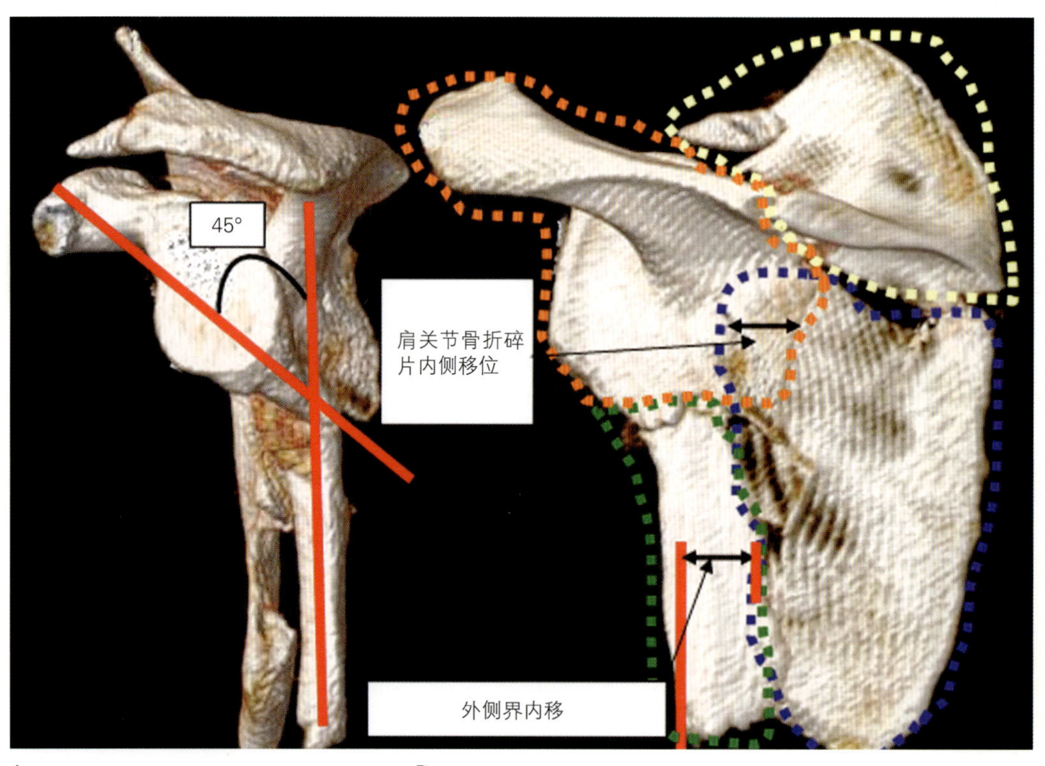

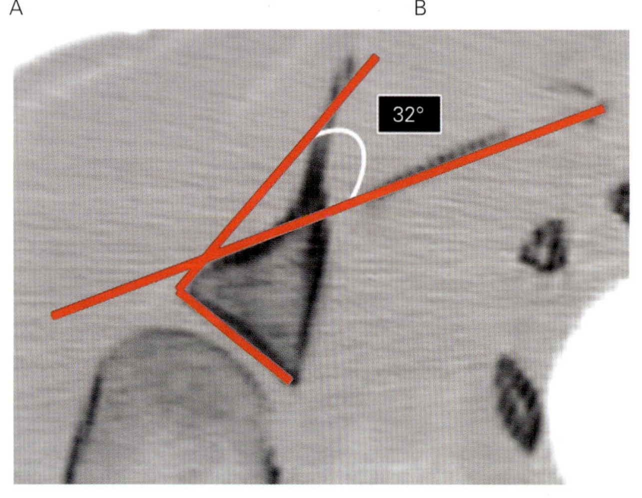

图 2.32 A. 肩胛 Y 位片的 3D CT 提示 45° 的成角畸形。B. 后前位的 3D CT 提示关节盂骨折块（橘色虚线）和外侧缘（绿色虚线）由肩胛体部（蓝色虚线）内向外移位。C.2D 的轴位 CT 提示关节盂前侧与肩胛体成 32° 角

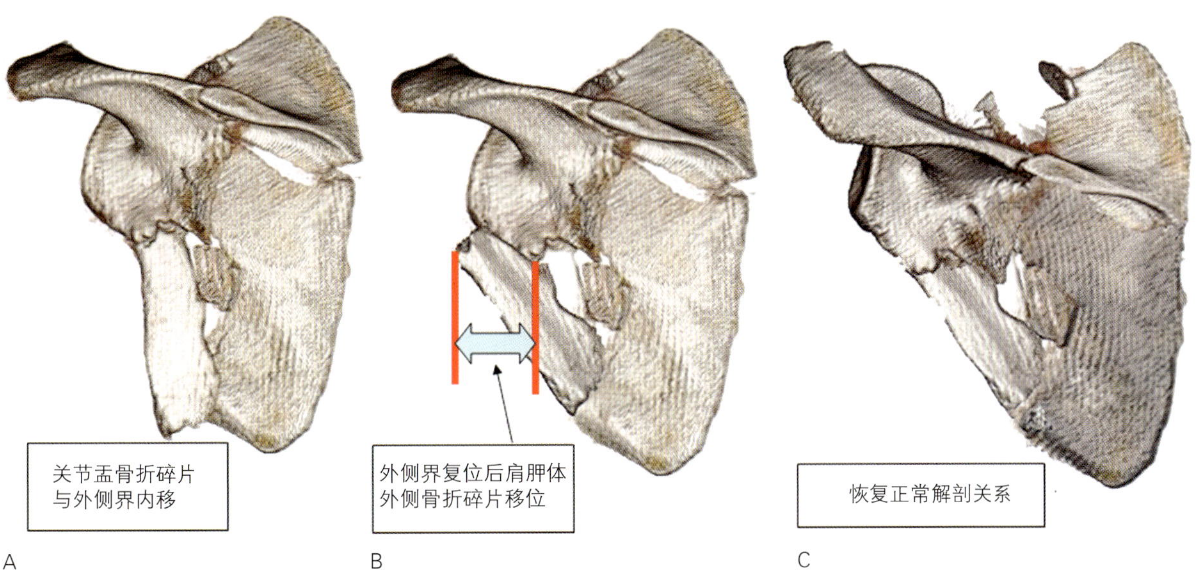

图 2.33　A. 后前位的 3D CT 扫描。B. 3D CT 显示外侧缘复位到正常解剖位置（注意外侧缘从关节盂颈到肩胛下角是一条直线），外侧缘复位后，可纠正关节盂与外侧缘解剖位置的偏离（38 mm）。C. 关节盂和外侧缘解剖复位的 3D CT 显示。关节盂连着外侧缘，盂极角增大，关节盂后倾，肩峰位置垂直减少了旋转袖撞击的可能

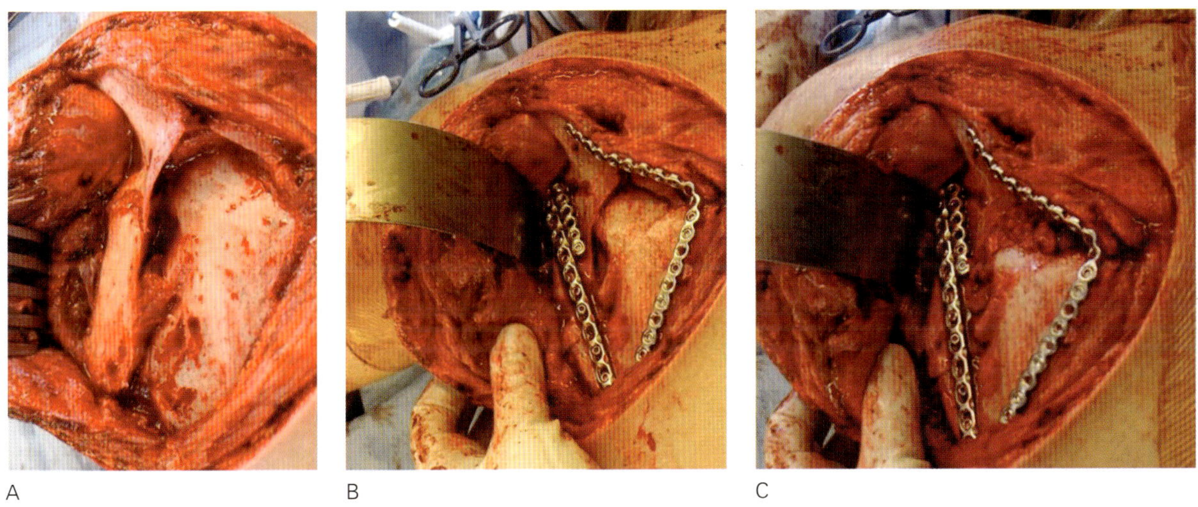

图 2.34　术中照片，Judet 皮瓣。A. 外侧缘的移位和成角。B. 骨折压缩、复位和固定于解剖位置后存在骨质缺损。C. 放置引流和修复皮瓣之前，将移除的骨痂行骨移植

复位。10 孔的 2.7 mm 锁定接骨板放置在外侧缘上，16 孔的 2.7 mm 重建接骨板沿肩胛冈塑形，在肩胛上角处转向下方。比起多块短接骨来，长接骨板更稳定。在外侧缘放置第 2 块接骨板加强这一区域，复位后这一区域将会有显著的变形力量。骨痂可用于骨移植。肩锁关节复位后，通过第 2 个切口拉紧绳索（Arthrex， Naples，Florida）固定（图 2.35）。开始行主动和被动活动的康复锻炼。

6 个月后，患肩在活动度和力量上有明显提升，其活动度跟对侧肩关节相当，肌力为对侧的 60%。DASH 评分为 22 分，尽管他有严重的神经丛损伤，但是我们对他恢复到正常关节的功能还是很乐观的。X 线片显示骨折已愈合。

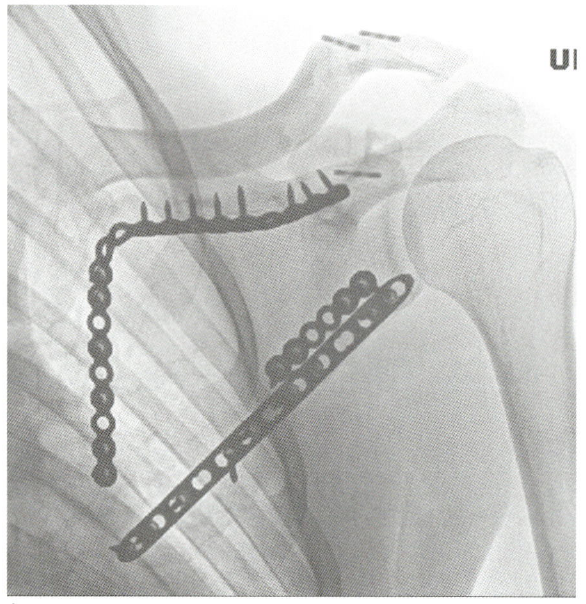

A

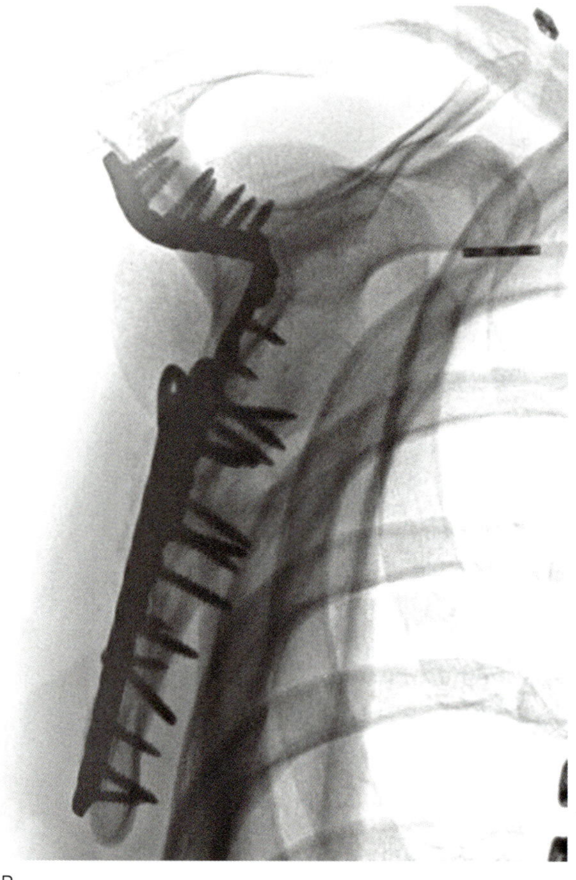

B

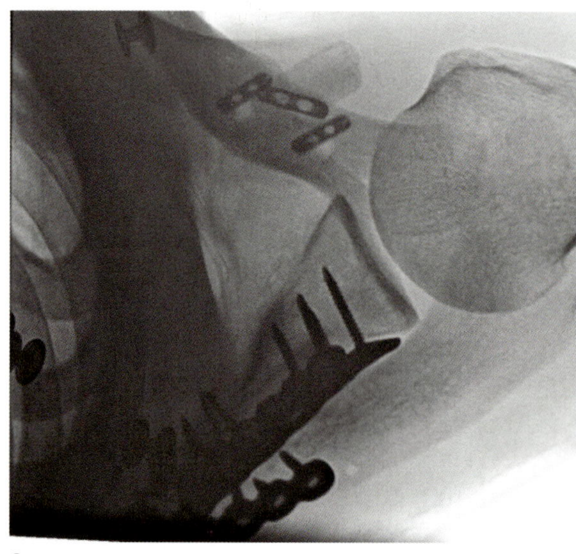

C

图 2.35 术后前后位、肩胛Y位和腋位X线片显示肩胛骨和肩锁关节的解剖位置

参考文献

1. Court-Brown CM, Aitken SA, Forward DR, et al. The epidemiology of fractures. In: Bucholz RW, ed. *Fractures in adults*. 7th ed. Philadelphia, PA: Lippincott Williams & Wilkins; 2009.
2. Butters KP. The scapula. In: Rockwood CA Jr, Matsen FA II, eds. *The shoulder*, vol 1. Philadelphia, PA: WB Saunders; 1990.
3. Imatani RJ. Fractures of the scapula: a review of 53 fractures. *J Trauma* 1975;15(6):473–478.
4. Rowe CR. Fractures of the scapula. *Surg Clin North Am* 1963;43:1565–1571.
5. Thompson DA, Flynn TC, Miller PW, et al. The signifi cance of scapular fractures. *J Trauma* 1985;25(10):974–977.
6. Cole PA, Gauger EM, Schroder LK. Management of Scapula Fractures. *J Am Acad Orthop Surg* 2012;20(3):130–141.
7. Hardegger FH, Simpson LA, Weber BG. The operative treatment of scapular fractures. *J Bone Joint Surg Br* 1984;66(5):725–731.
8. Armstrong CP, Van der Spuy J. The fractured scapula: importance and management based on a series of 62 patients. *Injury* 1984;15(5):324–329.
9. Gagey O, Curey JP, Mazas F. Recent fractures of the scapula. Apropos of 43 cases. *Rev Chir Orthop Reparatrice Appar Mot* 1984;70(6):443–447.
10. Gauger EM, Cole PA. Surgical technique: a minimally invasive approach to scapula neck and body fractures. *Clin Orthop Relat Res*

2011;469(12):3390–3399.

11. Cole PA, Gauger EM, Herrera DA, et al. Radiographic follow-up of 84 operatively treated scapula neck and body fractures. *Injury* 2012;43(3):327–333.
12. Anavian J, Gauger EM, Schroder LK, et al. Surgical and Functional Outcomes After Operative Management of Complex and Displaced Intra-articular Glenoid Fractures. *J Bone Joint Surg Am* 2012;94(7):645–653.
13. Herrera DA, Anavian J, Tarkin IS, et al. Delayed operative management of fractures of the scapula. *J Bone Joint Surg Br* 2009;91(5):619–626.
14. Anavian J, Wijdicks CA, Schroder LK, et al. Surgery for scapula process fractures. *Acta Orthop* 2009;80(3):344–350.
15. Anavian J, Confl itti JM, Khanna G, et al. A Reliable Radiographic Measurement Technique for Extra-articular Scapular Fractures. *Clin Orthop Relat Res* 2011;469(12):3371–3378.
16. Armitage BM, Wijdicks CA, Tarkin IS, et al. Mapping of scapular fractures with three-dimensional computed tomography. *J Bone Joint Surg Am* 2009;91(9):2222–2228.
17. Cole PA, Talbot M, Schroder LK, et al. Extra-articular malunions of the scapula: a comparison of functional outcome before and after reconstruction. *J Orthop Trauma* 2011;25(11):649–656.
18. Wijdicks CA, Armitage BM, Anavian J, et al. Vulnerable neurovasculature with a posterior approach to the scapula. *Clin Orthop Relat Res* 2009;467(8):2011–2017.
19. Ada JR, Miller ME. Scapular fractures. Analysis of 113 cases. *Clin Orthop Relat Res* 1991;(269):174–180.
20. Mayo KA, Benirschke SK, Mast JW. Displaced fractures of the glenoid fossa. Results of open reduction and internal fixation. *Clin Orthop Relat Res* 1998;(347):122–130.
21. Ideberg R, Grevsten S, Larsson S. Epidemiology of scapular fractures. Incidence and classifi cation of 338 fractures. *Acta Orthop Scand* 1995;66(5):395–397.
22. Ideberg R. Fractures of the scapula involving the glenoid fossa. In: Bateman JE, Welsh RP, eds. *Surgery of the shoulder*. Philadelphia, PA: B.C. Decker; 1984.
23. Goss TP. Fractures of the glenoid cavity. *J Bone Joint Surg Am* 1992;74(2):299–305.
24. Goss T. Glenoid fractures: open reduction internal fixation. In: Wiss DA, ed. *Master techniques in orthopaedic surgery: fractures*. Philadelphia, PA: Lippincot-Raven; 1998.
25. Kavanagh BF, Bradway JK, Cofi eld RH. Open reduction and internal fixation of displaced intra-articular fractures of the glenoid fossa. *J Bone Joint Surg Am* 1993;75(4):479–484.
26. Leung KS, Lam TP, Poon KM. Operative treatment of displaced intra-articular glenoid fractures. *Injury* 1993;5:324–328.
27. Adam FF. Surgical treatment of displaced fractures of the glenoid cavity. *Int Orthop* 2002;26(3):150–153.
28. Schandelmaier P, Blauth M, Schneider C, et al. Fractures of the glenoid treated by operation. A 5- to 23-year follow-up of 22 cases. *J Bone Joint Surg Br* 2002;84(2):173–177.
29. Lindholm A, Leven H. Prognosis in fractures of the body and neck of the scapula. A follow-up study. *Acta Chir Scand* 1974;140(1):33–36.
30. McGinnis M, Denton JR. Fractures of the scapula: a retrospective study of 40 fractured scapulae. *J Trauma* 1989;29(11):1488–1493.
31. Wilber MC, Evans EB. Fractures of the scapula. An analysis of forty cases and a review of the literature. *J Bone Joint Surg Am* 1977;59(3):358–362.
32. Zilberman Z, Rejovitzky R. Fracture of the coracoid process of the scapula. *Injury* 1981;13(3):203–206.
33. Goss TP. Double disruptions of the superior shoulder suspensory complex. *J Orthop Trauma* 1993;7(2):99–106.
34. Edwards SG, Whittle AP, Wood GW II. Nonoperative treatment of ipsilateral fractures of the scapula and clavicle. *J Bone Joint Surg Am* 2000;82(6):774–780.
35. Williams GR Jr, Naranja J, Klimkiewicz J, et al. The floating shoulder: a biomechanical basis for classifi cation and management. *J Bone Joint Surg Am* 2001;83-A(8):1182–1187.
36. Ramos L, Mencia R, Alonso A, et al. Conservative treatment of ipsilateral fractures of the scapula and clavicle. *J Trauma* 1997;42(2):239–242.
37. McGahan JP, Rab GT, Dublin A. Fractures of the scapula. *J Trauma* 1980;20(10):880–883.
38. Goss TP. The scapula: coracoid, acromial, and avulsion fractures. *Am J Orthop* 1996;25(2):106–115.
39. Browner BD. *Skeletal trauma: fractures, dislocations, ligamentous injuries*. Philadelphia, PA; W.B. Saunders; 1998.
40. Ogawa K, Naniwa T. Fractures of the acromion and the lateral scapular spine. *J Shoulder Elbow Surg* 1997;6(6):544–548.
41. Ogawa K, Yoshida A. Fracture of the superior border of the scapula. *Int Orthop* 1997;21(6):371–373.
42. Bankart ASB. The pathology and treatment of recurrent dislocation of the shoulder. *Br J Surg* 1938;26:23.

43. Daube JR. AAEM minimonograph 11: Needle examination in clinical electromyography. *Muscle Nerve* 1991; 14(8):685–700.
44. Robinson LR. Role of neurophysiologic evaluation in diagnosis. *J Am Acad Orthop Surg* 2000;8(3):190–199.
45. Cole PA. Scapula fractures. *Orthop Clin North Am* 2002;33(1):1,18, vii.
46. Iannotti JP, Gabriel JP, Schneck SL, et al. The normal glenohumeral relationships. An anatomical study of one hundred and forty shoulders. *J Bone Joint Surg Am* 1992;74(4):491–500.
47. Lantry JM, Roberts CS, Giannoudis PV. Operative treatment of scapular fractures: a systematic review. *Injury* 2008;39(3):271–283.
48. von Schroeder HP, Kuiper SD, Botte MJ. Osseous anatomy of the scapula. *Clin Orthop Relat Res* 2001;(383):131–139.
49. Clavert P, Lutz JC, Wolfram-Gabel R, et al. Relationships of the musculocutaneous nerve and the coracobrachialis during coracoid abutment procedure (Latarjet procedure). *Surg Radiol Anat* 2009;31(1):49–53.
50. Nordqvist A, Petersson C. Fracture of the body, neck, or spine of the scapula. A long-term follow-up study. *Clin Orthop Relat Res* 1992;(283):139–144.
51. Herscovici D Jr, Fiennes AG, Allgower M, et al. The floating shoulder: ipsilateral clavicle and scapular neck fractures. *J Bone Joint Surg Br* 1992;74(3):362–364.
52. Reudi T, Chapman MW. Fractures of the scapula and clavicle. In: Chapman MW, ed. *Operative orthopaedics.* Philadelphia, PA: JB Lippincott; 1998:197–202.
53. Leung KS, Lam TP. Open reduction and internal fixation of ipsilateral fractures of the scapular neck and clavicle. *J Bone Joint Surg Am* 1993;7:1015–1018.
54. Curtis C, Sharma V, Micheli L. Delayed union of a scapular fracture-an unusual cause of persistent shoulder pain. *Med Sci Sports Exerc* 2007;39(12):2095–2098.
55. Kaminsky SB, Pierce VD. Nonunion of a scapula body fracture in a high school football player. *Am J Orthop (Belle Mead NJ)* 2002;31(8):456–457.
56. Tadros AM, Lunsjo K, Czechowski J, et al. Causes of delayed diagnosis of scapular fractures. *Injury* 2008; 39(3):314–318.

第 3 章　肱骨近端骨折：切开复位内固定

作者　John T. Gorczyca
译者　殷晓峰　安　帅　王　刚
校对　陈建海

引　言

肱骨近端骨折是临床常见损伤，约占临床骨折的 4%。这类骨折是老年患者继髋部和桡骨远端骨折之后的第三大骨折类型。绝大多数老年患者的该类骨折是由低能量损伤造成的，发生在摔倒后。幸运的是，很多骨折仅轻度移位，可以采用非手术治疗。但是，高能量机制的损伤，如机动车事故、运动损伤或高处坠落伤，骨折通常会出现粉碎、移位或不稳定，需要手术治疗。移位的肱骨近端骨折是一种处理起来较为复杂的技术挑战，尤其是骨质不良的老年患者。20 世纪，采用手术治疗的肱骨近端骨折数量明显增加，这是由于老年人口增加，不仅寿命增长，对于肩关节功能的预期也有所增加，采用内固定治疗该类骨折的疗效取得明显改善。传统来说，伴有三部分或者四部分移位的肱骨近端骨折最常采用的治疗方法是人工肱骨头置换术。但是，这个方法即使对有经验的肩关节医生来说疗效仍是不可预测的。随着近年的技术发展和肱骨近端围关节锁定接骨板的广泛使用，内固定治疗重新成为一种选择。尽管前期采用锁定接骨板的报道是令人欣喜的，但是这个方法并不是万能的，也存在很多问题。

最常用的肱骨近端骨折分型是 Neer 分型（图 3.1）。尽管这个分型的观察者间和观察者可信度并不完美，但是由于其简单易行，以及对治疗的指导作用令其非常流行。

适应证与禁忌证

无论采用何种治疗方法，绝大多数肱骨近端骨折将会愈合。非手术治疗的指征包括：所有年龄的无移位的骨折，多数轻度移位的骨折。损伤后，骨折愈合需要 6~10 周，但肩关节活动度和力量的功能恢复需要更长时间，甚至完全顺从和积极的患者仍无法达到损伤前的功能和活动程度。多数患者的手术指征是移位的肱骨近端三部分和四部分骨折和分离。明显移位的骨折采用非手术治疗常导致症状性畸形愈合，肩关节活动度因为撞击、肌肉无力和肩袖损伤造成的疼痛而丧失。手术的目的是恢复肱骨头与肱骨干相互关系以及结节稳定性，从而可以早期进行肩关节活动。这样可以允许患者举起上臂到肩部以上从事日常活动。在许多患者中，无法完成这样的任务可能影响老年患者独立生活能力。但是，许多老年患者和骨质疏松患者伴有多种合并疾病，如果可以接受功能的部分丧失，可以采取非手术治疗。同样，存在神经系统疾病或者中风的患者手术治疗后无法获得满意的功能恢复，具有较强的非手术治疗指征。

不常见的手术治疗指征包括：双侧骨折，同侧上肢损伤（漂浮肘或者漂浮肩），开放性骨折，骨折脱位，多发伤和伴有血管损伤的骨折。成年患者的骨折移位应该给予复位和固定。40 多年前，Neer 建议对肱骨近端骨折伴有肱骨头或者结节移位超过 1 cm、成角大于 45° 者，应该考虑手术治疗，沿用至今。单独的大结节骨折向任意方向移位超过 5 mm 时也应该给予复位和固定。

不是所有需要手术治疗的肱骨近端骨折采用内固定都可以达到预期的效果。人工肱骨头置换的指征包括：肱骨头骨折（年轻患者骨质良好时除外），解剖颈骨折，移位的三部分和四部分骨折伴有粉碎或者骨质疏松无法内固定治疗。存在慢性肩袖损伤和类似疾病时，最好采取非手术治疗或者肩关节置换治疗。

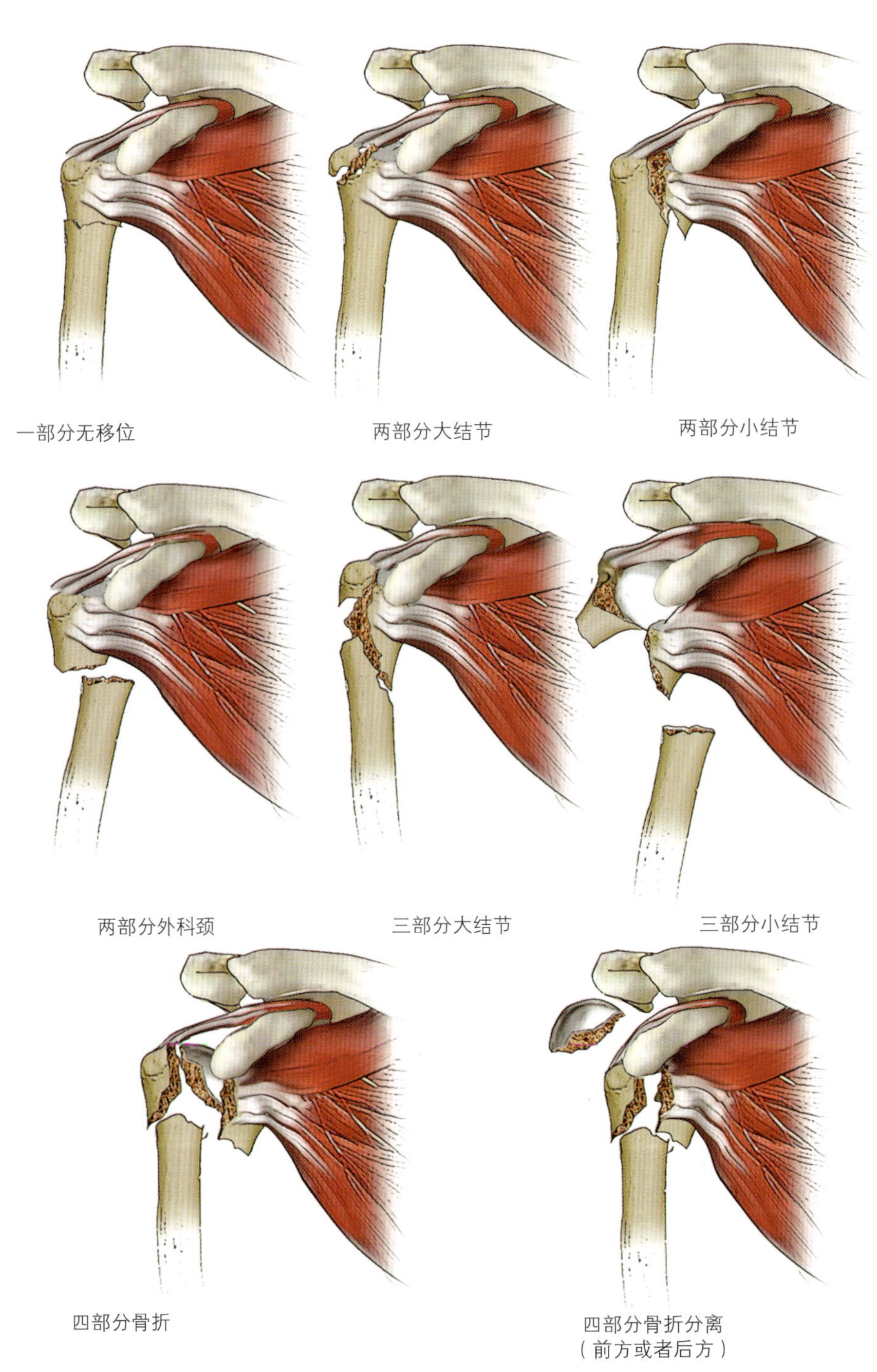

图 3.1 肱骨近端骨折的 Neer 分型

术前计划

病史采集和体格检查

损伤严重的患者应该按照高级损伤生命支持（ATLS）的原则给予初始评估，确保全面评估从而避免漏诊。

在伴有肩关节损伤的多发性创伤患者，头部、颈部、胸壁和上肢损伤常见。老年患者肱骨近端骨折多发生于低能量的跌伤之后，可能伴有头面部或腕部的损伤。可能的情况下，细致地询问病史可能发现很多内科合并疾病，如高血压、冠心病、糖尿病等。应该细致询问患者的用药史，涉及抗凝药时尤其应小心。其他重要的信息包括优势手、职业和生活状态，这可能对于治疗决策的制定起到重要作用。

所有患者都应该进行完整的查体。应该检查肢体的肿胀、瘀斑、外周搏动和神经损伤。任何涉及血管完整性的问题都应该进一步评估，包括踝—臂指数、超声评估、血管造影等。如果确定任何畸形，应该考虑行血管手术。上肢神经系统的完整性应该进行检查和记录。腋神经评估在肩关节肿胀疼痛时较为困难，但是可能需要时应该让患者收缩三角肌从而使其得到检查。肩关节活动度多由于疼痛受限。对于肘、前臂、腕和手的情况进行评估也很重要，从而避免漏诊更远端损伤。

影像学评估

肱骨近端由四部分组成：肱骨头，大、小结节和肱骨干（图 3.2）。为了更好地描述四部分，所有伴有肩关节损伤的患者都需要摄取正位、横穿肩胛骨的侧位和腋位 X 线影像情况（图 3.3A–C）。在外伤时拍摄腋位 X 线影像有一定挑战，但其常可以提供关键信息，从而排除冠状面的头部骨折、关节窝边缘的骨折，以及盂肱关节松弛或者脱位。另外，记住拍摄时 X 线要垂直肱骨干的长轴，否则骨折成角的测量将会夸大。这样，横穿肩胛骨的侧位 X 线影像可以更准确地测量骨折成角情况。伴有复杂骨折类型的患者，可以行 CT 扫描帮助评估骨折块的大小和移位的程度，并能够揭示无移位的骨折线（图 3.4A，B）。肱骨头的厚度可以在 CT 扫描中看到，考虑行内固定时应该细致测量。如果肱骨头太小或者太薄，可能无法达到稳定的内固定，螺钉很可能切出。除了轴位、矢状位和冠状位重建，

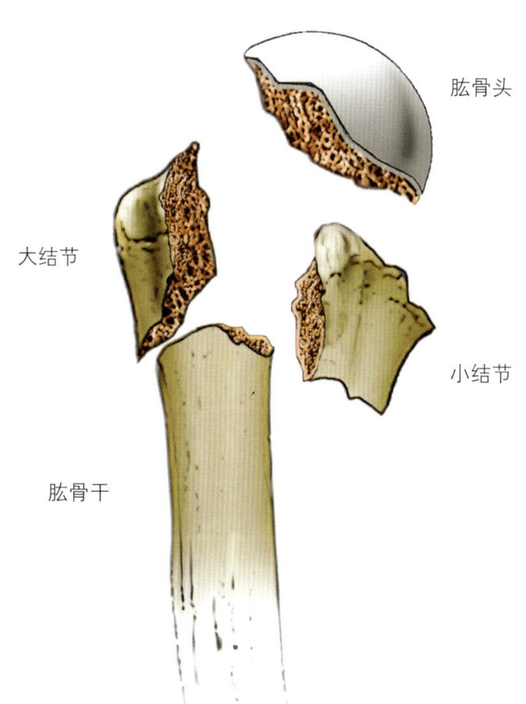

图 3.2 肱骨近端骨折的病理解剖

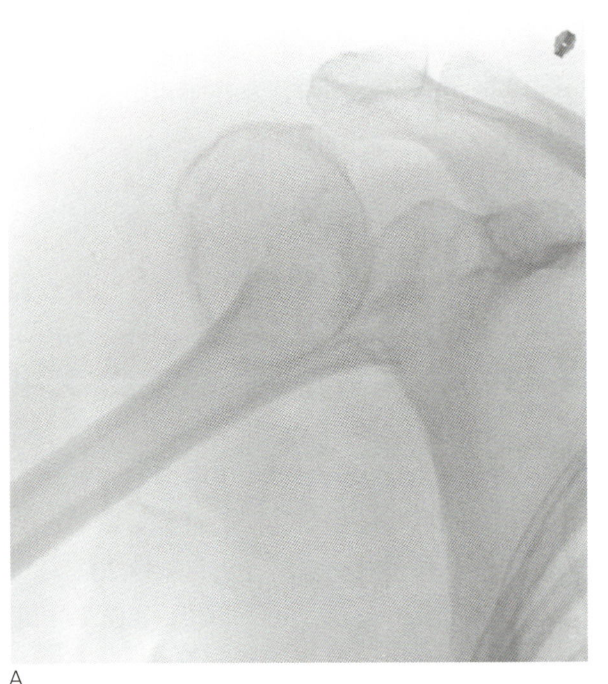
A

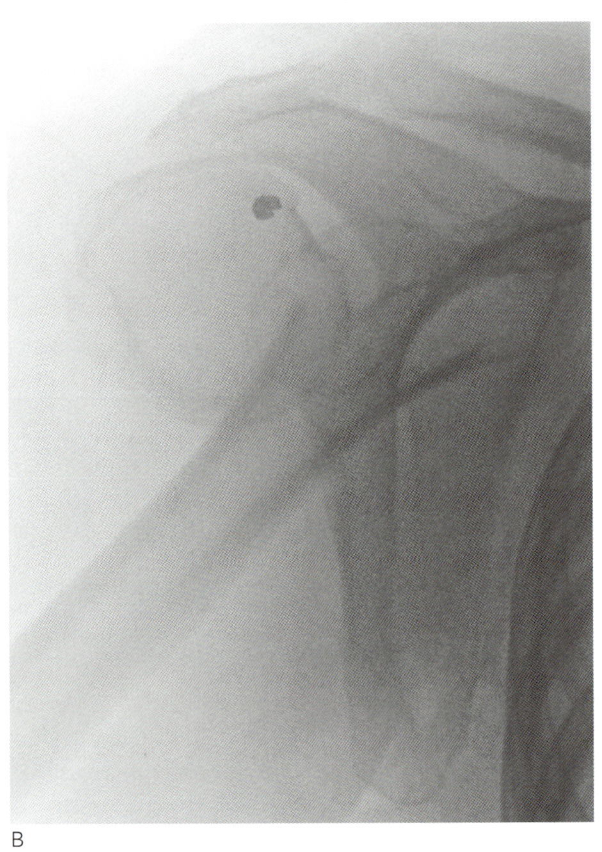
B

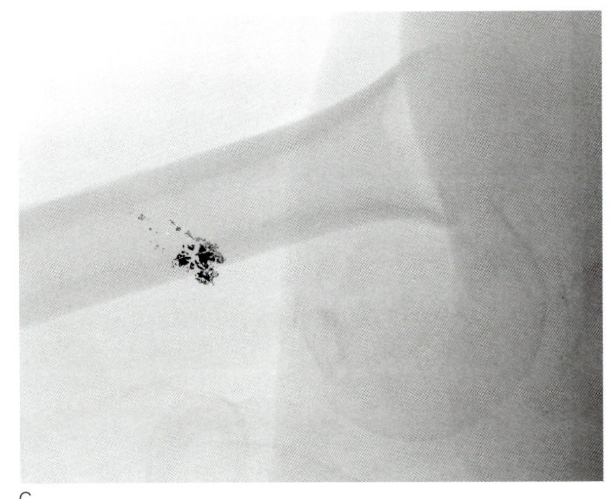
C

图 3.3 A. 正位 。B. 侧位。 C. 腋位

三维影像可以提供更详细的信息，可以更好地进行骨折的几何测量（图 3.4C）。在一些病例中，为了获得更多关于骨折形态的信息，可以考虑去除肩胛骨的影像。根据查体，X 线检查还要考虑颈椎、锁骨、肋骨、肘部和前臂。

手术时机

多数移位的肱骨近端骨折可以按照半择期的方式安排手术，并不影响恢复的质量。伴有单独闭合性损伤的患者，在急诊检查发现肱骨近端骨折，如果疼痛能够控制且条件允许的话，可以先离院回家或者到适当的地方休养。这些患者可以几天后到诊所复查，安排手术。相反，如果疼痛难以控制、条件不允许时，或者伴有其他损伤，需要入院治疗，早期手术治疗。

幸运的是，需要急诊手术治疗的患者较少。但是，开放性骨折、伴有血管损伤的骨折、难复性骨折伴有严重的皮肤损伤，或者难复性骨折、分离需要立即手术治疗。在这些情况下，应该尽快安排手术间和手术医生，开始手术。

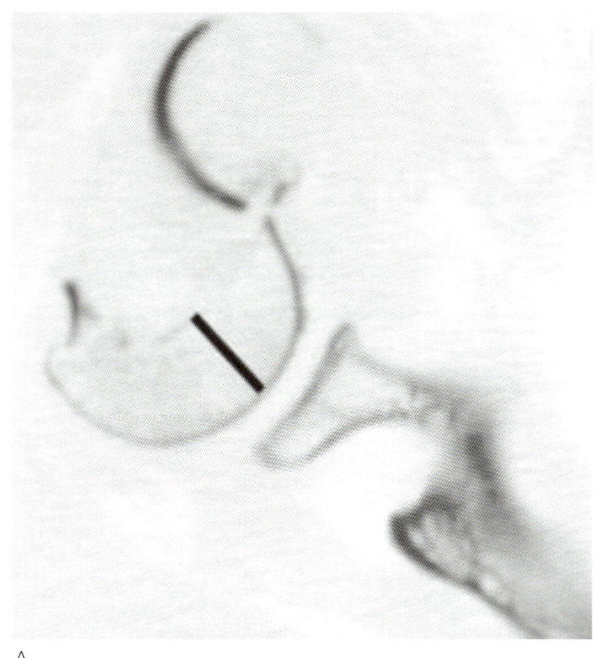
A

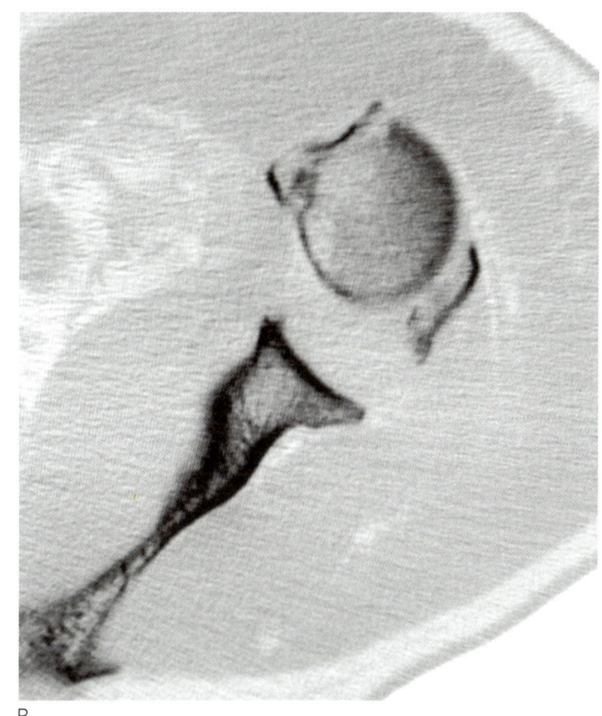
B

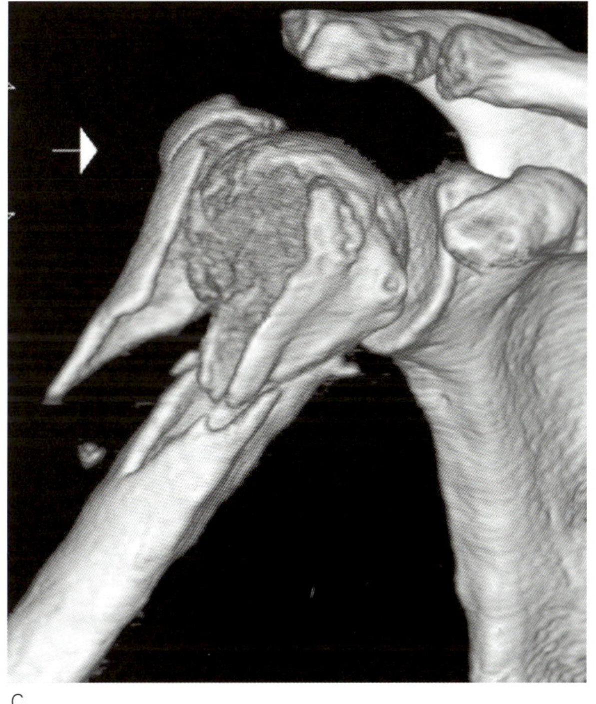
C

图 3.4　A. CT 扫描确定肱骨可以固定的长度。B. 轴位 CT 显示外翻的压缩骨折，证明大小结节的移位。C. 复杂肱骨近端骨折的三维 CT 影像

手术策略

术前计划中最重要的步骤是细致地评估 X 线和 CT 扫描资料，并回答两个问题：其一，骨折是否需要手术？其二，如果需要手术的话，哪种内固定物最好？尽管术前计划完善，仍有小部分患者术前无法决定最终采用内固定还是人工关节置换治疗。如果存在顾虑，患者应该做好两种手术的准备，器械和内固定物在手术时应该都准备好。

手术可以在可透射 X 线的手术床上，采用沙滩椅体位或者仰卧位进行。每种方法都其优点和缺点。取仰卧位时，患者应该靠近床的边缘，上臂放在臂托或者 Mayo 支架上有助于肩关节外

展。安排好适当的体位，从而不会干扰C臂的使用。患者的头部通过橡胶垫支持，或者圆枕，患者的眼睛术中给予保护（图3.5）。

消毒铺巾前，C臂应该就位，可以拍摄高质量的正位和腋位X线片（图3.6）。在多数手术间内，如果手术床旋转90°，这个位置是最简单的。作者倾向于从头侧插入，轻度倾斜，可以在拍摄腋位X线片时使肱骨头和肩胛骨边缘完整成像。掌握不移动上臂或者肩部，轻松地从正位向腋位移动的技巧是明智的。C臂的投射点在地上进行标记，可以在术中重新恢复透视的位置（图3.7）。

手 术

手术通常在全麻下进行，可以更好地控制患者的血压和肌肉松弛情况。局部神经阻滞常用于术后镇痛。头部和气管插管转向骨折对侧是有帮助的。维持平均动脉压在70 mmHg有利于减少出血，肌肉麻痹或者松弛有利于减小术中牵引和骨折复位的力量。术后1小时预防性应用头孢菌素。当患者存在内科合并疾病或者

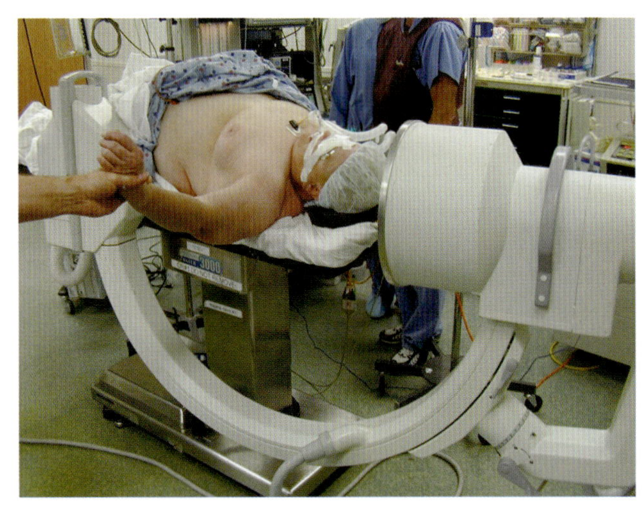

图3.5 肱骨近端骨折切开复位内固定仰卧位的术中安排，患者的头部垫着橡胶垫，眼睛用塑料罩保护

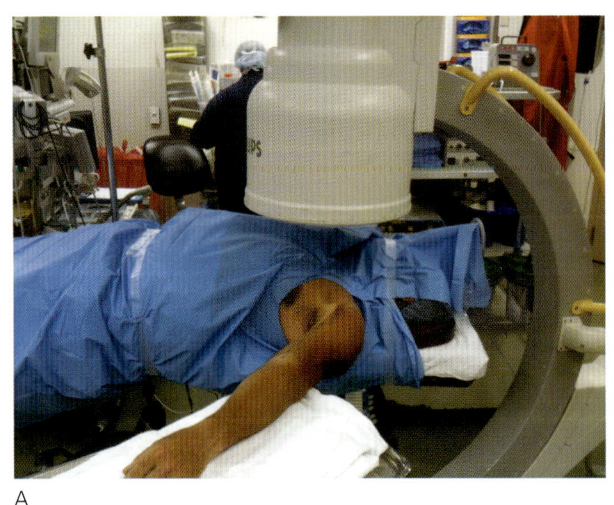

A

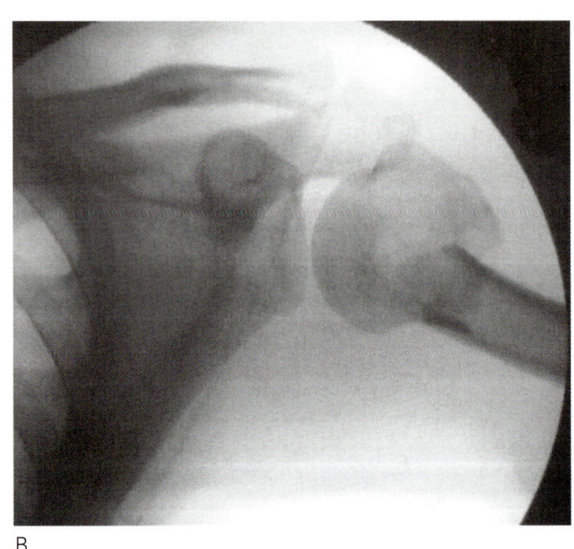

B

图3.6 A.患者的体位：肩部在床的边缘，上肢用Mayo支架支撑，外展大约60°。B.正位X线片。 C.旋转C臂获得外展和轻度牵引的腋位。D.腋位像必须显示完整的肱骨头和关节盂

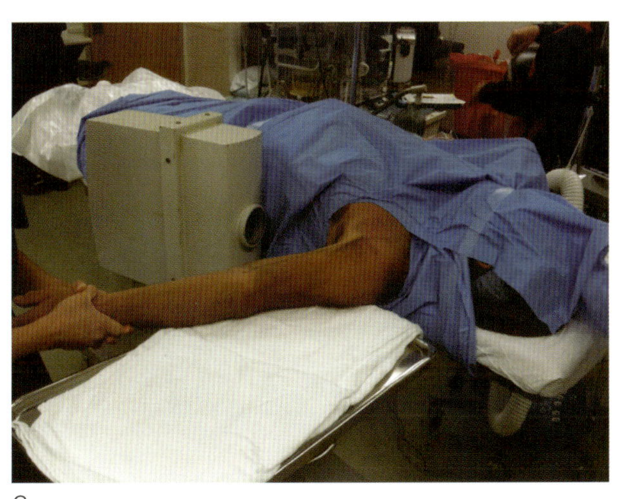
C

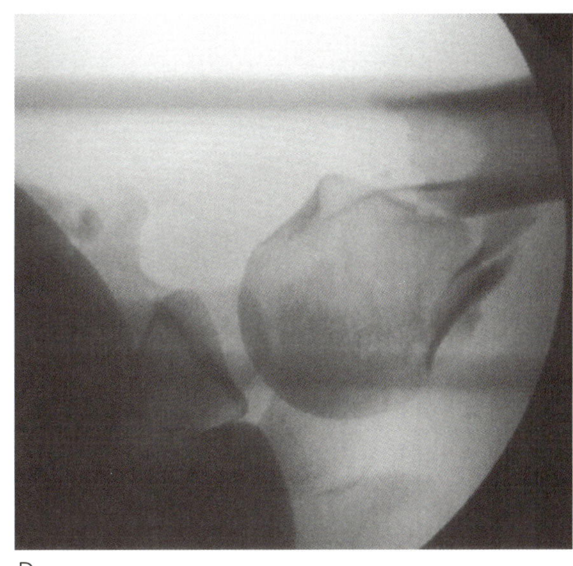
D

图 3.6（续）

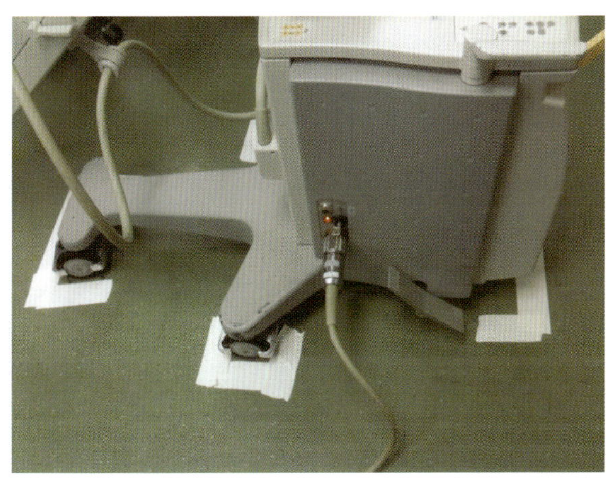
图 3.7 C 臂的位置在地面进行标记

生理状态不稳时，需要给予 Foley 导管、动脉通路和中心静脉压（CVP）监测，或者 Swan-Ganz 导管监测。

整个上肢、肩部、胸壁和颈部按照骨科手术的方式常规消毒铺巾。在手术开始前，所有手术的医生、护士和麻醉医师必须同时核对患者的姓名、病例号、手术部位和方向。

手术技术——单独大结节骨折

患者如上所述准备手术体位、消毒铺巾。对于单独的大结节骨折，作者倾向于选择劈开三角肌入路，而不是三角肌胸大肌切口。挑战是通过小切口来复位和稳定骨折，因为切口远端向肩峰延伸不能超过 5 cm，否则会损伤腋神经。对于多数大结节骨折，作者并不分离确认腋神经，而是采用逐层递进的方式通过三角肌切口来复位和稳定大结节的骨折块。

劈开三角肌入路的皮肤切口，近端起自肩峰的前外侧缘，向远端延伸 5 cm。肌肉从三角肌缝隙相对无血管的平面劈开。可以松散地缝合肩峰远端 5 cm 的三角肌纤维，防止肌肉组织进一步分离损伤腋神经。

肌肉深层是出血的三角肌下滑囊，应该进行清理和切除从而改善术野显示。肩关节的内外旋时，可以看到骨折线。活动骨折从而显露大结节和肱骨近端的缺损的底面。在肩关节内旋位，使用 2 号和 5 号不可吸收缝线从冈上肌肌腱插入结节的位置穿过两次。作者倾向于用 5 号大三角针爱惜康缝线，通过靠近尖部夹持缝针，并像钻头尖一样来回旋转，可以完全穿过坚硬的皮质骨。年轻患者骨质较硬，可以用细钻辅助。由于冈上肌和冈下肌的牵引造成大结节的前后移位，第一针常缝得靠前。如果出现这种情况，第一针用来向前向远端牵拉大结节，从而使另外两针能够获得较好的位置。之后，可以拆除第一针。可以用刮匙清除来自大结节深层松质骨的瘀血和碎屑。

大结节缝线完全拉紧从而将大结节复位到肱骨近端缺损处。沿着用来复位大结节的缝线在缺损近端 1 cm 的前方和远端各钻一个孔。之后，每条缝线的尾针在骨折的部位从钻孔处穿过。拉紧缝线从而去除松弛的部分，用手指或钝头探子压紧大结节，用 1~2 根克氏针临时固定。一般使用 3.5 mm 或 4.0 mm 半螺纹空心钉的导针，采用适当长度的螺钉斜着穿过肱骨干的内层皮质（图 3.8）。

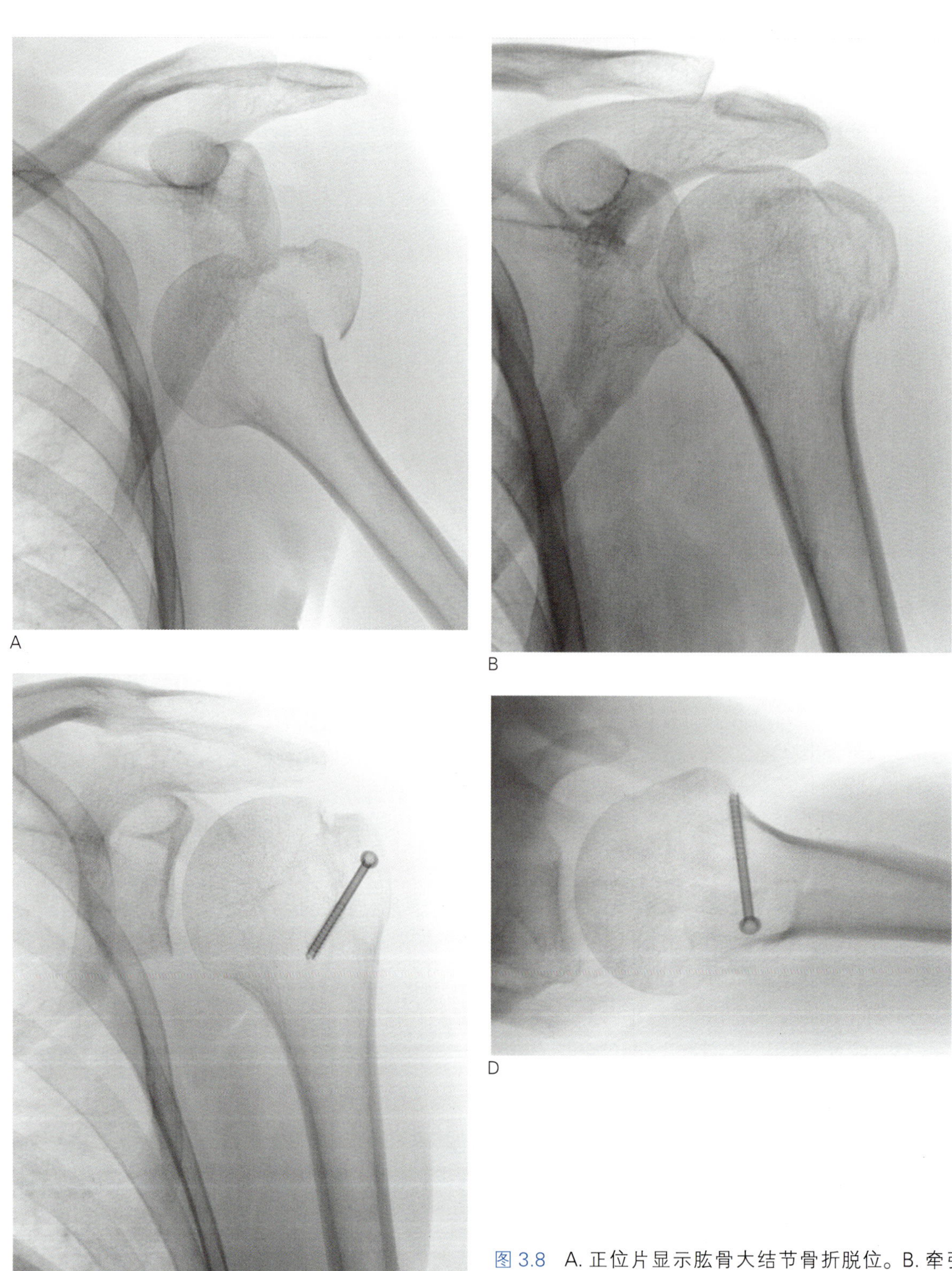

图 3.8 A. 正位片显示肱骨大结节骨折脱位。B. 牵引位 X 片显示盂肱关节复位，伴有大结节移位。C. 正位片显示通过内固定和缝线张力带加强后大结节复位。D. 腋位片

需要强调的是肱骨近端的软骨，内固定和缝线加强有利于预防早期的内固定穿出。螺钉确保了结节的解剖复位，不过螺钉单独固定的强度不足以支持肩关节的生理活动。缝线有利于大结节更持久地固定，更好地抵抗张力。但是，单独缝线固定，如果固定位置太靠近远端可能导致结节的畸形愈合，对于肩关节的力量和活动有害。相反，当单独进行缝线修复时，也存在肩袖向后牵拉和结节向近端移位的情况。

垂直骨折和内侧皮质放置 1~2 枚半螺纹螺钉后，拉紧缝线末端，用细的可吸收缝线系紧。为了防止结松散，结上面缝线的两个末端可以系到一起。

骨折复位和螺钉的位置通过透视可以看到，轻轻活动肩关节判断固定的稳定性。最后，观察肩袖有没有撕裂或缺损的征象。如果冈上肌或冈下肌出现撕裂，需要用不可吸收缝线细致修复。三角肌筋膜用可吸收缝线关闭，皮下组织类似，皮肤可以缝合或者钉合。无菌敷料包扎后，上臂用肩关节支具固定。

手术技术——切开复位内固定或者成年患者四部分骨折

事实上，所有移位的肱骨近端二、三、四部分骨折都需要采用三角肌胸大肌入路并进行缝合。切口从喙突远端开始，向肱二头肌肌腱延伸 12~17 cm，具体长度由需要显露的位置决定。分离辨认头静脉并给予保护、牵开。三角肌胸大肌间隙逐层分开，向下到锁胸筋膜，然后切开其近端，与喙肩韧带的连贯性。

通过钝性分离打开肱骨近端外侧间隙和三角肌之间的空间，插入一把 Hohman 牵开器。肩关节外展45° 或置于更利于活动三角肌的位置。从肱骨干上松解三角肌前方大约 1/3 的止点，来改善局部的显露和放置接骨板的位置。

在三部分和四部分骨折时，大小结节需要分离出来，用两根不可吸收缝线穿过肩袖插入肱骨的位置进行标记（如完全四部分缝合）。如单独大结节骨折一样进行修复，大结节上的第一针常用来牵引，从而使另外两针能够获得较好的位置。在缝线固定了结节之后，缝线可以来用操纵结节复位。

此时需要注意肱骨头骨折块的方向。偶尔肱骨头骨折块是脱位的，可以用薄的骨膜起子撬起肱骨头通过关节盂的边缘；或者，用 1~2 根 2.0 mm 的克氏针穿入肱骨头的骨折块，用来撬拨骨折块复位。有时候肱骨头与肱骨干相嵌插，此时应该用骨刀或薄的骨膜起子分开从而使复位结节。当大、小结节分开时，压缩的肱骨头和干骺端之间的骨折线应该用工具进行确认。在尝试复位前，逐步分离骨折周围，从而保留肱骨头的骨量很重要（图 3.9）。

骨质较好的年轻患者伴有大结节骨折块时，结节复位后，肱骨头的稳定性通常可以改善。一旦通过透视确认复位后，结节和肱骨头的骨折块可以通过克氏针临时固定。注意固定位置不要影响接骨板的放置。

不幸的是，多数伴有移位的肱骨近端骨折的患者为老年人，同时伴有骨质疏松，因此骨折总是出现一定程度的压缩和粉碎。在这些患者中，通过单独临时固定结节来维持肱骨头复位的能力是有限的。这样，大结节骨折块需要细致的评估。如果骨折块很小或者是多块的，其复位和稳定应该推迟到肱骨头和肱骨干复位和稳定之后。相反，如果大结节骨折块较大，应该先用多根克氏针在建议的平面外临时复位并固定到肱骨头上。如果小结节有骨折且不稳定，也需要用克氏针复位固定。肱骨干通常向前、向内移位，在牵引以及骨膜起子的作用下与肱骨头复位（图 3.10）。肱骨干和肱骨头用 1~2 根克氏针从前外侧远端向后内侧近端临时倾斜固定（图 3.11A）。如果克氏针能够维持复位，可以在放置接骨板前透视观察复位的情况。接骨板直接放在外侧，这样可以使接骨板的前缘位于肱二头肌腱长头的外侧。

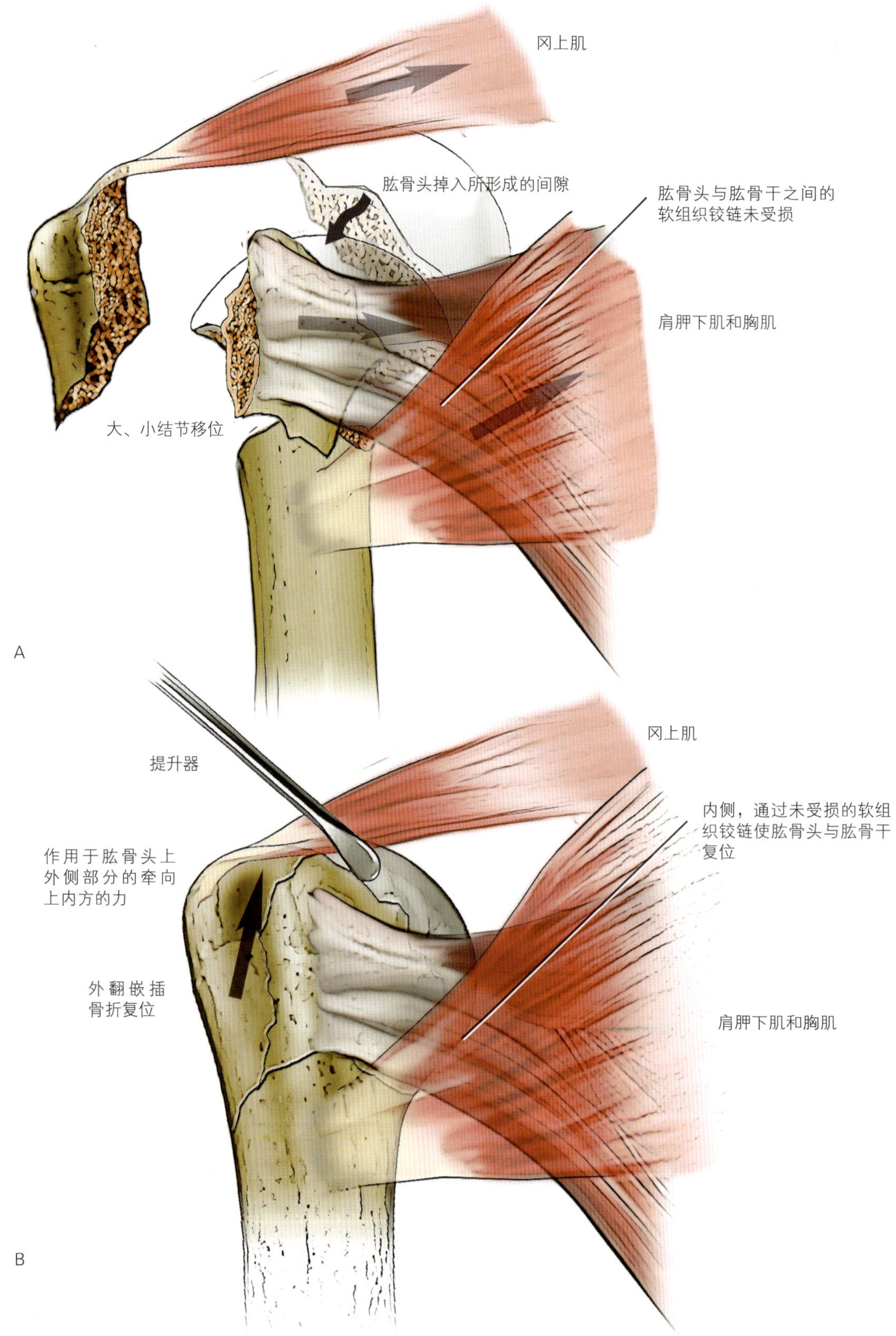

图 3.9 压缩的肱骨头骨折块复位。通过在大小结节间的骨折线放一个工具，首先打开肱骨头和结节间的平面，然后轻轻地从干骺端提起肱骨头

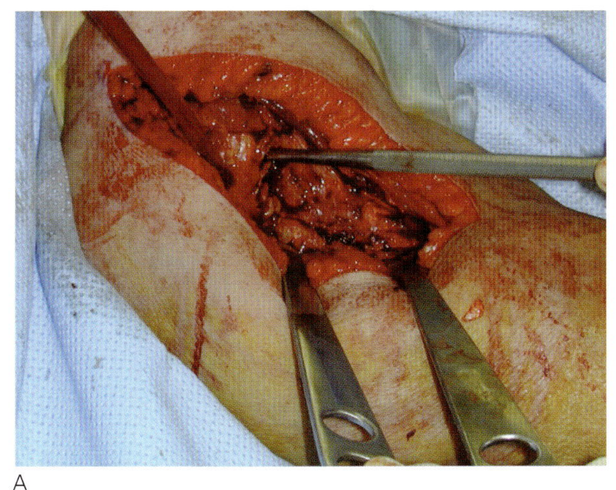
A

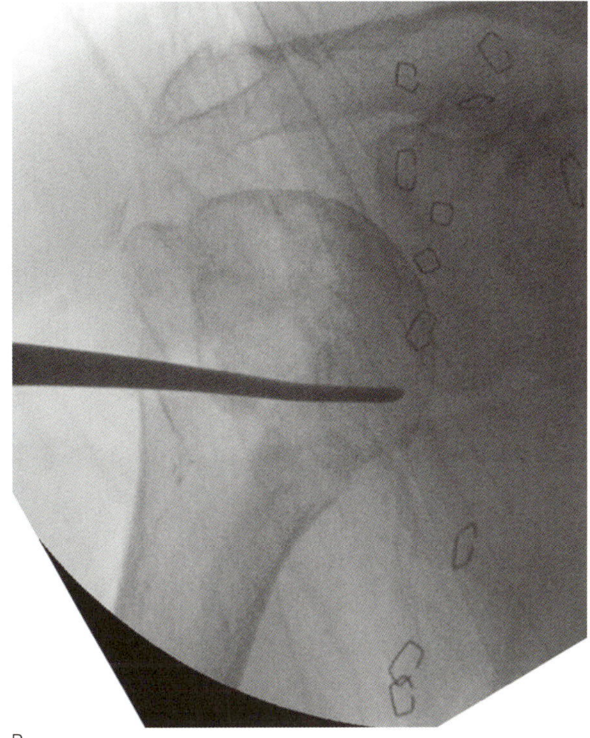
B

3.10　A. 肱骨头和肱骨干在长骨膜起子的帮助下复位，从后外侧撬起肱骨干到相对于肱骨头复位的位置。B. 术中透视显示撬拨的位置

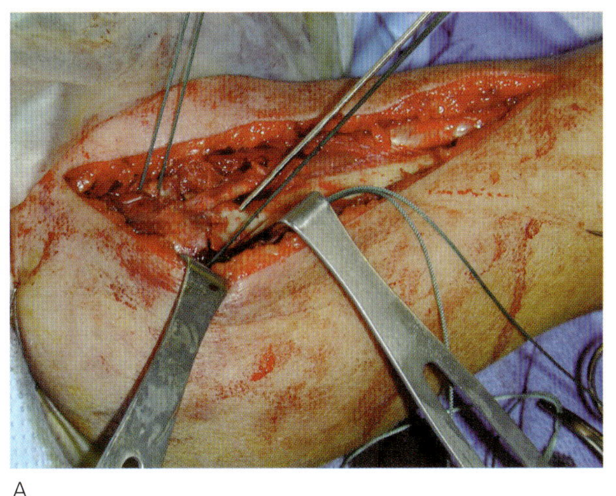
A

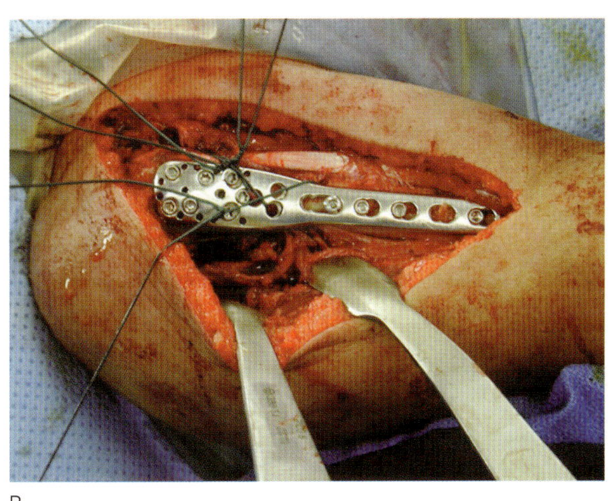
B

图 3.11　A. 术中照片显示粗大的缝线放在大小结节和肱骨头、肱骨干帮助复位，克氏针维持固定。B. 接骨板放在肱骨近端外侧，在透视对比下固定肱骨，结节缝线系在接骨板上

不幸的是，由于骨质较差以及粉碎的原因，单独使用克氏针和复位钳通常无法维持肱骨头复位。在这种情况下，将大、小结节复位到肱骨头上，将接骨板通过克氏针固定到近端骨折块上。透视确认接骨板的位置和复位情况，然后再将接骨板复位到肱骨干，从而间接复位肱骨头和肱骨干。必须注意在最终接骨板固定时，确保大结节的后方在肱骨头后缘以远 8~10 mm。随着接骨板和骨头完全帖服，最近端的两个孔放置两枚锁定螺钉。通过正侧位检查螺钉的位置。另外 1~2 枚锁定螺钉放置在更下方的肱骨头上，再次透视确认其位置。下一步是固定接骨板和肱骨干。通过直接压力把接骨板和肱骨干夹持在一起，将肱骨干推向近端肱骨头，从而最大限度地使骨相接触，并形成分担负荷的结构。肱骨干在胸大肌的作用下有向前内侧移

位的倾向，应该在肱骨干和接骨板固定前给予纠正。一般在远端骨折块放置 1~2 枚非锁定螺钉，其他孔使用 3.5 mm 锁定螺钉，从而保证接骨板的稳定。

另一个常遇到的情况和挑战是恢复肱骨头、肱骨干、关节盂之间的正确角度和旋转关系。干骺端的缺损无法支撑肱骨头骨折块在其正常的对线位置。这需要放置骨移植材料（同种异体骨，自体移植骨或人工骨）到干骺端缺损处作为肱骨头的支柱，并对骨折复位起到机械支撑的作用。另一种方法是复位，并将肱骨头临时固定在关节盂上。如果大结节骨折块较大（通常不会这样），按照前面描述的方法通过牵引线复位，接骨板放在外侧，克氏针维持复位，透视检查复位和位置，使用 2 枚近端锁定螺钉固定肱骨头和大结节。通过透视确认充分的复位和接骨板位置后，在肱骨头再放置 2 枚锁定螺钉，接骨板复位并固定到肱骨干上。如果大结节骨折块太小或者是多块的，接骨板放置好，并用克氏针临时固定在肱骨头骨折块上。透视确认复位和接骨板位置。当肱骨头螺钉位置不良时，需要取出并更换，这对于骨质疏松的肱骨头固定是不利的。对于典型伴有薄的肱骨头骨折块的骨折来说，人工关节置换术也是一种治疗的选择。

肱骨头和肱骨干通过螺钉复位固定。在剩余的钉空中放置锁定螺钉来提供对骨的把持。螺钉尖和关节面间不少于 5 mm。接下来，结节上的缝线用来复位结节和肱骨头，并固定在接骨板上。缝线可以穿过 1 个或者几个接骨板周边的钉孔或者环绕整个接骨板。无论选择哪种方式，结节解剖复位并牢固固定很重要。如果可能的话，缝线不要穿过锁定螺钉的钉孔，因为螺纹可能割断缝线。一些医生喜欢缝线穿过接骨板上方的孔，这样使缝线走行更简单。这种方法的缺点是一方面在随后的手术过程必须时时注意缝线位置，另一方面在接骨板上预留的缝线位置可能不是结节复位或固定的理想位置。内固定后，应对肩袖进行评估，用不可吸收缝线修复肩袖撕裂。切口充分冲洗，细致电凝止血。逐层关闭伤口。

术后处理

手术切口在出院前 48 小时检查。当伤口干燥清洁时，可以开始练习钟摆样的动作和肩关节轻柔的主动活动。患者 6 周内可以在家独立练习。

1. 肩关节顺时针活动——从小的旋转开始学习和练习，随着舒适度的增加逐渐增加活动大小。

2. 肩关节逆时针活动——同上，不同方向的旋转。

3. 紧握拳——患者握紧拳，然后充分伸展所有手指。

4. 拇指指向肩部——患者曲肘，并尝试用拇指触肩，然后尽可能完全伸直肘部；重复。

5. 前方辅助上举——患者使用 1 英寸直径的木棒（扫帚），双手隔开 6 英寸抓住，在对侧未损伤的上臂帮助下缓慢上举，当损伤侧上肢跟随达到三角肌最小主动收缩。上臂上举到轻度不适的点，然后轻轻放下到舒适的位置。

6. 侧方辅助上举——使用同样的木棒，手放在肩部的旁边，未损伤上臂向相反方向推动木棒，对侧肩部外展主动收缩（如主动—辅助）。

患者每个练习重复 10 次，每天练习 3 回。当不是练习或者洗澡时，患者需要吊带或肩关节支具保护。

患者 2 周和 6 周时随访，应复查肩关节正位和腋位 X 线片，从而确认复位，评估骨折愈合情况。6 周时，患者开始在抵抗重力进行独立的功能练习。如果 6 周时患者无法独立屈曲肩部到 90°，建议咨询理疗师。术后 3 个月，骨折愈合，患者可以在没有限制的情况下进行被动牵拉和被动的功能练习（图 3.12）。一旦肩关节恢复良好的活动度，建议通过进行性增重或其他方法练习上肢力量。可以通过向前、向侧方爬墙和外旋，以木钉作为练习的终点，练习独立的被动牵拉活动。如果活动不足，患者可能需要理疗师帮助被动牵拉活动和抵抗性牵拉练习。

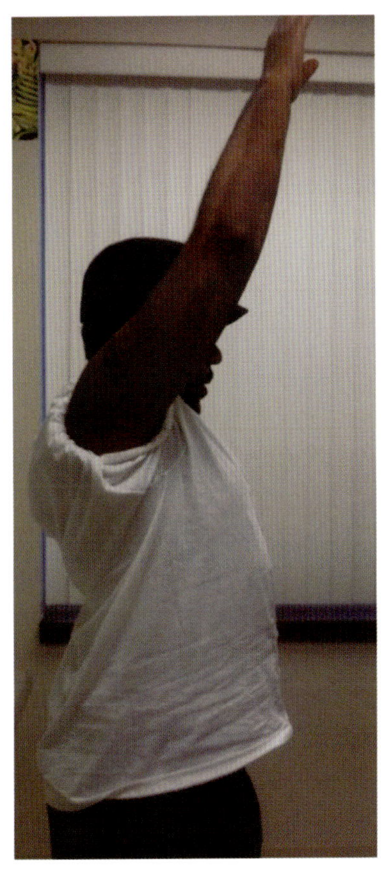

图 3.12　30 岁男性患者移位的肱骨近端骨折内固定术后 5 个月随访时肩关节活动度

并发症

肱骨近端骨折最常见的问题是肩关节僵硬（图 3.13）。患者伴有移位的骨折内固定术后重新获得正常肩部活动度并不常见。幸运的是，多数患者伴有轻中度肩关节僵硬仍能够进行日常活动。为了降低出现肩关节僵硬的风险，医生需要进行稳定的固定，包括结节的固定，并早期开始活动。如果患者不能独立练习，或者无法逐渐进行独立练习，那么需要理疗师帮助康复。

螺钉从软骨下骨切出或穿出到盂肱关节，常在老年患者发生。但是在年轻患者也有发生（图 3.14）。降低这种风险的方法是：①将螺钉放在软骨下骨，但不钻透整个通道；②检查螺钉尖与多个透视点之间的位置，从而确定螺钉尖与软骨下骨间距不少于 5 mm；③手动推动肱骨干向近端，从而增加骨间接触，减少肱骨头塌陷的趋势。一些作者建议使用同种异体骨移植来增加肱骨头的机械支撑。

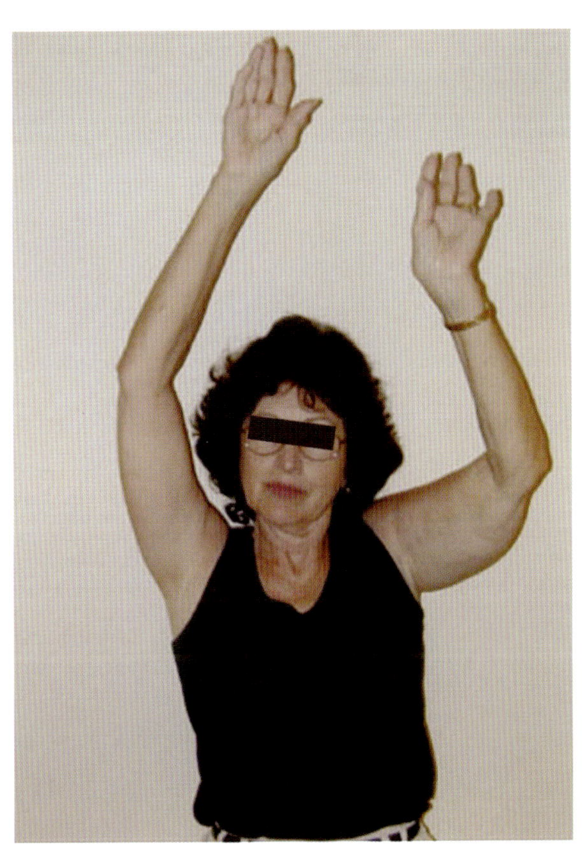

图 3.13　59 岁女性患者肱骨近端三部分骨折内固定术后数月随访时，仍存在明显的肩关节上举和外展的丧失

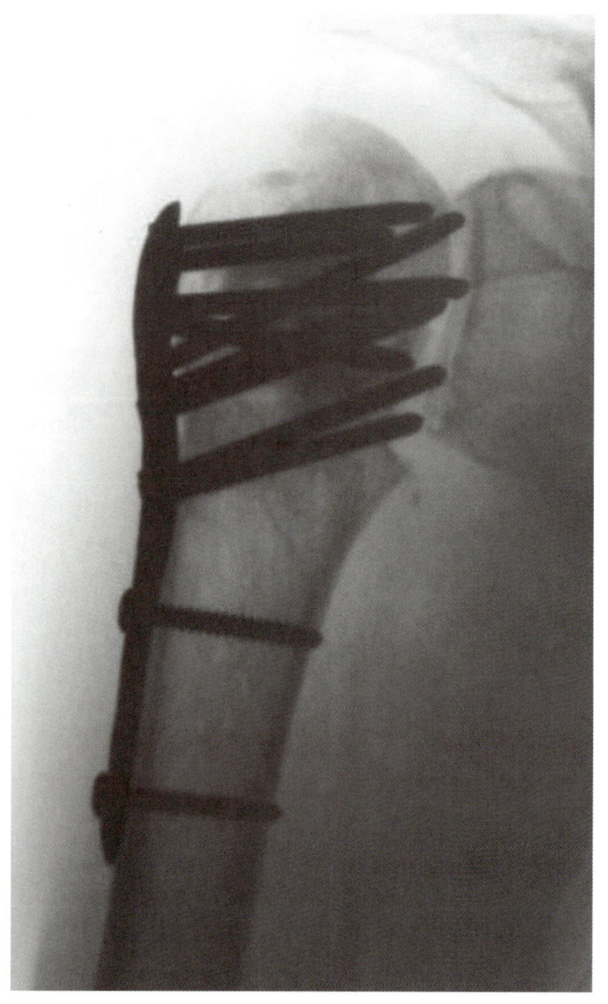

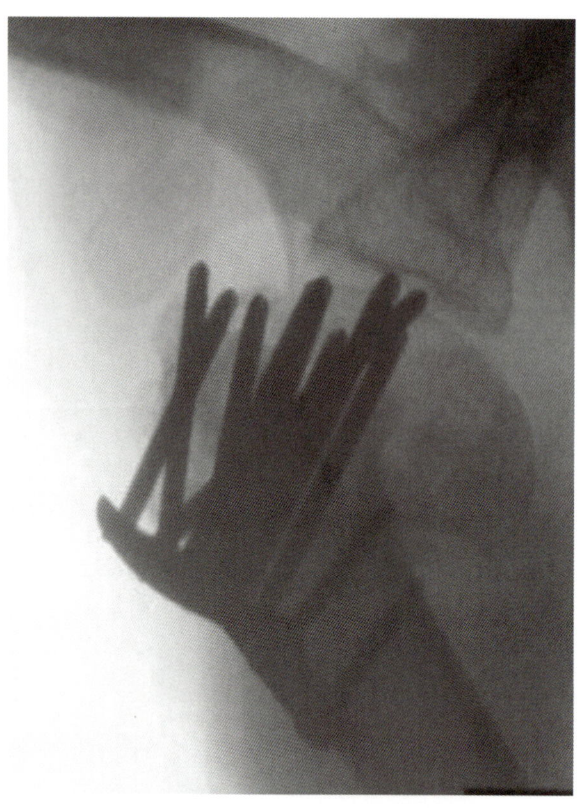

图 3.14　61 岁男性患者伴有内固定失效和螺钉穿入关节

肱骨近端骨折切开内固定后可以出现多种内固定失效。结节移位的发生是由于缝线失效或者缝线割断结节和肩袖之间组织（图 3.15）。在肩袖插入肱骨处的缝线位置良好，使用粗大的缝线，从接骨板的平滑的钉孔穿过（如避免锁定钉孔），以及细致认真地打结固定缝线，可以降低这种风险。接骨板或螺钉断裂造成固定失效通常发生在骨折不愈合，但是也可以在患者没有按照医嘱限制术后主动活动时发生。

无菌性坏死可能在肱骨近端骨折之后发生（图 3.16）。过去，由于担心出现这种情况，很多医生选择非手术治疗或者人工关节置换治疗骨折，避免切开复位内固定术。随着对于无菌性坏死认识的加深，其预后不再总是非常糟糕的。很多病例伴有无菌性坏死并没有出现肱骨头塌陷，相对症状较少。但是，如果无菌性坏死伴有肱骨头塌陷的话，患者会出现症状，人工关节置换可能更有利于患者。为了降低无菌性坏死发生的风险，尽量避免不必要的软组织剥离。术中操作和肱骨头、肱骨干的复位应该局限在骨折部位，小心使用：①长骨膜起子撬拨肱骨干使肱骨头进入正确的位置；②粗大的缝线辅助骨折复位没有提起软组织；③可能的时候采用克氏针临时固定。

结果 / 预后

多数研究显示，70%~75%的患者采用肱骨近端骨折锁定接骨板治疗后可以获得满意的预后。尽管第一年之后死亡率恢复年龄预期水平以内，但是报道的 1 年死亡率有所升高。虽然普遍认为内固定的结果因为锁定接骨板的出现有一定改善，但是并未达成共识。缺乏随机对照实验比较锁定接骨板和非手术治疗、其他治疗方式的异同。

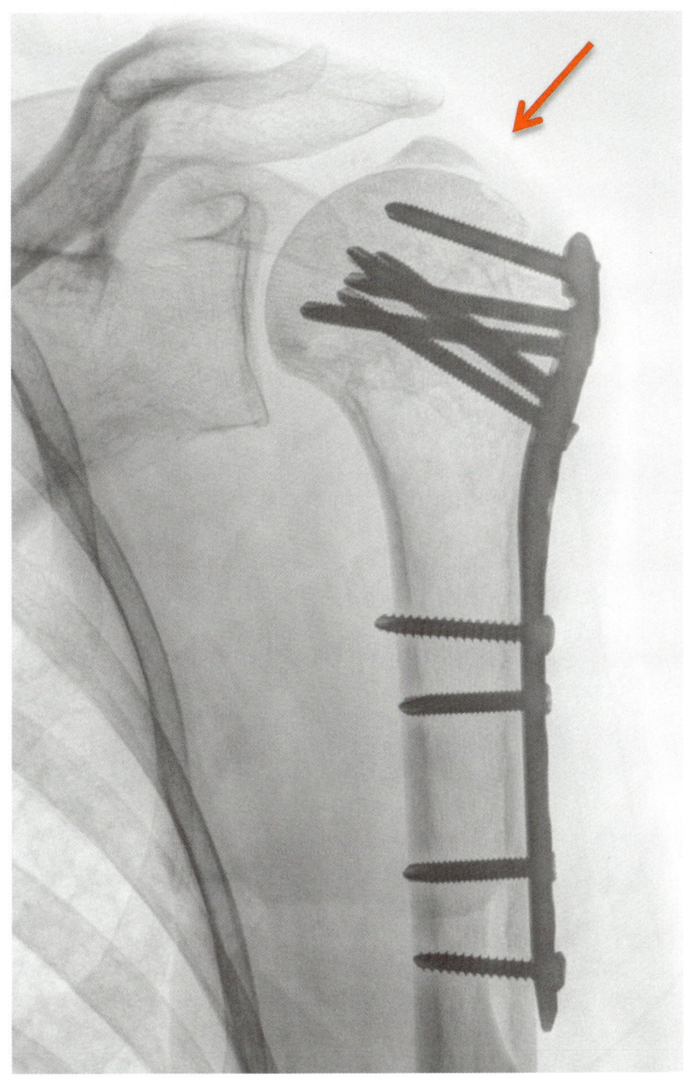

图 3.15　内固定术后大结节复位丢失

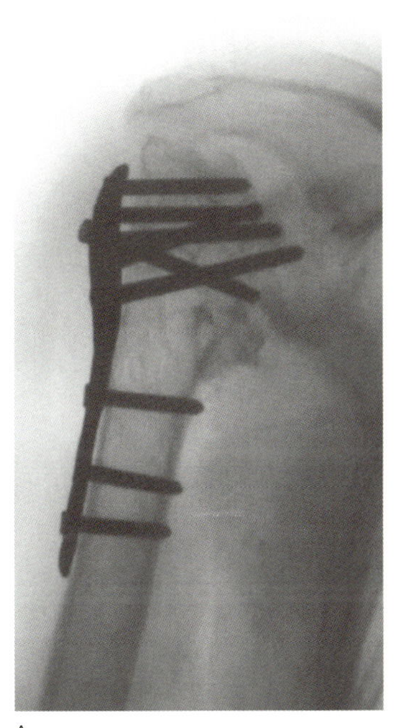

A

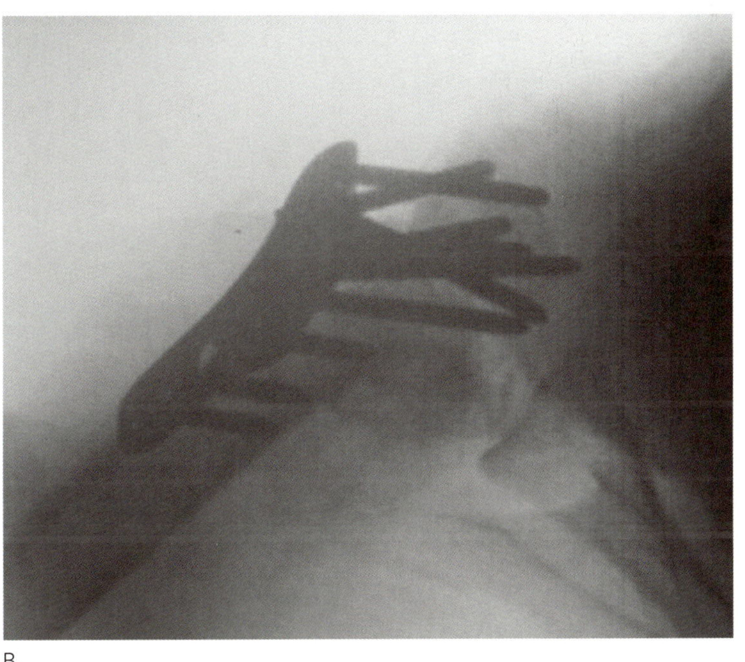

B

图 3.16　肱骨近端骨折患者行内固定术后出现无菌性坏死和肱骨头塌陷的正位（A）和侧位（B）X 线片

锁定接骨板用来治疗肱骨近端骨折使用的数量比过去十年明显增加了。但是，这是一种具有挑战性的外科治疗方法，对于潜在并发症的担心，其结果可能比预期要差。对于患者以及骨折的适当的和全面的评估、术前准备，细致的手术技巧和对于手术结果真实的预期对于达到良好的结果非常重要。不过，对于外科医生来说锁定接骨板不失为器械中重要的工具。

推荐阅读

Agudelo J, Schurmann M, Stahel P, et al. Analysis of efficacy and failure in proximal humerus fractures treated with locking plates. *J Orthop Trauma* 2007;21:676–681.

Badman BL, Mighell M. Fixed-angle locked plating of two-, three-, and four-part proximal humerus fractures. *J Am Acad Orthop Surg* 2008;16(5):294–302.

Boileau P, Walch G. The three-dimensional geometry of the proximal humerus. Implications for surgical technique and prosthetic design. *J Bone Joint Surg Br* 1997;79:857–865.

Cantu RV, Koval KJ. The use of locking plates in fracture care. *J Am Acad Orthop Surg* 2006;14(3):183–190.

Fankhauser F, Schippinger G, Weber K, et al. A new locking plate for unstable fractures of the proximal humerus. *Clin Orthop* 2005;430:176–181.

Gardner MJ, Boraiah S, Helfet DL, et al. Indirect medial reduction and strut support of proximal humerus fractures using an endosteal implant. *J Orthop Trauma* 2008;22(3):195–200.

Gardner MJ, Weil Y, Barker JU, et al. The importance of medial support in locked plating of proximal humerus fractures. *J Orthop Trauma* 2007;21(3):185–191.

Haidukewych GJ. Innovations in locking plate technology. *J Am Acad Orthop Surg* 2004;12(4):205–212.

Hernigou P, Germany W. Unrecognized shoulder joint penetration during fixation of proximal fractures of the humerus. *Acta Orthop Scand* 2002;72(2):140–143.

Herscovici D, Saunders DT, Johnson MP. Percutaneous fixation of proximal humeral fractures. *Clin Orthop* 2000; 375: 97–104.

Hertel R, Hempfing A, Stiehler M, et al. Predictors of humeral head ischemia after intracapsular fracture of the proximal humerus. *J Shoulder Elbow Surg* 2004;13(4):427–433.

Jaberg H, Warner JJ, Jakob RP. Percutaneous stabilization of unstable fractures of the humerus. *J Bone Joint Surg Am* 1992;74:505–515.

Jakob RP, Miniaci A, Anson P, et al. Four-part valgus impacted fractures of the proximal humerus. *J Bone Joint Surg Am* 1991;73:295–298.

Kannus P, Palvanen M, Niemi S. Increasing number and incidence of osteoporotic fractures of the proximal humerus in elderly people. *Br Med J* 1996;313:1051–1052.

Koval KJ, Gallagher MA, Marsicano JG, et al. Functional outcome after minimally displaced fractures of the proximal part of the humerus. *J Bone Joint Surg Am* 1997;79:203–207.

Meier RA, Messmer P, Regazzoni P, et al. Unexpected high complication rate following internal fixation of unstable proximal humerus fractures with an angled blade plate. *J Orthop Trauma* 2006;20:253–260.

Neer CS. Displaced proximal humeral fractures. I. Classifi cation and evaluation. *J Bone Joint Surg Am* 1970;52:1077–1089.

Olsson C, Petersson CJ. Clinical importance of comorbidity in patients with a proximal humerus fracture. *Clin Orthop Relat Res* 2006;442:93–99.

Palvanen M, Kannus P, Niemi S, et al. Update in the epidemiology of proximal humeral fractures. *Clin Orthop Relat Res* 2006;442:87–92.

Rietveld AB, Daanen HA, Rozing PM, et al. The lever arm in glenohumeral abduction after hemiarthroplasty. *J Bone Joint Surg Br* 1988;70:561–565.

Robinson CM, Page RS. Severely impacted valgus proximal humeral fractures. Results of operative treatment. *J Bone Joint Surg Am* 2003;85:1647–1655.

Rowkles DJ, McGrory JE. Percutaneous pinning of the proximal part of the humerus: an anatomic study. *J Bone Joint Surg Am* 2001;83(11):1695–1699.

Soete PJ, Clayson PE, Costenoble VH. Transitory percutaneous pinning in fractures of the proximal humerus. *J Shoulder Elbow Surg* 1999;8:569–573.

Sturzenegger M, Fornaro E, Jakob RP. Results of surgical treatment of multifragmented fractures of the humeral head. *Arch Orthop Trauma Surg* 1984;100:249–259.

Sudkamp N, Bayer J, Hepp P, et al. Open reduction and internal fixation of proximal humeral fractures with use of the locking proximal humerus plate: results of a prospective, multicenter, observational study. *J Bone Joint Surg Am* 2009;91:1320–1328.

Wijgman AJ, Roolker W, Patt TW, et al. Open reduction and internal fixation of three and four-part fractures of the proximal part of the humerus. *J Bone Joint Surg Am* 2002;84:1919–1925.

Zyto K. Non-operative treatment of comminuted fractures of the proximal humerus in elderly patients. *Injury* 1998;29:349–352.

第4章　半肩关节置换术治疗肱骨近端骨折

作者　William H. Paterson　Sumant G. Krishnan
译者　殷晓峰　安　帅　王　刚
校对　陈建海

引　言

肱骨近端骨折是常见的骨折，只占所有骨折的4%~5%，但几乎一半肩胛带损伤是肱骨近端骨折[1]。肱骨近端骨折是老年人除髋关节和桡骨远端骨折外最常见的骨折，尤其是女性[2]。摔伤是该年龄段患者肱骨近端脆性骨折最常见的原因。另外，肱骨近端骨折与骨质疏松的发生率相关。

早期评估和处理对于治疗和功能结果至关重要。肱骨近端骨折有令人眼花缭乱的治疗选择。然而，对于无移位和轻度移位的骨折，公认最佳处理是保守治疗。成人不稳定移位骨折最常见的治疗方法有经皮固定、接骨板内固定、髓内钉和关节置换术。最近的一项循证医学回顾研究表明，没有任何一种治疗方法在成人肱骨近端骨折的治疗中具有明显优势[3]。每种治疗技术例数少和损伤类型、治疗多样性可能是出现这一结果的原因。

对于移位的三部分和四部分骨折的骨质疏松老年患者，肩关节置换术是最常推荐治疗方法。但是，该手术对手术技术要求高，并且手术效果具有不可预知性[4]。尽管如此，手术技术和假体设计的进步使得近年来手术效果更好[5~9]。研究结果表明，最小化剥离软组织、复位“哥特式拱门”和解剖重建大小结节可以改善功能效果[5]。

适应证与禁忌证

年龄、骨质、骨折类型和手术时机是影响手术程序、内固定物选择和功能及影像学结果的重要影响因素。利用这些特定变量，我们设计了“基于循证”的治疗流程（表4.1）[10]。

表4.1　影响治疗选择的因素

年龄	患者年龄大于或小于60岁？
骨质	骨质能否支持固定？
骨折类型	肱骨头血运如何？骨折类型是否稳定？
手术时机	是急性损伤（<4周）还是慢性损伤（>4周）？

年　龄

患者的实际年龄和生理年龄是肱骨近端骨折治疗方法选择中一个最重要的因素。多数女性患者60岁后有一定程度的骨质疏松并且很多人有神经肌肉控制受损。这些因素可能增加内固定失败、术后骨折移位、骨折不愈合及缺血性坏死的风险，进而影响骨折内固定术的手术效果[11]。年龄≤65岁的患者出现肱骨近端骨折更适合采用保留肱骨头的手术技术。

骨　质

骨质与年龄类似，也会影响肱骨头保留固定技术的成功。尽管锁定接骨板技术可以改善骨质疏松患者的固定强度，但是这些患者行切开复位内固术后并发症发生率仍然较高[12]。

骨折类型

Hertel 等[13]研究证实，关节内骨折后肱骨头灌注可以前瞻性预测影像学骨折形态和术中肱骨头血供。放射学标准预测肱骨头缺血包括后内侧干骺端碎片在关节面下范围 < 8 mm 和肱骨干移位 > 2 mm 时形成的内侧铰链的破坏。当这两个术前影像学检查发现结合解剖颈骨折时，肱骨头缺血阳性预测值为 97%。

即使血供良好能够保留肱骨头，维持足够的骨折稳定性对于成功的骨折愈合是必要的。为实现“稳定”复位，内侧肱骨矩必须是完整的或在手术时进行复位。这个区域粉碎骨折增加复位内翻的风险。

手术时机

损伤和手术之间的时间延迟是最终可能影响肱骨近端骨折术后功能结果的变量。例如，适于应用经皮固定技术治疗的骨折在伤后 7~10 天因为早期愈合组织的形成阻碍闭合复位，闭合复位及经皮针固定可能会变得不再可能。早期行关节置换术治疗肱骨近端骨折后的效果，明显优于伤后超过 4 周才进行关节置换术的效果[14]。我们相信肩部骨折关节置换术最佳手术时机是伤后 6~14 天，以利于肿胀的软组织进行部分消退（假设无神经血管损伤及其他需要进行早期干预情况）[15]。

移位的肱骨近端骨折患者受伤前存在盂肱关节炎的情况非常少见。如果退行性病变处于轻度或中度，依然属于传统的半肩关节置换术适应证。盂肱关节炎处于晚期时应考虑行切除肩胛盂的全肩关节置换术。随着应用反置式肩关节置换术经验的增多，利用这种假体作为肱骨近端骨折的初始治疗已有了更明确的适应证：年龄大于 75 岁，大、小结节无法重建，同侧下肢骨折需要拐杖或助行器的患者，应该采用反置式肩关节置换术。在肱骨近端骨折患者伴有难治性肩袖损伤或肩袖撕裂关节病这一罕见情况下，也可以考虑采用反置式肩关节置换术。

肩部骨折关节置换术的禁忌证通常与患者因严重并发症无法手术治疗相关。保守治疗对于伴有复杂并发症老年患者、功能需求极低及疼痛不显著的患者是一种更好的替代治疗。其他关节置换术的禁忌证包括感染史、肩胛带严重挛缩、开放性骨骺骨折及适用其他固定技术的骨折。

术前计划

临床评估

肱骨近端骨折患者经常会出现向下延伸至手臂和胸部的明显水肿及瘀斑。许多老年患者往往正在采用抗凝治疗。对这些老年患者合并伤或相关并发症的评估很重要，心脏或神经系统意外事件可能是摔倒的诱因。这些患者大多需要适当的专科医生进行仔细的医疗评估，特别是拟定手术治疗的患者。

大量肱骨近端骨折患者可能有潜在的神经损伤发生[15]。Visser 等[15]利用肌电图发现 50% 患者腋神经、肩胛上神经存在神经失用症。对这一发现进行临床鉴别和记录，对于预后评估及术前咨询非常重要，因为最终恢复可能要到术后 12~18 个月[6]。骨折后肩部疼痛肿胀的患者临床鉴别这些疾病可能会非常困难。

影像学评估

放射学检查应包括正位、肩胛“Y”位、腋位 X 线片。按照规程我们使用钢尺作为比例尺获得两侧肱骨全长 X 线片，进行术前计划（图 4.1）。X 线片无法清晰显示骨折形态时可以采用三维重建 CT 扫描。

Neer 肱骨近端骨折四部分描述因其简单而使用广泛。尽管这样，该分型的可靠性及可重复性却遭人诟病[16]，因此便出现了一个基于 Codman 骨折原始观念的“综合性二进制”分型（图 4.2）[13]。在该分型中，有 12 种可能出现的骨折类型：6 种类型导致 2 个骨折块，5 种类型导致 3 个骨折块，1 种类型导致 4 个骨折块。Hertel 等最先进行的研究表明，只有 2、7、8、

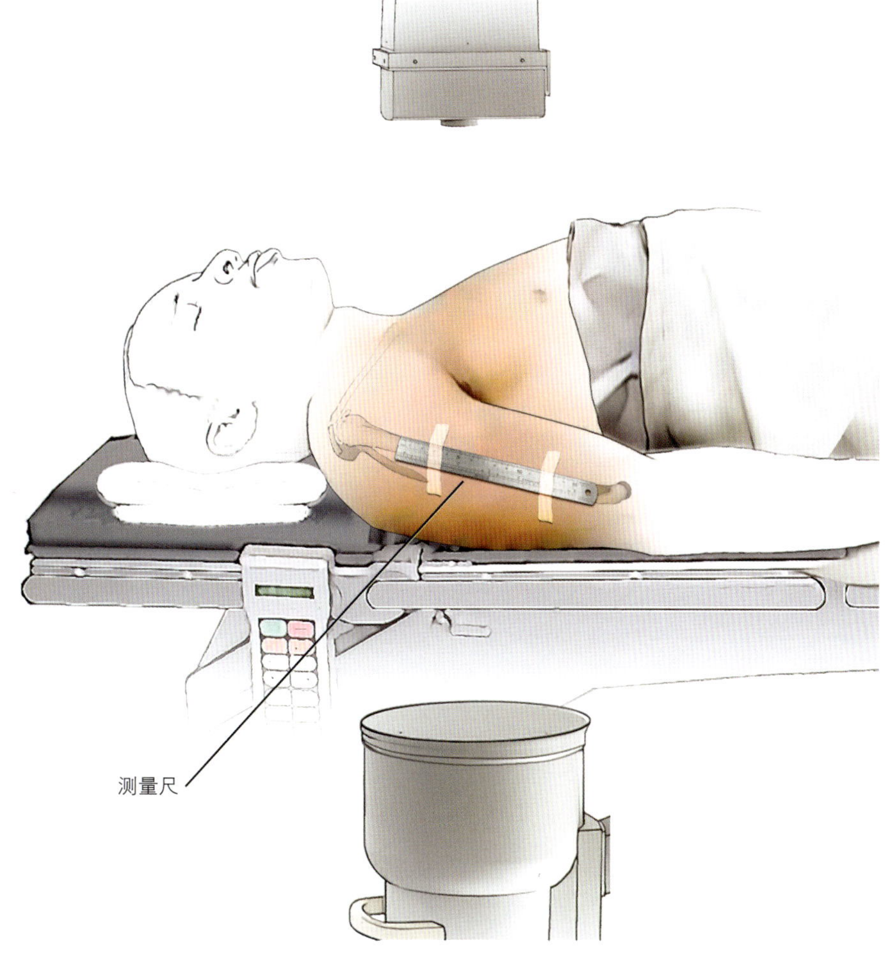

图 4.1　测量尺在进行 X 线片检查时被放置在患者手臂来计算放大倍率

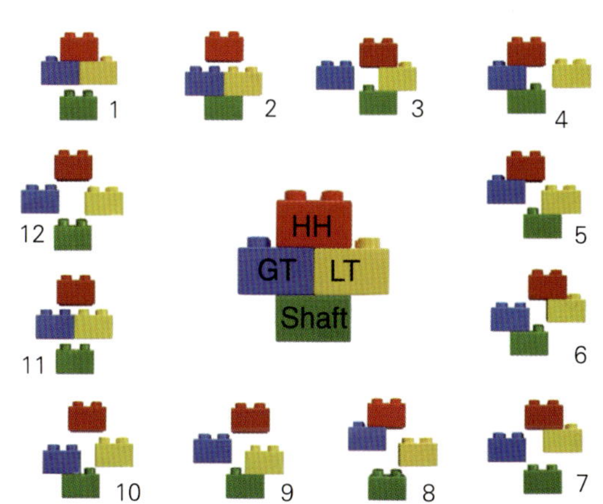

图 4.2　Hertel 二进制（LEGO）肱骨近端骨折描述系统。HH，肱骨头；GT，肱骨大结节；LT，肱骨小结节［引自 Hertel R，Hempfing A，Stiehler M，et al. Predictors of humeral head ischemia after intracapsular fracture of the proximal humerus. J Shoulder Elbow Surg 2004;13（4）:427–433.］

9、10、12 这几种类型骨折会出现缺血坏死。这一分型系统已被证实具有更好的可靠性及可重复性。

复位“哥特式拱门”

解剖修复肱骨高度、正确的假体类型、肱骨结节重建对决定功能结果起到关键作用[5]。许多研究证实功能结果不良与假体、肱骨结节错位密切相关。Boileau 等[4]将假体被骨水泥过浅、后倾固定及大结节位置过低描述为“不幸三联征”，与持续疼痛僵硬及功能不良相关。谨慎进行肱骨近端解剖重建对肩部骨折关节置换术取得良好效果至关重要。

我们使用术语“哥特式拱门”来描述正位 X 线片上近端肩胛带的解剖结构[5]。这一弓形由肱骨近端内侧边界至肩关节连线，以及肩胛骨外侧缘至肩关节连线组成，形成典型的中世纪建筑常见的“拱门”或“哥特式”弓形（图 4.3）。这个简单概念的引入使得重建肱骨高度的手术技术具有高度可重复性，从而提高了解剖重建肱骨结节的可能性。

使用有比例尺的术前 X 线片，首先通过测量由肱骨内上髁至肱骨头上端的垂线得到对侧正常肱骨的长度（N）（图 4.4A）。患侧肱骨长度（F）（图 4.4B）通过测量肱骨内上髁至骨折线的垂线长度得到。假体重建的肱骨高度（H）由 N 减去 F 计算得到（图 4.4C）。另外，测量肱骨大结节骨块长度（G）（图 4.4D），G 与 H 之间差别应小于 5 mm 以保证假体提供的肱骨高度可以实现大结节解剖重建。这些步骤至关重要，不能被忽视。双侧肱骨全长 X 线检查甚至可以在进入手术室术前进行，利用数字化 X 线摄影及标记物完成精确术前测量。

作为最后的检查，术前 G 值应与术中测量的大结节骨块长度相比较（图 4.5）。因为大结节位置应在假体头以下 3~5 mm，所以这一步很重要。

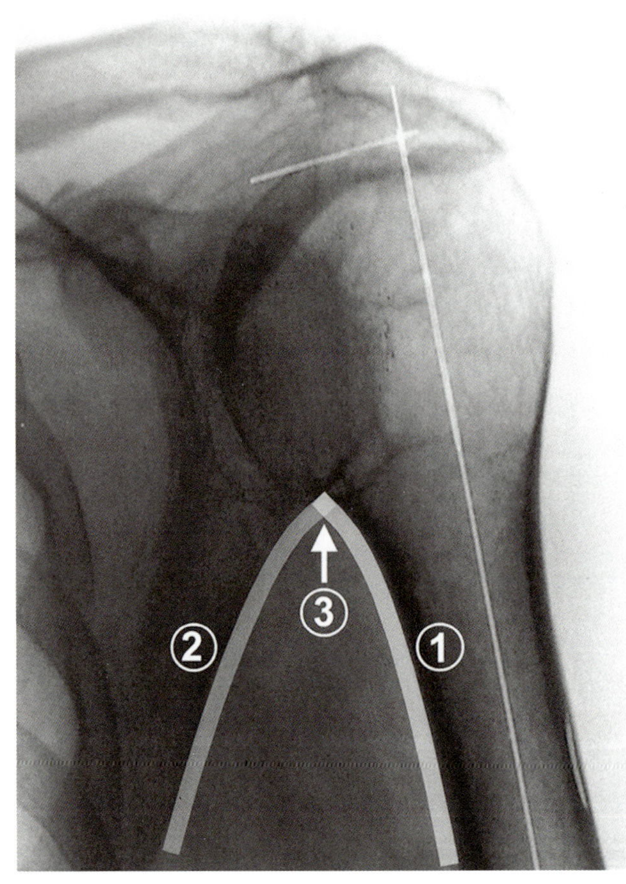

图 4.3　这一弓形由肱骨近端内侧边界至肩关节连线及肩胛骨外侧缘至肩关节连线组成。正常肩部“哥特式拱门”由沿肱骨干内侧线[1]和沿肩胛骨外侧缘线[2]在关节下方[3]相交形成［引自 Krishnan SG，Pennington WZ，Burkhead WZ，et al. Shoulder arthroplasty for fracture: restoration of the “Gothic Arch.” Tech Shoulder Elbow Surg 2005;6（2）:57–66.］

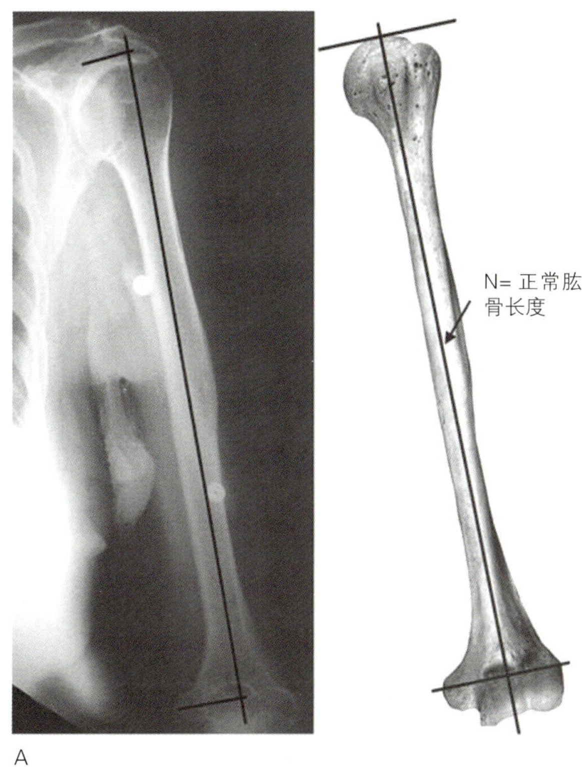

A

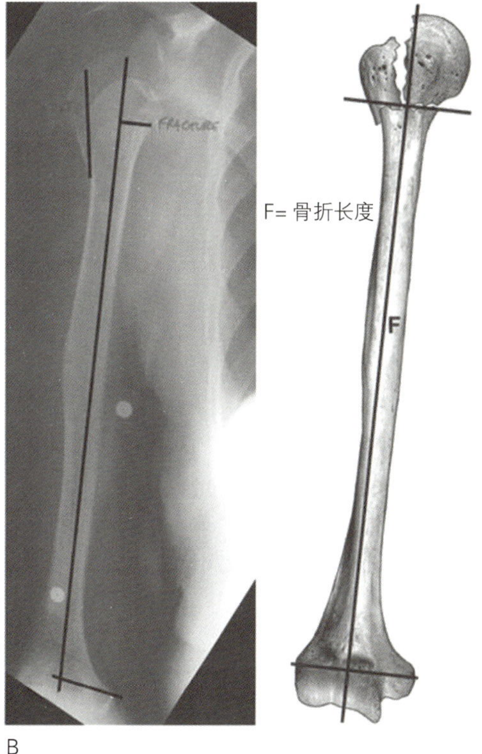

B

重建哥特式拱门的计算

健侧	患侧
尺子	尺子
X 线　11.2 cm	X 线　12.1 cm
实际　10.0 cm	实际　10.0 cm
校正　1.12 cm	校正　1.21 cm
肱骨长度（N）	患侧长度（F）
X 线　35.0 cm	X 线　32.6 cm
实际　31.3 cm	实际　26.9 cm

第一步　患侧长度至肱骨头的距离：N–F=H
实际 N（31.3 cm）减去实际 F（26.9 cm）等于 H（4.4 cm）

C

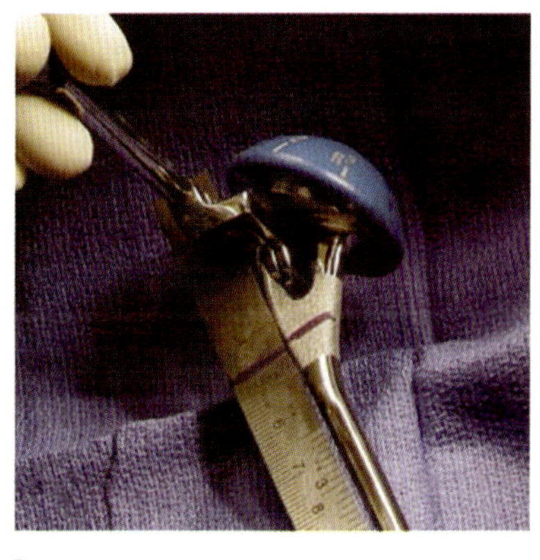

D

图 4.4　A. 肱骨正常长度（N）是从一条沿肱骨干由肱骨内上髁至肱骨头顶部垂线的距离，因放大倍率进行校正。B. 患侧肱骨长度（F）是沿肱骨干由肱骨内上髁至骨折线的垂线长度，因放大倍率进行校正。C. 重建的肱骨高度（H）是 N 减去 F 得到的数值。D. 大结节长度（G）与肱骨头高度（H）差别应小于 5 mm［D 图引自 Krishnan SG, Pennington WZ, Burkhead WZ, et al. Shoulder arthroplasty for fracture: restoration of the "Gothic Arch." Tech Shoulder Elbow Surg 2005;6（2）:57–66.］

手术技术

首选无区域神经阻滞的全身麻醉。患者以改良沙滩椅位仰卧于手术台上，使用坐垫将肩胛骨垫起来（图 4.6）。手术台前部抬高 20°~30°。手术台在需要时可以转动 90°以使 C 臂可以直接垂直于患者。使用无菌铰接式手臂支撑架（McConnell Arm Holder, McConnell Orthopedic Manufacturing Company, Greenville, TX）。上肢末端、肩部、胸壁和颈部消毒铺巾，患侧上臂暴露。

如果没有任何禁忌，术前和围术期可以适当静脉应用抗生素（头孢菌素或万古霉素），总时长为 24 小时。采用 5~7.5 cm 长的三角肌胸

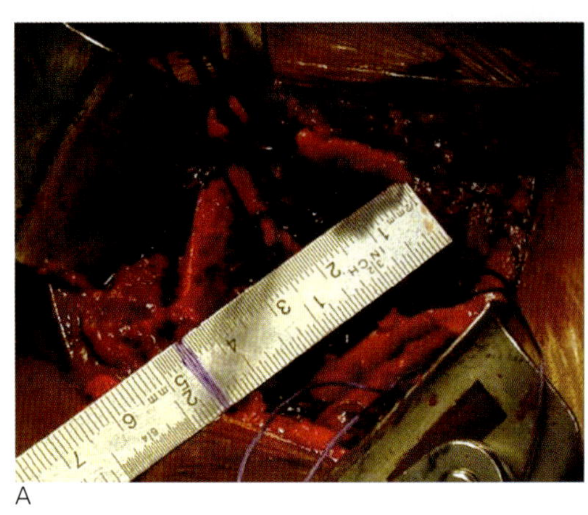
A

重建哥特式拱门的计算

健侧	患侧
尺子	尺子
X 线 11.2 cm	X 线 12.1 cm
实际 10.0 cm	实际 10.0 cm
校正 1.12 cm	校正 1.21 cm
肱骨长度（N）	患侧长度（F）
X 线 35.0 cm	X 线 32.6 cm
实际 31.3 cm	实际 26.9 cm 第一步 患侧长度

至肱骨头的距离：N−F=H
实际 N（31.3 cm）减去实际 F（26.9 cm）等于 H（4.4 cm）
第二步 大结节长度（G）
X 线 5.5 cm
实际 4.5 cm（这一数值与骨折至肱骨头距离 "H" 差别应在 3~5 mm 之内）
第三步 测量大结节
测量值 4.6 cm（这一数值与大结节长度 "G" 差别应在 5 mm 之内）
B

图 4.5 术中测量大结节长度与肱骨头高度（H）差别应在 5 mm 之内［引自 Krishnan SG，Pennington WZ，Burkhead WZ，et al. Shoulder arthroplasty for fracture: restoration of the "Gothic Arch." Tech Shoulder Elbow Surg 2005;6（2）: 57–66.］

肌入路。切口位于在胸三角间隔，开始于喙突内侧尖，与头静脉相平行（图 4.7）。移动软组织窗将允许经过一个相对较小的切口进行手术。切皮前使用 0.25% 布比卡因和肾上腺素浸润皮肤和皮下组织。使用一小束三角肌将头静脉向内侧牵引。钝性分离胸三角间隔直至锁胸筋膜。小 Hohmann 拉钩置于三角肌近端之下及喙肩韧带之上，在三角肌和联合腱之下放置自动拉钩（图 4.8）。在结节间沟识别肱二头肌腱并进行标记，目的是为了后续的肌腱固定术在其止点处做分叉。通常情况下，使用骨膜起子或骨刀可以在结节之间肱二头肌沟后方找到骨折线。识别大结节并使其松动，将 4 根粗的不可吸收线（No. 5 Ethibond，Ethicon，a Johnson and Johnson Company，New Brunswick，NJ）分别水平放置于大结节骨肌腱结合部位（2 根在冈下肌，2 根在小圆肌）。与之相似，识别小结节并使其松动，将 2 根不可吸收线置于小结节肩胛下肌骨肌腱结合部位（图 4.9）。轻轻牵开大小结节以显露肱骨头。使用解剖剪将肩袖按照

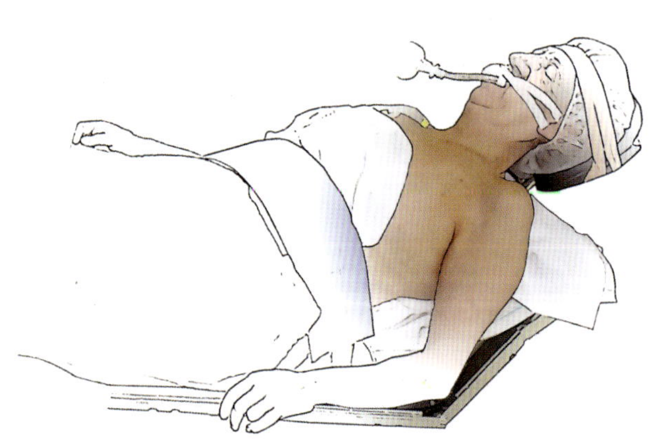
图 4.6 改良沙滩椅位

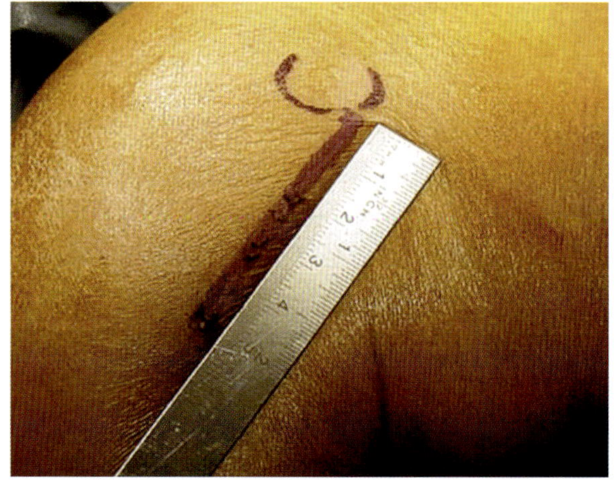
图 4.7 改良三角肌胸肌切口［引自 Krishnan SG，Pennington WZ，Burkhead WZ，et al. Shoulder arthroplasty for fracture: restoration of the "Gothic Arch." Tech Shoulder Elbow Surg 2005; 6（2）:57–66.］

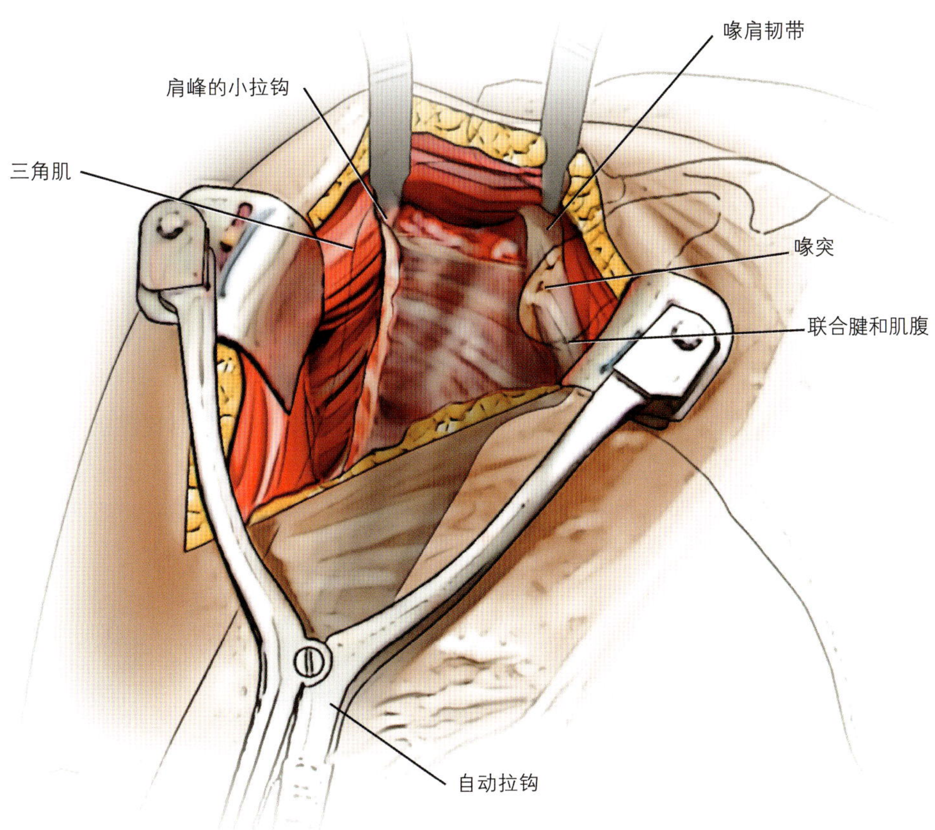

图 4.8　拉钩放置。（1）位于喙肩韧带之上，（2）位于肩峰顶部，（3）自动拉钩置于三角肌和联合腱之下

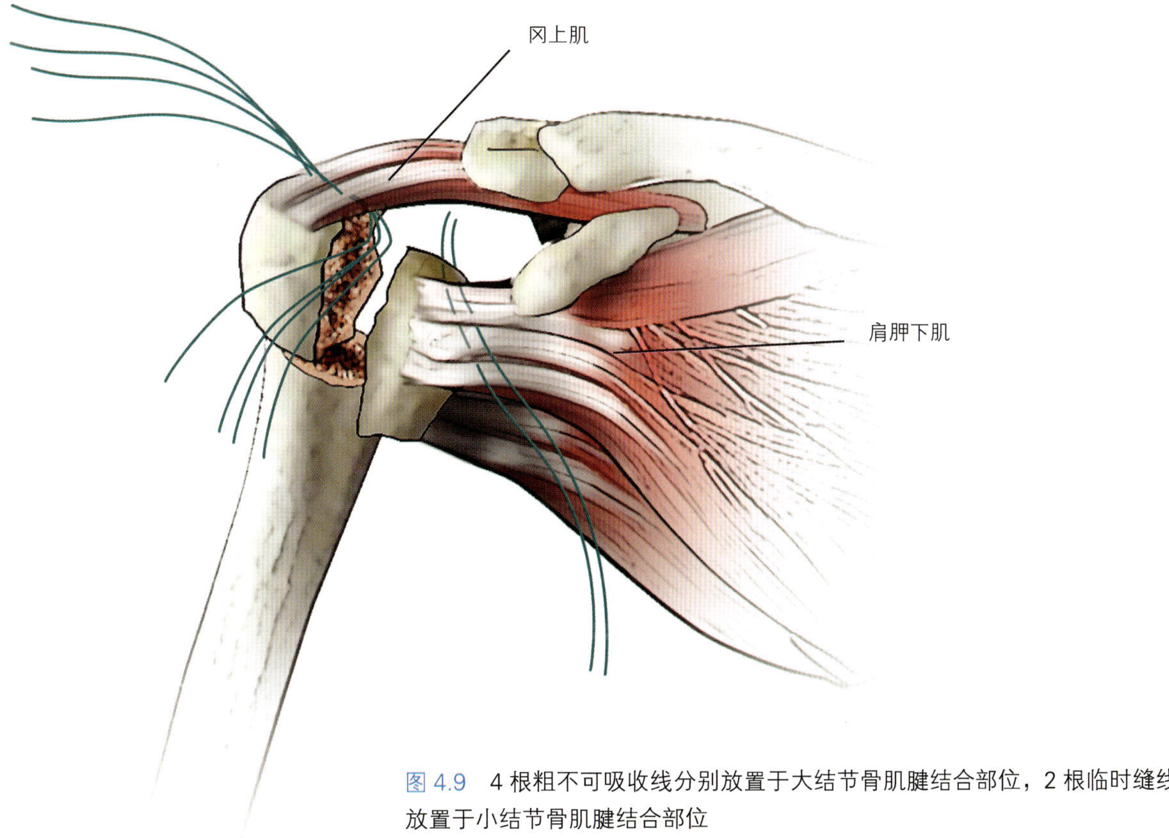

图 4.9　4 根粗不可吸收线分别放置于大结节骨肌腱结合部位，2 根临时缝线放置于小结节骨肌腱结合部位

肱骨结节骨折面进行分离。小心去除肱骨头并用游标卡尺测量。如果肱骨头测量结果处于不同型号中间尺寸，应该选用小尺寸型号。保存肱骨头，将其制成 3 个结构性松质骨移植物，随后会被放置在肱骨周围（图 4.10）。去除肩胛盂周围的松质骨块，仔细冲洗和检查关节有无损伤或关节病变征象。

松动肱骨干并移至伤口。使用圆柱状扩孔钻和不断增加直径的假体试模进行髓腔准备（Aequalis Fracture Prosthesis，Tornier，St. Ismier，France），直到合适的试模和肱骨头大小确定位置。选择皮质接触最小扩孔器，由于推荐使用骨水泥型假体柄，不要尝试扩孔至较大的假体柄直径。需要时可也将假体柄试模和肱骨头放置在肱骨内。尝试进行复位时可以使用骨折夹具以保证试模高度的稳定和后倾。尝试复位后感觉太松或太紧时，必须重新评估应用上述“哥特式拱门”技术是否能实现解剖重建。内侧肱骨距骨折时，使用环扎金属丝或粗线缝合可以达到临时固定目的（图 4.11）。

下一步是重建肱骨近端“哥特式拱门”解剖结构。与其他描述技术不同，我们不使用肱骨外侧干骺端重建。打开适当直径的假体柄，将事先选好的肱骨头试模在偏向最外侧位置安装在假体柄上（图 4.12）。肱骨头放置在最外侧位置可以减少肱骨头 “内侧过剩”，为骨移植物和解剖复位大结节扩大假体头下方的空间。

根据上述术前放射学计算，测量肱骨头假体试模的高度，将与长度 H 值相同的试模安装在假体柄上（如图 4.4D）。在将假体临时放置在髓腔内时，在肱骨干骨折线应该可以看到标识。组成“哥特式拱门”（内侧肱骨矩上至解剖颈的下缘，下至肩胛骨外侧缘）的线应是完好的（图 4.13）。肉眼进行确认，使用如拉钩这样的器械沿由肱骨头假体顶部向下至内侧肱骨矩进行追溯。将前臂旋转至中立位并将肱骨头假体朝向肩胛盂，确认假体处于适当后倾位置（图 4.14）。这一步保证重建患者肱骨头相对于肘部髁上轴呈约 20° 后倾。

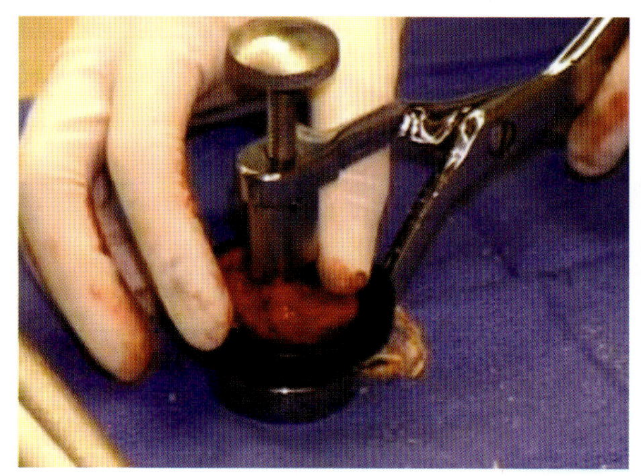

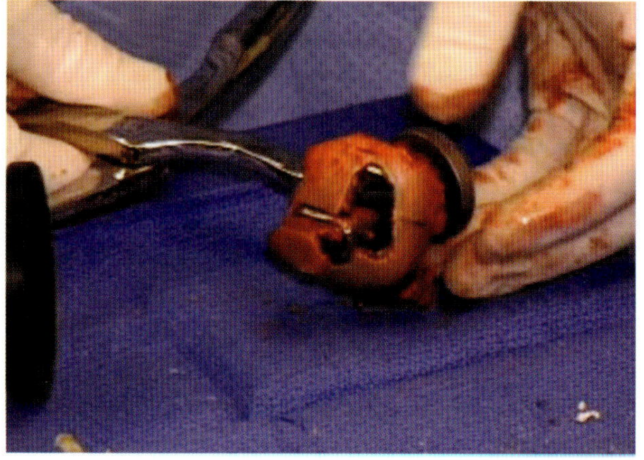

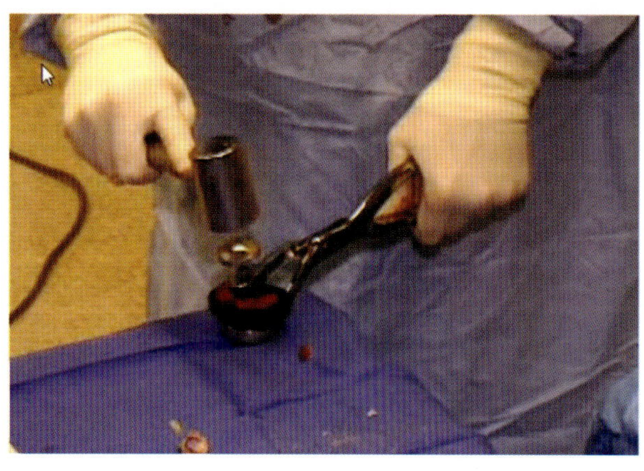

图 4.10 这种骨刀包括在假体器械中，用来从肱骨头中制取骨移植物

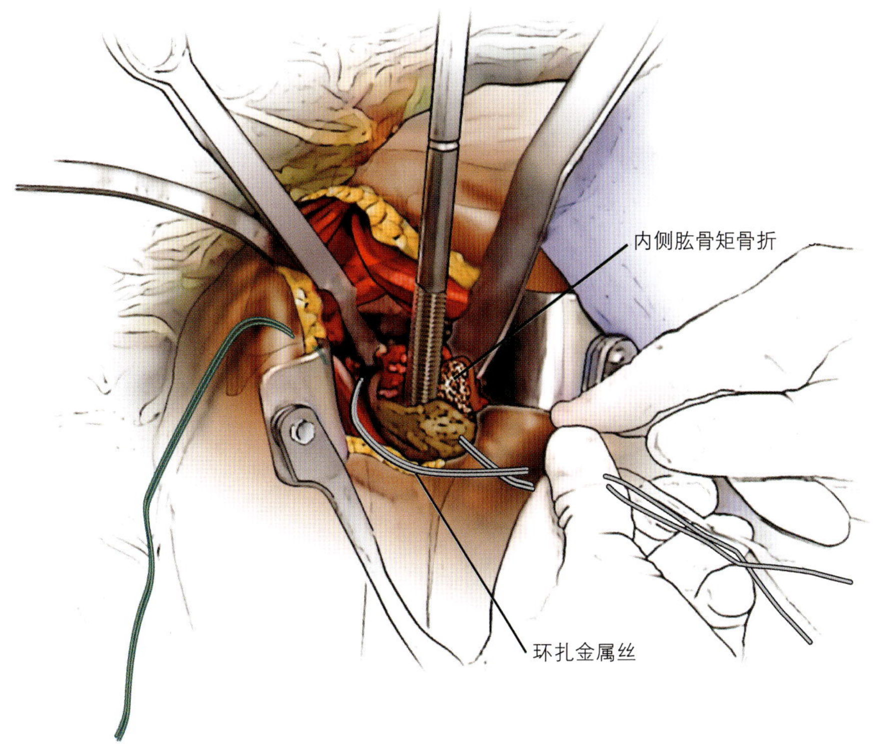

图 4.11　使用环扎金属丝或粗缝合线固定骨折的内侧肱骨矩

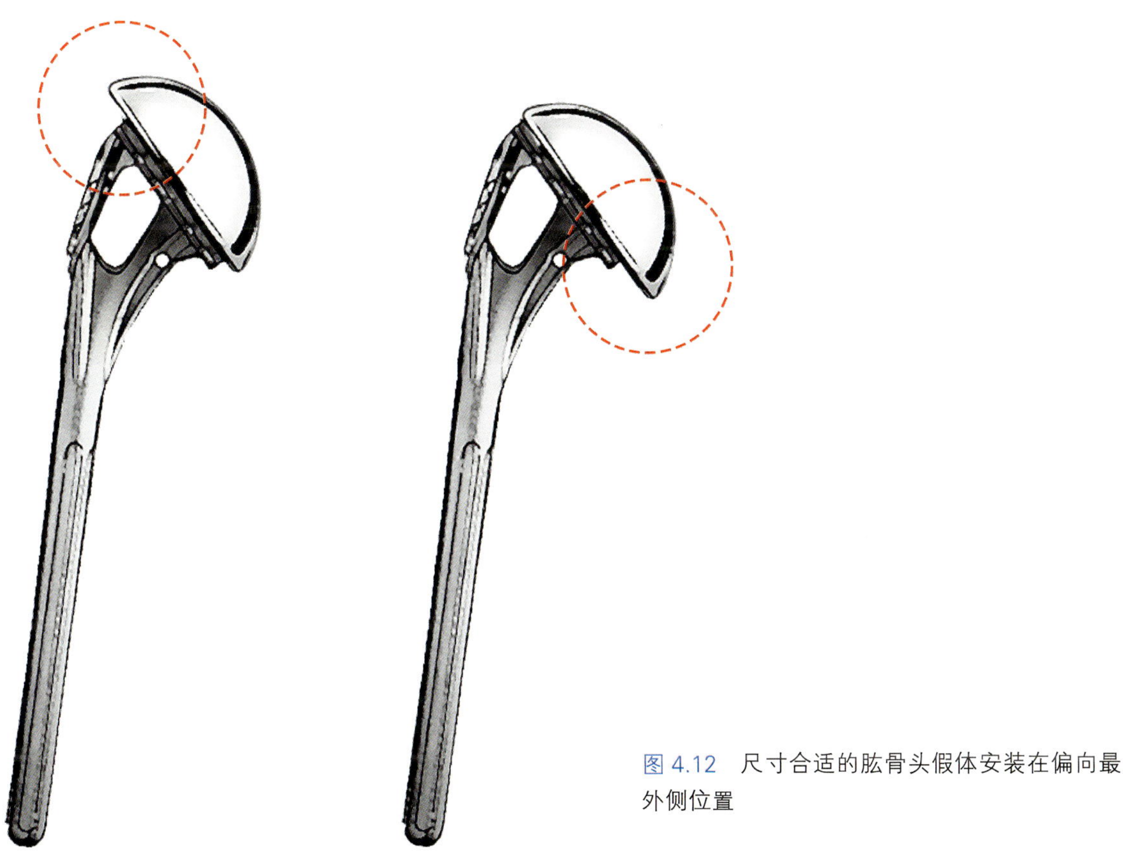

图 4.12　尺寸合适的肱骨头假体安装在偏向最外侧位置

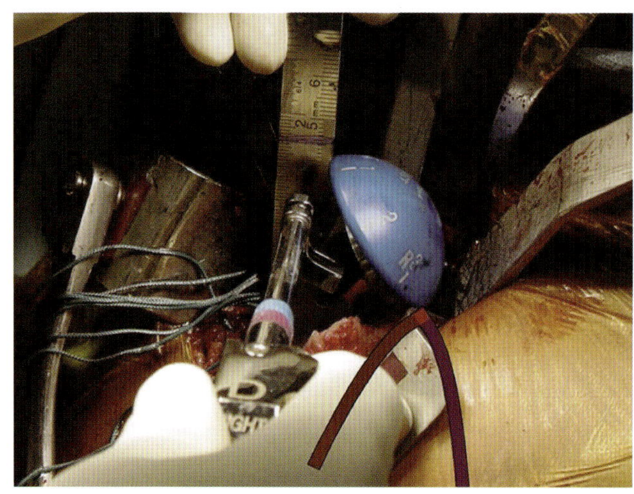

图 4.13 假体放置在髓腔内后“哥特式拱门”结构完整。使用标尺确认修复的肱骨头高度［引自 Krishnan SG，Pennington WZ，Burkhead WZ，et al. Shoulder arthroplasty for fracture: restoration of the “Gothic Arch.” Tech Shoulder Elbow Surg 2005;6(2):57–66.］

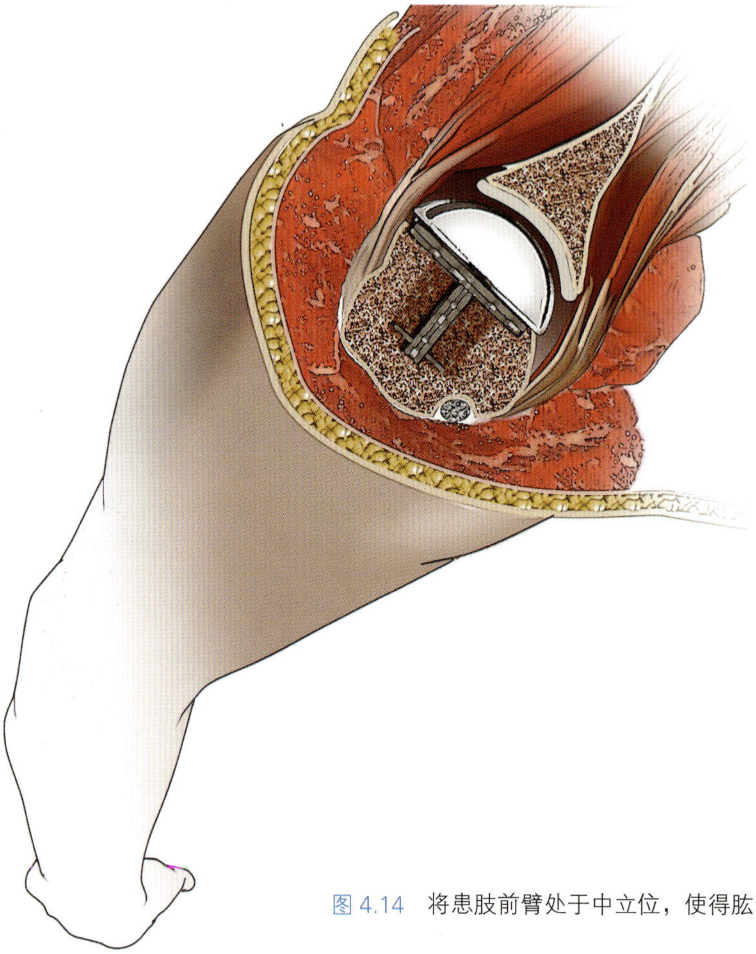

图 4.14 将患肢前臂处于中立位，使得肱骨假体头面向肩胛盂，以确认适当型号

测量肱骨大结节，注意保证与测量的肱骨头高度（H）差别在 5 mm 之内（图 4.5）。使用此法可以保证术中对肱骨近端“哥特式拱门”解剖结构能够进行重建。如果对结果产生疑问，可以使用术中透视确认使用假体柄和假体头后“哥特式拱门”得到重建。

如果“哥特式拱门”未能重建，可能是以下原因：

1. 假体高度可能不合适（通常抬高）；

2. 内侧肱骨矩骨折且没有进行重建；

3. 肱骨头尺寸太大或没有旋转至最外侧外置（图 4.12）。

完成拱门重建后去掉内固定物，在肱骨近端二头肌沟两侧钻两个孔。在这些孔中水平穿过 2 根粗不可吸收线（No. 5 Ethibond，Ethicon，a Johnson and Johnson Company，New Brunswick，NJ），用于进行肱骨结节的“张力带”缝合（图 4.15）。骨水泥限制器放置在假体尖部远端 2 cm 处。在保证之前重建的“哥特式拱门”（图 4.16）完好情况下，使用第三代骨水泥技术将假体柄以轻度外翻角度安装在髓腔内。仔细冲洗肱骨髓腔，将小直径引流管置于髓腔内吸引出血。使用真空离心装置搅拌骨水泥，通过大号注射器将其注入肱骨髓腔。戴上湿手套轻轻按压骨水泥，每次添加小量骨水泥。第三次（最后一次）加压时去除引流管。去除近端 1~2 cm 髓腔内骨水泥以放置骨移植物。如果存在内侧肱骨矩骨折，收紧金属丝或缝线进行固定。预先调整好的肱骨头假体轻轻安装在适当位置。3 个松质骨移植物楔形块（取自肱骨头）放置位置如下：①假体“空窗”内；②大结节下方假体外侧；③假体颈部和头之间假体头前内侧下方（图 4.17）。

肱骨假体复位到肩胛盂内后开始行肱骨结

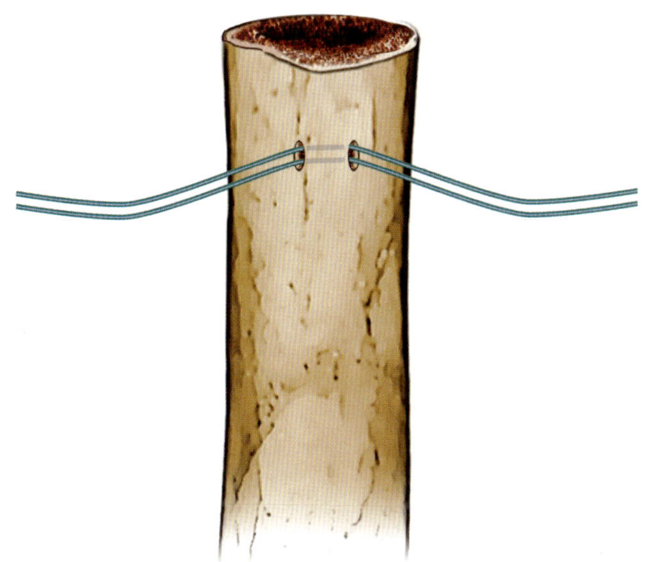

图 4.15　将两根粗不可吸收线穿过结节间沟两侧的钻孔

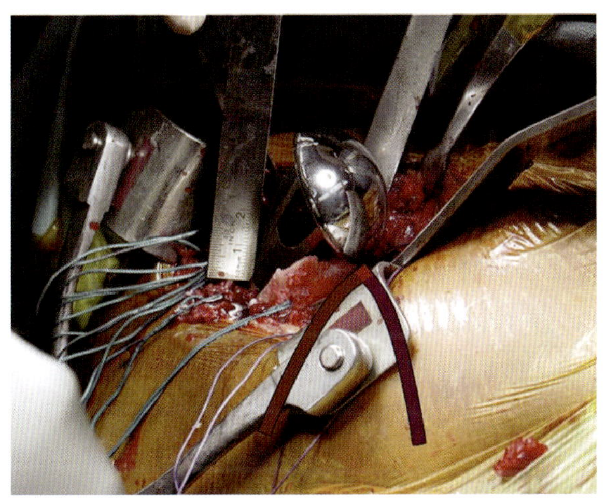

图 4.16　将最后选定的假体放置好位置后重建“哥特式拱门”［引自 Krishnan SG，Pennington WZ，Burkhead WZ，et al. Shoulder arthroplasty for fracture: restoration of the “Gothic Arch.” Tech Shoulder Elbow Surg 2005;6（2）:57–66.］

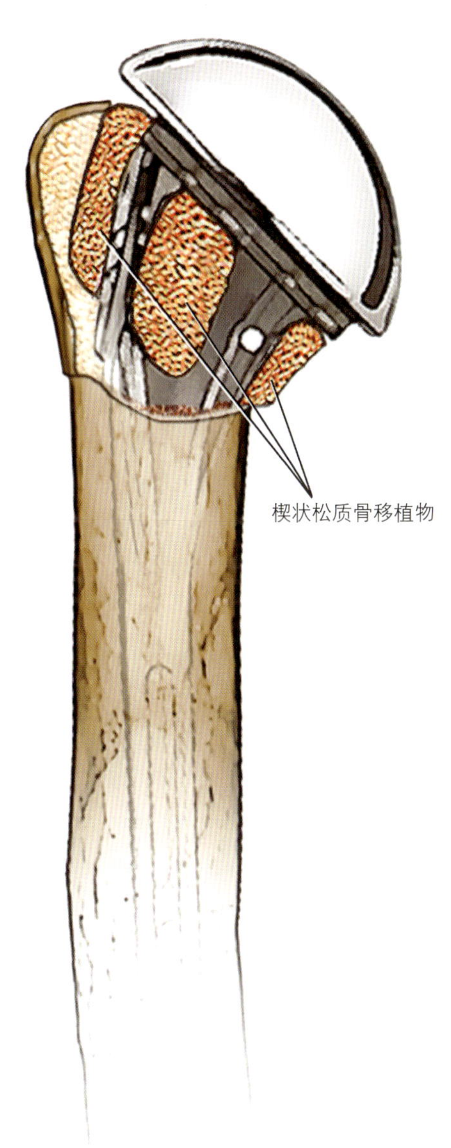

图 4.17　三个松质骨移植物楔块（取自肱骨头）放置位置：假体“空窗”内；大结节下方假体外侧；假体颈部和头之间假体头前内侧下方

节骨折固定术。之前放置在大结节骨肌腱结合部位的4根缝线绕假体颈缠绕（图4.18）。在大结节处于复位位置后将2根缝线在骨移植物上进行缠绕（图4.19）。剩余2根大结节缝线（内侧线头）从后向前穿过肩胛下肌，在小结节复位后系紧（图4.20）。穿过肱骨干钻孔的缝线

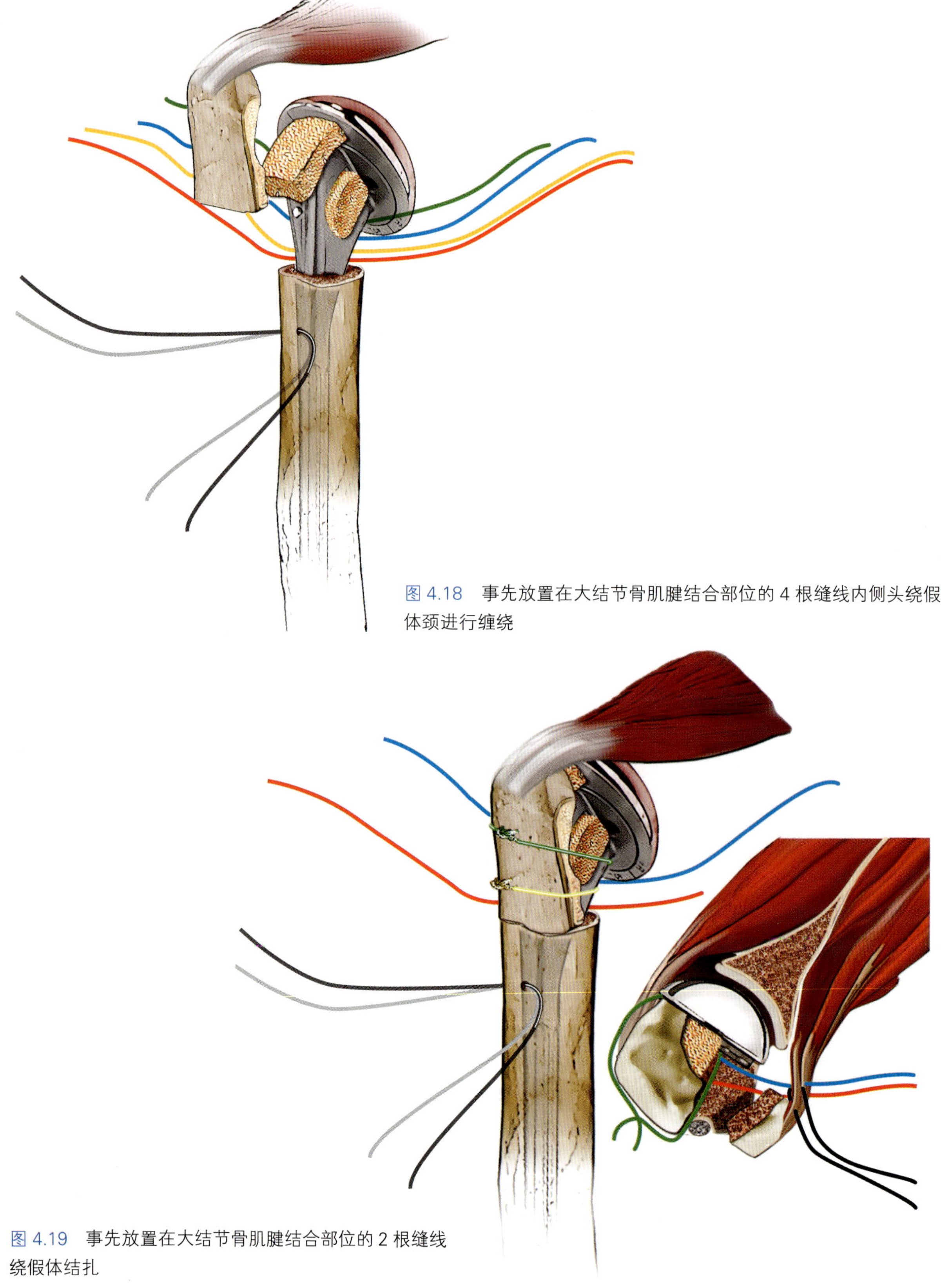

图4.18 事先放置在大结节骨肌腱结合部位的4根缝线内侧头绕假体颈进行缠绕

图4.19 事先放置在大结节骨肌腱结合部位的2根缝线绕假体结扎

形成一垂直“张力带”。一根缝线从前向后穿过肩胛下肌肌腱、肩袖间隙、冈上肌和冈下肌上肌腱(前上袖)。另一根从后向前穿过小圆肌、冈下肌、冈上肌上部、冈上肌下部和肩胛下肌前缘肌腱(后上袖)(图 4.21)。

肱二头肌在二头肌沟或肩袖间隙固定到软组织(图 4.22)。全方位活动肩关节，保证肱骨结节骨块没有移动。术中被动活动范围应至

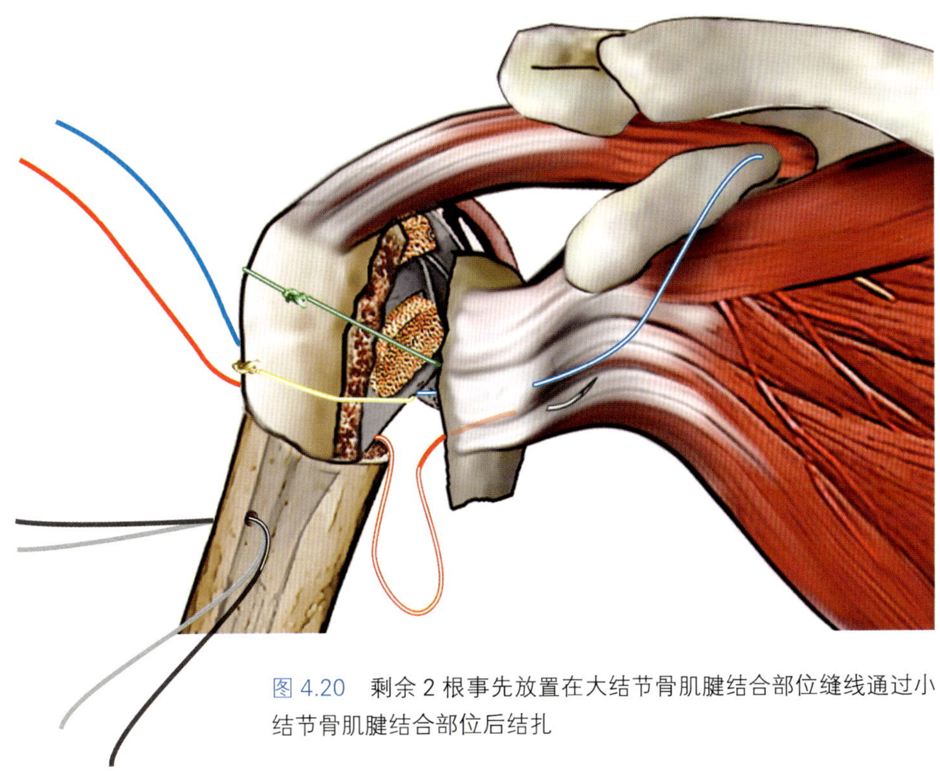

图 4.20　剩余 2 根事先放置在大结节骨肌腱结合部位缝线通过小结节骨肌腱结合部位后结扎

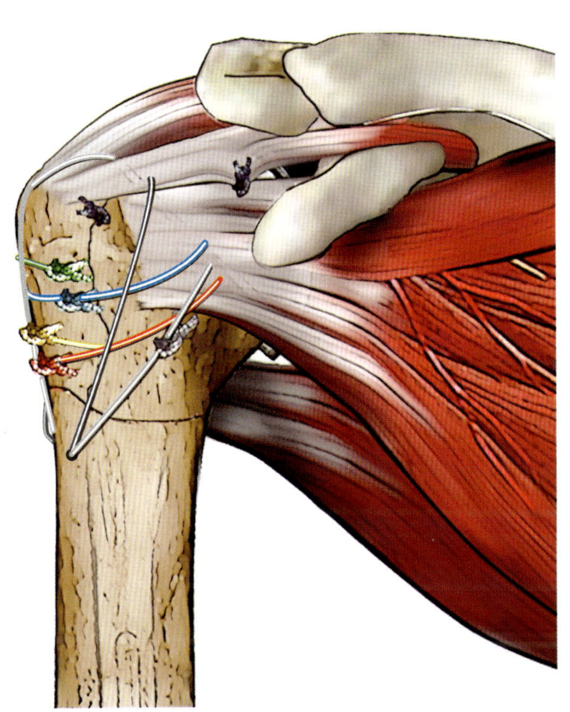

图 4.21　穿过肱骨干钻孔的缝线(灰色、淡蓝色)形成一垂直“张力带”。另外，进行单纯缝合增强肩袖间隙闭合(紫色)

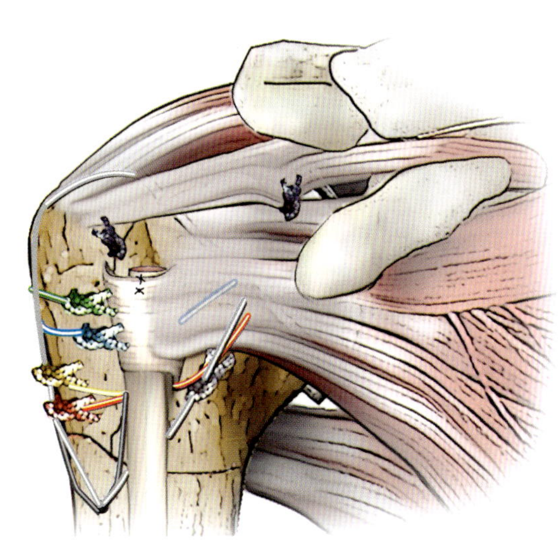

图 4.22　软组织肱二头肌腱固定术

少抬高 160°，平放外旋 40°，外展 90° 时外旋转 60°，外展 90° 时内旋转 70°。关闭伤口。术后 X 线检查应证实肱骨近端实现解剖复位（图 4.23）。

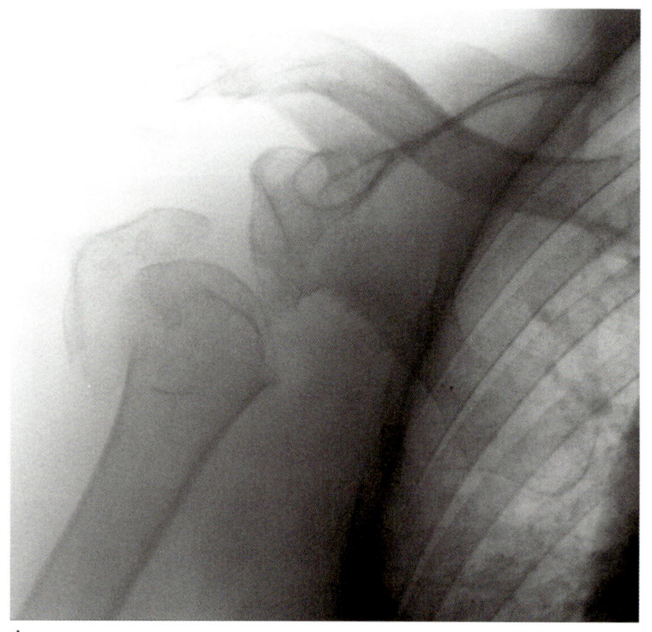

A

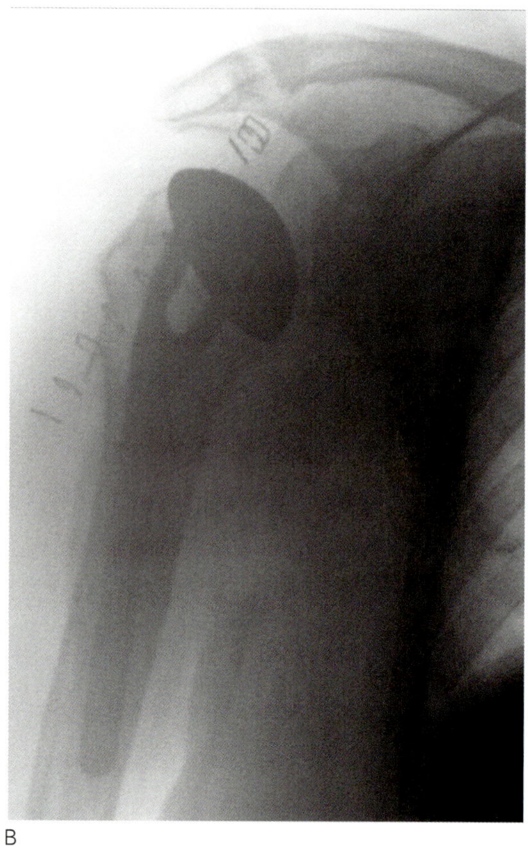

B

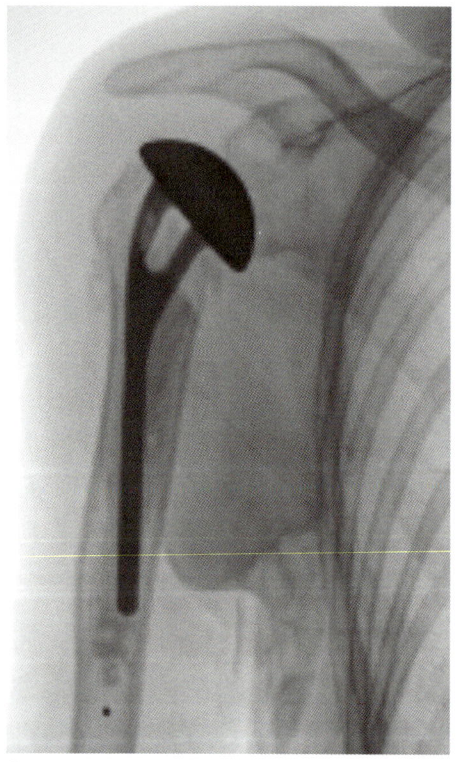

C

图 4.23 A. "哥特式拱门" 破坏的四部分肱骨近端骨折。B. 恢复 "哥特式拱门" 和肱骨结节解剖。C. 术后两年复查［图 A 和图 B 引自 Krishnan SG, Pennington WZ, Burkhead WZ, et al. Shoulder arthroplasty for fracture: restoration of the "Gothic Arch." Tech Shoulder Elbow Surg 2005;6（2）:57–66.］

术后处理

患者使用上肢悬吊护具（Innovation Sports/ Ossur， Foothill Ranch， CA）6 周（图 4.24）。术后第一天患者手掌向上位开始进行被动运动。术后前 4 周被动运动限制在前屈至 90°，外旋至 30°。术后 5~6 周，被动前屈运动无限制，外旋依然限制在 30° 内。术后 7 周可以进行主动运动，术后 10 周可以进行抗阻力训练。

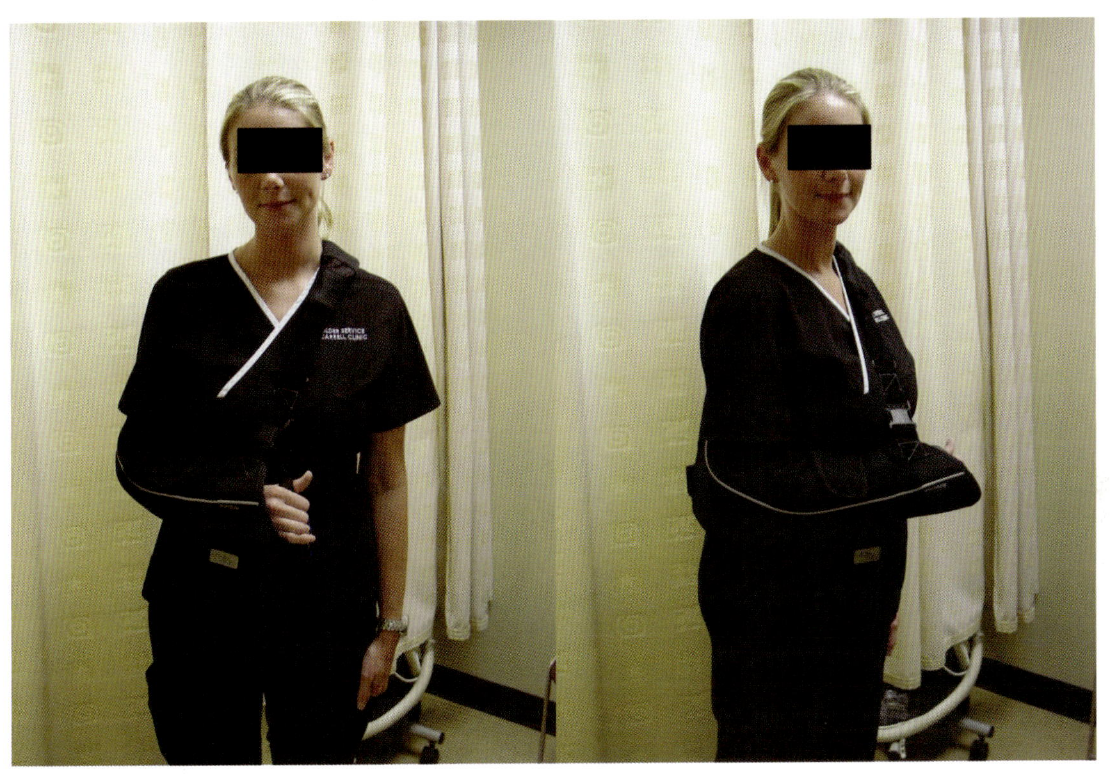

图 4.24　上肢悬吊护具

并发症

通过选择适当患者、密切注意细节和谨慎手术操作可以避免许多并发症。

1. 假体位置不正　假体放置过高会使肩袖上部张力增加，导致疼痛和抬升受限。假体高度和型号不适当也会使解剖复位肱骨大小结节困难，增加外侧结节移位及不愈合的风险[6]。通过遵循描述的恢复肱骨近端“哥特式拱门”标准可以避免出现这一情况。

2. 肱骨结节位置不正　即使假体安装正确，未将肱骨结节固定于解剖位置也会导致效果不良。大结节近端应低于肱骨头假体顶部 3~5 mm。大结节位置过低会出现与假体位置过高相似的情况。术中不确定复位是否足够时可以进行正位 X 线检查。

3. 肱骨结节固定失败　关键技术是将固定肱骨结节的缝线缠绕假体颈，通过将肱骨结节压向假体颈可以提供出众的稳定性[10]。

4. 关节僵硬　为了降低早期肱骨结节移位的风险，外科医师对术后早期肩关节运动心存忧虑。但是，此技术提供出色的固定能力可确保上述早期保护性运动的进行。其他引起关节僵硬的原因包括假体原因引起的疼痛或患者无法参与结构性治疗项目。

5. 其他　相对少见的并发症包括感染、术中肱骨骨折、异位骨化、神经损伤、复杂区域疼痛综合征、假体松动和肩胛盂关节炎等。

结 果

我们对在2001~2006年间由同一位外科医师行半肩关节置换和肱骨结节骨折固定术的170例患者进行了连续回顾性调查[6]。患者平均年龄为72岁，随访时间为24~56个月。2001年9月至2004年3月58例使用标准肱骨假体柄（STD）。2004年4月至2006年5月112例使用骨折特异性假体柄（FX）。两组患者年龄、术前等待时间、视觉模拟疼痛评分无统计学差异。FX组患者平均ASES评分更高（72：55，P<0.000 1），患肢主动抬升角度更好（129.8 ：95.4，P< 0.000 1）。总的来说，127例（75％）患者大结节与肱骨干成功愈合。FX组肱骨结节愈合率为89/112（79％），STD组愈合率为38/58（66％）（P=0.03）。FX组肩关节主动抬升幅度＞120° 患者为77/112（69％），而STD组仅为28/58（48％），具有明显统计学差异（P=0.007）。这些结果表明骨折特异性假体柄效果优于标准假体柄。

参考文献

1. Nordqvist A, Petersson CJ. Incidence and causes of shoulder girdle injuries in an urban population. *J Shoulder Elbow Surg* 1995;4(2):107–112.
2. Palvanen M, Kannus P, Niemi S, et al. Update in the epidemiology of proximal humeral fractures. *Clin Orthop Relat Res* 2006;442:87–92.
3. Handoll HHG, Ollivere BJ. Interventions for treating proximal humeral fractures in adults. *Cochrane Database Syst Rev* 2010;12: Art. No.: CD000434. DOI: 10.1002/14651858.CD000434.pub2
4. Boileau P, Krishnan SG, Tinsi L, et al. Tuberosity malposition and migration: reasons for poor outcomes after hemiarthroplasty for displaced fractures of the proximal humerus. *J Shoulder Elbow Surg* 2002;11(5):401–412.
5. Krishnan SG, Pennington WZ, Burkhead WZ, et al. Shoulder arthroplasty for fracture: restoration of the "Gothic Arch". *Tech Shoulder Elbow Surg* 2005;6(2):57–66.
6. Krishnan SG. Shoulder arthroplasty for fractures of the proximal humerus: where are we in 2010? *AAOS Instructional Course Lectures*, New Orleans, March 2010.
7. Castricini R, De Benedetto M, Pirani P, et al. Shoulder hemiarthroplasty for fractures of the proximal humerus. *Musculoskelet Surg* April 19, 2011［Epub ahead of print］.
8. Sirveaux F, Roche O, Mole D. Shoulder arthroplasty for acute proximal humerus fracture. *Orthop Traumatol Surg Res* 2010;96(6):683–694.
9. Esen E, Dogramaci Y, Gultekin S, et al. Factors affecting results of patients with humeral proximal end fractures undergoing primary hemiarthroplasty: a retrospective study in 42 patients. *Injury* 2009;40(12):1336–1341.
10. Lin K, Krishnan SG. *Shoulder Trauma: Bone, Orthopaedic Knowledge Update 9*. Rosemont, IL: American Academy of Orthopaedic Surgeons; 2008.
11. Owsley KC, Gorczyca JT. Fracture displacement and screw cutout after open reduction and locked plate fixation of proximal humeral fractures. *J Bone Joint Surg Am* 2008;90(2):233–240.
12. Südkamp N, Bayer J, Hepp P, et al. Open reduction and internal fixation of proximal humeral fractures with use of the locking proximal humerus plate. Results of a prospective, multicenter, observational study. *J Bone Joint Surg Am* 2009;91(6):1320–1328.
13. Hertel R, Hempfing A, Stiehler M, et al. Predictors of humeral head ischemia after intracapsular fracture of the proximal humerus. *J Shoulder Elbow Surg* 2004;13(4):427–433.
14. Sperling JW, Cuomo F, Hill JD, et al. The difficult proximal humerus fracture: tips and techniques to avoid complications and improve results. In: Marsh JL, Duwelius PJ, eds. *Instructional course lectures*. Vol. 56. Rosemont, IL: American *Academy of Orthopaedic Surgeons*; 2007:45–57.
15. Visser CP, Coene LN, Brand R, et al. Nerve lesions in proximal humeral fractures. *J Shoulder Elbow Surg* 2001;10(5): 421–427.
16. Sidor ML, Zuckerman JD, Lyon T, et al. The Neer classifi cation system for proximal humeral fractures. An assessment of interobserver reliability and intraobserver reproducibility. *J Bone Joint Surg Am* 1993;75(12):1745–1750.

第5章 反置式肩关节置换术治疗急性肱骨近端骨折

作者 Pascal Boileau Adam P. Rumian Xavier Ohl
译者 殷晓峰 安 帅 王 刚
校对 陈建海

引 言

虽然 Neer 在 1951 年报道半肩关节置换术治疗肱骨近端骨折效果良好，但是随后的大量研究却无法复制其功能和影像学结果。事实上，美国报道的多数文献提示，半肩关节置换术治疗肱骨近端骨折术后发生肩部疼痛和关节僵硬的概率很高[1, 2]。许多学者研究证实，半肩关节置换术效果与精确复位和肱骨结节（尤其是大结节）愈合密切相关[3]。大结节畸形愈合或因固定失效后会出现效果不良。大结节的重要性主要是因为 4 块肩袖肌肉中 3 块（冈上肌、冈下肌和小圆肌）止于大结节。大结节愈合不良，这些肌肉功能会受影响，导致肩关节功能不良。此外，大结节畸形愈合或不愈合会导致骨性撞击、活动度受限、疼痛和关节僵硬。

反置式肩关节置换术（Reverse shoulder arthroplasty，RSA）中，肩关节的旋转中心内移和肱骨降低，从而改善三角肌或外展功能，提高患肢功能。假体设计可以弥补肩袖功能缺失，尤其是冈上肌[4]。RSA 是半限制性假体，大、小结节功能不足不会引起假体不稳定。当无法顺利完成肱骨近端和肱骨结节复位和内固定时，可以考虑采取 RSA。但是，因为目前对 RSA 没有长期效果研究，且初步研究报道术后几年后功能会退化，所以 RSA 应被限制在年龄较大患者（如 70 岁以上）[5]。虽然如上述所言，RSA 可以弥补肩袖功能不足，但是手术时要尽可能实现大结节复位固定和愈合，以保证肩关节外旋功能[6]。

适应证与禁忌证

RSA 适用于不宜行骨折内固定术和传统半肩关节置换术的老年粉碎性骨质疏松性骨折患者，包括肱骨近端四部分骨折及骨折脱位、肱骨头劈裂骨折、三部分骨折脱位和无肱骨头外翻嵌插的三部分骨折[7, 8]。利于应用 RSA 而非半肩关节置换术的因素包括：年龄大于 70 岁、重度骨质疏松或代谢性骨病、重度粉碎性骨折、术前肩袖疾病、炎症性关节炎、大量吸烟、全身应用激素治疗。RSA 禁忌证包括：年龄小于 70 岁、活动性感染、腋神经功能完全缺失、肩胛盂骨量不足以支撑假体和术后无法或不愿进行康复训练的患者。RSA 对手术技术要求高，经验不足未经过专业培训的医生不要做 RSA。

术前计划

术前计划对于取得良好效果、预防可能出现的并发症是必不可少的，应仔细询问病史并进行体格检查。必须准确评估腋神经运动和感觉功能，因为相当数量肱骨近端骨折患者有轻微的神经损伤。由于神经功能恢复缓慢，可能会推迟恢复和康复训练。对于主要依靠三角肌进行肩关节活动的RSA尤为重要。我们认为腋神经完全性麻痹患者不应行RSA。影像学评估包括正位（AP）、肩胛骨Y位和腋侧位X线片及CT扫描，以分类骨折、确定骨折移位及评估肱骨结节情况。CT扫描能够根据脂肪浸润和肌肉萎缩程度进行肩袖评估，也可评估肩胛盂骨量是否足以支撑肩胛盂假体[9]。

最佳手术时机是伤后3~7天，可以使得软组织肿胀消退，降低伤口并发症风险。超过3周会大大增加手术难度，骨折愈合组织形成导致肱骨结节碎片难以松动且需要更大范围地分离软组织。

要想取得满意的手术效果，术前放射学评估很重要。因为骨折原因，正常用于肱骨假体位置参照物的解剖学标志会移位或累及。假体在髓腔内位置过深或过浅都会导致效果不佳，肱骨假体需要安放在正确位置（尤其是垂直高度）非常重要[10]。术中采用目测评估假体高度会导致难以评估、复制和接受的结果，是不能接受的。需要双侧带比例尺的AP位肱骨X线片。如图5.1中沿假想轴测量正常肱骨长度。骨折侧从肱骨近端骨折线外侧为起点开始测量（图5.1），对两侧之差进行放大倍率校正，其为维持肱骨高度假体顶部至骨折处的距离。

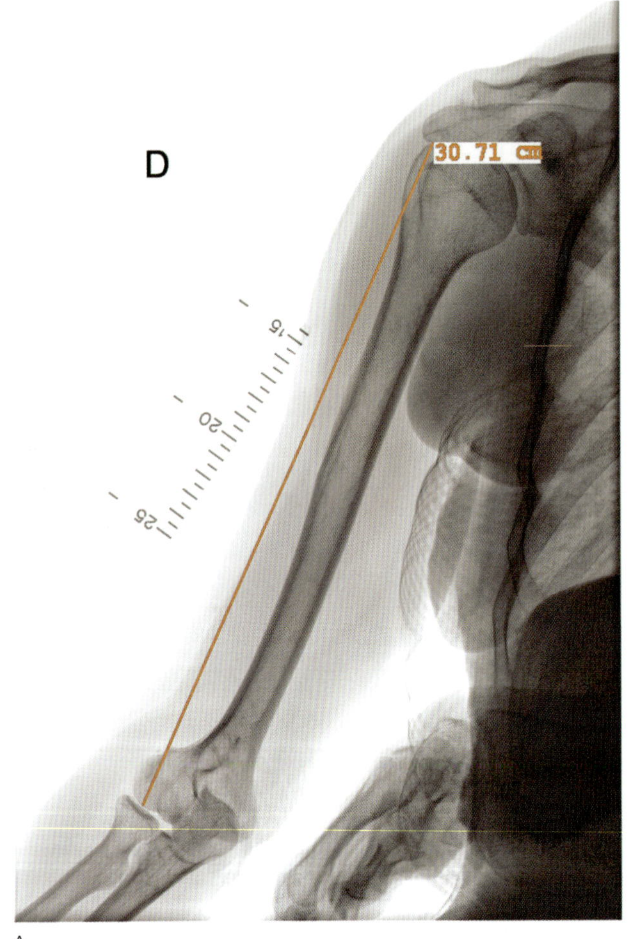

A

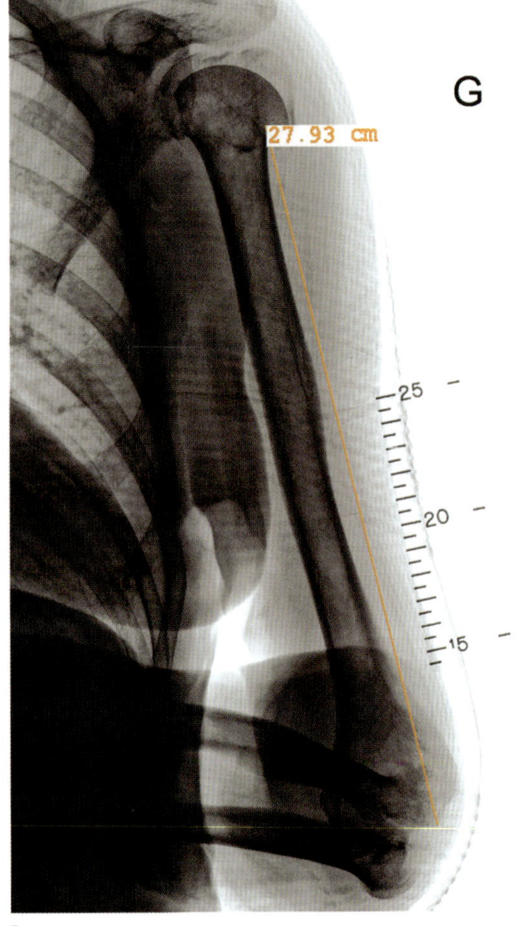

B

图5.1 评估骨折侧及对侧肱骨长度

患者准备

可在全身或局部阻滞麻醉下进行手术。

在进行麻醉诱导时预防性应用抗生素。在层流手术室进行手术。采用沙滩椅位，上臂不铺单。术前准备时常规使用消毒剂进行仔细擦洗，因为患者术后需要长时间制动且由于疼痛无法对腋窝进行清洁卫生。上臂不铺单，以便术中辅助暴露及安装假体。手术区域使用无菌贴膜（Ioban，3M）降低伤口并发症风险。

使用 Aequalis 反肩关节假体系统（Aequalis RSAFx，Tornier，Inc.）。独特设计的假体柄拥有低调的模块化设计，近端羟磷灰石涂层促进骨愈合，有容纳骨移植物的窗口及避免固定肱骨结节缝线磨损的平滑的假体颈（图 5.2）。模块化设计使其可以安装 36 号或 42 号的聚乙烯臼杯。

入　路

虽然 RSA 常规使用胸三角肌入路，也可以应用上外侧三角肌劈开入路，因为该入路可以更好地显露大结节碎片和肩胛盂。在肩峰前缘、外缘内侧 1 cm 处沿 Langer 线做一纵切口（图 5.3）。分开皮肤全层，显露其下层的三角肌和前外侧肩峰（图 5.4）。在三角肌前部及中部无血管处劈开三角肌，劈开后向远端延长不应超过 5 cm，以避免伤及腋神经。近端延长至肩峰前部的上表面，用薄骨片剥离 2 cm 前三角肌以改善复位后三角肌愈合（图 5.5）。使用自动拉钩改善手术视野。

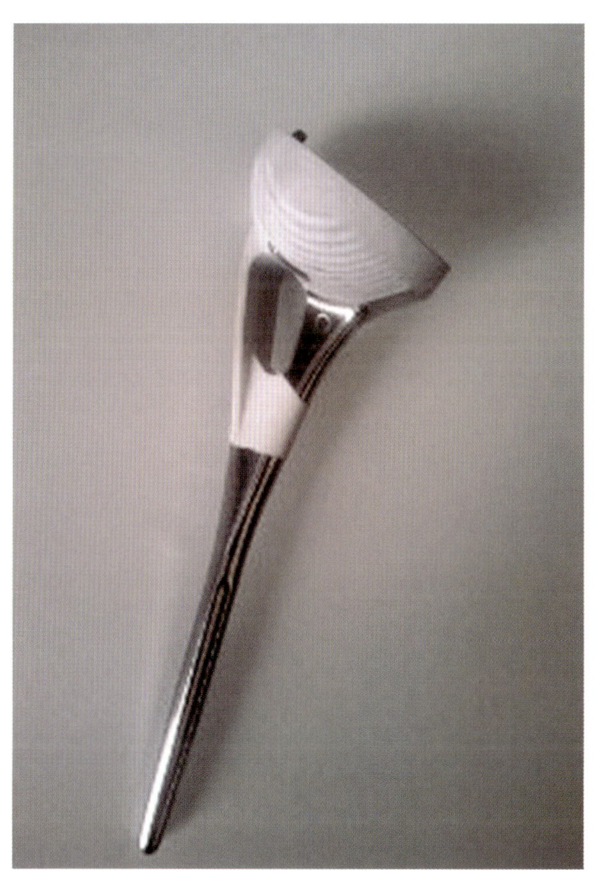

图 5.2　Aequalis 反式骨折假体柄

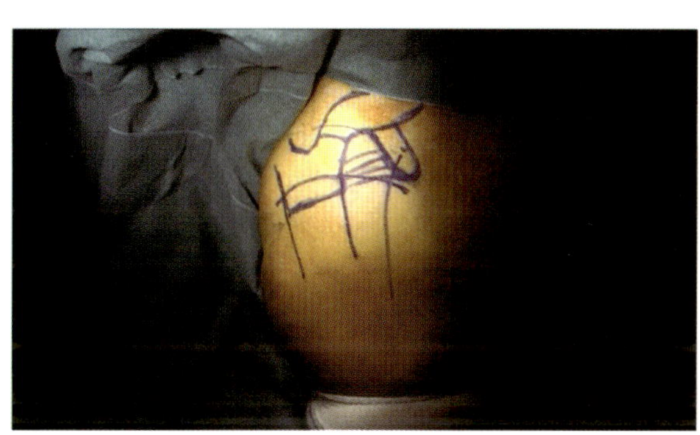

图 5.3　手术入路

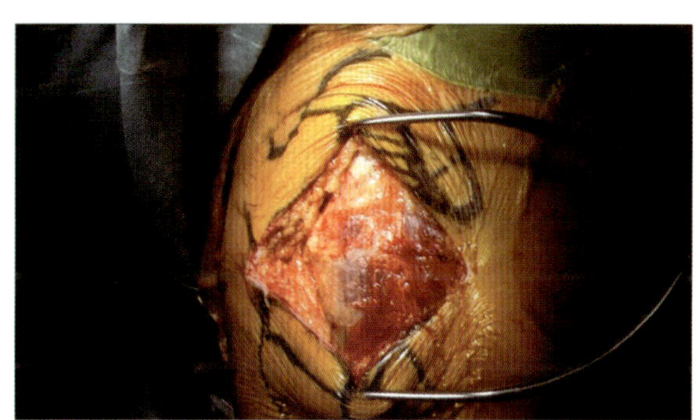

图 5.4　显露三角肌及前外侧肩峰

显露骨折

仔细清除肩峰下关节囊和骨折出血、血肿，显露骨折位置。理清解剖的关键是辨认走行于大小结节之间标识肩袖间隔的肱二头肌长头腱。肩袖撕裂时，开放或延展间隔，识别并标记肱二头肌肌腱，在其盂上结节起点处分离。去除肱二头肌肌腱关节囊内部分，有利于显露、帮助骨折复位及去除疼痛病灶。剩余肌腱行在肩袖间隔下行软组织肌腱固定术。去除骨折的肱骨头，保留下来制取术中需要的骨移植物（图 5.6）。

松动并准备肱骨结节

识别冈上肌腱并将其移至肩胛盂唇。许多患者冈上肌腱在大结节止点已损伤，应该松解肩袖肌肉和三角肌之间的所有粘连。使用特殊设计的无创抓钳抓住大结节碎片以放置缝线（Aequalis, Tornier, Inc.; 图 5.7）。将一根绿色和一根蓝色的粗不可吸收编制线穿过冈下肌肌腱，一根绿色和一根蓝色缝线穿过小圆肌肌腱（图 5.8）。这 4 根结实的不可吸收缝线（2 根绿色，2 根蓝色）将用于肱骨结节的水平环扎固定，进而必须保证其位于大结节骨肌腱结合部位。不同颜色的缝线利于操作处理。我们使用 Orthocord（Depuy Orthopaedics, Inc.）、Fiberwire（Arthrex, Inc.）或 Force Fiber（Tornier Inc.）等缝线。2 根缝线同样穿过肩胛下肌肌腱绕过小结节碎片。

穿梭缝合或使用卷曲针在冈下肌与骨结合处将两根同色缝线穿过上部，两根不同色缝线穿过下部。缝线不要穿过骨头以免造成结节碎片粉碎。这步完成后开始处理肩胛盂（图 5.9）。

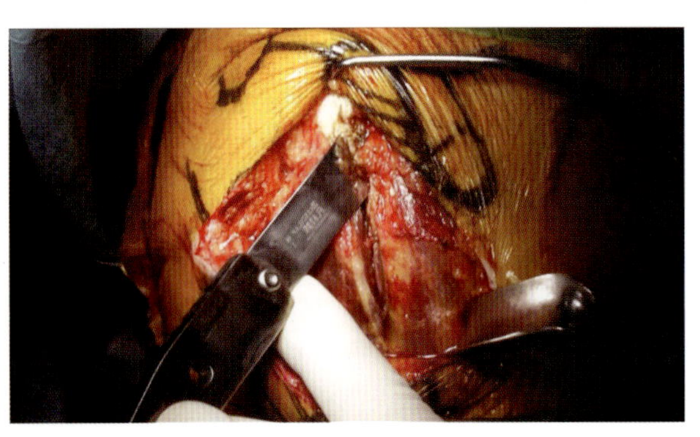

图 5.5 剥离前方三角肌

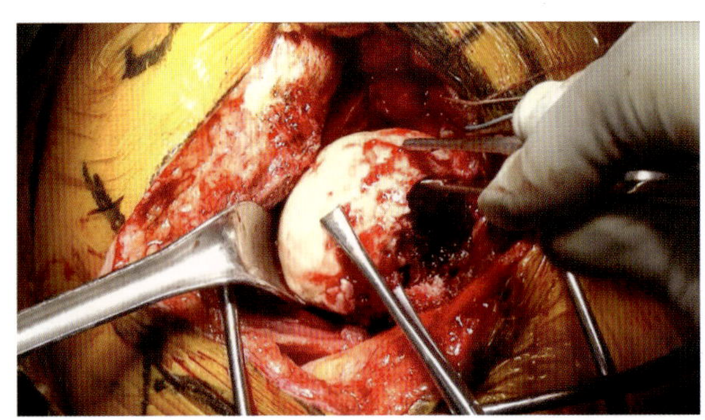

图 5.6 去除骨折肱骨头

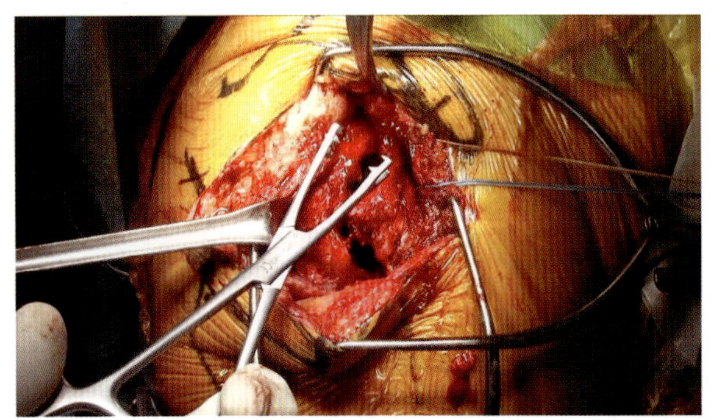

图 5.7 使用特殊设计的无创抓钳对大结节进行操作

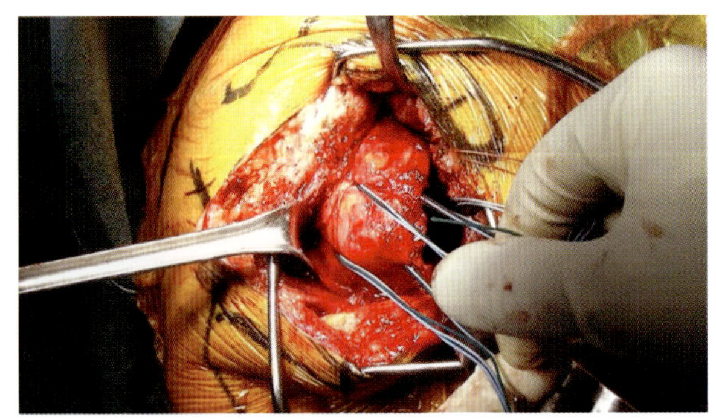

图 5.8 4 根水平环扎线。一根绿色和一根蓝色穿过肩胛下肌肌腱，一根绿色和一根蓝色穿过小圆肌肌腱

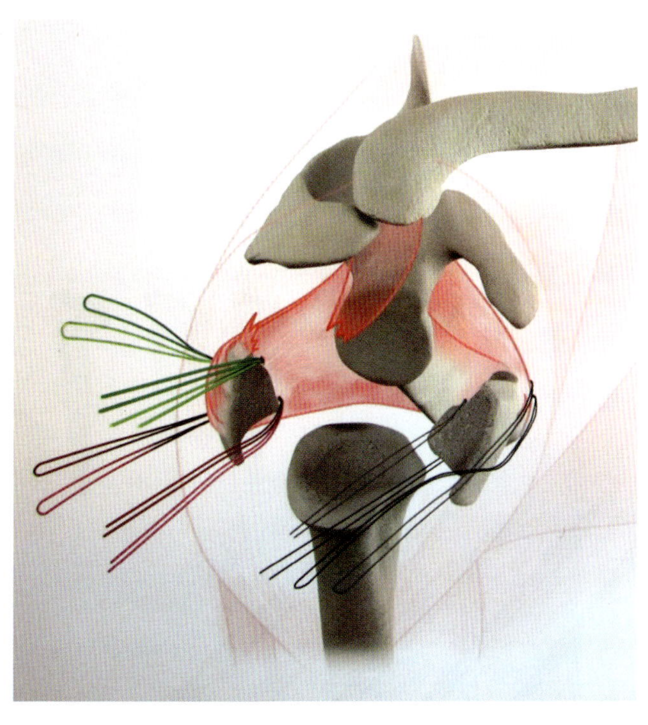

图 5.9 放置缝线技术

肩胛盂暴露和内固定物植入

将平叉状拉钩（Kolbel 拉钩）放在肩胛盂颈前部向前拉肩胛下肌显露肩胛盂。切除前盂唇和下盂唇，打开前方关节囊。与之相似，一把叉状拉钩放置于后方，切除后盂唇，打开后方关节囊。一把拉钩向下压肱骨骨干，显露肩胛盂下盂唇，完成肩胛盂的暴露。

通过上下和内外平分线交点确认肩胛盂中点。安放时，肩胛盂基座应稍低于肩胛盂。圆形肩胛盂导向器放置于肩胛盂下唇盂，用于插入螺纹导丝。如骨折病例没有肩胛盂磨损，没必要校正肩胛盂型号。于中立位或向下倾斜 10° 插入导丝（图 5.10）。应避免肩胛盂假体向上倾斜，以避免不稳定及肩胛骨下切迹。

沿导丝使用空心扩孔钻在肩胛盂表面进行轻柔扩孔。接触骨面前就要开启扩孔钻以免肩胛盂骨折（图 5.11）。扩孔的目的是使得骨面平坦光滑，但是重要的一点是保留足够多的坚硬的软骨下骨以保证对肩胛盂内固定物的支撑。根据关肩胛盂大小选择 25 mm 或 29 mm 的基座。使用另一具扩孔器进行再次扩孔以便于安装球型假体。球型假体型号分为两种：36 mm 和 42 mm。我们倾向于除体型最小患者外一律采用 42 mm 球型假体，因为可以改善假体的稳定性。最后，沿导丝钻一 8 mm 孔以放置肩胛盂基座中央桩拴钉，其被压配固定于肩胛盂。

接下来，使用螺钉固定基座（图 5.12）。最先安装前方和后方的皮质螺钉，以取得基座最佳压力。沿朝上方和偏向基座中心的轨迹方向的导丝钻前方的孔，从肩胛骨后侧皮质钻出。测量其深度，不完全拧紧螺钉，避免基座晃动。沿朝下方和偏向基座中心的轨迹方向的导丝钻后方的孔，从肩胛骨前侧皮质钻出。测量其深度，拧入螺钉，在前方螺钉拧紧后将后方螺钉拧紧。螺钉的用途是取得稳定的皮质固定——无法实现这一目标时应沿其他方向钻孔。接下来拧入上方和下方的锁定螺钉。导钻拧入基座的螺纹孔，按照既定方向钻孔。上方螺钉以约向上 20° 、向前 10° 角度将基座固定在喙突基底部。下方螺钉以肩胛盂轴向下约 20° 角度将基座固定在肩胛柱。首先拧入拧紧上方螺钉。明确基座的最终位置，应位于稍稍偏下但未超过肩胛盂下缘的位置并与骨质完全贴合，采用的中立位或是稍稍向下倾斜，同时型号正确。虽然在该阶段我们想将最终球状假体安装在基座上，但在需要情况下应将球状假体试模安装在基座上（图 5.13）。

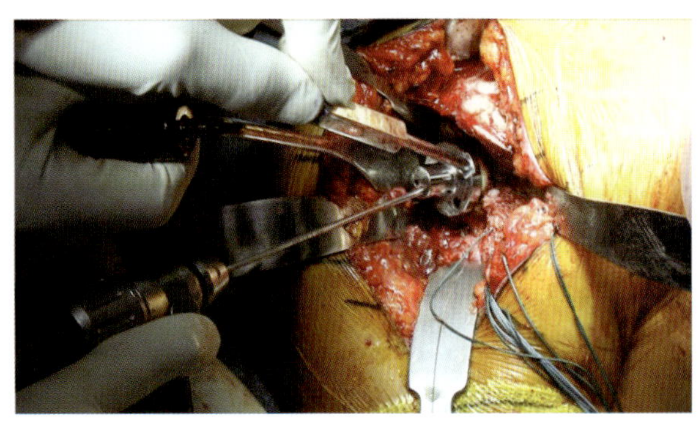

图 5.10 使用拉钩暴露肩胛盂，将向下倾斜 10° 导丝插入到肩胛盂导向器

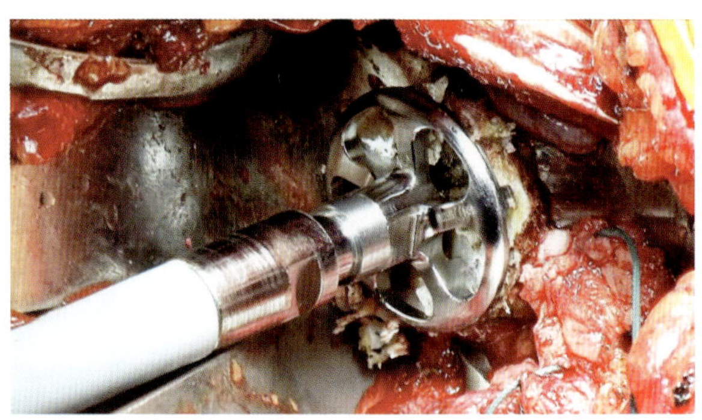

图 5.11 肩胛盂扩孔

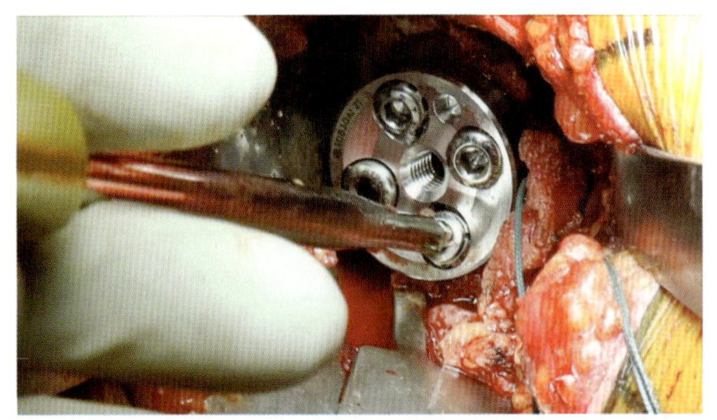

图 5.12 使用 2 枚普通螺钉和 2 枚锁定螺钉固定基座

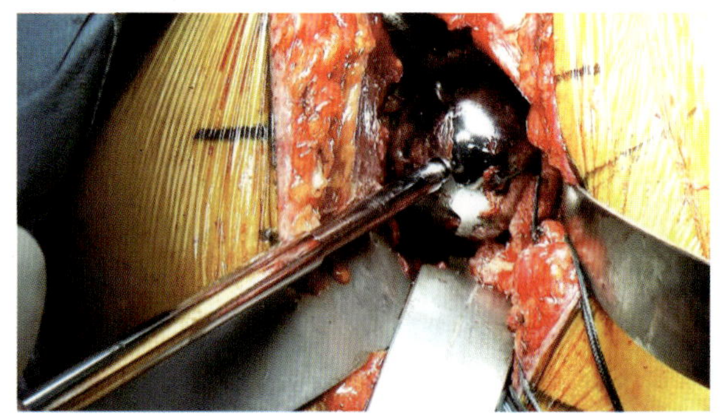

图 5.13 安装最终球状假体

肱骨准备

去掉肩胛拉钩，肘关节向上推改善髓腔显露。渐进性扩髓直至接触到骨皮质，最后确定肱骨假体柄尺寸。扩髓时一手置于肘下引导扩髓方向，控制旋转，避免过度牵拉软组织导致神经失用症（图 5.14）。

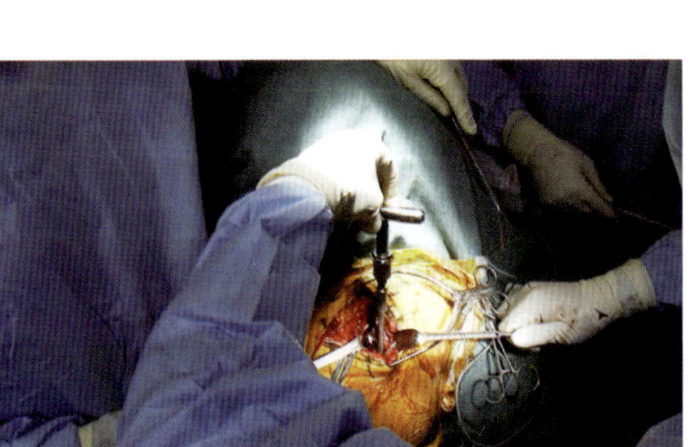

图 5.14 肱骨干扩髓

骨折部位 1 cm 以下肱二头肌沟外侧和后侧钻两个洞，2 根不同颜色的不可吸收缝线对折后穿过这两个孔用于垂直环扎肱骨结节修复（图 5.15）。

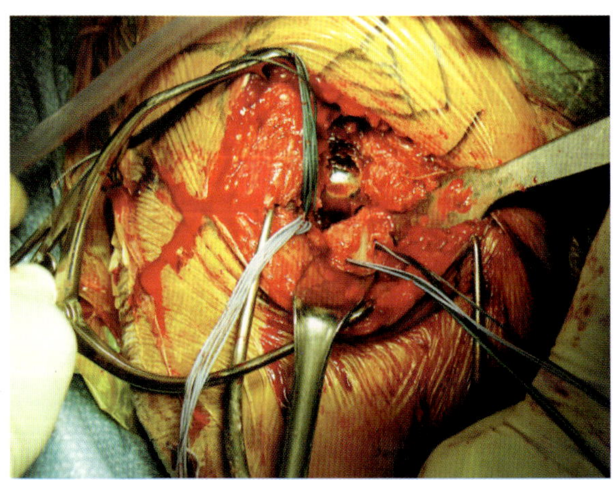

图 5.15 2 根缝线在骨折位置以下穿过肱骨干

安装假体柄试模

肱骨假体柄安装过程中，保持正确后倾、保证骨折部位以上高度正常非常重要。试模装在固定器上，装入髓腔内。

使用校正器保证假体后倾，将其插入固定器中，旋转假体柄直至后倾杆平行于肘关节屈曲 90° 的前臂（图 5.16）。这样肱骨假体柄相对于前臂有 20° 后倾（也就是相对于上髁轴线 10° 后倾）。在与假体试模外侧靠近的骨上使用电凝或无菌标识进行标记，以引导安装最终内固定物。

肱骨假体高度通过将大结节复位至假体组件和肱骨干进行确认。适当复位大结节后，假体试模最上部分会到达或刚刚超过肱骨结节顶部。假体高度应在术前计划阶段决定或确认。距离假体固定器上的测高计进行设置（图 5.17）。测高计的下部置于肱骨干外侧皮质，因而可以得到假体的正确高度。假体试模在髓腔内太松而无法为肱骨结节复位提供足够的稳定性时，应改用更大尺寸的假体试模。术前确定的高度与术中维持正确位置的高度有出入，应该进行重新评估。如果大结节碎片相对完整且相对于骨干可以进行解剖复位，那么肱骨结节可以作为假体高度的指导，可以使用高度仪进行测量。相反，如果大结节出现骨量丢失的粉碎性骨折或无法实现解剖复位，应按照术前计划中肱骨高度值。假体试模稳定时可以使用垫片进行复位；但是，为避免医源性骨折，并不常规使用。

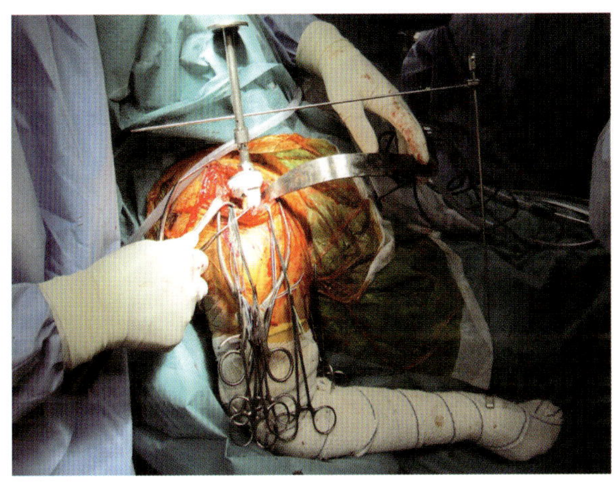

图 5.16　控制假体试模后倾

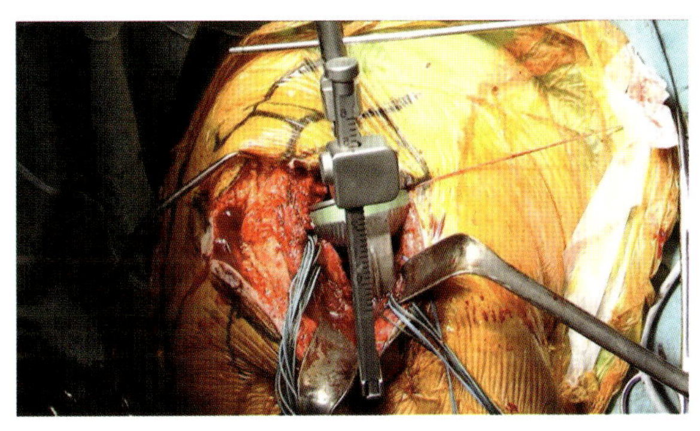

图 5.17　控制假体试模高度

安装肱骨假体柄

将最终确定型号的肱骨假体装在安装器上。通过这套器械自带的制取骨移植物器械从肱骨头中制取松质骨移植物，并将其置于假体柄的开窗处（图 5.18）。骨折假体柄联合骨移植物会提高肱骨结节成功愈合可能性。

骨水泥限制器放在假体柄试模尖端 2 cm 以下的肱骨干。冲洗吸引髓腔，在肱骨髓腔内留置一引流管。使用大号注射器注入骨水泥，在骨水泥注入过程中，通过小引流管逐渐往外抽取。由于只需固定假体柄远端，使用的骨水泥量很少。近端髓腔和假体只有在无骨水泥前提下才会出现骨性结构生长。插入最终确定的假体，使用留在骨上的标识引导其放置在准确后倾和准确高度的位置（图 5.19）。使用刮匙去除多余的骨水泥，骨折处 5 mm 内不应有骨水泥。该区域内假体周围残存的空隙可用肱骨头制取的骨移植物填塞，以促进肱骨结节愈合。

肱骨聚乙烯杯直径取决于球状假体尺寸。使用试模尝试复位后选择适当的聚乙烯杯以确保稳定性。如果肩胛盂和肱骨组件安装合适，通常 6 mm 聚乙烯杯比较合适。如果复位时出现肱骨活动或三角肌张力不足，则必须使用稍厚的聚乙烯杯（9 mm 或 12 mm）。假体处于脱位状态，将最终确定的聚乙烯杯安装在肱骨组件上。

肱骨结节复位和固定

通过之前放置在冈下肌和小圆肌骨肌腱结合部位的 4 根对折缝线在肱骨结节修复中进行水平环扎。从肌腱深层传出的缝线末端缠绕为避免磨损缝线而抛光的假体颈（称为“套索策略”），然后将假体复位至关节内（图 5.20）。

使用特定肱骨结节抓紧器向前牵拉，将大结节复位到假体和肱骨近端，此时维持上臂处于外旋位置至关重要。在前臂内旋位置尝试复位肱骨结节是常犯的错误，这样会将肱骨结节固定在太靠后的位置，导致外旋功能丧失和后侧撞击。上方（绿色）和下方（蓝色）的两根环扎线系紧将大结节固定（图 5.21）。外科医师使用对折缝线可以使用一种特殊的滑结技术——“Nice knot”， 该打结技术可以在最终系紧前不断进行调整和拉紧，因而可以实现肱骨结节固定最优化（见附录）。轻轻进行肩关节活动度检查确认大结节固定稳定。

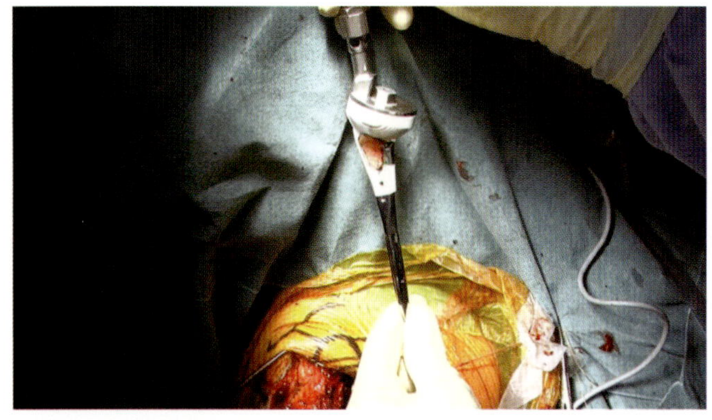

图 5.18 最终确定的假体柄和自体松质骨移植物

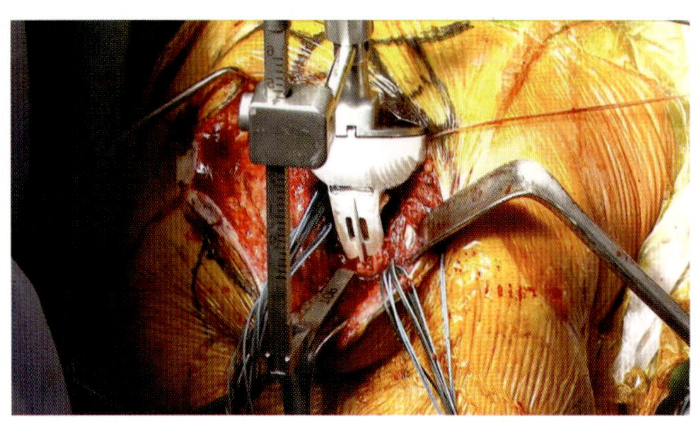

图 5.19 在进行高度和后倾控制下安装假体柄

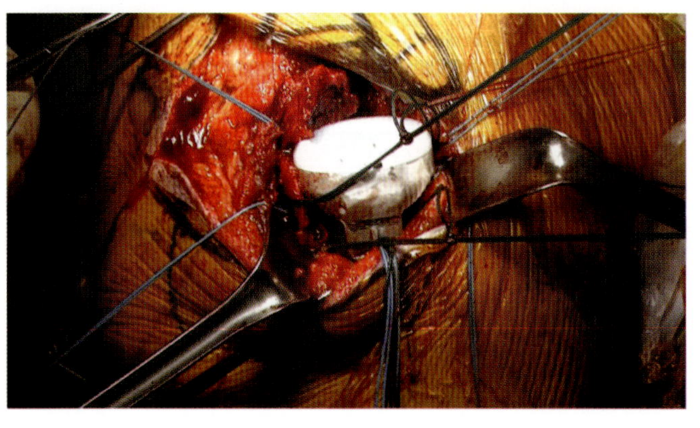

图 5.20 缠绕假体颈的 4 根水平环扎线：“套索”策略

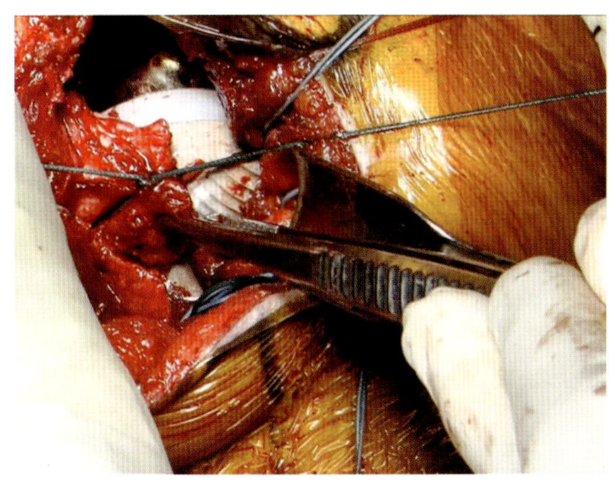

图 5.21　使用两根缝线复位固定大结节，上臂处于外旋位置

缠绕假体颈的两根剩余缝线穿过肩胛下肌深层肌腱与小结节结合部位，一根在上（蓝色），一根在下（绿色）。上臂内旋，将小结节复位。使用夹钳维持复位，环扎线使用“Nice knot”滑结技术系紧。因此，这一步操作结束时，肱骨大小结节都已被复位并固定到假体颈（图 5.22）。使用事前准备的垂直张力带缝合（一根前上通过肩胛下肌腱，一根后上经过冈下肌腱）加强固定，将肱骨大小结节牢固地固定到肱骨干（图 5.23，图 5.24）。

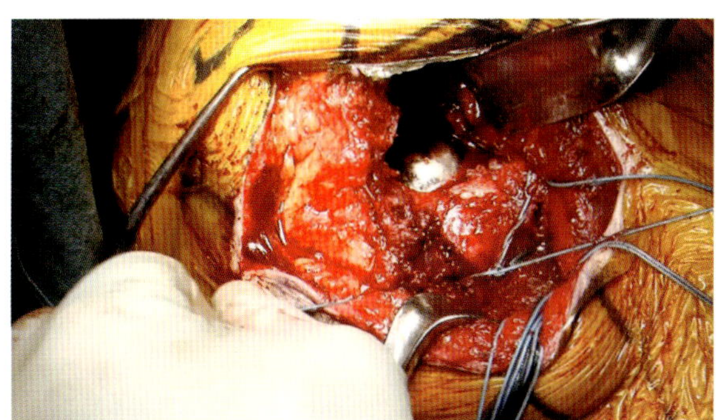

图 5.22　复位小结节。大小结节都完美复位固定

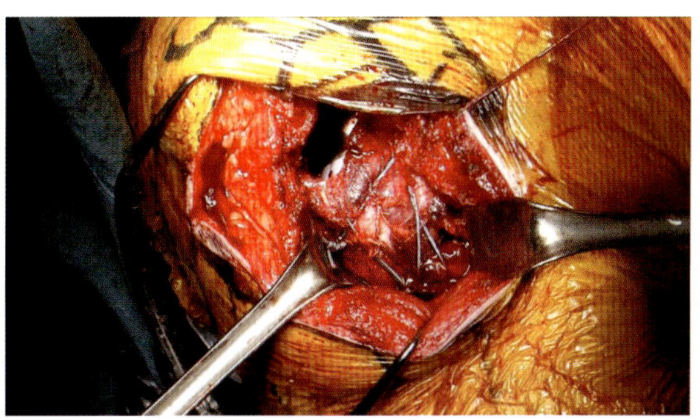

图 5.23　使用垂直张力带（前上和后上）将大小结节固定到肱骨干

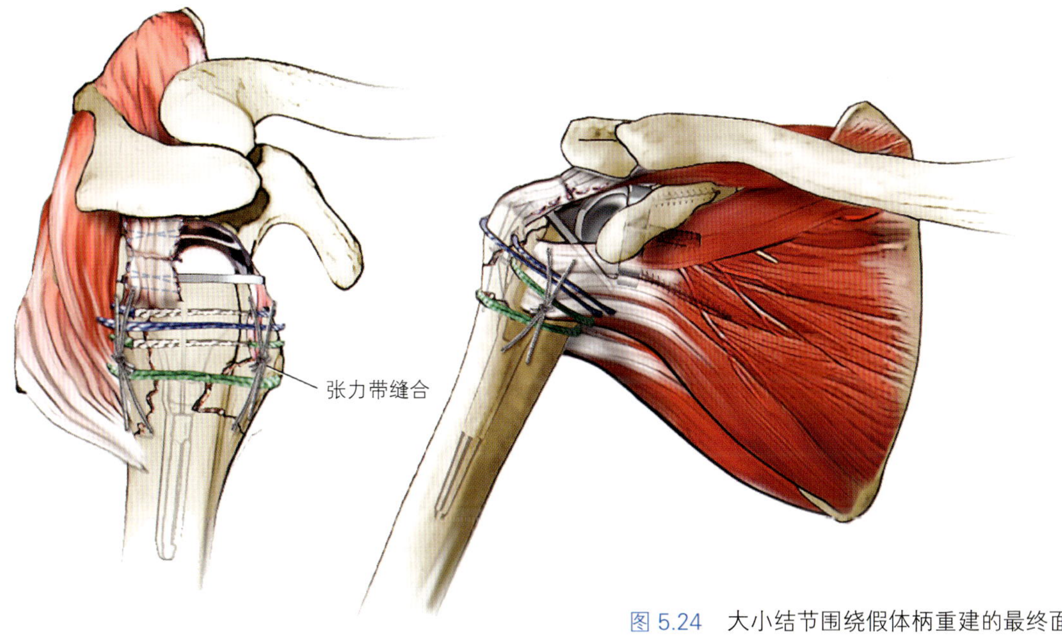

图 5.24　大小结节围绕假体柄重建的最终面貌

最终评估

内旋、外旋上臂并外展 90° 检查肱骨结节固定、假体稳定性和活动度。外展并上抬前臂检查活动度，确认没有肩峰撞击，外展前臂确认没有肩胛柱撞击。

关闭伤口

将一引流管放置在肩峰下间隙预防骨折患者常见的血肿形成。使用间断不可吸收经骨缝合线仔细缝合前三角肌，以标准方式缝合皮肤（图 5.25）。

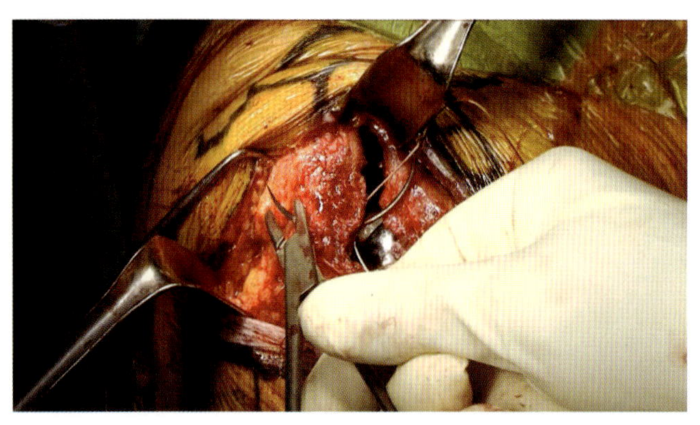

图 5.25 经骨修复前三角肌

术后处理

软组织情况不良或前三角肌修补可能不稳定时，可以使用外展位石膏 4 周。在这段时期内患者可以去掉石膏进行每天数次的被动摆动运动，避免关节僵硬（通常为每天 5 次，每次 5 分钟）。否则，可以采用中立位上肢悬吊 4 周，进行主动和被动训练。取得良好被动运动活动度后，可以在术后 6~8 周可以进行完全主动及等长力量训练。

结 果

目前，只有很少关于治疗骨折的 RSA 研究结果发表。Bufquin 等[11] 和 Klein 等[12] 报道 RSA 疼痛缓解和活动度（范围大约为外展 110°，向前抬升 120°，外旋 10°）优于相似患者使用半肩关节置换术治疗效果。内旋功能恢复有很大的差异。放射学随访结果证实虽然假体松动很罕见，但进行性切迹（尤其是肩胛盂假体周围）发生率很高，进一步说明 RSA 适用于老年患者[13]。应该告知患者功能改善可能会持续到术后 1 年，内旋和外旋功能受限是预料之中的。最常见的并发症是感染和不稳定[14]。假体不稳定主要是与手术手术相关，尤其是没有将肱骨恢复到合适长度或肩胛盂假体位置过高时。

老年患者（ > 70 岁）应用反置式肩关节置换术治疗急性肱骨近端骨折，肱骨结节不愈合或固失败的发生率高达 50%，考虑可能与严重骨量减少、骨质疏松及假体干扰大小结节复位有关。基于效果良好的 Aequalis 半肩关节置换骨折假体，为实现肱骨近端解剖复位固定肱骨结节和骨移植物，设计了一种新颖的 RSA 假体：Aequalis RSAFx。对 38 例患者（平均年龄 78 岁）进行前瞻性队列研究，评估这种假体的放射学表现及早中期功能结果（图 5.26）。使用 X 线及 CT 扫描进行随访评估大小结节愈合及假体周围切迹形成。平均随访时间为 12 个月（6~34 个月）。

87%（33/38）病例大小结节在解剖位置愈合（图 5.27）：3 例患者出现大结节部分溶解，2 例患者肱骨结节错位，一例出现号手征。

无假体松动、感染、脱位，无患者需要翻修。随访最终结果是平均上抬 116°（80°~150°），外旋 26°（0°~50°），平均内旋到 L5（臀部—胸 10，图 5.28）。平均 Constant 评分为 58 分（23~79 分），修正 Constant 评分是 88%（33%~118%）。个人满意度是 70%。

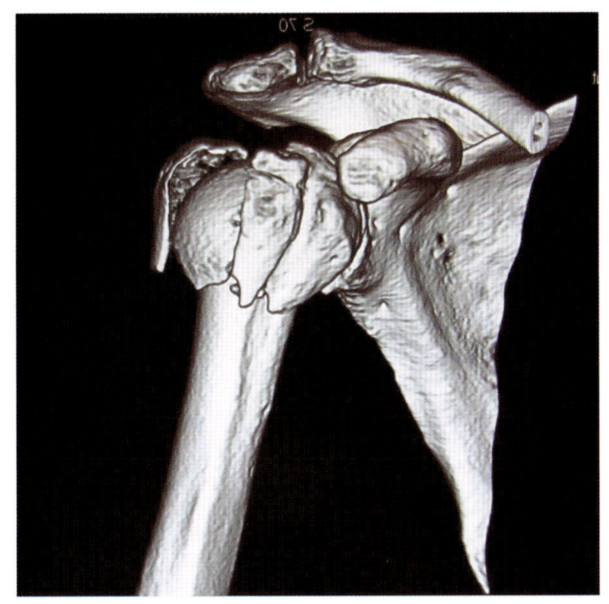
A

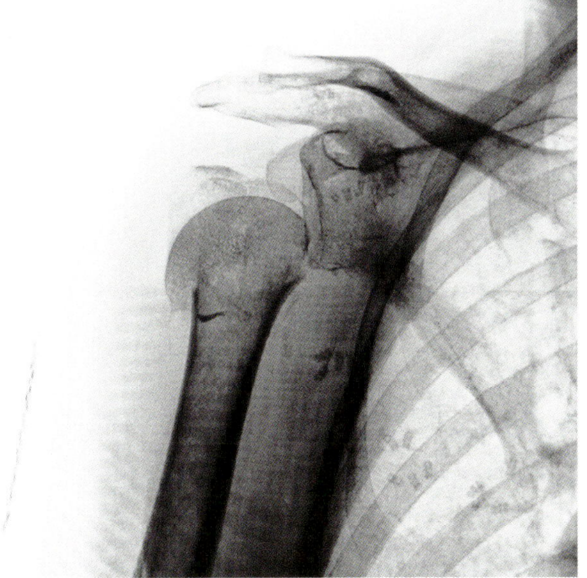
B

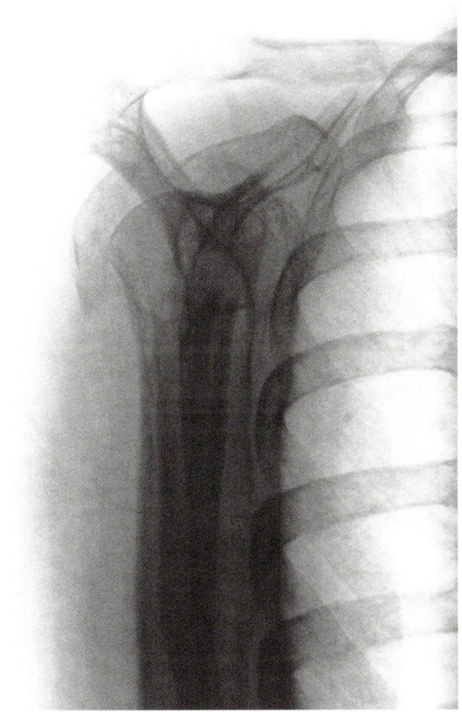
C

图 5.26　一例 72 岁女性右肱骨头四部分骨折

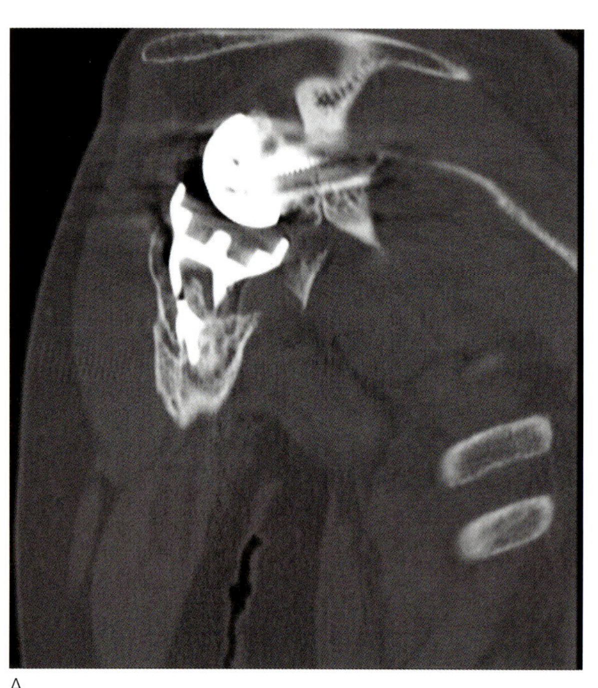
A

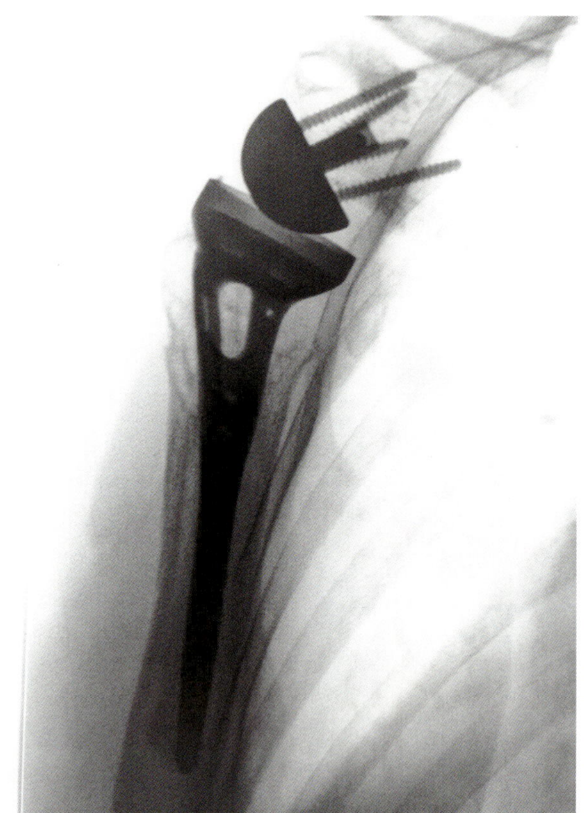
B

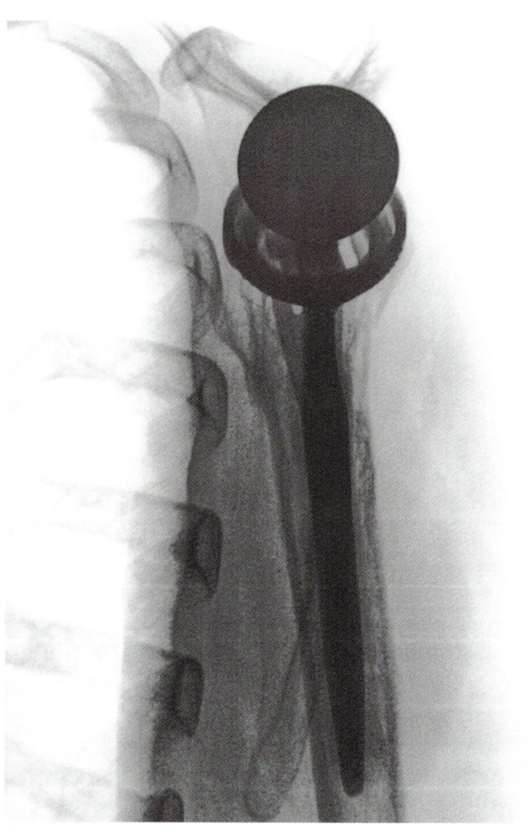
C

图 5.27　图 5.26 同一病例对比。术后 3 个月 CT 扫描提示大结节愈合及与假体空窗处的自体移植物融合。术后 9 个月 X 线对比提示大结节愈合及位置良好

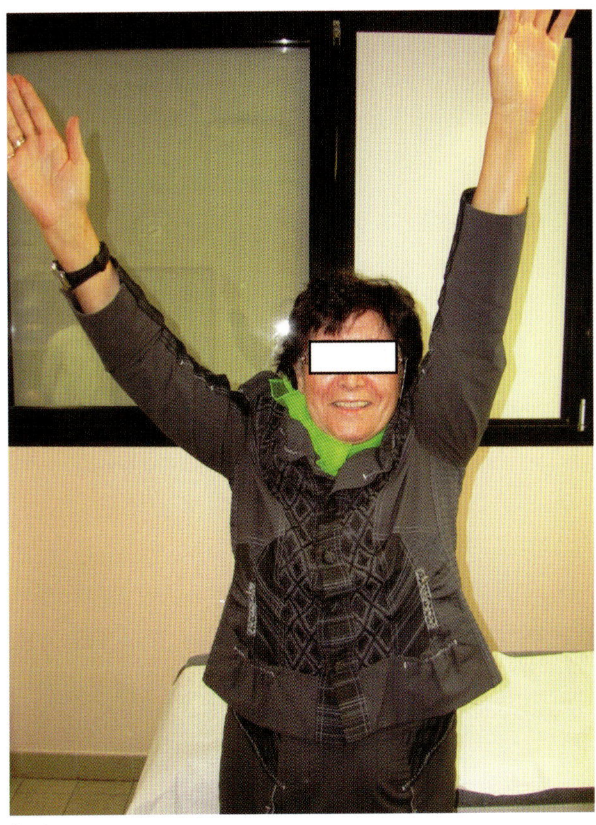
A

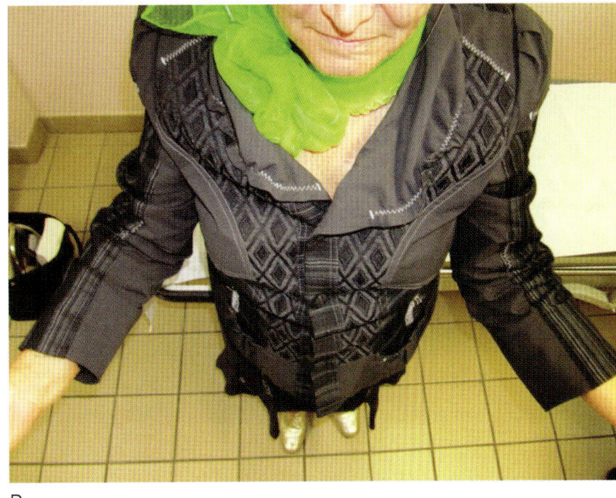
B

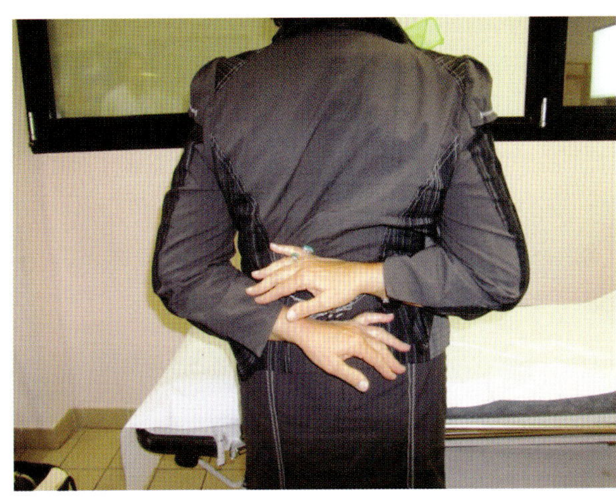
C

图 5.28　患者术后 1 年情况。无疼痛，上抬 140°，外旋 50°，内旋可触及自己的第 12 胸椎

结　果

总之，治疗老年患者复杂肱骨近端骨折独特设计的反置式肩关节假体是一个很好的选择，因为其具有如下优势：①肱骨结节更易愈合；①外旋功能良好（对日常生活能力有益）；③降低并发症风险。

反置式肩关节置换术对治疗老年患者复杂肱骨近端骨折是一个很好的选择，其他治疗方案往往会产生不良结果。手术医师对手术技术必须高度重视，尽可能改善术后效果，避免并发症。

参考文献

1. Neer CS II. Displaced proximal humeral fractures. II. Treatment of three-part and four-part displacement. *J Bone Joint* Surg Am 1970;52(6):1090–1103.
2. Sirveaux F, Roche O, Mole D. Shoulder arthroplasty for acute proximal humerus fracture. *Orthop Traumatol Surg Res* 2010;96(6):683–694.
3. Boileau P, Krishnan SG, Tinsi L, et al. Tuberosity malposition and migration: reasons for poor outcomes after hemiarthroplasty for displaced fractures of the proximal humerus. *J Shoulder Elbow Surg* 2002;11(5):401–412.
4. Boileau P, Watkinson DJ, Hatzidakis AM, et al. Grammont reverse prosthesis: design, rationale, and biomechanics. *J Shoulder Elbow Surg* 2005;14(1 Suppl S):147S–161S.
5. Guery J, Favard L, Sirveaux F, et al. Reverse total

shoulder arthroplasty. Survivorship analysis of eighty replacements followed for five to ten years. *J Bone Joint Surg Am* 2006;88(8):1742–1747.
6. Sirveaux F, Favard L, Oudet D, et al. Grammont inverted total shoulder arthroplasty in the treatment of glenohumeral osteoarthritis with massive rupture of the cuff. Results of a multicentre study of 80 shoulders. *J Bone Joint Surg Br* 2004;86(3):388–395.
7. Neer CS II. Displaced proximal humeral fractures. I. Classifi cation and evaluation. *J Bone Joint Surg Am* 1970;52(6): 1077–1089.
8. Neer CS II. Four-segment classifi cation of proximal humeral fractures: purpose and reliable use. *J Shoulder Elbow Surg* 2002;11(4):389–400.
9. Goutallier D, Postel JM, Bernageau J, et al. Fatty muscle degeneration in cuff ruptures. Pre-and postoperative evaluation by CT scan. *Clin Orthop Relat Res* 1994;(304):78–83.
10. Ladermann A, Williams MD, Melis B, et al. Objective evaluation of lengthening in reverse shoulder arthroplasty. *J Shoulder Elbow Surg* 2009;18(4):588–595.
11. Bufquin T, Hersan A, Hubert L, et al. Reverse shoulder arthroplasty for the treatment of three- and four-part fractures of the proximal humerus in the elderly: a prospective review of 43 cases with a short-term follow-up. *J Bone Joint Surg Br* 2007;89(4):516–520.
12. Klein M, Juschka M, Hinkenjann B, et al. Treatment of comminuted fractures of the proximal humerus in elderly patients with the Delta III reverse shoulder prosthesis. *J Orthop Trauma* 2008;22(10):698–704.
13. Cazeneuve JF, Cristofari DJ. Delta III reverse shoulder arthroplasty: radiological outcome for acute complex fractures of the proximal humerus in elderly patients. *Orthop Traumatol Surg Res* 2009;95(5):325–329.
14. Farshad M, Gerber C. Reverse total shoulder arthroplasty-from the most to the least common complication. *Int Orthop* 2010;34(8):1075–1082.

附 录

Nice 打结法

引 言

打结是开放和关节镜手术的基本技能。传统上诸如外科结和方结这样非滑平结应用于开放手术中，因为其比滑结更可靠、更安全，然而随着关节镜和其他内镜手术发展，由于技术限制，许多“新型”滑结开始应用。打结方法应该易学易用，结实可靠，可以准确调控张力。

技 巧

将一对折缝线置于目标组织周围。这样使得在组织周围有两根线，一侧有两根线头，另一侧有一个线环(图 5.A1)。打一个简单的半结（图 5.A2），将两根线头穿过线环（图 5.A3）。整理一下要拉紧的线结（图 5.A4）。将两根线头分别向不同方向牵拉，使线结向下滑（图 5.A5）。另外，可以轮流牵拉两根线头或是使用其他滑结将结打紧。最终再打三个半结使得线结牢靠安全（图 5.A6）。

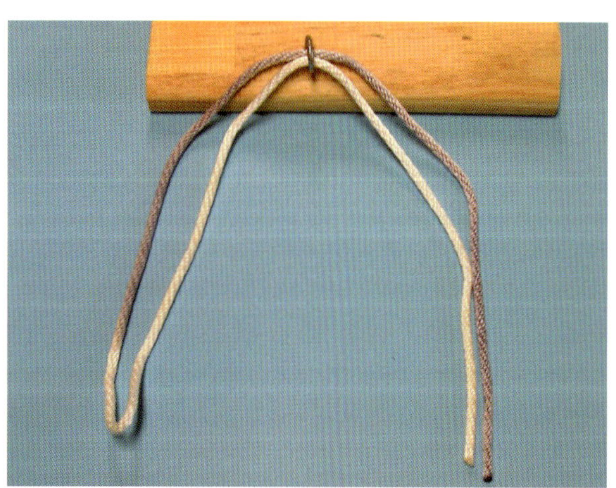

图 5.A1

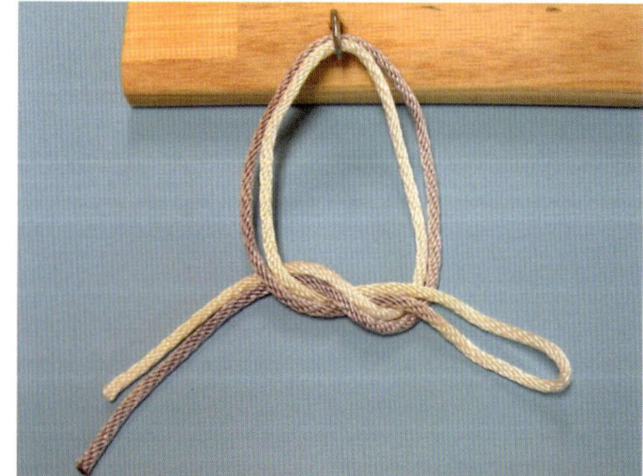

图 5.A2

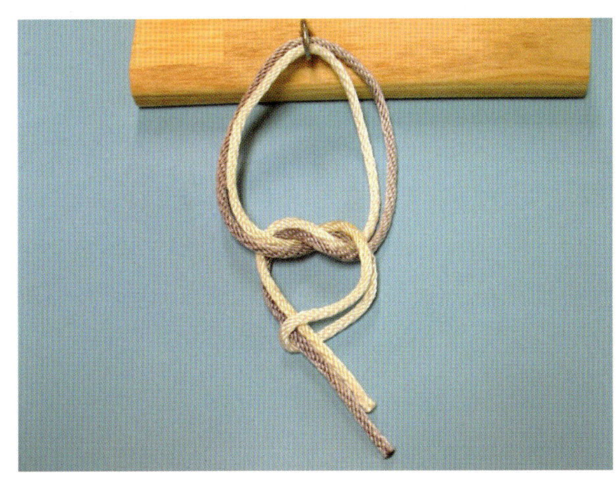
图 5.A3

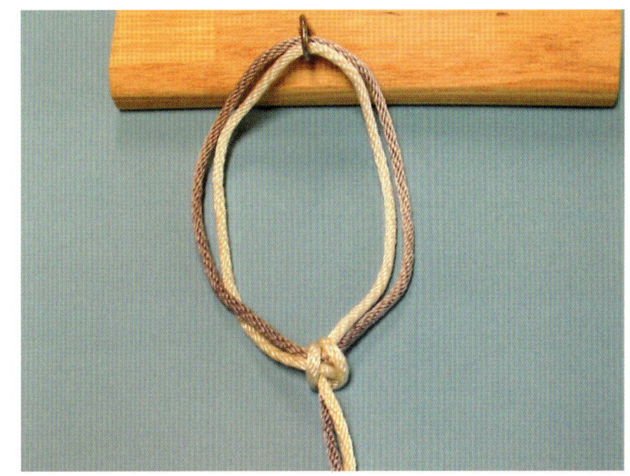
图 5.A4

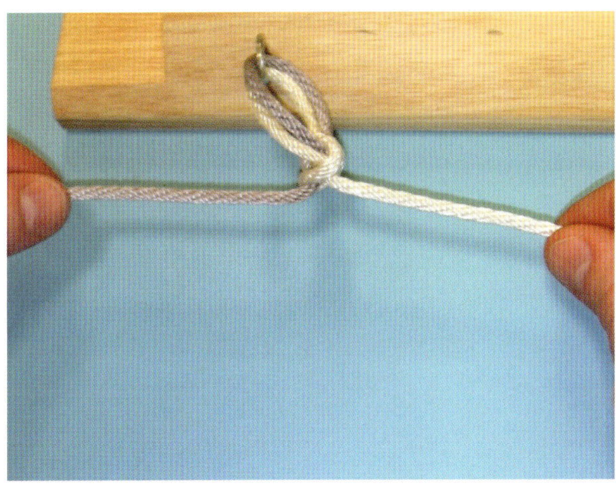
图 5.A5

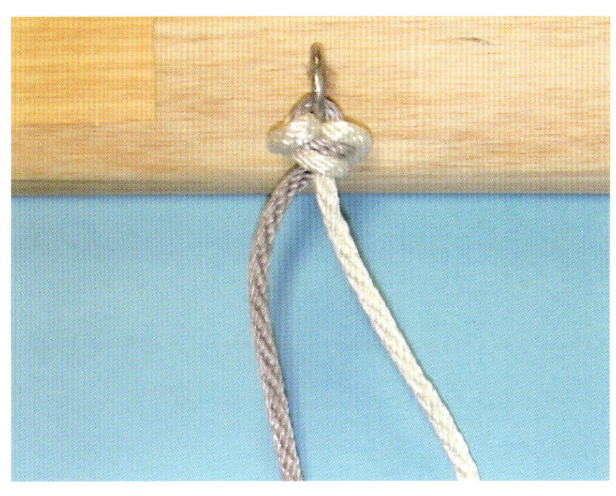
图 5.A6

这种结有几个特点：

首先，使用对折缝线。由于每根缝线承受的张力减半，直接导致缝线强度加倍，降低断裂可能。缝线对折可以加强内部摩擦力，使得线结更为牢靠安全。

其次，牵拉两根线头系紧结与外科结或方结相似，可以进行准确的缝线张力控制。

最后，由于线结牢靠，系紧的过程可以随时停止重来。因此，修复高张力组织时，可以使用两根或更多缝线进行打结。临时系紧线结，在最终系紧和锁死 Nice 结之前可以将组织修复张力调整到合适水平。这与平结形成鲜明对比，平结需要持续加压或直接锁死。

第 6 章 肱骨干骨折：切开复位内固定

作者 Bruce H. Ziran Navid M. Ziran
译者 邓玖旭 陈 博
校对 杨 明

引 言

像股骨一样，肱骨是一个周围有较大的肌肉包绕着的单一管状骨。肱骨骨折是常见损伤，占临床上所有骨折的 2% ~3%。其流行病学呈典型的双峰式分布，即高峰为在老年人中的低能量损伤和在年轻患者中的高能量损伤。在 AO/ATO 分类中，肱骨以数字 1 表示，近端、中段、远端三分之一的骨折各自以数字 1、2、3 表示。然后，再根据累及关节与否或粉碎程度进一步分为 A、B、C 亚组（图 6.1）。大部分肱骨骨折发生在中三分之一段，可以通过早期的夹板

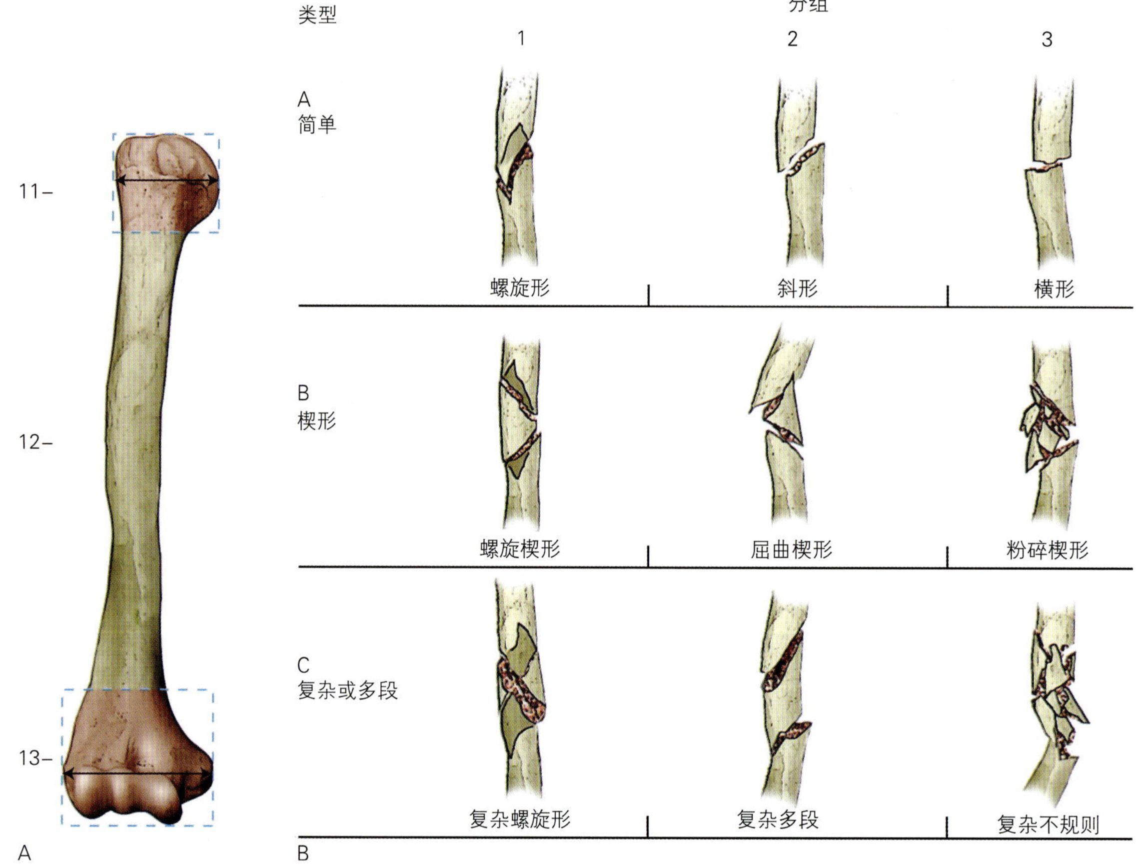

图 6.1 肱骨干骨折的 AO/OTA 分型。肱骨以数字 1 表示。第二个数字指的是在骨干上的位置（近端 =1，中间 =2，远端 =3）——因此肱骨干以 12 表示。字母 A、B、C 表示骨干骨折的类型（简单、楔形、复杂），并进一步以数字（1、2、3）分成骨折亚组。最后，亚组的分型进一步确定了骨折位置时近端、中段、远端区域（各自以 1、2、3 表示）。例如，一个简单的肱骨干斜形骨折可用 12–A2.1 表示

固定，并在伤后 10~14 天更换为功能支具。保守治疗时，骨不连的发生概率在闭合性骨折中不足 2%，在开放性骨折为 6%。不管何种治疗方法，医生和患者的治疗目标是纠正旋转畸形，维持满意的力线，获得骨折愈合，并恢复肩、肘关节的功能。尽管对于肱骨骨折治疗的多个方面已经达成广泛的共识，但仍有若干治疗的争议存在。这包括非手术治疗和手术治疗的适应证，什么情况下应用髓内钉或者是接骨板，是常规接骨板还是锁定接骨板，固定时螺钉所要穿过的皮质的数目，以及伴发的桡神经麻痹的处理。本章将讨论肱骨干骨折治疗目前的理念和手术入路。

适应证与禁忌证

多数单独的低能量的肱骨干闭合性骨折最好采用非手术治疗。Klenernan 在 1966 年第一次发表了非手术治疗的指南，此指南更多的是建立在肢体的外表美观的基础上而不是功能结果。他建议的获得较好功能的上限是内翻 30°，前侧成角 20°，旋转不良 15°，短缩 3 cm。一般来讲，由于肩、肘关节的代偿性活动范围和对于美观的要求，肱骨干骨折保守治疗后的畸形愈合可以被患者很好耐受。另外，上臂周围包绕的众多肌肉也掩盖了轻度的畸形[1]。

外科手术治疗移位肱骨干骨折的适应证见表 6.1。

表 6.1　手术固定肱骨干骨折的适应证

适应证
多发伤
多段骨折
同侧前臂骨折（漂浮肘）
病理性骨折
双侧骨折
伴发血管损伤
伴发臂丛神经损伤
不可接受的力线（冠状位 / 矢状位成角 >15°）
继发性桡神经麻痹
开放性骨折

多发伤

伴有肱骨干骨折的多发伤患者可能得益于早期手术固定，以改善患者的活动、方便护理并缓解疼痛[2-4]。然而，对于这些患者进行手术固定的最佳时机不确定，因为很多这些患者合并严重的其他损伤，而且较早的或者是不合时宜的手术可能激活全身的炎症反应而导致“二次伤害”现象。对于不能耐受早期手术的闭合性骨折患者，应采用有比较舒适的有内衬的夹板进行固定。对于开放性骨折患者，临时外固定架固定很有帮助（损伤控制骨科理念），然后可以在患者总体情况允许时转换成内固定[5]。如果进行外固定架固定，固定针应当放置于远离骨折区域以降低感染的风险。

多段骨折

有明显骨折块移位或成角的多段骨折很难采用非手术治疗。为防止畸形愈合或不愈合，可以采用髓内钉或接骨板内固定术。如果对线能够维持，轻微移位的肱骨干多段骨折通常可以采用非手术治疗。

同侧前臂骨折

有移位的肱骨干骨折和同侧前臂骨折的患者——所谓的漂浮肘——通常得益于早期对两处骨折进行内固定手术，以便肘关节的康复。对于这种罕见损伤模式，对肱骨干骨折进行非手术治疗则伴发较高的骨不连的风险[6]。

病理性骨折

即将发生的或已经出现的病理性骨折常由转移癌所致，患者通常得益于内固定手术以缓解疼痛和改善功能。由于骨量丢失和出现皮肤损伤的可能，带锁髓内钉是治疗的首选方法，因为其手术剥离小、技术操作容易并可满意地缓解疼痛[7]。对于非常靠近端或远端的病理损伤，锁定接骨板加或不加骨水泥填充可以提供更好的稳定性。

双侧骨折

同时发生的双侧肱骨干骨折罕见，并通常伴发多发伤。这些患者常得益于手术固定其中一侧或两侧骨折，以加强恢复，方便护理，并缓解疼痛。

血管损伤

血管损伤合并肱骨干骨折可能是威胁肢体的损伤。治疗的顺序取决于肢体的缺血状态。当要优先处理血管损伤时，应采用一个简单的外固定架来稳定骨折，恢复长度并防止修复的血管再断裂。极少数病例中，需要在血管修复后采用临时的血管分流装置，以便随后进行更确定的骨折固定术。

同侧臂丛神经损伤

有很少的文献报道肱骨干骨折合并同侧臂丛神经损伤。Brien 等证实，接骨板固定与外固定架或髓内钉固定相比，提高了愈合概率[8]。

开放性骨折

肱骨干开放性骨折通常要求冲洗和清创后即刻固定。在分级较低的开放性骨折中，如果患者总体情况允许，立即进行内固定是安全和有效的。在分级较高的开放性损伤中，如果伤口有污染或有明显的软组织毁损，冲洗和清创后强烈建议采用临时的外固定架固定。

术前计划

病史采集和体格检查

应当对所有的肱骨干骨折患者仔细询问病史并仔细查体。通过询问病史应判断损伤机制（低能量或高能量损伤等），了解有关疾病（糖尿病，心脏病等）、既往手术史、口服药物和药物过敏史。应确定受伤侧上肢是否优势手一侧。体格检查应评估和记录的目标包括有无肿胀、瘀斑、开放性伤口、神经情况和末梢动脉脉搏。对于高能量创伤、复杂多发损伤以及昏迷或有闭合颅脑损伤的患者，有必要按照充分的创伤流程救治。

影像学评估

对于有可疑肢体损伤的患者，应拍摄包括“邻近上下关节”的正位和侧位 X 线片。通常，由于剧烈疼痛，对清醒的患者很难获得高质量的纯正位和纯侧位 X 线片。对于能够配合的患者，轻微镇静有助于拍摄牵引状态下的 X 线片。另外一些患者，只有当患者在手术室麻醉状态下才能获得最佳的 X 线片。CT 扫描并非必需，通常用于肱骨干骨折累及近端肩关节或远端肘关节时。

手术时机

肱骨干骨折的手术时机取决于骨折是开放性还是闭合性的。对于开放性骨折，应当在患者情况允许和医院条件具备的情况下，尽可能早地进行伤口冲洗和清创。血流动力学稳定的Ⅰ级和Ⅱ级开放性骨折患者可得益于即刻的内固定手术。伤口严重污染的Ⅲ级开放性骨折患者，首选夹板或外固定架临时固定，延迟内固定手术。如果有血管损伤，应当与血管外科医师合作，即刻进行血管的探查，修复和外固定架固定术。对于没有神经血管损伤的低速枪伤，如果有指征，应进行局部伤口处理，应用抗生素并稳定骨折。对于大部分肱骨干闭合性骨折患者，可以在伤后数日内择期行骨折内固定手术。

手术策略

手术计划的一部分内容包括根据骨折的位置和伤口情况决定选择合适的手术入路（图 6.2）。对于偏近端和中段的肱骨干骨折，通常采用前侧或前外侧入路处理，也建议采用直外侧入路处理中段骨折，但对桡神经的牵拉增加了医源性损伤的发生概率。后侧入路最常用于远端二分之一的肱骨干骨折。但对于多发伤患者，患

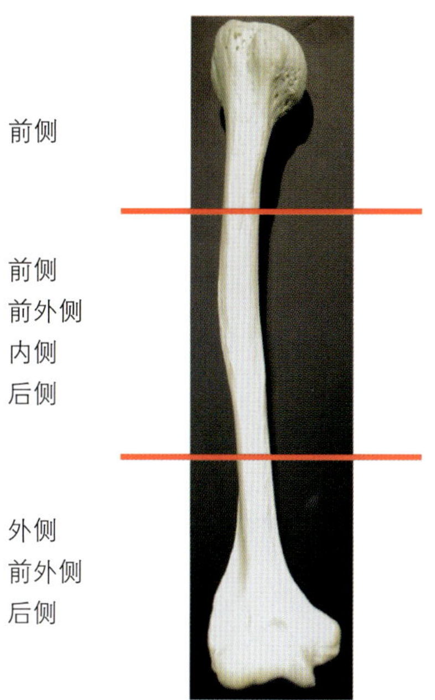

图 6.2　肱骨干骨折的手术入路通常是由骨折的位置决定的。近端骨折通常采用前侧入路。中段骨折可以采用前侧、前外侧、内侧和后侧入路。远端三分之一骨折可以采用外侧、前外侧或后侧入路

者的体位使得这一入路难以采用。过去很少应用远端前外侧入路，因为将接骨板按照前外侧柱进行预弯有困难，并且在一个相对窄的外侧柱上固定的范围有限。然而，新的锁定接骨板系统可以在“短”节段内提供更好的固定，使得前外侧入路对某些选择性的远端骨折患者成为更具吸引性的选择。基于骨折位置选择手术入路和放置接骨板的总结见表 6.2。

对于开放性骨折，由于损伤时软组织的剥脱伤可能需要分离一些软组织，因此可能会影响手术入路。重要的是手术“变通”，经过损伤软组织区域再做一个切口，可以减少额外的软组织损伤。如果软组织损伤主要位于上臂内侧，外科医生应当准备利用内侧入路行骨折固定。

表 6.2　手术入路和接骨板的放置取决于骨折的解剖位置

骨折	入路	接骨板放置
近端三分之一	前侧	前面 / 外面
中段	前侧 / 前外侧 / 后侧 / 内侧	前侧 / 前外侧 / 外侧 / 后侧 / 内侧
远端三分之一	后侧 / 前外侧 / 外侧	后侧 / 前外侧 / 内侧

桡神经损伤

桡神经功能很重要，对桡骨干骨折患者必须仔细评估和记录桡神经的完整性。骨折时桡神经麻痹的发生概率为 6% ~15% [9~11]。最近的超过 1 000 例肱骨干患者 Meta 分析提示，所记录到的桡神经损伤的平均发生概率为 11.8% [12]。在闭合性骨折中，这些损伤通常表现为神经失用症，并且多见于远端三分之一骨折 [13]。很多研究证实治疗方法就是观察，因为在绝大多数患者出现自发性恢复 [9~11]。

另一方面，如果桡神经麻痹出现在开放性骨折，多数作者支持神经探查和骨折固定，因为神经通常被损伤或嵌插于骨折断端之间 [14]。如果有很明显的神经横断伤并且软组织污染很轻，则有即刻修复的指征。如果患者伤口污染重或创伤性神经缺失，首选延期重建。对于神经损伤范围位于几厘米以内的，缩短肱骨长度 2~3 cm 有助于无张力状态下的神经修复。如果是不可修复的神经损伤，有指征进行电缆式神经移植，加或不加肌腱转位。

闭合复位后桡神经麻痹（继发性桡神经麻痹）的处理争议更多。在一项 1 000 例肱骨干骨折的 Meta 分析中，Shao 等 [12] 证实原发性麻痹（88.6%）和继发性麻痹（93.1%）（包括那些闭合复位后麻痹）之间恢复概率没有明显区别——尽管闭合复位所导致的继发性麻痹数目并没有在这一研究中进行定量分析。

桡神经麻痹的治疗包括腕和手的功能夹板治疗，以及活动度的训练以防止挛缩。如果没有明显的临床恢复迹象时，应当在损伤 4 周和 12 周进行肌电图和神经传导速度检查。恢复的一个阳性预后迹象是不断前移的 Tinel 征，提示神经再生。肱桡肌是第一块恢复的肌肉，但伸腕的恢复更容易被检测到。

手　术

对于绝大多数患者，我们愿意采用全麻，因为肌肉松弛有助于骨折复位。也可以应用区

域阻滞麻醉，但是明显的上肢和肩关节的肿胀会使解剖标志不清楚，从而使麻醉困难。如果因为骨折比较复杂、预计手术可能超过 2~3 小时、有较多出血或其他操作计划，应于术前留置导尿。对于有心血管风险的患者，或有潜在血流动力学不稳定的患者应开放动脉通道。最后，应仔细考虑患者的体位，以及如何满足术中获得高质量的透视图像的需要。我们愿意采用可透视的手术床，以获得从肘到肩关节的图像。如果采用一个带有上肢托板的标准手术床，医生应在消毒和铺单前确定可以获得整个上肢的完整图像。如果患者是仰卧位行前侧或前外侧入路手术，医生一般坐在患肢的外侧，并且 C 臂可以置于内侧（腋窝侧）（图 6.3A）。对于俯卧位或侧卧位进行后入路手术的患者，术中透视更困难。这种情况下，采用一个改良的托手板或用一个包好的可透射 X 线的挡板来支撑上臂，以便不干扰 C 臂投照（图 6.3B）。在患者消毒和铺单前，医生必须演练要获得高质量图像所进行的透视步骤。所有情况下，上臂都必须能够放在水平位置上并对抗重力，并且保证肘关节活动不受影响。

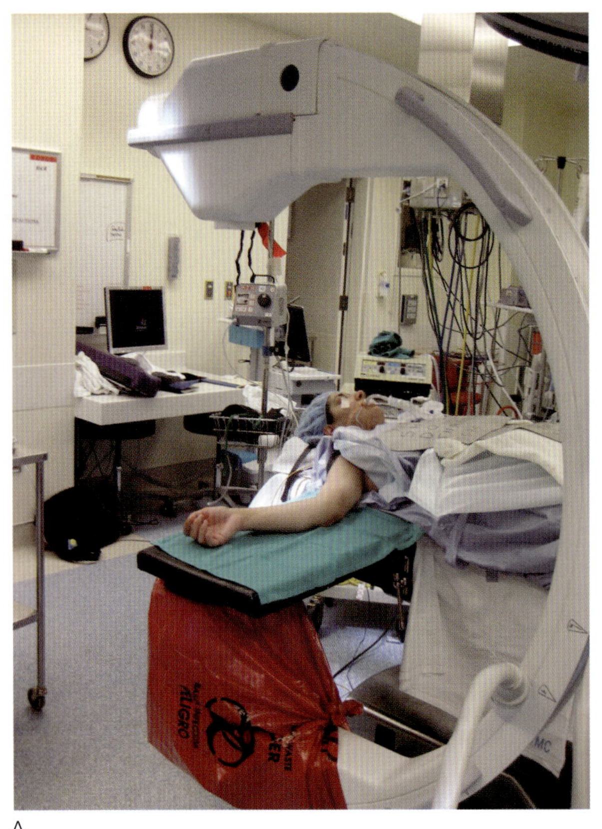
A

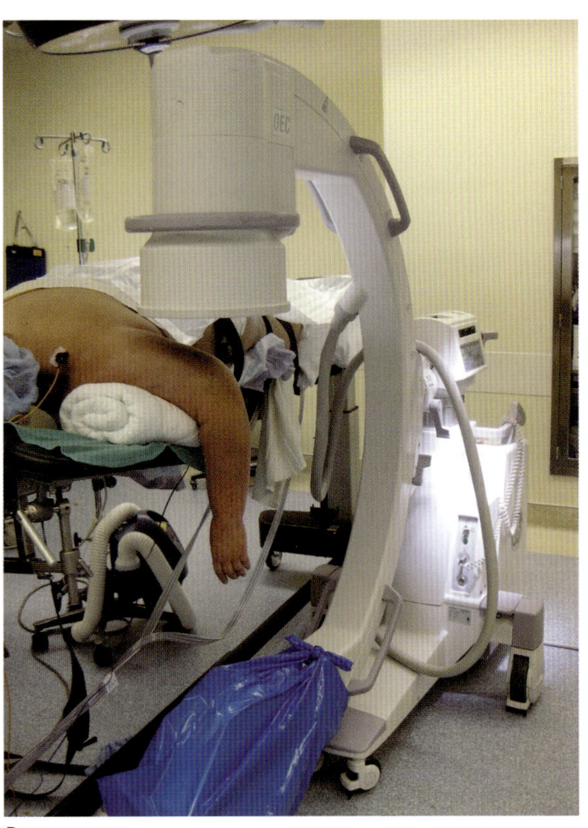
B

图 6.3 A. 肱骨前侧或前外侧入路时患者和 C 臂的位置。B. 后侧入路采用俯卧位

手术入路

前侧入路

肱骨的前侧入路（Henry）被用来广泛显露肱骨前方，可用于大多数肱骨骨折。中段和远端的显露过程中必须小心，以避免损伤桡神经。患者取仰卧位，上臂置于可透射 X 线的桌子上或外展于托手板上。患肢消毒铺单，包括从指尖到腋窝、肩关节、胸壁在内的范围。C 臂必须摆放在能获得清晰的肱骨正位和侧位的地方。不建议应用止血带，因为它阻碍手术显露。

肱骨前侧显露的标志是近端的喙突以及远端的肱二头肌和肌腱的外侧缘。近端的神经界面位于三角肌（腋神经支配）和胸大肌（胸内侧神经和胸外侧神经）之间。显露近端部分时，应识别三角肌胸大肌间沟和头静脉，并分离锁胸筋膜。辨认三角肌和胸大肌止点以及肱二头肌腱。如果需要可以松解部分胸肌的止点，从下方的肱肌表面掀起肱二头肌肌腹，并向内侧牵开。从中线纵向分开肱肌以保留它的双重神经支配（肌皮神经支配内侧肌纤维，桡神经支配外侧肌纤维）。在切口的远端部分，必须在肱桡肌和肱肌之间辨别桡神经。最关键的是在中段和远端肱骨骨折中找到桡神经的位置，以免在骨折复位和固定过程中损伤。图 6.4 演示了患者的体位，前侧入路的浅层和深层解剖，以及接骨板的放置。

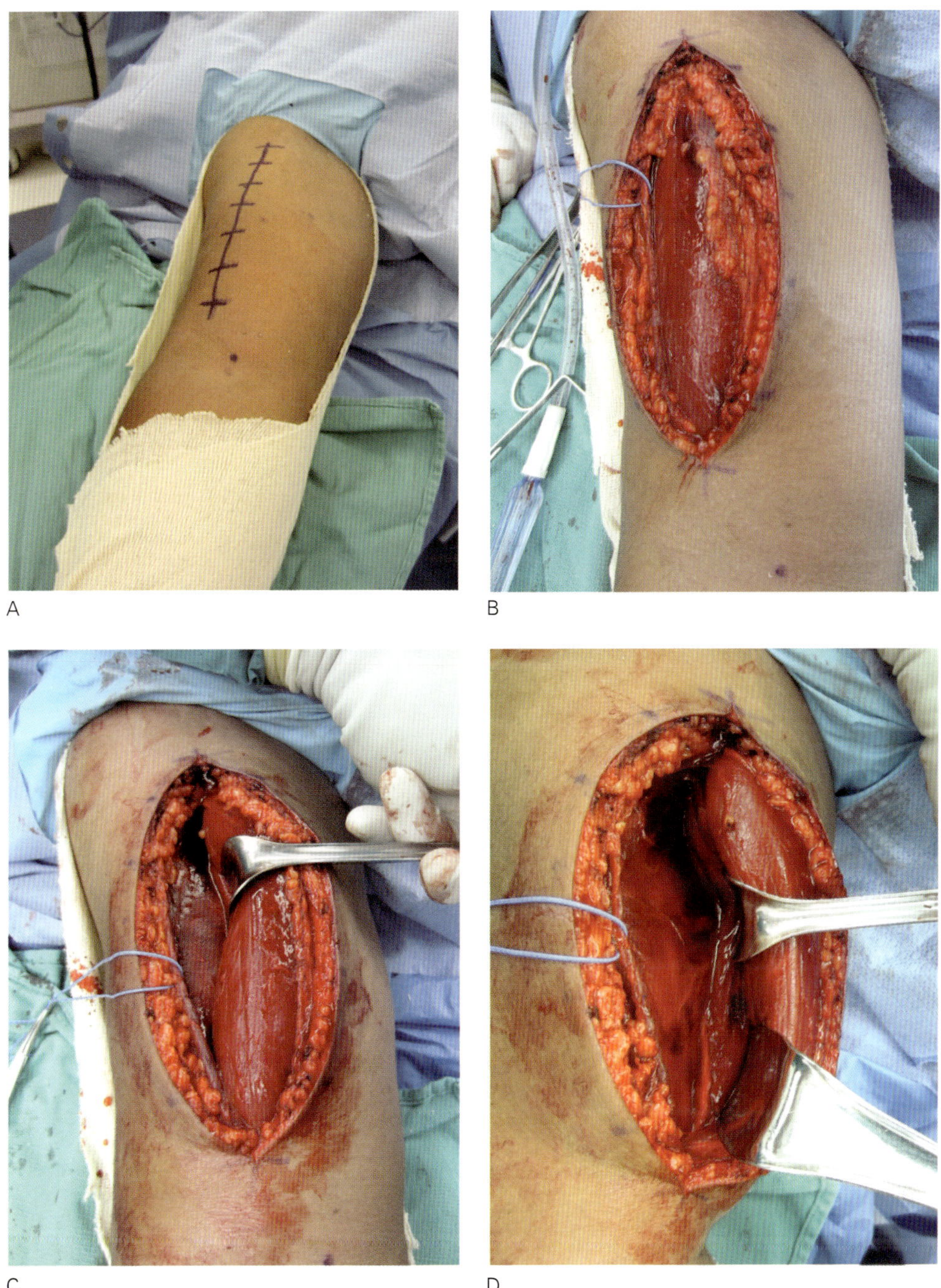

图 6.4　肱骨前侧入路。A. 患者取仰卧位，上臂置于托手桌上，标记皮肤切口。B. 肱二头肌肌腹以及标记好的浅静脉。C. 向内侧拉开肱二头肌以显露下方的肱肌。D. 在肱肌下方找到肌皮神经。E~G. 向内侧牵开肱二头肌后，沿中线劈开肱肌，以显露骨折。H. 桡神经位于肱肌和肱桡肌之间。I. 首先用螺钉固定骨折。J、K. 应用 4.5 mm 窄 LC-DCP 作为中和接骨板，由于骨先前存在畸形要轻微预弯接骨板。L~O. 术前和术后的 X 线片

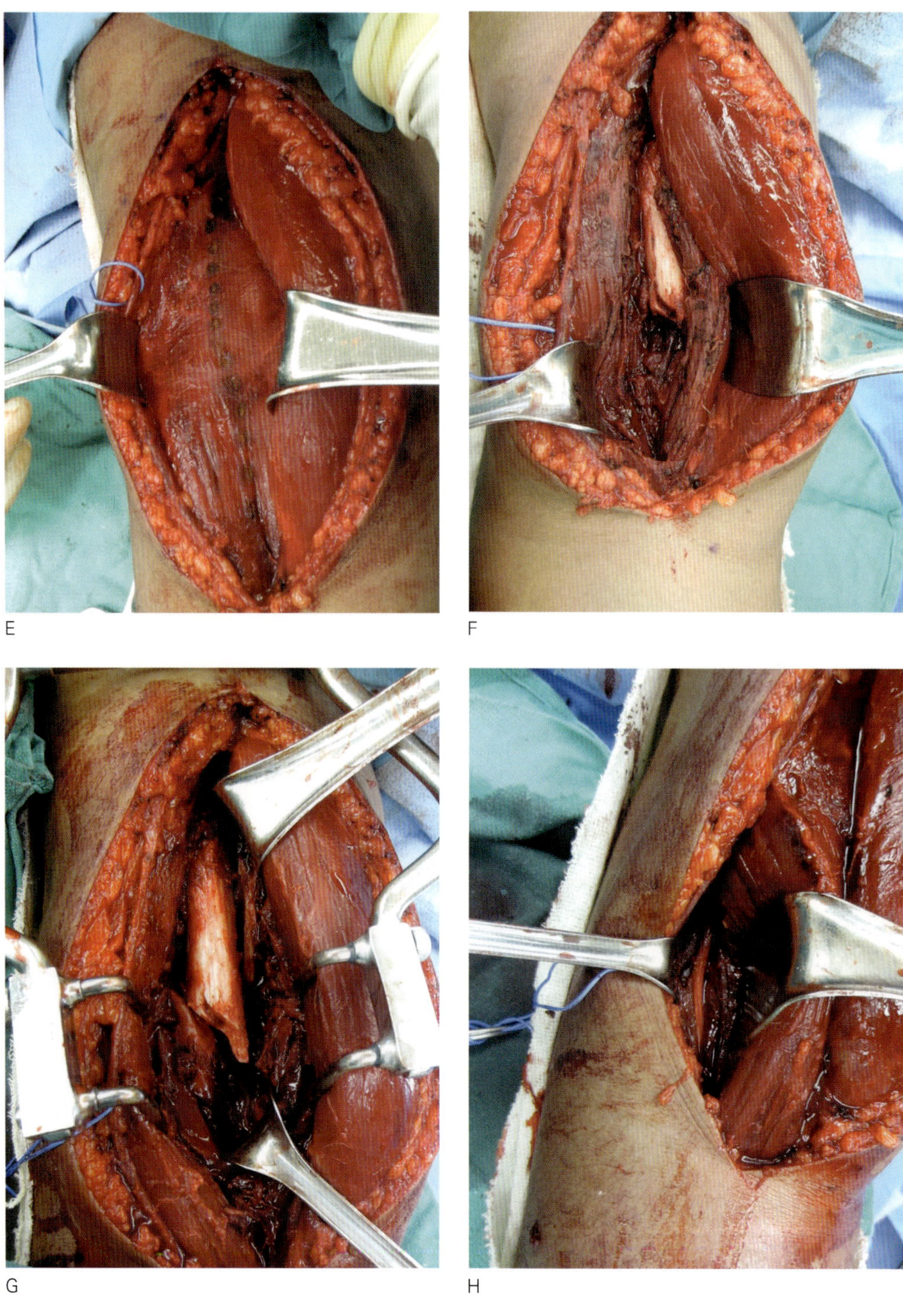

图 6.4（续）

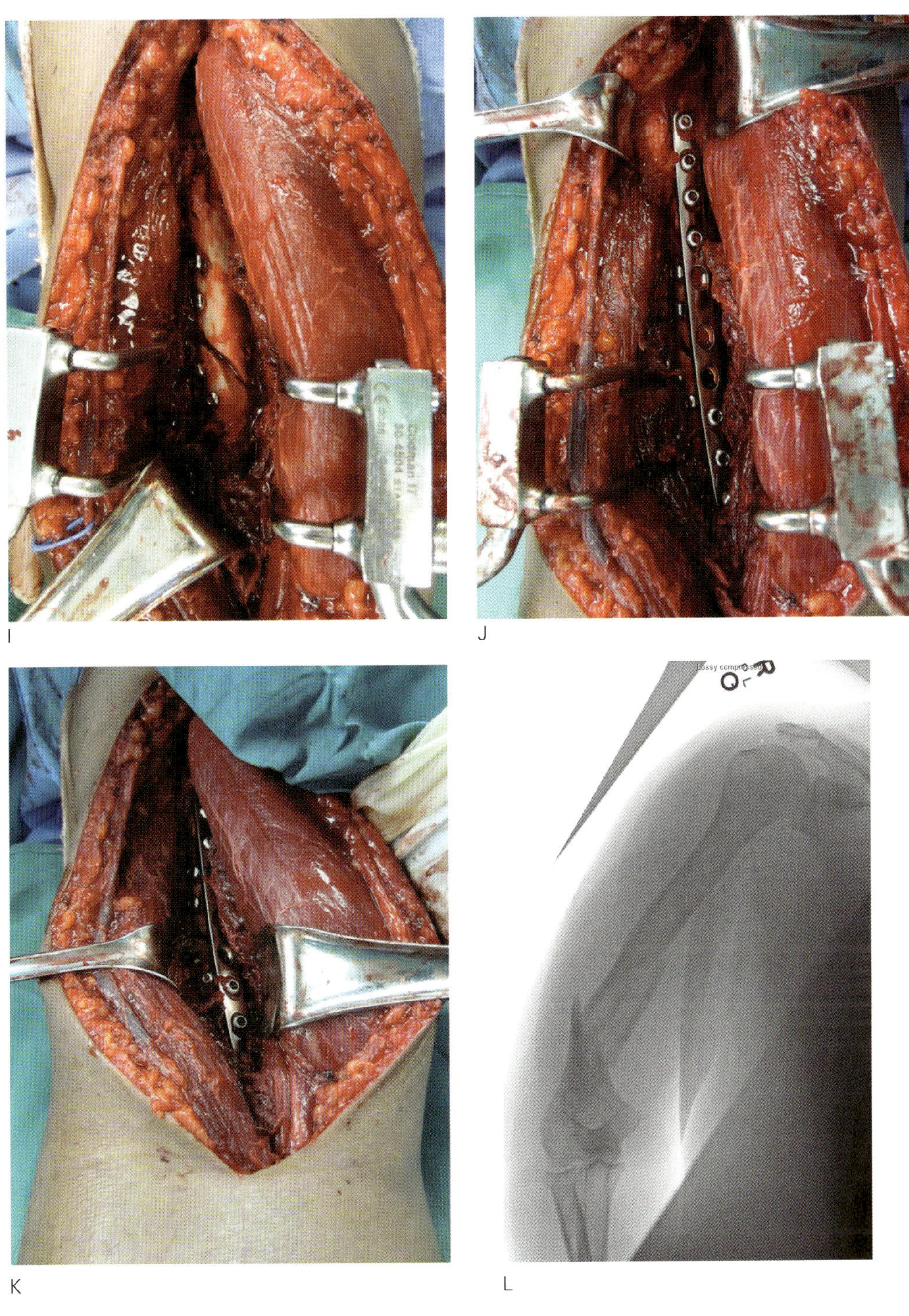

图 6.4（续）

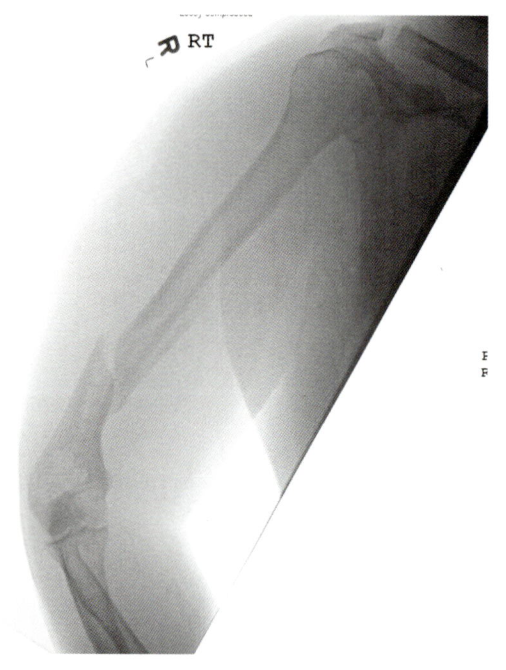

M

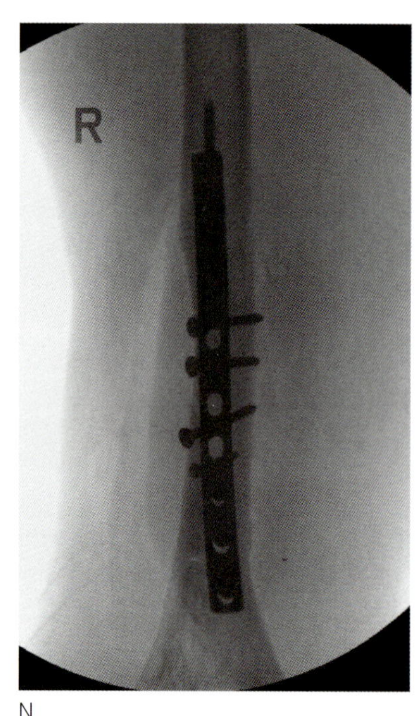

N

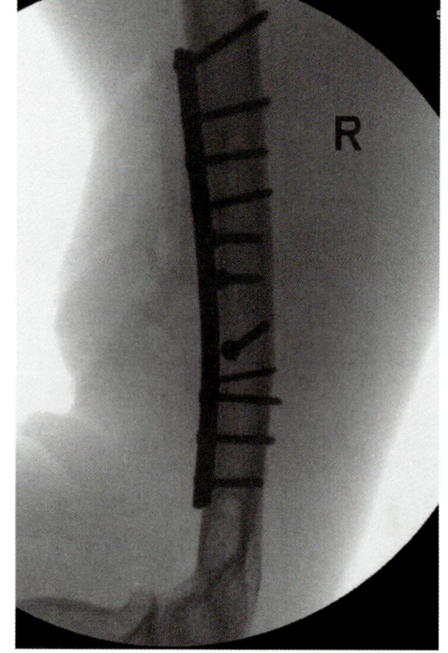

O

图 6.4（续）

远端三分之一骨折的前外侧入路

除了切口更稍偏外侧（前外侧入路）以及为了放置接骨板所进行的深层剥离之外，前外侧入路和前侧入路区别不大。两种入路的深层间隙都是同样的，只是前外侧入路会优先向更外侧从骨面上分离肌肉，而较少地向前方和内侧剥离。皮肤切口位于肱二头肌的外侧缘，向下延续到屈肘时的皮肤褶皱，在此处延续为平行于皱褶的曲棍球样切口，或位于皮肤褶皱上直到中线，而且可以向下延续到前臂，如同 Henry 入路显露一样。神经界面和肌肉间隙和前侧入路相同，如前所述确定桡神经。此时，于骨膜外剥离肱肌和肱桡肌将显露肱骨的外侧柱直到肘关节，并能准确直视肱骨的远端和外侧面。不要剥离外侧韧带复合体。前外侧入路对于肱骨远端三分之一骨折有用，并且能向近端和远端延伸。图 6.5 展示了应用于远端骨折的前外侧入路的深层分离。图 6.6 展示了术前和术后的 X 线片，以及治疗肱骨远端骨折放置的前外侧接骨板。图 6.7 展示了皮肤切口。

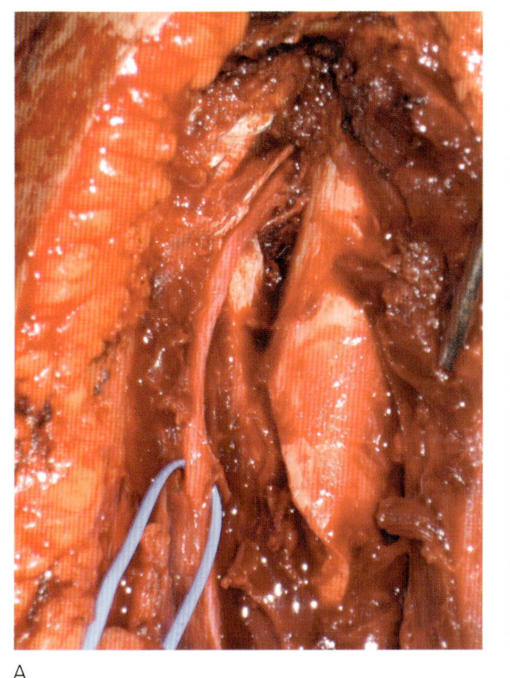

A

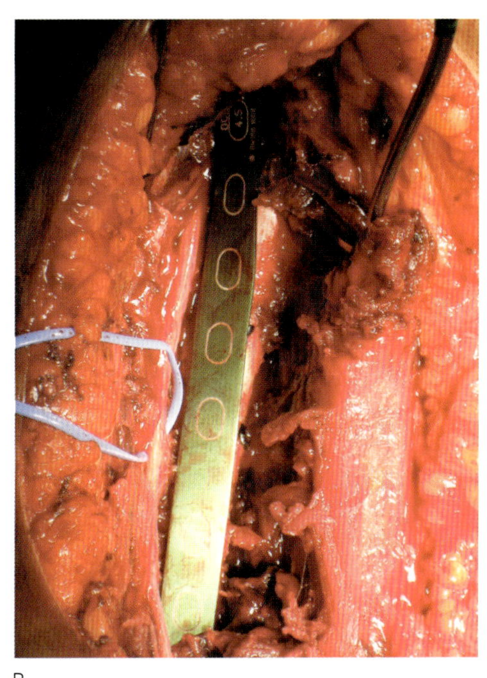

B

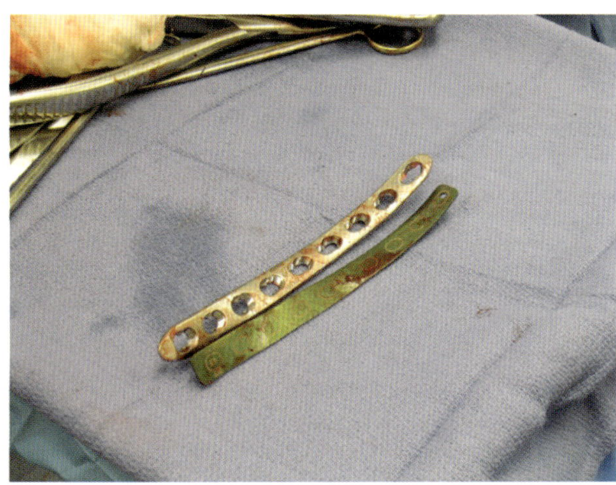

C

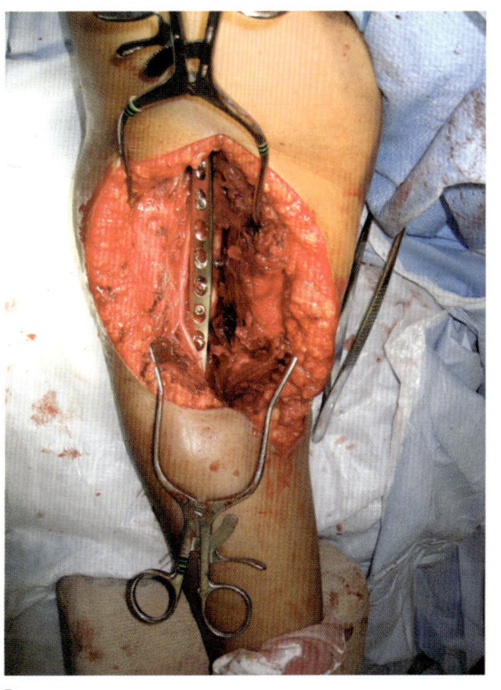

D

图 6.5　A. 劈开肱肌后的前外侧入路。A，B. 找到桡神经并用血管套保护，如图 B 所示应用接骨板预弯模板。C. 此患者的骨折位于远端，接骨板已经预弯。D. 接骨板放置在肱骨远端的前外侧

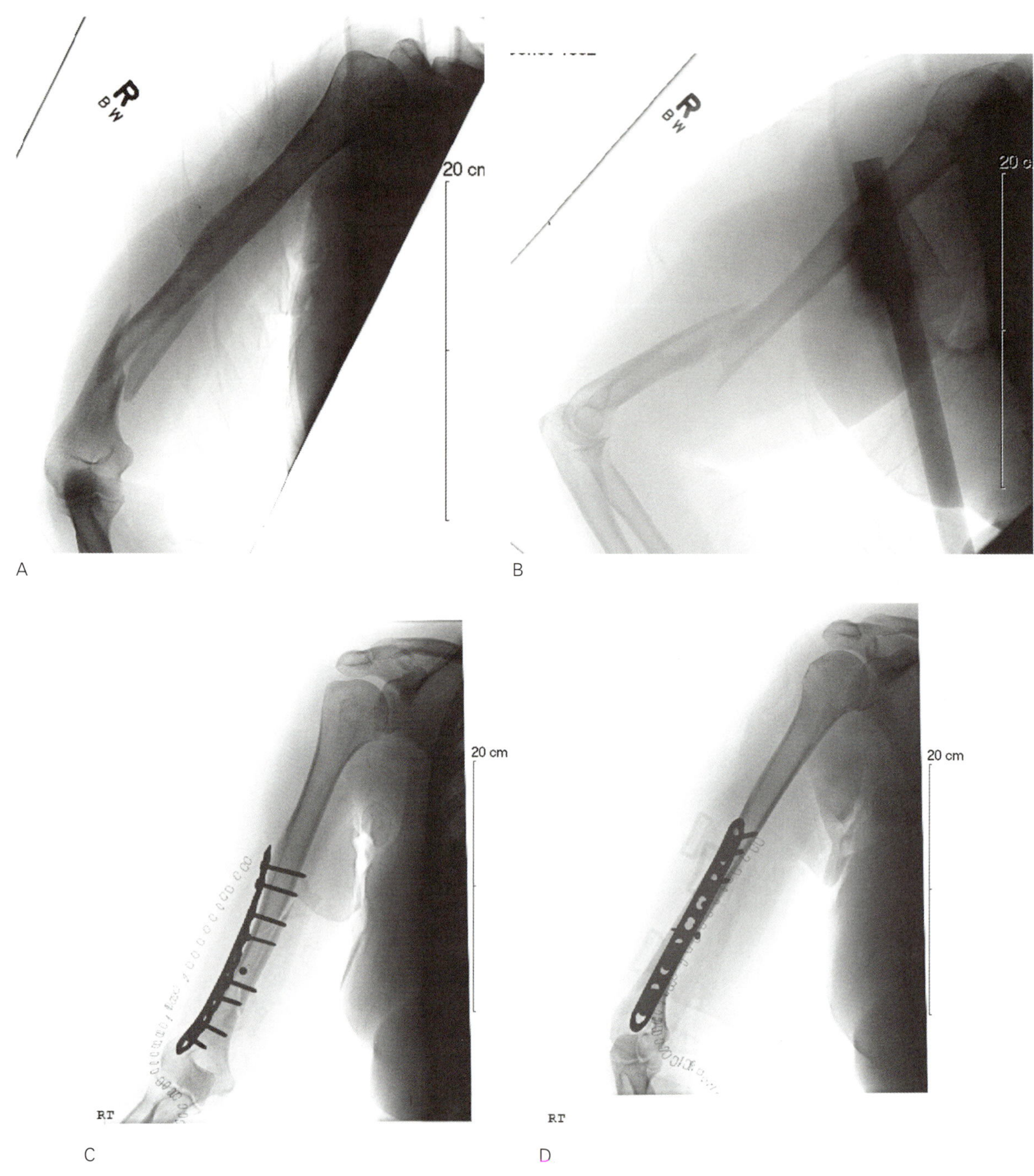

图 6.6 展示了肱骨远端三分之一区域骨折采用前外侧接骨板固定的术前和术后 X 线片

后侧入路

后侧入路用于肱骨干远端二分之一骨折，并且是有远端关节周围骨折或关节内骨折的首选入路。采用此入路时，患者体位应为侧卧位或俯卧位。俯卧位方便对骨折部位进行术中透视，如同前面所提到的，前臂可以悬垂，上臂可以置于可透射 X 线的支撑件上，或置于一卷放置在可透射 X 线的上臂托板上。如果不妨碍手术操作的话，可以应用无菌止血带，标志是肩峰后缘和鹰嘴。当纵向劈开和分离肱三头肌外侧头和长头时没有神经界面（桡神经）。该

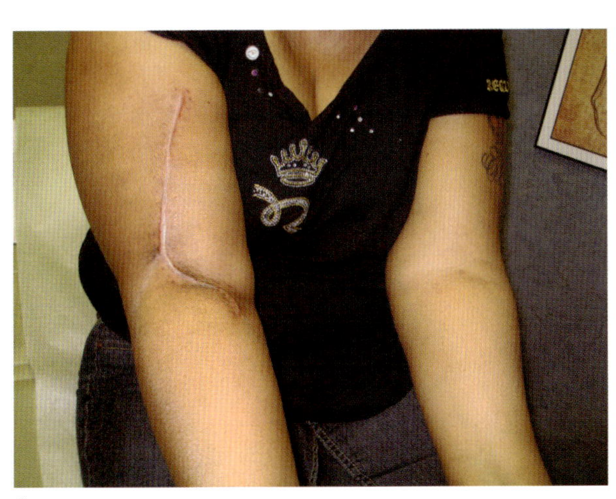
A

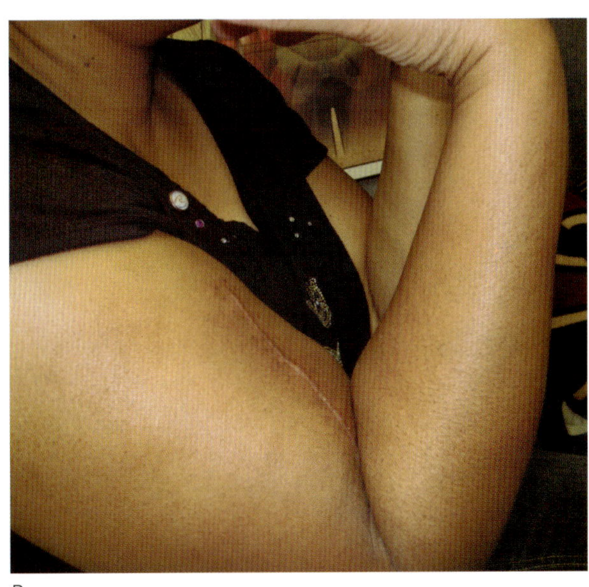
B

图 6.7　术后的临床治疗效果，和前外侧接骨板固定治疗肱骨远端三分之一区域骨折时采用穿过屈肘皱褶的皮肤切口

肌肉的神经支配点在近端近止点的地方，并且纵向分离不会使其失神经支配。重要的是要记住肱三头肌包括三个头：①外侧头起自螺旋槽的外侧缘，②长头起自盂下结节，③内侧（深）头位于螺旋槽下方的肱骨后面，直到肱骨远端四分之一处。桡神经走行于肱骨外侧头和长头之间。估计桡神经在骨面上的位置的一个方法是，通过将两只手同时沿着肱骨后面放置，两个小指中的一个放在肩峰后缘，另一个放在鹰嘴，医生的两个拇指在上臂中段交界的地方通常是进行深层解剖时发现桡神经的位置。切开皮肤后，在中线上纵向劈开位于肱三头肌外侧头和长头表面的筋膜，如果需要，可向远端延伸至肱三头肌腱。应当仔细钝性分离位于长头和外侧头之间的间隔，以避免损伤桡神经和肱深动脉。应当在肱三头肌内侧头的浅层和近端辨认桡神经和肱深动脉。因为血管束伴行于桡神经周围，如对神经进行过多的分离会损伤这些脆弱的血管。然后轻柔地从肱骨干上剥离肱三头肌内侧头，以便显露骨折和放置接骨板。

在肱骨远端应注意避免损伤尺神经，因为它从前向后穿过内侧肌间隔，远端走行于肱三头肌附近。图 6.8 展示了后入路的浅层和深层解剖。

除了纵劈肱三头肌入路，另一个选择是肱三头肌翻转入路，该入路由于更安全，并且可以同样有效地显露肱骨干后面，近来广为推荐[15]。在图 6.9 展示的这一入路中，皮肤切口仍然位于后方，但深层的显露可以通过两种方法来进行。一种方法是从外侧肌间隔松解肱三头肌，并从肱骨后边沿着肱三头肌内侧头进行剥离。应用这一入路，可以更容易地在后间室的外侧面识别桡神经，并且多数伴行血管应经分叉并进入肌腹。对于更靠远端的骨折，第二种方法是从内外侧肌间隔分别剥离桡神经，以获得干骺端上方区域的显露。对于这两种入路中的任何一种入路，都必须安全地识别桡神经或尺神经，并加以保护。上述两种三头肌旁入路对肱三头肌的创伤更小、出血更少，因为肌肉是被从骨面上剥离而不是劈开。当有指征采用后入路时，作者现在也采用这一入路并将其作为首选方法。

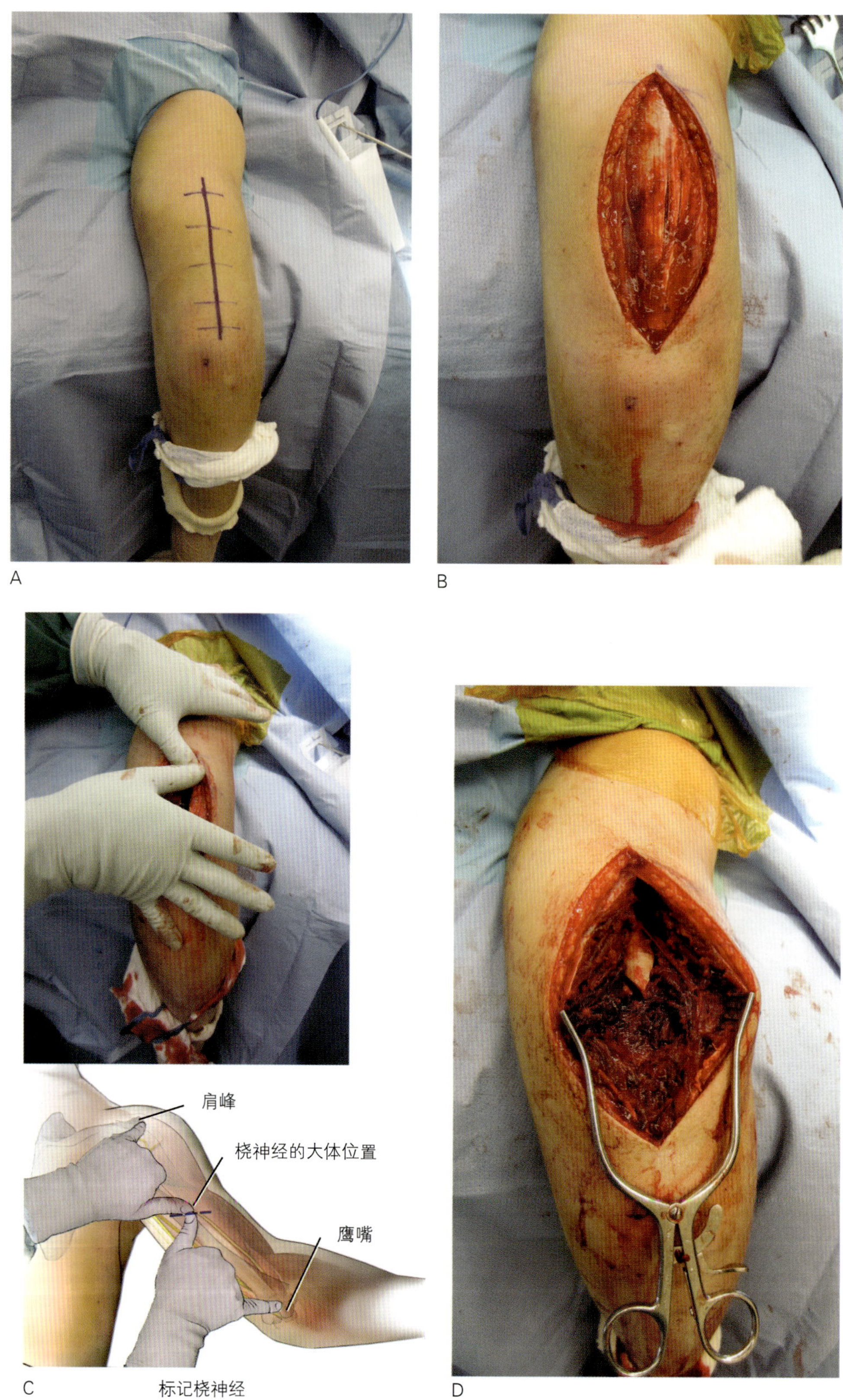

图 6.8 肱骨干的后侧入路。A. 体位和皮肤切口（解剖标志是肩峰后侧和鹰嘴）。B. 切开皮肤后，找到肱三头肌筋膜。C. 估计桡神经的大体位置。D，E. 钝性分离肱三头肌的外侧头和长头之后，轻柔地对肱三头肌内侧头进行骨膜下剥离以显露骨折。F，G. 有时内侧头因原发创伤以致断裂。在此例患者中，采用拉力螺钉和 4.5 mm 窄接骨板固定骨折。G. 可以看到血管神经束经过接骨板的外侧部分。H. 另一患者中，血管神经束从内到外跨过了肱骨的后面。I，J. 后侧接骨板固定的术前和术后 X 线片

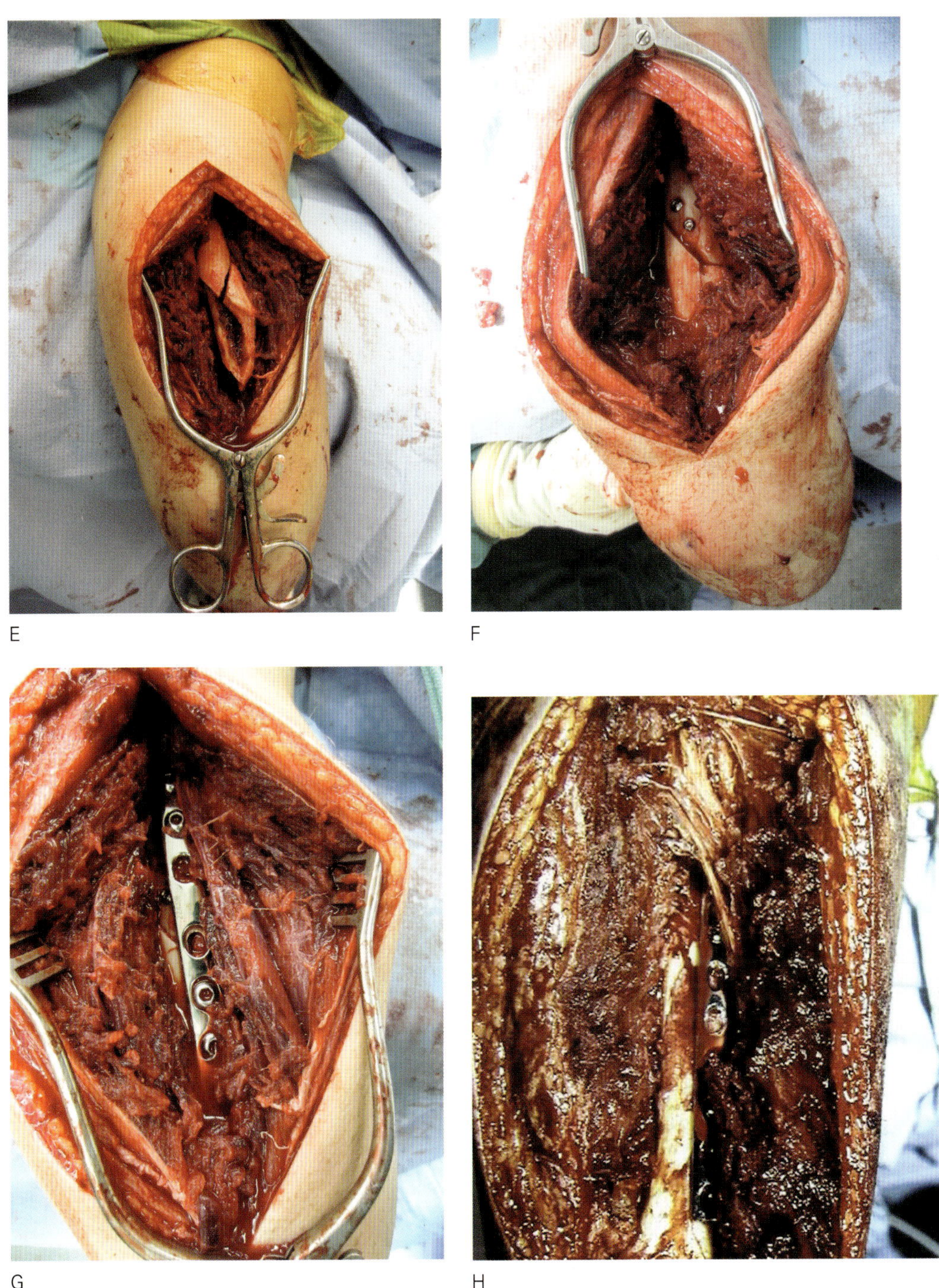

图 6.8（续）

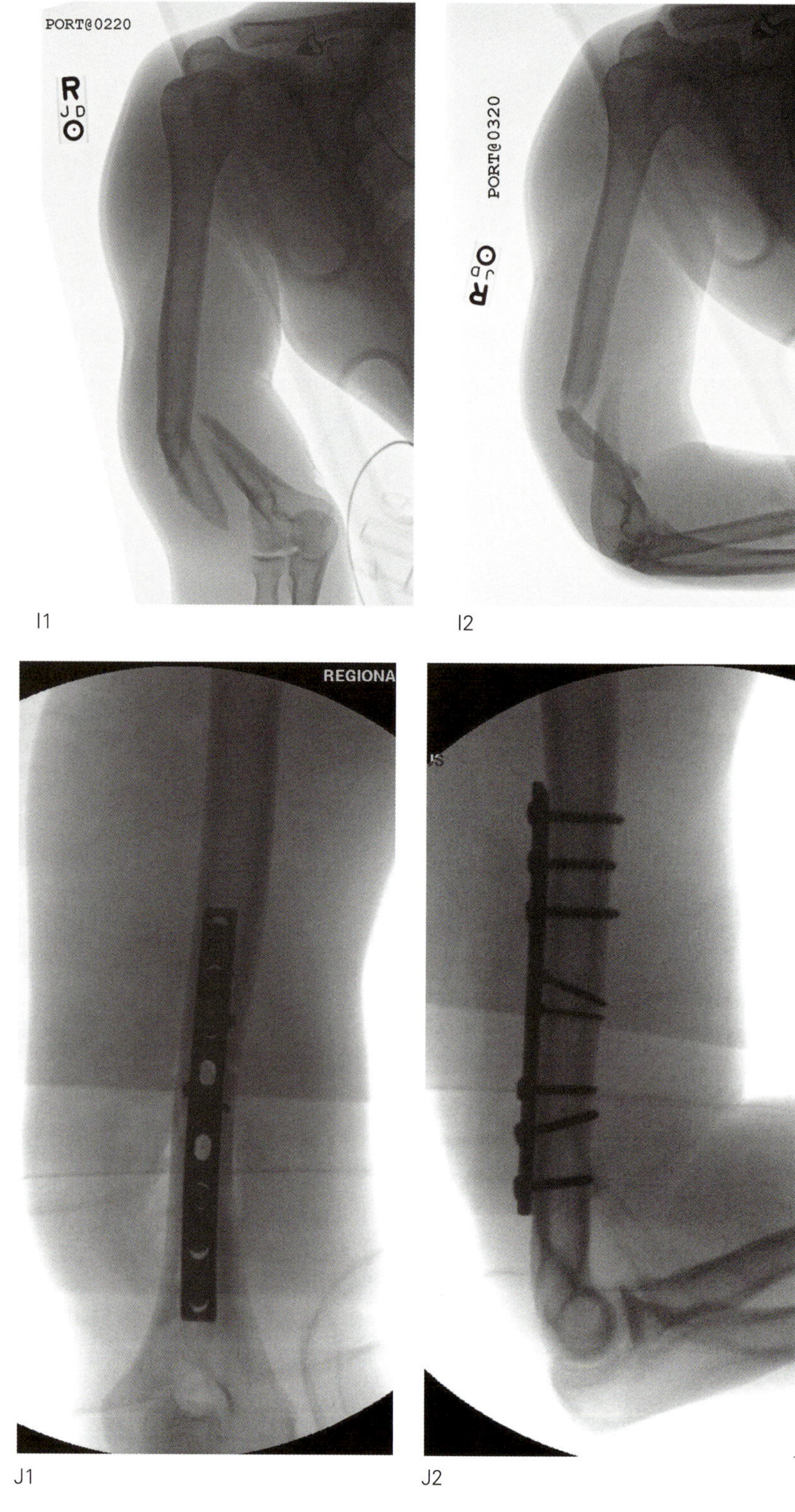

图 6.8（续）

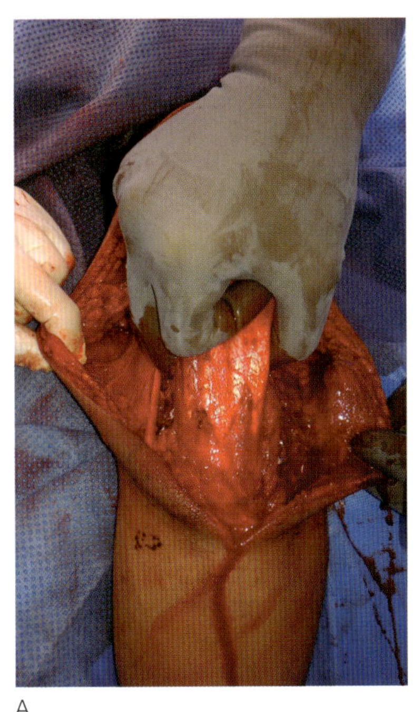
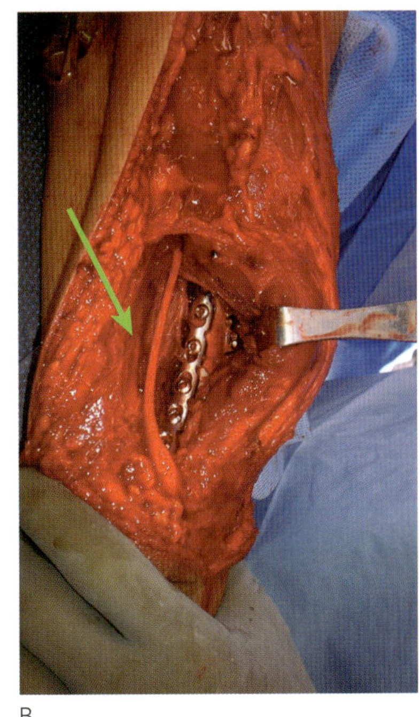
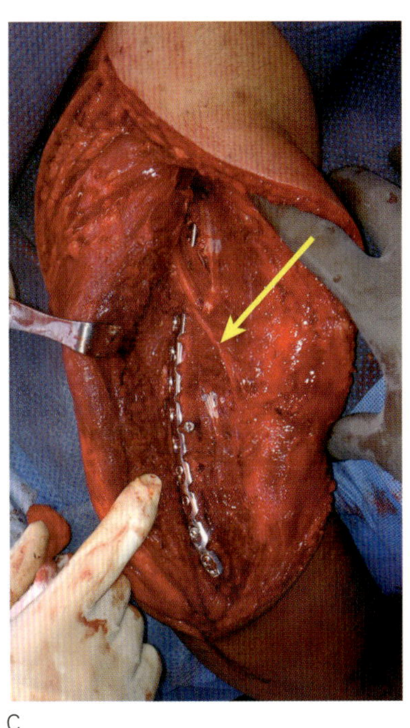

A　B　C

图 6.9　肱骨干的肱三头肌周围入路。患者取俯卧位，皮肤切口和后侧入路相似，不是纵劈肱三头肌，而是经肱三头肌的内侧和外侧松解肱骨后方。必须仔细操作以避免损伤内侧的尺神经（绿色箭头）和外侧的桡神经（黄色箭头）。这例患者应用了 3.5 mm 重建接骨板，并且外侧接骨板置于桡神经下方

外侧入路

患者取仰卧位，上臂置于胸前或放在托手桌上。远端的标志是肱骨外上髁，并向近端延伸至肱骨干。这一入路并没有真正的神经界面，因为桡神经支配肱桡肌、肱三头肌和肱肌外侧半。这一入路由 Mills 首先描述[16]，如图 6.10 示。锐性切开位于后间室表面的筋膜。首先切开筋膜表面的皮肤和皮下组织。切开肱三头肌筋膜后，可显露后间室。轻柔地切开位于肱三头肌表面的筋膜，直至识别外侧肌间隔。在远端，外侧肌间隔分开了肱三头肌内侧头和肱桡肌；在近端，则分开了肱三头肌外侧头和肱肌。自远端到近端打开肱三头肌和外侧肌间隔之间的间隙。桡神经在肱骨外上髁近端约 15 cm 的地方穿过外侧肌间隔。识别桡神经后，可以切开外侧肌间隔，向远端追踪神经的走行，直到它从后间室进入前间室，并且可发现它进入肱肌和可移动的脂肪团之间。向近端，神经向后朝腋窝走行，但肱三头肌外侧头的紧张的筋膜束妨碍了向近端的显露；如果有必要，向近端显露时可以松解这些筋膜束。总结一下，外侧入路的主要解剖结构是：①后方的肱三头肌外侧头，②肱肌（位于三角肌止点下方并覆盖在骨上），③肱二头肌（位于前方），④从后方向前方走行的桡神经，⑤外侧肌间隔，它实质上将肱三头肌从更靠外侧 / 前侧的解剖结构上（肱桡肌和肱肌）分离开来。

由于需要放置外侧接骨板，通常要松解三角肌止点的前三分之一。因为三角肌止点的范围较大而且在骨面上扩展开来，因此有限的松解不会产生不良影响。如果接骨板放在外侧，由于骨的解剖形状不规则且有变异，因此需要预弯。放置接骨板时，必须直视下检查神经，以避免它被压在接骨板下方。有些情况下，神经会有明显的张力；此时，可以将桡神经经过骨折端进行移位，以使它远离接骨板[17]。进行软组织解剖时应当考虑这一技术，尤其是当桡神经被骨折端顶住或已经损伤时。如果将来有必要再行手术，桡神经损伤的风险降低了，因为它被移位到术野之外。图 6.10 展示了尸体上的外侧入路。图 6.11 显示了桡神经经过骨折端的移位。

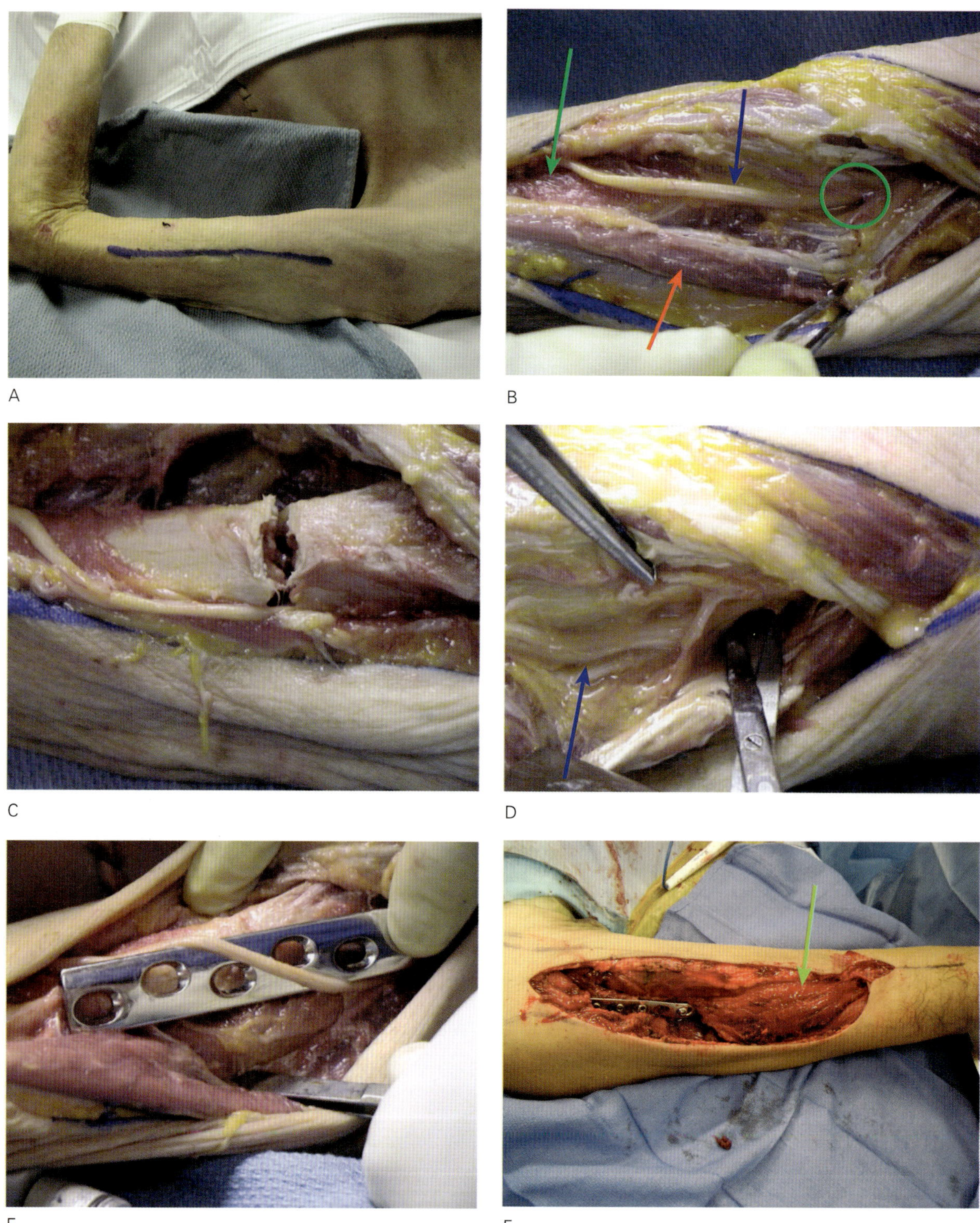

图 6.10 肱骨的外侧入路。A. 展示了皮肤切口。B. 注意桡神经（蓝色箭头）在近端穿过外侧肌间隔（绿色圆圈），并在远端走行于肱肌（绿色箭头）表面。肱三头肌的外侧头（红色箭头）在桡神经后方。C. 桡神经经过骨折端。D. 将桡神经（蓝箭头）从近端轻柔地钝性分离开来。E. 接骨板放置在桡神经下方。F~I. 接骨板放在肱骨外侧，并随时拍片证实位置满意与否。在远端可直视桡神经（蓝色箭头）位于肱桡肌和肱肌（绿色箭头）之间，注意三角肌的前方部分被松解以允许放置接骨板（黄色箭头）

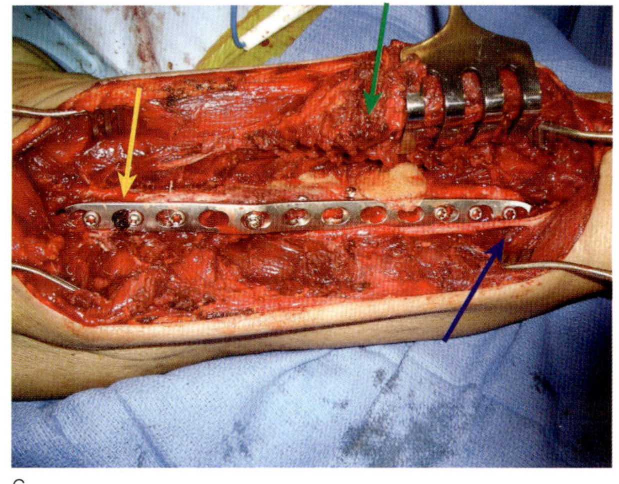

G

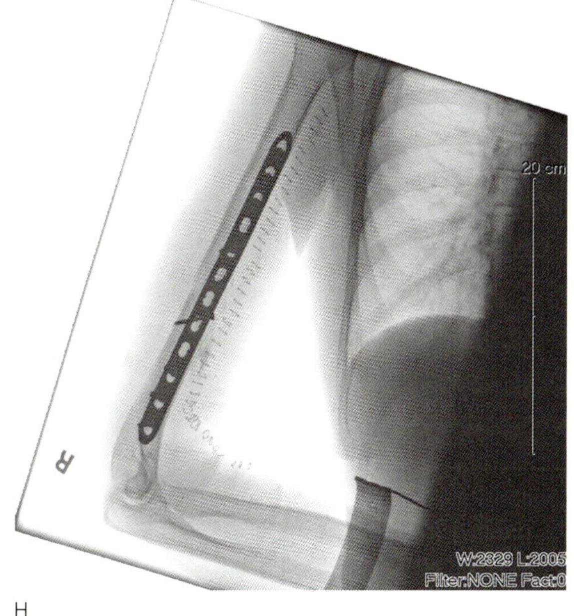

H

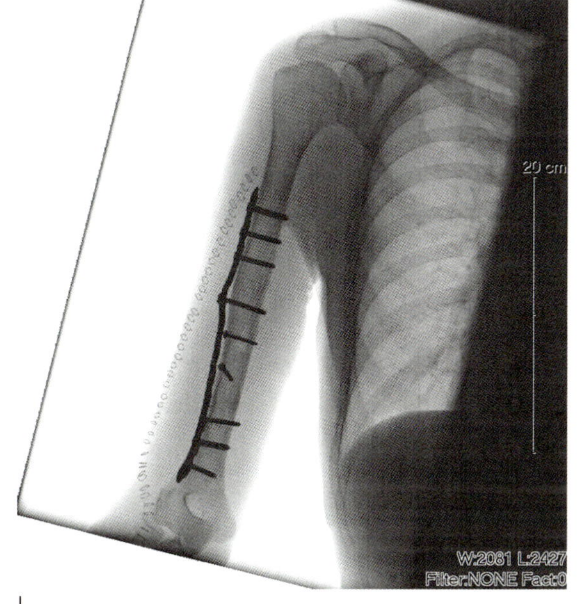

I

图 6.10（续）

内侧入路

内侧入路通常用于有血管损伤或者是有大的内侧伤口并伴有开放性骨折时。内侧入路很少用，是否使用该入路取决于是否需要显露肱动脉。该入路中多个结构有损伤风险，但是只要仔细解剖、游离保护好肱动脉和尺神经，便可以完成这一入路。患者取仰卧位，上臂外展至托手桌上。通常不用止血带，因为它妨碍手术显露。解剖标志是远端的肱骨内上髁和近端的肱二头肌后侧缘。沿着肱二头肌的后侧缘做皮肤切口，依次切开筋膜，在肱二头肌的后侧缘找到神经血管束。将肱动脉、正中神经、贵要静脉和前臂内侧皮神经向前外侧牵开，尺神经向后内侧牵开。由于有许多动脉和 / 或静脉的分支，应道彻底仔细止血。一旦神经血管束被显露并加以保护，即可识别内侧肌间隔；如果需要的话，可以将其从骨面切除并改善显露。可以向后方从骨面上剥离肱三头肌，并且如果需要的话，可以向前方剥离喙肱肌。随后肱骨内侧面被充分显露。

在血管损伤情况下，应优先考虑动脉灌注；根据患者的条件和软组织条件，可考虑应用置

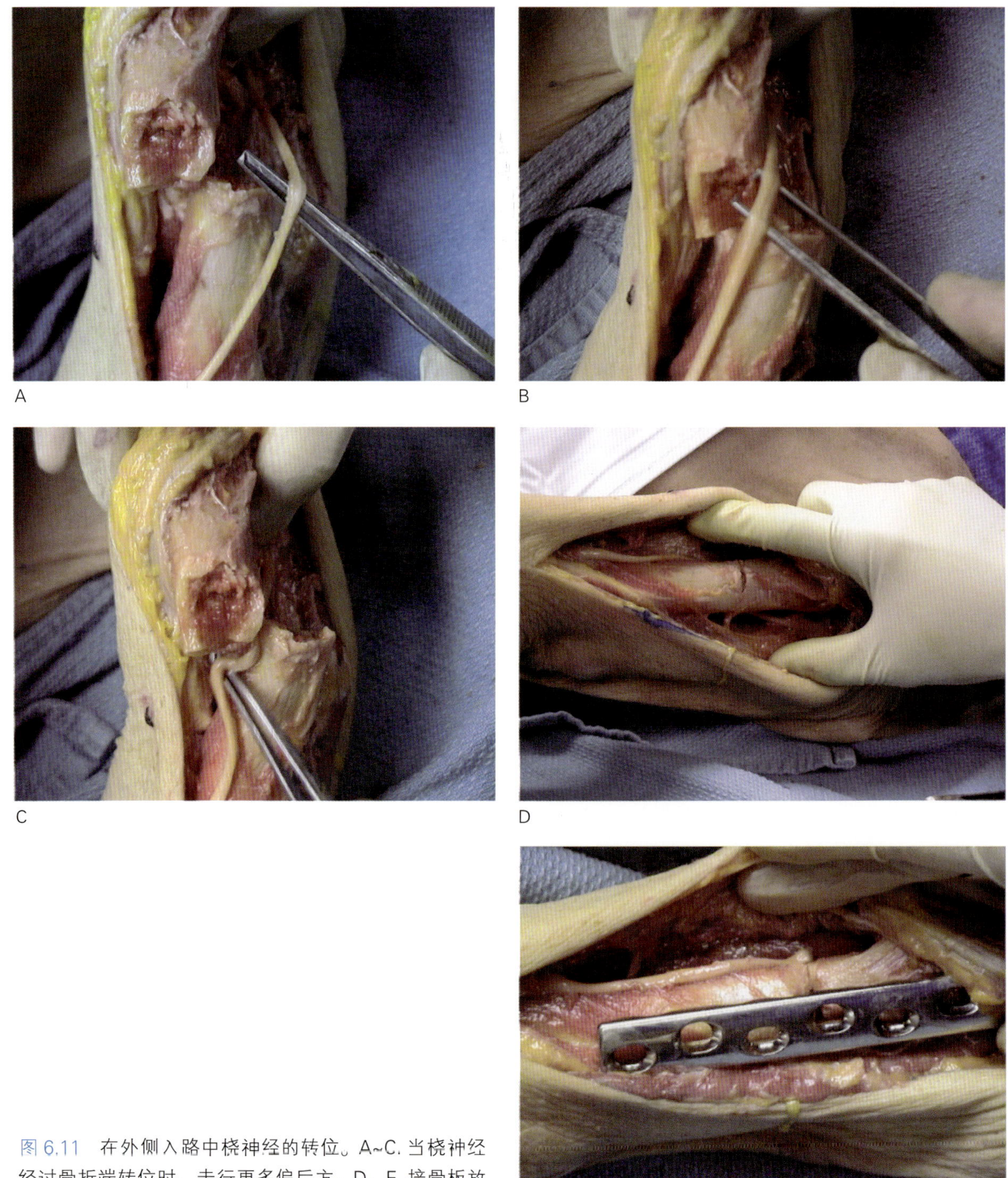

图 6.11 在外侧入路中桡神经的转位。A~C. 当桡神经经过骨折端转位时，走行更多偏后方。D，E. 接骨板放置在肱骨外侧，桡神经已经转位

于外侧的外固定架（损伤控制理念）维持长度和力线，然后进行延期内固定。应用内侧接骨板时，我们建议将其放置在更偏前的位置，以便需要翻修手术时可以通过前外侧入路显露接骨板，而不是通过瘢痕粘连的内侧入路进行复杂的翻修手术。图 6.12 展示了一例肱骨干骨折合并内侧开放伤口的患者进行切开复位内固定手术的例子。

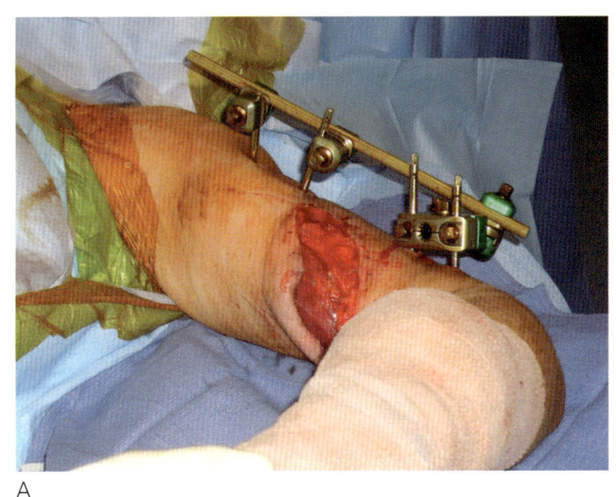

A

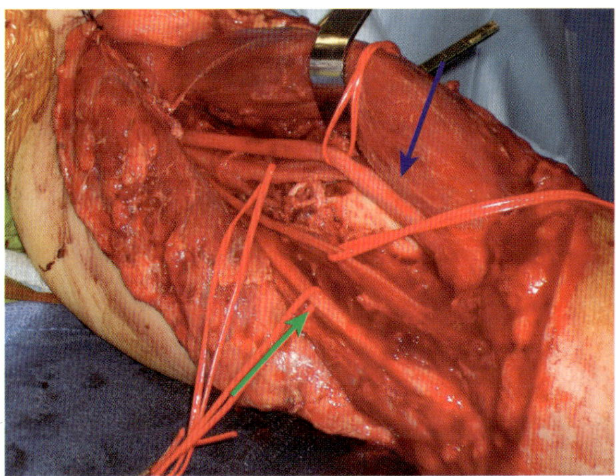

B

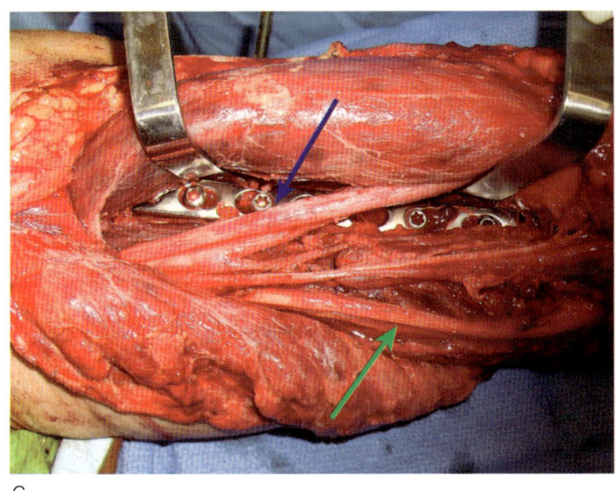

C

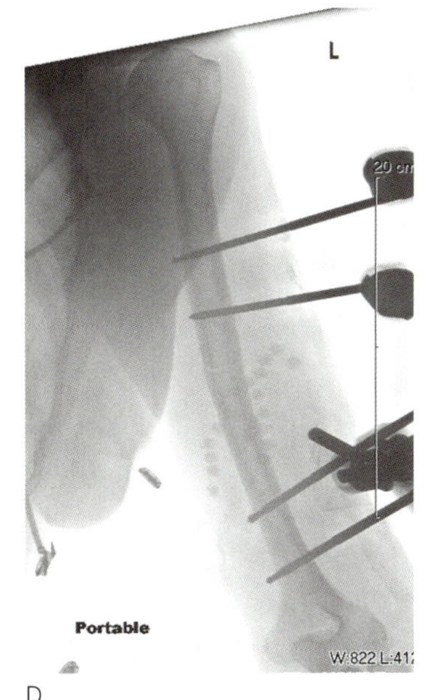

D

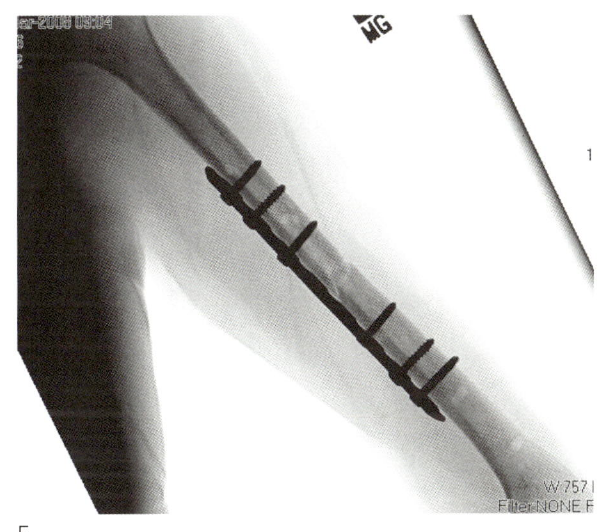

E

图 6.12　左侧肱骨干骨折并内侧开放性伤口。先行外固定架固定，随后进行确定性内固定；B，C. 图示向外侧拉开肱二头肌和正中神经（前侧），肱动脉（蓝色箭头）和尺神经（绿色箭头）。C. 图示内侧接骨板放置在神经血管束下方。D，E. 图示骨折在应用内侧接骨板固定之前和之后的 X 线片

内植物选择

历史上，提倡应用固定大骨折块的接骨板（宽或窄的 4.5 mm）来做肱骨干骨折内固定。最近一段时间，3.5 mm 锁定加压接骨板作为一个可能的选择用于固定肱骨干骨折[4, 18]。由于目前仍缺乏研究支持，作者建议应用 4.5 mm 接骨板固定大多数骨干骨折；而对身材较小的患者或延伸至髁上干骺端的骨折，采用 3.5 mm 接骨板固定。

骨折固定

目前骨折固定理念有了明显的变化，尤其是强调软组织保护技术，要求尽量少剥离和切断软组织。任何可能的时候都应当维持肌肉的附着，只有为了显露骨折和 / 或放置内植物时必须进行一定程度的肌肉剥离才可以。任何可能的情况下都应当保留骨膜。手术医生应当对骨折和周围软组织两方面都力求重视。

传统的教科书上强调为了获得更好的显露骨折端嵌插软组织并复位骨折，需要清理骨折端血肿。然而，骨折血肿内富含蛋白和细胞因子，并在骨折愈合中有重要作用[19，20]。只应当在简单的骨折类型中清理血肿，在这些骨折类型中要求进行骨折块间的固定或解剖复位，并要求绝对稳定。在粉碎性骨折中，只需要维持力线和相对稳定，我们认为此时不应当干扰血肿。

对骨折固定生物力学的更好的理解可以改进我们在固定结构的稳定性和强度等方面的知识。一般来讲，当在两部分或三部分的“简单”骨折能够获得解剖复位时最好采用绝对稳定技术。在工作长度较短的骨折中，绝对稳定一般会产生“坚硬”的板—钉结构，这主要是通过拉力螺钉和加压接骨板获得。用桥接接骨板固定的粉碎性骨折则产生相对稳定结构。例如，一块更长的接骨板，在远离骨折端区域的远端和近端用螺钉固定，以允许骨折端—接骨板的“工作长度”内有微动。手术医生可以通过改变螺钉数量、类型以及它们在接骨板上相对于骨折端的位置，来部分调整固定结构的强度。尽管采用锁钉接骨板和螺钉可获得更强的稳定性，我们仍强烈建议对几乎所有的患者，在骨折的近端和远端螺钉固定至少要 7~8 层皮质。

桥接接骨板

在粉碎性骨折，外科医生既可以采用充分显露桥接固定，也可以考虑微创经皮桥接接骨板固定，以恢复力线，维持长度和纠正旋转。应用任何一种方法，在术中要完全达到这些目标也是很困难的。我们经常以透视对侧并作为模板。在桥接接骨板技术中，必须注意要尽量少剥离骨表面的软组织和骨膜，然后将接骨板用皮质骨螺钉先固定到远离骨折端的近端或远端主骨折块上。接骨板固定这些骨折的目标是恢复长度，纠正旋转，尽可能好地恢复力线，并且这部分操作可能很有挑战性。骨的轮廓可能有助于纠正旋转，接骨板可以恢复力线，但长度的恢复可能需要和对侧比较来决定是否合适。一旦完成上述目标，即可将接骨板的近端和远端在远离骨折端的区域固定。桥接接骨板允许骨折端周围的微动，并可能刺激骨生长。如果骨折粉碎严重，应当考虑自体骨植骨。有些情况下，医生可能要决定短缩肱骨若干厘米。有时，髓内钉也是一个可选择的好方法。

未来方向

近来肱骨干的 MIPO 技术被建议作为除了标准切开复位板钉固定之外的另一个可选择方法。如果骨折粉碎区域特别长，可以首选 MIPO 技术，因为可以避免为了显露骨折和放置接骨板而进行的广泛的软组织切开和可能的骨膜剥离。该技术利用锁定螺钉和长跨度接骨板的优点创造了一个“有弹性弯曲但是稳定”的结构。接骨板放置在前侧因为可避开神经血管结构。图 6.13~15 展示了肱骨的 MIPO 接骨板技术。我们通常用一个外固定架作为一个“迷你牵开器”来临时维持大致的力线和长度。固定针的插入

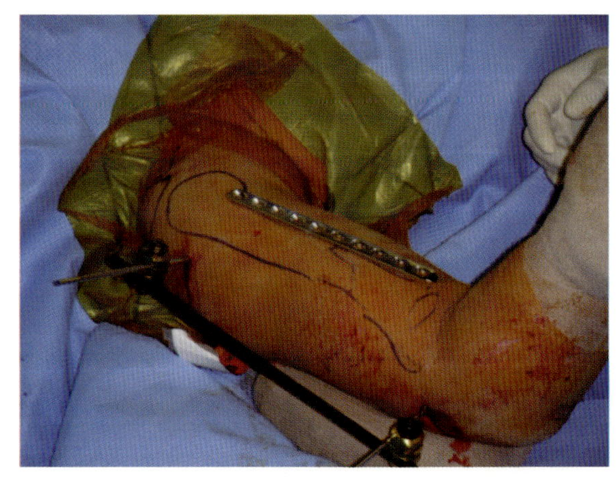

图 6.13 肱骨的微创经皮接骨术。通过外固定架维持骨折长度，并采用术中透视估计所需接骨板的尺寸

点要远离损伤区域，以便能提供足够的空间放置接骨板并在其两端各有打入 3 枚螺钉的空间。一般选用 9~12 孔的窄的 4.5 mm 接骨板，以骨折端为中心放置在体表，然后在接骨板的近端和远端进行小切口显露。在近端，肱二头肌腱可以作为前侧的标志。如果需要，松解胸肌止点。应用两个小 Hohmann 拉钩将接骨板放置在肱骨中心。在远端，切口基本上在肱骨前外侧的显露范围内。显露时首先沿着肱二头肌找到肌皮神经的皮支，然后将肱二头肌和肌皮神经向内侧牵开，并识别桡神经。了解了桡神经的位置，纵向劈开肱肌，并应用两个小 Hohmann 拉钩引导接骨板放置在远端肱骨上。然后将接骨板从近端向远端插入，同时手术医生将一个手指放置在远端的切口内“接纳”并引导接骨板到远端切口。一旦接骨板以骨折端为中心放置并位于骨面的中心上，在从末端倒数第二个孔置入 1 枚单皮质非锁定螺钉将接骨板“拉向”骨面。在置入骨折对侧末端倒数第二个孔的单皮质非锁定拉力螺钉固定接骨板之前，检查骨折力线并进行调整。随后，证实力线良好并拧紧螺钉。然后在骨折远端和近端置入双皮质锁定螺钉。根据患者骨质的情况，决定是否要把原来置入的单皮质螺钉换成双皮质螺钉。需要调整接骨板位置时，可在一个新的钉孔内置入单皮质螺钉。应用单皮质螺钉提供“远皮质”固定，这在锁定螺钉固定技术中很重要。图 6.15 展示了 MIPO 接骨板固定技术的术前和术后 X 线片。这项技术涉及相对稳定原理，在粉碎骨折中是最有用的，但也成功应用于所有骨折类型。

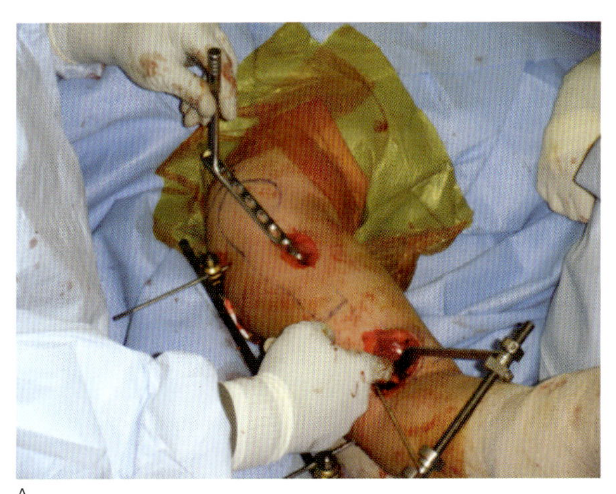
A

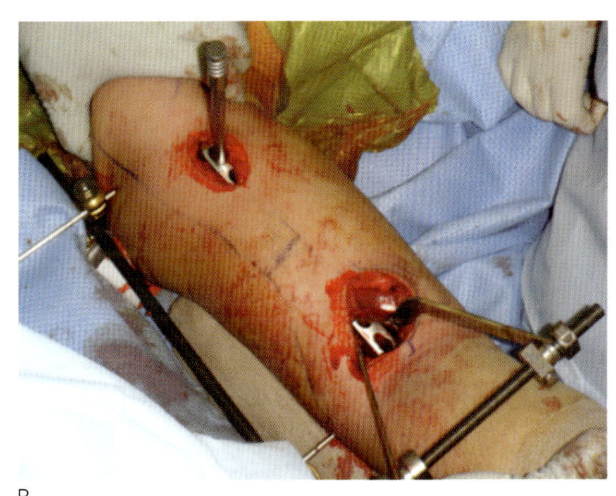
B

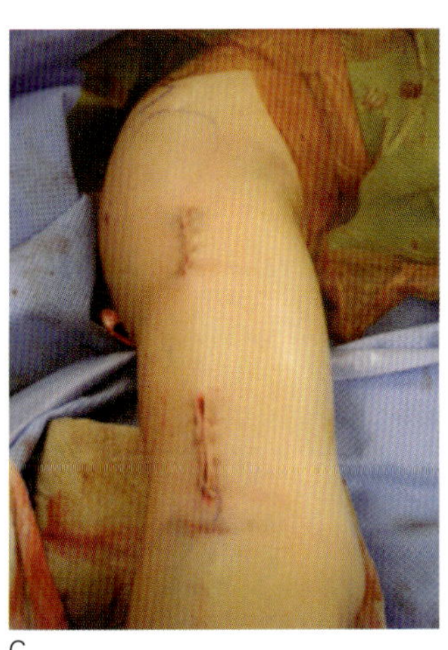
C

图 6.14　肱骨的 MIPO 技术。A. 将桡神经和肌皮神经都拉开后，劈开肱肌，显露肱骨远端前侧面。从近端向远端插入接骨板，医生的手指在远端切口内“接纳”从近端插过拉的接骨板。B. 在直视下和透视下确认接骨板的位置。C. 在接骨板两端的倒数第二个孔置入单皮质螺钉将接骨板拉向骨面——这些螺钉之后可以换成单皮质或双皮质锁定螺钉。最后的这张图片展示了闭合后的切口

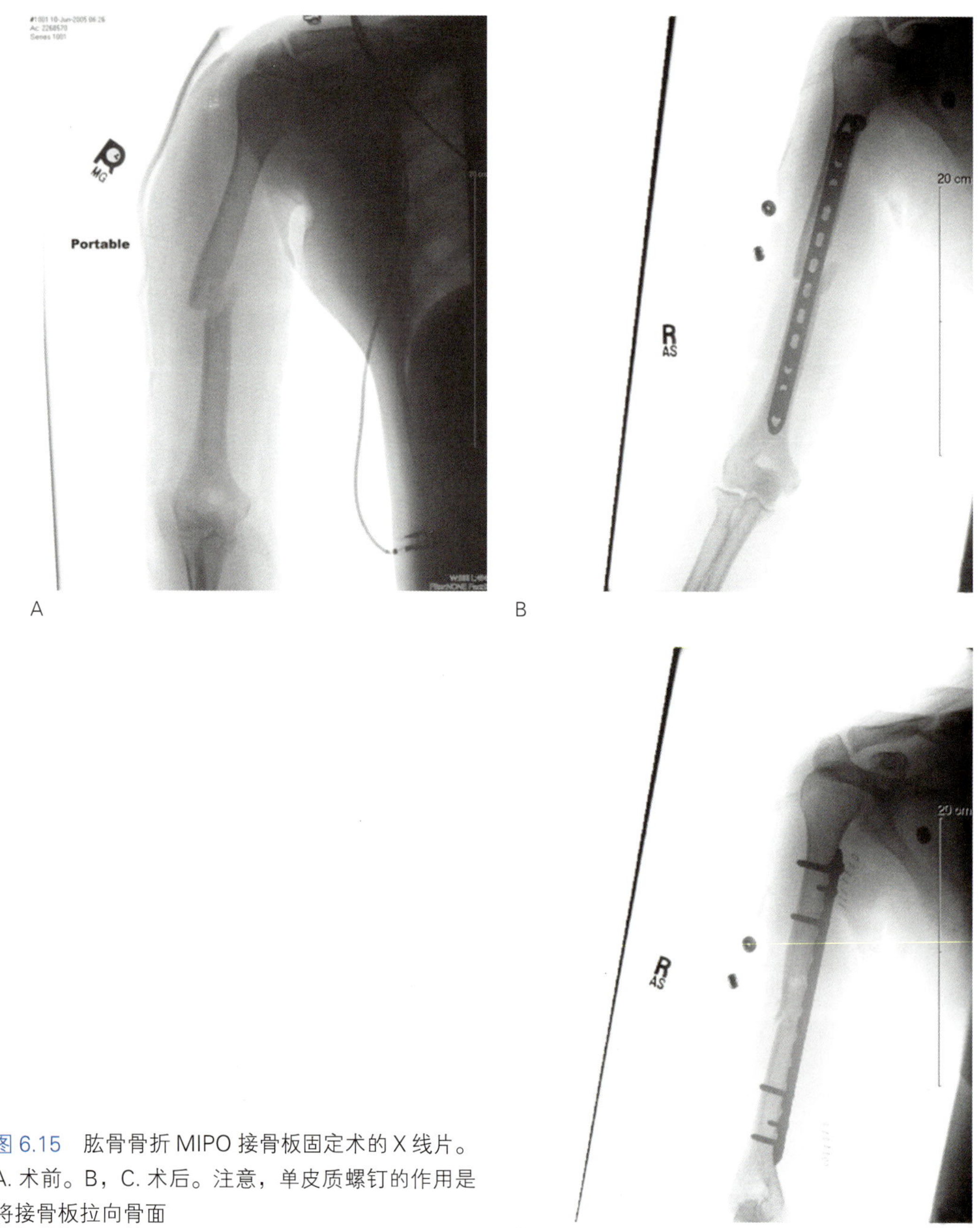

图 6.15 肱骨骨折 MIPO 接骨板固定术的 X 线片。A. 术前。B，C. 术后。注意，单皮质螺钉的作用是将接骨板拉向骨面

术后处理

如果达到稳定固定，术后可允许患者进行日常生活活动。肩肘关节的活动度练习应在术后第一周开始。2 周后门诊复查并拆除缝线或皮钉，并在之后的 4、8、12 和 48 周复查 X 线片。直到术后 X 线片上有骨痂（3 个或 4 个皮质面）生长迹象时，才允许患者用患肢进行负重活动。肱骨干骨折愈合通常在 12~16 周，但根据骨折类型和患者身体情况不同也会有变化。

并发症

肱骨内固定术后最常见的并发症是感染、不愈合和医源性桡神经麻痹。术后感染的患者应当进行灌洗和清创，并静脉应用菌培养敏感

的抗生素。如果骨折固定稳定，我们提倡积极清创，应用抗生素缓释技术（骨水泥或硫酸钙），并静脉应用抗生素。一旦骨折愈合，应尽早取出内固定物并用外固定支具保护，直至骨折处愈合足够应付生理载荷。如果骨折固定松动或不稳定，治疗方法包括取出内固定物、清创、应用外固定架或支具，随后进行延期重建。近期一项对 121 例长骨骨折固定术后深层感染的患者的研究显示，71％的患者经过手术清创、保留内植物并应用抗生素治疗后获得了骨折愈合[21]。

肱骨内固定术后骨不连的发生概率据报道为 6％[22]。骨不连的流行病学与以下因素有关：①骨折粉碎并有广泛的软组织损伤；②血管损伤；③骨折不稳定；④明显的骨折移位，断端有软组织嵌插；⑤感染；⑥病理性骨折。在翻修或骨不连的手术中，桡神经损伤风险显著升高[17]，这使初次手术的重要性增加。对于萎缩型骨不连，翻修、接骨板固定加骨移植仍是治疗的首选。如果是肥大型骨不连，增加稳定性通常能成功。从接骨板固定换成髓内钉固定还没有被证实成为一种成功的方法。

医源性桡神经麻痹的发生率据报道为 5％～10％。对这类患者最好的治疗方法是观察 4 个月——因为大部分患者会在 3~6 个月内恢复[23]。

小　结

多数肱骨干骨折可以通过非手术方法治疗。通常的内固定手术的适应证包括多发伤、“漂浮”肘损伤、开放性骨折、闭合复位后的桡神经麻痹、伴发血管损伤和不可接受的力线。骨折的位置通常提示了手术入路。多数中段骨干骨折可以经前侧或前外侧入路处理，远端骨折可以经后侧入路修复。严重的粉碎性骨折可以通过桥接接骨板或前侧肌肉下的 MIPO 接骨板固定技术处理。建议应用 4.5 mm 窄接骨板治疗大多数骨折，但也可对简单骨折和延伸至干骺端上方的骨折应用 3.5 mm 接骨板治疗。合并桡神经麻痹通常需观察 4~6 周，面对闭合复位后继发的桡神经麻痹的治疗仍有争议。通过认真的、计划好的手术治疗，肱骨干骨折内固定有较高的愈合率和相对少的并发症。

致　谢

作者非常感谢 Maria Christina Bouchard 在获得本章参考文献中所提供的帮助。

参考文献

1. Sarmiento A, Zagorski JB, Zych GA, et al. Functional bracing for the treatment of fractures of the humeral diaphysis. *J Bone Joint Surg Am* 2000;82:478–486.
2. Bell MJ, Beauchamp CG, Kellam JK, et al. The results of plating humeral shaft fractures in patients with multiple injuries. The Sunnybrook experience. *J Bone Joint Surg Br* 1985;67(2):293–296.
3. Tingstad EM, Wolinsky PR, Shyr Y, et al. Effect of immediate weightbearing on plated fractures of the humeral shaft. *J Trauma* 2000;49:278–280.
4. Idoine JD, French BG, Opalek JM, et al. Plating of acute humeral diaphyseal fractures through an anterior approach in multiple trauma patients. *J Orthop Trauma* 2012;26(1):9–18.
5. Suzuki T, Hak DJ, Stahel PF, et al. Safety and efficacy of conversion from external fixation to plate fixation in humeral shaft fractures. *J Orthop Trauma* 2010;24(7):414–419.
6. Rogers JF, Bennett JB, Tullos HS. Management of concomitant ipsilateral fractures of the humerus and forearm. *J Bone Joint Surg Am* 1984;66(4):552–556.
7. Dijkstra S, Stapert J, Boxma H, et al. Treatment of pathologic fractures of the humeral shaft due to bone metastases: a comparison of intramedullary locking nail and plate osteosynthesis with adjunctive bone cement. *Eur J Surg Oncol* 1996;22(6):621–626.
8. Brien WW, Gellman H, Becker V, et al. Management of fractures of the humerus in patients who have an injury of the ipsilateral brachial plexus. *J Bone Joint Surg Am* 1990;72(8):1208–1210.
9. Garcia A Jr, Maeck BH. Radial nerve injuries in fractures of the shaft of the humerus. *Am J Surg* 1960;99:625–627.
10. Kettelkamp DB, Alexander H. Clinical review of radial nerve injury. *J Trauma* 1967;7:424–432.
11. Pollock FH, Drake D, Bovill EG, et al. Treatment

of radial neuropathy associated with fractures of the humerus. *J Bone Joint Surg Am* 1981;63:239–243.

12. Shao YC, Harwood P, Grotz MR, et al. Radial nerve palsy associated with fractures of the shaft of the humerus: a systematic review. *J Bone Joint Surg Br* 2005;87(12):1647–1652.
13. Holstein A, Lewis GB. Fractures of the humerus with radial nerve paralysis. *J Bone Joint Surg Am* 1963;45:1382–1388.
14. Foster RJ, Swiontkowski MF, Bach AW, et al. Radial nerve palsy caused by open humeral shaft fractures. *J Hand Surg Am* 1993;18:121–124.
15. Gerwin N, Hotchkiss RN, Weiland AJ. Alternative exposures of the posterior aspect of the humeral diaphysis with reference to the radial nerve. *J Bone Joint Surg Am* 1996;78(11):1690–1695.
16. Mills WJ, Hanel DP, Smith DG. Lateral approach to the humeral shaft: an alternative approach for fracture treatment. *J Ortho Trauma* 1996;10:81–86.
17. Olarte CM, Darowish M, Ziran BH. Radial nerve transposition during humeral fracture fixation: preliminary results. *Clin Orthop Relat Res* 2003;413:170–174.
18. Catanzarite J, Alan R, Baig R, et al. Biomechanical testing of unstable humeral shaft plating. *J Surg Orthop Adv* 2009;18(4):175–181.
19. Street J, Winter D, Wang JH, et al. Is human fracture hematoma inherently angiogenic? *Clin Orthop Relat Res* 2000;378:224–237.
20. Kloen P, Di Paola M, Borens O, et al. BMP signaling components are expressed in human fracture callus. *Bone* 2003;33(3):362–371.
21. Berkes M, Obremskey WT, Scannell B, et al. Maintenance of hardware after early postoperative infection following fracture internal fixation. *J Bone Joint Surg Am* 2010;92(4):823–828.
22. Gregory Jr RG. Fractures of the shaft of the humerus. In: Bucholz R, Heckman J, eds. *Rockwood and Green's fractures in adults.* 5th ed. Philadelphia, PA: Lippincott Williams & Wilkins; 2002:973–996.
23. Wang JP, Shen WJ, Chen WM, et al. Iatrogenic radial nerve palsy after operative management of humeral shaft fractures. *J Trauma* 2009;66(3):800–803.

第 7 章　肱骨干骨折：髓内钉

作者　James C. Krieg
译者　邓玖旭　陈　博
校对　杨　明

引　言

肱骨干骨折是较为常见的骨折类型，在临床骨折病例中所占的比例高达 3%。大部分骨折是以单发伤的形式出现；然而，小部分会以复杂上肢外伤或作为多发伤的一部分的形式出现。

此种骨折呈经典的双峰分布特征，老年患者的骨折多为低、中能量坠落伤所致，年轻患者的骨折则可能是由于高能量伤所致，如机动车或摩托车事故、高处坠落、工伤、枪伤等。损伤机制不同，所导致的骨折类型也不同。相对简单的骨折类型，如螺旋形或横形骨折；复杂的骨折类型，如节段性或粉碎性骨折。常见的肱骨干骨折类型参见 OTA/AO 分型（图 7.1）。

低能量伤所致的单纯性肱骨干骨折，过去多采用保守治疗，患者结果令人满意。许多作者已经证实，采用保守治疗后，患者骨折愈合率可达 95%~98%[1~3]。然而，对于高能量伤或者移位骨折患者，保守治疗的效果要差得多，此类患者大多使用内固定治疗。

适应证与禁忌证

肱骨干骨折的治疗目的是实现骨折愈合，同时将影响功能或外观的畸形程度降至最低。治疗必须使肩、肘关节的活动功能得以早期重建，并使肌力得以恢复。

保守治疗

保守治疗的适应证为：大部分闭合性、单纯性、低能量伤所致的肱骨干骨折。Sarmiento 功能性骨折支具疗法仍然是闭合性治疗方法的首选。患肢先置于石膏接合夹板中，直到急性期肿胀和疼痛症状缓解。伤后 1 周，多数患者都能够穿戴 Sarmiento 功能性骨折支具。这种支具都是可以预先订制的，并且拥有各种型号，很容易满足患者需求。这种支具由聚乙烯材料制成，包括前壳和后壳两个部分，壳的边缘能够相互嵌入，通过自粘带将两部分固定，自粘带的松紧度可以连续调节。鼓励患者舒适穿戴支具，每天调节自粘带的松紧度[1]。

几周后取下悬吊带，以防止肩或肘关节僵硬。指导患者做肩部钟摆练习以及肘部主、被动活动。支具穿戴 8~12 周，直至影像学证实骨折愈合，并且上肢活动时不会感到疼痛。这种治疗方法的成功率非常高，据报道其骨折愈合率超过 95%[1]。

手术治疗

对于很多患者来说，闭合性、保守性、功能性的肱骨支具并不适用。这些患者需要采用手术治疗，以重建上肢对线、处理软组织、活动肢体，或当下肢功能受损时允许通过上肢进行负重。

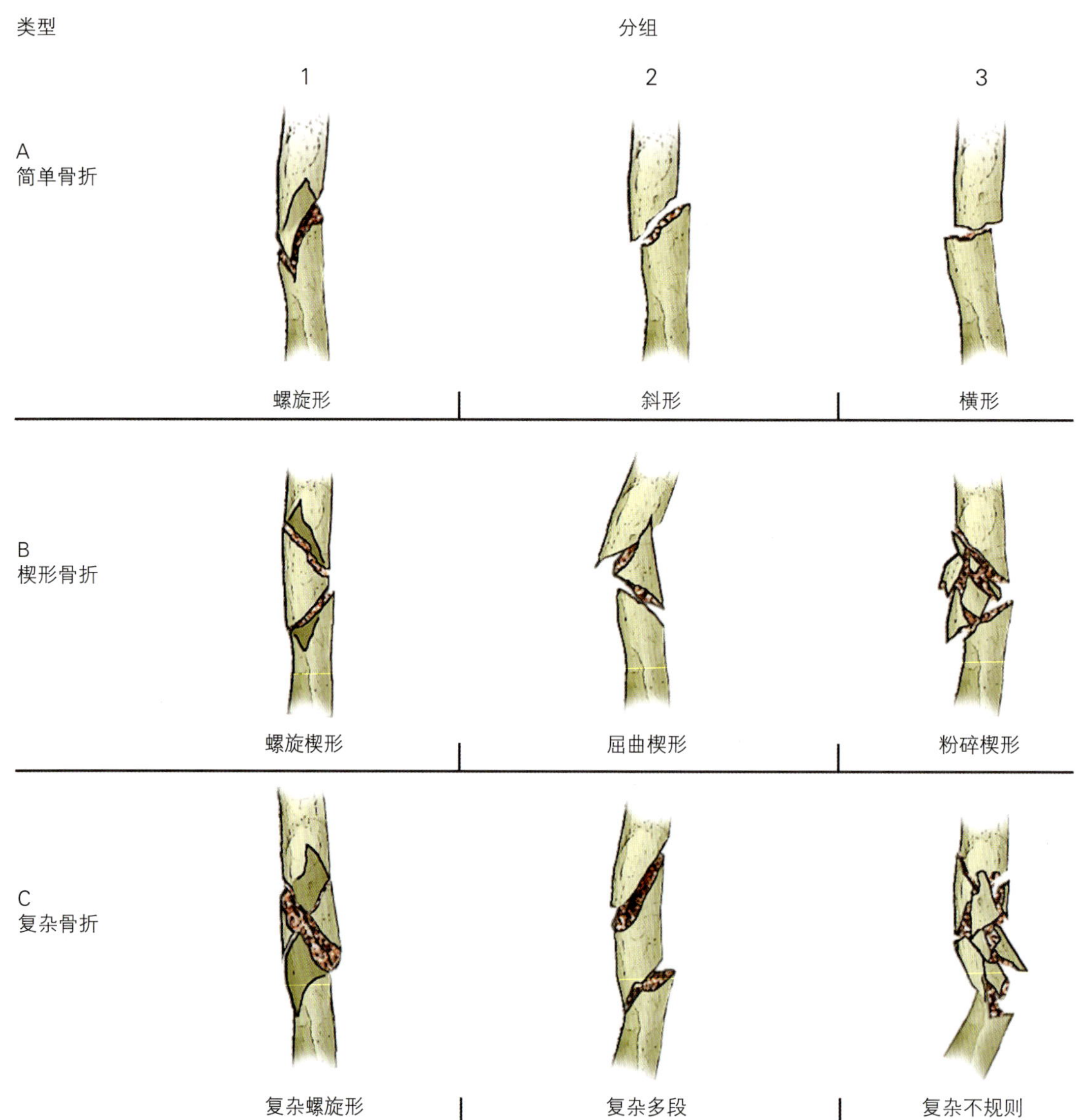

图 7.1 肱骨干骨折 AO/OTA 分型

不论使用接骨板接骨术还是髓内钉固定，肱骨干骨折内固定的适应证都是相同的。这些适应证包括：病理性或潜在的病理性骨折，需要通过手术来缓解疼痛、增强稳定性、方便癌症化疗或放疗。对于肱骨开放性骨折来说，早期的骨折固定，有助于改善伤口治疗效果，进而降低感染风险。同样，对于伴有动脉损伤的肱骨骨折来说，最好早期行骨折固定，以便修复臂丛血管。另外一个明确的手术适应证是同侧肢体的肱骨和前臂骨折。固定这两个骨折部位，能够允许肘部进行早期活动。两侧肱骨均骨折的患者，通过手术固定（至少固定单侧，通常固定双侧）降低发病率，方便日常活动。最后，对于伴有同侧臂丛神经损伤的患者，手术能够降低骨折不愈合的风险，并且方便进行早期治疗。

肱骨干骨折手术治疗的相对适应证包括移位的节段性骨折。这类骨折很难通过骨折支具进行固定，因而增加了发生不愈合或畸形愈合的相对风险[2]。对于多发伤患者来说，肱骨干骨折内固定可以缓解疼痛、方便日常活动。

手术治疗也适用于对骨折复位不满意，或

使用骨折支具不能维持复位的患者。肱骨闭合性骨折并伴有软组织损伤或擦伤的患者，由于不适宜穿戴支具，需要采用手术治疗。其他患者，由于不能耐受穿戴支具时所产生的持续性疼痛，或者因个人习惯问题导致骨折不稳，需要采用手术治疗。社会因素，如工作影响、家庭需要、自我护理等，可能会导致部分患者要求手术治疗，对此应个体化对待。

对于大部分严重创伤或多发伤患者来说，肱骨闭合性骨折最好先用接骨夹板治疗。一旦患者整体条件改善，具备了手术适应证，应进行内固定治疗。

内植物：接骨板 / 髓内钉

很多前瞻性随机试验已经证实，肱骨干骨折接骨板或髓内钉固定的效果相似。尽管如此，对于北美地区的大部分肱骨干开放性骨折患者来说，接骨板接骨术仍然是手术治疗的金标准。接骨板固定的优点包括：能够对非粉碎性骨折进行解剖复位和加压固定。除此之外，开放性手术可以显露和保护桡神经。对于粉碎性骨折患者来说，桥接接骨板固定可以重建肢体长度、对线和旋转。随着关节周围解剖特异性接骨板的出现，骨折固定区域可以向近端或远端的干骺端进行扩展。尽管如此，接骨板固定仍有很多不足之处，这些不足通常与损伤区域手术显露太多有关。同时，接骨板固定会增加骨折块血供中断、医源性神经损伤以及感染的风险。除此之外，还会在上肢留下较长而且难看的瘢痕。

尽管肱骨髓内钉的使用不如接骨板接骨术频繁，但却有着力学和生物学方面的优势。从力学方面来看，髓内钉是坚强内植物，可以有效承受荷载。髓内钉使用“微创”的闭合性技术插入，这样就不必直接显露骨折部位，进而减少了失血并降低了感染风险。肱骨中段 3/5 骨折，髓内钉固定的效果非常好。肱骨干骨折，很多都可以使用接骨板或髓内钉固定。过去十年中，髓内钉在设计方面取得了进展，通过在髓内钉内置入多平面交锁螺钉来增强固定的稳定性。这一进展扩展了髓内钉固定适用的骨折范围（图 7.2）。

髓内钉顺行置入时，大部分患者采用仰卧位。逆行髓内钉则由于存在进针部位粉碎或肱骨远端骨折的风险而很少使用。除此之外，经逆行髓内钉固定的患者应取俯卧位。大量研究证实，顺行髓内钉与接骨板相比，更适合以下几种情形：①病理性或潜在的病理性骨折，②节段性骨折，③严重骨质疏松，④粉碎区域较长（图 7.3），⑤软组织受损。

需要强调的是，如果术前不能确定桡神经是否受损，那么就不能使用闭合性肱骨髓内钉固定。这种情况偶见于颅脑外伤、服药或饮酒导致意识改变、机械通气或多发伤患者。在这些情况下，采用开放性髓内钉固定并探查桡神经或者采用接骨板固定要安全得多。开放性骨折合并桡神经麻痹的患者，建议探查桡神经。在这些患者中，接骨板固定似乎要比髓内钉固定好得多，由于在探查桡神经时大部分显露已经完成。治疗肱骨骨折不愈合时，髓内钉固定效果要比接骨板固定差得多，所以此时不应使用髓内钉固定[11]。使用顺行肱骨髓内钉固定，最主要的不足是术后肩痛，并且内固定移位的发生率较高。对于工作或职业涉及明显上举动作的患者来说，这一点需要特别注意。

术前计划

为肱骨干骨折患者制定治疗方案时，必须分析许多骨折相关以及患者相关的因素。骨折相关的因素，如骨折位置、骨折形状或形态、相关的软组织条件以及骨折移位程度，必须予以考虑。除此之外，患者相关因素如并发症、体型、功能要求、骨质、伴发伤（同一肢体或身体其他部位），也会影响治疗选择。

病史采集和体格检查

病史不仅应包括损伤机制、惯用手、职业以及娱乐活动，还应包括患者的健康状况。合并疾病，如心血管疾病、糖尿病或癌症病史，

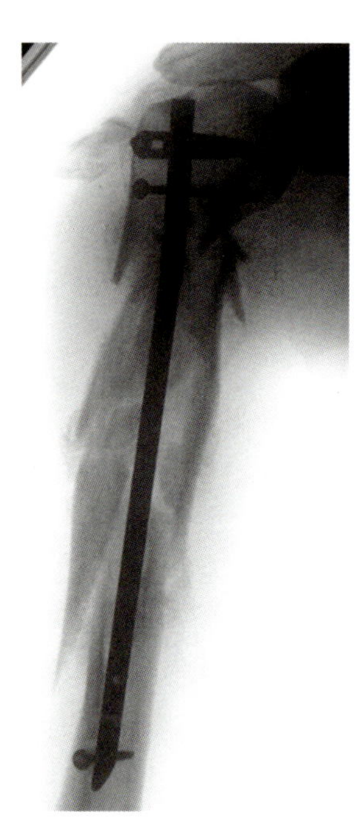

图 7.2　带固定角度的螺旋刀片，有助于增强近端交锁螺钉的稳定性。螺旋刀片锁定在髓内钉上，以防止髓内钉松动

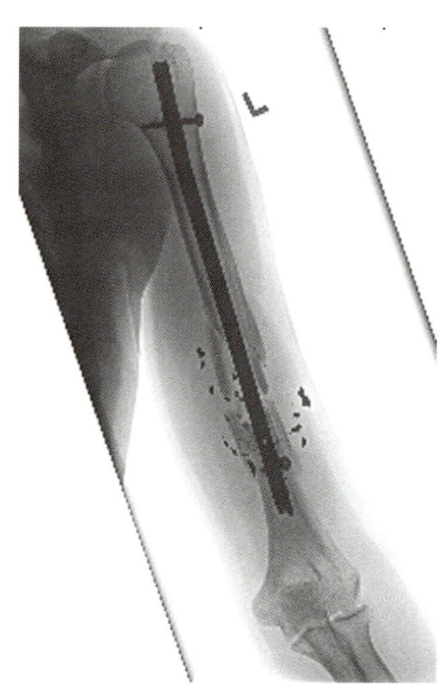

图 7.3　枪伤所致的肱骨骨折，使用肱骨髓内钉固定后

可能会影响诊断或者治疗。患者的个人史或许可以提供其能否配合康复计划的有用信息。

应仔细而系统地检查患者全身及患侧肢体情况。大部分患者会出现局部肿胀、上肢触痛或活动痛，肩肘关节活动度减少。必须检查皮肤受损情况，以便排除开放性骨折，后者的伤口可能非常小。应将患侧臂丛血管、桡动脉和尺动脉的搏动情况与对侧肢体进行比较。骨折复位后，如果出现脉搏减弱、消失或手指发凉，应进行血管评估。神经学检查应包括桡神经、尺神经和正中神经运动功能和感觉功能方面的特殊检查。在移位性肱骨干骨折患者中，约有10%的患者会出现桡神经损伤。仔细评估和记录神经血管是否受损，在医学和法学上均有意义。闭合性肱骨骨折合并桡神经麻痹的患者，多会出现神经失用症。这些患者预后较好，并且大部分可以自然恢复。手术适应证更多的是基于骨折情况而非桡神经损伤。骨折复位和石膏夹板固定后，桡神经功能丧失的肱骨骨折患者，其治疗仍存在着争议，既有研究支持保守治疗，也有研究支持早期手术治疗。另一方面，大家广泛认同的是，开放性骨折并伴有桡神经损伤的患者，应在对开放性骨折进行灌洗和清创时探查桡神经。

影像学评估

怀疑肱骨干骨折的患者，应拍肱骨全长 AP 位和侧位 X 线片。如果骨折延伸到近端或远端的干骺端区域，应加拍肩部和肘部的 X 线片。如果打算使用髓内钉固定，必须弄清骨折近端和远端的范围。髓内钉最多只能插到髓腔的最底部，即鹰嘴窝以上几厘米处。

如果患者上肢感到疼痛，则很难拍摄肩部腋位片。将 X 线盒紧贴颈部放置在下面，使 X 线束从远端经过腋窝向近端投照，即可获得肩部腋位片。拍腋位片时只需要将肩部轻度外展并向前抬起即可。个别情况下，需要做 CT 扫描以彻底了解骨折情况。

手术时机

开放性肱骨骨折是外科急症，如果患者条件和医院资源允许，应尽早进行灌洗、清创和固定。患者住院后，就开始静脉应用头孢菌素，进行抗生素治疗。严重污染的开放性骨折患者，可以加入氨基糖苷类抗生素或青霉素。

骨折合并血管损伤时，应配合血管外科医生进行急救处置。多发伤患者手术时机的选择，应将手术对患者构成的整体风险考虑在内。对于严重创伤或者骨折不稳定的患者，应先使用石膏夹板固定骨折，待患者整体条件改善之后，再进行确切的手术治疗。

大部分单纯性、闭合性骨折患者，可由经验丰富、精力充沛的骨折治疗组在白天（通常是伤后3~5天）进行内固定治疗。临床上，许多患者经骨折复位和夹板固定后，从急诊室回到家里，其手术通常安排在伤后数天内进行。例外的情况是，疼痛难忍不能被遣返的患者，以及上肢制动后其社会境况妨碍独立生活的患者。

手术技术

麻　醉

通常采用全身麻醉，并将气管内管置于患肢对侧。由于手术部位距离患者头部较近，以及患者体位方面的限制，使得施行局麻要困难得多。然而，如果上肢的神经功能情况已知的话，术后施行神经阻滞则可能是有益的。导尿管和动脉导管可能适用于多发伤患者，但对大部分单纯性肱骨干骨折患者来说则不是必需的。

体位和成像

患者取“沙滩椅”位，或者平躺在可透X线的手术台上，施行髓内钉固定手术。沙滩椅位的主要优点在于：可借助重力进行骨折复位，尤其是没有精干的助手在场时。然而，这种体位的不足之处在于：拍摄术中双平面图像时需要移动上肢。为获取不同的C臂图像，在移动患者上肢时，可能会导致骨折复位丢失。如果使用沙滩椅位，可将肩部越过中线摆放，以便找到正确的起始点。沙滩椅位时，C臂应置于患者头旁，并且位于伤侧位置。

作者更倾向于让患者取仰卧位，置于可透射X线的手术台上。采用这种体位时，手术台的术侧必须没有金属杆，而这是标准手术台的常见特征。这种体位能够方便术中成像，通过将C臂移动到手术台的对侧，基本上较少移动上肢，即可获得合适的透视图像。

患者仰卧位置于手术台的边缘，这样做时能够允许肩部活动，然后将毯子折叠数层后，垫在患侧躯干（从肩到髋）的下面。这样做可以使患侧躯体自台面向上翻转15°~25°。可以很容易地将肩部越过中线摆放，进而方便使用双平面透视。健侧上肢应放置衬垫，并塞在患者躯干下面。不能使用托板来支撑健侧肢体，因其可能会妨碍影像增强器的位置（图7.4~6）。

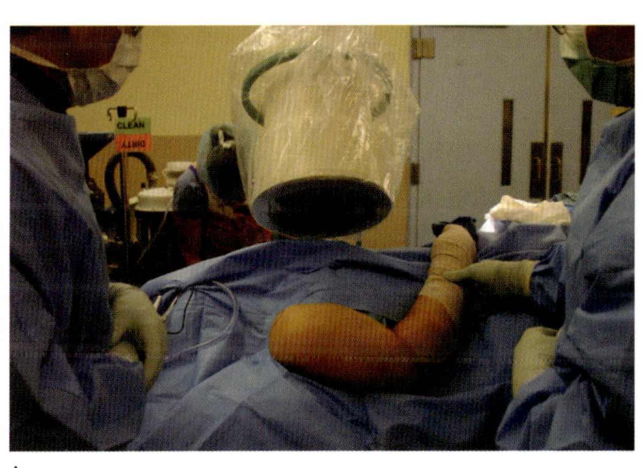

A

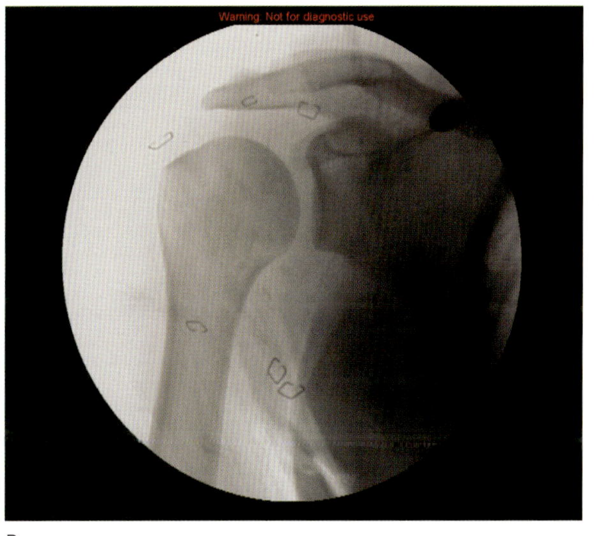

B

图7.4 使用完全透射X线的手术台。患者置于半仰卧位。使用折叠毯抬高患肢。在对侧没有托板妨碍的情况下，将C臂从对侧推入。向后旋转C臂以获得AP位X线片

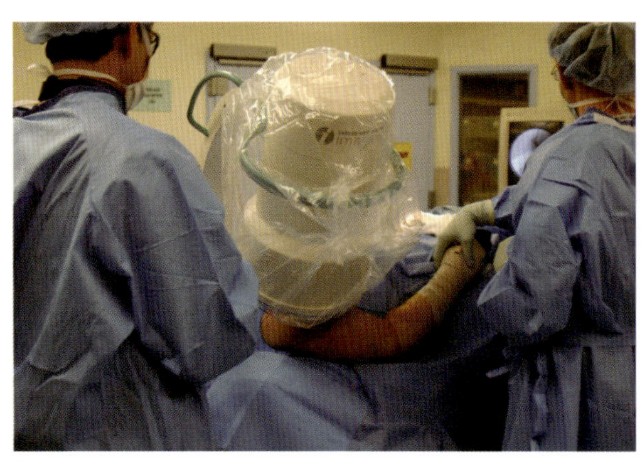

A

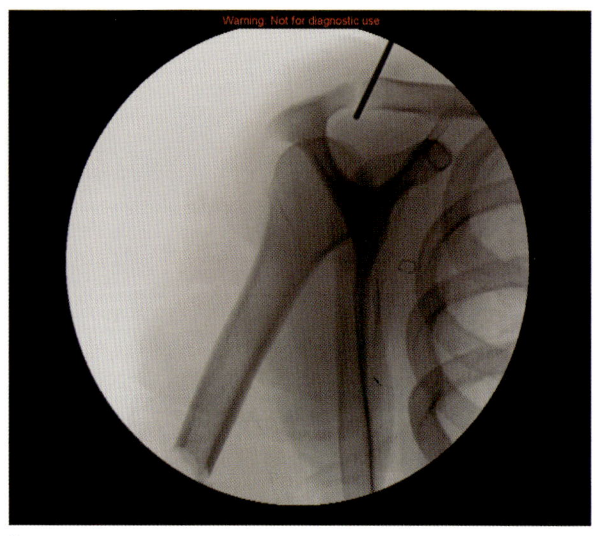

B

图 7.5 旋转 C 臂过顶，以获得经肩胛 Y 侧位片。在此过程中，没有移动上肢

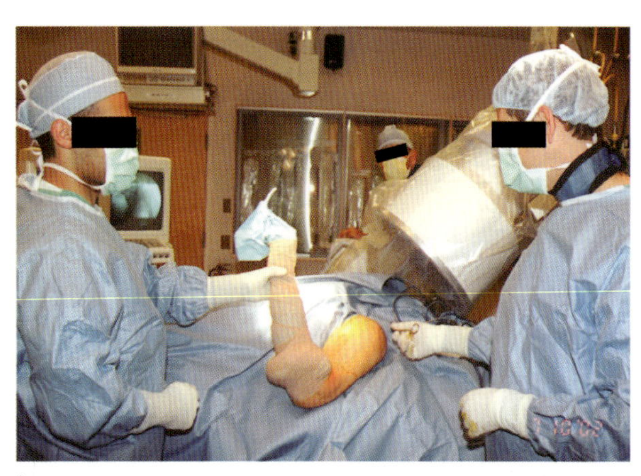

A

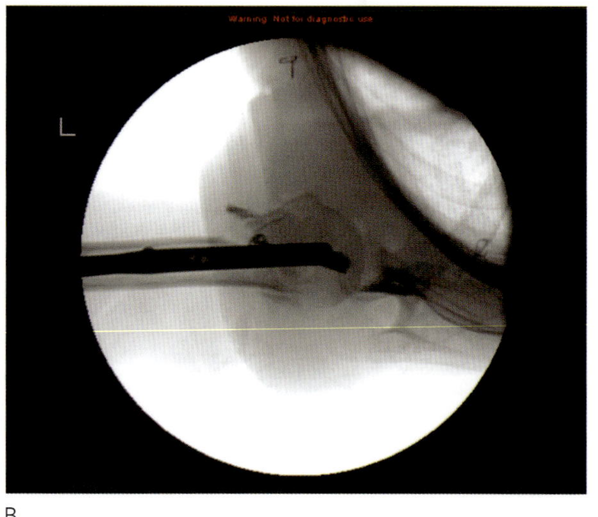

B

图 7.6 将 C 臂向一侧倾斜，以获得腋位片。助手轻轻地牵拉肩部。腋位 X 线片可以清楚地显示肱骨近端骨折。请注意：图像已经被垂直翻转过了，所以肱骨前侧位于图像顶部

在备皮和铺巾前，应获得大量的术前透视图像。上肢置于中立位，然后将肩部轻度外展，以便更好地显示起始点。将透视机向后旋转 30° ~40° ，以获得 AP 位图像。这么做是为了补偿因放置垫料所致的肢体抬高，以及肩部与胸部之间的旋转关系。无须移动上肢，将 C 臂朝向术者旋转过顶，即可获得经肩胛 Y 侧位片（图 7.7）。除此之外，轻微移动上肢，即可获得肱骨近端的腋位片。将肩部轻度外展，然后将 C 臂倾斜，即可获得骨盆入口位片。

手 术

在皮肤切开 30 分钟以内，所有患者均应预防性应用抗生素。建议使用第一代头孢菌素，除非证实或怀疑患者对此过敏。颈部、胸壁、肩胛带及整个患肢均应备皮、铺巾，这样做可以对患肢进行术中操作，以便骨折复位和插入髓内钉。体型高大的患者，在透视下可以使用金属物对皮肤切口位置进行准确定位（图 7.8）。切口起自肩峰前尖部，紧贴 AC 关节侧缘，向远端延长 5 cm（图 7.9）。

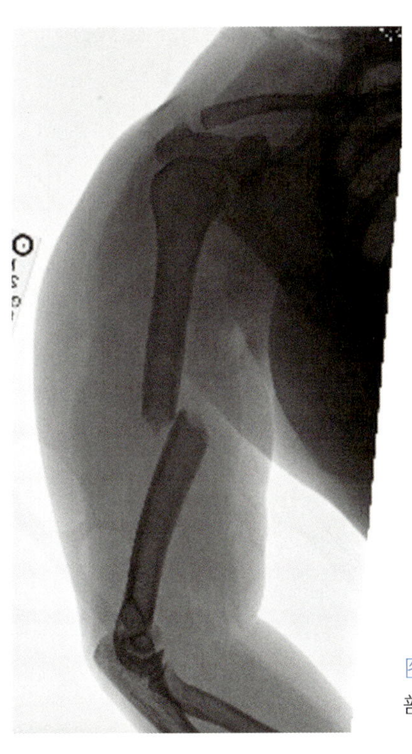

图 7.7　女性，20 岁，多发伤（肝脾撕裂伤、骨盆骨折和下肢部位多发伤）患者，其肱骨 AP 位透视图像

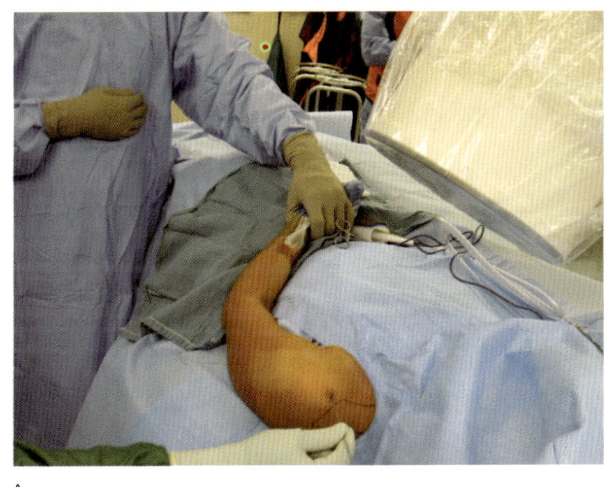

A　B

图 7.8　使用克氏针进行定位，有助于确定合适的切口位置

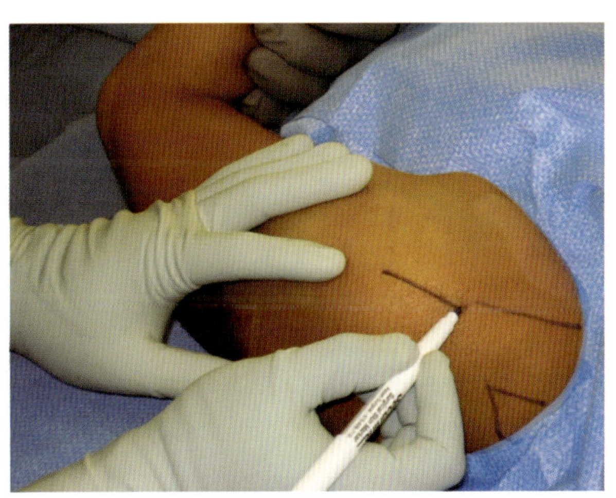

图 7.9　肱骨头位于肩峰尖部的前侧。皮肤切口起自肩峰前尖，并向前外侧走行

使用前外侧切口的优点包括：由于肱骨头主要位于肩峰的前面，能够选取理想的起始点[4]。沿着前三角肌与中三角肌之间的间隙进行解剖（图 7.10）。切开三角肌下滑囊，显露冈上肌腱。使用直径为 2.0 mm 且末端带有螺纹的导针，将其置于肱骨近端的前面，然后在 AP 位和经肩胛位透视下进行调整，以确认起始点的正确位置。大部分商用髓内钉的近端均有轻微的侧弯，正确的起始点应紧贴关节软骨缘与大结节间沟的内侧。导针虽然插入了关节软骨边缘，但却避免了插入冈上肌腱中（图 7.11）。进一步将导针插入肱骨，然后在导针的周围，沿肌纤维走行方向，小心切开冈上肌腱。使用粗的不可吸收缝线标示冈上肌腱的边缘，以便在扩髓、插入髓内钉和修复冈上肌腱时，对冈上肌腱加以保护（图 7.12）。

一旦正确置入导针并通过透视加以证实，接着使用管状扩孔器或尖锥在肱骨近端打开进针点。然后将球端导杆沿着髓腔插入骨折部位。在透视下，使用牵引、移位或者直接加压的方式复位骨折，然后，手术医生或助手将球端导针顺势插入骨折远端。在 AP 位片上证实骨折复位，然后将 C 臂旋转过顶以获得侧位片（无须移动上肢）。逐个平面矫正复位，直至获得满意复位，并且导针成功插入骨折远端的中心。髓内钉的长度，可以通过测量导针的长度加以确定，或者在获取肩部和肘部的透视图像时，将一把不透射 X 线的尺子紧贴着上肢放置，进而对髓内钉的长度进行粗略估计。

髓内钉的长度应达整个肱骨髓腔。术前和术中评估髓内钉的长度至关重要，原因有以下两个方面。首先，肱骨的髓腔向远端变细，并止于鹰嘴窝上方 2.0~2.5 cm 处。事实上，如果髓内钉太长的话，髓内将没有足够空间插入髓内钉。另外，髓内钉太长时，如果在近端造埋头孔，可能会使肱骨远端骨折，或者更为常见的是可能会使骨折部位分离，进而增加骨折不愈合的风险。如果髓内钉在进针点处留下凸起，肩部活动时通常会产生疼痛。因此，选择合适长度的髓内钉至关重要。

影像学通常可以证实有无旋转。在简单骨折中，如果对线良好，骨折的不规则断端会相互吻合。将导针穿过骨折部位后，最好核实骨折处是

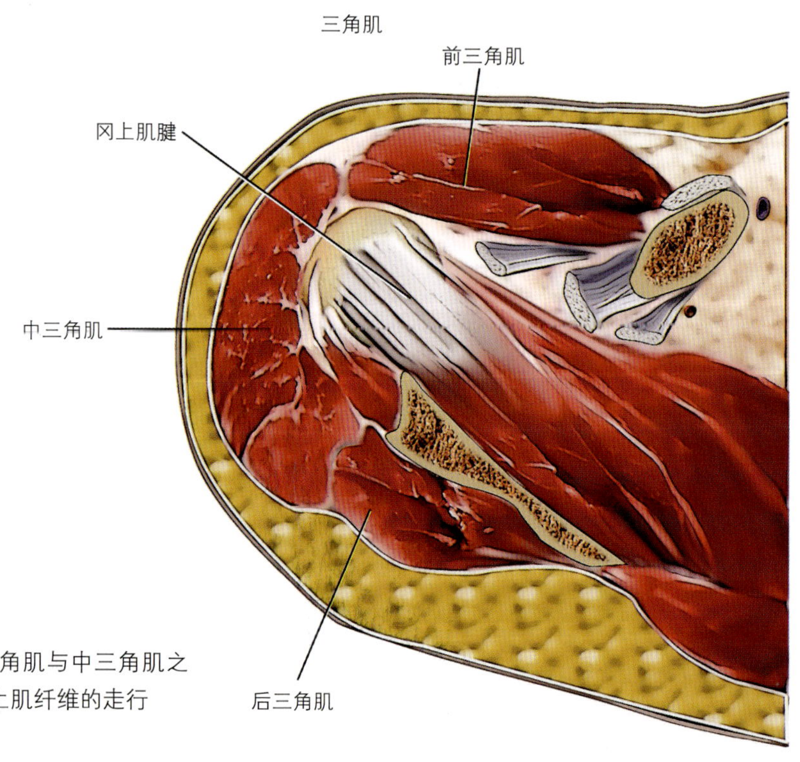

图 7.10 横断面解剖示：前三角肌与中三角肌之间的间隙，以及肱骨头部位冈上肌纤维的走行

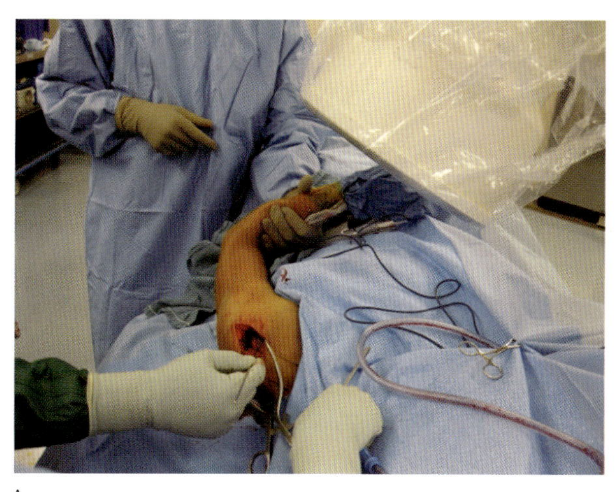
A

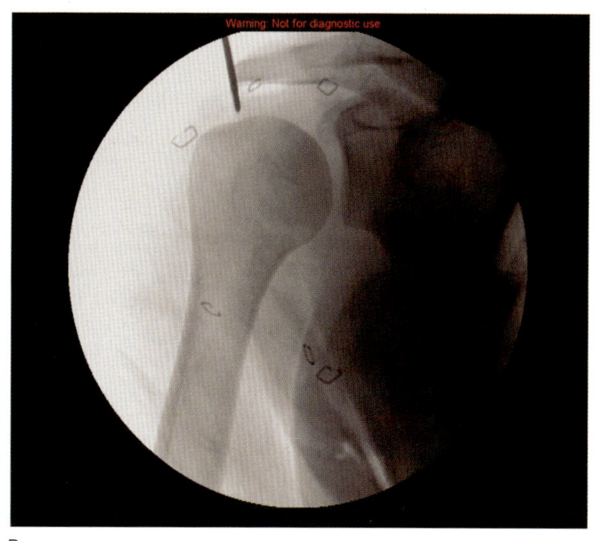

B

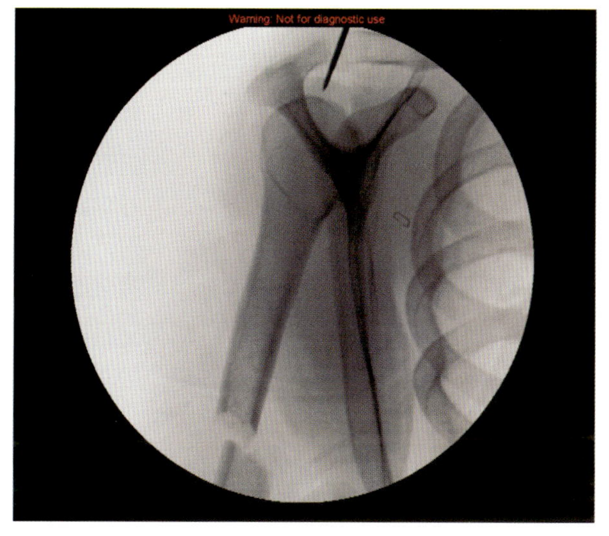

C

图 7.11　通过透视证实起始点的位置。应在切开肩袖之前进行透视，以确保手术入路就在起始点附近

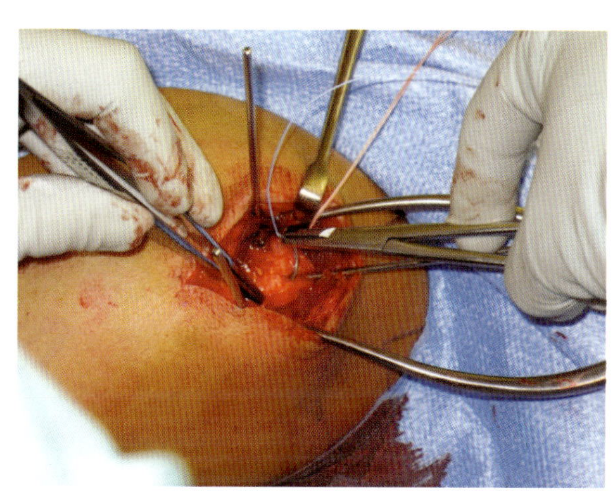

图 7.12　使用缝线牵拉冈上肌腱的边缘

否部分稳定。粉碎性骨折患者，其肩部 AP 位片底部应能看到肱骨头关节面和大结节之间的骨沟。获得肩部 AP 位片后，可将前臂和骨折远端旋转到中立位。当骨折远端处于中立位时，前臂和屈曲的肘部应该与 X 线束平行。

施行肱骨髓内钉固定手术时，通常需要注意保护桡神经。为了避免医源性损伤，有些外科医生建议显露骨折部位，以确保在复位、扩髓和进针时不会造成桡神经卡压。其他避免医源性神经损伤的治疗策略包括：就粉碎性骨折而言，不要穿过骨折部位进行扩髓；简单骨折，在扩髓和进针前应先确保解剖复位，这样做能将神经损伤的风险降至最低（图 7.13）；髓腔较窄的骨，如肱骨，其髓内钉发生嵌顿的风险较高，因此在进针前应小心扩髓，沿着骨干进行扩髓，直至听到骨皮质的“咔嗒”声。选择髓内钉的型号时，其直径应该比最后使用的扩髓器小 1 mm，从而将医源性髓内钉粉碎或嵌顿的风险降至最低。髓内钉也可以对长段稳定性骨折进行加压。可以使用全长度的肱骨髓内钉，但髓内钉在进针点处不能凸出，以减少发生肩部撞击综合征的风险。为了避免损伤肩袖肌腱，髓内钉应在骨折近端 3~5 mm 处造埋头孔。骨折远端，髓内钉应达肱骨髓腔末端。

粉碎性骨折，选择髓内钉的长度比较困难。获得术前的健侧 X 线片，有助于准确确定髓内钉的长度。上肢与下肢不同的是，髓内钉过长与过短相比更易产生问题。治疗粉碎性骨折时，应避免骨折部位分离，因其会增加骨折不愈合的风险。

为了增强稳定性、防止复位丢失，肱骨髓内钉均应静态锁定。长段稳定性骨折，如横形或短斜形骨折，先将远端的交锁钉锁定，然后逆向敲打髓内钉，对骨折部位进行加压。粉碎性、节段性骨折或潜在的病理性骨折（骨皮质完整），可能需要先将近端的交锁钉锁定。通过悬臂（outrigger）将近端的交锁钉锁定，然后将多平面螺钉置入肱骨头中。还有一种方法是：使用带固定角度的螺旋刀片，刀片穿过髓内钉并将其锁定，这适用于骨质较差的患者。

通常采用徒手方法将远端的交锁钉锁定。从根本上来讲，这种方法与置入股骨或胫骨髓内钉交锁螺钉的方法相同。所有的肱骨髓内钉，其远端螺钉均从前向后拧入，而不是从外向内拧入。臂丛动脉和正中神经可能会受到损伤，尤其是当髓内钉旋转导致交锁螺钉随之从前内侧转至后外侧时。建议使用“微创”技术拧入螺钉。通过透视定位远端螺钉孔的位置，接着在皮肤上做 2 cm 长的切口，然后钝性剥离至肱骨前侧皮质。可以使用钻头套筒或两把小的撑开器，以保护邻近的软组织结构（图 7.14）。电钻也能降低软组织损伤的风险。肱骨远端的前侧皮质较厚，而且年轻患者的骨质也很厚，这时可以使用尖锐的或带角钉的钻头。

最后，仔细修复冈上肌腱，关闭三角肌筋膜，缝合皮肤切口，上肢置于合适的夹板中。

通过仔细的手术操作、正确的进针点、骨折复位和适当的髓内钉置入，大部分患者的结局较好（图 7.15~17）。

术后处理

静脉应用抗生素 24 小时。如果患者条件允许并且术中固定牢靠，术后第一天或第二天即开始进行理疗。先进行 Codman 钟摆练习和肩部被动活动。待疼痛缓解后，鼓励患者取下夹板。通常情况下，取下夹板的时间为术后 2~3 周。鼓励患者进行日常活动，举重动作仅限于质量较轻的物体。如果患者下肢骨折，允许其拄拐或使用步行器负重。

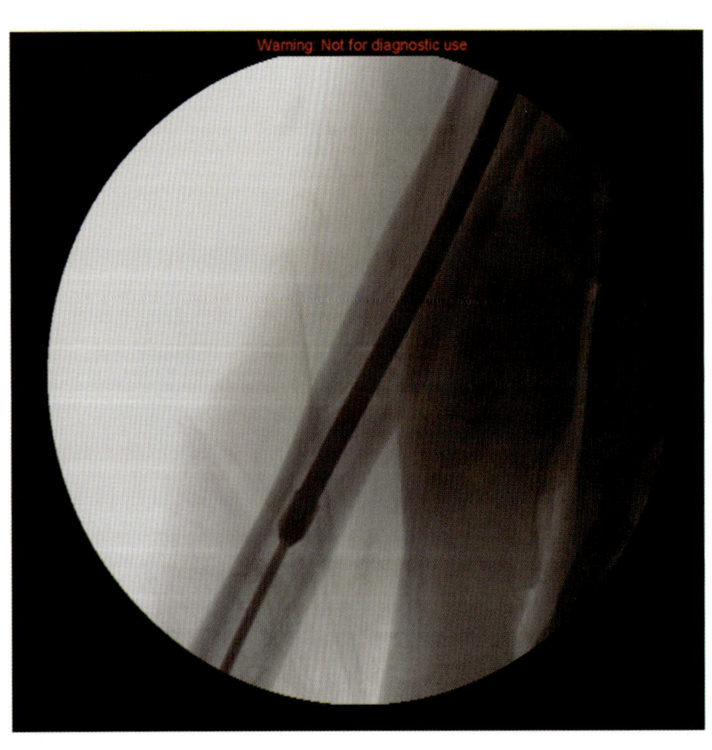

图 7.13 简单骨折类型，在扩髓或进针前先进行复位，可以防止损伤骨折部位的软组织

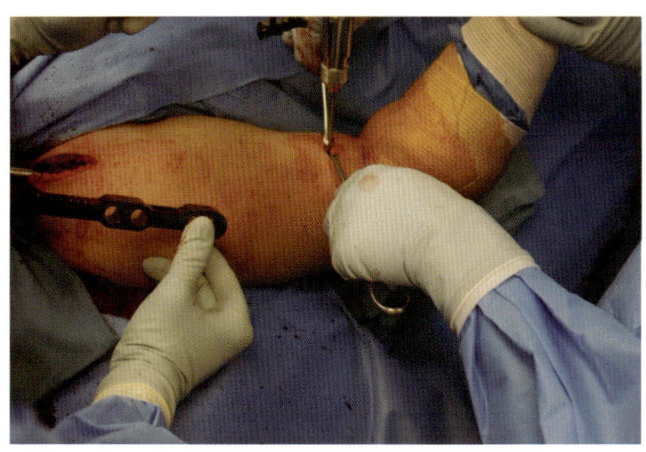

图 7.14　采用微创技术，从前向后拧入远端的锁钉。使用撑开器，可以降低邻近软组织结构损伤的风险

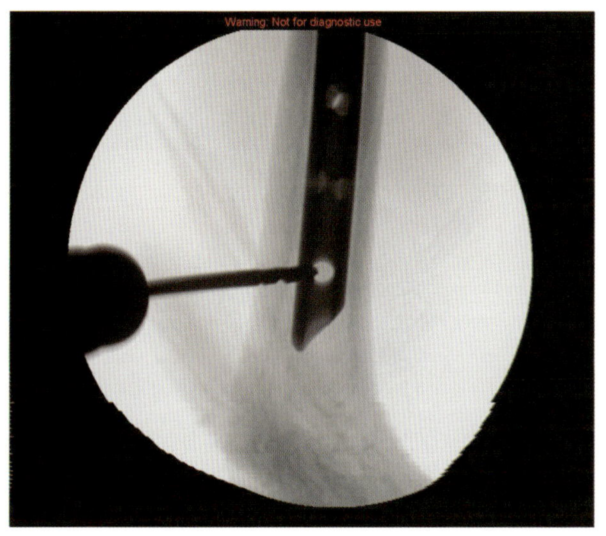

A

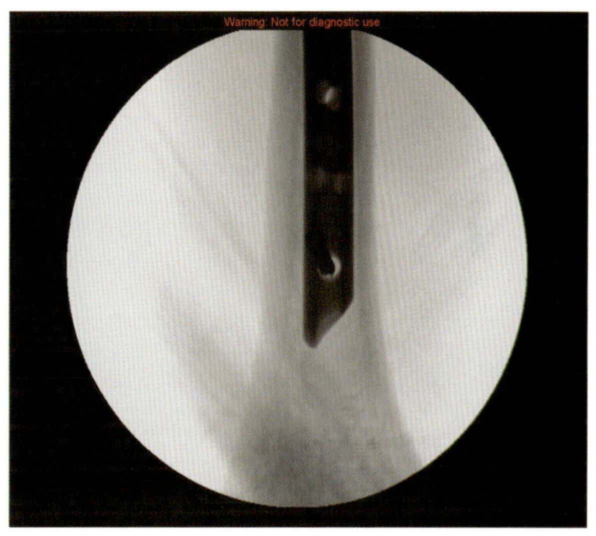

B

图 7.15　在透视下，采用徒手方法能够方便地置入远端的交锁钉

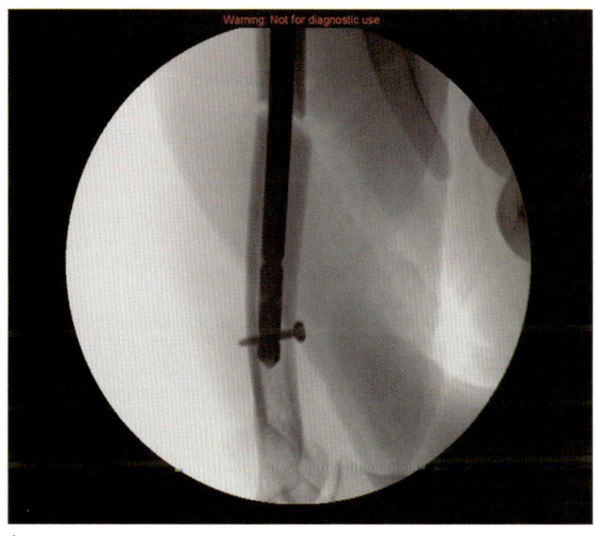

A

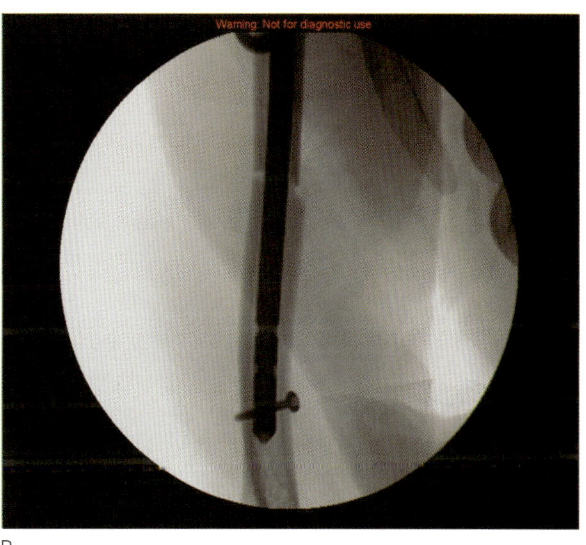

B

图 7.16　髓内钉的远端被锁定后，可以对骨折部位进行加压。加压方式有：敲击骨折两端，使用加压器械，或者逆向敲击针柄

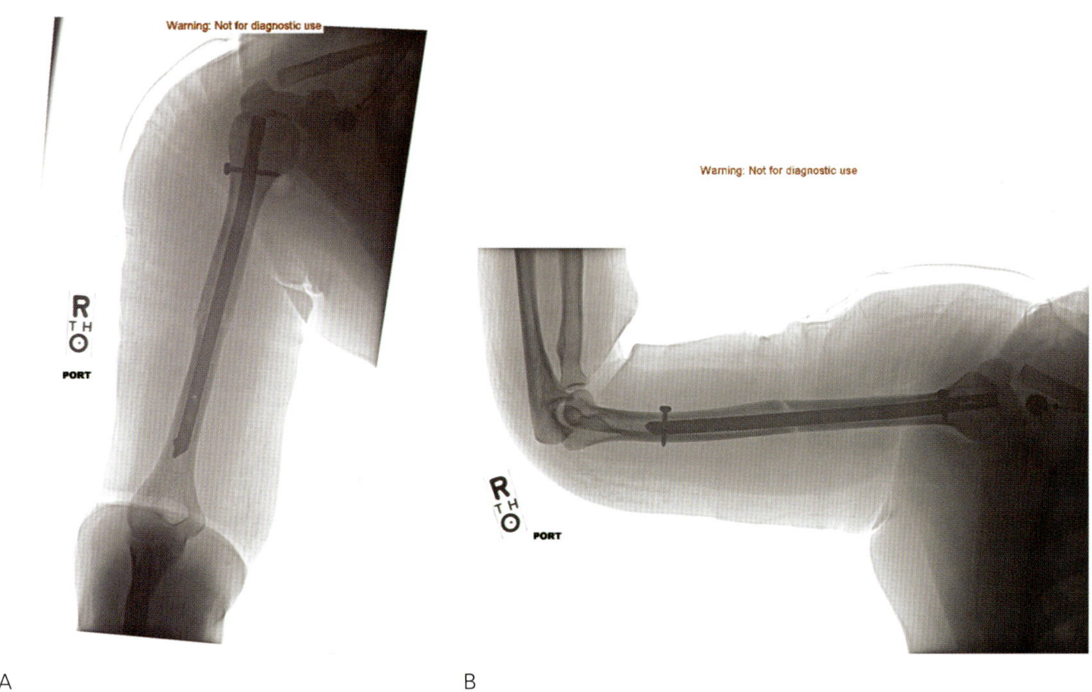

A B

图 7.17 肱骨髓内钉固定术后。伤后 5 天，患者仰卧位、闭合复位、手术治疗

第 10~14 天拆线。术后 6 周摄 X 线片随访，评估骨折愈合征象。如果皮肤出现结痂，应指导患者进行肩袖强化练习。门诊患者出现这种情况时可采用理疗。逐渐增加举重的重量以及日常的活动量。

术后 12 周时，多数患者骨折已经充分愈合，其活动强度也已经充分恢复，可以进行大部分活动（除举重物和上举过久）。大部分患者经过持续性强化练习以后，术后 6 个月时，基本上进行正常活动。每隔 6 周，摄 X 线片查看骨折愈合情况，直至骨折完全愈合。通常情况下不建议常规取内植物。个别患者，由于髓内钉凸出产生症状，待其骨折愈合后，可选择取出内植物。

结 果

据公开报道，肱骨髓内钉固定的骨折愈合率为 90% ~95%。这要比切开复位接骨板固定的愈合率高很多[5~7]。髓内钉固定和接骨板固定的对比性研究表明，经髓内钉固定的患者，其肩痛发生率较高（高达 31%），而且肩部活动丢失较多。然而，经过长期随访发现，功能性结局方面的测量指标（包括 ASES 评分和活动恢复情况）没有明显差异。

在这些研究中，与接骨板固定治疗组相比，髓内钉治疗组的再手术率较高。多数患者再次手术的目的是为了取内植物。肱骨髓内钉固定，其骨折愈合率较高，并发症发生率较低[8]，其结局优于接骨板固定[8~10]。外科医生应熟悉这些手术操作，以便患者获得最佳结局。

并发症

肩痛和僵硬

肱骨干骨折常会导致某种程度的肩痛和僵硬。这些症状在顺行髓内钉固定的患者中更常见。肩痛的病因及其对功能性结局的影响尚不清楚。不管其病因是什么，最初的治疗方案均应包括常规的保守治疗。难治性病例，可考虑在麻醉下进行治疗（可行或不行关节镜清创术）。持续性肩袖功能障碍评估起来十分困难。髓内钉可能会有碍于诊断性 MRI。待骨折愈合后取出髓内钉，然后再做MRI评估肩袖，或者进行关节造影。

桡神经症状

肱骨髓内钉固定所导致的桡神经麻痹并不常见，目前有关其治疗方面的参考文献极少。大部分患者的桡神经麻痹会自然恢复，术后4个月时桡神经功能恢复至正常[12]。然而，有些外科医生建议，应早期探查桡神经，以排除桡神经结构性损伤。

参考文献

1. Sarmiento A, et al. Functional bracing for the treatment of fractures of the humeral diaphysis. *J Bone Joint Surg Am* 2000;82(4):478–486.
2. Castella FB, et al. Nonunion of the humeral shaft: long lateral butterfly fracture—a nonunion predictive pattern? *Clin Orthop Relat Res* 2004(424):227–230.
3. Koch PP, Gross DF, Gerber C. The results of functional (Sarmiento) bracing of humeral shaft fractures. *J Shoulder Elbow Surg* 2002;11(2):143–150.
4. Riemer BL, et al. The anterior acromial approach for antegrade intramedullary nailing of the humeral diaphysis. *Orthopedics* 1993;16(11):1219–1223.
5. Chapman JR, et al. Randomized prospective study of humeral shaft fracture fixation: intramedullary nails versus plates. *J Orthop Trauma* 2000;14(3):162–166.
6. Stannard JP, et al. Intramedullary nailing of humeral shaft fractures with a locking flexible nail. *J Bone Joint Surg Am* 2003;85-A(11):2103–2110.
7. McCormack RG, et al. Fixation of fractures of the shaft of the humerus by dynamic compression plate or intramedullary nail. A prospective, randomised trial. *J Bone Joint Surg Br* 2000;82(3):336–339.
8. Rommens PM, et al. Humeral nailing revisited. *Injury* 2008;39(12):1319–1328.
9. Heineman DJ, et al. Plate fixation or intramedullary fixation of humeral shaft fractures. *Acta Orthop* 2010;81(2):216–223.
10. Kurup H, Hossain M, Andrew JG. Dynamic compression plating versus locked intramedullary nailing for humeral shaft fractures in adults. *Cochrane Database Syst Rev* 2011;6:CD005959.
11. Lin J, Chiang H, Hou SM. Open exchange locked nailing in humeral nonunions after intramedullary nailing. *Clin Orthop Relat Res* 2003;(411):260–268.
12. Wang JP, et al. Iatrogenic radial nerve palsy after operative management of humeral shaft fractures. *J Trauma* 2009;66(3):800–803.

第 8 章　肱骨远端骨折：切开复位内固定

作者　Daphne M. Beingessner　David P. Barei
译者　邓玖旭　陈　博
校对　杨　明

引　言

虽然成人肱骨远端的关节内骨折并不常见，但它却是比较复杂且富有挑战的损伤类型。肱骨远端骨折多为年轻人遭受高能量损伤所致，且多见于男性患者。随着预期寿命的延长，老年人肱骨远端骨折的发生率逐渐增加，尤其是老年女性。老年患者发生骨折，多因在地面摔倒所致。这类患者的骨质较为疏松，致使骨折固定困难得多。随着外科技术的不断改进，以及新式内植物的不断涌现，这一挑战也将会迎刃而解。

过去，肱骨远端骨折的患者，其手术治疗的效果较差。但在过去的 25 年里，现代固定技术已经大大地改善了患者的结局。现在，大部分患者的后遗症仅为轻度至中度损伤，而且其肘关节的活动和强度能够恢复约 75%。据报道，其骨折愈合率在 90% ~100%之间。然而，要取得这样好的结局，需要坚强的内固定，并允许肘关节早期活动。

肘关节的功能是摆放手的位置。如果要想完成大部分日常活动，就必须重建肘关节的运动功能。肘关节的屈曲活动范围至少应在 30° ~130° 之间（弧度为 100°），才能完成大部分日常活动。肱骨远端骨折的最新研究表明，采用当前的固定修复技术，可以将肘关节的活动度重建至 112° 。

外科医生必须彻底了解肘关节周围的复杂解剖，然后才能施行肱骨远端骨折固定手术。肱骨远端的骨性解剖使得接骨板塑形较为困难，而预塑形的关节周围接骨板已被研制出来，进而方便了接骨板固定。肱骨的后外侧壁较为平整，是放置接骨板的理想位置，尽管在肱骨远端的内侧必须要对接骨板塑形，才能在肱骨内上髁处放置接骨板。事实上，在显露和放置接骨板的过程中，所有的手术入路均要探查和保护尺、桡神经。

肱骨远端骨折最常用的分类法为 OTA/OA 分型。A 型为关节外骨折，B 型为部分关节内骨折（如单纯性髁突骨折、冠状面剪切骨折、上髁突骨折），C 型为完全关节内骨折。39%的骨折为 A 型，24%的骨折为 B 型，37%的骨折为 C 型（图 8.1）。

适应证与禁忌证

成人肱骨远端移位性骨折经保守治疗后，其不愈合、畸形愈合和肘关节僵硬的发生率较高。保守治疗适用于并发症较多、不能耐受手术而且要求较低的老年患者。肱骨远端骨折的老年患者，尤其是那些骨折移位少或低位关节内骨折 / 剪切骨折患者，可以先通过长臂石膏管型固定制动 3 周，然后进行肘关节的早期活动。对于干骺端明显移位的骨折患者，必须严密监视其软组织情况，以确保移位的骨折块不会造成皮肤损伤。

关节内粉碎性骨折且伴有明显骨质疏松的老年患者，最好施行全肘关节置换术。需要特

肱骨远端完全关节内骨折，AO/OTA 分型：13C 型

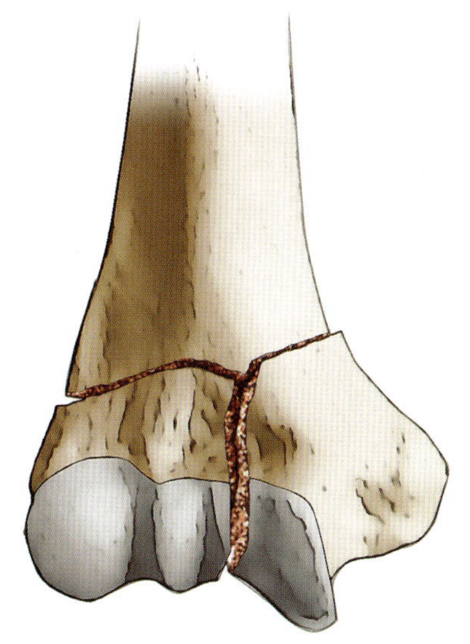
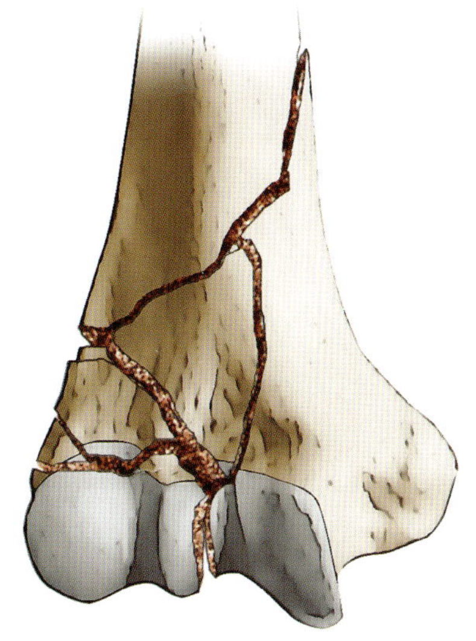
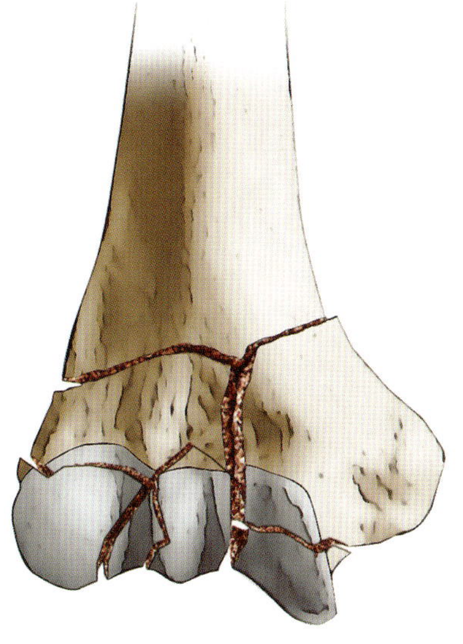

13–C1　关节内简单、干骺端简单的骨折
13–C1.1　骨折块轻微移位
13–C1.2　骨折块明显移位
13–C1.3　T 型上髁突骨折

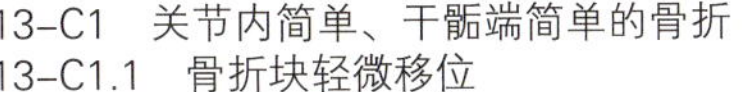

13–C2　关节内简单、干骺端粉碎的骨折
13–C2.1　楔形骨折块完整
13–C2.2　楔形骨折块粉碎
13–C2.3　干骺端复杂型骨折

13–C3　关节内粉碎性骨折
13–C3.1　干骺端简单型骨折
13–C3.2　干骺端楔形骨折
13–C3.3　干骺端复杂型骨折

图 8.1

别说明的是，这些骨质疏松的患者，如果骨折伴有大量剪切骨折块、关节内粉碎性骨折以及鹰嘴窝以下的部位骨折，那么可能很难对其进行修复。然而，肘关节置换术仅适用于要求较低的患者，由于长期随访发现，其内植物松动的发生率较高。

对大部分开放性和闭合性的关节内移位性骨折成年患者，最好通过切开复位和坚强内固定进行治疗，术后患者可以进行肘关节的早期活动，从而有助于肘关节功能的恢复。肱骨远端骨折的治疗仍富有挑战性，但随着固定技术及内植物的不断改进，获得良好结局仍然是可能的。

术前计划

病史采集和体格检查

完整的病史采集应包括：损伤机制、患者伤前的体质、既往史以及用手习惯。体格检查时应注意鉴别：有无开放性伤口、皮肤隆起、皮肤擦伤或挫伤、神经功能受损（尤其是尺神经和桡神经），以及伴发其他部位的损伤。应进行包括外周动脉搏动在内的彻底的血管检查。如果患肢外周动脉搏动减弱，应立即进行非侵入性血管检查，一旦发现任何明显异常，应请血管外科医生会诊。尽管血管损伤并不常见，但由于上肢侧支血运丰富，仍然有可能漏诊。术前应调理好患者的身体条件，因为手术时间通常很长。

影像学评估

通常情况下，利用 X 线片足以做出诊断并制定治疗方案。拍 X 线片时，应将整个肱骨和前臂包括在内。牵引位 X 线片，有助于确定骨折形态（图 8.2）。在 X 线室，将患者充分麻醉后，轻轻牵引患者上肢，获得前后位和侧位 X 线片。应仔细研究这些 X 线片，以便鉴别所有的骨折块。需要确定滑车骨折块与内上髁骨折块是否相连，因其会影响内植物的选择。与胫骨平台骨折或 Pilon 骨折不同的是，肱骨远端骨折通常不需要进行 CT 扫描，但当怀疑冠状面骨折（如肱骨小头和滑车剪切骨折）时，CT 扫描可能是有帮助的。

手术时机

应戴长臂夹板对骨折部位进行制动，并且制动体位不应造成局部皮肤压迫。制动体位通常随着骨折构型的不同而改变，但通常采取的是肘关节半伸位。应避免肘关节过屈位，以防止发生骨筋膜室综合征。如果没有软组织损伤或开放性损伤，骨折应按急症在手术室（而非急诊室）进行处理。需要制订全面而详细的术前计划，以确保术中要用的所有内植物均合适。应调理患者的身体条件至最佳状态，因为手术时间可能很长。开放性骨折或伴有明显软组织损伤的患者，其手术应在急诊室中进行。患者不能耐受较长时间的手术时，如果患者条件允许，先对开放性伤口进行灌洗和清创，然后重新放置加垫夹板以固定骨折部位。外固定架和分阶段固定法虽然很少使用，但对于严重污染的开放伤或伴有血管损伤和修复的患者来说，却可能是有所帮助的。

治疗目的是解剖复位关节内的骨折块并实现坚强固定，干骺端骨折实现绝对或相对的稳定，而这主要取决于干骺端的粉碎程度。临时固定和充分固定骨折部位时，可能会需要大量的内植物，故术前应确定这些内植物是否合适。内植物包括 3.5 mm 的 LCDC 接骨板、2.7 mm 和 3.5 mm 的重建接骨板、预塑形的关节周围肱骨远端非锁定和锁定接骨板、微型接骨板和螺钉（2.0 mm、2.4 mm 和 2.7 mm）以及各种型号的克氏针（1.25 mm、1.6 mm 和 2.0 mm）。术中也可能会用到各种复位钳（包括小号和大号的 Weber 钳）、小号电锯和骨凿（用于截骨）以及双极电刀。

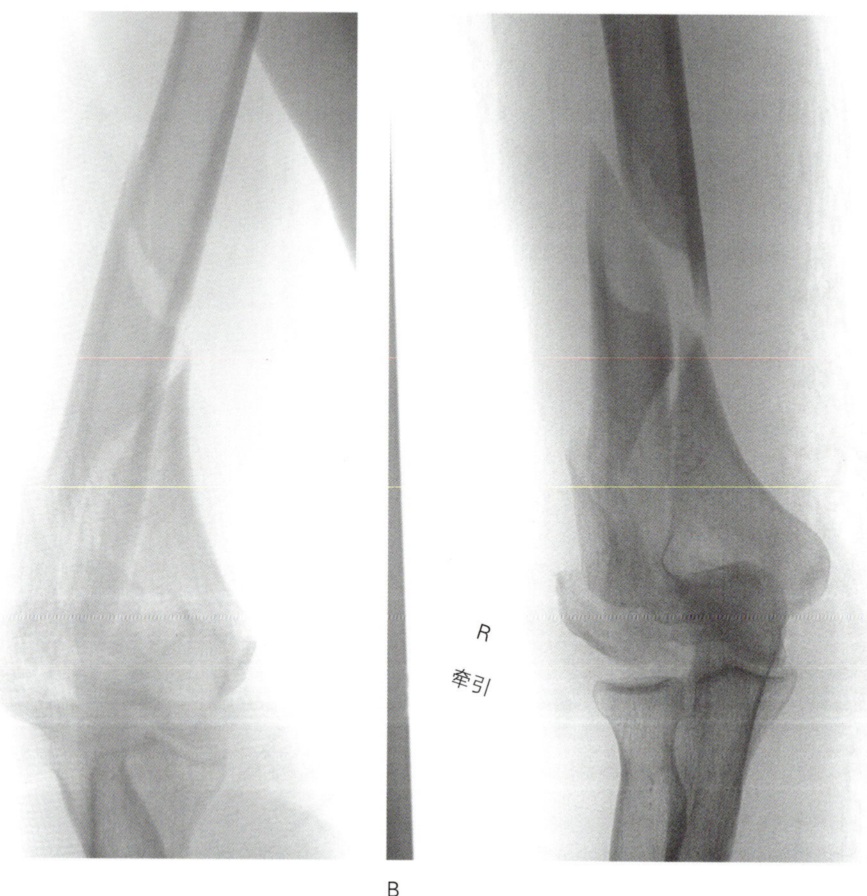

图 8.2 肱骨远端粉碎性骨折的前后位 X 线片（A）。牵引位 X 线片，能够更好地显示骨折线和关节损伤范围（B）

手 术

经过适当的医学评估之后，患者被推入手术室，接受全麻，术前给予抗生素。因为手术时间通常很长，所以很少使用局麻。麻醉医生应根据患者的生理条件及并发症情况，酌情进行高级监护（即动脉或中央静脉插管）。常规放置导尿管。侧卧位或俯卧位时易于显示骨折部位，并有助于 C 臂的放置。我们喜欢将患者置于侧卧位，患肢放在可透射 X 线的托板上，托板上面加泡沫床垫，这样做能够降低因手术时间过久所导致的潜在风险，如眼部损伤（图 8.3）。所有受压部位均应仔细地加垫保护，同时需要特别注意的是，应避免压迫膝部的腓神经或髋部的股外侧皮神经。俯卧位仅适用于脊髓损伤或者对侧肢体骨折的患者。将下面的胳膊放在树脂玻璃托板上并加垫保护。在小腿上放置梯度加压装置，直至手术结束。将 C 臂从手术台的头侧推入，备皮和铺巾之前应先进行透视，以确保术中获得高质量的图像（图 8.4）。对整个上肢（从肩到手）进行消毒和铺巾（图 8.5）。可以使用无菌止血带，但这通常不是必需的，而且止血带可能会妨碍延长切口。在设计的切口位置注射布比卡因，并在显露时注射肾上腺素帮助止血（图 8.6）。

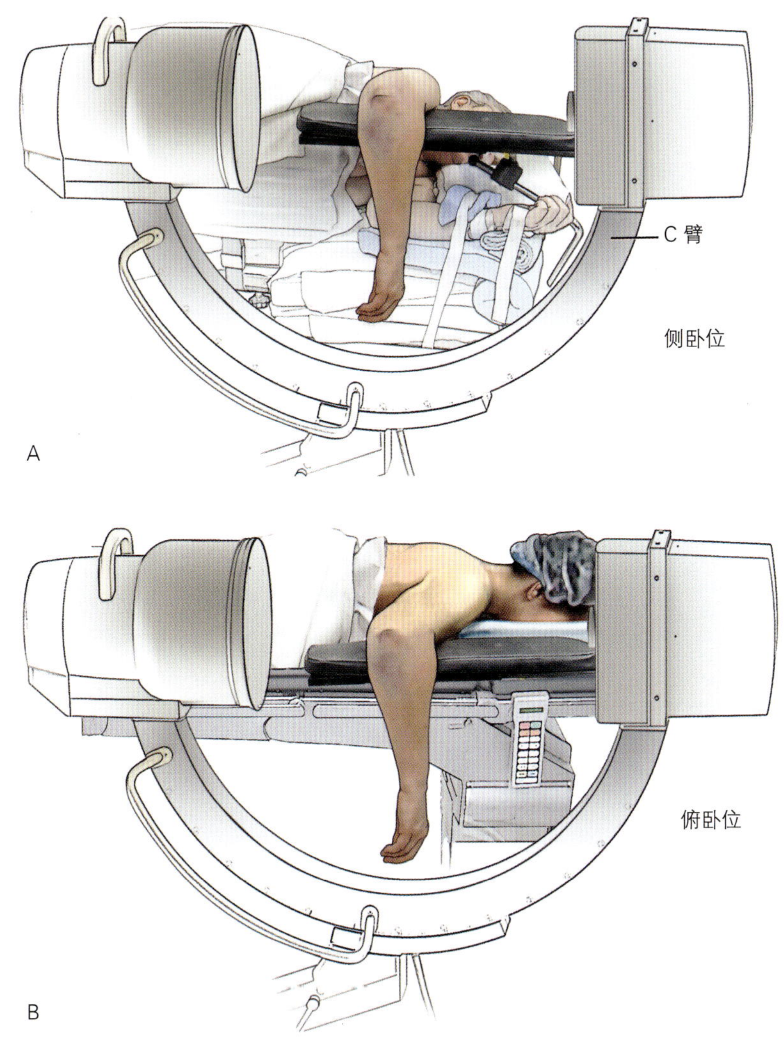

图 8.3 患者取侧卧位，患肢放在可透射 X 线的托板上。将下面的胳膊放在树脂托板上，并加垫保护。将 C 臂从床头推入，侧卧位时允许前后位和侧位成像（A）。俯卧位时，也可以获得前后位和侧位图像，并可以对骨折部位进行操作（B）

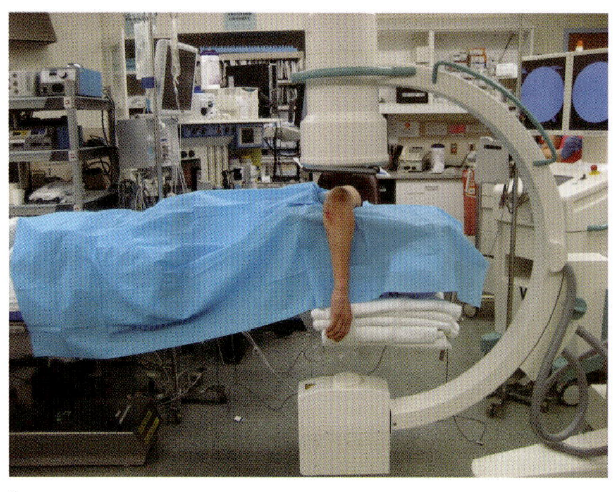
A

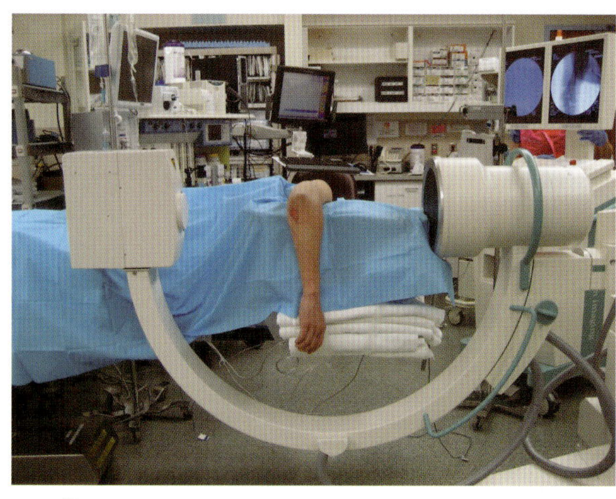
B

图 8.4 铺巾之前先进行透视，以确保术中获得高质量的前后位（A）和侧位（B）图像

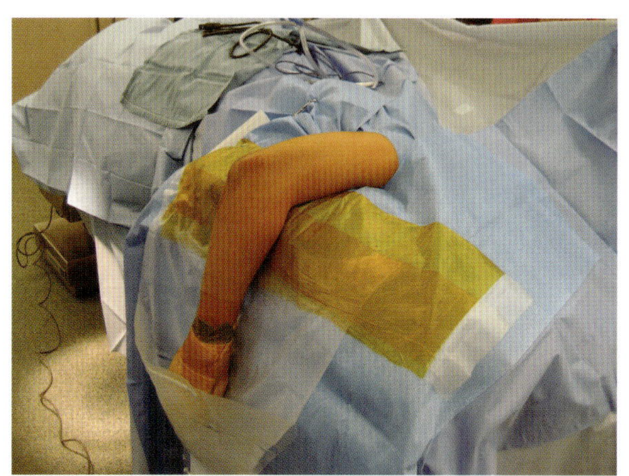
图 8.5 对整个上肢（从肩到手）进行消毒和铺巾

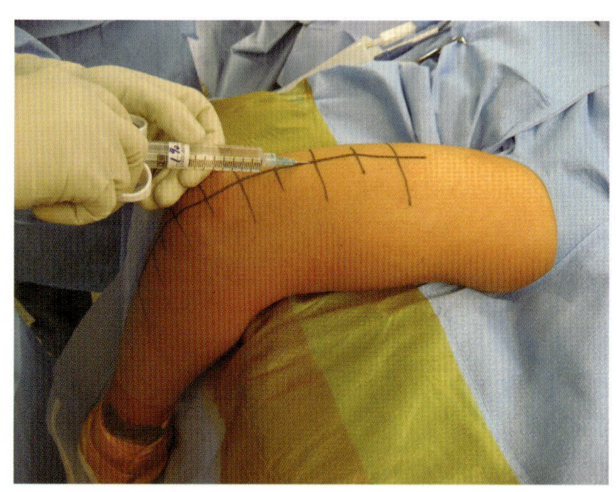
图 8.6 在设计的切口位置注射布比卡因，并在显露时注射肾上腺素帮助止血

取后正中切口，掀开全层厚度的内侧和外侧皮瓣。牵拉深筋膜，以便更容易鉴别尺、桡神经（图 8.7）。然后，通过肱三头肌切开入路（图 8.8）或鹰嘴截骨入路，显露骨折部位。我们推荐这两种手术入路，是因为这两种入路的切口可以延长，进而更好地显露肘关节。术前计划应包括使用哪种手术入路。肱三头肌切开入路是鹰嘴截骨入路的第一步，如果需要延长切口的话，也可以很容易地转向鹰嘴截骨入路。内侧，在肘关节的近端、肱三头肌内侧头的下方鉴别尺神经（图 8.9）。肘关节近端，将尺神经游离至约 15 cm；远端，将尺神经游离至第 1 条运动支进入尺侧腕屈肌水平（图 8.10）。根据骨折部位的情况以及所采用的固定技术，在手术操作过程中，可以将整个尺神经进行牵拉、转位或留在原位，并同时加以保护。将肱三头肌直接从肱骨后内侧壁及内侧肌间隔处掀开（图 8.11）。远端，掀开内侧副韧带的后侧束，切开关节囊的后侧面以显露滑车。外侧，在深筋膜上鉴别桡神经的感觉支，感觉支位于桡神经主干的近端，通常紧贴桡神经在其前方走行（图 8.12）。桡神经在近端于肱骨后方走行，在远端于肌间隔前方走行。如果骨折部位位于肱骨远端并且不需要使用较长的接骨板，可不必显露桡神经，只需切开后侧肌间隔。自肱骨干后方掀开肱三头肌。远端，钝性分离或锐性切开

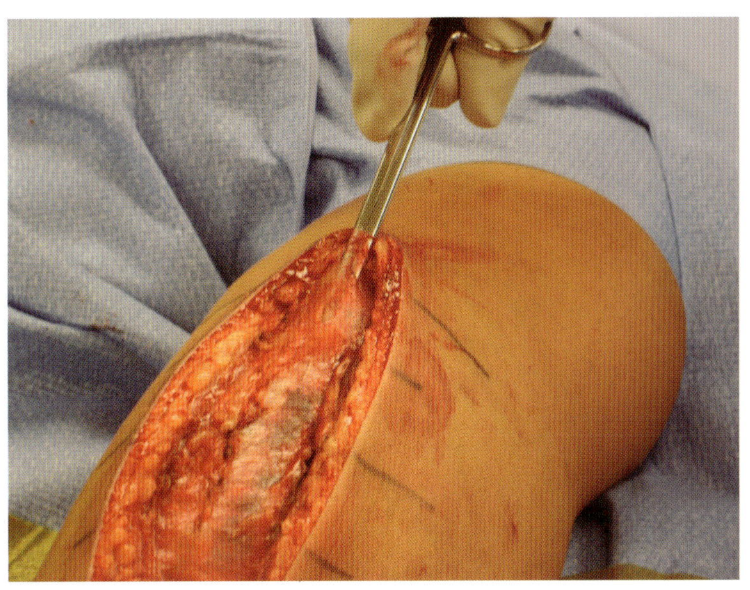

图 8.7　取后正中切口，掀开全层厚度的内侧和外侧皮瓣。牵拉深筋膜，以便更容易鉴别尺、桡神经

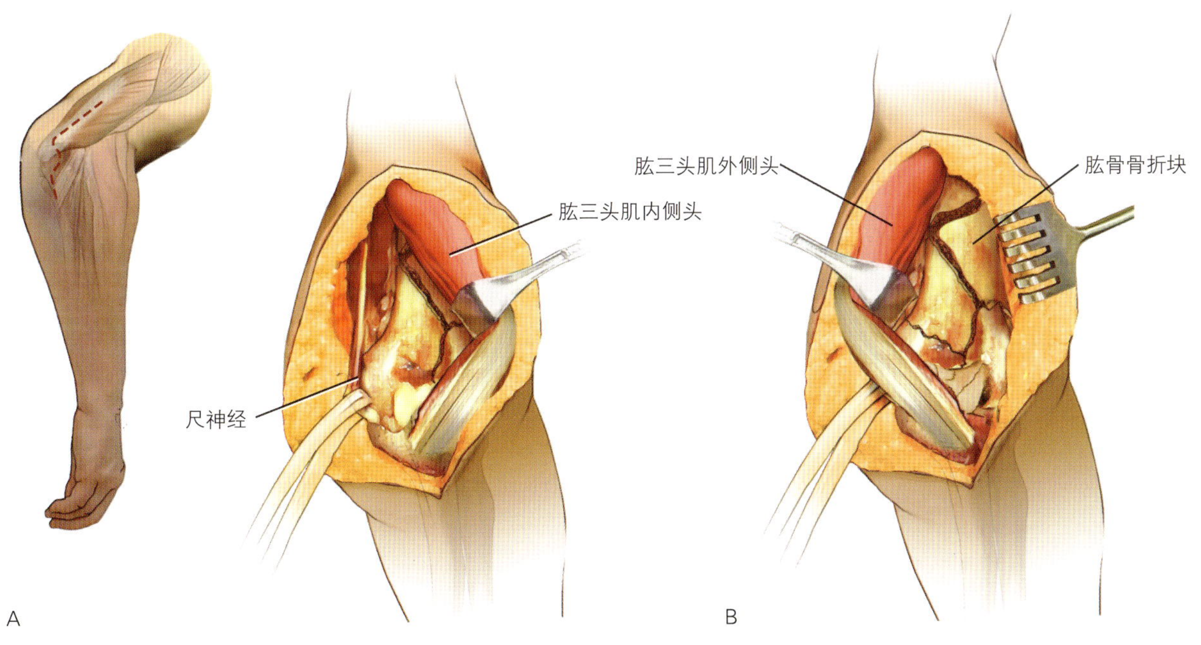

图 8.8　上肢后面观：肱三头肌切开入路（A）。切口沿着鹰嘴尖的外侧弯曲走行，所以患者不能直接倚靠切口部位，鹰嘴接骨板也不能直接置于切口下面。内侧，保护尺神经。将肱三头肌分别向内侧和外侧牵拉，以显露骨折部位和肘关节（B）

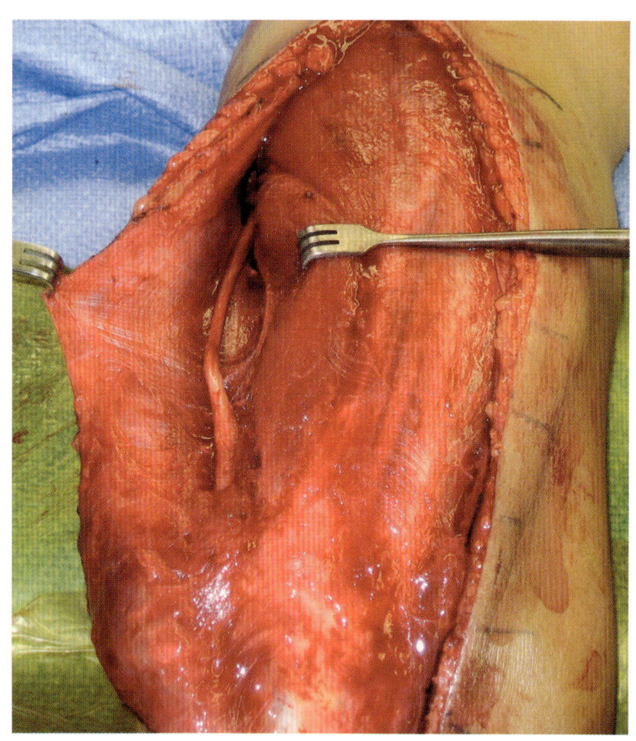

图 8.9 内侧，在肘关节的近端、肱三头肌内侧头的下方鉴别尺神经

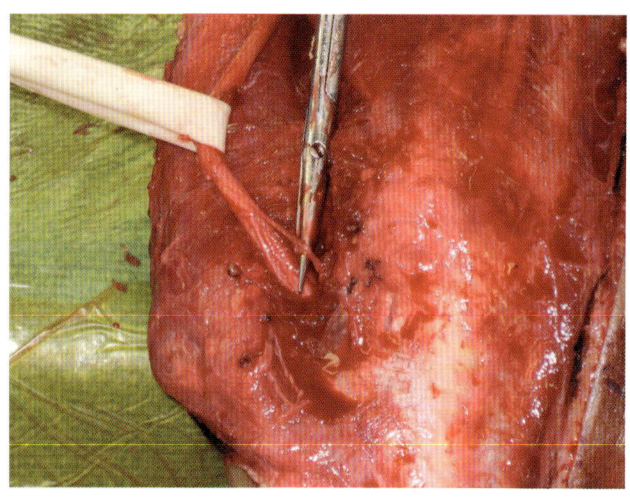

图 8.10 肘关节近端，将尺神经游离至约 15 cm；远端，将尺神经游离至第 1 条运动支进入尺侧腕屈肌水平。根据骨折类型以及接骨板构型，在手术操作过程中，可以将整个尺神经进行牵拉、转位或留在原位，并同时加以保护

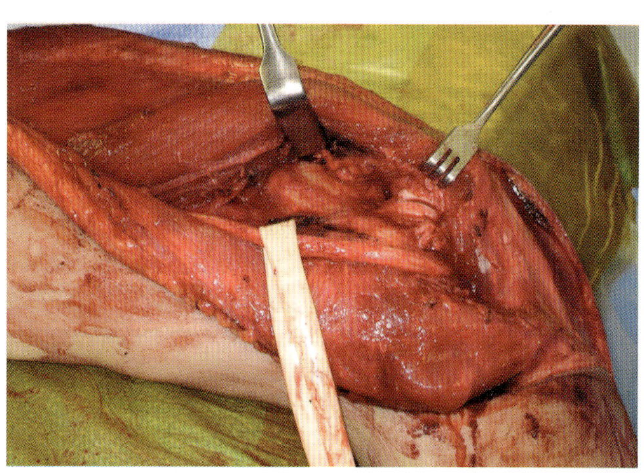

图 8.11 将肱三头肌直接从肱骨后内侧壁及内侧肌间隔处掀开

外侧肘肌，然后将其与肱三头肌一起掀开（图 8.13）。自外侧面切开肘关节囊，以显露骨折部位。这种入路可以充分地显露关节内的简单撕裂性骨折，尤其是骨折部位位于滑车中点偏外时（图 8.14）。先将中间的骨折块与内侧或外侧的骨折块复位在一起，然后再复位剩下的骨折块，这样就将关节内的三个骨折块转化为两个骨折块。

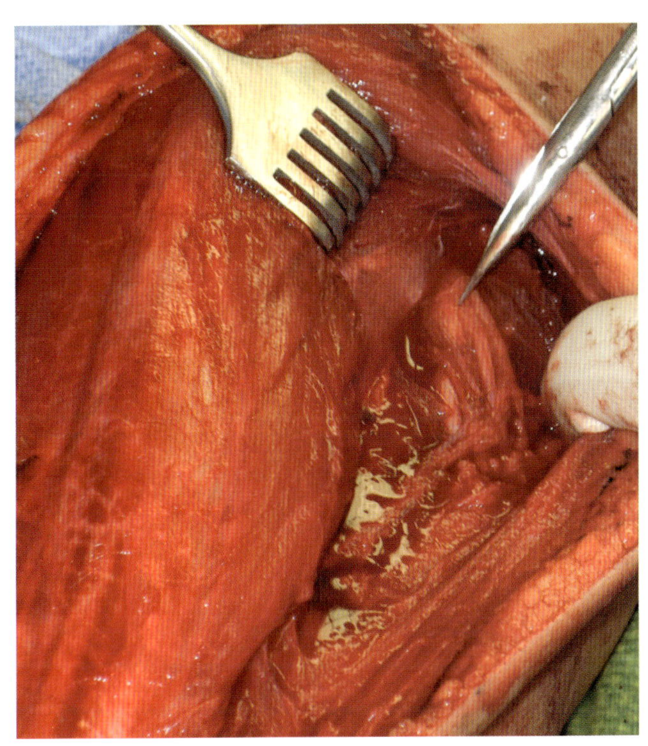

图 8.12 外侧，在深筋膜上鉴别桡神经的感觉支，感觉支位于桡神经主干的近端，通常紧贴桡神经在其前方走行

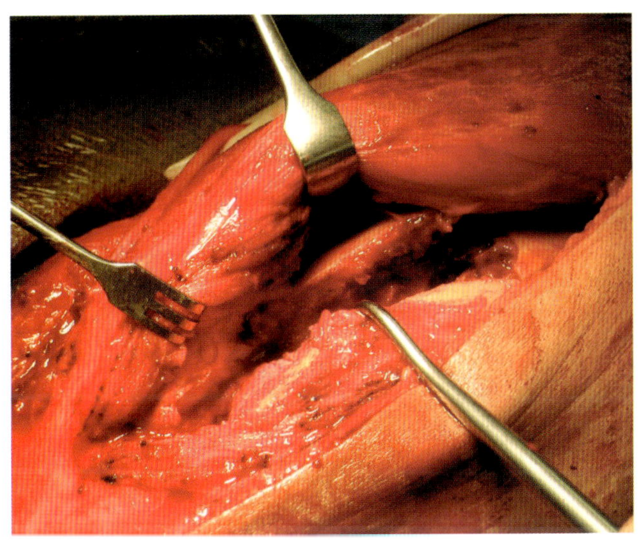

图 8.13 自肱骨干后方掀开肱三头肌。远端，钝性分离或锐性切开外侧肘肌，然后将其与肱三头肌一起掀开

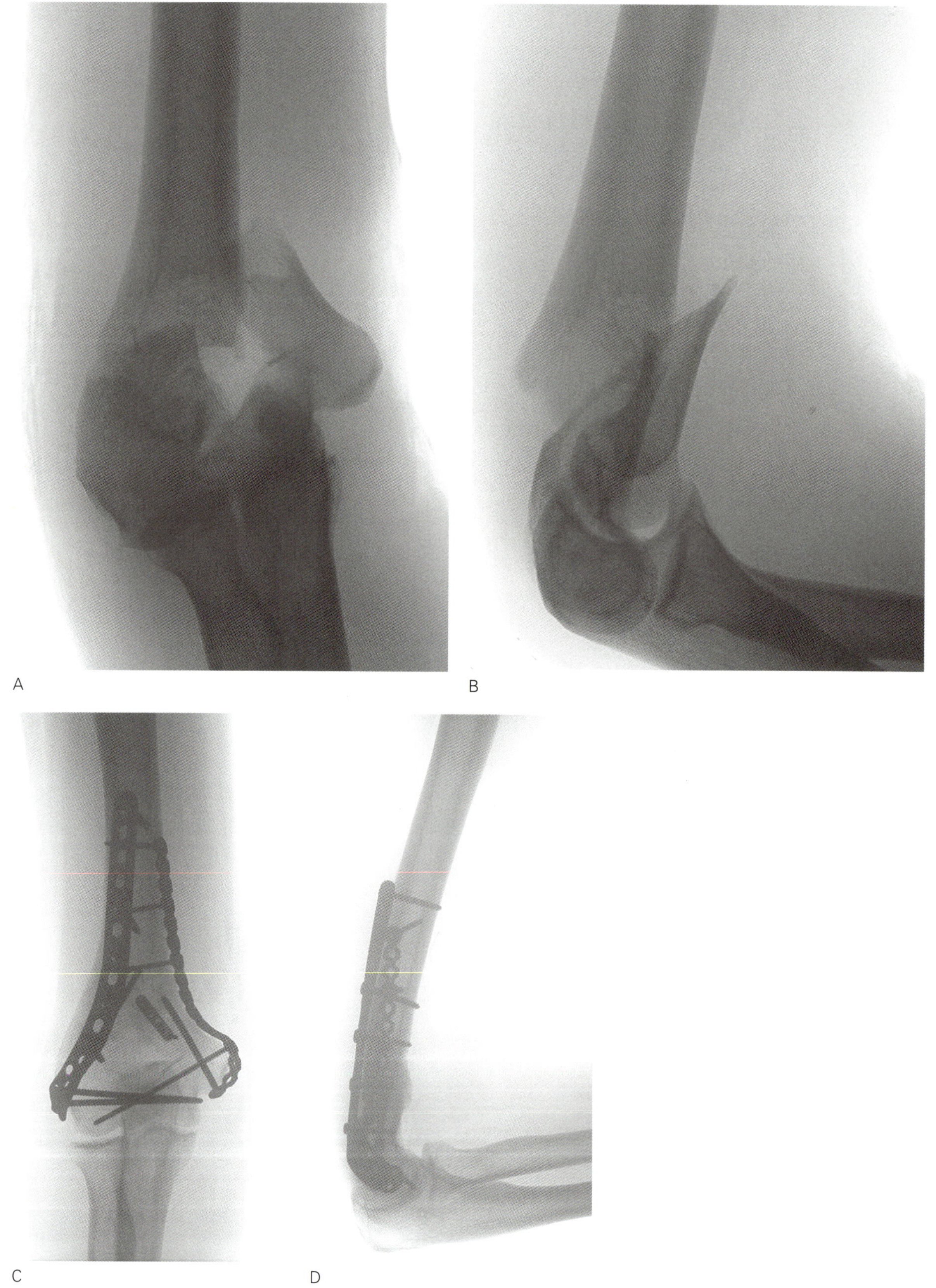

图 8.14　男性，40 岁，肱骨远端骨折、关节内简单的撕裂性骨折（A，B）。使用肱三头肌切开入路固定骨折。此种入路可以充分显露关节内的骨折块，并进行解剖复位（C，D）。干骺端使用微型接骨板，以便在放置主体接骨板时维持复位（E）

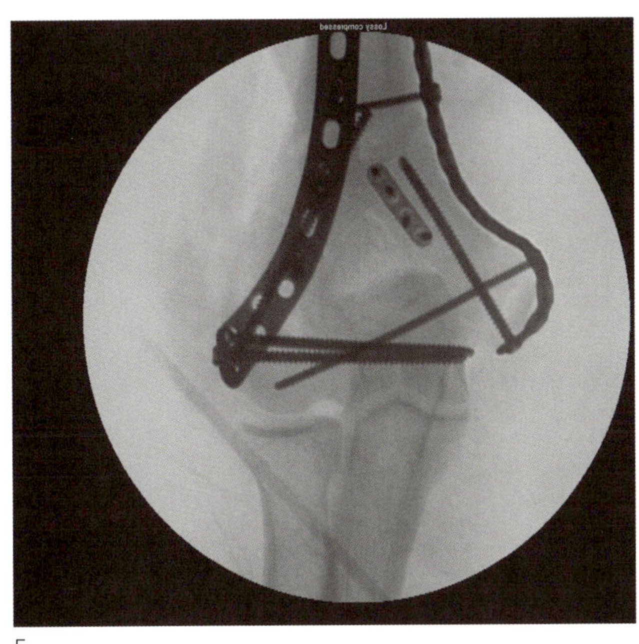

E

图 8.14（续）

如果肱骨远端的骨折类型较为复杂，如关节内有多个骨折块或冠状面有剪切骨折块，那么这种入路就应该转向鹰嘴截骨术（图 8.15）。同样，如果肘关节内的简单骨折不能充分显露并且解剖复位的话，那么也应施行截骨术。我们应尽力避免在老年患者中使用截骨术，因为如果固定失败或骨折不愈合的话，可能需要施行全肘关节置换术。前文所描述的肱三头肌切开入路，可以显露尺骨近端。如果需要鹰嘴截骨的话，在尺骨近端的内、外侧壁显露裸区，该裸区位于大乙状切迹。应小心地保护尺神经。本人喜欢在截骨后行接骨板固定。先将接骨板置于尺骨上，然后再进行截骨。钻孔时，应先钻接骨板最上面的孔，然后再钻肱骨干上的孔，这样做可以方便手术最后阶段的复位和固定（图 8.16A）。将小块海绵放在尺骨近端周围，以分散来自肱骨远端的应力，进而避免截骨时损伤肘关节。通过透视证实截骨位置（图 8.16B），使用电锯在软骨下骨处行浅“V”形截骨，“V”形的尖端指向肢体远端，然后使用骨凿完成截骨（图 8.16C、D）。远端，应注意不要在过远处截骨，以免损伤冠状突；也不要在过近处截骨，以免显露不充分，并且很难将其修复。将鹰嘴截骨块与肱三头肌一起向近端反折，以显露骨折部位（图 8.16E）。反折的肱三头肌和鹰嘴截骨块用盐水海绵包裹，并且手术过程中要一直保持湿润。

手术治疗的目的是解剖复位肘关节面，同时重建肱骨的对线。必须实现坚强内固定，以便允许肘关节进行早期活动。仔细地灌洗骨折块，注意不要破坏剩下的附着软组织。通常情况下，首先复位肘关节面。然而，如果肱骨干骺端的骨折不是粉碎性的，先复位干骺端的侧壁将有助于肘关节面的复位，因复位侧壁后形成一个稳固的平面，基于此平面可以进一步重建肘关节面。可使用克氏针临时固定肘关节面。剪切骨折块，通过巧妙地置入微型螺钉并造埋头孔加以固定（图 8.17）。如果克氏针固定不牢靠的话，使用微型接骨板（2.0 mm）有助于维持干骺端的复位（图 8.14 E）。更为常见的干骺端横形骨折，在骨折两端各钻 2.5 mm 的孔，使用改良的带有两个直头的小号复位钳维持复位。大号 Weber 钳可跨肘关节进行钳夹，以提供足够的关节内压力。然而，肱骨远端粉碎性骨折时应注意防止其关节面过度压缩。使用克氏针、复位钳和微型接骨板，对骨折进行复位和临时固定后，接着在肱骨远端的内、外侧壁上放置接骨板（图 8.18）。接骨板通常放置在外侧壁上（图 8.19）。

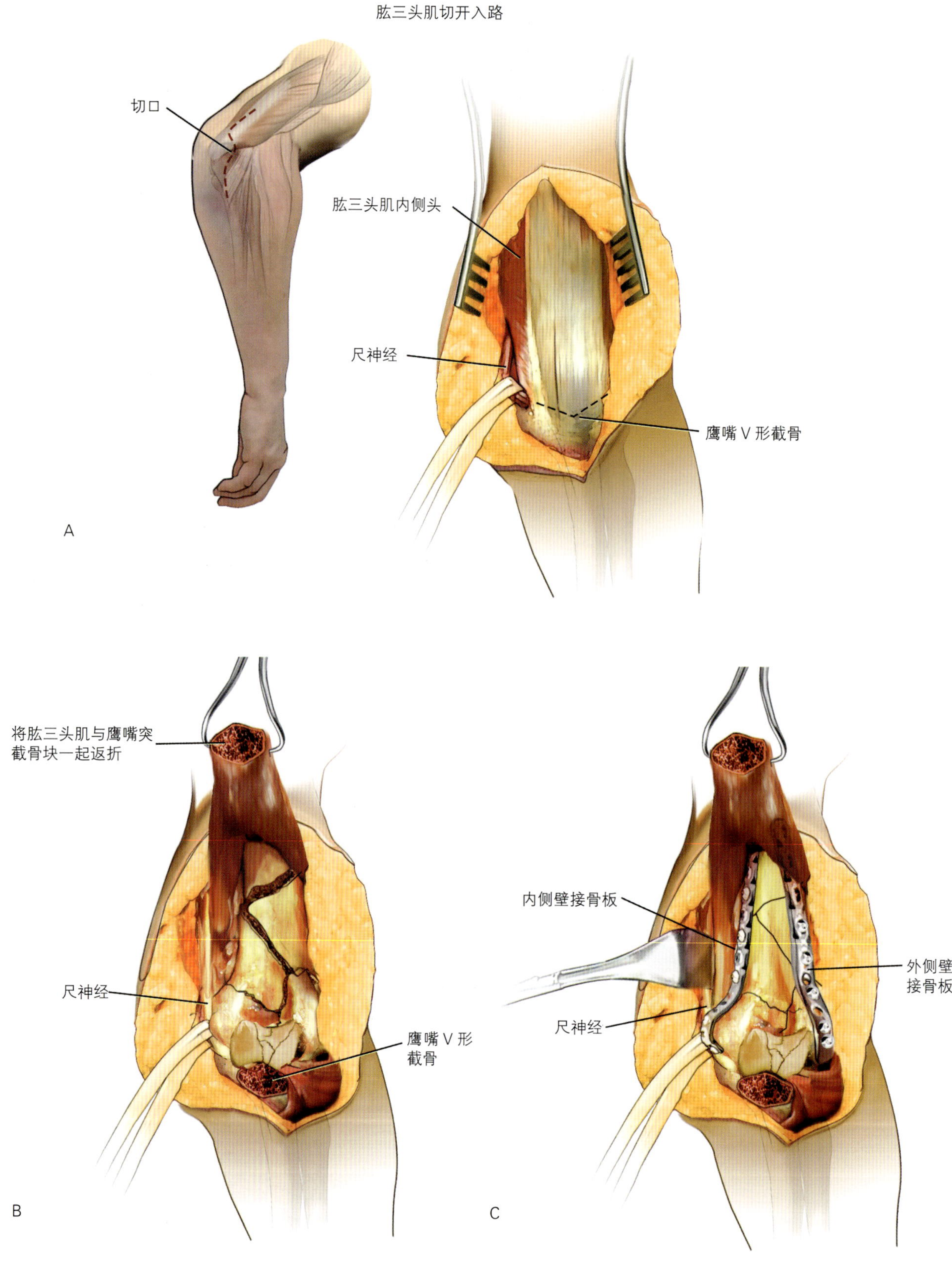

图8.15 上肢后面观：鹰嘴V形截骨（A）。“V”形的尖端指向肢体远端，以获得最大的截骨块，便于后面将其修复（B，C）。这种入路可以很好地显露骨折部位和关节面

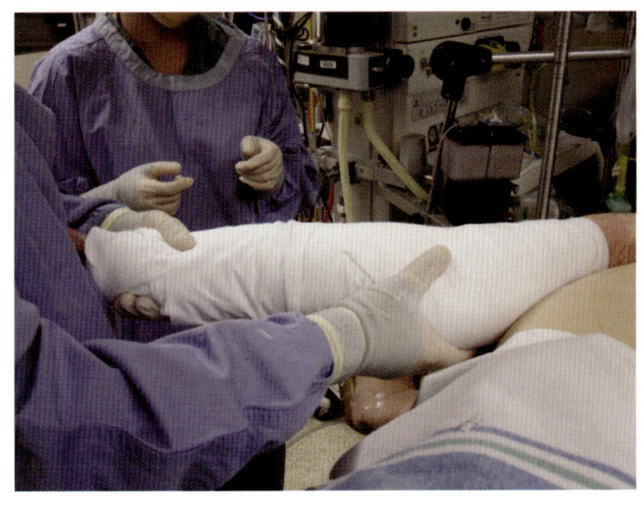

图 9.9　生理盐水灌洗伤口，内侧和外侧软组织重新对合并缝合。逐层关闭伤口，使用伸展夹板 24~48 小时

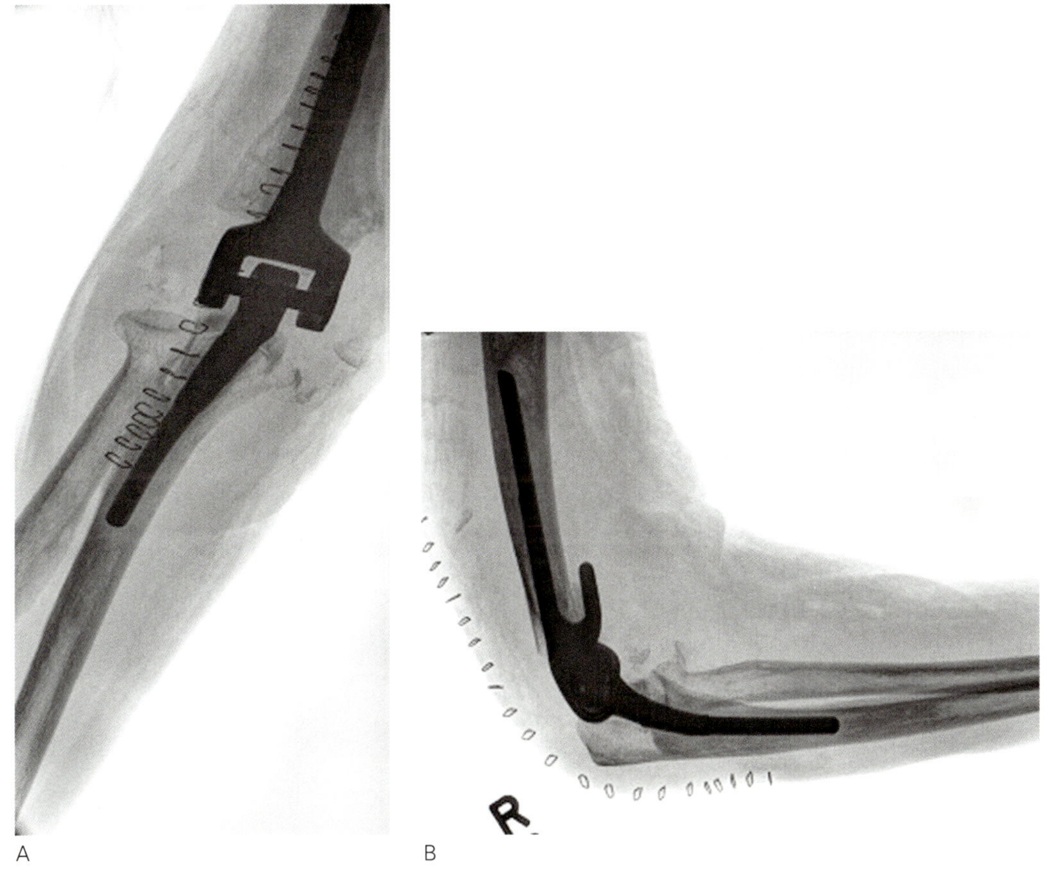

A　B

图 9.10　术后的前后位 AP（A）和侧位影像（B）

术后处理

术后 24~48 小时，患肢伸展用夹板固定并抬高放置于枕头上以减轻水肿。术后 3 天取下夹板。术后 24 小时内使用抗生素，该手术一般不需常规预防 DVT。如果使用经肱三头肌内外侧联合入路，可以开始做不受限制的主动和被动活动练习，包括肩部和腕关节的联系。对于通过肱三头肌反折（reflecting）或肱三头肌剥离入路行肘关节置换术后，主动的肘关节伸展锻炼需要限制 4~6 周，以保护肱三头肌使其修复。在这些患者中，术后 4~6 周（即允许主动伸展

活动前）可做重力辅助下的伸展练习以防止僵硬。关于合并下肢损伤患者的负重，如果需要的话，患者可以使用拐杖或者助行器。最后，全肘关节置换术患者回到日常生活中（终身）并受到5~10磅的重量限制。强烈建议患者不要参与如网球或高尔夫球等剧烈活动，因为肘关节会承受大量的力量并会导致无菌性松动。患者在术后2周门诊随访切口愈合情况，4周后复查肘关节的X线片。患者术后一年内每隔数月做一次复查，然后每年检查一次有无松动的迹象。

结　果

肱骨远端移位性关节内骨折行全肘关节置换术后结果大多为优良。临床研究中，通过如肘关节效能评分（MEPS）以及手臂、肩部和手的残疾（DASH）评分的评价，显示TEA比内固定的功能结果更好。据报道，TEA术后5年的患者预后良好。尽管伸展角度缺失20°~30°，多数患者能有平均110°的肘关节屈曲的功能弧，以及术后1~3年内良好或优良的功能评分[11~13]。Mckee等[4]在一项关于老年患者（平均79岁）采用TEA和ORIF随机对照实验中发现，TEA组MEPS和DASH评分更高。此外，5例（20例）随机采用内固定的患者被发现有不可修补的骨折然后采用了关节置换治疗。Frankle等的对比研究显示，ORIF治疗的12例患者中有4例结果较差，而初次TEA治疗的12例患者中全部为优良。多数病例的肘关节置换术后的翻修率较低，尽管会随着时间增加（43例患者中有5例翻修，平均术后7年）[14]。此外，研究表明TEA时切除肱骨髁并不会导致前臂、腕部或手的力量明显下降，尤其是分别测量这些指标时[15]。

并发症

深部感染是肘关节置换术后最可怕的早期并发症，在初次手术的患者中近5%的患者会发生[15, 16]。最常见的细菌是金黄色葡萄球菌和表皮葡萄球菌。此时应行急诊手术干预以治疗早期深部感染，包括去除假体，获取深部组织液培养来鉴定感染的细菌，彻底清创，彻底灌洗并重新安装假体。虽然现在没有合适的证据来支持，但是作者常使用骨水泥混合抗生素（如2 g粉末形式的万古霉素）然后静脉注射抗生素6周。如果治疗失败，那么无论是慢性抑制疗法或是阶段性关节翻修都是必要的。降低深部感染率的因素包括：术前使用抗生素，仔细铺单和精细的手术技术以及使用抗生素骨水泥。此外，术前的周密手术计划、合适的设备、手术经验等都有助于减少手术时间，降低感染率。

无菌性松动是TEA术后晚期失败的最常见的原因[17]。半限制性假体允许7°左右的内外翻和7°左右的轴向旋转，从而使发生无菌性松动的可能性降低。如果假体松动，尺骨常更容易受到影响，虽然肱骨远端的前方皮质是一个容易发生骨溶解的区域。关节成形的目标是尽可能恢复生理运动来减少导致内植物松动的应力量。假体正确对位与对线、对任何先前存在的软组织挛缩进行松解，能最大限度地减少假体的劳损。有临床症状的晚期松动常需要关节翻修[20]。

尽管不常见，聚乙烯和套管能通过锁定机制分解和磨损。Gill和Morrey[17]描述了通过在影像学中画一条垂直套管轴的线与在前后位影像中沿假体干的纵轴所形成的角度来鉴定套管磨损的方法。由于假体有7°的内翻外翻松动，因此定义袖套部分磨损的角度为在轴的任意一侧达到3.5°~5°，轴的任何一侧的角度大于5°为完全磨损。

肱骨假体周围骨折，可能是由于额外创伤、骨质疏松、外科技术、内植物定位、患者的依从性、应力遮挡或者感染松动导致的。O' Driscoll和Morrey[18]将这些骨折归为Mayo分类中的肘关节假体周围骨折。虽然很罕见，但是它们常需要用长干矫形内植物来矫正，以及移植支柱来增强移植物的支撑作用。

肱三头肌功能障碍相关的并发症通过使用保留肱三头肌止点方法和使用连接假体能够明

显降低。最后，肘关节置换以后异位骨化很罕见，文献中很少有证据支持或反对 TEA 后预防性用药[10]。我们在行 TEA 后并不常规使用异位骨化预防用药。

结　论

全肘关节置换术治疗老年患者（>70 岁）肱骨远端粉碎性关节内骨折是一项安全有效的技术。越来越多的证据表明此技术优于 ORIF，关节运动范围预后良好且不用延长治疗时间。虽然并发症较少见，但仔细筛选患者、精细的手术技术和良好的术后处理能达到最佳的愈后。

参考文献

1. Cobb T, Morrey B. Total elbow arthroplasty as primary treatment for distal humeral fractures in elderly patients. *J Bone Joint Surg Am* 1997;79(6):826–832.
2. Frankle MA, Herscovici D Jr, DiPasquale TG, et al. A comparison of open reduction and internal fixation and primary total elbow arthropalsty in the treatment of intraarticular distal humerus fractures in women older than age 65. *J Orthop Trauma* 2003;17:473–480.
3. Melhoff TL, Bennett JB. Distal humeral fractures: fi xation versus arthroplasty. *J Shoulder Elbow Surg* 2011;20:S97– S106.
4. McKee MD, Veillette CJ, Hall JA, et al. A multicenter, Prospective, randomized, controlled trial of open reductioninternal fixation versus total elbow arthroplasty for displaced intra-articular distal humeral fractures in elderly patients. *J Shoulder Elbow Surg* 2009;18:3–12.
5. Prasad N, Dent C. Outcome of total elbow replacement for distal humeral fractures in the elderly: a comparison of primary surgery and surgery after failed internal fi xation or conservative treatment. *J Bone Joint Surg Br* 2008;90(3): 343–348.
6. Jost B, Adams RA, Morrey BF. Management of acute distal humeral fractures in patients with rheumatoid arthritis: a case series. *J Bone Joint Surg Am* 2008;90:2197–2205.
7. Srinivasan K, Agarwal M, Matthews SJ, et al. Fractures of the distal humerus in the elderly: is internal fixation the treatment of choice? *Clin Orthop Relat Res* 2005;434:222–230.
8. Huang TL, Chiu FY, Chuang TY, et al. The results of open reduction and internal fixation in elderly patients with severe fractures of the distal humerus: a critical analysis of the results. *J Trauma* 2005;58:62–69.
9. Morrey BF, Sanchez-Stotelo J. Approaches for elbow arthroplasty: how to handle the triceps. *J Shoulder Elbow Surg* 2011;20:S90–S96.
10. Nauth A, McKee MD, Rivstevski B, et al. Distal humeral fractures in adults. *J Bone Joint Surg Am* 2011;93:686–700.
11. Lee KT, Lai CH, Singh S. Results of total elbow arthroplasty in the treatment of distal humerus fractures in elderly Asian patients. *J Trauma* 2006;61(4):889–892.
12. Garcia JA, Mykula R, Stanley D. Complex fractures of the distal humerus in the elderly. The role of total elbow arthroplasty as a primary treatment. *J Bone Joint Surg Br* 2002;84(6):812–816.
13. Gambirasio R, Riand N, Stern R, et al. Total elbow replacement for complex fractures of the distal humerus. An option for the elderly patient. *J Bone Joint Surg Br* 2001;83(7):974–978.
14. Kamineni S, Morrey BF. Distal humeral fractures treated with noncustom total elbow replacement. *J Bone Joint Surg Am* 2004;86(5):940–947.
15. McKee MD, Pugh D, Richards R, et al. Effect of humeral condylar resection on strength and functional outcome after semiconstrained total elbow arthroplasty. *J Bone Joint Surg Am* 2003;85:805–807.
16. Wolfe SW, Figgie MP, Inglis AE, et al. Management of infection about total elbow prostheses. *J Bone Joint Surg Am* 1990;72:198–212.
17. Gill DR, Morrey BF. The Coonrad-Morrey total elbow arthroplasty in patients who have rheumatoid arthritis: A ten to fifteen-year follow-up study. *J Bone and Joint Surg Am* 1998;80(9):1327–1335.
18. O' Driscoll SW, Morrey BF. Periprosthetic fractures about the elbow. *Orthop Clin North Am* 1999;30:319–325.
19. Frankle MA, Virani N, Fisher D, et al. Immediate total elbow arthroplasty for distal humerus fractures. *Tech Orthop* 2006;21(4):363–373.
20. Brownhill JR, Ferreira JM, Pichora JE, Johnson JA and King GJ. Defi ning flexion-extension axis of the ulna: implications for intra-operative elbow alignment. *J Biomech Eng*. 2009;131(2):021005.

第 10 章　鹰嘴骨折：切开复位内固定

作者　James A. Goulet　Kagan Ozer
译者　邓玖旭　陈　博
校对　杨　明

引　言

鹰嘴骨折占肘部骨折的 10%，包括了相对简单的横形骨折、严重的粉碎性骨折和不稳定的骨折移位。由于骨折类型多样，没有一种治疗方法能适合所有骨折。鹰嘴骨折发生于所有年龄组并呈双峰状分布。青年的峰值发生在高能量损伤后，骨质较差的老年患者其峰值发生在水平摔倒后。鹰嘴移位骨折的治疗目标是通过内固定达到稳定，使肘关节能够早期活动。

尺骨近端骨折治疗的关键因素是恢复滑车切迹的形状和大小。横沟处小的粉碎区域和轻微的不协调是能够接受的，因为这部分鹰嘴只承担有限的载荷。尽管鹰嘴骨折常为单发损伤，但是漏诊的尺骨骨折伴发的骨与软组织损伤常会阻碍肘关节正常功能的恢复。仔细注意修复侧方韧带复合体的合并损伤以及前关节囊和喙突，同时当损伤对肘关节功能的恢复和重建有显著影响时应当修复或置换桡骨头。通过评估骨折移位、骨折碎片以及尺肱关节稳定性来确定治疗鹰嘴骨折的手术方法。

有大量描述鹰嘴骨折的分型方法。Colton 设计了一种简单的分型系统并被广泛应用。Schatzker 和 Mayo 根据骨折方式和选择内固定时需要考虑的力学因素对这些骨折进行了分类[2, 4, 15]。北美地区广泛使用 AO/OTA 分型（图 10.1）。

适应证与禁忌证

对于非移位骨折和移位非常小的骨折（<2 mm），如果肱三头肌保持完整可以通过非手术治疗。能够积极伸展肘部抵抗重力的患者常可以采用非手术治疗。这些患者用良好成型的长臂铸件来固定并随后换成可以移动的夹板，伤后 2~3 周开始柔和的主动活动。

多数移位的鹰嘴骨折需要手术治疗（图 10.2），治疗方案包括单纯的张力带钢丝固定、接骨板固定（用或不用锁定螺钉）以及经三头肌入路鹰嘴切除[1~11]。治疗方法的选择受鹰嘴碎片大小、粉碎程度以及骨质量的影响。由于鹰嘴和尺骨近端位于皮下位置，薄的内植物对减少内植物突出引起的疼痛的发生很重要。

简单的横形骨折和多数非粉碎性骨折可以用钢丝张力带固定保留，这也是鹰嘴骨折最常见的类型（图 10.3）。钢丝张力带禁止用于粉碎性骨折，因为这种技术不能防止缩短畸形。对于此类骨折及其伴随的尺肱关节不稳定，接骨板和螺钉固定常为更好的固定方式（图 10.4）。传统的非锁定接骨板能有效治疗具有良好骨质量的年轻患者和无骨折间隙的骨折。长段的不稳定粉碎性骨折、患者骨质量差以及鹰嘴骨折伴桡骨头或喙突骨折的患者可以使用锁定接骨板治疗。过去的十年间，预成型的尺骨近端关节周围尺骨锁定接骨板得到了相当大的发展，对此类骨折很有帮助。

类型

A: 关节外骨折

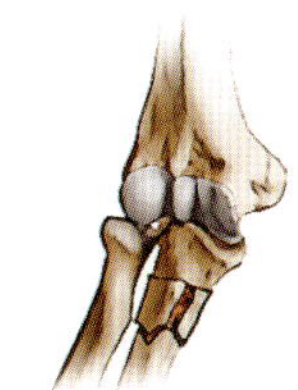

A1 尺骨骨折，桡骨未受损

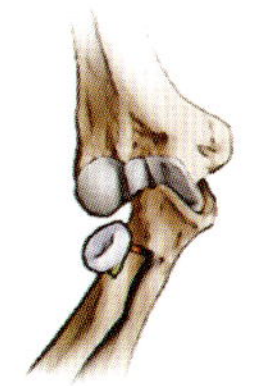

A2 桡骨骨折，尺骨未受损

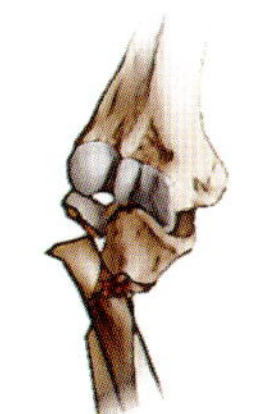

A3 尺桡骨双骨折

B: 关节骨折

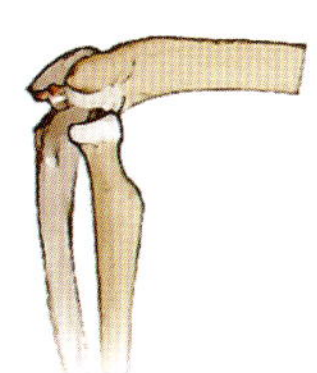

B1 尺骨骨折，桡骨未受损

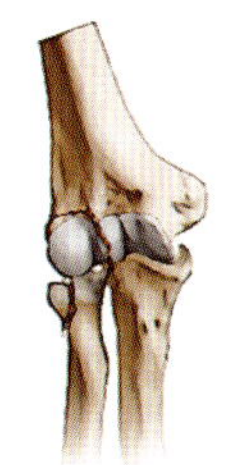

B2 桡骨骨折，尺骨未受损

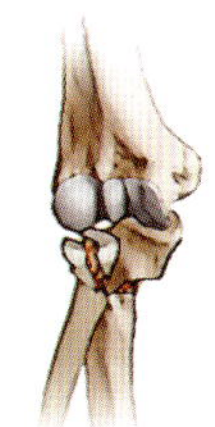

B3 一块骨关节骨折，另一块骨关节外骨折

C: 尺桡骨关节骨折

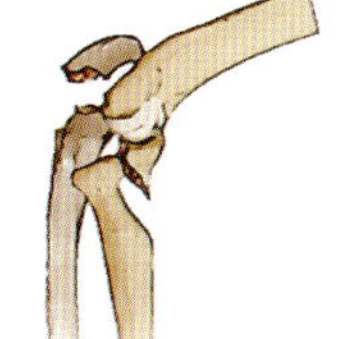

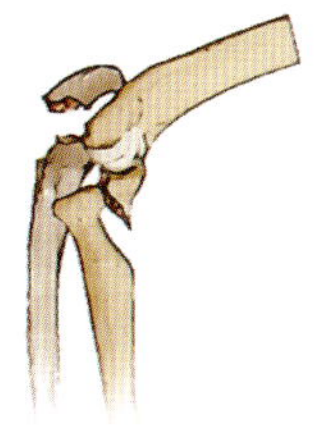

C1 简单骨折

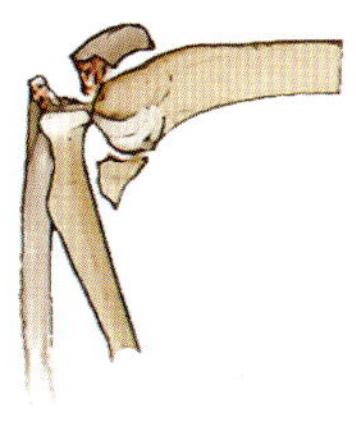

C2 一个关节简单骨折，另一个关节多块骨折

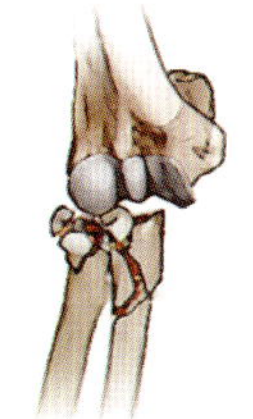

C3 复合多块骨折

图 10.1 鹰嘴骨折的 AO/OTA 分型

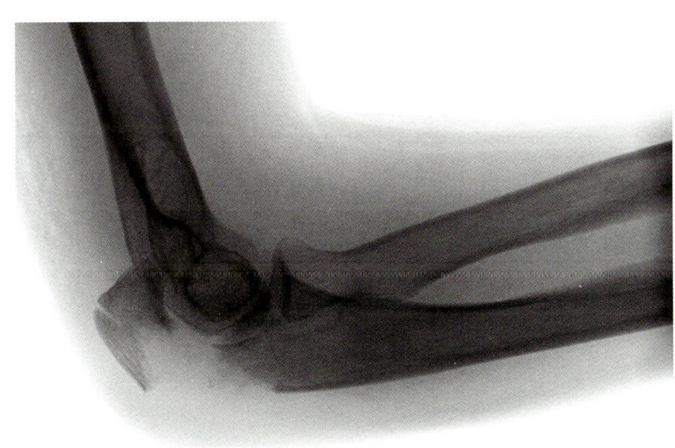

图 10.2 移位的鹰嘴骨折伴伸肌腱和关节面的破坏，这是骨折的明显征象

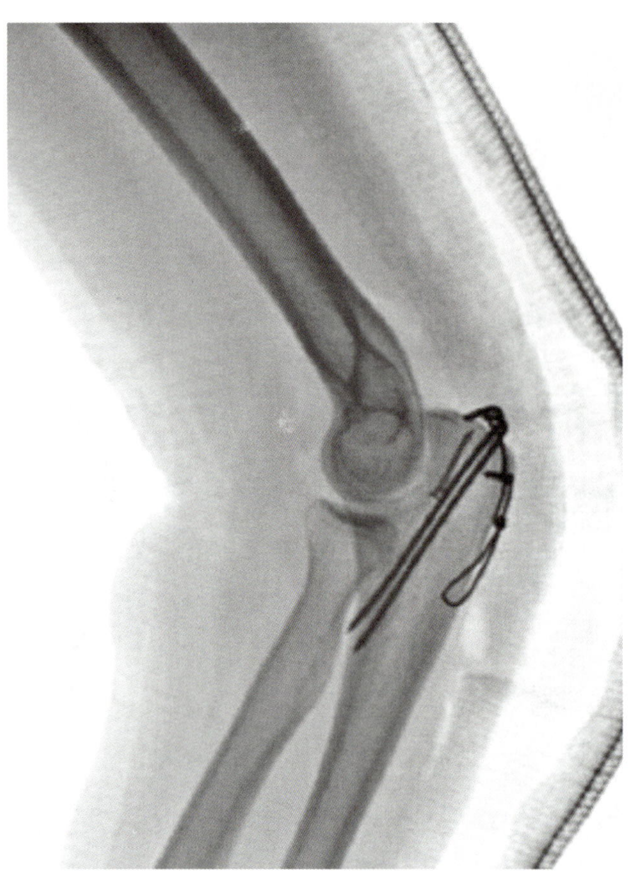

图 10.3　恰当放置的张力带的影像表现

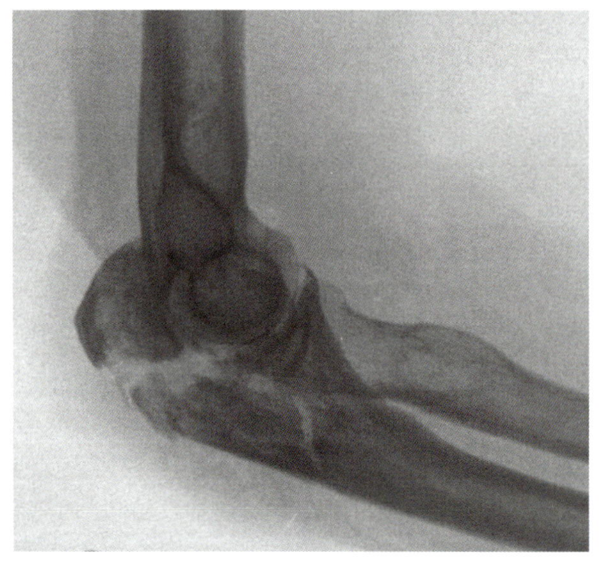

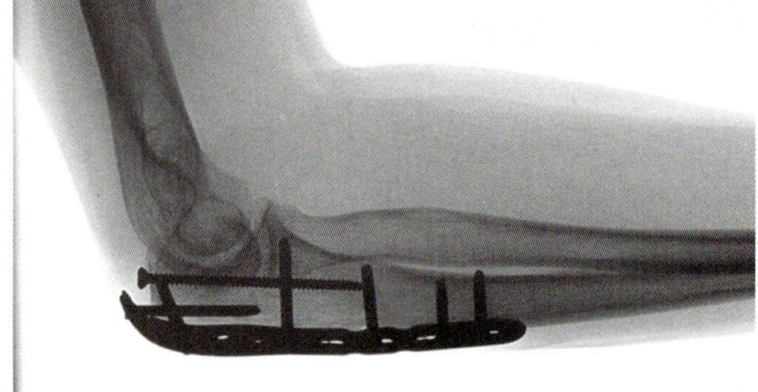

图 10.4　用接骨板和螺钉治疗的长段粉碎性的不稳定鹰嘴骨折

经三头肌入路切除鹰嘴偶尔用于不影响肘关节稳定性的小的粉碎性鹰嘴骨折患者[5, 12, 13]，多为老龄患者并伴有严重的骨质疏松（图 10.5）。鹰嘴切除的禁忌证是远端半月形切迹骨折或伴有韧带不稳定骨折。对于肱三头肌肌腱从鹰嘴撕裂或鹰嘴近端开放性骨折伴挤压损伤的年轻患者，最好采用切除并重新附着肱三头肌肌腱的方法来治疗。

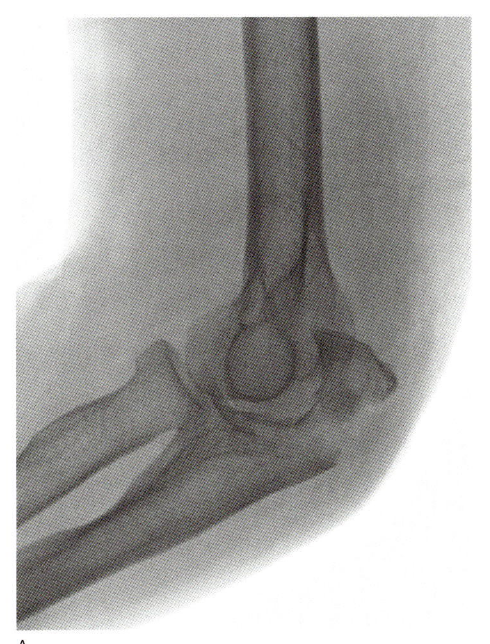

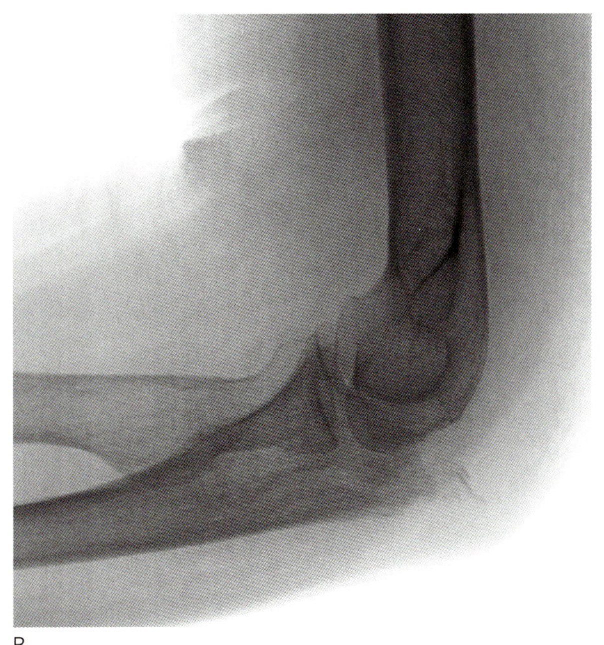

图 10.5　一名 87 岁鹰嘴骨折的女性患者伴多种并发症，通过三头肌腱切除和修复进行治疗

术前计划

病史采集和体格检查

仔细询问肘关节损伤患者的病史并细致查体。通过病史确定受伤机制（低能量或高能量，弹道损伤等）、相关的合并疾病（糖尿病，心脏疾病等）、 相关的手术史、药物过敏史、患者的优势手。体格检查必须评估和记录客观发现，如肿胀、瘀斑、开放性损伤、神经状态以及外周动脉搏动。评估轻微移位的鹰嘴骨折患者时，应确定肘关节的主动伸展是否存在，因为这是非手术治疗的重要判断标准。对于高能量损伤患者、复杂的合并伤患者、反应迟钝的患者以及头部损伤患者，可以使用高级创伤生命支持（ATLS）协议来进行全面评估。

影像学评估

对怀疑肘关节损伤的患者，应当获取前后位和侧位的 X 线平片。 由于肘部定位时伴随有疼痛，清醒患者很难获得高质量的垂直位平片。检查配合的患者在轻度镇静时摄取牵引位 X 线平片能很好地评估复杂骨折。部分患者在手术室里麻醉后才能得到最佳的影像。相对于体格检查，X 线检查能显示整个肱骨和前臂。单纯鹰嘴骨折并不需要 CT 扫描，鹰嘴骨折合并关节嵌顿、桡骨小头或冠状突骨折或关节脱位则需要 CT 扫描。磁共振扫描的应用指征很少。

手术时机

鹰嘴骨折固定的时机取决于软组织的状况。开放性骨折，只要患者的条件和状况允许，就应当立刻做灌洗和清创术。急诊内固定对治疗血流动力学稳定的 Grade Ⅰ 和 Ⅱ级开放性骨折有益。高度粉碎性骨折合并严重伤口污染的患者，在延期内固定后行夹板固定或外固定时最好同时做持续灌流。如果存在血管损伤，应当与血管外科医生一起立即探查，进行修复和内固定。低速枪伤不伴神经血管损伤的患者，采用局部伤口护理、抗生素治疗；如果有指征的话，可行骨折固定。闭合性鹰嘴骨折，当软组织条件允许时可以选择内固定治疗。由于鹰嘴是位于皮下的骨头，因此在内固定之前应当优先行局部皮肤护理。

手术技术

在术前仔细评估患者并再次评估 X 线平片以后，确定治疗方案，包括手术室应当提前准备什么。例如，对于非粉碎性横形骨折，术者应计划用 18 号不锈钢钢丝、克氏针和 / 或 4.5 或 6.5 mm 空心螺钉行髓内钉治疗，电钻及 14 号针使钢丝穿过三头肌肌腱下方；同时，准备小号和中号点状复位钳。

对更复杂骨折的处理则需要更多的设备。骨折远端到半月窝的接骨板内固定需要标准的“小碎片”内植物和设备。对于特殊的关节周围骨折，需要为粉碎性鹰嘴骨折或骨质量较差的骨折准备鹰嘴锁定接骨板。对于高度粉碎性骨折，应当为“小碎片 ”准备 2.0、2.4 和 2.7 mm 的接骨板和螺钉。

存在桡骨小头移位或桡骨颈骨折时，应当准备近端径向假体。怀疑韧带不稳定时，缝合锚钉是不可缺少的。

手 术

可采用全麻或局麻。患者取仰卧位，无菌止血带包裹上臂。为了便于成像和稳定，桌子应向患者的健侧倾斜。前臂放置于胸前，用一个支持垫放置于前臂近侧下面（图 10.6A）。没有助手帮助时，腕部可以固定于无菌的 Kerlex（Kendall Healthcare Products，Mansfield，UA）并系在患者的对侧肢体上。有助手协助时，可让助手协助支撑手臂。通过调整前臂近端支持物的高度，可以调整肘关节的屈曲度。对于简单骨折，常可通过肘关节屈曲 90° 达到复位；但是多数复杂骨折需要肘关节能自由屈曲和伸展。部分外科医师更喜欢使患者取侧卧位或俯卧位。然而，仰卧位缩短了准备时间，减少了复杂的麻醉监护，允许对无法取侧卧位或俯卧位的多发伤患者进行处理。

术前给予 1 克头孢唑啉，过敏患者可以使用万古霉素。开放性骨折需要使用氨基糖苷类

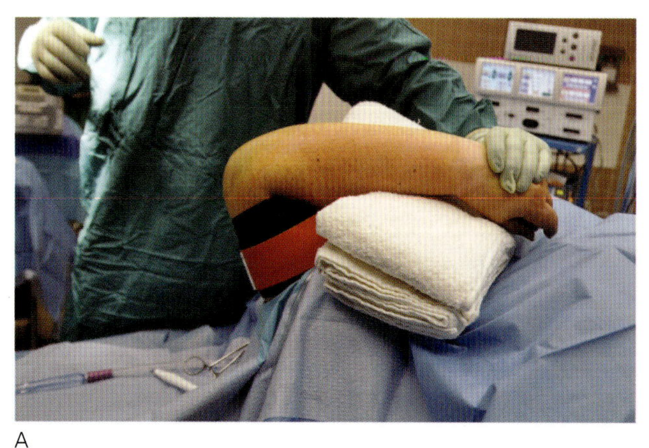

A

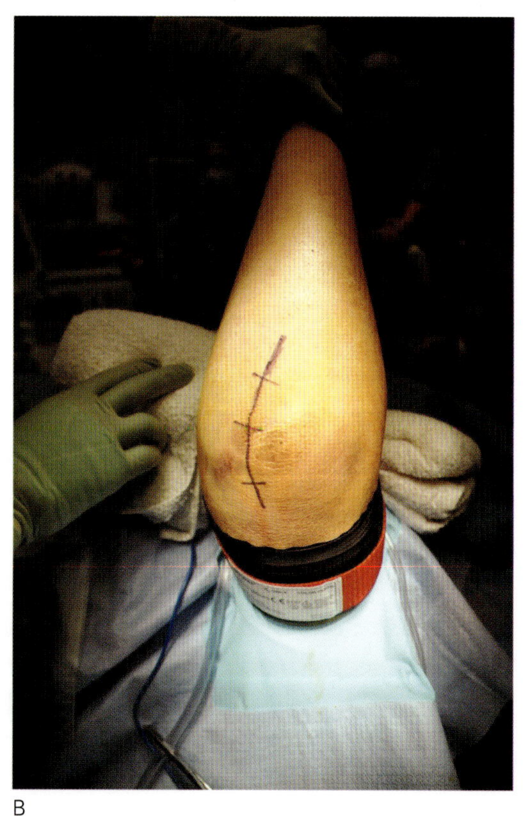

B

图 10.6 A. 患者取仰卧位上臂交叉于胸前。用毛巾或枕头支持前臂。B. 用无菌标记笔在皮肤表面画出弧形切口

抗生素或青霉素，或者同时使用。从指尖到止血带间都要仔细消毒铺巾。C 臂是必不可少的，需要可以定位并提供高质量术中影像。

切口以尺骨的皮下边界为起点，延伸到鹰嘴顶点的近端 4~5 cm（图 10.6B）。弧形切口有益于承受石膏和夹板压力的反应迟钝患者，并在软组织受损时使皮肤切口能抵消深筋膜切口的压力[14, 15]。

切口深达筋膜，皮下全层的组织瓣翻折过鹰嘴的内侧和外侧。在内侧找到并确认尺神经，一般不需要移动。确定骨折部位，沿着骨折的长轴掀起 2~3 cm 的骨膜，以改善手术视野并方便随后的复位。将前臂肌肉从尺骨干微创剥离来改善视野。于骨折处清理碎片和血肿。近侧骨折碎片向近侧复位，这样可以更好地检查关节软骨、游离体以及关节嵌顿情况。

简单的两部分骨折可以通过点状复位钳复位（图 10.7）。伸展肘关节以减少肱三头肌的牵拉有利于复位。另外一个有用的方法是在尺骨远端碎片的背侧面钻一个 2.5 mm 的单皮质孔，这样该点的复位钳便不会滑动。在一些更为复杂的病例中，尤其是伴有粉碎性骨折和 / 或关节嵌顿的，复位是具有挑战性的（图 10.8）。凹陷的骨关节碎片必须复位，如果缺损会导致间隙不稳定的话，则应当植骨。使用多枚小的 1.25 或 1.6 mm 的克氏针和小碎片螺钉临时固定。剩余的骨折用一把或两把点状复位钳复位和临时固定。C 臂透视检查复位情况。

非粉碎性横形鹰嘴骨折，用钢丝张力带行确定性固定。用点状复位钳达到和维持复位。可用 1.6 或 2.0 mm 克氏针穿过鹰嘴尖端的复位钩的两侧，通过软骨下骨质并直达邻近尺骨的前方皮质（图 10.9）。必须用 C 臂在前后位和侧位确定钢丝的位置（图 10.10）。为了避免长针过度穿过前方皮质，在前方皮质穿透后克氏针应当退出前方皮质几毫米。在手术结束时能让克氏针弯曲、前进、沉头。

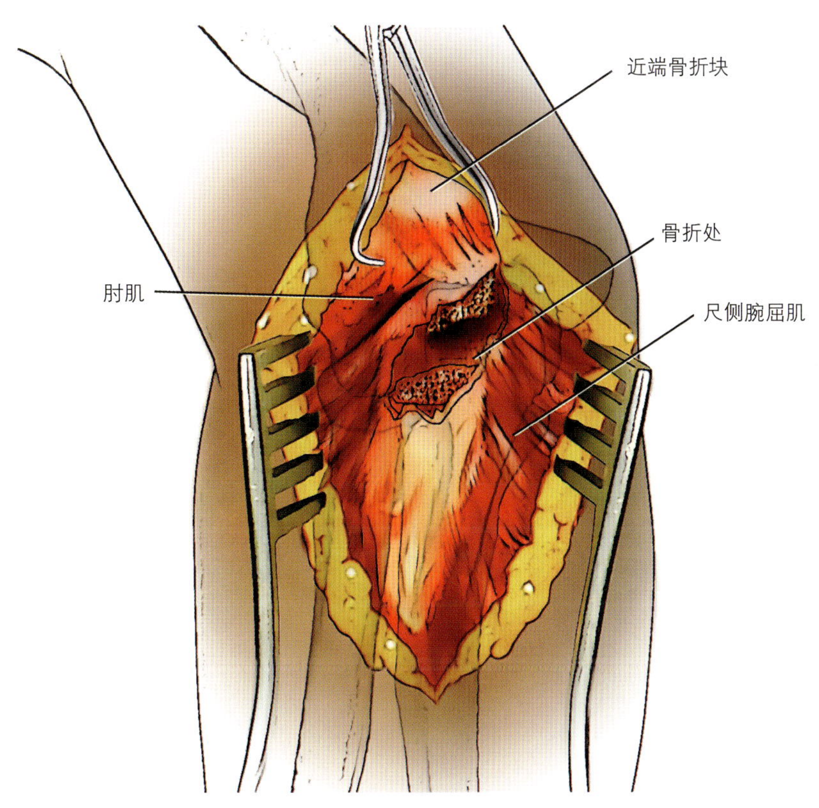

图 10.7　鹰嘴骨折复位并用大的点状复位钳保持复位

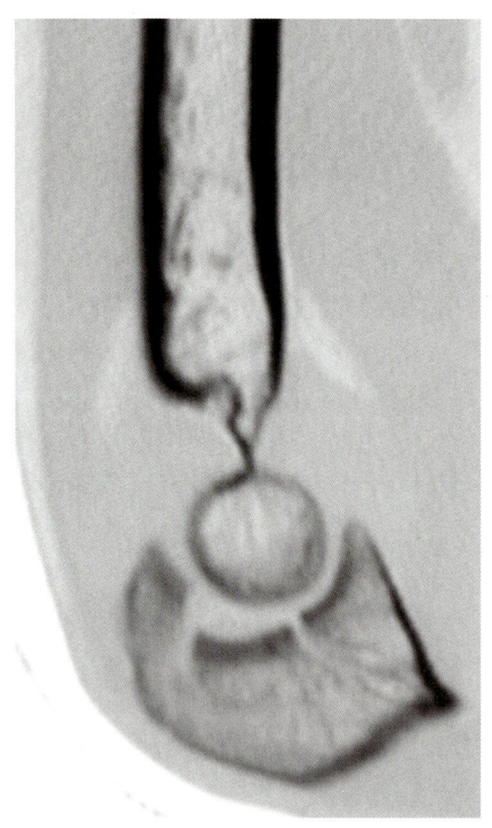

图 10.8 一名 22 岁女性患者肘部摔伤后的关节撞击

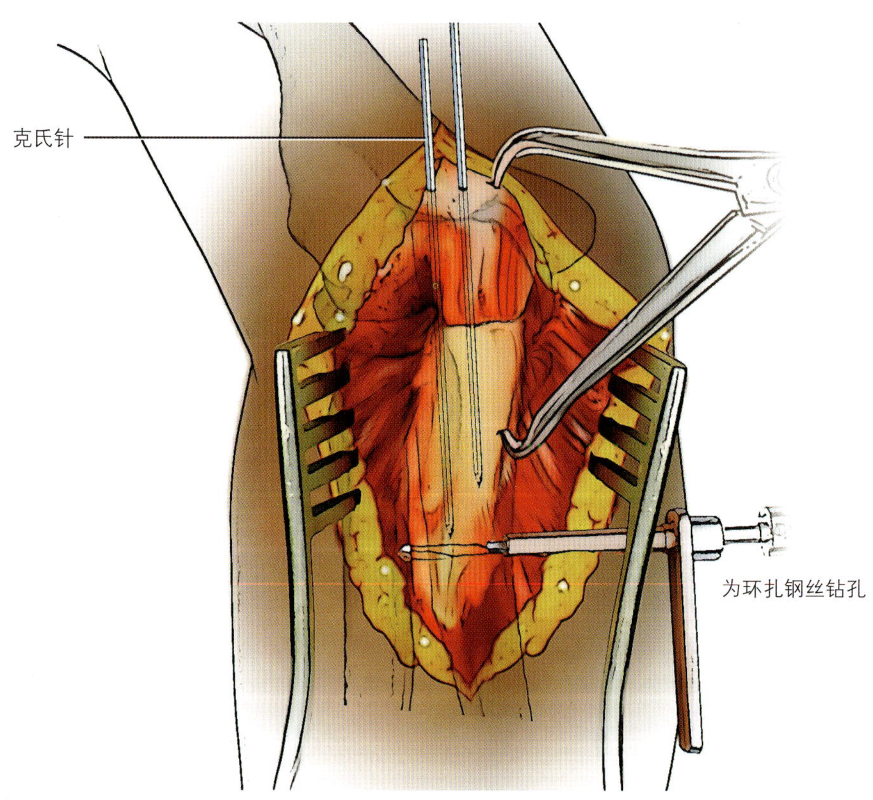

图 10.9 克氏针通过前方皮质放置在尺骨近端

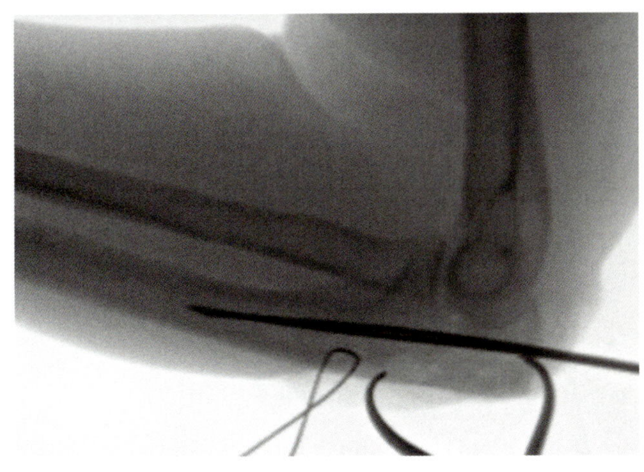

图 10.10　必须用 C 臂影像上确定复位

随后，用 2.0 mm 钻头钻一个横孔，位于骨折点远端 2~3 cm，在前后方皮质的中间。尺肱关节应当大致位于鹰嘴尖端和钻孔的中间。18 号不锈钢丝穿过钻孔。用 14 号的导针来建立钢丝穿入的路径，它插入三头肌肌腱深达克氏针。移除探针并置入乳胶针。可以用 1~2 根钢丝构建张力带。近端通过导针（已经移除）于远、近端各置入一根钢丝，这是一种简单而有效的技术。钢丝穿过后方，然后在内侧和横向将近端钢丝与远端钢丝缠绕并拉紧（图 10.11）。另外，也可以用一根钢丝，于钢丝起始端的反向侧在钢丝末端绕一个环来拉紧（图 10.12）。

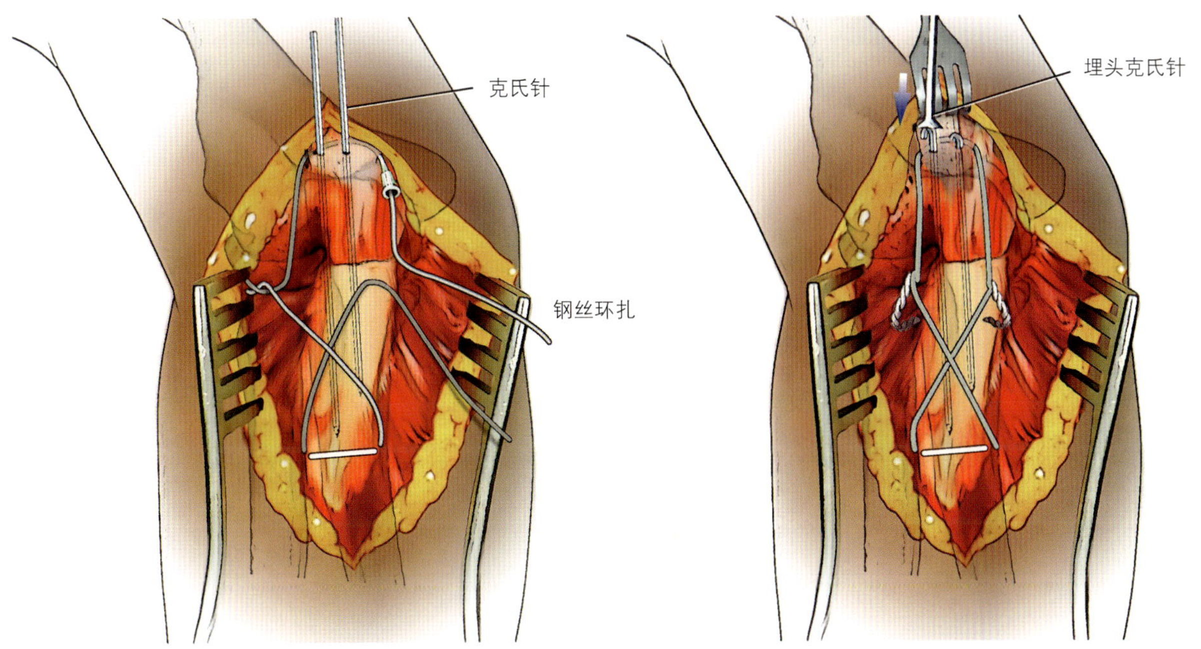

图 10.11　用两个交叉的不锈钢丝构造张力带的示意图

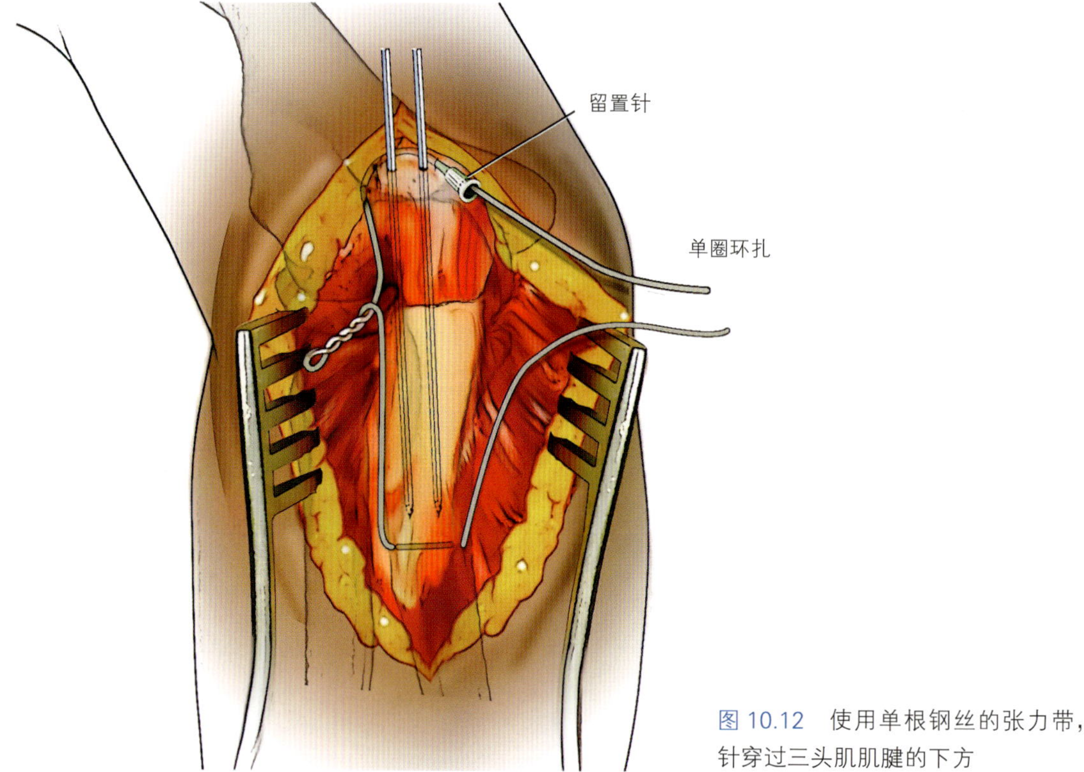

图 10.12 使用单根钢丝的张力带，通过留置针穿过三头肌肌腱的下方

所有的松弛都应当通过钢丝“消除”，然后拉紧并慢慢固定。现在有各种商业化的钢丝拉紧器可以使用，或者可以用两个较重的持针器。拉紧的准确程度是通过“感觉”来确认的，过度拉紧很容易会使钢丝折断，需要再次重复上述过程。钢丝拧紧之后，剪除多余的钢丝并弯曲剩余的钢丝，使突出的钢丝最少。最后，在影响近端钢丝圈前，将克氏针弯曲 180° 并用钳子弯曲，完成固定（图 10.13）。或者，横形的非粉碎性鹰嘴骨折的确定性固定可以用 4.5 或

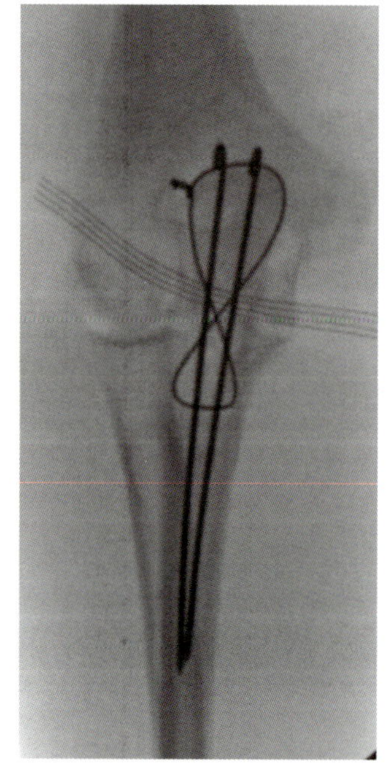

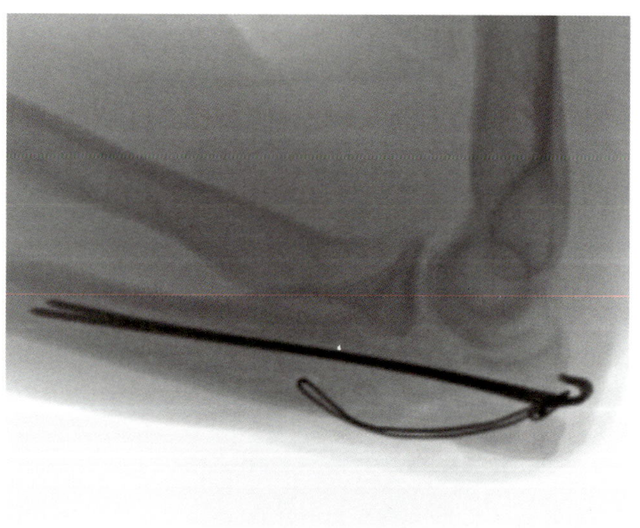

图 10.13 完成后的张力带。钢丝末端弯曲 180° 并嵌入骨质

6.5 mm 髓内钉完成，作为张力带近端锚定物。在螺钉打入之前使骨折解剖复位是极为关键的一步（图 10.14），同样重要的是确保螺杆与髓腔完全符合。未能遵循这些步骤会导致骨折移位，出现空隙或者固定不佳（图 10.15）。

对于一些大的近端骨折的患者，复位后在鹰嘴近端放置波形板是一种有效的治疗手段，也可以使用预塑形板或 3.5 mm 三分之一管型板来完成（图 10.16）。通常情况下，接骨板与 3.5 mm 拉力螺钉一起置于近端尾部对骨折进行加压固定，将接骨板远端固定到尺骨骨干的近端完成固定。

对于简单的较大的鹰嘴骨折，骨质量较差时笔者倾向于使用锁定接骨板（图 10.17A–C）。

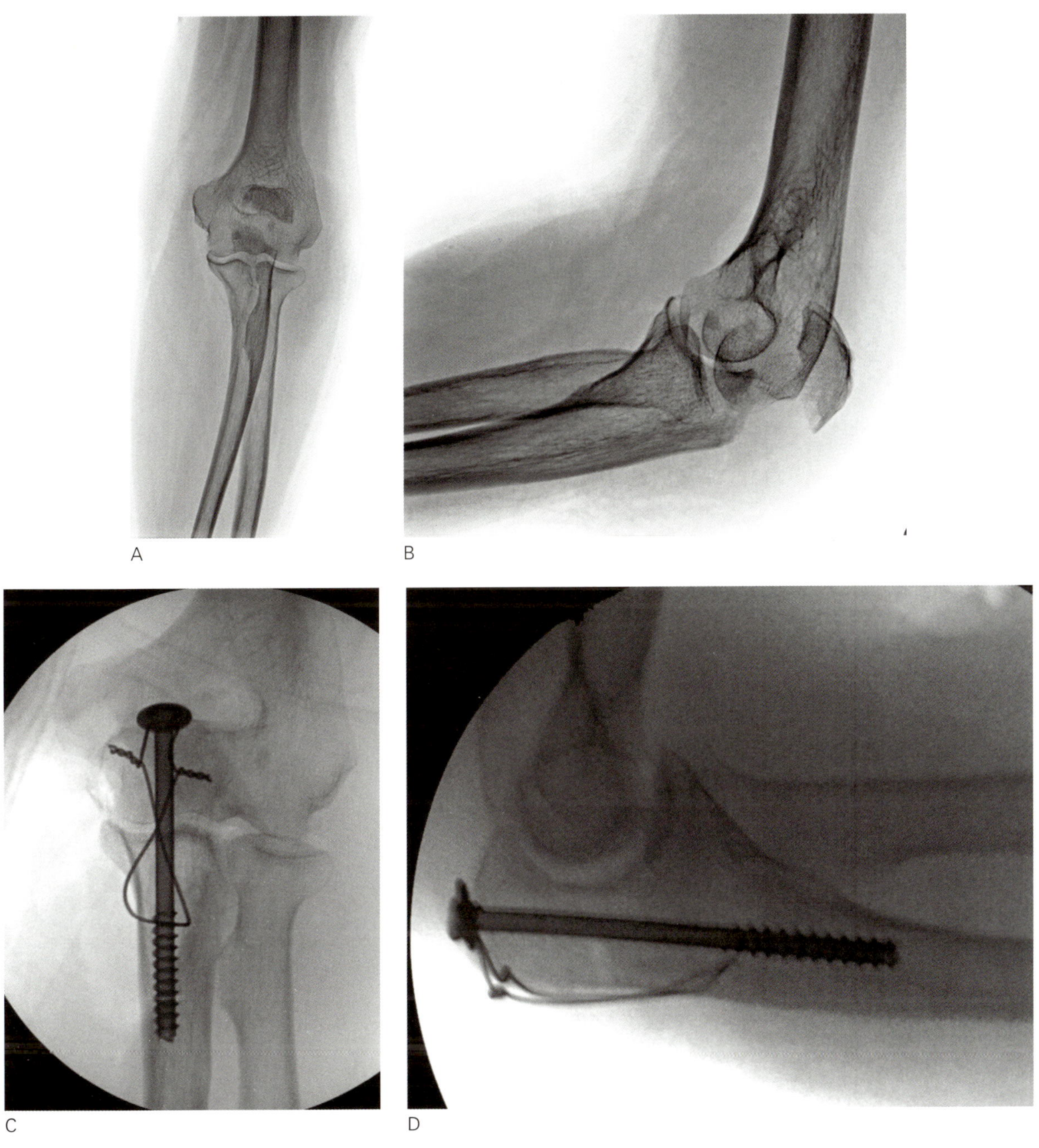

图 10.14　A，B. 术前影像显示了移位的鹰嘴横形骨折。C，D. 髓内钉张力带固定。在拧紧“8”字结前，双侧同时拧 2 圈加压

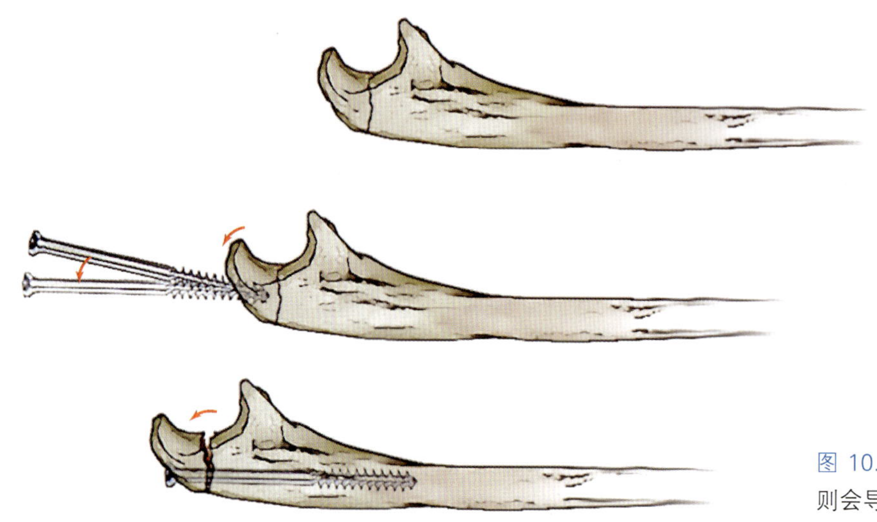

图 10.15 如果髓内钉未能合理放置，则会导致在骨折处移位或产生间隙

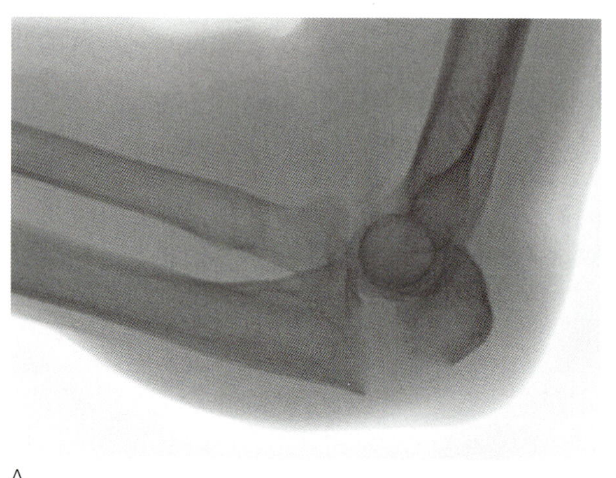

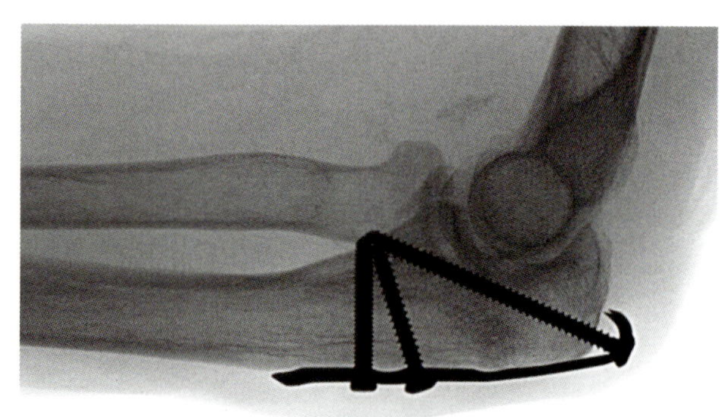

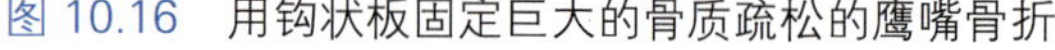

A B

图 10.16 用钩状板固定巨大的骨质疏松的鹰嘴骨折

第二枚或第三枚锁定螺钉穿过接骨板放置于骨折碎片的近端，能明显改善固定的稳定性。粉碎性骨折和伴有尺肱关节不稳定的骨折需要更详细的骨折复位和固定方案。小的骨折碎片会阻碍骨折碎片的复位，并且碎片有缺血坏死的风险。在这种情况下，间接复位和接骨板固定可能有所帮助。可以使用商业化的“小牵张器”，尽管钢针和小的外固定架连接杆也同样有效。临时用固定钢针将近端鹰嘴碎片（图 10.18）间接复位，小的骨折碎片能够复位。然后用一块或多块接骨板行确定性内固定。有时，单一锁定接骨板就能替代两块非锁定接骨板。然而，即使使用改良的后侧接骨板，辅以内侧支撑接骨板也是很有用的。

重视鹰嘴骨折的合并损伤对恢复良好的功能很重要。桡骨小头骨折骨折、冠状突骨折和/或关节囊撕裂引起的复杂肘关节损伤被称为“恐怖三联征”。手术处理除了包括修复尺骨近端的骨折外，还包括桡骨小头置换和关节囊修复（图 10.19）。

完成骨折固定后，松止血带，拍摄术后 X 线片。通过完整的活动范围检查患肢来确定骨折固定的稳定性。切口引流，分层缝合。如果止血充分的话，通常不需要放置引流管。手臂后方放置夹板。

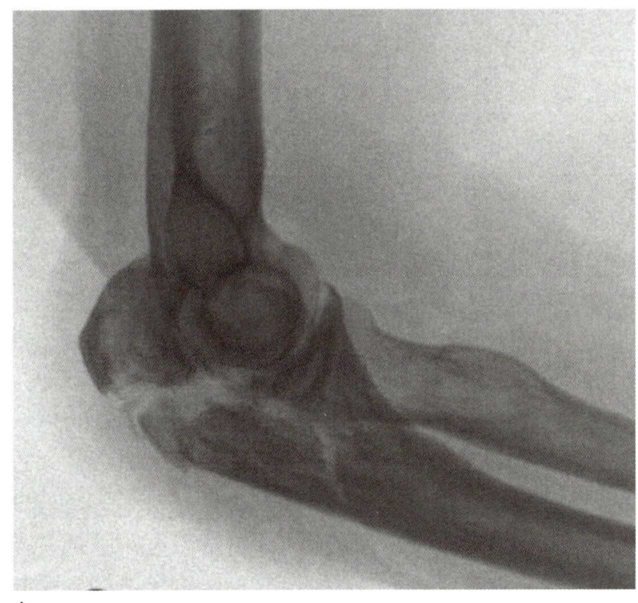
A

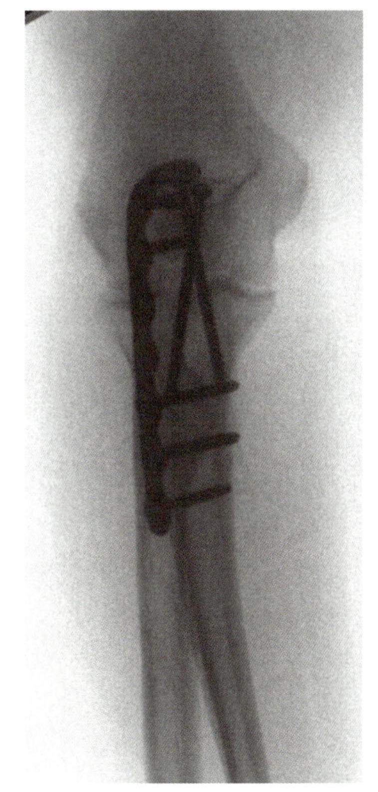
B

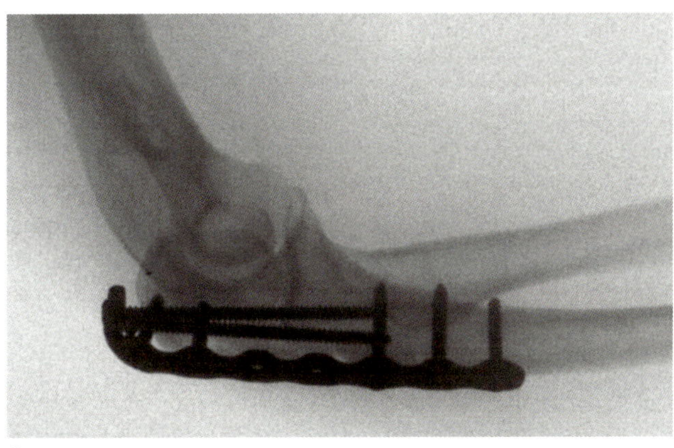
C

图 10.17　用波形锁定接骨板双平面固定粉碎性鹰嘴骨折

术后处理

鹰嘴骨折切开复位内固定的治疗目标是伤口愈合良好以及早期恢复运动。术后 24 小时内使用抗生素。简单的横形骨折患者常在术后当天出院，这些患者术后给予单一的抗生素治疗即可。单纯横形骨折内固定治疗后，我们倾向于使用便宜的、定制的、可移除的夹板固定 3~4 周，粉碎性骨折在固定后使用 6 周。术后很少使用铰链式肘关节吊带，但是在韧带不稳定时是必要的。

对于多数患者，术后当天肘关节应屈曲 90° 置于预成形的夹板上。夹板用自粘带固定在手臂上。指导患者取下夹板在帮助下做活动练习，每天 3~4 次。直到运动获得控制之前仍应使用夹板，通常直到术后 3~4 周。不能迅速恢复活动范围的患者应当请理疗师诊治。允许患者日常生活中使用上肢。鼓励患者做主动的和辅助下的运动练习。建议患者避免举起超过 5 磅的重物，直到在 X 线片中能看到骨折愈合。

6 周后，如果骨折愈合后已无大碍，就应该开始加强力量的康复，逐步恢复整个上肢的力量。对于体力劳动者，可以利用工作强化系统，并应在他们回到工作中之前进行功能评估。

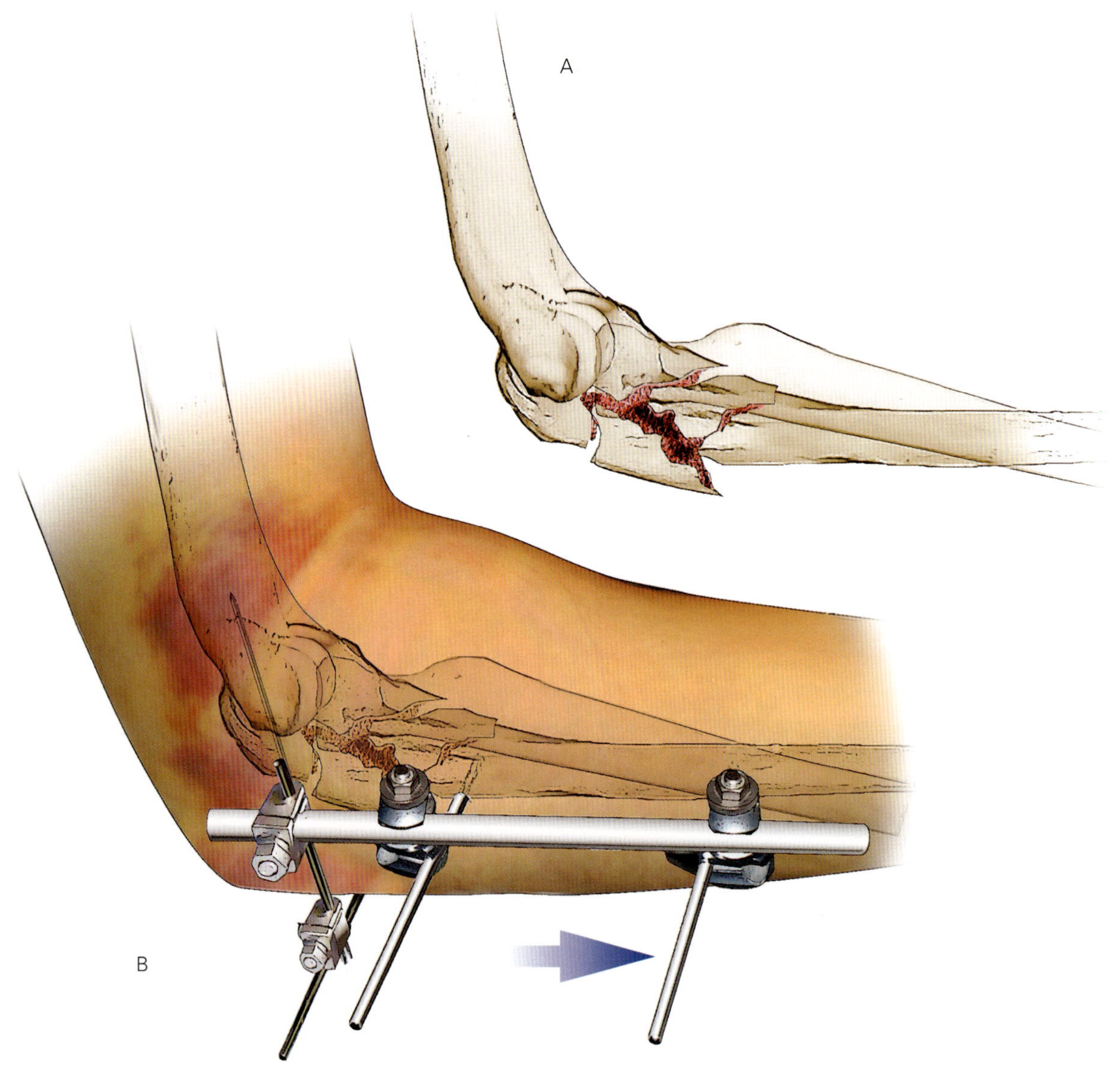

图 10.18 用微型牵开器间接复位尺骨近端骨折

结 果

鹰嘴骨折的外科治疗对功能恢复有益，其骨折愈合率高达 76%~98%[4~7, 9, 16, 17]。一些运动损失是常见的，外展损失 10° 左右是报道中最常见的并发症。应当告知患者活动和力量与术前状态相比会减少，尽管这些变化很少明显影响功能。

并发症

鹰嘴骨折固定后最常见的并发症是内植物突出引起的不舒适感。如前所述，细致的手术操作可以减少内植物的突出和内植物取出的需求。即使这样，与多数骨折相比，许多内固定后的患者需要取出内植物。据报道，20%~80% 患者有内植物突出，34%~66% 的鹰嘴骨折患者取出了内植物[1, 4, 6~8, 16~18]。部分患者手术部位的压痛可以通过肘关节衬垫得到有效治疗。如果这些方法都失败了，则需要移除内植物，取出内固定则应当延迟到骨折内固定 8 个月后，并需要额外 6 个星期受保护的活动。

更严重的并发症包括软组织损伤、感染、肘关节僵硬以及畸形愈合或不愈合。所有病例

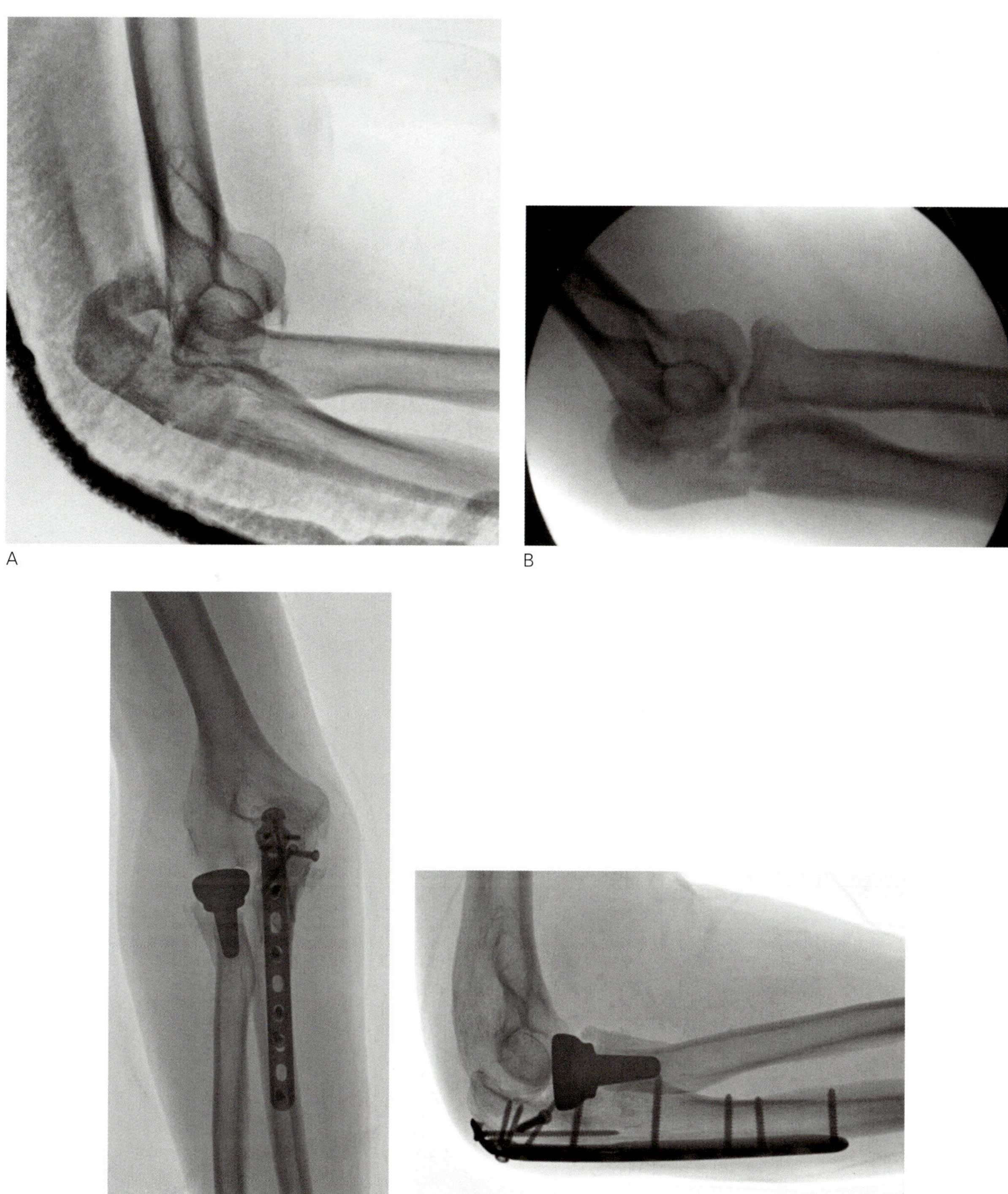

图 10.19　高速机动车撞击后送至急诊室的 45 岁男性患者。初步的影像学显示复杂的肘关节骨折移位。前后位和侧位影像显示用锁定接骨板和桡骨小头置换重建的尺骨近端

中报道的感染率为 0~6%，更常见于开放性骨折术后。术前使用抗生素和仔细处理软组织能够降低感染风险。术后感染患者需要冲洗和清创术，并静脉内使用对特定细菌敏感的抗生素治疗。如果骨折固定稳定，建议积极行清创术以及全身使用抗生素。一旦骨折愈合，早期取出内植物并使用外部支持直到骨折处愈合强度足够承受生理载荷。如果骨折固定松动或不稳定，应当取出内植物并在延期重建后使用适合的抗生素治疗。

骨折不愈合并不常见于简单的横形骨折采用内固定治疗时，但会随着骨折复杂性的增高而增多[19]。当鹰嘴骨折愈合失败时，大量小骨折碎片的硬化非常常见，常留下单一不愈合的骨折线。排除了感染是导致不愈合的原因后，则需要取出内植物并重新固定（图 10.20）。骨折线两端的加压是可取的，只要它不会造成关节不协调即可。

据报道，2% ~12%的病例行内固定后会发生尺神经病变。为了降低发生尺神经炎的风险，在切开复位内固定时应当确认尺神经并加以保护。术后尺神经炎常为一过性的，多数患者能自愈。骨间前神经损伤与鹰嘴骨折后的手术护理有关，现已引起注意[20]。当神经炎没有自愈时，应当考虑手术探查。

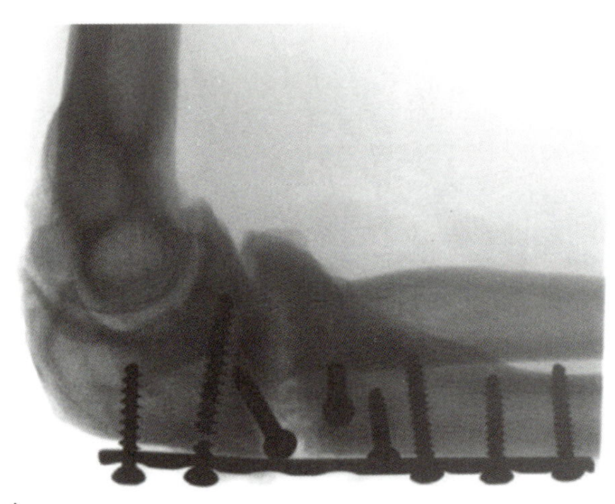
A

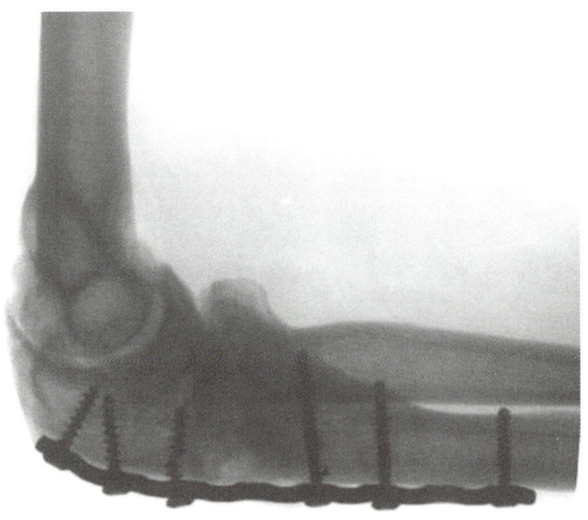
B

图 10.20 最初固定 9 个月后鹰嘴不连接伴松动，采用加压接骨板内固定后骨折愈合

参考文献

1. Bailey CS, MacDermid J, Patterson SC, et al. Outcome of plate fixation of olecranon fractures. *J Orthop Trauma* 2001;15:542–548.
2. Chin KR, Ring D, Jupiter JB. Double tension-band fixation of the olecranon. *Tech Shoulder Elbow Surg* 2000;31:61–66.
3. Colton CL. Fractures of the olecranon in adults: classification and management. *Injury* 1973;5:121–129.
4. Erturer RE, Sever C, Sonmez MM, et al. Results of open reduction and plate osteosynthesis in comminuted fracture of the olecranon. *J Shoulder Elbow Surg* 2011;20(3):449–454.
5. Gartsman GM, Sculco TP, Otis JC. Operative treatment of olecranon fractures: excision or open reduction with internal fixation. *J Bone Joint Surg Am* 1981;63:718–721.
6. Horne J, Tanzer T. Olecranon fractures: a review of 100 cases. *J Trauma* 1981;21:469–472.
7. Hume MC, Wiss DA. Olecranon fractures: a clinical and radiographic comparison of tension band and plate fixation. *Clin Orthop* 1992;285:229–235.
8. Johnson R, Roetker A, Schwab J. Olecranon fractures treated with AO screw and tension bands. *Orthopedics* 1986;9: 66–68.
9. Mullett JH, Shannon F, Noel J, et al. K-wire position in tension band wiring of the olecranon: a comparison of two techniques. *Injury* 2000;31:427–431.

10. Quintero J. Complex elbow injuries. In: Ruedi TP, Murphy WM, eds. *AO principles of fracture management*. New York, NY: Thieme Medical Publishers; 2000:338–339.
11. Wilson J, Bajwa A, Kamath V, et al. Biomechanical comparison of interfragmentary compression in transverse fractures of the olecranon. *J Bone Joint Surg Br* 2011;93(2):245–250.
12. Didonna ML, Fernandez JJ, Lim TH, et al. Partial olecranon excision: the relationship between triceps insertion site and extension strength of the elbow. *J Hand Surg Am* 2003;28:117–122.
13. Inhofe P, Howard T. The treatment of olecranon fractures by excision of fragments and repair of extensor mechanism: historical review and report of 12 fractures. *Orthopedics* 1993;16:1313–1317.
14. Patterson SD, Bain GI, Mehia JA. Surgical approaches to the elbow. *Clin Orthop* 2000; 370: 19–33.
15. Taylor TK, Scham SM. A posteromedial approach to the proximal end of the ulna for the internal fixation of olecranon fractures. *J Trauma* 1969;9:594–602.
16. Murphy D, Greene W, Dameron T Jr. Displaced olecranon fractures in adults. Clinical evaluation. *Clin Orthop Relat Res* 1987;224:215–223.
17. Wolfgang G, Burke F, Bush D. Surgical treatment of displaced olecranon fractures by tension band wiring technique. *Clin Orthop Relat Res* 1987;224:192–204.
18. McKee MD, Jupiter JB. Trauma to the adult elbow and fractures of the distal humerus. In: Browner BD, Jupiter J, Levine AM, et al. eds. *Skeletal trauma*. Philadelphia, PA: WB Saunders; 1992:1455–1522.
19. Papagelopoulos J, Morrey BF. Treatment of nonunion of olecranon fractures. *J Bone Joint Surg Br* 1994;76:627–635.
20. Parker JR, Conroy J, Campbell DA. Anterior interosseus nerve injury following tension band wiring of the olecranon. *Injury* 2005;36(10):1252–1253. Epub March 19, 2005.

第 11 章　桡骨头骨折：切开复位内固定

作者　David Ring
译者　冷昆鹏　黄　伟　韩端阳
校对　王天兵

引　言

轻微骨折的内固定技术和内植物的发展[1]，反映了人们对桡骨头对于肘和前臂稳定性重要作用的认识的不断加深[2~5]。结合有关硅橡胶桡骨头假体的不足和问题[2, 6~8]，通过手术固定来试图挽救复杂骨折中的桡骨头已开始普及[9]。早期的报道对桡骨头骨折切开复位内固定非常肯定，可能由于当时单纯部分桡骨头骨折很普遍，治疗效果都很好[10~15]。后续报道发现，桡骨头的复合型骨折手术固定后易发生早期失败、骨折不愈合和前臂旋转困难[9, 16~18]。尽管用于治疗桡骨头复杂骨折的金属桡骨头假体类型越来越多，有效性也一直在增高，但大部分外科医生仍选择切开复位内固定来治疗有 3 个或 3 个以下关节内大骨折块、骨质良好且无骨折碎片或骨缺损的骨折。

适应证与禁忌证

历史背景

20 世纪大半时间里，桡骨头切除是治疗桡骨头骨折的唯一常用方法[22, 23]，做决定很简单：切除或不切除。如果选择切除，整个桡骨头会被切除，因为部分切除的效果通常很差[24~27]。随着 20 世纪 80 年代轻微骨折和关节内骨折固定技术和内植物的出现，切开复位内固定成为一种更可行的选择[1]。

对于单纯桡骨头骨折，切除桡骨头后桡骨上移的发生率、严重性和后果长期以来一直存在争论[25]。另一方面，在前臂或肘不稳定的复杂联合伤中，保留骨折的桡骨头得到一致同意，如 Essex-Lopresti 损伤[23, 28]（桡骨头骨折合并前臂骨间膜断裂）或恐怖三联征（肘关节后脱位合并桡骨头及尺骨冠状突骨折）[29~32]。人们逐渐认识到桡骨头是前臂和肘的重要稳定结构[2~5, 23, 29~34]，部分作者甚至提出肘关节骨折脱位后的桡骨头缺失会促进肱尺关节病的发生[35]。

桡骨头骨折切开复位内固定的最初报道最初集中于单纯性骨折，只包括部分桡骨头[10~15]。手术的良好疗效、轻微骨折内固定新技术的普及以及逐渐被认识到的桡骨头重要性，让很多人注意到保留原有桡骨头的重要性。遗憾的是，后续研究报道了在更复杂的桡骨头骨折内固定后不可预料的结果[9, 16~18]，尤其是大于 3 个骨折碎片的严重粉碎性骨折[9]。

结合近期桡骨头假体的改良，桡骨头骨折的治疗方案与前臂或肘的不稳定性有关，现在集中于固定还是假体置换[21]。已有报道关于含有天然肱骨小头软骨的金属桡骨头假体关节的问题，但大部分与假体尺寸过大有关[36]。通常，桡骨头假体置换的效果良好[19, 20, 37]，是目前切开复位及内固定的有效替代方法。

治疗目标

桡骨头骨折可限制前臂旋转，破坏前臂或

肘的稳定性，并且造成肱桡关节病，虽然相对不常见。

首要的治疗目标是保证前臂旋转。近端桡尺关节中桡骨头的不协调导致前臂旋转受限。疼痛的近端桡尺关节病通常不被注意。瑞典的长期数据支持不论 X 线表现如何，通常有良好的肘和前臂功能的桡骨头部分骨折不限制前臂旋转的论点[38]，虽然有些数据与此不一致[13]。

手术固定可因假体突出、瘢痕形成或异位骨化形成而限制前臂旋转。部分愈合、表面上对位良好的手术固定桡骨头骨折的患者关节活动度大幅丧失，这不能归因于假体突出[9]。这可能由于关节不协调，但——基于对我自己的患者的观察，及文献中的一些相似观察结果[39]——我猜想许多桡骨头骨折以某种方式扩大了桡骨头的直径。桡骨头骨折愈合导致的此种畸形可能造成前臂关节活动度失。丧失肱尺关节活动度通常与包膜挛缩相关，极少与移位骨折碎片的干扰有关。

前臂骨间韧带撕裂（所谓的 Essex–Lopresti 损伤[28]及变异[40, 41]）时，早期处理必须包括桡骨头及肱骨小头连接的复位，以预防明显的桡骨上移。虽然桡骨头复位并不能保证此种复合型损伤的良好功能，桡骨头修复失败会导致慢性前臂不稳定，但现在还没有更好的解决方法[42]。在这种情况下，不惜任何代价试图挽救桡骨头可能是不明智的。例如，很多慢性 Essex–Lopresti 损伤是由试图手术固定桡骨头失败造成。在这种情况下桡骨头很关键，复杂桡骨头骨折的微弱固定可能不足够，假体置换也许更合适。

肘关节脱位的情况相似，特别是不稳定肘关节损伤如恐怖三联征的肘关节脱位[30]，复位并固定桡骨头是必不可少的。如果因骨折太复杂而不能达到这点，那么桡骨头置换可能更合适。许多桡骨头部分骨折难以修复或不能完全修复，也应考虑假体置换[43]。桡骨头部分骨折的关键是前外侧支撑，以防止肘关节向后移位[44]。

虽然影像学标准中经常提供合适的桡骨头关节面对位[25, 32, 45, 46]，支持的数据却很少。关节对位应在 2 mm 以内的限制来源于 Knirk 和 Jupiter[47]关于关节内桡骨远端骨折的研究，可能不适用于肱桡关节。虽然桡骨头的移位骨折非常常见，但肱桡关节炎是一种不常见的并发症，鲜有报道[48]。

治疗原理

单纯性部分桡骨头骨折

包括桡骨头的轻微移位骨折，采用非手术治疗效果相对较好[38, 46, 49, 50]，很少导致活动障碍、疼痛或关节病。尽管手术治疗的影像学标准已提出，但缺乏科学依据。

一个广泛接受的单纯性部分桡骨头骨折手术治疗的适应证是骨折阻碍前臂旋转。急性肘关节血肿时难以旋转前臂，血肿抽吸和肘关节内注射局麻药有效。作为一种选择——可能会更合适——如果于受伤 4~5 天后在病房里评价患者，通常疼痛减轻足以进行可靠的检查。只要活动度不受限制，前臂旋转时弹响感似乎不是问题的预兆，但这还需要进一步研究。

由于非手术治疗问题不多（根据严格的评定量表，至少 75% 的长期随访得到良好结果[50]），外科医生不应过于相信手术治疗单纯性部分桡骨头骨折后肘关节功能良好，因为手术治疗有可能发生多种并发症，应谨慎进行[51]。

比轻微移位严重的单纯性桡骨头骨折相对不常见（影像学检查见于近 6% ~15% 部分桡骨头骨折患者），并且诊断不可靠[52]。在这一小群患者中，前臂旋转不良不常见。这种骨折很少受益于手术治疗，因此需要对单纯性部分桡骨头骨折患者的治疗方法进行进一步的探讨[53, 54]。

复合型损伤中的部分桡骨头骨折

复合型损伤中的部分桡骨头骨折治疗原理则完全不同。此类骨折常有移位、不稳定，极少或没有软组织附着，偶有部分骨片缺损[55]。即使相当微小的骨折也会严重影响肘和前臂的稳定性。一般来说，桡骨头前外侧面骨折会造成尺桡关节前支撑缺失[44]。

此类骨折似乎很适合切开复位内固定，因

为大部分桡骨头依然完整，但也可能由于断裂、小骨片、骨片缺失、骨质不良、骨折碎片上有限的软骨下骨和干骺端粉碎等而复位、固定困难[43]。这类骨折的早前固定失败可存在潜在的问题，尤其是在 Essex–Lopresti 损伤或恐怖三联征肘关节脱位的情况下。因此，对许多复杂损伤中的部分桡骨头骨折来说，最好的治疗可能是假体置换，即使这意味着移除大量未受损的桡骨头。能完成稳定可靠的固定时需要进行切开复位内固定。

移位的部分桡骨头骨折在尺骨鹰嘴骨折后脱位的患者——大部分是大龄、骨质疏松的女性。部分作者认为这种情况下可进行桡骨头切除，以提供尺桡关节稳定性[56]。部分病例中，笔者选择忽略或切除一小部分桡骨头骨折，效果良好；但在大部分病例中，笔者倾向于保留肱桡关节的稳定性和支撑力。笔者认为高龄患者低能量损伤是一种很合适的情况，可以考虑忽略或切除桡骨头；保留桡骨头或者手术内固定、假体置换，更适用于健康、积极的高能量损伤患者。

涉及整个桡骨头的骨折

涉及整个桡骨头的骨折（Mason 3 型[22]）几乎总是更复杂损伤的一部分。一些要求较低的高龄患者只要求肘和前臂稳定，此时最好切除桡骨头，不进行假体置换。对包括整个桡骨头的单纯损伤的年轻患者也可考虑切除而不进行假体置换，但保留桡骨头可能增强肘关节功能和耐久性，特别是肘关节经常用力时。不过以长远来看，含肱骨小头软骨的金属假体关节是否比无关节更好尚存在争议。

治疗包括整个桡骨头骨折的前臂或肘关节骨折脱位时，只有可以达到稳定、可靠的固定时才能考虑切开复位内固定。肯定有早期失败及晚期骨折不愈合的危险，都可能造成复发性不稳定[9]。其他因素如骨片缺失、干骺端骨缺失、骨片嵌入或畸形[39]，骨折碎片的大小和质量可能会使切开复位内固定成为一种不太可预测的选择。尤其是关节内骨折碎片多于 3 个时，早期失败、不愈合及前臂旋转不良的概率可能会高得难以接受[9]。最适合的切开复位内固定指征是 3 个或以下关节内碎片，无嵌入或畸形，碎片均足够尺寸且骨质适合螺钉内固定，极少或没有干骺端骨缺损。

术前计划

X 线片是判断损伤类型的有效方法。笔者的经验——基于患者护理和研究——桡骨头骨折可单独发生，也可同时伴有一种或几种独立的损伤：①桡骨头骨折合并前臂骨间膜损伤（Essex–Lopresti 损伤及变异[28, 40, 41]）（图 11.1A）；②桡骨头骨折合并内侧副韧带复合体损伤和 / 或肱骨小头骨折（图 11.1B）；③桡骨头骨折合并肘关节后脱位[57, 58]；④桡骨头骨折、冠状突骨折合并肘关节后脱位[18, 30, 58]（恐怖三联征[59]）（图 11.1C）；⑤合并尺骨鹰嘴骨折、肘关节后脱位(后侧脱位型孟氏骨折)[29,60~62](图 11.1D）。正如 Davidson 等所强调的，复杂桡骨头骨折几乎都伴有复合结构的损伤。在 X 线片上，如果有至少一块骨折碎块未与未受损的桡骨颈相连，那么伴发骨折或关节脱位的发生率明显增加[55]。术中应该尽量寻找韧带损伤的证据[63]，特别是在考虑切除桡骨头时。

仅依靠普通 X 线片检查很容易低估桡骨头骨折的复杂程度（图 11.2）。CT 检查——特别是三维 CT 重建排除了肱骨远端的干扰，对于描述骨折的特征和手术计划十分重要[64]。在治疗复杂骨折类型的病例时，为防止桡骨头固定手术不可行，术者应该准备桡骨头假体置换。

手　术

患者体位

绝大多数桡骨头骨折手术体位为仰卧位，采用全身麻醉或神经阻滞麻醉，上肢外展置于手术桌上。无菌止血带相对于非无菌止血带的应用更有利于肘关节入路的显露。后脱位的尺骨鹰嘴骨折最好采用健侧卧位，将患肢置于支撑架上。

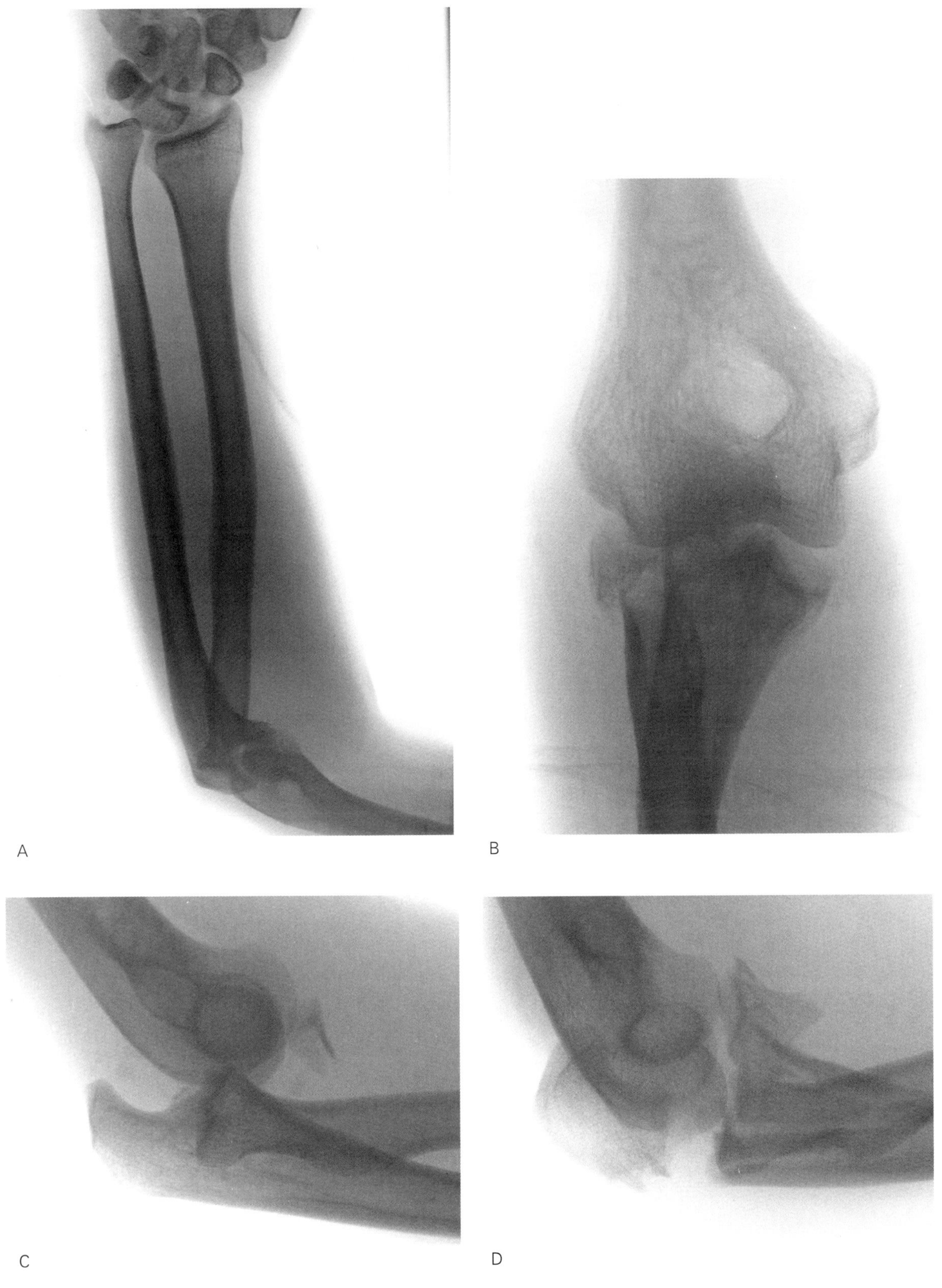

图 11.1 评估桡骨头骨折病例时，应考虑复合结构损伤的可能性。A. Essex-Lopresti 损伤或变异。B. 桡骨头骨折合并内侧副韧带损伤。C. 肘关节骨折脱位。D. 尺骨鹰嘴骨折脱位（David Ring， MD. 提供）

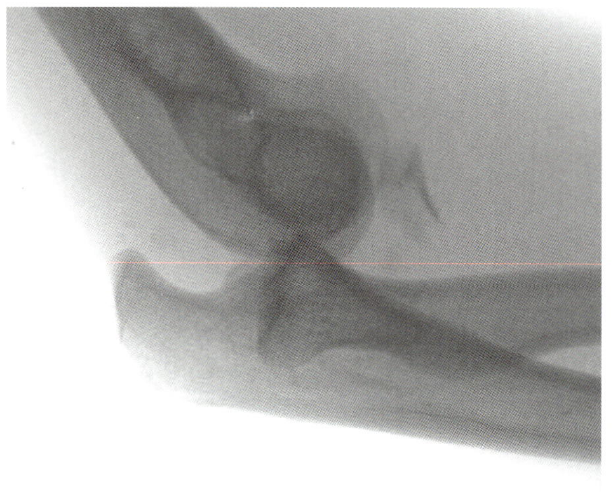

A

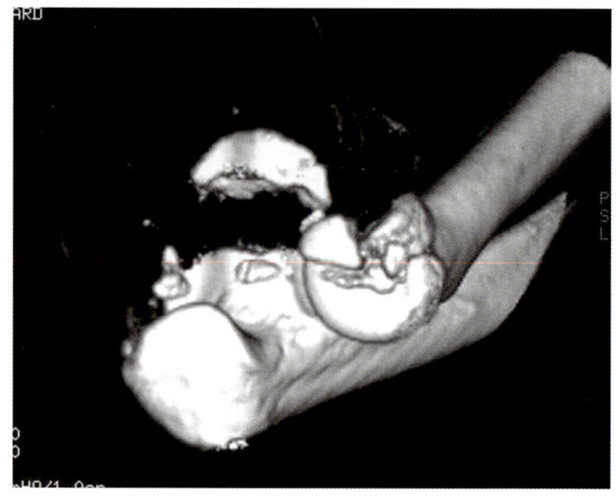

B

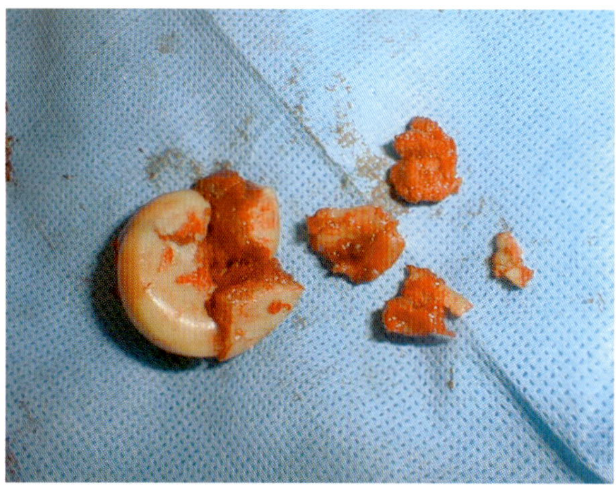

C

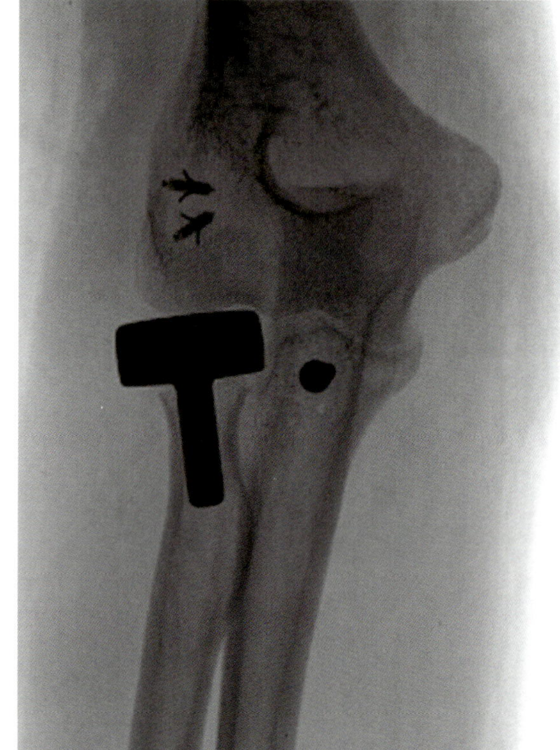

D

图 11.2 CT 检查能帮助描述桡骨头骨折的特征。A. X 线片对肘关节恐怖三联征中桡骨头骨折的描述是片面和局限的。B. CT 扫描显示桡骨头至少一半受累，且受累部分为严重粉碎骨折。C. 骨折碎块不可修复。D. 在恐怖三联征的治疗中，桡骨头部分对稳定性要求高，金属人工假体的应用获得了良好的治疗效果(David Ring，MD. 提供)

手术技术

手术入路

桡骨头骨折最常用的手术入路是肘肌和尺侧腕伸肌之间的入路（Kocher 入路）[65, 66]（图 11.3）。在这一间隙进行手术操作很容易，可以最大限度地显露后侧结构及向后侧移位的桡骨头骨折块，而且能更好地保护骨间后神经。另一方面，必须注意保护外侧副韧带复合体。其次，肘肌不应该被抬起，而且肘关节囊和环状韧带的切开线应该与尺侧腕伸肌的后缘成一直线[67]。

比较靠前的尺侧肌间隙的入路能保护外侧副韧带复合体，但增加了骨间后神经的损伤机会。一些学者建议，在需要显露桡骨颈时，应该标识骨间后神经。Kaplan 提出了桡侧腕短伸肌及伸指总肌间隙入路[65]，而 Hotchkiss [23] 推荐直接经指总伸肌入路（图 11.3）。笔者发现这些入路很难根据术中所见精确定义。Hotchkiss[23]提出了一个有用的技术，能够正确选择肌间隙并保护外侧副韧带复合体：起自肱骨远端外上髁嵴，切开桡侧伸腕肌并牵开，然后切开位于深层的肘关节囊，即可显露肱骨小头和桡骨头。这一入路的偏远侧切口应该位于桡骨头前后缘中线的略偏前侧。

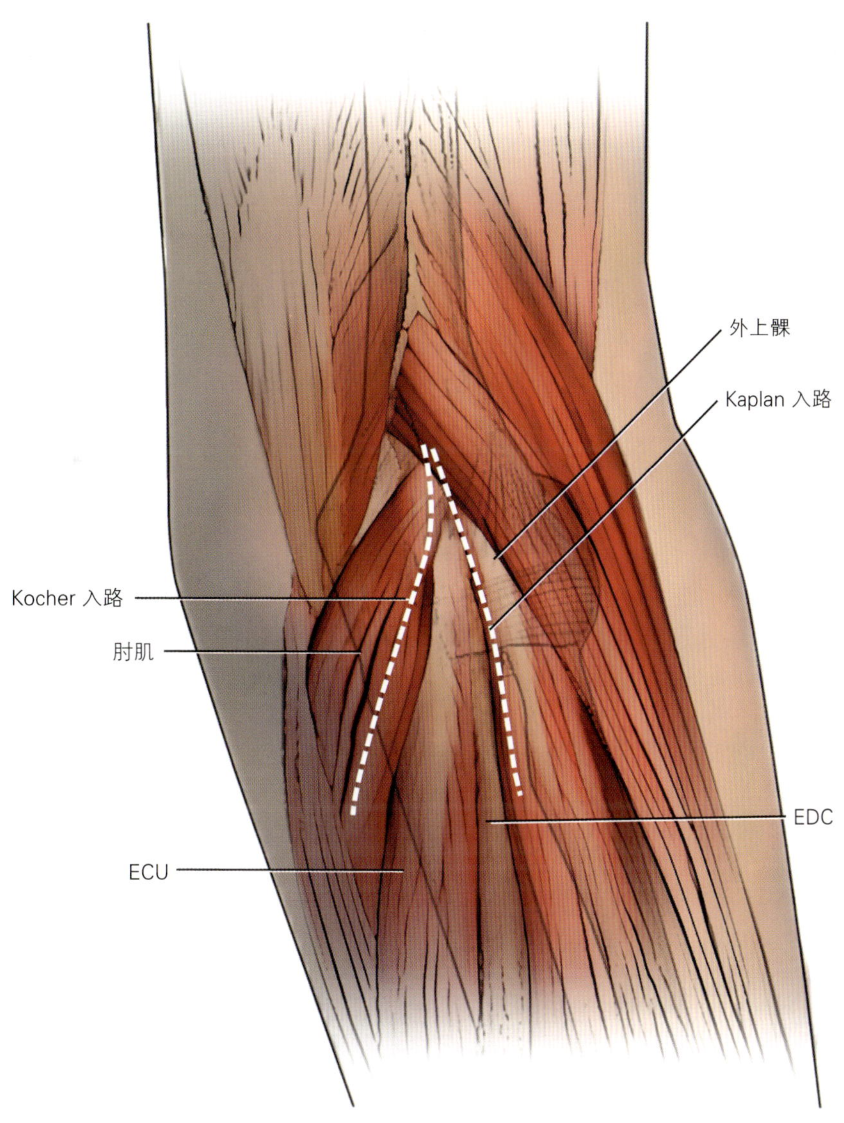

图 11.3 几种外侧肌间隙入路。最常用的入路是 Kocher 入路（肘肌和尺侧腕伸肌间隙），这一入路有利于显露并复位后侧骨折块。Kaplan 入路更偏前侧，能降低外侧副韧带复合体损伤概率，并能更好地显露桡骨头前外侧骨折块，但增加了骨间后神经的损伤概率

笔者的经验是，多数需要手术治疗的桡骨头骨折同时伴有肘关节的骨折脱位。基于这一结论，良好的手术入路有助于显露关节囊韧带和肌肉的损伤[9, 29, 68]。肘关节脱位时，外侧副韧带已经破损，并且总是（或绝大多数，根据一些学者的研究[68]）会发生从肱骨外上髁止点的韧带撕脱损伤；同时伴有止于肱骨外上髁的不同肌肉损伤[68~72]，这些损伤将导致肱骨外上髁出现相对裸区（图 11.4）；经常伴有伸肌总腱的裂伤，而且损伤范围可向更远端延伸。

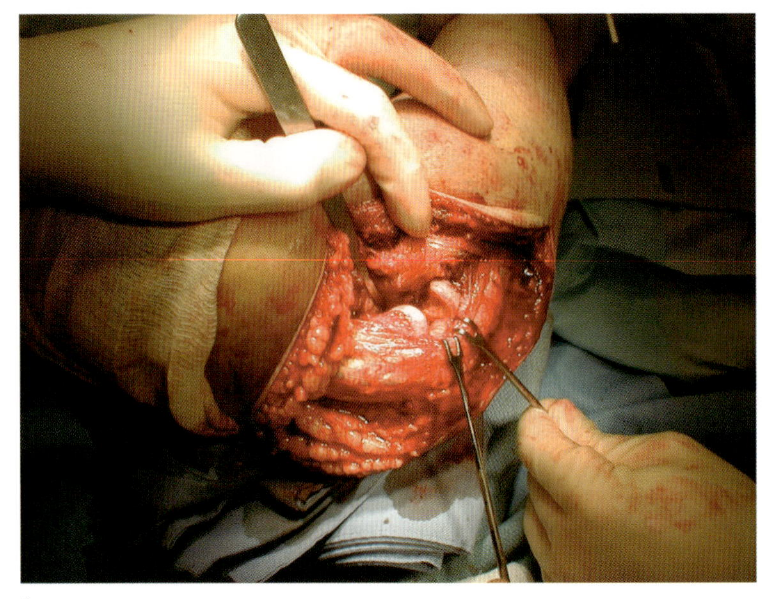
A

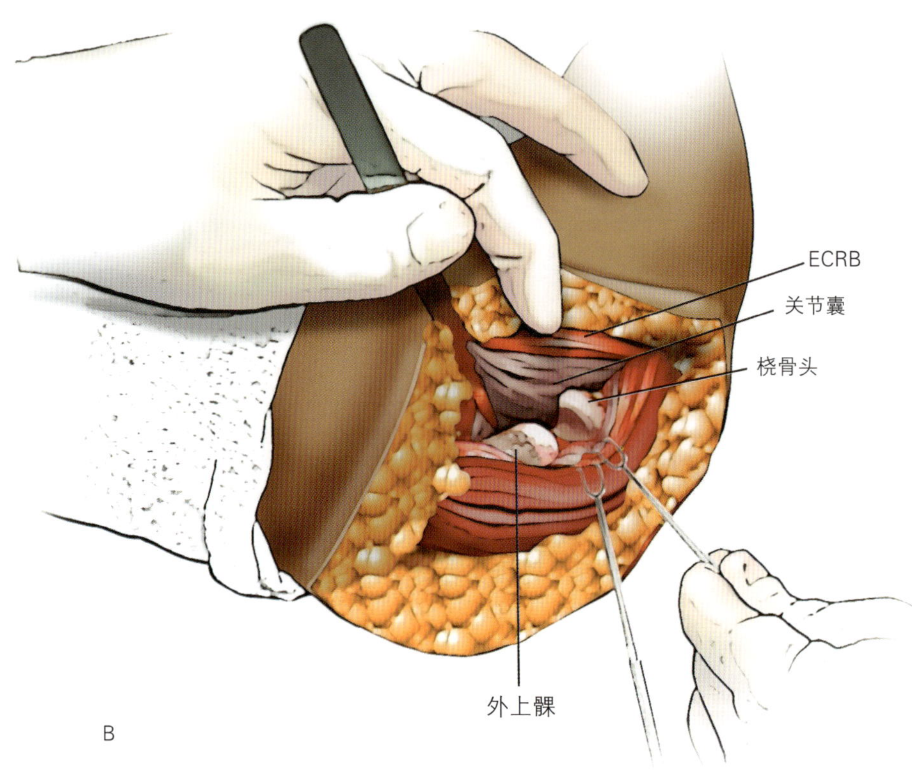

B

图 11.4 绝大多数桡骨头骨折合并肘关节脱位。肘关节脱位导致外侧副韧带止点撕脱伤，和各种形式的伸肌总腱由肱骨外上髁撕脱，从而导致相对裸区的出现，这一损伤可用于辅助桡骨头的显露（David Ring， MD. 提供）

在一组尺骨鹰嘴骨折后脱位的病例中（后脱位型孟氏骨折），桡骨头经常经关节囊和肌肉向后脱位。在这组病例中，术者通常延长后侧切口以便牵开近侧鹰嘴骨折块，经肘关节来显露并对尺骨冠状突骨折进行操作。经此入路也可充分显露桡骨头（图 11.5）。与在这一区域通常的大切口相比，尺桡骨间额外的小切口是可接受的。在这一区域的广泛切开被认为会增加尺桡骨间愈合的风险。

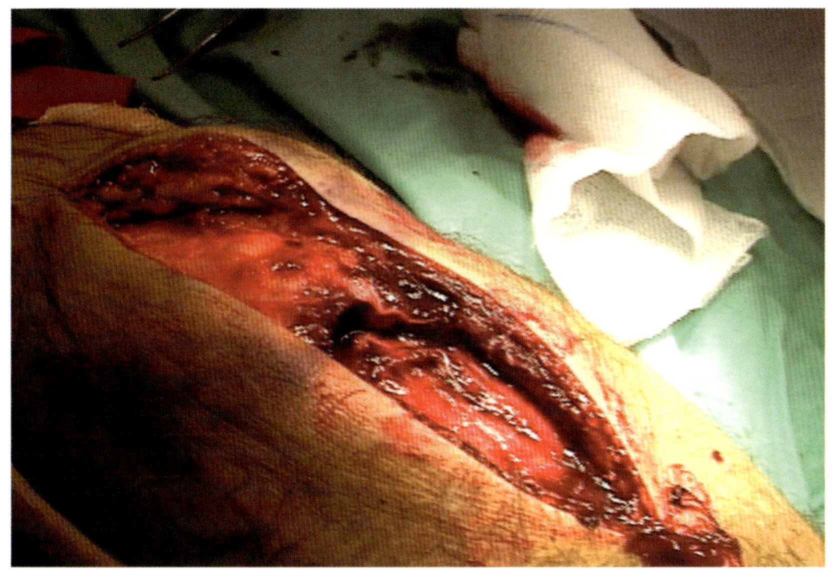

A

肱三头肌

鹰嘴（近端骨折）

尺骨（远端骨折）

B

图 11.5　A. 后脱位的尺骨鹰嘴骨折（非常靠近端的孟氏骨折）所导致的后侧肌肉损伤，可有助于显露桡骨头骨折。B. A 图阐述技术的示意图。C. 移动尺骨鹰嘴近端骨折块相当于尺骨鹰嘴接骨，以显露肱骨远端及肘关节入路。D. C 图阐述技术的示意图。E. 重现桡骨头受伤时向后侧半脱位，能提供很好的手术显露。F. E 图阐述技术的示意图（A、C、E 图由 David Ring， MD 提供）

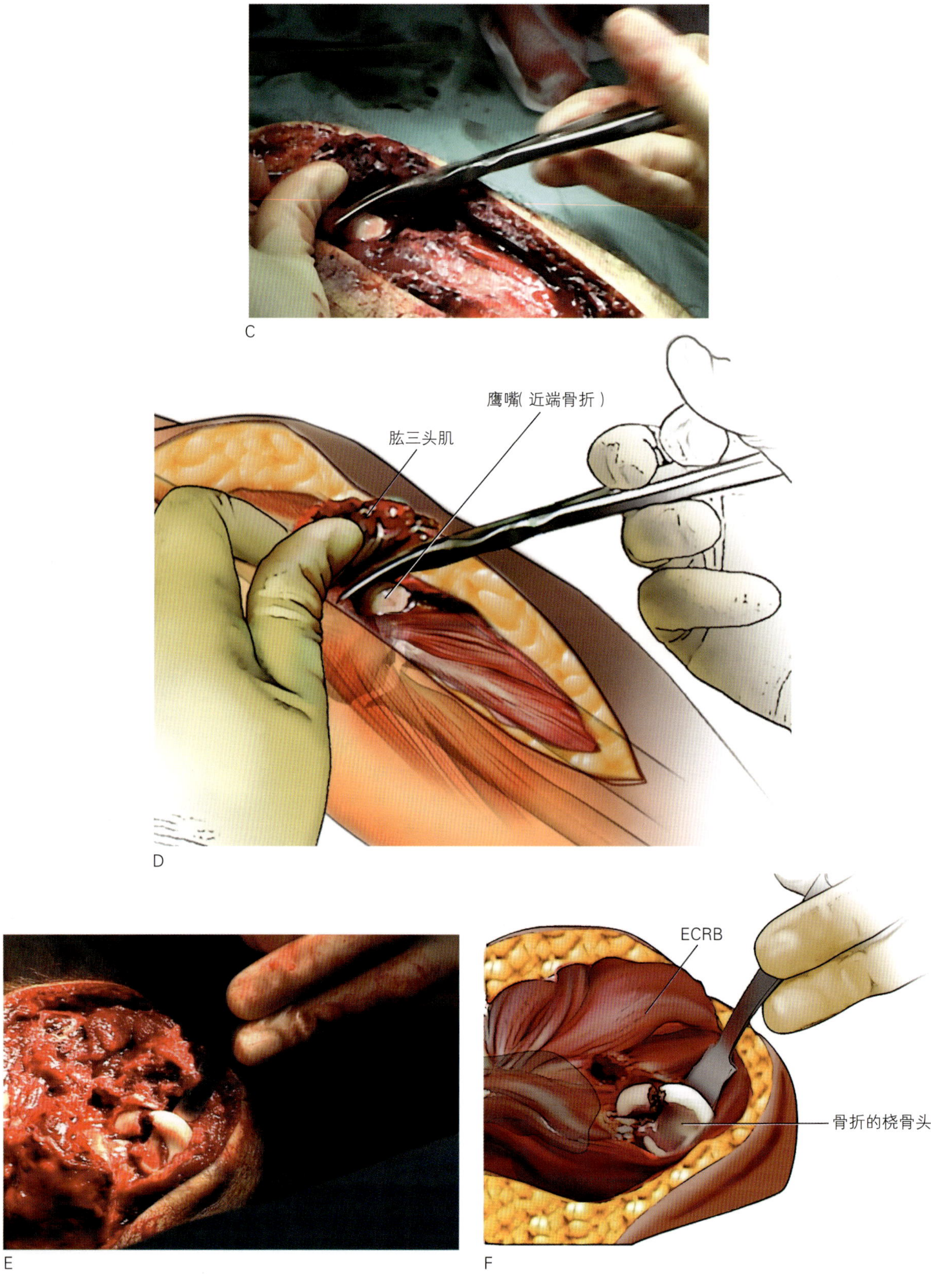

图 11.5（续）

治疗外侧副韧带复合体完整的桡骨头骨折时（如 Essex-Lopresti 损伤），如果不从肱骨外上髁松解外侧副韧带复合体，将很难获得良好显露。这一问题可以通过直接切断肱骨外上髁的韧带止点或经外上髁截骨来解决[1, 11, 17, 73, 74]（图 11.6）。任何情况下，固定、修复和避免术后早期的内翻应力（肩外展）都是非常重要的。

骨间后神经包绕桡骨颈，部分患者直接毗邻颈部，部分则被肌纤维隔开，在切开复位内固定时会有损伤危险。前臂旋前，不论是否识别神经，钝性分离旋后肌并避免使用牵开器置于颈部都可保护神经免于损伤[23]。研究表明，旋前时骨间后神经平均距离桡骨关节面远侧 3.8 cm[75]。

内植物与植入位置

应用小的（1.0~2.4 mm）有头或无头螺钉（如 Herbert 钉），置于桡骨头关节区的标准螺钉应钻孔至关节面下方。有些作者推荐对桡骨头及简单的关节内骨折使用从头至颈部的长螺钉[76]。部分小骨折片只能用小克氏针修复。一般使用螺钉是因为光滑钉有移动倾向，可能移动至身体其他部位[77]。可吸收钉和螺钉被用于类似情况[78, 79]，但相对易碎，与炎症反应相关。

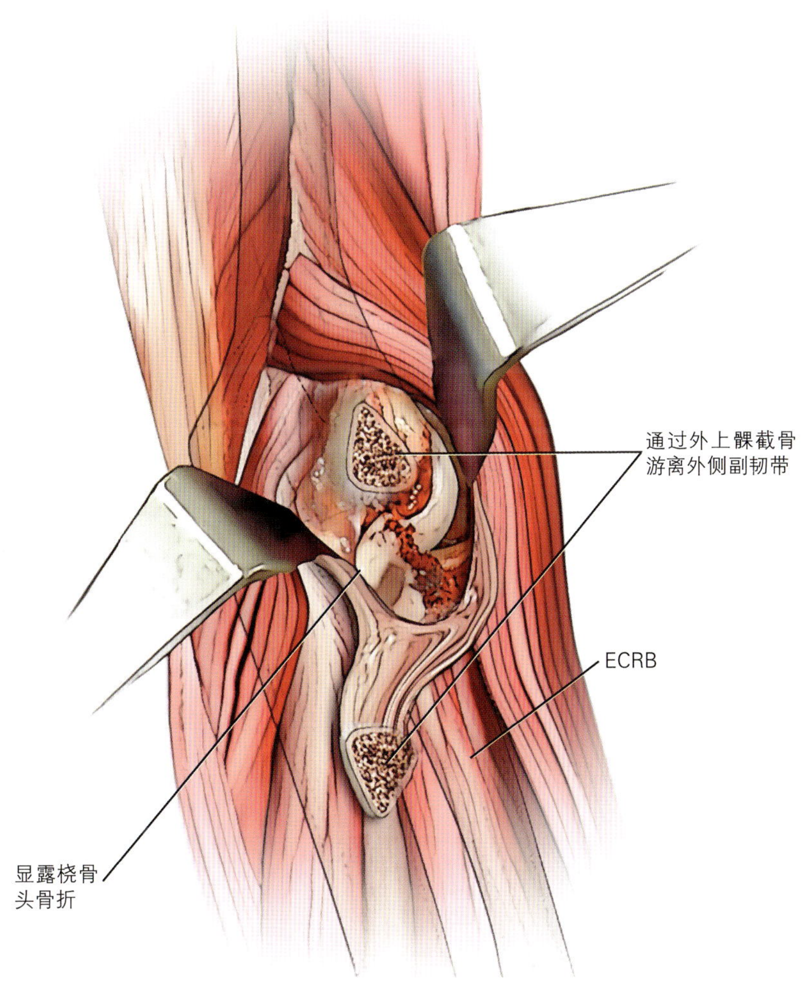

图 11.6　与外侧副韧带损伤无关的桡骨头复杂骨折（如 Essex-Lopresti 损伤）是不常见的情况，需要取下韧带起始部以充分显露桡骨头，可通过松解附着软组织或外上髁骨切开来实现

小接骨板可用于包括整个桡骨头的骨折。接骨板类型包括含标准螺钉的 T 型及 L 型接骨板，小的［髁］刃接骨板，及桡骨头专用的新型接骨板（许多包括角度稳定螺钉——直接穿透接骨板的螺钉）。应用接骨板置于桡骨头内或者钻孔埋入关节面下方的技术也曾有报道[73]。

大部分桡骨头关节连接尺骨近端或肱骨远端。内植物可被置于活动中不受影响的非关节区，但置于其他区域的内植物必须钻孔埋入关节面下方。简单目测难以分辨连接尺骨近端的桡骨头关节面与非关节面，尤其是桡骨头骨折时。Smith 和 Hotchkiss[80] 以标记手术创口的参考点为基础描述了桡骨头的非关节部分：如果以肘关节为中心全旋前、全旋后，将桡骨头依前—后平面等分，安全区域被定义为中后标记间的一半距离以及中前标记间的一半距离加几毫米（约三分之二）[80]。Caputo 等[81] 依据远端桡骨上的标记估计这个区域位于桡骨茎突和 Lister 结节之间。最后，一项研究中将小接骨板应用于前臂中间旋转时的桡骨头，结果并不受影响[82]。

特殊骨折类型的手术技术

单纯性部分桡骨头骨折（图 11.7~20）Kocher 或 Kaplan 入路用于保护未受伤的外侧韧带复合体。桡骨头前外侧面常骨折，显露相对简单（图 11.7）。骨折通常只有轻微移位。实际上，它常嵌入一个稳定的位置（图 11.9），干骺端骨折线上的骨膜通常完整。可使用球囊复位骨片来尽量保留其原有的稳定性（图 11.10，图 11.11）。骨片对位后，用 1~2 枚小螺钉来固定每块骨片。

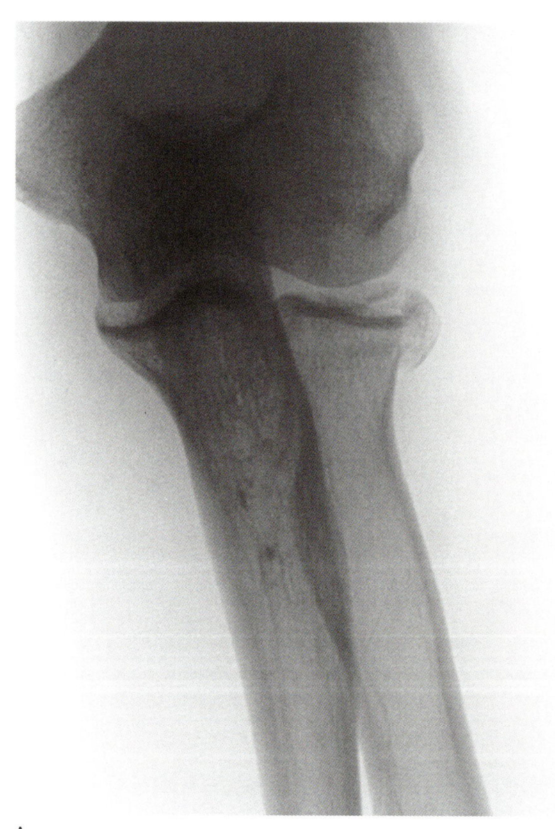
A

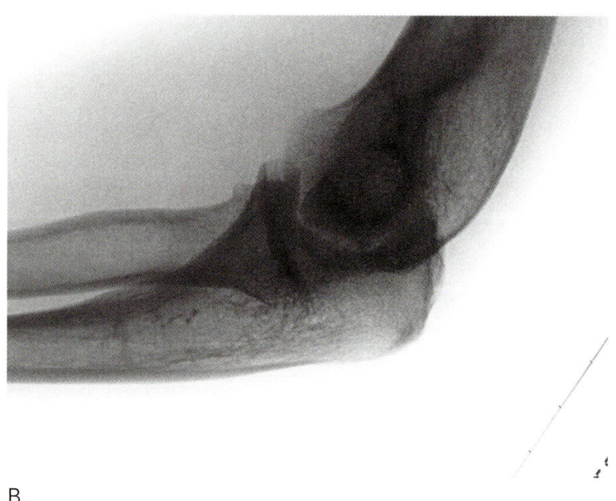
B

图 11.7 单纯性桡骨头骨折的切开复位内固定。A. 嵌入型部分桡骨头骨折限制前臂旋转。B. 没有其他明显损伤（David Ring，MD. 提供）

复合损伤中的部分桡骨头骨折　由于联合关节囊韧带及肌肉损伤（参上），作为肘部骨折脱位一部分的桡骨头骨折入路简单。没有软组织损伤时，大部分桡骨头骨折可以通过 Kocher 或 Kaplan 入路治疗、复位及螺钉固定。但若有任何干骺端骨缺损或粉碎性骨折时，接骨板固定则更合适（图 11.21）。

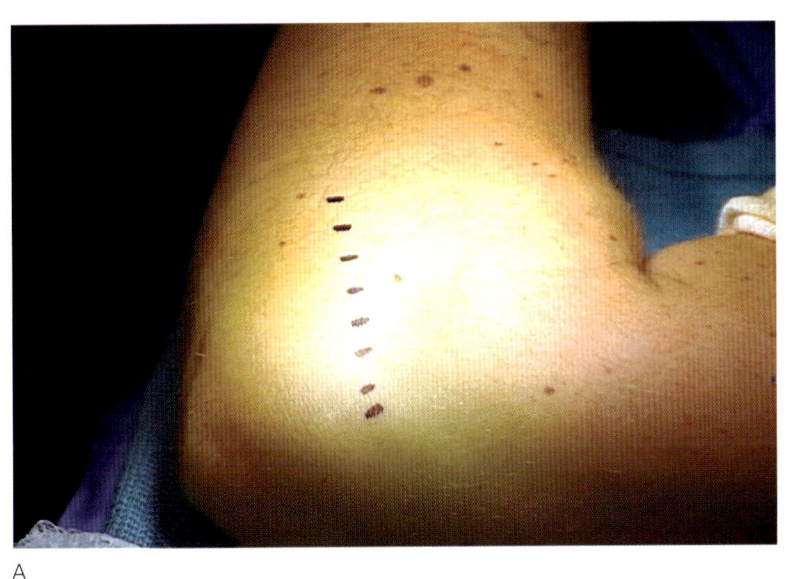

A

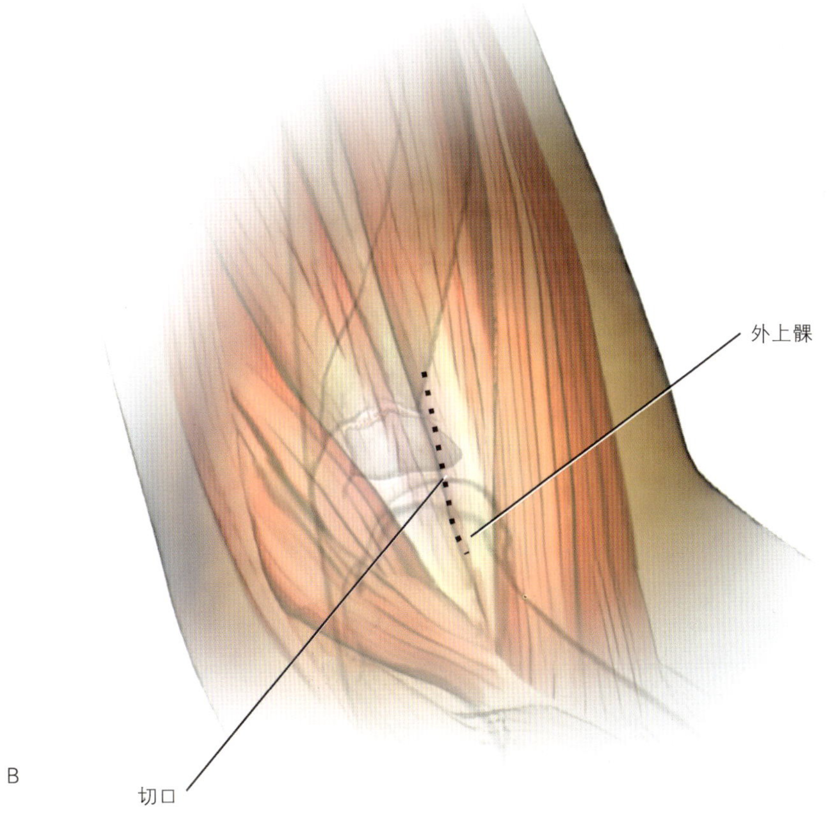

B

图 11.8　A. 应用与肌间隙一致的外侧皮肤切口。B. A 图显示的切口下解剖结构（A 图由 David Ring，MD. 提供）

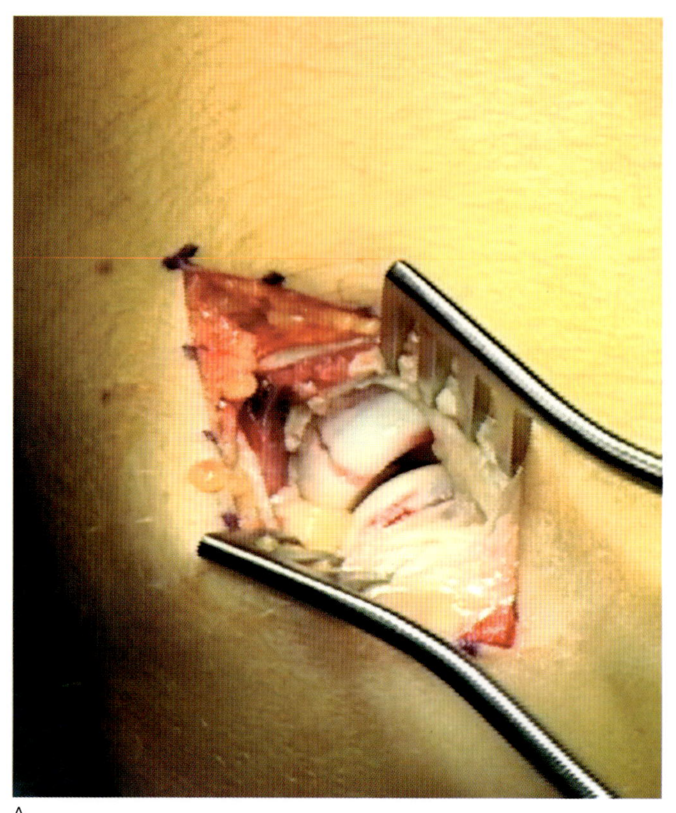

A

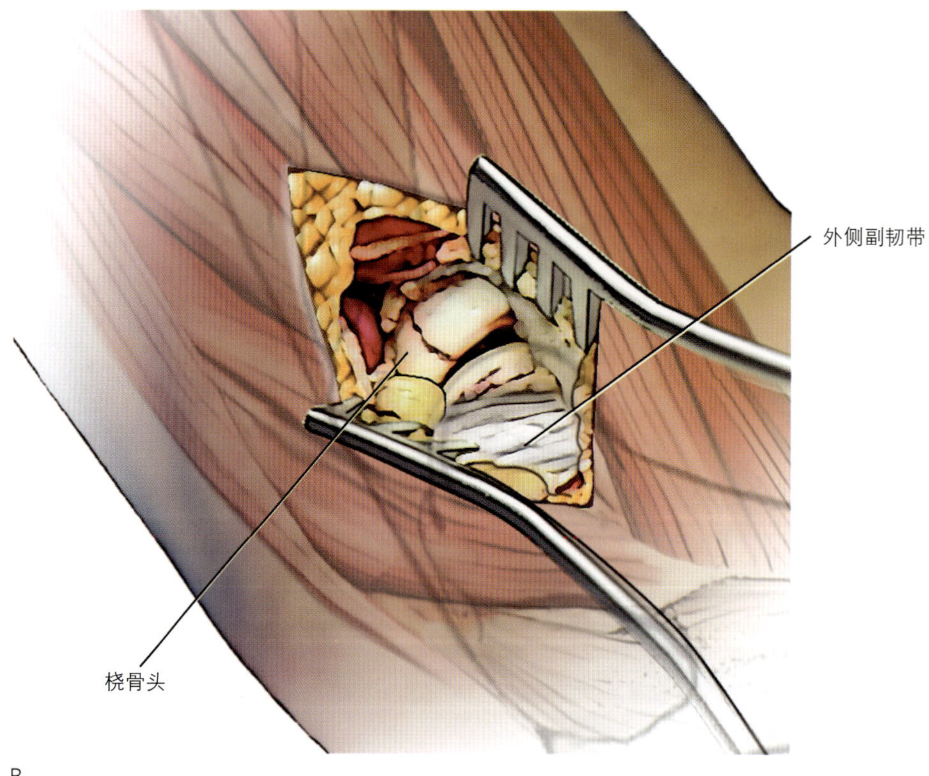

B

图 11.9 A. 此病例中，应用肘肌与尺侧腕伸肌间隙，切开外侧副韧带前方的肘关节囊及环状韧带。B. A 图显示手法的示意图（A 图由 David Ring，MD. 提供）

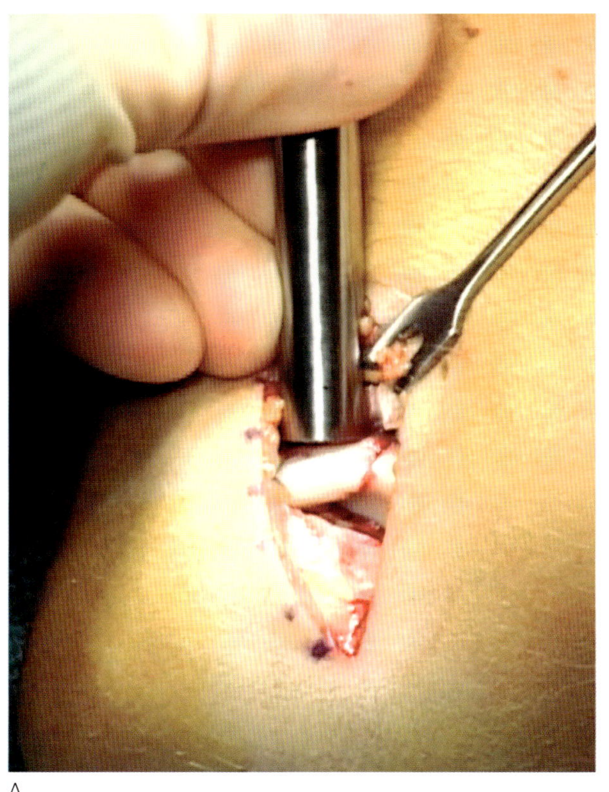
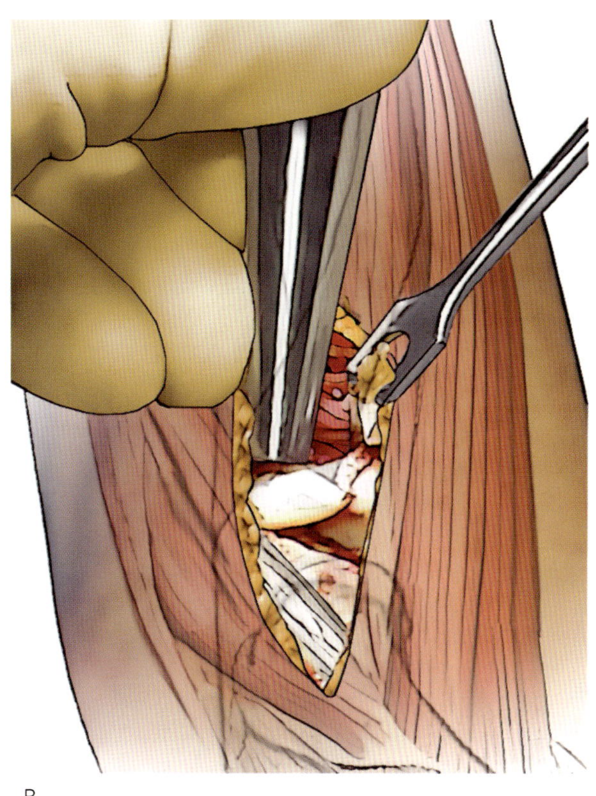

A　B

图 11.10　A. 此患者有两块大的嵌入性骨片，骨膜完整，骨片位置稳定。B. A 图显示手法的示意图（A 图由 David Ring，MD. 提供）

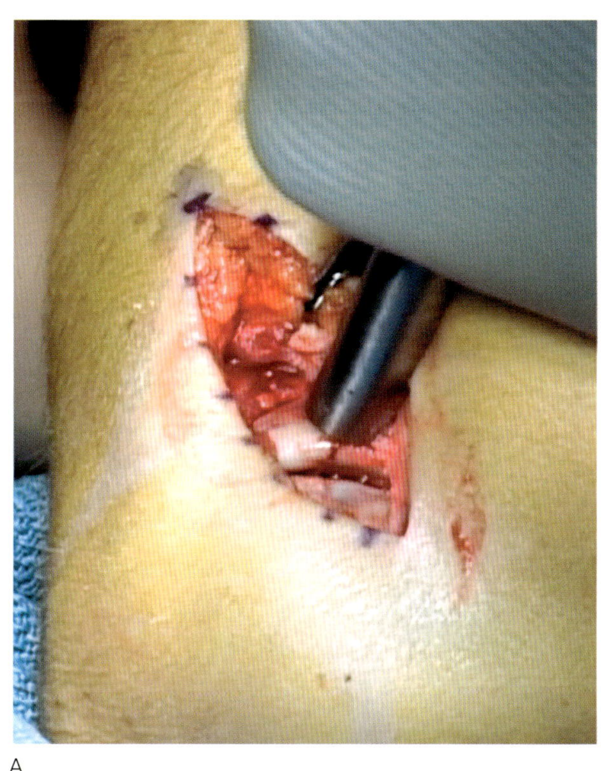
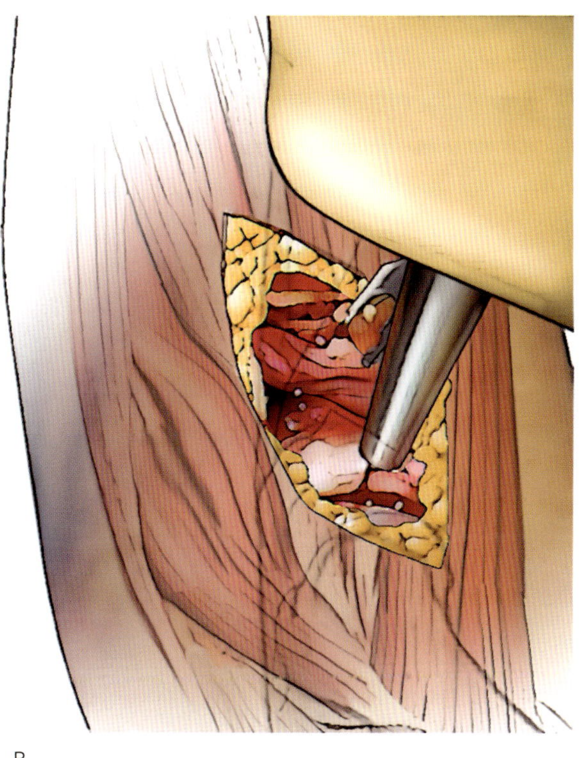

A　B

图 11.11　A. 球囊用于重新对位，不会破坏附着软组织，试图保留这个嵌入性骨折的部分原有稳定性。B. A 图显示手法的示意图（A 图由 David Ring，MD. 提供）

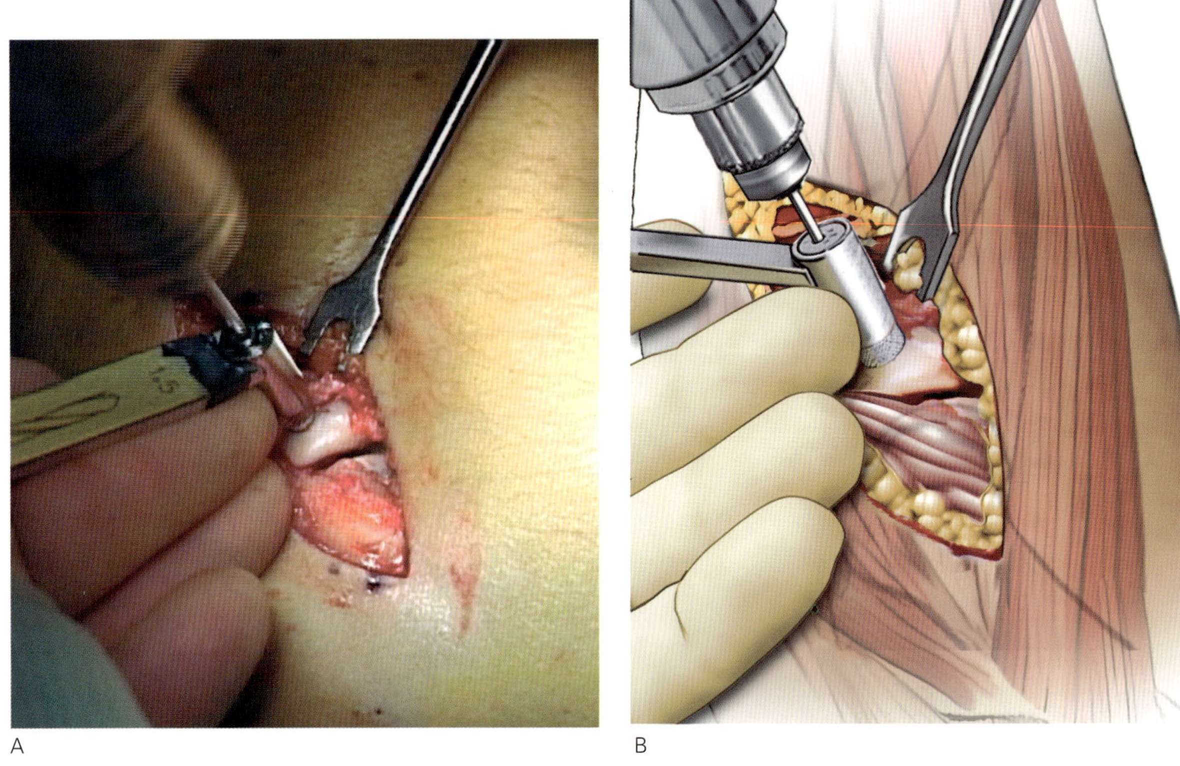

图 11.12　A. 先用 1.5 mm 钻。B. A 图显示手法的示意图（A 图由 David Ring，MD. 提供）

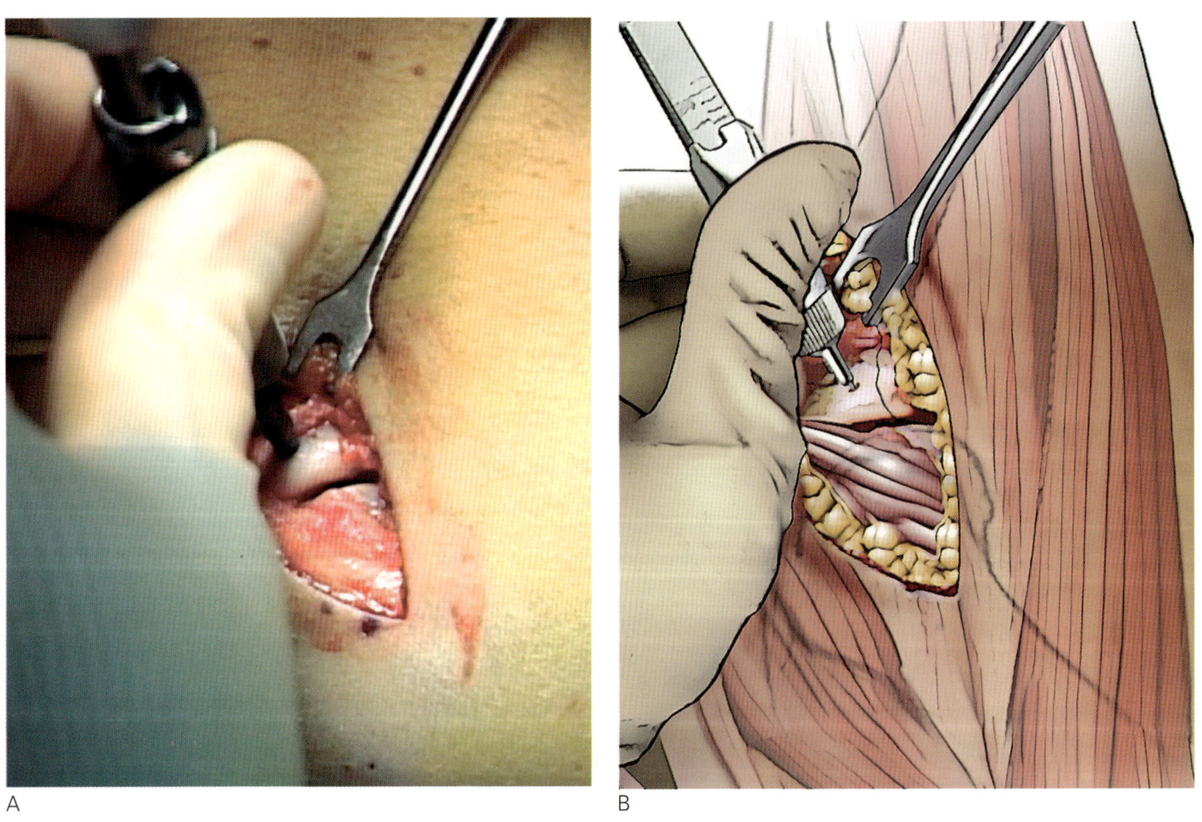

图 11.13　A. 仔细测深很重要。B. A 图显示手法的示意图（A 图由 David Ring， MD. 提供）

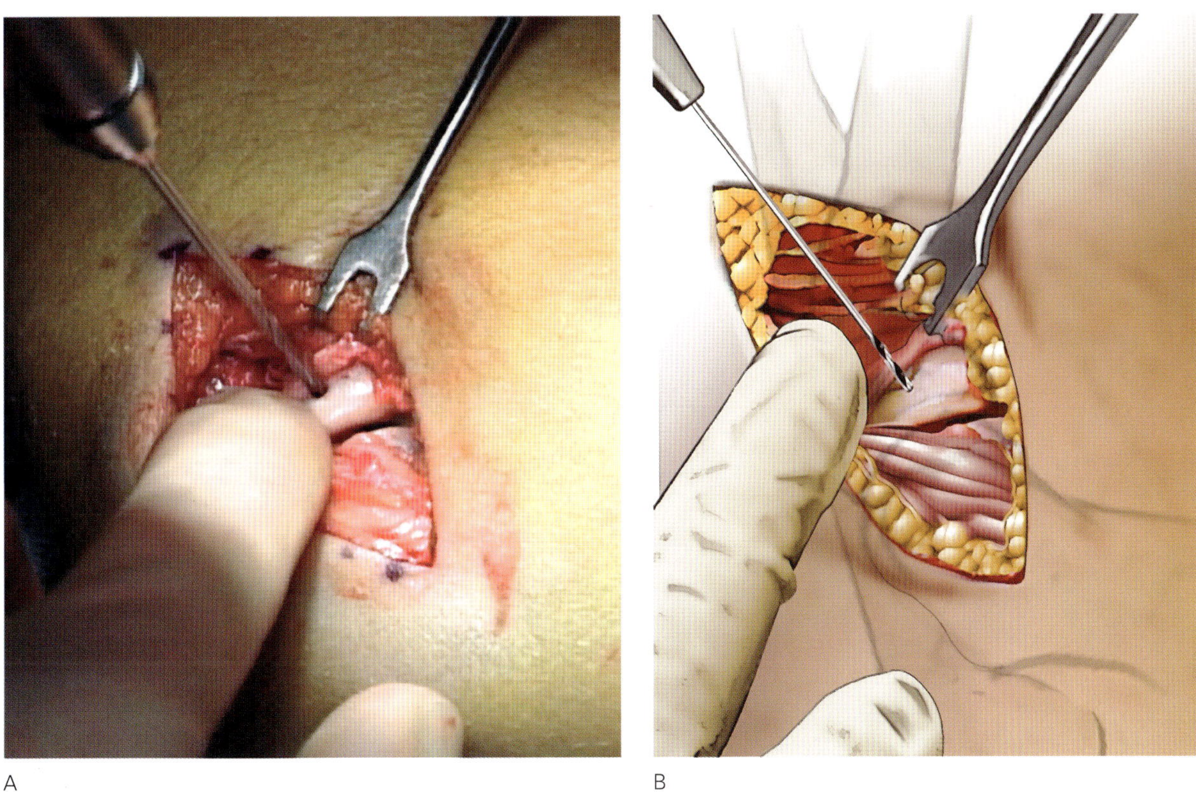

图 11.14　A. 为提供骨折块间加压，于附近使用 2.0 mm 钻钻孔。笔者经常在骨质不良时跳过这步。B. A 图显示手法的示意图（A 图由 David Ring，MD. 提供）

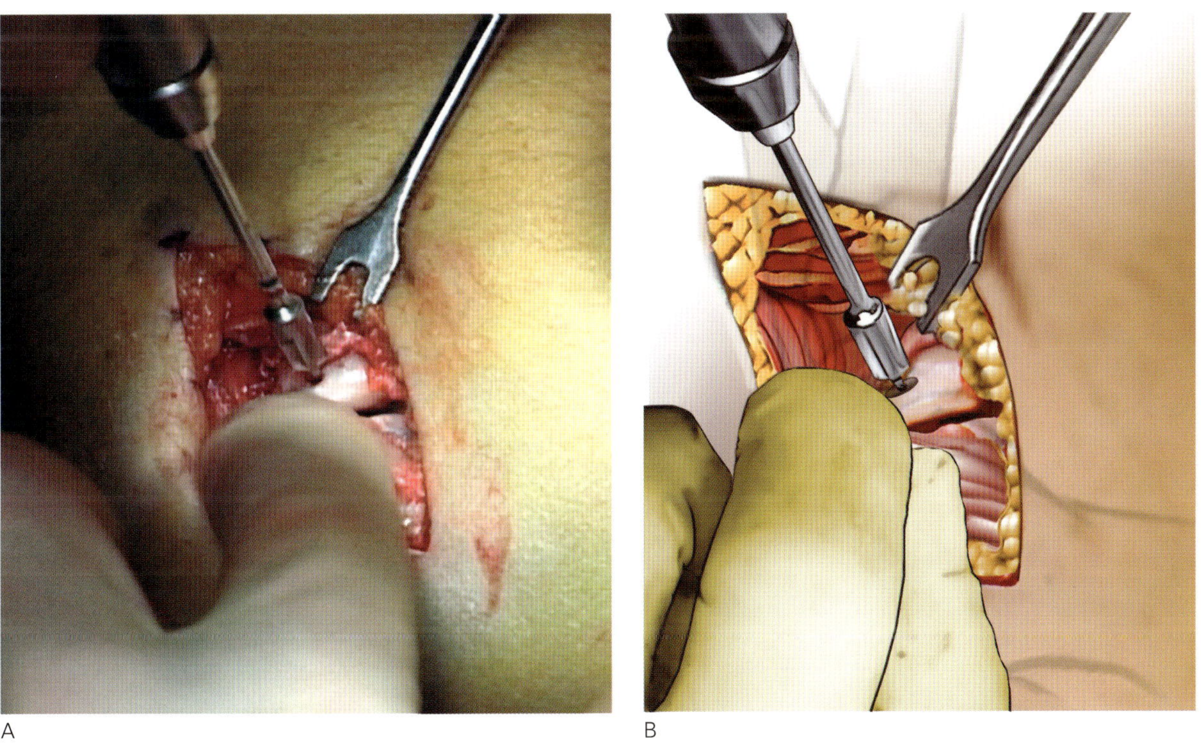

图 11.15　A. 钻孔用于缩小螺钉突出。B. A 图显示手法的示意图（A 图由 David Ring，MD. 提供）

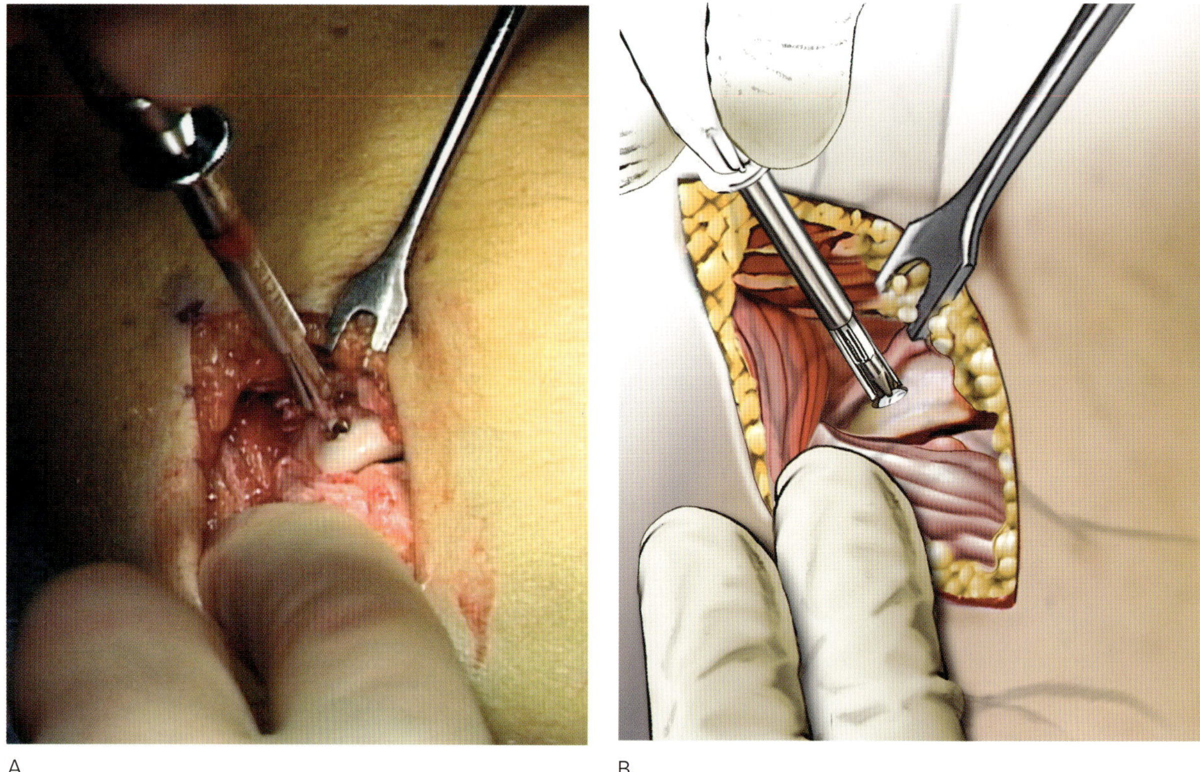

A　　B

图 11.16　A. 特别重要的是把螺钉埋于关节表面下方，当它在连接近端尺骨关节区域内时。B. A 示意图显示手法的示意图（A 图由 David Ring， MD. 提供）

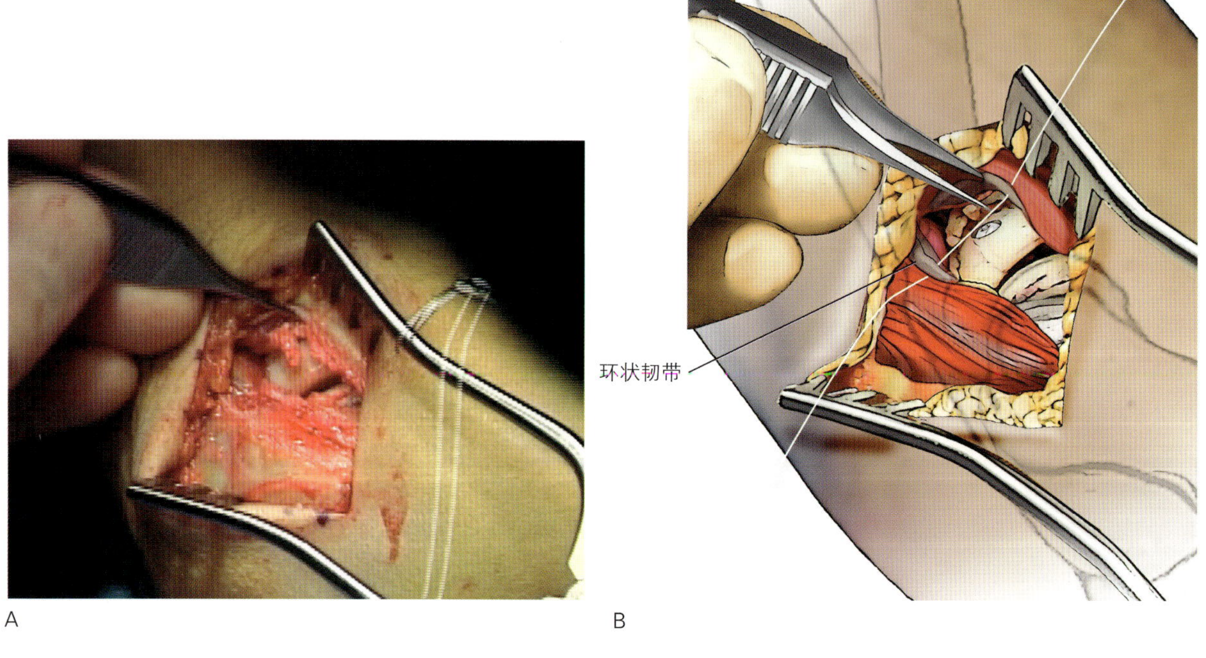

A　　B

图 11.17　A. 缝合环状韧带及肘关节囊。B. A 图显示手法的示意图（A 图由 David Ring， MD. 提供）

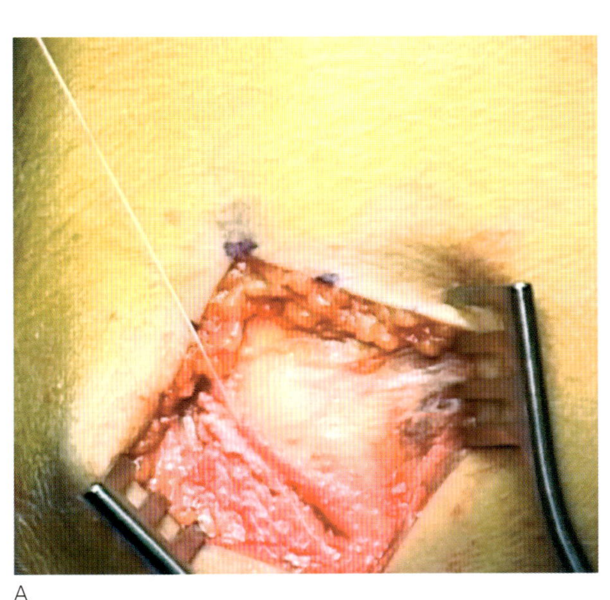
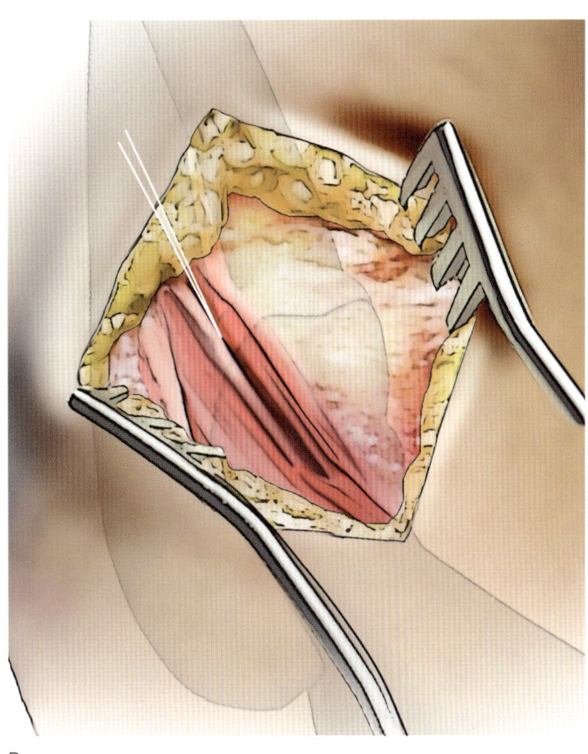

A B

图 11.18 A. 在大部分病例中，笔者会将其表面筋膜一起缝合。B. A 示意图显示手法的示意图（A 图由 David Ring，MD. 提供）

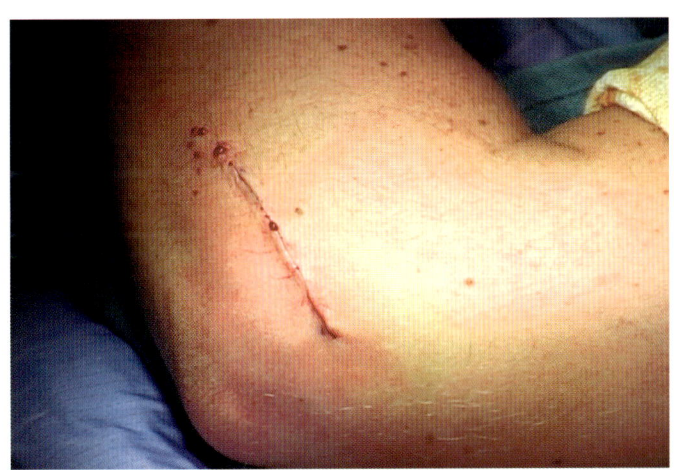

图 11.19 此患者应用了皮下缝合（David Ring，MD. 提供）

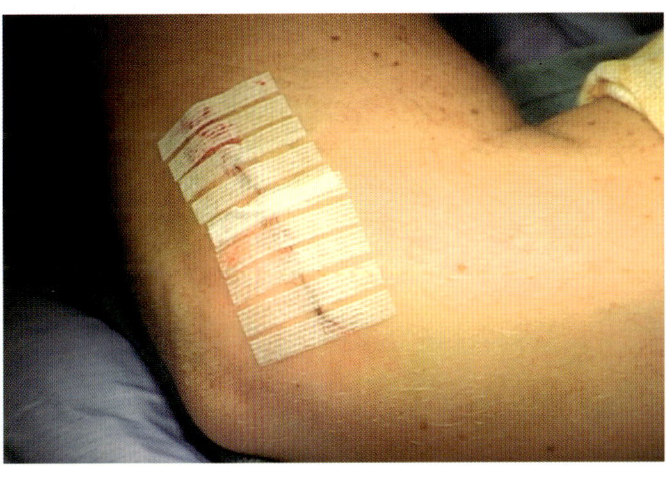

图 11.20 贴胶布（David Ring，MD. 提供）

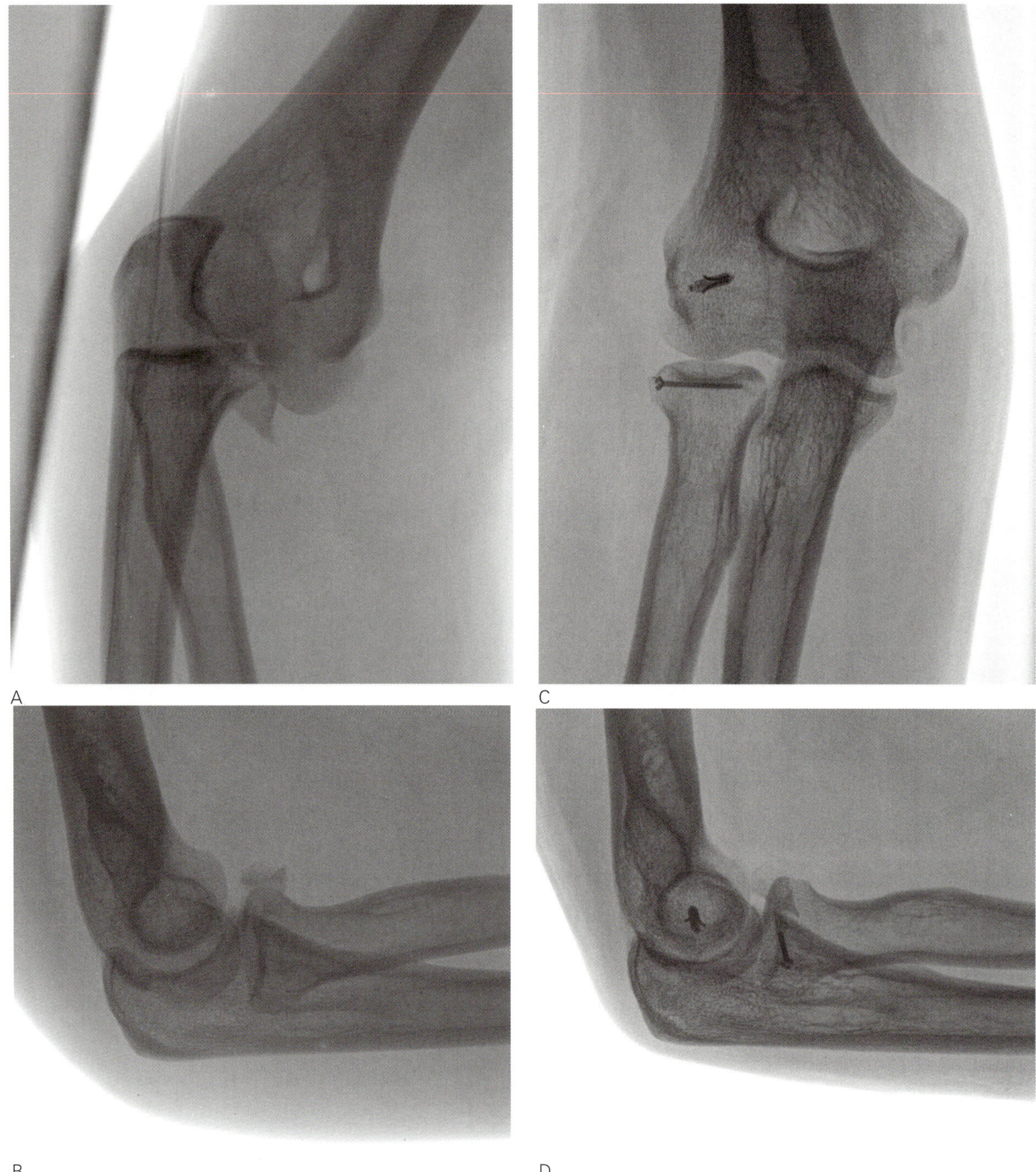

图 11.21 与更复杂的损伤相关的部分桡骨头骨折通常都有移位并不太稳定。A. 此为恐怖三联征损伤，可见冠状突碎片位于冠状突前方。B. 手法复位后侧位 X 线片显示冠状突及桡骨头碎片。C. 桡骨头骨折只有一个小碎片，可以用螺钉修复。D. 用穿过钻孔的缝合修复冠状突，外侧副韧带重新连接于外上髁（David Ring，MD. 提供）

涉及整个桡骨头的骨折 良好的入路是必要的。在不常见的外侧副韧带未损伤的情况下(图 11.22)，外科医生应毫不犹豫地松解外侧副韧带复合体的起始部，以更好地显露术野。在很多病例中，从伤口中移除骨折碎片并在体外（在“手术台”上）重组很有用。牺牲一些残余关节囊附件以达到此目的似乎是可接受的，可获得解剖复位、稳定固定。桡骨头复位后可以用接骨板固定于桡骨颈。干骺端缺损应该考虑植骨——在外上髁或尺骨鹰嘴通常可获得足够的骨。

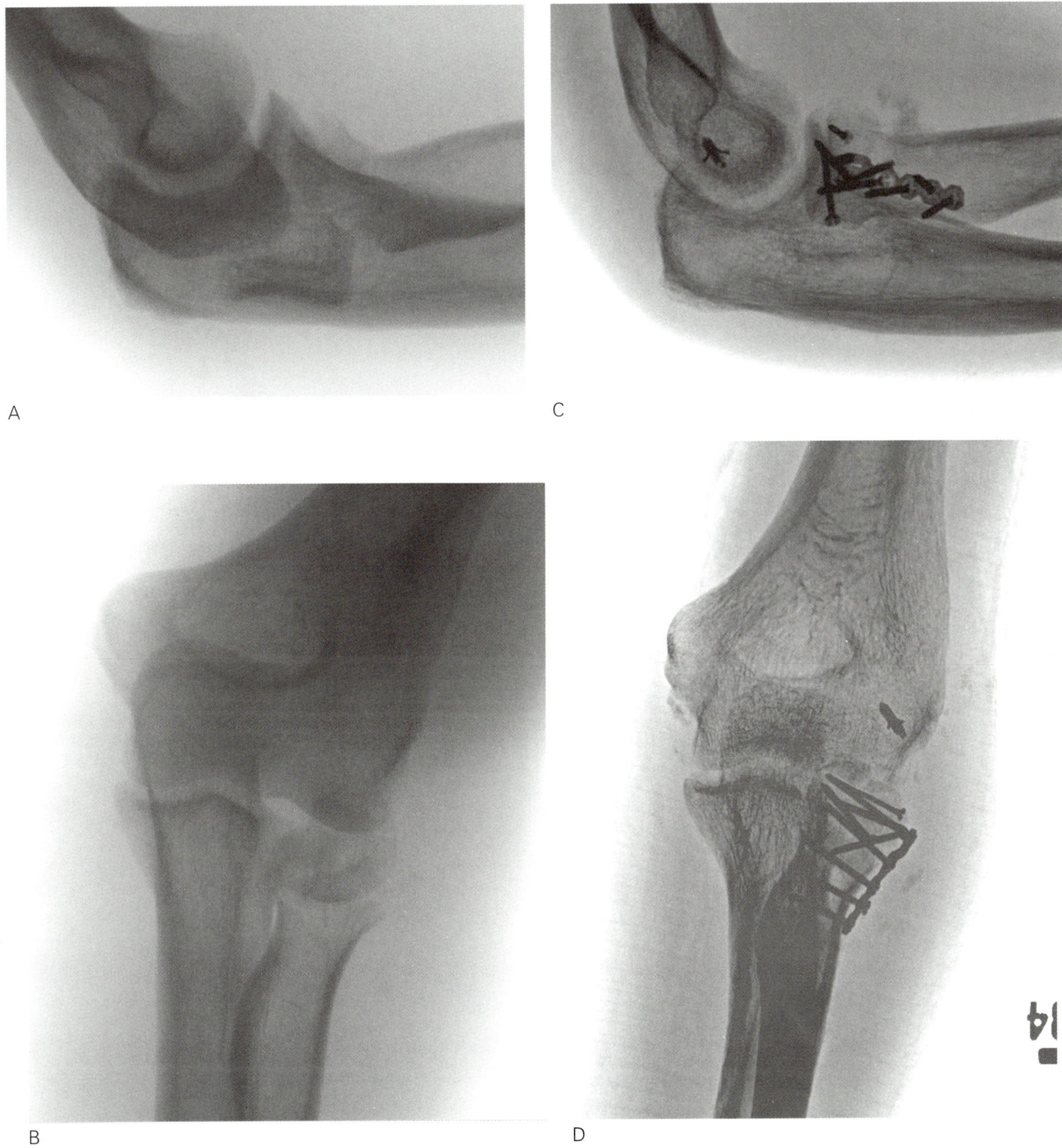

图 11.22 修复整个桡骨头的复杂型骨折很有挑战性。A. 此患者打曲棍球时骨折脱位，大部分桡骨头向后脱位。B. 骨折的复杂性在前后位 X 线片上很明显。C. 2.0 mm 接骨板和螺钉用于修复骨折，包括两块大的桡骨头碎片及大量干骺端碎末。D. 同时修复外侧副韧带（David Ring，MD. 提供）

结 论

我们回顾分析了 56 例桡骨头骨折的患者进行切开复位内固定后的结果[9]。15 例单纯性部分桡骨头骨折的患者效果良好。在 15 例复杂损伤中桡骨头骨折移位的患者中，4 例（27%）前臂旋转恢复小于 100° ，认为效果不尽人意。14 例中 13 例（93%）Mason 3 型的患者桡骨头粉碎性骨折，包含 3 块以上骨碎片，效果不令人满意：3 例固定早期失败，需要桡骨头切除；6 例因疼痛、骨折不愈合而进行了切除；4 例前臂旋转小于等于 70° 。12 例 3 型骨折患者桡骨头裂为 2 或 3 块，其中没有早期失败，2 例骨折不愈合，前臂旋转弓全都达到了 100° 或以上。

术后处理

肘关节容易僵硬，最好的预防方法是损伤和手术后尽早进行功能锻炼，而且早期肘关节功能锻炼可以增强肘关节稳定性。因此，手术目标是提供短期制动后足以活动肘关节的稳定性。

如果修复外侧副韧带，则应避免肩关节外展 6 周（所谓预防内翻应力）。笔者没有发现铰链支撑或持续被动功能锻炼能使患者受益，也没有相关数据支持使用。

并发症

桡骨头骨折切开复位内固定过程中，骨间后神经的裂伤或永久性损伤并不常见。这种并发症最常见的表现为与牵拉或暴露有关的麻木，持续几周到几个月。为了预防这种并发症，术中牵引器不应放置于桡骨颈前部，暴露桡骨颈时应将前臂旋前，还应在需要更多远端剥离放置内固定时辨识并保护神经，尤其是需要显露、分离更多肌前间隙时。

外侧副韧带复合体损伤导致肘关节后外侧旋转不稳定是不常见的并发症，与外侧韧带复合体损伤或修复不足相关。意识到这种并发症的可能并注意为防止其发生而设置的解剖标志可有助于限制其发生。外侧副韧带复合体的重建可治疗这种并发症[83]。

桡骨头骨折后僵硬通常与关节血肿有关，也可能与肘关节早期功能锻炼不足有关。这可能会因手术分离造成的损伤而恶化，特别是固定不足并选择固定肘和前臂时。异位骨化——通常表现为形成前异位骨化造成屈曲障碍或形成近端尺桡骨融合造成前臂旋转障碍——也是手术治疗的风险。僵硬，不论有或没有异位骨化，可以经过功能锻炼、动态或静态进展夹板、手术松解进行治疗[84]。

固定的早期失败并不罕见，特别是复杂型骨折（图 11.23）。在最近的一项研究中，14 例中有 3 例骨折涉及整个桡骨头并产生 3 块以上骨碎片，在最初一个月内发生固定失败[9]。这可能是由于前臂或肘关节不稳定造成的，不稳定或无法预测的固定是不可取的，此类骨折可能应该用假体置换治疗。

桡骨头骨折也可能不愈合（图 11.24）。部分桡骨头骨折不愈合常无症状，因此真正的发生率并不可知（图 11.25）。整个桡骨头骨折中，一项研究中 11 例中有 6 例[17]、另一项研究中 26 例中有 8 例[9]（包括 12 例有 3 块或 3 块以下骨碎片的骨折中的 2 例，以及 14 例有 3 块以上骨折碎片的骨折中有 6 例）骨折不愈合。

桡骨头延迟切除通常是为了增加前臂旋转，避免痛苦的肱桡关节病[85, 86]。近端尺桡关节不协调表现为肘关节僵硬而不是疼痛或关节病，肱桡关节不协调可能会导致肱桡关节病，但并不常见。

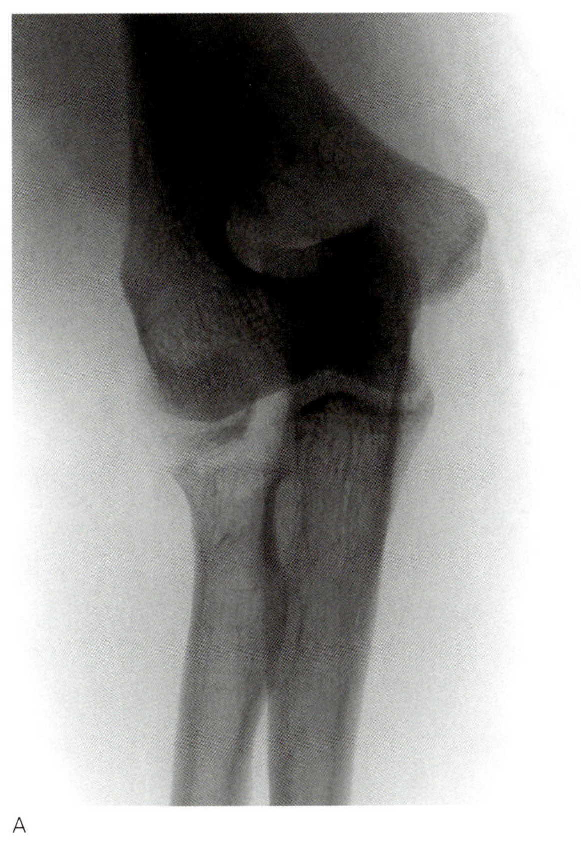
A

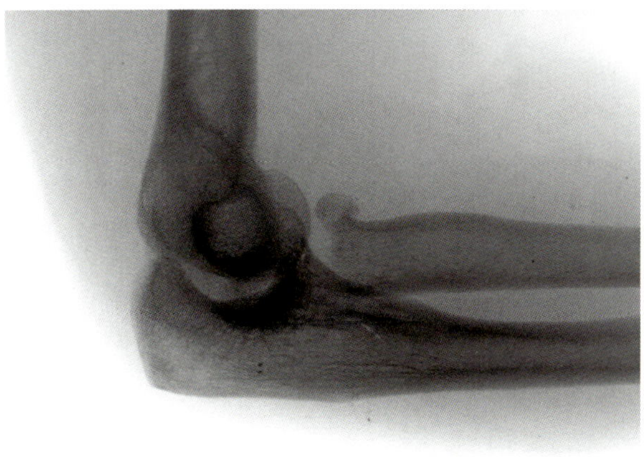
B

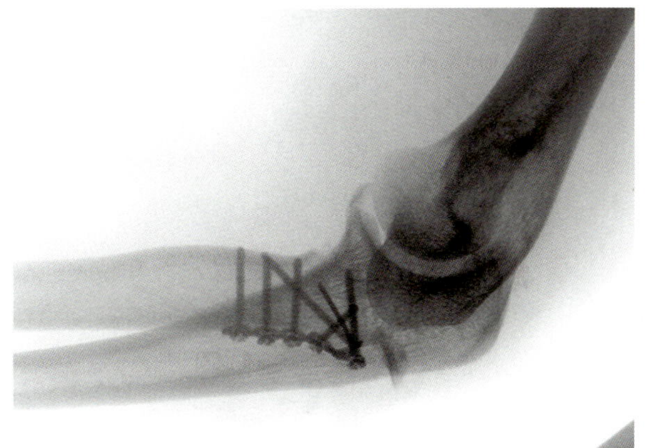
D

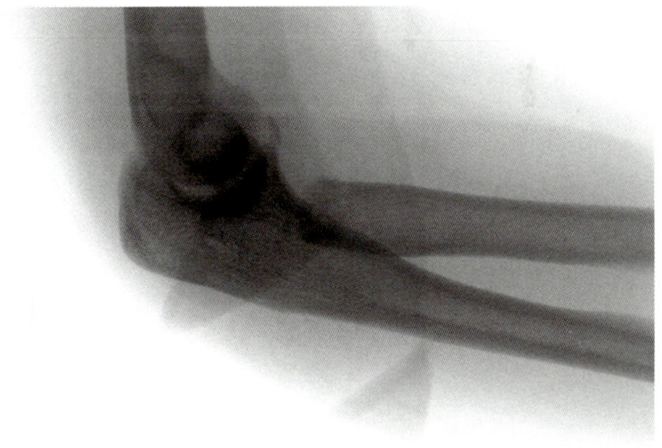
C

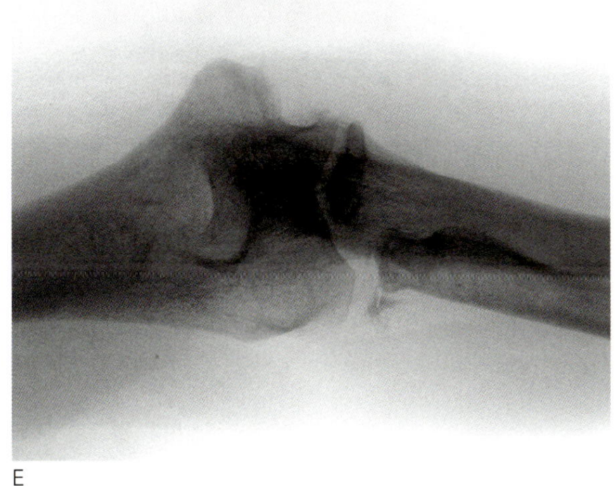
E

F

图 11.23 治疗复杂型骨折的桡骨头时固定早期失败不常见。A. 这种整个桡骨头骨折产生多块小碎片。B. 与肘关节脱位相关。C. 用接骨板和螺钉修复桡骨头。D. 3 周内，部分螺钉松脱，部分肱桡碎片脱离固定，前臂旋转受阻，有弹响。E. 切除桡骨头。F. 肘关节保持稳定，功能恢复良好，但是如果同时有冠状突骨折，不让肱桡关节接触是不明智的（David Ring，MD. 提供）

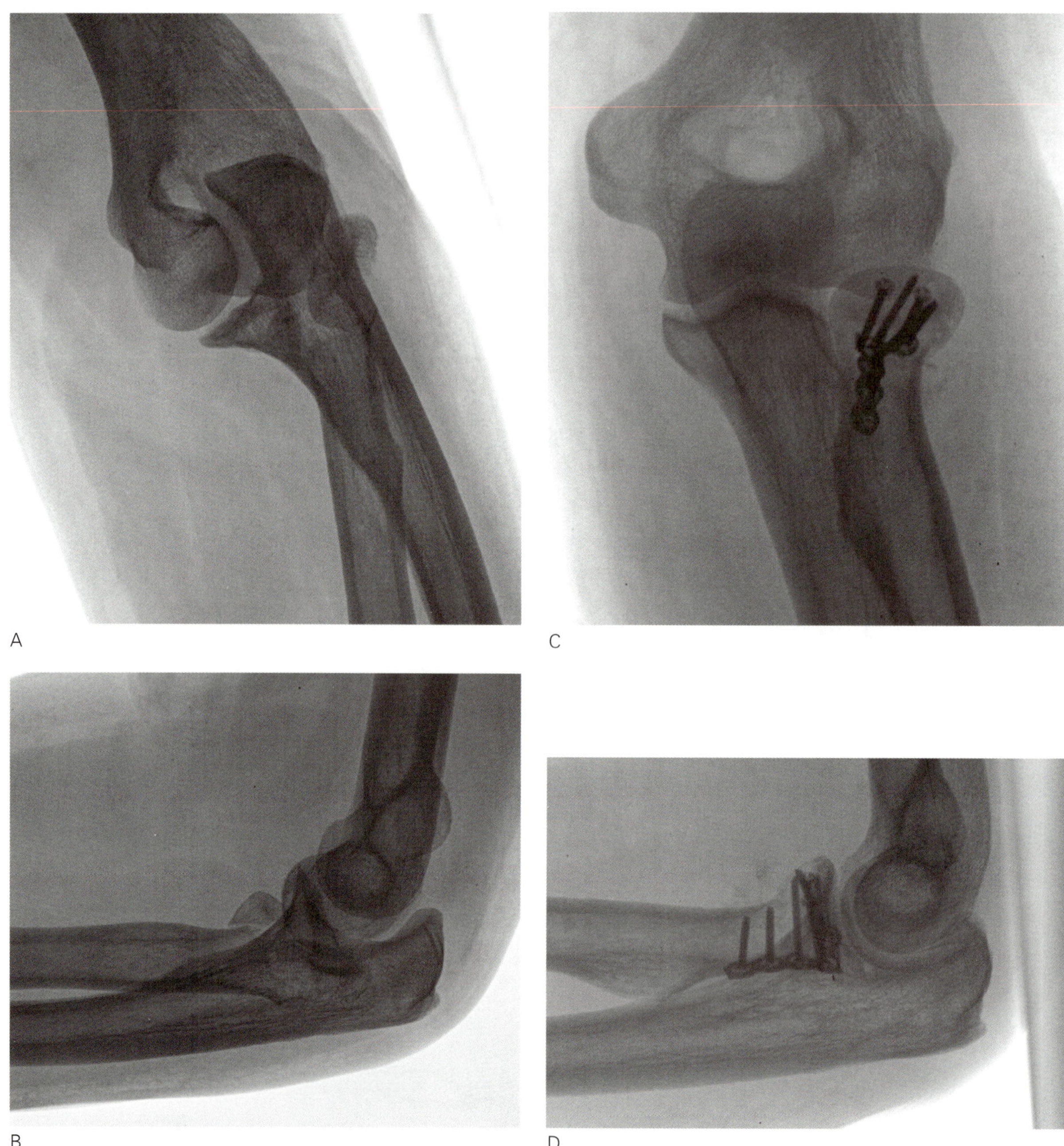

图 11.24　骨折不愈合是整个桡骨头复杂骨折的常见并发症。A. 肘关节骨折移位复位后，整个桡骨头骨折很明显。B. 肘关节对位良好。C. 用接骨板和螺钉手术内固定。D. 穿过钻孔缝合外侧副韧带，使其重新附着于上髁。E. 6 个月后，接骨板断裂，骨折未愈合。F. 患者基本恢复前臂旋转，残留弹响和轻微疼痛（David Ring，MD. 提供）

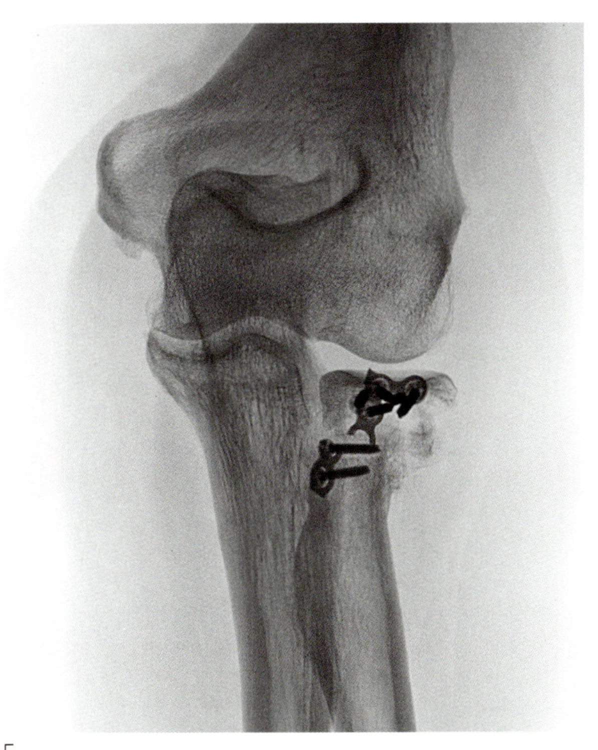
E

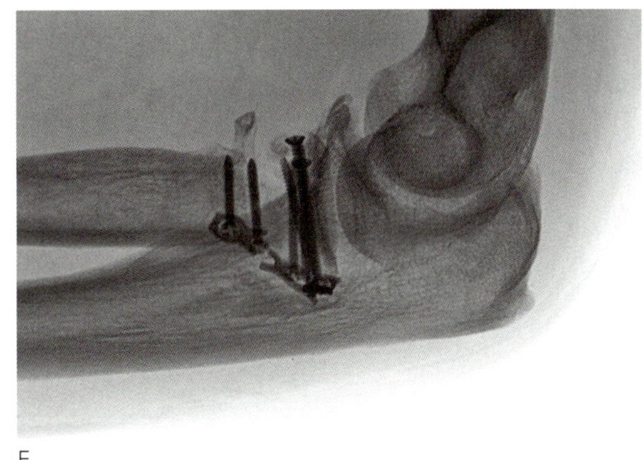
F

图 11.24（续）

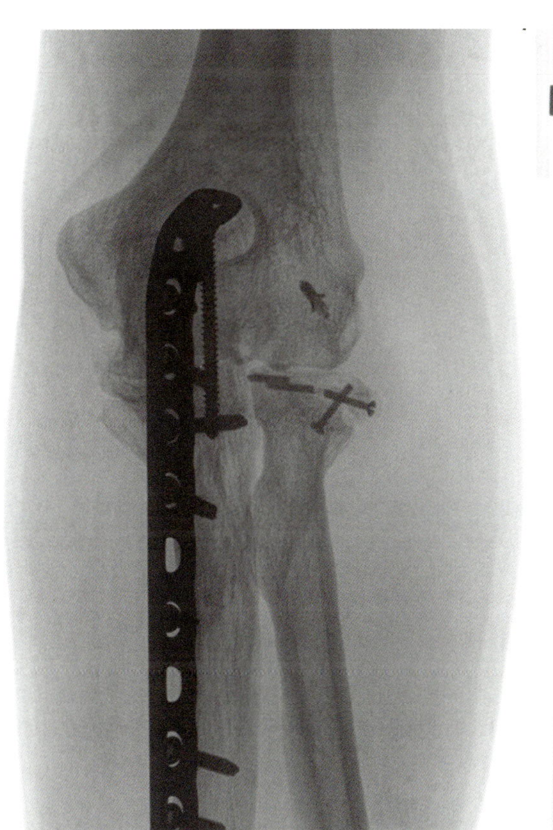

图 11.25　部分桡骨头骨折也可能不愈合，可能与复杂型损伤及干骺端骨缺损相关（David Ring，MD. 提供）

参考文献

1. Heim U, Pfeiffer KM. *Internal fixation of small fractures*. 3rd ed. Berlin: Springer–Verlag; 1988.
2. Hotchkiss RN, Weiland AJ. Valgus stability of the elbow. *J Orthop Res* 1987;15:327–333.
3. Morrey BF, An KN. Articular and ligamentous contributions to the stability of the elbow joint. *Am J Sports Med* 1983;11:315–320.
4. Morrey BF, An KN, Stormont TJ. Force transmission through the radial head. *J Bone Joint Surg* 1988;70A:250–256.
5. Morrey BF, Chao EY, Hui FC. Biomechanical study of the elbow following excision of the radial head. *J Bone Joint Surg* 1979;61A:63–68.
6. Gordon M, Bullough PG. Synovial and osseous infl–ammation in failed silicone–rubber prosthesis. *J Bone Joint Surg* 1982;64A:574–580.
7. Vanderwilde RS, Morrey BF, Melberg MW, et al. Infl ammatory arthritis after failure of silicone rubber replacement of the radial head. *J Bone Joint Surg* 1994;76B:78–81.
8. Carn RM, Medige J, Curtain D, et al. Silicone rubber replacement of the severely fractured radial head. *Clin Orthop* 1986;209:259–269.
9. Ring D, Quintero J, Jupiter JB. Open reduction and internal fixation of fractures of the radial head. *J Bone Joint Surg* 2002;84A:1811–1815.
10. Bunker TD, Newman LH. The Herbert differential pitch bone screw in displaced radial head fractures. *Injury* 1987;16:621–624.
11. Geel CW, Palmer AK, Rüedi T, et al. Internal fixation of proximal radial head fractures. *J Orthop Trauma* 1990;4:270–274.
12. Kelberine F, Basseres B, Curvale G, et al. Fractures of the radial head: an analysis of 62 surgically treated cases. *Rev Chir Orthop* 1991;77:322–328.
13. Khalfayan EE, Culp RW, Alexander AH. Mason Type II radial head fractures: operative versus nonoperative treatment. *J Orthop Trauma* 1992;6:283–289.
14. Pearce MS, Gallannaugh SC. Mason type II radial head fractures fixed with Herbert bone screws. *J R Soc Med* 1996;89:340–344.
15. Odenheimer K, Harvey JP. Internal fixation of fracture of the radial head. Two case reports. *J Bone Joint Surg* 1979;61A:785–787.
16. King GJW, Evans DC, Kellam JF. Open reduction and internal fixation of radial head fractures. *J Orthop Trauma* 1991;5:21–28.
17. Heim U. Surgical treatment of radial head fracture. *Z Unfallchir Versicherungsmed* 1992;85:3–11.
18. Heim U. Combined fractures of the upper end of the ulna and the radius in adults: a series of 120 cases. *Rev Chir Orthop* 1998;84:142–153.
19. Knight DJ, Rymaszewski LA, Amis AA, et al. Primary replacement of the fractured radial head with a metal prosthesis. *J Bone Joint Surg* 1993;75B:572–576.
20. Moro JK, Werier J, MacDermid JC, et al. Arthroplasty with a metal radial head for unreconstructable fractures of the radial head. *J Bone Joint Surg* 2001;83A:1201–12011.
21. Ring D. Displaced, unstable fractures of the radial head: fixation vs. replacement—what is the evidence? *Injury* 2008;39(12):1329–1337.
22. Mason ML. Some observations on fractures of the head of the radius with a review of one hundred cases. *Br J Surg* 1959;42:123–132.
23. Hotchkiss RN. Displaced fractures of the radial head: internal fixation or excision. *J Am Acad Orthop Surg* 1997;5:1–10.
24. Wagner CJ. Fractures of the head of the radius. *Am J Surg* 1955;89:911–913.
25. Radin EL, Riseborough EJ. Fractures of the radial head. *J Bone Joint Surg* 1966;48A:1055–1065.
26. Murray RC. Fractures of the head and neck of the radius. *Br J Surg* 1940;28:106–118.
27. Carstam N. Operative treatment of fractures of the upper end of the radius. *Acta Orthop Scan* 1950;19:502–526.
28. Essex–Lopresti P. Fractures of the radial head with distal radioulnar dislocation. *J Bone Joint Surg* 1951;33B:244–247.
29. Ring D, Jupiter JB. Fracture–dislocation of the elbow. *J Bone Joint Surg* 1998;80A:566–580.
30. Ring D, Jupiter JB, Zilberfarb J. Posterior dislocation of the elbow with fractures of the coronoid and radial head. *J Bone Joint Surg* 2002;84A:547–551.
31. Morrey BF. Complex instability of the elbow. *J Bone Joint Surg* 1997;79A:460–469.
32. Morrey BF. Current concepts in the treatment of fractures of the radial head, the olecranon, and the coronoid. *J Bone Joint Surg* 1995;77A:316–327.
33. Sojberg JO, Ovesen J, Gundorf CE. The stability of the elbow following excision of the radial head and transection of the annular ligament. *Arch Orthop Trauma Surg* 1987;106:248–250.
34. Morrey BF, Tanaka S, An KN. Valgus stability of the elbow. A defi nition of primary and secondary constraints. *Clin Orthop* 1991;265:187–195.
35. Sanchez–Sotelo J, Romanillos O, Garay EG. Results of acute excision of the radial head in elbow radial head fracturedislocations. *J Orthop Trauma* 2000;14:354–358.
36. van Riet RP, Glabbeek FV, Verborgt O, et al. Capitellar erosion caused by a metal radial head prosthesis. A case report. *J Bone Joint Surg* 2004;86A:1061–1064.
37. Doornberg JN, Parisien R, van Duijn PJ, et al. Radial head arthroplasty with a modular metal spacer to treatacute traumatic elbow instability. *J*

Bone Joint Surg Am 2007; 89(5):1075–1080.

38. Akesson T, Herbertsson P, Josefsson PO, et al. Primary nonoperative treatment of moderately displaced two–part fractures of the radial head. *J Bone Joint Surg Am* 2006;88(9):1909–1914.
39. Davidson PA, Moseley JB, Tullos HS. Radial head fracture. A potentially complex injury. *Clin Orthop* 1993;297: 224–230.
40. Jupiter JB, Kour AK, Richards RR. The floating radius in bipolar fracture–dislocations of the forearm. *J Orthop Trauma* 1994;8:99–106.
41. Odena IC. Bipolar fracture–dislocation of the forearm. *J Bone Joint Surg* 1952;34A:968–976.
42. Szabo RM, Hotchkiss RN, Slater RR. The use of frozen–allograft radial head replacement for treatment of established symptomatic proximal translation of the radius: preliminary experience in five cases. *J Hand Surg* 1997;22A:269–278.
43. Guitton TG, van der Werf HJ, Ring D. Quantitative three–dimensional computed tomography measurement of radial head fractures. *J Shoulder Elbow Surg* 2010;19(7):973–977.
44. van Leeuwen DH, Guitton TG, Lambers K, et al. Quantitative measurement of radial head fracture location. *J Shoulder Elbow Surg* 2011Nov 8. [Epub ahead of print] PubMed PMID: 22071412.
45. Bennett JB. Radial head fractures: diagnosis and management. *J Shoulder Elbow Surg* 1993;2:264–273.
46. Weseley MS, Barenfeld PA, Eisenstein AL. Closed treatment of isolated radial head fractures. *J Trauma* 1983;23:36–39.
47. Knirk JL, Jupiter JB. Intraarticular fractures of the distal end of the radius in young adults. *J Bone Joint Surg* 1986;68A:647–659.
48. Morrey BF, Schneeberger AG. Anconeus arthroplasty: a new technique for reconstruction of the radiocapitellar and/or proximal radioulnar joint. *J Bone Joint Surg* 2002;84A:1960–1969.
49. Miller GK, Drennan DB, Maylahn DJ. Treatment of displaced segmental radial head fractures: long–term follow–up. *J Bone Joint Surg* 1981;63A:712–717.
50. Herbertsson P, Josefsson PO, Hasserius R, et al. Uncomplicated Mason type–II and III fractures of the radial head and neck in adults. A long–term follow–up study. *J Bone Joint Surg Am* 2004;86–A(3):569–574.
51. Lindenhovius AL, Felsch Q, Ring D, et al. The long–term outcome of open reduction and internal fixation of stable displaced isolated partial articular fractures of the radial head. *J Trauma* 2009;67(1):143–146.
52. Doornberg J, Elsner A, Kloen P, et al. Apparently isolated partial articular fractures of the radial head: prevalence and reliability of radiographically diagnosed displacement. *J Shoulder Elbow Surg* 2007;16(5):603–608.
53. Ring D. Open reduction and internal fixation of fractures of the radial head. *Hand Clin* 2004;20(4):415–427, vi.
54. Ring D. Radial head fracture: open reduction–internal fixation or prosthetic replacement. *J Shoulder Elbow Surg* 2011;20(2 Suppl):S107–S112.
55. Rineer CA, Guitton TG, Ring D. Radial head fractures: loss of cortical contact is associated with concomitant fracture or dislocation. *J Shoulder Elbow Surg* 2010;19(1):21–25.
56. O' Driscoll SW, Jupiter JB, King GJ, et al. The unstable elbow. *Instr Course Lect* 2001;50:89–102.
57. Broberg MA, Morrey BF. Results of treatment of fracture–dislocations of the elbow. *Clin Orthop* 1987;216:109–119.
58. Josefsson PO, Gentz CF, Johnell O, et al. Dislocations of the elbow and intraarticular fractures. *Clin Orthop* 1989;246: 126–130.
59. Hotchkiss RN. Fractures and dislocations of the elbow. In: Rockwood CA, Green DP, Bucholz RW, Heckman JD, eds. *Rockwood and Green's fractures in adults*. 4th ed. Philadelphia, PA: Lippincott–Raven; 1996:929–1024.
60. Penrose JH. The Monteggia fracture with posterior dislocation of the radial head. *J Bone Joint Surg* 1951;33B:65–73.
61. Pavel A, Pittman JM, Lance EM, et al. The posterior Monteggia fracture. A clinical study. *J Trauma* 1965;5:185–199.
62. Ring D, Jupiter JB, Simpson NS. Monteggia fractures in adults. *J Bone Joint Surg* 1998;80A:1733–1744.
63. Smith AM, Urbanosky LR, Castle JA, et al. Radius pull test: predictor of longitudinal forearm instability. *J Bone Joint Surg Am* 2002;84A:1970–1976.
64. Guitton TG, Ring D. Interobserver reliability of radial head fracture classifi cation: two–dimensional compared with threedimensional CT. *J Bone Joint Surg Am* 2011;93(21):2015–2021.
65. Morrey BF. Surgical exposures of the elbow. In: Morrey BF, ed. *The elbow and its disorders*. 2nd ed. Philadelphia, PA: W B Saunders; 1993:139–166.
66. Kocher T. *Textbook of operative surgery*. 3rd ed. London: Adam and Charles Black; 1911.
67. Cohen MS, Hastings H. Rotatory instability of the elbow: the anatomy and role of the lateral stabilizers. *J Bone Joint Surg* 1997;79A:225–233.
68. McKee MD, Schemitsch EH, Sala MJ, et al. The pathoanatomy of lateral ligamentous disruption in complex elbow instability. *J Shoulder Elbow Surg* 2003;12:391–396.

69. Ring D, Jupiter JB. Surgical exposure of coronoid fractures. *Tech Shoulder Elbow Surg* 2002;3:48–56.
70. Dürig M, Müller W, Rüedi TP, et al. The operative treatment of elbow dislocation in the adult. *J Bone Joint Surg* 1979;61A:239–244.
71. Josefsson PO, Gentz CF, Johnell O, et al. Surgical versus non–surgical treatment of ligamentous injuries following dislocation of the elbow joint. *J Bone Joint Surg* 1987;69A:605–608.
72. Josefsson PO, Johnell O, Wendeberg B. Ligamentous injuries in dislocations of the elbow joint. *Clin Orthop* 1987;221:221–225.
73. Geel C. Fractures of the radial head. In: McQueen MM, Jupiter JB, eds. *Radius and ulna.* Oxford: Butterworth- Heinemann; 1999:159–168.
74. Patterson SD, Bain GI, Mehta JA. Surgical approaches to the elbow. *Clin Orthop* 2000; 370:19–33.
75. Diliberti T, Botte MJ, Abrams RA. Anatomical considerations regarding the posterior interosseous nerve during posterolateral approaches to the proximal part of the radius. *J Bone Joint Surg* 2000;82A:809–813.
76. Smith AM, Morrey BF, Steinmann SP. Low profile fixation of radial head and neck fractures: surgical technique and clinical experience. *J Orthop Trauma* 2007;21(10):718–724.
77. Lyons FA, Rockwood CA. Migration of pins used in operations on the shoulder. *J Bone Joint Surg* 1990;72A: 1262–1267.
78. Hirvensalo E, Böstman O, Rokkanen P. Absorbable polyglycolide pins in fixation of displaced fractures of the radial head. *Arch Orthop Trauma Surg* 1990;109:258–261.
79. Pelto K, Hirvensalo E, Bostman O, et al. Treatment of radial head fractures with absorbable polyglycolide pins: a study on the security of fixation in 38 cases. *J Orthop Trauma* 1994;8:94–98.
80. Smith GR, Hotchkiss RN. Radial head and neck fractures: anatomic guidelines for proper placement of internal fixation. *J Should Elbow Surg* 1996;5:113–117.
81. Caputo AE, Mazzocca AD, Santoro VM. The nonarticulating portion of the radial head: anatomic and clinical correlations for internal fixation. *J Hand Surg* 1998;23A:1082–1090.
82. Soyer AD, Nowotarski PJ, Kelso TB, et al. Optimal position for plate fixation of complex fractures of the proximal radius: a cadaver study. *J Orthop Trauma* 1998;12:291–293.
83. Nestor BJ, O' Driscoll SW, Morrey BF. Ligamentous reconstruction for posterolateral rotatory instability of the elbow. *J Bone Joint Surg* 1992;74A:1235–1241.
84. Hastings HI. Elbow contractures and ossifi cation. In: Peimer CA, ed. *Surgery of the hand and upper extremity*. New York: McGraw–Hill; 1997:507–534.
85. Goldberg I, Peylan J, Yosipovitch Z, et al. Late results of excision of the radial head for an isolated closed fracture. *J Bone Joint Surg* 1986;68A:675–679.
86. Broberg MA, Morrey BF. Results of delayed excision of the radial head after fracture. *J Bone Joint Surg* 1986;68A: 669–674.

第 12 章　前臂骨折：切开复位内固定

作者　Steven J. Morgan
译者　冷昆鹏　黄　伟　韩端阳
校对　王天兵

引　言

前臂骨干骨折常由摔倒或者前臂高能量损伤引起，如机动车事故。外力可以导致尺骨骨折、桡骨骨折或前臂双骨折。桡骨远端 1/3 骨折合并骨间膜损伤可以导致下尺桡关节半脱位（DRUJ）或者脱位，称为 Galeazzi 骨折。尺骨近端 1/3 骨折合并桡骨头脱位称为 Monteggia 骨折。这些骨折会导致腕、肘关节不稳定，只有通过解剖复位、坚强内固定才能解决这些问题。

前臂直接暴力可以导致桡骨或尺骨关节外骨折。根据这种受伤机制，骨间膜并不是完全损伤，所以小部分患者可以采取保守治疗。高能量损伤时，骨折明显移位、软组织损伤严重可以导致骨筋膜室综合征。一般情况下，前臂骨干骨折可以分为双骨折和单一骨折（桡骨骨折或者尺骨骨折），或者复杂损伤（如 Galeazzi 骨折、Monteggia 骨折）。可以按照 AO 分型对前臂骨折进一步分型（图 12.1）。

绝大部分前臂骨干骨折需要手术治疗，因为骨折复位困难且难以通过石膏管型维持复位。通常变形力量强大易导致复位丢失，骨干骨折愈合缓慢，因而需要延长固定时间，肘关节、前臂、腕关节活动范围减小。内固定可以恢复尺骨、桡骨的长度和力线，允许前臂早期进行功能锻炼，可以避免上述问题。但是，即使手术很满意，也可能出现功能受限，许多患者前臂力量减弱或者旋转受限。DASH 评分以及一般健康评估可以反映这些问题[1，2]。

适应证与禁忌证

桡骨和尺骨构成复杂的关节。失去正常的力线会导致前臂旋前和旋后功能受限[3，4]。对于成年患者，对前臂骨折进行切开复位内固定是标准治疗方式，因为内固定可以恢复尺、桡骨长度、力线和旋转。手术后可以早期进行前臂功能锻炼，许多研究已经证实手术治疗前臂骨折可以获得良好的临床效果[5~10]。

另一方面，少部分由直接暴力而导致的单纯性尺骨骨折可以采取非手术治疗。典型的“夜间骨折”软组织损伤的程度较其他类型前臂骨折时软组织损伤的程度轻，出现近端或者远端尺桡关节不稳定的可能性低。对于单纯性尺骨远端 1/3 骨折，如果成角小于 10° 且无明显分离或者缩短，不会导致 DRUJ 功能明显受限，可以采取支具或者石膏固定。对于单一的开放性、成角大于 10° 、明显粉碎或者缩短的尺骨骨折，无论受伤机制，均建议行骨折切开复位内固定[11]。

术前计划

病史采集和体格检查

完整的病史采集、体格检查以及前臂、肘关节，腕关节高质量的 X 线片，对于治疗方案的制定是必需的。病史应该包括受伤机制、优势手、职业、既往损伤和合并疾病等方面。需

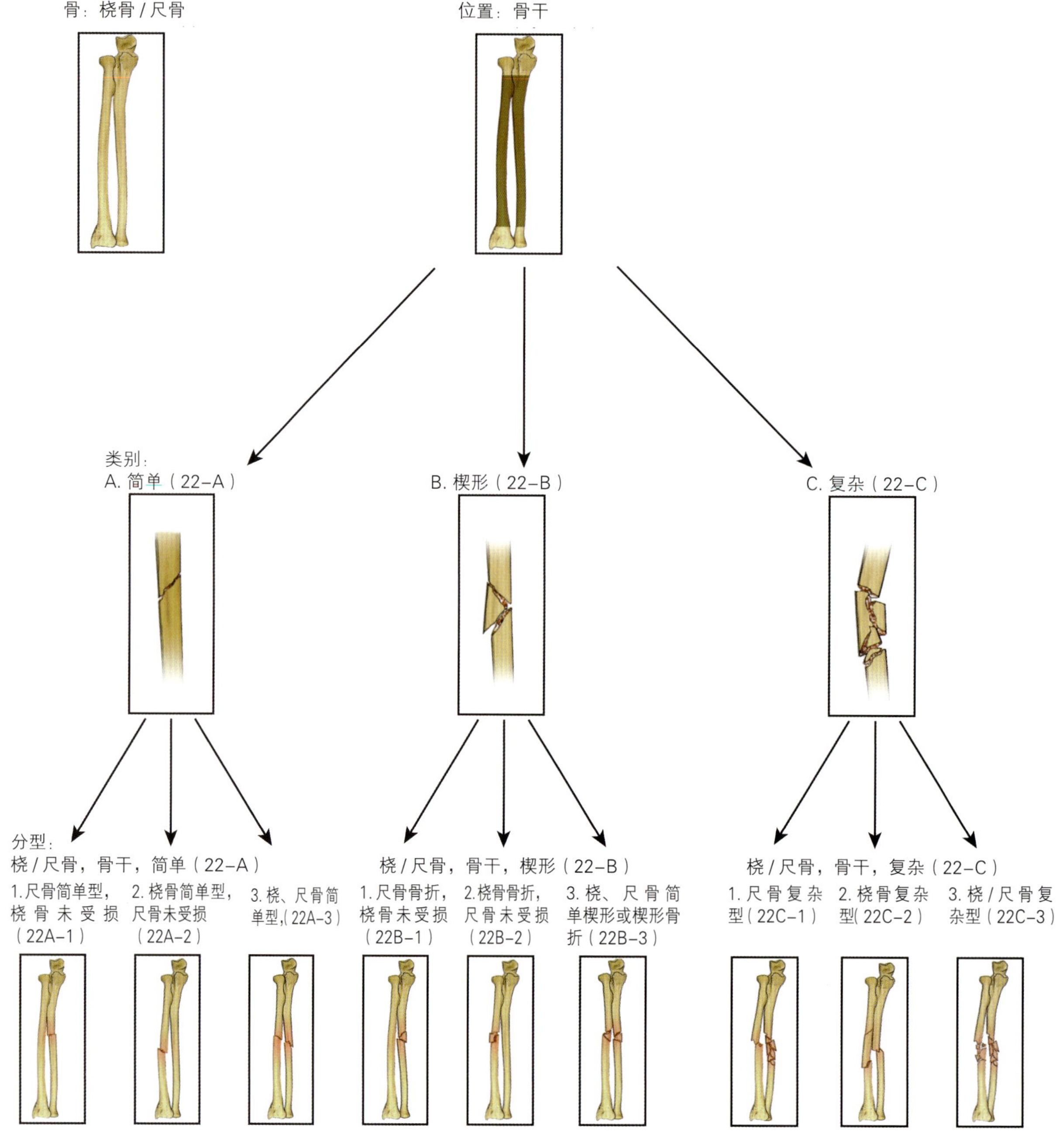

图 12.1 AO/OTA 骨折分型［引自 J Orthop Trauma 2007；21（10 suppl）］

要检查整个前臂，明确有无合并损伤。观察整个前臂，明确有无开放性骨折，并评估软组织损伤的程度。在排除其他问题之前，骨折部位附近存在皮肤破口，均认为是开放性骨折。瘀斑、张力性水疱、肿胀提示严重软组织损伤，需要高度警惕骨筋膜室综合征。应对前臂进行触诊，因为合并肘关节、腕关节、腕骨损伤并不少见。详细记录桡神经、骨间后神经、尺神经、正中神经的感觉和运动功能。评估肢体灌注与肱动脉、桡动脉、尺动脉的搏动。

影像学评估

包含肘关节和腕关节的前臂前后位片和侧位片。根据临床检查和已经存在的 X 线片，如果需要的话，加拍肘关节和腕关节片。对于多发伤或者严重软组织损伤患者、存在神经和血管症状的患者，可以在拍摄 X 线片之前进行复位支具固定。对于粉碎性骨折，牵开骨折部位再拍摄X线片有助于明确损伤程度。如果没有麻醉，难以获得牵开位X线片，可以在手术室中完成麻醉后再拍摄。有时，对肘关节或者腕关节加压之后拍摄X线片，可以发现关节不稳定。

手术时机

主要根据软组织条件和患者的一般情况决定手术时机。对于绝大部分不存在神经血管症状的闭合性骨折患者，应该在伤后24~48小时进行手术治疗。存在筋膜室综合征的患者，除少数外，笔者倾向于筋膜室减压之后即行内固定。其他急诊手术治疗的指征包括明显移位的Galeazzi、Monteggia骨折，或者存在急性腕管综合征的情况。对于大部分Ⅰ、Ⅱ和ⅢA度开放性骨折，急诊冲洗和清创后行内固定是安全、有效的。部分ⅢA和ⅢB度高能量性开放性骨折，特别是多发伤患者，清创后二期行内固定是合理的。对于这些病例，临时外固定架固定很有用。

在进行最终手术之前，采用长臂石膏管型进行临时制动，可以减轻骨折部位疼痛，恢复基本力线，预防进一步软组织损伤。Monteggia骨折存在桡骨头脱位，在镇静或者局部阻滞后进行牵拉、前臂旋后，常能使桡骨头复位，再采用夹板固定前臂。对前臂进行任何处理之后，需要对神经和血管状态再次进行评估和记录。

手术策略

制订手术计划之前，需要了解软组织损伤情况和骨折类型。根据患者的一般情况、开放伤口的部位、骨折粉碎程度、骨质情况等制定手术方案。开放伤口的部位会影响手术方案。我们常将伤口包含在手术切口中，手术中对伤口进行充分清创。例如，如果桡骨背侧存在大的开放性伤口，我们会采用背侧切口（Thompson）而不是更熟悉的掌侧切口。并不是每一例开放性骨折患者都能将伤口包含在切口中。对于同时累及桡骨和尺骨的开放性骨折，手术的顺序由哪块骨与开发性伤口相关来决定。完成骨折部位和软组织伤口清创之后，骨折的类型而不是开放伤口情况决定了内固定的顺序。

恢复骨折长度、旋转和力线后采用内固定进行稳定固定，早期进行功能锻炼。桡骨或尺骨的长度得到恢复后，另外一块骨常会间接复位。对于前臂粉碎性骨折，笔者倾向于先固定桡骨。因为可以在手术桌上伸直前臂，有助于暴露和复位桡骨。桡骨固定之后，肘关节可以屈曲，有助于显露和固定尺骨。

如果其中一块骨出现粉碎性骨折而另外一块是简单骨折，则应先复位和固定简单骨折，这样可以通过间接方式恢复粉碎骨折的长度。当桡骨和尺骨均为粉碎性骨折时，先固定粉碎轻的骨。如果桡骨和尺骨的粉碎程度无差异，由于在手术桌上伸直前臂时更方便显露和复位桡骨，因此倾向于先固定桡骨。

逐步显露、复位、固定桡骨和尺骨。对于陈旧性骨折（3周），在复位和固定骨折之前需要同时显露桡骨和尺骨。但是，在桡骨和尺骨均复位内固定完成后才能关闭切口。因为保持伤口不缝合，如果存在复位、内固定困难，可以从切口进行调整。

开放性骨折，急症手术行冲洗、清创并一期行内固定是安全、有效的[8, 12]。一般状况差的多发伤患者，对于前臂开放性骨折，应于冲洗、清创后行临时性外架固定，二期行内固定。对于粉碎性骨折，完成内固定后是否植骨目前具有争议。如果采用间接复位、桥接接骨板固定，固定之后不需要植骨。但是，对于Ⅲ度开放性骨折、骨缺损、骨折部位遭到剥离的长段性粉碎性骨折，强烈建议进行植骨。根据患者的特点和需要，进行自体骨或人工骨移植。

内植物选择

实际上，对于所有的成人前臂骨干骨折，采用的接骨板是3.5 mm的动力加压接骨板，这种接骨板由钛合金或者不锈钢制成，分为完全接触型和有限接触型两种。理论上来说，限制性接触动力加压接骨板（LCDC）可减少接骨板下方骨的坏死，钛合金内植物可降低接骨板应力遮挡。实际应用中，合适的内植物和良好的外科技术可以获得满意的临床效果。在过去十年中，锁定接骨板开始广泛应用于临床，但其适应证并不十分明确。大部分作者建议在骨质疏松的老年患者以及部分干骺端骨折中使用锁定接骨板[13, 14]。

术前需要选定内植物并明确接骨板的长度。带涂层的内植物也是选择之一。数值化 PACS 模型应用越来越普遍并不断发展。对于非粉碎性骨折，骨折一端推荐至少固定 6 层皮质。对于粉碎性骨折，骨折一端推荐至少固定 6~8 层皮质。对于粉碎性骨折，在骨折粉碎区的接骨板孔不固定。如果使用锁定螺钉，双皮质固定可明显改善骨折的机械稳定性。促进骨折愈合的最理想的接骨板长度和刚度目前仍不明确。使用长接骨板、位置螺钉以及联合使用普通螺钉和锁定螺钉可能影响骨折愈合。

手术技术

患者取仰卧位，手臂外展置于手术桌上，上臂使用止血带。术中使用 C 臂，将手术桌旋转 45° 或 90° ，使患肢位于手术室的中央。如图 12.2 所示，从手术桌的旁边将 C 臂推入，置于合适的位置，避免术者及其助手术中移动。术前静脉应用 1~2 g 头孢唑啉。如果患者存在青霉素过敏或者 MRSA 感染病史，可以使用万古霉素。对于闭合性骨折患者，应于术后使用 1~2 次抗生素。对于开放性骨折患者，应根据伤口的情况以及污染程度决定抗生素使用时限。

可以采用全身麻醉或者臂丛神经麻醉。对于绝大部分前臂骨干骨折患者，禁忌使用长效麻醉药物，因为存在掩盖术后筋膜室综合征的风险[15]。

粉碎性前臂骨干骨折，如果对骨折的类型或者骨块形态存在疑问，麻醉完成后，应牵开骨折区并再次透视。对开放性骨折患者，应避免使用止血带，这样可以防止受伤的软组织进一步损害。闭合性骨折患者，常规使用止血带。对于肿胀明显或者较粗的前臂，使用 C 臂透视确定骨折部位，并使用无菌的标记笔在皮肤上标记。推荐使用放大镜，这样有助于观察、分离和控制出血。分离过程中使用双极电凝和小的结扎夹。

手术入路

桡侧腕屈肌入路

对于桡骨远端 1/4 的骨折，多采用经桡侧腕屈肌（FCR）的掌侧入路。如图 12.3 所示，皮肤切口位于桡侧腕屈肌腱的桡侧。沿着皮肤切口纵行切开 FCR 腱鞘，将 FCR 牵向尺侧。然后切开 FCR 腱鞘底部的软组织。确认拇长屈肌（FPL）并牵向桡侧，这样可以保护正中神经。从桡骨上剥离旋前方肌并牵向尺侧从而显露桡骨远端 1/4（图 12.4）。该手术入路可以避免直接分离桡动脉。

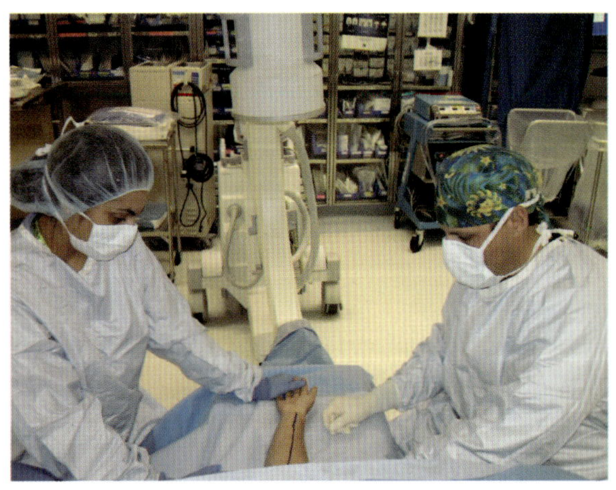

图 12.2 术者和助手坐在手术桌两侧，C 臂与前臂平行

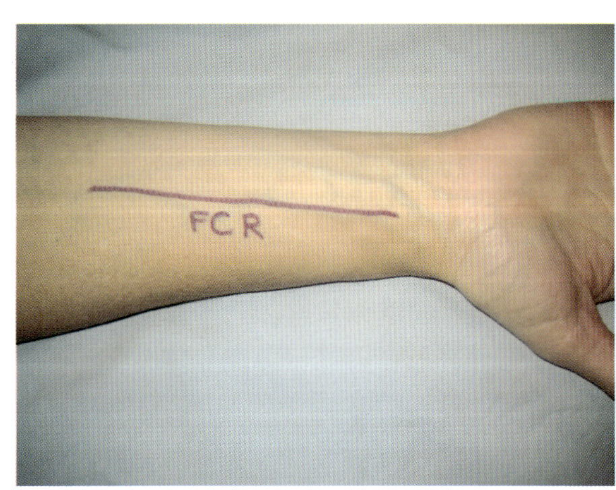

图 12.3 手术切口位于桡侧腕屈肌腱的桡侧

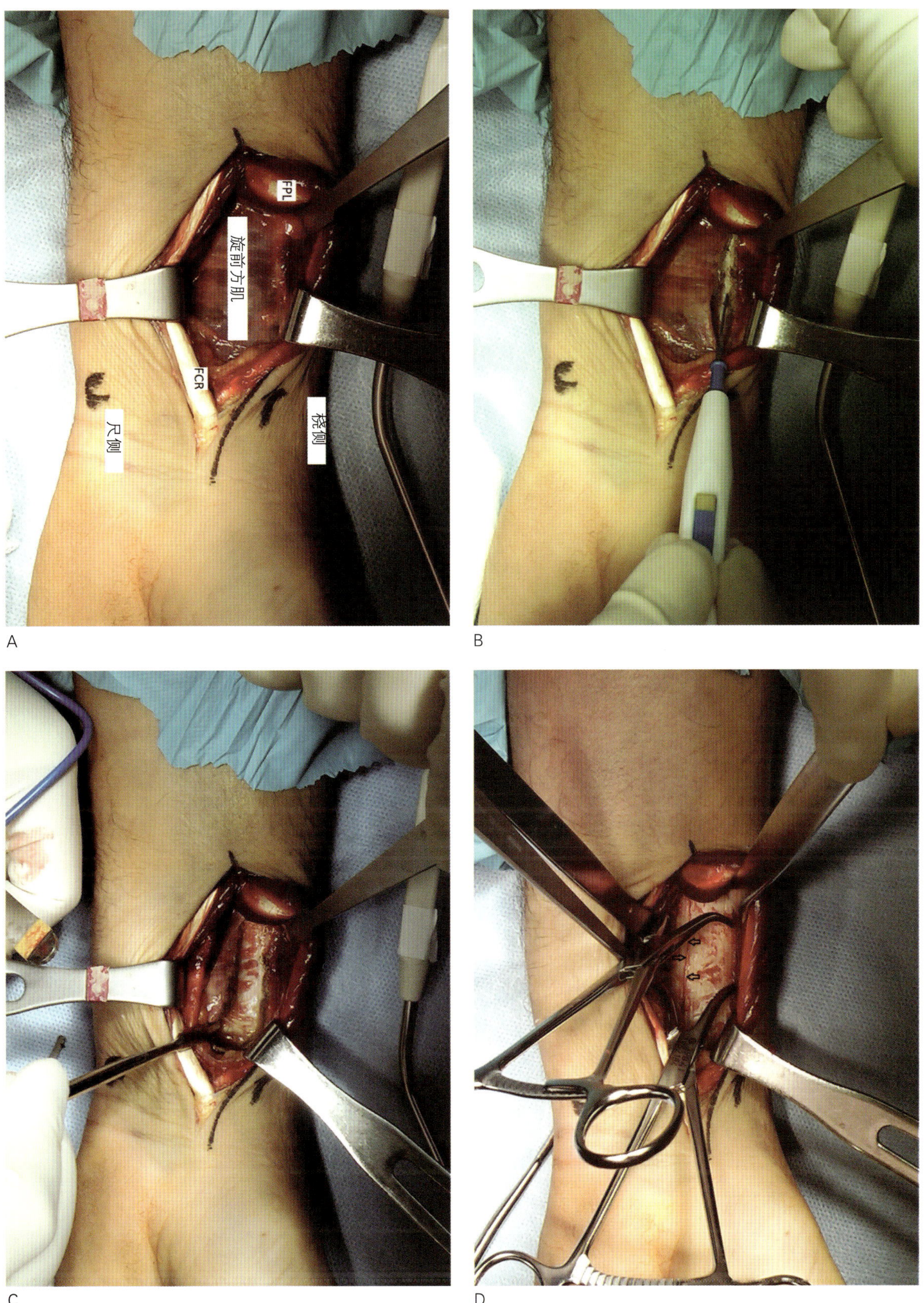

图 12.4　A. 切开桡侧腕屈肌腱鞘下方组织，可以看见 FPL 并牵向桡侧，显露旋前方肌。B. 从桡骨的桡侧游离旋前方肌。C. 将旋前方肌全部拉向尺侧，显露掌侧桡骨远端的尺侧缘。D. 在此例纵形骨折中，采用此入路有助于放置小的复位钳，辅助骨折复位

掌侧 Henry 入路

掌侧 Henry 入路可以延伸，适用于绝大部分桡骨骨折[16]，可以充分显露从桡骨转子至桡骨远端关节面。如图 12.5 所示，皮肤切口沿桡侧腕屈肌（FCR）的桡侧缘，从肱二头肌腱的外侧缘延伸至桡骨茎突。在此切口的远端，桡动脉与掌侧筋膜关系密切，需要仔细分离并保护桡动脉。切口近端的分离界面位于肱桡肌（BR）和 FCR 之间（图 12.6）。常将桡动脉牵向尺侧，但是根据骨折情况以及软组织状况，也可以将桡动脉牵向桡侧。分离桡动脉时推荐使用放大镜，这样可以辨认桡动脉的小分支。在近端，桡神经浅支位于肱桡肌的深侧，在肱桡肌的远端穿出筋膜进入皮下脂肪组织。从桡骨远端剥离旋前方肌，和 FPL 一同牵向尺侧（图 12.7）。

在前臂中段，可以在前臂旋前的情况下从止点处剥离旋前圆肌，从而降低其牵张力，或者在部分病例中可以保护旋前圆肌（图 12.8，图 12.9）。前臂极度旋后，从骨膜上剥离旋后肌并牵向桡侧，剥离指浅屈肌并牵向尺侧从而暴露桡骨转子（图 12.10）。

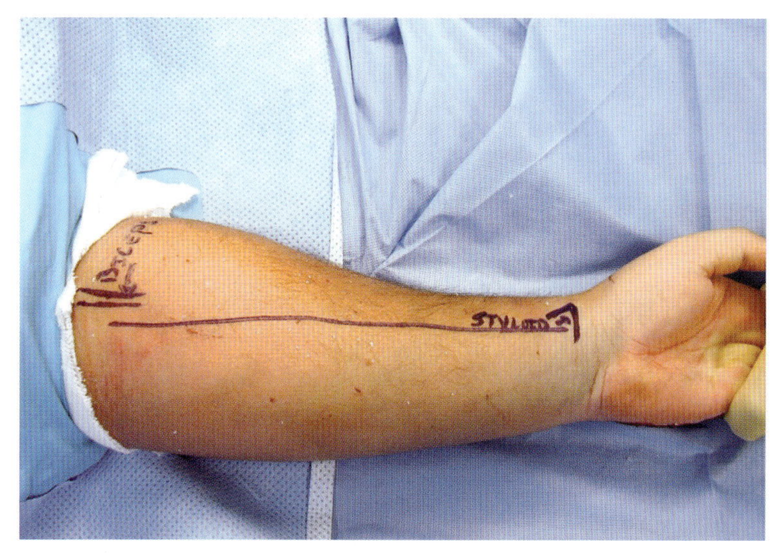

图 12.5 皮肤切口沿桡侧腕屈肌 (FCR) 的桡侧缘

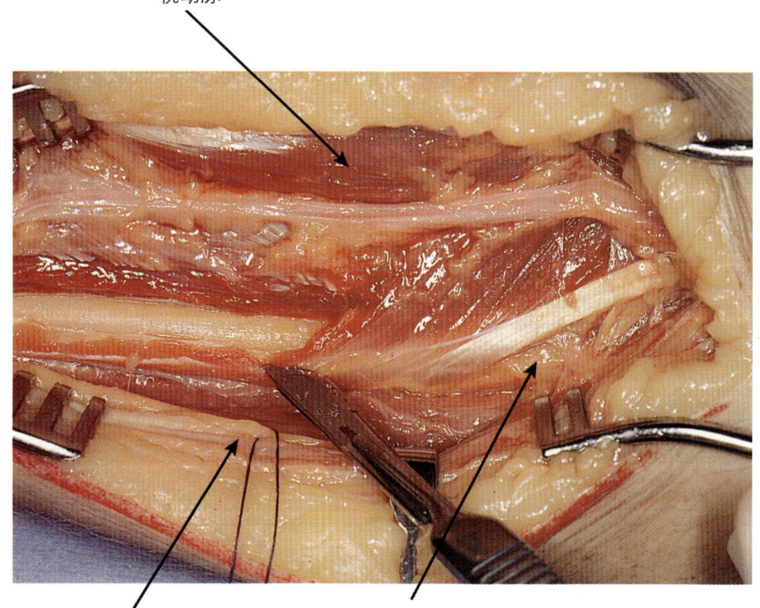

图 12.6 打开桡侧筋膜，显露 BR 和 FCR。钝性分开上述两块肌肉之间的间隙。桡神经浅支位于 BR 的深侧并在其下三分之一处穿出筋膜

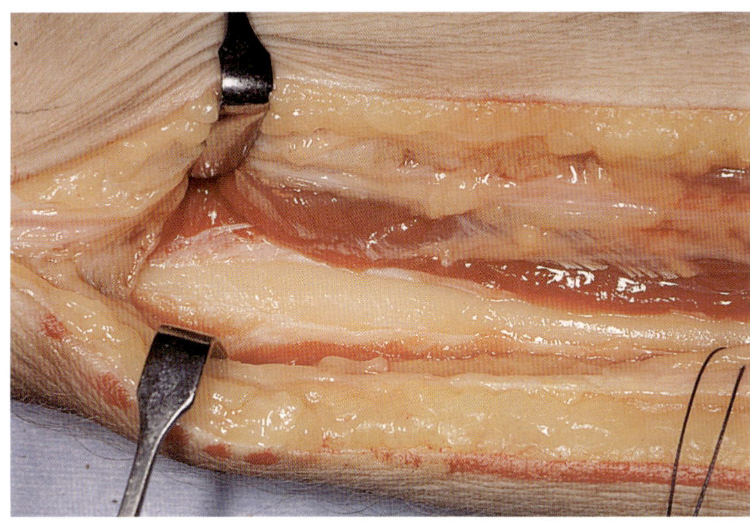

图 12.7　将 BR 拉向桡侧，FCR 拉向尺侧从而显露桡骨干远端三分之一。在这个区域，桡骨是平的，只需要轻度预弯接骨板

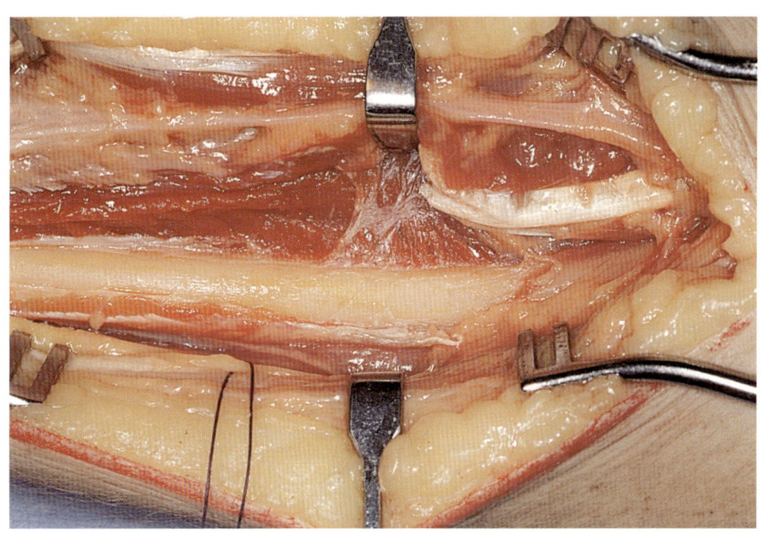

图 12.8　锐性分离旋前圆肌，显露桡骨干的中间三分之一

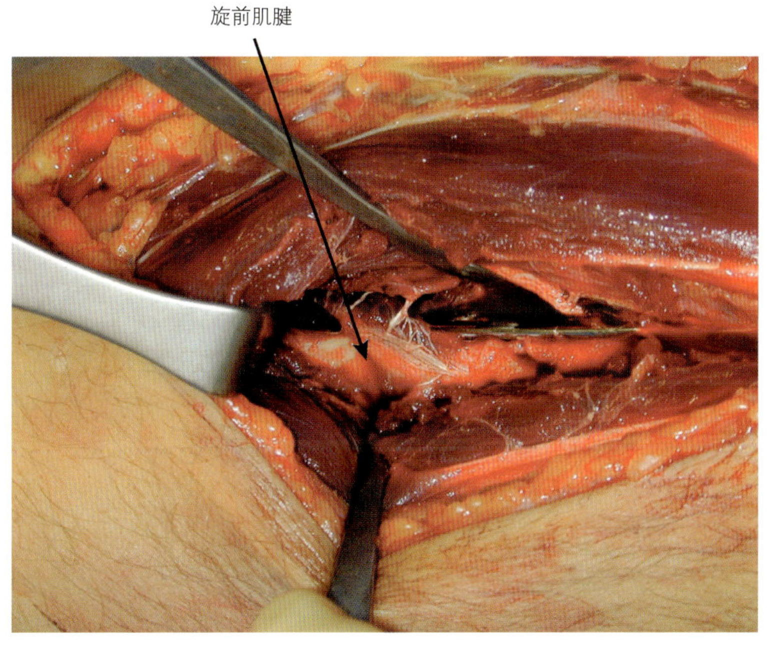

图 12.9　也可以保留旋前圆肌的止点，从前臂桡侧的掌侧面分离肌腱止点，可以从肌肉或者肌腱下方放置接骨板

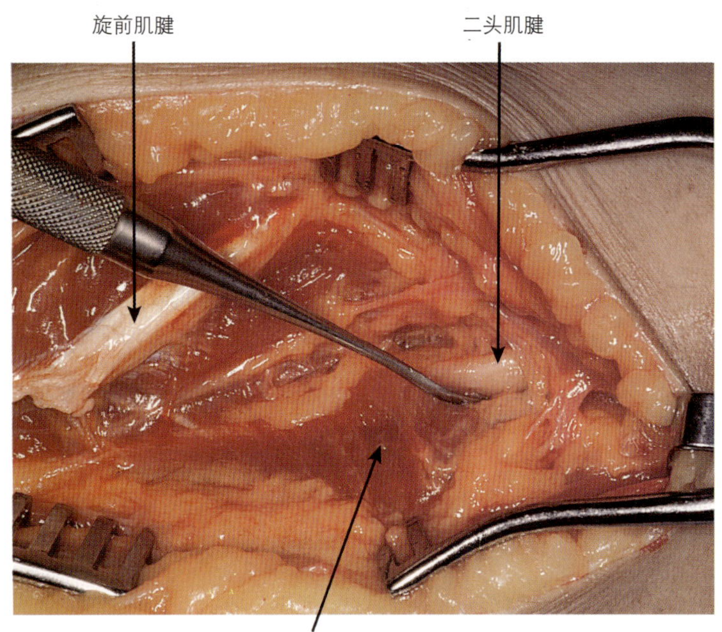

图 12.10 根据需要，可以延长 Henry 切口显露桡骨近端三分之一。探针所指为肱二头肌肌腱止点

背侧或者 Thompson 入路

背侧入路同样可以显露桡骨全长，从桡骨头至桡骨远端关节面[17]。由于可能损伤骨间背神经，背侧接骨板可能造成软组织激惹，因此该入路并不常用。主要在开放性骨折存在背侧伤口或者需要显露骨间背神经时，笔者才使用该入路。皮肤切口从肱骨外上髁延伸至 Lister 结节尺侧（图 12.11）。近端，安全界面位于桡侧腕短伸肌（ECRB）和指总伸肌（EDC）之间。在前臂远端桡侧腕短伸肌（ECRB）和指总伸肌（EDC）之间的间隙更加明显（图 12.12）。如果采用此种入路，可以从旋后肌中点处找到骨间背神经。在旋后肌处必须仔细分离骨间背神经，避免损伤旋后肌肌支（图 12.13）。同掌侧入路一样，使用显微镜是有用的。前臂旋后，显露旋后肌的止点和旋前圆肌，从骨膜下分离旋后肌和旋前圆肌的止点。在桡骨远端使用该入路时，拇长展肌（APL）和拇短伸肌斜行跨过桡骨（图 12.14）。将拇长展肌和拇短伸肌从骨膜下剥离，并牵向尺侧或者桡侧，有助于显露桡骨远端。在大部分该入路的远端，采用桡侧腕短伸肌（ECRB）与拇长伸肌之间的间隙。对于前臂的所有入路，根据骨折部位以及所使用接骨板的长度决定分离的范围。

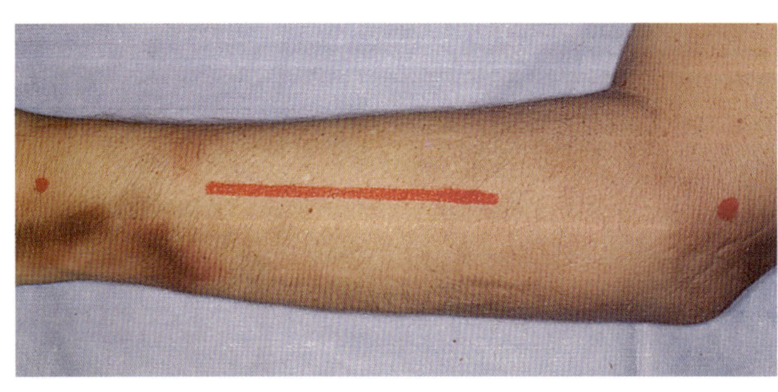

图 12.11 桡骨背侧入路：从肱骨外上髁至 Lister 结节

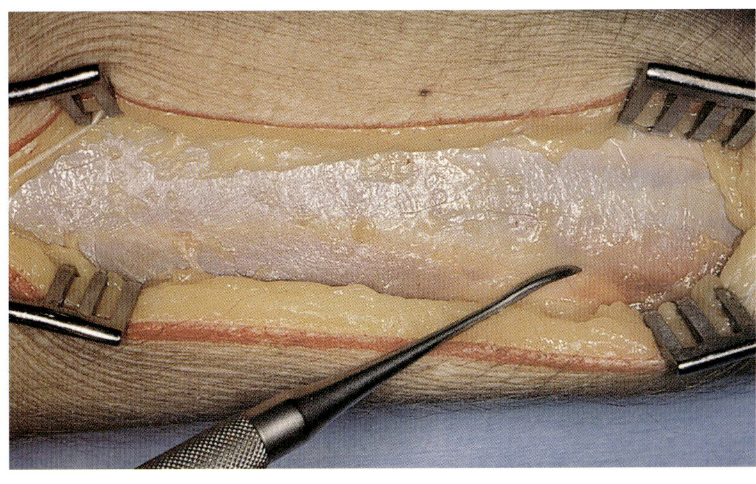

图 12.12　显露背侧筋膜，辨别 ECRB 和 EDC 之间的间隙

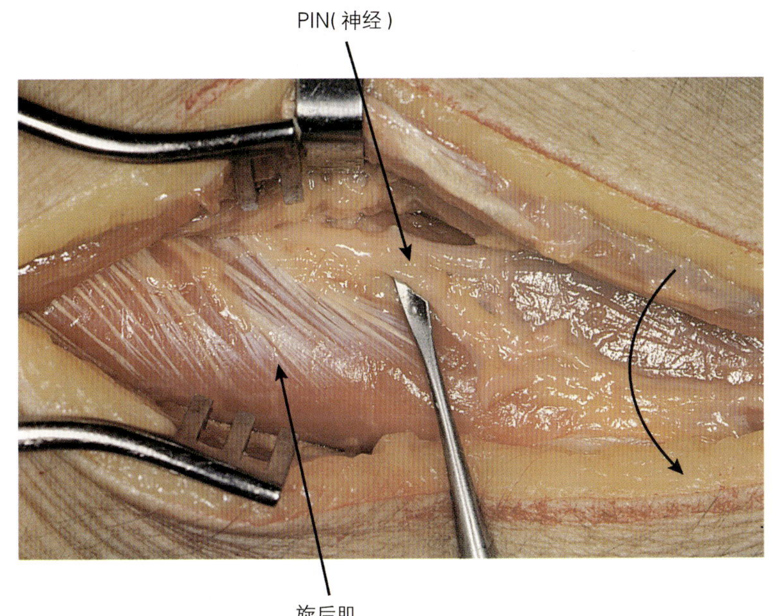

图 12.13　前臂旋前时，骨间背神经靠近手术区域，增加神经损伤风险

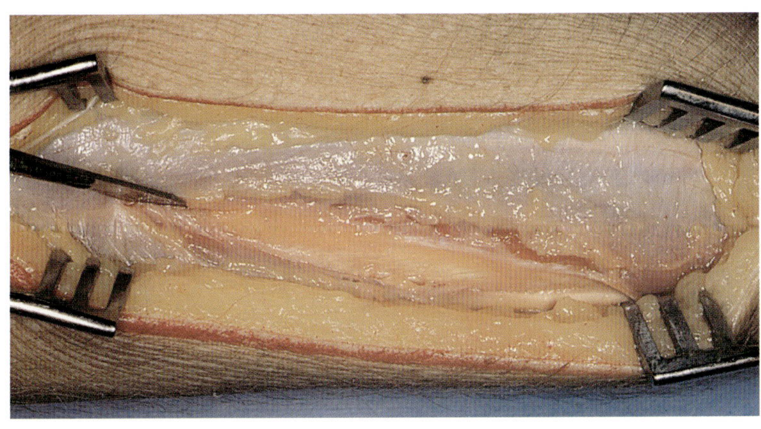

图 12.14　沿 ECRB 和 EDC 之间切开筋膜。APL 在桡骨远端斜行跨过关节面

尺骨的手术入路

尺骨位于皮下，可以采用背侧入路显露尺骨全长。肘关节屈曲，以方便显露尺骨（图 12.15）。分离间隙位于尺侧腕伸肌（ECU）和尺侧腕屈肌（FCU）之间。为了避免将接骨板置于皮下，牵拉尺侧腕伸肌（ECU），显露尺骨的背侧（图 12.16）。

由于尺骨位于皮下，可以经皮置入接骨板。间接复位尺骨之后，使用接骨板固定桡骨或者使用外固定架对尺骨进行临时复位，在尺骨的皮下缘做两个小切口，使用骨膜起子朝骨折线方向分离。沿尺骨骨干插入接骨板，直到从对侧切口看到接骨板。需要在透视下完成上述操作。采用螺钉固定接骨板（图 12.17）。由于接骨板位于皮下，等骨折愈合之后常需要取出接骨板。

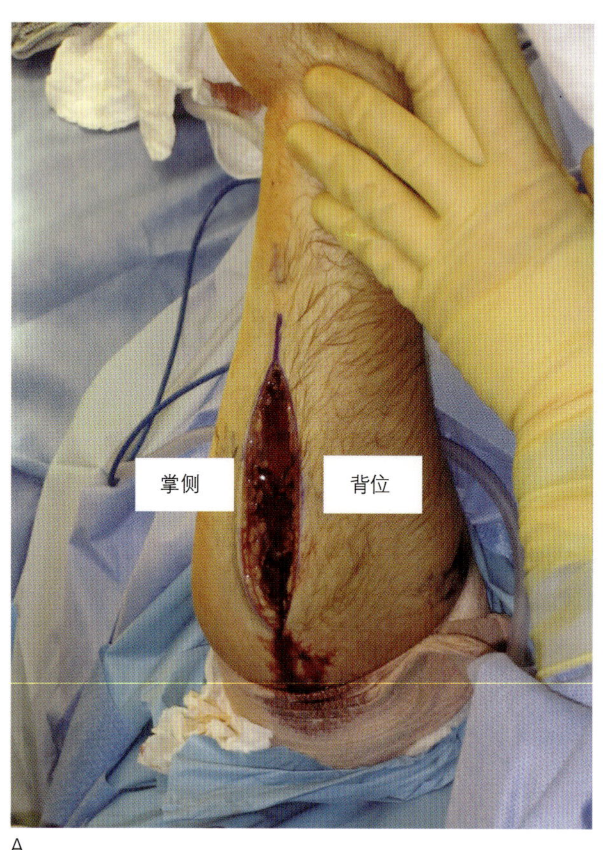

A

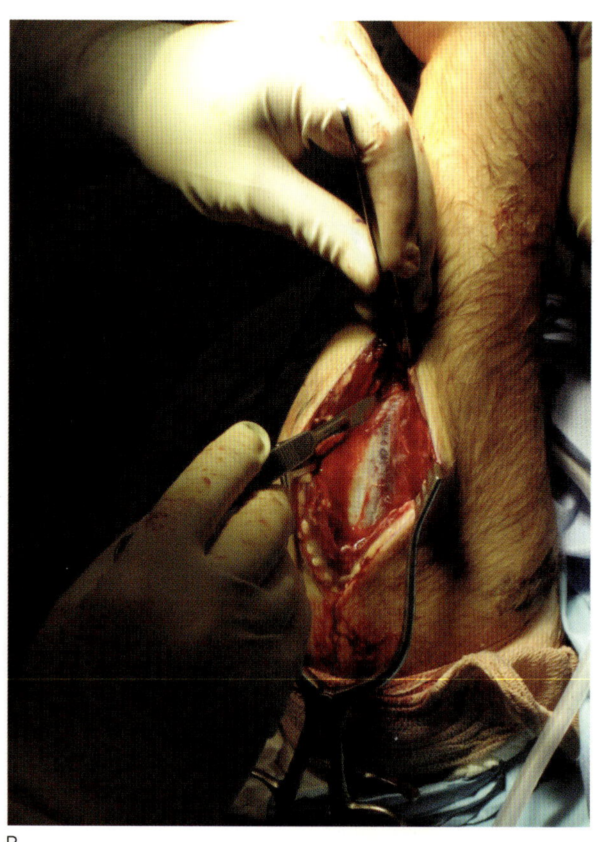
B

图 12.15 A. 肘关节屈曲，前臂处于中立位。触摸骨折部位，使其位于切口中点处。B. 确定尺侧腕伸肌（ECU），从骨膜上分离并牵向桡背侧。C. 显露骨折部位，仔细分离保证骨膜完整以及软组织附着于粉碎的骨块。D. 使用复位钳复位骨折并维持力线。E. 最终采用接骨板固定，接骨板位于尺侧腕伸肌深层

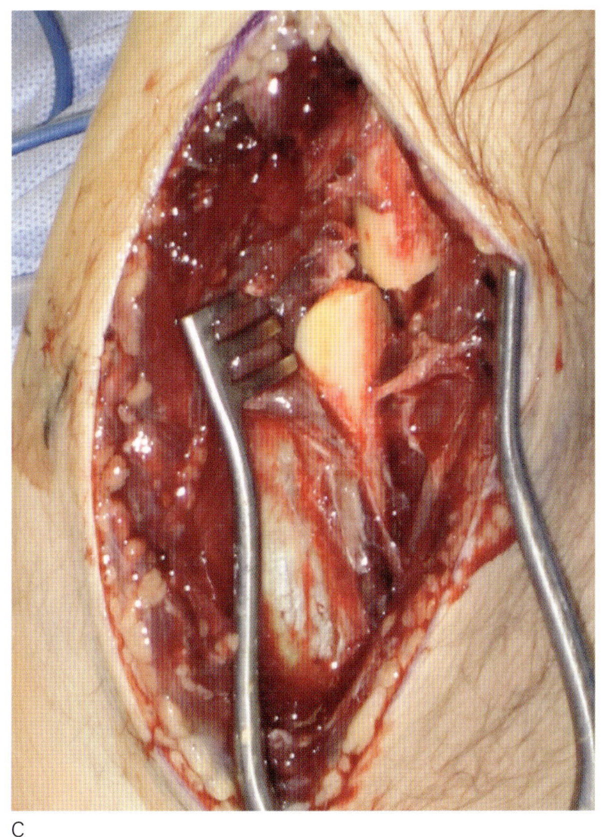
C

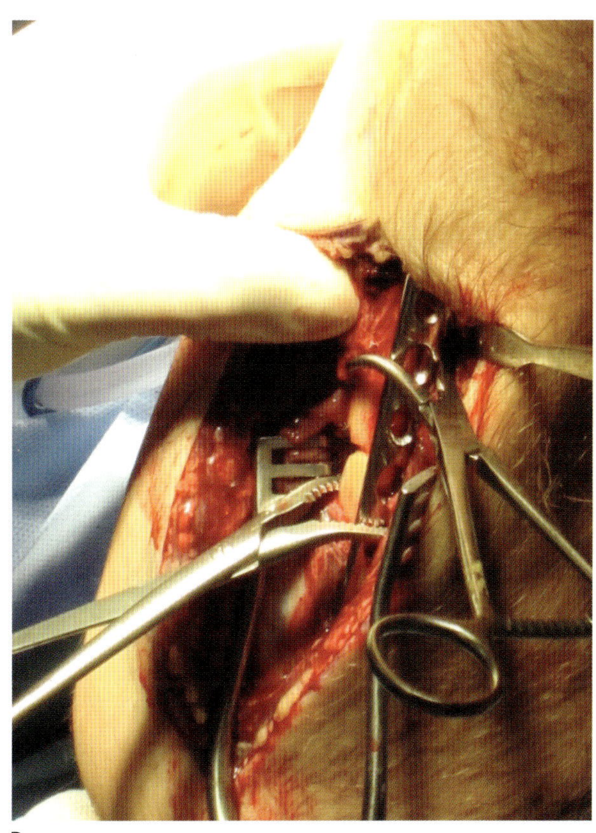
D

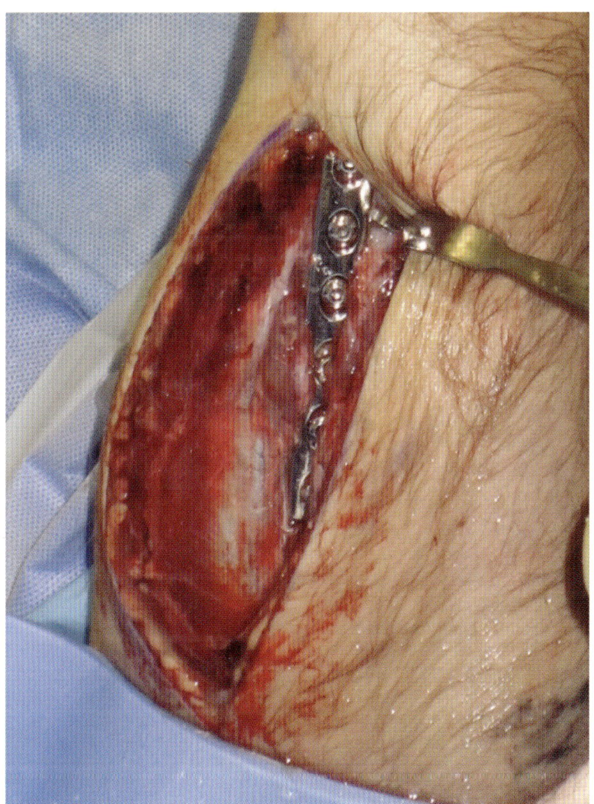
E

图 12.15（续）

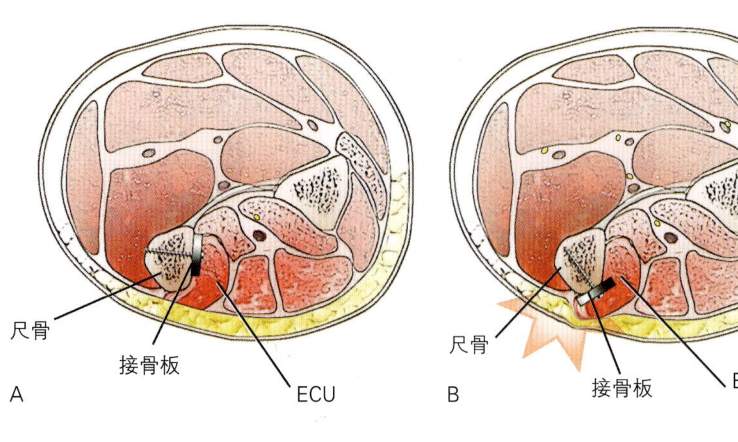

图 12.16 A. 接骨板沿尺骨的皮下缘，这样接骨板位于 ECU 深层、尺骨的桡背侧。B. 这样可以减少由于接骨板突起而引起的疼痛

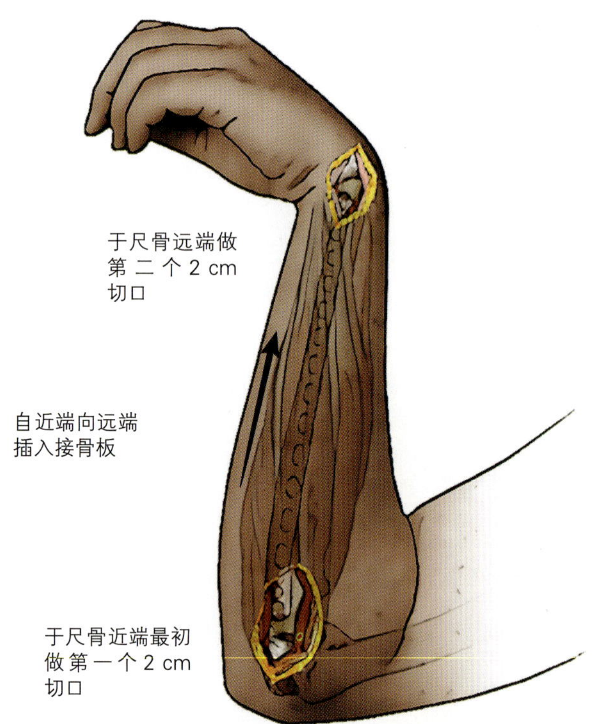

图 12.17 在尺骨近端取 2 cm 长切口，分离至骨膜。沿着尺骨皮下插入接骨板，皮下组织从骨膜上分离。插入接骨板后，在尺骨远端取 2 cm 长切口。将接骨板置于尺骨中央并使用螺钉固定。如果在靠近骨折线的部位需要置入螺钉，可以重新戳孔

复位和接骨板固定技术

骨折类型决定复位和内固定技术。使用成角的牵开器或者小的 Hohmann 拉钩牵开软组织。避免使用宽拉钩，以减少软组织剥离（图 12.18）。对于横形和短斜形骨折，采用间接复位、骨折块之间加压、加压接骨板固定技术。采用点状或锯齿状复位钳牵引骨块，恢复骨长度。

直视下复位骨折（图 12.19）。小的复位钳垂直于骨折线置入有助于斜形骨折复位。根据骨折线的方向，通过接骨板外或者接骨板上的加压螺钉达到对骨折块之间进行加压的目的。对于大部分桡骨干骨折，需要对接骨板进行预弯。对于横形骨折，使用小的复位钳将接骨板夹持在骨干上，在接骨板一端采用双皮质螺钉固定，在骨折线的另一侧偏心置入另一枚双皮质螺钉，当拧紧螺钉时可以在骨折端之间产生加压作用。在拧紧螺钉前松开复位钳，使接骨板相对于加压螺钉产生滑动。在骨折线的两端，于中立位下各置入 2~3 枚螺钉。对于骨质较差的患者，骨折线的两端分别需要固定 6~8 层皮质，或者考虑使用锁定螺钉。

采用间接复位、桥接接骨板技术治疗粉碎性骨折。粉碎性骨折时，避免从骨折部位分离骨折块，可以通过间接复位技术恢复其长度和力线。使用复位钳进行人工牵引，牵开骨折端，恢复其长度；置入螺钉时，采用复位钳将接骨板夹持在骨干上。另外一种更加可靠的恢复力线和长度的方法是：使用 1~2 枚螺钉将接骨板固定在骨折的一端；在接骨板的另一端，离接骨板末端 1~2 cm 处置入一枚螺钉。利用这枚推拉螺钉，在接骨板和推拉螺钉之间放置牵开器

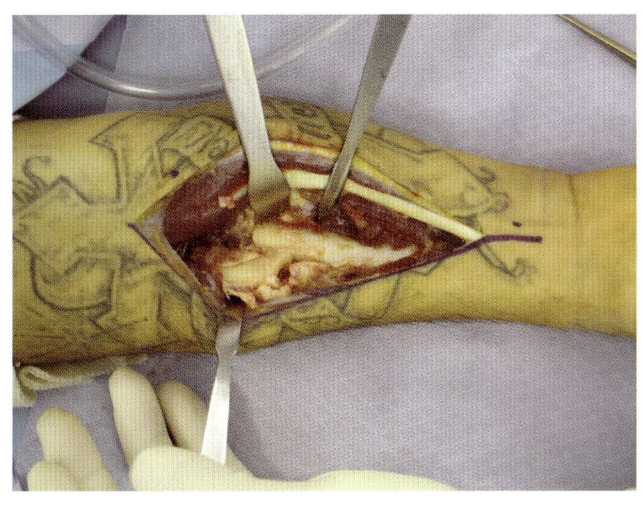

图 12.18　小的 Hohmann 牵开器有助于骨折端的显露。由于该患者骨折已经存在 3 周，需要广泛分离软组织。虽然分离广泛，但是需要注意的是，从骨折部位分离骨痂以及粉碎的骨块时需要保留其附着的软组织

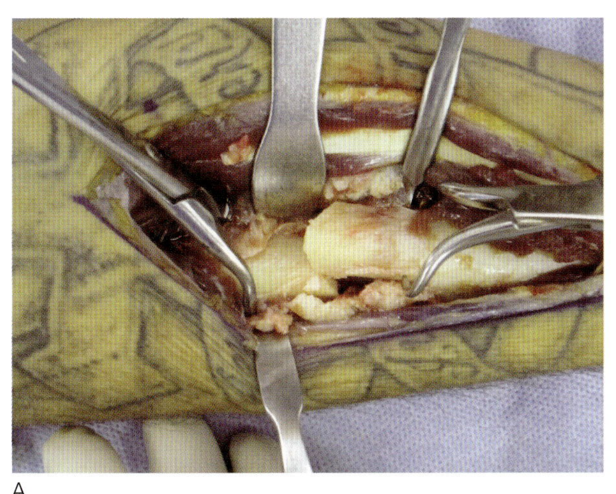

A

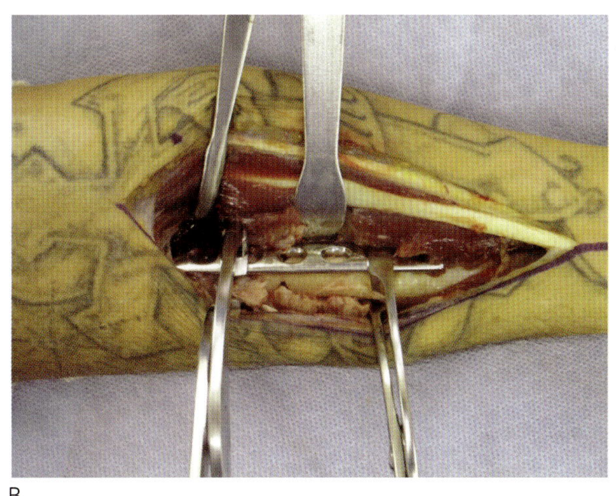

B

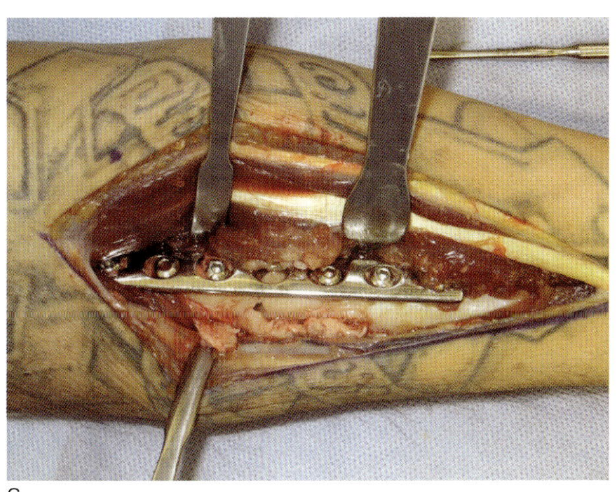

C

图 12.19　A. 使用点状复位钳或者带齿钳夹持并牵拉，恢复其长度。B. 当长度恢复之后，使用接骨板维持长度和对线，先使用两把 Verbrugge 钳或者持板器将骨与接骨板夹持在一起。松开近端的抓持钳，牵引远端，可以增加长度。C. 将接骨板的近端和远端与骨干贴合。当骨折端各有 2 枚螺钉拧入后，可以松开抓钳

可以间接复位骨折。透视下恢复并维持骨折的长度和力线。置入螺钉维持复位。在这个过程中，两把复位钳相互垂直放在接骨板周围，用于控制力线（图 12.20，图 12.21）。采用间接复位技术，保护了骨折周围的软组织，通常不需要植骨，即使是粉碎性骨折[18]（图 12.22，图 12.23）。

在固定前臂骨折之后，需要仔细检查前臂的活动范围，以及上、下尺桡关节的活动度。在 Galeazzi 骨折中，如果 DRUJ 是稳定的，那么术后不需要制动；相反，如果 DRUJ 不稳定但是可以复位，需要将前臂旋后位固定 4~6 周，或者使用克氏针固定下尺桡骨折。如果 DRUJ 不稳定且不可复位，需要手术探查、修复下尺桡关节，前臂石膏固定 4~6 周。对于 Monteggia 骨折，尺骨骨折复位、稳定固定后，90% 的桡骨头复位。如果桡骨头未复位，最常见的原因

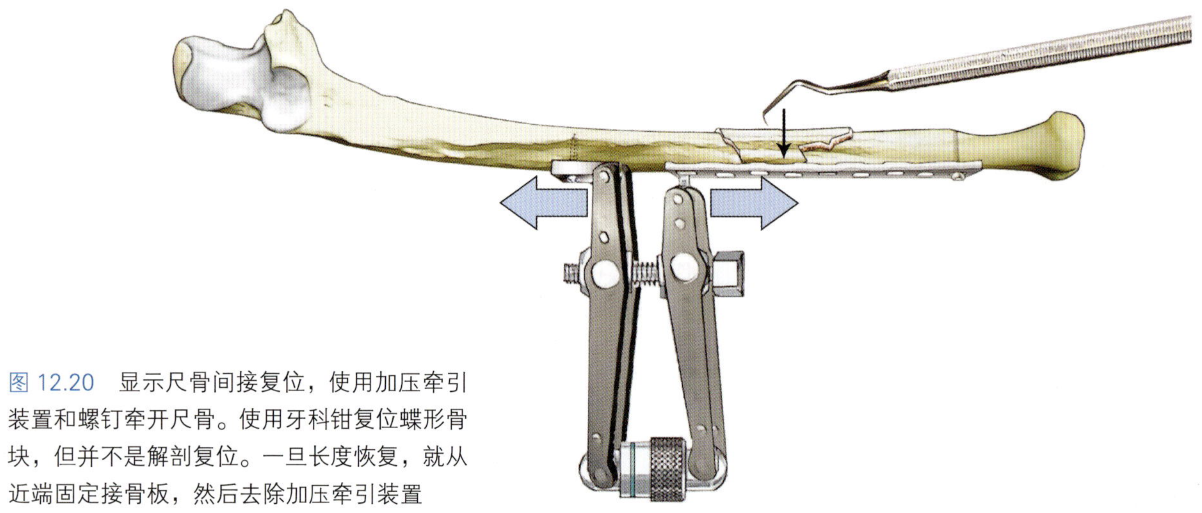

图 12.20 显示尺骨间接复位，使用加压牵引装置和螺钉牵开尺骨。使用牙科钳复位蝶形骨块，但并不是解剖复位。一旦长度恢复，就从近端固定接骨板，然后去除加压牵引装置

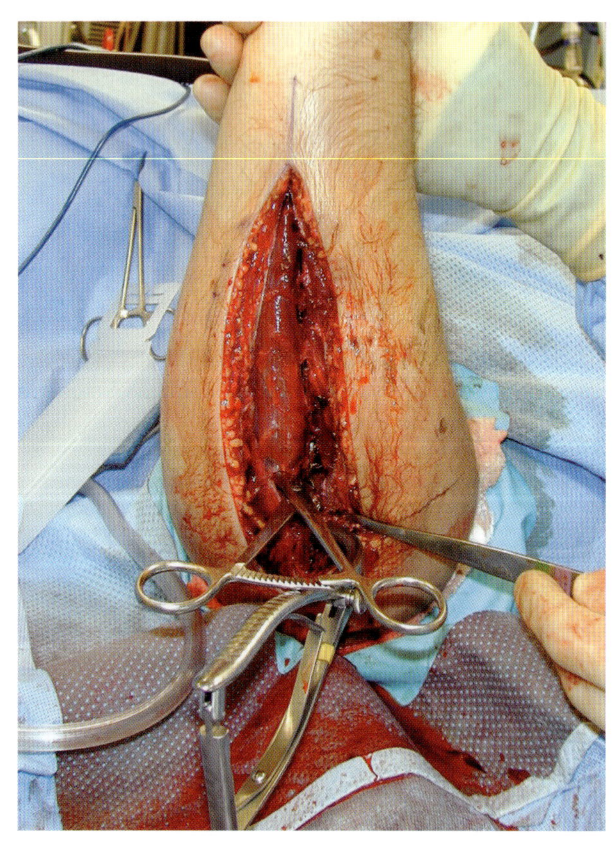

图 12.21 使用撬拨器撬开骨折端，恢复其长度。在这个过程中，两个复位钳相互垂直放置，用于控制对线

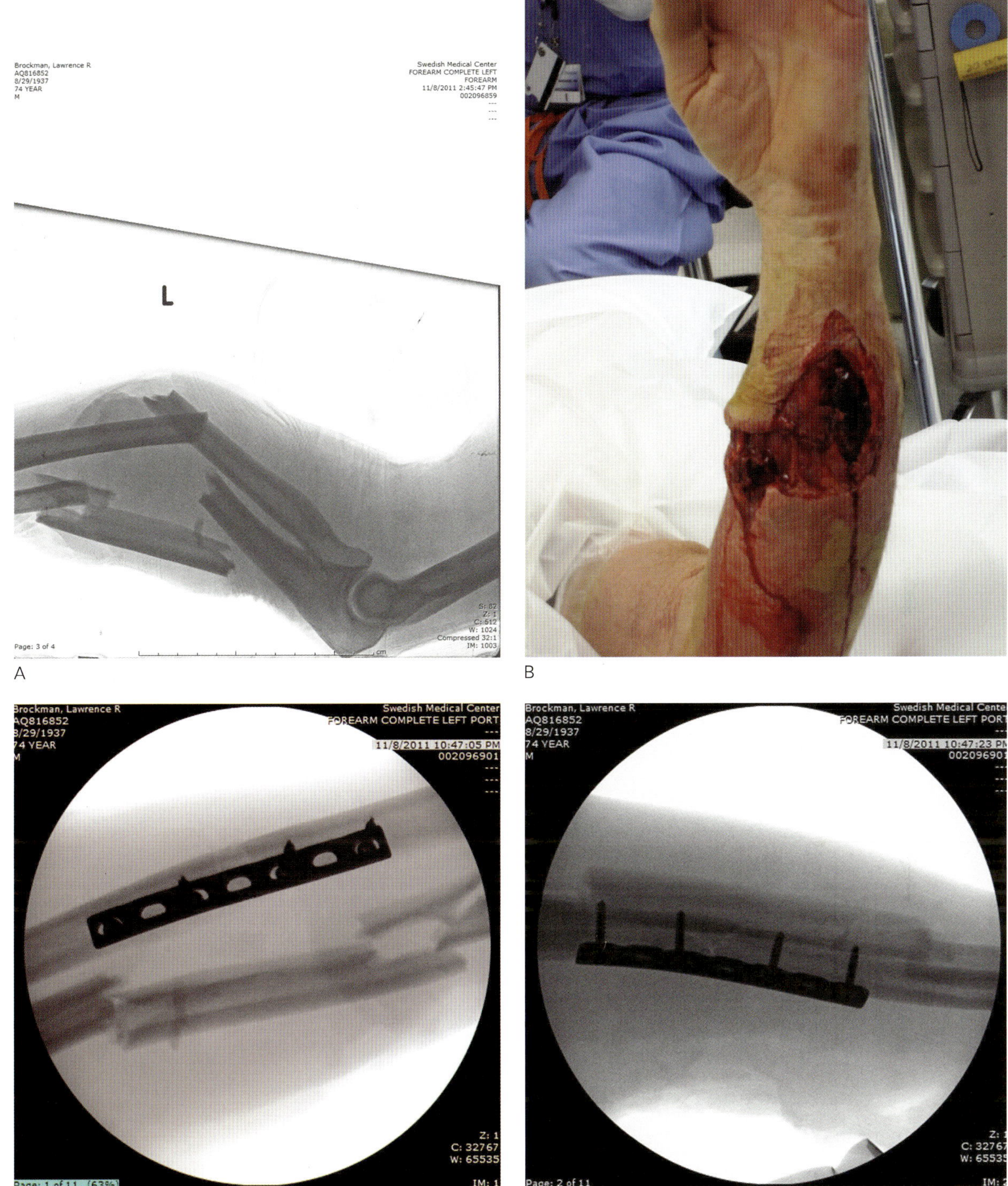

图 12.22　A，B. 前臂开放性双骨折。X 线片显示桡骨粉碎性骨折，尺骨节段性粉碎性骨折。C，D. 桡骨的粉碎程度不及尺骨，先采用桥接接骨板固定桡骨。桡骨复位之后，由于桡骨长度和对线的恢复，尺骨自动复位。E，F. 采用桥接接骨板固定尺骨和桡骨。由于尺骨骨折呈多段性，所以需要长接骨板。患者年龄大或者存在骨量减少时，采用锁定螺钉固定。微创拧入螺钉，这样可以减少骨块剥离

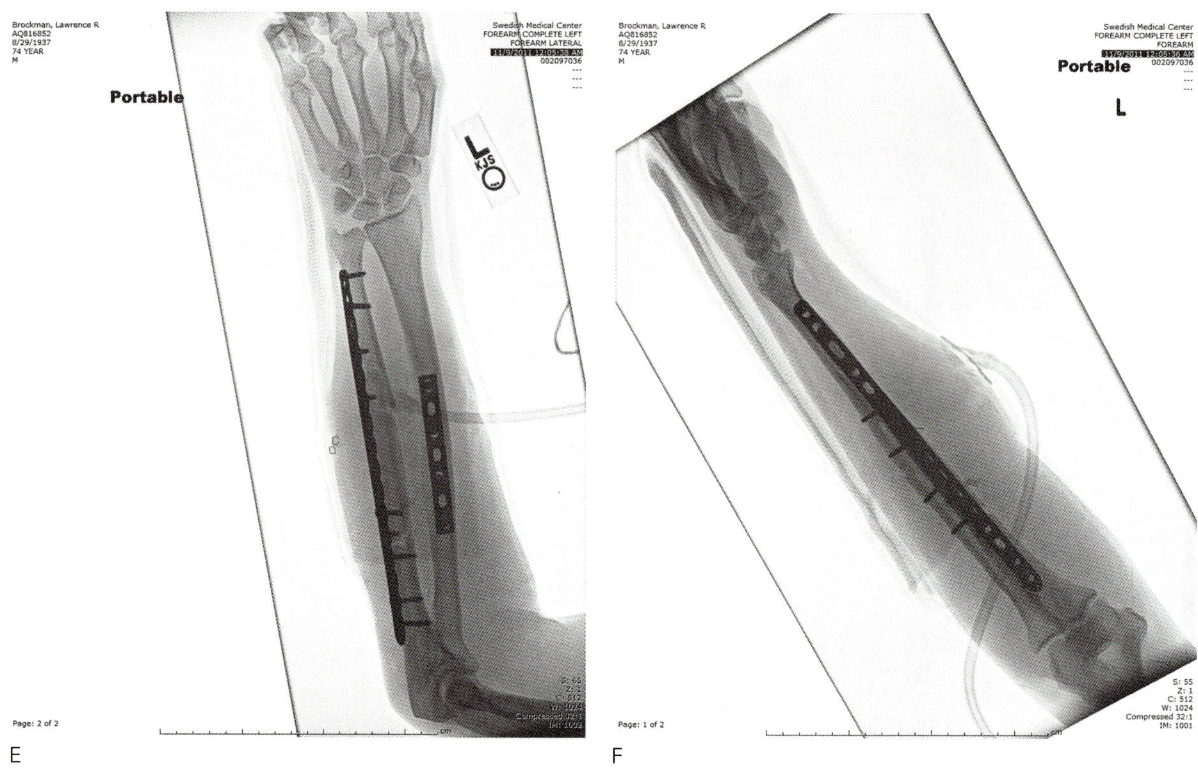

图 12.22（续）

是尺骨复位不良，其次是环状韧带嵌入。如果桡骨头复位且稳定，则不需要其他制动措施。如果桡骨头不稳定，应该复位在稳定位置并前臂旋后位固定。对于前臂双骨折，术中活动范围受限的最常见原因是短缩畸形或者对位不良。所有患者在离开手术室前，都应拍摄前臂全长片，确保复位良好。在关闭伤口之前松开止血带，这样才能彻底止血。将深层结构放回原来的解剖位置，包括旋前圆肌、旋后肌、旋前方肌，但不需要修复。不缝合掌侧和背侧筋膜，降低术后发生筋膜室综合征的可能性。逐层关闭皮下组织和皮肤。

术后处理

如果上、下尺桡关节不存在不稳定，使用敷料包扎伤口，腕背伸 30° 位前臂掌侧石膏固定。石膏可以提高患者术后早期的舒适度。第一次换药时，去掉前臂石膏并开始前臂的被动活动。鼓励患者使用患肢进行日常生活，但是负重不能超过 10~15 磅。6~10 周之后，根据临床和影像学资料评估患者骨折愈合情况，决定是否继续限制负重。通常，3~4 个月之后可以进行正常活动。术后 6~10 天可以参加一般性工作，但是受伤后 4~6 个月才能参加体育运动。术后 6 周进行复查，之后每 4~6 周复查一次，直至骨折愈合。通常不取出内固定，由于存在再骨折风险，因此在 18 个月之内不能取出内固定。需要告知患者神经损伤风险，以及内固定取出后再骨折风险[19, 20]。

并发症

筋膜室综合征

幸运的是，前臂骨折并发症发生率并不高。前臂骨折固定最常见的早期并发症是急性腕管综合征或前臂筋膜室综合征。一旦筋膜室综合

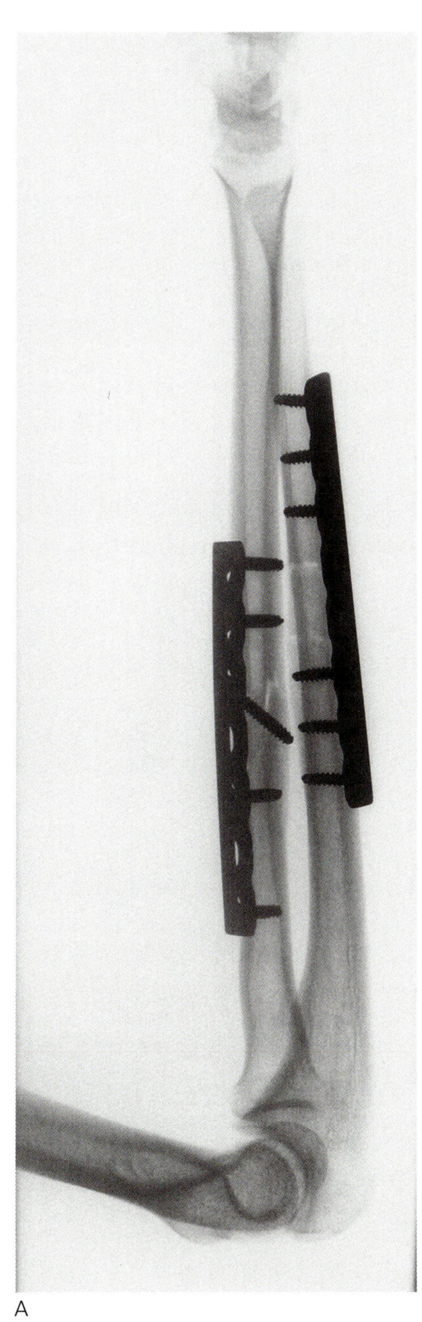

A

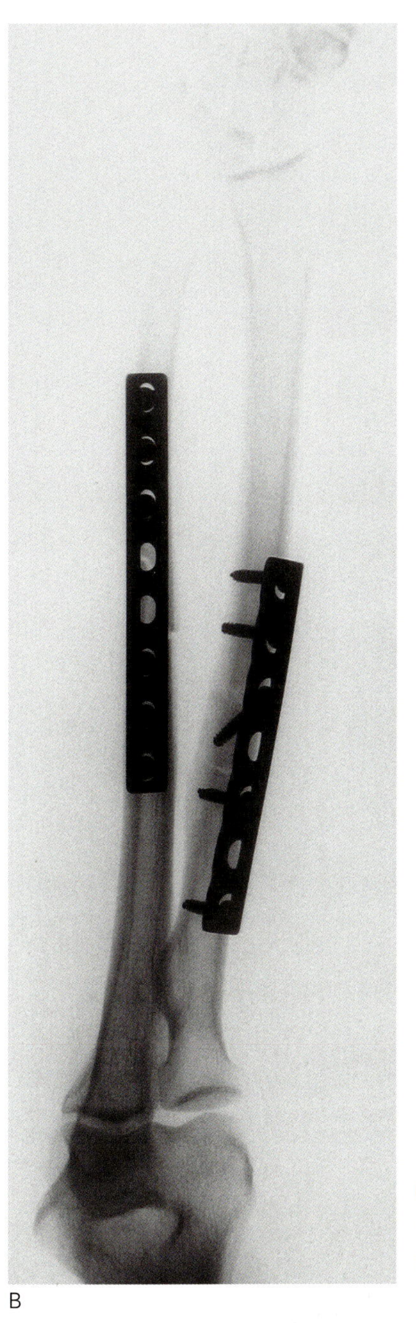

B

图 12.23　闭合性前臂双骨折，采用加压接骨板固定桡骨、桥接接骨板固定尺骨

征诊断明确，需要对腕管、前臂浅筋膜室、深筋膜室充分减压。根据临床检查结果和筋膜室压力，在术中决定是否行后筋膜室减压。缝合腕管上方的软组织，其余伤口一期不缝合，进行二期缝合或者植皮。

畸形愈合

骨折畸形愈合常由对线不良或短缩畸形引起。粉碎性骨折采用间接复位技术时，出现畸形愈合的概率更高。仔细的术前计划、术中进行充分透视，有助于获得满意的复位。手术完成后，需要检查屈伸活动范围，最重要的是旋前和旋后功能。如果存在旋转受限，需要检查是否存在复位不良。如果存在畸形愈合，可以考虑进行矫正性截骨。许多病例中，松解骨间膜可以改善临床效果。

不愈合

约 5% 的患者出现骨折不愈合。在这些患者中，需要考虑是否存在低毒性感染，特别是骨髓腔出现扇形变或者螺钉孔周围出现透亮线时。术前完善 CBC、ESR、CRP 等检查。通常情况下，如果出现内固定失败，则需要进行翻修手术，应对骨和周围组织进行培养。如果是萎缩型骨折不愈合，可采用自体髂骨植骨或者同种异体骨联合脱钙骨基质或者 BMP 植骨。目前的文献仍然支持自体骨植骨，其成功率高[21, 22]。

异位骨化

固定前臂骨折之后，由于最初的外伤或者术中进一步剥离骨间膜，可能产生异位骨化。无论病因是什么，最终的结果是活动范围受限。异位骨化成熟后，对于有症状的患者可以进行选择性切除。切除异位骨化产生的骨后，采用骨蜡包埋暴露的骨骼，预防血肿形成，降低异位骨化复发的风险。放射和非甾体抗炎药具有一定的预防作用[23]。

参考文献

1. Droll KP, Perna P, Potter J, et al. Outcomes following plate fixation of fractures of both bones of the forearm in adults. *J Bone Joint Surg Am* 2007;89(12):2619–2624.
2. Goldfarb CA, Ricci WM, Tull F, et al. Functional outcome after fracture of both bones of the forearm. *J Bone Joint Surg Br* 2005;87(3):374–379.
3. Dumont CE, Thalmann R, Macy JC. The effect of rotational malunion of the radius and the ulna on supination and pronation. *J Bone Joint Surg Br* 2002;84(7):1070–1074.
4. Schemitsch EH, Richards RR. The effect of malunion on functional outcome after plate fixation of both bones of the forearm in adults. *J Bone Joint Surg Am* 1992;74:1068–1078.
5. Anderson LD, Sisk TD, Tooms RE, et al. Compression–plate fixation in acute diaphyseal fractures of the radius and ulna. *J Bone Joint Surg Am* 1975;57:287–297.
6. Burwell HN, Charnley AD. Treatment of forearm fractures in adults with particular reference to plate fixation. *J Bone Joint Surg Br* 1964;46:404–425.
7. Chapman MW, Gordon JE, Zissimos AG. Compression–plate fixation in acute diaphyseal fractures of the radius and ulna. *J Bone Joint Surg Am* 1989;71:159–169.
8. Duncan R, Geissler W, Freeland AE, et al. Immediate internal fixation of open fractures of the diaphysis of the forearm. *J Orthop Trauma* 1992;6:25–31.
9. Mih AD, Cooney WP, Idler RS, et al. Long–term follow–up of forearm bone diaphyseal plating. *Clin Orthop* 1994;299: 256–258.
10. Moed BR, Kellam JF, Foster JR, et al. Immediate internal fixation of open fractures of the diaphysis of the forearm. *J Bone Joint Surg Am* 1986;68:1008–1017.
11. Mackay D, Wood L, Rangan A. The treatment of isolated ulnar fractures in adults: a systematic review. *Injury* 2000;31(8):565–570.
12. Jones JA. Immediate internal fixation of high–energy open forearm fractures. *J Orthop Trauma* 1991;5(3):272–279.
13. Henle P, Ortlieb K, Kuminack K, et al. Problems of bridging plate fixation for the treatment of forearm shaft fractures with the locking compression plate. *Arch Orthop Trauma Surg* 2011;131(1):85–91. Epub 2010 Jun 3.
14. Leung F, Chow SP. A prospective, randomized trial comparing the limited contact dynamic compression plate with the point contact fixator for forearm fractures. *J Bone Joint Surg Am* 2003;85(12):2343–2348.
15. Davis ET, Harris A, Keene D, et al. The use of regional anaesthesia in patients at risk of acute compartment syndrome. *Injury* 2006;37(2):128–133. Epub 2005 Oct 26.
16. Henry WA. *Extensile exposures*. 2nd ed. New York, NY: Churchill Livingstone; 1973:100.
17. Thompson JE. Anatomical methods of approach in operations on the long bones of the extremities. *Ann Surg* 1918;68:309.
18. Wright RR, Schmeling GJ, Schwab JP. The necessity of acute bone grafting in diaphyseal forearm fractures: a retrospective review. *J Orthop Trauma* 1997;11(4):288–294.
19. Beaupre GS, Csongradi JJ. Refracture risk after plate removal in the forearm. *J Orthop Trauma* 1996;10:87–92.
20. Langkamer VG, Ackroyd CE. Removal of forearm plates: a review of complications. *J Bone Joint Surg Br* 1990;72:601–604.
21. Kloen P, Wiggers JK, Buijze GA. Treatment of diaphyseal non–unions of the ulna and radius. *Arch Orthop Trauma Surg* 2010;130(12):1439–1445. Epub 2010 Mar 9.
22. Ring D, Allende C, Jafarnia K, et al. Ununited diaphyseal forearm fractures with segmental defects: plate fixation and autogenous cancellous bone–grafting. *J Bone Joint Surg Am* 2004;86(11):2440–2445.
23. Jupiter JB, Ring D. Operative treatment of post–traumatic proximal radioulnar synostosis. *J Bone Joint Surg Am* 1998;80(2):248–257.

第 13 章　桡骨远端骨折：外固定

作者　Neil J. White　Melvin P. Rosenwasser
译者　冷昆鹏　黄　伟　韩端阳
校对　王天兵

引　言

虽然外伤预防以及骨质疏松的诊断和治疗越来越受到重视，但是桡骨远端骨折仍旧是最常见的骨折之一，主要发生在年轻人和老年人。大部分低能量关节外骨折和青年人干骺端骨折，可以采取闭合复位石膏固定，往往治疗效果好。另一方面，老年性骨质疏松引起的桡骨远端粉碎性骨折容易复位，但是石膏固定维持复位困难。同样，青年人高能量损伤引起的不稳定性桡骨远端骨折需要手术治疗。

所有移位的桡骨远端骨折均需要复位固定，纠正畸形，改善神经血管状态，缓解疼痛。复位后复查 X 线片，观察有无不稳定表现。Lafontaine 等指出[1]下列 5 个因素与骨折不稳定相关：①最初背侧成角大于 20°，②背侧粉碎，③关节内骨折，④合并尺骨骨折，⑤大于 60 岁。根据笔者的经验，如果存在 3 个或者 3 个以上上述因素，石膏固定之后出现复位丢失的可能性大。Nesbitt 等[2]采用 Lafontaine 的标准发现，只有年龄是预测骨折不稳定的显著性危险因素。对于大于 58 岁的患者，有 50% 的可能性出现二次移位；而大于 80 岁的人出现二次移位的概率增高至 77%。近期 MacKenney 等[3]前瞻性评估了 4 000 例桡骨远端骨折患者，发现年龄、干骺端粉碎、尺骨变异是骨折不稳定的危险因素。复位丢失，腕部对位不良、复位后关节面不平整（存在台阶或者骨折间隙）会影响腕关节的功能[4~6]。

适应证与禁忌证

大部分桡骨远端骨折患者可采用闭合复位石膏固定。如果复位之后桡骨的高度恢复（与健侧比相差 3~4 mm 以内）、桡偏角大于 22°、关节台阶或者间隙小于 2 mm，可以采取非手术治疗。必须恢复腕骨的排列，掌倾角丢失小于 10°（表 13.1）。我们的理念是：对于年轻、活动多的患者应尽量纠正畸形，而需求较低的老年患者可以接受轻度的畸形，轻度的缩短畸形和成角畸形不会影响临床效果[7~9]。闭合复位后，前 3 周每 7~10 天复查一次 X 线片，观察复位是否维持良好，是否需要进行外科干预。石膏固定不能完全限制掌指关节的活动。石膏固定 6 周后，将石膏更换成可以自行取掉的夹板。如果在石膏固定期间保持手指活动，那么常不需要专业的功能锻炼。如果仍然存在僵硬或者肿胀，则推荐进行康复训练。

桡骨远端移位不稳定常需要手术治疗，因为即使复位满意，也可能出现再次移位。我们相信，根据 LaFontaine 的标准，即使初次复位满意、早期接受手术治疗，患者也有很大的可能性出现骨折二次移位。一般来讲，如果患者存在骨折块掌侧移位，对最初移位、缩短明显，背侧粉碎的患者，建议早期进行手术。根据患者的个体情况决定具体治疗方式。

表 13.1 桡骨远端正常指标以及复位后可接受范围

		复位后可以接受范围[a]	
测量指标	正常	文献推荐	作者建议[b]
掌倾角	11°	背倾 0° ~15°	背倾 10°
尺骨变异	等于对侧[c]或者 ±2 mm	缩短 2~4 mm	缩短 3 mm
桡偏角	22°	10° ~17°	15°
关节面移位	平整	1~2 mm 台阶或者间隙	2 mm 台阶，1 mm 间隙[d]

a 注意：手术治疗的目的是使桡骨远端达到解剖复位。各项研究报道的复位后可接受标准不一，同时与患者的要求相关。最近的研究显示，老年患者对畸形的容忍度更大 (引自 Schwartz AK， Rosenwasser M， White NJ， et al. Fractures of the forearm and distal radius. In: Schmidt AH， Teague DC， eds. Orthopaedic knowledge update 4: trauma. Rosemont， IL: American Academy of Orthopaedic Surgeons; 2010.)

b 评估骨折是否稳定最重要。如果骨折不稳定，石膏不能维持复位

c 桡骨的月骨面至尺骨头，同对侧比较

d 为了达到良好的效果，应防止点接触，同时也应控制月骨。因此，台阶 <1 mm 是可以接受的

在过去 10 年中，锁定接骨板已经广泛应用于不稳定性桡骨远端骨折的治疗，包括桡骨远端解剖型锁定接骨板。螺钉和接骨板自行锁定，增加了固定的稳定性，即使患者存在严重骨质疏松。固定角度的锁定接骨板以及万向锁定接骨板，使医生可以固定移位的关节面骨块，这使不稳定性桡骨远端骨折的手术指征发生了显著的变化。桡骨远端锁定接骨板最终取代了既往标准的跨关节外固定架。但是，现代的跨关节或者不跨关节的外固定架，与克氏针、干骺端植骨联合使用时，也能取得良好的临床效果。克氏针、干骺端植骨可以支撑复位的关节面，类似于锁定接骨板的软骨下螺钉。

根据我们的经验，绝大部分桡骨远端骨折可采用接骨板、螺钉固定。但是，仍然有使用外固定架固定、克氏针加强的指征，如：桡骨远端骨折粉碎明显，不能使用接骨板、螺钉固定；为了预防或者治疗感染；严重的软组织损伤。

外固定架的绝对适应证

- 粉碎明显，有时候使用内固定无法固定靠近关节面的桡骨远端关节内骨折
- Ⅱ度以及Ⅲ度污染的桡骨远端开放性骨折
  - 可以作为暂时性治疗，也能作为确定性治疗
- 开放骨折合并骨缺损
  - 一般作为暂时性治疗手段
- 开放或者闭合性骨折，合并需要修复的神经血管损伤；或者存在严重的软组织损伤
- 明显不稳定骨折合并韧带损伤，如掌侧剪切型骨折或者存在腕骨尺侧移位

外固定架的相对适应证

- 骨折明显移位合并明显软组织肿胀、擦伤、水疱
- 多发伤患者
- 同侧肢体复杂性损伤
- 腕部感染或者前臂骨折

术前计划

病史采集和体格检查

完善的病史以及体格检查是基本需要，要特别注意检查软组织的完整性以及神经血管功能。需要检查肱动脉、桡动脉、尺动脉的搏动，检查桡神经、尺神经、正中神经的感觉和运动功能。需要详细记录上述检查结果。仔细观察

皮肤，是否存在开放性伤口，包括腕关节尺侧的小伤口。检查前臂以及肘部是否存在肿胀和压痛，排除 Galeazzi 骨折、Monteggia 骨折以及 Essex–Lopresti 损伤。检查前臂肌肉，观察是否存在筋膜室综合征。检查手部有无疼痛、畸形，提示有无合并伤，如腕骨或者掌骨骨折或者脱位。患者的个人信息、优势手、职业需要、并发症、手术期望值等，均会影响手术方式的选择。体格检查完成之后，采用闭合复位并使用长臂夹板固定。不应于过度屈曲位固定腕部，因为这样会使腕管内压力增高。如果出现任何疼痛或者麻木加重的症状，需要松开支具或者石膏，对患处做进一步的评估和治疗。如果手指存在骨性关节炎，那么很容易出现骨折后肿胀和疼痛。闭合性桡骨远端骨折出现急性肌腱损伤的可能性非常低。

影像学评估

需要高质量的腕关节和前臂前后位以及侧位片。在许多病例中，需要对侧腕关节片进行对比。复位后的腕关节往往可以更清楚地显示骨折类型，有助于评估骨折是否稳定。在粉碎性或者复杂的骨折中，腕关节轴位、冠状位、矢状位 CT 片有助于明确骨折类型和骨折块的形态。在骨折复位、固定后应行腕关节 CT 扫描。腕关节 CT 对骨折缩短、移位、成角提供的信息有限，是一种医疗资源的浪费。对于不稳定性骨折，透视下牵引摄片能够提供有用的临床信息，能够决定或者改变手术入路。牵引位摄片能够观察到合并的、轻微的腕骨损伤或者韧带损伤。

手术时机

桡骨远端闭合性不稳定性骨折，不合并神经血管损伤，在完善相关术前准备后应及时进行手术治疗。骨折复位夹板固定之后，需要有手术计划。另一方面，开放性骨折需要急诊进行清创、骨折固定。合并筋膜室综合征或者急性腕管综合征需要急诊行减压术。

有一部分闭合复位保守治疗患者，随访时出现骨折二次移位。对于保守治疗的患者，前 3 周每周进行随访，观察是否出现骨折再次移位。我们需要重视一种“逐渐移位”现象：在 1 周时出现轻度的移位，但是可以接受；2 周时移位增加；3 周或者 4 周时移位进一步增加，临床不可接受。如果复查 X 线片显示骨折移位超过 2~3 mm，推荐手术治疗。

治疗策略

根据骨折稳定性和患者期望值、功能需求以及并发症确定最终的治疗方式。需要特别注意的是，桡骨长度、桡偏角、掌倾角与临床疗效相关。如果存在关节面不平整、腕关节半脱位，腕关节功能会更差[4~6]。但是，轻度或中度的畸形也可能出现满意的临床效果，因此需要重视患者的个体化治疗。所有移位的桡骨远端骨折均需要闭合复位，前臂石膏或者夹板固定。我们采用静脉镇静或者血肿内注射缓解患者疼痛。采用血肿内注射时，如果合并尺骨茎突骨折或者下尺桡韧带损伤，需要麻醉下尺桡关节，因为这样可以提高患者的舒适度。对于绝大部分患者，最好一期行接骨术，而不是二期行截骨术。

不稳定桡骨远端骨折不能仅使用跨关节外固定架治疗（图 13.1）。如果联合使用其他技术，如 Kapandji 背侧针、经桡骨茎突髓内钉、同种异体骨干骺端植骨、磷酸钙骨水泥，可以提高临床疗效[10, 11]（图 13.2）。对于轻度粉碎的骨折，骨折端背侧无骨缺损，最好选择非跨关节外固定架，因其会使桡骨长度、桡偏角、掌倾角恢复得更好[12]。背侧或者掌侧剪切骨折，如 Smith 骨折和掌侧或者背侧 Barton 骨折，需要采用锁定蝴蝶接骨板固定。有时，对于高度粉碎性骨折，在切开复位内固定后，可采用桥接外架进一步固定（图 13.3）。掌侧或者背侧小的剪切骨块合并腕关节不稳定，采用桥接外架有助于改善临床疗效。

舟骨或月骨压缩性骨折（Die–punch）应通过抬高骨折块及软骨下骨移植、克氏针固定来治疗。该手法可在关节镜下通过荧光显微镜辅助完成[10]（图 13.4）。

尺骨茎突骨折见于超过一半的桡骨远端骨折，纤维软骨三角复合体 (TFCC) 附件的稳定性比尺骨茎突片段的大小更重要[13~15]。移位的桡骨远端骨折固定后，对远端桡尺骨关节（DRUJ）应该依据不稳定的迹象进行操作。如果不稳定，应该修复 TFCC 或尺骨茎突。

未受损伤时，腕关节将随着桡骨远端骨折的复位而复位，残余的成角畸形。旋转不稳定或存在不稳定的背侧碎片时，表明外侧囊韧带松弛，继发于桡骨骨折缩短压紧、畸形或侧桡腕韧带断裂。关节周围剪切骨折，无论背侧或掌侧，主要是韧带的损伤，需要手术固定。腕关节对齐应该通过近端和远端桡腕弓评估[15]。

我们报告了一项随机临床试验比较了各种固定术对位移的桡骨远端骨折疗效，结果发现各技术间没有差异[16~18]。然而，接骨板固定术可促进患者功能的更快恢复，相比外固定术，可以更有力地促进恢复进程[16]。尽管普遍热衷于使用桡骨远端掌侧锁定接骨板， 外固定也可以达到与之相当的远期疗效，应成为外科医生技术储备的一部分。

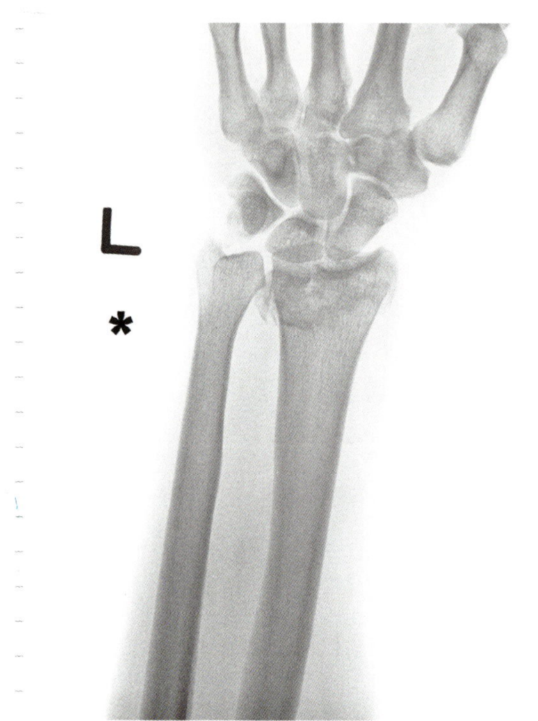

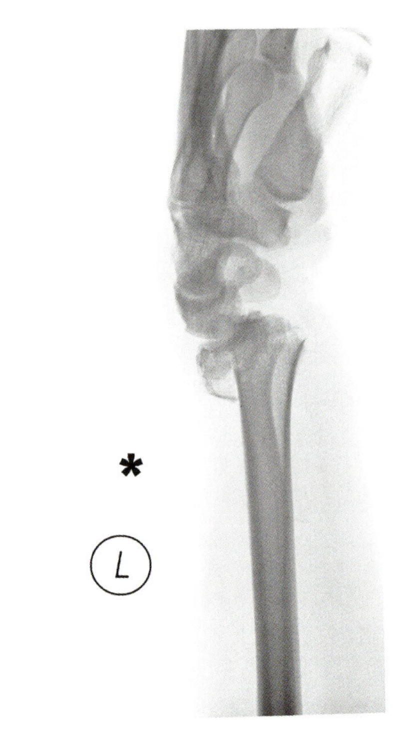

A

图 13.1 A. 33 岁男性，右侧优势手，高处摔伤后出现左侧桡骨远端关节内骨折。牵引复位之后，采用桥式外固定架固定。B. 不稳定的关节内骨块需要进一步固定，包括克氏针或者植骨，用于维持复位。尽管最初复位满意，桥式外固定架固定之后骨块可能出现塌陷。3 个月之后，腕部畸形愈合。C. 复位后，侧位片评估非常重要。在此病例中，连接棒阻挡了侧位观察。可以将连接棒置于更远端或者采用可透视材料，从而避免上述情况

L
Edinburgh Royal Infirmary
L
Operat
11.10.2010 [10:09:25]
Edinburgh Royal Infirmary
L
kV 55 mAs 2
DAP 1.80 e(1)
Operator: AK
B

图 13.1（续）

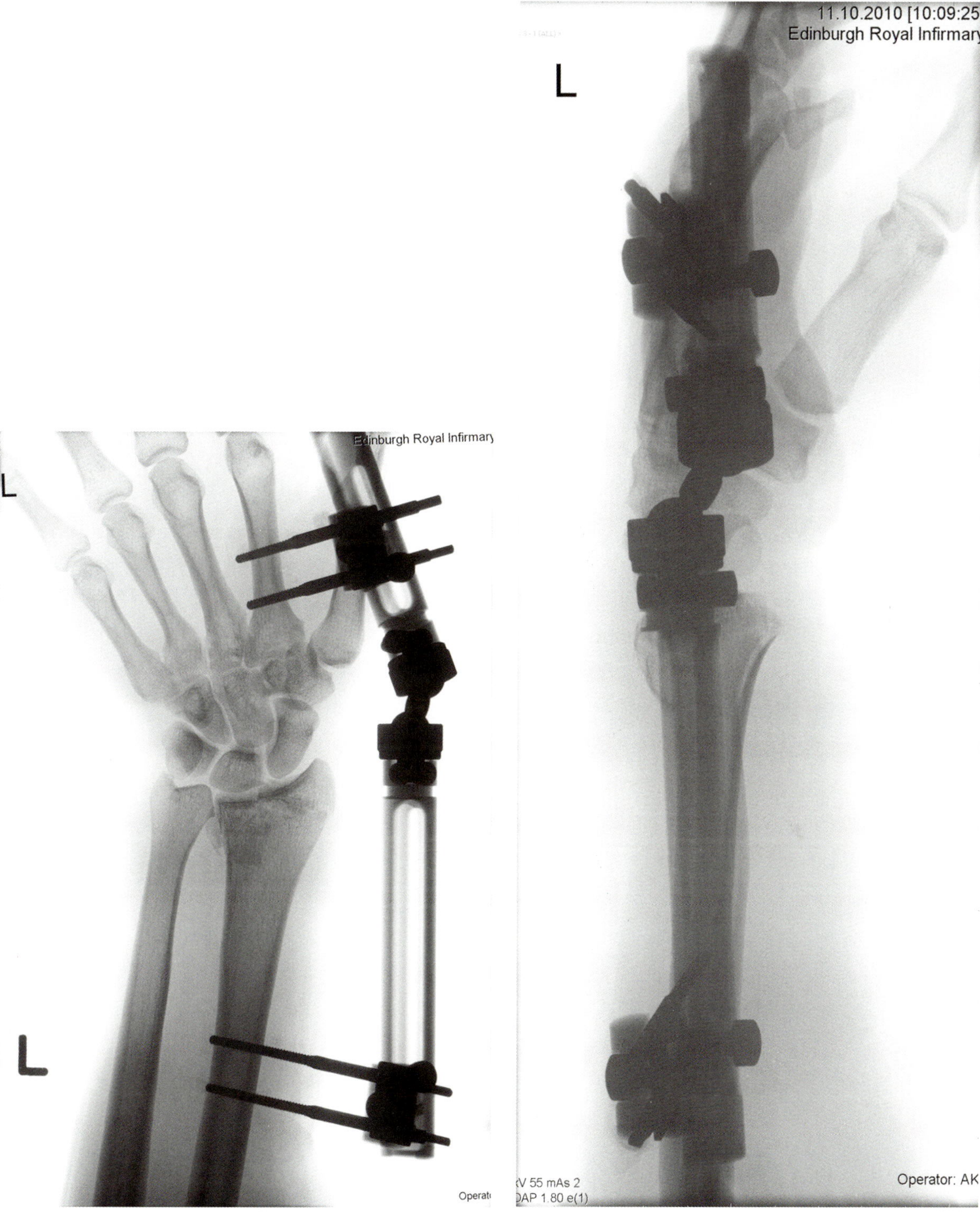

22.11.2010 [11:45:14]
Edinburgh Royal Infirmary
L
Operator: AK

22.11.2010 [11:45:14
Edinburgh Royal Infirmar
L
Operator: A

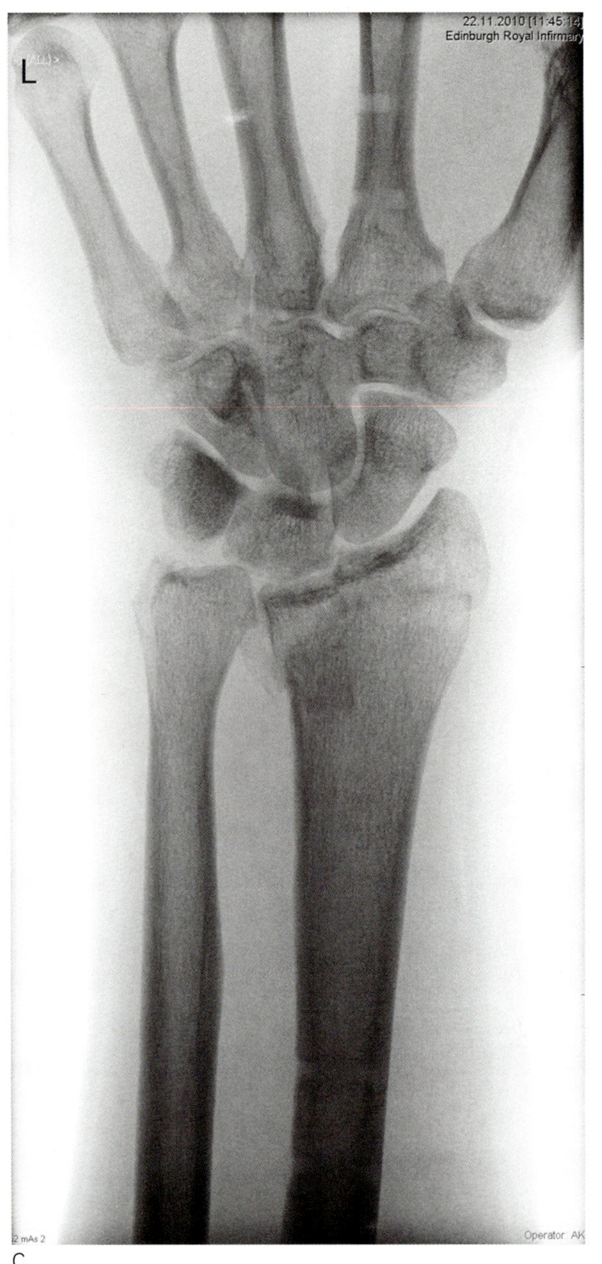

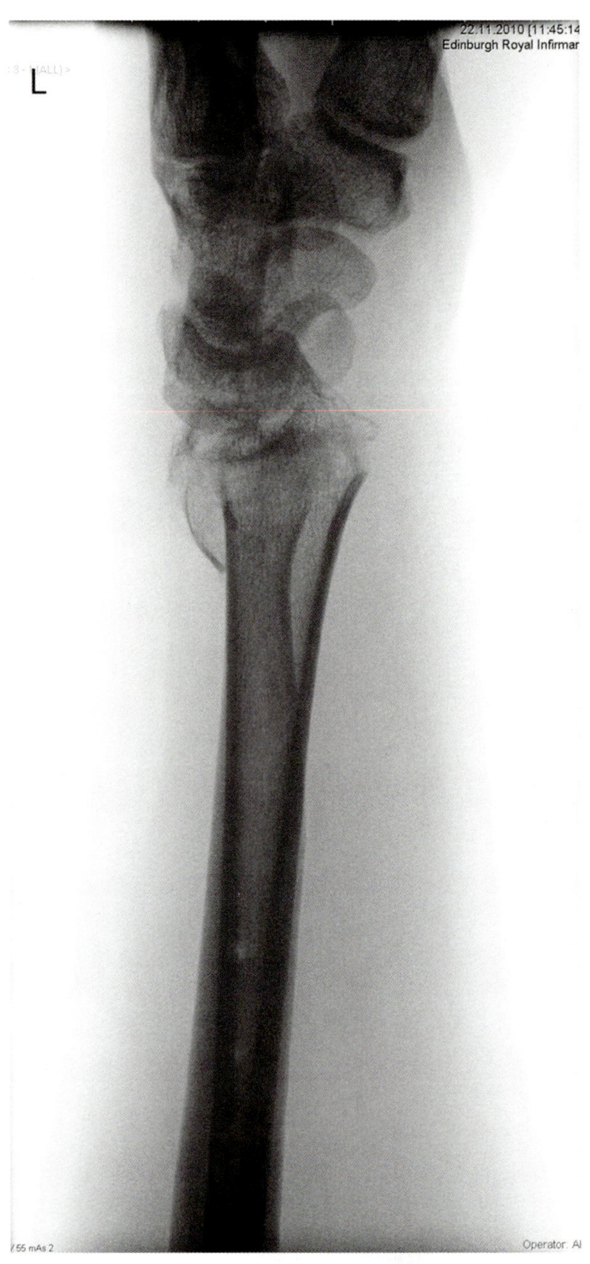

C

图 13.1（续）

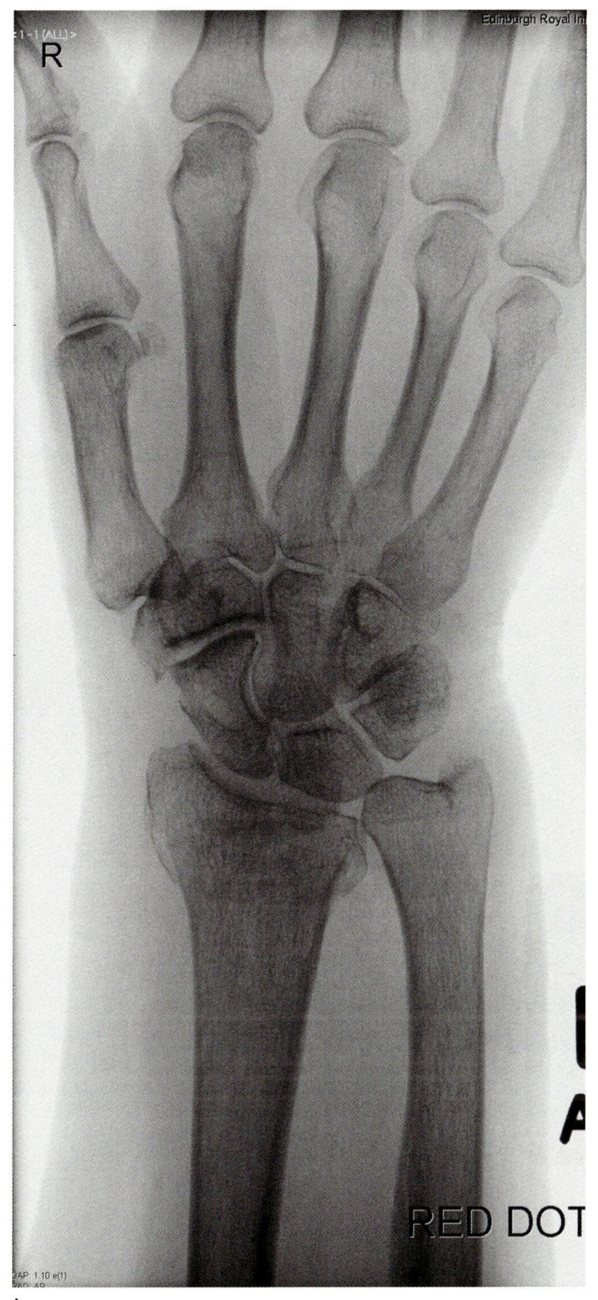

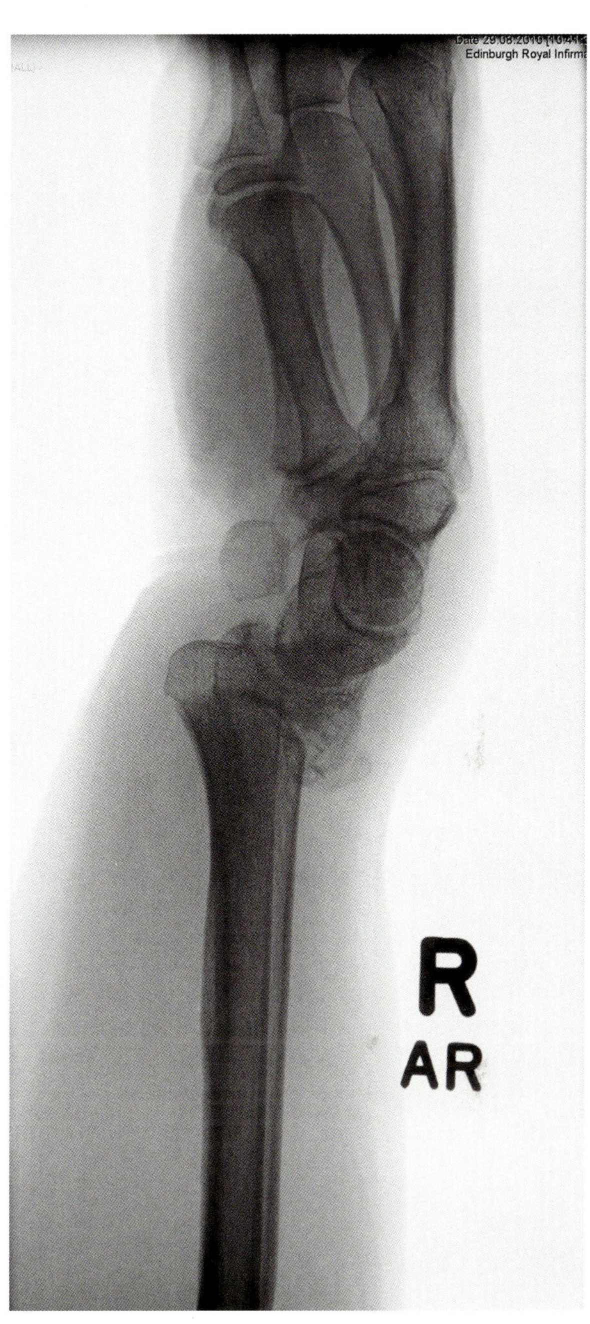

A

图 13.2　57 岁女性，右侧优势手，出现上述桡骨远端骨折。A. 闭合复位不满意，进一步采用克氏针固定后复位满意。B. 将腕部固定在中立位，这样手指可以进行康复训练，有助于消肿。骨折固定 6 周之后在局部麻醉下取出钢针。C. 患者获得良好的功能恢复

11.10.2010 [09:21:04
Edinburgh Royal Infirmar
R
Operator: A
B

13.09.2010 [09:55:
Edinburgh Royal Infirm
R
Operator:
C

图 13.2（续）

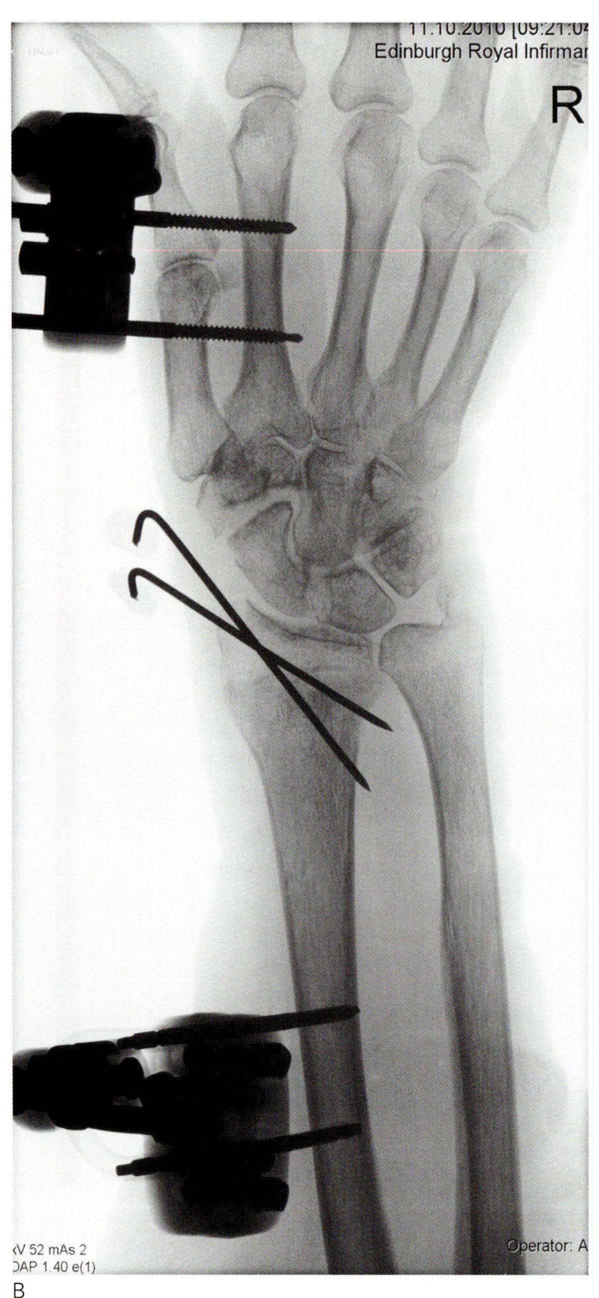

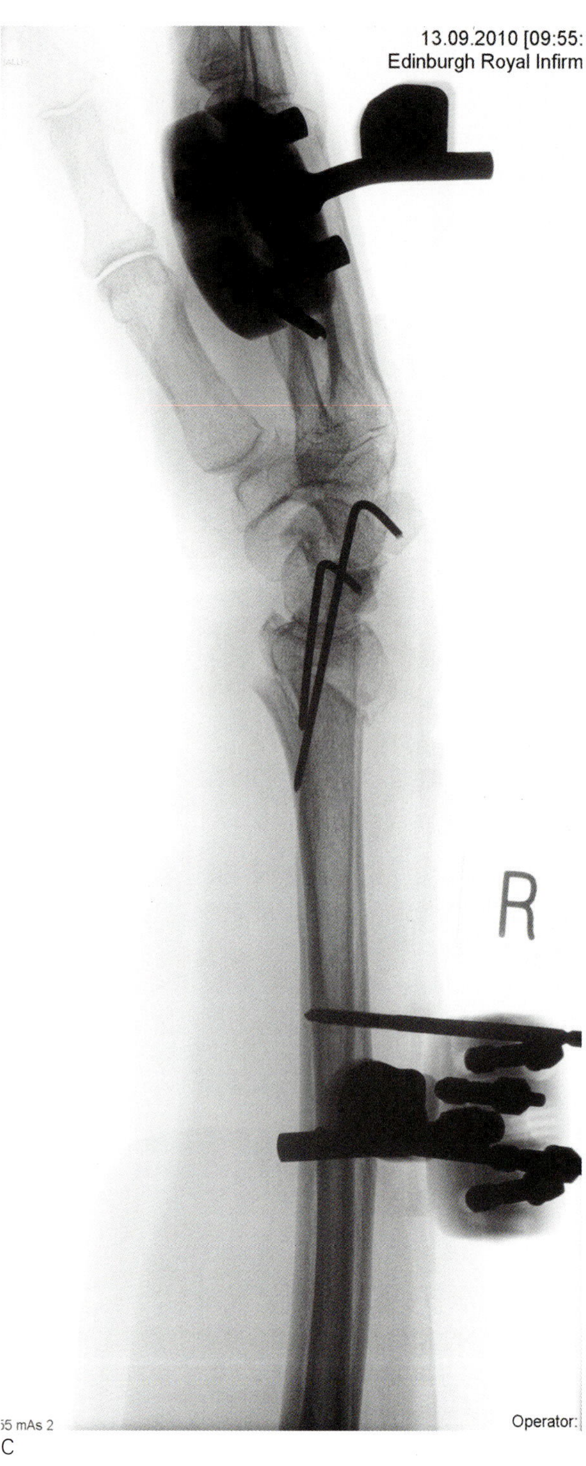

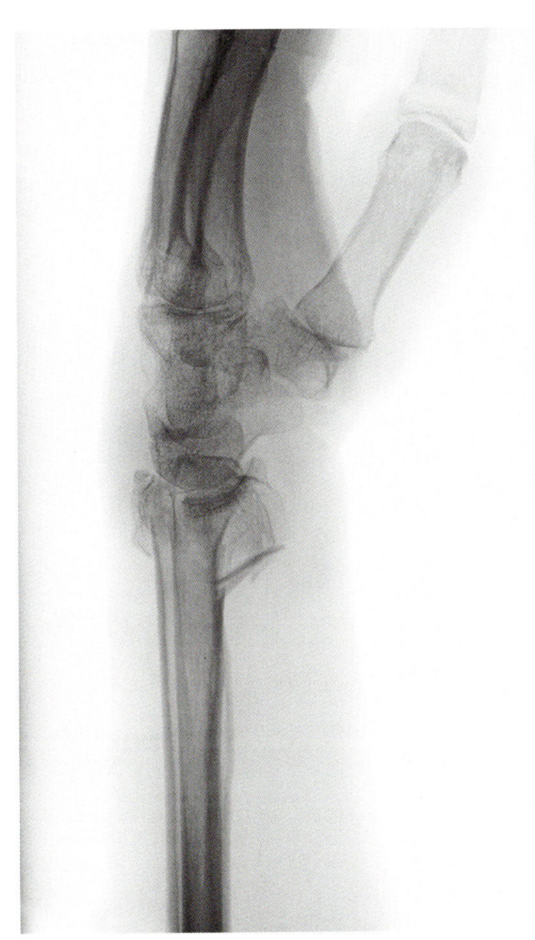

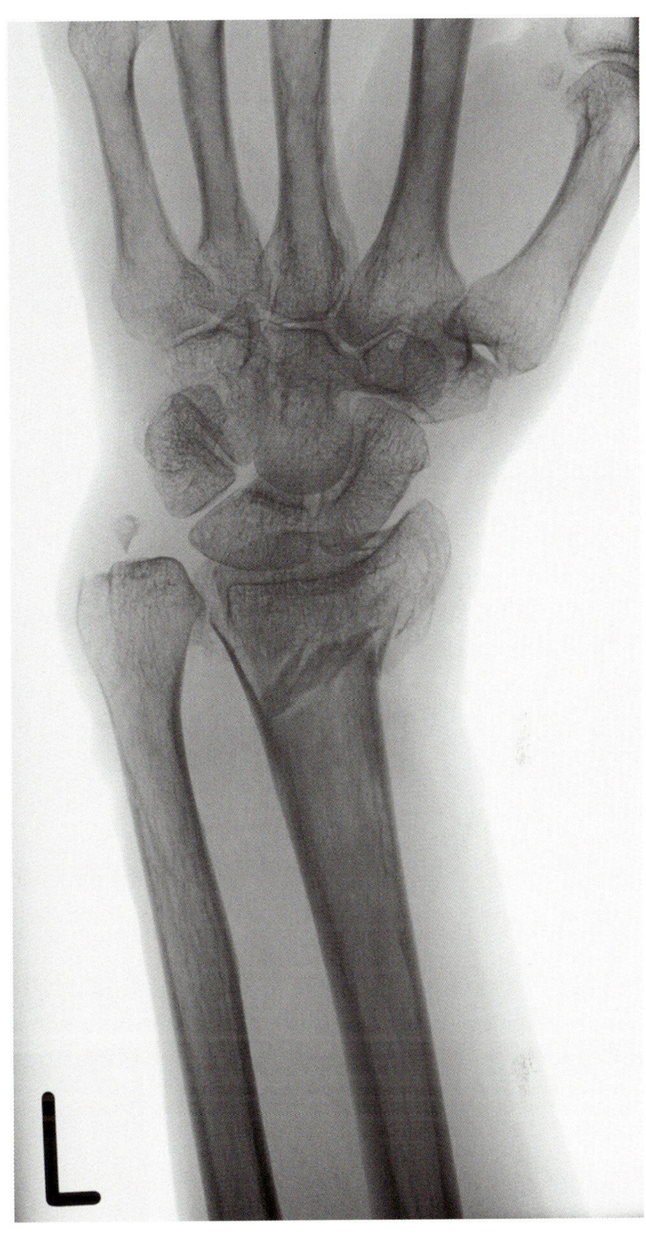

A

图 13.3　67 岁女性，右侧优势手，出现上述左侧桡骨远端粉碎性关节内骨折。A. 在切开复位、锁定接骨板固定的过程中将外固定架作为复位工具。B. 使用外固定架将腕部固定于中立位，并不牵引。B，C. 术后即可进行康复训练。手术过程中，如果人手较少，没人牵引复位时也能使用上述技术。根据术中内固定的稳定性，可以在术后 2 周拆除外固定架，或者术后 6 周拆除

22.11.2010 [09:42:20]
Edinburgh Royal Infirmary
L
kV 55 mAs 2
DAP 1.60 e(1)
Operator: ZB

22.11.2010 [09:42:20]
Edinburgh Royal Infirmary
L
52 mAs 2
Operator: ZB

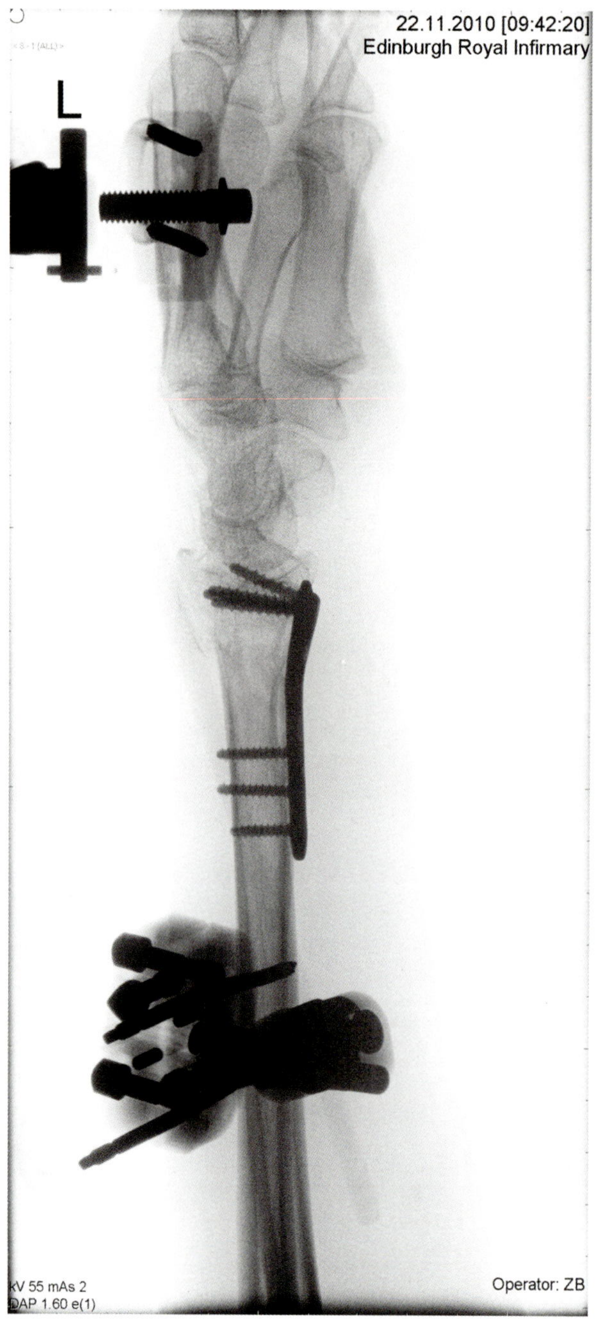

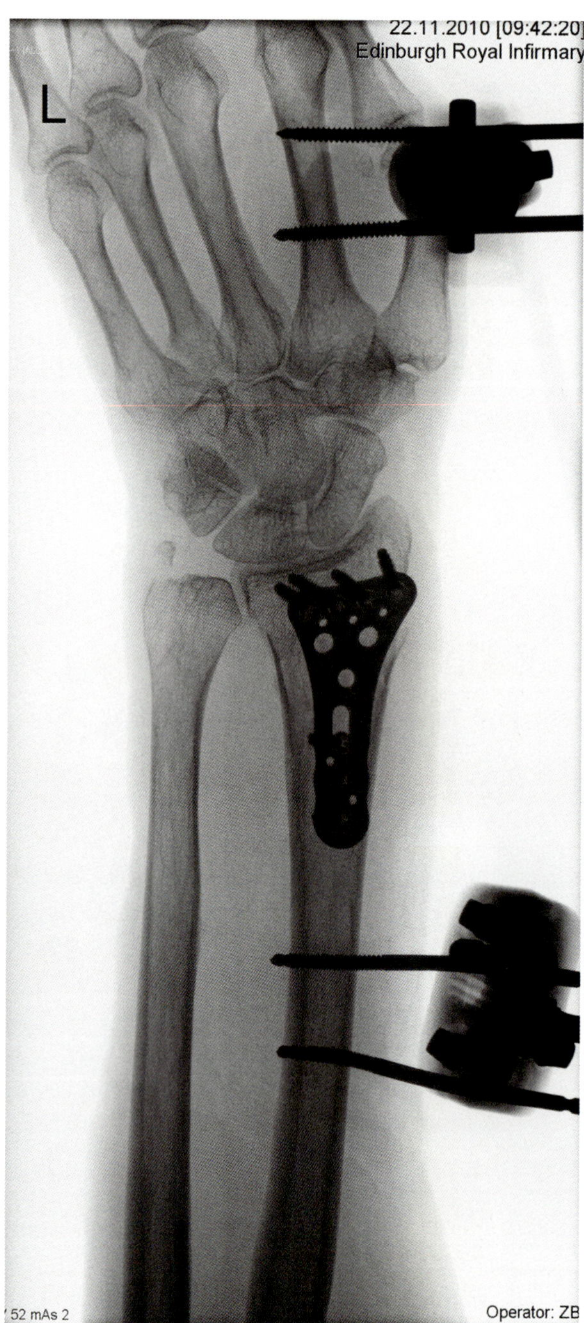

B

图 13.3（续）

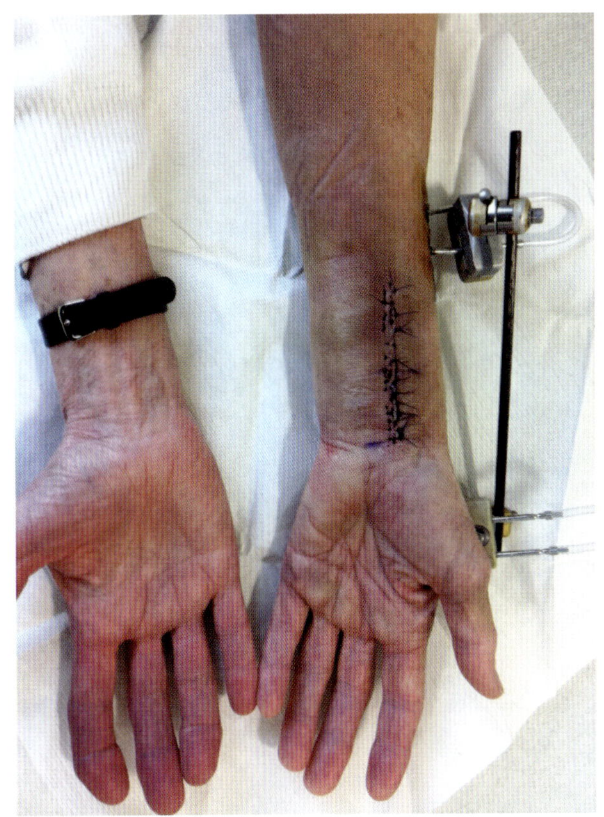

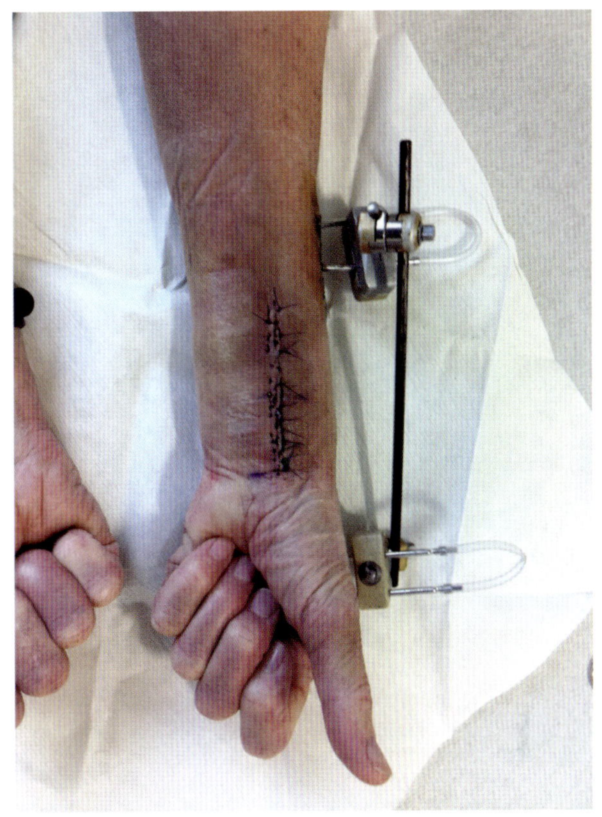

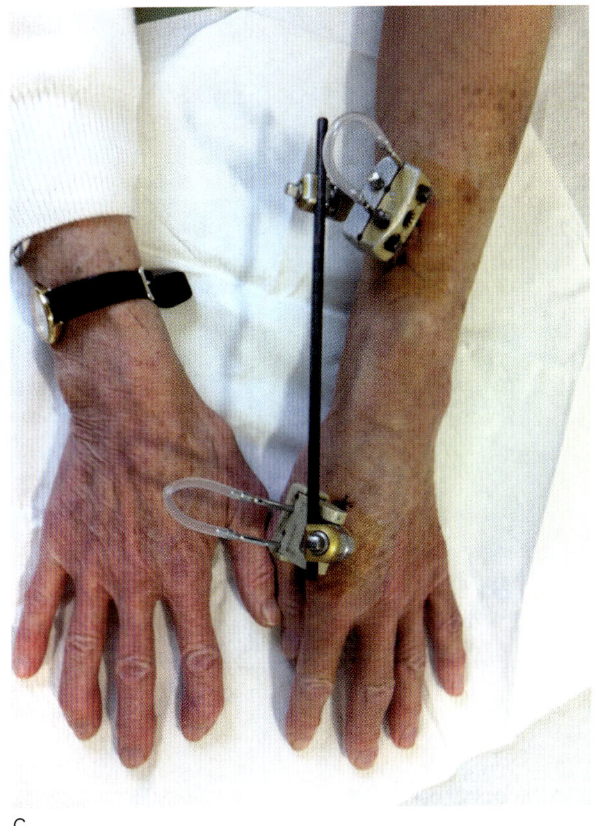

C

图 13.3（续）

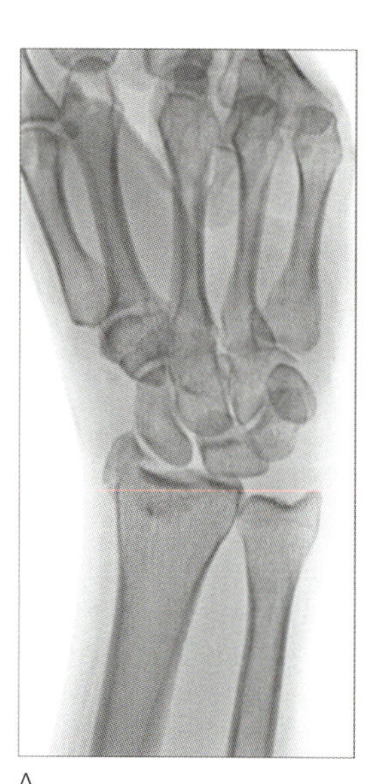
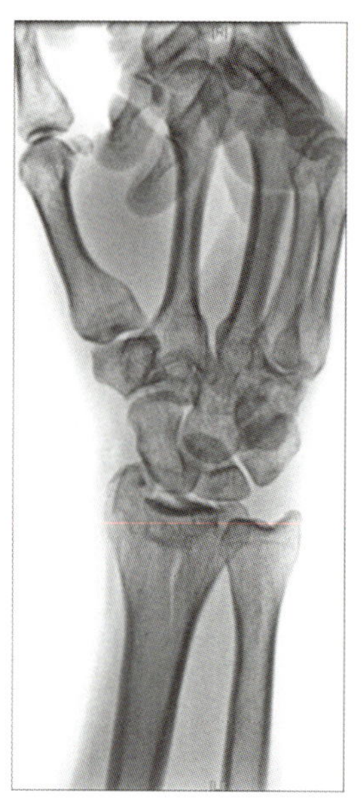
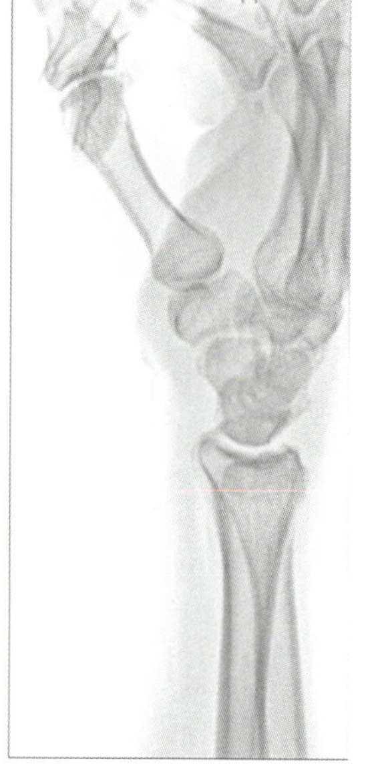

A

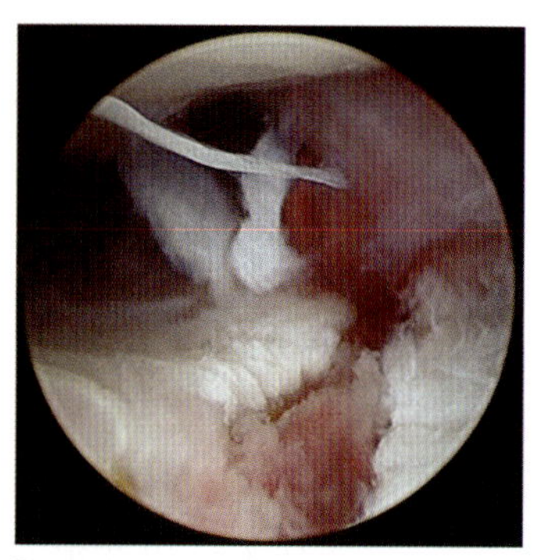

B

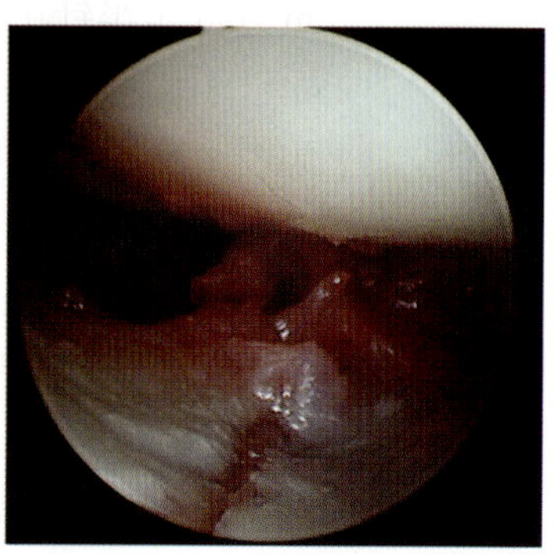

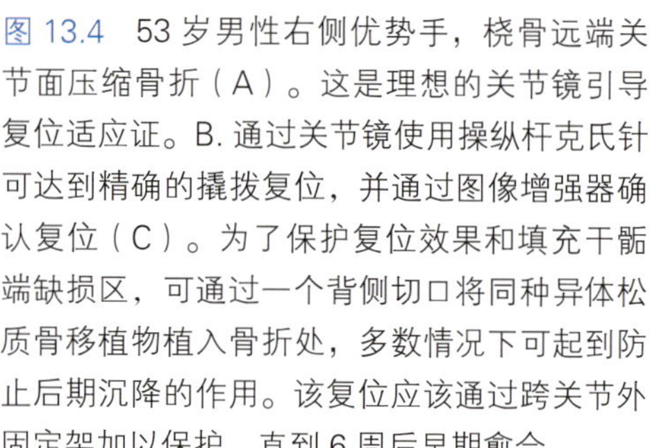

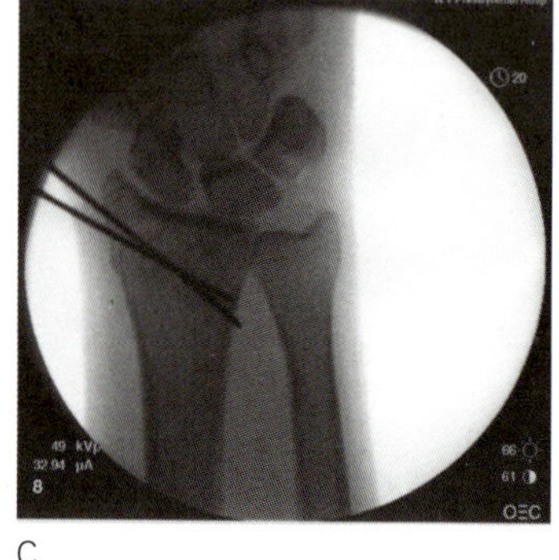
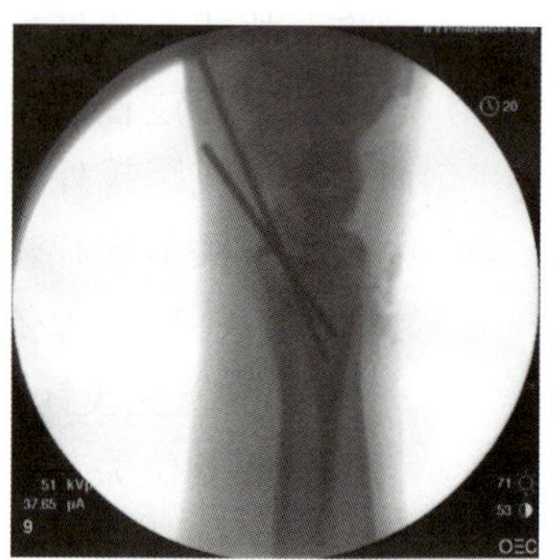

C

图 13.4 53 岁男性右侧优势手，桡骨远端关节面压缩骨折（A）。这是理想的关节镜引导复位适应证。B. 通过关节镜使用操纵杆克氏针可达到精确的撬拨复位，并通过图像增强器确认复位（C）。为了保护复位效果和填充干骺端缺损区，可通过一个背侧切口将同种异体松质骨移植物植入骨折处，多数情况下可起到防止后期沉降的作用。该复位应该通过跨关节外固定架加以保护，直到 6 周后早期愈合

手 术

体位和术前准备

手术在全身或局部麻醉下进行。局部麻醉提供完整的肌肉松弛效果并使手术后的疼痛缓解达 8~12 小时。患者仰卧于手术台上，手臂屈曲固定并放在一个可透射 X 线的臂板上，以容纳C臂。手臂上止血带前静脉注射一代头孢菌素。如果存在青霉素过敏，可使用万古霉素和克林霉素。我们经常使用迷你 C 臂进行桡骨远端骨折手术。标准的 C 臂也可使用，但所接受射线剂量更高（10 倍）。

手臂备皮并铺单，止血带加压到 250 mmHg，因此止血带仅用于显露术野。辨别、区分和保

护肌腱的间隔，最重要的是在植入外固定针时保护相邻的皮神经。克氏针安全地插入后放松止血带。关节镜用于辅助骨折复位，设备应放在靠近床脚处。关节镜评估提供了精确的桡腕关节复位、关节面排列图像，这在月骨引起的背侧 die-pundn 骨折中尤为有用。关节镜辅助关节面重排和经皮克氏针固定后，可行干骺端植骨填充，再行跨关节外固定支架固定，可以起到对抗变形力和保护复位的效果。

内植物选择

应尽可能地使用可透射 X 线的连接杆。如果不能提供这些，那么两个连接杆应向掌背侧偏斜，以达到不妨碍获得高质量的侧位 X 线片的目的。3 mm 外固定半针用于插入桡骨和第二掌骨。虽然固定螺钉是自钻和锁定的，我们还是倾向于打预钻导引孔来降低发生医源性骨折或位置偏移的可能性并允许手动钻孔。对于非跨越性支架，我们不在桡骨远端干骺端预钻导引孔，因为此处骨密度通常较低。

辅助技术

通过将一枚或多枚经皮克氏针插入桡骨茎突来防止应用非跨越性外固定架后出现平移畸形。然而，桥接或跨越外固定架属于对抗张力设备，无法复位关节内移位的骨折碎片。关节面受到影响时，不能单独依靠牵引复位，使用焦点内（Kapandji）克氏针有助于在上外固定架之前进行操作并复位关节面。一旦这些骨性关节碎片按照图像评估或通过关节镜得到复位，克氏针可以有效地起到防止远端和近端掌侧骨皮质移位的作用。在骨质疏松骨折中，这可能不足以在整个骨愈合过程中维持复位，应在干骺端辅以同种异体骨或磷酸氢钙骨水泥植入。植骨术是通过在 Lister 结节以及在第三、四背侧间隙上 3 cm 背侧切口完成的。骨折处通过骨撬打开，将骨移植物或骨水泥植入空虚的软骨下边缘，防止骨面沉降以及去除外固定后外旋[11]。此外，由于韧带整复术所产生的对称性背掌侧软组织张力的作用，在安装跨越性支架的情况下无法恢复正常掌倾角[19]。非联合跨越性支架的优点是可以保持腕部掌倾角的旋转能力。

关节镜辅助关节复位

许多研究已经表明，腕关节镜检查可提高复位以及克氏针插入位置的质量[20]。此外，腕关节镜可以彻底检查可能继发于桡骨远端骨折的关节面损伤、掌间韧带损伤和 TFCC。手腕垂直牵拉悬吊在牵引架上，从而很好地为关节镜检查操作提供容纳图像增强器和植入克氏针的操作空间。

对于桡骨远端骨折，腕关节镜没有绝对适应证。该技术的使用应只考虑外科医生的经验以及是否能最大限度地减少手术时间或并发症，在如桡侧茎突骨折或 Chauffeur 骨折这类部分关节骨折中最为有用。有时，当使用掌侧锁定接骨板治疗非常远端的骨折时，关节镜检查也可以起到确保螺钉没有打入关节的作用。

通过无菌的手指牵引带向食指和中指施加 10 磅（4.5 kg）的牵引力，保持肩部及肘部屈曲 90°（图 13.5）。注意以软垫保护靠近悬吊支架的肘部。在皮肤上标出关节镜入口并与背侧筋膜室间隙相吻合。操作设备入口是第 3~4 和第 4~5 背侧筋膜室位置，抑或是任何一个背侧筋膜室间隙位置。第 1~2 背侧筋膜室间隙入口对于桡骨茎突骨折复位很有帮助，6 个桡骨以及 6 个尺骨入口可以很好地提供操作视野。如果需要，应对 TFCC 进行修补。最后，掌中入口可用于评估舟月韧带以及月三角背侧韧带稳定性。

关节镜最好在上止血带的情况下使用。关节囊内应以 3~5 mL 普通生理盐水通过第 3~4 入口加以充盈。可用 1 根 18 号针探查入口的方向与位置。以 11 号刀片做 2~3 mm 切口，然后以小弯钳穿透背侧关节囊。用 2.7 mm 钝头穿刺套管将关节镜插入桡侧腕关节。血凝块最初可能造成视野模糊，但很快将被关节囊加压灌洗或滑膜刨刀所清除。许多患者可见桡腕侧均有由轴向应力和冲击造成的关节软骨损伤。应使用探子对掌间韧带以及 TFCC 进行仔细的探

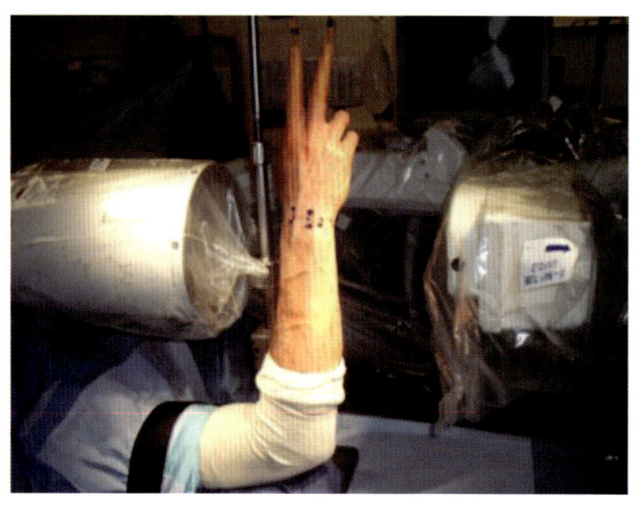

图 13.5 关节镜下的远端桡骨复位固定术时的手术室情况。需要在患肢周围有空间容纳镜架以及迷你透视仪

查和触诊[20]。关节外复位克氏针操作杆以及骨折处有限显露，都有助于关节软骨块复位。骨折依靠软骨下克氏针以及跨关节外固定架加以固定，存在干骺端缺损时应行植骨填充。

手术入路

非跨越性外固定

非跨越性外固定架在北美的应用少于欧洲，对该技术的陌生导致许多适宜应用该技术的病例没能得到正确救治。许多系列研究报道了该技术方法的疗效[5, 7]。非桥接外固定屈曲支架是恢复掌侧关节倾斜的强有力工具，因为其不需要进行韧带整复来达到复位效果。应用这一技术要求远端骨折块有至少 7 mm 的长度以容纳 3 mm 的单臂外固定架。该技术还可以用于关节内牵引。关节内骨折块经临时克氏针复位固定后，将单臂外固定架置于紧邻近端关节面处。单臂外固定架应置于伸肌筋膜室，以避免损伤肌腱（图 13.6）。然而，如果骨质较差或远端骨折块小于 7 mm，则不宜使用非跨越性屈曲外固定架。

非跨越性外固定架最大的优势是可以通过单臂外固定架像力量操纵杆那样控制关节面骨折块，从而达到复位并保持掌倾角的作用。许多研究者发现，非桥接外固定是重建桡骨长度、倾斜角以及掌倾角最有效的方法[5, 7]，而这些效果无法通过关节桥接外固定架实现，因为后者由于关节牵拉而产生对掌侧背侧对称性张力。虽然简单，但是韧带整复术无法对骨关节骨折块进行良好复位，从而经常造成关节非解剖性 V 形畸形愈合而非正常的关节凹面（图 13.7）。

如果通过非桥接外固定支架可以复位骨折，那么应在 Lister 结节的内外侧使用单臂外固定支架。许多桡骨远端关节内骨折在舟状骨和月骨面之间存在劈裂。通过小的纵切口可将两个远端单臂外固定支架置于骨折线的任意一侧。

对于非桥接支架而言，桡骨远端固定针应与桡骨长轴成 90° 角放置。插入月骨面骨折块的内侧固定针是最重要的一根，因其可控制腕部骨骼排列以及 DRUJ 的重塑。需要首先置入这一根固定针并且与下软骨面平行。然后将舟状骨面固定针置入与下软骨面平行的位置。同时提升 C 臂及手腕使月骨面达到 20° 倾角，从外侧评估固定针植入情况。然后将固定针自近端向远端靠近进行复位。伸肌腱尤其是拇长伸肌腱必须在固定针置入前分离保护起来。透视引导下将 3 mm 自钻单臂固定针手动置入掌骨皮质。置入后检查拇长伸肌腱偏移情况。

在骨折复位前，可将远端骨折块内的单臂固定针作为操纵杆，在桡骨髓腔内插入一根桡骨茎突克氏针（1.6 mm）。如果掌侧皮质骨折，那么这根克氏针就很有必要了。

外固定架由固定针与棒杆连接器和 X 线不

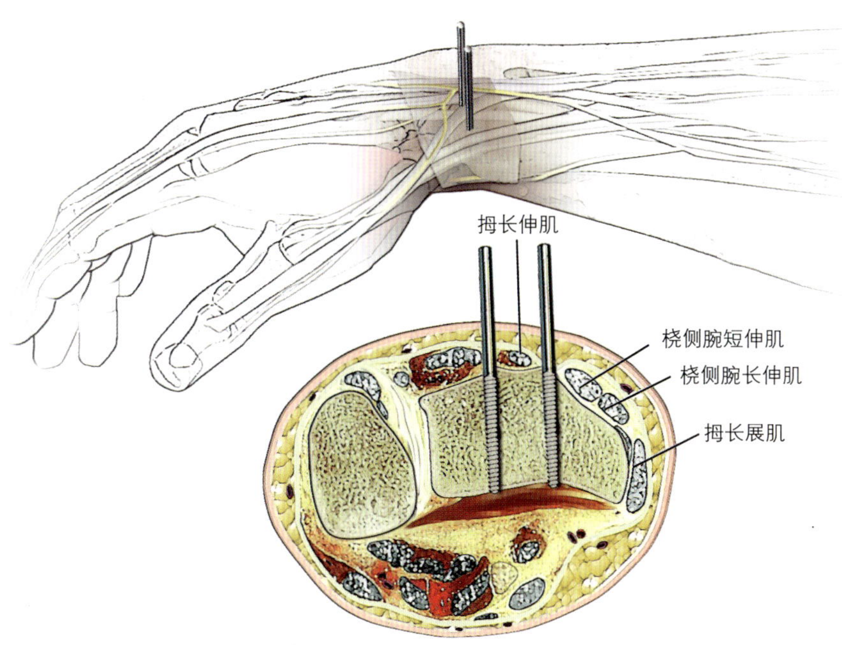

图 13.6　将单臂外固定架置于伸肌筋膜室之间以防止肌腱损伤

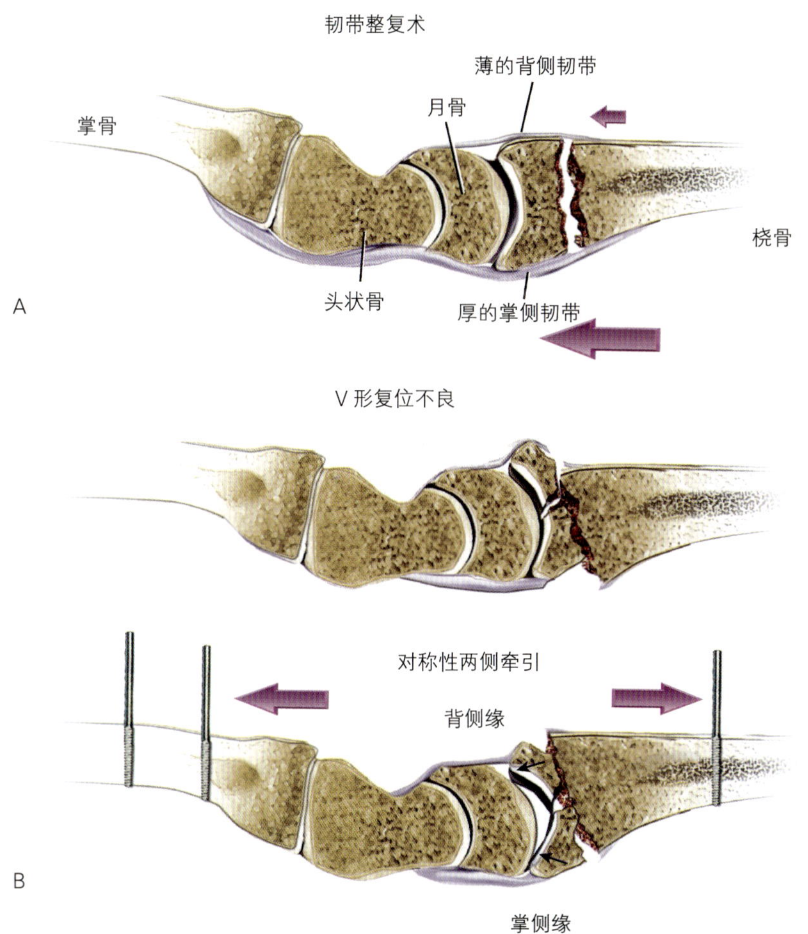

图 13.7　A. 韧带整复术：轴向力施加在完整的关节囊韧带结构上。在对称的掌背侧牵拉力作用下，只能得到平直的掌倾角。不应该通过腕关节牵拉或屈曲以达到掌倾角。这样是行不通的，会造成手指僵硬以及严重的术后疼痛。B. 由于两侧无法桥接以形成掌倾角，造成 V 形关节面复位不良

显影的横杆组成。最好的复位手法是术者向远端轻柔地推压单臂固定针，从而在透视引导下调整达到适当的肢体长度、弯曲度和倾斜角。透视引导用来透视骨折以及导向单臂固定针的复位动作。因其平行插入软骨下关节面，可以起到很好的重塑掌倾角的作用（图 13.8）。

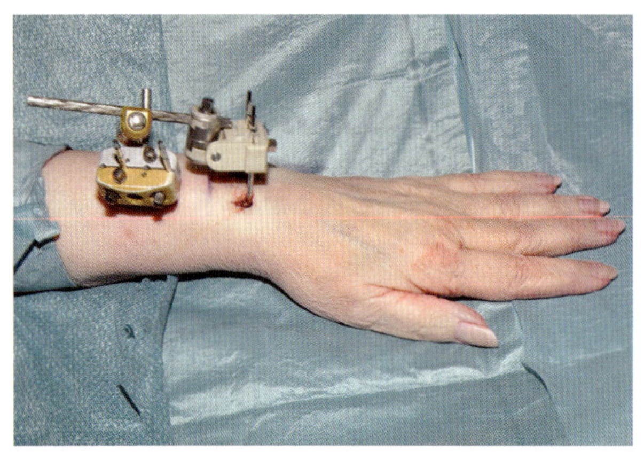

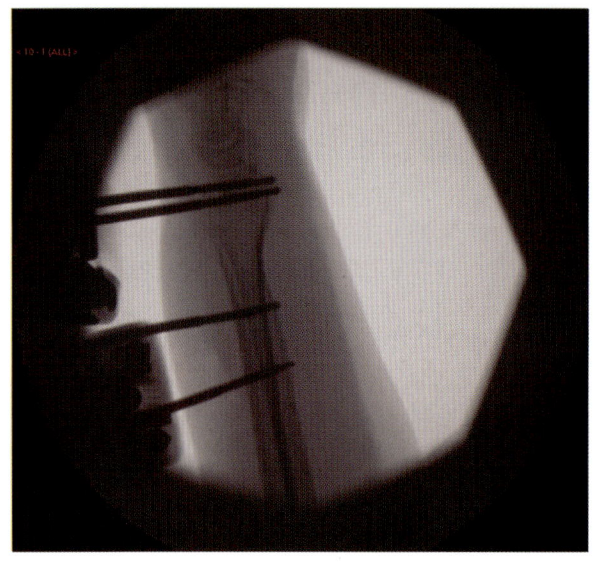

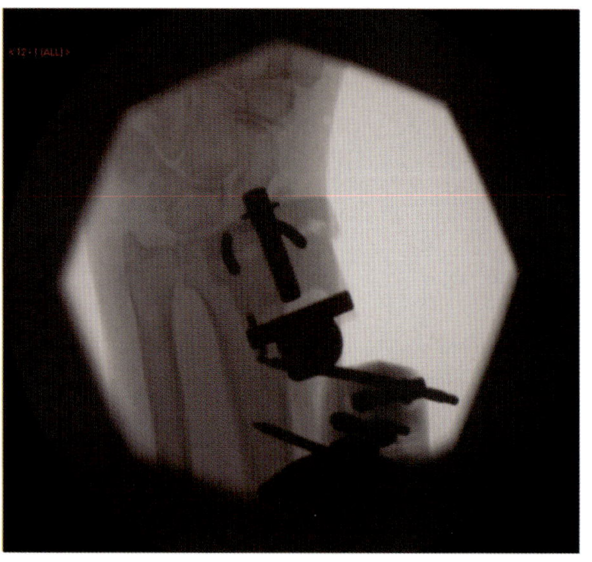

图 13.8 外侧单臂固定针置入。必须确认拇长伸肌腱的位置。桡骨固定针与内侧固定针以相同水平和角度置入，穿透掌骨双皮质。以两拇指向远端单臂固定针施加向远端的轻柔牵拉力。同时行皮质透视评估，确保排除关节骨折块过度牵拉复位，这种情况可能在掌远侧桡骨体同时骨折的情况下发生。复位力量的方向也可能促使畸形复位的发生。通过桡骨茎突克氏针可以控制掌侧端的牵引情况，避免过度复位发生。这种强有力的复位工具不需要额外的纵向牵拉力即可达到对桡骨屈曲度、掌倾角的精确复位

桥接固定

骨质不佳或粉碎性骨折的情况下考虑使用桥接外固定。无论何种外固定架，固定针都应由尽量小的开放入路置入，以减少肌腱以及皮神经的损伤[21]（图 13.9）。最好在桡骨和掌骨中段置入固定针。桥接外固定置入固定针应与桡骨和掌骨纵轴成 45° 角（图 13.10）。

无论使用何种类型的跨越式外固定架，都要经皮置入克氏针来调整支撑关节内骨折块复位。远端固定针置入第二掌骨并与其长轴成45° 角。掌骨固定针置入需经限制性开放入路完成，使用一个切口或两个较小切口。固定针要置于伸肌腱和第一背侧骨间肌的掌骨的近侧半裸露区。将固定针向近端靠拢，使其固定在第二和第三掌骨基底部以增强固定稳定性。更多的远侧固定针将影响掌指关节，可造成手指僵硬。食指所有关节须充分屈曲，这样可尽量避免伸肌腱捆绑机制的发生。为了防止固定针入口骨折，3 mm 单臂固定针必须置于掌骨干圆柱体的中心。这些固定针的方向应与骨干长轴成 45° 角以使拇指能充分伸展和内收[18]。如前所述，固定针必

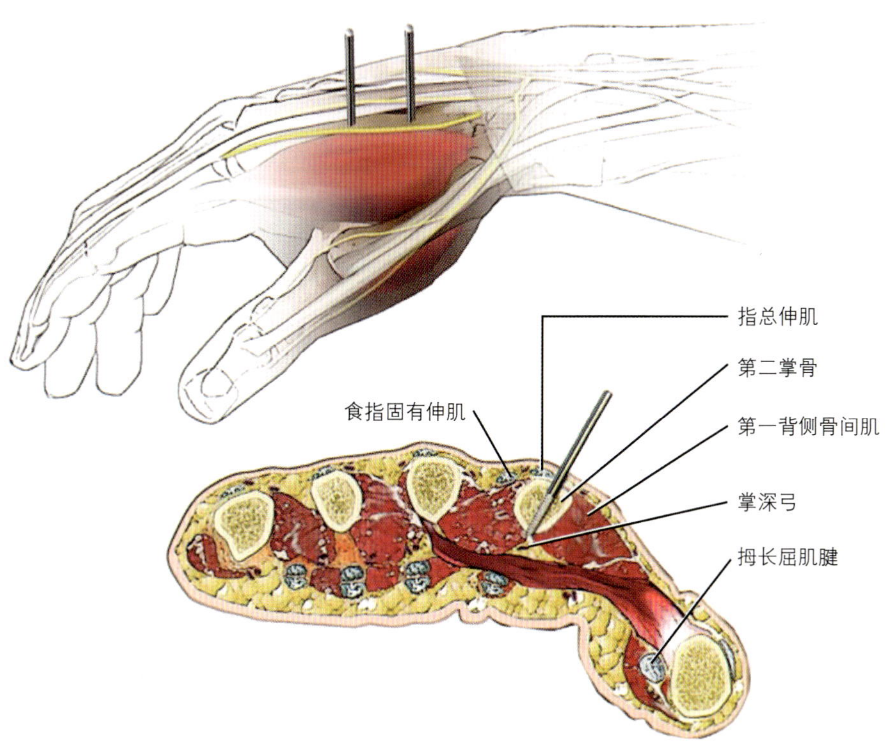

图 13.9　通过有限切口插入掌骨固定针

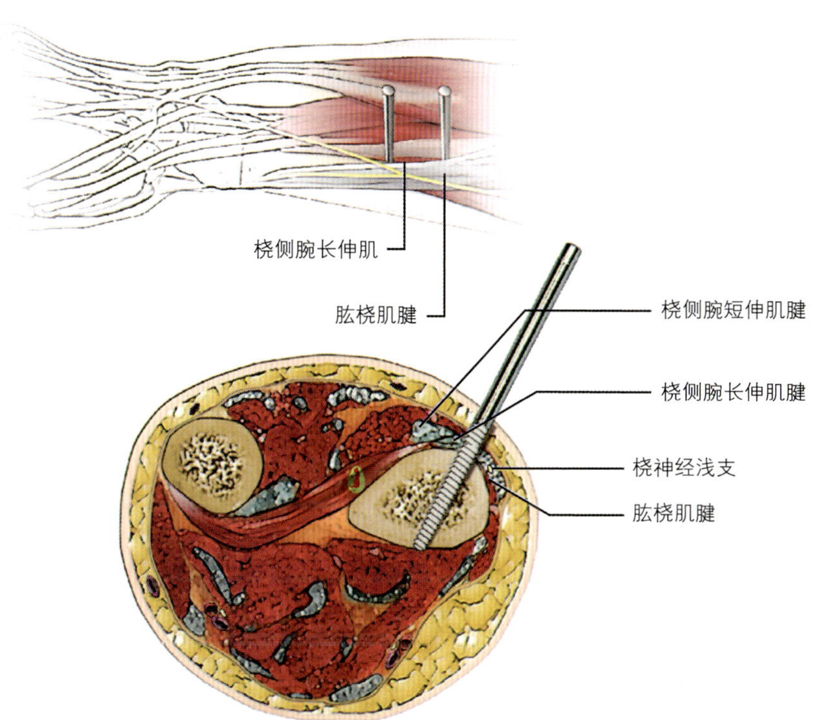

图 13.10　固定针与桡骨和掌骨纵轴成 45° 角

须通过双侧骨皮质。

使用桥接外固定器时，最常见的两个错误是远端骨折块的过度内翻，导致月骨关节面和DRVJ畸形愈合，从而出现旋后丧失。另一个常见错误是为复位嵌插骨块而对腕骨进行无效的过度撑开，从而导致手指僵硬，在某些病例中可能成为触发复杂局部疼痛综合征（CRPS）的首要因素。

小切口应在固定针固定完毕后上外固定架前予以关闭。皮肤缝合应围绕固定针做相应调节以降低皮肤张力，从而减少坏死和固定针通道感染的发生。固定针钳以及不显影连接棒要与皮肤间隔两指放置（2.5 cm），从而减少外固定架所占用的空间，同时加强稳定性。尽量避免过大的腕部屈曲和/或尺侧偏移(Cotton–Loder)。如果掌骨固定针已经与长轴成45° 角放置时，拇指将可以做充分外展内收动作。外固定架安装后检查DRUJ的稳定性很重要，应在仰卧面、俯卧面、中立面做稳定性检查。如果不稳定，需要在关节镜下或开放手术对茎突骨折行再固定或制动。另一种方案是在关节中另打一根不显影克氏针加以固定。

在术间应行正侧位、斜位片检查，以最后确认充分复位以及各个固定针或克氏针的置入情况。外科切开应使用局部浸润麻醉。

近侧固定针置入

近侧固定针置入与两个外固定架相似。桡骨干固定针在距桡骨茎突10 cm近端处插入，并始终保持距离任何骨折线近端5 cm。一般在肱桡肌与桡侧腕长伸肌腱之间的“裸区”置入，这样不会阻碍肌腱弯曲。固定针置入通过限制性开放入路完成，以保证充分显露，保护桡侧感觉神经和前臂外侧皮神经[22]（图13.10）。笔者倾向于使用双皮质自钻针，并且总是预钻导向孔以精确置入固定针。虽然不是绝对必要但仍需要注意，近端固定针轨道与远端固定针轨道相吻合时组装外固定架比较容易。换句话说，在跨越式屈曲外固定架上，我们将固定针以与长轴成45° 角放置，以与掌骨固定针相吻合；而在非桥接跨越性外固定架上，采用90° 角以达到相同目的。在外固定架组装的过程中，对固定针施压是不必要的，会导致固定针周围的骨质溶解，进而导致外固定架过早松动。

提示与技巧

1. 如果手术方案是以任何一种屈曲外固定架作为开始，应首先置入远端和近端固定针。对于右利手术者而言，从左向右做是最简单的，因为可以避免右肘部在先前放置的固定针上方笨拙地来回移动。

2. 对于跨越性外固定架而言，术者应面对患者腋窝方向坐着，以更好地处理第二掌骨以及桡骨茎突克氏针。对于非跨越性外固定架而言，应该坐在面向患者肩膀的方向操作，这样能最大限度保持固定针与桌面保持平行。

3. 必须保护桡神经的背侧感觉神经支，应小心、耐心地置入近端固定针，所有钻孔须在直视下使用钻孔保护器完成。我们将这些固定针置于ECRL与肱桡肌间，也可以使用ECRL与ECRB之间的间隙。

4. 应在术前对患者进行手指活动以及固定针护理的必要教育。

5. 使用桥接性跨越式外固定架时，术中可能需要过度牵引以帮助复位。患者不应在关节过度牵引的情况下离开术间，这样做既无效还会造成手指僵硬和局部疼痛综合征。过度牵拉可在标准正位X线片上通过评估桡腕间隙做出诊断。

术后处理

手指僵硬是腕部骨折术后最常见的并发症，早期手指活动是至关重要的。食指活动可能因掌骨固定针导致的疼痛而受到限制。除非伤及尺骨茎突、TFCC或外科修复术后制动，否则均应在术后数日内开始前臂旋转练习。

在最初康复治疗阶段，手部治疗通常需要仔细教导，尤其是在因肿胀而致抓握能力受损或疼痛时，这应当一直持续到满足若干指标时，如全力抓握和外翻，剩余的日常生存技巧（ADL）的掌握与加强，可以家庭练习项目和定期检查来实现。患者术后 2 周拆线行 X 线检查，然后在 6 周时再行检查评估骨折敏感度以及影像学恢复情况。总体来说，屈曲外固定架可手术后 6~8 周在门诊拆除。提供可拆卸腕部悬吊带，鼓励腕部活动和功能锻炼。3~6 个月时行临床及影像学随访评估。

并发症

外固定架最常见并发症是固定针通道感染。多数可以通过局部固定针清创护理和口服抗生素得到控制。如果固定针过早松动，必须予以更换以确保外固定架稳定并保持复位。现代外固定架机械强度高且术后连接关节通常保持紧实。然而，仍需在每次术后复诊时检查所有外固定架关节处紧实程度。

有些患者在术后出现明显的肿胀和僵硬，对此应予积极治疗以避免关节纤维化造成腕部或手部运动受限。必须确定外固定架本身或过伸牵拉力没有造成僵硬，这可能是造成 CRPS 的首要因素。如果出现 CRPS 病情恶化，需要多学科会诊，也可能会需要局部阻滞、疼痛管理以及在麻醉下行手法操作以保持关节活动。

固定针及外固定架固定后复位失败的情况并不常见。如果发生，修复手术通常是必要的。

小　结

综上所述，我们相信正确使用的外固定技术在远端桡骨骨折中是内固定术的良好替代选择，并且可得到与开放手术复位接骨板内固定相似的效果。在治疗桡骨远端骨折的方法中，费用和感染风险都使得外固定技术成为治疗不稳定型桡骨远端骨折的有价值的工具[23]。

参考文献

1. Lafontaine M, Hardy D, Delince P. Stability assessment of distal radius fractures. *Injury* 1989;20(4):208–210.
2. Nesbitt KS, Failla JM, Les C. Assessment of instability factors in adult distal radius fractures. *J Hand Surg* ［*Am*］ 2004;29(6):1128–1138.
3. Mackenney PJ, McQueen MM, Elton R. Prediction of instability in distal radial fractures. *J Bone Joint Surg Am* 2006;88(9):1944–1951.
4. McQueen MM, Hajducka C, Court–Brown CM. Redisplaced unstable fractures of the distal radius: a prospective randomised comparison of four methods of treatment. *J Bone Joint Surg Br* 1996;78(3):404–409.
5. Trumble TE, Schmitt SR, Vedder NB. Factors affecting functional outcome of displaced intra–articular distal radius fractures. *J Hand Surg*［*Am*］ 1994;19(2):325–340.
6. Batra S, Debnath U, Kanvinde R. Can carpal malalignment predict early and late instability in nonoperatively managed distal radius fractures? *Int Orthop* 2008;32(5):685–691.
7. Synn AJ, et al. Distal radius fractures in older patients: is anatomic reduction necessary? *Clin Orthop Relat Res* 2009;467(6):1612–1620.
8. Anzarut A, et al. Radiologic and patient–reported functional outcomes in an elderly cohort with conservatively treated distal radius fractures. *J Hand Surg Am* 2004;29(6):1121–1127.
9. Grewal R, MacDermid JC. The risk of adverse outcomes in extra–articular distal radius fractures is increased with malalignment in patients of all ages but mitigated in older patients. *J Hand Surg Am* 2007;32(7):962–970.
10. Trumble TE, Wagner W, Hanel DP, et al. Intrafocal (Kapandji) pinning of distal radius fractures with and without external fixation. *J Hand Surg*［*Am*］ 1998;23(3):381–394.
11. Chapman C, Rosenwasser MP. Treatment of unstable distal radius fracture with cancellous allograft and external fixation. *J Hand Surg* 1999;24A(6):1269–1278.
12. McQueen MM. Redisplaced unstable fractures of the distal radius. A randomised, prospective study of bridging versusnon–bridging external fixation. *J Bone Joint Surg Br* 1998;80(4):665–669.
13. Zenke Y, et al. The effect of an associated ulnar styloid fracture on the outcome after fixation of a fracture of the distal radius. *J Bone Joint Surg Br* 2009;91(1):102–107.
14. Souer JS, et al. Effect of an unrepaired fracture of the ulnar styloid base on outcome after plate–and–screw fixation of a distal radial fracture. *J Bone Joint Surg Am* 2009;91(4):830–838.
15. Kim JK, et al. Should an ulnar styloid fracture be fixed following volar plate fixation of a distal radial fracture? *J Bone Joint Surg* 2010;92(1):1–6.

16. Wei DH, et al. Unstable distal radial fractures treated with external fixation, a radial column plate, or a volar plate. A prospective randomized trial. *J Bone Joint Surg Am* 2009;91(7):1568–1577.
17. Egol K, et al. Bridging external fixation and supplementary Kirschner–wire fixation versus volar locked plating for unstable fractures of the distal radius: a randomised, prospective trial. *J Bone Joint Surg Br* 2008;90(9):1214–1221.
18. Xu GG, et al. Prospective randomised study of intra–articular fractures of the distal radius: comparison between external fixation and plate fixation. *Ann Acad Med Singapore*, 2009;38(7):600–606.
19. Bartosh RA, Saldana MJ. Intraarticular fractures of the distal radius: a cadaveric study to determine if ligamentotaxis restores radiopalmar tilt. *J Hand Surg* [*Am*] 1990;15(1):18–21.
20. Wolfe SW, Easterling KJ, Yoo HH. Arthroscopic–assisted reduction of distal radius fractures. *Arthroscopy* 1995;11(6):706–714.
21. Seitz WH, Putnam MD, Dick HM. Limited open surgical approach for external fixation of distal radius fractures. *J Hand Surg* [*Am*] 1990;15(2):288–293.
22. Sarmiento A, Pratt GW, Berry NC, et al. Colles' fractures. Functional bracing in supination. *J Bone Joint Surg* [*Am*] 1975;57(3):311–317.
23. Wei D, Poolman R, Bhandari M, et al. External fixation versus internal fixation for unstable distal radius fractures: a systematic review and meta–analysis of comparative clinical trials. *J Orthop Trauma* 2011 (forthcoming).

第 14 章　桡骨远端骨折：切开复位内固定

作者　Andrea S. Bauer　Jesse B. Jupiter
译者　冷昆鹏　黄　伟　韩端阳
校对　王天兵

引　言

最近的流行病学研究发现，手术治疗桡骨远端骨折的病例持续增多。Koval 等[1]通过病例回顾分析发现，手术治疗桡骨远端骨折的比例从 1999 年的 42% 增加到 2007 年的 81%。这种增长的部分原因是当今市场上充斥着大量可供选择的内固定器具，这些可以购买到的掌侧锁定接骨板是为桡骨远端骨折所特殊设计的（图 14.1）；另外，锁定接骨板技术的发展促进了骨质疏松骨固定技术在老年患者中的应用[2]。

技术革新促进了桡骨远端骨折内固定技术的发展，外科医生仍需了解桡骨远端的结构与生物力学情况。桡骨远端的柱状理论，由 Riki 和 Regazzoni 于 1996 年提出，至今仍然是指导认识和治疗桡骨远端骨折的有力工具[3]（图 14.2）。桡骨柱状结构由桡骨茎突和桡骨远端舟骨面所组成，整个尺骨及三角纤维软骨复合体都被认为是尺骨柱状体结构，起到稳定远端桡尺关节（DRUJ）以及腕尺关节的作用。无论是否使用“骨折块特异性”内植物，在重塑桡骨远端解剖结构及生物力学关系中了解每个柱状体都是非常重要的。

适应证与禁忌证

切开复位内固定（ORIF）治疗桡骨远端骨折的决定应建立在全面考虑骨折类型及患者特殊情况的基础上。骨折类型，是否伴发软组织与神经血管损伤，是否伴发骨折（对侧肢体或远端部位），以及患者整体情况均需要予以考虑。然而，随着固定角度锁定螺钉接骨板的发展，潜在的骨量减少已经不再是内固定术的禁忌证了。

ORIF 的绝对适应证

一些骨折类型天生具有不稳定性，如那些存在桡腕关节脱位或韧带松弛的，以及需要切开复位内固定术（ORIF）来重建稳定性的病例。其他骨折类型，如存在移位、月骨面旋转的关节内骨折不能通过闭合手法得以复位，需要行 ORIF。最后，曾有明显移位且超过 3 周就医的病例通常不能行闭合复位而需要 ORIF（表 14.1）。

表 14.1　ORIF 的绝对适应证

- 桡腕关节脱位或半脱位
- 桡骨茎突移位骨折
- 月骨掌侧面旋转骨折
- 3 周后见关节内移位骨折

相对适应证

许多关于骨折类型及患者的特殊因素均为 ORIF 的相对适应证，包括双侧移位骨折，与对侧肢体创伤相关骨折或存在多发伤，伴有进行性肿胀或神经功能障碍，开放性骨折，与 DRUJ 不稳定相关的骨折，以及经闭合复位、石膏固定后的不稳定性骨折（表 14.2）。有一些公认的影像学表现提示骨折不稳定[4~6]，包括侧位片上看背侧粉碎大于宽度的 50%，任何掌骨粉

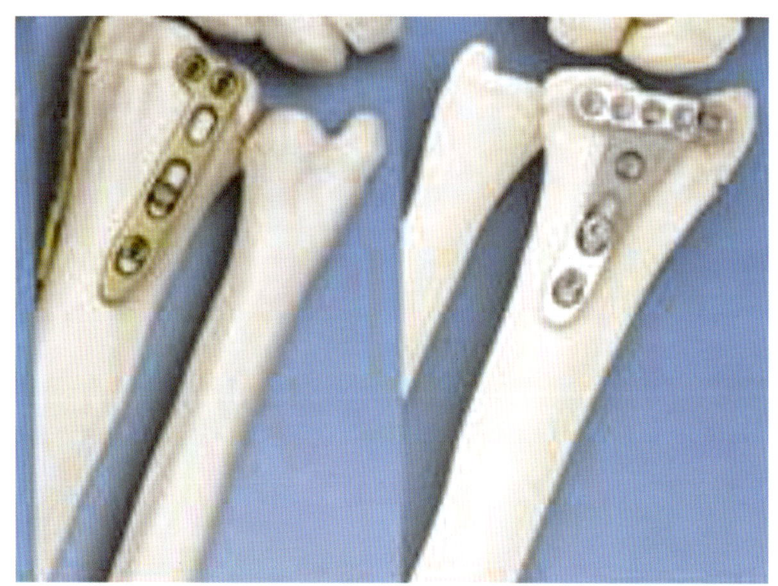

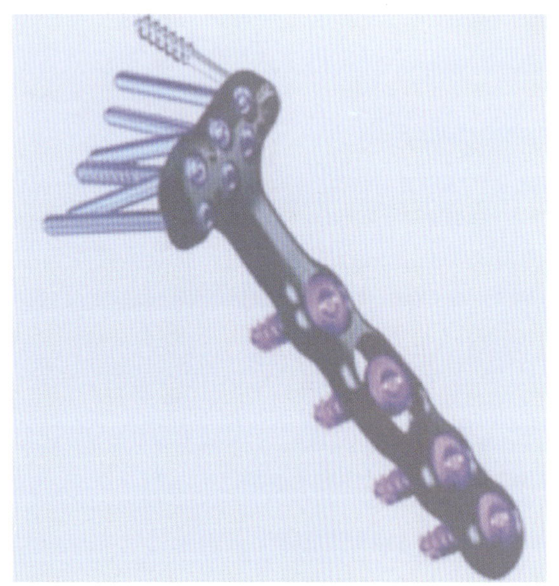

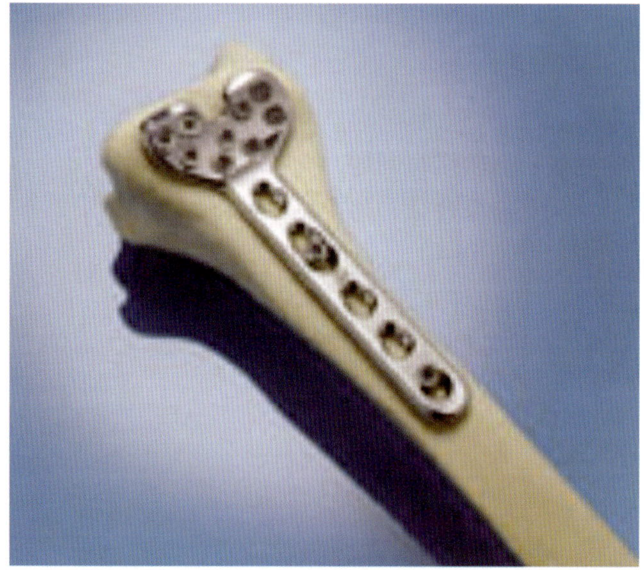

图 14.1 掌侧桡骨远端设计的专用内固定物

碎性骨折，初始背侧倾斜角大于 20°，初始桡骨短缩大于 5 cm，关节内不连续，并发尺骨骨折以及严重的骨质疏松（表 14.3）。

表 14.2 ORIF 的相对适应证

- 双侧移位骨折
- 骨折伴发对侧肢体创伤
- 骨折伴发多发伤
- 骨折伴发严重水肿或神经功能障碍
- 开放性骨折
- 骨折伴发 DRUJ 不稳定
- 石膏固定失败存在骨折不稳定

表 14.3 骨折不稳定的影像学指征

- 背侧粉碎大于宽度的 50%
- 掌骨粉碎骨折
- 背侧倾斜角大于 20°
- 骨折块平移 >1 cm
- 桡骨短缩大于 5 cm
- 关节内不连续
- 并发尺骨骨折
- 严重的骨质疏松

相对禁忌证

患者整体状态不允许使用麻醉、依从性差

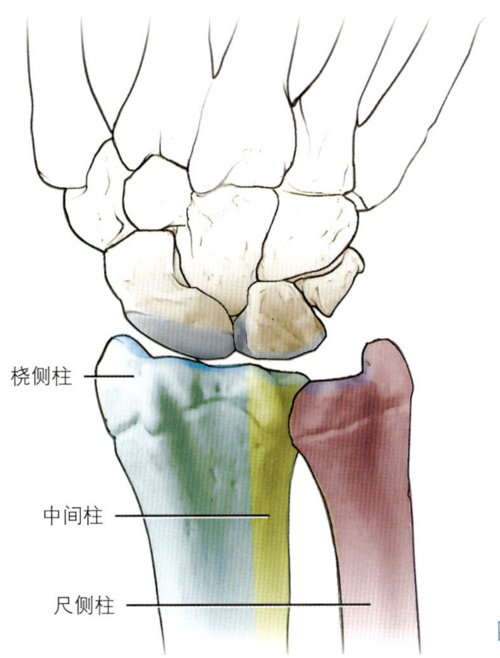

图 14.2　桡骨远端的柱状体理论

或存在局部软组织问题，如急性期感染或复杂的局部疼痛综合征，此类患者也许不适用内固定治疗（表 14.4）。另外，要求较低的老年患者行 ORIF 也许并不会改善其功能状况，尽管影像学看上去得到好转[7]。术者必须了解，预期的功能强度而不是生理年龄是指导治疗方案选择的主要因素。

表 14.4　ORIF 的相对禁忌证

- 患者整体状态不允许使用麻醉
- 患者依从性差
- 存在局部软组织问题或复杂的局部疼痛综合征

术前计划

正如任何骨骼肌肉损伤，仔细评估患者整体状态以及患肢的情况，均必须在决定手术干预之前进行。骨折特点在复位及重复 X 线检查前不易确定。另外，其他 X 线片包括斜位关节面片或 CT 扫描都将进一步影响治疗选择的决定[8]。

术前充分的影像学评估有利于决定使用哪些复位手法，是否需要特殊显露或额外设备来固定骨折。对于特殊复杂的骨折，也可在术前定制接骨板（图 14.3）。

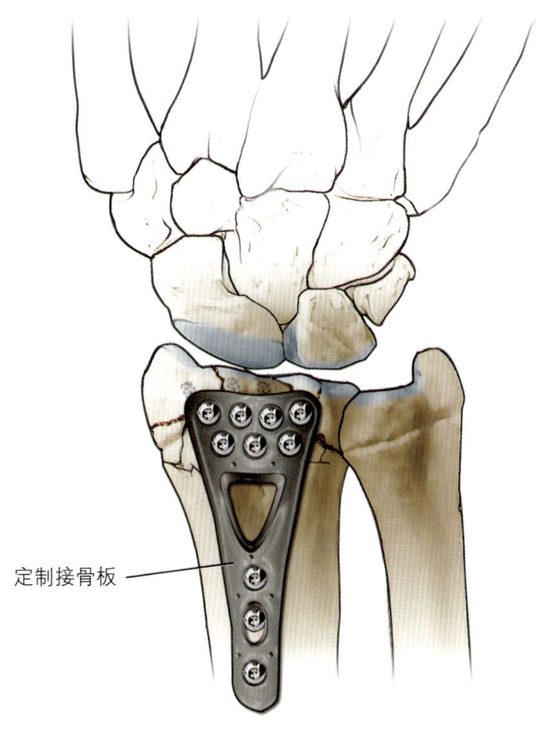

图 14.3　桡骨远端骨折 ORIF 的定制接骨板

如果骨折造成关节嵌入骨折块和 / 或干骺端粉碎性骨折，术前计划应考虑使用自体骨、异体骨移植或骨替代物植入。在这些病例中，应告知患者可能会使用骨替代物植入。

手术技术

桡骨远端 ORIF 通常在局麻下于门诊进行手术，上止血带，患肢伸展至于手术台上。切皮前至少 30 分钟预防性注射抗生素，通常选用头孢唑啉，以防止手术感染。一名术者操控迷你 C 臂，在操作全程用于确认骨折复位及内植物置入情况。桡骨远端骨折可通过多种入路进行手术，这里讲着重介绍各入路的优缺点。

掌侧入路

没有并发症的掌侧撕裂骨折、关节外骨折、掌侧移位 Smith 骨折，以及许多背侧移位骨折，都可通过改良的 Henry 入路抵达桡骨远端部位（图 14.4）。

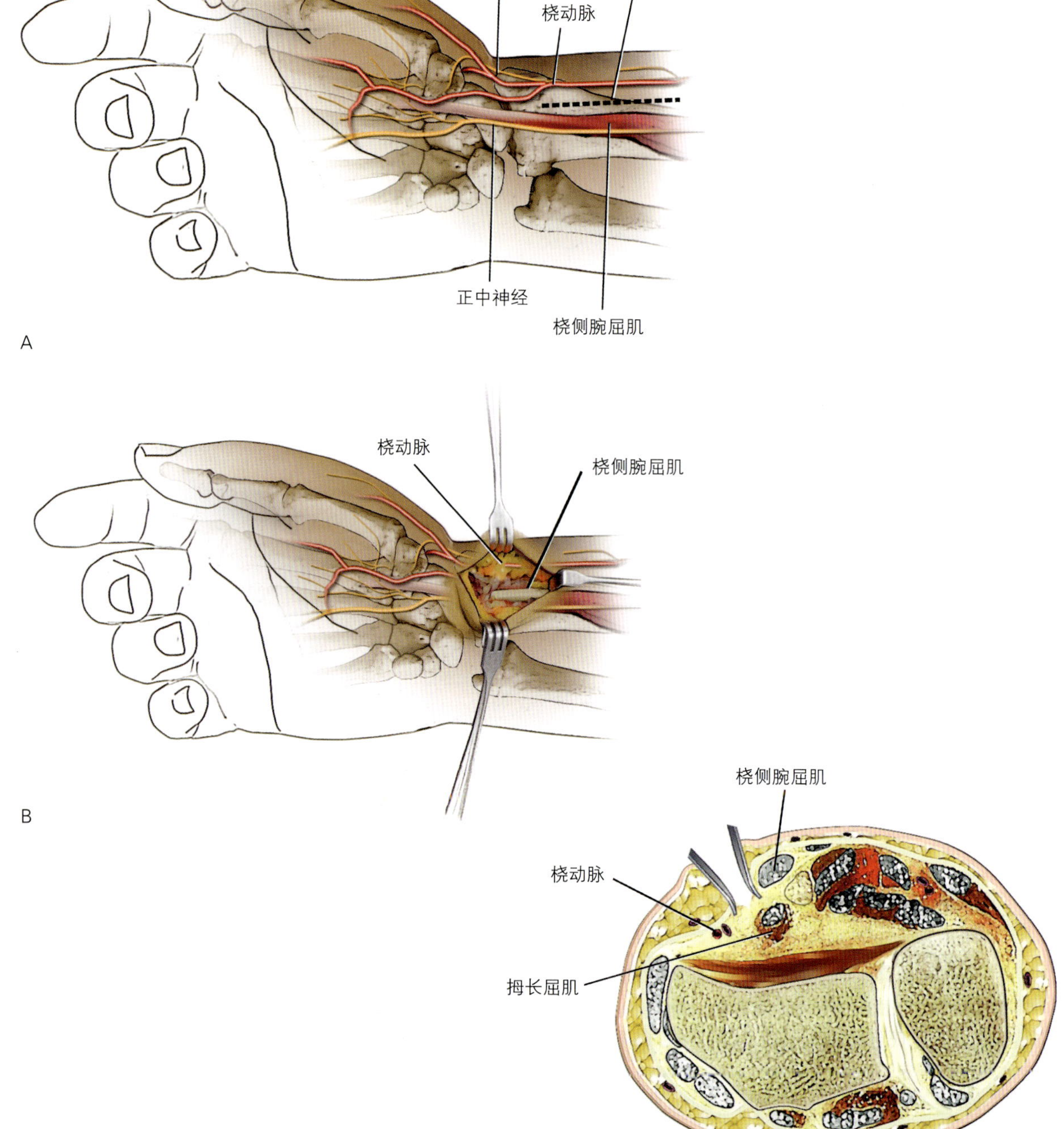

图 14.4　到达桡骨远端的掌侧改良 Henry 入路

掌侧入路的优点之一即术者可以通过掌侧皮质骨折线的复位情况来判断旋转对线和长度。通常在此区域，即使是严重的背侧移位嵌插骨折也不会造成粉碎性骨折块。改良 Henry 入路通过桡动脉与桡侧腕屈肌（FCR）之间的间隙，切口可以在 FCR 表面标出，起于腕远侧横弓近端约 5 cm 处，而 FCR 总是可以触到的。

在远端腕横弓处，切口应向尺侧成角以避免 90° 横跨。皮肤以及 FCR 的掌侧鞘被切开，牵开 FCR 肌腱，切开 FCR 背侧鞘，然后牵开拇长屈肌肌腹显露旋前肌方肌。L 形锐性分离并抬起旋前方肌，显露桡骨远端及骨折部位。L 形的长臂起自桡骨尺侧面，短臂位于桡腕关节近侧。桡腕关节插针有助于确定 L 形短臂的位置。只要可能，骨间前动脉的近侧蒂应予以保留，以保持肌肉活性并减少因旋前肌方肌缺血造成的旋前肌挛缩的发生（图 14.5）。

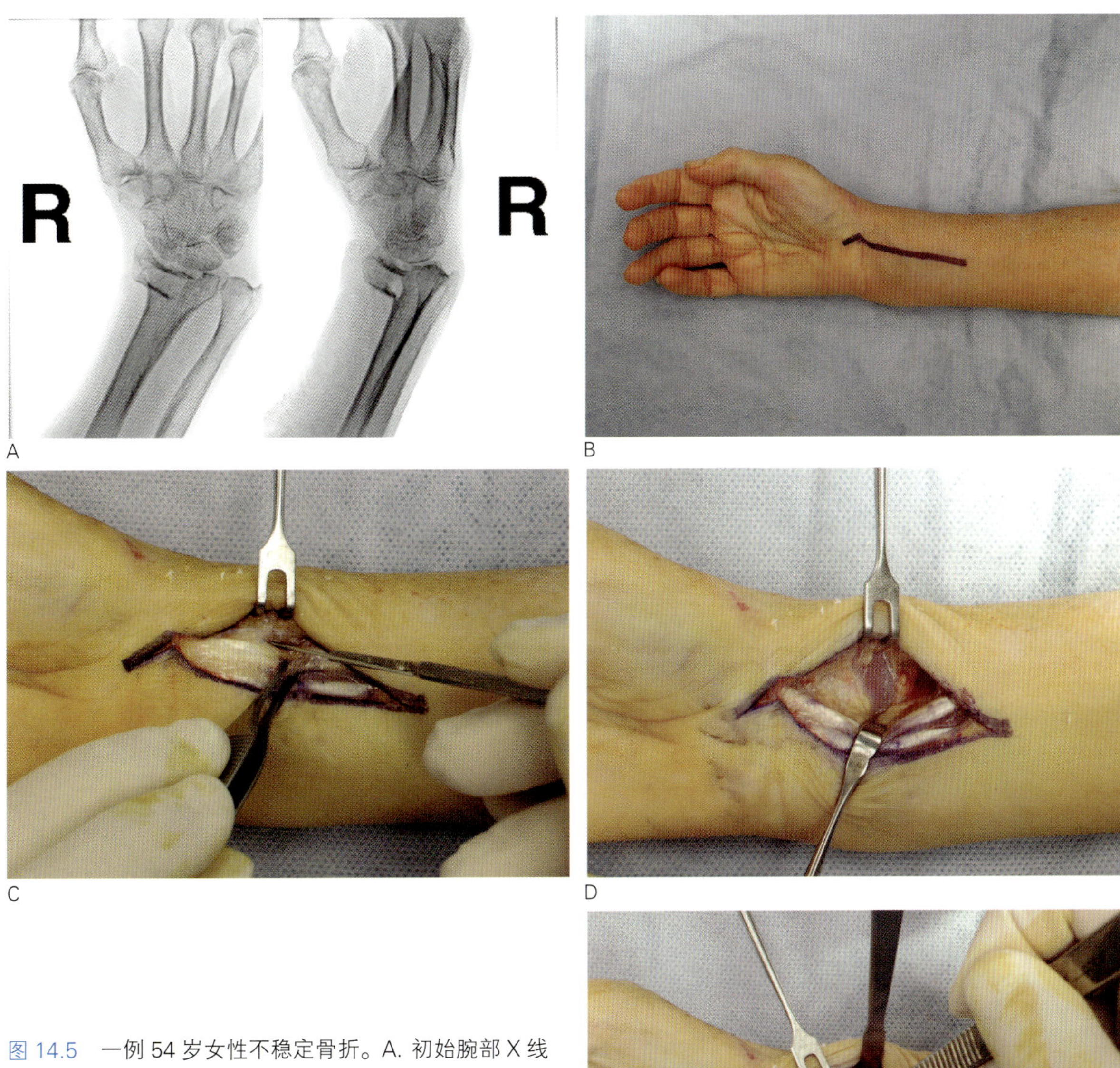

图 14.5　一例 54 岁女性不稳定骨折。A. 初始腕部 X 线片显示桡骨远端关节内骨折。B. 计划切口。C. FCR 肌腱上的入路。D. 显露旋前方肌。E. 显露骨折部位。F. 于桡腕关节插入一根克氏针。G. 用骨凿掀起远端骨折块并复位。H. 在克氏针复位的辅助下于桡骨远端掌侧置入锁定接骨板固定。I. 迷你 C 臂用于检测接骨板位置。J. 透视显示接骨板位置良好。K. 第一枚螺钉打入近端卵圆孔。L. 接骨板与螺钉的最后样子。M. 修复旋前方肌，如果可能，使用 2-0 Vicryl 缝线。N. 术后 X 线片

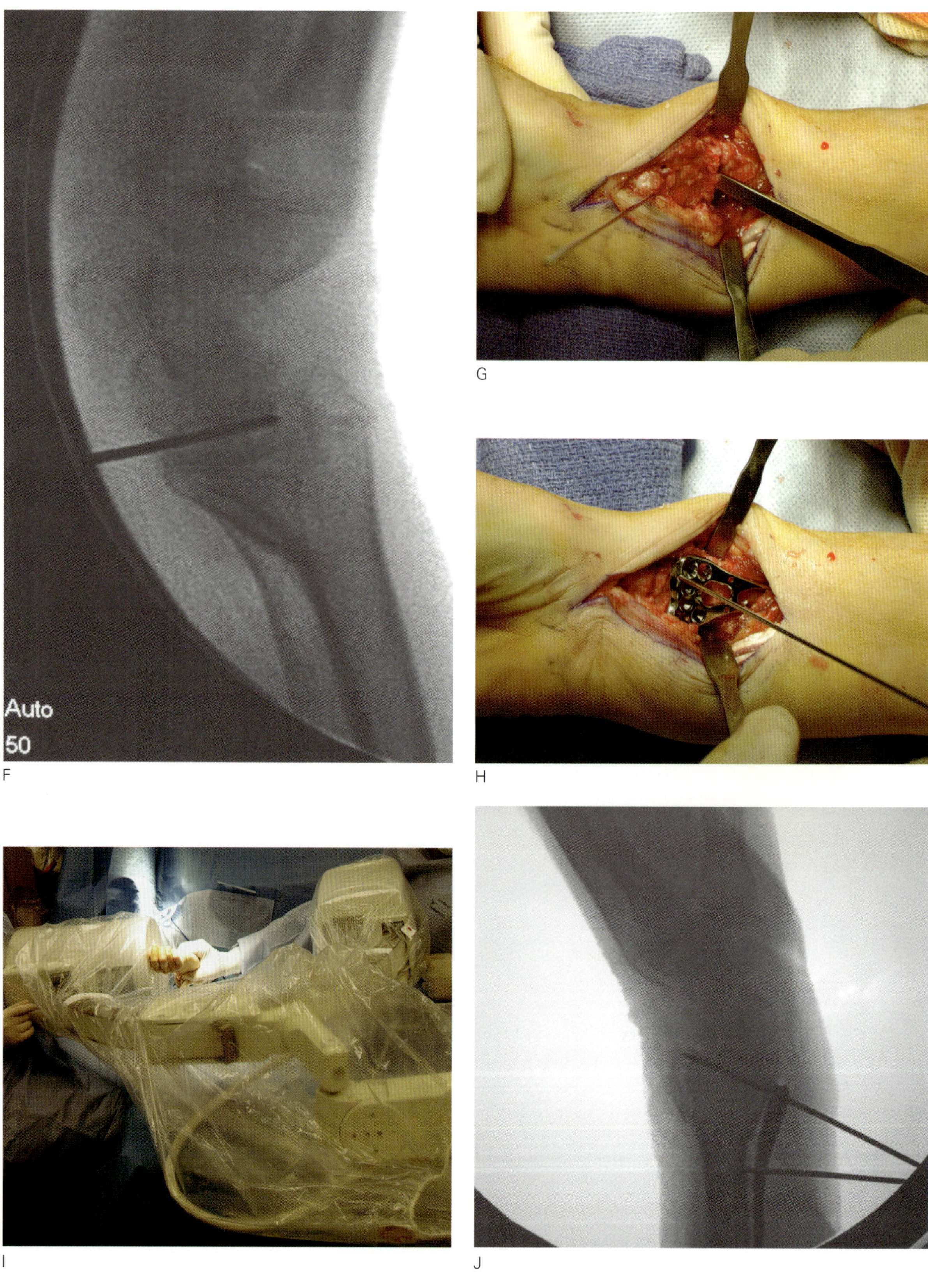

F G H I J

图 14.5（续）

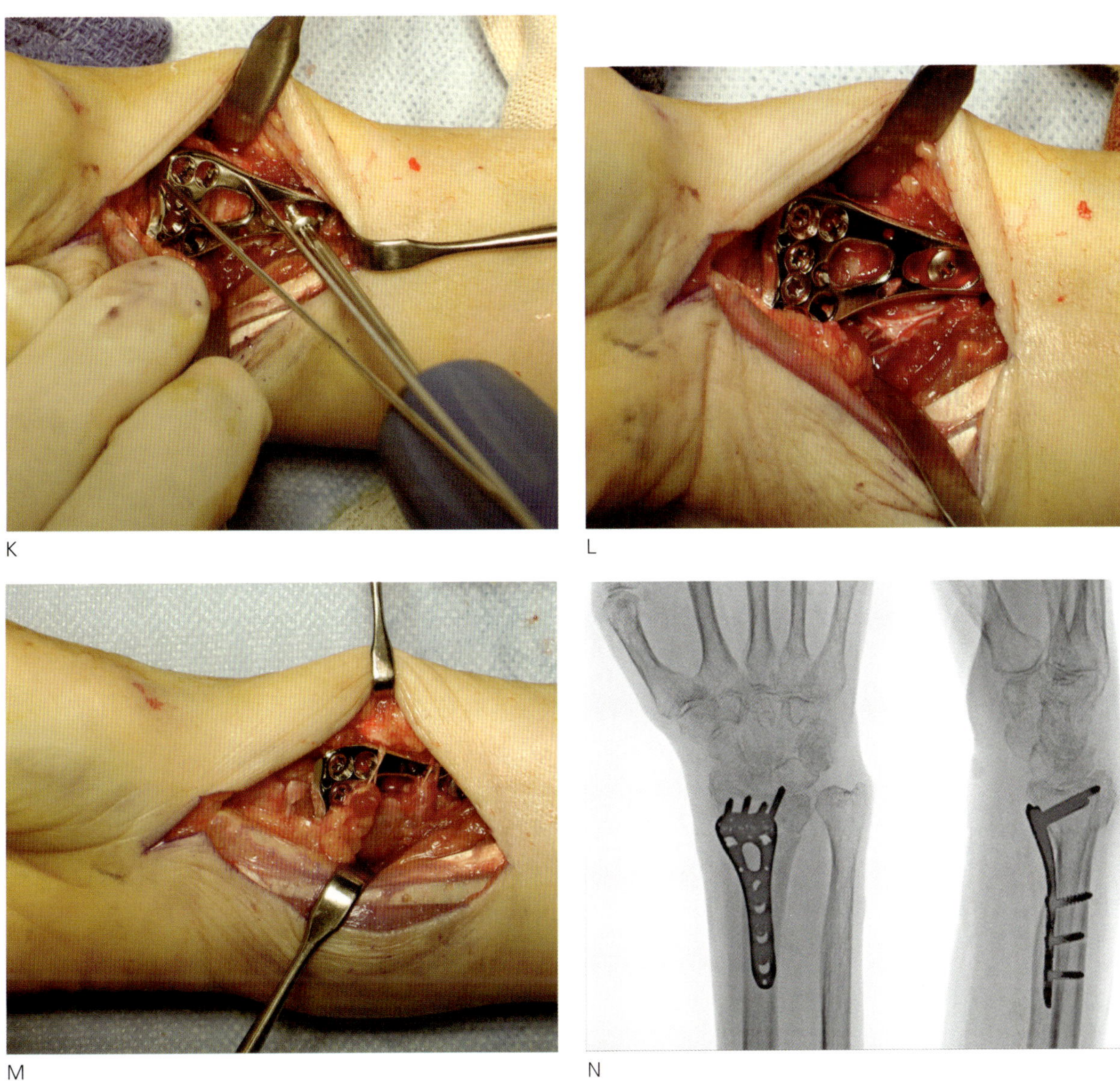

图 14.5（续）

相对复杂的高能创伤或存在月骨掌侧面移位的骨折，最好延长尺侧切口，通过尺神经与动脉、屈肌腱间的间隙进行手术。向远端延长该切口可松解腕横韧带，进一步显露术野（图 14.6）。

Orbay[9]发展了一种可延伸入路。通过向远端进一步延长 Henry 入路，术者可以松解覆盖在 FCR 上的纤维隔膜并且陆续切断肱桡韧带的插入支，这样可以进一步分离远端骨折块，从而进一步显露远端骨折块的背侧面（图 14.7）。

无论采取何种入路，大部分骨折可以通过术中纵向牵引或直接用手指对远端骨折碎片进行操作得到复位。使用适于桡骨远端掌侧面的波形接骨板和锁定螺钉，可增强固定的稳定性。于髁下置入远端螺钉将会进一步增强固定稳定性，尤其是在骨质疏松骨。

术中适当的透视对于避免因疏忽导致的桡骨远端掌侧接骨板固定过程中螺钉穿透关节面是必要的[10, 11]。做到这一点的一种方法是总是最先放置尺骨远端螺钉，并在继续安装桡侧螺钉之前通过透视检查其位置（射线束总是自远端向近端倾斜 20°，以确认关节复位）。这可以在无遮挡的情况下透视最初螺钉位置。

只要可能，应将旋前方肌尽量重新拉拢靠近，为内植物提供肌肉覆盖。创口冲洗并关闭，放置块状术后敷料，在手指能自由活动的情况下用轻型掌侧夹板固定腕关节。

若干特殊骨折类型在通过掌侧入路时存在潜在缺点，将导致复位失败或内固定问题：

1. 老年患者的掌侧移位骨折复位时，术者必须考虑背侧皮质粉碎性骨折的可能性，即使侧位 X 线片上并不明显。存在背侧粉碎性骨折时，内置物可能向背侧挤压掌侧远端骨折块，造成远端关节面的正常掌倾角丧失（图 14.8）。

2. 掌侧撕裂骨折半脱位（Barton 骨折）最常见存在两个或更多的远端骨折块。在部分病例中，尺骨掌侧部相对较小。对该骨折块的支撑失败可造成术后腕掌部半脱位（图 14.9）。从解剖学角度来看，桡骨最远端关节缘在桡骨茎突和尺骨面的前沉，因此内植物可能无法充分固定整个远端关节缘[12]。

3. 通过掌侧入路稳定三部分或四部分关节

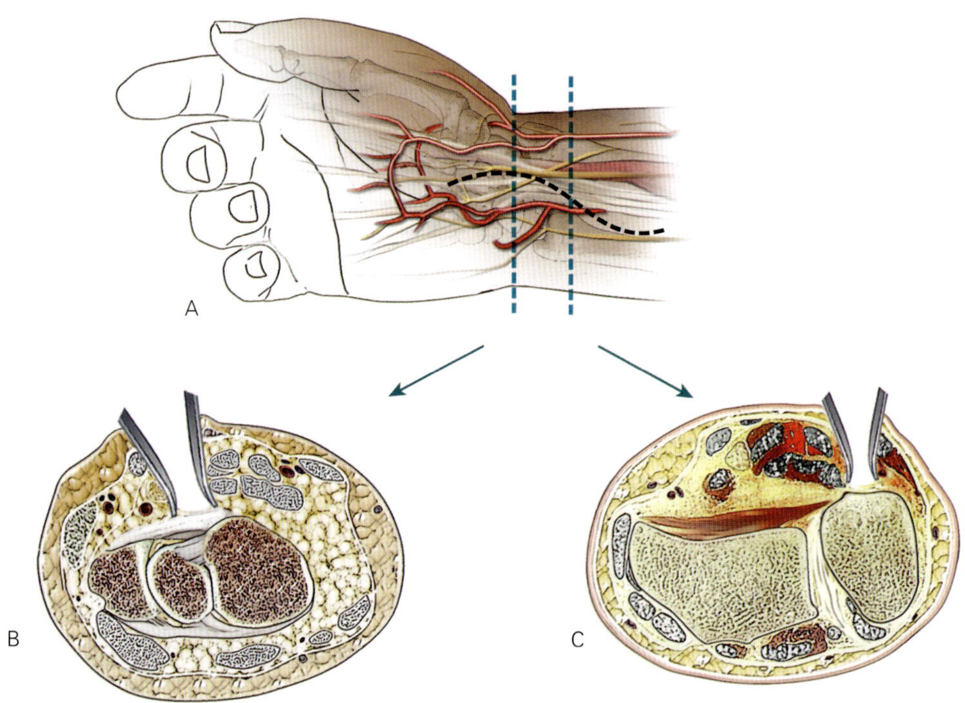

图 14.6 A. 用于处理高能量关节内骨折的可延展掌侧尺侧入路。B. 进入腕横韧带及尺动脉、神经及屈肌腱间的间隙。C. 从尺骨上松解旋前方肌

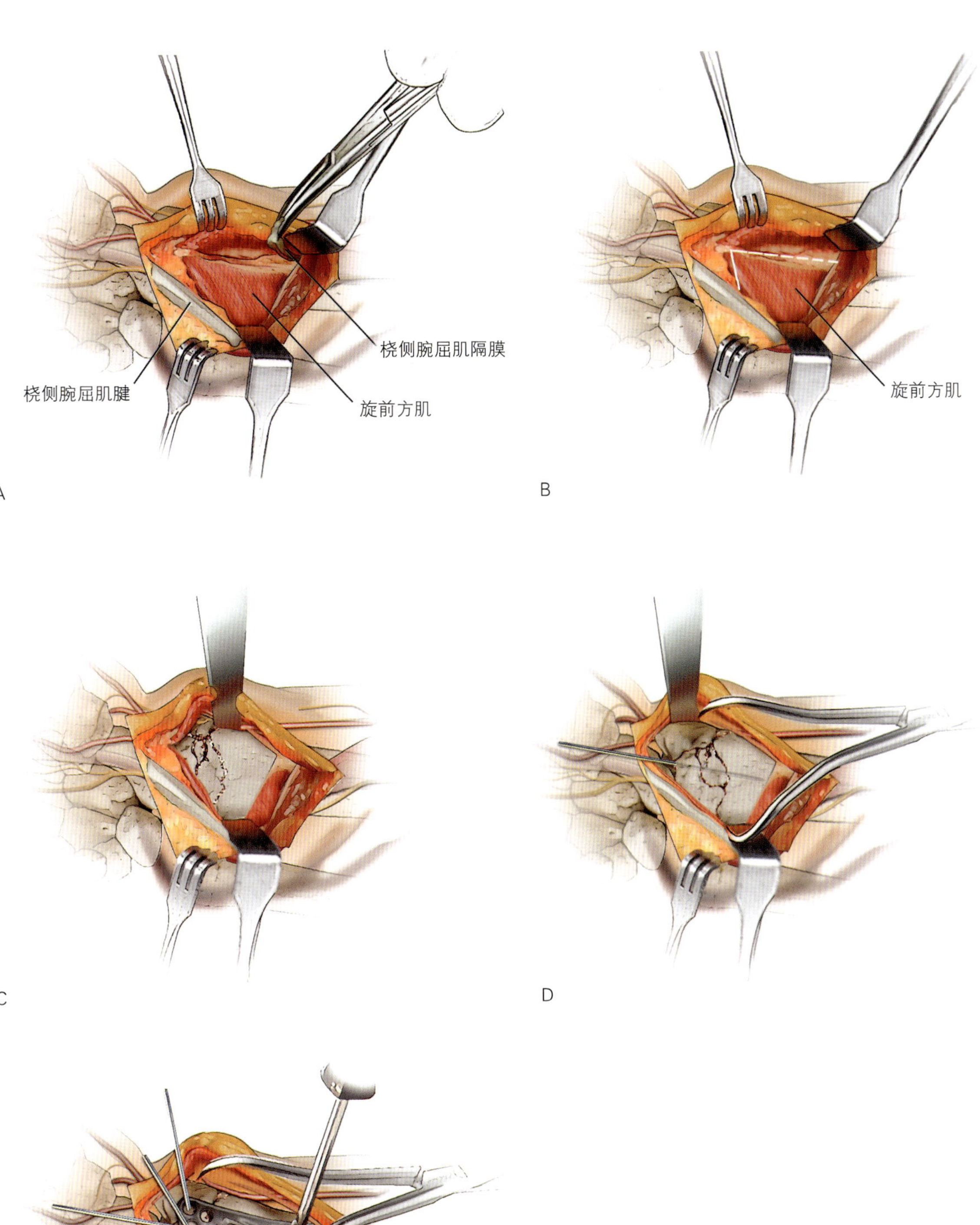

图 14.7　Orbay 提出的 FCR 显露方法，包括远端松解 FCR 隔膜，从而达到扩大前侧面术野显露以及获得远端骨折块背侧面的角度

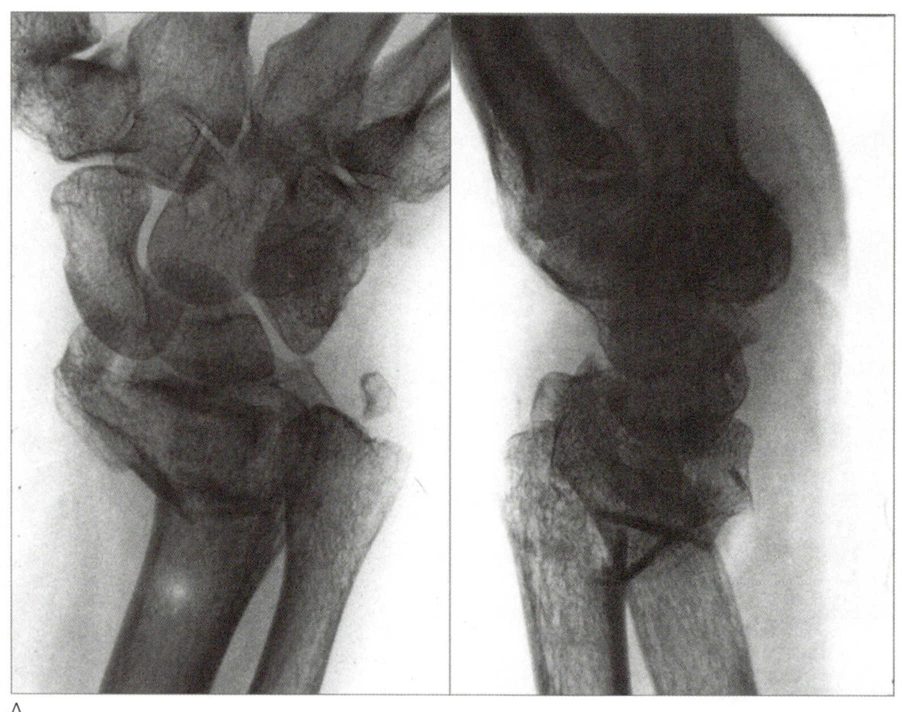

A

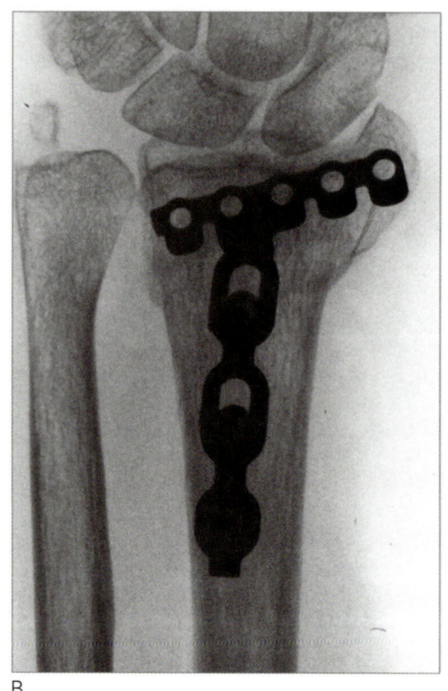

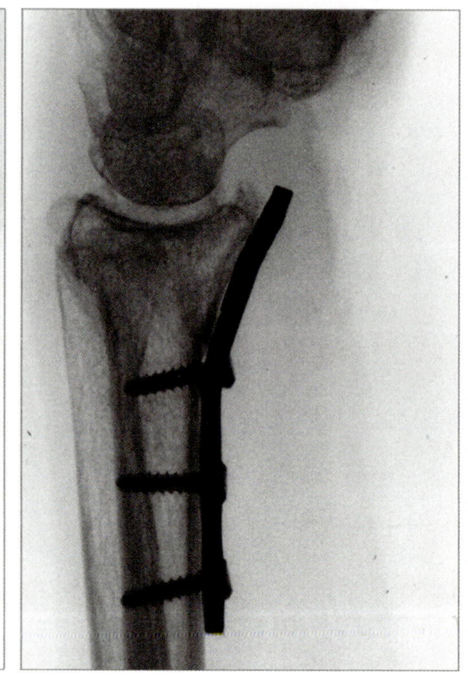

B

图 14.8 A. 老年患者的复杂关节内骨折。B. 因固定不稳定造成掌倾角丢失

骨折。如只使用一个掌侧内固定物时，桡骨茎突部分可能不能对抗剪切力。这种情况下，可以通过同样的入路加用一个额外的小轮廓桡侧内植物（图 14.10）。此外，掌侧的月骨关节面骨折块可能会发生旋转，并且只有很少的软骨下骨支持[13]。一种选择是利用钢丝通过掌筋膜囊附着物捆扎骨折块，并穿过远端桡骨干骺端上横向孔洞（图 14.11）[14]。

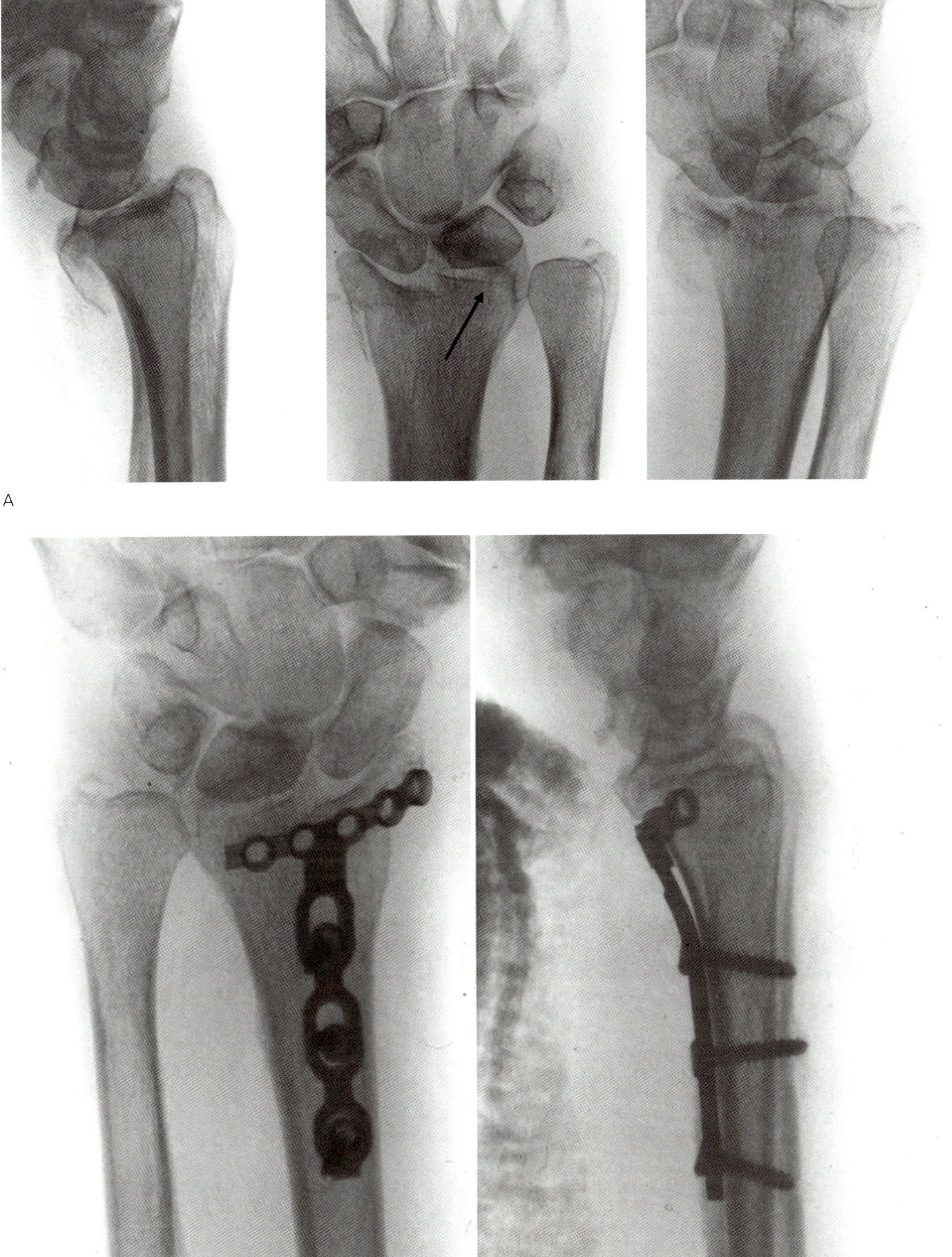

图 14.9　桡掌关节掌侧半脱位术后。A. 桡掌关节剪切骨折伴有小月骨面骨折块半脱位。B. 术后照片。C. 支撑月骨面骨折块失败，2 周后发现桡腕关节半脱位。D. 临床外观

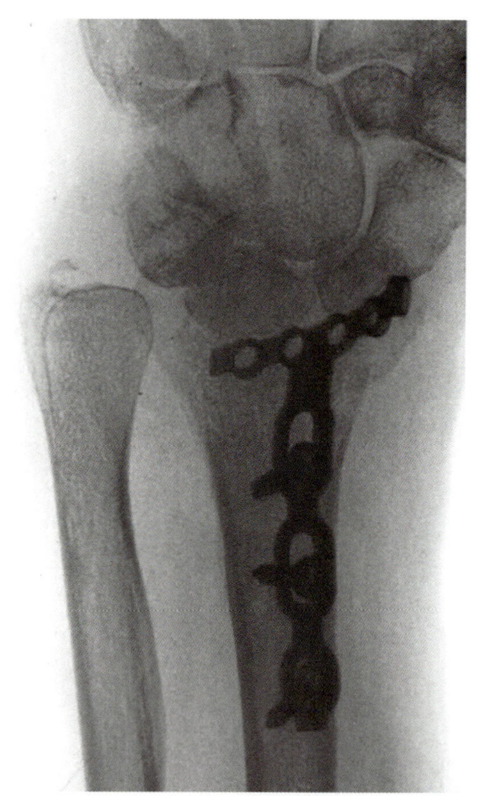

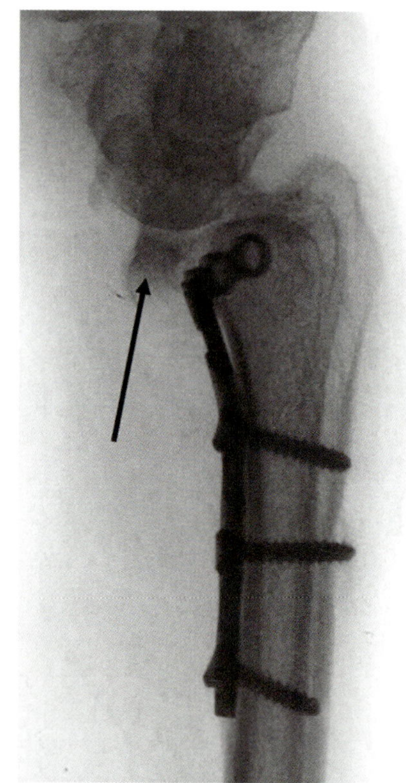

C

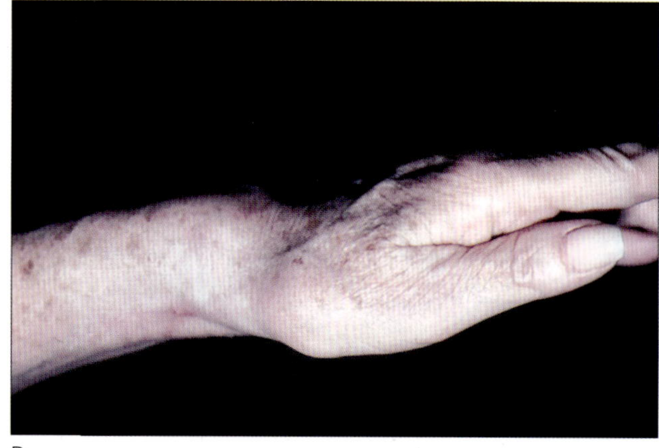

D

图 14.9（续）

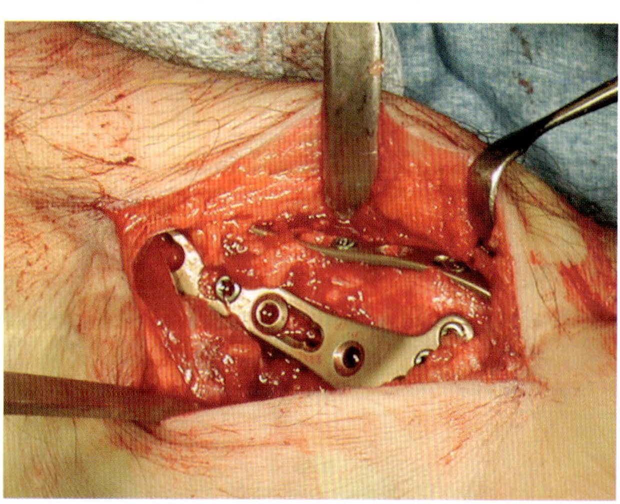

图 14.10　包含桡骨以及中间柱状结构的复杂关节内骨折，可使用掌侧入路经桡侧柱接骨板和掌侧接骨板加以固定

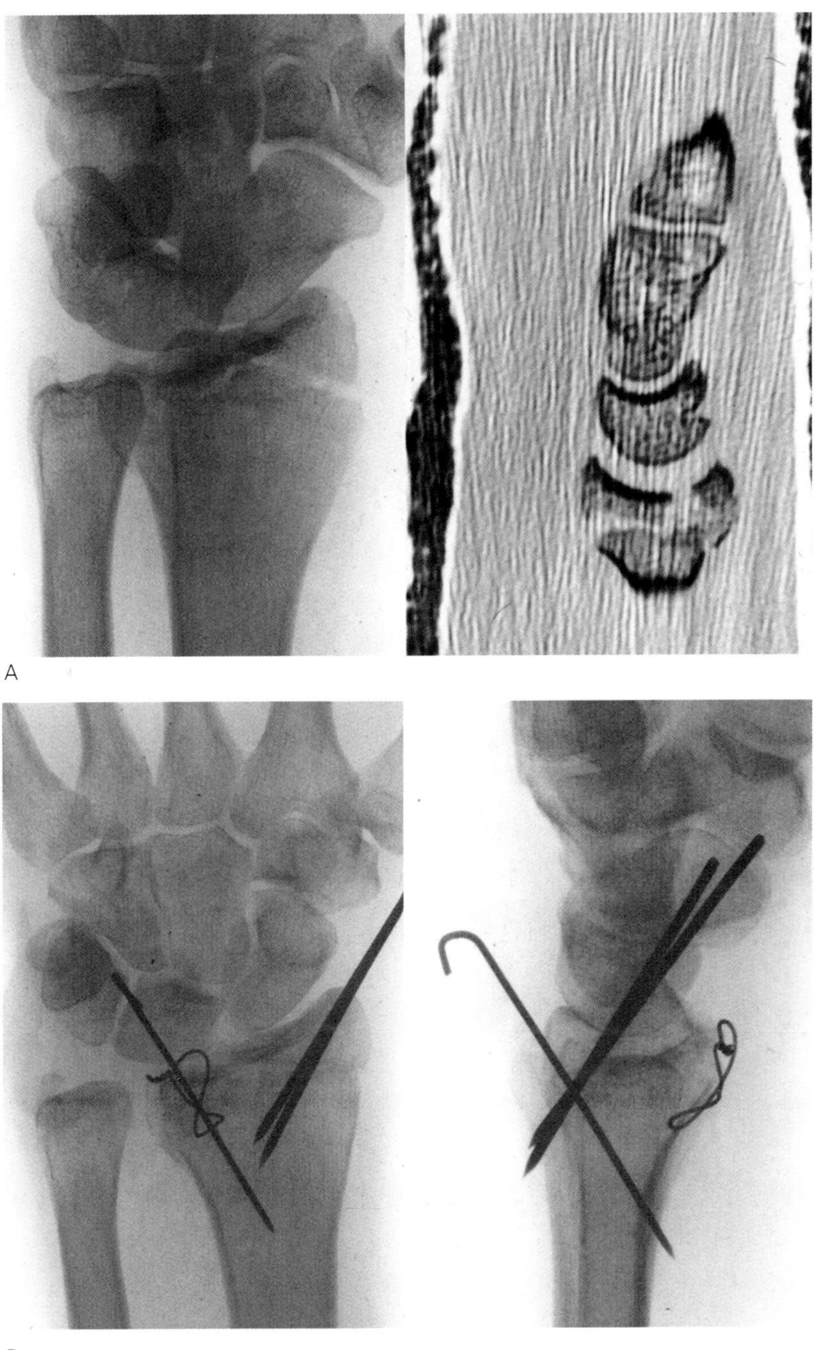

图 14.11　可通过小号钢丝环经掌侧囊和桡骨行 8 字固定的方法，对移位、旋转、掌侧、尺侧、月骨面骨折块进行固定。A. 术前 X 线及 CT 扫描发现掌骨及月骨面移位。B. 桡侧茎突及背侧月骨面可通过克氏针复位，但掌侧月骨面需要行切开复位及钢丝环内固定。骨折愈合 1 年后。D. 临床腕部活动

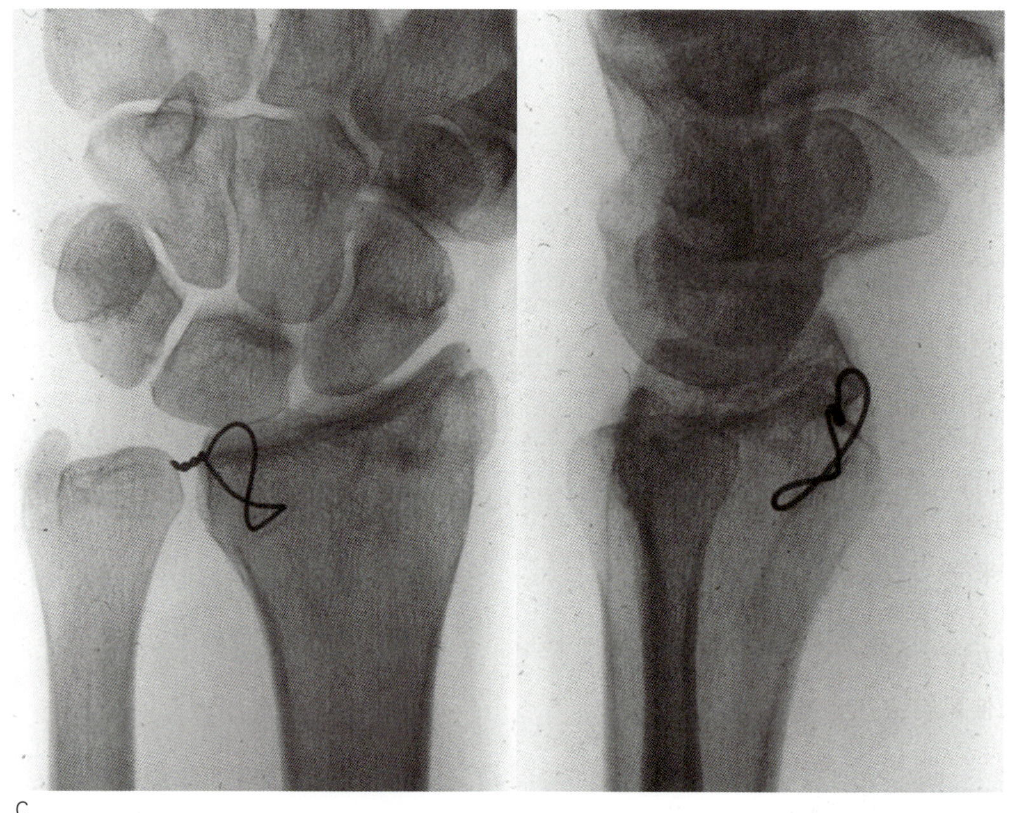

C

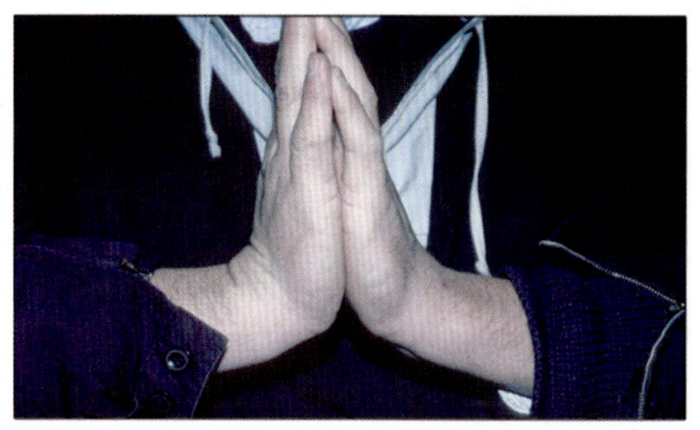

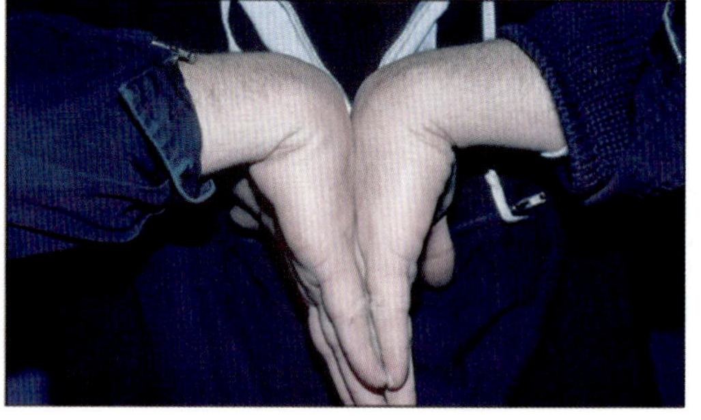

D

图 14.11（续）

背侧入路

虽然使用波形锁定接骨板可使多种骨折类型通过掌侧入路上接骨板固定得到治疗，但还有若干背侧入路接骨板固定治疗桡骨远端骨折的适应证，包括桡骨茎突的剪切骨折、部分复杂四部分关节内骨折、伴有掌间韧带受损的骨折，以及一些背侧移位且就医晚于 3 周的骨折。

若干入路可用于显露桡骨远端背侧区域。对于桡骨茎突骨折，桡骨背侧切口可以通过第 1、2 伸肌间室进行显露。应谨慎操作以避免损伤桡神经。如果需要显露桡骨远端背侧更多的部位，切口应更靠背侧，在第 3、4 伸肌间室间打开伸肌支持带，第 2 伸肌间室可自骨膜下提升。桡骨侧柱与内侧柱的显露也可通过伸肌支持带上的两个小切口进行，一个切口位于第 1、2 间室间，第 2 个切口位于第 4、5 间室间。

对于多数部位来说，可通过纵向牵引和手法直接复位骨折块。中央型关节损伤也许对单独牵引复位效果一般。在这种情况下，冲击力直接作用于骨折部位，应在关节镜直视下完成关节内复位。在存在掌间筋膜损伤的病例中，同样推荐使用直视关节面的做法。

对于复位困难的病例，可以考虑使用外固定架或手套牵引，这种方法对就医较晚或存在软组织肿胀的病例尤其有效。另外，对于不稳定性关节骨折，光滑克氏针临时固定十分重要，这有助于在术中行透视时控制复位。

有许多通过从桡骨远端背侧面进行内固定术的方式。骨折“特异性内固定术”的理念是使用更小的、更有针对性的内固定物来支撑特定的骨折块，包括解剖形接骨板、固定针以及钢丝等。

如果存在干骺端缺损和 / 或内固定不稳定，则需要额外支撑物，可通过自体骨移植、骨替代物或异体移植来完成，如 Norian（Synthes, West Chester，PA）效果良好。

解剖复位及牢固内固定后，关闭伸肌腱支持带，将拇长伸肌腱留在支持带外。然后像掌侧入路那样，冲洗创口并缝合，术后敷料包扎，这起到轻微的腕掌侧夹板作用并保持手指活动自如。

远端桡尺关节不稳定的固定

在任何针对桡骨远端骨折手术的评价中，DRUJ 的稳定性必须予以考虑。牢固固定后的桡骨远端骨折很少出现真正的术后 DRUJ 不稳情况；但是，如果一旦出现则最好通过开放手术内固定治疗。如果存在尺骨茎突骨折，可固定尺骨茎突；如果不存在，可手术修复纤维软骨三角复合体。可以扩大术野显露以确定尺骨远端骨折情况。沿着尺骨骨干取纵切口。应注意尺骨茎突比尺骨干相对靠前。

术后处理

术后 7~10 日内，腕部以块状敷料支撑外加掌侧石膏夹板固定。在这期间，鼓励患者活动上肢，恢复手指活动，日常生活中使用上肢和手。DRUJ 不稳定患者，前臂依旧制动 14~21 天。恢复期的初期应行抗水肿治疗，包括抬高患肢、手指活动及应用弹力带。避免手指过分水肿及手指早期大活动范围是初期成功康复的关键。

7~10 天后，拆除术后敷料及夹板，鼓励患者开始积极活动腕及前臂，可接受专业理疗师指导。6~8 周时如确定恢复良好，则可进行对抗力锻炼。患者通常需要至少 3 个月来恢复力量及活动，完全功能性恢复常需要 12~18 周。

并发症

桡骨远端骨折术后并发症很容易被发现，包括固定失败、感染、神经卡压、复杂局部疼痛综合征、手指和 / 或手腕僵硬[15~17]。随着桡骨远端接骨板固定应用越来越广泛，该疗法的并发症也更为人们所熟悉。随着掌侧接骨板使用增多，已有许多屈肌腱刺激与撕裂的报道，很可能与掌侧接骨板侵犯屈肌腱有关[18~33]。同样，突出于桡骨远端背侧皮质的螺钉可导致伸肌腱的刺激与断裂[24，25]。

另外，由于成角钻孔保护套使用疏忽造成的并发症是锁定接骨板独有的并发症[26，27]。对于此类并发症的原因尚有争议。患者必须被告知存在屈肌腱断裂的风险。然后，患者和外科医生可以共同决定是否以及何时手术移除。

仔细筛选患者，详细的术前计划，仔细操作以及细心的术后处理等，将有助于减少这些并发症的发生。

参考文献

1. Koval KJ, Harrast JJ, Anglen JO, et al. Fractures of the distal part of the radius. The evolution of practice over time. Where’s the evidence? *J Bone Joint Surg Am* 2008;90(9):1855–1861.
2. Chung KC, Shauver MJ, Birkmeyer JD. Trends in the United States in the treatment of distal radial fractures in the elderly. *J Bone Joint Surg Am* 2009;91:1868–1873.
3. Rikli DA, Regazzoni P. Fractures of the distal end of the radius treated by internal fixation and early function: a preliminary report of 20 cases. *J Bone Joint Surg Br* 1996;78(4):588–592.
4. Fernandez DL. Fractures of the distal radius. Operative treatment. *Instr Course Lect* 1993;42:73–88.
5. Ruedi TP, Murphy WM, eds. *AO principles of fracture management*. New York: Thieme; 2000:362.

6. Mackenney PJ, McQueen MM, Elton R. Prediction of instability in distal radial fractures. *J Bone Joint Surg Am* 2006;88(9):1944–1951.
7. Synn AJ, Makhni EC, Makhni MC, et al. Distal radius fractures in older patients: is anatomic reduction necessary? *Clin Orthop Relat Res* 2009;467(6):1612–1620.
8. Arona S, Grover SB, Batra S, et al. Comparative evaluation of postreduction intra–articular distal radial fractures by radiographs and multidetector computed tomography. *J Bone Joint Surg Am* 2010;92(15):2523–2532.
9. Orbay JL. The treatment of unstable distal radius fractures with volar fixation. Hand Surg 2000;5(2):103–112.
10. Tweet ML, Calfee RP, Stern PJ. Rotational fluoroscopy assists in detection of intra–articular screw penetration during volar plating of the distal radius. *J Hand Surg Am* 2010;35(4):619–627. Epub 2010 Mar 3.
11. Soong M, Got C, Katarincic J, et al. Fluoroscopic evaluation of intra–articular screw placement during locked volar plating of the distal radius: a cadaveric study. *J Hand Surg Am* 2008;33(10):1720–1723.
12. Harness N, Jupiter J, Fernandez D, et al. Loss of fixation of the volar lunate facet after volar plating of distal radius fracture. *J Bone Joint Surg Am* 2004;86:1900–1908.
13. Melone CP Jr. Open treatment for displaced articular fractures of the distal radius. *Clin Orthop* 1986;202:103–111.
14. Chin KR, Jupiter JB. Wire–loop fixation of volar displaced osteochondral fractures of the distal radius. *J Hand Surg Am* 1999;24(3):525–533.
15. Cooney WP III, Dobyns JH, Linscheid RL. Complications of Colles' fractures. *J Bone Joint Surg Am* 1980;62(4): 613–619.
16. Frykman G. Fracture of the distal radius including sequelae—shoulder–hand–finger syndrome, disturbance in the distal radio–ulnar joint and impairment of nerve function: a clinical and experimental study. *Acta Orthop Scand* 1967;108:5–153.
17. Jupiter JB, Fernandez D. Complications of distal radius fractures: instructional course lectures. *J Bone Joint Surg* 2001;83:1244–1265.
18. Lifchez SD. Flexor pollicis longus tendon rupture after volar plating of a distal radius fracture. *Plast Reconstr Surg* 2010;125(1):21e–23e.
19. Adham MN, Porembski M, Adham C. Flexor tendon problems after volar plate fixation of distal radius fractures. *Hand* 2009;4(4):406–409. Epub 2009 Mar 13.
20. Yamazaki H, Hattori Y, Doi K. Delayed rupture of flexor tendons caused by protrusion of a screw head of a volar plate for distal radius fracture: a case report. *Hand Surg* 2008;13(1):27–29.
21. Cross AW, Schmidt CC. Flexor tendon injuries following locked volar plating of distal radius fractures. *J Hand Surg Am* 2008;33(2):164–167.
22. Duncan SF, Weiland AJ. Delayed rupture of the flexor pollicis longus tendon after routine volar placement of a T–plate on the distal radius. *Am J Orthop* 2007;36(12):669–670.
23. Valbuena SE, Cogswell LK, Baraziol R, et al. Rupture of flexor tendon following volar plate of distal radius fracture. Report of five cases. *Chir Main* 2010;29(2):109–113. Epub 2010 Feb 6.
24. Bianchi S, van Aaken J, Glauser T, et al. Screw impingement on the extensor tendons in distal radius fractures treated by volar plating: sonographic appearance. *AJR Am J Roentgenol* 2008;191(5):W199–W203.
25. Hattori Y, Doi K, Sakamoto S, et al. Delayed rupture of extensor digitorum communis tendon following volar plating of distal radius fracture. *Hand Surg* 2008;13(3):183–185.
26. Lucchina S, Fusetti C. Is early hardware removal compulsory after retention of angled drill guides in palmar locking plates? The role of pronator quadratus reconstruction. *Chin J Traumatol* 2010;13(2):123–125.
27. Bhattacharyya T, Wadgaonkar AD. Inadvertent retention of angled drill guides after volar locking plate fixation of distal radial fractures. A report of three cases. *J Bone Joint Surg Am* 2008;90(2):401–403.

第 15 章　股骨颈骨折：切开复位内固定

作者　Dean G. Lorich　Lionel E. Lazaro　Sreevathsa Boraiah
译者　黎庆钿　马明太
校对　熊　健

引　言

在所有髋部骨折中，约 50% 为股骨颈囊内骨折[1，2]。髋部骨折的病例估计将从 1990 的 150 万增加到 2005 年的 600 万[3~5]。美国髋部骨折的发生率居全世界之首，每年每 10 万人群就有 750 人发生髋部骨折[4~6]。据个体病例分析，髋部骨折的治疗费最高[7~9]。据估计，每例髋部骨折的住院治疗费用每年需 2.5 万美元，并呈逐年上升趋势[7，8，10，11]。

股骨颈骨折是关节周围损伤，为了尽可能地促进骨折愈合，往往需要牺牲解剖复位和正常的髋部功能恢复。传统内固定方法包括使用滑动髋螺钉和支撑板或者多枚平行空心拉力螺钉[12]（图 15.1）。尽管文献证据表明平行拉力螺钉置入优于其他内固定[13~16]，但是目前的争论焦点仍在合适的内固定治疗的选择。滑动型内固定可以允许骨折端的轴向动力加压，但会有不同程度的股骨颈短缩。直到目前，治疗成功的定义是骨折愈合，无内固定失败或无股骨头缺血坏死（AVN）发生。但是，骨折愈合可能以股骨颈短缩为代价，这将影响髋关节的生物力学特性，这种影响或被大家所接受或是被忽视。骨折对髋力学的负面影响已有研究和

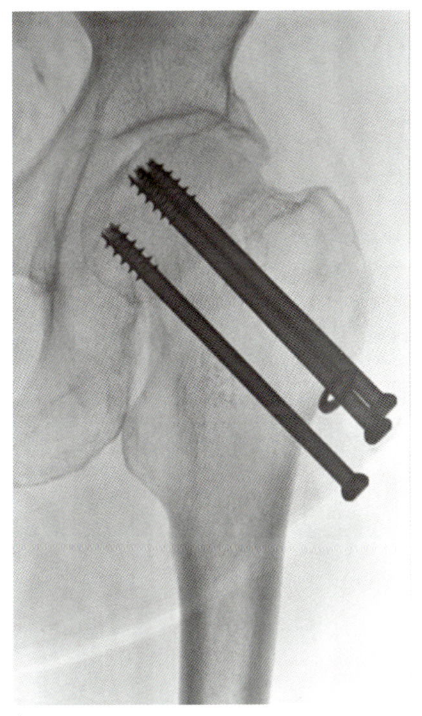
A

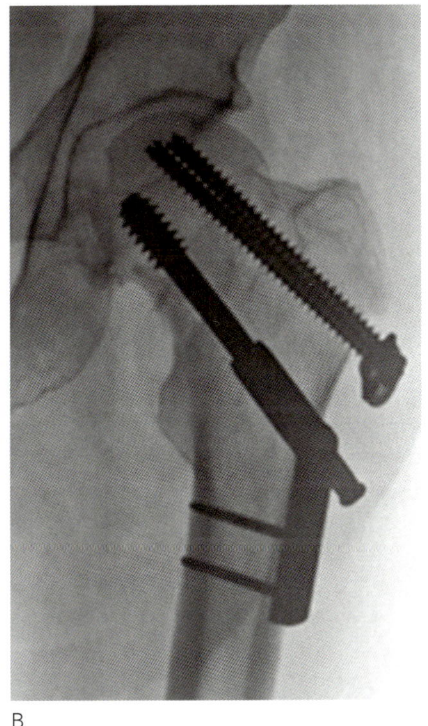
B

图 15.1　正位 X 线片显示两种滑动内固定方法短缩愈合的情况

报道。股骨颈短缩已证实伴有用 SPF-36 量表评估的低活动功能[18]，并且已证实这种低活动功能改变会降低生活质量[19]。这使我们相信在整个骨折愈合过程中维持解剖复位内固定对优良预后的重要性。加深对保全髋关节功能重要性的认识，理解髋关节疾病的病理力学并维持髋的正常解剖结构，是最大限度改善预后的关键。术中解剖复位和加压并用长—稳定内固定维持复位可以提高愈合率，同时仅有轻微短缩和更好的功能预后。

大量文献报道了股骨颈囊内骨折伴随高并发症和再手术率[20]，这可能与股骨颈愈合过程中的力学和生物学问题有关。股骨颈为关节囊包绕，周围充满关节液，缺少骨痂形成所必需的骨膜生发层。从结构角度来看，骨—螺钉界面在术后即时是最强的，随着时间而逐渐减弱。固定前恢复骨折的解剖复位通常需要在直视下进行。使用最广泛的股骨颈骨折分类是 Garden 分型，但是这种分型方法仅仅是依据正位 X 线片，没有考虑侧位或矢状位的对线情况。最近的研究发现，股骨头后滚或成角会使再手术率升高[21~23]（图 15.2）。笔者曾报告，如果后倾角大于 20°，再手术率将达到 56%[21]。假如解剖复位是目标，强调各个平面对线良好非常重要。我们相信，对于这种复杂骨折，要取得解剖复位，切开复位直视下内固定骨折是最好和一致性最佳的方法。

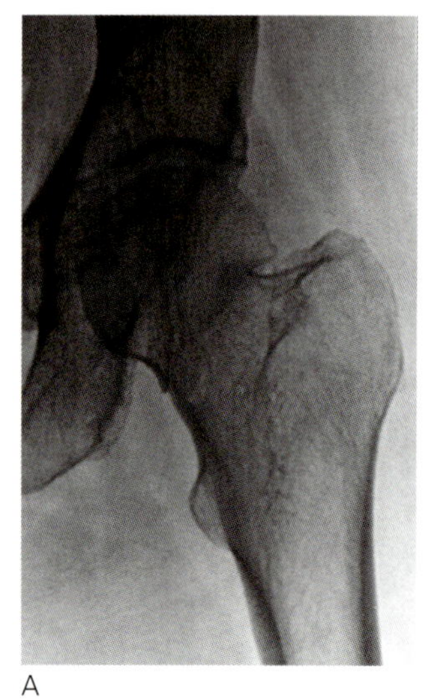
A

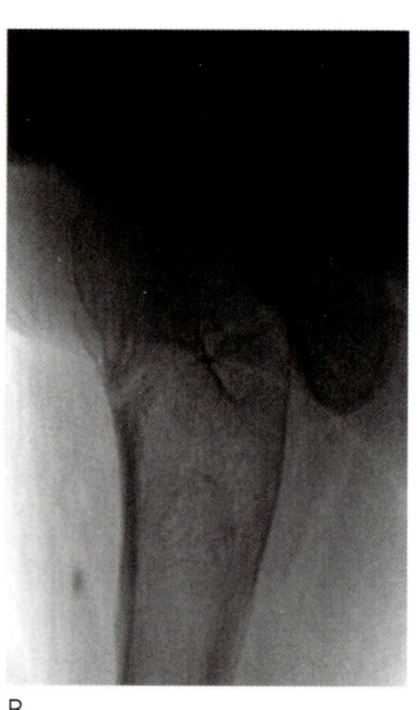
B

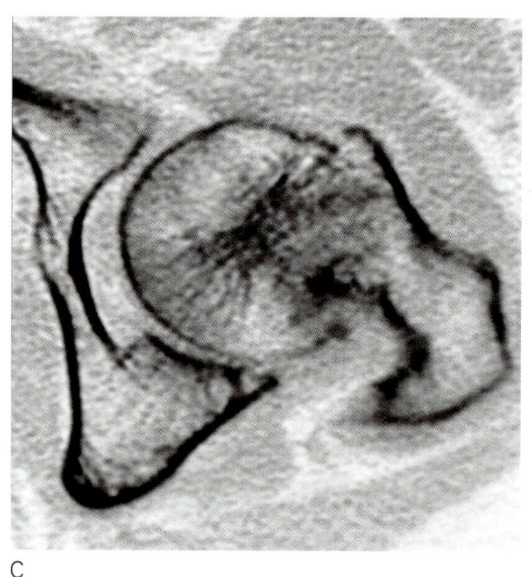
C

图 15.2 正位片（A）显示外翻嵌插股骨颈骨折。侧位片（B）和轴向 CT（C）显示股骨头后滚，正位 X 线片并没显示出来

适应证与禁忌证

股骨颈骨折切开复位内固定的手术指征正在继续扩大。区分老年患者的低能量脆性骨折和较年轻患者的高能量股骨颈骨折十分重要，因为两者在手术入路和内固定选择上差异很大。对于平地摔倒的老年患者，完整评估患者的全身状态有助于手术方法的选择。对于这些患者，我们的治疗程序如下：①切开复位内固定对于大部分年龄小于 65 岁患者均适用，无论哪种骨折类型；②年龄介于 65~85 岁的患者，Gardon Ⅰ型和Ⅱ型适合切开复位内固定，对于部分一般状态较好的年轻患者也适用（Gardon Ⅲ型和Ⅳ型）；③对于年龄大于 85 岁的 Gardon Ⅰ型和Ⅱ型也应考虑切开复位内固定术。这组年龄的 Gardon Ⅲ型和Ⅳ型应行关节置换术。

评估患者的生理年龄时，应该考虑以下多种因素（但也不仅仅限于此），如实际年龄、损伤前的活动能力和走动状态、患者表现出来的依从性。不管是什么骨折类型，对于有明显内科并发症、生理年龄偏大、股骨头退行性改变或有病理骨折的患者，应考虑髋关节置换。

大量文献支持这种情况下应用半髋置换或全髋置换[24]。这仅仅是治疗指南，手术治疗应该根据每个患者的个体情况而定。

对于无移位和 Gardon I 型股骨颈骨折，我们通常使用经皮内固定方法减轻疼痛，允许活动，减少进一步骨折移位的机会。有数项随机对照研究对老年患者移位股骨颈骨折用闭合复位螺钉内固定与关节置换进行了比较。这些研究报道显示关节置换并发症较少，预后更好。但是，我们意识到，对于相似的骨折没有研究比较切开复位、长一稳定内固定与关节置换治疗的差异。

术前计划

病史采集和体格检查

完整的病史采集和详细的体格检查很重要。对于髋部骨折的老年患者，应在内科医生的协助下进行完整的医学评估和手术风险评估。体格检查往往会发现患肢外旋短缩畸形，肢体活动疼痛，髋和膝活动度由于患者疼痛受限。应该行完整的神经血管检查，还有软组织和皮肤的检查。皮肤血肿提示患者可能处于抗凝状态。牵引未被证明效果显著。膝关节制动有助于制动和缓解疼痛。

对于较年轻的（50 岁以下）移位性股骨颈骨折，有行急诊股骨颈复位和内固定的指征。3%~5% 的患者合并同侧肢体高能量的股骨干骨折。

影像学评估

对疑有股骨颈骨折的患者应该行以下系列检查，患肢的正位、侧位 X 线片，骨盆正位 X 线片，同侧的股骨全长 X 线片。我们更推荐 cross-table 或 Clayton-Johnson 侧位 X 线片，因为蛙式侧位由于受到疼痛影响不好摄取。如果对骨折的类型不确定，内旋牵引位 X 线片可能有帮助。正如前述，股骨颈骨折 Gardon 分型仅依靠髋的正位 X 线片来判断。对于外翻嵌插这种典型的可原位经皮穿针治疗的骨折，股骨头可能向后滚。不幸的是，Gardon 骨折分型并没有把股骨头后移位或成角的因素考虑进去，而这在侧位 X 线片上最清楚。如果计划要对骨折进行解剖复位，应该要对骨折进行三维评估。

CT 有助于评估某些病例的股骨头是否有移位，还有股骨头的粉碎程度。对于疑有股骨颈应力骨折而 X 线片上骨折线不明显或未见骨折线者，磁共振（MRI）有助于确诊。不幸的是，骨扫描和磁共振对于骨折早期的股骨头活力的评估准确性较差，也不适用于某些选择髋关节置换或切开复位内固定的病例。

手术技术

手术可以在全麻或脊髓麻醉下进行，麻醉方式的选择应根据患者的全身状态，并应向手术医生和内科医生咨询。对于大部分患者，我们更倾向采用脊髓麻醉。患者仰卧于骨折床，腓骨后良好衬垫。健侧的摆放方式有两种，可以屈曲、外展、外旋，骨折床的另一侧取截石位或“剪刀位”支撑。无论哪种体位，都必须确保术中可以得到高质量的前后位和侧位 X 线片。消毒和铺单前，手术医生应该确保透视能在正、侧位清晰成像。可预防性静脉应用第一代头孢抗生素。

大部分患者都采用切开复位内固定治疗。对于轻微移位的骨折患者，采用有限的前方 Smith-Petersen 入路，通过触及股骨颈部从而评估移位和复位的情况，同样也方便插入器械辅助复位。通过此入路可以显露髋关节全部和髂骨。对于大部分患者，仅入路的下半部分就足够了。从髂前上棘向远端做 10 cm 皮肤切口，切开深筋膜后，在缝匠肌和阔筋膜张肌之间进行分离。股部外旋有助于显露解剖层次。要保护股外侧皮神经，将它和缝匠肌一起拉向内侧。一旦分离出间隙，就可以显露股直肌的腱性部分并可将其从髋关节囊上小心地剥离。打开关节囊显露股骨颈。

移位的年轻股骨颈骨折患者，可以采用 Watson–Jones 入路充分显露股骨颈。在髂前上棘后远端约 2 cm 处往下朝大转子尖做皮肤切口，然后切口远端沿弧形向股骨前延伸 10 cm。切开深筋膜后，在阔筋膜张肌和臀中肌之间进行分离，向后牵拉臀中肌和臀小肌前沿部分以显露前关节囊。为了避免损伤股骨头的血供，Ganz 等[23]介绍了沿股骨颈的前外侧轴锐性“Z”形切开关节囊的方法（图 15.3）。关节囊切开必须在小转子的前方，以避免损伤向后下方小转子延伸的旋股内侧动脉的血供[25, 26]。显露股骨颈后，清除血肿。将 5 mm 斯氏针 (外固定针) 置入股骨转子 / 近端的外侧，外翻移位的股骨颈骨折，两枚 3.2 mm 末端带螺纹导针在大转子上方对着骨折线置入，可在随后的手术中作为操纵杆纠正冠状面畸形。球形尖状推顶器通过向后方的直接推力纠正矢状位的畸形（图 15.4）。

内翻移位的股骨颈骨折，用 Weber 钳通过 Watson–Jone 入路在股骨颈上方对股骨距进行复位和加压。矢状位畸形用球形尖状推顶器纠正。复位后，下一步的重点转到长度和角稳定固定器械的选择方面。

股骨颈外翻骨折伴股骨头向后成角移位，固定方法如下：前后位影像中（侧位在中心），在股骨颈和股骨头的下方置入一枚 7.3 mm 部分螺纹螺钉，对骨折进行加压并纠正畸形（图 15.5）。随后，将 7.3 mm 或 6.5 mm 全螺纹螺钉在前后位影像中置入股骨头中央。用钻孔锥取核心直径 10~11 mm 的腓骨移植骨，然后用直径 10 mm 或 11 mm 的空心钻钻取腓骨植入通道，随后将其轻轻敲入转子下骨质内。3.5 mm 三角形加压螺钉自大转子通过腓骨朝向股骨距置入，以形成长度和角度稳定的结构（图 15.6）。随后，将之前置入的部分螺纹螺钉换成全螺纹螺钉。

内翻畸形的股骨颈骨折固定方法如下：置入一枚 7.3 mm 部分螺纹螺钉，对骨折进行加压和固定。其他的螺纹置入步骤同上，最后也需将部分螺纹螺钉换成全螺纹螺钉。异体腓骨移植充当“生物螺钉”。异体骨与受体骨的界面强度随着时间的流逝而增加，这与骨与金属螺钉界面的强度随着时间的流逝而强度下降不同。这种方法的优点之前已描述[27]。

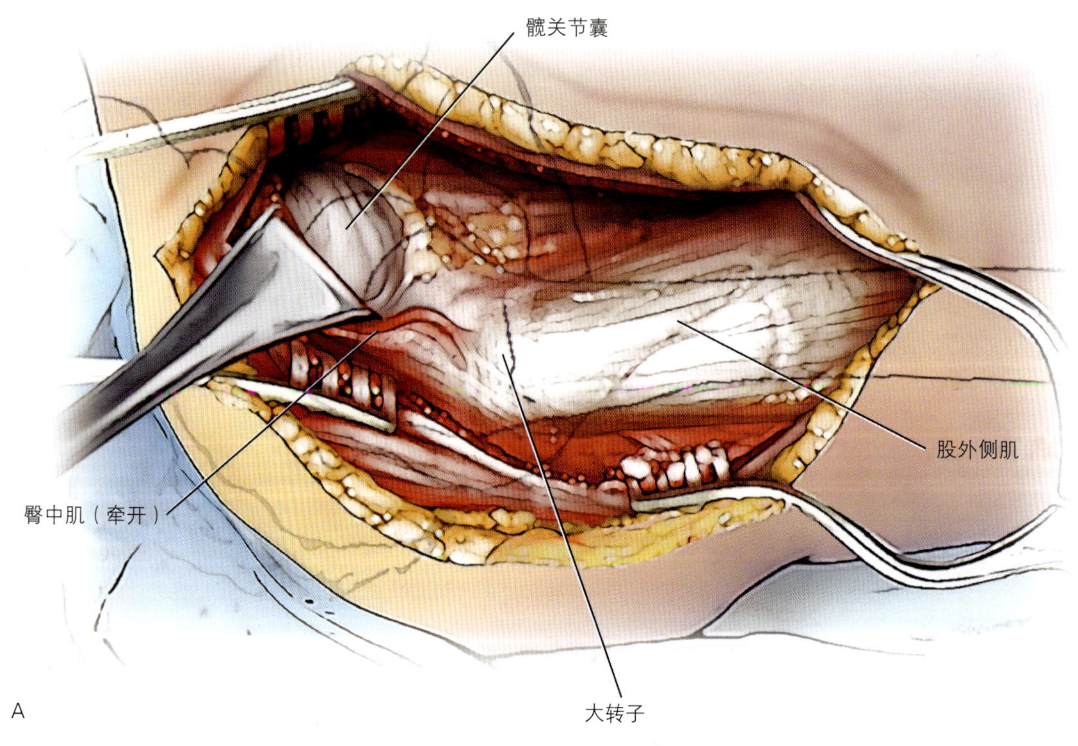

图 15.3 Watson Jones 入路 Z 字形关节囊切开

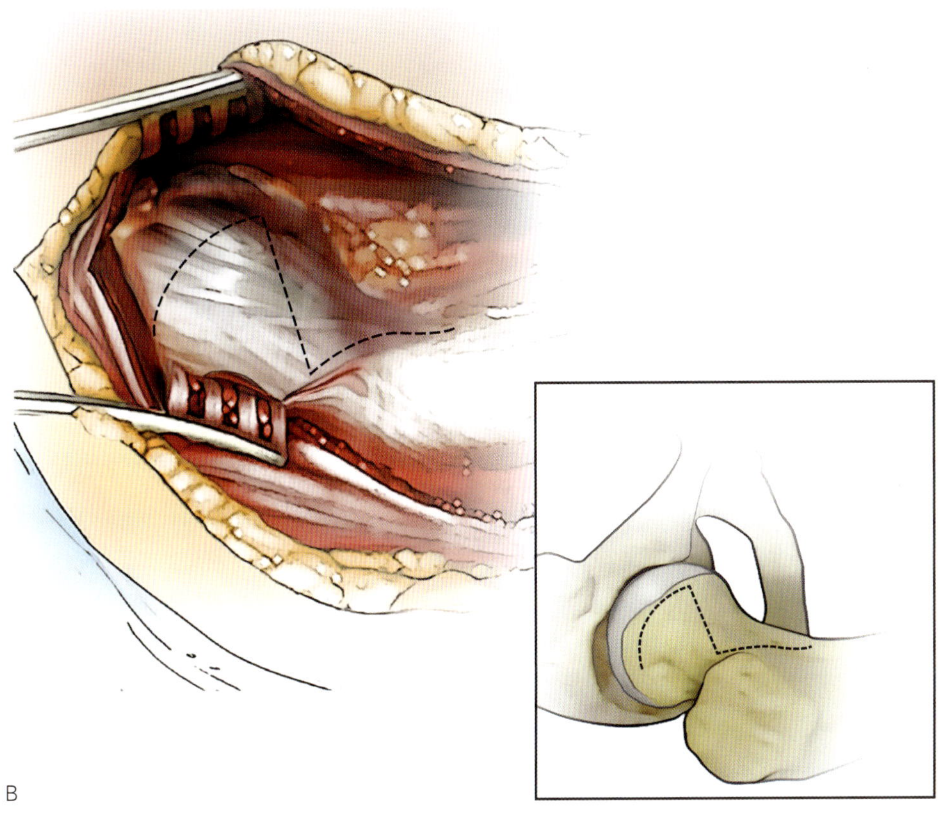

B

图 15.3（续）

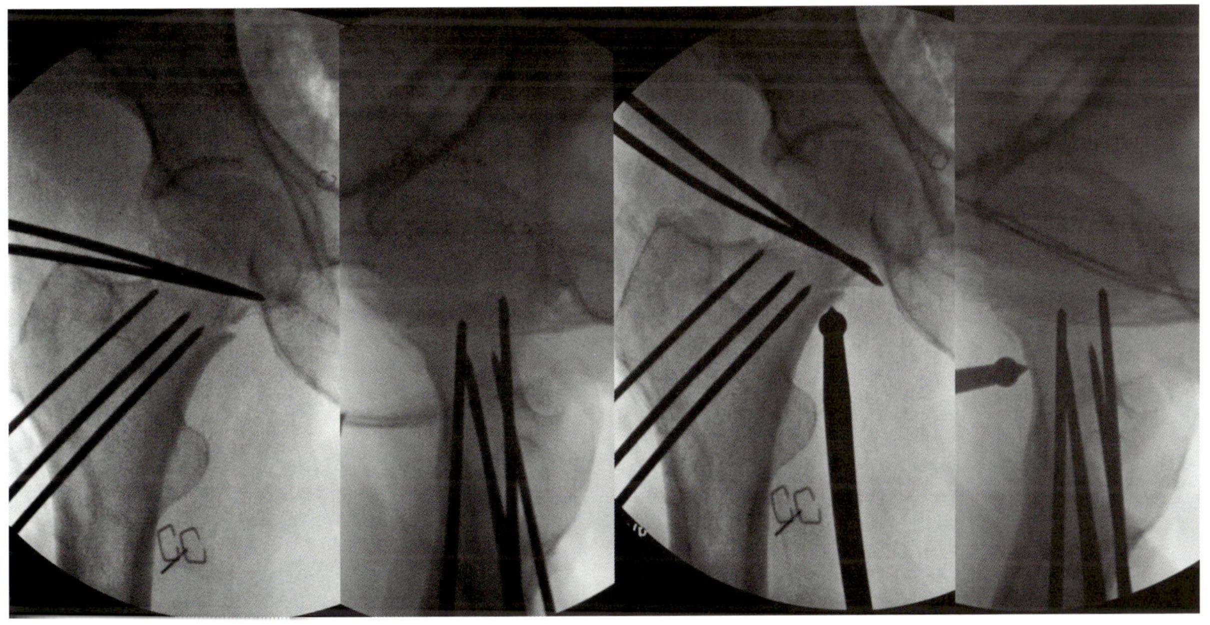

图 15.4　从左到右，前后位和侧位 X 线片显示骨折未复位到骨折复位。X 线片还显示在骨折近端用克氏针充当操纵杆，球状推顶器进一步控制对线和复位

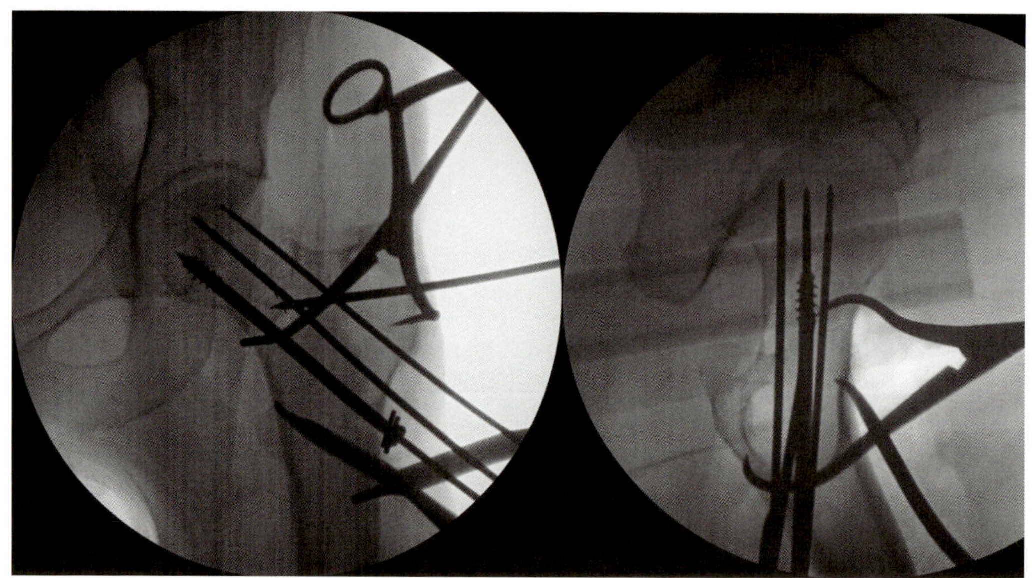

图 15.5　复位后，克氏针置入股骨头骨软骨下，然后置入带部分螺纹的空心螺钉和垫片，起到骨折端加压作用

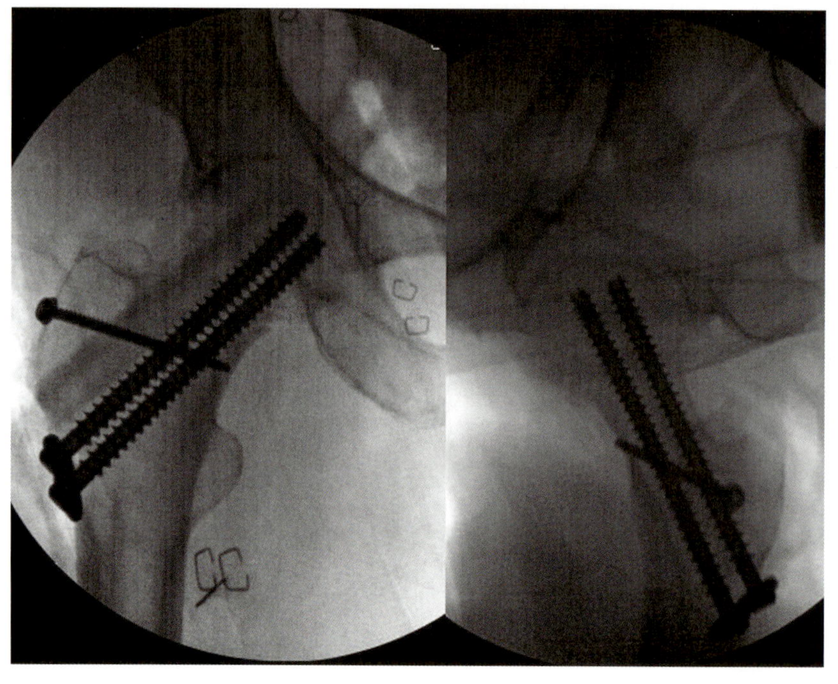

图 15.6　将部分螺纹螺钉和垫片换成全螺纹螺钉。为了稳定异体腓骨，从大转子通过异体腓骨拧入一枚 3.5 mm 皮质螺钉，正对股骨距方向。最后一张图显示复位和异体骨内固定满意

骨折稳定后，应对伤口进行仔细冲洗。关节囊外展位松弛关闭，然后逐层关闭伤口。

术后处理

患者术后床上制动 1~2 天。常规预防深静脉血栓形成。抗生素治疗继续维持 24 小时。患者保持不负重 8~12 周。鼓励早期髋关节活动。髋部肌力锻炼从术后 6 周开始。患者逐渐转到全负重状态。患者术后 2 周门诊复诊拆线。间隔 4 周或 6 周摄 X 线片以评估骨折愈合情况。

并发症

股骨颈骨折不愈合和股骨头缺血坏死是股骨颈骨折切开复位内固定最主要的两种长期并发症。这些不良事件考虑是由内固定的力学失败和愈合的生物学失败所导致的。股骨颈骨折移位增加了骨折不愈合的风险，据报道在老年患者的发生率达 30%[28]。与我们通常认为的不愈合更多发生在较年轻的患者相反，年龄、性别与不愈合率无相关性[29]。文献报道较年轻患者的不愈合率从 0 到 86% 不等。Swiontkowski 等[15]报道 27 例患者全部愈合，并认为其原因是急诊切开复位内固定，包括解剖复位和加压固定。Tian 等[30]比较了 240 例移位股骨颈骨折患者用不同复位方法和手术时间对愈合的影响，提出复位方法比手术时间对骨折愈合的影响更大。骨折复位不良可使骨折不愈合率增高已有报道。Haidukewych 等[31]报道骨折复位良好的不愈合率为 4%，而复位不佳的不愈合率达 80%。Barnes 和 Dunovan[32]报道复位质量与骨折愈合直接相关，愈合率与患者年龄和骨质疏松程度呈负相关。Boraiah 等[33，34]报道 54 例轻微短缩的患者，接受股骨颈骨折切开复位，术中加压，长度—稳定内固定物内固定，愈合率达到 94%。股骨颈骨折发生不愈合可采用关节置换术、外翻截骨术（将剪切力变成骨折端的压力）或内固定翻修术处理。

在所有股骨颈骨折中，股骨头缺血坏死（AVN）的发生率达到 25%，年轻患者为 45%。因股骨头坏死而行翻修手术者占 11%~19%，大部分翻修手术采用关节置换术[28]。Swiontkowski 等[15]报道 27 例患者的股骨头坏死率为 25%，年龄为 15~49 岁。作者认为急诊行骨折复位是治疗成功的关键。Jain 等[36]支持以上观点并报道了 38 例年轻患者，伤后超过 12 小时治疗的患者股骨头缺血坏死发生率是 16%，而在 12 小时内手术的患者发生率是 0。但是，最近的文献报道并没有显示这种相关性（骨折复位时间与继发的股骨头缺血坏死）。一项 Meta 分析综合了 18 项回顾研究，患者年龄介于 15~50 岁之间，结果提示移位的股骨颈骨折发生股骨头缺血性坏死率是 22.5%，与患者在骨折后 12 小时内或 12 小时后治疗没有统计学差异[37]。一项对 92 例患者的前瞻性研究显示，总的股骨头缺血坏死发生率是 16%，随访两年的结果提示发生率在骨折后 48 小时内或 48 小时后手术无差别[38]。患者发生股骨头缺血坏死不一定伴有明显症状。Haidukewych 等[31]报道了 29% 股骨头缺血坏死患者并不需要手术干预。

一个对股骨颈骨折后发生股骨头缺血坏死的理论解释是，供应股骨头的血管遭受破坏。部分学者认为，骨折的移位程度与股骨头血管破坏程度直接相关。但是，这个理论不能解释为何无移位的股骨颈骨折后会发生股骨头缺血坏死，这一比例可达 20%[35]。同样，股骨头的血供可能并不像我们所认为得那么脆弱。股骨头有丰富的骨内吻合支血管，同时还接收旋股内侧动脉和臀下动脉的血供[39]。

股骨颈骨折后，股骨头的血供依靠剩余血供的保护、再血管化，以及在软骨下骨及其软骨表面塌陷前对坏死区域的修复。解剖复位和稳定内固定被认为有助于保存血供，为再生血管长入坏死区域提供稳定性的关键因素[40，41]。

预　后

股骨颈骨折后，术中复位时加压，使用长度—稳定内固定，股骨距支撑，有助于获得预期的股骨颈轻微短缩、较高的愈合率和良好的功能预后。我们的临床研究经验提示，遵循上述的指南治疗，愈合率达到 94%，肢体功能恢复（单侧肢体站立）率达到 93%（图 15.7，图 15.8）。

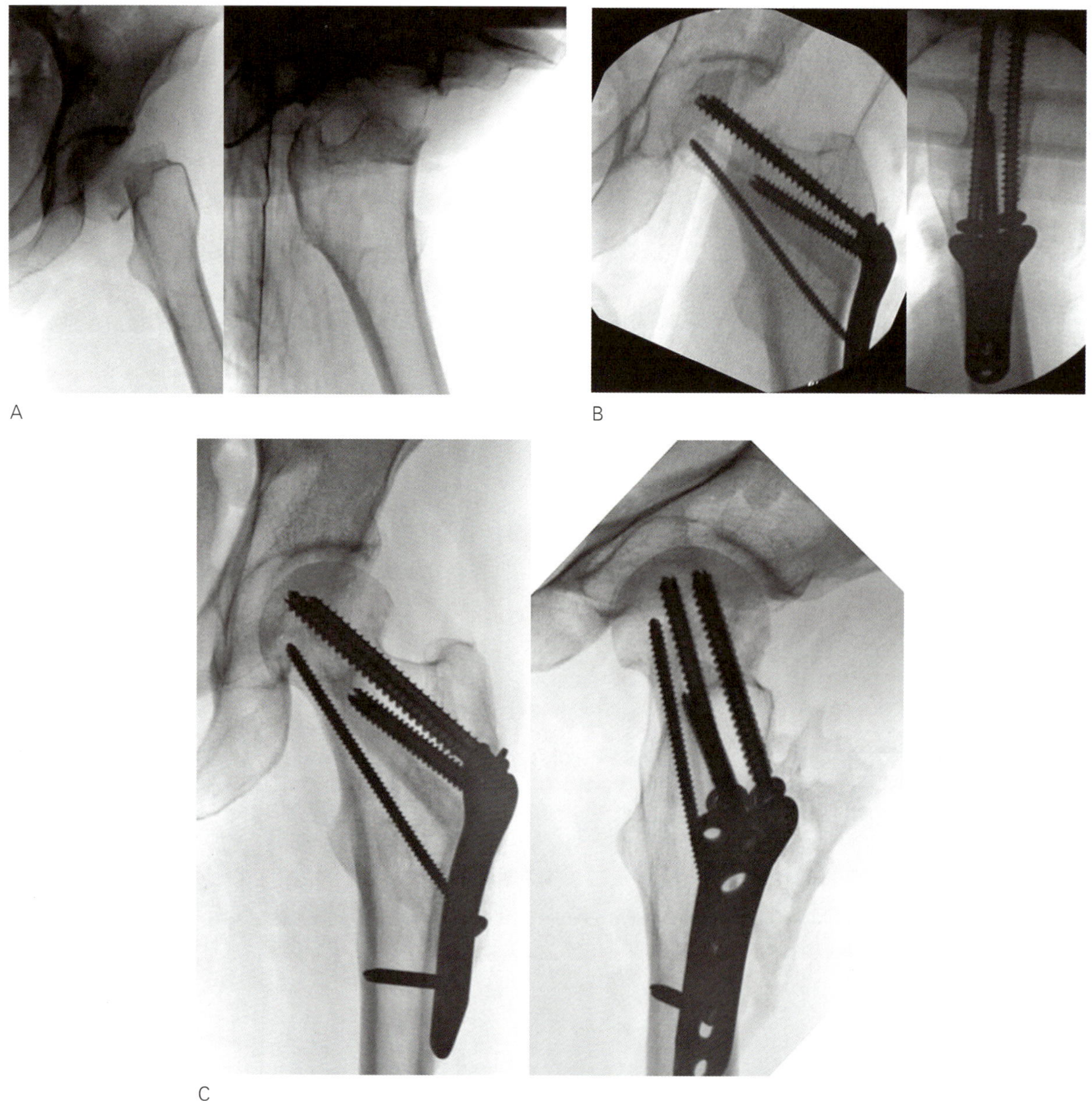

图 15.7 A. 前后位和侧位 X 线片显示一例 60 岁女性患者，Gardon IV 型股骨颈骨折。B. 前后位和侧位 X 线片显示用侧接骨板长度—稳定结构固定后的 X 线影像。C. 正、侧位 X 线片显示术后 6 个月，股骨颈骨折愈合，长度维持，无缺血坏死和异体腓骨融合表现

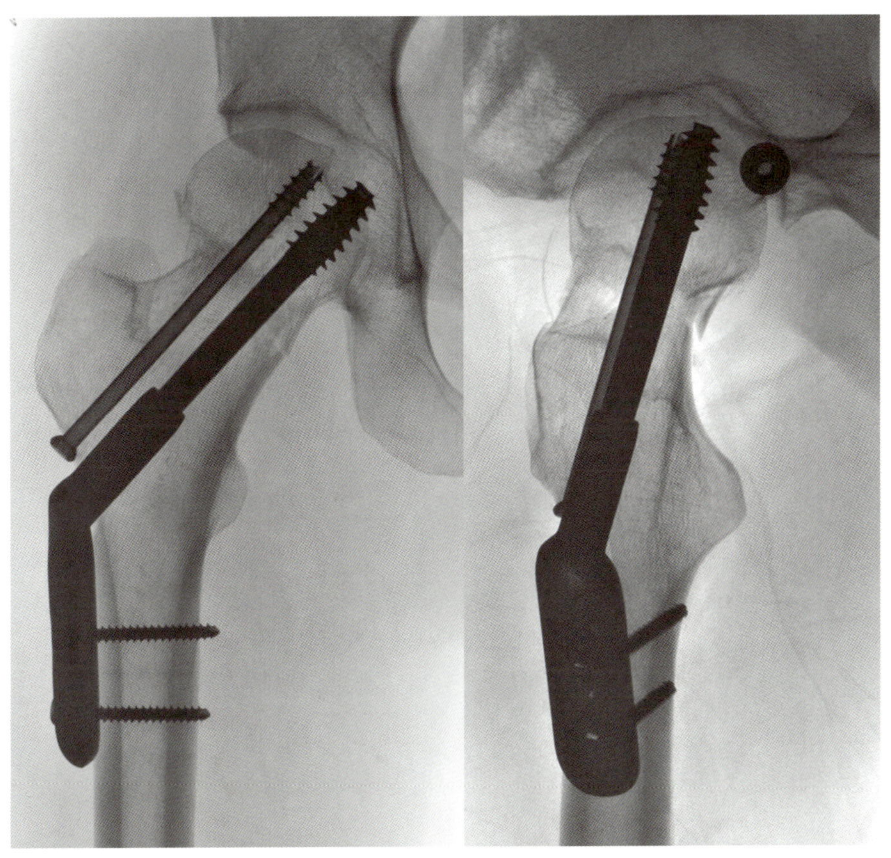

A

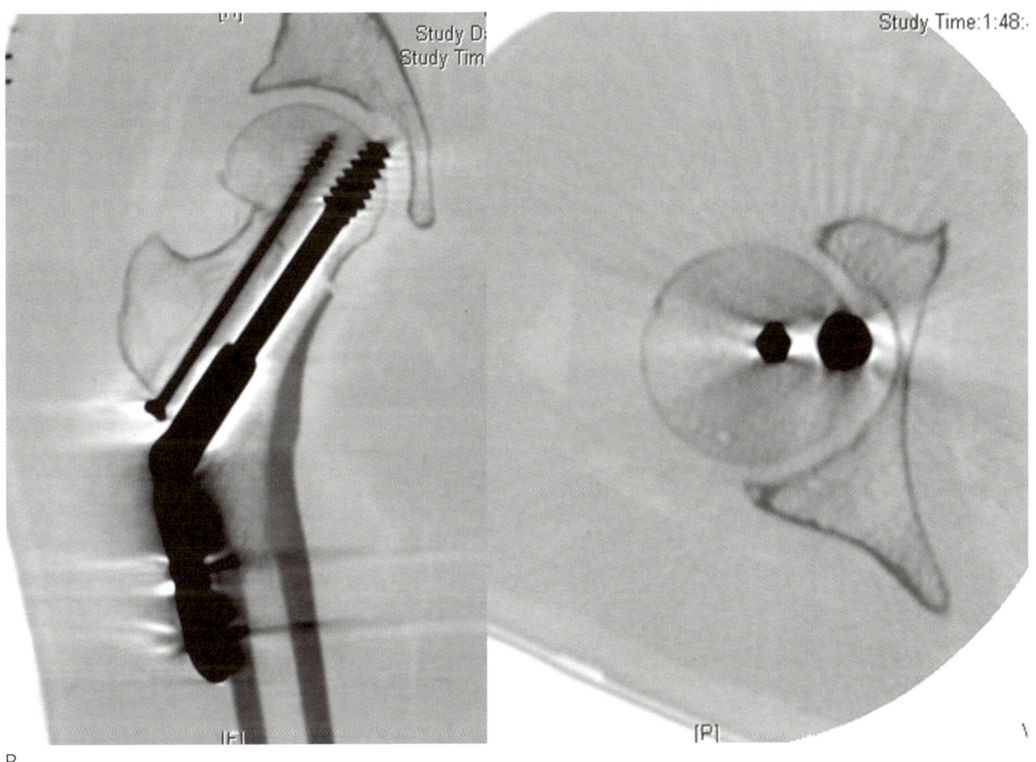

B

图 15.8　A. 正、侧位 X 线片显示滑动内固定失败（螺钉穿出）。B. 冠状位和轴位 CT 扫描可看到螺钉穿入关节内。C. 正、侧位 X 线片显示用长度—稳定内植物切开复位内固定翻修，术后 7 个月的表现。可见股骨颈骨折愈合，在髋的前方有异位骨化形成。D. 正、侧位 X 线片显示翻修后 14 个月，取出内固定同时清除异位骨 6 个月后的表现，可见长度维持，异体腓骨融合，没有缺血性坏死影像学特征

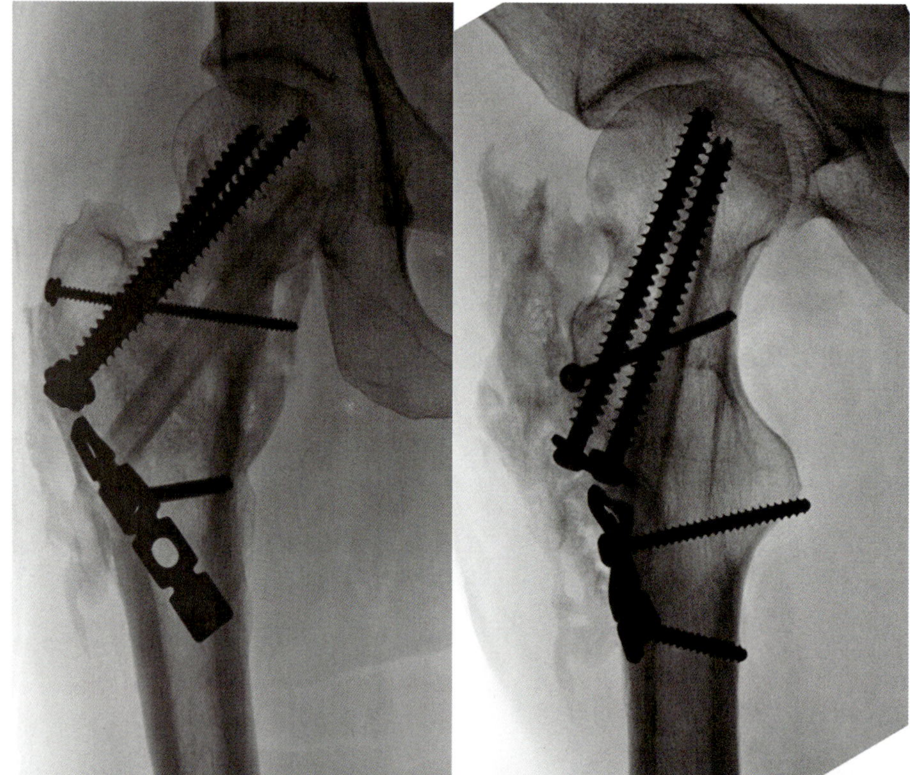

C

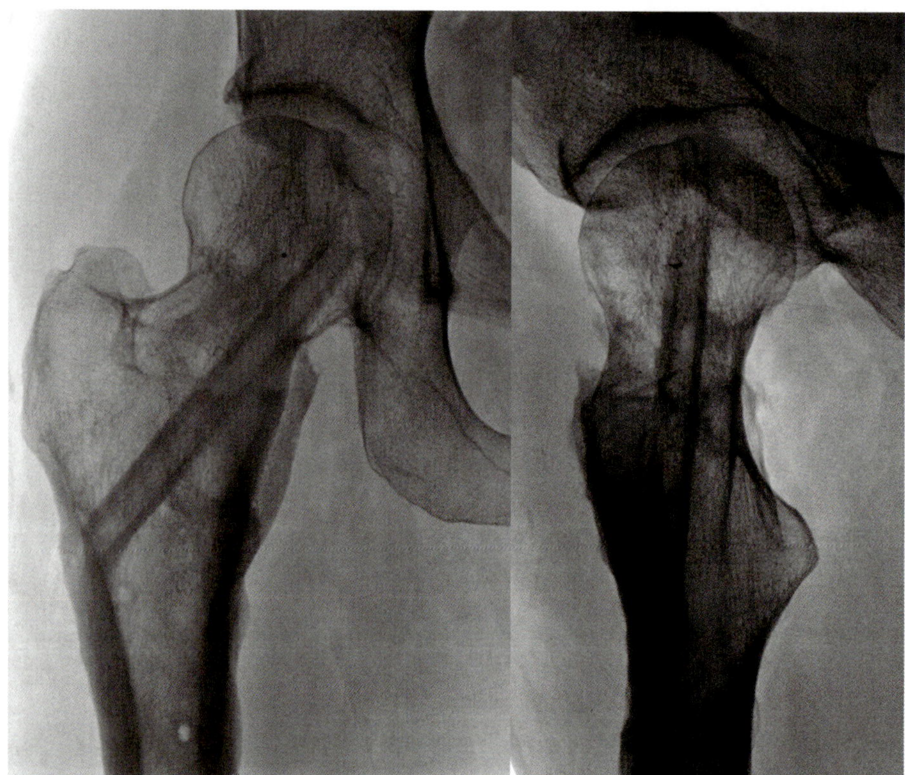

D

图 15.8（续）

参考文献

1. Roberts C, Parker MJ. Austin–Moore hemiarthroplasty for failed osteosynthesis of intracapsular proximal femoral fractures. *Injury* 2002;33(5):423–426.
2. Hinton RY, Lennox DW, Ebert FR, et al. Relative rates of fracture of the hip in the United States. Geographic, sex, and age variations. *J Bone Joint Surg Am* 1995;77:695–702.
3. Gullberg B, Johnell O, Kanis JA. World–wide projections for hip fracture. *Osteoporos Int* 1997;7:407–413.
4. Dhanwal DK, Dennison EM, Harvey NC, et al. Epidemiology of hip fracture: worldwide geographic variation. *Indian J Orthop* 2011;45:15–22.
5. Cooper C, Campion G, Melton LJ III. Hip fractures in the elderly: a world–wide projection. *Osteoporos Int* 1992;2: 285–289.
6. Saeed I, Carpenter RD, Leblanc AD, et al. Quantitative computed tomography reveals the effects of race and sex on bone size and trabecular and cortical bone density. *J Clin Densitom* 2009;12(3):330–336.
7. Melton LJ III, Gabriel SE, Crowson CS, et al. Cost–equivalence of different osteoporotic fractures. *Osteoporos Int* 2003;14:383–388.
8. Orsini LS, Rousculp MD, Long SR, et al. Health care utilization and expenditures in the United States: a study of vosteoporosis–related fractures. *Osteoporos Int* 2005;16:359–371.
9. Pike C, Birnbaum HG, Schiller M, et al. Direct and indirect costs of non–vertebral fracture patients with osteoporosis in the US. *Pharmacoeconomics* 2010;28(5):395–409.
10. Melton LJ III. Adverse outcomes of osteoporotic fractures in the general population. *J Bone Miner Res* 2003;18:1139–1141.
11. Ray NF, Chan JK, Thamer M, et al. Medical expenditures for the treatment of osteoporotic fractures in the United States in 1995: report from the National Osteoporosis Foundation. *J Bone Miner Res* 1997;12:24–35.
12. Parker MJ, Blundell C. Choice of implant for internal fixation of femoral neck fractures. Meta–analysis of 25 randomised trials including 4,925 patients. *Acta Orthop Scand* 1998;69:138–143.
13. Parker MJ. Parallel Garden screws for intracapsular femoral fractures. *Injury* 1994;25:383–385.
14. Parker MJ, Porter KM, Eastwood DM, et al. Intracapsular fractures of the neck of femur. Parallel or crossed garden screws? *J Bone Joint Surg Br* 1991;73:826–827.
15. Swiontkowski MF, Winquist RA, Hansen ST Jr. Fractures of the femoral neck in patients between the ages of twelve and forty–nine years. *J Bone Joint Surg Am* 1984;66:837–846.
16. Bray TJ. Femoral neck fracture fixation. Clinical decision making. *Clin Orthop Relat Res* 1997;(339):20–31.
17. Bhandari M, Devereaux PJ, Swiontkowski MF, et al. Internal fixation compared with arthroplasty for displaced fractures of the femoral neck. A meta–analysis. *J Bone Joint Surg Am* 2003;85:1673–1681.
18. Tidermark J, Ponzer S, Svensson O, et al. Internal fixation compared with total hip replacement for displaced femoral neck fractures in the elderly. A randomised, controlled trial. *J Bone Joint Surg Br* 2003;85:380–388.
19. Gurney B, Mermier C, Robergs R, et al. Effects of limb–length discrepancy on gait economy and lower–extremity muscle activity in older adults. *J Bone Joint Surg Am* 2001;83:907–915.
20. Tidermark J, Zethraeus N, Svensson O, et al. Quality of life related to fracture displacement among elderly patients with femoral neck fractures treated with internal fixation. *J Orthop Trauma* 2002;16:34–38.
21. Palm H, Gosvig K, Krasheninnikoff M, et al. A new measurement for posterior tilt predicts reoperation in undisplaced femoral neck fractures: 113 consecutive patients treated by internal fixation and followed for 1 year. *Acta Orthop* 2009;80(3):303–307.
22. Conn KS, Parker MJ. Undisplaced intracapsular hip fractures: results of internal fixation in 375 patients. *Clin Orthop Relat Res* 2004:249–254.
23. Bjorgul K, Reikeras O. Outcome of undisplaced and moderately displaced femoral neck fractures. *Acta Orthop* 2007;78(4):498–504.
24. Hedbeck CJ, Enocson A, Lapidus G, et al. Comparison of bipolar hemiarthroplasty with total hip arthroplasty for displaced femoral neck fractures: a concise four–year follow–up of a randomized trial. *J Bone Joint Surg Am* 2011;93(5):445–450.
25. Ganz R, Gill TJ, Gautier E, et al. Surgical dislocation of the adult hip a technique with full access to the femoral head and acetabulum without the risk of avascular necrosis. *J Bone Joint Surg Br* 2001;83:1119–1124.
26. Gardner MJ, Suk M, Pearle A, et al. Surgical dislocation of the hip for fractures of the femoral head. *J Orthop Trauma* 2005;19(5):334–342.
27. Nagi ON, Gautam VK, Marya SK. Treatment of femoral neck fractures with a cancellous screw and fibular graft. *J Bone Joint Surg Br* 1986;68:387–391.
28. Lu–Yao GL, Keller RB, Littenberg B, et al. Outcomes after displaced fractures of the femoral neck. A meta–analysis of one hundred

and six published reports. *J Bone Joint Surg Am* 1994;76:15–25.

29. Nilsson LT, Johansson A, Stromqvist B. Factors predicting healing complications in femoral neck fractures. 138 patients followed for 2 years. *Acta Orthop Scand* 1993;64:175–177.
30. Tian W, Cui Z, Kan S. Comparison of cannulated screws fixation with different reduction methods at different time points for displaced femoral neck fractures in terms of fracture healing. *Zhongguo Xiu Fu Chong Jian Wai Ke Za Zhi* 2009;23:440–443.
31. Haidukewych GJ, Rothwell WS, Jacofsky DJ, et al. Operative treatment of femoral neck fractures in patients between the ages of fifteen and fifty years. *J Bone Joint Surg Am* 2004;86:1711–1716.
32. Barnes B, Dunovan K. Functional outcomes after hip fracture. *Phys Ther* 1987;67:1675–1679.
33. Boraiah S, Paul O, Gardner MJ, et al. Outcomes of length-stable fixation of femoral neck fractures. *Arch Orthop Trauma Surg* 2010;130:1523–1531.
34. Boraiah S, Paul O, Hammoud S, et al. Predictable healing of femoral neck fractures treated with intraoperative compression and length-stable implants. *J Trauma* 2010;69:142–147.
35. Nikolopoulos KE, Papadakis SA, Kateros KT, et al. Long-term outcome of patients with avascular necrosis, after internal fixation of femoral neck fractures. *Injury* 2003:525–528.
36. Jain R, Koo M, Kreder HJ, et al. Comparison of early and delayed fixation of subcapital hip fractures in patients sixty years of age or less. *J Bone Joint Surg Am* 2002;84:1605–1612.
37. Damany DS, Parker MJ, Chojnowski A. Complications after intracapsular hip fractures in young adults. A meta-analysis of 18 published studies involving 564 fractures. *Injury* 2005;36(1):131–141.
38. Upadhyay A, Jain P, Mishra P, et al. Delayed internal fixation of fractures of the neck of the femur in young adults. A prospective, randomised study comparing closed and open reduction. *J Bone Joint Surg Br* 2004;86:1035–1040.
39. Boraiah S, Dyke JP, Hettrich C, et al. Assessment of vascularity of the femoral head using gadolinium (Gd-DTPA)- enhanced magnetic resonance imaging: a cadaver study. *J Bone Joint Surg Br* 2009:131–137.
40. Garden RS. Stability and union in subcapital fractures of the femur. *J Bone Joint Surg Br* 1964;46:630–647.
41. Garden RS. Reduction and fixation of subcapital fractures of the femur. *Orthop Clin North Am* 1974;5:683–712.

第 16 章　股骨颈骨折：半髋置换和全髋置换

作者　Ross Leighton
译者　黎庆钿　马明太
校对　熊　健

引　言

对伴骨质疏松的移位股骨颈骨折老年患者的治疗是我们面临的特殊挑战，争论焦点是治疗的最佳方法选择[1]。对于有移位的股骨颈骨折老年患者，大部分研究支持股骨头置换[2~5]。许多学者提出，这种骨折若采用内固定治疗会有很高的骨坏死率、内固定失败率和不愈合率[6]。经济研究提示，这类并发症的花费是巨大的[7~10]。一项长期研究对有移位的股骨颈骨折患者采用切开复位治疗并随访了 13 年，发现即使骨折愈合和没有骨坏死，患者的功能预后也会恶化[11]。

相反，关节置换可以允许患者早期、安全地活动，不需担心内固定失败或骨折愈合问题[2~4, 12]。存在发生内固定并发症风险的患者常规行关节置换。这些患者包括伴骨质疏松和粉碎骨折的老龄患者。过去 10 年中，随机对照研究已明确对于年龄超过 60 岁的患者来说，关节置换术优于内固定治疗，但半髋置换还是全髋置换的适应证还不清楚。

尽管局限性很大，Gardon 分型可能还是北美最常用的分类方法。Gardon Ⅰ型和Ⅱ型是非移位骨折，Gardon Ⅲ型和Ⅳ型是有移位的股骨颈损伤。根据 AO/OTA 分型方法，股骨颈骨折归为 31-B（图 16.1）。

适应证与禁忌证

内固定

内固定仍是大部分年龄小于 60 岁的股骨颈骨折患者的首选治疗方法。对于年龄大于 60 岁

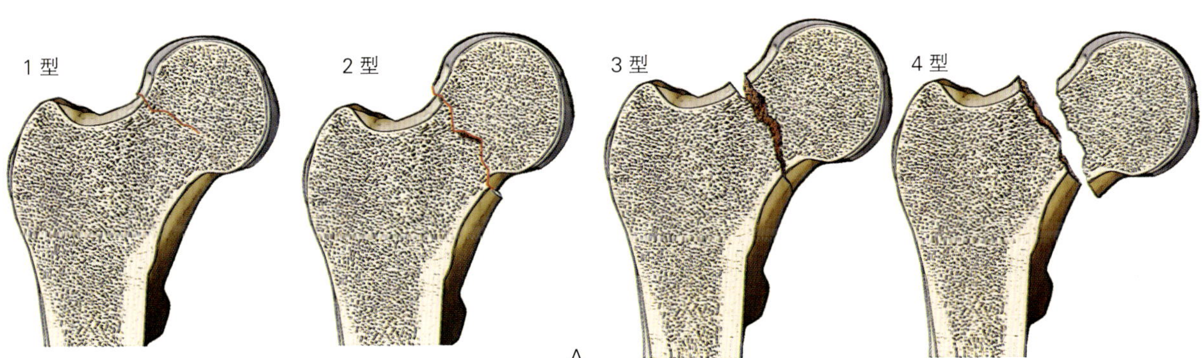

图 16.1　股骨颈骨折的 Gardon 分型

股骨，近端，颈骨折，轻微移位（31–B1）

1. 嵌插外翻 >15°（31–B1.1）(Gardon Ⅰ)
（1）后倾 <15°
（2）后倾 >15°

2. 嵌插外翻 <15°（31–B1.2）(Gardon Ⅰ/Ⅱ)
（1）后倾 <15°
（2）后倾 >15°

3. 无嵌插（31–B1.3）（Gardon Ⅱ）

B1

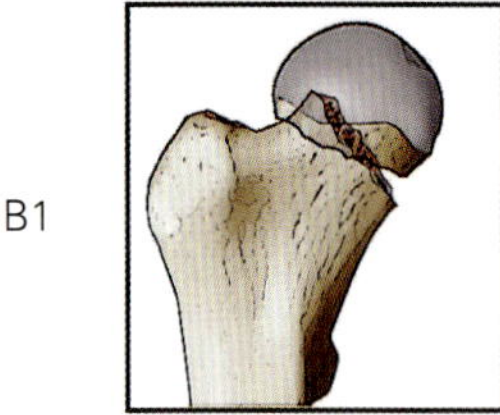

股骨，近端，颈骨折，经颈部（31–B2）

1. 颈部基底（31–B2.1）
2. 颈中部内收（31–B2.2）
3. 颈中部剪切（31–B2.3）

B2

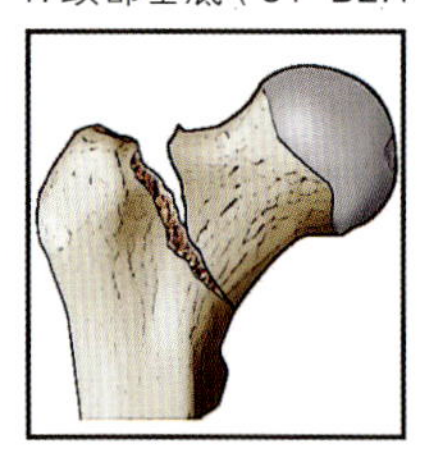

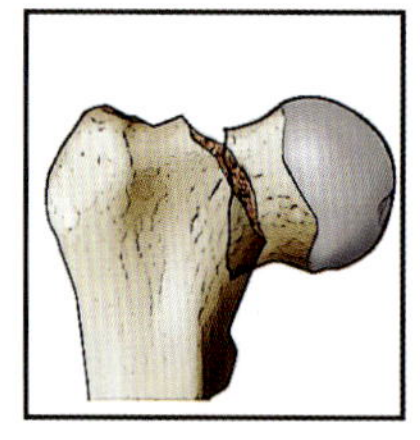

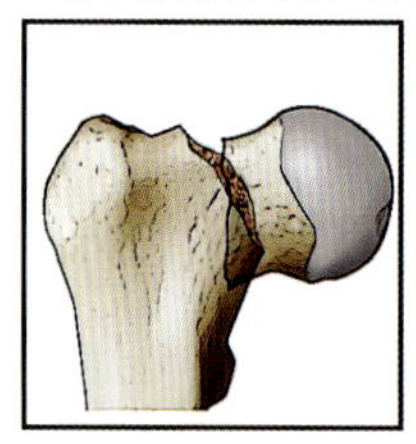

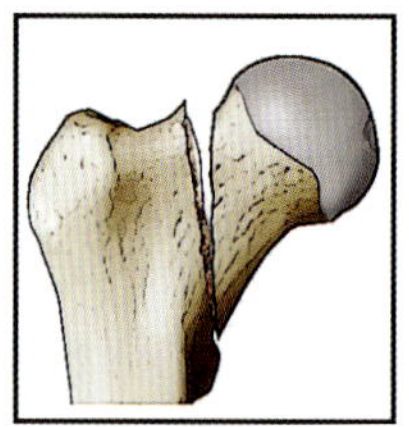

股骨，近端，颈骨折，头下型，无嵌插移位（31–B3）

1. 中等内翻外旋移位(31–B3.1)(Gardon Ⅲ)
2. 中等移位，垂直分离，外旋（31–B3.2）(Gardon Ⅳ)
3. 完全移位（31–B3.3）（Gardon Ⅲ/Ⅳ）
（1）内翻
（2）分离

B3

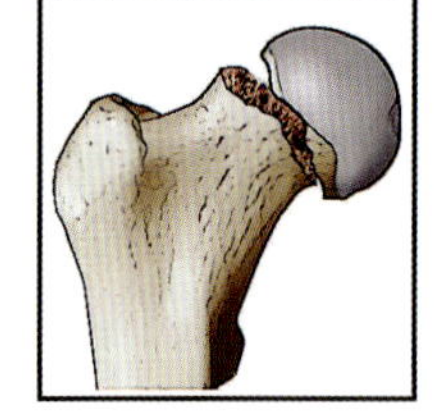

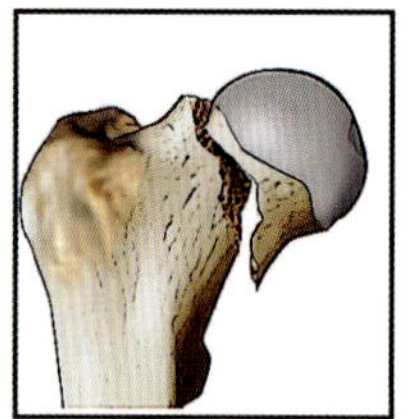

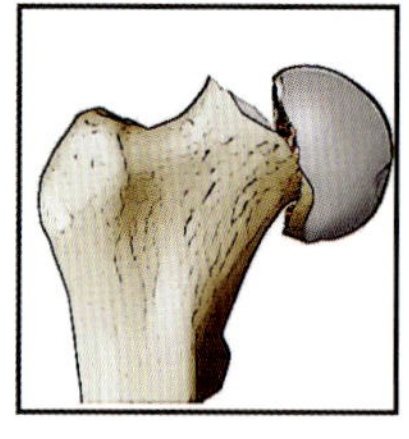

图 16.1（续） B. 股骨颈的 AO/OTA 分型

的 GardonⅠ型和Ⅱ型无移位患者，也可以采用空心螺钉固定。内固定的具体介绍和技术方法见 15 章。

双极和模块化半髋置换

双极或组合式半髋置换术是治疗老年股骨颈骨折的最常用方式。可以用固定头（单极）或双极头，并在未来有需要时，为全髋置换（THA）提供相对简单的转换方法。

强烈推荐半髋置换术的指征：

1. 年龄超过 60 或 65 岁的股骨颈骨折，无关节炎病史（图 16.2）。

2. 年龄超过 60 岁虽然只有轻微移位，但骨质很差无法支撑内固定（图 16.3）。

3. 内固定失败，未合并髋臼损伤（图 16.4）。

骨水泥双极和单极半髋置换相比，在脱位率、术后疼痛和步行恢复状态方面两者预后相似[14-16]。术后 1 年影像学检查提示，很多因骨折植入的双极假体实际上发挥了单极内植物的角色。

骨水泥柄植入被认为是治疗老年骨质疏松老年患者的标准方式（图 16.5）。骨水泥的使用可提供即刻的稳定，并允许患者早期负重。这种治疗方法术后发生髋臼疼痛或关节炎并不常见。半髋置换应该模块化以适应不同的偏心

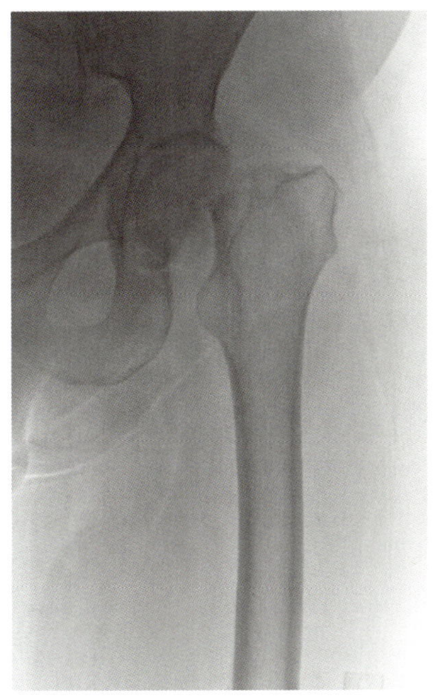

图 16.2　老年女性患者的移位性股骨颈头下型骨折

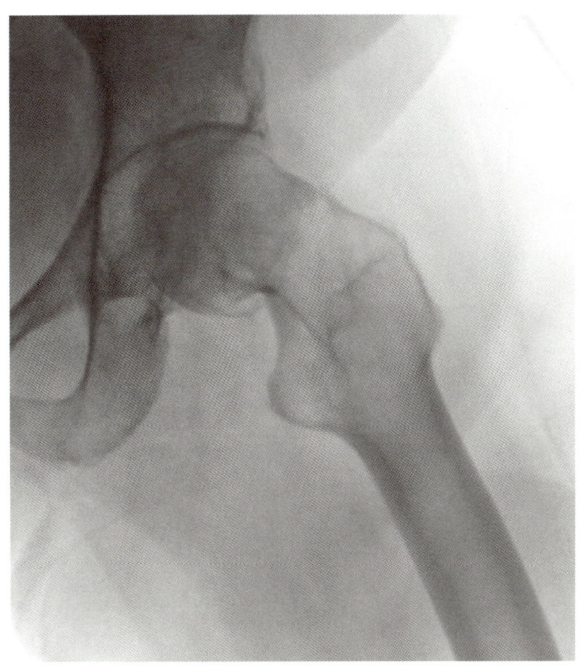

图 16.3　股骨颈骨折轻微移位患者，伴偏瘫和骨质不佳

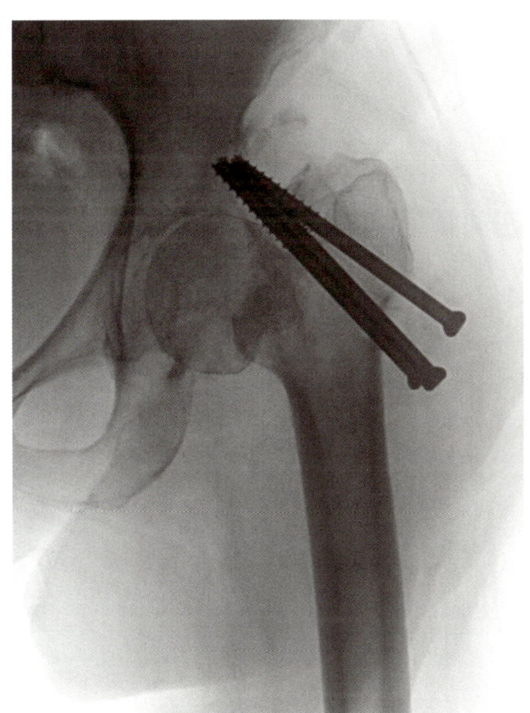

图 16.4　股骨颈骨折内固定失败

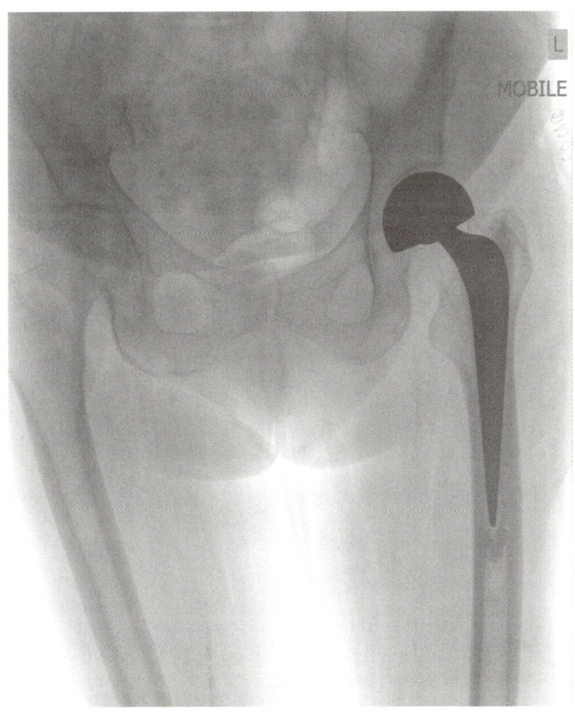

图 16.5　骨水泥型双极半髋置换

距、长度、髋部肌肉的张力[17, 18]。以前曾使用 Moore 假体或 Thompson 假体，现在已不推荐使用（图 16.6）。对于有移位的头下型股骨颈骨折老年患者，我们推荐使用外被骨水泥的模块化股骨头，或有时非外被骨水泥的股骨成分植入[19]。

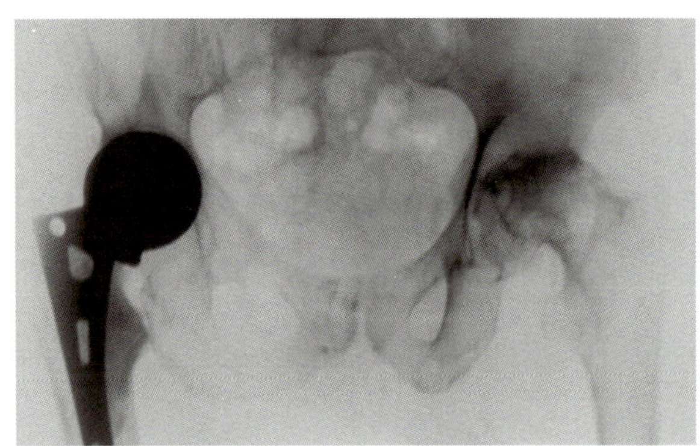

图 16.6 Austin-Moore 假体，目前已经不用

全髋置换

全髋置换术对于特定的有移位的股骨颈骨折的老年患者是不错的治疗方法（图 16.7），而且大部分骨科医生对此都十分熟悉。治疗髋关节炎时，长期效果是可以预见的。早期研究显示，采用全髋置换术治疗时，关节脱位率和术中出血量均上升[20~22]。相比单极或双极置换，全髋置换的初始治疗费用增加。但是支持全髋置换的医生认为，全髋置换的全部费用是少的，因为理论上来讲它改善了患者的长期生存[23~32]。全髋置换并不适合大部分的股骨颈骨折老年患者，相对较高的脱位率、虚弱老年患者全髋置换术后所面临的困难，限制了它的应用。但是，对于相对年轻、体力更好、轻微或无意识障碍、预期寿命较长的患者（60~75 岁），良好对照的研究提示全髋置换能明显改善功能预后[23, 29]。

强烈推荐使用全髋置换术治疗急性股骨颈骨折老年患者的指征包括[31, 32]：

1. 股骨颈骨折伴髋关节病。
2. 对侧症状明显的髋疾病。
3. 骨质疏松，骨质不良（图 16.8）。
4. 年龄大于 60 岁的股骨颈骨折患者，内固定失败伴有髋臼损伤。
5. 半髋置换失败。

全髋置换术相对适应证包括：

1. 健康有活力，超过 60 岁的有移位的股骨颈骨折（图 16.10）。
2. 依从性好的老年患者，认知和全身状态正常，预期寿命大于 10 年。
3. 病理性骨折，髋臼受累。

在我们中心，对有移位的头下股骨颈骨折老年患者，最常用的治疗方法是骨水泥型双极半髋置换[4]；对于骨质良好、髓腔直径小于 16.5 mm 的患者，应用非骨水泥柄；对于有心血管疾病危险因素的患者（2%~5%），也推荐用非骨水泥柄[32]（图 16.11）。年龄超过 60 岁、伴有骨质疏松的移位性股骨颈骨折患者，很少会后悔用双极或单极半髋置换的；但是，如果采用切开复位内固定的患者，则经常会后悔。

术前计划

术前计划是治疗成功的关键。肢体长度、偏心距、股骨头大小、髋部稳定性等，这些因素在术前都应仔细计划。

强烈建议依据健侧髋关节制模来获得患侧髋关节模型。

病史采集和体格检查

对每一位患者都应认真询问病史，仔细进行体格检查并认真记录，包括重要的内科合并疾病，如心血管疾病、高血压、糖尿病（Charlson 合并疾病指数）。对患者目前的服药情况也应详细了解，因为许多老年患者正在接受抗凝、抗高血压或皮质类甾醇类药物治疗，这些可能会影响麻醉或手术。大部分髋部骨折的老年患者受益于内科治疗及心血管咨询，已证明有利于改善预后，缩短住院时间[33]。与患者家属确认患者的用药史、内科和外科治疗史、药物过敏史。医疗评估应该尽可能迅速、安全地完成。大部分患者会在入院后 24 小时内完成术前准备。

大部分老年患者的髋部骨折是因为平地摔倒的机械因素所致。体格检查提示髋部触痛。

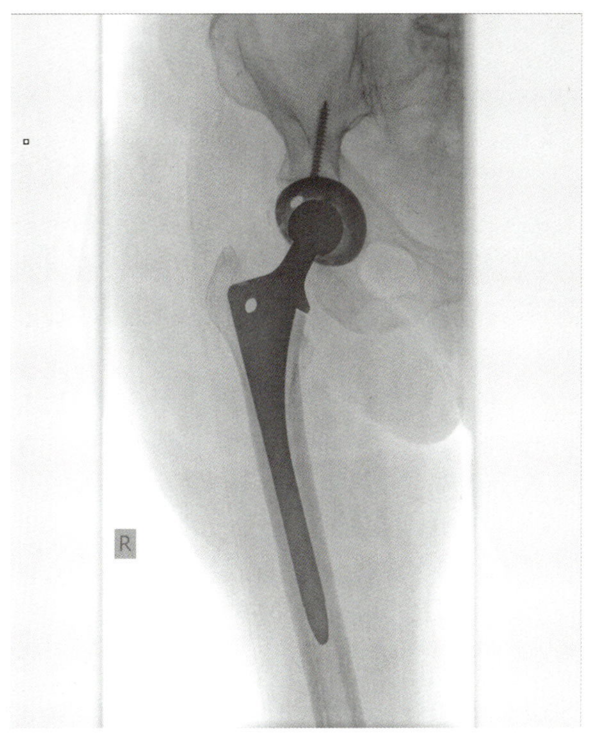

图 16.7 AP 位显示非骨水泥全髋置换

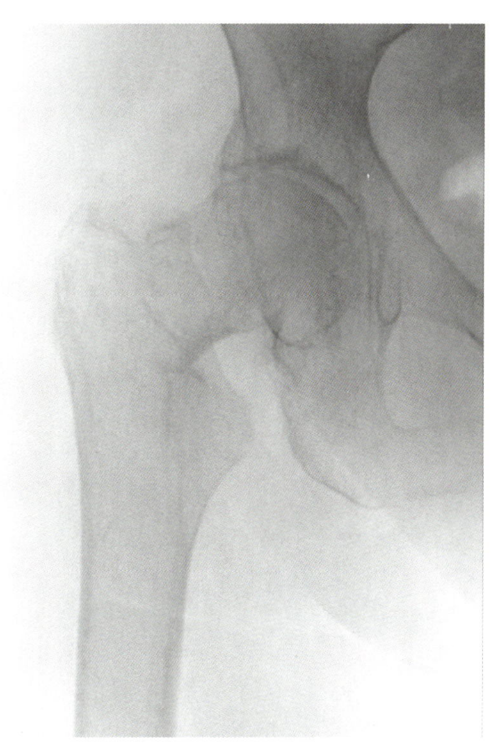

图 16.8 股骨颈基底部骨折，骨质不良的虚弱老年患者

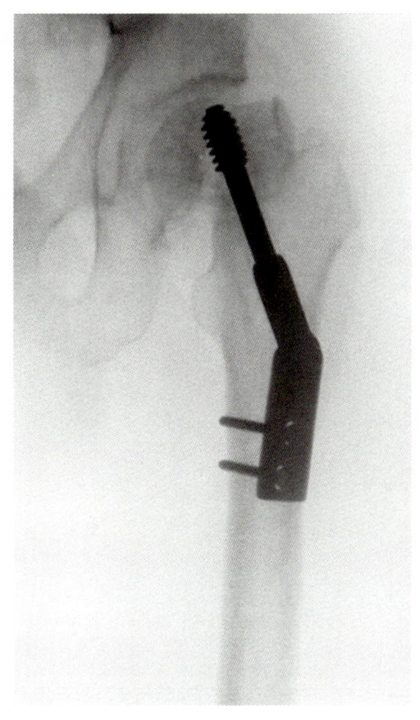

图 16.9 髋部滑动螺钉治疗股骨颈骨折失败

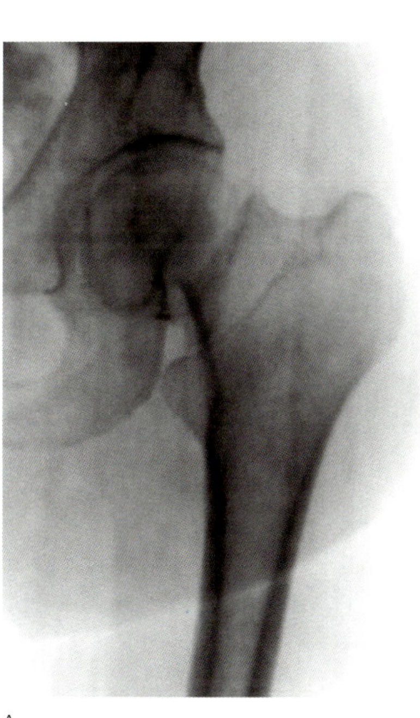

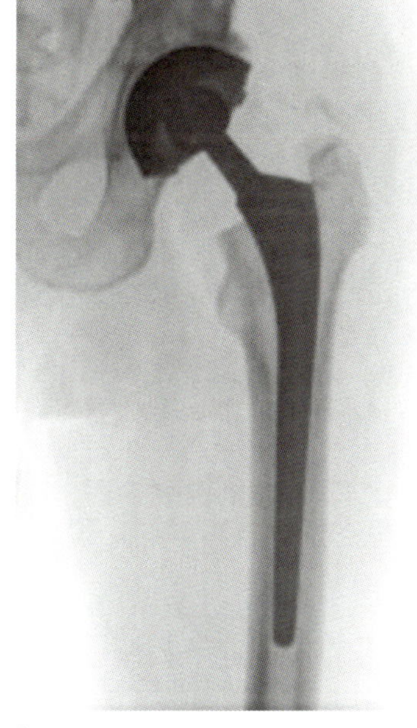

图 16.10 62 岁男性患者，从楼梯摔倒导致移位的股骨颈骨折，一期行全髋置换术治疗

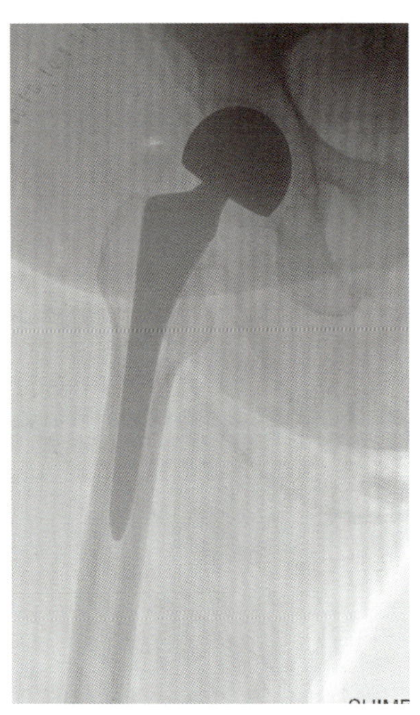

图 16.11 一例既往体健的 71 岁女性患者，股骨颈骨折移位，非骨水泥型双极半髋置换

如果骨折有移位，下肢会有短缩外旋畸形。髋部活动由于疼痛而减少或障碍。周围动脉搏动和神经检查也应仔细评估并记录。

影像学评估

X 线片应包括骨盆 AP 位，患肢的 AP 位（包括 50% 股骨干），髋关节侧位（横向摄片）。这些 X 线片有助于骨折的分类，如是无移位的 Garden Ⅰ型或Ⅱ型，还是有移位的 Garden Ⅲ型或Ⅳ型。应摄 Clayton–Johnson 侧位影像，这与蛙腿侧位大相反，前者可提供更多关于髋臼和股骨颈后方可能存在的粉碎性骨折的信息。高质量的影像对于理解骨折的形态和术前建模十分重要。总的原则是用健侧髋做模板，评估患者相对于小转子的正常偏心距和高度。

手术时机

为了取得良好的预后，对有移位的股骨颈骨折患者应在 24 小时内行手术治疗。假如患者有其他既往病史（如肺部、心脏、代谢疾病），手术延迟 48 小时进行可能更合适。越快完成手术，术后短期并发症越少。

手术策略

对于因有移位的股骨颈骨折而准备行股骨头置换的患者，术前计划的步骤取决于患侧髋关节健侧髋关节的制模。以小转子作为参考，确定需截除股骨颈的位置。测量健侧髋的偏心距来确定患髋正常的偏心距。如果准备行全髋置换，则还要测量髋臼的大小。大一点的股骨头假体可以降低早期脱位的概率。股骨头假体的大小通常取决于杯的大小，但患者的自身特点（年龄和骨质）也是一个影响因素[34]。

如果有低位的股骨颈骨折，假体的颈长应比切除的颈稍长一点。如果要行全髋置换，可以考虑应用偏心距衬垫来代替颈长和偏心距。这还有一个优点是允许多聚乙烯更厚，从而可以使用更大的股骨头，使稳定性更佳（图 16.13）。假如骨折延伸到小转子水平，便应用股骨距置换物。小转子周围钢丝捆绑可以预防骨折向远端进一步延伸（图 16.14）。仔细的术前计划有助于确保术中应用准确尺寸的髓内植物。

在某些医疗中心，行半髋还是全髋置换决定了应由哪位医生去做这个手术。大部分骨科医生更愿意做半髋置换；但是如果要置换股骨距，则有指征行全髋置换，这需要咨询熟悉全髋置换的手术医生。这就要求必须更清楚地了解全髋置换的手术指征，以便由正确的医生对不同的患者选择合适的手术方式。

手 术

麻 醉

除非有特殊的禁忌如最近服用抗凝药物，否则我们推荐应用椎管麻醉，这已经被证明可有效减少术后意识不清的发生。对血压不稳或有心脏风险因素的患者，也可用其他有创监测方法。尿管常规使用有助于输液治疗管理和腰麻术后膀胱麻痹的监测。在手术开始 1 小时内使用第一代头孢菌素类抗生素以预防感染，并在术后加大至 3 倍术前剂量继续使用，大部分研究表明可以使围术期感染发生率低于 2%。

患者体位

髋关节置换术用仰卧位（前外侧）或侧卧位（Hardinge 和后方入路）。采用侧卧位时，两侧放置软垫支撑保证安全同时稳定骨盆是很有帮助的（图 16.15）。所有的压力点都应该良好衬垫，包括健侧肢体。下腹、骨盆、髋、整个下肢都应被视为手术区域而严格消毒、铺巾。手术小组应该在手术开始前重新确认患者的姓名，病史，患肢及手术区域。

手术入路

此处介绍三种手术入路，半髋置换和全髋置换可以用其中任何一种入路。三种入路各有优点和缺点，入路的选择主要取决于手术医生的偏好和经验。

Hardinge 入路

Hardinge 入路是髋的正外侧入路，患者可以取仰卧位或侧卧位。应该确定髂前上棘、大转子与股骨近端的外形，并用消毒笔标记。切口从大转子尖上方 5 cm 开始，向下沿股骨干延伸 8 cm（图 16.16）。分离皮肤和皮下组织，电凝止血。阔筋膜纵向切开显露外展肌，后者附着于大转子的前上部。打开前方软组织瓣，包括臀中肌的前部分，以及其下面的臀小肌及股外侧肌的前部（图 16.17）。许多术者建议仅分离和劈开臀中肌的前 1/3 部分，以降低损伤臀上神经的风险，此神经于大转子尖上方 4.5 cm、后方 2 cm 处经过。如果实际操作中未注意上述内容，据报道臀中肌功能缺失发生率可达 33%[27]。牵开前方软组织瓣显露股骨颈轮廓，直至显露前关节囊。在关节囊的附着处分离股直肌腱，小

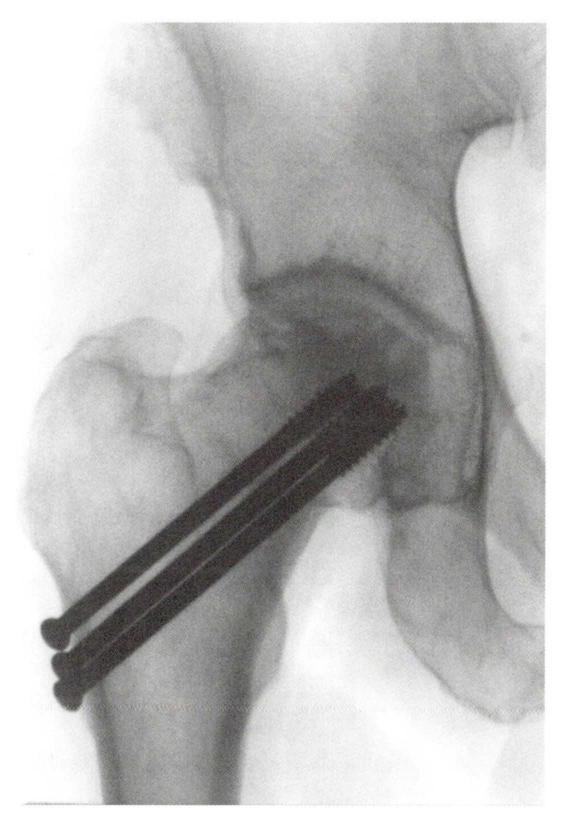

图 16.12　股骨颈骨折内固定术后股骨头缺血坏死

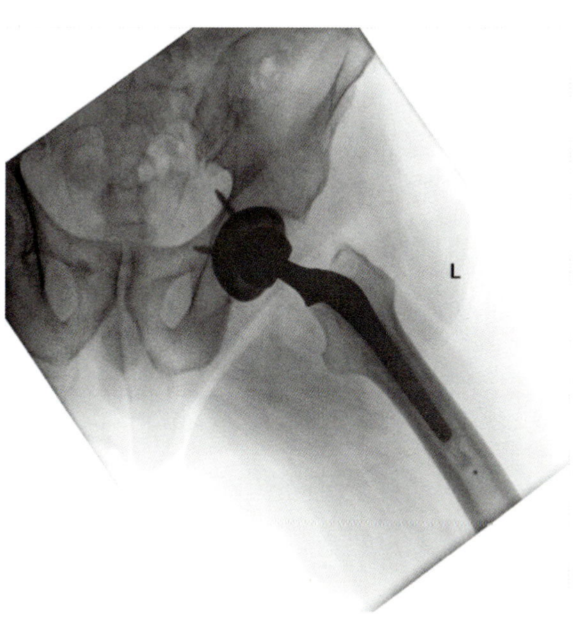

图 16.13　通过加长 4 mm 的偏心距，10° 的唇，36 mm 的头增加稳定

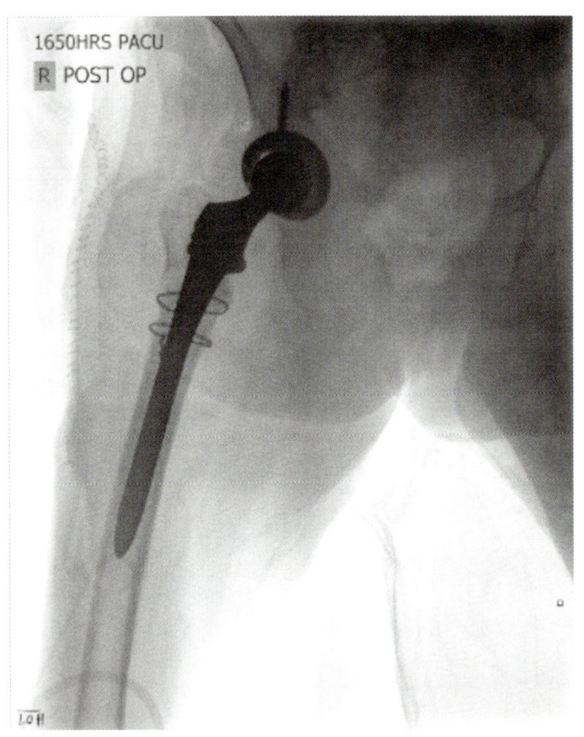

图 16.14 一例位置较低的股骨颈基底粉碎骨折病例，行含有股骨距成分的全髋置换，并用钢缆捆绑固定

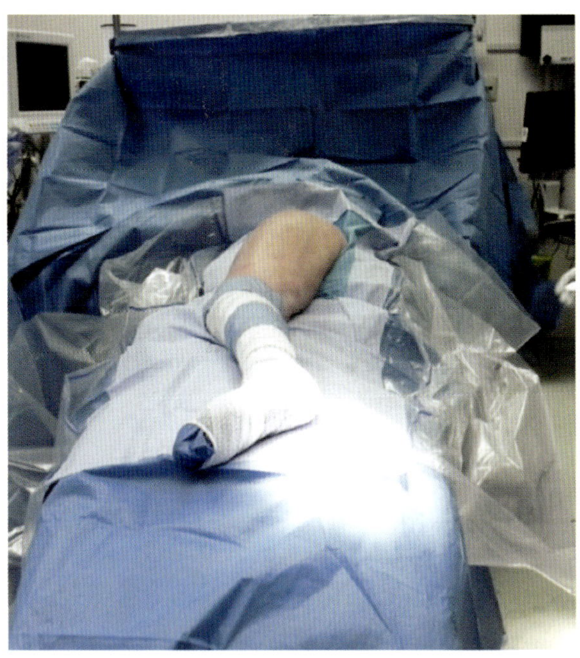

图 16.15 髋关节置换术患者侧卧位的体位摆放与铺单

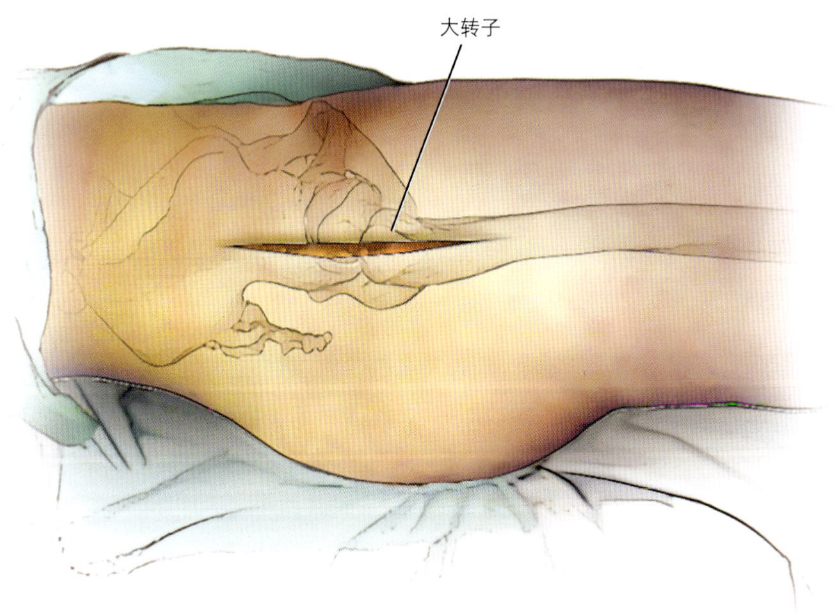

图 16.16 Hardinge 入路的皮肤切口

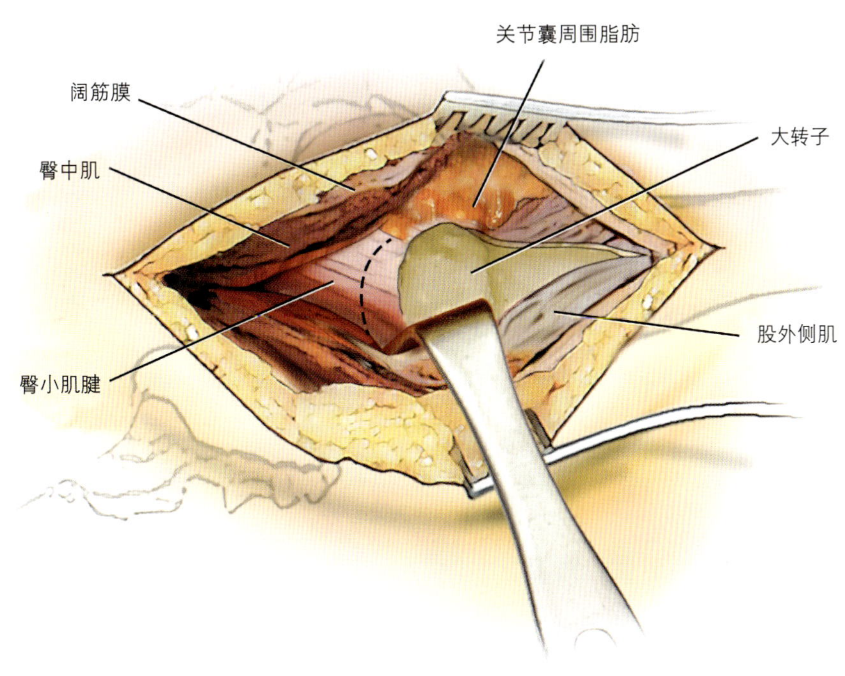

图 16.17　前方软组织瓣成形，包括臀中肌的前 1/3 部分，松解臀小肌及骨外侧肌的前部分

转子可以在后内侧触及。一旦到达髋臼前壁，“T”形切开关节囊，关节囊的上部和下部用粗缝线标记（图 16.18）。

充分显露小转子和大转子尖十分重要，这样可以充分显露、直视股骨颈骨折，能更好地切除股骨颈。在小转子上方平面（2~2.5 cm）用摆锯切除股骨颈。去除股骨头可以用骨刀、起子、骨撬和 T 型丝锥辅助。

股骨头去除后，后方放置合适的角拉钩，前方放置窄的 Hohmann 拉钩显露髋臼，切除圆韧带，显露髋臼面。应该检查髋臼软骨是否有缺失或损伤。如果没有明显的关节软骨面损伤或仅有轻度关节炎表现，应该行半髋置换术。

股骨外旋内收，小腿屈曲 90°（屈膝）置于床边，用消毒的小腿袋包裹。如果之前没准备，可以用双层巾单折叠，这样即使放置高度较低也可保证内层无菌。处理股骨髓腔，借助小转子和大转子、股骨距形态，膝内、外侧髁选择正确的髋关节型号。用小刮匙打开髓腔，骨刀或凿子扩大股骨颈的入口并对入口边缘进行修整（图 16.20）。然后，用钝的铰刀进一步扩大入口。最后，于股骨近端用钻孔器或锉小心操作，确保合适的前倾，打开髓腔直到之前确定的大小（骨水泥或非骨水泥部分）（图 16.21）。最后，将锉留在髓腔作为试模。按照术前计划在髓腔试模上安装高或低骨距的头颈试模，测量切下来的股骨头尺寸并与术前测量的大小进行比较。调整颈长度以适应合适的软组织张力，但应该与术前对侧髋模板相一致。如果用的是单极假体，头和颈的长度应同时选择；如果使用的是双极假体，头的大小由杯的大小决定，但股骨颈的长度可以独立选择（图 16.22）。

复位髋关节，临床评估其稳定性和下肢长度。如果复位困难、有张力，或肢体过长，应该重新评估剩余的股骨颈长度。如果过长，应去除头和颈试模，将髓腔锉再打入几毫米，用距铰刀缩短颈长度。如果髋关节不稳定或腿过短，则有若干医疗选择：增加髋的稳定性但不增加长度，可以用高偏心距颈增加偏心距；如果是短缩的问题，可增加颈试模的长度。应逐渐增加，可能仅几毫米就会大大改变组织的张力分布。合适内植物的尺寸应该产生稳定性，

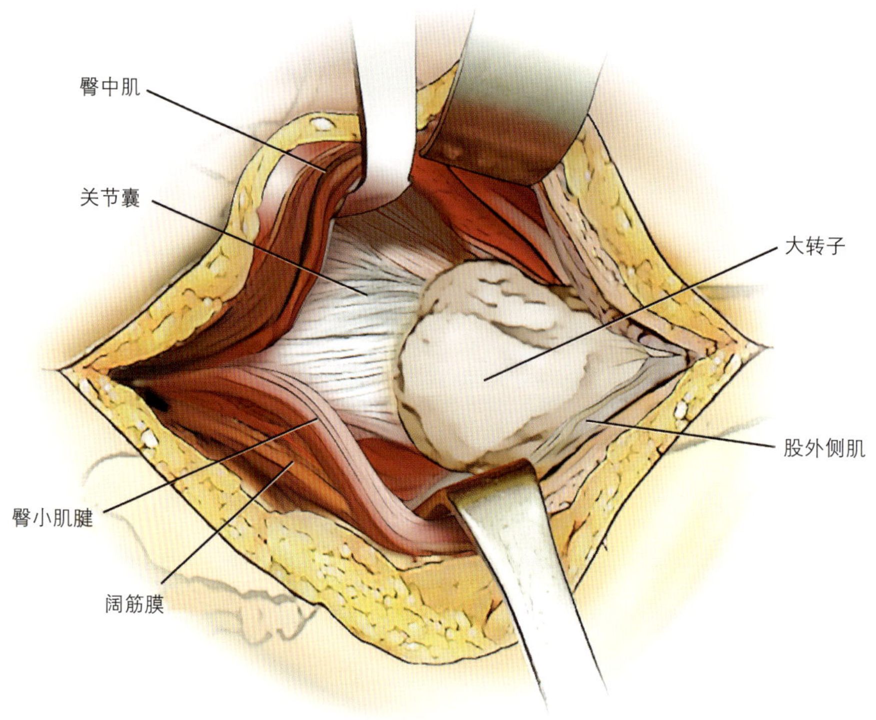

图 16.18 T 型切开关节囊，暴露骨折

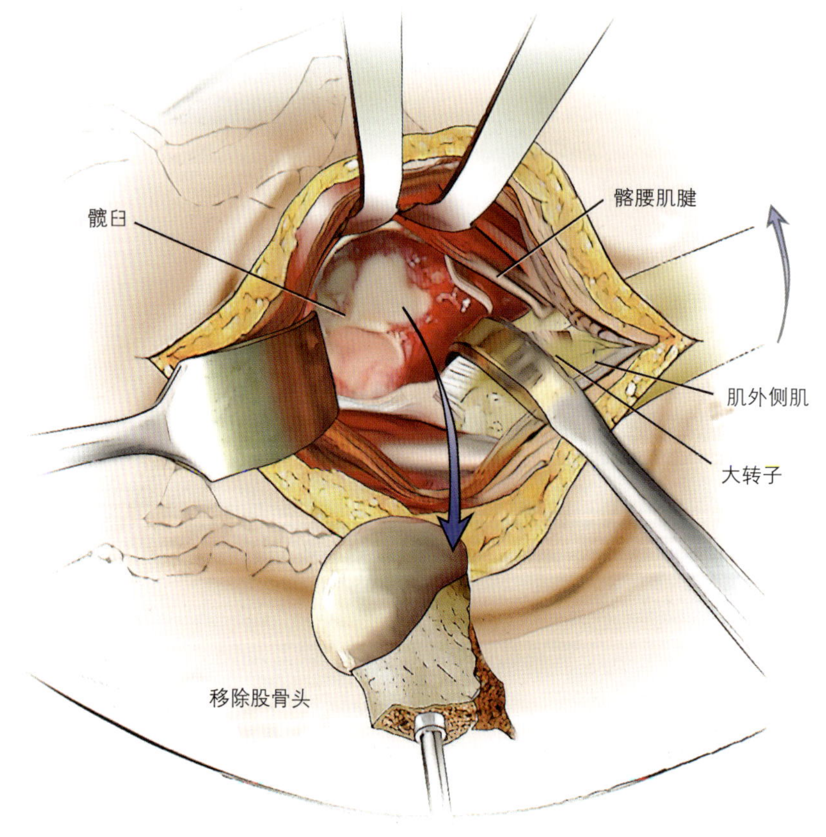

图 16.19 螺丝锥去除股骨颈和头

长度和偏心距。一旦确定假体合适，即可去除试模，然后行股骨和髋臼冲洗。假如使用非骨水泥假体柄，应将其小心置入髓腔，并将之前确定的颈偏心距还有合适大小的股骨头与其相连。髋关节复位后，检查屈曲和内旋、有伸展及外旋的稳定性。

如果选择骨水泥型柄，应于髓腔远端放置一个合适大小的髓腔塞，确保股骨假体尖在其上 2 cm。彻底冲洗髓腔并使其干燥，以减少骨水泥置入期间的脂肪栓塞的发生。将 1~2 包骨水泥用现代骨水泥技术置入髓腔。然后将股骨假体小心插入，重建合适的前倾、外翻和柄高度。

一旦骨水泥硬化，头、颈和杯组装起来放在股骨柄上，然后复位髋。如上所述检查髋的稳定性。如果手术医生满意、髋稳定、肢体长度纠正，可以关闭切口。关节囊用之前显露时标记的缝线缝合。将外展肌层重新连于转子和外展肌附着处残留的软组织。有时，外展肌层可以直接缝合在钻孔的骨上（图 16.23）。

如果使用引流，应置于阔筋膜下面，阔筋膜用 1 号可吸收线 8 字缝合。皮下用 2-0 可吸收缝线缝合，皮钉闭合皮肤切口。

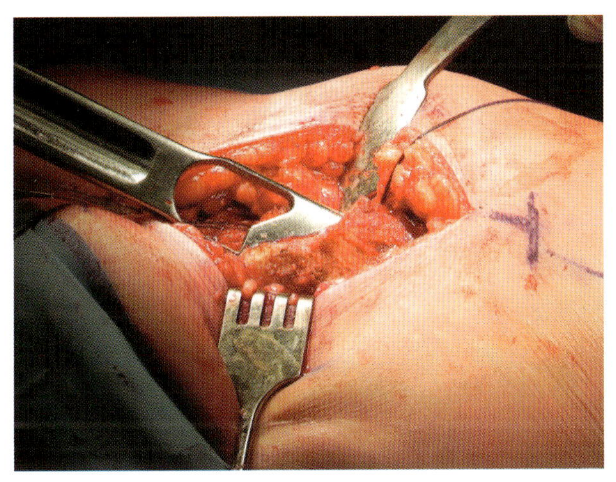
图 16.20 方形骨刀用来扩大和增加股骨近端的开口边沿

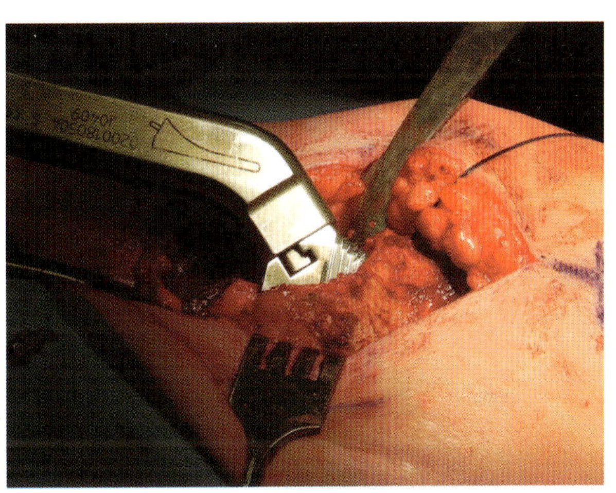
图 16.21 用髓腔锉准备股骨

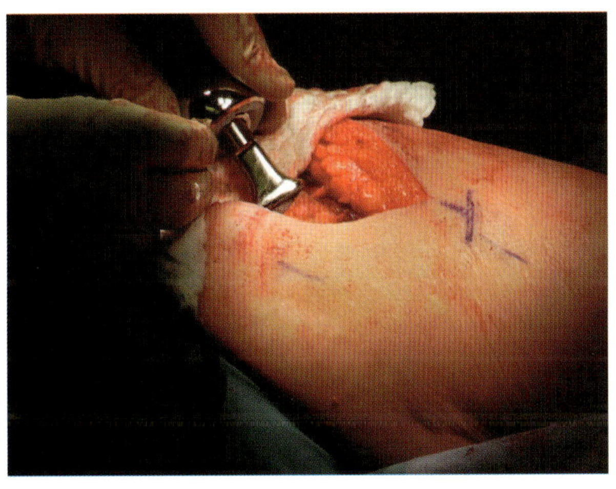
图 16.22 置入双极部分，准备髋复位

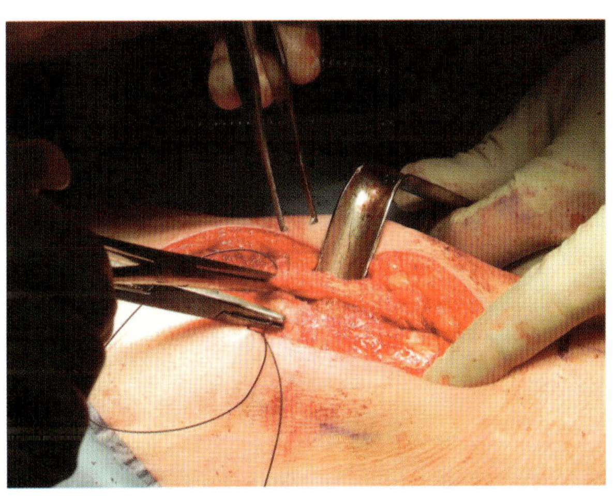
图 16.23 关闭臀中肌前方 1/3 和前方软组织瓣

前外侧入路

患者可以取以上述侧卧位或者仰卧位，同侧髋关节下垫高使大转子放松，阔筋膜更向前，屈膝 30° 、髋内收更有帮助。以大转子尖为中心做 15 cm 外侧纵切口（图 16.24）。分离皮肤和皮下组织，电凝出血。向近端头侧髂前上棘的方向，沿浅表纤维方向分开阔筋膜（图 16.25）向远侧延伸阔筋膜切口以显露股外侧肌，这是前外侧入路与 Harding 切口不同之处。前外侧入路进入阔筋膜张肌与臀中肌的间隙，将臀中肌向后牵、阔筋膜张肌瓣向前牵，钝性分离这个平面以显露髋关节囊（图 16.26）。从关节囊附着处剥离股直肌腱，在股骨颈的上、下方各置入一枚拉钩。髋关节外旋，松解股外侧肌的前部分,这时候可以看清楚小转子水平的软组织(图 16.27）。通常来说， 必须将臀中肌的前 1/3 从大转子处游离(图 16.28)。T 形纵向切开关节囊，关节囊的上、下部各用粗缝线标记，以便最后修复。此时，可以清楚地直视骨折线和股骨头。用丝锥去除股骨颈和头。对于头下型骨折，股骨颈应在小转子上 2~2.5 cm 处切除；如果存在后方粉碎骨折，截骨水平要稍微向下，从而使假体放置的骨接触面增大。骨折线较靠下的骨折，可以用钢丝环扎或钢缆捆绑预防在股骨处理过程中骨折向远端延伸。如果骨折线从股骨颈延伸，可用 2 条钢缆，一条捆在小转子的上方，一个捆在其下方；或者，可用股骨距置换假体来维持长度和偏心距。大腿外旋，股骨颈后方关节囊松弛，臀小肌在大转子的中部附着。这些步骤可以显著改善髓腔显露从而方便操作。髋关节囊必须分离到髋臼的前部分，这样可以更好地显露髋关节。此时，向后外侧牵开股骨，可以进入髋臼。切除韧带显露髋臼底部。检查关节面是否存在损伤或明显关节炎表现。有时，这些检查发现会让我们更倾向行全髋置换而不是半髋置换（图 16.29）。

随后，关注的重点应转移到股骨，屈髋、屈膝 90° ，髋外旋。小腿用消毒的小腿包包裹，放在床边。这个姿势通常可以显露股骨髓腔。对于肥胖患者，显露会相对困难，这情况下推荐 Hardinge 入路（前面描述）。一旦显露清楚，股骨髓腔操作如上所述。用试模来确定正确的长度、偏心距和稳定性。股骨柄插入髓腔，用骨水泥型假体还是非骨水泥型假体根据术前计划确定。仔细逐层缝合伤口。

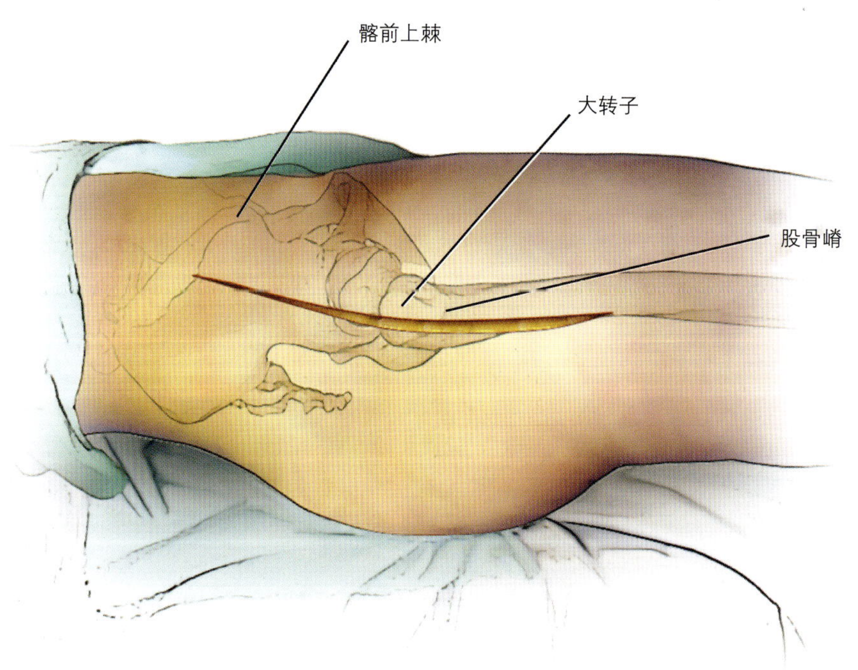

图 16.24　髋关节前外侧入路的皮肤切口

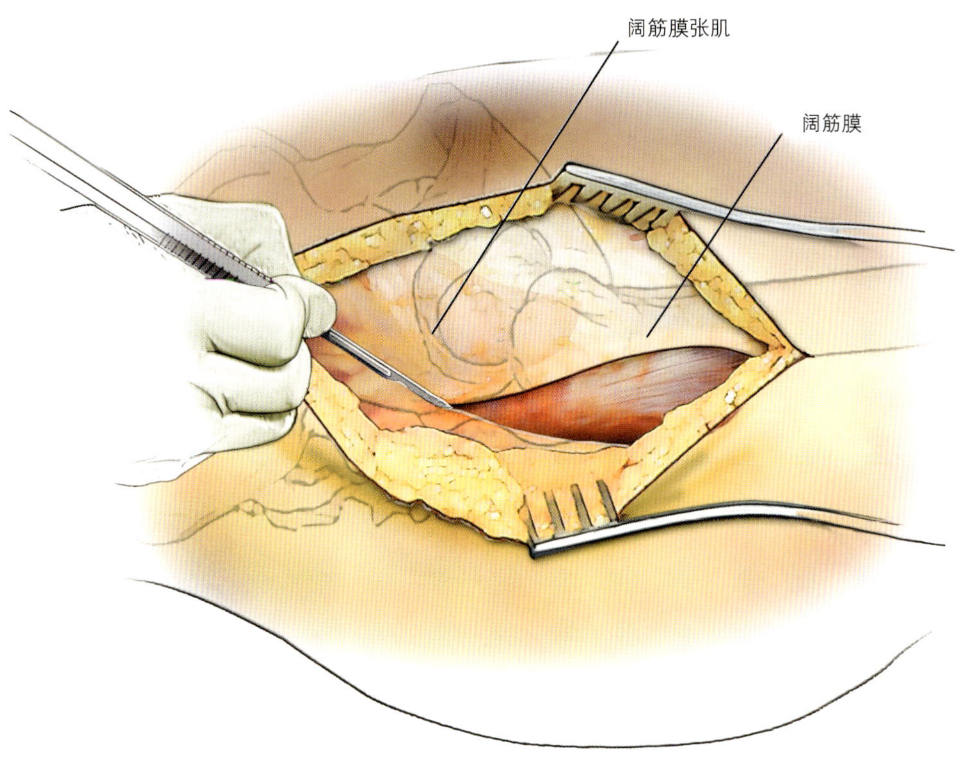

图 16.25　切开阔筋膜

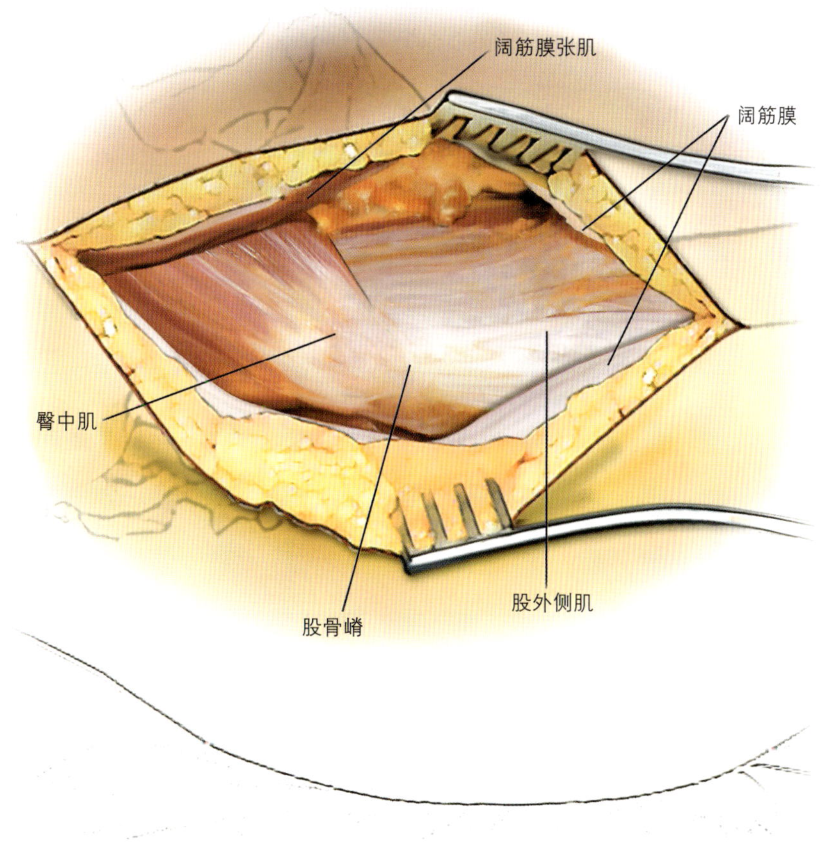

图 16.26　确定阔筋膜张肌和臀肌的间隙

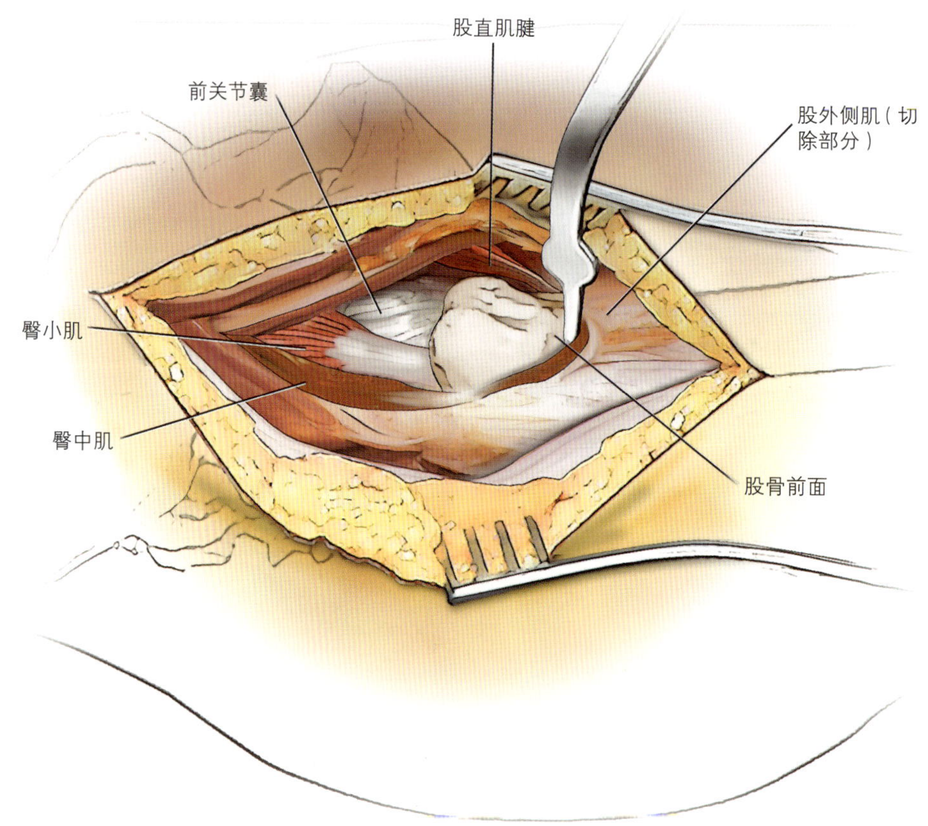

图 16.27　股直肌腱挑起松解，暴露髋关节囊

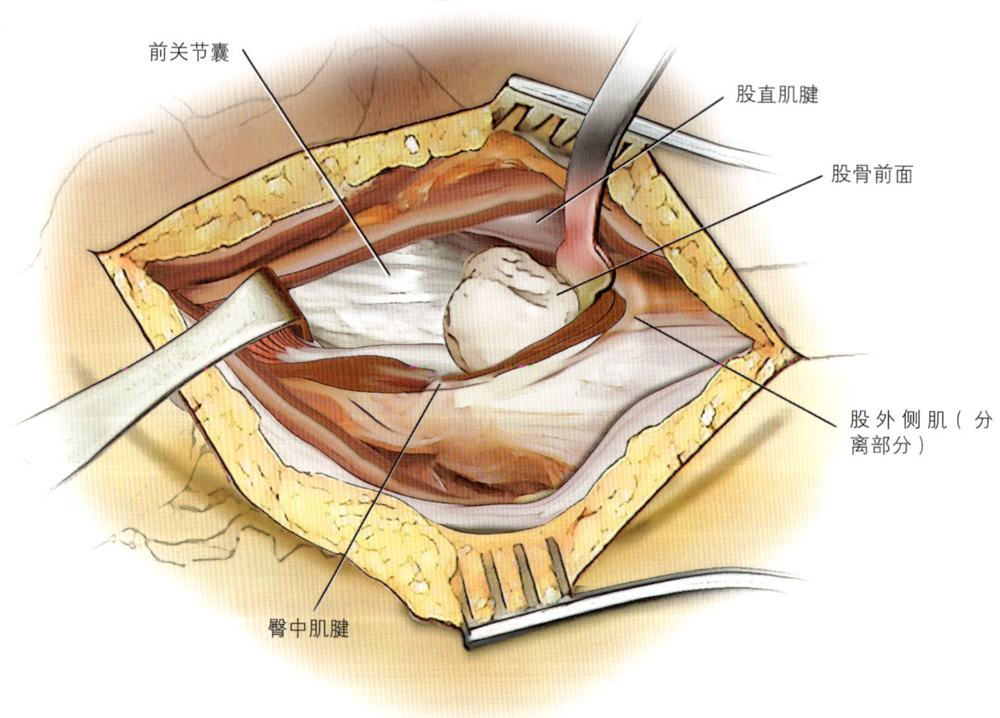

图 16.28　松解臀大肌的前 1/3 臼显露更清楚

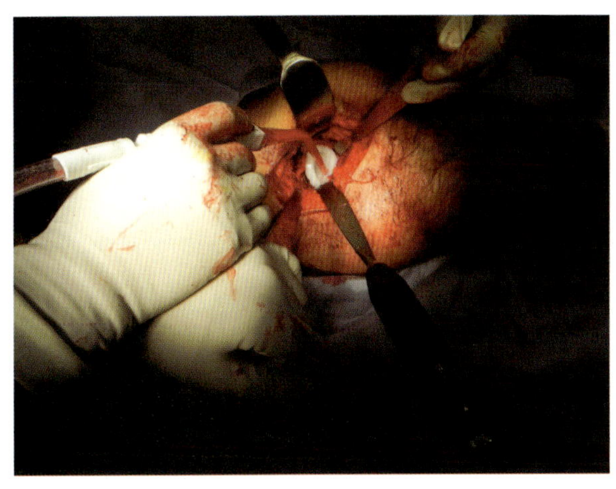

图 16.29　放置髋臼假体

关节囊应该能很容易地覆盖假体闭合。如用标记关节囊的缝合线闭合过紧或不能闭合，可能是因为未将人工股骨正确放到髋臼中。如果有疑问，术中应该行透视确认合适的匹配和复位。关节囊用标记缝线缝合，再加 1~2 针缝紧，覆盖股骨头。

如果要用引流，应该插入筋膜下，1 号可吸收线 8 字缝合。皮下用 2–0 可吸收缝线缝合，皮钉闭合皮肤切口。

后方入路

患者体位和手术技术

患者取侧卧位，患肢在上，骨盆前后放衬垫以固定患者。固定骨盆很重要，这样术中不会前后晃。如果躯干不固定，可能会发生髋臼放置位置错误。

皮肤切口经过大转子中心偏后，长 12~15 cm（图 16.30）。于转子上和下方纵向分离阔筋膜张肌，打开臀中肌的肌肉筋膜。屈曲外旋髋关节，显露短外旋肌（图 16.31）。找到坐骨神经并进行必要的保护，有些外科医生喜欢在显露神经处放一根橡皮条，好处是术中可以一直确认坐骨神经未受损。于股骨颈上方确认梨状肌腱，用粗的缝合线标记，随后切断肌腱，手术结束时重新修补。切断剩下的外旋肌（上孖肌和下孖肌）、闭孔内肌，股方肌从小转子水平但高于臀大肌的插入处上方的股骨近端切断（图 16.32）。T 形切开关节囊，保护关节囊在髋臼缘的附着处（图 16.33）。截除股骨颈，保留小转子上方 2~2.5 cm 骨或在股骨颈后方完整时的最高水平进行截断。骨刀和 T 型手柄丝锥去除股骨颈和头。

观察髋臼软骨，决定是行半髋置换还是全髋置换。

全髋置换术手术技术（髋臼准备）

去除股骨头显露髋臼。髋臼显露要完整，通过向下切除关节囊完整显露髋臼，向后、向上延伸以切除上唇和后期修补关节囊。清理小凹直到髋臼下内侧壁。如计划行全髋置换，从直径 44 mm 开始使用髋臼锉，磨锉髋臼以获得合适的深度。每次磨锉直径增加 2 mm，直到锉刚好吻合上穹。在磨锉过程必须要注意后壁和后穹，以防止骨质疏松的老龄患者发生骨折或内侧穿出。完成磨锉后，试杯放入确认是否合适，

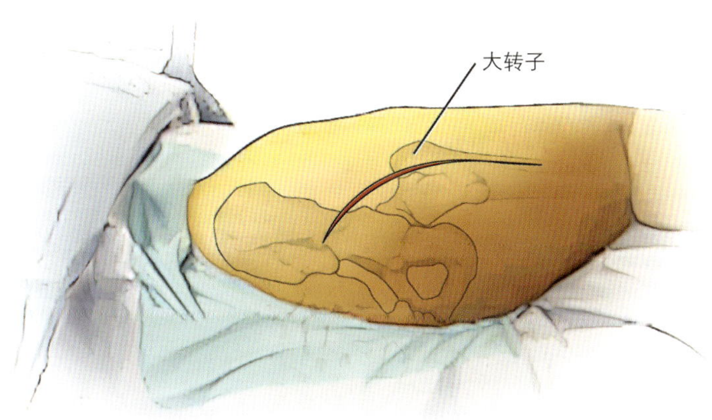

图 16.30　髋关节后方入路的皮肤切口

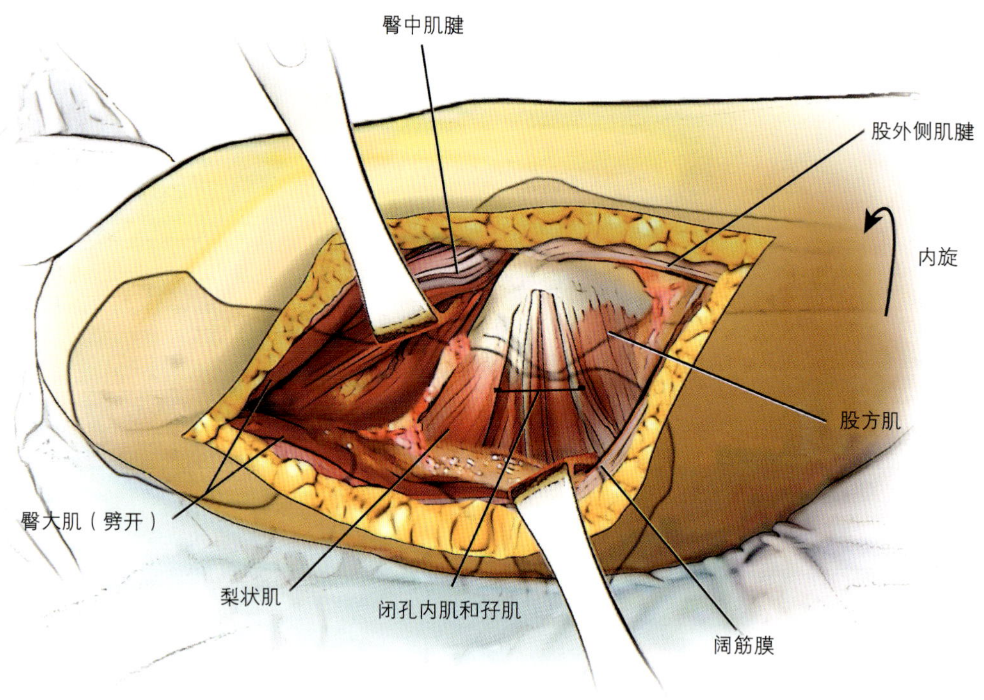

图 16.31　显露短外旋肌

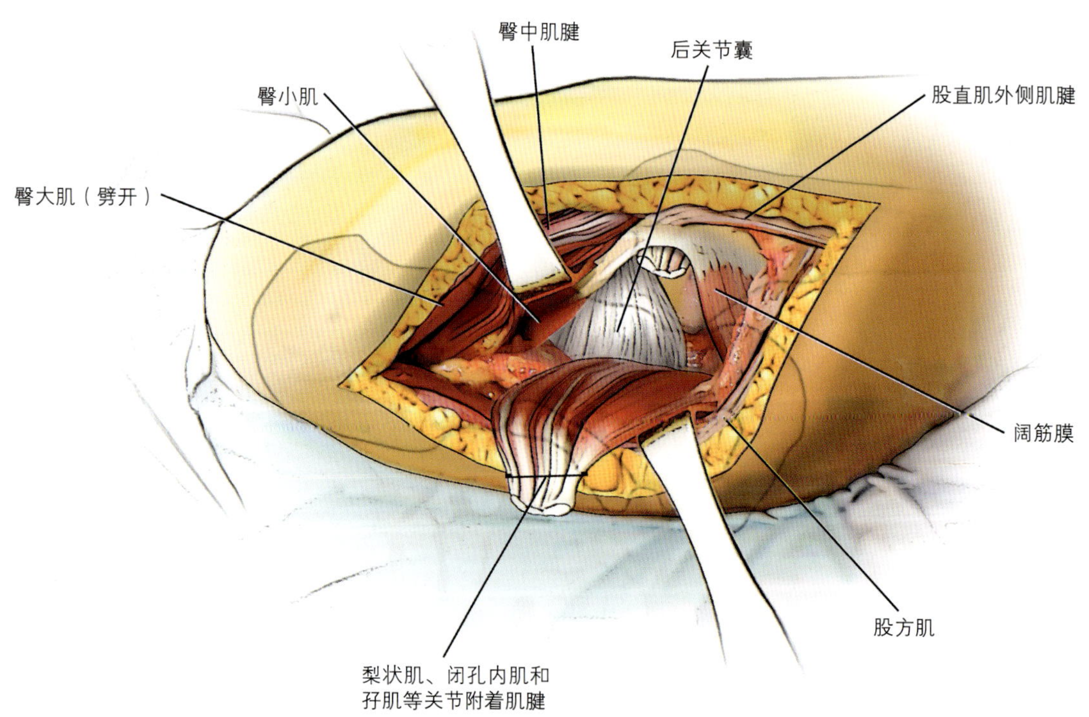

图 16.32　短外旋肌从转子后面切断，显露髋关节囊

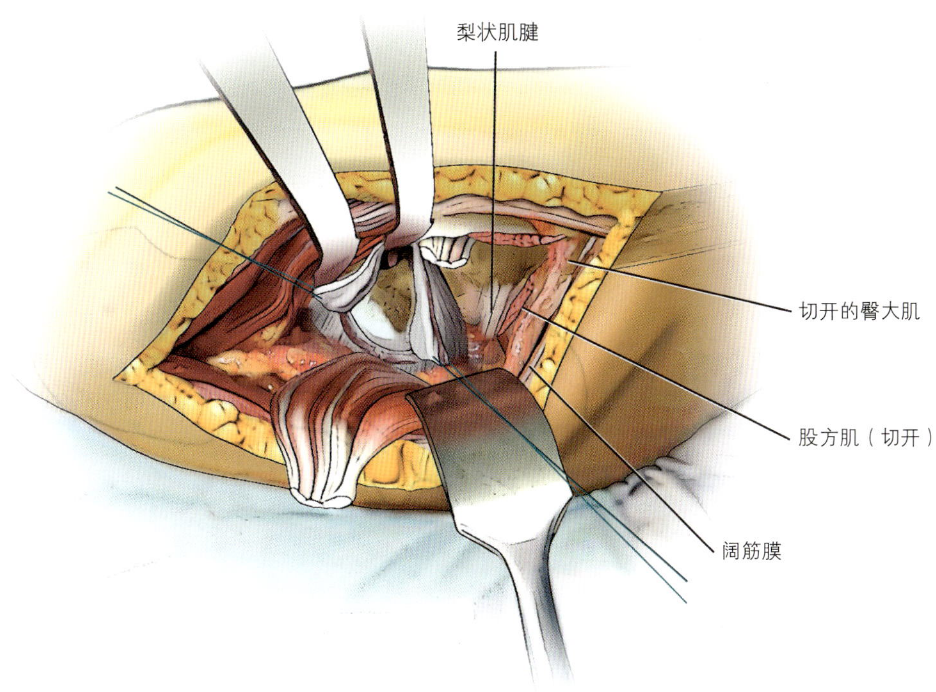

图 16.33　T 型切开关节囊显露骨折处

并放入髋臼（图 16.34）。如果有怀疑，应行术中透视了解杯的位置。重要的标志包括骨盆的位置，后壁的倾斜度，髋臼顶的位置，还有杯上的可能的螺钉孔位置。如果螺钉孔轻易可见，往往提示杯过于垂直。

如果使用压配型髋臼假体，应该选择比最后锉的尺寸大 1~2 mm 的臼杯。如果骨质较好或考虑存在产生骨折的风险，锉到计划放置的杯大小 1 mm 以内可以减少箍的应力（图 16.35）。髋臼假体用 1~2 枚螺钉固定可提高特别是老年患者的稳定性（图 16.36）。最初用 32 mm 衬测试其稳定性。对于老年患者，36 mm（如果杯大于 54 mm）或 40 mm（如果杯大于 56 mm）的衬是比较合适的选择，已证明可以降低早期脱位风险。

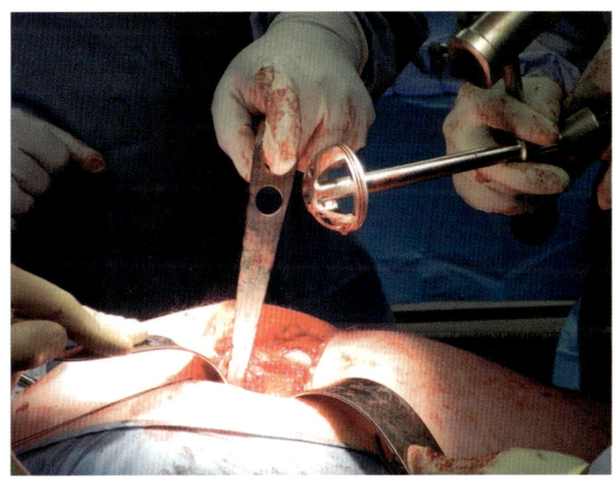

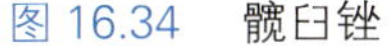
图 16.34　髋臼锉

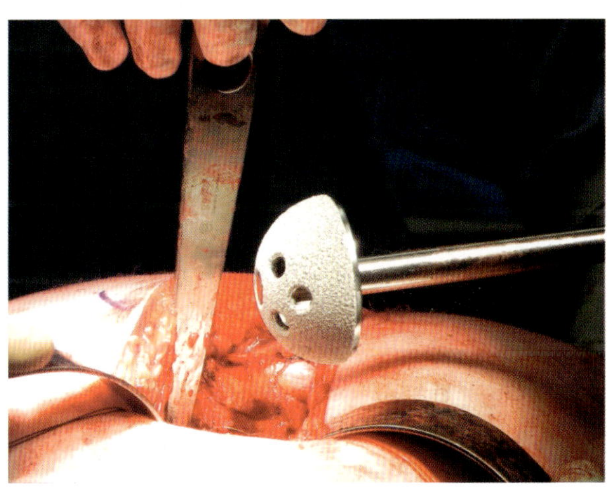

图 16.35　带螺孔的渗透型臼杯

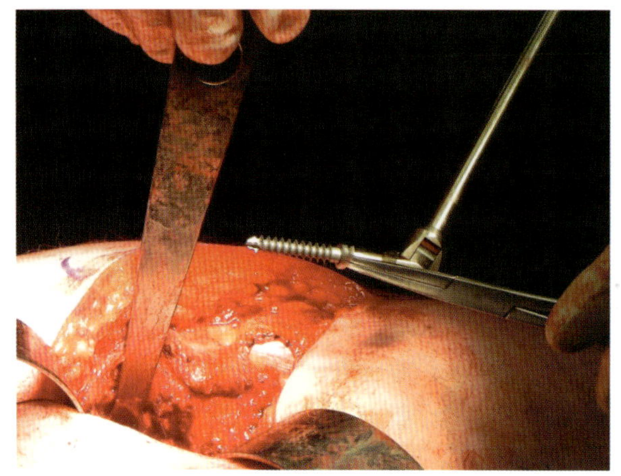

图 16.36 螺钉固定髋臼假体

股骨准备和植入（全髋或半髋）

此时，手术的关注点转到股骨。内旋内收股骨同时屈曲约 90° 。将一把角度合适的角拉钩放在后方，另一把窄的 Hohmann 拉钩放在转子上，在股骨颈的前下方放一拉钩或起子提起近端股骨并提出伤口。如果不容易将股骨提到伤口外面，在髂腰肌腱或臀大肌上方附着处进行松解以更好显露。一旦显露清楚，用刮匙确定髓腔。小的方形骨刀在正确的前倾角度为近端股骨做准备。钝性 T 型锉确认髓腔的位置，侧边化的锉用来确保正确磨锉、试模和植入。

用动力锉和 / 或硬锉扩大股骨髓腔，扩大到术前根据植入股骨假体类型选择的大小。骨水泥或非骨水泥型股骨假体用在股骨颈骨折的老年患者，股骨假体置入应该保持合适的前倾角（图 16.37）。如果使用锥状假体，需要进一步用锤子稳定打击直到假体到达股骨距或在正确的水平位置。

置入股骨假体试模后，将一个具有合适长度和偏心距的股骨颈置入，从而使骨折侧恢复骨折前的偏心距和长度（图 16.38）。如果稳定性、长度和偏心距理想，根据臼杯大小选择头的尺寸。如果长度纠正但欠缺稳定，增加偏心距通常可以解决问题而无须增加长度。偏心距的改变可以通过更换偏心距衬或偏心距颈来达到。下一步检查人工股骨头的大小。对于髋部骨折的老年患者，笔者更倾向于置入较大的人工股骨头配一个超高分子多聚乙烯（UHMWP）内衬。头的大小受限于基于臼杯的大小提供的聚乙烯量。如果髋关节依然不稳定，少量增加颈长是另外一种选择。过长（大于 1 cm）会引起可预见的明显跛行，而这个年龄段不像年轻人群那样可以代偿或耐受肢体长度差异。确定髋臼的大小后去除试模。假如头大于 36 mm 应该要选择超高分子多聚乙烯；但是如果选择 32 mm 或 28 mm 的头，常规用高分子多聚乙烯杯。植入假体后，在真正的头和颈假体置入前可以最后一次用试模进行测试。接下来进行复位，最后检查髋的稳定和腿的长度。复位后患肢比计划得稍长一点在专业上是可以接受的，过长则是不能接受的。

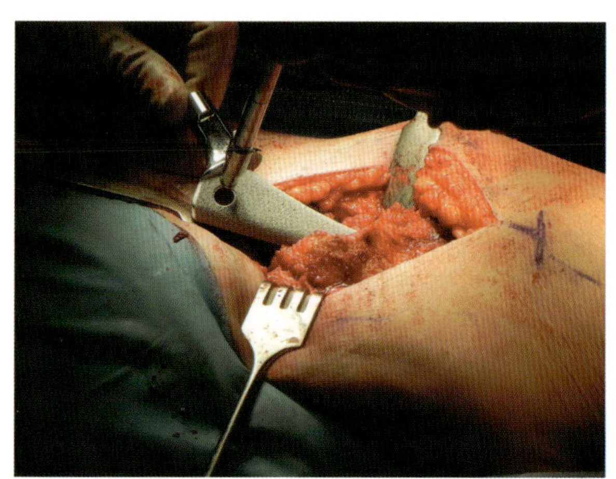

图 16.37 股骨假体的放置

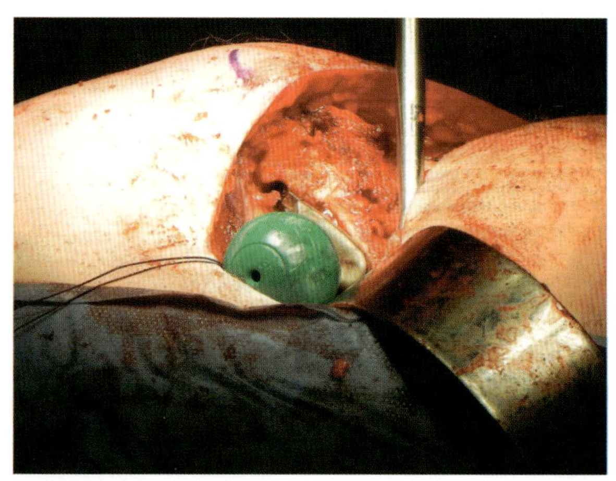

图 16.38 使用头和颈的试模确保合适的长度、偏心距和稳定性

闭合伤口非常重要，应该关闭后关节囊以覆盖股骨头。这会减少死腔，并已被证明降低脱位的概率。将梨状肌腱和孖肌、闭孔内肌缝到转子后方，或将内收肌以叠加的方式进行修补。应该检查坐骨神经或通过触诊保证其完整和无损伤。如果要放置引流，应该放在阔筋膜下。阔筋膜张肌用粗线间断 8 字缝合。皮下用 2–0 可吸收缝线缝合，钉皮。

术后处理

患者术后即允许在可耐受范围内，在助行器或拐杖辅助下步行。这些人群的平衡能力是主要问题，使用助行器是必要的，直到肌肉康复和平衡建立为止。此类患者与择期全髋置换有很大不同的人群。如果使用了引流，应于 24~48 小时内去除。6 周时，大部分患者可以进步到只用单杖或四柱手杖步行；12 周后，大部分患者可以不需要借助行器步行，基本恢复骨折前步行能力。患者应于术后 2 周检查伤口并拆线。术后 3、6、12 个月时进行临床随访。预防深静脉血栓药物治疗（CHEST 或 AAOS 指南）在术后第一天开始，出院后继续使用 14~28 天。

并发症

并发症可以分为疾病特异性和普通并发症。髋部骨折患者术后阶段容易产生意识不清和谵妄。鼻导管吸氧提示可以减少患者术后 48 小时昏迷的发生。普通并发症包括肺炎、心衰、深静脉血栓形成、肺动脉栓塞、房颤和尿路感染，需要与内科医生合作及时诊断并治疗。预防髋关节脱位是治疗小组的责任，包括手术医生、护士、理疗师、职业治疗师和家属。

术后伤口感染

链球菌和葡萄球菌感染占术后伤口感染的 85%，革兰阴性球菌和混合微生物感染占其余的 15%。临床表现通常为发热、伤口周围红肿、引流量多，或患病关节活动疼痛。根据血液检查（血沉加快，CRP 增高、白细胞增多）和关节穿刺阳性确诊。一旦确诊，应立即行手术清创关节并进行 6 周敏感的静脉应用抗生素治疗，60%~65% 的患者感染可以得到控制。对于术后几周内发生的感染，我们也同时更换内衬。亚急性和慢性感染时常需取出假体，使用抗生素衬垫及二期重建。

髋关节脱位

髋关节置换术后发生髋关节脱位并不少见，预防是关键。相对于半髋置换，全髋置换术后发生髋关节脱位更常见。早期报道显示，因骨折行全髋置换的患者发生髋关节脱位的概率高达 10%。最近的文献报道发生率低于 2%，与择期全髋置换术类似；半髋置换发生率更低（不足 1%）。一旦确诊，推荐在镇静或浅度麻醉下进行复位。有些学者认为，闭合复位后 6 周内应该穿外展支具，但老年患者对此很难耐受。如果闭合复位不成功，则需要行切开复位，应根据情况考虑是否需要翻修。应尽量确认脱位原因。最常见的原因包括短颈（特别是一个负颈长），前倾不正确，偏心距不合适，或头与臼杯没有形成匹配的头—颈比例。

异位骨形成

股骨颈骨折关节置换术后明显的异位骨化形成并不常见，不推荐行预防性治疗，因为此人群并非高危人群。Brooker Ⅰ级和Ⅱ级异位骨化临床表现不明显。Ⅲ级会导致髋关节僵硬，Ⅳ级可形成关节融合。强烈手术指征是严重的异位骨化形成（Ⅳ级）使髋关节不能活动。

结　论

股骨颈骨折的治疗建议如下：

1. 对无移位骨折，或有移位骨折但年龄小于 60 岁的股骨颈骨折患者，通常行内固定。

2. 对年龄大于 60 岁有移位的股骨颈骨折患者，相对内固定，文献更支持关节置换。

3. 非模块化的单极 Moore 或 Thompson 假体不应再使用。

4. 骨水泥型模块化单极或双极半髋置换，预后是可靠并可预测的，对于有移位的股骨颈骨折老年患者仍然是治疗的选择。

5. 对于有明显高心血管风险的患者，应该优先考虑非骨水泥型全渗透型模块化半髋置换。

6. 全髋置换对于特别“有活力的老年患者”是可选择的治疗。使用大头（大于 32 mm），附加或不附加偏心距颈或内衬，加上小心地修补关节囊，可以降低早期脱位发生率[23, 35, 36]。对于这类有移位的股骨颈骨折特殊人群，长期功能预后较好。

参考文献

1. Marsh JL, Slongo TF, Agel J, et al. Fracture and dislocation classification compendium—2007: Orthopaedic Trauma Association classifi cation, database and outcomes committcc. *J Orthop Trauma* 2007;21:S1–133.
2. Frihagen F, Nordsletten L, Madsen JE. Hemiarthroplasty or internal fixation for intracapsular displaced femoral neck fractures: randomised controlled trial. *BMJ* 2007;335:1251–1254.
3. Frihagen F, Waaler GM, Madsen JE, et al. The cost of hemiarthroplasty compared to that of internal fixation for femoral neck fractures. 2-year results involving 222 patients based on a randomized controlled trial. *Acta Orthop* 2010;81:446–452.
4. Jain NB, Losina E, Ward DM, et al. Trends in surgical management of femoral neck fractures in the United States. *Clin Orthop Relat Res* 2008;466:3116–3122.
5. Roden M, Schon M, Fredin H. Treatment of displaced femoral neck fractures: a randomized minimum 5-year follow-up study of screws and bipolar hemiprostheses in 100 patients. *Acta Orthop* Scand 2003;74:42–44.
6. Bhandari M, Devereaux PJ, Swiontkowski MF, et al. Internal fixation compared with arthroplasty for displaced fractures of the femoral neck. A meta-analysis. *J Bone Joint Surg Am* 2003;85-A:1673–1681.
7. Haentjens P, Autier P, Barette M, et al. Costs of care after hospital discharge among women with a femoral neck fracture. *Clin Orthop Relat Res* 2003;414:250–258.
8. Iorio R, Healy WL, Lemos DW, et al. Displaced femoral neck fractures in the elderly: outcomes and cost effectiveness. *Clin Orthop Relat Res* 2001;383:229–242.
9. Palmer SJ, Parker MJ, Hollingworth W. The cost and implications of reoperation after surgery for fracture of the hip. *J Bone Joint Surg Br* 2000;82:864–866.
10. Rogmark C, Carlsson A, Johnell O, et al. Costs of internal fixation and arthroplasty for displaced femoral neck fractures: a randomized study of 68 patients. *Acta Orthop Scand* 2003;74:293–298.
11. Ravikumar KJ, Marsh G. Internal fixation versus hemiarthroplasty versus total hip arthroplasty for displaced subcapital fractures of femur—13 year results of a prospective randomised study. *Injury* 2000;31:793–797.
12. Hansen SK, Brix M, Birkelund L, et al. Can introduction of an uncemented, hydroxyapatite coated hemiarthroplasty for displaced femoral neck fractures be recommended? *Hip Int* 2010;20:109–114.
13. Ossendorf C, Scheyerer MJ, Wanner GA, et al. Treatment of femoral neck fractures in elderly patients over 60 years of age—which is the ideal modality of primary joint replacement? *Patient Saf Surg* 2010;4:16.
14. Ong BC, Maurer SG, Aharonoff GB, et al. Unipolar versus bipolar hemiarthroplasty: functional outcome after femoral neck fracture at a minimum of thirty-six months of follow-up. *J Orthop Trauma* 2002;16:317–322.
15. Raia FJ, Chapman CB, Herrera MF, et al. Unipolar or bipolar hemiarthroplasty for femoral neck fractures in the elderly? *Clin Orthop Relat Res* 2003;414:259–265.
16. Cornell CN, Levine D, O' Doherty J, et al. Unipolar versus bipolar hemiarthroplasty for the treatment of femoral neck fractures in the elderly. *Clin Orthop Relat Res* 1998;348:67–71.
17. Ahn J, Man LX, Park S, et al. Systematic review of cemented and uncemented hemiarthroplasty outcomes for femoral neck fractures. *Clin Orthop Relat Res* 2008;466:2513–2518.
18. Figved W, Opland V, Frihagen F, et al. Cemented versus uncemented hemiarthroplasty for displaced femoral neck fractures. *Clin Orthop Relat Res* 2009;467:2426–2435.
19. Skinner P, Riley D, Ellery J, et al. Displaced subcapital fractures of the femur: a prospective randomized comparison of internal fixation, hemiarthroplasty and total hip replacement. *Injury* 1989;20:291–293.
20. Hunter GA. Should we abandon primary prosthetic replacement for fresh displaced fractures of the neck of the femur? *Clin Orthop Relat Res* 1980;152:158–161.

21. Hui AC, Anderson GH, Choudhry R, et al. Internal fixation or hemiarthroplasty for undisplaced fractures of the femoral neck in octogenarians. *J Bone Joint Surg Br* 1994; 76:891–894.
22. Leighton RL. Classifi cation of femoral neck non–unions. In: Rockwood, Green. *Fractures of the neck of the femur.* 6th ed. Chapter 44, pp. 1753–1792.
23. Macaulay W, Nellans KW, Garvin KL, et al. Prospective randomized clinical trial comparing hemiarthroplasty to total hip arthroplasty in the treatment of displaced femoral neck fractures: winner of the Dorr Award. *J Arthroplasty* 2008;23:2–8.
24. Enocson A, Hedbeck CJ, Tidermark J, et al. Dislocation of total hip replacement in patients with fractures of the femoral neck. *Acta Orthop* 2009;80:184–189.
25. Enocson A, Tidermark J, Tornkvist H, et al. Dislocation of hemiarthroplasty after femoral neck fracture: better outcome after the anterolateral approach in a prospective cohort study on 739 consecutive hips. *Acta Orthop* 2008;79:211–217.
26. Ninh CC, Sethi A, Hatahet M, et al. Hip dislocation after modular unipolar hemiarthroplasty. *J Arthroplasty* 2009;24:768–774.
27. Skoldenberg O, Ekman A, Salemyr M, et al. Reduced dislocation rate after hip arthroplasty for femoral neck fractures when changing from posterolateral to anterolateral approach. *Acta Orthop* 2010;81:583–587.
28. Wang G, Gu GS, Li D, et al. Comparative study of anterolateral approach versus posterior approach for total hip replacement in the treatment of femoral neck fractures in elderly patients. *Chin J Traumatol Zhonghua chuang shang za zhi/ Chinese Medical Association* 2010;13:234–239.
29. Slover J, Hoffman MV, Malchau H, et al. A cost–effectiveness analysis of the arthroplasty options for displaced femoral neck fractures in the active, healthy, elderly population. *J Arthroplasty* 2009;24:854–860.
30. Sim FH, Stauffer RN. Management of hip fractures by total hip arthroplasty. *Clin Orthop Relat Res* 1980;152:191–197.
31. Lee BP, Berry DJ, Harmsen WS, et al. Total hip arthroplasty for the treatment of an acute fracture of the femoral neck: long–term results. *J Bone Joint Surg Am* 1998;80:70–75.
32. Carson JL, Duff A, Berlin JA, et al. Perioperative blood transfusion and postoperative mortality. *JAMA* 1998;279: 199–205.
33. The National Hip Fracture Database National Report. British Geriatrics Society and the British Orthopaedic Association; 2011. Available at: http://www.nhfd.co.uk
34. Watson D, Bostrom M, Salvati E, et al. Primary total hip arthroplasty for displaced femoral neck fracture. *Orthopedics* 2008;31:990.
35. Gebhardt JS, Amstutz HC, Zinar DM, et al. A comparison of total hip arthroplasty and hemiarthroplasty for treatment of acute fracture of the femoral neck. *Clin Orthop Relat Res* 1992;282:123–131.
36. Macaulay W, Nellans KW, Iorio R, et al. Total hip arthroplasty is less painful at 12 months compared with hemiarthroplasty in treatment of displaced femoral neck fracture. *HSS J* 2008;4:48–54.
37. Haidukewych GJ, Israel TA, Berry DJ. Long–term survivorship of cemented bipolar hemiarthroplasty for fracture of the femoral neck. *Clin Orthop Relat Res* 2002;403:118–126.
38. Sendtner E, Renkawitz T, Kramny P, et al. Fractured neck of femur—internal fixation versus arthroplasty. *Dtsch Arztebl Int* 2010;107:401–407.
39. Phillips TW. The Bateman bipolar femoral head replacement. A fluoroscopic study of movement over a four–year period. *J Bone Joint Surg Br* 1987;69:761–764.
40. Verberne GH. A femoral head prosthesis with a built–in joint. A radiological study of the movements of the two components. *J Bone Joint Surg Br* 1983;65:544–547.
41. Currie C, ed. *The care of patients with fragility fracture*. London: British Orthopaedic Association; 2007.
42. Lowe JA, Crist BD, Bhandari M, et al. Optimal treatment of femoral neck fractures according to patient's physiologic age: an evidence–based review. *Orthop Clin North Am* 2010;41:157–166.
43. Keene GS, Parker MJ. Hemiarthroplasty of the hip–the anterior or posterior approach? A comparison of surgical approaches. *Injury* 1993;24:611–613.
44. Klein GR, Parvizi J, Vegari DN, et al. Total hip arthroplasty for acute femoral neck fractures using a cementless tapered femoral stem. *J Arthroplasty* 2006;21:1134–1140.
45. Parvizi J, Ereth MH, Lewallen DG. Thirty–day mortality following hip arthroplasty for acute fracture. *J Bone Joint Surg Am* 2004;86–A:1983–1988.
46. Wentzell T, Leighton RK, Trask K, et al. Bipolar Hemiarthroplasty: To Cement or Not to Cement? Presented at the Canadian Orthopaedic Association, Toronto, ON, 2006.
47. Goh SK, Samuel M, Su DH, et al. Meta–analysis comparing total hip arthroplasty with hemiarthroplasty in the treatment of displaced neck of femur fracture. *J Arthroplasty* 2009;24:400–406.
48. Eftekhar NS. Status of femoral head prelacement

in treating fracture of the femoral neck. II. The prosthesis and surgical procedure. *Orthop Rev* 1973;2:19–30.

49. Liebowitz S. New concepts in femoral head replacement: clinical experiences [proceedings]. *Bull Hosp Joint Dis* 1977;38:57–58.
50. Mehlhoff T, Landon GC, Tullos HS. Total hip arthroplasty following failed internal fixation of hip fractures. *Clin Orthop Relat Res* 1991;269:32–37.
51. Tabsh I, Waddell JP, Morton J. Total hip arthroplasty for complications of proximal femoral fractures. *J Orthop Trauma* 1997;11:166–169.
52. Coates RL, Armour P. Treatment of subcapital femoral fractures by primary total hip replacement. *Injury* 1979;11: 132–135.
53. Cartlidge IJ. Primary total hip replacement for displaced subcapital femoral fractures. *Injury* 1981;13:249–253.
54. Delamarter R, Moreland JR. Treatment of acute femoral neck fractures with total hip arthroplasty. *Clin Orthop Relat Res* 1987;218:68–74.
55. Taine WH, Armour PC. Primary total hip replacement for displaced subcapital fractures of the femur. *J Bone Joint Surg Br* 1985;67:214–217.

第 17 章 股骨转子间骨折：滑动髋螺钉固定技术

作者 Kenneth A. Egol
译者 黎庆钿 马明太
校对 熊 健

引 言

髋关节骨折的发病率和死亡率与患者高龄显著相关。随着人口老龄化的进程，髋关节骨折将继续加重医疗系统的负担[1]。股骨转子间骨折约占股骨近端骨折的一半，在各个年龄组中女性患者明显多于男性[2]。髋关节囊外骨折死亡率同股骨颈骨折相差无几，1 年死亡率为 20%~30%[3]。

转子间骨折有数种分类方法，根据后内侧皮质的完整性可以分为稳定性和不稳定性。创伤骨科学会（OTA）分类方法对判断骨折的稳定性和指导治疗均有帮助[4]。转子间骨折被分为 31–A 骨折，进一步分为 31–A1、31–A2 和 31–A3 三种亚型骨折（图 17.1）。31–A1 型骨折是简单的稳定性骨折，骨折线经过转子间线为 A1.1，骨折线经过大转子为 A1.2，骨折线经过小转子下方为 A1.3。31–A2 骨折是粉碎性骨折，随着内侧支撑丢失被细分为逐渐不稳定的类型。A2.1 型为骨折伴有一块粉碎性骨块，A2.2 型为骨折伴有多块粉碎性骨块，骨折波及小转子以下 1 cm 以上为 A2.3 型骨折。除了 31–A2.1 型骨折外，多数 A2 型骨折被认为是不稳定的。31–A3 是最不稳定的骨折类型，骨折线可沿股骨外侧皮质向远端延伸至股肌嵴。A3.1 型是反斜形转子间骨折，A3.2 是简单横形骨折，A3.3 是粉碎性骨折。

解 剖

股骨转子间区位于大转子和小转子之间，是股骨颈和股骨干过渡区域，有致密的骨小梁传导和分配压力，与股骨颈的松质骨相似。转子间区和大转子区的骨小梁起到对抗压力的作用[5]。大转子和小转子是臀部主要肌肉附着的部位，包括臀中肌、臀小肌、髂腰肌和短外旋肌。股骨矩是从股骨干后内侧延伸到股骨颈后方的纵形致密骨板，在股骨颈下方和转子间区形成一个内侧的骨小梁支撑，起到承重的作用。这个区域位于囊外，不像股骨颈骨折那样易发生许多骨折愈合并发症。

适应证与禁忌证

几乎所有移位性转子间骨折患者都应考虑手术治疗。治疗目的是通过内固定稳定骨折，允许患者早期负重活动。在制定治疗方案时患者因素很重要，包括合并的内科疾病、受伤前的活动功能水平以及骨的质量。极其虚弱的患者或骨折前不能行走的患者可采用非手术治疗，通过短期卧床休息，然后逐渐借助轮椅活动。骨质也将影响医生对于内植物（髓内钉 / 接骨板）及长度的选择。在一小部分先前存在症状性髋关节炎或严重骨质疏松患者中，由于全身的身体状况，如肾衰或转移性疾病，是早期髋关节置换而不是骨折内固定的对象。

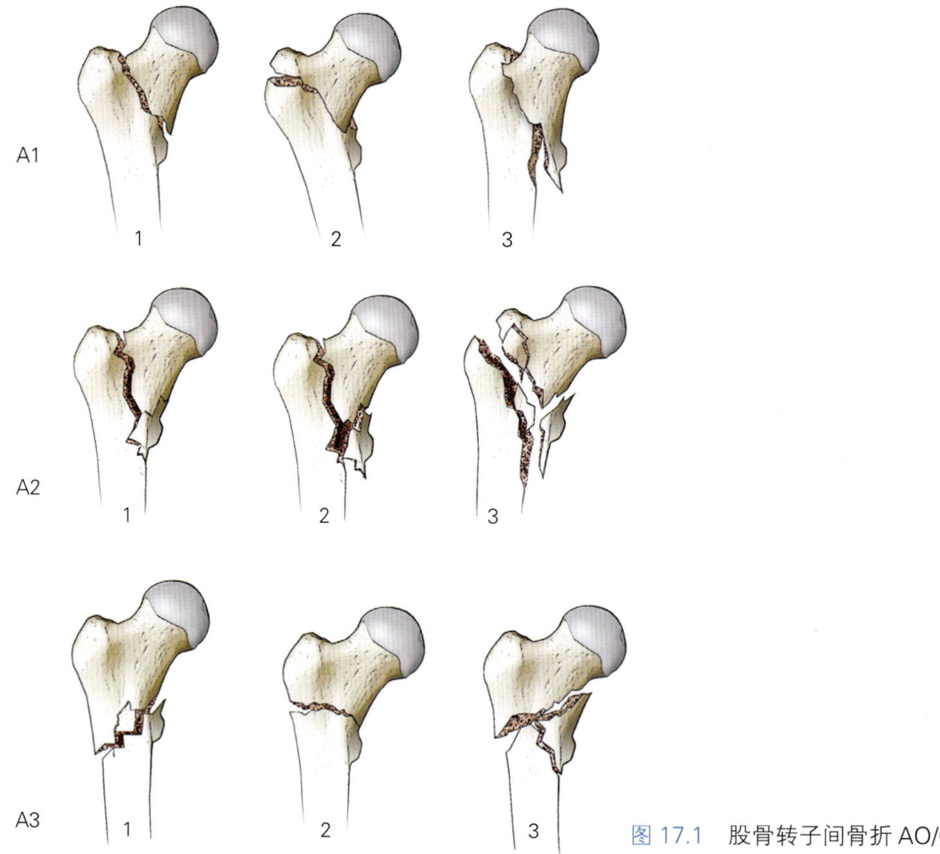

图 17.1　股骨转子间骨折 AO/OTA 分型

术前计划

病史采集和体格检查

绝大部分髋部骨折发生于老年人站立时不慎摔倒。治疗老年髋部骨折需要考虑这部分患者复杂的医疗和社会需求。患者伴有多重的医疗问题使其陷入两难困境。有很多这些患者服用抗凝药物，手术前务必要停用。在部分患者中，因心脏、神经或代谢方面问题导致最终治疗失败，常需要请内科专家，包括心内科、呼吸科等会诊。条件允许的话应尽早进行手术，但通常需要 24~48 小时来改善患者一般状况。体格检查时，患肢通常存在短缩外旋畸形，髋部周围和大腿近端触诊时压痛明显，患肢的任意活动都会引起疼痛和抵抗。应仔细评估和记录肢体的神经血管状态。

影像学评估

所有怀疑髋部损伤的患者均应拍摄骨盆前后位和髋关节前后位、侧位 X 线片，这有助于医生明确诊断。然而，如果在患肢短缩和外旋畸形时拍摄 X 线片，骨折的重要细节可能很难表现出来。如果对于骨折裂缝形态存在疑惑，应在放射科或手术室内对患者适当镇痛，术前经患肢牵引于内旋状态下拍摄 X 线片。对于那些摔倒后无明显骨折的患者，应通过 X 线详细检查有无骨盆环损伤或隐匿性股骨颈骨折。如果没有发现骨折但患者无法负重时，应行 CT 扫描或 MRI 检查。骨扫描很少应用。

手术时机

多数股骨转子间骨折的患者应在一般情况良好时行手术治疗，如果可以的话，应尽量在入院后 24 小时内手术。这些损伤被认为是紧迫的而非紧急的。手术最好在白天或傍晚进行，尽量不要在深夜进行手术。早期手术可以避免长时间卧床所致的褥疮、肺不张、泌尿系感染、肺部感染、血栓性静脉炎等并发症，这些并发症对于虚弱的老年人可能是致命的。内科和麻醉科的及时会诊也可使手术时间提前。有时由于合并严重的内科疾病，手术时间可能要推迟到超过 24 小时。在周末收入院的髋部骨折患者，不应为了医生的方便而将诊疗程序推迟至周一。

手术策略

治疗转子间骨折的内植物主要分为两类：顺行髓内钉以及滑动髋螺钉与侧方接骨板[6~10]。大量文献支持使用滑动髋螺钉治疗转子间骨折（图 17.2）。另一方面，在不稳定骨折中，数项随机对照试验表明髓内钉和髋螺钉均可使用。为了避免术后股骨干过度短缩和向内移位的风险，在反斜形骨折中禁忌使用滑动髋螺钉。这种类型骨折更适合使用顺行髓内钉或角接骨板固定。

手　术

患者体位和复位

手术可以采用全身麻醉或椎管内麻醉。任何一种麻醉都有它的优点和缺点，具体采用何种麻醉应与麻醉师讨论后确定。对于老年患者，

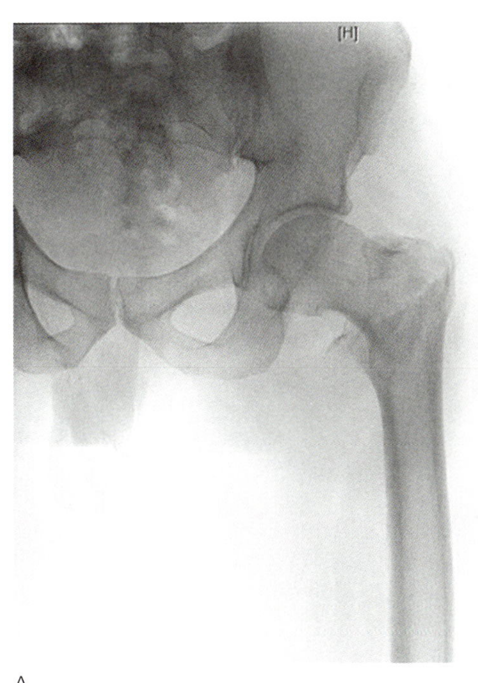

A

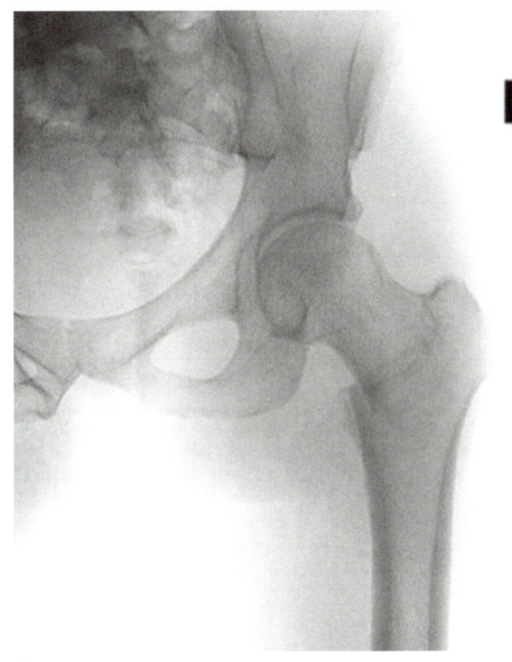

C

B

图 17.2　稳定的股骨转子间骨折。A. 前后位片。B. 侧位片。C. 牵引 / 内旋位片

应留置动脉导管、中心静脉导管和尿管以加强对患者的护理。术后24内使用头孢类抗生素预防感染。患者麻醉稳定后，仰卧位于骨折治疗床上，用软垫置于患者两腿之间保护会阴部。将患肢足踝包裹好，固定于骨折治疗床的足镫上。健侧下肢的摆放位置必须保证高质量的术中X线透视得以实现。有两种方式可以满足这个需求。通常，将健侧下肢置于截石位，髋部屈曲、外旋和外展（图17.3）。如果健侧髋部有关节炎或挛缩，髋部活动度减少可能不能满足将C臂置于两腿之间，在这种情况下，另一种选择是使下肢呈“剪刀式”，健侧下肢降低并后伸（图17.4）。这种体位最好是降低健肢、抬高患肢。在骨折治疗床上，通过对抗会阴支柱，将患肢在外旋位纵向牵引，随后将患肢逐渐摆至中立位或刚好超过中立位，以此达到复位。在手术消毒铺单前，务必通过X线透视在两个方向证实复位成功。这些图像应当保存以备随后参考。

消毒铺单范围包括髋部、骨盆、下腹部和下肢。手术铺单可选用隔离贴膜或传统无菌单。必要时，C臂图像增强器也要铺无菌单。

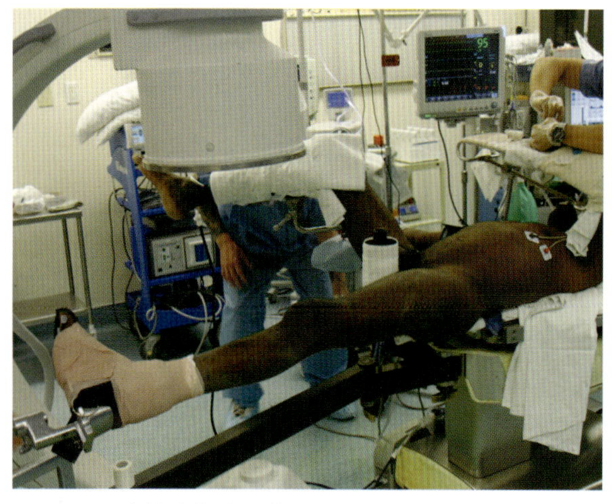

图 17.3 健侧肢体处于截石位

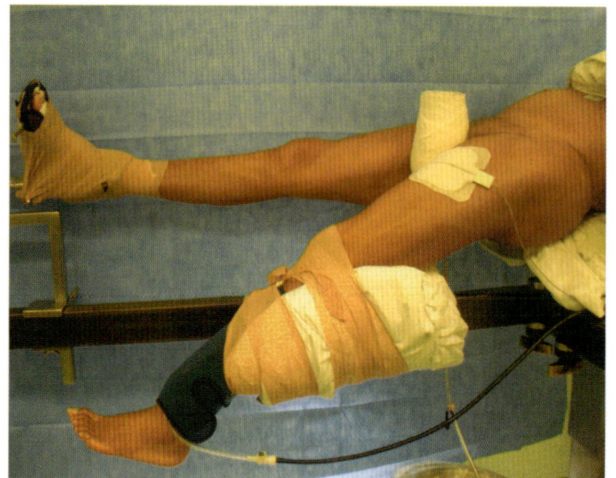

图 17.4 在骨折治疗床上将患肢摆成“剪刀式”

手术入路

选用平行股骨干的外侧直切口入路显露股骨近端。切口起自股外侧嵴，根据骨折类型向远端延切口（图17.5）。逐层切开皮下组织和脂肪至髂胫束，确切止血（图17.6）。沿皮肤切口方向切开髂胫束，显露股外侧肌肌腹，纵向劈开股外侧肌。但是，这将导致大量出血和不必要的肌肉损伤。笔者更喜欢将股外侧肌从外侧肌间隔分开。找出大的动脉出血点并电凝或结扎以减少出血量非常重要。使用1~2个窄的Hohmann牵开器将股外侧肌向前牵拉抬高。没有必要将股外侧肌从股骨广泛地剥离（图17.7）。

固 定

摸到股外侧嵴，将导向器（通常为130°或135°）置于距股外侧嵴远侧约2.5 cm处。通过导向器将导针准确地插入股骨颈和股骨头，它直接应用于与地面平行的股骨外侧皮质。根据之前保存的复位后C臂透视图像，标记股骨

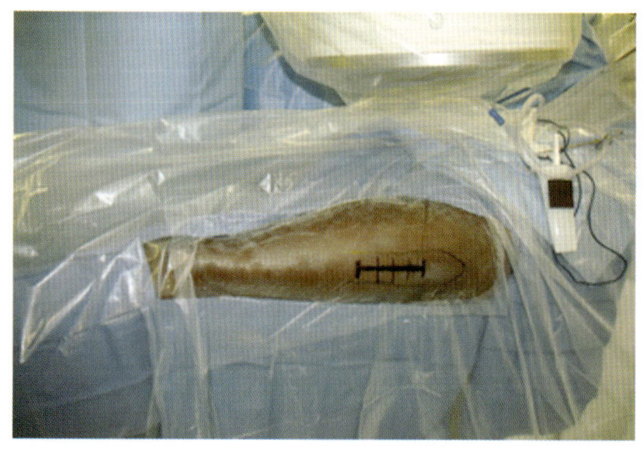

图 17.5 髋部术前消毒铺单范围显示切口从股骨外侧至远端股嵴

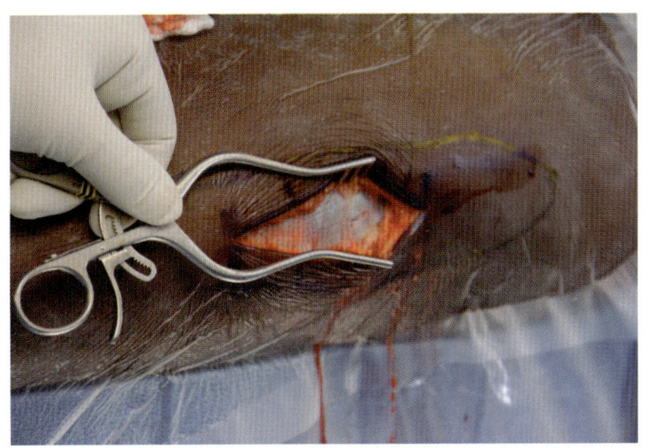

图 17.6　切开皮下至髂胫束

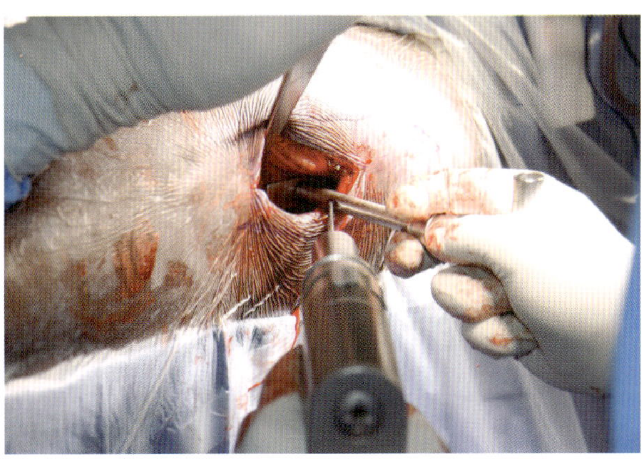

图 17.7　将股外侧肌从肌间隔分离抬起显露股骨干

近端前倾/后倾的角度大小，调整导向器的角度。最终在前后位及侧位透视监测下，将导针通过外侧皮质插入股骨头中心。这是至关重要的一步，要求针置入的位置和方向准确无误（图 17.8）。如果导针在股骨头内位置过高，那么切入点应当向远侧移动。如果在侧位片上导针位置太靠前或太靠后，则需要重新定位。Baumgaertner 等报道导针位置不良时会出现较高的并发症发生率[11]。他定义了尖顶距（TAD）的概念，即在前后位和侧位片上钉尖到股骨头中心顶点距离之和。这些作者表示 TAD 应小于 25 mm[11]（图 17.9）。

透视下确认导针位置良好后，用测深尺测量导针插入长度（图 17.10）。装入合适的空心三联导钻，为股骨近端插入加压髋螺钉做准备（图 17.11A）。三联导钻的直径分别为：①拉

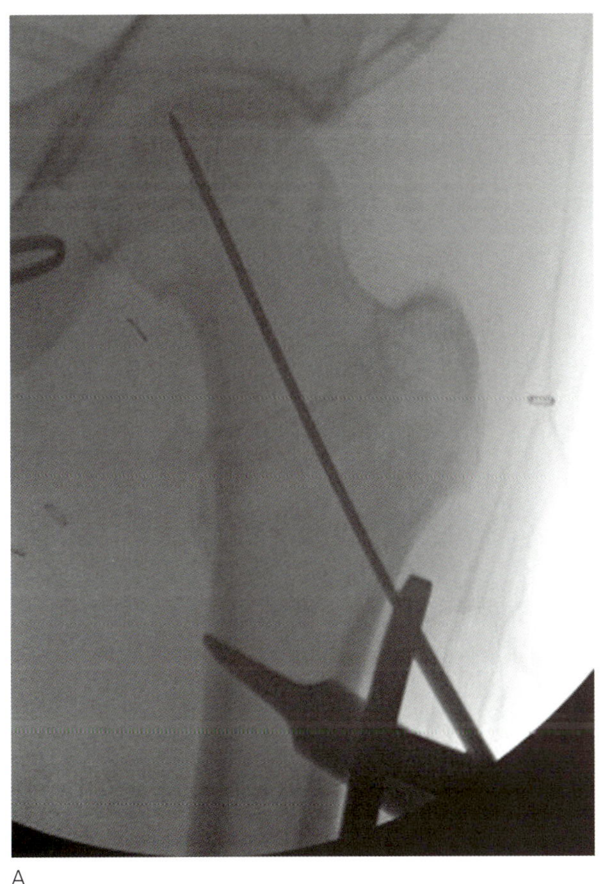

A

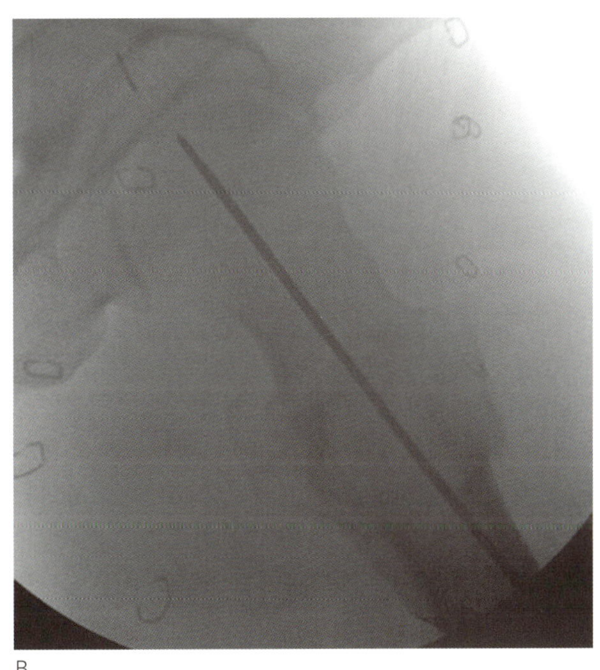

B

图 17.8　通过导向器将导针从外侧皮质插入。导针的位置在前后位片（A）和侧位片（B）上都位于中间

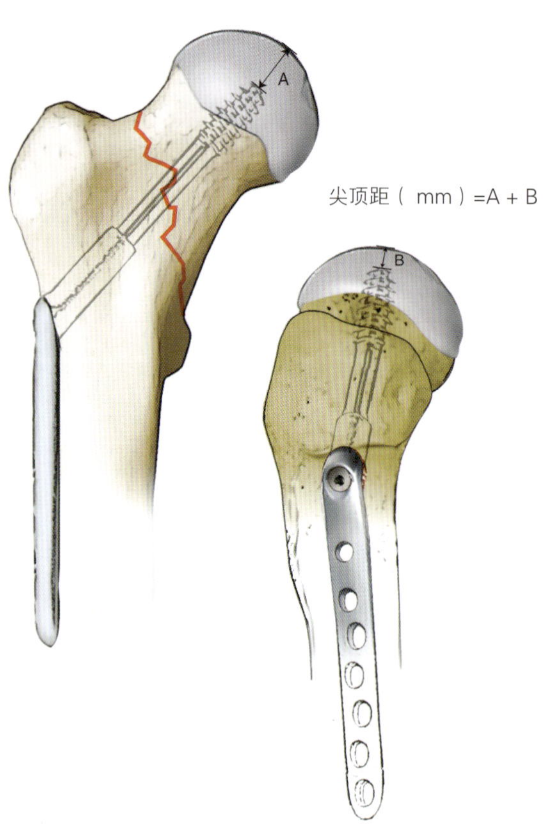

图 17.9 尖顶距模式图

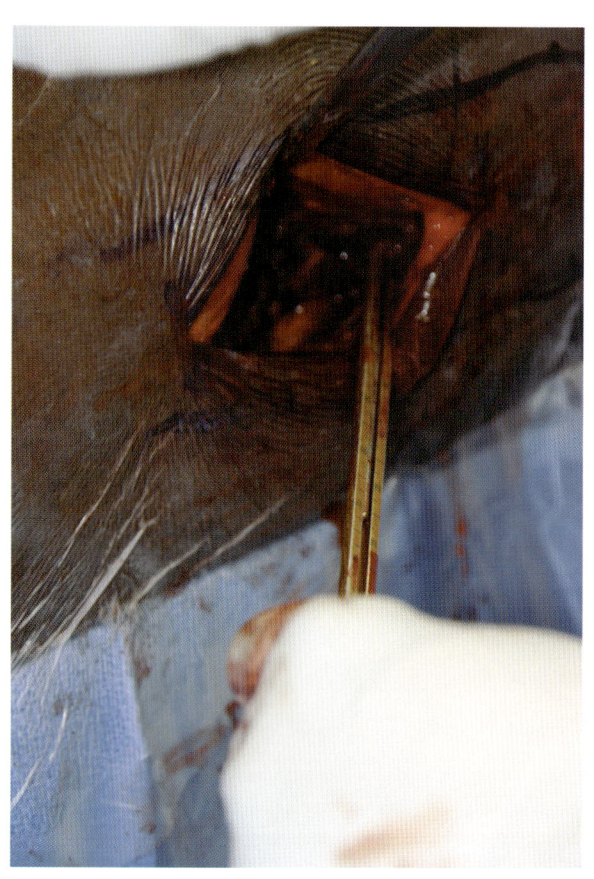

图 17.10 通过导针间接测量拉力螺钉的长度

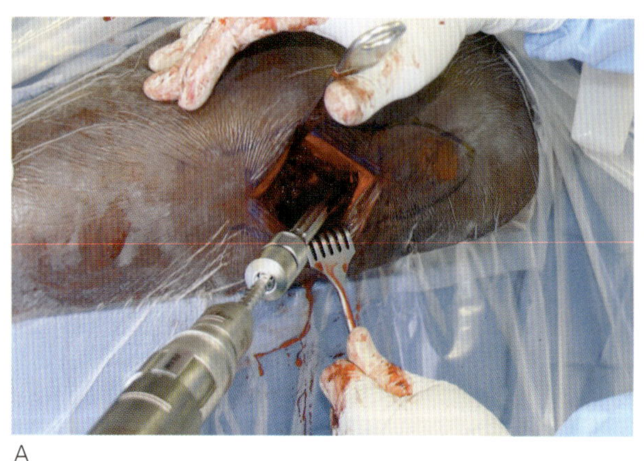

A

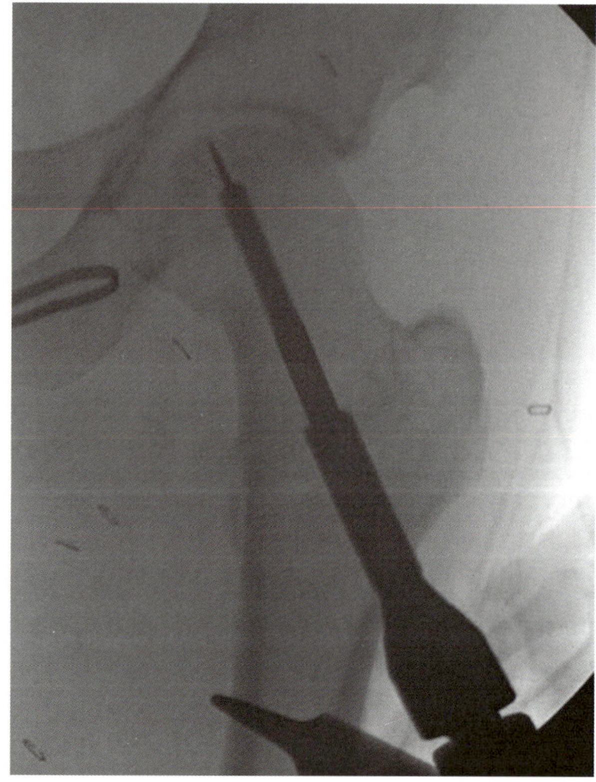

B

图 17.11 三联导钻（A）用于准备股骨近端植入拉力螺钉。（B）钻的深度通过透视来监测

力螺钉的内径；②接骨板圆桶（plate barrel）；③股骨皮质开槽的直径，它使接骨板与股骨更好地帖服（图 17.11B）。在骨质好的患者中，可取的做法是在插入加压螺钉前先攻丝。在骨质不好的患者中，这一步通常不需要。攻丝后，将拉力螺钉通过套筒置入导针插入之前的深度（图 17.12）。这一步应当在透视下进行，确保导针没有穿出股骨头。螺钉置入后即插入侧板。

侧板的长度取决于骨折类型、骨折的稳定性和骨质[12]。大多数医生使用带有 2~4 个螺孔的侧方接骨板。

如果使用“钥匙”系统，最终拧紧拉力螺钉的方向需要平行或垂直于股骨干，以适应侧方接骨板的应用。侧方接骨板通过导针连接在拉力螺钉上并且可以滑动，逐渐推动侧方接骨板使其沿着股骨干紧紧压入股骨颈(图 17.13A，B)。

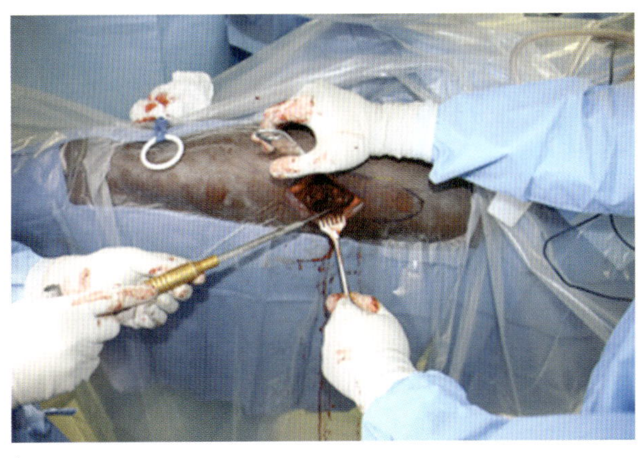

A

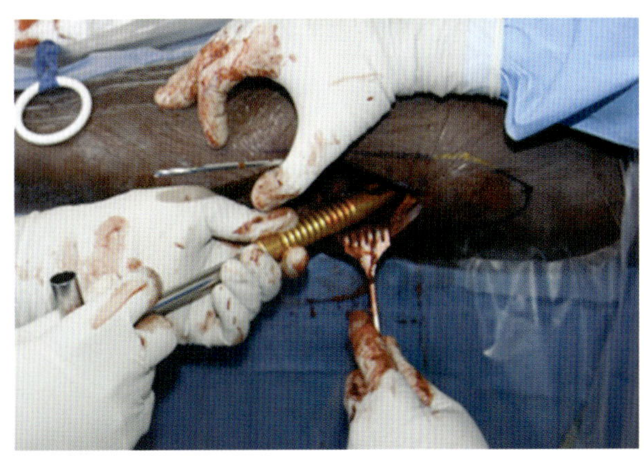

B

图 17.12 通过导针植入拉力螺钉（A）。充分植入拉力螺钉（B）

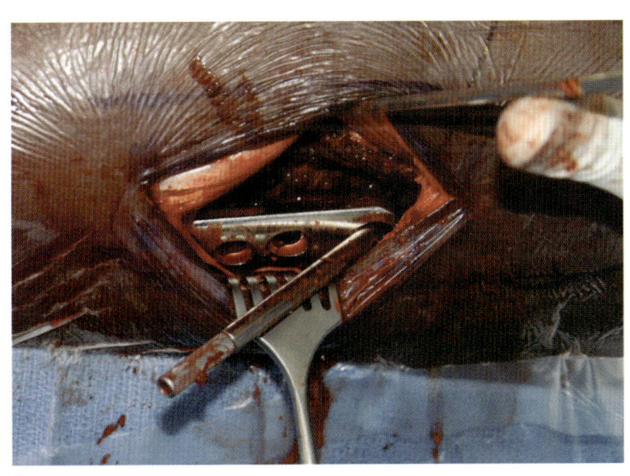

A

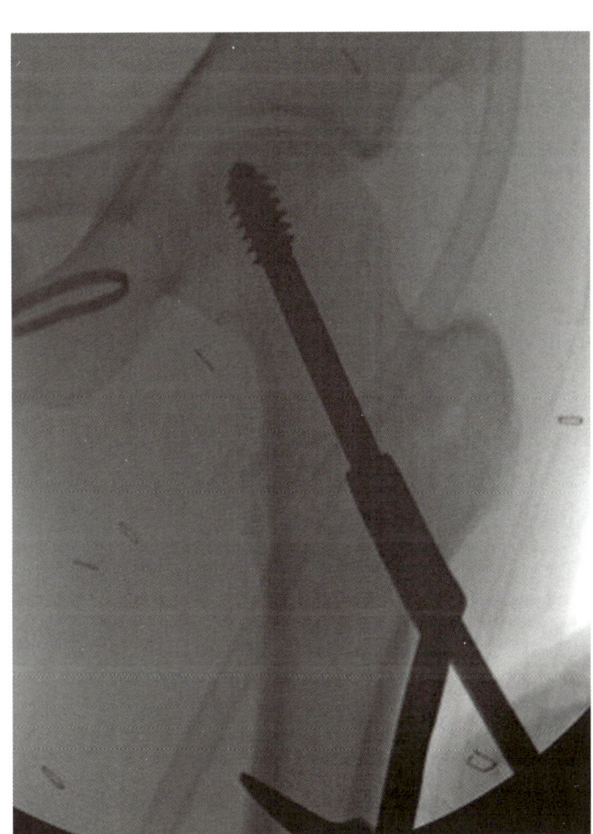

B

图 17.13 通过拉力螺钉插入侧板使其位于适当的锁定位置（A）。X 线片证实侧板贴合良好（B）

侧方接骨板通过 4.5 mm 双皮质螺钉固定在股骨上（图 17.14），然后移去导针。为了增加骨折部位的加压力，可以从接骨板套筒内拉力螺钉的中心孔中置入螺钉。笔者很少这样使用螺钉，更喜欢通过在骨折治疗床上对患肢减少牵引使骨折部位压紧。最后，在手术室内使用 C 臂获得手术部位前后位及侧位片，确保骨折复位及内植物位置良好（图 17.15）。

伤口充分冲洗后逐层缝合并留置引流管。将股外侧肌置于内植物上恢复原解剖位置。使用结实的可吸收线间断缝合髂胫束（图 17.16）。使用可吸收缝线缝合皮下组织，使用尼龙缝线缝合皮肤，引流管接负压吸引（图 17.17）。

术后处理

术后第一天开始预防深静脉血栓形成（DVT）治疗。除非有特定的禁忌证，术后使用机械加压装置和药物抗凝持续 6 周。术后第一天开始物理治疗，开始从床上到椅子上活动。如果患者不能耐受这样的活动，帮助他们在自己床上处于悬摆体位。术后第二天使用助行器

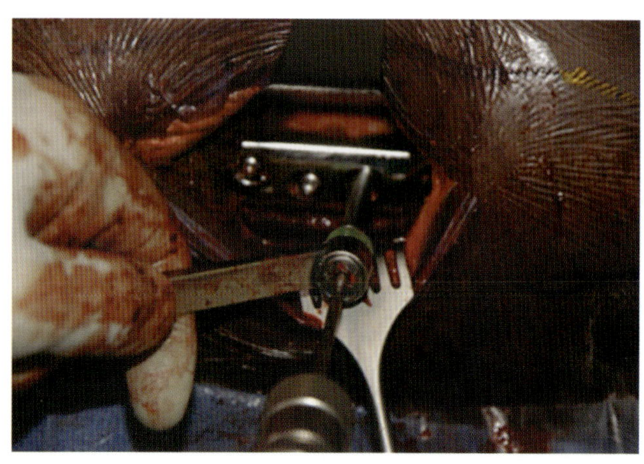

图 17.14 拧入接骨板固定螺钉使接骨板贴合良好

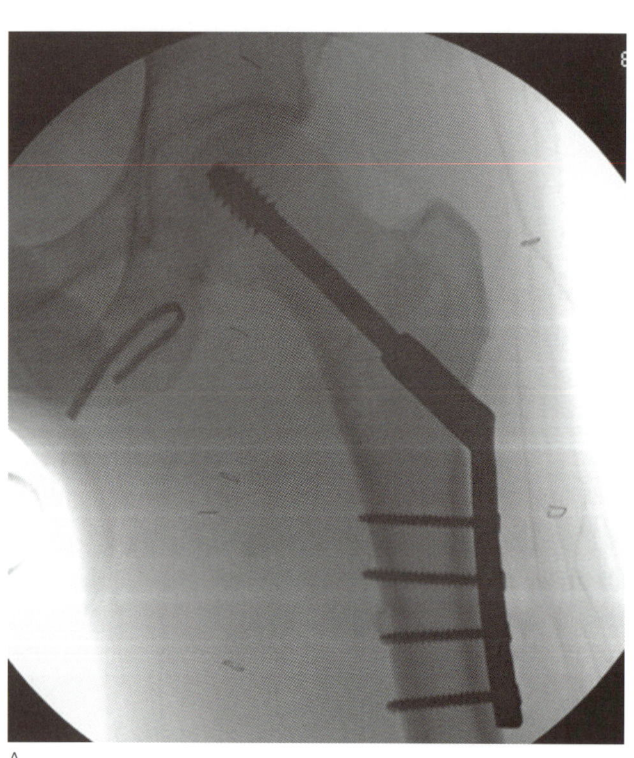

A

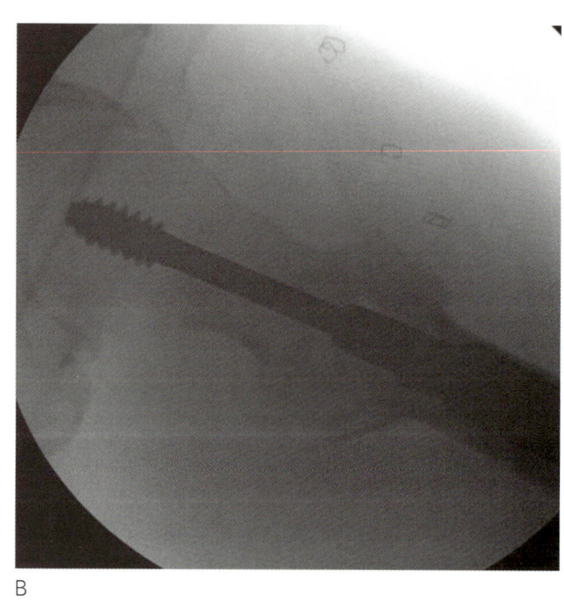

B

图 17.15 最终的 X 线片显示稳定的股骨转子间骨折内植物位置。A. 前后位片。B. 侧位片

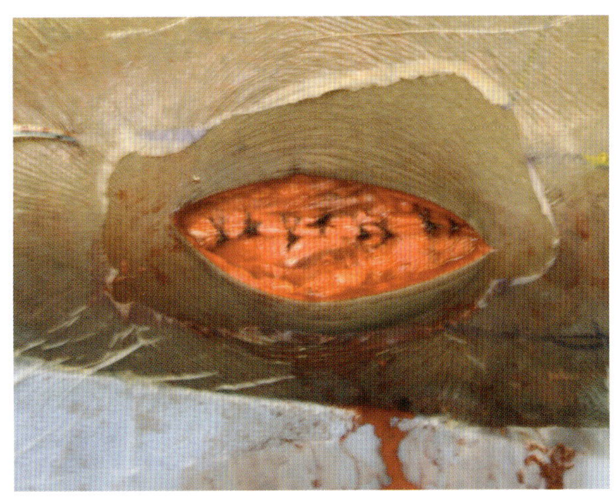

图 17.16　冲洗伤口后，从髂胫束开始逐层缝合

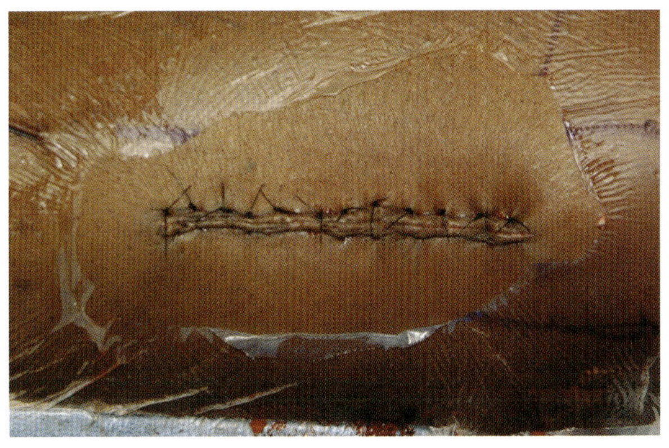

图 17.17　粘贴敷料前缝合皮肤

开始步态训练。患者治疗计划应当依据其术前的功能水平、身体、精神状况和社会环境来制订。职业治疗应当集中于帮助患者恢复独立的日常生活，包括帮助患者恢复感觉、运动和适应性技能，如梳妆、穿衣、沐浴和烹饪等。多数股骨转子间骨折老年患者受益于 7~10 天的住院康复治疗。因此，我们在术后第一日即开始执行康复计划。在社会工作者、管床医生、物理治疗师和患者家属之间进行协调，针对每一个患者制订最佳康复计划是很重要的。出院后，安排患者继续到门诊进行物理和职业疗法。患者每月到门诊复诊一次，复查临床和影像学表现直到骨折愈合，通常需要 3~4 个月。

并发症

股骨转子间骨折内固定术后并发症分为内科疾病和骨科疾病两方面。最常见的内科并发症包括肺炎、泌尿系感染、深静脉血栓形成和便秘。所有这些都需要与相关专科医生进行综合评估和治疗。

多数骨科并发症是可以预防的。伤口引流保留数日，积极行灌洗和清创术，伤口深部细菌培养和应用静脉抗生素。畸形愈合是由于不稳定骨折类型出现可控的塌陷导致肢体过度短缩而最常出现的结果。

下肢长度相差超过 2 cm 会导致髋部疼痛及跛行。使用滑动髋螺钉内固定后很少出现骨折不愈合。如果出现症状，往往需要翻修内固定，可以选择植骨或不植骨，或行复杂的关节置换术。

参考文献

1. Morris AH, Zuckerman JD. National Consensus Conference on Improving the Continuum of Care for Patients with Hip Fracture. *J Bone Joint Surg Am* 2002;84(4):670–674.
2. Johnston AT, Barnsdale L, Smith R, et al. Change in long-term mortality associated with fractures of the hip: evidence from the Scottish hip fracture audit. *J Bone Joint Surg Br* 2010;92(7):989–993.
3. Kesmezacar H, Ayhan E, Unlu MC, et al. Predictors of mortality in elderly patients with an intertrochanteric or a femoral neck fracture. *J Trauma* 2010;68(1):153–158.
4. Fracture and dislocation compendium. Orthopaedic Trauma Association Committee for Coding and Classifi cation. *J Orthop Trauma* 1996;10 (Suppl 1):36–40.
5. Skuban TP, Vogel T, Baur-Melnyk A, et al. Function-orientated structural analysis of the proximal human femur. *Cells Tissues Organs* 2009;190(5):247–255.
6. Anglen JO, Weinstein JN. Nail or plate fixation of intertrochanteric hip fractures: changing pattern of practice. A review of the American Board of Orthopaedic Surgery Database. *J Bone Joint Surg Am* 2008;90(4):700–707.
7. Park SR, Kang JS, Kim HS, et al. Treatment of intertrochanteric fracture with the Gamma AP locking nail or by a compression hip screw—

a randomised prospective trial. *Int Orthop* 1998;22(3):157–160.
8. Crawford CH, Malkani AL, Cordray S, et al. The trochanteric nail versus the sliding hip screw for intertrochanteric hip fractures: a review of 93 cases. *J Trauma* 2006;60(2):325–328; discussion 8–9.
9. Aros B, Tosteson AN, Gottlieb DJ, et al. Is a sliding hip screw or im nail the preferred implant for intertrochanteric fracture fixation? *Clin Orthop Relat Res* 2008;466(11):2827–2832.
10. Parker MJ, Pryor GA. Gamma versus DHS nailing for extracapsular femoral fractures. Meta-analysis of ten randomised trials. *Int Orthop* 1996;20(3):163–168.
11. Baumgaertner MR, Curtin SL, Lindskog DM, et al. The value of the tip–apex distance in predicting failure of fixation of peritrochanteric fractures of the hip. *J Bone Joint Surg Am* 1995;;77(7):1058–1064.
12. Bolhofner BR, Russo PR, Carmen B. Results of intertrochanteric femur fractures treated with a 135–degree sliding screw with a two–hole side plate. *J Orthop Trauma* 1999;13(1):5–8.

第 18 章　股骨转子间骨折：髓内钉

作者　Michael R. Baumgaertner　Thomas Fishler
译者　黎庆钿　马明太
校对　熊　健

引　言

在美国，每年约有 40 万例髋部骨折病例，预计到 2025 年这个数量将增加 50%。这种类型的骨折最常发生于骨质疏松的老年女性，90% 的患者年龄在 65 岁以上[1]。每年的治疗费用高达 200 亿美元以上，这还不包括治疗时间在 1 年以上的情况。约四分之一的髋部骨折患者需要辅助设施的长期支持和照顾，这些患者中的近一半无法恢复骨折前的运动能力。髋部骨折术后 1 年内的死亡率约 20%。

髋部骨折有多种分类方法。所有的分类方法都基于将稳定性的骨折类型和不稳定性的骨折类型区分开。不稳定性的骨折类型的特征是后内侧骨皮质严重碎裂、骨折向转子下延伸或反斜形骨折。AO/OTA 分类方法综合了这类骨折的特征，依照稳定程度，从最稳定（31A1.1）到最不稳定（31A3.3）依次对转子间骨折进行分类（图 18.1）。

稳定的两部分和某些三部分骨折，一旦复位后可以保持内侧和垂直压力负荷，并可以选择压力髋螺钉和侧方接骨板或髓内钉进行固定。相反，不稳定的三部分和四部分转子间骨折总是会内翻和短缩，这只能通过滑动髋螺钉部分预防。即使最终治愈，肢体缩短 2 cm 以上，股骨干向内侧移位也将会导致预后不良。

适应证与禁忌证

有两大类内植物可用于转子间骨折的治疗：滑动髋螺钉和侧方接骨板，以及顺行髓内钉。滑动髋螺钉和侧方接骨板是稳定的两部分骨折的首选固定方式。大量研究表明，对于这种类型的骨折[2~5]，使用固定装置并没有表现出更好的临床结果。研究表明，顺行髓内钉适用于不稳定性的转子间骨折，特别是伴有骨折向转子下延伸和反斜形骨折的类型（AO/OTA 31A3）。顺行髓内钉还适用于股骨近端即将发生的或病理性的骨折。

顺行性髓内钉使用的禁忌证包括股骨颈骨折、股骨干内已存在内植物和髋关节僵硬。相对禁忌证是担心植入大的内植物需要移除大量转子区骨组织的年轻骨折患者。

顺行性髓内钉通过一枚可变长度的髓内钉导引一枚螺钉或三叶刀片进入股骨颈和头。内植物的植入可以在经皮闭合方式下完成，可有效减轻骨折处的手术创伤和减少术中出血。作为固定支持物，这种髓内钉保持了股骨的长度与正确对线，能有效重建股骨转子的后内侧皮质使其起到机械的支持作用，从而阻止了股骨干的移位。

术前计划

病史采集和体格检查

老年患者最为常见，表现为摔伤后不能站立和行走，获得全面的病史和个人史很重要，包括相关病史和患者的步态。在体格检查中常

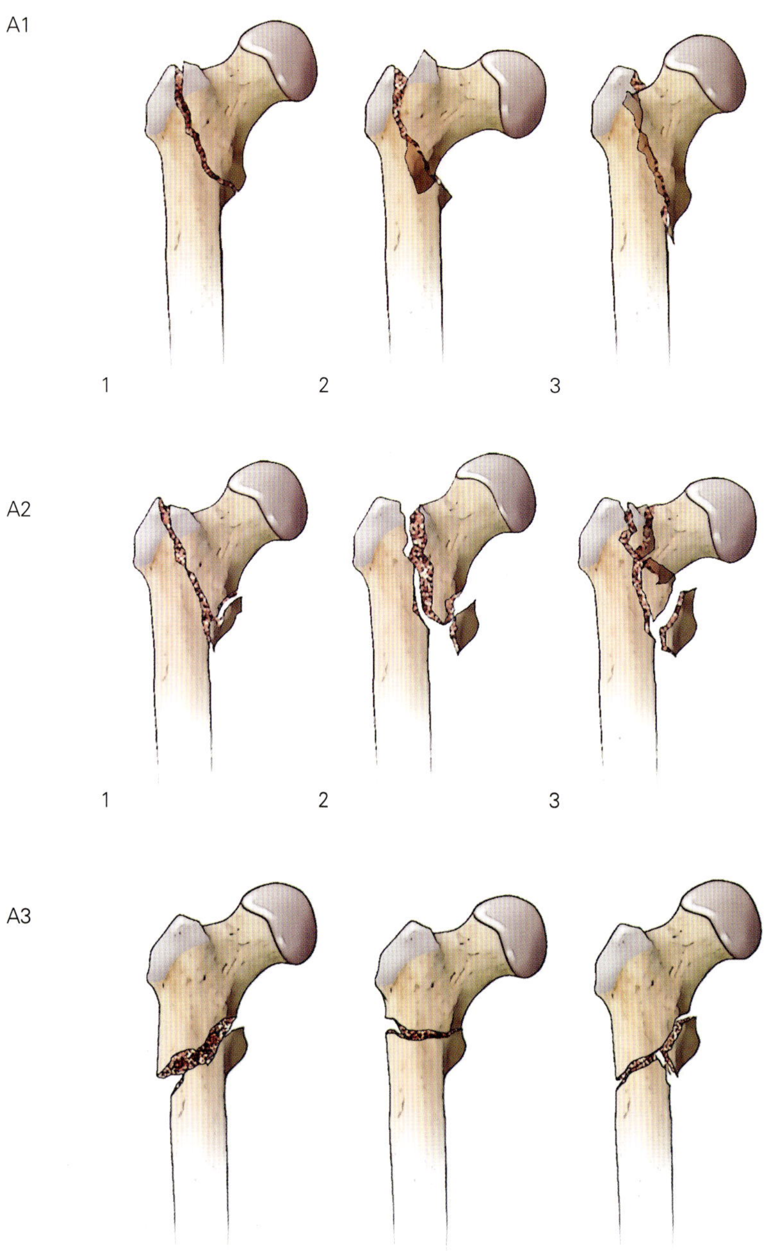

图 18.1 转子间骨折的 AO/OTA 分类

见患肢缩短和外旋。触诊臀部和大腿近端时压痛明显，移动肢体则可引起疼痛。对神经和血管的检查非常重要，以排除可能的合并损伤。可以请内科专家会诊以完善术前准备。脱水和相关的代谢异常较常见，应该在术前纠正。糖尿病患者术前必须严格控制血糖。进行抗凝治疗的患者手术前需要暂时恢复各项凝血指标。静脉血栓的预防应考虑到肺栓塞的相对危险和出血并发症。药物的选择是有争议的，但所有患者均可使用机械预防。抗血小板药物通常在术前停用，但术后很快恢复使用[6]。

影像学评估

转子间骨折通常需要摄取标准的髋部前后位和侧位 X 线片来确诊。此外，还需要照骨盆的前后位片，应以耻骨联合为中心，包括全部股骨，因为股骨干畸形会妨碍固定器械的置入。内旋和牵引 X 线片对于了解骨折的解剖位置和预期的闭合复位的成功非常重要。有时，正常侧的髋部和股骨 X 线片对于术前准备也是有意义的。CT 检查并不是必需的，但在某些复杂骨折时可视情况应用。

手术时机

对于所有的患者都应该快速完成内科处理，因为如果手术推迟到入院后 48~72 小时则死亡率会升高[7]。手术最好在白天进行，由休息良好的医生团队操作，每周 7 天均可。相对应的，内科处理应该在晚上进行，因此，通常在患者入院的当天进行内科处理。有时，由于需要纠正凝血障碍或进行相关的术前准备也会更改时间安排。

手术策略

仔细的影像学检查和健侧髋部的 X 线片是术前准备的重要部分，这能指导内植物关于颈干角、直径和螺钉长度的选择，内植物的髓内钉—螺钉角需要与预期复位后的颈干角相吻合。最常用的是 135° 的颈干角配 95 mm 的拉力螺钉。值得注意的是，髓内钉并没有被设计为充满整个髓腔。虽然第一代短干内植物与不能被接受的高发病率的二次股骨骨折相关，但是最近的一项 Meta 分析显示，固定器械与侧方接骨板相比，并未增加这种并发症的相对危险性[8]。我们在病理性骨折和延伸到转子下的骨折的患者中应用全长髓内钉。对于多数患者，我们使用带髓内钉瞄准器的短髓内钉以协助远端固定。另有人提倡对于所有患者使用全长内植物以保护整个股骨。

手术技术

手术一般采用全麻或椎管内麻醉。然而，全麻使肌肉完全放松，围术期病死率较高，特别是高龄髋部骨折患者合并较多的内科疾病时。手术采用何种麻醉方式应当由外科医生、麻醉师和内科医生商讨后决定。术前预防性应用抗生素一般选用一代头孢菌素。如果青霉素过敏，可选用万古霉素或克林霉素。

笔者喜欢使用骨科牵引床，可对双下肢施加平衡牵引，也可使用骨折治疗床。放一软枕在会阴支柱上。双下肢都固定在牵引床上，并施加牵引。将患侧髋部屈曲、内收，健侧外展后伸位，这样可以满足侧位透视的要求（图 18.2B，C）。双下肢呈“剪刀式”既可以防止在对患肢进行牵引时所致的骨盆旋转，也可使内翻复位（图 18.3）。

患者被安全地固定在骨科牵引床上复位骨折。需要完成两个目标，首先需要确定股骨近端进钉点，接着行骨折复位。多数稳定性骨折通过轴向牵引、内旋股骨即可复位。然而，不稳定性骨折需要不同的手法复位，如轻度外旋。最棘手的畸形是骨折近端嵌插入骨折远端的髓腔内。在 X 线片上必须识别出三角形重叠密度影，因为这意味着畸形没有通过手法复位成功。因此，Carr 描述了一种经皮复位方法是有帮助的（图 18.4）。消毒铺单前，应该确保通过显示器看到的范围：股骨近端前侧皮质，骨折区域，股骨颈前部，整个股骨头，股骨颈后部及大转子部。

作为理想的复位，笔者认为可接受的颈干角为 130°~145°，轻微外翻也是可接受的，因为降低了内植物的弯曲应力，并且抵消了由碎骨片压缩引起的肢体短缩。从侧位片上看，前倾角大于 15° 是不能接受的。

临时复位后，进行皮肤消毒，消毒范围应达到膝关节以下，以便使用长髓内钉时进行远端锁定。笔者除了近端增加无菌铺单外还选择使用无菌幕帘，确保在使用锁钉时器械免遭污染。如果闭合复位不满意，可以尝试几种经皮复位方法，使用如球头推杆、共线复位钳和钢缆环扎改善复位（图 18.5）。

透视下用无菌标记笔沿两个平面在皮肤上标记转子尖和股骨近端轴线（图 18.6），便于导针和髓内钉的正确插入，也减少了透视时间。在股骨近端内固定置入之前，应通过股骨正、侧位片证实骨折已复位。通过手法将 3.2 mm 导针经皮在股骨大转子上方 5 cm 处插入，进钉点

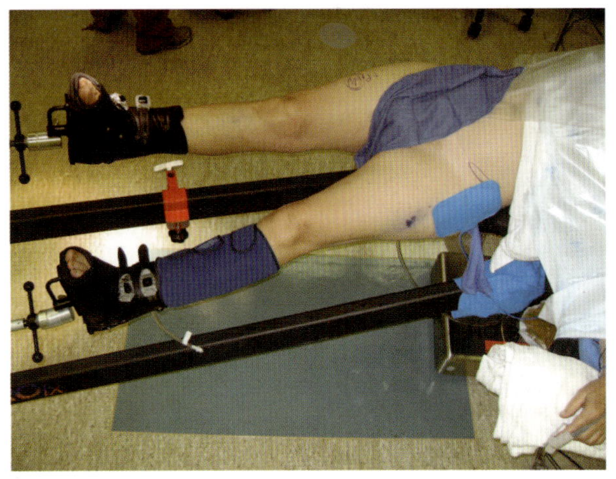
A

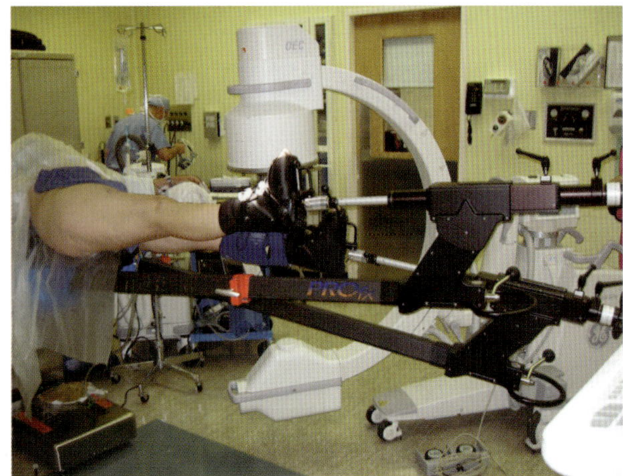
B

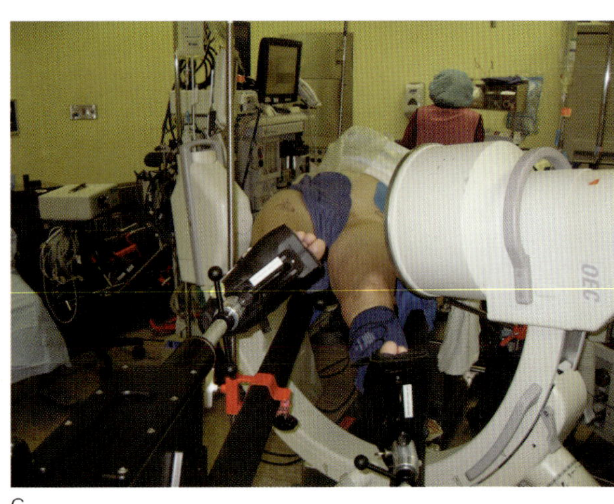
C

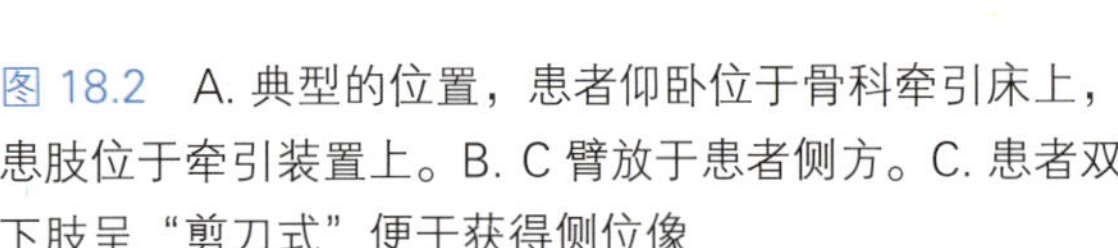
图 18.2 A. 典型的位置，患者仰卧位于骨科牵引床上，患肢位于牵引装置上。B. C 臂放于患者侧方。C. 患者双下肢呈“剪刀式”便于获得侧位像

位于大转子的顶点偏内侧。此区域可抵抗内翻移位及颈干角的增加，同时可以减轻臀中肌的损伤。在侧位片上导针应该位于髓腔中央；在前后位片上，导针应略偏内侧（图 18.7）。

使用含肾上腺素的局麻药进行局部麻醉，顺导针切开皮肤 2 cm，切开阔筋膜至大转子（图 18.8）。导针正确放置后，使用大的空心钻对股骨近端进行扩髓。笔者不使用软组织保护器套筒，而是通过反方向钻动扩髓器推进至骨质，从而减少对软组织的损伤。扩孔钻的最宽部抵达小转子水平即可（图 18.9A）。没有必要扩髓到股骨狭窄部，除非髓腔异常狭窄。在这些病例中，笔者使用弹性扩髓器。手术医生必须能确定扩髓只是为固定针提供一个通道，而不是把骨折块分离（特别是导针位于骨折线上时）。推顶转子部外侧同时向内侧推扩髓钻头以确保形成合适的髓腔通道（图 18.9B）。进钉点不正确比过度扩髓还难处理。

接下来，将固定针组装到推进 / 瞄准装置上插入髓腔通道，仅用手力插入即可，用器械锤击将增加发生医源性骨折的风险（图 18.10）。髓内钉的插入使不使用导针都可。从两个平面进行透视检查确保髓内钉没有从骨折部分穿出髓腔并且插入深度合适。如果固定针没有充分进入髓腔通道且前后位 X 线片未能显示“牢固”固定的话，手术医生应该侧位透视观察固定针是否顶到股骨近端的前部皮质上，因为很多的髓内钉没有矢状弯曲。同样也要对软组织进行检查，看是否软组织阻挡了髓内钉。联合使用扩大入点通道、软组织松解、峡部用软钻扩髓或减少内植物的大小等相结合，通常可解决这一问题。

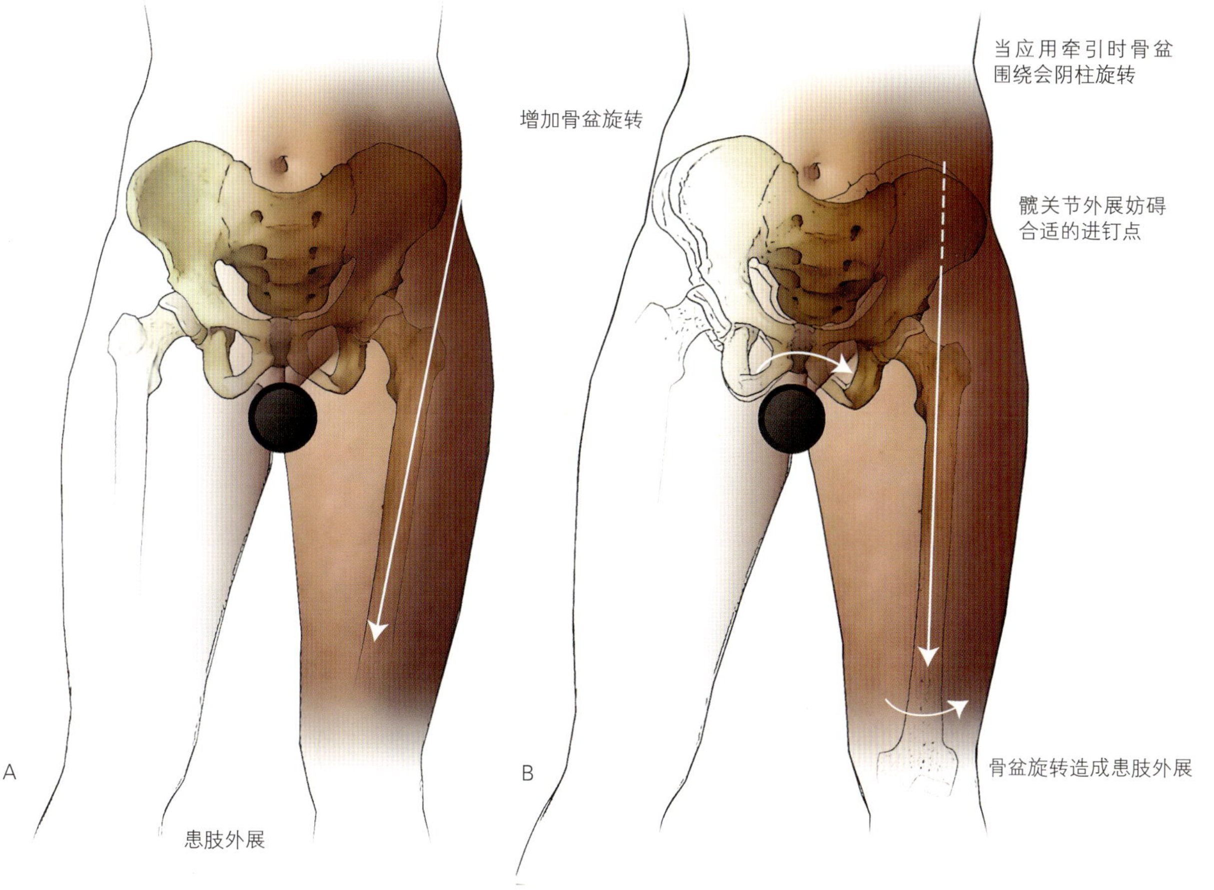

增加骨盆旋转

当应用牵引时骨盆围绕会阴旋转

髋关节外展妨碍合适的进钉点

骨盆旋转造成患肢外展

患肢外展

A　B

图 18.3　无对抗的牵引，骨盆围绕着会阴柱旋转。髋关节外展会妨碍合适进钉点的选取

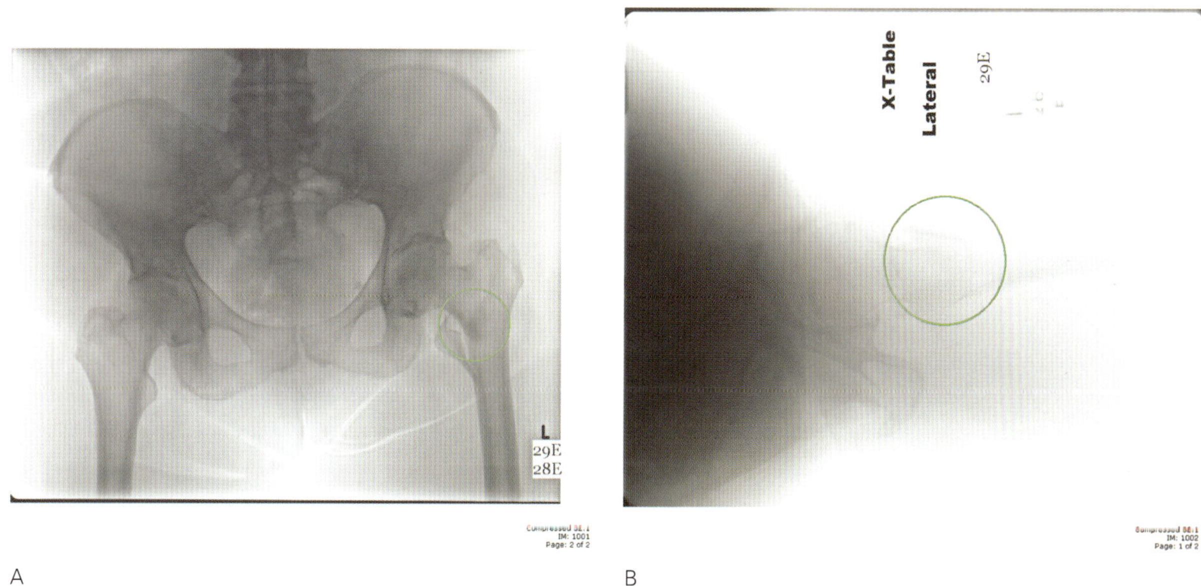

图 18.4　A，B. 从侧位 X 线片上看到内侧骨皮质双倍密度，提示股骨颈和股骨干嵌插套叠。C. 牵引不能纠正骨折近端明显的向后畸形，但是通过插入的钢针可以纠正。D. 通过杠杆原理将骨折断端分离并使前方骨皮质复位后对线良好。E. 在前后位片上看到内侧皮质复位良好

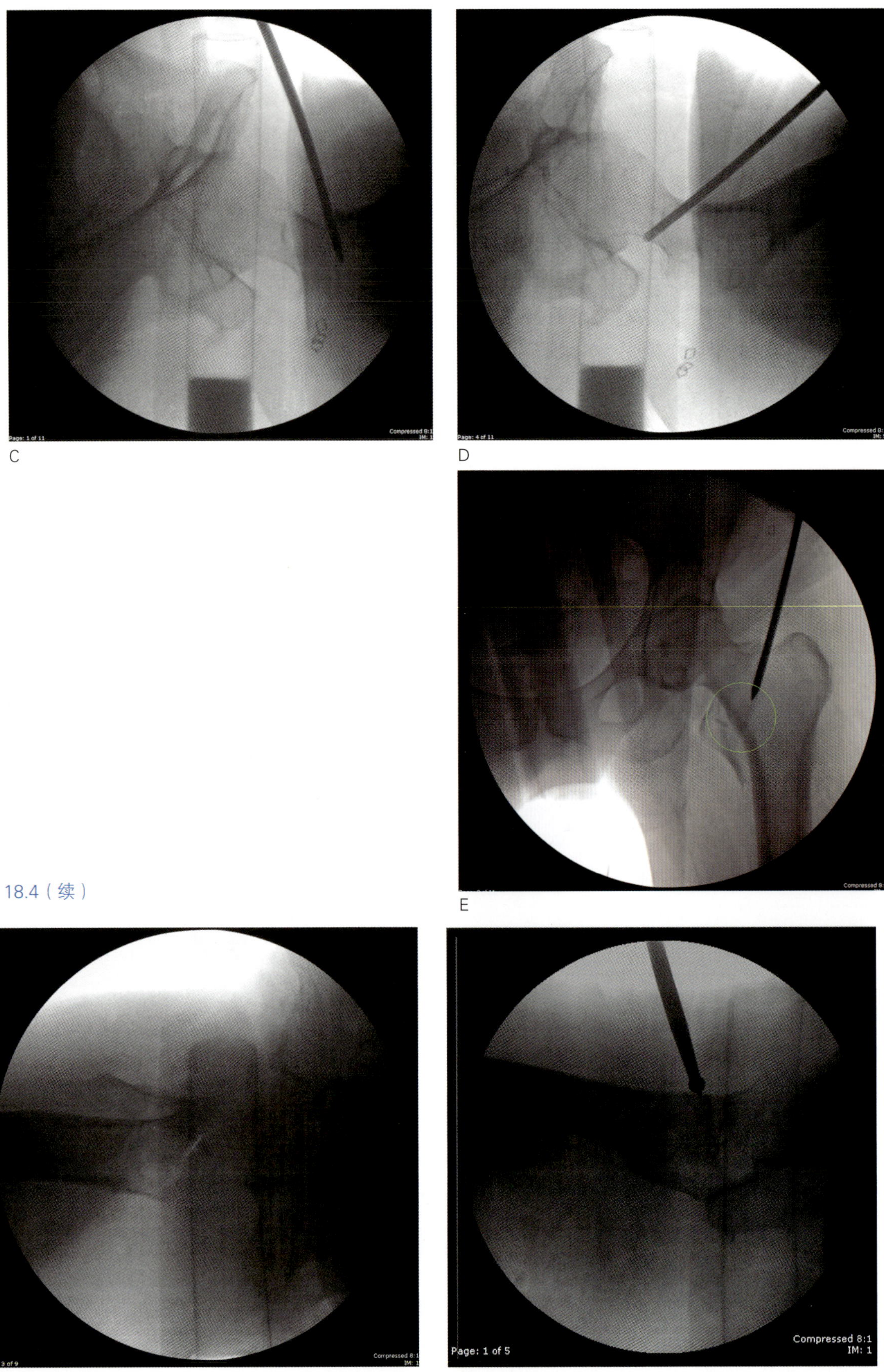

图 18.4（续）

图 18.5 经皮复位方法包括（A）球头推杆纠正近端骨折块屈曲畸形。B. 在反斜形骨折使用带 Hohmann 形臂的共线复位钳经皮插入纠正内翻畸形。C. 对于有转子下长骨折刺的骨折类型，微创插入小的环形钢丝是一种有力的辅助复位、临时固定和辅助最终固定的方法

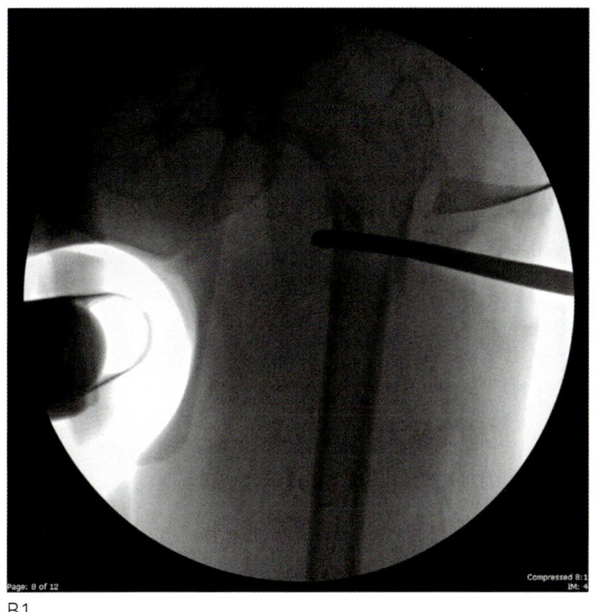

B1

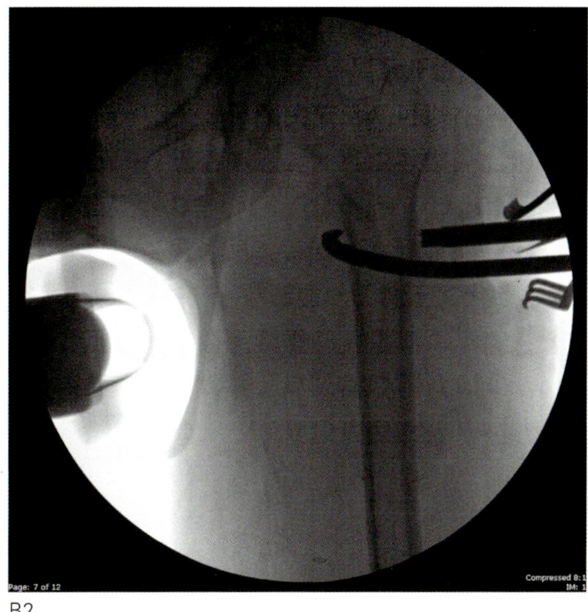

B2

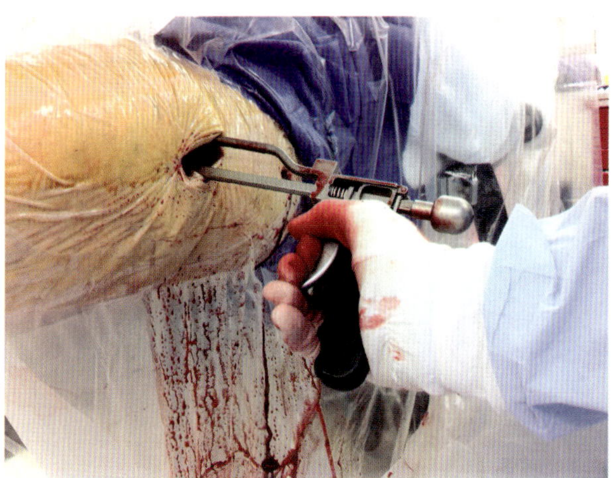
B3

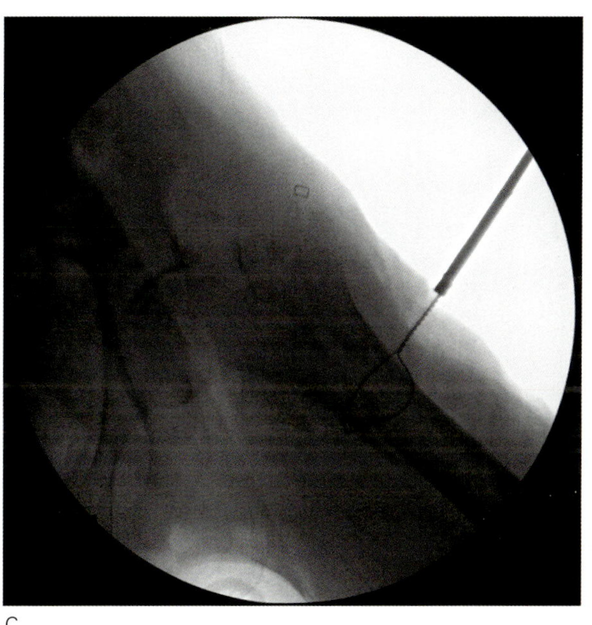
C

图 18.5（续）

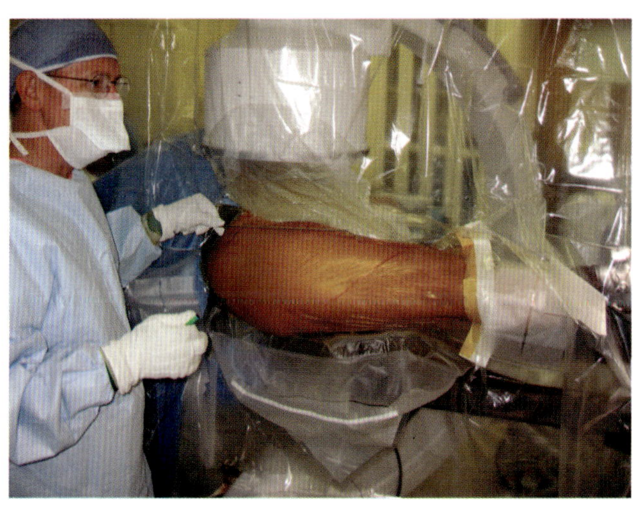

图 18.6　标记股骨干的轴线和转子的顶点

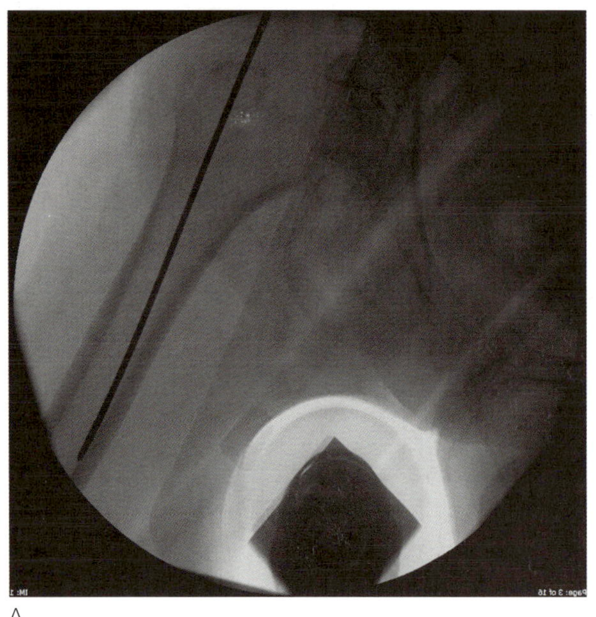

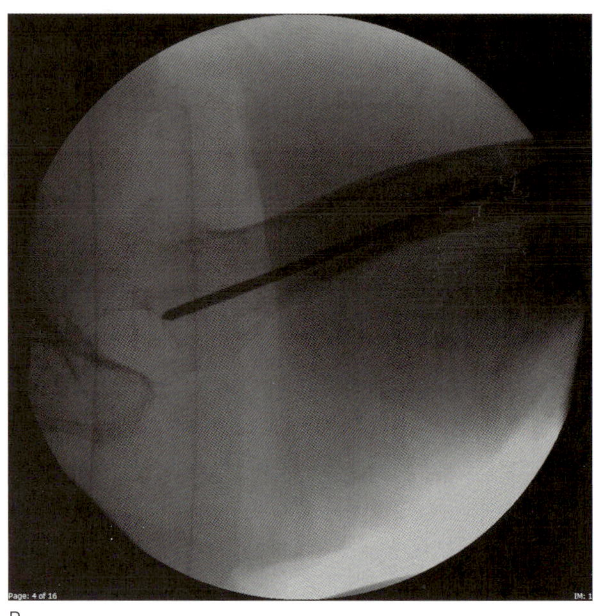

A　　B

图 18.7　A. 在前后位片上导针理想的位置。B. 侧位片上导针理想的位置：位于髓腔中心

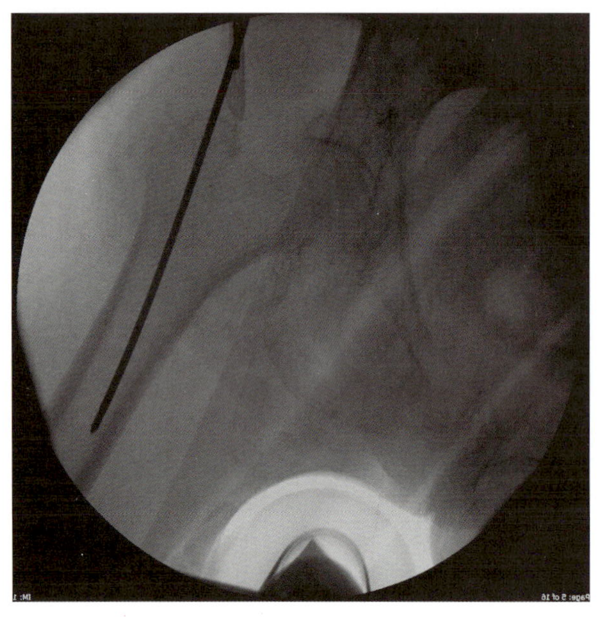

图 18.8　保持刀片倾斜，紧贴导针在进针点处将皮肤切开，建立插入扩髓器和内植物的无创通道

通过术中透视估计拉力螺钉的正确位置。在股骨近端外侧切开皮肤 2 cm。劈开深筋膜很重要，插入套筒顶触于股骨外侧皮质。注意股骨颈的前倾角，术者将导针钻入股骨颈和股骨头。

此时，我们要确认复位良好。如果需要的话，使用连接固定针的手柄，通过“微调”进一步复位。在侧位像上，任何程度下垂和旋转应被纠正。仔细观察正位像，导针与股骨干呈 135° 可作为参照。如果针在头颈轴线上但位置较高或较低，说明颈干角可接受，应拔除导针将髓内钉向前或后微调，然后再重新置入导针。如果导针不在头颈轴线上，很可能存在内翻畸形，可通过牵引或外展改善复位（拔出导针后）。记住一旦固定针插入股骨后，不再需要将腿内收来获得入钉点，此时轻轻地外展下肢即可获得显著的外翻。固定针插入适当的深度后，用一根 3.2 mm 导针沿中央插入至软骨下骨，于正、侧位

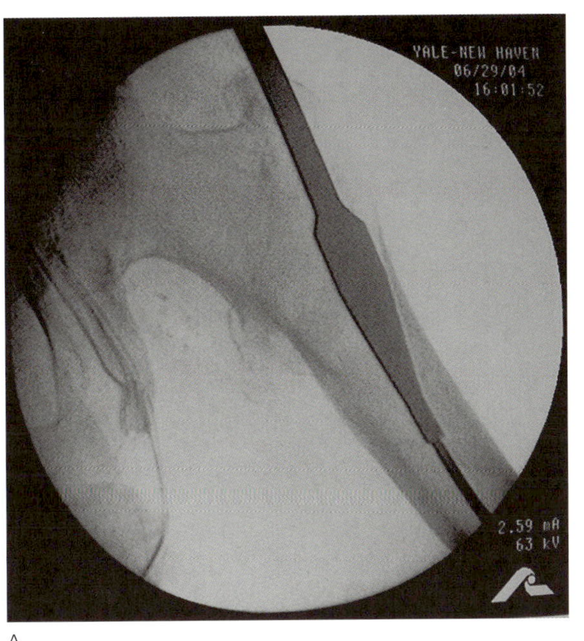

A

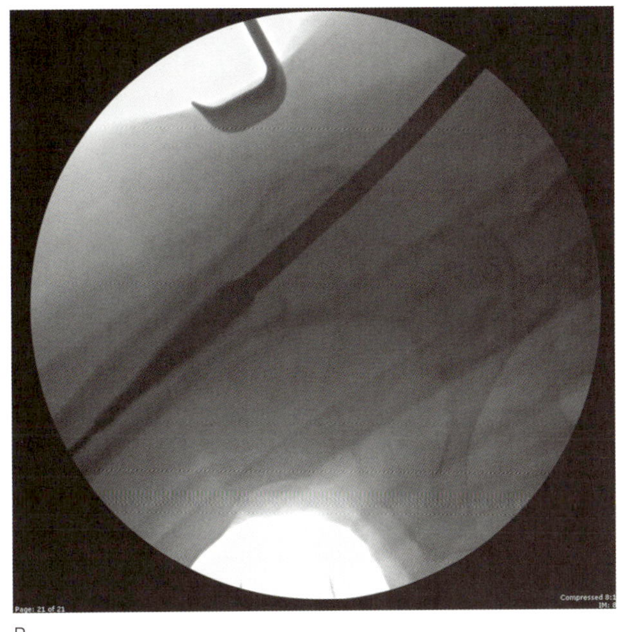

B

图 18.9 A. 施加稳定的向内侧压力进而防止外侧骨折移位，确保建立内植物通道。B. 插入近端扩髓钻，钻的最宽部位达小转子水平

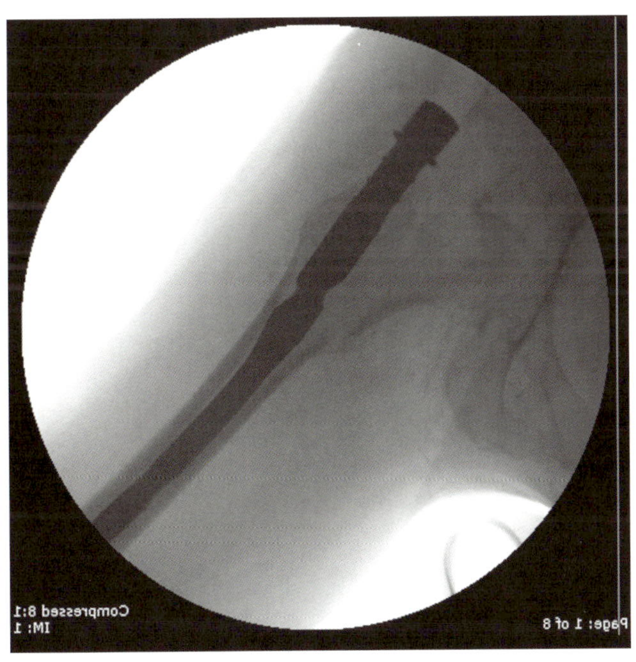

图 18.10 髓内钉完全进入髓腔

像引导下置入导针（图 18.11A，B）。针的位置应当指向股骨头的顶点，即软骨下骨与股骨颈中轴线的交点处，目标是减小尖顶距（TAD）。尖顶距即从前后位和侧位像上，钉尖到股骨头中心顶点距离之和。这使得髓内钉的插入既要位于中心又要深度适宜。在已知导针长度的情况下，可以导针作为参考有效控制放大率来估计尖顶距（图 18.11C）。导针沿着股骨颈的轴向位于一个射线可透过区域，在侧位片上很容易进行测量。

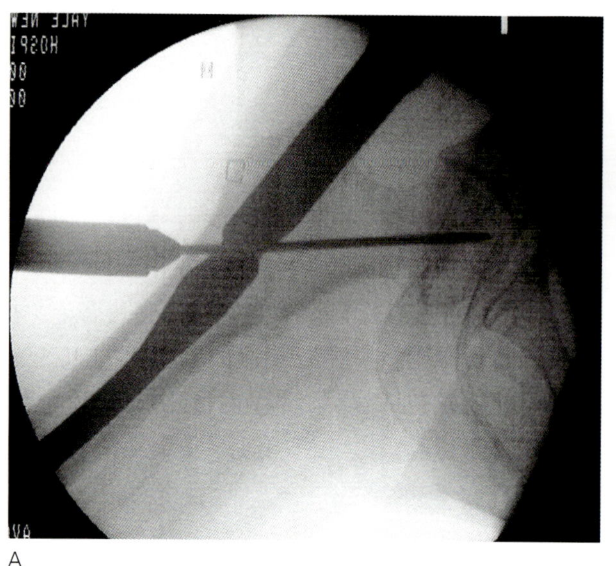

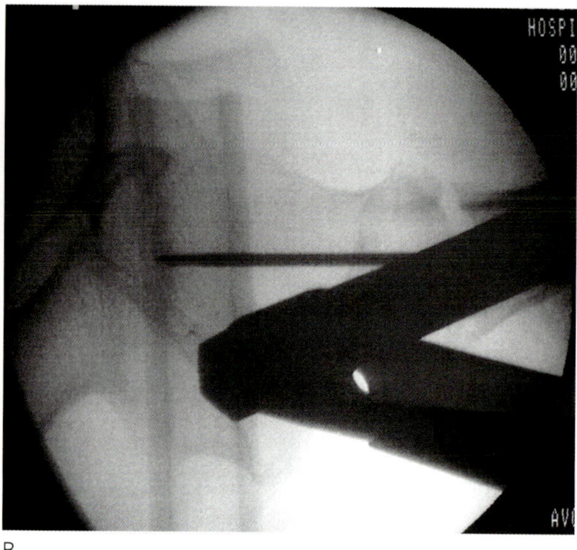

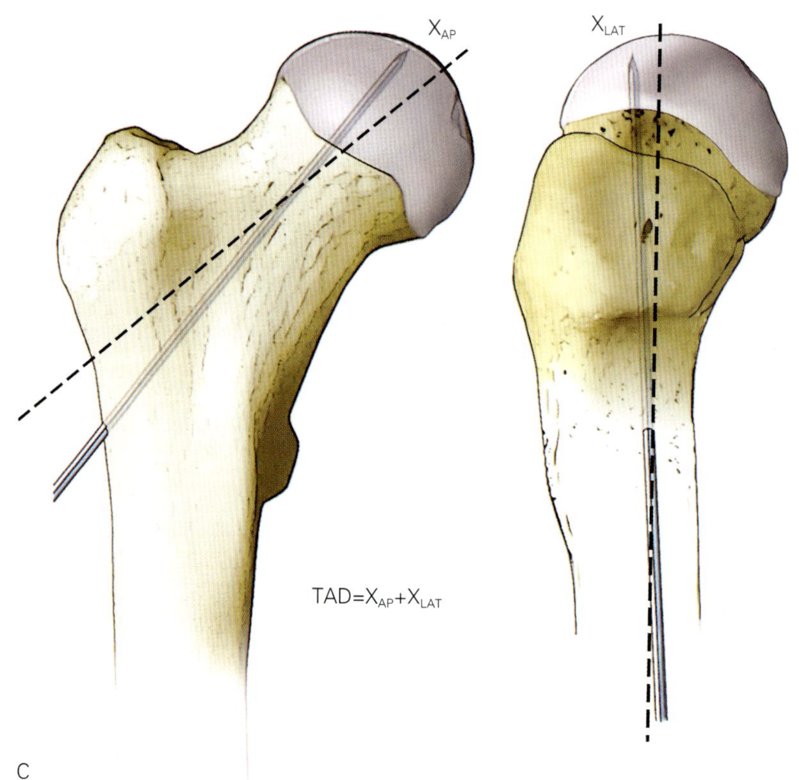

图 18.11 A. 前后位 X 线片显示导针位置良好。B. 侧位 X 线片显示导针位置良好。C. 测量 TAD 的方法

一旦复位及导针的位置满意后，对不稳定性骨折可增加一枚导针来维持稳定（图 18.12）。辅助导针可通过瞄准器钻入，避开拉力螺钉通道，头颈部骨折被固定在导向架上。辅助导针除了起到抗旋转作用外，如果螺钉扩孔钻时不慎带出导针，则辅助导针还起到独立稳定骨折的作用。

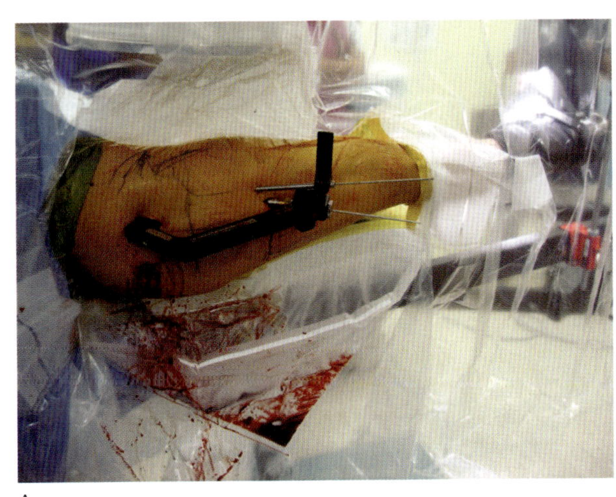

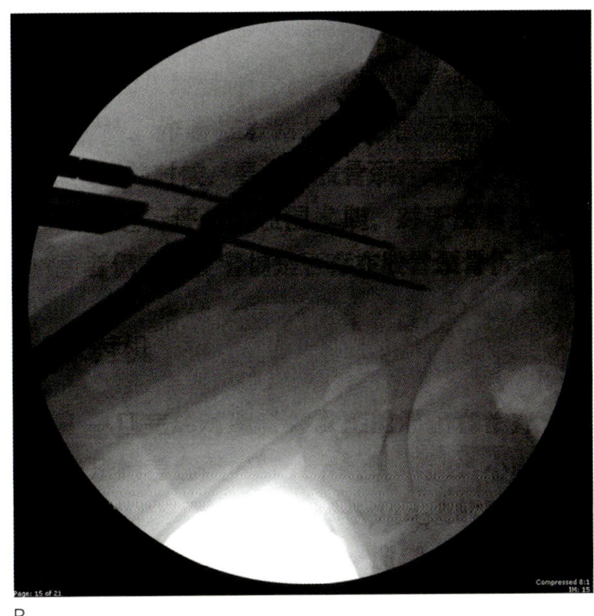

A　B

图 18.12　A. 某些特定的内植物系统提供辅助稳定针瞄准连接装置。B. 辅助固定针用来帮助控制旋转，其位置在拉力螺钉通道之外

当导针头部位于股骨头软骨下且位置和深度满意后，用电钻沿导针钻孔至股骨头软骨下骨 3~5 mm。扩孔钻前进时要在透视监控下进行，避免粗心大意地盲打，髓腔通道要避免打透穿出关节，应使用充填器以防止在扩孔钻移出时导针脱出。因为这一类患者的骨质状态欠佳，我们很少使用锤击的方法。

选择适当长度拉力螺钉，要使最后放置好的螺钉远端凹陷至髓内钉通道内 5~8 mm，这与滑动髋螺钉和侧方接骨板的要求一致。如选用 135° 的髓内钉，那么 1 枚 95 mm 的螺钉基本合适。沿导针拧入螺钉，一旦螺钉到达合适的深度（图 18.13A）并且证实骨折已复位，用套筒推进装置向前推套筒穿过骨皮质进入髓内钉通道（图 18.13B）。

当螺钉拧入股骨头软骨下骨时，头颈部骨块可能会发生某种程度的扭转。在右侧髋部，螺钉的拧入将使骨块产生伸展，有利于矫正伸展畸形。然而，对于左侧骨折，螺钉顺时针拧入将导致髋部屈曲，会使骨折段的畸形加剧。我们要仔细检查骨折侧位 X 线影像，前后轻轻前后旋转螺钉（控制头颈部骨块），检查是否达到了最佳复位（图 18.14）。维持复位，然后透视正位像确认复位。当螺钉拧紧后将套筒锁定于髓内钉上，套筒锁定后可防止骨折端旋转，但螺钉可沿着套筒滑动。

对于多数病例，我们开始拧入拉加压螺钉引起滑动，就会立刻提高骨折的稳定性（图 18.15），这也可以防止螺钉与髓内钉近端脱离这一少见但很严重的并发症。对于长的稳定性骨折，考虑锁定远端螺钉时应松开下肢牵引。接着通过轻轻旋转瞄准器操纵杆来评价下肢的旋转稳定性。如果骨折作为一个整体移动，则远端锁钉可锁定或不锁定（图 18.16）。如果有移动，应用 1 枚螺钉通过瞄准器锁定于动力孔。对于长的不稳定性骨折，远端可锁定 2 枚螺钉；对于更长的髓内钉，可采用徒手技术。

使用粗的可吸收缝线关闭转子部近端髓内钉插入点的外展筋膜非常重要，逐层缝合皮下组织和皮肤。定向力障碍的老年患者手部易接触到手术切口，股骨近端的伤口有被感染的风险（图 18.17）。老年患者皮肤条件差，最好选用干燥无菌的敷料保护切口。

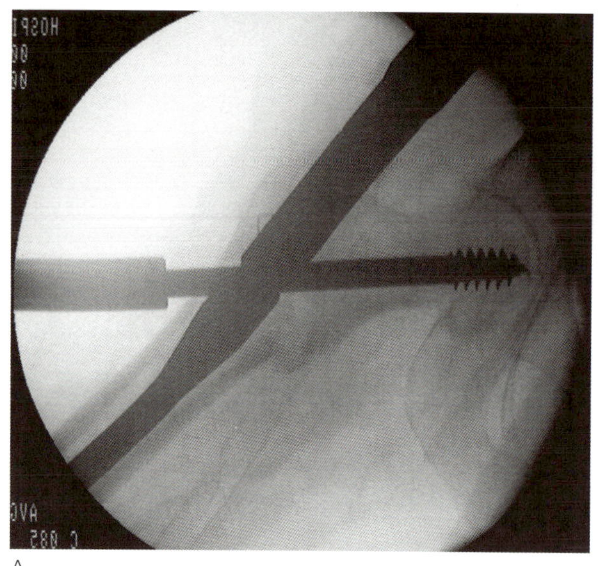

A

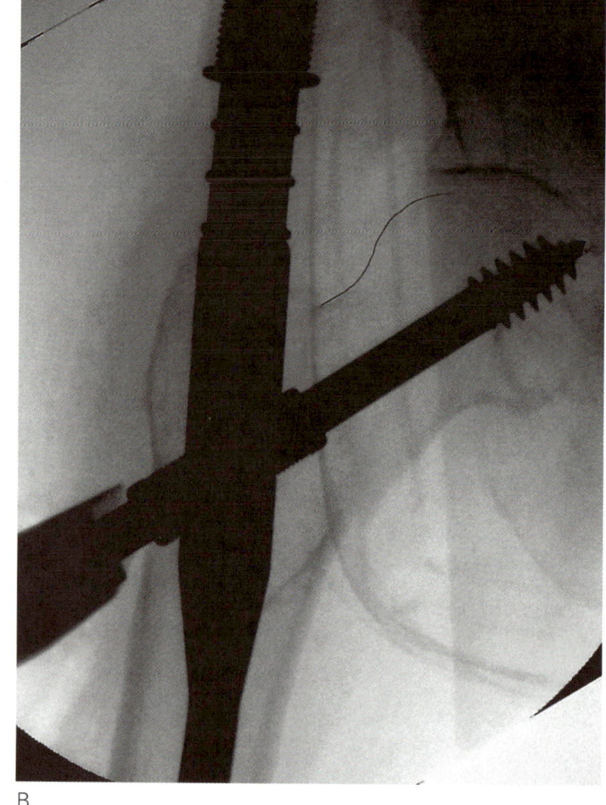

B

图 18.13 A. 在插入中心套筒前，影像显示拉力螺钉位于合适的深度。B. 用套筒推进装置向前推套筒穿过骨皮质进入髓内钉

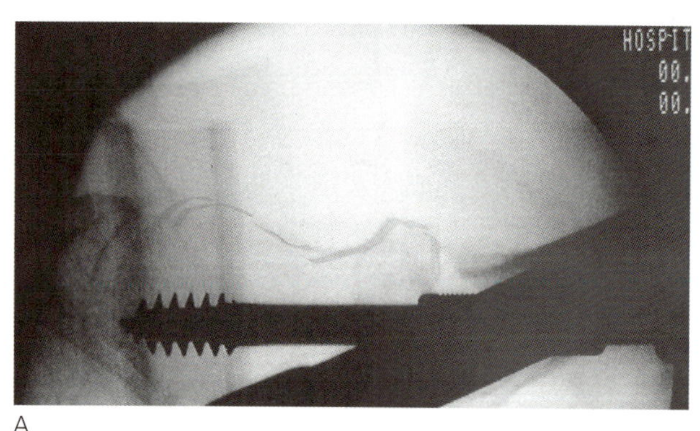

A

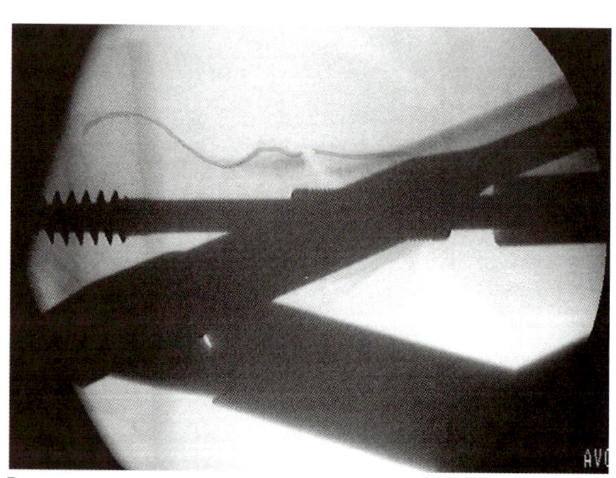

B

图 18.14 A. 拧入拉力螺钉使左髋部伸展畸形加重。B. 旋转螺钉促使骨折复位

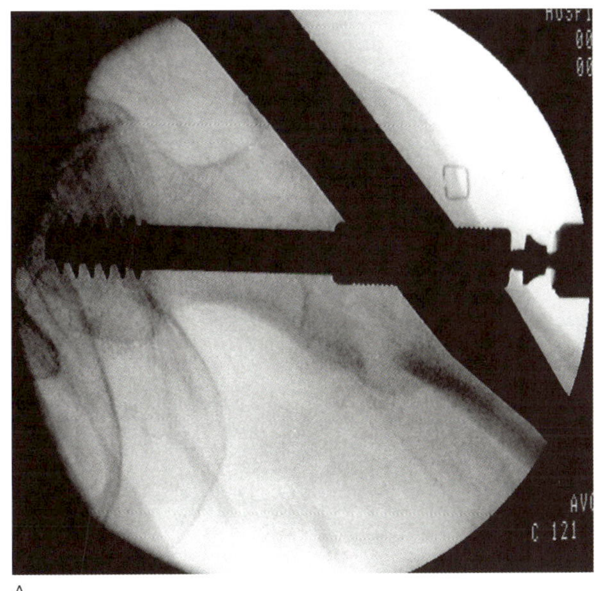

A

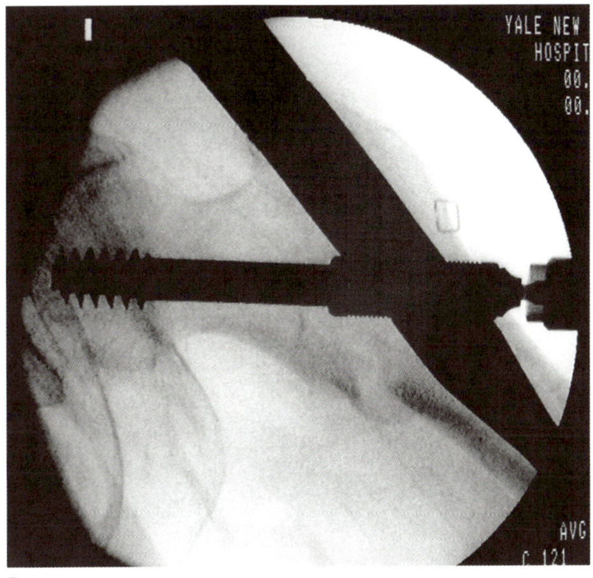

B

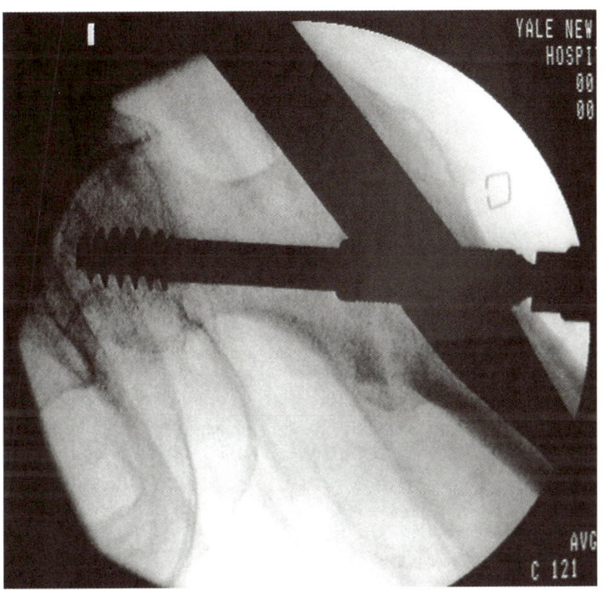

C

图 18.15　图像显示插入加压螺钉，描述了骨折端如何加压复位

术后处理

患者在术后 24 小时内预防性应用抗生素，一般使用第一代头孢菌素。为预防深静脉血栓形成，可考虑使用下肢加压泵与药物性预防相结合。患者允许从床到椅子上的活动，在能耐受的范围内负重，于术后 1~2 天内在物理治疗师的帮助下开始步态训练。患者术后 3~4 天经医生指导下可以出院从事短期康复锻炼。术后 10~14 天创口愈合后患者可于门诊拆除缝线，术后 6 周和 12 周进行检查看是否达到临床和影像学方面的愈合。对于所有低能量髋部骨折的患者，应考虑对骨质疏松进行评估和治疗。

并发症

股骨近端周围的软组织丰厚、血运条件良好，加上这类骨折多由于低能量损伤引起，所以内固定术后软组织坏死、伤口裂开和手术切口感染很少发生。如果发生，可以根据病情程度给予口服或静脉抗生素治疗或者必要时进行清创处理。

螺钉切出历来是压力髋螺钉和顺行固定针固定手术失败的最主要形式。恰当的复位和内植物置入可以完全避免其发生。通常，颈干角内翻导致 TAD 的增加，以及髓内钉使用时偏心距的增加。近期研究表明，TAD 在预防髓内钉装置螺钉切出中的作用至关重要[10]。

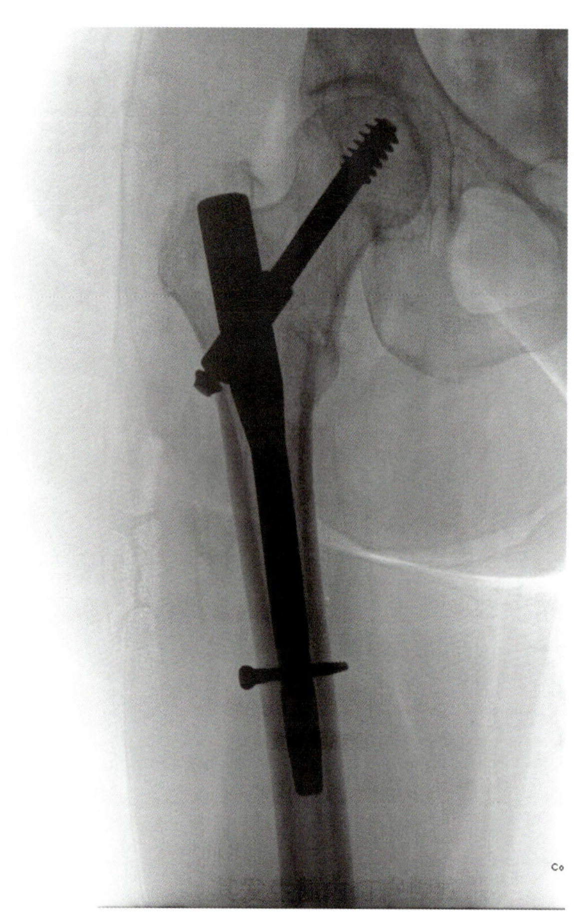

A

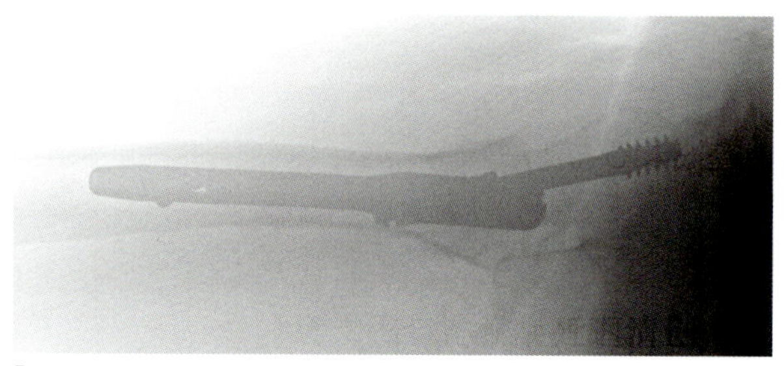

B

图 18.16 术后的前后位和侧位 X 线片

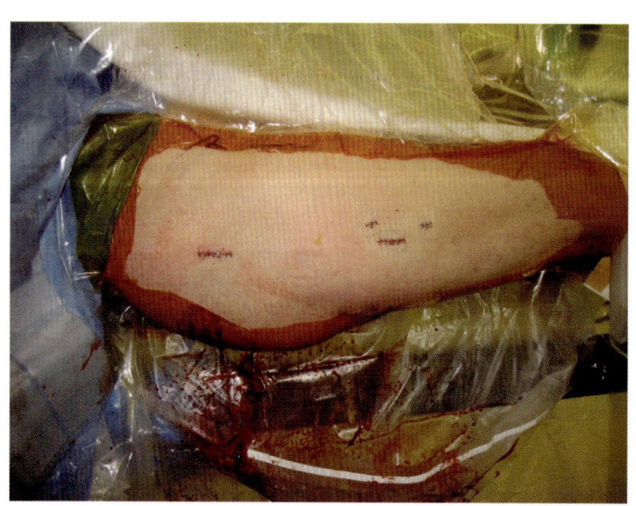

图 18.17 使用皮钉缝合两个小的皮肤切口

固定后髋关节僵硬很常见，但很少影响功能。滑动髋螺钉的过度压缩可导致肢体长度不对称，并降低偏心距，这都会导致下肢不对称的步态。髓内钉比滑动髋螺钉的压缩移位小，可以更好地维持解剖位置，特别是对于不稳定的骨折类型[11]。

骨折不愈合在这样高血运、干骺端和囊外的解剖区域是很少发生的。如果发生，可能会归咎于螺钉切出、复位不良或内植物位置不合适。其他并发症还有股骨干骨折、内植物远端骨折和内植物相关性疼痛。可以应用像髋关节置换术、使用长干内植物的矫正接骨术或切开复位内固定等许多技术来处理这些并发症。幸运的是，在正确的手术技术和现代内植物的应用下，这些并发症发生率很低[12]。

参考文献

1. Burge R, Dawson-Hughes B, Solomon DH, et al. Incidence and economic burden of osteoporosis-related fractures in the United States, 2005–2025. *J Bone Miner Res* 2007;22(3):465–475.
2. Parker MJ, Handoll HH. Intramedullary nails for extracapsular hip fractures in adults. *Cochrane Database Syst Rev* 2006;3:CD004961.
3. Parker MJ, Handoll HH. Gamma and other cephalocondylic intramedullary nails versus extramedullary implants for extracapsular hip fractures in adults. *Cochrane Database Syst Rev* 2008;(3):CD000093.
4. Jones HW, Johnston P, Parker M. Are short femoral nails superior to the sliding hip screw? A meta-analysis of 24 studies involving 3,279 fractures. *Int Orthop* 2006;30(2):69–78.
5. Saudan M, Lübbeke A, Sadowski C, et al. Pertrochanteric fractures: is there an advantage to an intramedullary nail?: a randomized, prospective study of 206 patients comparing the dynamic hip screw and proximal femoral nail. *J Orthop Trauma* 2002;16(6):386–393.
6. Douketis JD, Berger PB, Dunn AS, et al. The perioperative management of antithrombotic therapy: American College of Chest Physicians Evidence-Based Clinical Practice Guidelines (8th ed). *Chest* 2008;133(6 Suppl):299S–339S.
7. Moran CG, Wenn RT, Sikand M, et al. Early mortality after hip fracture: is delay before surgery important? *J Bone Joint Surg Am* 2005;87:483–489.
8. Bhandari M, Schemitsch E, Jönsson A, et al. Gamma nails revisited: gamma nails versus compression hip screws in the management of intertrochanteric fractures of the hip: a meta-analysis. *J Orthop Trauma* 2009;23(6):460–464.
9. Carr JB. The anterior and medial reduction of intertrochanteric fractures: a simple method to obtain a stable reduction. *J Orthop Trauma* 2007;21(7):485–489.
10. Geller JA, Saifi C, Morrison TA, et al. Tip-apex distance of intramedullary devices as a predictor of cut-out failure in the treatment of peritrochanteric elderly hip fractures. *Int Orthop* 2010;34(5):719–722.
11. Hardy DC, Descamps PY, Krallis P, et al. Use of an intramedullary hip-screw compared with a compression hip-screw with a plate for intertrochanteric femoral fractures. A prospective, randomized study of one hundred patients. *J Bone Joint Surg Am* 1998;80(5):618–630.
12. Utrilla AL, Reig JS, Munoz FM, et al. Trochanteric gamma nail and compression hip screw for trochanteric fractures: a randomized, prospective, comparative study in 210 elderly patients with a new design of the gamma nail. *J Orthop Trauma* 2005;19(4):229–233.

第 19 章　股骨转子间骨折：关节成形术

作者　George J. Haidukewych　Benjamin Service
译者　黎庆钿　马明太
校对　熊　健

引　言

因转子间骨折需要治疗的患者数量将持续增长，对社会和经济造成显著影响。绝大部分股骨转子间骨折患者通过现代内固定技术可以治愈。然而，一些不好的骨折类型，或患者伴有严重的骨质疏松，或内植物位置不佳会出现伴有畸形愈合或不愈合的固定失败。关于老年骨质疏松患者，应用内固定治疗移位股骨颈骨折的随机前瞻性研究显示有较高的并发症发生率。因此，很多医生支持关节成形术，因为它的并发症发生率较低，并且有可以早期负重活动的优势。这使得部分医生考虑应用关节成形术处理一些有选择的、骨质疏松、不稳定的股骨转子间骨折。理论上，它可以使患者早期活动，降低内固定失败及再次手术的风险。然而，髋关节置换术所面临的独特问题在于需要所谓的能恢复股骨矩的假体和髋臼侧的置换，以及如何处理大转子常见骨折后游离的碎片。本章旨在介绍使髋关节成形术获得较好效果的适应证、手术技术和专业的技术细节，同时也陈述了髋关节置换术在治疗转子间骨折中可能出现的并发症。

适应证

大部分股骨转子间骨折，无论稳定与否，只要使用现代内固定装置，通过正确的操作，都会得到满意的愈合。髓内钉和滑动髋螺钉都被证实是安全有效的固定方法。一些欧洲学者的研究表明，髋关节置换术能够获得满意的结果，但与其他使用内固定的患者相比围术期死亡率高。在北美，股骨转子间骨折行髋关节置换术的适应证包括：转子间骨折早期漏诊的陈旧性骨折（大于 6 周），行切开复位内固定成功可能性不大；由于骨肿瘤出现病理性骨折（主要为转移性）；内固定失效或由于患者年龄或骨折部位骨质疏松出现骨折不愈合而无法行内固定翻修手术；以及患者先前存在严重的髋关节炎并伴有不稳定骨折。最近的研究表明，对于失败的内固定术，髋关节置换术能提供可预知的疼痛缓解及功能改善。

患者评估和术前准备

因为这些患者大多是老年人，往往合并有很多内科疾病而身体虚弱，因此建议行全身的身体状况评估。术前纠正脱水、电解质紊乱、贫血等非常重要。对于一些急诊病例，在受伤后 48 小时内行手术可以避免延长的卧床时间。一旦决定行重建手术，就要按照类似择期全髋置换的方案来计划。

髋关节、股骨和骨盆的前后位及侧位片是很重要的术前准备。如果担心患者有病理性骨折的可能，CT 或 MRI 检查是有帮助的。如果诊断为因转移性肿瘤造成的病理性骨折，拍摄股骨全长 X 线片对于判断是否有股骨远端转移指导治疗是很重要的。骨折近端合适的显像在评估股骨部分的长度和偏心矩，以及在决定恢复正常颈干关系时是否需要使用额外地增加骨矩方面的假体有重要作用。认真仔细地检查髋关节在决定是行全髋置换术而不是半髋关节置换术时是很有必要的。往往最终的决定取决于术中直视下看到剩余髋臼软骨的质量。如果之前的内固定物仍存在，不论有无透视，术前准备特殊的改锥及断钉取出设备是很重要的。如果不能通过 X 线片确定内植物的型号，可以通过查阅以前的手术记录明确。明确髋臼杯的尺寸和股骨柄的长度及直径是术前准备的重要部分。

术前往往很难确定半髋置换还是全髋置换更好，以及要使用骨水泥型假体还是非骨水泥型假体。笔者建议在术中根据情况决定是否需要重新恢复髋臼表面和假体组件的选择。尽管对单一的病例准备多种规格的假体比较麻烦，但对于这些有挑战的重建手术可能出现的意外情况来说，这样做是明智的。

感染作为一个可能导致内固定失败的因素也是需要评估的，建议术前行血常规、血沉以及 C 反应蛋白检查。如果不能确定内植物固定失败的原因是否由感染引起，可以通过术前血清学检查和术中冰冻组织切片来确定。

手术技术

确切的手术方式因具体情况而定，取决于行髋关节置换术的原因是否急性骨折、漏诊的骨折、病理性骨折或内固定失败导致的骨折不愈合。然而，不考虑术前诊断，很多手术原则都是相似的。

麻醉方式采取全麻或区域麻醉。患者用通用的体位垫侧卧于手术台上。预防性应用一代头孢菌素，术后使用抗生素 48 小时直到明确术中培养结果阴性时停用，如果培养结果为阳性要继续使用。术前摆体位时，仔细将位于下面的腋窝、腓总神经区域及踝部垫好护垫，尽量减少因神经或皮肤受压引起的问题。稳定垂直、平衡的体位可以让术者对骨盆进行适当的定位，必要时使髋臼假体准确植入。一些通用的髋关节稳定器可以提供准确稳定的骨盆定位。因为这些手术时间较长，失血量较多，可以考虑术中血液回输（细胞收集）。

常规消毒铺单，消毒范围包括患肢、髋部、骨盆和下腹部。如果可能的话，可以选用之前的手术切口。如果是初次手术，推荐以股骨大转子为中心做一简单的弧形切口。沿皮肤切口切开筋膜并评估大转子的情况。如果大转子没有骨折，可以根据术者的喜好选择前外侧或后外侧入路。如果可能的话，在急性期骨折的重建手术中尽量保留外展肌—大转子—股外侧肌这一长袖状复合体的完整。

在骨折不愈合或漏诊的陈旧性骨折中，股骨转子可能畸形愈合并出现髓腔封闭。在这种情况下，一种叫“转子滑移截骨”的方法可能有用（图 19.1）。这种保持了外展肌—大转子—股外侧肌这一长袖状复合体的手术技术可能减少那种所谓的转子滑脱的发生机会，只要可能的话应使用这种技术。

如果内固定物位于股骨近端，笔者认为在取出内固定物前有助于使髋关节脱位。在使髋关节脱位时股骨将受到很大的扭转应力，尤其在那些僵硬的髋关节，在尝试髋关节脱位过程中可能发生医源性股骨骨折。是否能成功取出髓内钉或滑动髋螺钉及侧方接骨板，准备特定的内固定取出工具很重要。重建的原则是相似的，不论使用髓内钉还是接骨板。如果为二次手术，留取深部软组织和骨行培养及冰冻病理切片检查。如果有急性感染的征兆或临床表现，要取出所有内固定材料，彻底清除无活力组织，并切除近端股骨头，使用抗生素浸泡过的聚甲基丙烯酸酯垫片。根据术中细菌培养结果选用敏感的静脉抗生素，重建手术需延后 6~12 周或更长时间。

髋关节可以向前或向后脱位，切除近端部分，完全显露髋臼。评估髋臼剩余软骨质量。如果软骨状态良好，可以行半髋关节置换术。半髋关节置换术中要注意头假体的大小：假体太小会导致中心区负重，出现关节不稳定和疼痛；如果假体太大会导致边缘区负重，也会出现关节不稳和疼痛。如果先前在X线片上存在退行性变或先前的内固定切出损伤髋臼软骨，那么强烈推荐行全髋置换。当然，即使髋臼表面的软骨正常，安装髋臼假体也能很大程度上缓解可预知的疼痛，需要在术中做决定。对髋臼表面的软骨清除要非常小心，因为这些患者不像骨性关节炎的患者有硬化的软骨下骨。逐步清除软骨直至出现渗血的骨面。笔者喜欢使用非骨水泥型髋臼假体，因为它适用于多种衬垫，支持面和假体头的选择，也可采用多枚螺钉加强固定。

然后处理股骨部分，必须强调的是股骨部分的重建比髋臼部分更具挑战性。股骨近端重建的通用原则见图19.2。对内侧骨皮质的缺损进行充分评估很重要。由于骨折或不愈合造成的骨缺损通常低于行初次髋关节置换术的截骨水平，因此带有股骨矩的假体在恢复患肢的长度和增加髋关节稳定性方面都很重要。可应用组合式股骨矩假体，并且在保留髋关节力学特性的同时，保证了术中灵活性。有时对于大的后内侧骨折块应复位后使用钢丝或钢缆捆扎固定，这样有助于术者判断股骨假体高度。对于新鲜骨折，使用钢丝固定能使骨折愈合，因而恢复内侧的骨量。

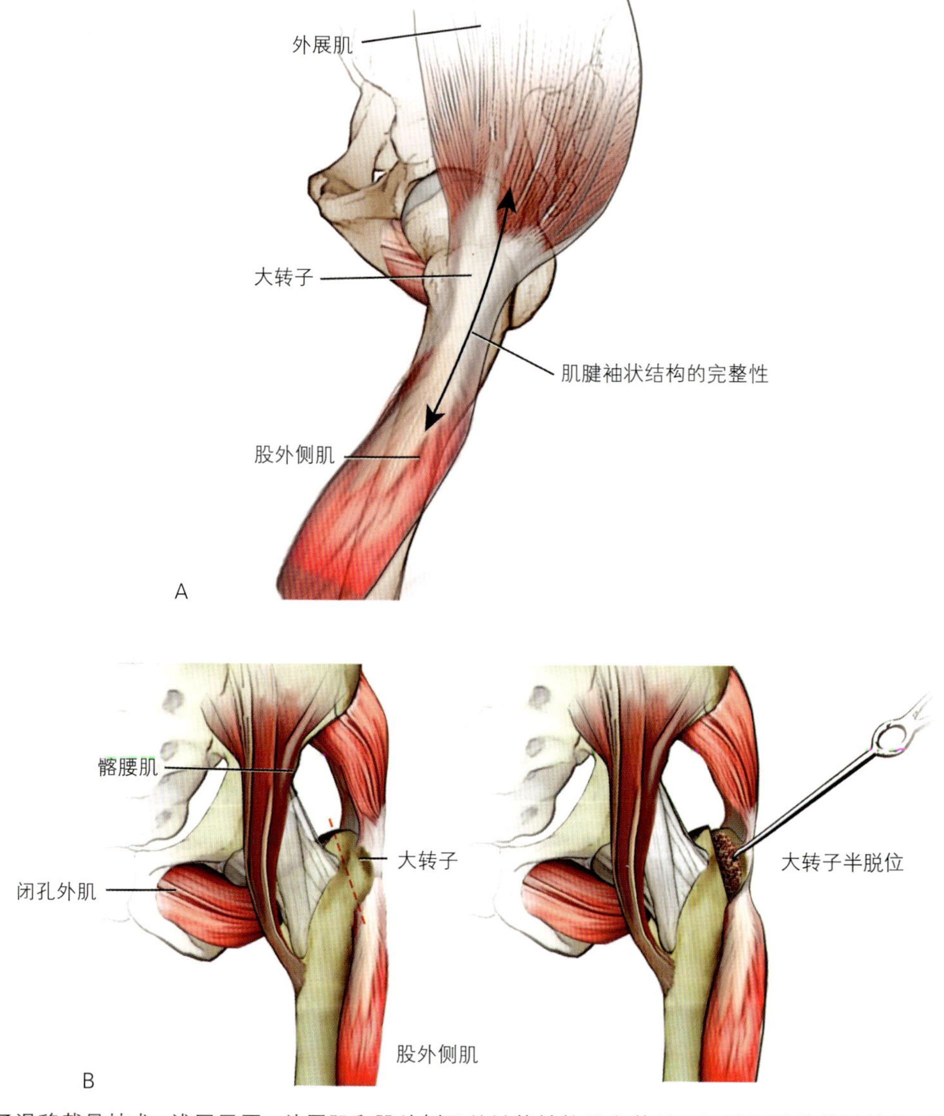

图19.1 A. 转子滑移截骨技术，浅层显露：外展肌和股外侧肌的袖状结构是完整的。B. 转子滑移截骨技术，深层显露：注意连续性肌腱袖状结构随着大转子的移动而移动

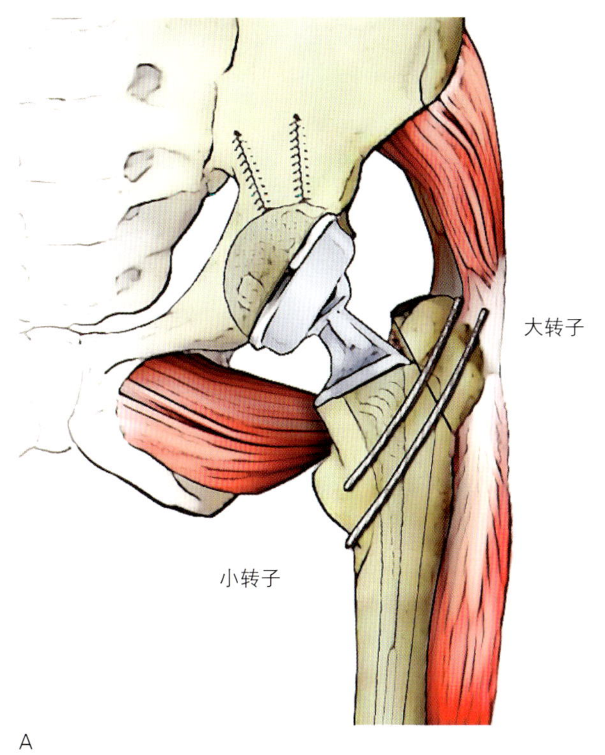

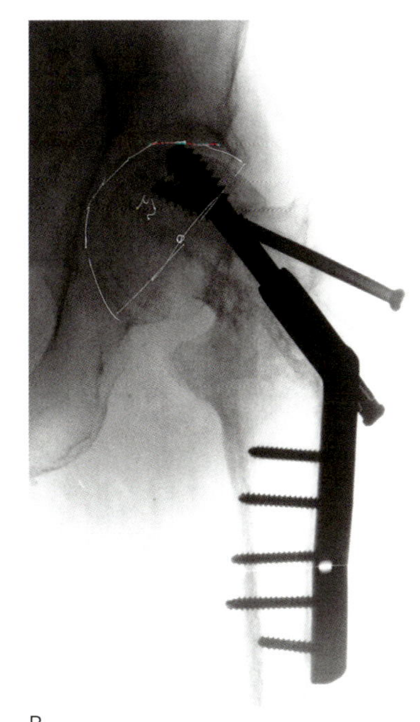

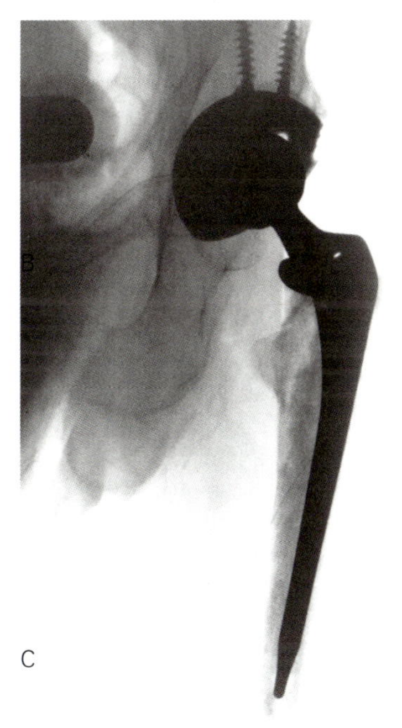

图 19.2　A. 描述了股骨转子间骨折或内固定失败后髋关节置换术的一般标准。注意使用带有骨距的股骨假体恢复股骨合适的高度。大转子的最高点作为参照点恢复旋转中心。用一根钢缆通过小转子，一根钢丝缆在小转子下捆扎，使大转子达到安全稳定的固定。注意选用长度至少超过股骨应力中区远端两倍股骨干直径的长柄股骨假体。B. 股骨转子间骨折行切开复位内固定后骨不连和内固定切出，注意髋臼被拉力螺钉严重磨损。C. 对上方髋臼缺损行颗粒植骨后行全髋关节置换术

内固定物周围的硬化、骨折的移位、骨痂等能引起股骨近端形态学的改变，这些改变增加技术难度，它能使髓腔钻或骨锉偏斜，导致术中骨折或股骨的穿孔。笔者发现使用大直径的钻将股骨近端塑形成漏斗形是很有用的。一旦这些硬化区被打开，标准的髓腔钻和锉都可以在髓腔内更安全地进行操作。

如果存在加压螺钉和侧方接骨板，笔者建议选用能超过股骨干最远端、螺钉孔至少 2 倍于股骨干直径的加长假体柄。因为大多数成年人股骨干直径在 30 mm 左右，假体柄长度超过 6 cm 是一个常用标准。骨水泥型和非骨水泥型股骨假体在这种类型重建手术中都可以使用，取决于术前和术中对骨质的评估。如果

使用非骨水泥型假体，笔者选择有广泛涂层设计的假体，这样它能够达到股骨干远端固定。这种设计能使术者很有效地绕过应力集中区，并且不用依靠近端骨的支撑使内植物稳定。骨水泥型假体主要用于骨质疏松、髓腔变大的老年患者。无论使用骨水泥型假体还是非骨水泥型假体，都推荐术中行 X 线透视观察假体对位对线及高度，排除医源性骨折及骨水泥溢出。溢出的骨水泥可能成为远期假体周围骨折的原因，因此如有骨水泥溢出应仔细清理。只要假体柄充分地通过，那种内侧、小的螺孔溢出的少量骨水泥可以忽略。

股骨头中心和大转子顶点的相互关系，能够有效指导恢复股骨矩到适当的高度：股骨头中心和大转子通常在一个平面。尽管转子骨折时评估这种关系有些困难，但通常大转子骨折块还是附着的，并能作为一个大致的标志指导合适股骨矩水平的重建。做关节实验性复位，检查患肢的长度和髋关节稳定性。再次行术中 X 线透视，笔者经常在安装完髋臼侧假体及股骨试模后复位拍摄术中 X 线片，然后，在植入最终的股骨假体和完成大转子骨折块固定后，如果需要的话，最后一次行 X 线透视。术中 X 线透视非常有用，需要常规使用。

无论选择何种方法固定股骨，自体骨移植是明智的选择，用切除的股骨头碎片来填充由于先前的内固定造成的侧面皮质骨缺损，如果需要的话，也可以填充股骨大转子和股骨干结合部。目前，已经有多种的大转子固定方法被报道，多数医生使用多股钢丝捆绑或一个钢缆爪的固定技术。“爪形板”或许是有益的，但它侧方的大块会给瘦的患者带来麻烦。无论选用何种方法，大转子的固定应该稳定以满足髋关节的充分活动。将准备髓腔时产生的大量自体碎骨屑植入到大转子和股骨干结合部。逐层缝合筋膜、皮下组织和皮肤。图 19.2~5 的典型病例强调了这些原则。

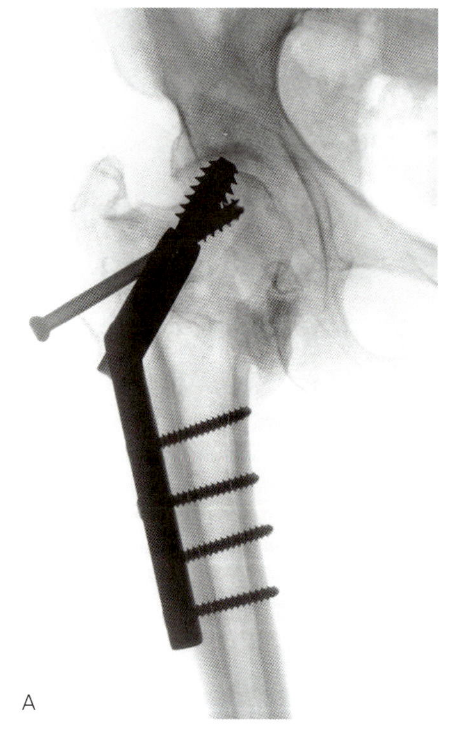

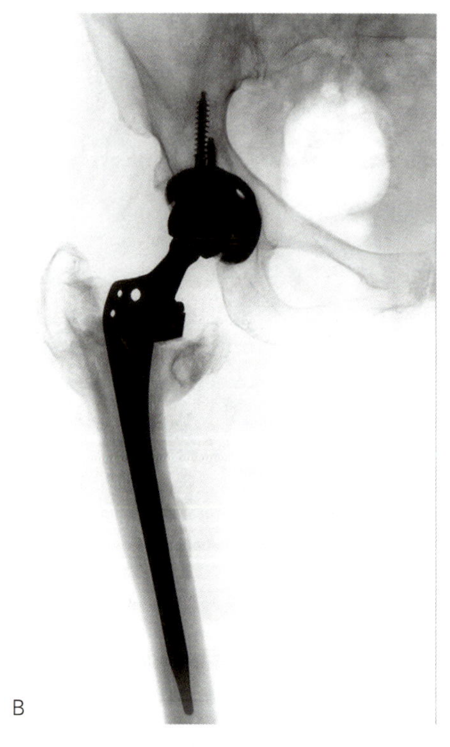

图 19.3 A. 术前显示切开复位内固定术后股骨近端骨折块移位和螺钉切出。B. 术后使用带骨距增强的假体的全髋关节置换术治疗保留了合适的股骨假体的高度，恢复了患肢的长度并增强了髋关节稳定性

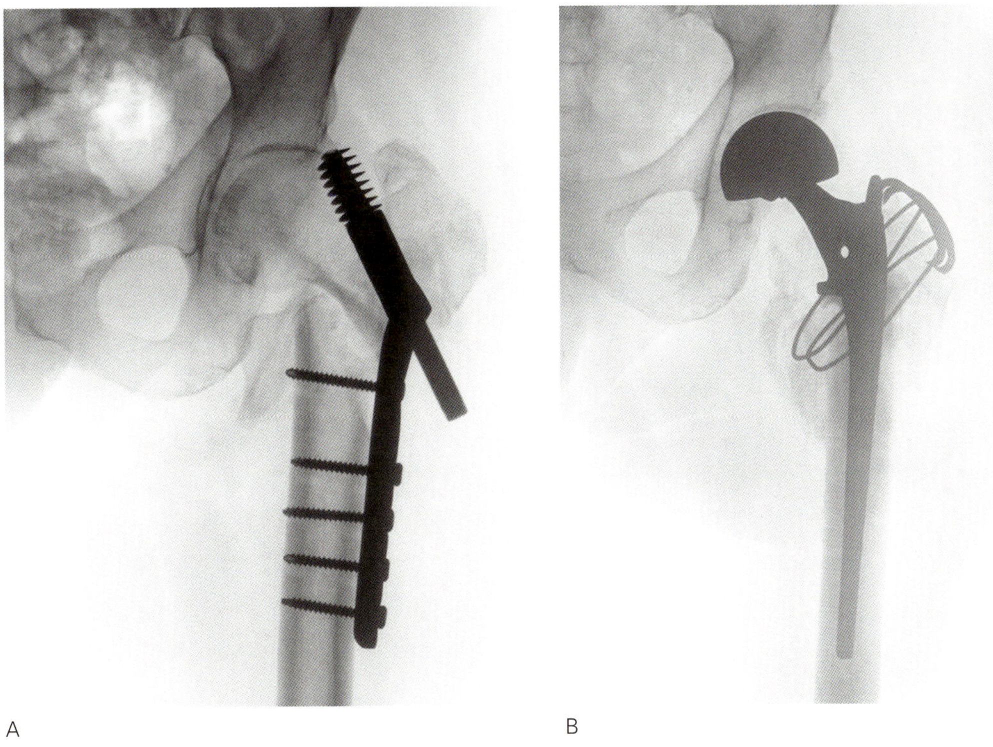

A　B

图 19.4　A. 反转子间骨折切开复位内固定失败。注意在这种情况下的大转子骨折是很难处理的。B. 通过转子滑移截骨术，用股骨矩替代人工双极股骨头行半髋关节置换术

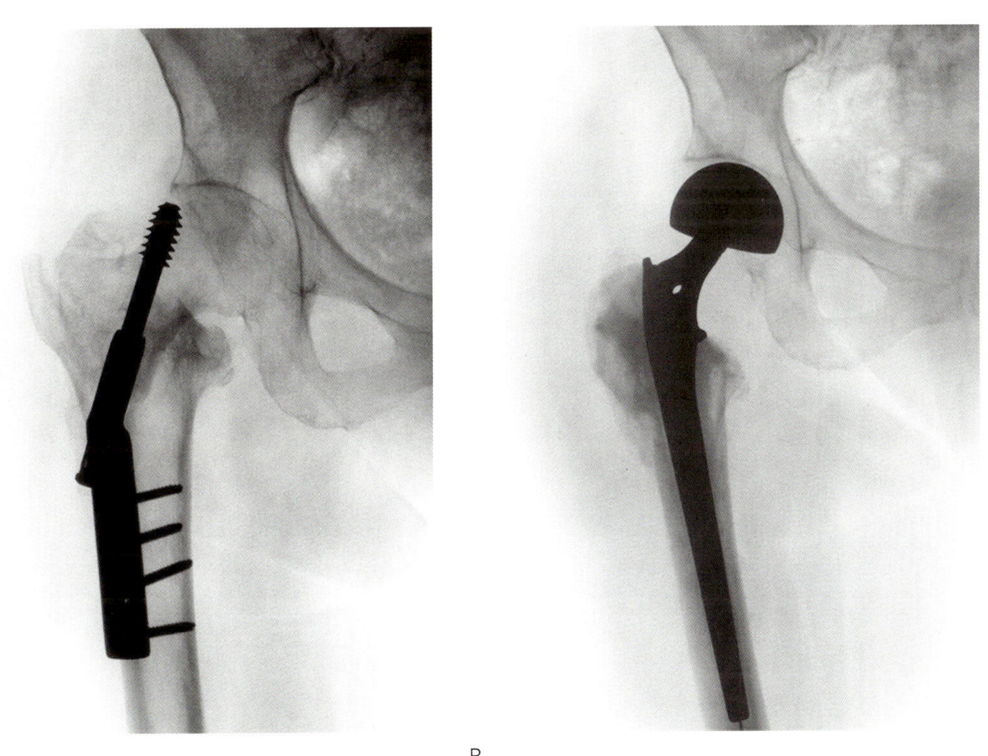

A　B

图 19.5　A. 切开复位内固定术后螺钉切出。保留了完整的髋臼的关节面。B. 骨水泥型股骨矩替代人工双极股骨头半髋关节置换术后 X 线片

康 复

一般来说，术后可以在能承受的情况下逐步负重。然而，医生应该根据患者的情况制定个性化的康复方案，包括患者的依从性、术中假体的固定情况，以及最重要的大转子的情况。如果转子部需要固定，可使用外展支具，部分负重6周，建议在转子间骨折愈合之前避免外展肌的强烈收缩。一般术后2周拆除皮肤缝线，定期行X线片检查评估内植物固定情况及转子部愈合情况。一般在术后6周、12周和1年、2年、5年进行临床和影像学随访，然后每2年随访一次。对于无症状移动困难的老年患者，可以将随访周期改为术后6周、3个月、1年，之后每5年一次。

预 后

有许多关于股骨转子间骨折行关节置换术的文献报道。其中大部分报道了关节置换术作为一种可选择的方法治疗急性骨折，但是仍然涉及并发症问题。大部分报道使用关节置换作为内固定失败的一种补救办法。Haidukewych和Berry报道了60例在切开复位内固定失败后行关节置换术的患者。总的来说，所有患者的功能状态得到改善，术后7年内的患者100%不需要翻修。疼痛缓解是可预知的。关节脱位不是问题。然而，在转子部达到骨性愈合后持续的转子部症状和问题是很常见的。双极和全髋关节置换效果都很好。在大多数病例中需要使用带有股骨矩和长柄的假体。

并发症

医疗并发症常由于患者年老体弱且经受复杂、长时间的手术打击所致。推荐预防血栓治疗，围术期使用抗生素及早期活动。如果使用骨水泥型加长柄假体，有发生术中栓塞和心肺并发症的可能。对于虚弱的患者来说，注入骨水泥前充分灌洗和干燥髓腔是很有用的，应使用加压装置注入骨水泥。使用现代的技术和内植物行重建手术后很少发生感染和脱位。关节成形术后感染的治疗原则超出了本章的范畴。在转子部碎片固定保持安全的情况下，对脱位可采用闭合复位、支具固定来处理。有问题的复发性脱位由转子部（外展肌）不足所致，在一些假体位置良好的患者中，可以通过限制髋臼内衬完成有效处理。

转子部不适，包括滑囊炎、内固定相关性疼痛和骨折不愈合是最常见的并发症。术前应当告知患者这些慢性不适很常见。大部分但并非所有的转子部骨折可以愈合。骨折复位良好的转子部稳定的纤维愈合经常是无症状和不需处理的。转子部的移位，如果有症状，需要再次手术内固定并植骨。最好的治疗方法是预防，保证早期转子部固定安全可靠。如果转子需要移动，采用转子滑移截骨技术。在转子和股骨干结合部位植骨，术后康复过程中小心并使用支具。这类重建术后有问题的高Brooker分级异位骨化很少发生，经验丰富的术者不常规使用预防用药。

小 结

髋关节置换术是医生治疗股骨转子间骨折有益的补充。总之，适用于被漏诊的陈旧性骨折、因骨肿瘤引起的病理性骨折、内固定失败所致的骨折不愈合，以及比较少见的先前即存在的有症状的重度骨关节炎患者。要特别注意技术细节，避免并发症的发生并提供持久的重建。转子部并发症比较常见，但患者的功能改善和疼痛缓解是可预见的。

推荐阅读

Chan KC, Gill GS. Cemented hemiarthroplasty for elderly patients with intertrochanteric fractures. Clin Orthop 2003;371: 206–215.

Cho CH, Yoon SH, Kim SY. Better functional outcome of salvage THA than bipolar hemiarthroplasty for failed intertrochanteric femur fracture fixation. *Orthopedics* 2010;33:721.

Choy WS, Ahn JH, Ko JH, et al. Cementless bipolar hemiarthroplasty for unstable intertrochanteric fractures in elderly patients. *Clin Orthop Surg* 2010;2:221–226.

D' Arrigo C, Perugia D, Carcangiu A, et al. Hip arthroplasty for failed treatment of proximal femoral fractures. *Int Orthop* 2010;34:939–942.

Eschenroeder HC Jr, Krackow KA. Late onset femoral stress fracture associated with extruded cement following hip arthroplasty. *Clin Orthop* 1988;236:210–213.

Geiger F, Zimmermann–Stenzel M, Heisel C, et al. Trochanteric fractures in the elderly: the influence of primary hip arthroplasty on 1–year mortality. *Acta Orthop Trauma Surg* 2007;127:959–966.

Green S, Moore T, Proano F. Bipolar prosthetic replacement for the management of unstable intertrochanteric hip fractures in the elderly. *Clin Orthop* 1987;224:169–170.

Grimsrud C, Monzon RJ, Richman J, et al. Cemented hip arthroplasty with a novel cerclage cable technique for unstable intertrochanteric hip fractures. *J Arthroplasty* 2005;20:337–343.

Haentjens P, Casteleyn PP, DeBoerk H, et al. Treatment of unstable intertrochanteric and subtrochanteric fractures in elderly patients: primary bipolar arthroplasty compared with ORIF. *J Bone Joint Surg Am* 1989;71(8):1214–1225.

Haentjens P, Casteleyn PP, Opdecam P. Primary bipolar arthroplasty or total hip arthroplasty for the treatment of unstable intertrochanteric or subtrochanteric fractures in elderly patients. *Acta Orthop Belg* 1994;60:124–128.

Haentjens P, Casteleyn PP, Opdecan P. Hip arthroplasty for failed internal fixation of intertrochanteric and subtrochanteric fractures in the elderly patient. *Arch Orthop Trauma Surg* 1994;113:222–227.

Haidukewych GJ, Berry DJ. Hip arthroplasty for salvage of failed treatment of intertrochanteric hip fractures. *J Bone Joint Surg Am* 2003;85:899–905.

Haidukewych GJ, Berry DJ. Revision internal fixation and bone grafting for intertrochanteric nonunion. *Clin Orthop* 2003;412:184–188.

Haidukewych GJ, Israel TA, Berry DJ. Reverse obliquity of fractures of the intertrochanteric region of the femur. *J Bone Joint Surg Am* 2001;83:643–650.

Hammad A, Abdel–Aal A, Said HG, et al. Total hip arthroplasty following failure of dynamic hip screw fixation of fractures of the proximal femur. *Acta Orthop Belg* 2008;74:788–792.

Harwin SF, Stern RE, Kulich RG. Primary Bateman–Leinbach bipolar prosthetic replacement of the hip in the treatment of unstable intertrochanteric fractures in the elderly. *Orthopedics* 1990;13:1131–1136.

Kim Y–H, Oh J–H, Koh Y–G. Salvage of neglected unstable intertrochanteric fractures with cementless porous–coated hemiarthroplasty. *Clin Orthop* 1992;277:182–187.

Knight WM, DeLee JC. Nonunion of intertrochanteric fractures of the hip: a case study and review. *Orthop Trans* 1982;16:438.

Kyle RF, Cabanela ME, Russell TA, et al. Fractures of the proximal part of the femur. *Instr Course Lect* 1995;44:227–253.

Laffosse JM, Molinier F, Tricoire JL, et al. Cementless modular hip arthroplasty as a salvage operation for failed internal fixation of trochanteric fractures in elderly patients. *Acta Orthop Belg* 2007;73:729–736.

Lifeso R, Younge D. The neglected hip fracture. *J Orthop Trauma* 1990;4:287–292.

Mariani EM, Rand JA. Nonunion of intertrochanteric fractures of the femur following open reduction and internal fixation: results of second attempts to gain union. *Clin Orthop* 1987;218:81–89.

Mehlhoff T, Landon GC, Tullos HS. Total hip arthroplasty following failed internal fixation of hip fractures. *Clin Orthop* 1991;269:32–37.

Parvizi J, Ereth MH, Lewallen DG. Thirty day mortality following hip arthroplasty for acute fracture. *J Bone Joint Surg Am* 2004;86:1983–1986.

Patterson BM, Salvati EA, Huo MH. Total hip arthroplasty for complications of intertrochanteric fracture: a technical note. *J Bone Joint Surg Am* 1990;72:776–777.

Rodop O, Kiral A, Kaplan H, et al. Primary bipolar hemiarthroplasty for unstable intertrochanteric fractures. *Int Orthop* 2002;26:233–237.

Sarathy MP, Madhavan P, Ravichandran KM. Nonunion of intertrochanteric fractures of the femur. *J Bone Joint Surg Br* 1994;77:90–92.

Sharvill RJ, Ferran NA, Jones HG, et al. Long–stem revision prosthesis for salvage of failed fixation of extracapsular proximal femoral fractures. *Acta Orthop Belg* 2009;75:340–345.

Sidhu AS, Singh AP, Singh AP, et al. Total hip replacement as primary treatment of unstable intertrochanteric fractures in elderly patients. *Int Orthop* 2010;34:789–792.

Stoffelen D, Haentjens P, Reynders P, et al. Hip arthroplasty for failed internal fixation of intertrochanteric and subtrochanteric fractures in the elderly patient. *Acta Orthop Belg* 1994;60:135–139.

Tabsh I, Waddell JP, Morton J. Total hip arthroplasty for complications of proximal femoral fractures. *J Orthop Trauma* 1997;11:166–169.

Wu CC, Shih CH, Chen WJ, et al. Treatment of cutout of a lag screw of a dynamic hip screw in an intertrochanteric fracture. *Arch Orthop Trauma Surg* 1998;117:193–196.

第 20 章 股骨转子下骨折：接骨板固定

作者 Michael J. Beltran Cory A. Collinge
译者 李建强 刘中砥 寇玉辉
校对 张培训

引 言

股骨转子下骨折的处理较为复杂，临床上没有一种治疗方案适用于所有类型的股骨转子下骨折。伴随骨折的发生，髋关节附属肌肉的牵拉常导致复杂但可预见的畸形（图 20.1）。骨折线累及转子、粉碎性骨折和骨质疏松，增加了骨折治疗的难度，因此术前应该仔细设计治疗方案。手术的目的是通过内植物提供稳定的内固定，允许患者早期活动并保护患者患肢负重，从而恢复股骨的长度、对线和旋转。股骨转子间骨折的治疗通常使用髓内钉或角接骨板，然而，内植物的选择取决于骨折的类型、患者因素、手术医师的经验和医院现有的资源[1~8]。股骨

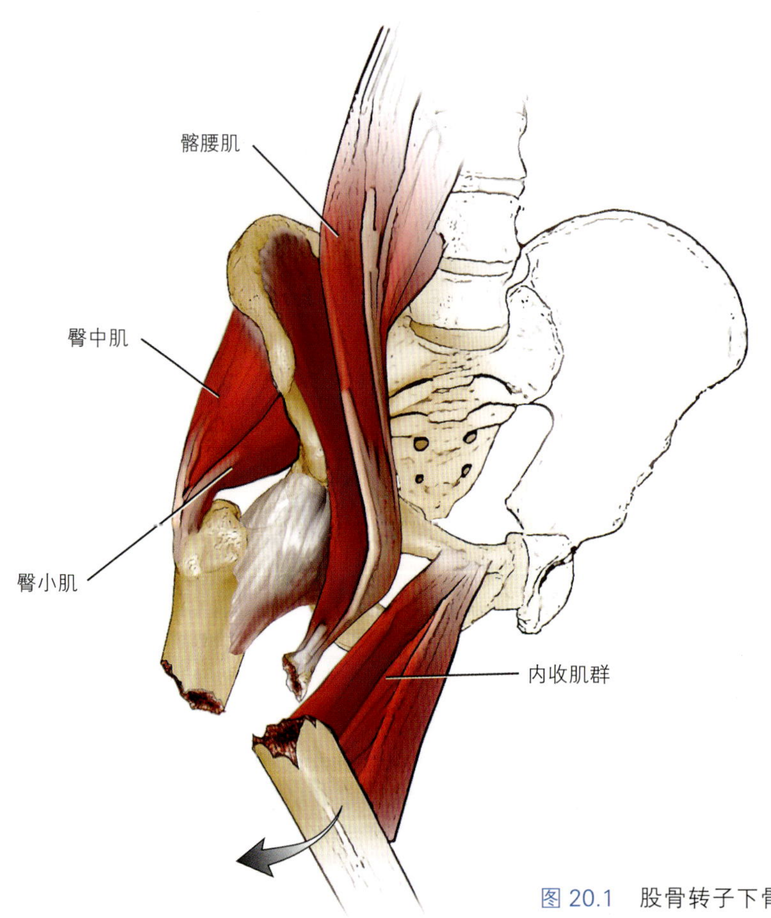

图 20.1 股骨转子下骨折后导致可预见畸形的股骨近端肌肉附属结构

转子下骨折分类方法广泛，其中，AO/OTA 分类系统应用广泛、影响力大，而 Russell-Taylor 分类系统则尝试指导髓内钉和接骨板的使用。本章节的目的是讨论在治疗股骨近端骨折取得理想的复位和放置合适而稳定的内固定过程中内植物的基本原理和基本技术。

适应证与禁忌证

事实上，无论是青春期儿童还是成年人，所有的股骨转子下骨折均需要手术治疗。考虑到非手术治疗伴随的大量而严重的并发症，如深静脉血栓、压力性褥疮、泌尿系感染和肺炎，牵引技术只适用于合并有严重内科疾病而影响手术的患者。手术为股骨转子下骨折患者带来的收益远远大于风险，这已成为一个共识。对于股骨转子下骨折，手术医师必须熟悉髋关节周围的解剖结构才能取得良好的手术效果，而且，手术医师还应该熟悉骨折内固定的原则，无论是机械力学还是生物学的原则。若手术医师对股骨近端内固定物的使用不熟悉，则禁止使用这些内固定物。大多数的股骨转子下骨折可以选择髓内钉技术。有大量文献报道髓内钉治疗股骨转子下骨折的成功案例[1, 2, 4, 8]。当髓内钉技术使用困难或可能提高患者术后并发症或内固定失败的概率时，接骨板可以使用来治疗骨折。

切开复位和接骨板内固定治疗股骨转子下骨折的适应证如下：

1. 股骨远端的内植物影响髓内钉的使用（如有柄的全膝关节置换假体）。

2. 骨折区域有内植物需要切开取出。

3. 股骨侧壁粉碎、骨折线延伸至大转子或梨状肌隐窝使得髓内钉使用困难或属于使用髓内钉禁忌。

4. 股骨近端连接不正或骨折不愈合。

接骨板固定和髓内钉相比，其优势是接骨板技术减少了手术时髋关节外展肌群的损伤，缩短了外展时回旋肌的损伤，减少了异位骨化的发生率，特别是对合并头外伤的患者。

术前计划

病史采集和体格检查

股骨转子下骨折可发生于所有年龄段的群体，但主要集中在两个年龄群体。第一个群体是骨质疏松的老年患者，骨折往往继发于低能量的摔倒或双磷酸盐相关的应力性骨折。最近的研究揭示了长期服用双磷酸盐药物与不典型股骨骨折之间的关系[9, 10]。老年患者的病史询问应涉及恶性肿瘤，因为股骨转子下区域是恶性肿瘤骨转移的常见部位。第二个群体是年轻患者，骨折往往既发于高能量的创伤（如摩托车或机动车相撞、高处坠落）。

骨折治疗前需完善病史采集和体格检查。ATLS 急救步骤广泛应用于所有严重创伤的患者。事实上，所有股骨转子下骨折的患者表现为下肢肿胀、活动受限，下肢外旋和短缩畸形，下肢的活动受限并伴随活动时疼痛。体格检查须明确神经和血管的情况。异常的或不对称的远端动脉搏动需要进一步的检查（如臂—踝指数）明确血管是否损伤。若臂—踝指数小于 0.90，则需要血管外科会诊明确诊断[11]。

一旦威胁生命的损伤和四肢损伤妥善处理后，接下来调查的重点是明确其他肌肉骨骼的损伤，特别是合并头部外伤或胸部外伤的多发创伤患者。伴随的疾病常影响手术时机、患者体位，有时甚至影响手术入路和内植物的选择。虽然比较少见，股骨近端的开放性骨折基于由内而外的损伤机制常导致前方或前侧方形成一个小的伤口。所有开放性骨折均需要早期彻底的清创和骨折制动。

影像学评估

影像学检查包括髋关节和股骨近端的正位片和侧位片，同时需要骨盆正位片和膝关节片明确有无其他损伤。静脉镇痛条件下的牵引位 X 线片帮助很大，因为骨折后股骨的短缩和外旋常遮挡真实的骨折线。小转子水平以下的转子下骨折常规不需要CT检查。然而，当X线片怀疑或显示股骨颈、大转子或梨状肌窝受累时，CT检查能提供很大的帮助。影像学检查需仔细审阅以确定股骨近端骨折的严重程度，因为广泛的粉碎性骨折可能阻碍髓内钉的使用。低能量损伤导致的股骨转子下骨折时，需对病理性骨折和长期使用二磷酸盐导致的非典型骨折进行筛查，后者在影像学上的典型表现为皮质骨增厚相关的简单横形骨折或短斜形骨折[9, 10]。

手术时机

股骨转子下骨折需要按照紧急骨科手术对待，特别是高能量创伤后导致的骨折，因为对于股骨转子下骨折，在给予固定之前不能搬动患者。若患者病情稳定，手术指征明确，接骨板或髓内钉内固定术应尽可能早地完成，最好在骨折发生24小时内。对于病情危重的多发创伤患者和可疑头部、胸部外伤的患者，有使用外固定架给予患者损伤控制手术的指征。开放性骨折需要紧急清创和冲洗。对于Gustilo-Anderson Ⅰ型和Ⅱ型骨折患者我们推荐给予第一代头孢菌素，而对Ⅲ型骨折患者建议加用氨基糖苷类药物。污染严重的伤口比较少见，若伤口污染严重需加用青霉素类药物。

手术策略

施行手术之前，确定正确手术策略可以提高手术效率并减少手术失误（图20.2）。手术策略概括了需要使用直接固定还是间接固定，需要使用传统的固定角度接骨板还是近端锁定接骨板，是否需要使用经皮微创技术。将手术策略在纸上描绘可以帮助经验少的手术医师更好地明白骨折的几何形态和内固定手术的步骤。在内植物资源有限的医院，术前计划能保证医院有手术所需的所有内植物，特别是较长的接骨板，可能需要特殊定制。当使用95°角接骨板

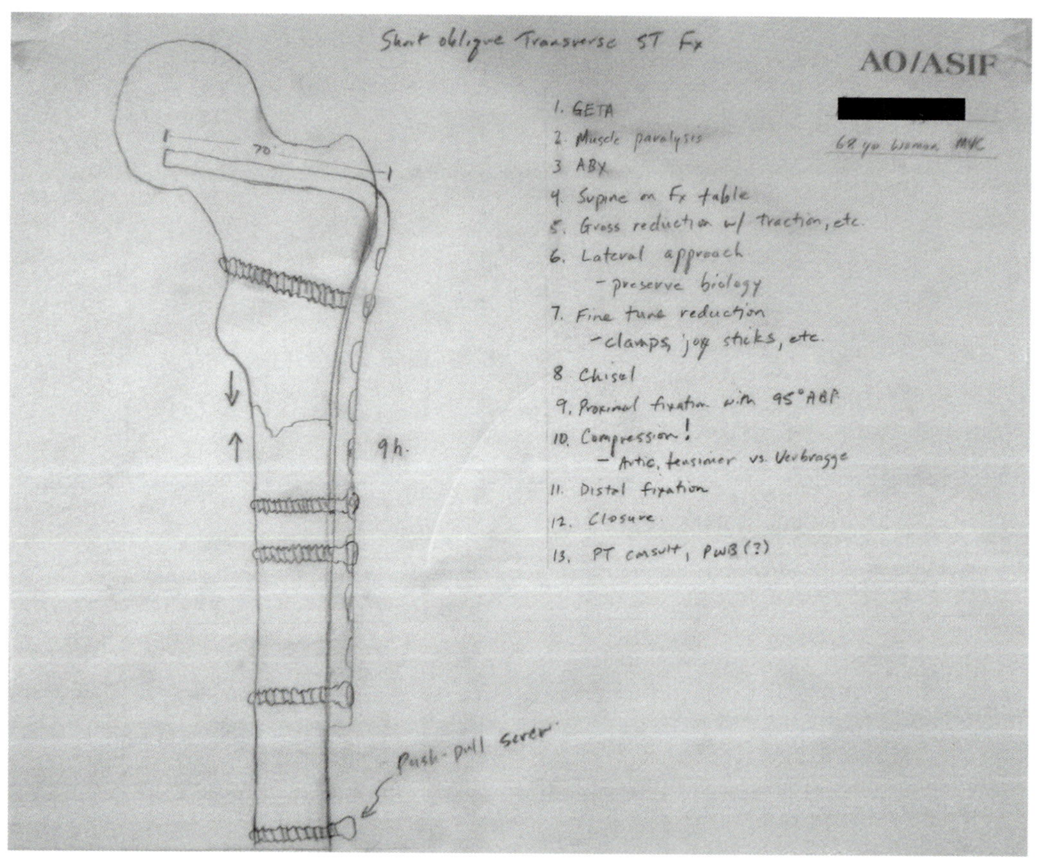

图20.2 术前计划可以使手术医师温习复杂骨折修复过程中的重要环节，调动必需的资源，并发现术中可能出现的失误

时，术前需要对铲状部分的长度进行测量，因为术中移除一个错误型号的内植物非常困难，而且会面临很多问题。

术前计划还应该考虑到术中如何透视，因为患者股骨近端被动伸直和外旋的体位使获取标准的正侧位片变得困难。术中高质量的透视对骨折复位和将螺钉植入股骨头帮助很大。在手术铺单之前，C 臂需放置在合适的位置以确保不被对侧下肢影响，从而获取正确的透视图像。

接下来会从临床和影像学检查两方面介绍两种用于股骨转子下骨折的接骨板内固定系统。一种是传统的 95° 角接骨板（图 20.10），另一种是标准的固定角度接骨板（图 20.11）。两种内固定系统的患者体位、术中复位和内固定策略基本相近。

内植物选择

和接骨板相比，髓内钉有生物力学的优势：因为髓内钉位于髓腔内，因而可以减少弯曲应力、内翻成角等并发症的发生概率。现在的髓内钉允许股骨转子下和梨状肌入路，并可以通过向股骨头和股骨颈植入 1~2 枚螺钉达到增强股骨近端稳定性的作用。基于以上优点，最近关于应用髓内钉治疗股骨转子下骨折的研究显示：髓内钉有较高的骨折愈合率和较低的并发症发生率[1, 4]。

虽然髓内钉有上述优点，但应用髓内钉治疗股骨转子下骨折有时很难操作，并可能遇到很多问题。几乎所有的髓内钉都有一个增大的头部以适应股骨近端，用于固定股骨头的锁定钉，这需要从近端股骨移除大量的骨质（图 20.3）。而且，据报道手术对外展肌群的损伤会导致步态失调、持续疼痛甚至翻修手术。有时，在钻孔或植入髓内钉时骨折线可能会沿着手术入口延伸，使得骨折移位或成角畸形。

Russell-Taylor 分类系统设计的目的是为了帮助指导内植物的选择（图 20.4）。IA 和 IB 型骨折可以选择髓内钉，手术入路选择梨状肌入

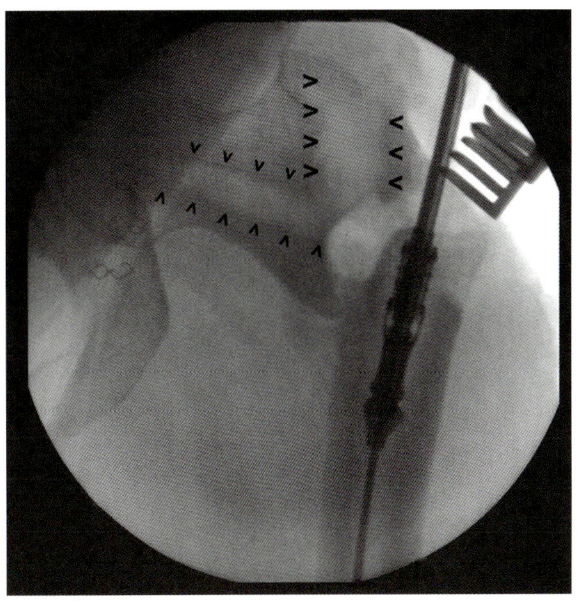

图 20.3　翻修手术的术中透视显示髓内钉（箭头）技术将移除大量的骨质

路还是转子下入路取决于手术医师。2A 型骨折因为骨折线累及梨状肌窝，阻碍了经梨状肌入路植入髓内钉，但转子下入路仍然是可行的。2B 型骨折，特别是侧壁粉碎性骨折，是应用股骨近端接骨板的最佳适应证。固定角度接骨板已经成功地治疗了许多2B 型的股骨转子下骨折，并能避免应用髓内钉时遇到的很多问题。一般来说，上述骨折可以应用 95° 角度接骨板、动态踝螺钉加直接骨板或关节周围锁定接骨板得到治疗。

应用上述内植物可以通过内固定技术达到解剖复位，或通过桥接接骨板达到间接复位。简单的 2~3 个骨折块的骨折可以通过内固定达到解剖复位，通过固定实现绝对稳定和早期的骨折愈合。接骨板的张力和骨折的压缩使得骨干能和接骨板一起负重，增加了内固定的稳定性并减少了内植物的疲劳。很多复杂和粉碎性骨折可以通过间接复位或桥接接骨板达到很好的治疗结果（相对稳定）。无论采用哪种固定方式，必须恢复骨干的对线、旋转和长度才能达到最理想的骨折愈合和功能恢复。

固定角度接骨板减少了手术对外展肌群的损伤，这一点对年轻患者尤为重要，而且使用合适的话可以作为紧急复位手段。但是，股骨

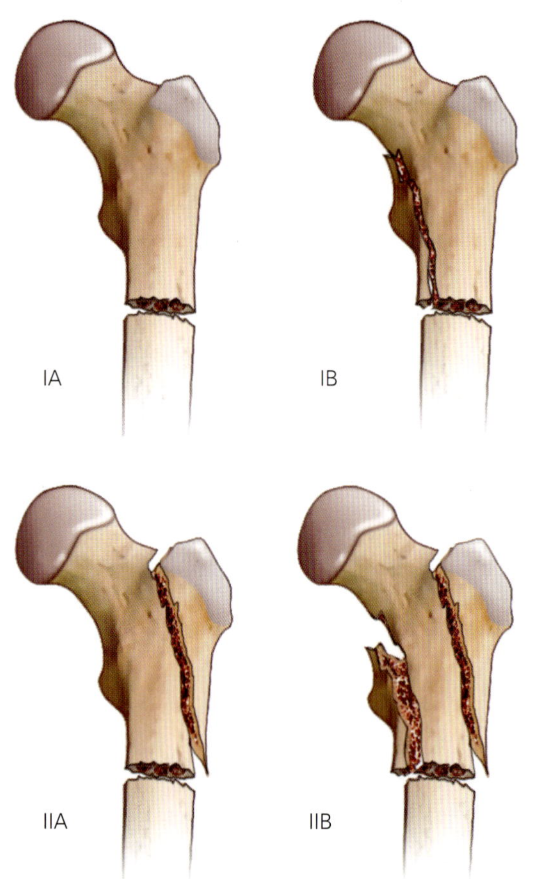

图 20.4 Russell–Taylor 分类系统尝试预测哪种股骨转子下骨折适合用髓内钉技术。梨状肌窝和大转子受累程度决定了是否能够使用髓内钉技术，而这也是 I 型和 II 型骨折区分的依据。而 A 型和 B 型骨折区分的依据是小转子和后方侧壁受累及的程度

近端接骨板有自身的局限性。桥接接骨板治疗不稳定性骨折的原理是单纯使接骨板承担负重而不是接骨板和骨干共同分担负重，因此在机械原理上不如髓内钉。当患者有骨质疏松时，应用接骨板和螺钉治疗股骨转子下骨折失败的风险增加。因为当大量的力量作用于股骨转子下区域时，可能导致内固定失败。

目前，股骨近端的接骨板主要包括：95° 角度接骨板、95° 动力踝接骨板（Synthes, Paoli, PA）和新兴的股骨近端锁定接骨板。上述 3 种固定角度的接骨板可以提高股骨近端的稳定性。传统上，95° 角度接骨板（图 20.5）是股骨近端骨折应用最广泛内固定接骨板，并且有大量文献支持它的使用[6, 7, 12~14]。然而，在上述医疗研究中心之外的医院，95° 角度接骨板因为操作复杂和手术医师经验不足并未被广泛应用。95° 动力踝接骨板（图 20.6）被设计来解决 95° 角接骨板的一些技术问题，但是术中需要移除股骨近端大量的骨质，因而从来未被广泛接受。

锁定接骨板是新近开发的内植物，外形和股骨近端帖服良好（图 20.7）。锁定接骨板通过使用万向锁定螺钉锁定接骨板从而提高机械稳定性。此外，锁定接骨板可以通过使用较小和生物相容性好的入路减少手术对肌肉的损伤。最后，锁定接骨板虽然操作复杂，但是相比于传统的 95° 角接骨板，对手术医师的要求更少。虽然有上述优势，但是锁定接骨板对于股骨近端骨折并不是全部都适用。想法周密和技术熟练同样很重要，因为内固定失败的案例并不少见[15]。

手 术

患者体位和步骤

手术应用全身麻醉还是脊髓麻醉需与麻醉医师协商。我们倾向于使用全身麻醉，因为全身麻醉可以使肌肉松弛，有助于我们在股骨近端骨折复位过程中克服周围畸形肌肉的力量。

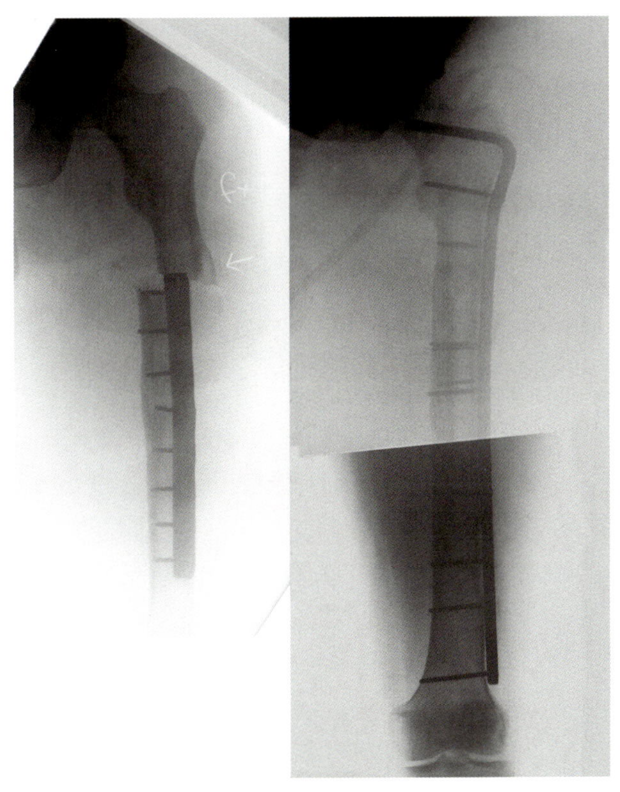

图 20.5　35 岁男性患者，曾因股骨干骨折行接骨板内固定，骨折已愈合，此次股骨转子下骨折应用传统的 95° 角接骨板治疗

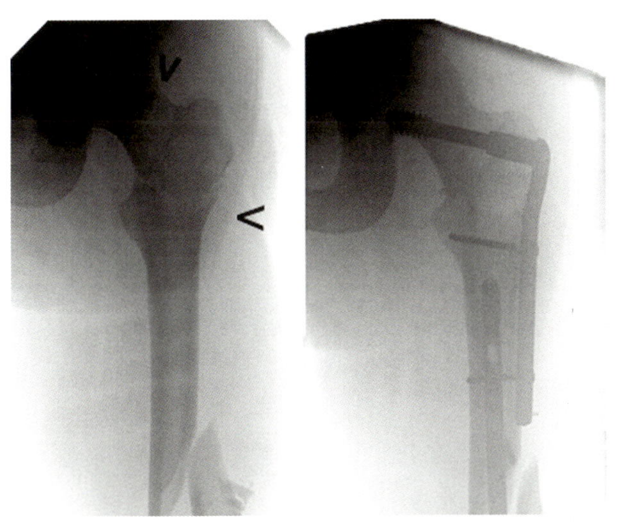

图 20.6　26 岁男性患者，股骨近端和远端多发骨折，应用髓内钉和 95° 动力髁接骨板治疗

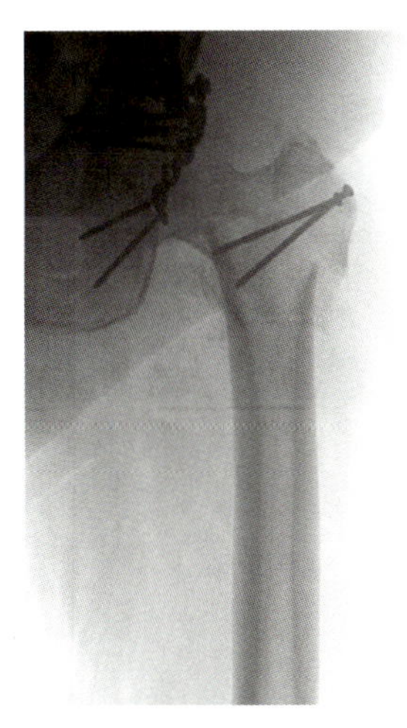

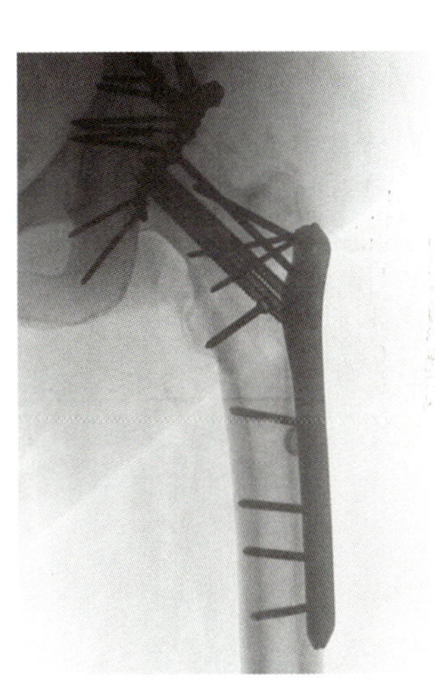

图 20.7　45 岁男性患者，在髋臼重建 2 年后应用股骨近端锁定接骨板治疗股骨转子下骨折

对于多发创伤患者和合并有严重内科疾病的患者，建议使用脊髓麻醉，术前必须准备充足的血制品，因为术中出血常可达 500 mL 或者更多。对于闭合骨折患者，我们推荐在皮肤切开 1 小时内使用头孢唑啉并持续至术后 24 小时。对于青霉素过敏的耐甲氧西林金黄色葡萄球菌感染的患者和高危感染因素的患者，我们建议使用克林霉素或万古霉素。

手术时患者被放置于可透射 X 线的手术台或骨折牵引床上，体位可选择仰卧位和侧卧位，上述选择基于手术医师的偏好和经验。传统上，多数手术患者呈仰卧位置于骨折牵引床上。多数手术医师对这种体位比较满意，因为这种体位可以允许持续而强有力的纵向牵引，在没有配合默契助手的非教学医院对手术医师帮助很大。此外，对于合并肺部损伤的多发创伤患者，仰卧位可以避免过度依赖肺。仰卧位还允许在不移动患者位置的情况下处理其他损伤。然而，仰卧位和骨折牵引床的上述优势并不能消除复位过程中的一些问题，如后方肌肉松弛和内翻畸形。持续而强有力的牵引可能导致阴部神经麻痹。以会阴为支点内收下肢常增加内收畸形的概率，特别是在体型巨大或肥胖的患者。

当患者呈仰卧位置于骨折牵引床上时，复位和术中透视通过抬高和降低下肢来实现。下肢截石位设备帮助不大，因为骨盆不能以腓骨后方为支点完全固定，因此不能获取健侧髋关节的对比透视图片，而且有案例提示可能导致骨筋膜室综合征[16, 17]。我们推荐患者呈侧卧位置于可透射 X 线的手术台上，因为这样可松弛臀中肌的内收力量和抵消臀部松弛（仰卧位时常见），从而有助于骨折复位和术中暴露。骨盆、髋关节和下肢消毒后无须无菌单覆盖，以方便术中牵引、处理和透视。

皮肤需要彻底消毒（如酒精和双氯苯双胍己烷的混合液）。我们推荐使用碘伏贴膜（Ioban, 3M, Minneapolis, MN）覆盖下肢，从而将下肢皮肤、会阴和手术区域隔绝。

术中透视

无论使用骨折牵引床还是可透射 X 线的手术台，术前必须确保术中能够获取标准的股骨近端正位片和侧位片。若患者取仰卧位，术中正位片容易获取，但是患肢标准侧位片的获取需要C臂离轴旋转以适应患肢的内旋畸形；同样，健肢侧位片的获取同样需要 C 臂离轴旋转。若要获取标准的前后位片，则需要 C 臂旋转过中立位以适应患肢的旋转畸形，向头侧轻度旋转 C 臂可以改善股骨近端骨折屈曲患肢的图像质量。若患者取侧卧位，髋关节和股骨的前后位片很容易获取（图 20.8）。股骨颈骨折的侧位片需

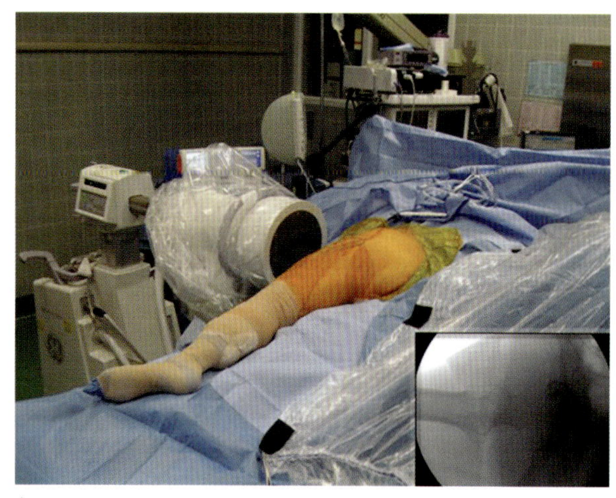

A

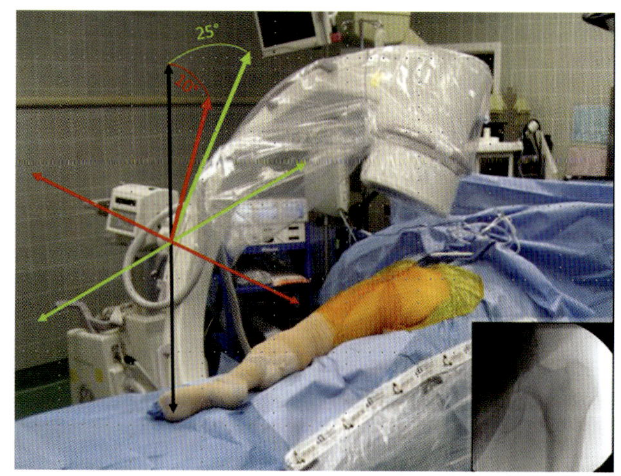

B

图 20.8 股骨转子下骨折。A. 患者的临床图片，患者取侧卧位置于可透视的手术台上。B. 下肢充分显露以便术中操作，此图显示取侧方入路的患者体位

要双重角度的旋转：横梁向尾端旋转 25° 获取股骨颈的轮廓，同时向后部旋转 10° 以适应髋关节的前倾。术前需要对如何获取图像进行预演，以确保术中能够获取股骨近端标准的正位片和侧位片。透视时，患肢的长度和旋转角度需要和健侧对比。

手术入路

股骨转子下骨折通常选用股骨远端直的外侧入路，用于切开复位和接骨板内固定术（图 20.9）。切口起于大转子的尖端，沿着股骨干方向延伸至需要的长度。切开皮肤和皮下组织后，

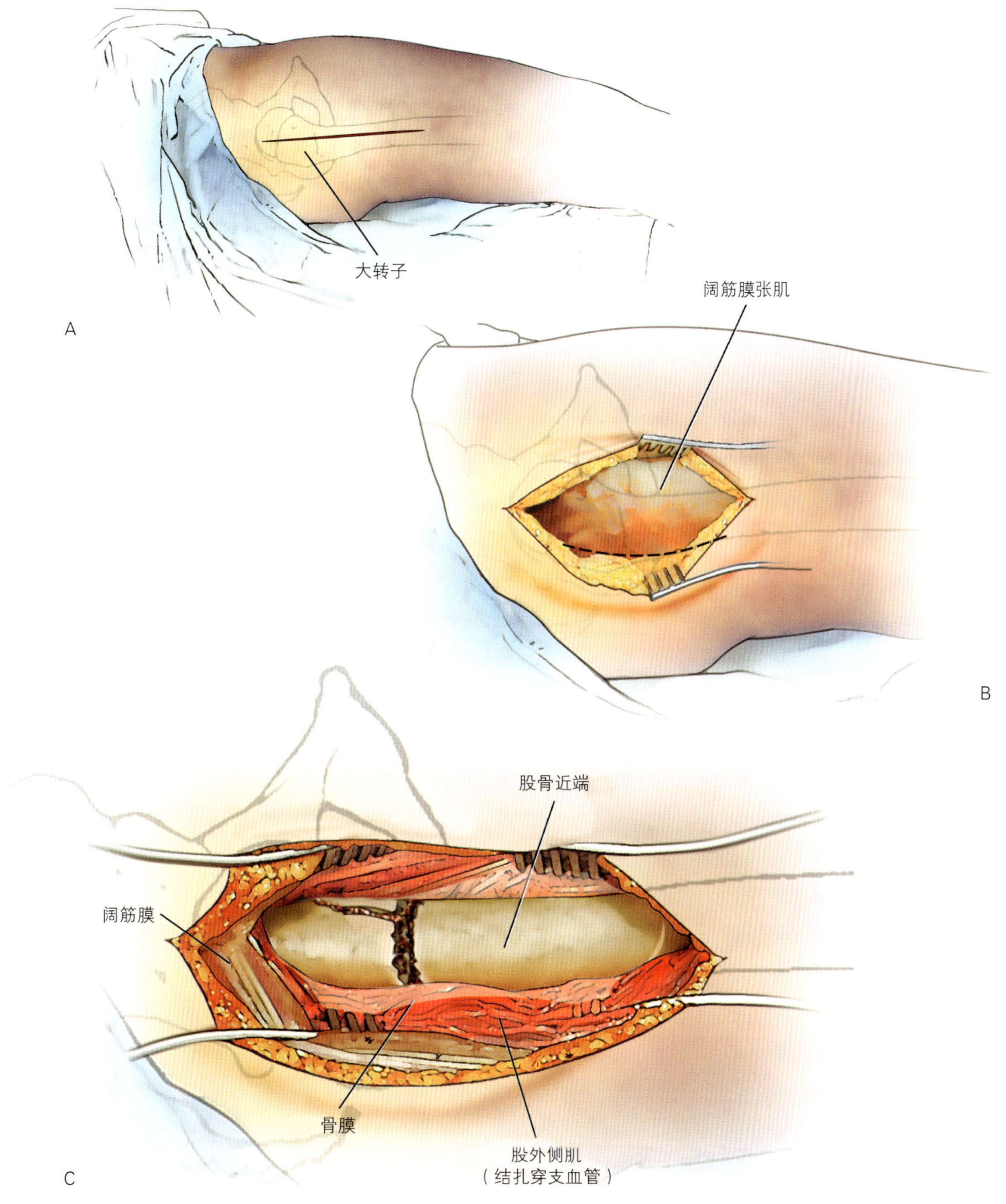

图 20.9　股骨近端的侧方入路。A. 大转子和股骨侧壁可从体表触及，皮肤切口沿此纵线走行。B. 沿皮肤切口纵向切开阔筋膜张肌。C. 向上牵拉股外侧肌后可显露股骨近端，避免大量软组织剥离，同时对术野中的穿支血管进行结扎

沿切口方向纵行切开髂胫束。若骨折未累及大转子，则股外侧肌容易辨识，骨外侧肌是直接骨板和股骨近端锁定接骨板置入的一个重要标志。若骨折累及大转子，则需要术中复位并应用螺钉固定保证侧壁稳定，特别是应用直接骨板时。

仔细将股外侧肌的肌腹从外侧肌间隔向两侧牵拉显露股骨干的外侧面。操作过程中必须小心以避免骨膜剥离，否则将导致骨折愈合缓慢并使得股骨在受到外界机械力作用时内植物寿命缩短。术中常从股骨近端向远端进行软组织剥离。术野中显露的穿支血管需仔细辨识并给予电凝或结扎处理，以避免明显的出血。软组织的牵拉需限制在股骨侧面，尽量减少或完全避免切开软组织以减少远期软组织失活的发生。粉碎性骨折需将骨折块恢复原位。

微创技术

与传统开放切口相比，接骨板内固定还可以应用微创肌肉下操作技术。使用这种技术时，术者使用小的皮肤切口，接骨板通过肌肉下置于体内以尽可能少地减少手术痕迹。上述操作的最终目的是维持骨折周围的生物学稳定，即减少额外的软组织损伤，保证骨折周围环境不被破坏。这些技术通过术中详细和谨慎地使用透视去恢复骨折的对线，而不是通过术中直视。最后，使用微创技术时，术者必须严格遵守现代骨折的机械学原理（如术前计划决定实现骨折的绝对稳定还是相对稳定，使用长的接骨板）并执行实现上述原理的方案。

一些被设计用于在修复股骨近端骨折的内固定系统，可以在行微创接骨板和螺钉植入术时提供帮助，如可透射X线的靶向装置、校准器、管状钻和指示螺钉。

股骨转子下骨折的微创接骨板植入过程中，手术切口如下：在股外侧肌下方或跨越股外侧肌取纵形的皮肤切口。沿皮肤切口纵行切开阔筋膜张肌。股外侧肌含有大量的 Sharpey 纤维，接骨板植入时必须被分离。使用固定柄和靶向装置从切口植入接骨板。接骨板沿股骨干在骨膜和肌肉间放置，其末端必须和骨质接触。接骨板的位置通过术中透视的正位片和侧位片明确。

复 位

股骨转子下骨折临床常表现为典型的畸形：骨折近端股骨常屈曲和内收，并因髂腰肌和臀中肌的力量外旋，同时髋关节轻度内旋（图 20.1）。股骨干常由于内收肌的力量内移，向后方塌陷导致内翻。畸形的纠正可以通过牵引床、骨牵引器（Synthes，Paoli，PA）或临时的外固定实现。大的点状复位钳（如韦伯复位钳）或齿状复位钳有助于复位，将骨折块重新固定于股骨干。当需要对内收和屈曲畸形进行纠正时，用于骨折前方的球状推顶螺钉或固定于近端骨折块的具有 T 型柄的成角截骨钉可以在复位的过程中发挥重要作用。最后，植入一块小的固定接骨板可以帮助实现相对稳定的复位，但若小的固定接骨板将明显影响骨折周围生物环境或影响最终接骨板的固定时，则需谨慎考虑是否使用。

若使用得当，股骨近端解剖型接骨板可以通过将骨折的负重转移至接骨板来达到复位的目的。对于简单骨折类型，我们常首先将骨折复位，然后植入接骨板和螺钉。上述目的可以通过股骨近端锁定接骨板很容易地实现，因为骨折块的复位是模式化的，可以通过轻柔的操作完成。而对于粉碎性骨折或移位的骨折，使用压缩型接骨板（95° 角接骨板或股骨近端锁定接骨板）对实现复位帮助很大。当接骨板固定于股骨近端外侧壁后，对接骨板的远端进行固定，并最终通过术中透视进行评价。

我们建议直接对简单骨折和非粉碎性骨折复位时尽量减少软组织的剥离，而对有 1~2 个大骨折块的粉碎性骨折给予螺钉内固定。若合并关节内骨折或存在大的粉碎性骨折骨块，只能尽量尝试解剖复位和减少软组织剥离，否则应给予间接复位。若股骨干的侧壁未受骨折累及，可以使用铰链式张力装置作用于接骨板远端实现骨折的复位。接骨板固定后将和股骨干将共同负重，有报道显示发生骨折不愈合或内植物失败的概率较低[14]。

当粉碎性骨折不能使用直接复位技术或计划以微创方式植入接骨板时，使用桥接接骨板技术的间接复位可有助于实现骨折复位。在这种情况下，在近端接骨板植入并固定后无须显露头颈关节远端的部分。当骨折的长度恢复后，远端的螺钉通过多个小切口和一个短的侧切口植入。因此，需要使用较长的接骨板增加机械稳定性并尽量减少对骨折区域的损伤。通过微创技术植入接骨板后，需要使用骨牵引器恢复长度，并通过韧带修复间接对一些骨皮质骨折进行复位。接骨板近端固定后，需要在接骨板远端固定前对接骨板进行机械校准。使用桥接接骨板时，螺钉间隔合适的长接骨板被认为对骨折复位有益，特别是锁定接骨板。保证在骨折远端有 6~8 个螺钉孔十分重要。因为接骨板的工作长度长，将螺钉分散固定于股骨干上而不是将聚集在一起可以有效调节内植物的刚度。对粉碎性骨折不建议使用短的接骨板，因为在骨折区域将产生应力集中效应，增加内植物失败和骨折不愈合的概率[18, 19]。

固　定

95° 角接骨板（图 20.10）： 直接骨板的使用有一定的技术要求，但能在股骨近端提供良好的稳定性并有很好的临床使用记录。技术难度主要体现在直接骨板的植入过程，因为这个过程需要在三个平面精确地操作，否则将发生复位不良。为了精确植入，可以在植入接骨板和钻孔前使用导针和导向器。一根导针沿股骨颈穿入以保持股骨前倾，若操作不当将导致旋转畸形。解剖学上，股骨颈起源于大转子前半部，因此一个常见错误即将导针穿入大转子，这将导致外旋畸形。正确的接骨板植入需要将座凿植入大转子的前一半，位于股外侧肌的近端。内植物应置于股骨颈基底部下方约 10 mm 处。另一根导针是为了确保冠状面的对线。使用预置的指示器，这根导针通过大转子的上部并与股骨干成 95° 角。若植入适当，导针应该穿过股骨颈的中下部分。操作不当将导致内翻畸形并容易发生内植物失败和骨折不愈合。当两根导针就位后，可以在 95° 对线指示器的帮助下植入座凿。在座凿植入前，应预先使用直的三角锥在侧方骨皮质凿开一个通道。使用有沟槽的锤子辅助座凿植入并纠正植入过程中的错误。年轻患者皮质骨坚硬，因此植入过程中需要频繁将座凿取出以减少发生座凿穿入骨皮质取不出来的风险。在座凿植入过程中，需要通过术中透视的正位片和侧位片不断调整，从而减少技术失误并保证内植物植入前准备充分。

座凿植入股骨头中下部分并通过术中透视确认后，植入术前测量和术中确认过的合适长

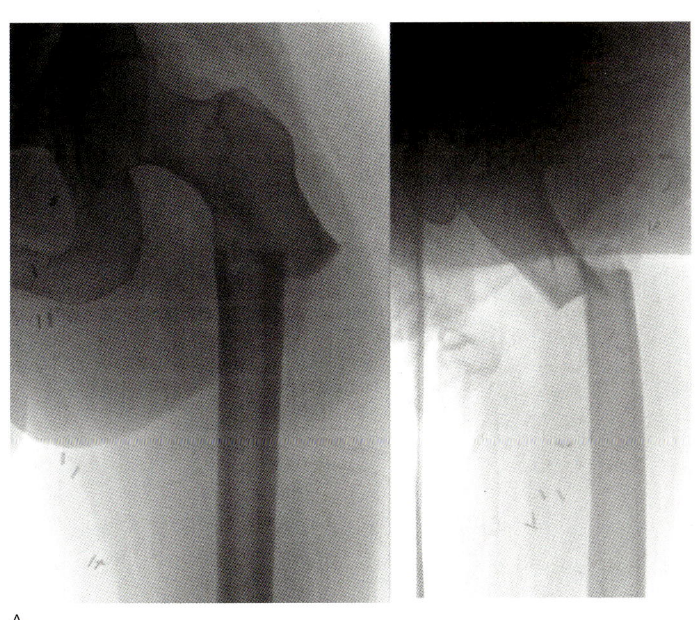

图 20.10　72 岁女性患者摔倒后致股骨转子下骨折。A. 伤后 X 线片。B. 患者置于骨折牵引床上，切口预先标记。C. 术中透视图像显示导针的位置帮助座凿和 95° 接骨板的准确植入。D. 凿子沿股骨颈轴线植入。E. 95° 接骨板植入并在骨折近端使用一个螺钉固定。F 骨折复位的最后步骤为轴向加压。术后透视图片和术后 6 个月随访平片（G）

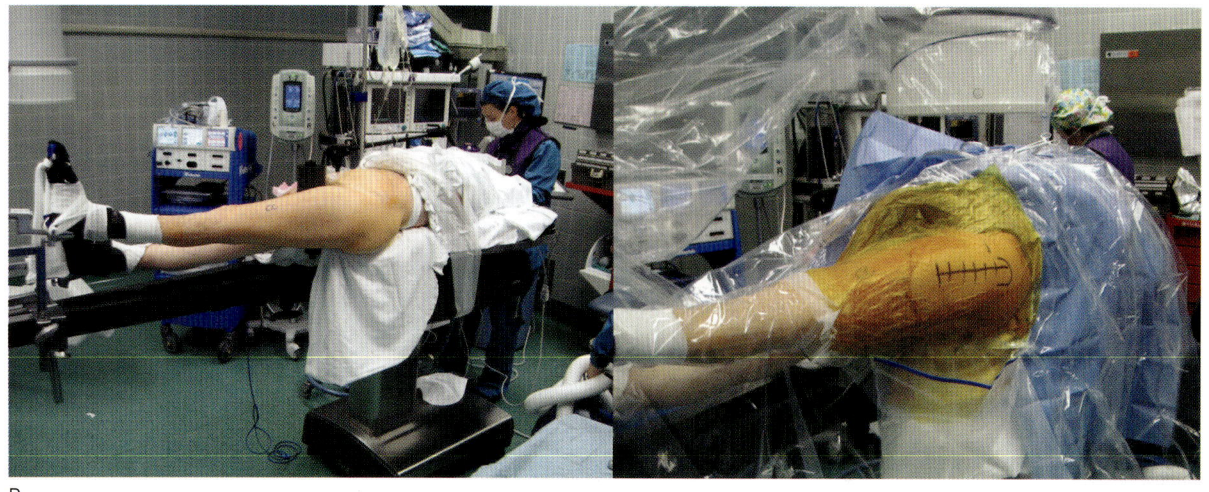
B

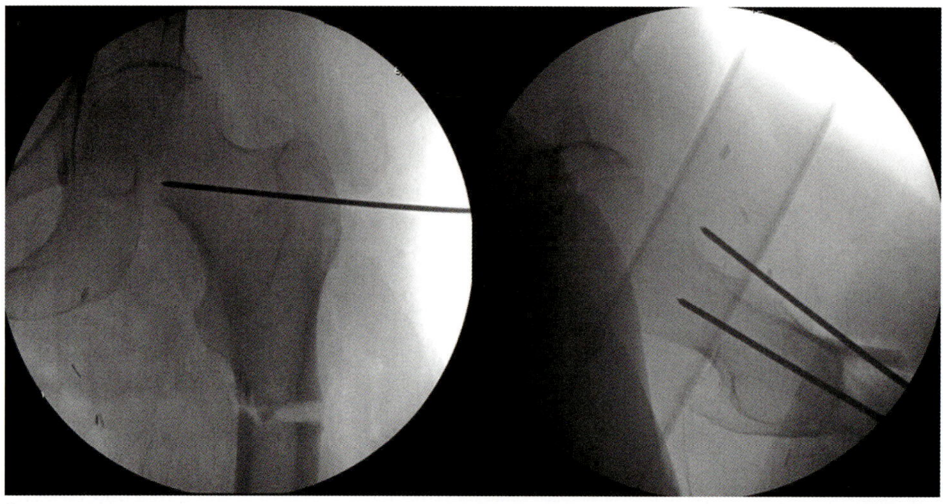
C

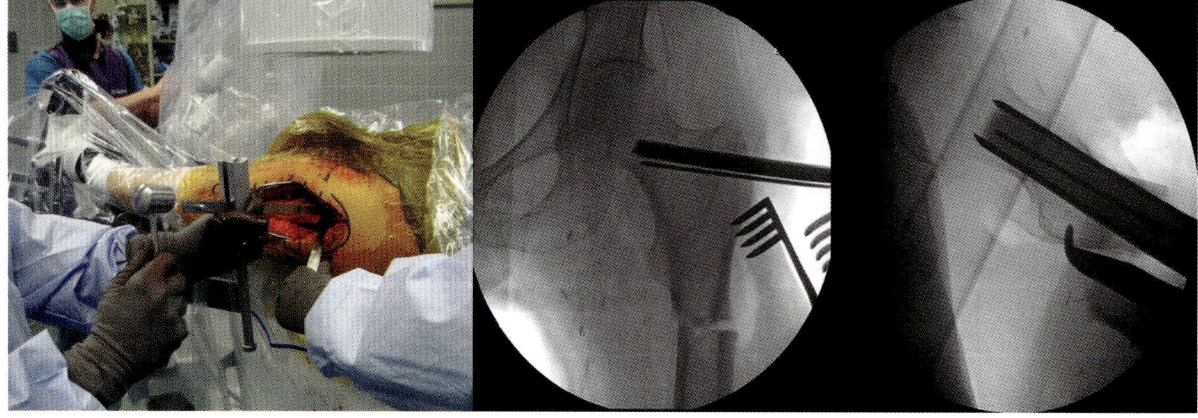
D

图 20.10（续）

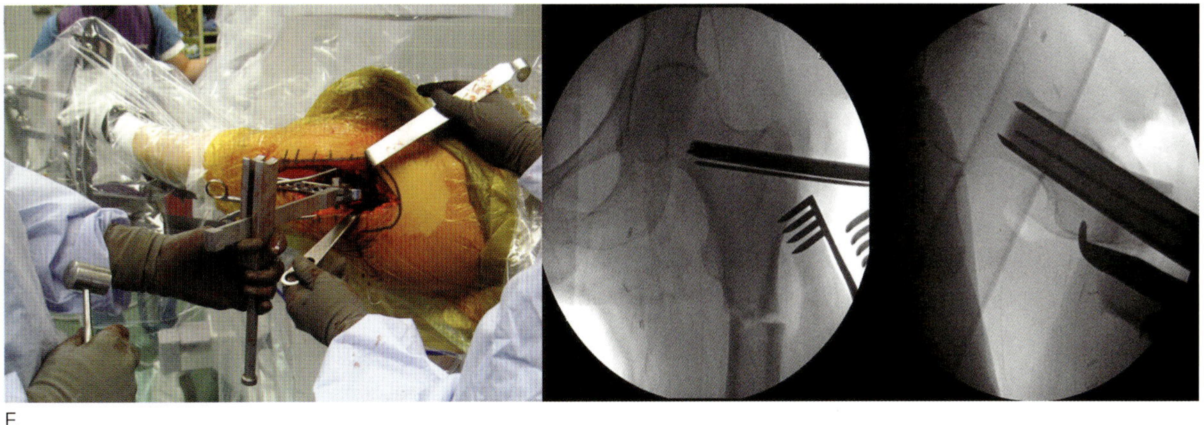

E

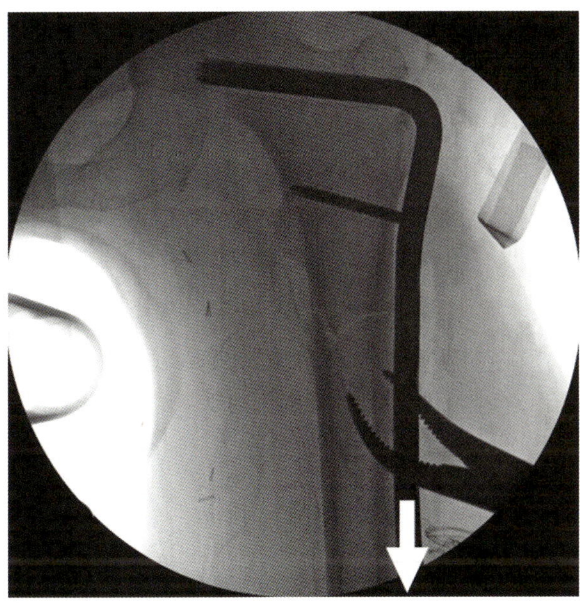

F

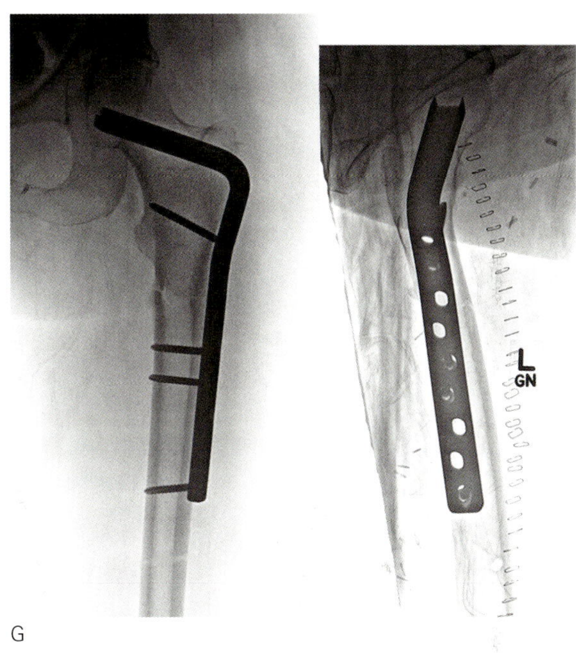

G

图 20.10（续）

度的接骨板。植入接骨板不应当被视为座凿植入后的一个简单操作，植入的过程中同样需要注意力高度集中。座凿的植入不需要从股骨头和股骨颈部位移除骨质，因此轻度调整接骨板的位置是可能的，但是技术上比较困难。成功植入接骨板后，需将未植入的螺钉植入以完成固定。

股骨近端锁定接骨板（图 20.11）： 锁定接骨板的应用极大地改善了不稳定的关节周围骨折治疗，如股骨转子下骨折和股骨转子周围骨折。虽然关于股骨近端骨折应用锁定接骨板的临床评价资料有限，但是在身体其他部位，若锁定接骨板使用得当并使用合适的生物学技术，已被证实能改善治疗效果。股骨近端的接骨板近端和远端固定，有助于恢复冠状位、矢状位和轴向的对线。复位和固定过程中必须警惕内翻畸形的发生。接骨板的正确植入和接骨板的对线依赖于股骨头内的导针。因为导针的植入几乎不会移除骨质，所以在接骨板植入和螺钉固定前对接骨板位置的调整帮助很大。此外，因为最终接骨板的位置完全依赖于股骨头和股骨侧壁的导针位置，所以股外侧肌的损伤程度对接骨板的正确植入影响不大。

目前有很多器械商能够生产股骨近端关节周围的锁定接骨板，我们接下来讨论的是股骨近端锁定接骨板（PFP， Smith and Nephew， Memphis, TN）的使用。这是一种 316-L 的不锈

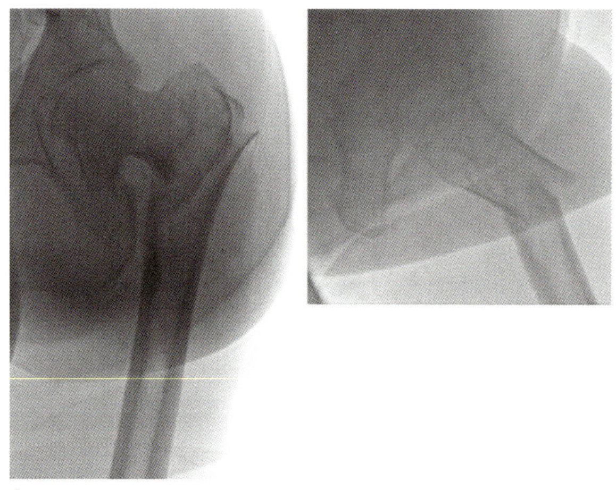

A

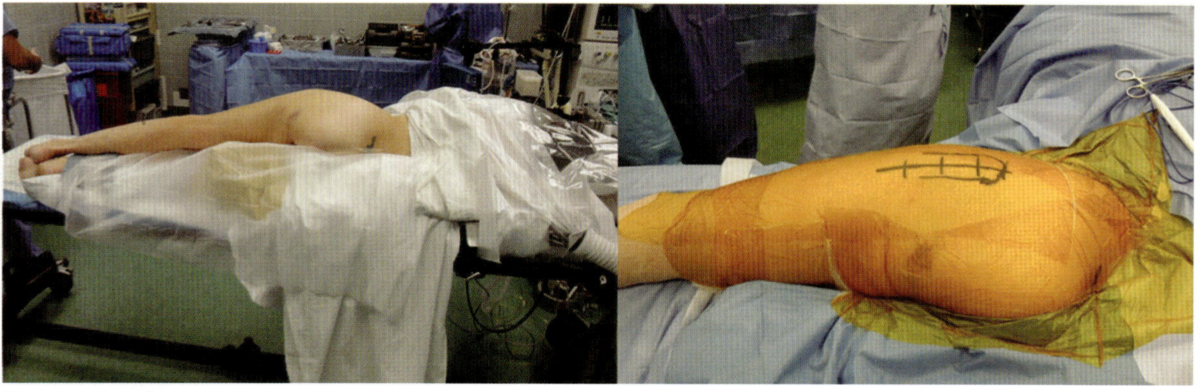

B

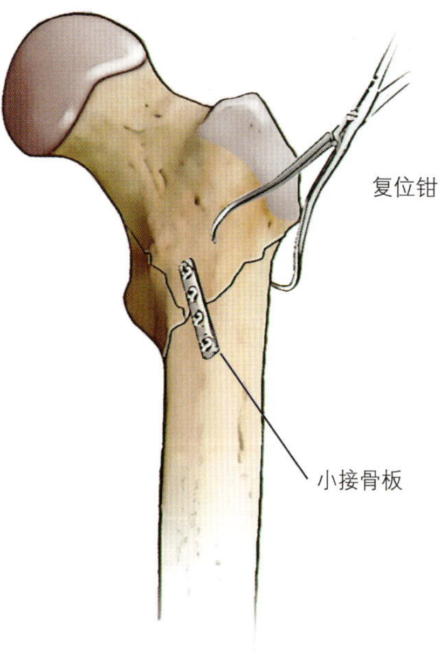

C

图 20.11　43 岁的股骨转子下骨折女性患者（A），使用股骨近端锁定接骨板治疗关节周围骨折。B. 患者侧卧于手术台上，充分显露下肢便于术中复位和直视。C. 接骨板植入之前应用小的支持接骨板和点状复位钳复位。D. 接骨板沿股骨侧壁植入直至放置至合适位置，导针沿 α 孔穿入以确保固定是合适的。然后按照术前计划将剩余的固定步骤完成；术后（E）和术后 6 个月随访的平片显示对线合适、基本上愈合的股骨近端

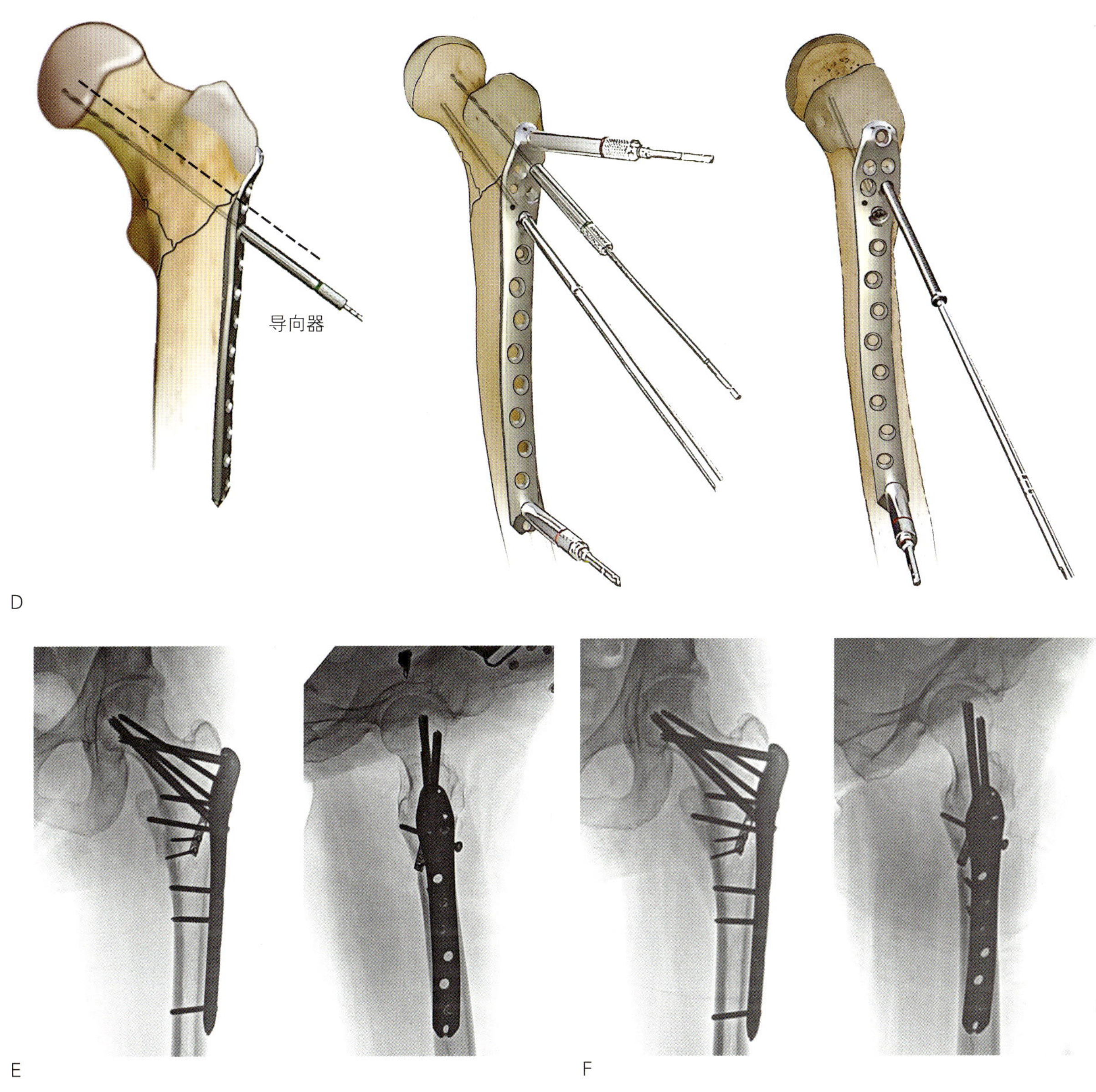

图 20.11（续）

接骨板，加强了股骨转子下区域以对抗接骨板的疲劳失效。PFP 最多允许将 6 枚螺钉植入股骨头。股骨颈植入导针时选择导向器，透视确认位置合适后精确地植入空心螺钉。接骨板沿着股骨侧壁走行并根据透视图像调整位置直到最佳。在固定前，接骨板远端的位置也需要固定在股骨干上，克氏针或点状复位钳有助于固定接骨板。将一根 3.2 毫米的导针沿接骨板的 α 孔穿入，作为股骨近端接骨板和导针正确位置的参考点。导向器也可用于接骨板的固定。术中必须及时获取正位片和侧位片以确保导针的位置是合适的。导针的最佳位置（α 孔）应该位于股骨距上方（正位片）并平行于股骨干轴线（正位片和侧位片）。导针需插入股骨头深处，但不能穿透软骨下骨。如果导针在股骨头内的位置不理想，需要将导针移除，轻度调节接骨板的位置后可重新插入导针。笔者建议在股骨近端至少插入两根平行导针并在透视图像上确认导针的位置，然后再拧入螺钉。螺钉的长度根据测量尺测量导针的长度获得。我们建议首先在 α 孔拧入非锁定螺钉，剩余的孔根据骨质情况和骨折类型决定拧入锁定螺钉还是非锁定螺钉。拧出螺钉时应避免使用动力钻，而且螺钉的最后拧紧步骤必须手动完成。锁定接骨板的模块化设计使得在何时和如何完成复位环节上更加灵活。先植入非锁定螺钉合适使接骨板与骨质紧密贴合，随后拧入锁定螺钉来提高内固定的稳定性，这一点帮助很大。应当牢记的是，如果非锁定螺钉和锁定螺钉同时使用，必须在拧入锁定螺钉之前拧入非锁定的皮质骨螺钉（在锁定之前），否则锁定螺钉的效果会受影响。

提示与技巧

1. 对于外科医生而言，股骨转子下骨折手术不是每天都做。术前计划可以提高手术效率，减少手术压力，并降低手术失败的概率。术前绘图帮助很大，特别是对于不熟悉手术技术和训练中的手术医师。术前的绘图练习确保术前可拥有合适的器械和内植物。

2. 为了获得高质量的骨折修复，手术医师必须对影响骨折近端和远端的畸形有充分的理解。近端骨折块常屈曲、内收和外旋，而远端骨折块则下垂，并可能由于内收肌群的牵拉导致畸形。

3. 术中对对线恢复的评估在本章节的几个部分中均有讨论，包括为了取得理想的手术结果制定的一个综合方法。术前计划必须包括安排有序、一步一步进行的评估。

4. 骨折导致的血肿在生物学上是有意义的，在对骨折进行切开复位内固定术使得骨折绝对稳定时血肿可以促进复位，因此，如果可能应该尽可能地保留血肿。

5. 使用小的接骨板可以有效抵消畸形的力量并简化骨折类型。放置这些接骨板时必须谨慎，应不妨碍此后螺钉的拧入和不破坏局部的血运。

6. 当计划行切开复位时应确保有大的 AO 骨钳。大的齿状复位钳有助于把持大的骨折片，韦伯复位钳（Verbrugge）则有助于调整接骨板在骨干上的位置（反之亦然），此时也可使用推进螺钉。关节紧张器可用类似方式给予局部加压。

7. 股骨颈和股骨头在股骨干之前，因此任何沿着股骨干的方向植入的内植物（接骨板或螺钉）均应始于股骨近端外侧面前。

术后处理

骨折闭合复位后 24 小时内给予头孢类抗生素，若为开放性骨折，则需加用氨基糖苷类至术后 48~72 小时，直至伤口关闭。患者术后 1~2 天即可活动患肢，具体视损伤情况而定。股四头肌和内收肌群的拉伸和恢复锻炼起始于术后第 1 周，因为有文献证实术后 1 年上述肌肉的功能仍未完全恢复，而且可能影响远期的功能恢复[20, 21]。围术期的血栓预防按照常规执行，推荐级别为强烈建议。因为大多数的接骨板参与负重，所以患肢不能负重直至有影像学数据显示有骨痂形成。骨折愈合过程中，患者可以逐渐增加负重。若手术实现骨折解剖复位、接骨板和骨干共同承担负重，则允许患者早期负重。在对患者术后进行最初的评估后，患者每 6 周行正侧位平片进行随访直至骨折愈合。

并发症

股骨转子下骨折的术后并发症可分归结于技术失误和患者因素。技术失误包括成角和旋转畸形、螺钉进入髋关节腔、肢体短缩，以及不合适或不正确的内植物选择与植入。最常见的技术误差是内翻畸形。避免关节腔累及的方法是仔细分析术中透视图片。直接复位骨折时，应避免接骨板和骨折区域接触，因为这将增加内植物失败和骨折不愈合的概率[22]。股骨远端建议保证 8 层骨皮质固定以提供足够的强度，避免早期旋转和轴向所致的内植物失败。在间接复位和使用桥接接骨板时，最常见的技术失误是使用刚度过大的接骨板。使用长接骨板时在保证螺钉位置合适的前提下，减少皮质螺钉的数量可以限制接骨板的刚度并促进早期骨痂形成。使用锁定接骨板时，应确保接骨板具有足够的长度植入螺钉，以避免应力集中和过早的接骨板破裂。新的调节接骨板刚度的技术最近也有报道。皮质锁定、皮质开窗和平头螺钉都是相对两者较新的技术，这些设计可以允许手术医师调节内植物的刚度与骨折周围的愈合环境[23~25]。

即使手术医师使用先进的手术器械，手术过程完美，仍然有一些股骨骨折未能愈合。吸烟者和免疫功能不全的患者容易发生上述并发症。内植物失败最可能发生于老年的骨质疏松患者（特别是内翻畸形），虽然理论上使用锁定接骨板可以降低上述并发症发生的概率。对于骨质疏松的内翻畸形患者，建议使用髓内装置以减少作用于骨折块和内植物上的应力。

术后感染

术后感染相对少见，但是若发生感染则结果可能是毁灭性的。术后持续的伤口引流需要密切监测。伤口血肿较感染更常见也更容易处理。在血肿感染之前可直接行切开引流，在确认伤口外观和细菌感染指标均无异常后关闭伤口；同时，术中的感染监测和术后感染细菌不一致。若感染确实存在，必须给予更加积极的处理。若明确提示或强烈怀疑深部感染，则必须给予广泛清创术，并强制性通过静脉给予抗生素。对内植物的评价如松动等项目必须仔细进行，若内固定物松动则必须手术取出。使用有抗生素涂层的内植物可预防机会感染，患者可能会从中受益。最近有文献显示，发生时急性深部感染时保留内植物仍可以取得理想的结果[26]。伤口感染通过局部抗生素和负压吸引逐渐好转，当感染控制之后可以考虑行内固定物翻修手术。

骨折延迟愈合 / 不愈合

股骨转子下区域是公认的骨折愈合较差的问题部位。正常环境下，这个区域承受较高的机械应力，因此骨折不愈合较常见。特别是当骨折对线不良或局部不稳定存在时，更容易发生骨折不愈合。生物学上，股骨转子下区域是血管分布的分水岭，因此当遭受高能量损伤或外科有创性操作后可能导致局部血供不足以支持骨折愈合。如果术后 12~14 周骨折愈合仍无进展，需考虑行自体骨移植。我们推荐使用自体髂骨移植，目前这是自体骨移植的金标准，虽然从对侧股骨进行自体骨移植或使用人工骨在一些案例中可供选择。自体髂骨移植之外的技术适用于一些高危患者，如肥胖患者、糖尿病患者和服用激素患者。相对于翻修手术和髓内钉手术来说，骨移植手术对患者来说负担较小。简单来说，机械力学、生物学和感染因素均在骨折的愈合过程中起一定作用，因此对上述任何一个因素均需要评估。在一些粉碎性骨折不愈合的患者身上，多数骨折将愈合，残留一小部分不愈合。对于有症状的股骨转子下骨折需要翻修的患者，我们推荐移除接骨板后更换以髓内钉。若骨折不愈合的部位比较靠近近端，则推荐使用接骨板更换。

对线不良

不幸的是，股骨转子下骨折接骨板（或髓内钉）固定术后骨对线不良很常见，这主要与内翻畸形、屈曲畸形、外旋畸形有关。随着更多入路的选择如微创入路变得流行，对线不良的发生概率随之增高，因为微创入路阻碍了术中直视下复位。事实上，术中的每一步操作均需透视下评估效果，而且若要完全避免上述问题，则术中必须时刻提高警惕，特别是在骨折复位过程中。若术中发现对线不良，则必须将有问题的部分纠正。多数问题可以通过术前计划成功避免。

结　论

传统接骨板内固定修复股骨转子下骨折的结果是良好的，特别是严格遵循生物学原则的情况下[6]。Kinast 等[6]证实股骨转子下骨折的间接复位比直接复位有更好的预后，而且在他们的研究中没有骨不愈合的情况发生。像其他骨科操作技术挑战一样，这类手术也存在学习曲线，而且经验丰富可以在一定程度上改善手术的结果。若对粉碎性骨折进行直接复位，将个别骨块剔除是欠考虑的，因为这已被证实导致预后不良。间接复位或肌肉下微创技术虽然理论上十分具有吸引力，但是由于缺乏大量的临床数据而需冷静对待，特别是最近报道可能导致接骨板早期断裂[15, 27]。最近由 31 例复杂股骨转子周围骨折患者构成的研究显示，股骨近端接骨板有较高的骨折愈合率和较低的并发症发生率[28]。

参考文献

1. Sadowski C, Lubbeke A, Saudan M, et al. Treatment of reverse oblique and transverse intertrochanteric fractures with use of an intramedullary nail or a 95 degree screw-plate: a prospective, randomized study. *J Bone Joint Surg Am* 2002;84:372–381.
2. Wiss DA, Brien WW. Subtrochanteric fractures of the femur: results of treatment by interlocking nailing. *Clin Orthop Relat Res* 1992;283:231–236.
3. Kang S, McAndrew MP, Johnson KD. The reconstruction locked nail for complex fractures of the proximal femur. *J Orthop Trauma* 1995;9:453–463.
4. Robinson CM, Houshian S, Khan LA. Trochanteric-entry long cephalomedullary nailing of subtrochanteric fractures caused by low-energy trauma. *J Bone Joint Surg Am* 2005;87:2217–2226.
5. Lundy DW. Subtrochanteric femoral fractures. *J Am Acad Orthop Surg* 2007;15:663–671.
6. Kinast C, Bolhofer BR, Mast JW, et al. Subtrochanteric fractures of the femur: results of treatment with the 95 degree condylar blade plate. *Clin Orthop Relat Res* 1989;238:122–130.
7. Yoo MC, Cho YJ, Kim KI, et al. Treatment of unstable peritrochanteric femoral fractures using a 95 degree angled blade plate. *J Orthop Trauma* 2005;19:687–692.
8. Haidukewych GJ, Israel TA, Berry DJ. Reverse obliquity fractures of the intertrochanteric region of the femur. *J Bone Joint Surg Am* 2001;83:643–650.
9. Goh SK, Yang KY, Koh JS, et al. Subtrochanteric insuffi ciency fractures in patients on alendronate therapy: a caution. *J Bone Joint Surg Br* 2007;89:349–353.
10. Capeci CM, Tejwani NC. Bilateral low-energy simultaneous or sequential femoral fractures in patients on long-term alendronate therapy. *J Bone Joint Surg Am* 2009;91:2556–2661.
11. Mills WJ, Barei DP, McNair P. The value of the ankle-brachial index for diagnosing arterial injury after knee dislocation: a prospective study. *J Trauma* 2004;56:1261–1265.
12. Celebi L, Can M, Muratli HH, et al. Indirect reduction and biological internal fixation of comminuted subtrochanteric fractures of the femur. *Injury* 2006;37:740–750.
13. Schatzker J, Wadell JP. Subtrochanteric fractures of the femur. *Orthop Clin North Am* 1980;11:509–520.
14. Mast J, Jakob R, Ganz R. *Planning and reduction technique in fracture surgery*. Berling, Germany: Springer-Verlag; 1989.
15. Glassner PJ, Tejwani NC. Failure of proximal femoral locking compression plate: a case series. *J Orthop Trauma* 2011;25:76–83.
16. Anglen J, Banovetz J. Compartment syndrome in the well leg resulting from fracture-table positioning. *Clin Orthop Relat Res* 1994;301:239–242.
17. Mathews PV, Perry JJ, Murray PC. Compartment syndrome of the well leg as a result of the hemilithotomy position: a report of two cases and review of the literature. *J Orthop Trauma* 2001;15:580–583.
18. Gardner MJ, Evans JM, Dunbar RP. Failure of fracture plate fixation. *J Am Acad Orthop Surg* 2009;17:647–657.
19. Sommer C, Babst R, Muller M, et al. Locking compression plate loosening and plate breakage: a report of four cases. *J Orthop Trauma* 2004;18:571–577.
20. Helmy N, Jando VT, Lu T, et al. Muscle function and functional outcome following standard antegrade reamed intramedullary nailing of isolated femoral shaft fractures. *J Orthop Trauma* 2008;22:10–15.
21. Archdeacon M, Ford KR, Wyrich J, et al. A prospective functional outcome and motion analysis evaluation of the hip abductors after femur fracture and antegrade nailing. *J Orthop Trauma* 2008;22:3–9.
22. Perren SM. Physical and biological aspects of fracture healing with special reference to internal fixation. *Clin Orthop Relat Res* 1979;138:175–196.
23. Bellapianta J, Dow K, Pallotta NA, et al. Threaded screw head inserts improve locking plate biomechanical properties. *J Orthop Trauma* 2011;25:65–71.
24. Bottlang M, Doornink J, Fitzpatrick DC, et al. Far cortical locking can reduce the stiffness of locked plating constructs while retaining construct strength. *J Bone Joint Surg Am* 2009;91:1985–1994.
25. Sellei RM, Garrison RL, Kobbe P, et al. Effects of near cortical slotted holes in locking plate constructs. *J Orthop Trauma* 2011;25:S35–S40.
26. Berkes M, Obremskey WT, Scannell B, et al. Maintenance of hardware after early postoperative infection following fracture internal fixation. *J Bone Joint Surg Am* 2010;92:823–828.
27. Floyd JC, O' Toole RV, Stall A, et al. Biomechanical comparison of proximal locking plates and blade plates for the treatment of comminuted subtrochanteric femoral fractures. *J Orthop Trauma* 2009;23:628–633.
28. Mitchell E, Kregor P. Submuscular locked plating for pertrochanteric femoral fractures: early experience in a consecutive one-surgeon series. Annual Meeting of the Orthopedic Trauma Association, Phoenix, Arizona, 2006.

第 21 章　股骨转子下骨折：髓内钉

作者　Clifford B. Jones
译者　李建强　刘中砥　寇玉辉
校对　张培训

引　言

与髋关节骨折、股骨干骨折相比，股骨转子下骨折不太常见。它主要与年轻人的高能量创伤和老年人的低能量摔倒相关。股骨转子下区域沿着小转子和股骨距承受高强度的压缩力，同时沿着大转子和股骨近端承受分散力。骨折治疗的前提是中和上述力量并保证血运不被破坏，从而促进骨折愈合。

对于大多数股骨转子下骨折来说，股骨近端髓内钉是标准的治疗方法。现在的股骨髓内钉根据螺钉的方向和髓内钉的设计来进行分类。标准的顺行髓内钉有一个曲率半径或前弓处理，以帮助髓内钉进入股骨髓腔。近端螺钉沿着大转子到小转子的方向横行或斜行植入。重建髓内钉和顺行髓内钉的结构相似，但在股骨近端有所加强，以适应近端植入股骨头的斜行交锁螺钉。现在，髓内钉的分类按照入点分为梨状肌入点和转子入点髓内钉。远端交锁螺钉的植入可以沿着外侧到内侧的方向或多向锁定。任何一种组合都可用于股骨转子下骨折的重建髓内钉治疗。因此，足够长度和足够直径的静态锁定髓内钉适用于治疗从大转子至股骨远端干骺端的骨折。

适应证与禁忌证

骨折的 OTA/AO 分型将股骨转子下骨折分为 31–A[1]（图 21.1）。这个分类亚组包括股骨转子间骨折、经转子骨折和股骨转子下骨折，因为术语使用冲突和区域区别使得使用者感到困惑。因为这个原因，Russell 和 Taylor 根据大转子 / 梨状窝区域和小转子内侧骨距区域的完整性、损伤程度提出新的分类方法[2]（图 21.2）。毫无疑问，骨折累及大转子和梨状窝影响髓内钉的植入，并增加了骨折粉碎和不稳定的风险。骨折累及小转子和内侧支撑结构可能造成矢状位对线不良和内翻成角。

重建髓内钉适用于几乎所有的急性股骨转子下骨折。此外，它还适用于某些同侧股骨颈合并股骨干骨折。因为重建髓内钉可以保护整个股骨，因此适用于多种多样的骨折类型。重建髓内钉还可用于预防即将发生的病理性股骨骨折。由于近端螺钉打入股骨头重建髓内钉常用于治疗骨质疏松的股骨干骨折患者，因为此类患者再次摔倒后有很大的风险导致股骨颈再次骨折。重建髓内钉还用于非典型（双磷酸盐相关）的股骨骨折[3–5]。对于特定的股骨近端骨折的青少年，髓内钉可通过转子入点植入。重建髓内钉还适用于治疗某些股骨近端骨折的骨折畸形愈合、骨折不愈合以及接骨板内固定失败。无论何时，同开放手术相比闭合复位髓内固定均为首选，以减少感染的风险并促进愈合。然而，骨折复位的对线恢复和骨折愈合的目标比髓内钉技术选择更加重要。

股骨转子下骨折髓内钉治疗有以下禁忌：首先也是最重要的禁忌证是手术医师的手术技巧。股骨转子下骨折类型复杂，需要经过很长

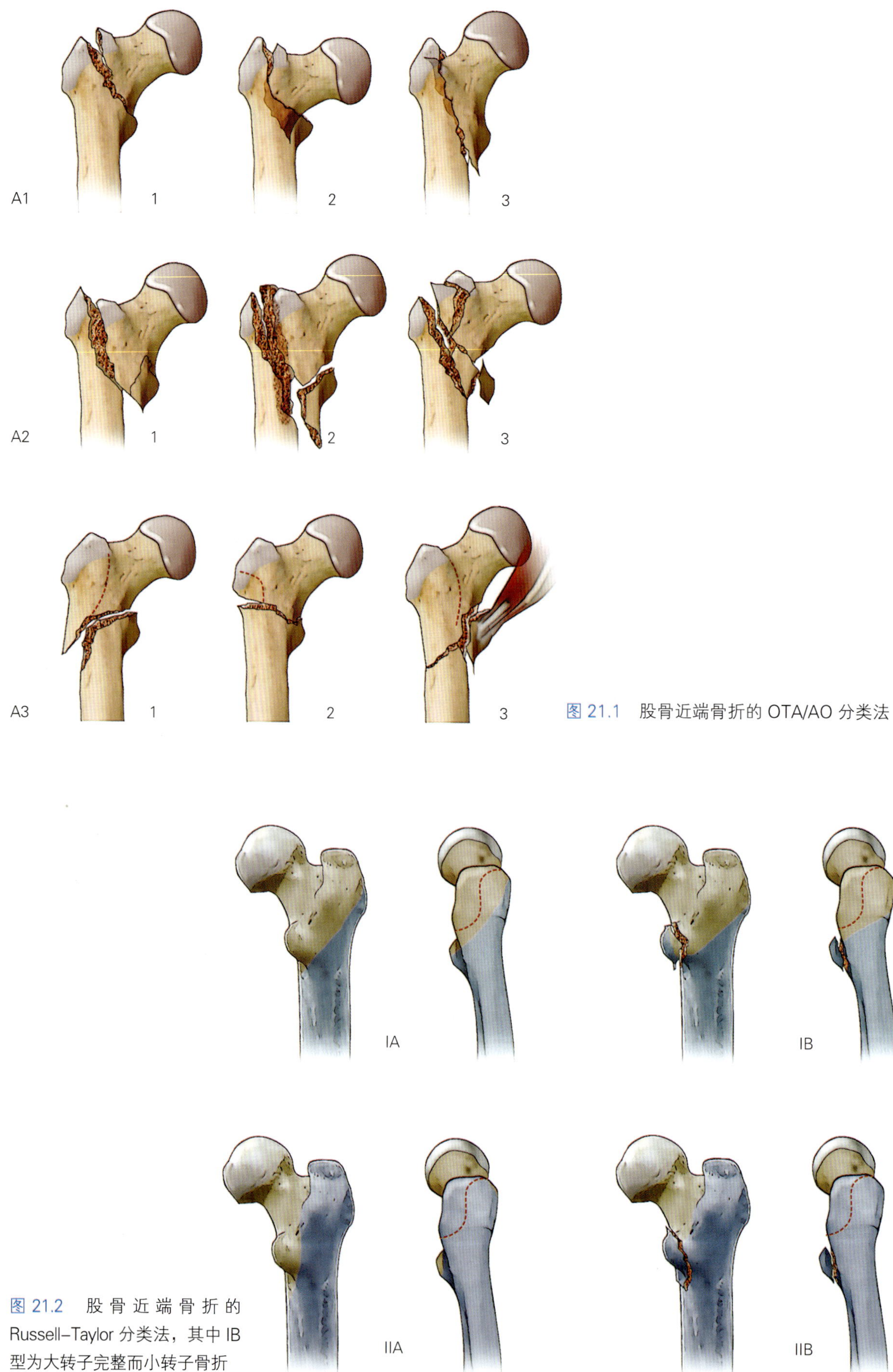

图 21.1 股骨近端骨折的 OTA/AO 分类法

图 21.2 股骨近端骨折的 Russell-Taylor 分类法，其中 IB 型为大转子完整而小转子骨折

的学习曲线才能确保手术成功。大转子严重粉碎且移位的骨折或骨折延伸至股骨颈都是相对禁忌证。此外，髓内钉治疗的禁忌证还包括预先存在股骨畸形、预先存在股骨内植物或有柄全膝关节置换术。

术前计划

股骨转子下骨折主要发生在两类人群[6]：年轻患者的骨折主要为高能量导致的相关损伤和骨折类型，年老的患者主要为在骨质疏松的基础上低能量的摔倒所致。对高能量损伤导致的股骨骨折的患者必须进行仔细的创伤评估以除外对生命和肢体有严重威胁的损伤。股骨转子下骨折常表现为肢体短缩、外旋畸形和疼痛。股骨近端骨折后比较敏感和脆弱，任何肢体移动均会导致患者的疼痛。幸运的是，神经和血管损伤比较少见。

术前影像学资料需要包括低位的骨盆正位片和髋关节正侧位片（图 21.3）。术前必须有股骨全长的图像以明确是否存在股骨畸形、预先存在的内植物和远端的假体，从而排除髓内钉的禁忌证。我们常对健侧股骨摄片作为模板，用于测量股骨颈干成角、股骨颈干移行部、髓腔直径、股骨前弓和肢体长度。这一点在存在粉碎性骨折和骨质缺失时尤其重要。而且，在一些身材矮小的人群和种族，由于股骨的颈—干移行部相对较短、股骨颈宽度不足和髓腔狭窄，使得髓内钉技术很难实施。牵引位图像通过在中立位对肢体轻柔和持续牵引获得。这些图像在评估骨折断面情况、骨折类型和骨折范围时帮助很大。过去，曾经通过倾斜位的图像评估股骨颈的情况，但如今已被 CT 取代。CT 轴位、冠状位和矢状位的重建是评估股骨颈、梨状窝和大转子解剖情况的最佳方法（图 21.4）。摄影的最佳条件是适当牵引并将肢体置于中立位。骨折累及梨状窝和 / 或大转子伴有冠状面劈裂，使得股骨近端髓内钉治疗更加复杂。如有股骨近端髓腔损伤，则髓内钉的稳定性将受到影响。因此，需要应用开放或半开放的髓内钉技术进行复位和随后的髓内钉植入。这种情况下，关节周围的锁定接骨板也许是适合的。

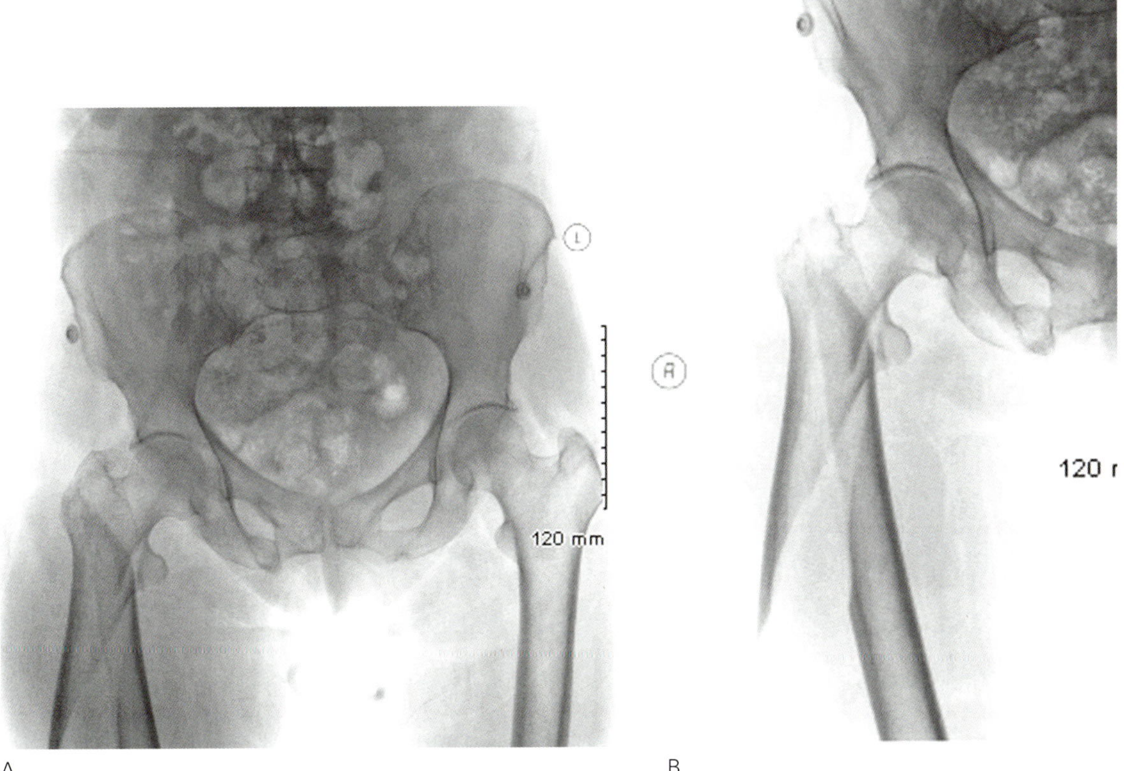

图 21.3 63 岁女性患者，低能量摔倒后致股骨转子下骨折。图为骨折后骨盆正位片（A）、髋关节正位（B）、髋关节侧位（C）和股骨正位片（D）

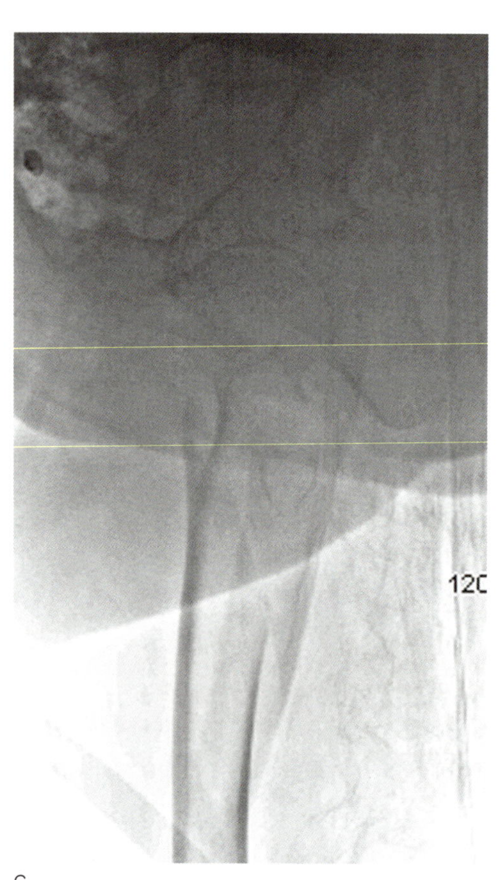

C

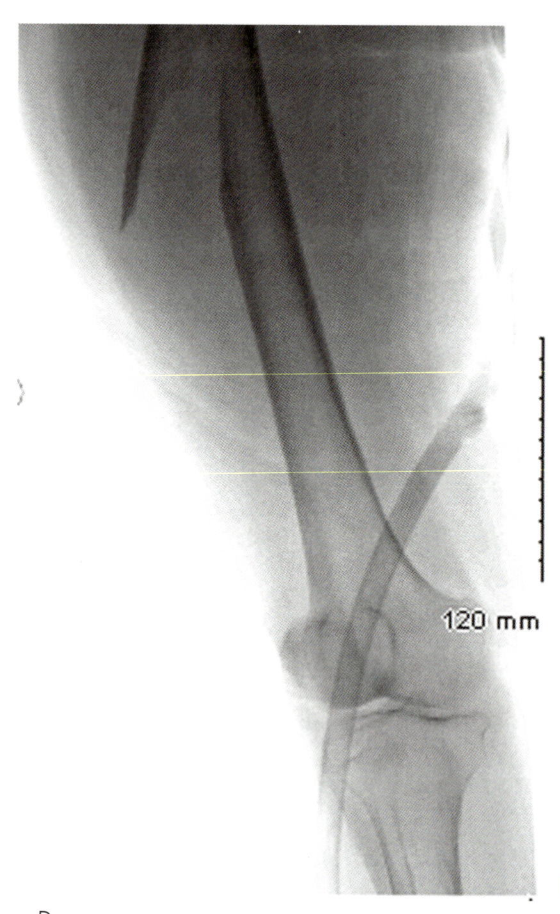

D

图 21.3（续）

对于多数患者，考虑到疼痛、持续失血、深静脉血栓风险和压疮，应在住院后 24 小时内行内固定手术。患者必须意识清醒，术前完善血常规和生化检查并进行交叉配血。对于低能量骨折的老年患者，还需完善代谢监测，包括钙、维生素 D、促甲状旁腺激素和促甲状腺激素。深静脉血栓高危患者需要在术后进行静脉泵和 / 或药物干预。根据骨折类型、骨折相关损伤和手术医师的喜好，需要进行牵引帮助恢复肢体长度并减少失血和疼痛。

围术期评估

髓内钉的选择取决于手术医师的经验、骨折类型、股骨近端的几何形状和股骨干的解剖。缺乏经验、对畸形的理解错误和影像学资料阅读不充分，大大增加了骨折复位不良的发生概率。身材矮小的种族拥有相对狭窄的股骨颈、短的股骨颈干移行部和狭窄的髓腔，使得重建髓内钉植入困难或不可能。如果对骨折的解剖结构不清楚，对侧的股骨图像可能有助于术前计划、测量和制模。

重建髓内钉有多种长度和直径规格（图 21.5）。根据制造商的情况，髓内钉分为左右侧特异性的，也有由于近端螺钉的形态不同可同时应用于左右侧的。多数重建髓内钉近端扩大或增厚，以容纳股骨近端的螺钉并适应近端股骨较高的力学强度要求。髓内钉股骨近端增厚部分与髓内钉股骨干部形状不同，过渡部分的形状是依据制造商的不同而异。与梨状窝入路的标准重建髓内钉相比，转子入路髓内钉一般有 4° ~10° 的冠状面弯曲或成角，而梨状窝入路的重建髓内钉则没有。近端交锁螺钉常向前方成角（8° ~15°）以适应股骨颈的前倾，同时向头侧成角（120° ~135°）以适应颈干角。尽管髓内钉存在前倾角，呈钉入点过度偏后会妨碍近端锁钉向股骨颈和股骨头的植入不能恢复股骨正常的颈干角，则会严重影响近端螺钉植入。近端螺钉的直径为 5.0~8.0 mm 不等，进深为 1.5~2 cm。当存在内翻畸形或解剖异常时，螺钉的植入可能达不到最佳位置或不能植入。近端螺钉为部分螺纹螺钉或全螺纹螺钉。对于老年的骨质疏松患者来说，只有全长的股骨髓内钉才能用于分配股骨承担的力量和保护股骨全长。对于粉碎性骨折的年轻患者来说，推荐使用粗的髓内钉。对于年老的骨质疏松性骨折患者，髓内钉的直径需要根据患者的解剖结构做出调整，以避免穿透远端皮质。上述情况下，笔者推荐使用小的解剖曲率半径或小的（直径小于 11 mm）的髓内钉这样有利于远端主钉位置的中置并降低了前方骨皮质穿透的风险。因为骨折固有的不稳定性，所有的重建髓内钉在远端必须使用 1~2 枚螺钉锁定。

为了克服骨折后股骨近端的致畸形力，可同时在矢状位和冠状位恢复骨折对线的器械很有用（图 21.6）。大的和小的复位钳（Weber 复位钳，大的和小的，每个尺寸 1~2 把）可以经小的直切口跨越骨折部位从而对螺旋形骨折或横形骨折解剖复位（图 21.7）。球头长锥[3, 7]可以调整和复位大的骨折块（图 21.8）。经皮或直视下穿入 Schantz 针（2.5 mm 和 / 或 5.0 mm）有助于重新排列骨折块、复位、调整和固定骨折块。Schantz 针可以在复位开始时临时以双皮质方式穿入，然后当球头长锥穿入后转换至单皮质方式（图 21.9）。从前面后植入的 Schantz 针可以充当阻塞针使干骺端变窄并对扩髓和随后髓内钉的植入过程进行调整。近端入口处前方和后方的克氏针（0.62 mm）有助于复杂或多维骨折的重建，加固股骨近端管状结构，从而防止在扩髓和髓内钉植入时出现骨折移位（图 20.10）。

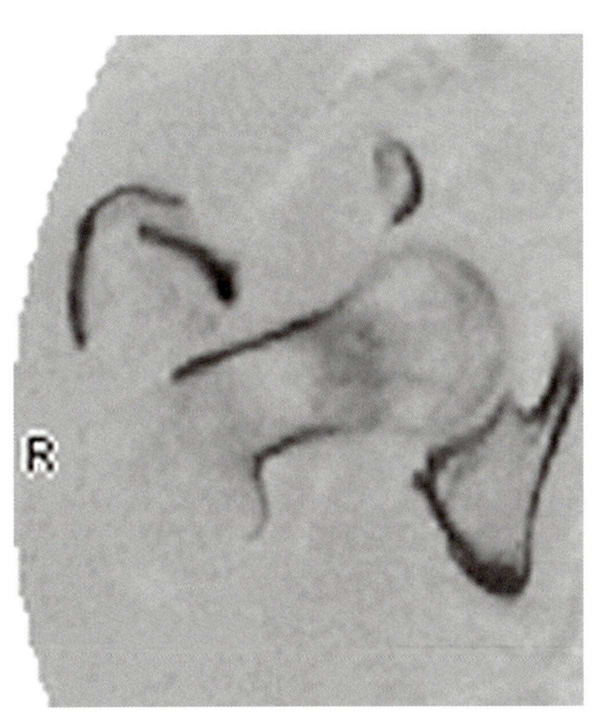

图 21.4 47 岁女性患者，MVA 后致股骨转子下骨折，股骨近端冠状 CT 显示大转子粉碎且移位

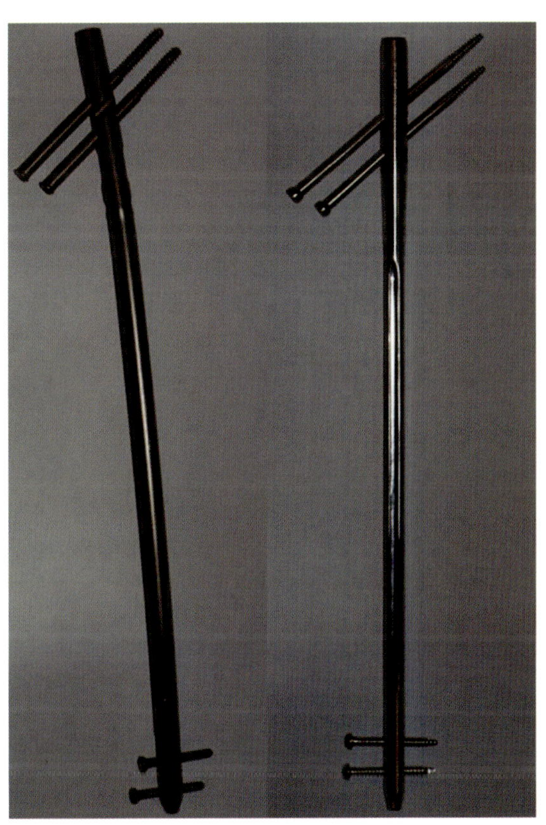

图 21.5 两种类型的重建髓内钉：转子入路的重建髓内钉（弯曲，转子入路或普通入路）和标准重建髓内钉（直的，梨状窝前方入路）

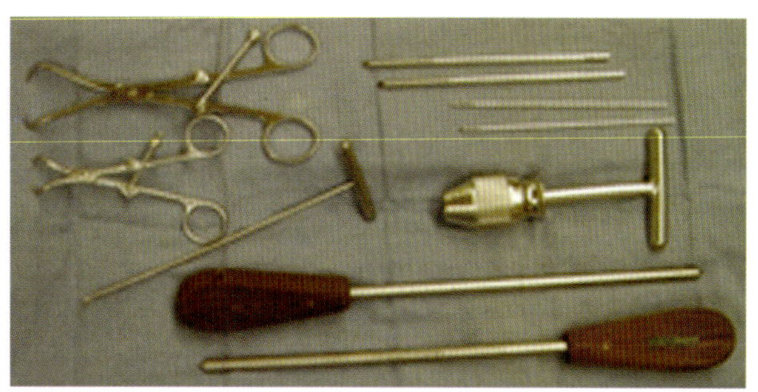

图 21.6 股骨近端骨折的辅助复位器械。小的和大的 Weber 复位钳，2.5 mm 和 5 mm 的 Schantz 针，肩钩，通用把持器和球头长锥

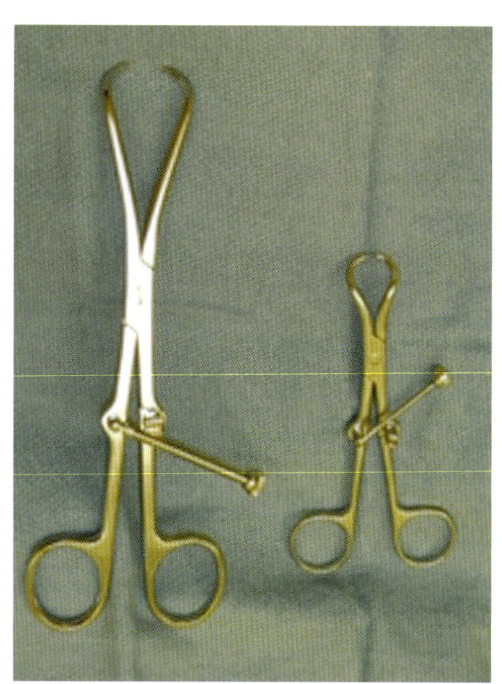

图 21.7 大的和小的 Weber 复位钳

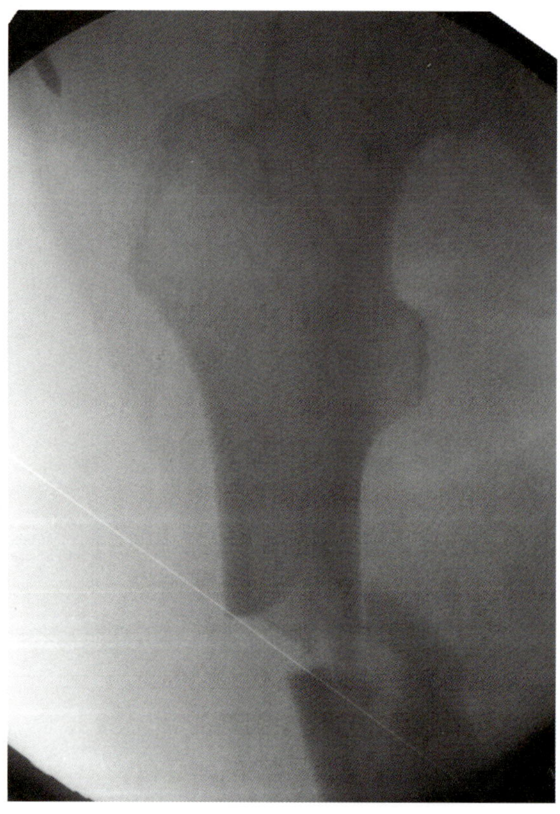

A

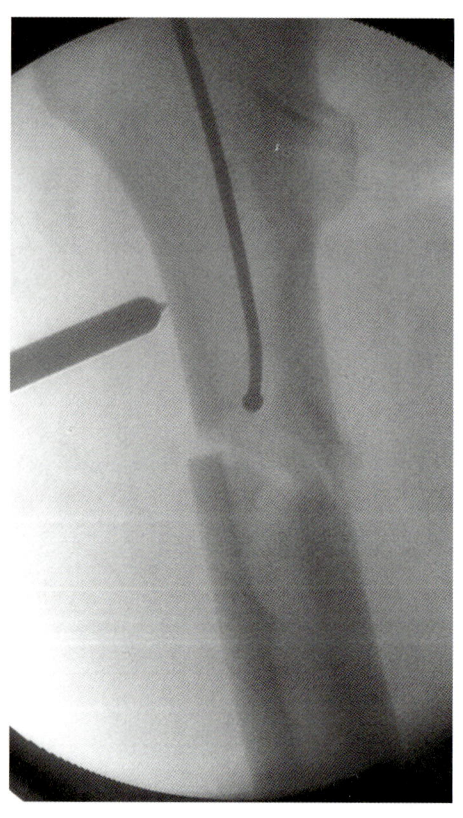

B

图 21.8 合并屈曲和外展畸形的不稳定转子下骨折（A），畸形通过经皮穿入的球头长锥（B）纠正，提高了近端入路的精确性，并在扩髓和髓内钉植入过程中保持骨折复位

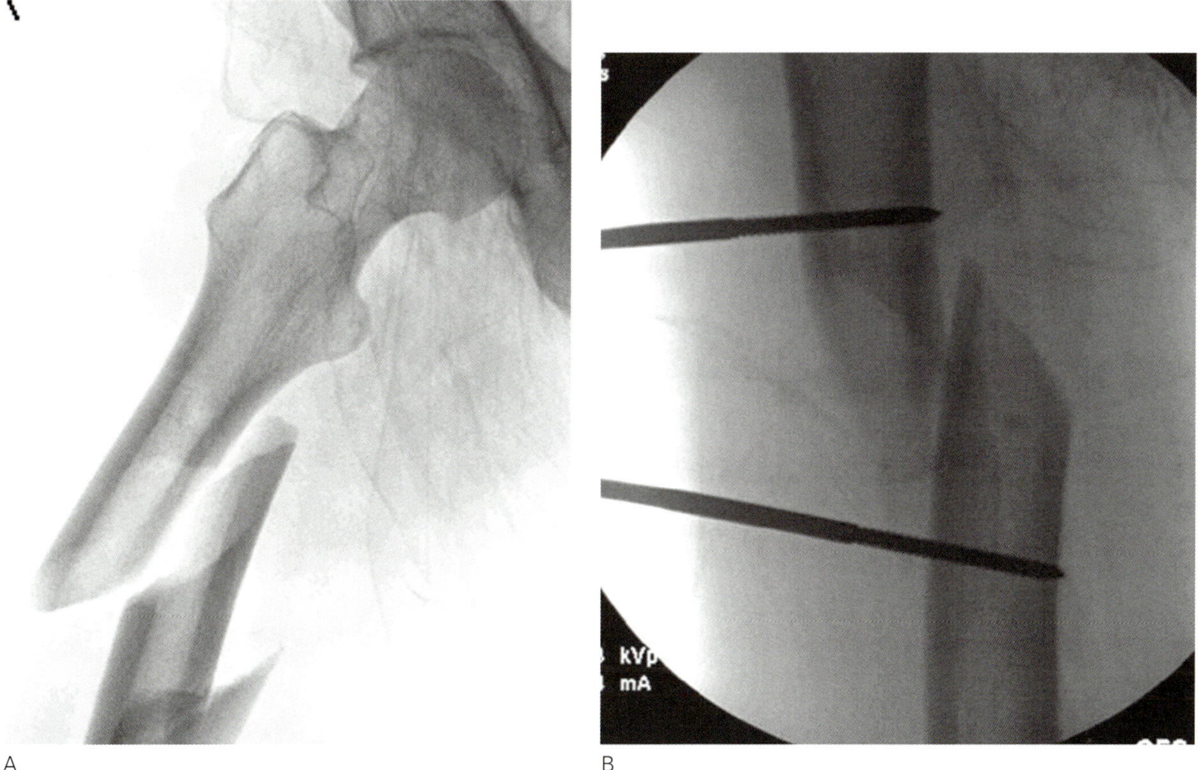

图 21.9　85 岁男性股骨近端骨折患者，图像显示骨折的类型（A），然后经皮穿入 2 枚 5.0 mm 的 Schantz 针用于调整、固定和重新排列骨折块。骨折复位后，Schantz 针退回外侧皮质以便于扩髓和髓内钉植入

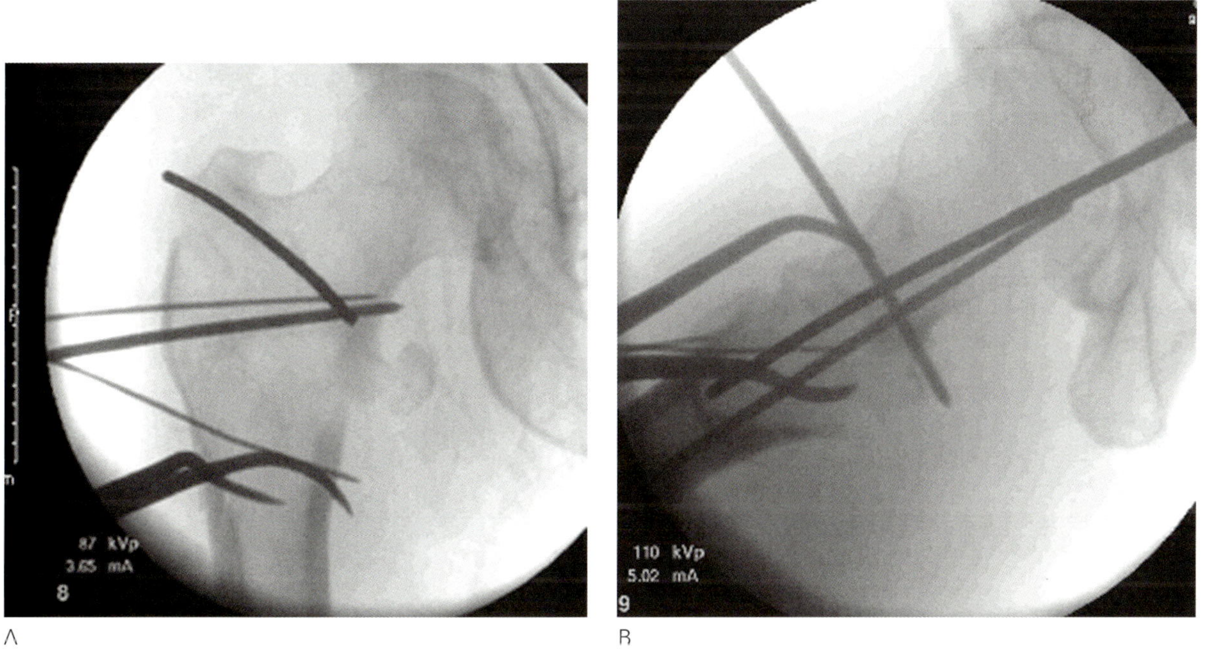

图 21.10　从后方经皮向前方打入的克氏针和控制旋转畸形的 Schantz 针一起在扩髓和髓内钉植入过程中保持股骨近端复位。图为正位片（A）和侧位片（B）

患者体位

手术时患者取仰卧位或侧卧位置于骨折手术床上。仰卧位更加常见，因为手术医师和手术室工作人员比较熟悉这个体位，患者摆体位时间较快，骨折复位可能得到改善（图 21.11）。此外，仰卧位便于术中使用 C 臂对股骨近端进行透视，而透视结果对成功的骨折复位和髓内钉治疗起决定性作用（图 21.12）。仰卧位的缺点是肢体伸直后的纵向牵引时常会加重股骨近端骨折各个方向上的畸形。上述困难可以通过将患者以侧卧位置于牵引床上解决。然而，年轻手术医师和手术室工作人员对侧卧位不熟悉。而且，患者于侧卧位置于牵引床上时需要不同的手术器械以适应患者和骨折复位。

术中牵引可以通过牵引鞋或骨牵引完成。如果手术在骨折后 48 小时内进行，多数患者可以采用牵引鞋。如果手术延迟，可能需要使用骨牵引以恢复肢体长度。如果需要，牵引需要定期减重或去除，以降低会阴和坐骨神经损伤的风险。麻醉有助于骨折复位。不推荐在常规手术床进行术中或手法牵引，因为使用上述方法难以始终维持肢体的长度，而且需要专用的小腿肢固定器或技术熟练的助手。在部分高能量所致骨折的患者中，特别是那些合并“仪表盘”损伤的患者，可能出现膝关节韧带的隐匿性损伤。因此，若患者表现为膝部疼痛、肿胀，在证实膝关节损伤之前，通过股骨远端骨针施行骨牵引是较安全的。

患者置于牵引床上时，术中获取高质量的髋关节正位片和侧位片可用于确定骨折复位和股骨颈的前倾角度。通常，X 线束必须以与地面倾斜 10° ~25° 的角度投照，以获取真实的侧位片。正位片需要 X 线束轻度翻转和向头部倾斜，以适应股骨颈的屈曲和外展。显示器应置于牵引床末端，使手术医师和透视技术员均能轻松看到屏幕。如果患者在牵引床上取侧卧位，正位片需要 X 线束平行于地面，而侧位片则需要 X 线束垂直并向头部倾斜 30° ~45°，以更好地显示股骨颈。

对侧未损伤的下肢可以作为模板，在术前评估肢体的旋转、长度和对线情况。仰卧位时，骨折应该在术前尽可能复位。首先，通过外旋（不是像转子间骨折一样内旋）牵引鞋旋转固定好的肢体。第二步，通过小腿和足底给予牵引。第三步，足部牵引装置屈曲 15°~20° 。第四步，内收 10° ~15° 以利于主钉的插入。一旦上述步骤完成，进行透视评估复位的程度并调整 C 臂的角度以获取真实的复位图像。对侧肢体可以取剪刀体位或膀胱结石位。剪刀体位可以适应长时间的操作但会干扰侧位片的摄取。膀胱截石位方便获取侧位片但对于肢体延长的病例（间室内压力增高）和髋部活动受限的患者应该小

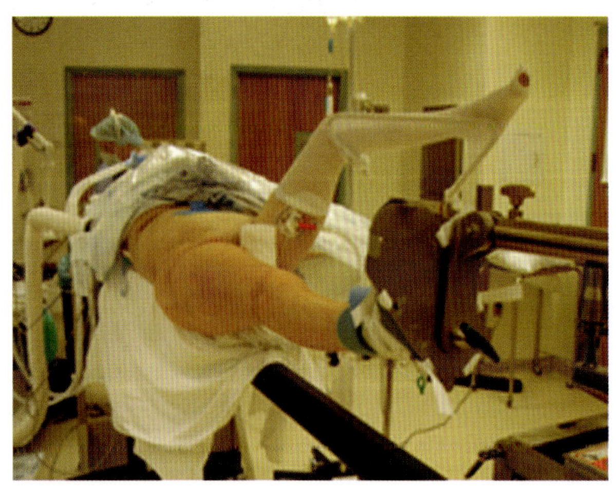

图 21.11 患者取仰卧位置于 OSI 牵引床上，患肢使用牵引鞋牵引，置于轻度的外旋内收位，健肢呈膀胱截石位

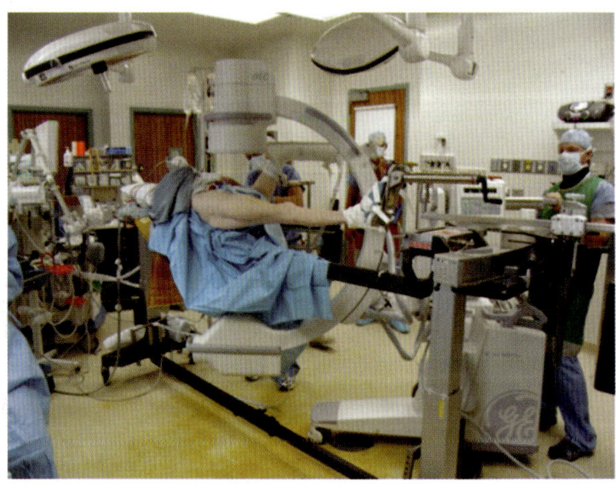

图 21.12 C 臂的放置

心。无论哪一种方法，术中对未骨折的肢体的压迫区域和骨筋膜室进行持续监测是必需的。

术中切皮后 1 小时内应静脉给予头孢菌素并持续至术后 24~48 小时。消毒和铺巾必须覆盖到身体同侧的胸壁下缘至小腿中段。若预先进行开放骨折的冲洗和清创，笔者习惯重新消毒和铺巾。

骨折复位

无论何时，在切取手术切口前，必须完成骨折复位并进行透视证实。因为开始时骨折可能为相对的屈曲畸形，复位后皮肤切口发生改变，手术入路也需要重新选取。正确复位包括在冠状位和矢状位上肢体长度、旋转和对线的恢复（图 21.13）。正位片、侧位片和斜位片（旋上或旋下）有助于评估骨折复位的效果。

当骨折持续存在屈曲畸形和内翻畸形时，股骨近端需要使用球头长锥或 Schantz 针通过一个小的皮肤切口辅助复位。通常，上述操作会通过一个小的前外侧皮肤切口实现，以抵消屈曲和外展的应力，而这些畸形往往位于图像之外。当骨折复位后，主钉入点的选择更加容易，将转子和梨状肌窝与股骨骨干轴线成一条直线即可。对于螺旋形骨折，联合使用球头长锥和 Weber 复位钳可以有效复位并维持复位[8]。同样，通过使用 3~4 cm 的前外侧皮肤切口，沿肌纤维方向纵行分离股四头肌插入 Weber 复位钳（在两个平面垂直于骨干）。一旦骨折部位在透视图像上确认，分开复位钳沿骨皮质滑行并最终在骨折两端闭合以复位骨折（图 21.14）。在最终锁定复位钳之前，应将复位钳的锁扣松开而后再夹持骨折端有利于恢复旋转力线。若骨折没有复位，则可能存在旋转或屈曲畸形，可以通过侧位片来明确（图 21.15）。在近端屈曲移位的骨块上使用球头尖锥（从前向后），有利于改善近端骨块的屈曲移位以实现骨折的复位。（图 21.16）。

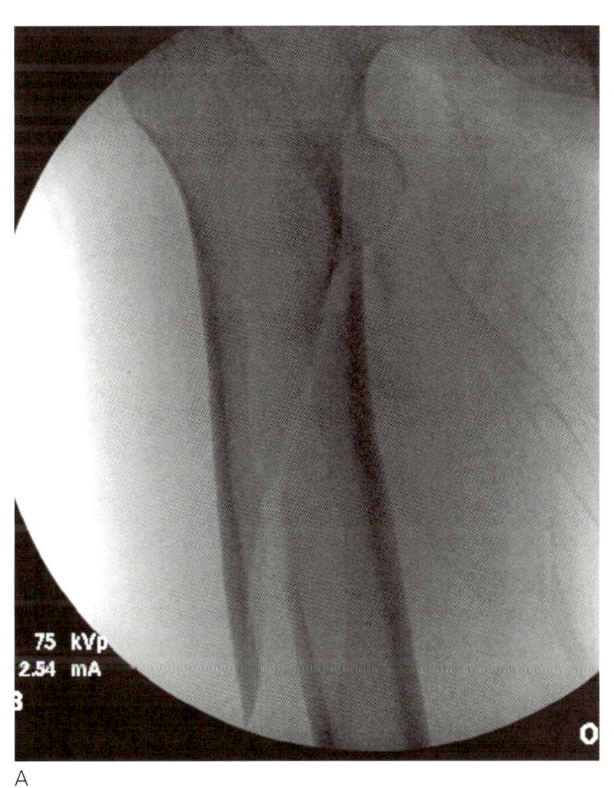

A

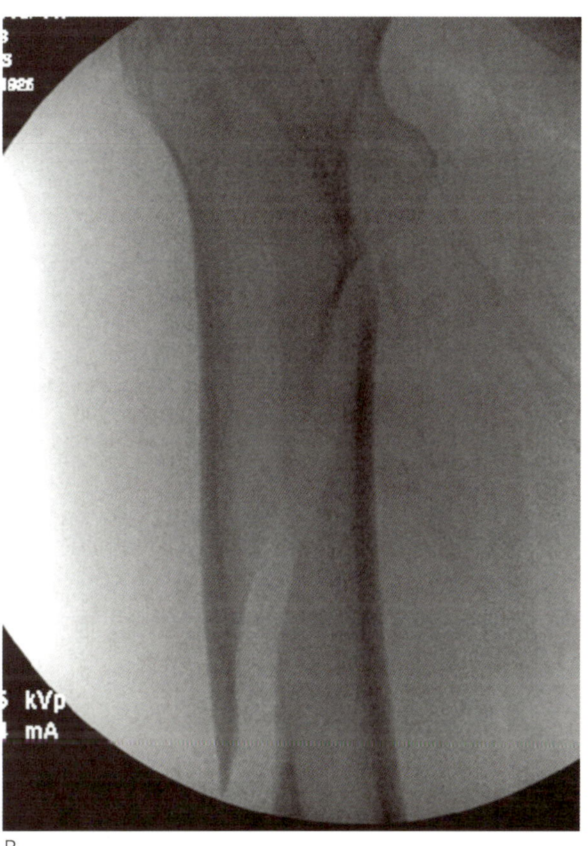

B

图 21.13 螺旋形骨折术中错误的旋转（A）和正确的旋转（B）

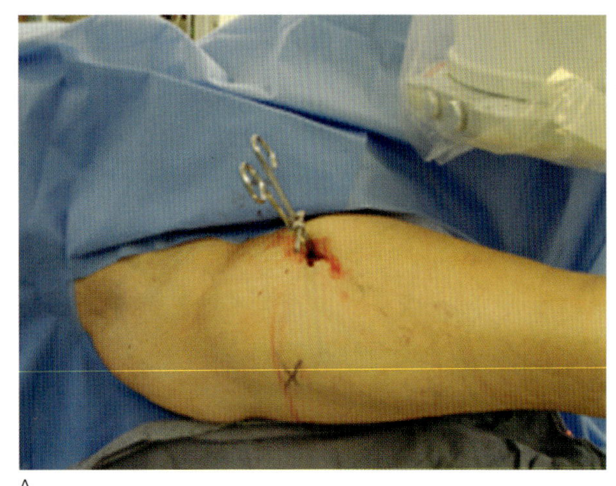
A

图 21.14　对于一个螺旋形骨折，取一个 4 cm 长的皮肤切口，然后将大的 Weber 复位钳平行于肌纤维伸入直达骨干（A）。到达骨干并平行于骨折平面后，将复位钳旋转 90°（B），沿骨面滑行并使用复位钳的尖齿加压骨折

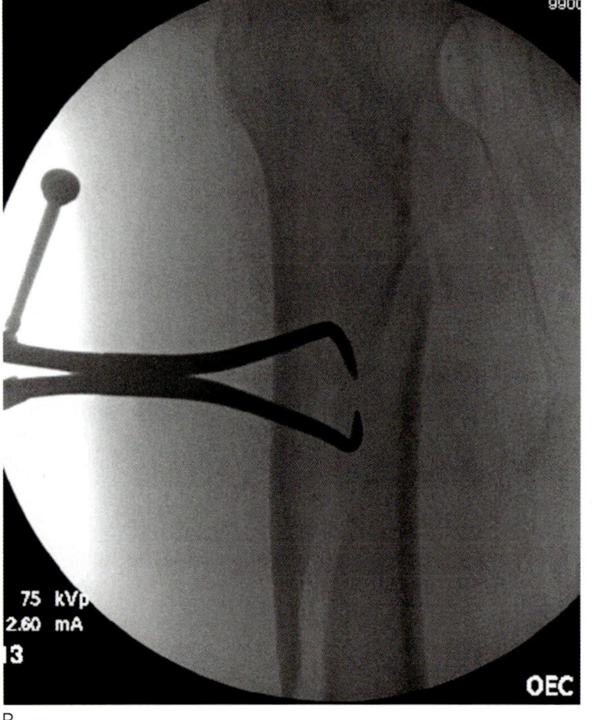

B

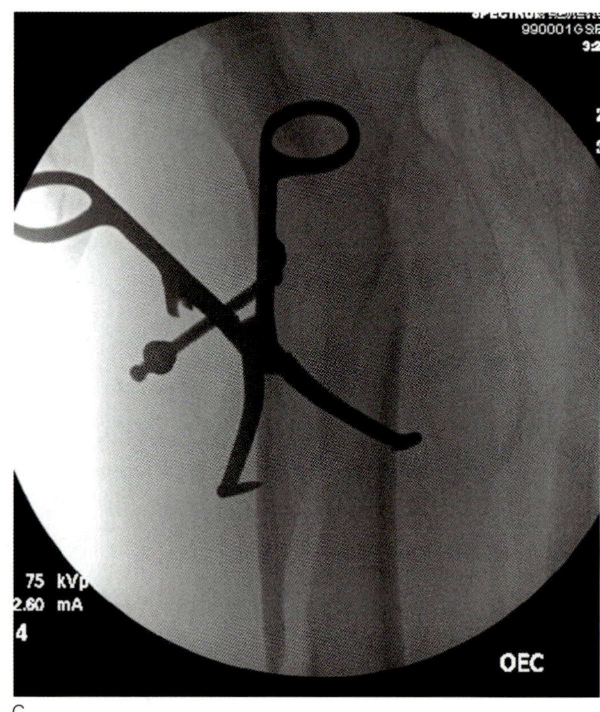

C

对于多段骨折，笔者常在中间骨块上使用单皮质的 Schantz 针协同球头尖锥纠正骨折内翻畸形，同时在远端使用肩钩纠正平移（图 21.17）。另外一个不常用的复位方案是使用双皮质的 Schantz 针沿着前内侧股骨距的区域来纠正近端骨块的旋转、力线和平移（图 21.18），而且，后方凹陷成角的顶端畸形可以通过从下方应用骨锤同时自前向下加压手法来纠正。

髓内钉入路

手术切口需要沿股骨干走行[7]。为了确保这一点，需要在正位片和侧位片上放置一根导针，以确定髋关节近端两条直线的交汇点（图 21.19）。切口起始于髂嵴远端并沿直线指向大转子（图 21.20）。应避免跨越大转子的短切口或使用尖锥来制造入点，因为这样会增加内翻畸形的发生率。对于肥胖和肌肉发达患者，主

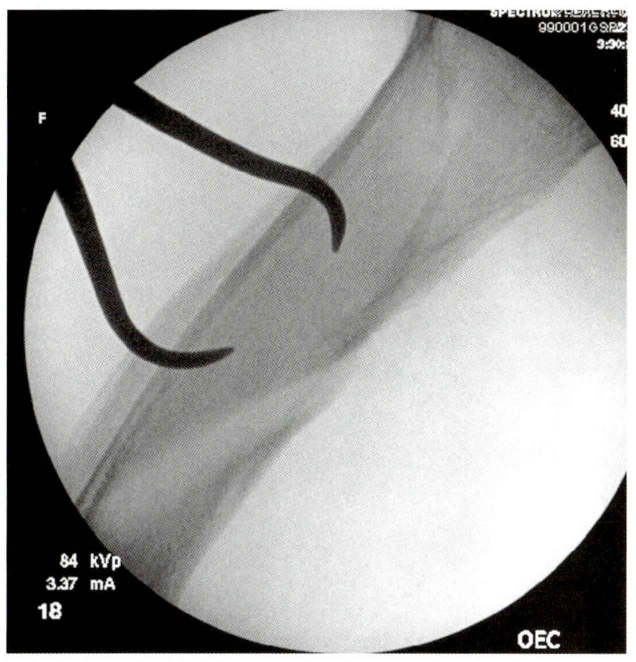

图 21.15　图为 Weber 复位钳夹持复位骨折的侧位片，屈曲畸形依然存在

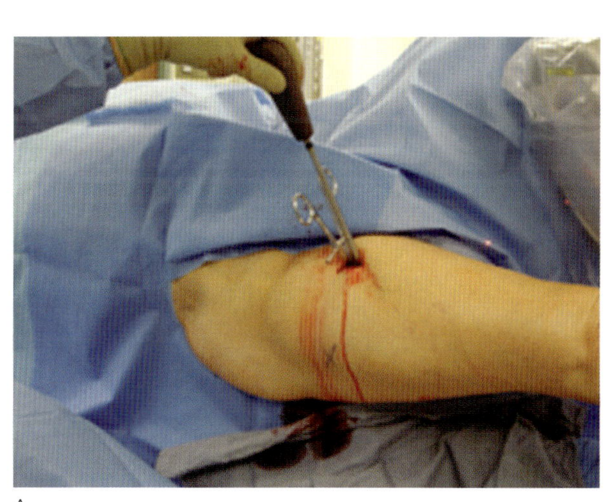

A

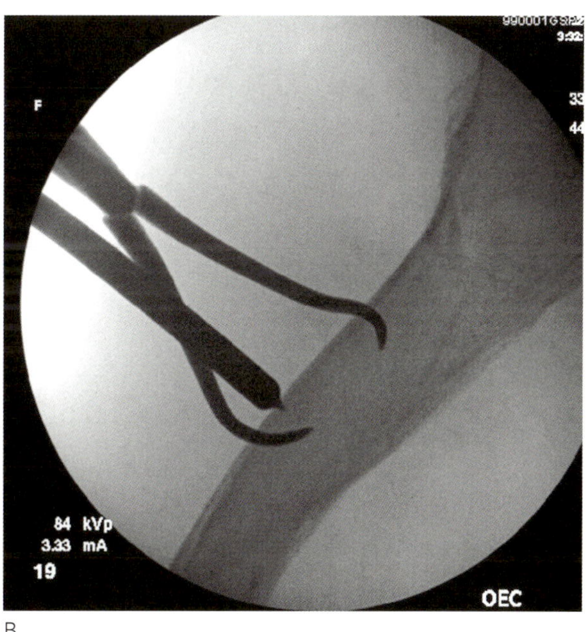

B

图 21.16　使用同样的前外侧切口将球头尖锥沿着股骨近端骨块插入（A，B），轻轻松开复位钳，通过使用尖锥从前向后用力复位骨折直至理想程度。然后将复位钳再次夹紧以实现解剖复位并能够在扩髓过程维持稳定（C，D）

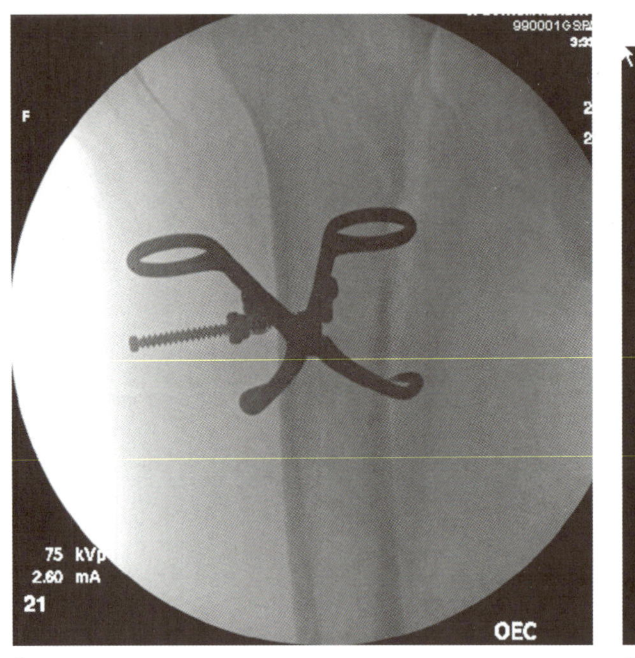

C

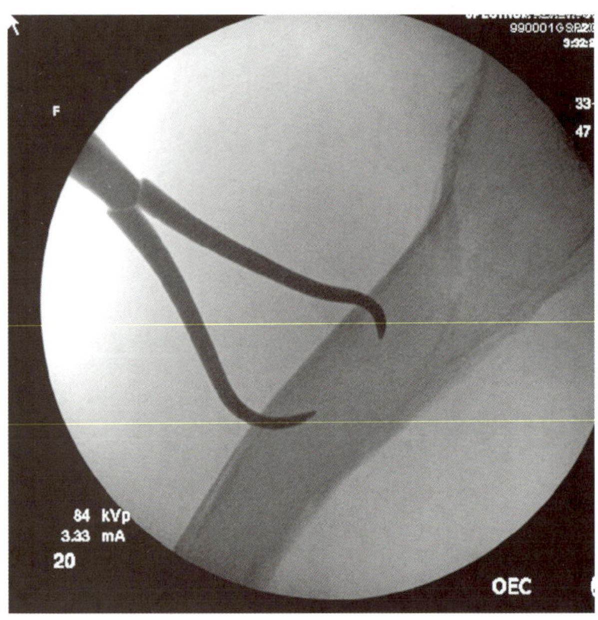

D

图 21.16（续）

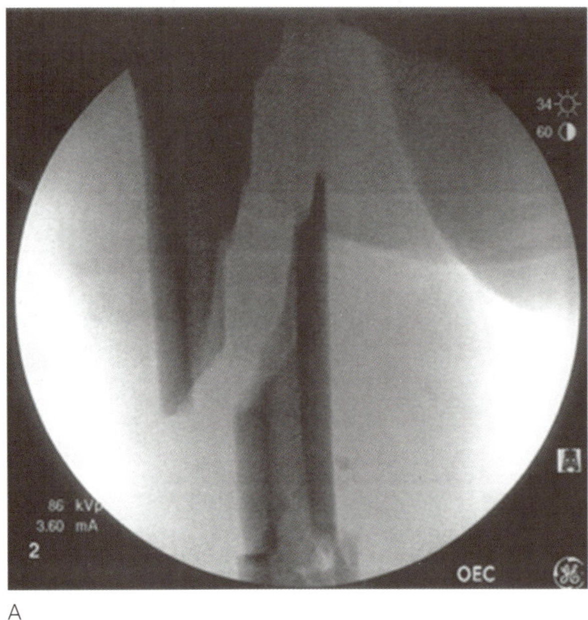

A

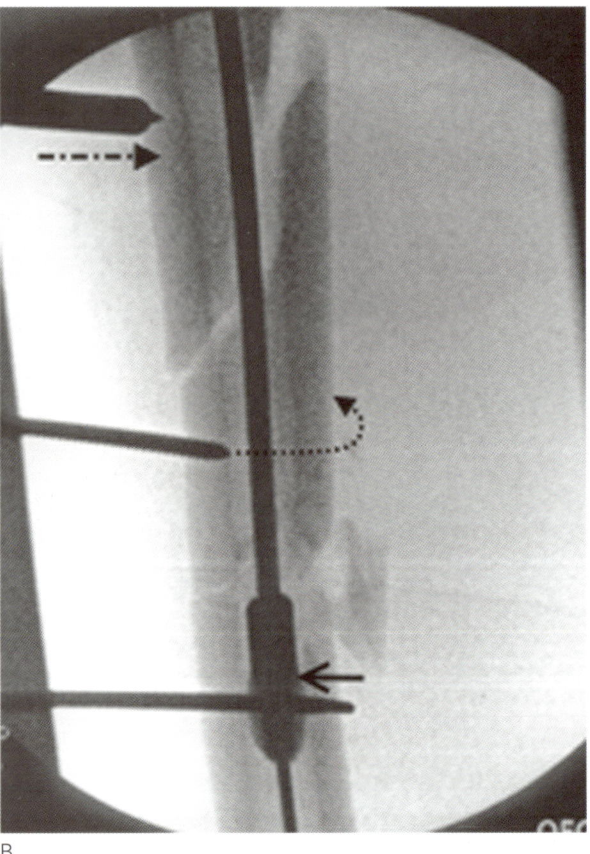

B

图 21.17 移位且不稳定的多段转子干骨折的正位片。骨干伸直（A）；使用股骨近端的球头尖锥、5.0 mm 的 Schantz 针协助复位和纠正旋转，同时使用肩钩对远端进行复位。通过上述方法，可以重新排列不稳定的骨折从而为导针插入、扩髓和髓内钉插入创造条件（B）

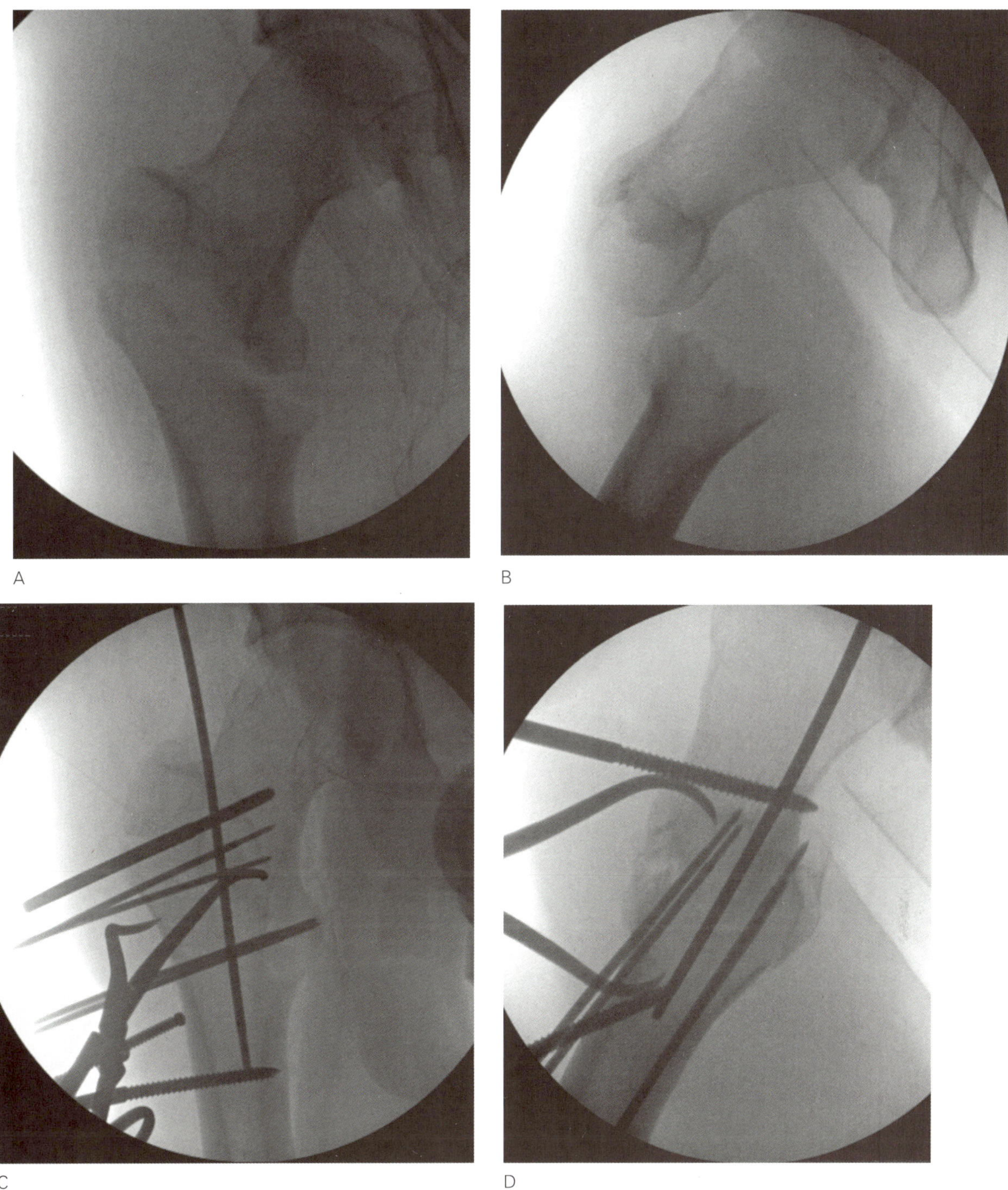

图 21.18　移位和旋转畸形的股骨转子下骨折，图 A、B 分别为正位片和侧位片，应用 2.5 mm Schantz 针、5.0 mm Schantz 针和 Weber 复位钳抵消致畸形力量从而稳定骨折，便于导针穿入（C，D）、扩髓（E）和髓内钉穿入（F，G）

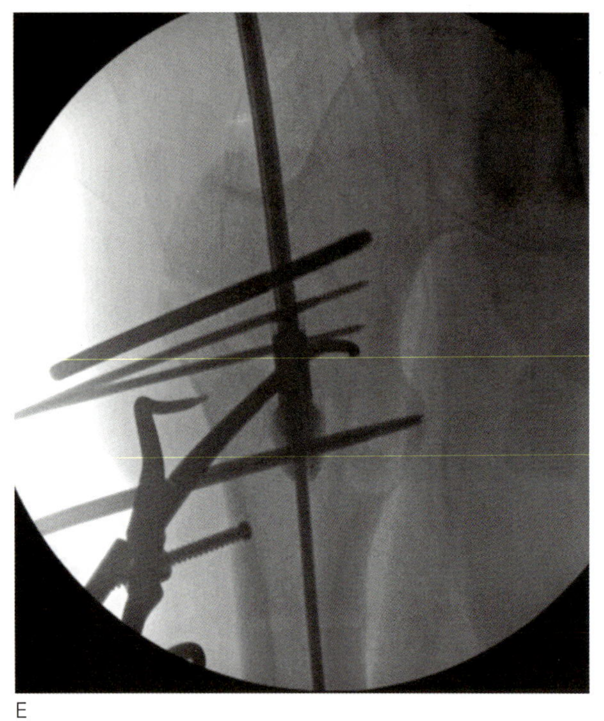
E

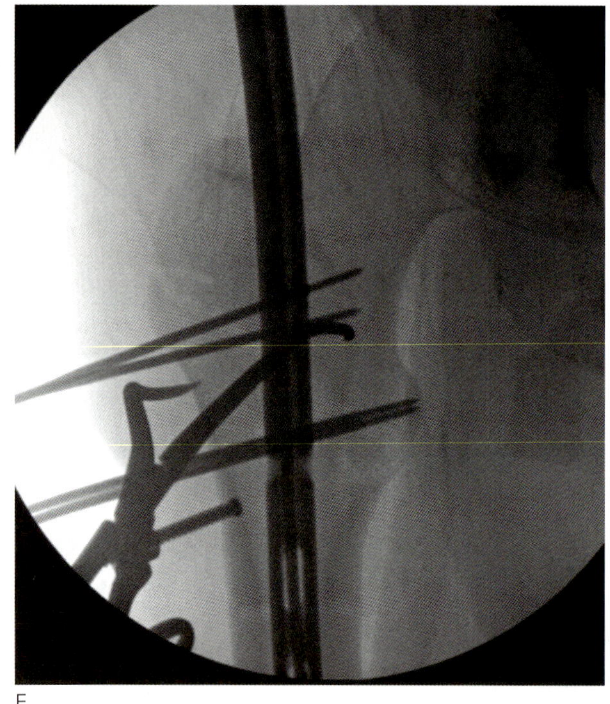
F

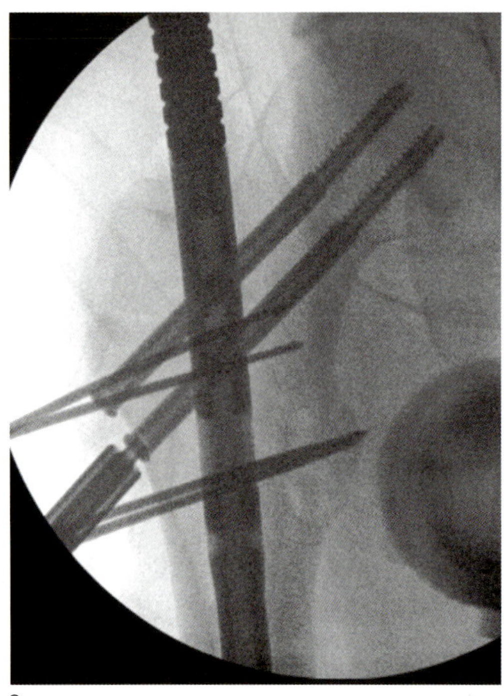
G

图 21.18（续）

钉入点的切口尽量靠近近端对预防内翻畸形至关重要（9–11）。一旦导针经皮放置后，还需要经皮触诊大转子以确定导针的方向，最后在透视或 X 线片上确认。

关于仰卧位时行重建髓内钉手术，笔者推荐的入点为标准梨状窝入路入点前方 10 到 15 mm（图 21.21）。必须在正位片和侧位片上确认导针没有跨越股骨颈。传统的梨状窝入路髓内钉植入手术，导针穿入位置在正位片上大约为股骨颈远端 10~15 mm；在侧位片上，导针必须与股骨颈平行或恰好位于股骨颈的后方。如果入点太靠后，将使得螺钉植入股骨颈和股骨头变得困难或达不到理想的力学标准。如果入点太靠前，将产生一个从前到后过大的螺钉植入角度，

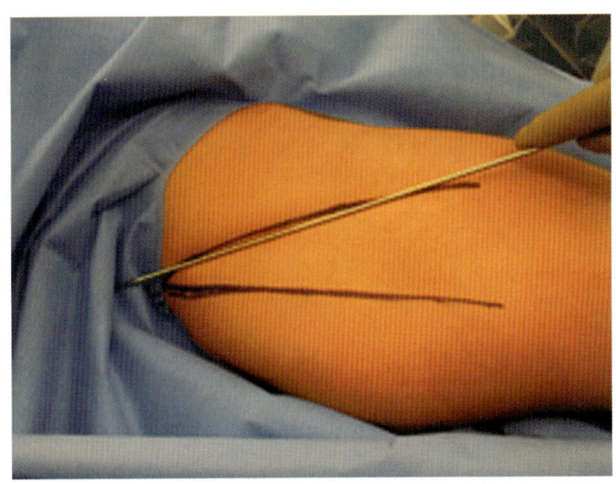
A

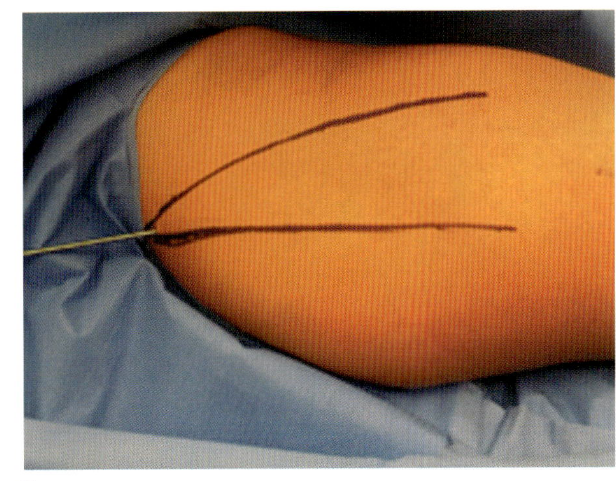
B

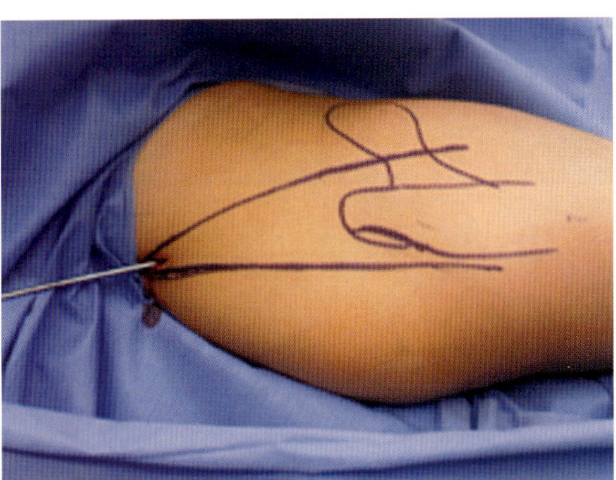
C

图 21.19　通过体外参照针的辅助进行正位和侧位摄片。在皮肤上做出标记（A），切口的起始部位为两条标记线的交汇点（B，C）

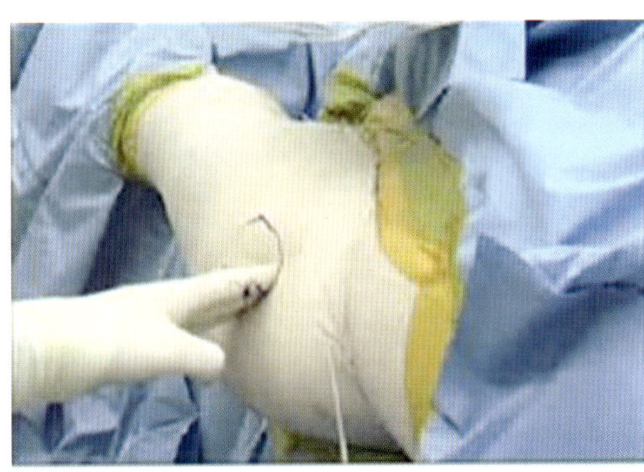

图 21.20　使用副手（左手）触诊大转子的中心，使用主手（右手）把持导针根据触觉定位经皮插入

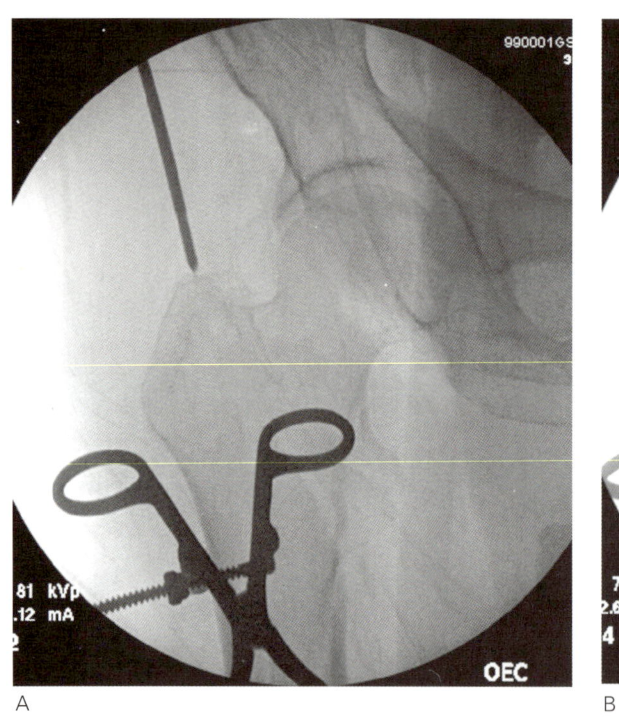

A

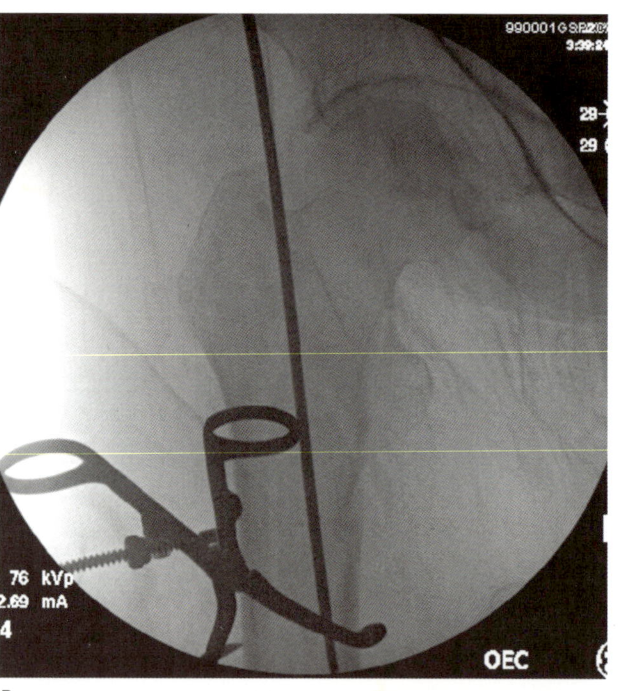

B

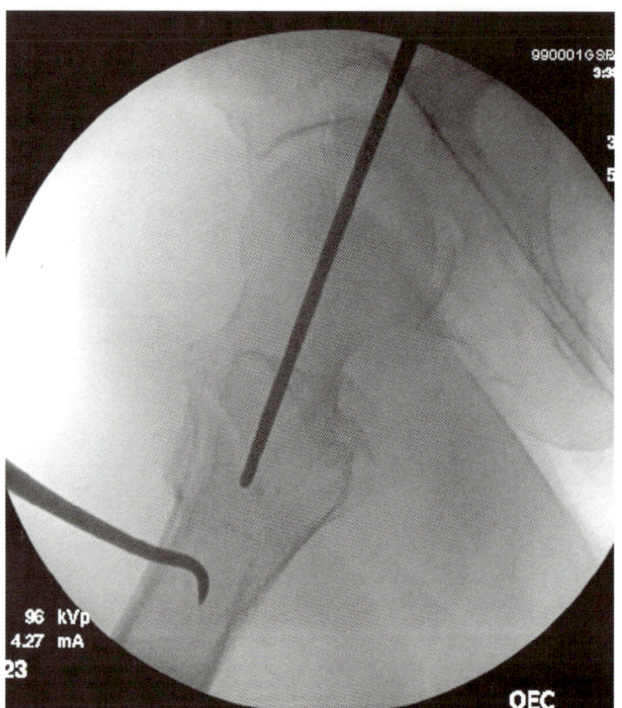

C

图 21.21 不正确的入点是大转子尖部或大转子尖部的侧方（A）。正确的入点是通用入点，即在正位片（B）和侧位片（C）上平行于骨干

并增加了主钉植入时近端的环形压力，使发生股骨近端爆裂骨折的风险增高。一旦入点在正位片和侧位片上确认，插入最终的螺纹导针至小转子水平并确保在各个平面上平行于股骨干。一旦导针植入并且入点确定后，围绕导针切取一个 2~3 cm 的切口以允许活动导针周围的软组织，并为随后的扩髓和髓内钉植入制造空间（图 21.22）。

通常笔者推荐在打开股骨近端皮质时使用空心钻（8~9 mm）来代替多数器械中较大的钻头（12~16 mm），以避免劈裂、加宽和 / 或使近端骨折块移位（图 21.23）。一旦钻开骨皮质，插入球头导针，导针的尖端可以选择是否预弯（图 21.24）。在透视下将导针沿着髓腔向下插入直至股骨远端，操作中应保持导针位于髓腔中央（图 21.25）。应将导针的球头插入致密的软骨下骨但又不穿出软骨面，从而降低在扩髓器插入和移除时导针拔出的可能。

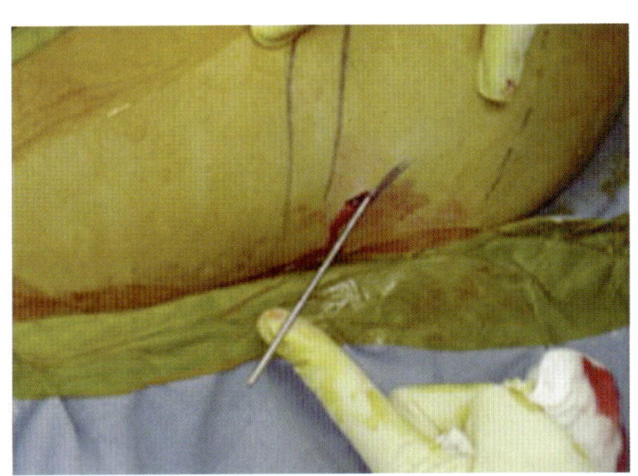

图 21.22　在导针周围切取一个 2~3 cm 的切口，便于活动导针周围的软组织和空心器械的插入。导针不能被浅层的皮肤和筋膜所缠绕

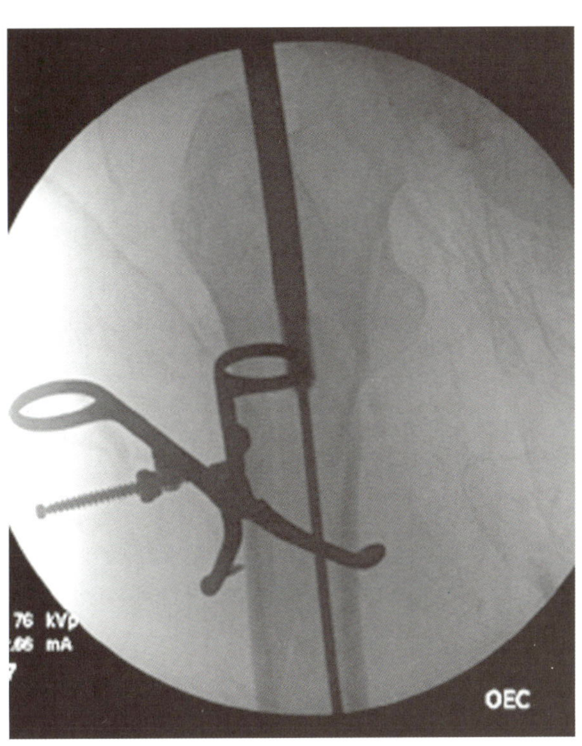

图 21.23　使用 8 mm 的刚性末端的切割钻，以打开近端股骨直至小转子水平

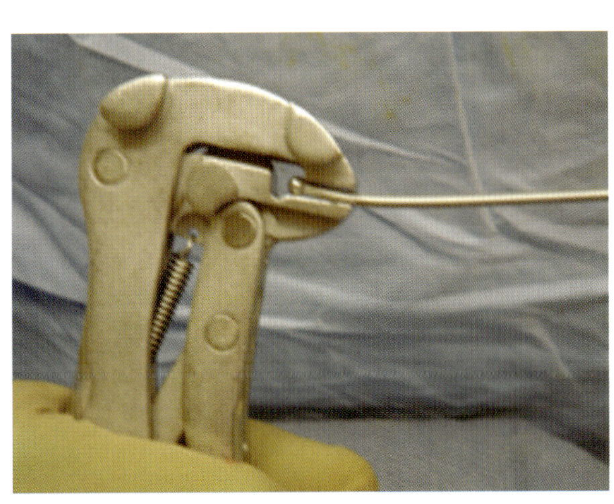

图 21.24　球头导针预弯以适应髓内的插入

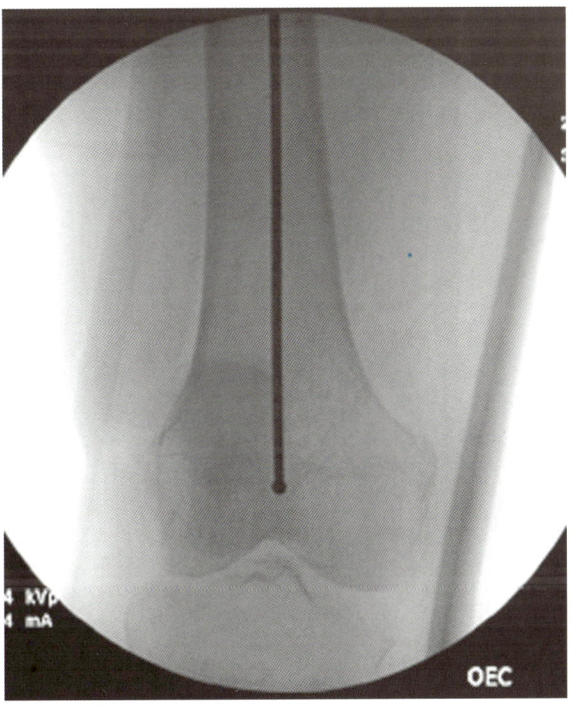

图 21.25　将球头导针插入足够深直至股骨髁中心区域的松质骨中

扩 髓

骨折复位后，从近端向远端跨越骨折线扩髓，扩髓钻头的直径以 0.5 mm 递增。（图 21.26）。当骨折复位良好并且入点正确时，可将偏心扩髓的可能性降到最低。偏心扩髓主要发生在扩髓钻头进入和拔出时，并可能因为入点内翻、从内向外的软组织压力、肥胖和肌肉发达而加重。最终扩髓的大小取决于髓腔直径、骨质条件、手术医师的经验和可选择的髓内钉范围。髓腔最好扩到比最终髓内钉的尺寸大 1.5~2.0 mm，以减轻插入过程中的环向压力，并允许插入髓内钉后进行轻微的旋转调节以使打入股骨颈和股骨头的螺钉角度最佳[12,13]。如果在骨质疏松患者上使用直的髓内钉，建议使用直径 10~11 mm 的髓内钉以保证骨折部位的稳定性并避免主钉从远端前方骨皮质穿出。近端扩髓取决于特殊的髓内钉近端尺寸。通常，扩髓的直径应该比测量的大 1.0~1.5 mm。扩髓时应时刻注意避免侵及后方和侧方的骨质。

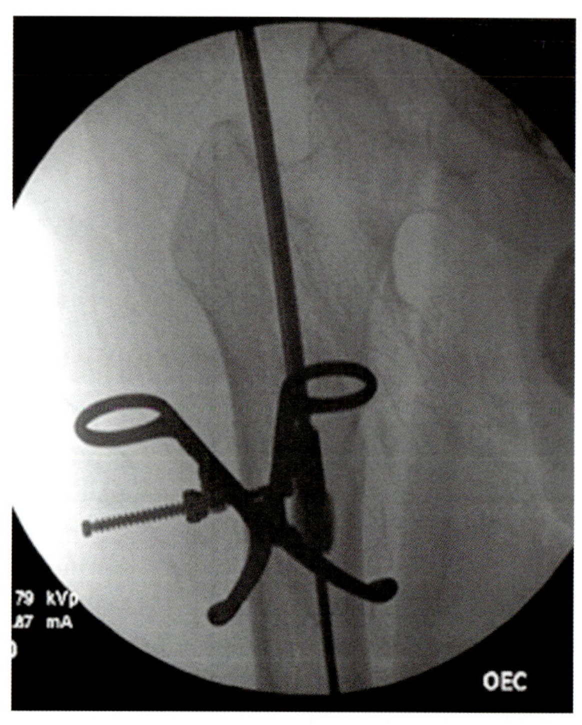

图 21.26 在扩髓过程中通过复位钳的帮助维持骨折的复位

髓内钉长度

髓内钉的长度可以由多种测量方法测得。最准确的方法是减法测量。许多系统允许沿着导针插入一个空心测量尺至股骨颈大转子或股骨颈水平（图 21.27）。这个测量需要同导针的长度相匹配与制造商相关。简单来说，就是平行于原来的导针插入一根导针至大转子或股骨颈的水平，非重叠的剩余的长度就是髓内钉长度。一些系统使用体外标尺测量主钉长度，在皮肤表面平行于股骨测量。这种方法依赖于正确推测放大倍数，因而通常要比导针测量和减法测量的准确性差。在粉碎性骨折或骨质丢失的情况下，预测量对侧未受伤的肢体很有帮助。

髓内钉插入

插入髓内钉之前，确认主钉的旋转和方向同近端导向器和钻套相匹配（图 21.28）。同时，确保主钉前方的方向是向前而不是向后的。髓

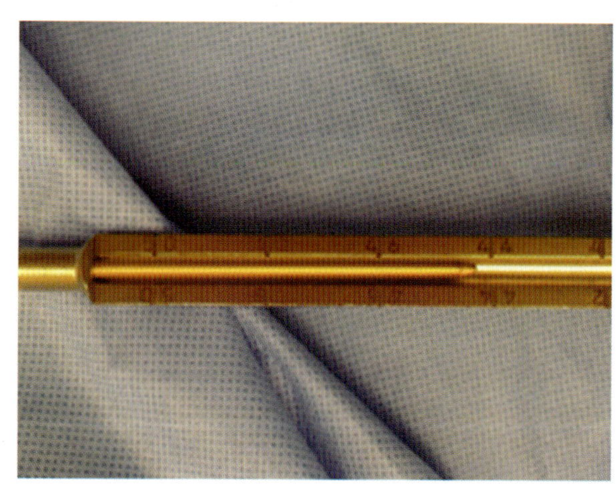

图 21.27 主钉长度的减法测量

内钉插入必须沿着导针植入。检查以确保球头导针的直径小于髓内钉空心内径从而避免卡塞。如果球顶导针的直径比髓内钉的内径大，应在扩髓后通过交换套筒将球头导针更换为较细的无头导针。同样，将导针插入远端的致密的软骨下骨以避免导针无意中移位。

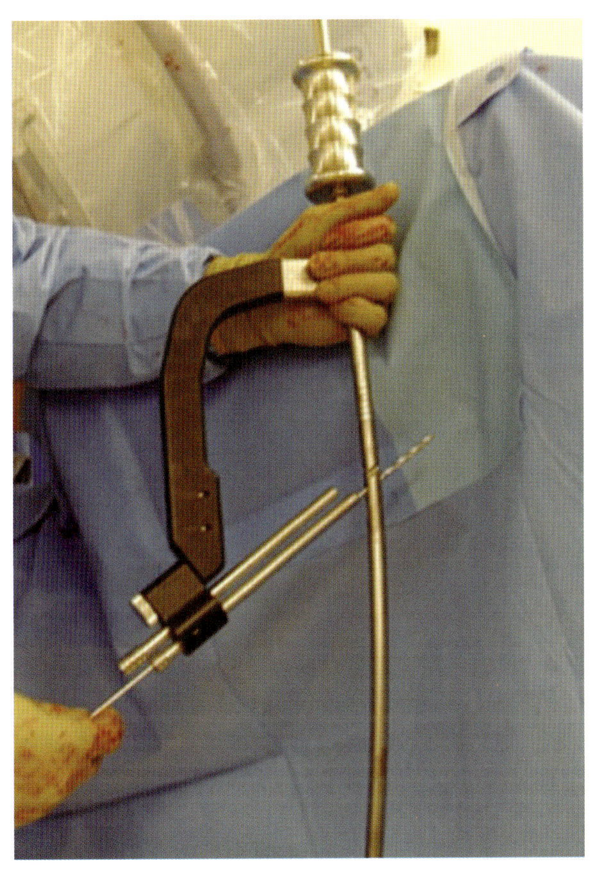

图 21.28 导向臂和套筒的位置应与正确的髓内钉起始部位的和正确钻 / 螺钉的插入角度相匹配

从外侧向内侧经皮插入一根 3.2 mm 的“前倾导针”，平行于前方的股骨颈，并通过正位片和侧位片确认（图 21.29）。插入之前，股骨髓内钉应内旋 90°，插入最初的 5~6 cm。当髓内钉沿着股骨干下行时逐渐外旋。在髓内钉插入后，连接主钉的近端锁钉导向器应当同“前倾导针”相平行以确保打入股骨头的近端锁钉的前倾角（图 21.30，图 21.31）。髓内钉插入过程应平顺且阻力很小。如果髓内钉插入过程中阻力很大，则可能由以下因素导致：髓内钉尺寸太大（和最终的扩髓的直径相比），入点错误（增加了环向压力），或存在嵌顿的骨折块。当上述情况发生时，应取出髓内钉重新评估。继续扩髓 0.5~1.0 cm 可能会有帮助。同时需要确保没有粉碎的骨折块嵌顿在髓腔中。插入髓内钉直至远端股骨髁的水平。最终的髓内钉深度取决于近端髓内钉的位置，以确保近端的锁钉能够植入股骨颈和股骨头的中心。部分系统配置了外部导向器覆盖于股骨颈以确定髓内钉的深度，但是这依赖于股骨颈的标准垂直标记线。在进行进一步的操作之前，应确定骨折复位质量，以及髓内钉位于股骨髁的中央。

当使用连接于主钉的外置导向臂时，肥胖会妨碍主钉的插入并导致错误的钻孔和螺钉植入（图 21.32）。当导向器被软组织阻挡时，将皮肤切口延伸并深度切开脂肪组织以减轻主钉插入时受到的阻力（图 21.33）。

近端锁定螺钉的植入

一旦髓内钉到达预期的深度，就可以植入近端螺钉。首先，移除髓内钉内部的导针。在主钉的近端导向臂内通过一个小的皮肤切口倾斜地插入钻套直达外侧骨皮质。为了避免错误引导近端螺钉，操作步骤必须严格按照顺序完成。首先确认导向器同髓内钉连接紧密。一定要避免向骨皮质方向敲击钻套以防止钻孔角度改变。为了降低上述风险，将有芯钻套轻柔地插入并小心地推入直至骨面，将钻头插入尾部的钻套直至顶住外侧皮质。钻头回撤 1~2 cm 并启动，向前钻头缓慢钻动穿透外侧骨皮质并进入髓内钉的交锁孔。如果在钻入过程中遇到阻力，则可能是钻头在髓内钉交锁孔洞的上方或下方，或者钻头抵到了股骨颈前方或后方的骨皮质。因为髓内钉的近端导臂的遮挡无法获得真正的侧位片，因此在这一步只能摄取斜位片。一旦尾部钻孔完成，通过在髓内钉近端导向器的上方或下方观察确认钻头的位置（图 21.34）。在两个位置的 X 线片上都需要确认钻头在股骨颈和股骨头内。而且上方的视角必须与先前存在的股骨颈前方的导针平行（前倾角导针）。如果最

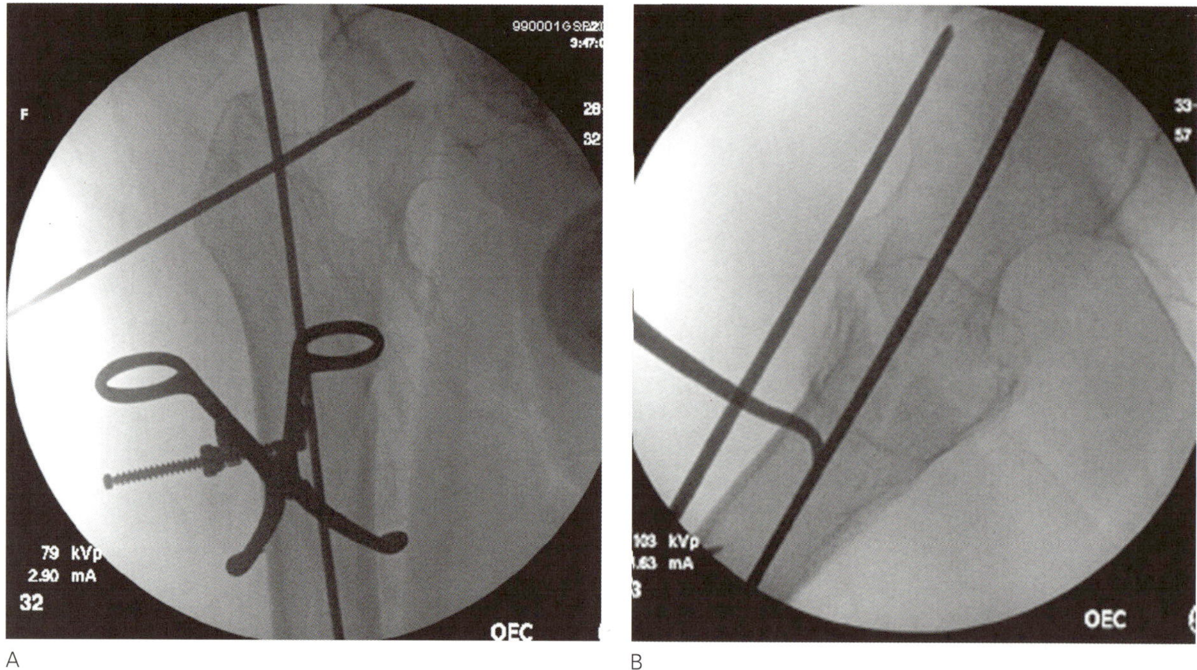

A B

图 21.29 3.2 mm 的导针平行于股骨颈的方向经皮插入。图 A 为正位片，图 B 为侧位片

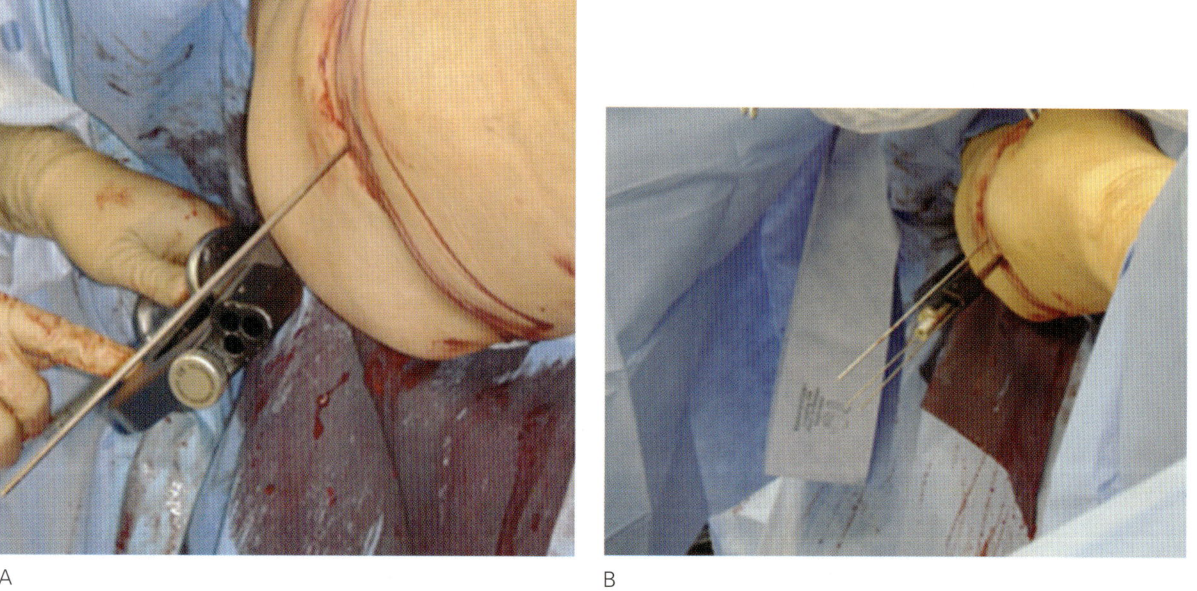
A B

图 21.30 A. 体外的标记导针，导向臂平行于标记导针确保髓内钉插入时正确的旋转角度。B. 体外的导针、导向臂和钻均平行，因此近端锁钉经中心插入股骨颈和股骨头。C. 最终的锁钉位置位于股骨颈和股骨头的中心

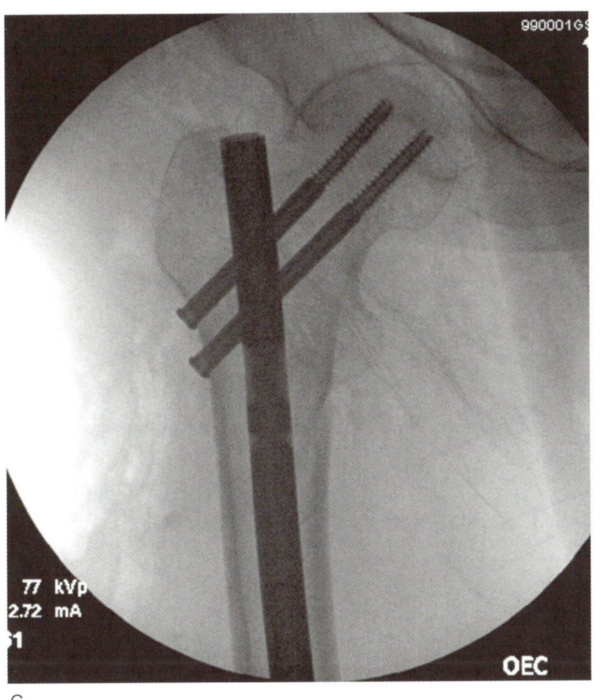

C

图 21.30（续）

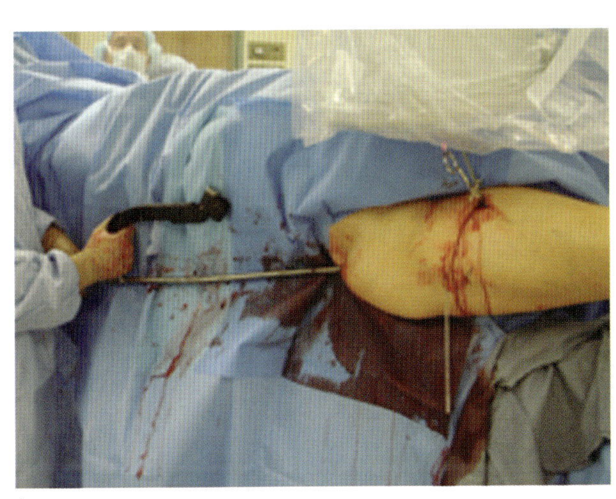
A

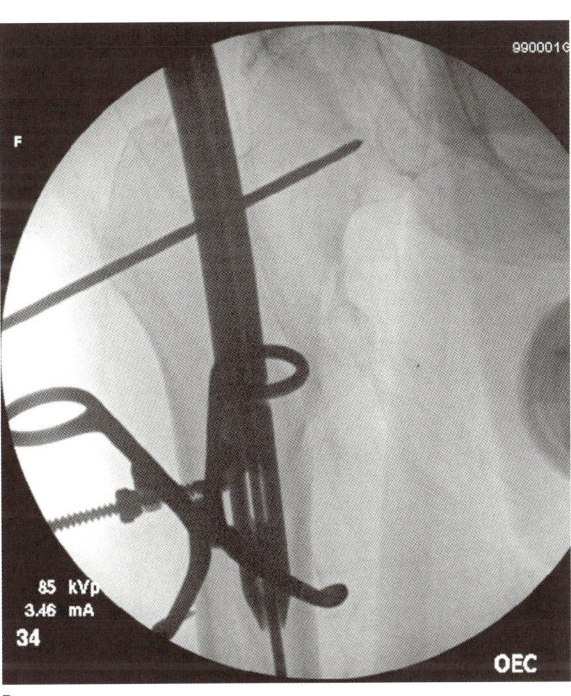

B

图 21.31　转子髓内钉（4°　外偏角）沿着 90°　方向插入（A），以便于主钉的插入和在透视图像上确认近端股骨的解剖（B）

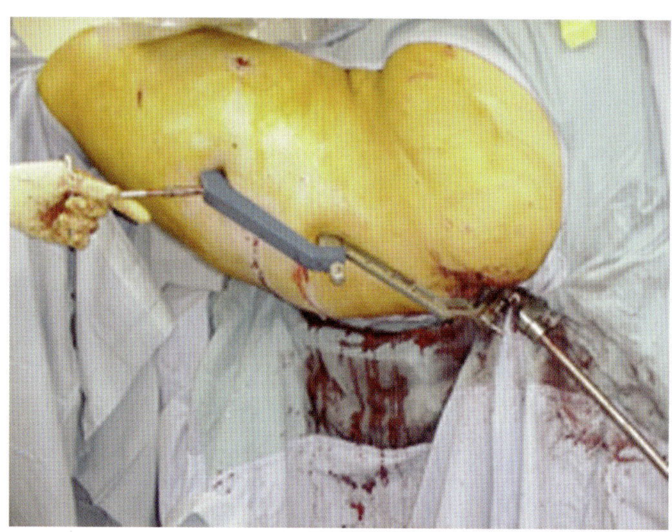

图 21.32 经皮插入的重建髓内钉所连接的导向臂足够宽大以适应肥胖的大腿，然后在导向器未变形的情况下打入近端锁钉

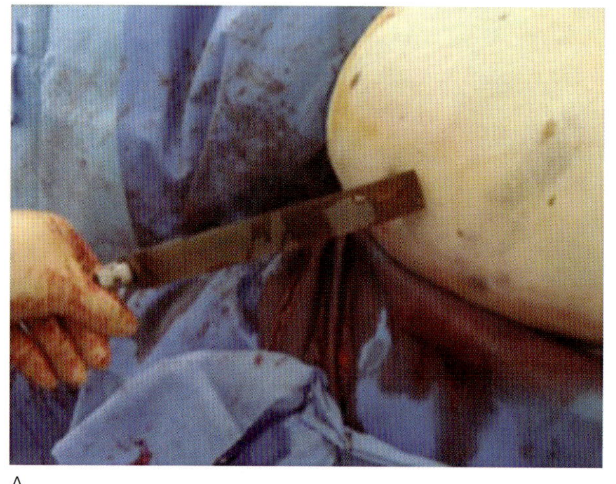

A

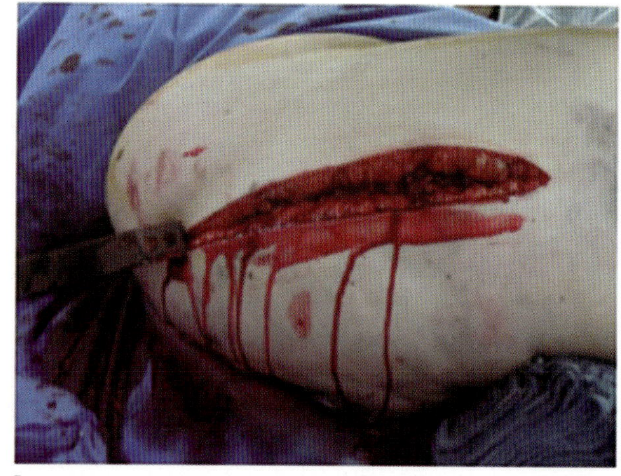

B

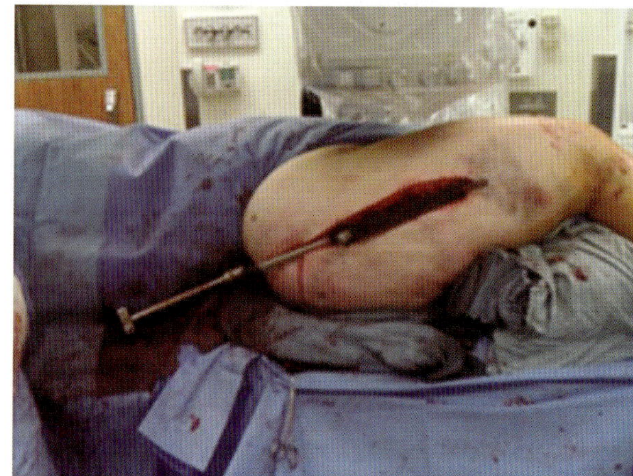

C

图 21.33 肥胖患者大腿周径阻碍导向臂无形变地插入（A），导向臂的宽度和大腿的宽度不相匹配，应将皮肤切至合适的深度（B），以适应导向臂的插入（C）

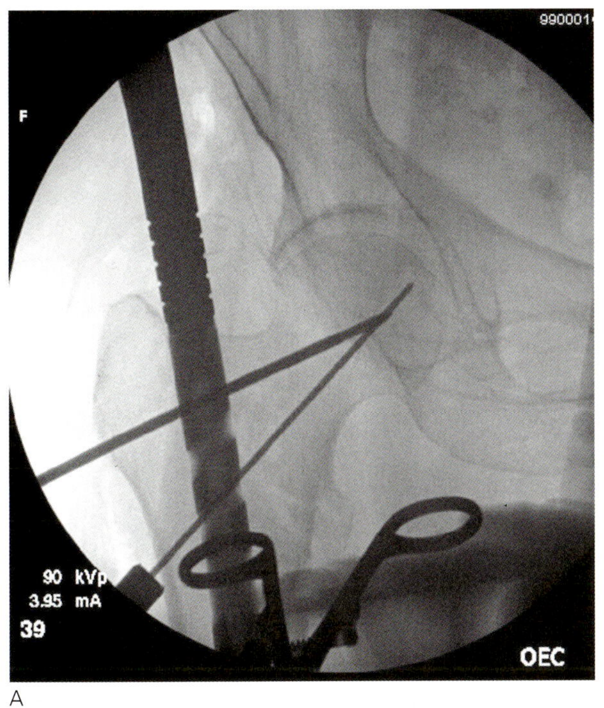

A

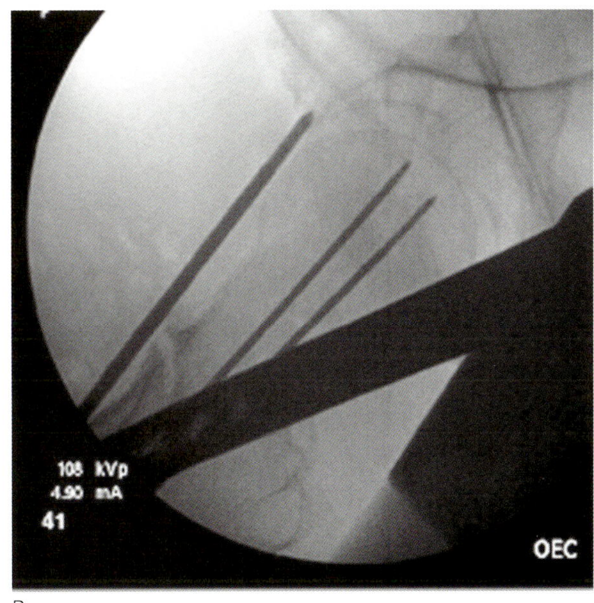

B

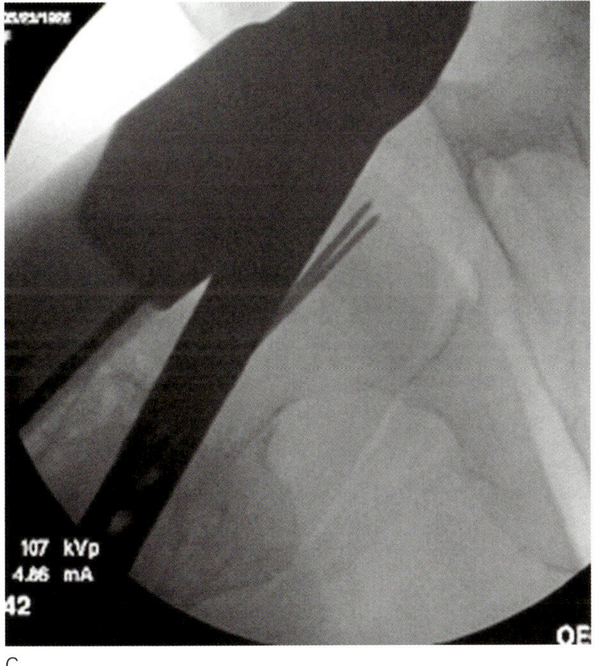

C

图 21.34 在正位片（A）和侧位片上确认中心导针的插入或纠正髓内钉的旋转。图 B 为导向臂上方的侧位片，图 C 为导向臂下方的侧位片

初植入的钻头、沿股骨颈的下缘，且术前计划确认了股骨颈的解剖宽度适合于螺钉的分布，那么近端的第 2 枚钻头可以安全且精确地植入。钻孔后需再次确认其在股骨颈和股骨头内的深度（软骨下骨 5 mm 内）和位置（中央）。根据测深尺或钻头上的刻度，确定螺钉的长度。

钻孔位置满意后，原位保留一枚钻头以稳定导向器和髓内钉的结构。使用何种螺钉取决于骨质。笔者建议使用部分螺纹的松质骨螺钉而不是全螺纹的皮质骨螺钉。将螺钉深深地植入软骨下骨以确保稳定，然后把第二颗螺钉植入预期深度。在导向器的上方和下方再次确认螺钉的位置（图 21.35）。如果螺钉在髓内钉内停止向前，则半螺纹螺钉将不能把持皮质骨而

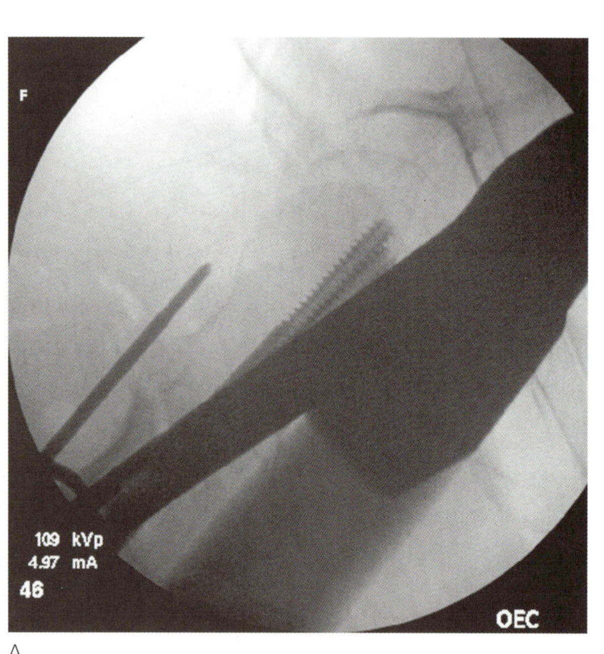

A

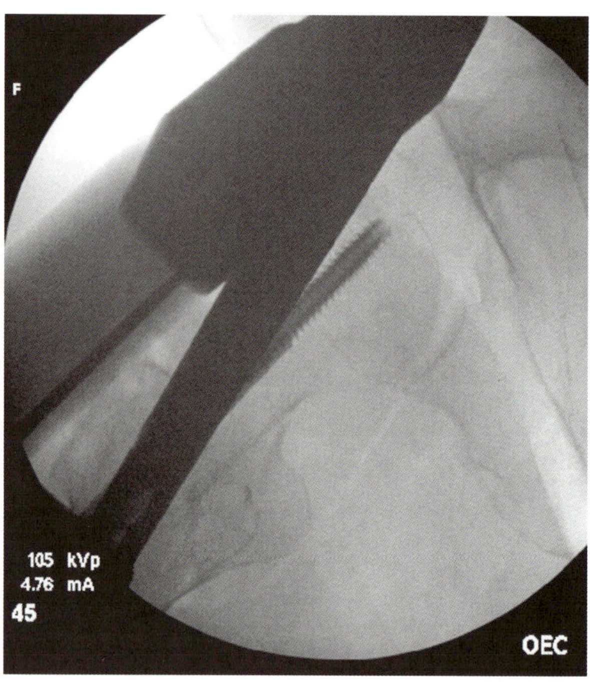

B

图 21.35 在标准侧面的上方（A）和下方（B）确认主钉的旋转以及近端锁钉的植入

在原地打滑。轻柔地敲或推螺钉同时缓慢地向前拧动改锥可能会起作用。此时可移除近端的髓内钉导向器和前倾角导针。然后，再次确认近端的髓内钉和螺钉位置正确。部分手术医师习惯保留近端的导向器连接在髓内钉上直至远端的锁钉被植入。

股骨远端的锁定螺钉的植入

对于长度稳定的骨折，可部分或全部移除牵引装置以减少牵引对手术的干扰，同时允许对骨折端加压。股骨远端锁定成功时，则透视射线必须严格垂直于髓内钉。移动机器以适应肢体的位置。为了照顾近端螺钉植入时的前倾需要，髓内钉一般轻度外旋。切勿旋转肢体以来满足透视需要。我习惯将透视用照射头置于靠近股骨远端处，在机器上应用放大设备（1~2 倍），然后微调 C 臂的位置。使用徒手锁定技术时必须保证在远端螺钉植入过程中钉孔在透视下始终是一个“完整的圆”。放置一个刀片平行于皮肤直到位于圆的中央（图 21.36）。做一个 2 cm 的皮肤切口，剥离深筋膜，使用止血钳分离深部组织。徒手钻孔技术可以通过几种方法达成，笔者习惯将钻头的尖部置于圆心位置（图 21.37）。平行于 C 臂射线的方向推进钻头。随着钻头的推进，不断确认钻头的方向。钻头钻过髓内钉或使用锤子轻敲穿过髓内钉，钻过

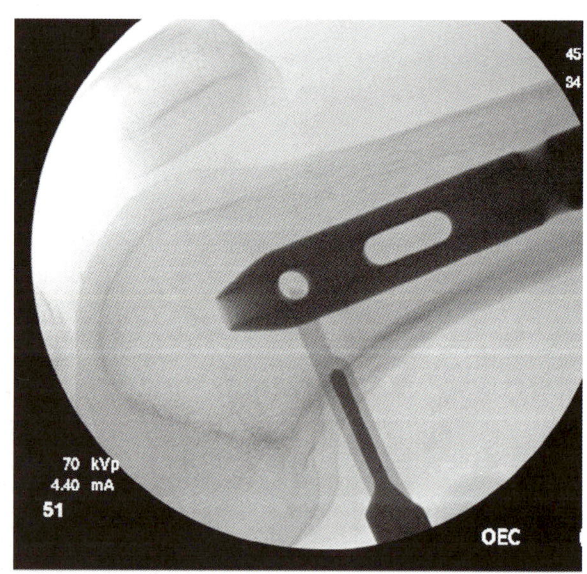

图 21.36 通过影像确认远端锁钉孔为完美的圆环，以手术刀片为参照确认皮肤切口的位置

对侧皮质，使用钻头上的刻度或测深尺测量螺钉的长度并将螺钉拧入。在标准侧位片上确认螺钉拧入髓内钉的位置合适（图 21.38）。避免过长的螺钉穿出内侧皮质，因为可能导致术后的疼痛。

术后处理

分层关闭伤口。患者还处于麻醉状态时，移去铺巾、牵引鞋或牵引针，与对侧对比检查患肢的对线、旋转和长度情况。若在长度、旋转和对线等方面有严重问题，在患者条件允许的条件下需要对内固定进行翻修。若畸形较轻微或患者身体虚弱不足以耐受额外的手术，推荐术后行 CT 检查。术后应摄股骨全长 X 线片以确认骨折复位以及髓内钉和锁钉的位置正确（图 21.39）。对于闭合骨折，抗生素需要持续应用至术后 24 小时。如果无禁忌证，深静脉血栓的预防应从术后第一天开始。年轻患者，术后最初的几天内就可以开始借助于拐杖或步行器部分负重 10~15 kg。对于老年患者，目标是在能忍受的范围内不断进步至完全负重以促进恢复。若骨质情况良好、骨折解剖复位，骨折粉碎轻微，则患者可以在术后第一周后开始负重锻炼。小范围的髋关节和膝关节活动可以在术后第一周进行。对于老年患者，可以考虑补充枸橼酸钙和维生素 D_3。

术后 2 周拆线。每隔 4~6 周进行门诊随访和影像学评估。一旦影像学资料证实骨痂出现，患者可以允许进行负重和力量训练。当肢体力量恢复和跛行好转，可以摆脱拐杖和步行器。患者需要随访至少 1 年以确保没有并发症影响愈合。

预　后

让人意外的是，关于股骨近端转子下骨折髓内钉治疗的长期随访研究很少。报道的骨折影像学上的愈合率为 85%~100%[14~18]。不借助辅助器械无疼痛地行走开始于术后 3 个月。6 个月时，步态、耐力和力量通常开始恢复。功能恢复不一定与愈合同步。如果没有内翻畸形和肢体短缩发生，预期功能可以得到完全恢复。在股骨转子下骨折的老年患者中，有报道称 1 年死亡率为 25%[19]。经过骨折愈合，超过 50% 的老年患者能够重新恢复日常生活能力。

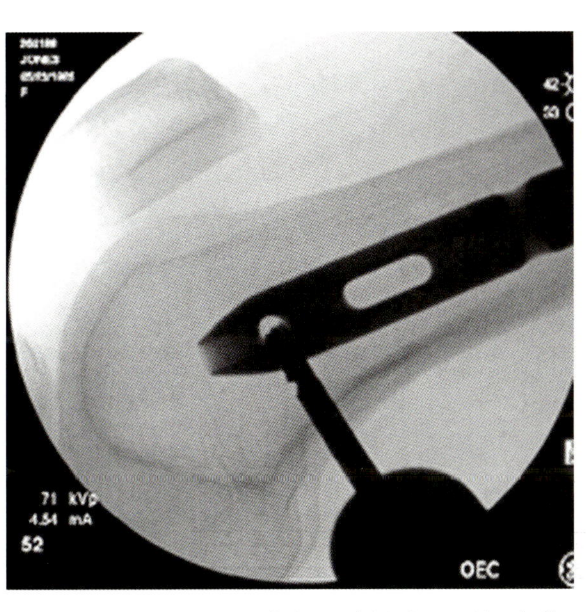

图 21.37　使用钻头的尖端确认外侧方皮质的钻入部位

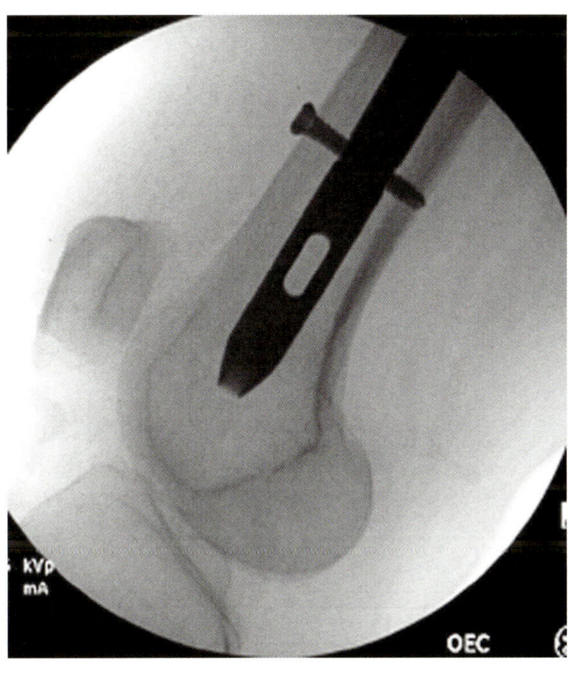

图 21.38　侧位片确认远端交锁螺钉的位置正确

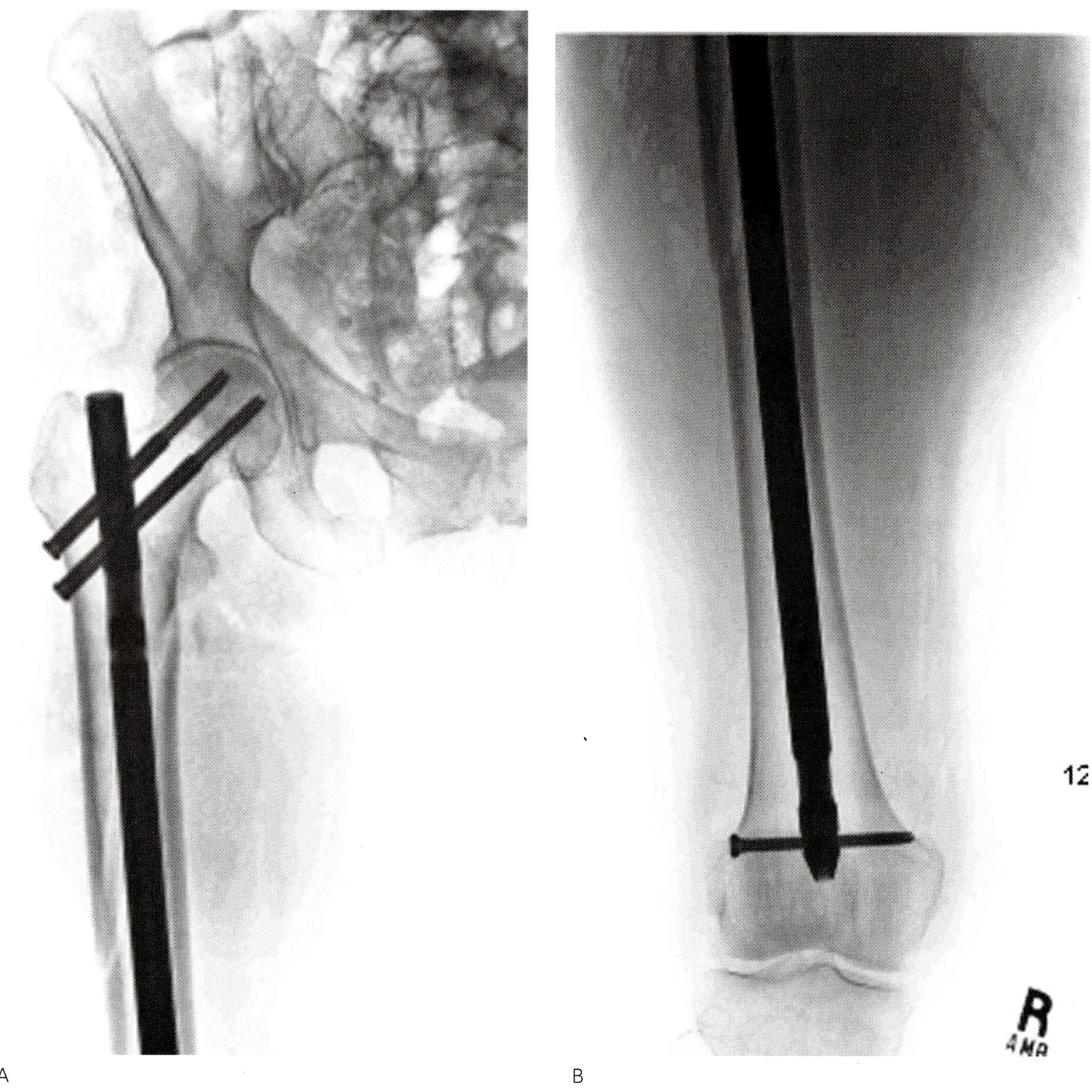

A B

图 21.39 复杂的多骨折块的股骨转子下骨折应用重建髓内钉治疗后最终的正位片和侧位片（A~D）

并发症

复位不良

复位不良继发于强大的畸形应力，错误的入钉点和偏心扩髓，虽然很常见，但是可以避免。常见的畸形是近端骨块的内翻、屈曲和外旋畸形（图 21.30）。解剖复位或对线对减少畸形形成至关重要。肥胖和肌肉强壮的患者，其主钉植入的困难程度较高，且残余畸形的风险增加（9–11）。选取平行于股骨干且非常靠近近端的入钉点。可以减少偏心扩髓和髓内钉插入错误[7]。如果骨折未能复位或关闭，一些作者建议环扎骨折块以维持复位和恢复股骨髓腔的环状解剖[8]。

近端螺钉位置错误

近端螺钉植入错误的最常见原因是复位不良。内翻复位不良会阻碍或使螺钉植入股骨头复杂化。通常尾端的螺钉植入深度足够而头部

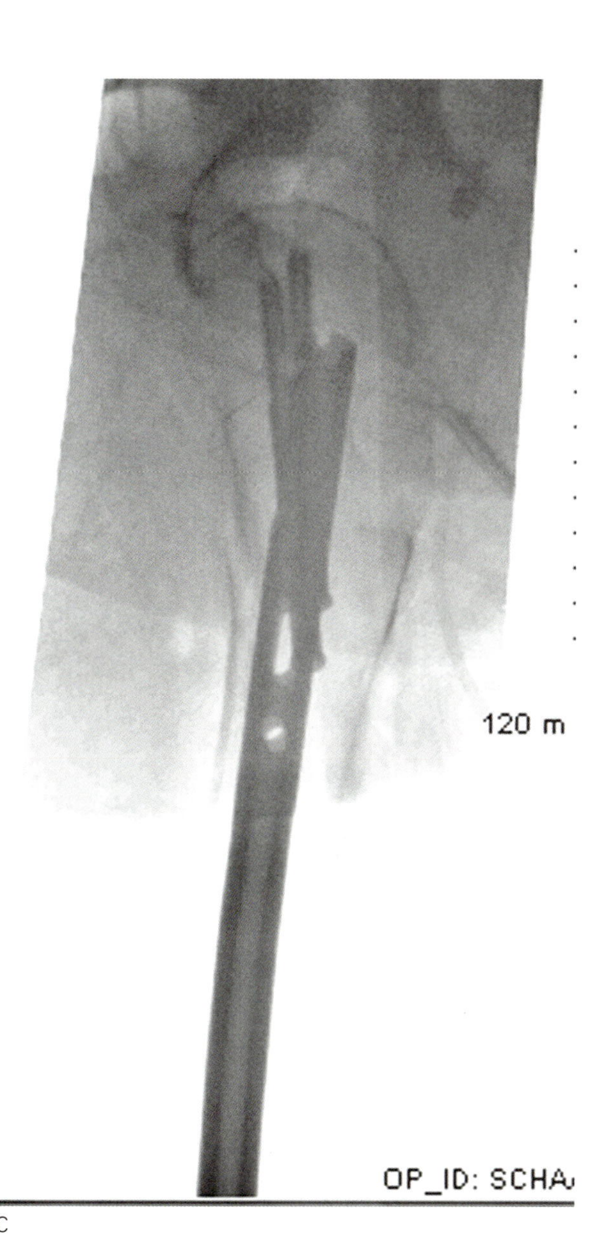

C

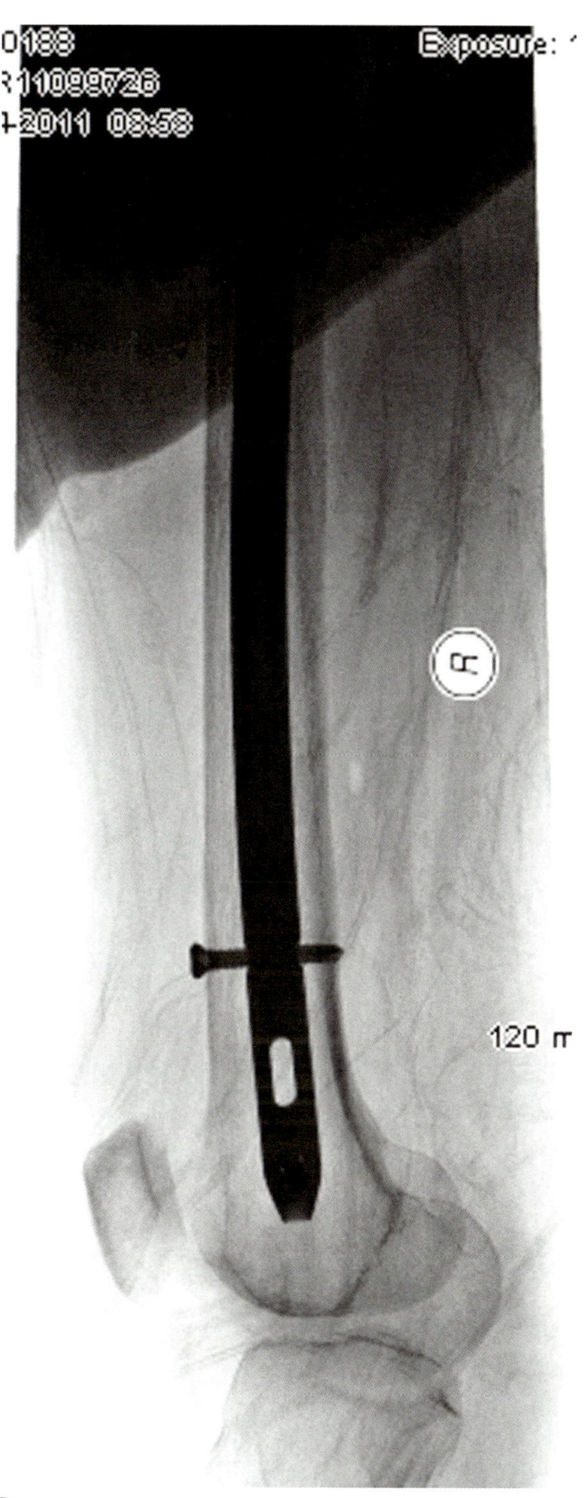

D

图 21.39（续）

的螺钉却太短（图 21.40）。主钉植入偏后方或后倾植入可能会造成近端绕钉，从后方穿出这样的错误。反复插入、向前尖锐成角的螺钉或后方短缩的螺钉往往是最终的结果。应用重建钉和 2 枚近端锁钉治疗重度骨质疏松骨折；可能会螺钉的相互挤压和“Z”字形移位。（图 21.41）。

远端髓内钉问题

远端髓内钉置入常存在髓内钉（直的）和股骨（弯曲，尤其是骨质疏松患者）曲率半径的匹配错误问题。在扩髓和髓内钉插入前，影像学检查在两个平面上确认球头尖锥位于髓腔中央和远端位于股骨髁很重要。应用小曲率半径的髓内钉可以减少上述问题。而且，将髓内钉的直径减小至 10~11 mm 可以更好地适应股骨的曲率半径并避免穿 出前方骨皮质。如果穿 出前方骨皮质，需要移除髓内钉（图 21.42）。虽然很少出现，但取出髓内钉后弯曲处理重新插入会有所帮助。另外一个策略是如果想重新扩髓改变髓内钉的通道那么可以从外侧向内侧植入一枚螺钉使髓内钉的方向指向后方。如果阻碍髓内钉置入的骨质位于远端，可选择更换细的髓内钉。如果前方的骨皮质缺损较大且位于远端，一个可行的办法是使用接骨板固定股骨远端以减轻压力，降低潜在的发生骨折的风险。

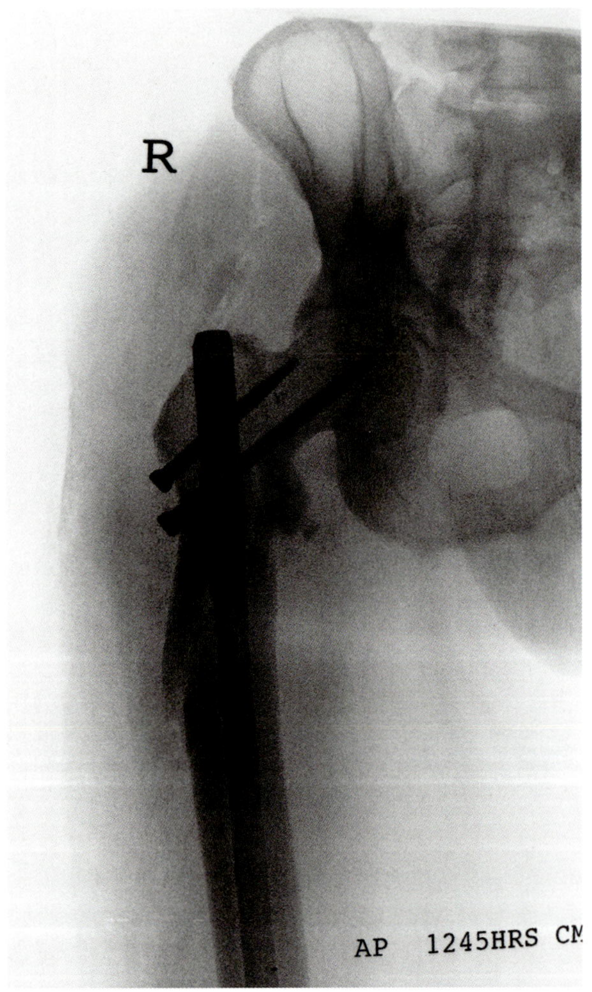

图 21.40 内翻复位不良与复位不良、偏心扩髓和过于靠外侧的入钉点相关。

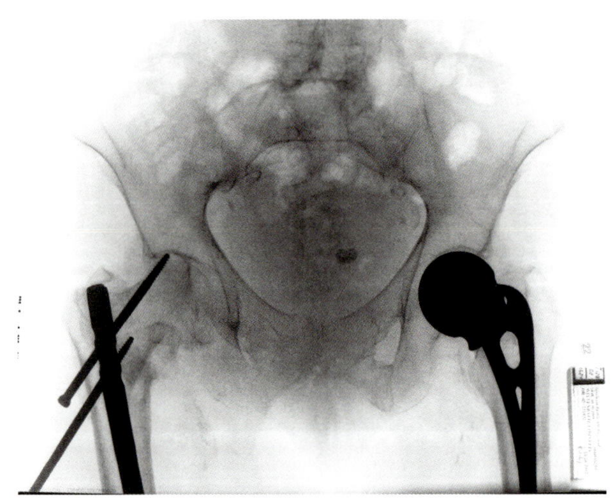

图 21.41 骨质疏松患者使用重建钉，其近端锁钉相互加压可能导致内固定失败和螺钉“Z”字形松动

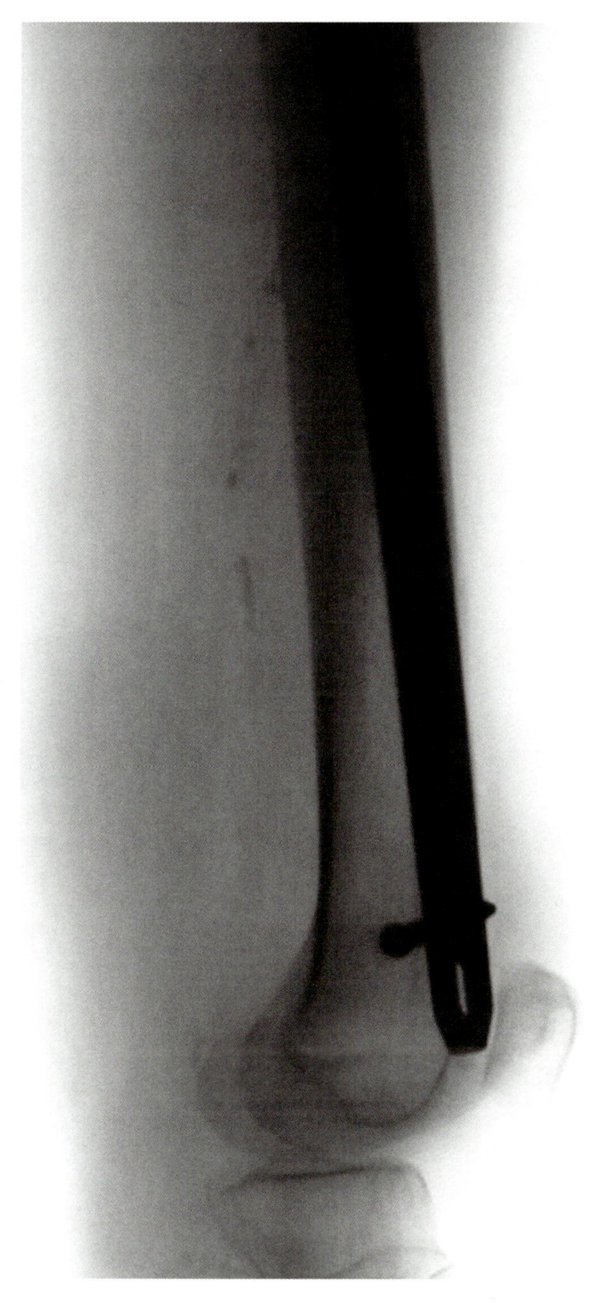

图 21.42 股骨的骨质疏松股骨前方较大，相对僵硬以及使用直钉造成股骨远端前方骨皮质被穿出

感 染

股骨髓内钉术后感染不常见。如果早期发生感染，需要给予积极冲洗和清创并静脉联合应用大剂量的静脉抗生素。如果感染控制失败，建议移除髓内钉，重新扩髓并插入临时的抗生素髓内钉，应用或不用牵引。一旦感染得到控制、感染指标回归正常，重新给予髓内钉固定以促进骨折愈合，避免畸形和不稳定。

固定失败

如果骨折延迟愈合或骨质较差，则可能发生内固定失败。对于骨质良好的患者，我们常替换髓内钉，将近端锁钉重新导向后深深地植入股骨头。如果内固定失败同骨质疏松引起的螺钉相互移位或“Z”字效应相关，笔者会移除髓内钉，并将固定更换为其近端只有一枚较大的锁钉这样类型的髓内钉。

骨折不愈合

骨折不愈合在骨折中的发生率为0~15%。X线影像可提示内固定失败、髓内钉断裂或内翻成角。更换一根大尺寸的髓内钉往往有效。有些作者考虑将直的髓内钉更换为转子入点的髓内钉（4°~6°）外偏角（图 21.43），增加的外翻角度有助于对骨折加压和减少剪切应力。如果最初植入的是全螺纹螺钉，则更换时改为部分螺纹螺钉以保证对骨折部位的加压（图 21.44）。萎缩性骨折不愈合常与高能量的损伤（尤其是开放性骨折）和延迟愈合相关，这时需要进行感染的排查。如果除外感染，治疗包括更换髓内钉和/或自体骨植骨。

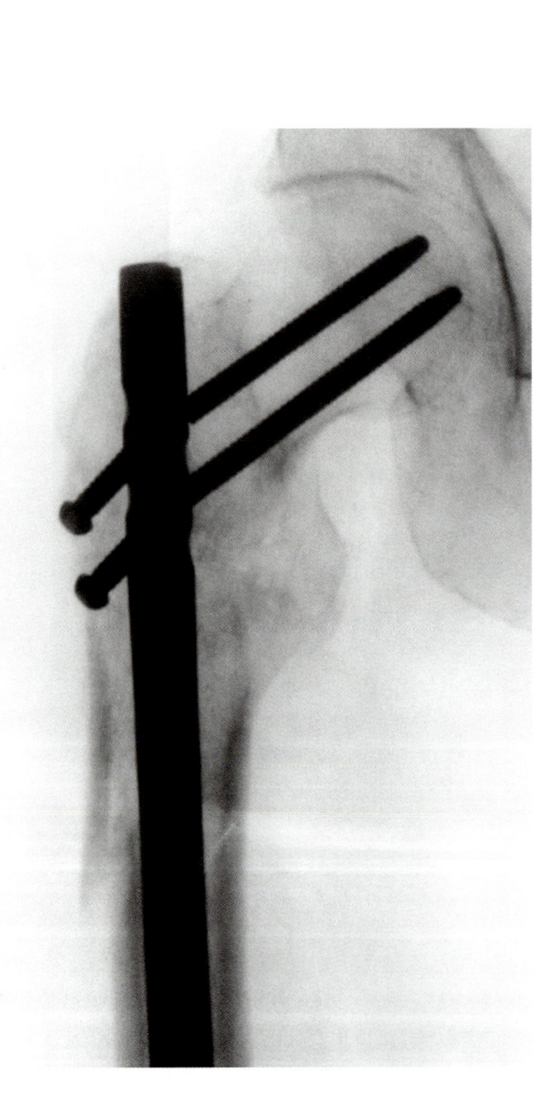

A

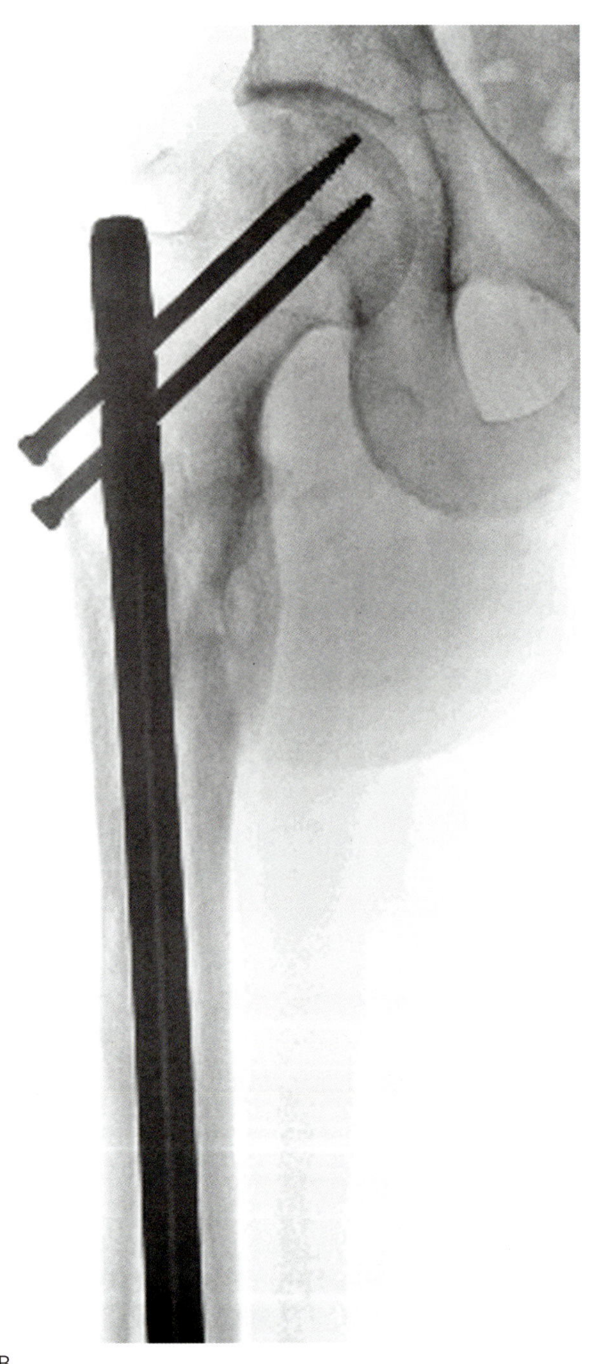

B

图 21.43 营养不良导致的骨折不愈合（A），全螺纹螺钉断裂，重新扩髓更换为标准的转子入点的髓内钉孔并使用部分螺纹螺钉治疗后愈合（B）

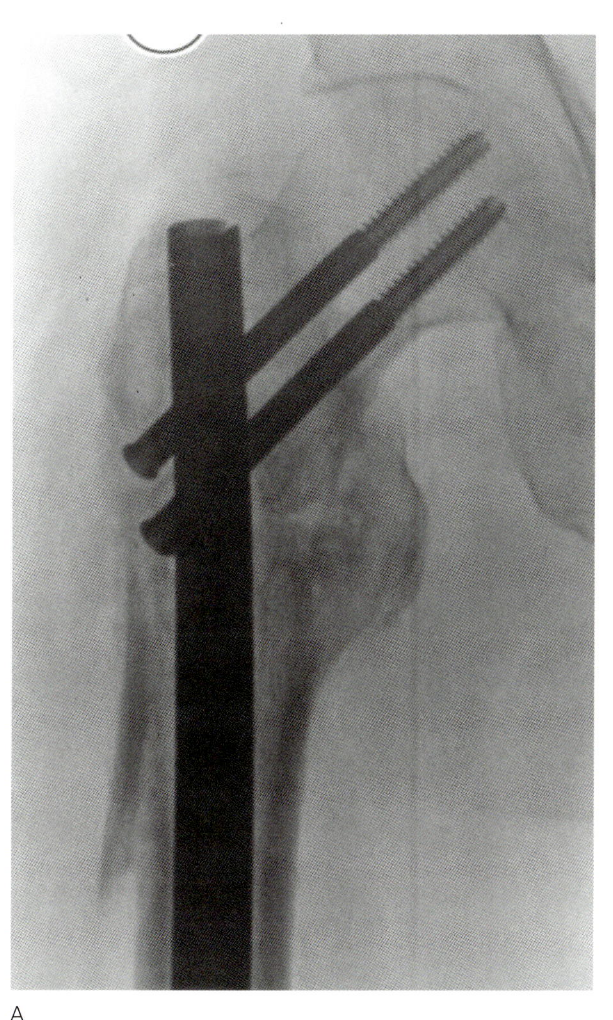

A

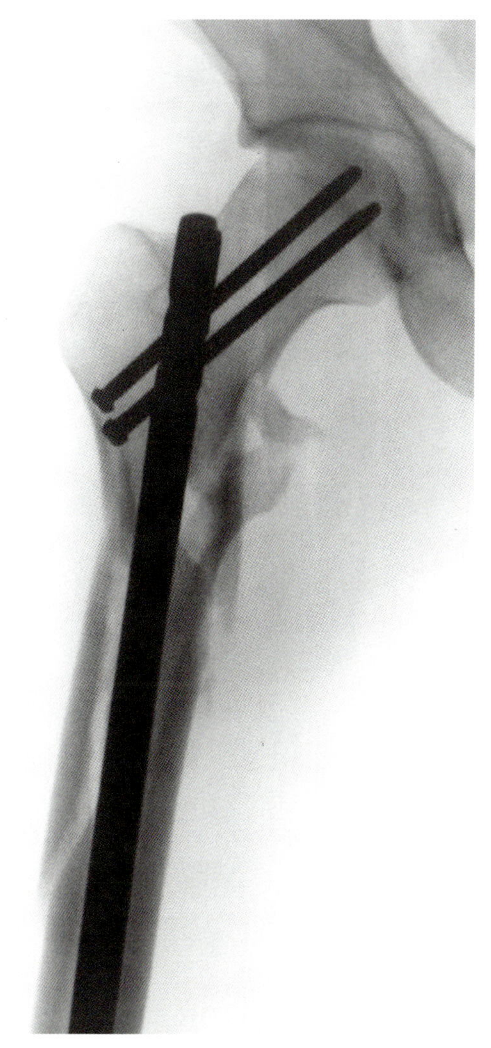

B

图 21.44　营养不良导致的骨折不愈合（A），使用大尺寸的髓内钉和部分螺纹螺钉治疗后愈合

长期使用二磷酸盐相关的非典型股骨骨折

最近，很多文献报道了长期使用二磷酸盐相关的非典型转子下骨折或股骨近端骨折[4, 20]。骨折类型常是横形或短斜形，而且常表现为皮质增厚，这些需要在社会保健咨询中心了解患者二磷酸盐的使用情况（图 21.45）。这些患者需要细致的术前计划，因为这些患者的皮质较厚，股骨的曲率增加，而且术后愈合能力差。因为患者两侧股骨有很大概率是对称的，因此必须在术前获取对侧的 X 线片。

功能障碍

肢体长度差异，若股骨短缩超过 15~20 mm，患者常会抱怨疼痛、跛行和活动时的无力。

疼　痛

术后 9~12 个月时，患者若感觉疼痛，往往和骨折不愈合、旋转不良所致的髋关节或膝关节疼痛、内固定过于突出或肢体长度不匹配相关。

旋转不良

内旋畸形比外旋畸形更常见。如果在术后

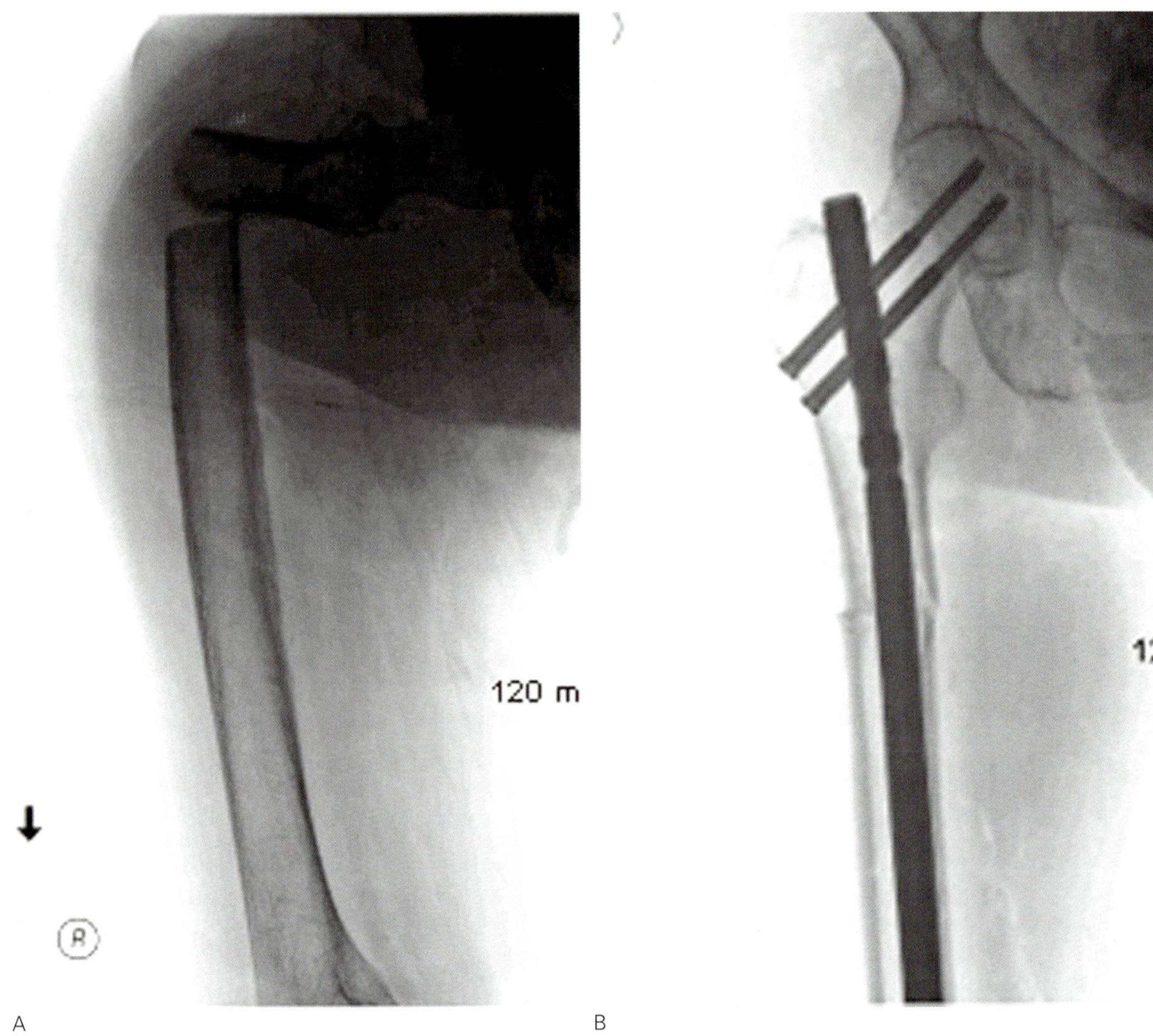

图 21.45 短缩和移位的非典型骨折（A），应用重建髓内钉治疗（B）

早期（2 周内）诊断，则可移除远端锁定螺钉后旋转远端骨块，然后重新植入远端锁定螺钉。在之前锁钉孔道旁再次钻孔是十分困难的。重新在股骨近端钻孔十分困难。若发现较晚，CT 检查有助于测量畸形角度。若患者有明显症状提示需要进一步治疗，则治疗的内容应包括髓内钉移除、闭合髓内去旋转截骨和静态髓内钉植入。

复位不良和短缩的大转子

转子移位往往发生于累及大转子的冠状面骨折被忽视或扩髓和髓内钉植入时破坏了大转子。如果术后早期诊断，可以应用张力带环扎或将大转子缝合至近端锁定螺钉上。如果诊断较晚，则治疗很困难。在近端放置转子钩钢板以把持向后方和近端移位的大转子是很困难的，可以在近端髓内钉的后方植入 1 枚螺钉以固定钢板（图 21.46）。

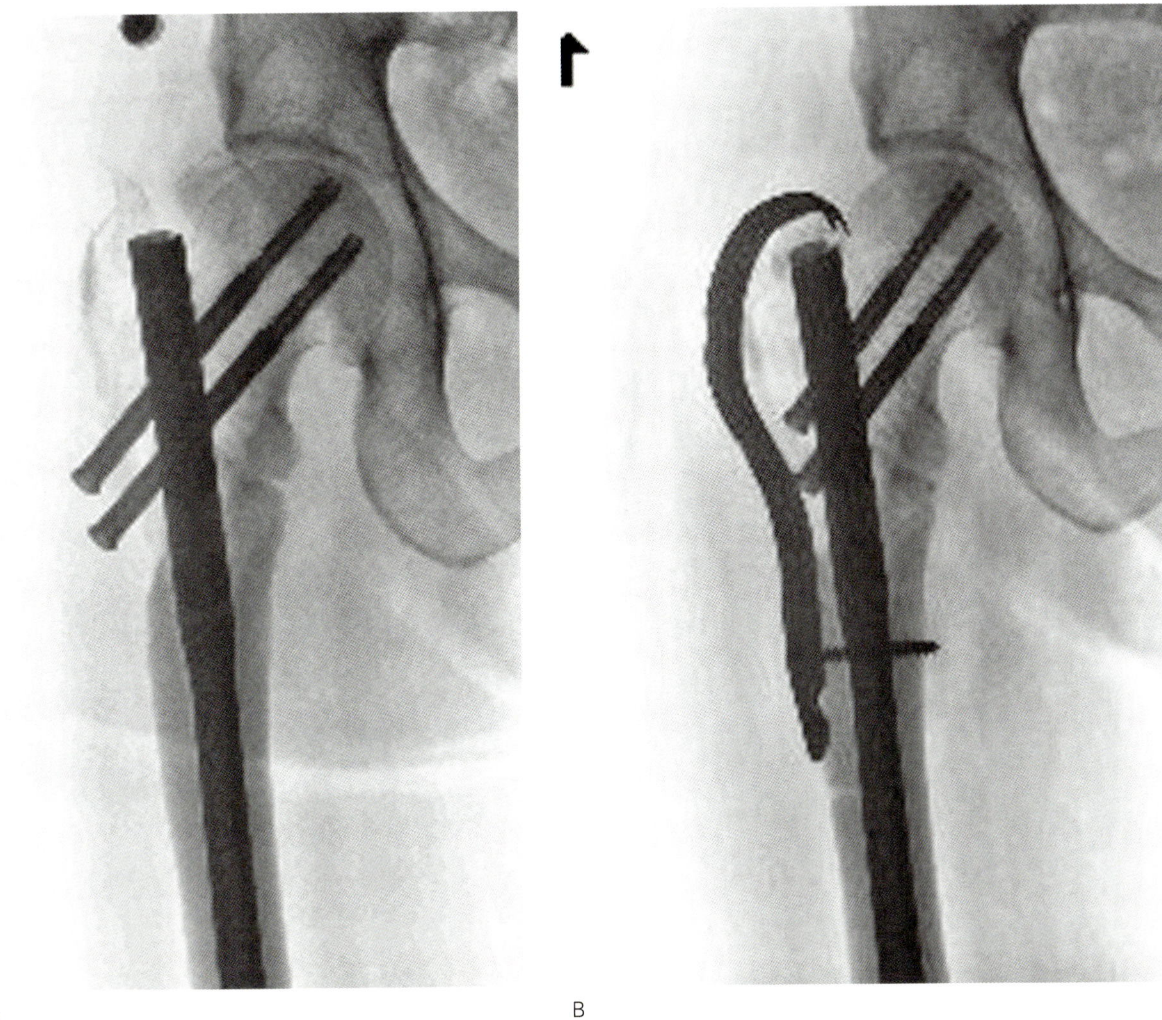

A B

图 21.46 复杂的多骨块的股骨转子周围骨折，应用重建髓内钉治疗，术后发现大转子移位（A）和髋关节功能障碍。采用切开复位并在已存在的髓内钉外放置钩接骨板固定大转子成功治愈（B）

参考文献

1. Marsh JL, Slongo TF, Agel J, et al. Fracture and dislocation classifi cation compendium—2007: Orthopaedic Trauma Association classifi cation, database and outcomes committee. *J Orthop Trauma* 2007;21(10 Suppl):S1–S133.
2. Russell TA, Taylor AJ. Subtrochanteric fractures. In: Browner BD, ed. *Skeletal trauma*. 1993.
3. Collinge C, Liporace F, Koval K, et al. Cephalomedullary screws as the standard proximal locking screws for nailing femoral shaft fractures. *J Orthop Trauma* 24;12:717–722.
4. Neviaser AS, Lane JM, Lenart BA, et al. Low-energy femoral shaft fractures associated with alendronate use. *J Orthop Trauma* 2008;22(5):346–350.
5. Patton JT, Cook RE, Adams CI, et al. Late fracture of the hip after reamed intramedullary nailing of the femur. *J Bone Joint Surg Br* 2000;82(7):967–971.
6. Waddell JP. Subtrochanteric fractures of the femur: a review of 130 patients. *J Trauma* 1979;19(8):582–592.
7. Bellabarba C, Herscovici D Jr, Ricci WM. Percutaneous treatment of peritrochanteric fractures using the Gamma nail. *Clin Orthop Relat Res* 2000;375:30–42.
8. Afsari A, Liporace F, Lindvall E, et al. Clamp-assisted reduction of high subtrochanteric fractures of the femur. *J Bone Joint Surg Am* 2009;91(8):1913–1918.
9. Ostrum RF. A greater trochanteric insertion site for femoral intramedullary nailing in lipomatous patients. *Orthopedics* 1996;19(4):337–340.
10. Ricci WM, Schwappach J, Tucker M, et al.

Trochanteric versus piriformis entry portal for the treatment of femoral shaft fractures. *J Orthop Trauma* 2006;20(10):663–667.
11. Tucker MC, Schwappach JR, Leighton RK, et al. Results of femoral intramedullary nailing in patients who are obese versus those who are not obese: a prospective multicenter comparison study. *J Orthop Trauma* 2007;21(8):523–529.
12. Johnson KD, Tencer AF, Sherman MC. Biomechanical factors affecting fracture stability and femoral bursting in closed intramedullary nailing of femoral shaft fractures, with illustrative case presentations. *J Orthop Trauma* 1987;1(1):1–11.
13. Ovadia DN, Chess JL. Intraoperative and postoperative subtrochanteric fracture of the femur associated with removal of the Zickel nail. *J Bone Joint Surg Am* 1988;70(2):239–243.
14. Kregor PJ, Obremskey WT, Kreder HJ, et al. Unstable pertrochanteric femoral fractures. *J Orthop Trauma* 2005;19(1): 63–66.
15. Min WK, Kim SY, Kim TK, et al. Proximal femoral nail for the treatment of reverse obliquity intertrochanteric fractures compared with gamma nail. *J Trauma* 2007;63(5):1054–1060.
16. Park SY, Yang KH, Yoo JH, et al. The treatment of reverse obliquity intertrochanteric fractures with the intramedullary hip nail. *J Trauma* 2008;65(4):852–857.
17. Robinson CM, Houshian S, Khan LA. Trochanteric-entry long cephalomedullary nailing of subtrochanteric fractures caused by low-energy trauma. *J Bone Joint Surg Am* 2005;87(10):2217–2226.
18. Shukla S, Johnston P, Ahmad MA, et al. Outcome of traumatic subtrochanteric femoral fractures fixed using ccphalomedullary nails. *Injury* 2007;38(11):1286–1293.
19. Ekstrom W, Nemeth G, Samnegard E, et al. Quality of life after a subtrochanteric fracture: a prospective cohort study on 87 elderly patients. *Injury* 2009;40(4):371–376.
20. Lenart BA, Lorich DG, Lane JM. Atypical fractures of the femoral diaphysis in postmenopausal women taking alendronate. *N Engl J Med* 2008;358(12):1304–1306.
21. Ostrum RF, Marcantonio A, Marburger R. A critical analysis of the eccentric starting point for trochanteric intramedullary femoral nailing. *J Orthop Trauma* 2005;19(10):681–686.
22. Streubel PN, Wong AH, Ricci WM, et al. Is there a standard trochanteric entry site for nailing of subtrochanteric femur fractures? *J Orthop Trauma* 2011;25(4):202–207.

第 22 章　股骨干骨折：顺行髓内钉

作者　Christopher G. Finkemeier　Rafael Neiman　Frederick Tonnos
译者　李建强　刘中砥　寇玉辉
校对　张培训

引　言

股骨干骨折根据 AO/OTA 分型原则进行分型（图 22.1）[1]。骨干的定义是指股骨减去近端和远端干骺端周围一个方形区域以外的区域范围。在美国，股骨髓内钉是进行股骨干骨折内固定最常用的方法。Gerhard Kuntscher 是现代髓内钉技术的先驱，他与 1939 年发明这一技术并在 1940 年以后开始常规使用[2]。从那时起，这一技术不断发展，髓内钉的设计也不断革新。然而，对于患者体位、髓内钉方向（反向或顺向）、髓内钉设计、扩髓的意义和理想进针点的选择仍存在争议。多数作者推荐采用静态交叉锁定髓内钉，研究表明这一技术并不抑制骨折愈合[3]。股骨髓内钉采用梨状窝作为进针点，这也是股骨髓内钉的经典入路。由于经梨状窝入路在仰卧位时操作较困难，现在许多术者选择使用转子间入路，这一入路在仰卧位时操作更加便利。目前有专门为转子间入路设计的内植物，以适应股骨近端复杂的骨性解剖[4]。无论选择转子间入路或梨状窝入路，其预后无明显差异[5, 6]。

股骨骨折患者进行扩髓既各有利弊。扩髓便于术者探查髓管，以便更加精确地评估髓内钉的直径。然而，股骨扩髓的最主要原因是为了植入直径更大的髓内钉，以降低内固定失败率并提高骨折愈合率[2, 7]。一个理论上未经证实但内容很引人注目的扩髓优势是，在骨折区域使用碎屑行自体骨移植能更好地附着。扩髓的不利影响是其潜在的负性生理作用，包括急性呼吸窘迫综合征和急性炎症反应综合征[8]。扩髓的意义和时机仍存在很大的争议[9]。髓内钉设计和技术的进步，如“最小化铰刀”，减少了通路的数量，或许可降低插入的负载。尖端、深槽的铰刀取代了之前一代浅槽的铰刀，因此消除了扩髓的“活塞”效应。近来髓内钉的设计通过抽吸 / 灌溉系统来冷却和清除扩髓下来的髓管内容物，以降低髓管内压力和温度。多数北美外科医生在股骨干骨折行髓内钉治疗时采用扩髓技术，因为其风险 / 效益比还是很有利于患者的。

适应证与禁忌证

不管是否合并粉碎骨折、成角畸形或短缩畸形及其程度，多数股骨骨折都能通过髓内钉固定治疗。尽管对于其复位要特别注意，但干骺端的扩展并不是行髓内钉固定的禁忌证。有骨痛、转移溶解灶发生病理骨折或即将发生病理骨折的患者，也是行髓内钉固定的适应证。

髓内钉可以成功地通过顺行（梨状窝或转子间入路）或逆行（经膝关节入路）植入。尽管一些外科医生可能会常规行逆向髓内钉固定，但多数外科手术医生还是只选择在一些特殊情况下采用逆向髓内钉技术，如双侧股骨干骨折、同侧股骨和胫骨（漂浮膝）骨折、肥胖患者的股骨骨折、同侧股骨颈 / 股骨干骨折或者同侧股骨、骨盆或髋臼骨折。

髓内钉固定有许多禁忌证，包括髓管狭窄、

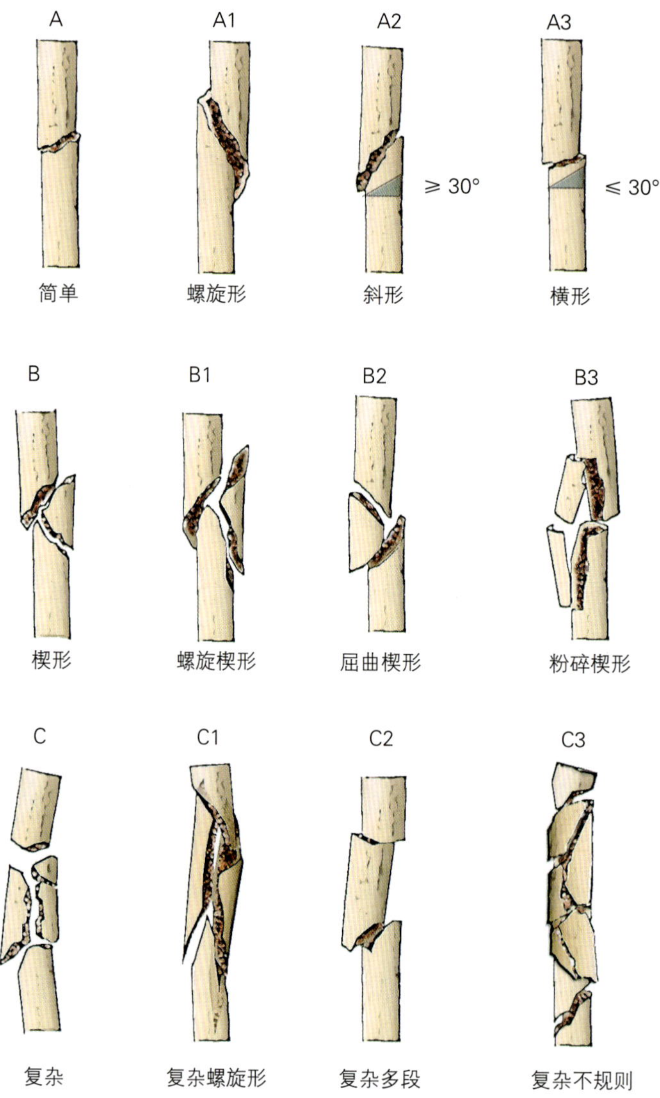

图 22.1 股骨骨折的 OTA 分型

身材矮小的病人，其发生髓内钉嵌顿或医源性骨折的风险增高。这类患者可能需要过度扩髓以允许髓内钉安全通过髓管。儿童和骨骺开放的成年人骨折最好采用弹性髓内钉固定，以免影响骨生长。严重的系统性或局部感染也是髓内钉的禁忌证，这类患者应考虑行其他替代治疗，如外固定或接骨板固定。有严重肺损伤和长骨骨折的患者一般需要行创伤控制，在行髓内钉固定前应用外固定架临时固定，在确定性治疗前能够提高患者生理状况的稳定性。开放的股骨骨折并不是早期行髓内钉固定的禁忌证[10]。多数股骨开放骨折在冲洗和清创后都能安全地行髓内钉固定。然而，对于严重污染需要“二次探查”的股骨开放性骨折或伤口冲洗、延迟清创（作者认为这一时间为大于 12 小时）的患者，术者认为应放置外固定架行临时固定。这样可允许术者在二次手术时再次暴露骨折断端并获得到达骨折损伤区域的良好入路。一旦认为损伤区已进行彻底的冲洗及清创，就可行最终的髓内钉固定治疗。

术前计划

病史采集和体格检查

当计划行髓内钉固定手术时，需要对患者

病情做详细的评估。年龄、并发症以及合并损伤是评估中必不可少的内容。高能量损伤下孤立的股骨骨折是一个排除性诊断。整个躯干和四肢的骨骼，包括胸部和腹部，都必须详细检查以排除额外的损伤。外科医生不仅应该检查受伤区域是否有开放伤口、擦伤、水疱和肿胀，检查范围还应包括所有的肢体。身体同侧巨大的膝关节血肿可能提示髌骨或胫骨平台骨折，或者十字交叉韧带损伤。仔细检查躯干远端的脉搏，如果脉搏消失或不明显，还应计算臂—踝指数。外科医生应进行详细的神经学检查，以排除是否有腓深神经、腓浅神经或胫神经分支的损伤。股神经功能很难探查，如果患者由于疼痛而不自觉地活动，通过仔细观察可以了解有关股四头肌功能的信息。

对于伴有骨质疏松和股骨弯曲的年龄较大的患者应特殊考虑，以避免髓内钉植入过程中发生医源性骨折。并发症的存在十分重要，可影响病人体位、髓内钉打入方向、髓内钉类型和扩髓。病态肥胖的患者更适合采用逆行髓内钉固定。如果需采用顺行髓内钉，侧卧位可能比仰卧位更有利于操作。合并脊柱和实质器官如肝脏或脾脏损伤的多发伤患者，在仰卧位下打入髓内钉更安全。对于合并肺损伤和多发长骨骨折的患者，不扩髓或采用改进的吸引—冲洗—扩髓器打入髓内钉能可降低发生脂肪栓塞的风险。骨骼转移性疾病可能影响术者对整个股骨的固定，包括股骨头和股骨颈，以避免这些部位发生骨折。

影像学评估

应获得高质量的影像资料以便进行精确的术前计划。股骨全长前后位和侧位片是不可或缺的影像资料。如果对于粉碎骨折难以确定髓管的直径和长度，对侧的股骨 X 线片能提供帮助。通常可以在术中通过 X 线透视测量对侧股骨的骨性标志来获得这些数据。

髋关节或膝关节特殊的 X 线影像或者 CT 扫描也有助于确诊膝关节或股骨颈的骨折[11]。通过对股骨颈行薄层 CT 扫描可以确诊多数（但并非全部）股骨干骨折同侧的股骨颈非移位骨折[11~13]。作者推荐对股骨干骨折行骨盆创伤 CT 扫描的时候，要求对股骨颈行薄层（2 mm）扫描并进行评价。在围术期，对于所有股骨骨折患者仍需高度警惕是否存在股骨颈骨折。

手术时机

一旦完成对患者并发症的评估和治疗，就需要开始考虑髓内钉固定的时间。24 小时内行髓内钉固定手术适用于不合并复杂的医学并发症，病情平稳能承受手术的患者。如果手术室条件准备不充分或病人处于饱食状态，手术必须推后数小时。一旦患者、手术室条件和外科医师准备完善后，就应尽快对股骨骨折患者行手术治疗。在深夜，手术医师和医疗组的人员都很疲惫，不要选择在这个时间段手术。然而，如果手术时间被推迟超过数小时，应对骨折患者施以骨牵引以维持股骨长度，这通常会使患者感觉更加舒适并可减少出血。在患者等候手术的过程中，外科医生应考虑到股神经传导阻滞并留置股神经导管[14]。对于需要复苏的多发伤患者，他们的生理状况可能发生迅速恶化，因此推荐对这些患者施以多种方式的牵引。如果手术推迟时间超过 8~12 h，推荐采用骨牵引。克氏针应放置于股骨远端或胫骨近端并连接张力牵引装置。在急诊或特护病房局麻条件下就可完成这些操作。对于不稳定的多发伤患者，如果需要进入手术室进行抢救，创伤控制骨科应用的外固定架效果可能比骨牵引更好。外固定架可应用于特护病房，但效果并不理想。单纯外固定架至髓内钉的转化应该在早期（理想状况下是在 14 天内）进行，以尽量降低感染风险[15]。Scannell 等[16]研究发现，对于严重创伤的患者，采用外固定架或骨牵引治疗的死亡率及预后没有明显差异。

手术策略

术前术者应当通过体格检查及影像检查的结果制定手术策略。这一计划应当同所有手术室成员分享以确保每个人都能高效率地工作。术者应当决定病人的体位，是否需要骨折台，患者需要行创伤控制技术（外固定架）还是确定性治疗。如果患者需要行髓内钉的确定性治疗，术者是采用顺行还是逆行打入髓内钉？如果顺行打入，是采用梨状窝入路还是转子间入路？术者还需决定是否进行扩髓。其他需要术前决定的手术要点包括 C 臂的位置，是否需要 Shanz 针、支柱、长枕等其他辅助复位设备。所有这些决定需要在手术开始前确认以确保手术器械和资源的可用性。一旦手术策略制定完毕，术者此时已经准备充分以施行计划进行手术治疗。

手 术

多数情况下，麻醉师将会决定对于患者和计划中的手术更适合采用区域麻醉还是全麻。区域麻醉的绝对禁忌证是头部损伤、大量失血和凝血障碍。

多数情况下由外科手术医师和 / 或麻醉师决定是否采用动脉插管或中心静脉路径。一般情况下，大量失血的不稳定患者或合并心肺疾病的患者需采用动脉和静脉通道。福氏导管常用来监测体液容积的状态。

根据患者的药物敏感性和软组织状态预防性给予抗生素。对于闭合性骨折，推荐采用覆盖范围包括葡萄球菌和链球菌的抗生素，如第一代头孢菌素；如果患者对青霉素重度过敏，可以选择克林霉素作为替代药物。常规的预防性抗生素治疗维持至术后 24 小时。对于伤口较小、污染较轻的开放性骨折患者，应尽快给予覆盖革兰阳性菌（第一代头孢菌素）的抗生素。如果伤口较大或污染较重，因额外给予覆盖革兰阴性菌（庆大霉素）的抗生素。如果有较严重的土壤污染，还应给以抗厌氧菌药物（青霉素）。开放性股骨骨折术后应用抗生素的时间尚未明确规定。根据最初伤口的污染情况，在最后一次冲洗后持续 1~3 天的抗生素应用是合理的。

患者体位

行股骨髓内钉固定可采用多种体位，各有利弊。通常将患者于仰卧位或侧卧位置于骨折台上。通常需要采用小腿的牵引或骨牵引针来重建发生短缩畸形的股骨长度和对线。另一种方法是在可透视手术平台完成髓内钉置入，但通常需要注意清洁无菌，操作过程中在平台末端行重力牵引，或采用股骨牵引器以重建股骨长度。Kuntscher[2] 最初描述了患者侧卧于骨折手术台的情况下行髓内钉置入术（图 22.2）。侧卧位的主要优点是可以更方便地采取梨状窝入路，对于股骨近端骨折和体格较大或肥胖的病人可以更容易地打入髓内钉。侧卧位行髓内钉的弊端包括多发伤的限制和不容易判断肢体适当的旋转。如今已经很少采用骨折台侧卧位行髓内钉固定了。

北美地区最常用的是仰卧位在骨折台行髓内钉置入术（图 22.3）。优点包括相对简单的设置，手术室人员较熟悉，双腿都伸直的情况下可以更好地评估肢体的长度和旋转，通常不需要无菌助手就可完成操作。这一体位的缺点主要是不便于行梨状窝入路，特别是在体形较大的病人。

在可透射 X 线的骨折台上采取仰卧位或半侧卧位设置简单，适用于多发伤患者，是最近最常采用的体位。选择这种方法可在患者不改变体位的情况下进行多种操作。这一技术的主要缺点是需要无菌助手进行复位和牵引，以达到精确的长度和对线复位，尤其是在延期手术或肌肉较发达的患者。因为多数股骨髓内钉是在仰卧位下于骨折台打入，其也是目前最常采用的股骨髓内钉技术，所有接下来的章节重点讲述这一技术。

一旦将患者置于骨折台上，将患者的躯干弯曲以远离损伤区域以便于在股骨近端确定髓内钉的进针点（图 22.4）。患侧上肢跨过胸前固定于软垫、 Mayo 架或垫枕。对于孤立的股骨骨折，将患者小腿部固定于骨折台足端。如果需要采用或已经采用骨牵引针，则牵引针应与

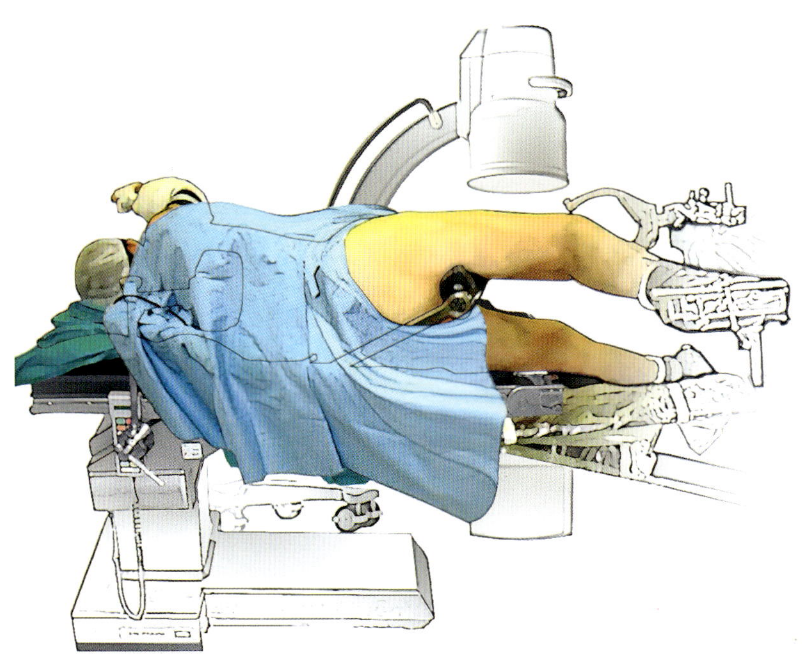

图 22.2 侧卧手术体位。髋关节屈伸性增加，可以更加便利地获得股骨近端入路，使内置物和躯干的干扰降到最小。这一技术的缺点是肺功能轻度受限，设置较费时间，压迫小腿内侧和大腿的血管可能造成静脉充血

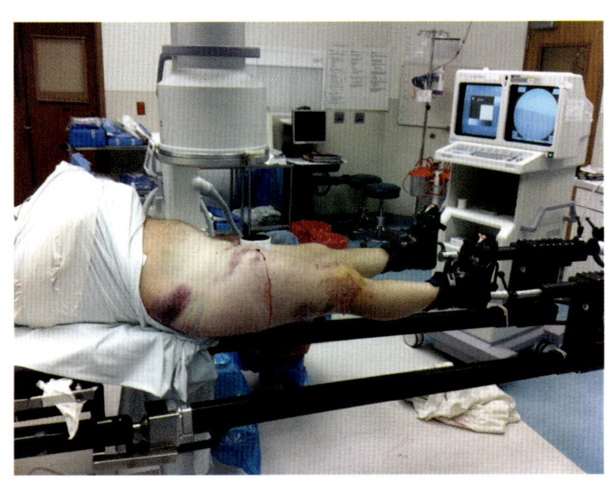

图 22.3 骨折台仰卧位植入顺行髓内钉。双下肢固定在牵引靴中。如果骨折部位明显短缩，或延迟手术之前已应用牵引，则需对患侧股骨用牵引针加以牵引

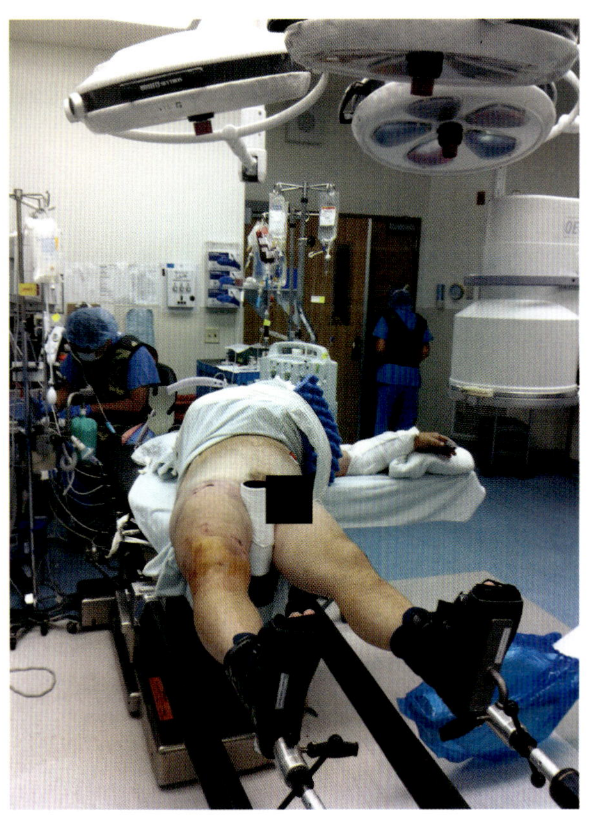

图 22.4 患者的躯干轻微弯曲，远离损伤肢体，以便在股骨近端获得良好的入路。上肢架于胸前并固定，当将球头导向针和铰刀置于股骨近端时就不会相互干扰。对健侧肢体行一定程度的牵引，以防止会阴围绕骨盆轴线发生旋转。当双侧下肢都用这种方法固定好时，就可准确地测量长度和旋转

骨折台合为一体。股骨远端的牵引针应小心放置以避免阻挡髓内钉道。如果膝关节没有损伤，许多外科医师选用胫骨近端牵引针。我们通常把对侧没有受伤的肢体用牵引靴固定，髋关节和膝关节保持伸直位，便于通过健侧肢体行反向牵引（图 22.4）。当对伤侧肢体进行牵引时，这一措施可稳定骨盆并预防骨盆围绕骨盆轴线发生偏转。在行髓内钉固定时保持双侧肢体伸直位的另一个好处是可以以健侧为标准，充分评估伤侧的长度和旋转。很多医生选择在健侧腿支撑下，对伤侧腿行屈曲、外展和极度旋转活动，我们认为这对于稳定骨盆和评价股骨长度和旋转并不可靠。

将患者摆好体位，固定于骨折台上，双下肢保持伸直，对健侧肢体行适度的牵引以防止肢体下垂。下一步就是对患侧肢体行牵引以重建长度、对线和纠正旋转。对于单纯的或较轻的股骨粉碎骨折，这一过程很容易施行。然而，对于严重粉碎且不稳定的骨折患者，我们需采用对侧肢体作为参考。

影像学评估

将 C 臂放置于患者对面，与患者垂直的方向，对患侧髋关节拍摄前后位的 X 线片，影像呈现于 C 臂的第二个屏幕。然后拍摄健侧髋关节的前后位影像。旋转健侧肢体直至健侧髋关节影像与患侧髋关节的影像相匹配。一旦双侧髋关节的影像相匹配，就应拍摄并保存健侧膝关节的前后位 X 线影像，旋转患者下肢直至患者膝关节的影像和健侧膝关节的影像相匹配。一旦两侧膝关节的影像相匹配，股骨的旋转畸形就已得到纠正。现在可将 C 臂集中于骨折区域，根据需要采用牵引或松解以重建损伤股骨的长度。如果骨折为简单骨折，可以像对合拼图那样对合好骨折线以恢复长度和旋转畸形。如果存在严重的粉碎骨折，可以在影像增强剂的帮助下用长尺测量健侧股骨以决定患侧长度（图 22.5）。可以根据需要采用牵引靴或牵引针牵拉，以使损伤侧股骨达到预定长度。最困难的情况是双侧股骨都发生骨折，没有正常的标准来判断长度和旋转。在这种罕见的情形下，外科医师常摄取损伤较轻一侧髋关节的侧位片，旋转 C 臂到髋关节的投影能够显示 10° ~15° 的股骨颈前倾角。然后将 C 臂向下移至膝关节，旋转膝关节直至获得满意的膝关节侧位像。在这一点上，股骨应该有可接受的旋转对线。用骨折块的韧带作为参考，长度最好能得以重建。一旦对一侧完成修复，便可采用如前所述的技术使另一侧相匹配，以使双侧的肢体能有对称的长度和旋转。需要强调的一个重要的技术点是，由于需要穿过整个骨盆摄影，对于体格较大的患者很难直接获得髋关节的侧位像。然而，在大多数患者，通过旋转 C 臂偏离标准侧位 10° ~15° 往往可以获得满意的影像。一旦双侧的长度和旋转得以重建，可以将健侧的下肢朝向地板，使双下肢呈剪刀形。

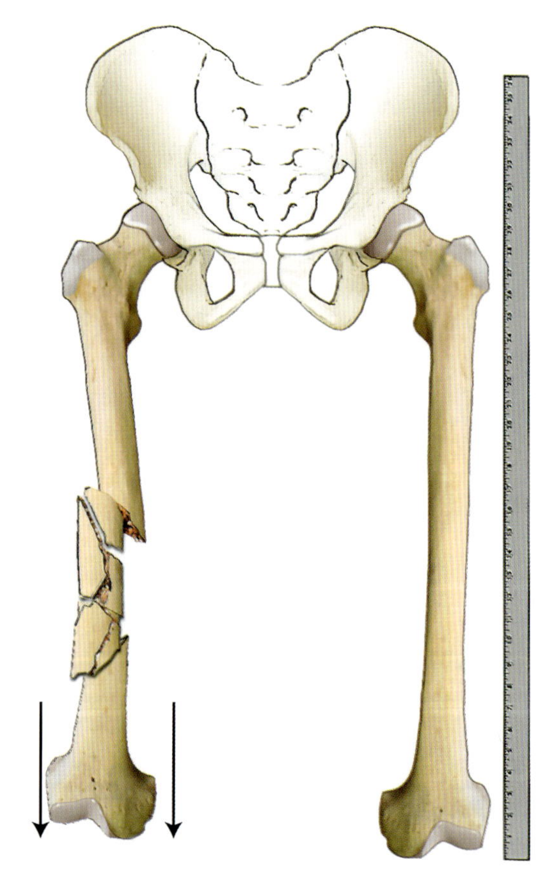

图 22.5　如果骨折是粉碎性的，骨折近端或远端没有完整的边缘来判断长度，可以用尺子测量健侧肢体来判断需要用多大的牵引力来重建患侧肢体的长度

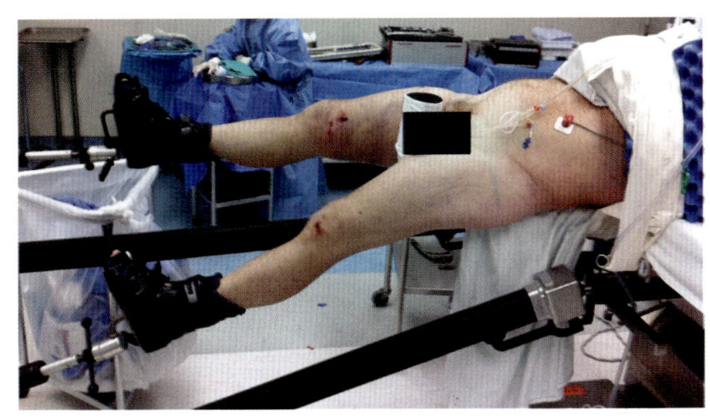

图 22.6　双下肢呈剪刀样。将健侧下肢朝向地板，以便获得患侧下肢的侧位 X 线影像

入钉点

顺行股骨髓内钉可以通过梨状窝（转子间凹）入路或大转子尖（转子入路）入路置入。选择梨状窝入路或者转子入路主要依据术者的偏好和经验。体形较大的患者采用转子入路可能更容易定位。有人担心转子入路髓内钉会损伤臀肌中部，造成髋关节功能障碍。然而，随机对照试验的结果显示两种入路的预后没有差别[4, 5]。如果采用转子入路，术中必须使用专门为转子入路设计的髓内钉并把髓内钉打入制造商推荐的位置。在更为近端的骨折，稍微偏离推荐的入路可能会导致髓内钉位置不良。在股骨大转子尖部近端数厘米处取 4~6 cm 的切口。转子正上方的皮肤切口可以为导丝插入、扩髓和打入髓内钉提供轨迹。当采用更为近端的皮肤切口时，要保证操作柄能够适应软组织的距离。通过皮下组织到达臀肌将切口加深，切开方向要和切口一致。用手指在肌间行钝性分离可以更好地确定大转子尖的位置。

梨状肌凹位于股骨颈基底部内侧稍后方，在梨状窝处放置导向针或尖锥并行髋关节的前后位像，显示的图像应为“稍稍进入骨质”（图 22.7）。如果导向针或尖钻的顶部正好位于股骨颈的皮质部，位置就太靠前了。要避免以前方为入路，偏心的钉道和入路造成较大的箍应力可能导致医源性粉碎骨折，这一点非常重要。术者也要避免在股骨大转子梨状肌侧方打入髓内钉，这会导致股骨近端骨折内翻复位不良。调整导向针的位置，使其在前后位和侧位上的投影都能位于髓管的中央。一旦将导向针放入梨状窝，在前后位和侧位片上与髓管方向一致，可前进至小转子水平。股骨近端的入口通过空心螺钉钻或顶切铰刀打开。为了获得完美的入路口，对细节再过于关注也是应该的。

对于转子入路，前后位片上导向针应置于转子尖部[17]；在侧位片上，应位于大转子中后方或稍后方。如果术中采用术者并不熟悉的髓内钉，应阅读制造商的说明以确定股骨转子上推荐的入路位置。转子入路髓内钉前置可导致钉道对线不良[18]。一定要采用专门为转子入路设计的髓内钉，这一点非常重要。如果将为梨状窝入路设计的髓内钉经转子间入路打入，将会导致内翻复位不良。

导向针通路

为了便于导向针穿过骨折区，可在距离顶端 1~2 cm 处将其轻度弯曲。当骨折远端有轻度残余移位，弯曲导向针可使针进入远端骨折块。当骨折存在严重移位时，采用髓内复位工具（图 22.9）能方便骨折的人工复位。多数现代髓内钉设备中都有插管复位工具，能够通过导向针进入骨折区域远端。对于髓腔较小的病人，对骨折近端进行扩髓可能便于打入这一设备。然后控制近端骨折块，将导向针打入远端骨折块。在进行扩髓前，需要通过 C 臂摄取前后位和侧位的影像以保证导向针位于髓管的中央。偶尔，通过骨折台上的衬垫或牵引支具，近端或远端的骨折块能够被“推挤或牵拉”到一个对线较

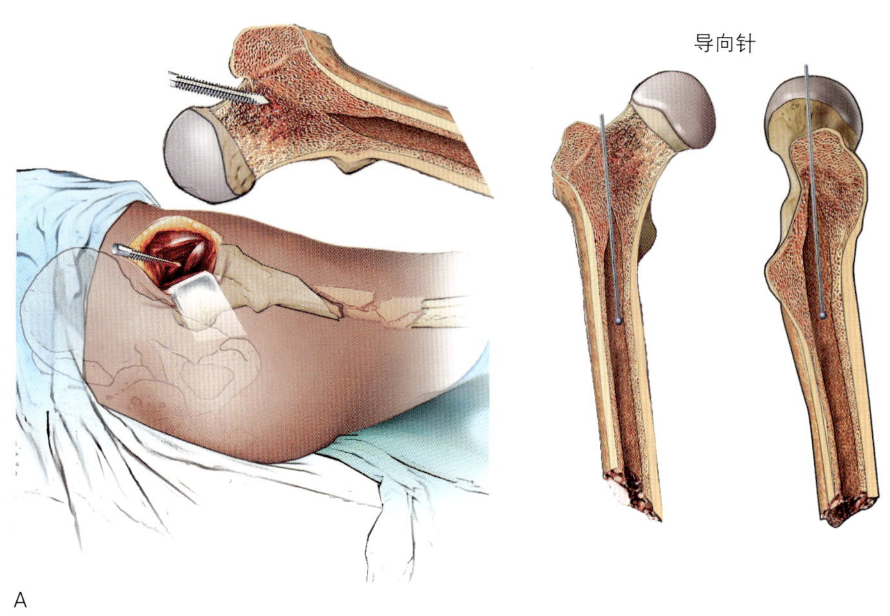

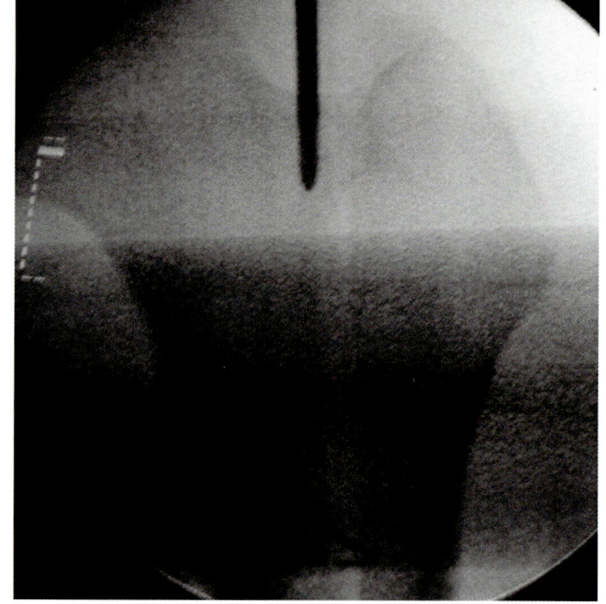

图 22.7　A. 在股骨近端前后位 X 线片上，导向针应位于梨状肌窝。在影像上导向针应进入骨皮质一段距离，而不是停留在骨皮质上。如果在前后位片上导向针尖没有稍稍进入骨质，证明其位置过于靠前，停留在股骨颈前方骨皮质上。B. 位置良好的导向针在 X 线图像上的显像

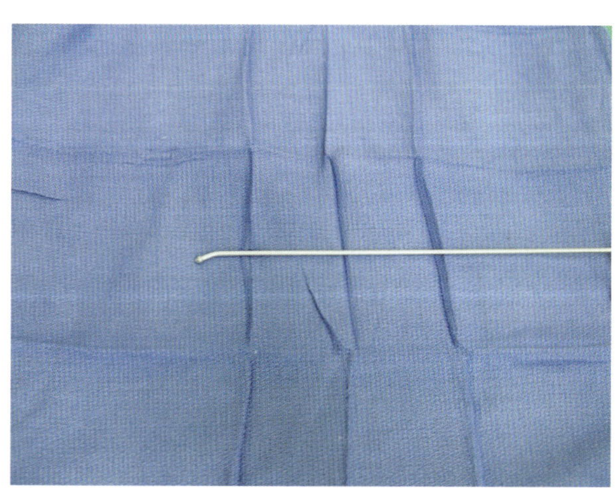

图 22.8　导向针头端轻度弯曲便于导向针顺利穿过轻度移位的骨折

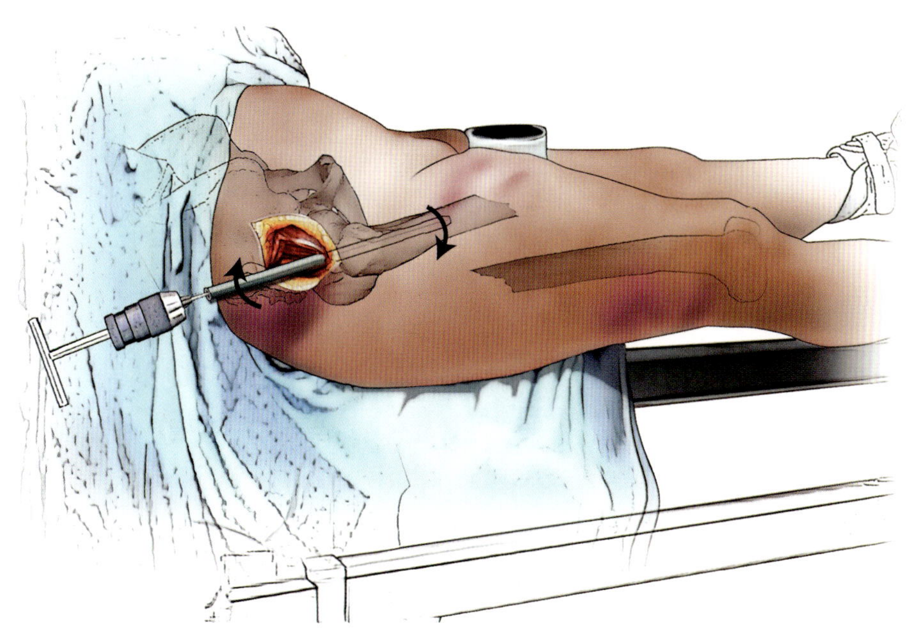

图 22.9　采用直径较小的螺钉或复位工具进行骨折复位。采用直径较小的螺钉或复位工具可获得较大的复位力量。当遇到股骨近端骨折时，在复位过程中可采用这一工具控制弯曲、外部旋转和近端骨折块的外翻

好的位置。如果这些操作都没有成功，采用经皮肤插入的末端有螺纹的 2.5 mm 尖针或固定于手柄的外固定针来直接复位近端骨折块，但更多情况下是复位远端骨折块（图 22.10）。通过复位骨折块，恢复对线至允许通过球头导向针（图 22.11）。斯氏针或外固定针应偏心或经皮质放置，以允许球头导向针顺利通过。许多情况下，需要同时采取诸如此类的多种“窍门”以使导向针顺利通过。

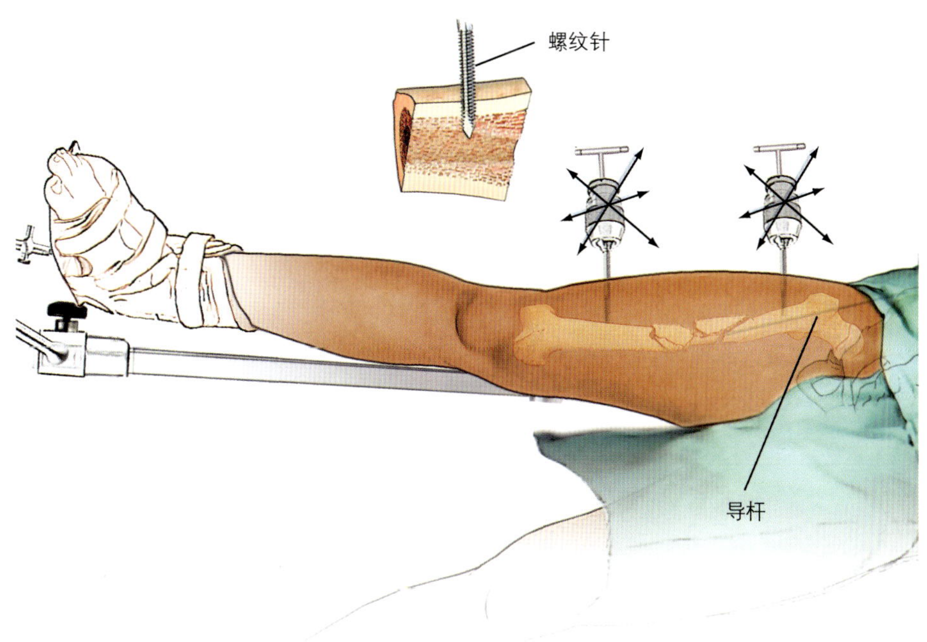

图 22.10　2.5 mm 头端带有螺纹的导向针有助于骨折复位。用一根或两根导向针插入骨折块以引导和控制骨折块使其与近端骨折块对线一致，允许球头导向针插入髓管。较大号的斯氏针同样有效

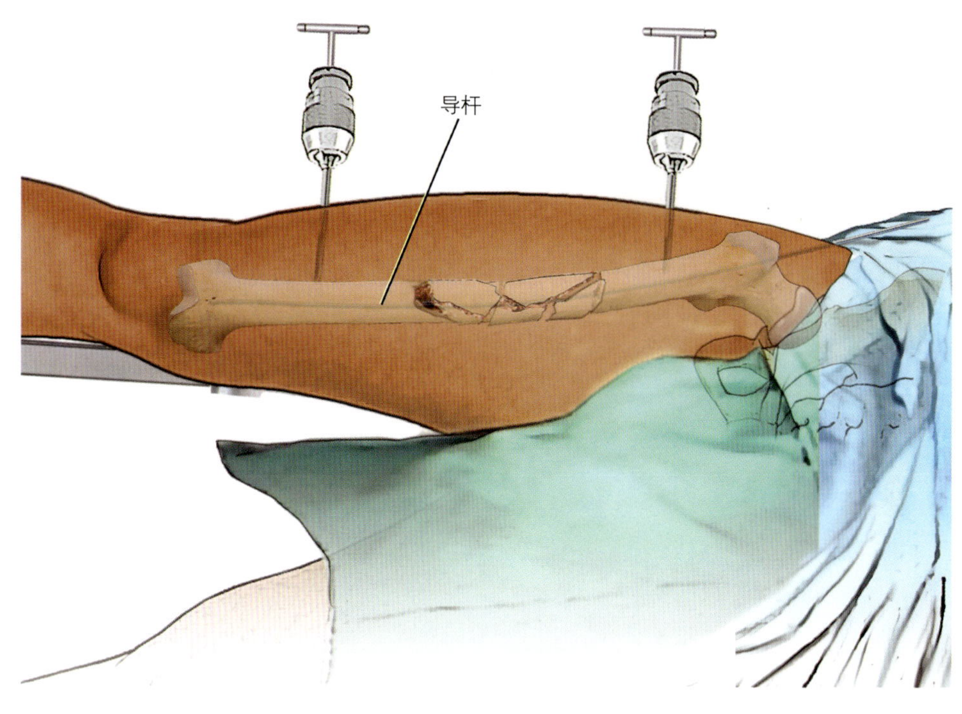

图 22.11 术中必须认识到不能使复位针阻碍导向杆的通路。复位针应位于皮质内，在预定导向杆通路的上方或下方

在经历一段常规的复位时间后（20~30 分钟），如果闭合或经皮复位操作都没有成功，应采用切开复位，将导向针穿过髓腔。切开复位不应该被视为治疗失败。对于严重创伤的病人，采用小切口开放下插入髓内钉，与多次试图闭合下复位穿针失败相比，前者手术时间短，后者手术时间长，增加了发生脂肪栓塞、阴部神经麻痹和异位骨化的风险。

扩 髓

通过 C 臂确认球头导向针已经在股骨处于满意的位置（位于髓管中央和干骺线之前，图 22.12）之后，术者就要准备扩髓。为避免发生不经意的污染，应检查髓内钉插入以上部位和与患者腹部和胸部毗邻的区域。头顶的手术灯或床头的静脉输液架都是潜在的障碍物需要移除，这些都是常见的情况。此时，我们常在手术台头端周围增加一个额外的无菌单。理想情况下，可采用传动轴较细的铰刀、小头和深部切割刀。根据术前评估的髓管的宽度，采用至少比髓管窄 1 mm 的顶头铰刀扩髓。将扩髓器缓慢地插入髓管，直至扩髓器头端离导向针远端 2~3 cm 处。只要有可能，就要采用皮肤保护器避免进口处皮肤和软组织损伤（图 22.13）。扩髓器的大小每次递增 5~10 mm，直至听到皮质响声。此后，每次增加扩髓器的间隔应改为 5 mm，以避免发生髓内钉嵌顿和热坏死。股骨扩髓的直径要比计划使用的髓内钉宽 1~1.5 mm。采用转子入路时，近端股骨扩髓的直径要比计划使用的髓内钉直径宽 2 mm，这可使股骨近端髓内钉打入更容易，并且降低发生医源性骨折的概率。

髓内钉的长度多是通过髓内钉系统专门测量工具决定的。如果术者愿意，可以在扩髓前进行这一操作。在决定髓内钉长度时，最重要的是骨折复位和确定导向针在扩髓的过程中没有后退。术者应该确定影像上骨折已经复位。可以根据需要通过骨折台对长度进行调节。如果术者采用的髓内钉系统没有长度测量工具，可以采用“双导向针”技术。保持原来的球头导向针位于原位，通过进针口放置一个同样长

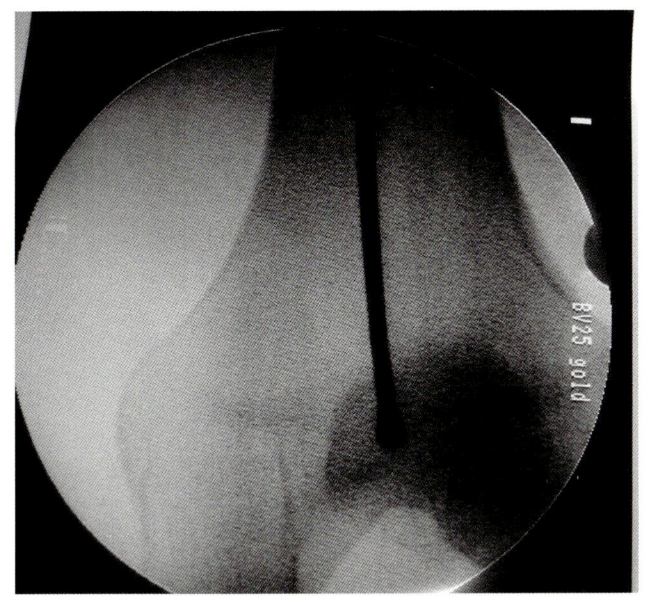

图 22.12　前后位 X 线片显示球头导向针位于股骨远端干骺线的中央

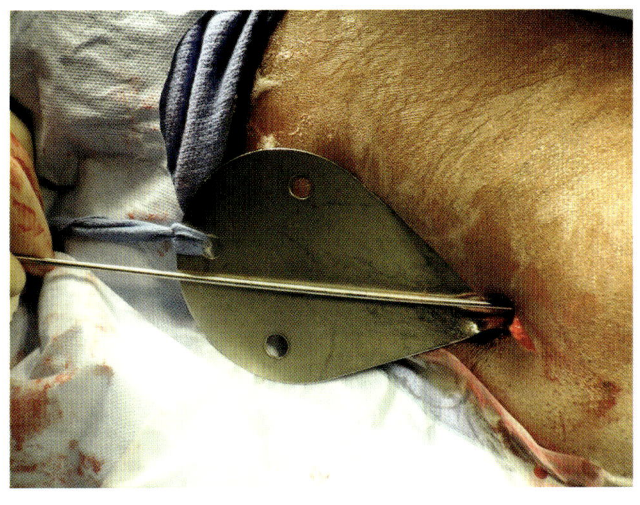

图 22.13　皮肤保护器可避免皮肤边缘在扩髓过程中发生灼伤或磨损。保护器系上圈垫带以防止掉落在地上

度的导向针与其毗邻，原始导向针顶端之上的长度就是需要打入髓内钉的长度。

插入髓内钉

髓内钉通常套过圆头导向针打入。大多数现代的髓内钉设计都允许导向针通过髓内钉移除，不需要通过交换管把圆头导向针换为非圆头导向针。用手把持髓内钉的操作手柄将髓内钉置入髓管，直到推不动为止。然后最好用木棒或锤子轻敲。如果需要反向敲打来对抗骨折区的牵引，髓内钉应轻轻地插入股骨髓管内深处，当骨折块被加压后，髓内钉正好位于一个合适的位置——大转子尖的下方。当打入转子或梨状窝入路髓内钉时，将髓内钉对着患者旋转 90° 可有助于获得股骨近端的钉道。当髓内钉的尖端通过小转子后，术者缓慢地旋转髓内钉至其正常方向，髓内钉就可顺利进入预定位置。通过 C 臂观察髓内钉各个方向的位置。当髓内钉穿过骨折区域时，术者应该利用之前用过的各种技术复位骨折。任何时候，如果髓内钉在木槌的打击下没有顺利前进，应通过 C 臂摄片检查，确保髓内钉没有卡在骨折块或骨折边缘（图 22.14）。要记住髓内钉只能复位股骨中间三分之一的骨折，由于髓内钉的型号和髓管的不匹配，髓内钉不能有效恢复干骺端的损伤。

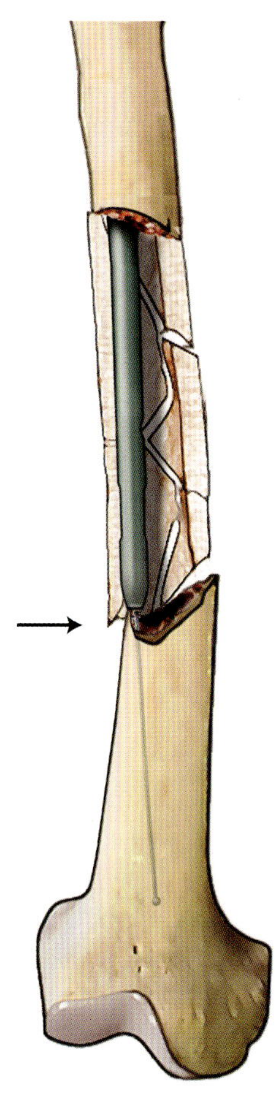

图 22.14 如果髓内钉在进入过程中不够顺利，术中应立即行 X 线摄像检查。在一些情况下，髓内钉会卡在骨折块上或骨折碎片的边缘

如果打入髓内钉后骨折复位不良，应移除内植物，重新评估长度、旋转、冠状面和矢状面的对线。偶尔，对于粉碎性骨折，可以采用阻挡螺钉。一旦髓内钉进入较好的位置，就可移除导向针。如果骨折长度合适，术者可行交叉锁定。如果需要反向敲打来压缩复位骨折或缩短骨折长度，需要先在远端打入交叉锁定螺钉。

阻挡螺钉

由于粉碎骨折、肌肉力量或髓管直径与髓内钉不匹配，峡部近端或远端骨折冠状面或矢状面的对线难以维持的情况并非罕见。如果闭合复位技术难以纠正对线不良，阻挡螺钉可能会提供帮助。阻挡螺钉的设计目的是使干骺端骨质髓管变得狭窄，通过阻挡不理想的通路而促进髓内钉进入更好的方向。一般来说，阻挡螺钉位于骨折区域凹面的一侧，这里髓管要比髓内钉的直径更宽（图 22.15）。当髓内钉放置的位置离骨折区域越近时，其效果越好。术者应在准备打入阻挡螺钉的位置仔细寻找远离原始骨质骨折区的延伸的无移位的骨折线，以避免发生医源性骨折。一旦放入阻挡螺钉，将导向针重新插入进新的通道并在新通道中进行扩髓。当在阻挡钉附近扩髓时应十分小心，以免发生阻塞或铰刀头部损伤。之后，可以将髓内钉重新插入，静态锁定。大多数情况下，当髓内钉放置完成后仍将阻挡钉留在原处（图 22.16）。

近端锁定

成功进行近端交叉锁定的最重要的一个方面就是保证插入操作柄与髓内钉牢固结合。如果手柄固定牢靠，大多数现代交叉锁定器都能较好地工作。术者应该通过 C 臂确证交叉锁定的螺钉不会进入骨折区域。为钻孔套筒所做的

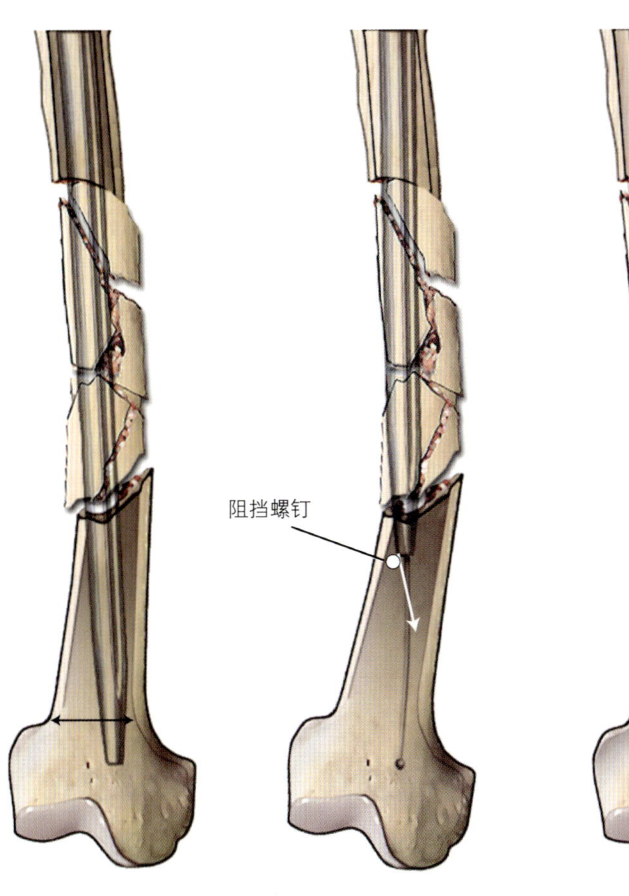

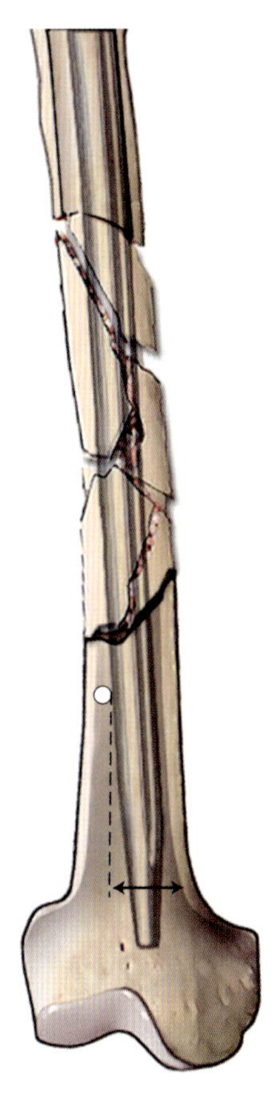

图 22.15　如果间接方法难以获得冠状面或矢状面的骨折复位，在近端骨折区域凹面放置阻挡螺钉能帮助获得满意的对线

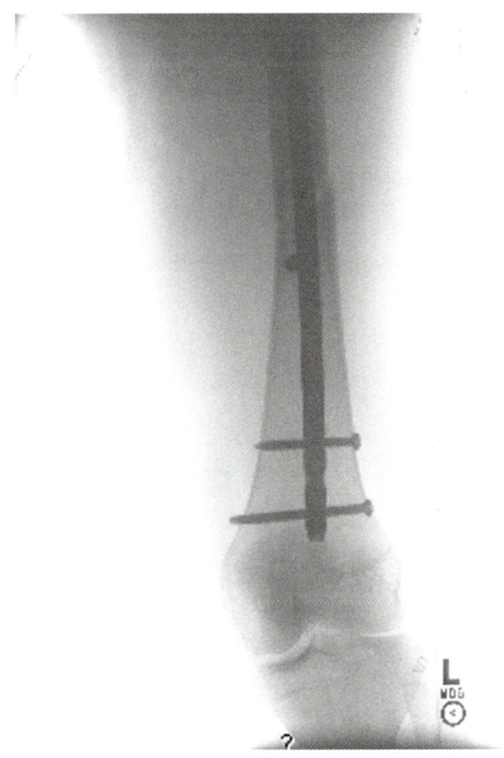

图 22.16　放置阻挡螺钉以避免股骨远端骨折发生内翻复位不良的例子

切口太小是近端锁定中最常见的缺陷。钻孔套筒需要足够的空间以便顺利地滑向骨质表面，避免皮肤、肌肉和筋膜的阻挡，否则会影响钻孔和接下来的螺钉打入。因为目前大多数的髓内钉系统使用钻孔套筒来测量螺钉长度，要将套筒稳固地放置于骨表面，这一点非常重要。完成近端交叉锁定螺钉的放置后，应通过X线摄像确认它们的位置。

一些髓内钉的设计允许将近端交叉锁定螺钉放置于股骨头（指重建螺钉）。如果骨折位于小转子水平或更高，标准平面或倾斜（大转子至小转子）交叉锁定螺钉不会位于近端骨折之上时，术者可考虑将交叉锁定螺钉打入股骨头。另一种用交叉锁定螺钉固定股骨头的情况是为了固定股骨骨折同侧的股骨颈骨折。采用单一的设备固定同侧的股骨和股骨颈骨折是存在争议的，当今的趋势是通过不同的内置物固定两种骨折（股骨颈骨折采用简状螺钉，股骨骨折采用逆向髓内钉或接骨板固定）。尽管存在这些争议，一些术者目前提倡对所有股骨干骨折的病人常规在股骨颈放置髓内钉。这些外科医师提出这一倡议的目的是为了避免漏诊无移位股骨颈骨折的风险，即使是CT扫描也有可能漏诊这些骨折[19]。

远端锁定

近端锁定通过支具完成，远端锁定更多情况下是徒手完成。有人设计了远端锁定架，但由于可靠性不佳通常被弃之不用。其他试图简化远端锁定的尝试包括可透射X线的钻孔附属装置，手持可透视钻孔向导，导航和髓内高频探针。虽然这些设备有所帮助，但是代价较高，并没有得到广泛采用。绝大多数的股骨远端锁定仍是徒手完成的。

徒手锁定依据C臂确认获得远端锁定孔的“圆满完成”（图22.17）。保持患者双下肢于伸直位，呈前述的剪刀样以便进行徒手远端锁定。一旦C臂放置完毕，可以照射锁定区域，术者用钻头或刀片的头端锁定预行远端锁定区域表面的皮肤。在皮肤表面做一长1.5 cm的切口，穿过髂胫束直达骨质表面。将校准钻头放置于股骨侧面并缓慢移动，直至钻头的尖端在投照影像上位于锁定孔的中央。应多次摄影以明确钻头的位置。一旦确定钻头尖端位于锁定孔的中央，随后将钻的方向调整至与X线束一致。对钻头施以压力以免其在圆形的骨皮质表面滑动。侧方的皮质已经通过钻头打开，此时必须通过X线片确定钻仍指向锁定孔的中央。如果没有，应调整钻头打入的角度。任何时候，如果术者失去方向或遇到意外的阻力，应拍摄X线片观察。如果钻头偏离了预期的通道，应重复以上步骤直至钻头成功穿过髓内钉。一旦钻头穿过远端骨皮质，可以通过钻头上的刻度确定锁定钉的长度。当然，也可通过标准的深度测量标尺确定螺钉长度。如果计划打入一枚以上的交叉锁定螺钉，将第一个钻头留在原处，能够作为影像上的标志，有助于第二个钻头和螺钉的植入。在拧入交叉锁定螺钉之前，需要通过C臂确认钻头正好穿过髓内钉的锁定孔。完成锁定钉的固定之后，通过C臂确认锁定钉进入髓内钉并且长度适宜，与侧方骨皮质平齐。对于股骨中间三分之一段的长度稳定性骨折，一枚交叉锁定螺钉就足够了[20]。然而，对于粉碎性骨折和峡下损伤，至少需要两颗交叉锁定螺钉以避免远端骨折块的旋转和紧缩（图22.18）。事实上，对于所有的股骨骨折都应行静态锁定以避免复位丢失，报道称其发生率接近10%[21]。Brumback[2]等证实静态锁定不会导致骨折的不愈合率升高。

细节完善

髓内钉置入后，术者应再次评估髋关节周围的情况，排除是否存在漏诊的股骨颈骨折。C臂可以围绕股骨颈旋转180°来获取各个角度的影像。由于患者仍处于麻醉状态下，将患者移开骨折台，比较双侧下肢的长度和旋转。同时应对膝关节韧带进行评价，因为在患者苏醒后这一操作会引起疼痛。如果发现总体对线不良，应在病人离开手术室之前解决这一问题。如果畸形程度较轻或病人过于虚弱，可以在术后行CT扫描。

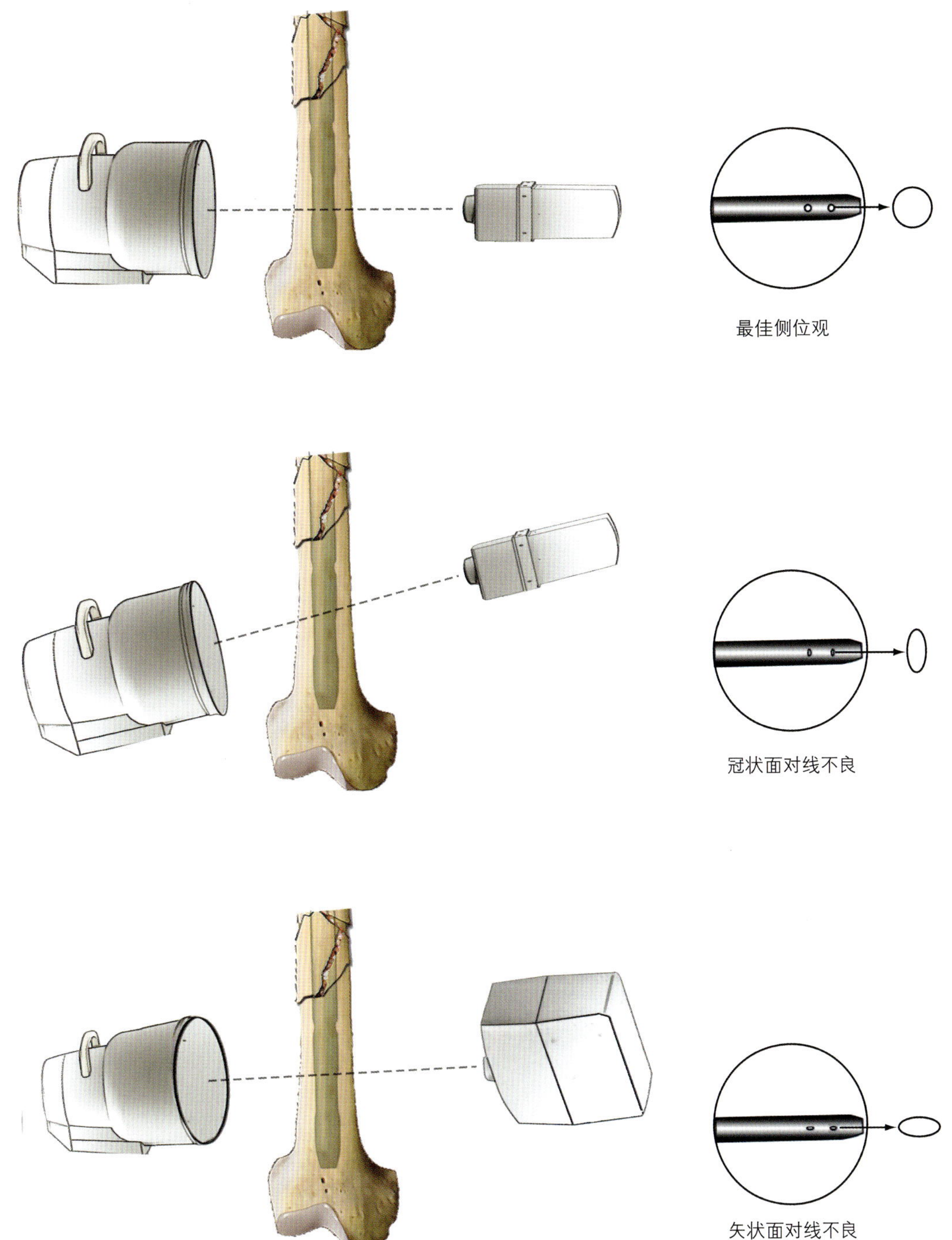

图 22.17　C 臂应放置合适，以便获得满意的股骨远端侧位像。目标是使 X 线束的方向与锁定孔的轴线方向一致。C 臂放置良好时，锁定孔呈现为饱满的圆形。如果呈现为椭圆形，提示光束对线不良。冠状面的对线不良使锁定孔呈现垂直的椭圆。矢状面的对线不良使锁定孔呈现水平的椭圆

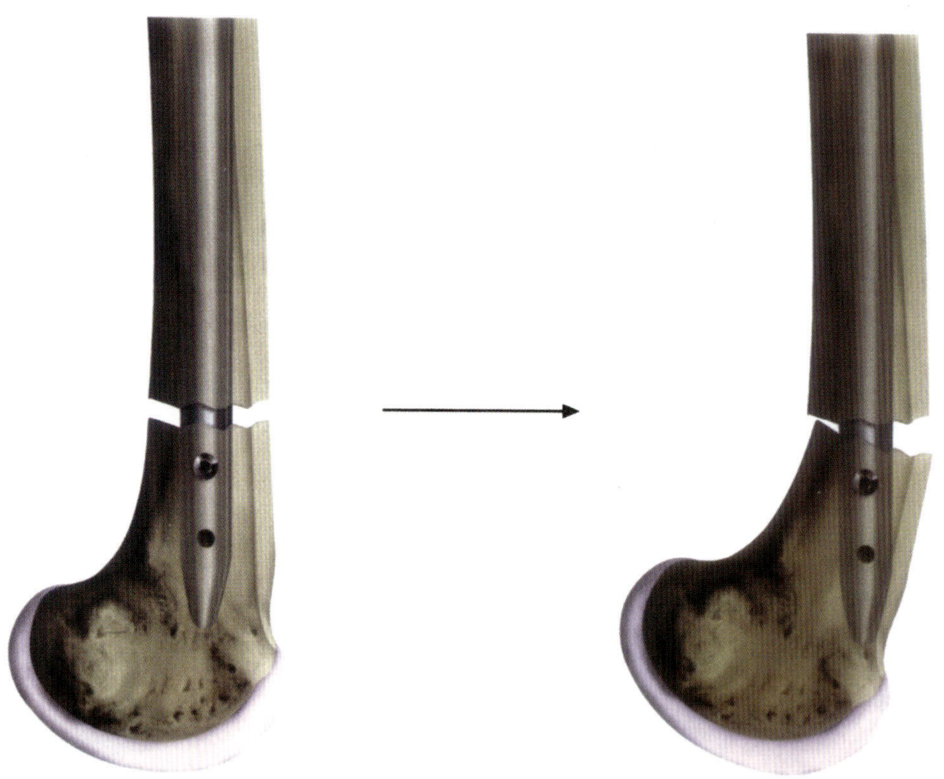

图 22.18 股骨远端三分之一骨折行交叉锁定，如果只采用一枚锁定螺钉，可能导致小的骨折块沿锁定螺钉的轴线发生紧缩或旋转

术后处理

术后早期阶段，或住院期间，治疗重点集中于病人监护，下肢深静脉血栓的预防，疼痛控制，抗生素治疗，手术区域护理和早期物理治疗。对于伴随其他损伤的患者，常需常规治疗以外的其他治疗。行闭合髓内钉固定后患者血红蛋白和红细胞比容的水平发生下降的情况并不少见，尽管很少需要输血，但应对患者密切监测几天。我们强烈推荐采用物理或化学方法行深静脉血栓预防，在没有任何禁忌证的情况下应在术后 24 小时内开始。

物理治疗主要指术后早期活动。如果骨皮质接触良好，鼓励患者全负重活动，其他情况下可以选择拐杖或步行器部分负重。髋、膝和踝关节的活动强调等距加强锻炼。伤口用洁净干燥的辅料覆盖，直至渗出停止。如果有潜在的血清肿、血肿或接受抗凝治疗，需要延长引流时间，有时需要手术解决。

出院后，患者应继续接受 2 周的抗凝治疗并根据需要服用镇痛药物。建议在术后 10~14 天拆除缝线或钉皮针并进行伤口评估。继续应用物理治疗以协助早期的功能恢复。随访期间每间隔 4~6 周拍摄 X 线片以观察骨折愈合情况。一旦在 X 线片上能看到明显的骨痂形成，就可增加患者负重，并除去外部支撑。

股骨干骨折后要想恢复到术前的功能需要很长一段时间。有超过 20% 的患者在术后 3 年仍未能回到受伤前的全职工作[22]。骨折愈合率为 97%~99%，在骨折愈合率和功能恢复之间存在较大的不一致。反常步态，髋外展无力，伸膝无力，膝关节疼痛和髋关节疼痛是术后常见的问题。创伤引起的软组织损伤也是造成术后功能障碍的一个重要因素。所有这些因素都支持进行早期、集中的康复和长期的锻炼项目[23]。

并发症

如果操作细致，并发症就很少。除了运动缺失，患者一般会存在髋关节或膝关节疼痛。通常情况下，发生髋外展或伸膝无力可能会导致跛行并持续几个月时间。畸形愈合较不愈合常见。

术后伤口感染

患者术后发生伤口感染的比例不足 1%。早期感染可以通过对感染的伤口和血肿进行冲洗和清创而得到有效控制。应获得深部资料以指导抗生素使用。由于金属内固定物的存在，抗生素的治疗时间一般需要持续数周。如果感染持续数周并累及髓管，应拔除内植物并对髓管扩髓以清除感染的软组织。扩髓—冲洗—抽吸器（Synthes，Paoli，PA）可同时有效进行扩髓、冲洗和吸除髓管内容物。采用由聚甲基丙烯酸甲酯和抗生素（妥布霉素和 / 或万古霉素）覆盖的髓内钉是在髓管内分布高剂量局部抗生素的一种简单方法。这种抗生素髓内钉不太稳定，股骨需要用外固定架或膝踝足矫形器临时固定，以使抗生素达到最大程度洗脱。数天或数周之后，就可将抗生素髓内钉换成标准的内部锁定髓内钉。对于髓内感染，应依据微生物（其对各种抗生素的敏感性）和宿主因素行数周的抗生素治疗。

畸形愈合 / 延迟愈合 / 不愈合

典型的畸形愈合是由于固定时对线不良造成的。治疗这些骨折的外科医生应该有一套系统以便在术中评估长度、角度和旋转。角度畸形愈合最常见于股骨干近端或远端骨折，也见于不稳定的粉碎性骨折（AO/OTA 32-B 或 32-C 型）[21]。

旋转不良是最常见的畸形愈合类型，一项报告称有 28% 的病例发生 15° 以上的旋转畸形。极度旋转的患者功能受限更为严重[24]。另外一些作者报道旋转畸形的平均值为 16°[25]。

造成畸形愈合的典型误区包括进针点不合适，在扩髓之前并未达到满意复位，在行交叉锁定之前没有精确评估长度和旋转。对于新一代的髓内钉，尽管放置导向针位置合适，钻子进针点可能在不经意间发生偏移。因为股骨近端是开放的，扩髓器会沿着阻力最小的通道前进，受到软组织的挤压会偏向一侧，扩髓产生的通道就不能位于髓管中央，而偏离预想的方向。这会导致内翻对线不良，即使在术中发现这种情况，也很难纠正。

采用扩髓、静态锁定的髓内钉固定不愈合的总发生率为 2%~3%，而未扩髓的不愈合率约为 7.5%[21]。动态加压，即在负重的情况下移动近端或远端的内部锁定螺钉以达到骨折块加压的技术，可考虑用于术后 3~4 个月仍未愈合的长度稳定性骨折。然而，动态加压的成功率仅为 50%[26]。理想的骨折间隙应小于 1 cm 并显示有骨痂。股骨干近端或远端三分之二区域发生骨折延迟愈合，应将交叉锁定螺钉移至尽量远离骨折区域的位置。因为股骨近端或远端末梢的髓管宽度要大于中间三分之一，这样可以避免较小骨折块在髓内钉周围发生旋转或成角的二次对线不良。如果髓内钉上有动态槽，可利用它来避免发生旋转或角度对线的丢失。对于没有骨缺损的无菌性股骨干骨折不愈合，进行扩髓、更换髓内钉以达到骨折愈合，成功率为 70%~100%[27]。如果更换髓内钉没有成功，由于多数患者愿意行二次治疗，可以再次尝试。伴有高能量损伤的粉碎性骨折行更换螺钉可能难以成功[28]。对于这些病例，包括有骨缺损的病人，除更换髓内钉之外还可考虑植骨。在这种情况下，是否可以用骨形态生发蛋白代替自体骨，仍未有定论。对于骨不愈合患者应用骨形态发生蛋白，作者推荐遵循食品及药品监督管理局的建议。FDA 已经批准对于无法行自体骨移植的骨不愈合患者采用 BMP-7。对于股骨干骨折不愈合，移植的作用有限。对于位于或接近干骺端的股骨近端或远端骨折，植骨可作为骨折不愈合有效的治疗选择。对于畸形愈合或需要开放性骨移植的骨不愈合患者，植骨也可作为一个较好的治疗选择。在选择的病例里，术者可以考虑在留存有髓内钉的不愈合的股骨干增加一块接骨板[29]。对于治疗最初损伤时采用反向髓内钉，术者不想通过膝关节更换或移除髓内钉，就可采用上述方法。当单纯更换髓内钉无效，术者又担心扭转稳定性时，也可试行增加接骨板治疗。当采用接骨板和髓内钉联合治疗时，既可通过接骨板对不愈合的骨折断端加压，又可依靠髓内钉早期负重。

漏诊的股骨颈骨折

股骨干骨折发生同侧股骨颈骨折很少见，发生的概率约为3.2%[13]。因为许多这类的骨折都是非移位性的，很难在急性创伤X线片上发现，约25%的这类骨折都被漏诊了[13]。外科医生在对股骨干骨折治疗前后及治疗过程中都应警惕是否存在股骨颈骨折。如果在术中发现股骨颈骨折，治疗方案取决于骨折是否移位和发现时是否已经打入髓内钉。移位的骨折大多数需要行切开复位。如果不移开髓内钉，切开复位可能会变得困难。股骨干骨折同侧的股骨颈骨折复位后的固定可以通过几个步骤完成：重建型髓内钉，重新插入髓内钉后在周围打入半螺纹螺钉，半螺纹螺钉和接骨板，半螺纹螺钉和反向髓内钉。如果患者位于骨折台上，将患者从骨折台移至透视台并不现实，因此需要采用其他的治疗方法。如果股骨颈骨折无移位并且是在髓内钉打入之后才发现，可以在髓内钉前方或后方打入半螺纹螺钉以紧固骨折。如果股骨颈骨折无移位并在髓内钉打入之前发现，可以在进针点前方打入克氏针以预防移位而对骨折加以固定。然后术者可以将半螺纹螺钉固定于髓内钉周围，或选择重建型髓内钉，将螺钉直接打入股骨颈。由于解剖复位是股骨颈骨折愈合唯一重要的因素，不管术中选用何种方法固定股骨颈骨折，都要尽量对股骨颈行解剖复位。

参考文献

1. AO/OTA classifi cation—Marsh JL. Fracture Classifi cation Compendium-2007: Orthopedic Trauma Association Classifi cation, Database, and Outcomes Committee. *J Orthop Trauma* 2007;21:S31–S42.
2. Kuntscher G. The Marrow Nailing Method. Switzerland: Stryker Trauma GmBH, 2006:2. (Original work published 1947).
3. Brumback RJ, Uwagie-Ero S, Lakatos RP, et al. Intramedullary nailing of femoral shaft fractures. Part II: Fracturehealing with static interlocking fixation. *J Bone Joint Surg Am* 1988;70:1453–1462.
4. Russel T. Third generation nailing. *J Orthop Trauma* 2008;22:S1.
5. Ricci WM, Schwappach J, Tucker M, et al. Trochanteric versus piriformis entry portal for the treatment of femoral shaft fractures. *J Orthop Trauma* 2006;20(10):663–667.
6. James P, Stannard MD, Larry Bankston MD, et al. Functional outcome following intramedullary nailing of the femur: a prospective randomized comparison of piriformis fossa and greater trochanteric entry portals. *J Bone Joint Surg Am* 2011;93(15):1385–1391.
7. Moed BR, Watson JT, Cramer KE, et al. Unreamed retrograde intramedullary nailing of fractures of the femoral shaft. *J Orthop Trauma* 1998;12:334–342.
8. Pape H-C, Auf’m’Kolk M, Paffrath T, et al. Primary intramedullary femur fixation in multiple trauma patients with associated lung contusion—a cause of posttraumatic ARDS? *J Trauma* 1993;34(4):540–548.
9. Wolinsky P, Tejwani N, Richmond JH, et al. Controversies in intramedullary nailing of femoral shaft fractures. *J Bone Joint Surg Am* 2001;83:1404–1415.
10. Brumback RJ, Ellison PS Jr, Poka A, et al. Intramedullary nailing of open fractures of the femoral shaft. *J Bone Joint Surg Am* 1989;71:1324–1331.
11. Tornetta P III, Kain MS, Creevy WR. Diagnosis of femoral neck fractures in patients with a femoral shaft fracture. Improvement with a standard protocol. *J Bone Joint Surg Am* 2007;89:39–43.
12. Yang KH, Han DY, Park HW, et al. Fracture of the ipsilateral neck of the femur in shaft nailing. The role of CT in diagnosis. *J Bone Joint Surg Br* 1998;80:673–678.
13. Cannada LK, Viehe T, Cates CA, et al. Southeastern Fracture Consortium. A retrospective review of high-energy femoral neck-shaft fractures. *J Orthop Trauma* 2009;23:254–260.
14. Mutty C, Jensen EJ, Manka MA, et al. Femoral nerve block for diaphyseal and distal femoral fractures in the emergency department. Surgical technique. *J Bone Joint Surg Am* 2008;90:218–222.
15. Nowotarski PJ, Turen CH, Brumback RJ, et al.

Conversion of external fixation to intramedullary nailing for fractures of the shaft of the femur in multiply injured patients. *J Bone Joint Surg Am* 2000;82:78.

16. Scannell BP, Waldrop NE, Sasser HC, et al. Skeletal traction versus external fixation in the initial temporization of femoral shaft fractures in severely injured patients. *J Trauma* 2010;68:633–640.
17. Ostrum RF, Marcantonio A, Marburger R. A critical analysis of the eccentric starting point for trochanteric intramedullary femoral nailing. *J Orthop Trauma* 2008;22:S25–S30.
18. Prasarn ML, Cattaneo MD, Achor T, et al. The effect of entry point on malalignment and iatrogenic fracture with the Synthes Lateral Entry Femoral Nail. *J Orthop Trauma* 2010;24:224–229.
19. Collinge C, Liparace F, Koval K, et al. Cephalomedullary screws as the standard proximal locking screws for nailing femoral shaft fractures. *J Orthop Trauma* 2010;24:717–722.
20. Hajek PD, Bicknell HR, Bronson WE, et al. The use of one compared to two distal screws in the treatment of femoral shaft fractures with interlocking intramedullary nailing: a clinical and biomechanical analysis. *J Bone Joint Surg Am* 1993;75:519–525.
21. Brumback RJ, Reilly JP, Poka A, et al. Intramedullary nailing of femoral shaft fractures, part I: decision making errors with interlocking fixation. *J Bone Joint Surg Am* 1988;70:1441–1452.
22. Bednar DA, Pervez A. Intramedullary nailing of femoral shaft fracture: reoperation and return to work. *Can J Surg* 1993;36:464–466.
23. Paterno MV, Archdeacon MT. Is there a standard rehabilitation protocol after femoral intramedullary nailing? *J Orthop Trauma* 2009;23:S39–S46.
24. Ricci WM, Bellabarba C, Lewis R, et al. Angular malalignment after intramedullary nailing of femoral shaft fractures. *J Orthop Trauma* 2001;15:90–95.
25. Jaarsma RL, Pakvis DFM, Verdonschot N, et al. Rotational malalignment after intramedullary nailing of femoral fractures. *J Orthop Trauma* 2004;18:403–409.
26. Lynch JR, Taitsman LA, Barei DP, et al. Femoral nonunion: risk factors and treatment options. *J Am Acad Orthop Surg* 2008;16:88–97.
27. Brinker MR, O' Connor DP. Current concepts review exchange nailing of ununited fractures. *J Bone Joint Surg Am* 2007;89:177–188.
28. Banaszkiewicz PA, Sabboubeh A, McLeod I, et al. Femoral exchange nailing for aseptic non-union: not the end to all problems. *Injury* 2003;34:349–356.
29. Ueng SW, Shih CH. Augmentative plate fixation for the management of femoral nonunion with broken inter-locking nail. *J Trauma* 1998;45:747–752.

第 23 章　股骨干骨折：逆行髓内钉

作者　Robert F. Ostrum
译者　李建强　刘中砥　寇玉辉
校对　张培训

引　言

股骨干骨折是最常见的下肢损伤，多由钝挫伤或贯通伤造成。闭合复位扩髓髓内钉仍是大部分骨折患者治疗的金标准。许多研究已证实股骨髓内钉是一种愈合率高、并发症少的有效治疗方法，但是愈合时间多为 6~9 个月。在过去的 60 年里，通过新型髓内钉、插入点位置、材料学、锁定方案等的不断发展，髓内钉技术不断改良。一成不变的是股骨髓内钉术仍是一种无论选用何种内植物，技术要求都很高的手术。

根据骨折粉碎程度，股骨干骨折的 AO/OTA 分型为 32A、B、C 型，可采用顺行或逆行插入髓内钉固定股骨干骨折。另一方面，由于股骨远端锁定接骨板的新近出现以及良好的治疗效果，股骨远端或髁上骨折（AO/OTA33 型）较少采用逆行髓内钉治疗，尤其是复杂关节内损伤（图 23.1）。

适应证与禁忌证

逆行髓内钉适用于小转子下 5 cm 至膝关节上方 7.5 cm 区域的股骨干骨折。逆行髓内钉有几种绝对适应证。第一，同侧或对侧下肢多发伤的患者，置于可透视的手术台上，同时或相继固定其他骨折，节省手术时间。而且，伴有多系统损伤的多发伤患者，可在透视手术台上快速摆放体位处理股骨骨折，其他外科团队可同时进行骨盆和腹部的手术治疗。第二，同侧的股骨和胫骨骨折，又称浮动膝，可通过一个经膝关节的小切口插入股骨逆行髓内钉和胫骨顺行髓内钉。第三，同侧髋关节、髋臼或骨盆骨折，多数作者推荐每一处损伤行单独固定。手术入路要显露所有骨折，以获得最好的手术治疗。不需要对每一处骨折都做单独切口显露固定。第四，双侧股骨干骨折首选在可透视的手术平台上行逆行髓内钉固定术。

逆行髓内钉还有几种相对适应证，包括肥胖、肌肉丰富或转子处脂肪代谢紊乱使顺行髓内钉插入困难的患者。对伴有血管损伤的患者，完美的治疗方案是快速完成逆行髓内钉固定或者初始外固定支架固定。另外一个相对适应证是全膝关节置换术后的股骨骨折。如果股骨假体部分有“开箱”征且假体部分未松动，则髓内钉是可信赖的治疗方案。如果股骨部分“闭合”，将不能插入髓内钉，锁定接骨板是更好的选择。

逆行髓内钉的禁忌证包括仍有活跃生长板的青少年；前交叉韧带重建的患者；股骨存有内植物妨碍逆行髓内钉。由于膝关节存在感染的风险，污染的开放性Ⅲ A、Ⅲ B 股骨骨折的一期逆行髓内钉使用仍存在争议。对于许多患者，一期外固定、二期转换为髓内钉是更安全的方法。全髋关节的存在不允许顺行髓内钉固定，只能用在股骨远端骨折。术前仔细计划，留给髓内钉充分的骨干固定。

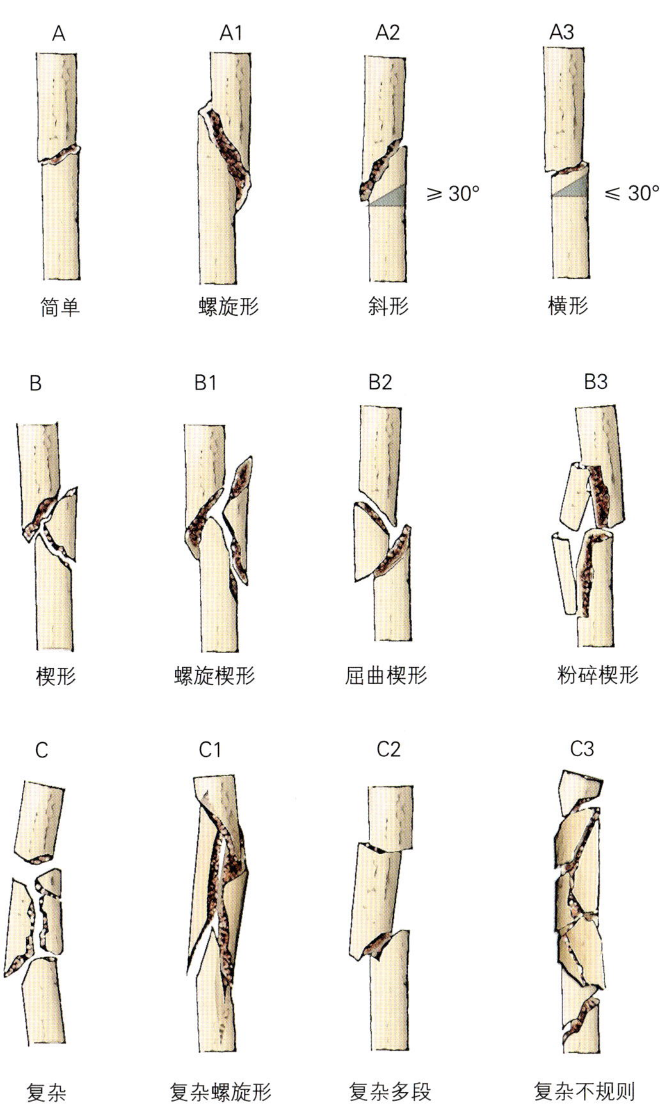

图 23.1　股骨远端的 OTA 分型

术前计划

病史采集和体格检查

详细询问病史和仔细查体。许多股骨骨折患者合并严重的肢体或危及生命的损伤。股骨干骨折患者应用创伤高级生命支持（ATLS）协议，确保休克和其他危及生命的损伤得到及时处理。多发伤患者需要多学科处理以获得最好的治疗效果。几乎所有急性股骨骨折患者都有肢体肿胀、疼痛，患肢通常短缩，外旋；由于疼痛，髋膝关节活动通常受限。软组织、筋膜室的条件和血管神经束的情况应该被详细评估和记录。如果骨科手术延迟 12 小时以上，则需行股骨远端或胫骨近端骨牵引以缓解疼痛和维持肢体长度。单独的股骨干骨折应尽可能在 12~24 小时内完成手术治疗。开放骨折要求急诊灌洗清创后髓内钉或外固定支架固定骨折。

影像学评估

股骨的全长前后位和侧位X线片是必需的。根据查体和初始 X 线片结果，也常需行髋膝关节的X线片以排除髁间骨折和同侧股骨颈骨折。股骨髁上骨折推荐行计算机体层摄影（CT）排除隐匿性髁间劈裂骨折或股骨髁冠状面骨折（Hoffa 骨折）。作为创伤高级生命支持的一部分，多数创伤患者需行腹部和骨盆的 CT 扫描。通过这些影像学资料，仔细评估髋关节的完整性并排除隐匿性股骨颈骨折。粉碎和移位的骨折，应在麻醉后于手术室内行牵引下透视，有益于明确骨折的形状或髋膝关节微小的损伤。

手术策略

需要股骨全长 X 线片来测量股骨的长度和直径。身材矮小的患者、亚洲人和有生长发育问题的患者的髓腔多数是狭窄的。很多厂家未生产直径小于 9 mm 或 10 mm 的逆行髓内钉。外科医师术前必须意识到需要备好各种直径的髓内钉或者考虑改行其他的手术方案。手术过程中要保证备齐髓内钉的各种辅助器械。多项研究表明，逆行髓内钉使用全长通过峡部的主钉可获得最好的治疗效果。

根据股骨远端骨折块的情况，决定是否行经皮或有限切口插入髓内钉。骨折块完整时，优先考虑经皮插入。如果远端骨折块移位，骨折线延伸至膝关节，通常需要扩大切口。少数情况下，无移位的股骨髁劈裂骨折可经外侧的穿刺切口拧入空心螺钉固定。设计手术切口时，优先考虑显露股骨髁的关节面劈裂骨折。不恰当的切口会影响关节面复位和固定效果。合并髋关节骨折的患者，逆行髓内钉固定应联合使用空心螺钉或其他内植物。合并股骨颈骨折的患者，术前需考虑手术台的类型和患者体位。合并其他肢体骨折的患者，术前计划必须考虑体位和手术铺巾等。

手 术

患者体位

通常情况下，髓内钉的植入要求全身麻醉，但是一些特殊病例，如合并其他疾病的老年患者，应优先考虑脊髓麻醉。全身麻醉能松弛肌肉，利于骨折复位和固定，笔者倾向于全身麻醉。术前和术后 24 小时使用一代头孢抗生素。青霉素过敏的患者可使用万古霉素或克林霉素。根据个体情况选用动脉管路、中心静脉置管和 Foley 置管。

患者仰卧在可透视的手术台上行逆行股骨髓内钉手术。有些外科医师喜欢用长枕垫高躯干，这样需避免骨盆倾斜导致的股骨旋转。髓内钉的理想体位是患者仰卧，髌骨垂直指向上方。下肢的消毒铺巾范围为从足趾到髂嵴。显露整个下肢是非常重要的，有利于插入近端前后向锁定螺钉时判断力线和旋转（图 23.2）。

膝关节能屈曲 40° ~50° 是非常重要的。过小的膝关节屈曲不利于导针的插入、扩髓器和主钉的通过，而且膝关节的屈曲不足会使器械损伤胫骨平台（图 23.3）。过多的膝关节屈曲会使股骨远端的髓内钉插入点透视困难，髌骨也会妨碍髓内钉的插入并造成关节面的破坏。应使用套筒保护髌腱和胫骨平台。笔者喜欢用消毒的可透视的三角支撑物维持膝关节的准确屈曲。如有没有三角支撑物，消毒的长枕也可替代。

外科手术

经皮术式需在髌腱内侧做 2~3 cm 切口，或选择纵行劈开髌腱。关节囊打开后，在股骨髁间用剪刀或长钳钝性分离脂肪垫和滑膜。C 臂前后位并向头侧倾斜 20° 透视下，将带有套筒的导针置于股骨髁间窝的中心。侧位片上，导针位于 Blumensaat 线和股骨袖形成的倒 V 形前方（图 23.4）。然后透视下将导针向前插入股骨干骺端 4~5 cm，同时在两个方向上保持导针位于中心。用牵开器或套筒保护髌腱后，股骨远端用 12 mm 直柄扩髓器开槽（图 23.5），然后移除导针。

将一根直径为 3.2 mm 尖端为球形且略带弹性的导针插入股骨远端的开槽处，肌肉松弛后纵向牵引复位骨折。一旦长度维持，通过大腿下的长枕或外部施加力量的器械调整力线。当牵引不能单独维持骨折复位时，近端经皮插入 5 mm 的自攻 Schanz 针，简单复位远端骨块以维持长度让导针通过（图 23.6）。复位粉碎骨折又没有手术助手的时候，在扩髓和插钉时可放置股骨牵开器维持长度。应用牵开器时，远

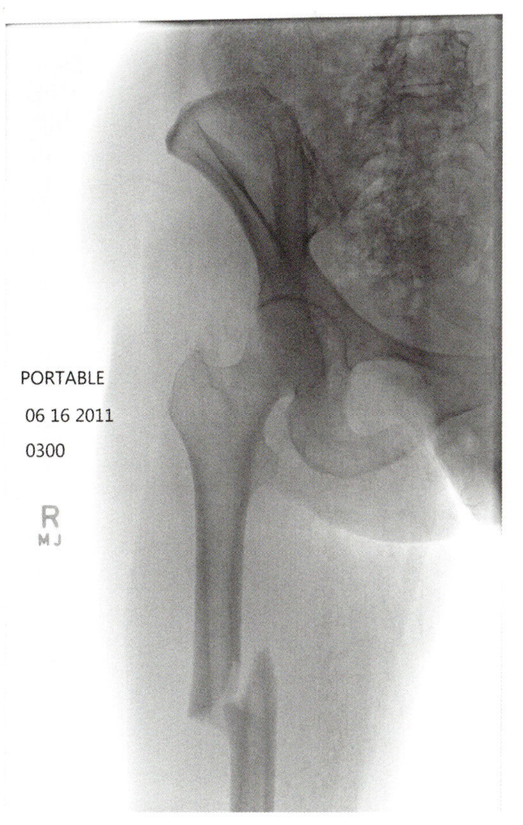

图 23.2　术前 X 线片提示股骨干骨折

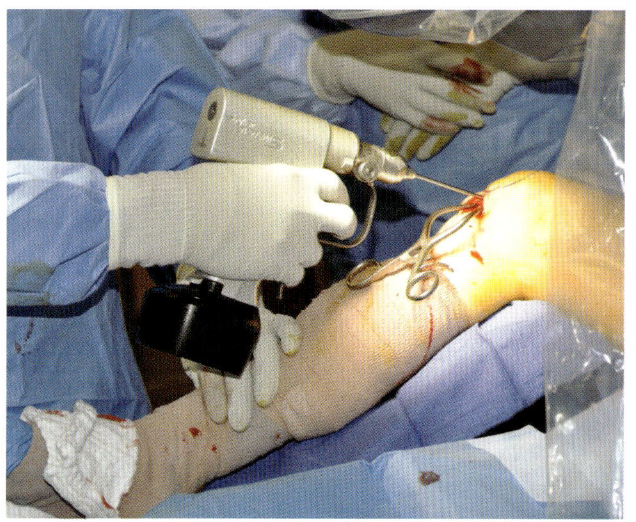

图 23.3　右膝关节在三角支撑物下屈曲 40°~50°，取长约 3 cm 经皮和髌腱的切口。用牵开器保护髌腱。在 Blumensaat 线和股骨袖形成的倒 V 形前方插入导针且在前后位片位于正中

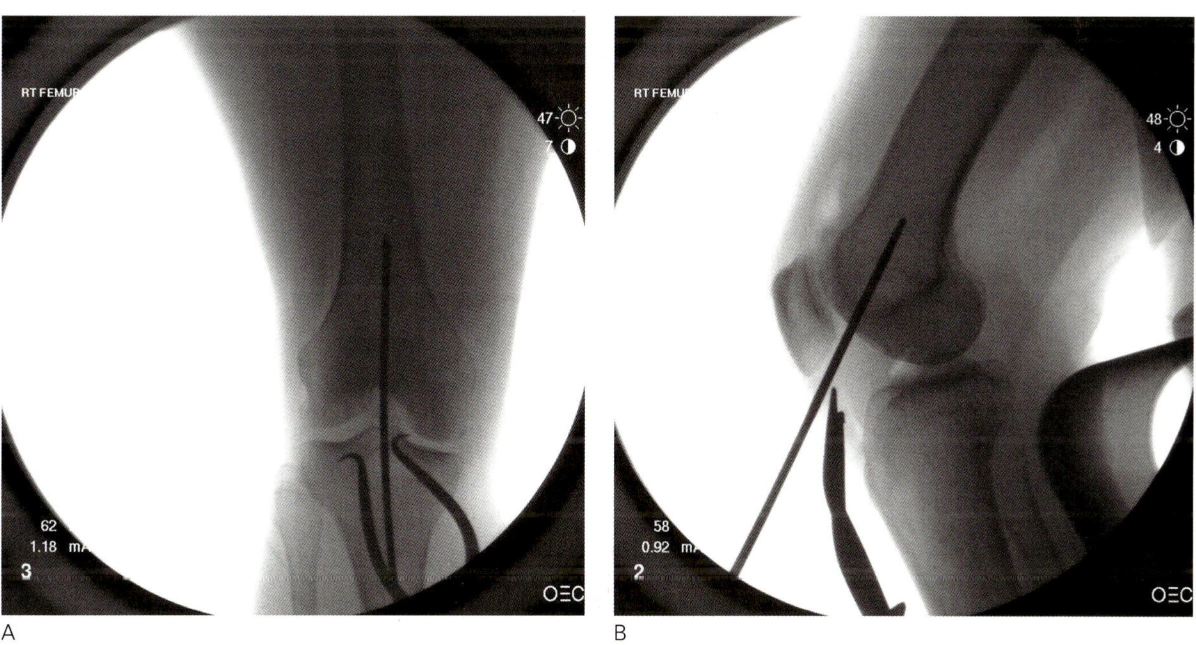

图 23.4　A. 侧位透视下显示插入点位于 Blumensaat 线和股骨袖形成的倒 V 形前方。B. 前后位透视显示位于中心的导针

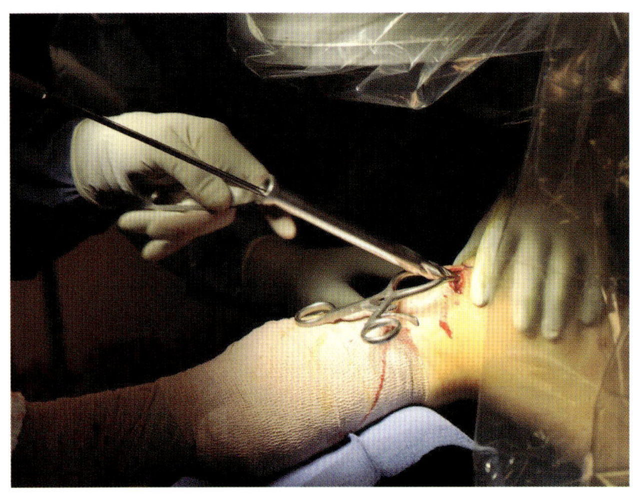

图 23.5 在套筒保护关节软骨和髌腱下，扩髓器在股骨远端开槽

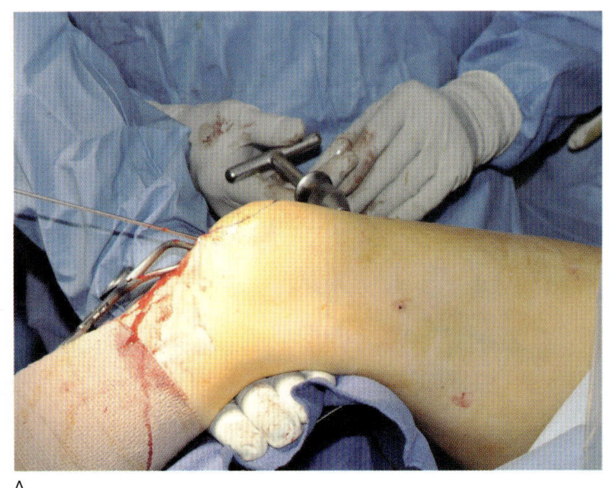

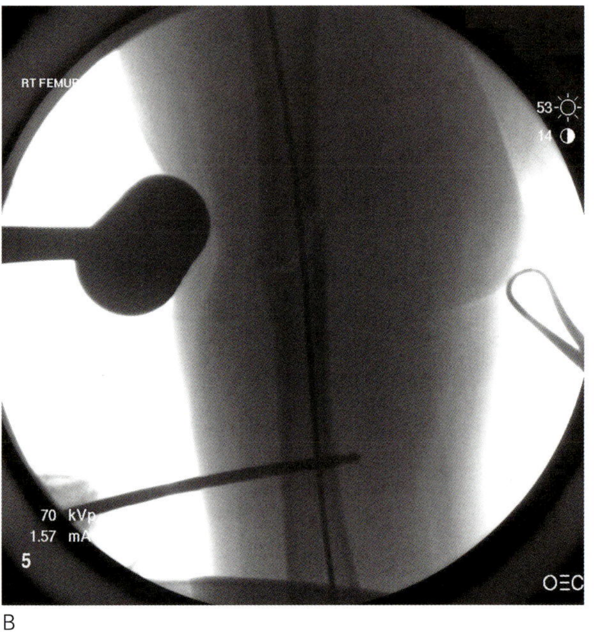

A B

图 23.6 A. 尖端为球形的导针插入髓腔内。直径 5 mm 的 Schanz 针经皮插入用来辅助远端骨折块的复位。当导针通过骨折端后，拔出 Schanz 针。B. 插在远端骨折块的 Schanz 针作为外部复位工具辅助导针通过

端的干骺端骨折块的固定针应偏前、偏远放置，避免阻碍扩髓器和主钉通过。近端的固定针尽可能地偏向近端，通常位于小转子下方，可让扩髓器和主钉无障碍通过（图 23.7）。股骨牵开器置于前外侧，当行远端锁定时，牵开器可以保持原位不动。其他复位技术是在导针引导下，在远端骨折块内放置髓内复位装置，通过骨折端后，导针逆行插入股骨转子间区域。

还有几种测量股骨长度的方法。一种是骨折过牵后，在大腿表面放置不可透视的尺子，主钉跨越膝关节面上方 5 cm 至小转子水平。全长钉都应提供更长的力臂，峡部更贴合，防止主钉在髓腔内晃动。无论骨折位于哪一部位，全长钉都应插入到小转子水平，这就减轻主钉尖端的压力，最小化了股骨远端干骺端的雨刷效应。另外一种测量钉子长度的方法是，使用校准过的尺子直接测量导针的长度。前后位和侧位透视下保证测量装置位于髁间窝 2~3 mm（图

23.8）。

确定粉碎骨折的主钉长度是困难的。这些病例中，术前仔细测量实际股骨的长度是避免误差最好的方法。对于急诊手术的患者，可对双下肢消毒铺巾，术中可通过测量健侧肢体评估患肢的长度。

常规使用新式、锐利的弹性扩髓器扩髓。主钉的直径根据术前计划来决定。通常扩髓至皮质出现“咔嗒”声后，继续扩髓 1.0~1.5 mm，主钉直径小于最末扩髓器 1 mm（图 23.9A）。股骨复位后，避免偏心扩髓很重要，偏心扩髓可使随后的髓内钉插入造成医源性骨折或力线不良（图 23.9B）。连接导向器，插入和引导主钉通过。徒手插入主钉，直到有阻碍感时才用锤子轻敲进钉（图 23.10A）。

最后在主钉锚入和锁定之前，确认主钉插入深度、股骨长度、肢体旋转是至关重要的（图 23.10B，C）。透视下，导向器的悬臂可提示主钉跟导向器的连接处。最好的方法是确保主钉至少距离关节面 3~5 mm，通过导向器，透视下放置远端锁定套筒，保证位于干骺端上。大多数逆行髓内钉最远端螺钉螺孔距离主钉尖端 15 mm。对于多数髓内钉系统，最好方法是根据侧位透视下关节软骨来判断主钉的深度。但是，应通过股骨髁重叠获得股骨远端真实的侧面观，来准确评估股骨远端的轮廓和解剖。

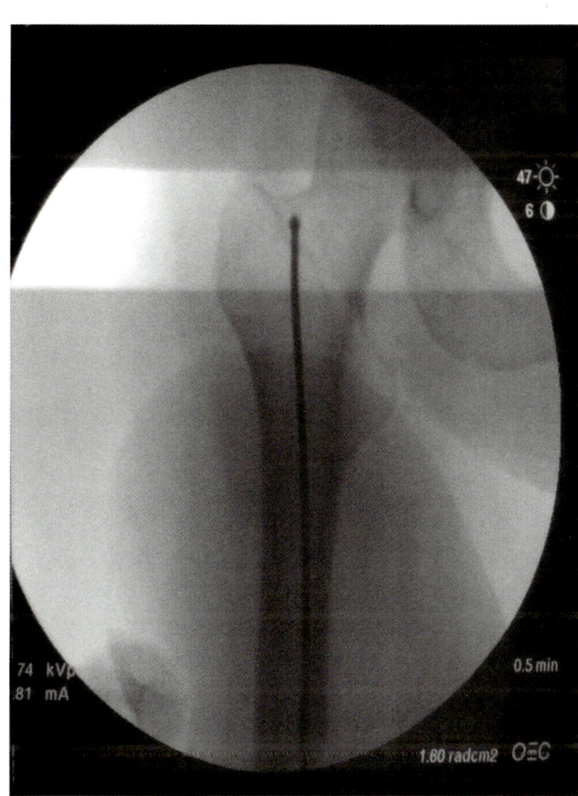

图 23.7 球形导针位于股骨近端，逆行髓内钉的尖端应高于小转子水平

对于至少有 50% 皮质完整、粉碎程度较轻的股骨干骨折，一枚远端锁定螺钉就足够了。老年骨量减少患者，或远端螺钉固定存在问题的患者，应再加一枚螺钉固定。粉碎和螺旋形骨折，其轴向不稳定，远端至少需要 2 枚锁定螺钉（图 23.11，图 23.12）。峡部以下的股骨远端骨折也最少应有 2 枚远端锁定螺钉，以限制主钉在关节屈伸过程中的松动。

新一代的逆行髓内钉远端有多个斜向的锁定螺钉以获得在不同平面上的固定，从而提高稳定性。但是，如果主钉存在过度旋转，斜向的螺钉可能进入髌股关节中。远端的锁定刀片也能提高远端骨折块和骨质疏松的股块的把持力。锁定尾帽将髓内钉变成角稳定结构。还有其他螺钉设计提高了松质骨的把持力，有些设计成锁定以避免退钉。

在锁定近端之前，必须再次判断主钉的长度。近端锁定通常徒手技术完成。螺钉从前往后插入。与远端锁定相似，粉碎程度轻和长度稳定的骨折一枚螺钉足以。其他损伤，则需要 2 枚螺钉。

陷阱，错误和并发症

插入主钉时，必须保证进针点在中心位置避免内外翻畸形。插入主钉后发现力线不良，应拔除主钉，将导针留在原位。从畸形的凹侧靠近导针由前向后经皮放置阻挡螺钉。“阻挡钉”可使逆行髓内钉主钉通过处变窄，引导主钉通过髓腔矫正畸形。主钉上的锁定螺钉或者其他的小骨块螺钉可以用来矫正畸形。

髓内钉固定中造成的偶发骨折，可通过远

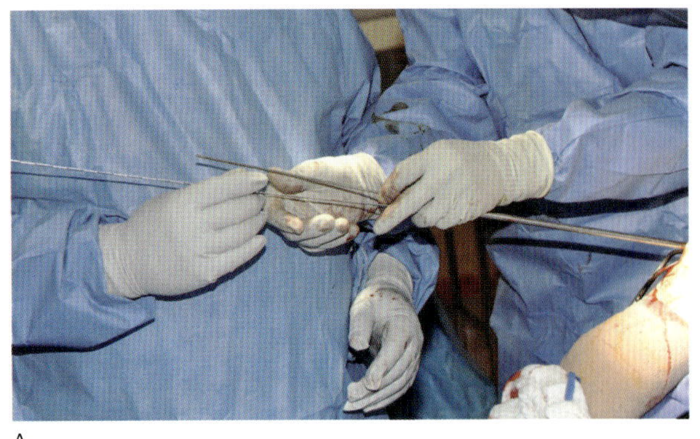

A

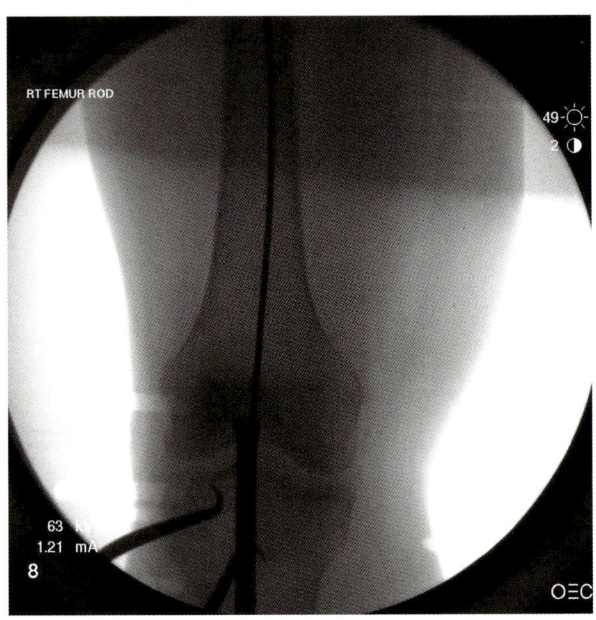

B

图 23.8 A. 从股骨远端的开槽处测量决定逆行髓内钉的长度。B. 测量器的末端位于髁间窝的开槽处

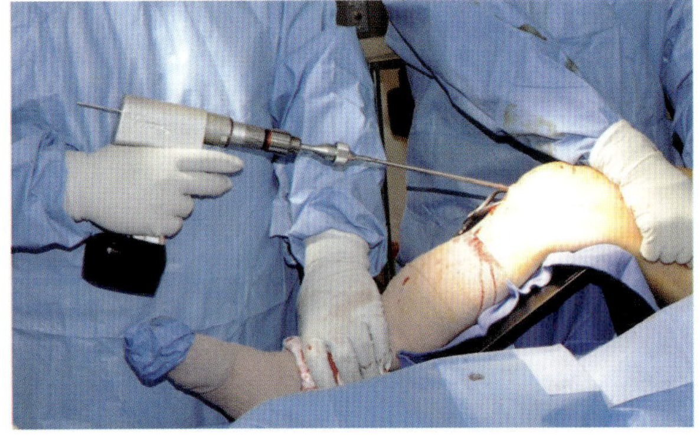

A

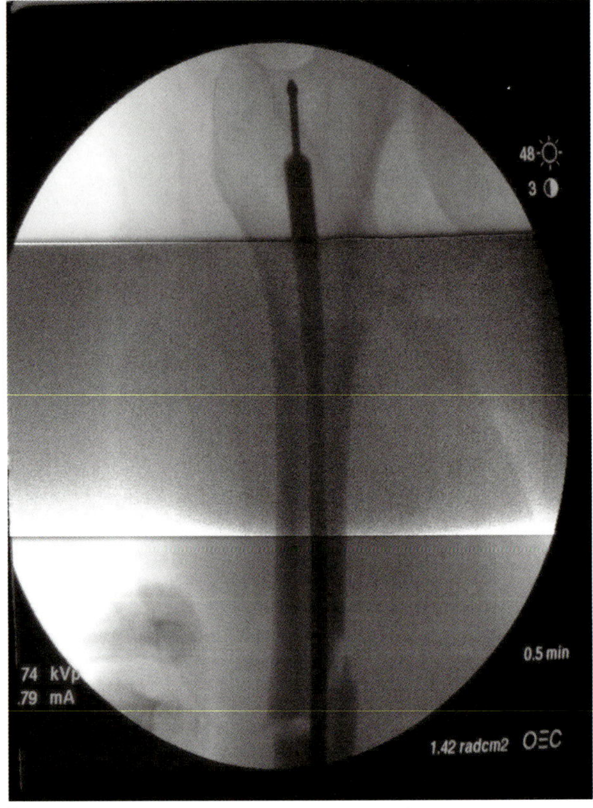

B

图 23.9 A. 髓腔内扩髓。当听到“咔嗒”声时，继续扩髓 1 mm。B. 书中透视显示骨折复位后扩髓

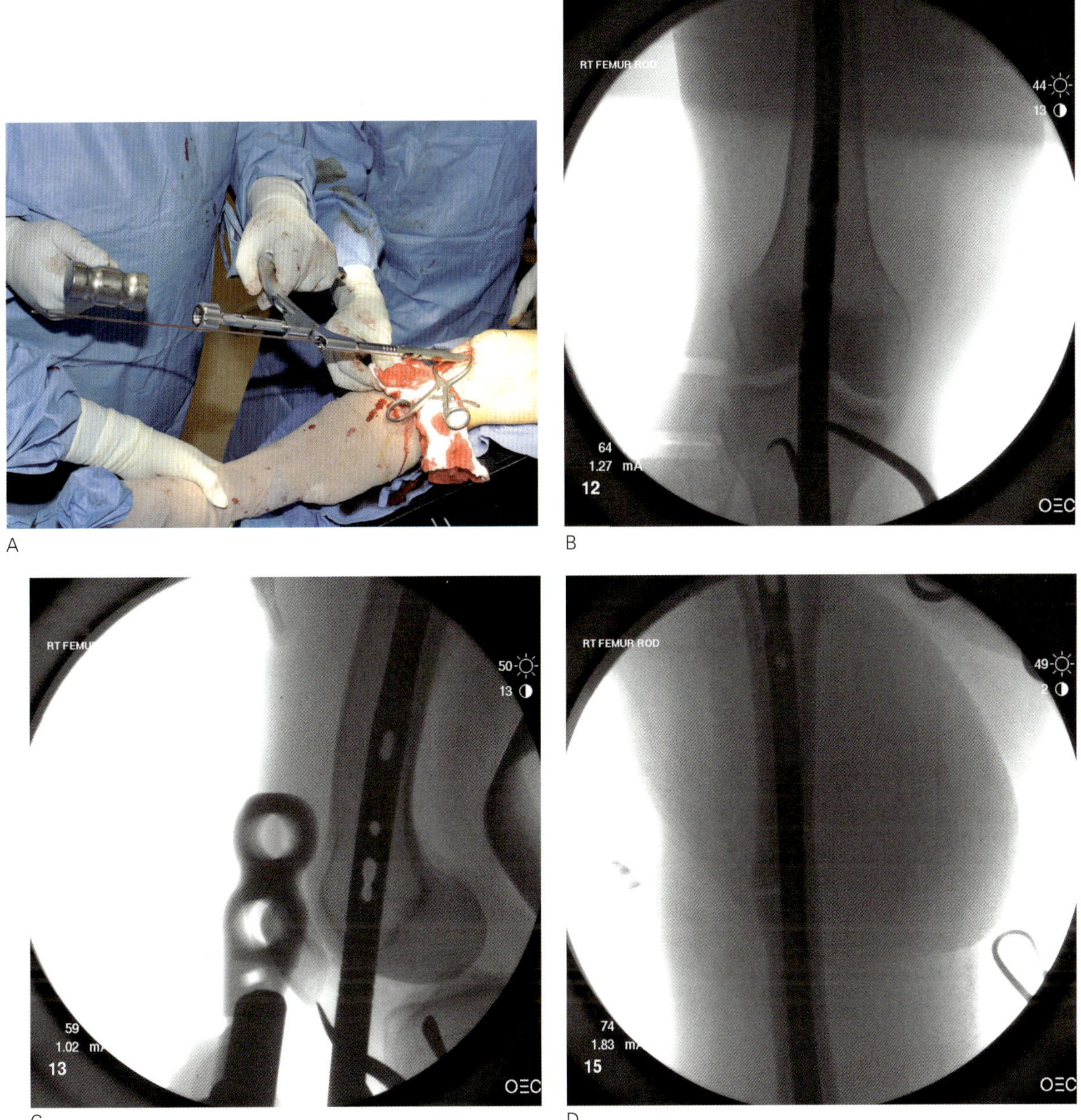

图 23.10　A. 球形导针引导下插入髓内钉。注意观察肢体的旋转及髌骨垂直指向前方。把持器平行于地面插入髓内钉，防止髓内钉的旋转。B. 前后位透视下判断髓内钉钉尾的位置是困难的。C. 侧位片通过钉尾与关节软骨的关系容易判断其位置。D. 逆行插入髓内钉的过程中，注意与外侧皮质的轻微撞击，可通过远端交锁矫正

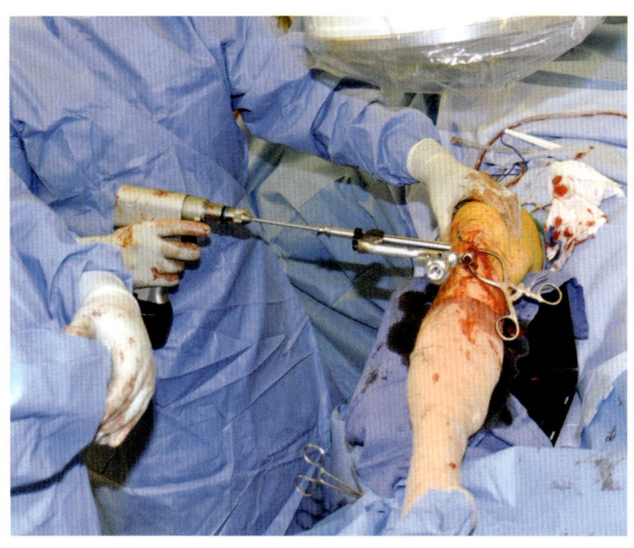

图 23.11 一旦定好主钉长度，应在导向器悬臂引导下行远端锁定，测量螺钉长度及钻孔

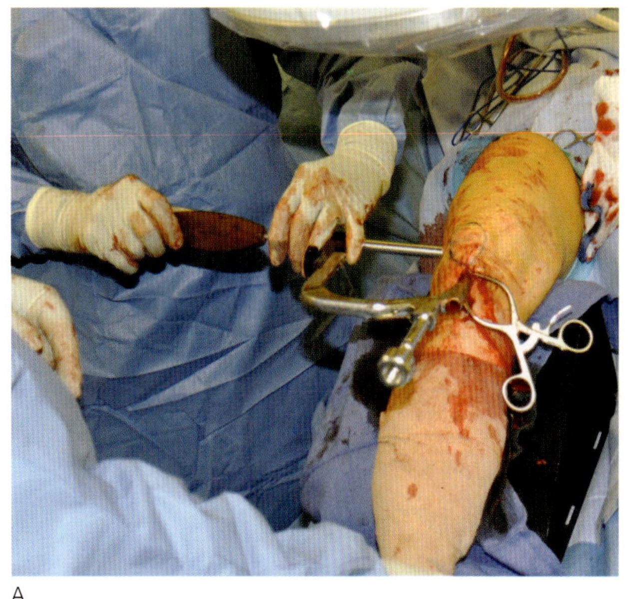

A

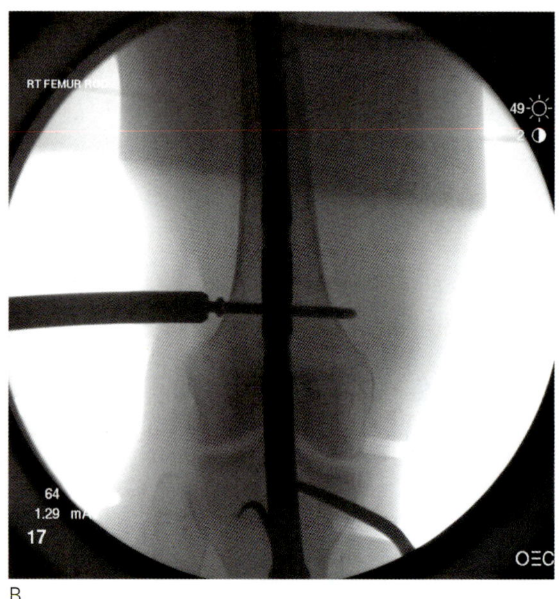

B

图 23.12 A. 通过导向器悬臂套筒插入远端锁定螺钉。轴向稳定骨折可用一枚螺钉固定，轴向不稳定和远端骨折采用两枚螺钉固定。B. 远端锁定螺钉通过套筒插入

端放置交锁钉，敲击插入手柄闭合骨折端（图 23.10D，图 23.13）。更常见的是，粉碎性骨折在插入主钉的过程短缩。为了维持股骨长度，在插入远端锁定螺钉后，“回敲”主钉维持长度。由于髂胫束的存在，用锤子朝反方向轻敲通常不会造成过牵。透视下确保主钉离关节面 3~5 mm（图 23.14）。主钉甚至不应在髁间窝突出 1 mm，否则会影响髌股关节。

近端锁定

肢体保持中立位，撤出膝关节垫枕，插入近端锁定螺钉。最好的方法是在螺孔处不停旋转 C 臂，清楚显示螺孔位置后以获得较好的交锁（图 23.15）。透视下，在螺孔前侧做一 1~2 cm 切口。锐性切开股四头肌腱膜，止血钳插入直至骨面。小的带套筒骨钻与股骨前侧皮质成 45° 角插入，这样钻头就位于螺孔内。对于有滑动孔的主钉，

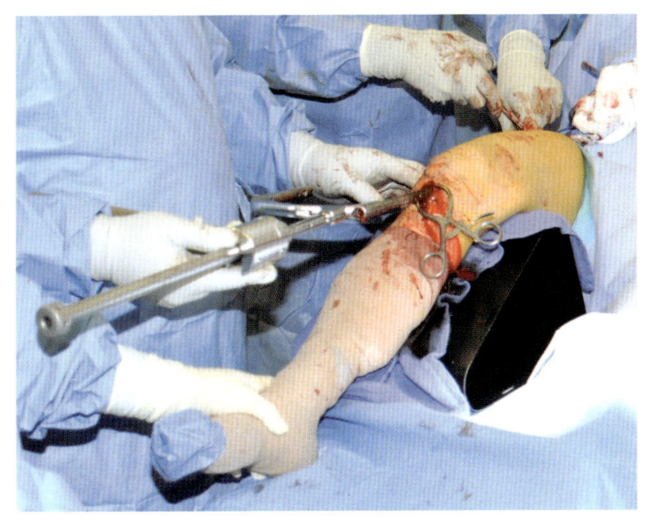

图 23.13　逆行髓内钉远端锁定结束后，骨折端存在过牵，可用锤子敲击髓内钉以加压骨折端。如果骨折短缩，回敲髓内钉以延长股骨

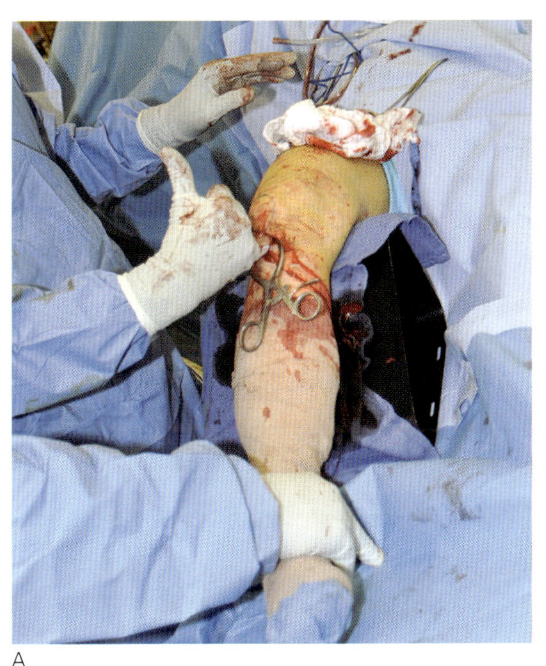

A

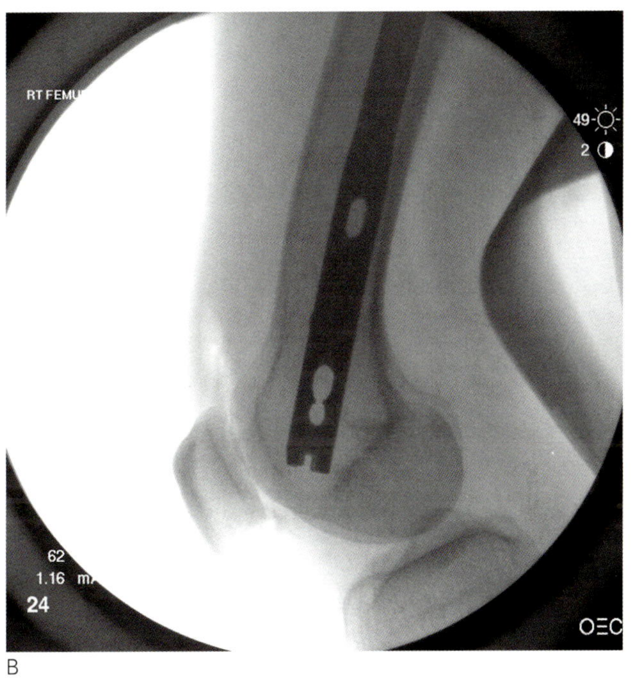

B

图 23.14　A. 移除髓内钉手柄，手指触摸股骨远端以保证髓内钉末端位于关节软骨内。B. 良好固定的逆行髓内钉距离关节软骨几毫米

根据骨折的形态在滑动孔的上端或下端插入近端螺钉。对于轴向稳定的骨折，在滑动孔的顶端插入动态螺钉，以达到负重后的加压效果。对于不稳定的骨折，在滑动孔的顶端插入螺钉防止骨折短缩。钻头垂直于近端骨皮质插入，透视下评估钻头与螺孔的位置。小幅度地移动钻头位置，当其位于螺孔中心时，钻透近端皮质，钻头进入髓内钉。在后侧皮质纹丝时，钻头不要进入太深，以避免损伤坐骨神经。测深器测量螺钉长度后，插入双皮质螺钉。有的髓内钉，用丝纹将螺钉固定在螺丝刀尖端，以避免脱落进入深部的大腿软组织。如果没有此类丝纹，可在螺钉颈部系紧可吸收缝线，在插入螺钉过程中，如果螺钉松动，可将螺钉重新取出来（图 23.16）。最后从大腿各个角度透视保证螺钉完全被锁住。也有一种螺钉完全锁住的假象，即

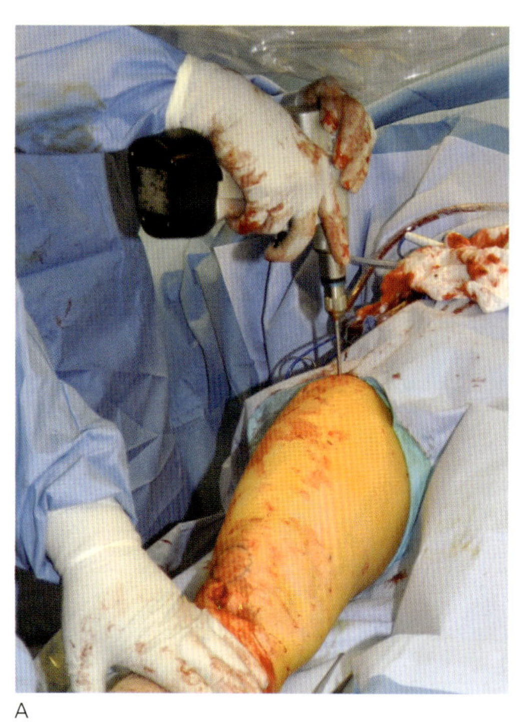

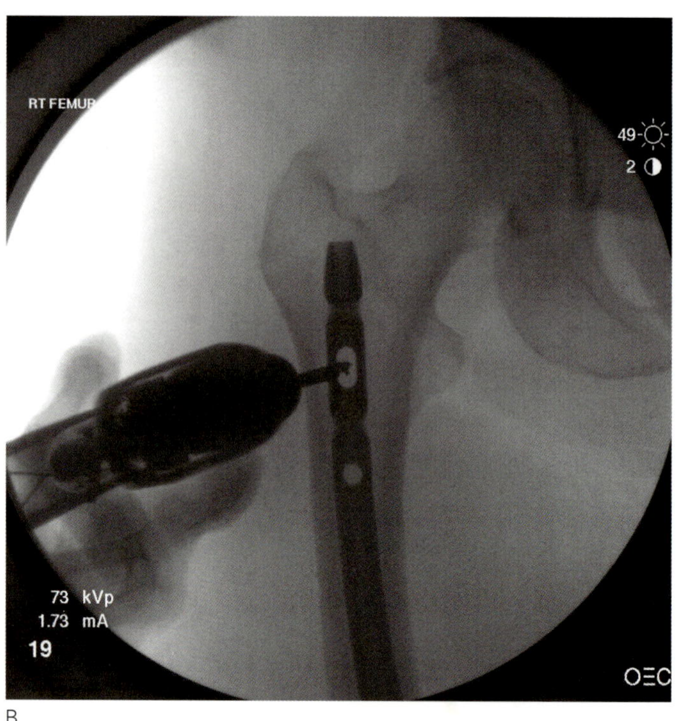

A B

图 23.15 A. 撤出膝关节三角形垫枕后，使用循环技术，做一 1~2 cm 切口，切开股四头肌腱膜，插入带套筒骨钻。电钻头位于可见到的螺孔内，钻破前侧皮质后，移除手柄，骨钻可碰到髓内钉的钉孔，重新安装套筒，钻破后侧皮质。B. 一系列完美步骤后，钻头位于动态滑动孔中间，稳定骨折可实现骨折端的加压

螺钉在致密骨中明显拧紧。对多数骨折，一枚螺钉足矣；近端骨折、粉碎程度重时，推荐两枚螺钉固定。

生理盐水冲洗伤口后分层缝合。消毒敷料包扎伤口后，从足趾到腹股沟加压包扎。当揭除手术铺巾时，若患者全麻仍未苏醒，比较双侧下肢的长度、角度和旋转，同时检查同侧膝关节的韧带稳定性（图 23.17）。

术后处理

鼓励患者术后早期主动活动。对多发伤患者或者头外伤患者，需要考虑使用持续性被动运动器。大于 90° 的完全伸直和屈曲在术后 6~8 周开展。轴向稳定的骨折可早期负重，不稳定骨折延迟到 6~10 周后骨痂形成后负重。常规使用低分子肝素和弹力袜。术后两周拆线和评估膝关节的活动。术后随访在 6、10、16 和 20 周，或者更长时间直至骨折愈合。根据临床和影像学愈合情况增加负重量。一旦形成桥接骨痂，即可完全负重。

并发症

软组织 / 感染

逆行髓内钉固定后的感染少见，很少形成化脓性膝关节。术后早期感染，切开引流，局部使用抗生素直至内植物取出，使用抑菌抗生素一直到骨折愈合。多数扩髓髓内钉患者越晚取出髓内钉，治疗效果越好。鼓励膝关节早期活动，防止膝关节纤维僵直。

僵硬和膝关节活动

多数患者在 8~12 周可以活动膝关节。对那些反应迟钝的患者和卧床时间较长的多发伤患者可考虑使用持续性被动运动器。一些关于股

骨顺行和逆行髓内钉的研究表明，在膝关节活动度、股四头肌肌力或者膝关节评分上两者没有差别。髁间窝突出的髓内钉可造成髌骨撞击，一旦被发现应及时处理。股骨髁上骨折常导致股四头肌粘连。术后应早期鼓励和指导膝关节主动活动。在膝关节活动障碍的患者中，笔者推荐肢体物理康复锻炼。位置好的股骨逆行髓内钉预期的活动度为屈伸 120°。如果患者 4 个月时膝关节屈曲未达到 90°，需要考虑麻醉下的手法松解。

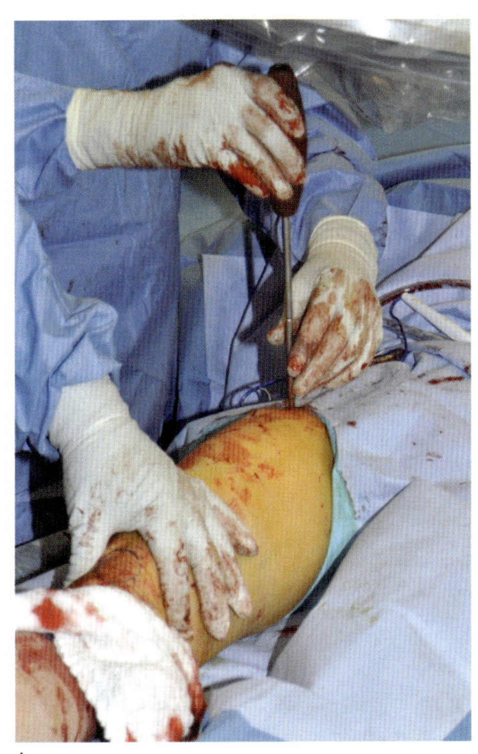

A

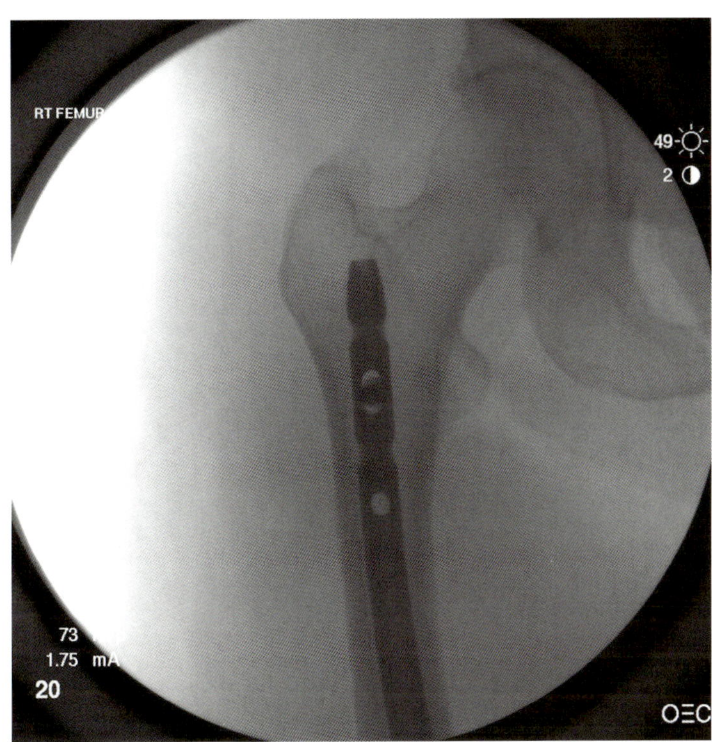

B

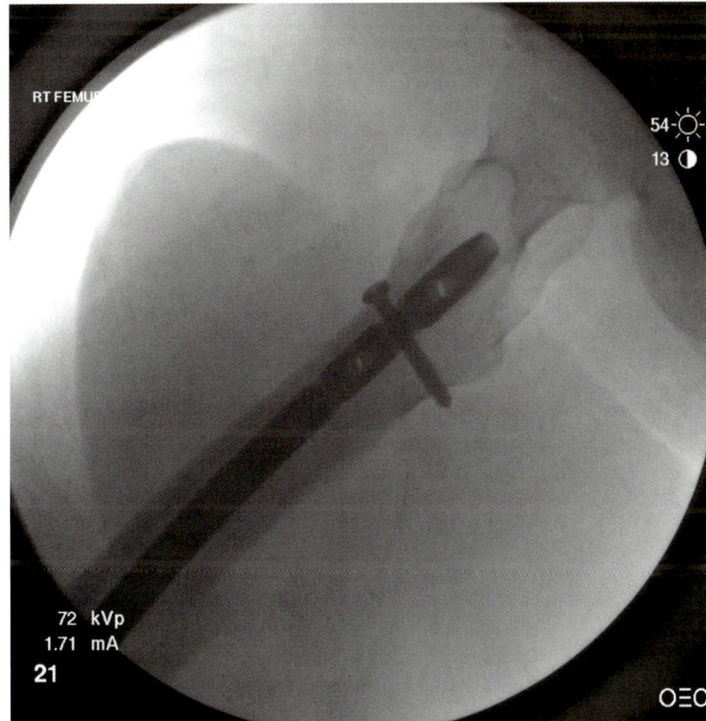

C

图 23.16 A. 测深后，拧入螺钉。在拧入的过程后，应用带固定套筒的螺丝刀或者缝线绕住螺钉头，以防螺钉落入股四头肌中。B. 插入滑动孔的近端交锁螺钉。C. 近端螺钉锁定后，下肢摆成 4 字状体位行侧位透视，以确保螺钉完全锁定

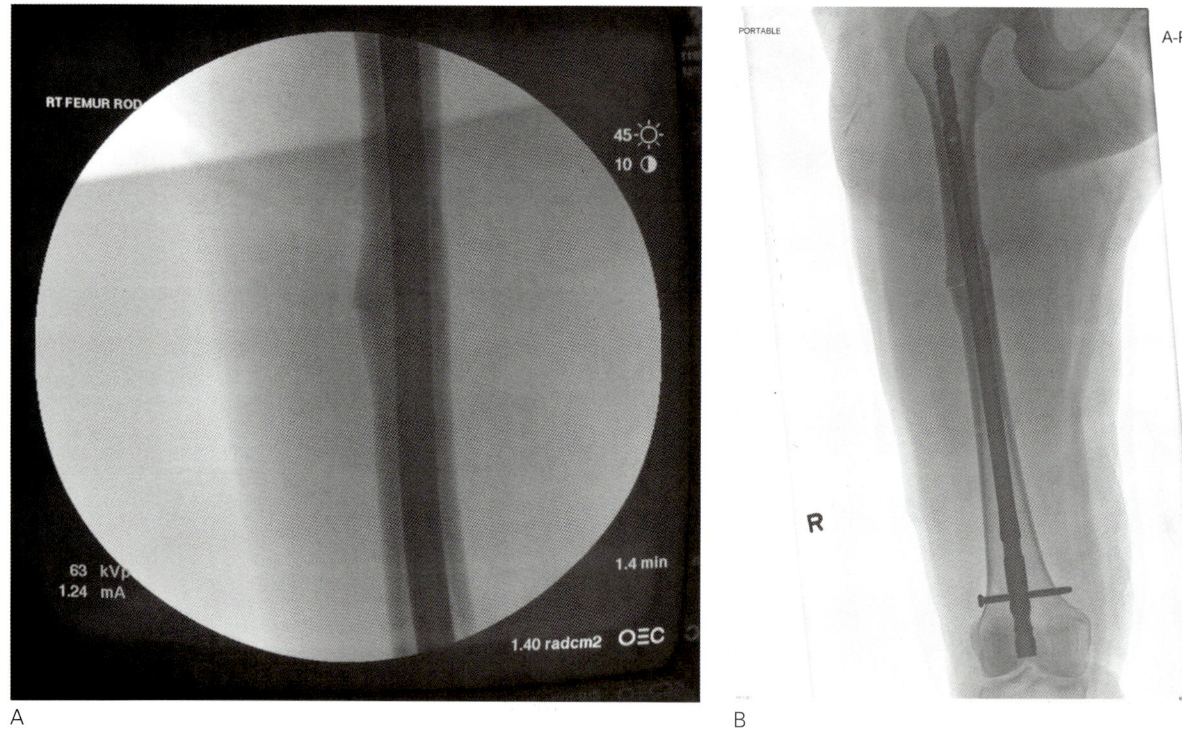

A B

图 23.17 A. 逆行髓内钉术毕，C 臂前后位透视下的骨折力线。B. 前后位平片显示骨折复位情况和逆行髓内钉的位置

不愈合 / 畸形愈合

不愈合通常发生在那些直径小、髓腔不匹配的髓内钉。与顺行髓内钉相比，扩髓、髓腔匹配的髓内钉的愈合率高达 90% 以上。轴向稳定的骨折患者出现骨折延迟愈合，则可采用动力化，对那些骨折端已有骨痂形成但仍有缝隙的患者效果较好。几乎所有骨折移除近端螺钉后，髓内钉会向近端活动加压而不是朝膝关节方向。双侧骨折，先做骨折粉碎程度轻的一侧，再以同等长度的髓内钉做另外一侧复杂的骨折，就可以降低肢体不等长的风险。有报道称，骨质疏松患者使用较短的髓内钉，尖端容易出现骨折。由于这个原因，包括髁上骨折在内的所有骨折推荐使用全长髓内钉。多数被报道的使用逆行髓内钉畸形愈合发生在股骨的近端和远端。

膝关节疼痛 / 内植物症状

由远端突出螺钉造成的疼痛非常常见，通常由于螺钉过长引起。最远端的锁定螺钉插入股骨远端梯形区域，位于股骨内侧皮质露出的螺钉头通常较长，瘦小患者的髂胫束下可触及突出的螺钉头。一旦骨折愈合，有症状的螺钉可在门诊手术中取出；或者 X 线片上可见充足的骨痂，便将有疼痛感的螺钉取出。良好手术术后出现长期的膝关节疼痛并不常见。偶见膝关节前侧疼痛，多由原始损伤或股四头肌无力造成。

推荐阅读

Daglar B, Gungor E, Delialioglu OM, et al. Comparison of knee function after antegrade and retrograde intramedullary nailing for diaphyseal femoral fractures: results of isokinetic evaluation. *J Orthop Trauma* 2009;23(9):640–644.

Gregory P, DiCicco J, Karpik K, et al. Ipsilateral fractures of the femur and tibia: treatment with retrograde femoral nailing and unreamed tibial nailing. *J Orthop Trauma* 1996;10(5):309–316.

Herscovici D, Whiteman KW. Retrograde nailing of the femur using an intercondylar notch approach. *Clin Orthop Relat Res* 1996;332:98–104.

Moed BR, Watson JT. Retrograde intramedullary nailing, without reaming, of fractures of the femoral shaft in multiply injured patients. *J Bone Joint Surg*

Am 1995;77:1520–1527.

Ostrum RF. Treatment of floating knee injuries through a single percutaneous approach. *Clin Orthop* 2000;375:43–50.

Ostrum RF, Agarwal A, Lakatos R, et al. Prospective comparison of retrograde and antegrade femoral intramedullary nailing. *J Orthop Trauma* 2000;14:496–501.

Ostrum RF, DiCicco J, Lakatos R, et al. Retrograde intramedullary nailing of femoral diaphyseal fractures. *J Orthop Trauma* 1998;12:464–468.

Ostrum RF, Maurer JP. Distal third femur fractures treated with retrograde femoral nailing and blocking screws. *J Orthop Trauma* 2009;23(9):681–684.

O' Toole RV, Riche K, Cannada LK, et al. Analysis of postoperative knee sepsis after retrograde nail insertion of open femoral shaft fractures. *J Orthop Trauma* 2010;24(11):677–682.

Ricci WM, Bellabarba C, Evanoff B, et al. Retrograde versus antegrade nailing of femoral shaft fractures. *J Orthop Trauma* 2001;15:161–169.

Sears BR, Ostrum RF, Litsky AS. A mechanical study of gap motion in cadaveric femurs using short and long supracondylar nails. *J Orthop Trauma* 2004;18:354–360.

Tornetta P III, Tiburzi D. Antegrade or retrograde reamed femoral nailing: a prospective, randomised trial. *J Bone Joint Surg Br* 2000;82:652–654.

第 24 章　股骨远端骨折：切开复位内固定

作者　Brett D. Crist　Mark A. Lee
译者　李建强　刘中砥　寇玉辉
校对　张培训

引　言

由于存在关节面破坏、干骺端粉碎、开放骨折中的骨缺损、小的关节间隙中骨折固定空间有限等问题，股骨远端的治疗具有挑战性。由于非手术治疗的预后较差，成年人甚至一些年龄较大的股骨远端骨折患者均采取手术方法治疗。典型的高能量损伤出现于较年轻的患者，常合并开放骨折、骨干延伸畸形和关节内的粉碎性骨折。低能量损失常发生于较年长的女性，多继发于地面跌倒，既可为关节外骨折，也可为关节内骨折。位于膝关节以上或髋关节以下的关节置换术后假体周围骨折是临床治疗上的一个新问题。由于以上这些原因，非关节骨折固定角设备（包括锁定接骨板）和间接复位技术的发展，降低了植骨、长时间外固定和中期接骨板固定的必要。对于大多数这类骨折，接骨板接骨术是内固定的首选。

适应证与禁忌证

绝大多数成年人股骨远端骨折都是通过手术治疗，非手术治疗也有适应证。其中包括可通过短期石膏或铰链式膝关节固定带支具的真性非移位骨折。偶尔，老年患者外伤引起的稳定性股骨髁上骨折可通过非手术方法治疗。

同样，骨骺未闭合的青少年发生股骨远端骨折，移位不明显，石膏固定治疗可取得良好的效果。最后，合并多种医学并发症的极度虚弱的患者，以及对行走的需求不高者，应考虑非手术治疗[1]。

术前计划

病史采集和体格检查

对于所有遭受外伤的患者，均应详细询问病史并进行完善的体格检查。关键因素包括受伤机制和有可能增加术中或术后并发症危险的相关合并疾病，其中包括潜在的心血管疾病、糖尿病、骨质疏松症、吸烟、既往手术史（尤其是关节成形术），以及损伤前的活动性和功能状态。完善的体格检查应评估患者的四肢、骨盆和脊柱以避免漏诊。患侧下肢对的典型表现是发生短缩及旋转畸形。应细致检查皮肤和血管神经，以避免漏诊继发的开放性骨折伤口和包括骨筋膜室综合征在内的血管神经并发症。应特别注意发展迅速的瘀斑和肿胀。如果下肢脉搏搏动减弱或消失，应行温和的纵向牵引，随后复查下肢血管状况是否有所改善。这一方法常能辨别血管搏动问题是继发于骨折移位还是血管损伤，后者常需专科会诊以求解决。体格检查完善之后，可以采用坚固的长头夹板或膝关节支具固定以减轻患肢疼痛并提供支撑。如果手术延期，术前应经常行皮肤和血管神经检查。如果骨折明显短缩或患者对夹板或支具感到极不舒适，应考虑行胫骨近端骨牵引。

影像学评估

膝关节和股骨的前后位及侧位 X 线片非常重要，能够为诊断损伤和选择治疗方案提供有价值的信息（图 24.1）。典型的骨折常有短缩及旋转畸形，应在适当镇痛下获得 X 线片。应拍摄股骨全长片，以避免漏诊更为近端的骨折或髋部损伤。此外，可以通过 X 线片上皮质骨的厚度和髓腔的直径评估骨质情况，这一信息可以用于指导内置物的选择，尤其是在老年患者。许多骨折和几乎全部的关节内损伤患者需要行 CT 二维平扫或者 3D 三维重建扫描检查。

AO/OTA 骨折分型对于指导治疗很有帮助，包括手术入路和内置物的选择（图 24.2）。股骨远端在骨折综合分型中为 33 区。33A 型骨折是关节外股骨远端骨折，可通过许多内植物固定，常根据外科医师的偏好做出选择。33B 为可能涉及内侧或外出股骨髁的部分关节内骨折，应谨慎排除是否存在冠状面骨折（B3 成分或 Hoffa 骨折）合并髁上或髁间骨折。这种骨折见于 38% 的股骨远端骨折患者，一旦漏诊，预后较差[2]。在 CT 的矢状位重建影像上最容易观察到这种骨折。33C 型骨折包括关节面和干骺端的骨折，可以是简单的劈裂骨折，也可为高度粉碎性骨折。

我们联合运用 X 线片和 CT 扫描来进行术前计划。股骨远端前后位及侧位 X 线片可以在决定接骨板长度方面提供帮助。许多高能量损伤造成的股骨远端粉碎性骨折或股骨干分离移位的骨折，需要长度为粉碎区域 2~3 倍的接骨

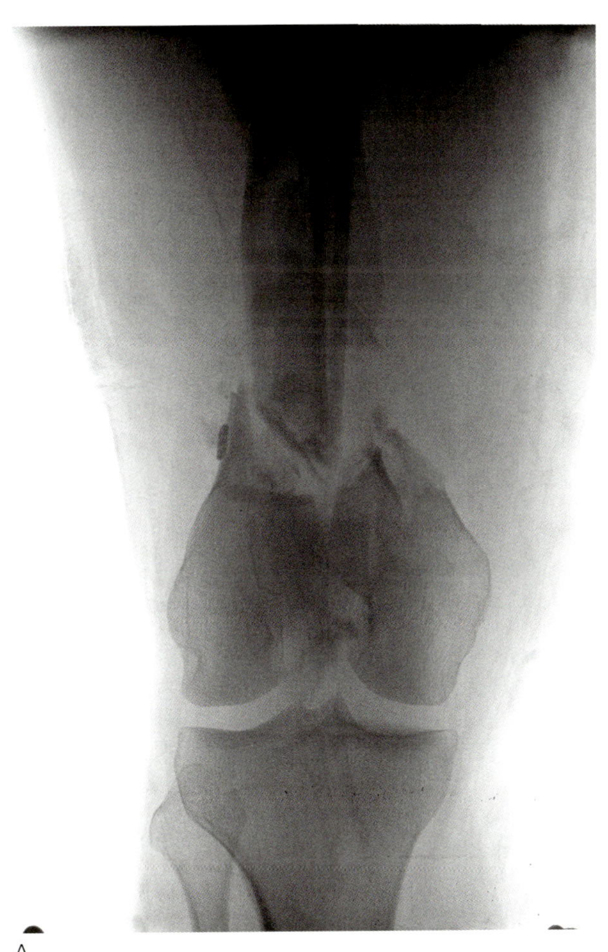

A

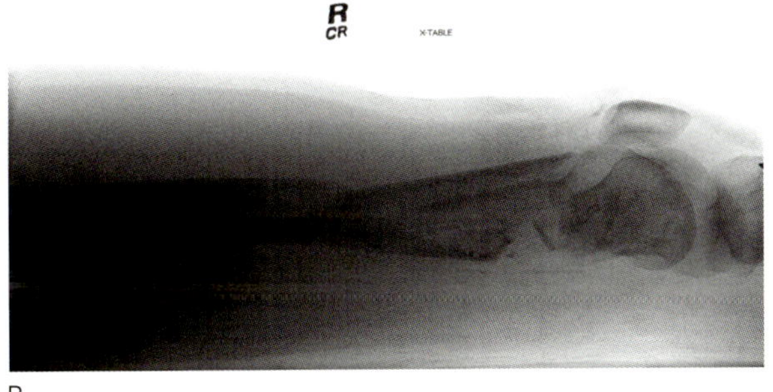

B

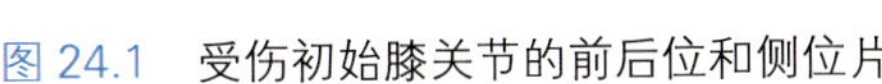

图 24.1　受伤初始膝关节的前后位和侧位片

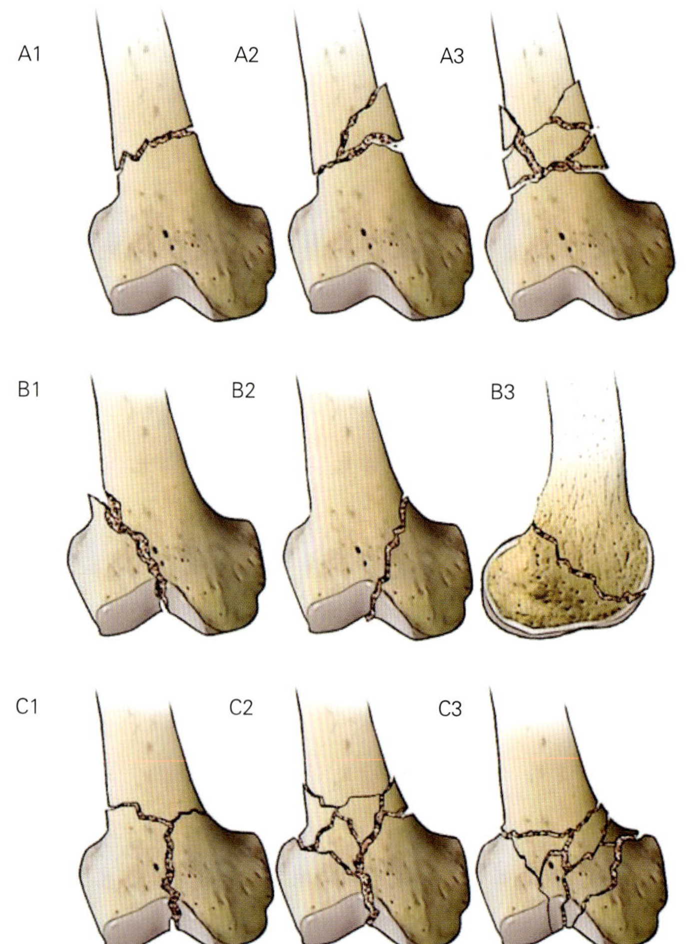

图 24.2 股骨远端骨折的 AO/OTA 分型。33A 型骨折为关节外骨折，可通过接骨板和髓腔内植物固定。33B 型骨折为累及关节的骨折，最后采用切开复位和骨折区加压治疗，锁定接骨板不适用于这类骨折。33C 型骨折需要重建关节面并需要恢复股骨远端骨折块和股骨干的关系

板固定。接骨板过短是引起固定失败的常见原因，所以选择适宜长度的接骨板至关重要。数字影像软件可以用于术前计划并确保接骨板可以进行合适的远端固定。最后，当存在较严重的粉碎骨折或骨缺损时，我们常拍摄对侧股骨远端（如果未受损伤）的 X 线片以确定股骨长度。这一影像片也常用来决定正常的股骨远端外侧角（LDFA）。了解这一信息，我们就能借此决定损伤侧冠状面固定角度，以此决定内置物 95° 参考面的选择。几乎所有当代应用的内置物都有 95° 参考螺钉或钢针，以帮助额面复位和恢复股骨远端外侧角（LDFA）。

CT 扫描在术前计划是非常重要的，原因有两个。首先，CT 可以显示未被发现的冠状面骨折（图 24.3，Hoffa 骨折），这通常需要独立的骨折块间螺钉固定并有可能影响内置物的固定、选择和位置。第二，CT 扫描能够获得远端骨折严重程度的详细信息以决定内固定在技术上是否可行。当前内植物的设计使我们有能力对越来越远端的骨折进行内固定治疗，早期的股骨远端关节置换成形术如今已很少被采用了。

手术时机

为达到术后早期活动的目的，在病人总体条件许可时，多数股骨髁上骨折应尽快通过手术修复，这一时间通常为受伤后 48 小时内。一旦手术室准备就绪并且患者生理状况稳定，开放性骨折需要行紧急冲洗和清创术。开放性骨折患者，内固定术应推迟至适当的影像学检查、

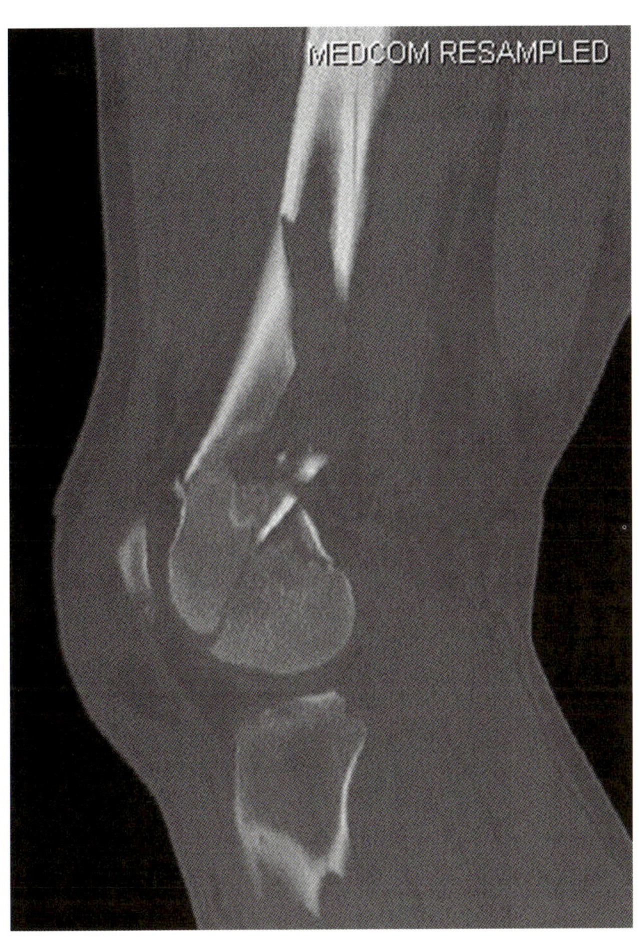

图 24.3　CT 扫描的矢状位重建图像显示股骨外侧髁的冠状面骨折（Hoffa 骨折）

内植物选择和术前计划完善之后。如果因为病人软组织条件、一般状况或手术室条件限制无法行一期手术固定，则应选择分期手术。对于大多数非致命性闭合性骨折患者，即使是高能量造成的股骨远端关节内骨折病例，我们也不采用临时的外固定架治疗。我们提倡使用简单的夹板固定和早期行决定性手术内固定。这与高能量损伤造成的胫骨近端骨折形成鲜明对比，后者行早期内固定往往导致较多的软组织并发症[3]。我们需要采取紧急但周全的干预措施，并且仍需制订一个详细的术前计划[3]。这对于关节内骨折病例尤为重要，因为这一计划常会影响内植物的选择。

临时外固定

临时外固定的适应证在过去十年不断增，现在用来治疗严重创伤患者复杂的肢体骨折。与采用夹板或牵引固定相比，临时外固定的益处包括减少疼痛，改善病人的活动，更容易获得较好的软组织条件。此外，对于完全关节内骨折行闭合复位外固定后，可以通过获取 X 线片和 CT 扫描完善术前计划（图 24.4）。外固定在术中也可作为复位工具。

跨越膝关节的临时外固定适应证包括：

- 多处骨科损伤的多发伤患者，骨折区域不稳定而难以接受决定性固定治疗；
- 需要多次清创的污染严重的开放性骨折；
- 伴随严重软组织损伤的闭合性骨折，难以进行早期决定性内固定治疗；
- 复杂的关节内骨折，将受益于韧带外固定后的 CT 扫描。

股骨和胫骨的外固定钢针应放置损伤范围之外并远离未来决定性手术的入路。通常，在股骨采用 150~200 mm 的 Schantz 固定针，而在胫

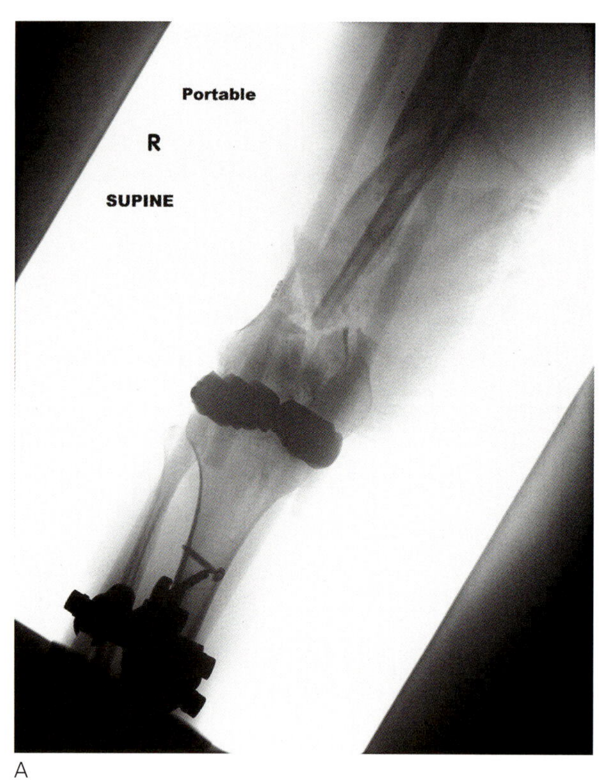

A

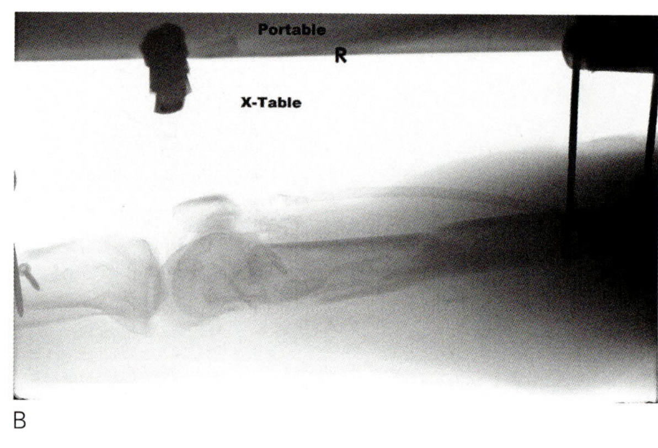

B

图 24.4 股骨远端骨折行跨膝关节外固定后的前后位和侧位 X 线片

骨采用长约 150 mm 的固定针。股骨固定针可以放置在前面、外侧或前外侧。然而，如果在术中需要使用外固定架，则建议将股骨固定针放置于股骨前方，以避免干扰术中接骨板的固定。此外，将固定针置于前方避免了污染股骨远端侧方手术入路的潜在可能。为了提高股骨远端外固定后成像效果，固定棒钳应统一放置于关节面的近端或远端。膝关节应屈曲 10°~20° 以减轻股骨远端骨折块的过伸畸形，并减轻膝关节后方血管神经结构的压力。应采用标准的外固定架针孔护理。为了将感染风险降至最低，一旦条件允许，应在 2 周内行决定性骨折内固定治疗[4]。

手术策略

一旦获得 X 线和 CT 扫描的影像资料并经过仔细评估，就可着手制定手术方案。采用 AO 推广的示踪技术或数字模板软件，正式的计划内容应包括标示每个需要复位的骨折块并阐明复位的方法步骤[5]。手术策略应详细描述手术开始到结束的全过程。对于缺少经验的外科医师和住院医师，策略内容应包括手术入路、设备要求和操作步骤的次序；后者包括手术室设置，骨折病人摆位，骨折暴露、复位和固定，伤口闭合和术后治疗。我们建议策略内容应包括使用的技术和夹具在内的具体的骨折复位步骤，临时固定，特殊内植物的放入次序及位置。这确保了手术时间内所有必要的设备都是可用的。

固定设备

内置物的选择主要取决于骨折的位置和类型。AO / OTA 33A 型关节外骨折可选择带锁髓内钉、传统的角固定接骨板和关节周围锁定接骨板固定。这些内置物之间的选择在很大程度上取决于术者的经验和偏好，并没有太多证据证明一种内置物优于另一种。然而，最近的研究表明，对于骨质疏松的骨折患者，锁定接骨板比其他固定技术能更好地固定远端骨折块，以及在生理负荷下提供更好的角稳定性[6]。髓内钉的多平面选择固定提高了远端骨折块的角度稳定性，这一设计上的改进也提高了其在骨质疏松骨折患者的适用性（图 24.5）。另一种内植物是在远端骨折块采用骨保留螺旋叶片，其造成的肌肉下接骨板固定道与叶片相附着。这种类型的内植物拥有第一代角接骨板技术与近代关节周围锁定接骨板的肌肉下接骨板固定的共同优点（图 24.6）。

除了重度骨质疏松患者，当传统非锁定波形接骨板或支撑技术效果良好时，孤立的部分关节内骨折或 AO / OTA 33 B 型骨折均应行内固定治疗，尽管并非十分常见。这一类型骨折，可以考虑使用锁定接骨板（图 24.21）。

在北美，关节周围解剖型锁定加压接骨板已成为治疗大多数股骨远端关节内骨折（AO / OTA C 型）的最佳选择。这一系统具有使用锁定和非锁定两种螺钉（混合动力技术）的优势，并解决了第一代锁定接骨板如微创手术固定的缺陷和困扰（LISS，Synthes， West Chester，PA）。多角度螺杆设计提供安全的关节远端区域固定，对于骨质疏松骨折或关节部位短缩的治疗具有优势。此外，多角度稳定可在单独的关节拉力螺钉周围提供固定。新一代多向锁定接骨板允许螺钉在每个方向被引导通过高达 20° 的弧，精确引导螺钉进行远端固定（图 24.7），这已被证明在桥接系统提供可靠的角稳定结构[7]。多数当代锁定接骨板包含插入手柄和旨在促进皮质螺钉进入股骨干的瞄准臂。

手术技术

病人的病情和是否存在并发症常决定了采用全麻或脊髓麻醉。我们倾向于采用全身麻醉以确保可靠持久的肌肉松弛，这对于骨折复位与固定是必需的。常规预防性应用抗生素。应贮备必要的血液制品，在病情不稳定的患者或者预期会延长手术过程的患者应留置动脉导管。大多数患者可采用 Foley 管。

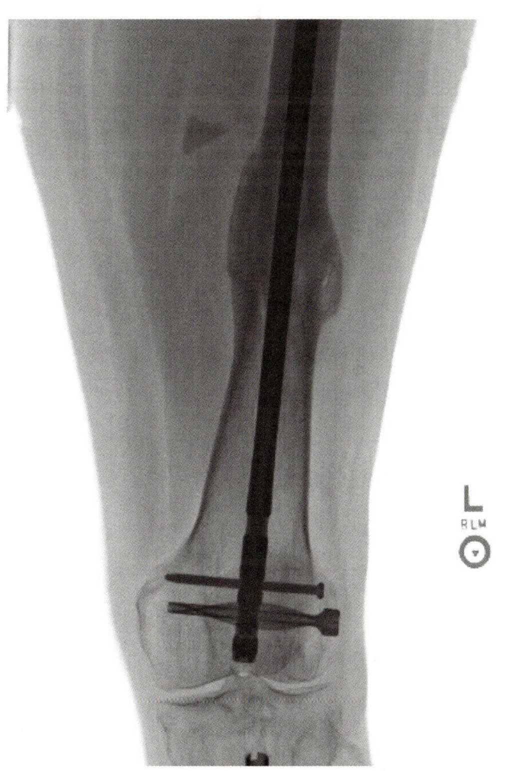

图 24.5　使用逆行髓内钉和远端固定角刃接骨板固定治疗的股骨干骨折的前后位 X 线影像

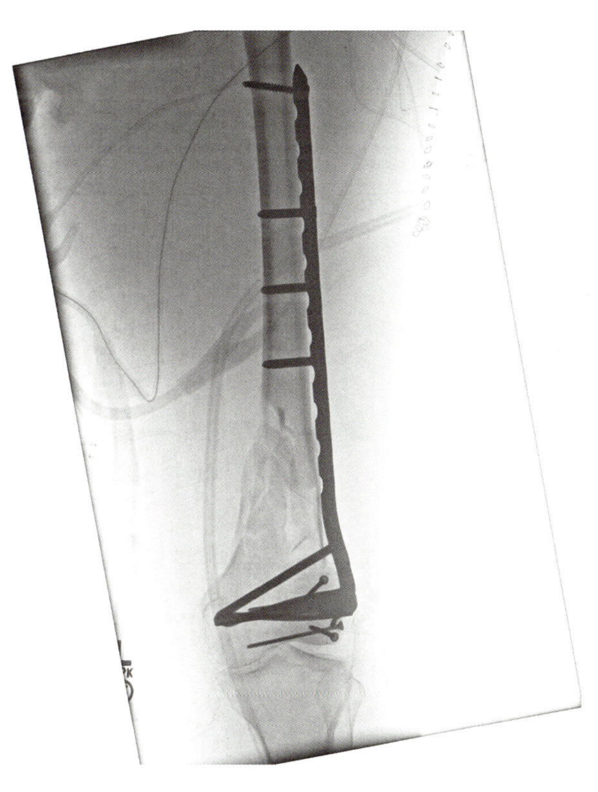

图 24.6　股骨远端关节内粉碎骨折，采用模块刃接骨板固定治疗的膝关节前后位 X 线影像

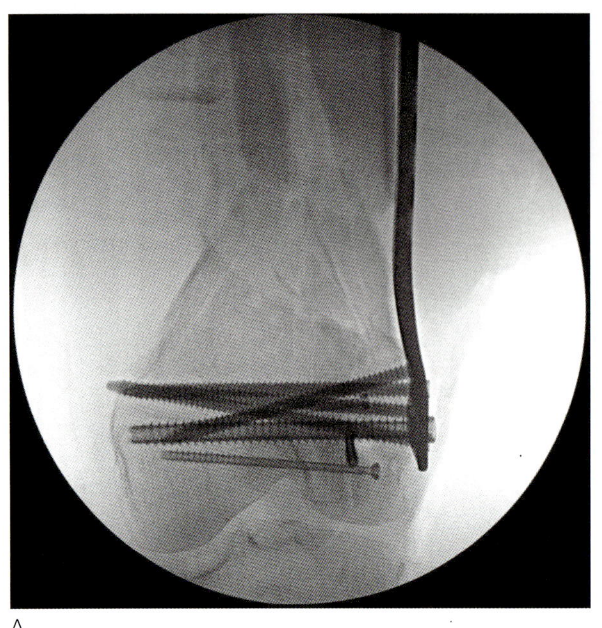

A

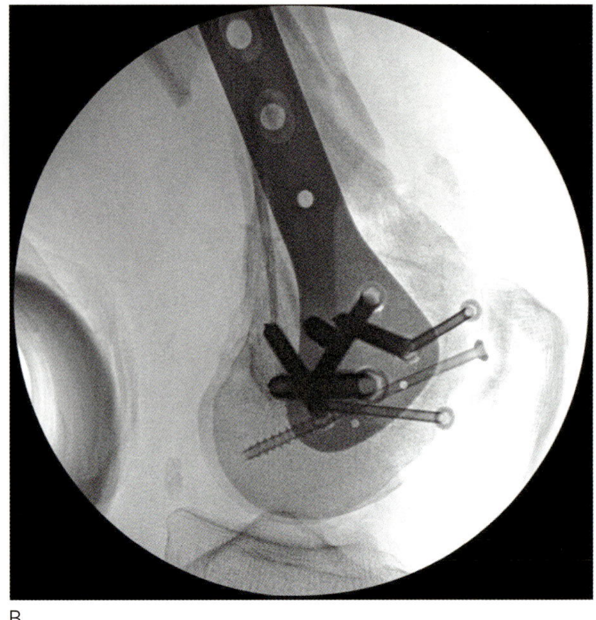

B

图 24.7 膝关节的前后位和侧位 X 线片显示多向锁定螺钉避开了关节骨折块间的拉力螺钉

患者体位

股骨远端骨折的内固定应在允许从骨盆到脚进行固定的可透视手术台进行。病人仰卧于手术台上，在患侧髋关节下放置一支撑块，以允许腿在中立位进行旋转（图 24.8 A）。

应对整个下肢进行准备，范围从髂嵴到趾，以便术中准确评估长度、对线和旋转。在严重粉碎或有骨缺损的患者，我们通常把对侧肢体包括在手术区域内，以便对比和较容易地获取股骨近端侧位像（图 24.9）。无菌的衬垫或毛巾、自制的坡道或可透射 X 线三角可以用来帮助固定腿的位置（图 24.8B）。在较远端的骨折可以使用止血带，但大多数骨折并不适用。

X 线透视是股骨远端骨折内固定术的一个重要组成部分，适用于所有的病例。应保证 C 臂能围绕操作台顺利旋转以提供高质量侧位影像，这一点很重要。通常将 C 臂放置于手术径路的对侧。

手术入路

股骨远端骨折内固定可采用多种手术入路。手术入路的选择取决于骨折的位置及类型，关节受累程度，软组织损伤状况以及选择的内置物类型。

侧方直接入路

对于关节外骨折（33A）及某些类型的关节内骨折，最常选用的手术径路是侧方直接入路（图 24.10）。修改并结合髌侧骨关节切开术，这一入路适用于多数没有合并关节内侧粉碎的关节内骨折患者。这种入路的优势包括便于使用接骨板，能够复位干骺端的骨折块及较好的延伸性。但该入路无法全面观察内侧关节面，这一缺陷极大地限制了其在多数伴有内侧髁受累的 C2 和 C3 型骨折中的应用。

经关节手术入路及逆行接骨板接骨术（TARPO）可用于复杂关节骨折的治疗，并可采用侧方肌下接骨板接骨术[8]，可通过全膝关节正中切口，也可行髌旁关节侧方切开术，使髌骨在中部半脱位可为关节重建提供良好的视野（图 24.11A）。在关节远端骨折块复位的过程中，可以经股骨侧方肌肉下用接骨板沿着侧方骨皮质将干骺端固定于股骨干，经皮肤将皮质骨螺钉固定于接骨板（图 24.11B）。

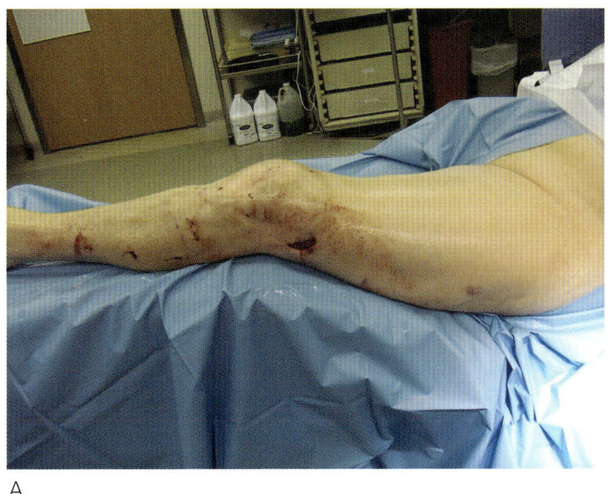

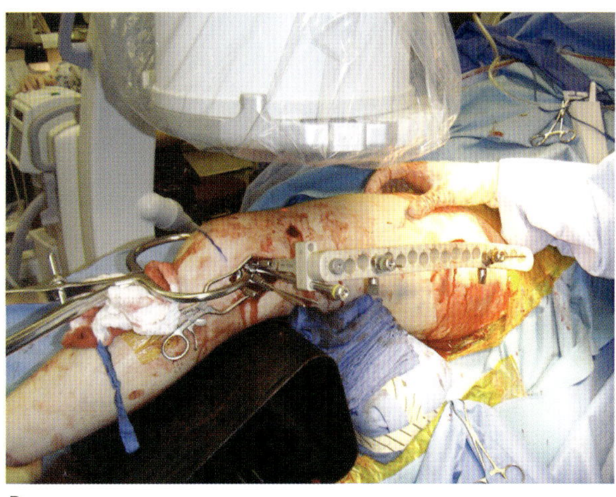

A　　B

图 24.8　A. 患者取仰卧位，患侧髋关节下方放置衬垫以使股骨位于中立旋转位。B. 手术铺巾应显露患侧骨盆，可使用定制定位垫、可透射线的三角巾或毛巾垫屈曲膝关节，以便在矢状面进行骨折复位

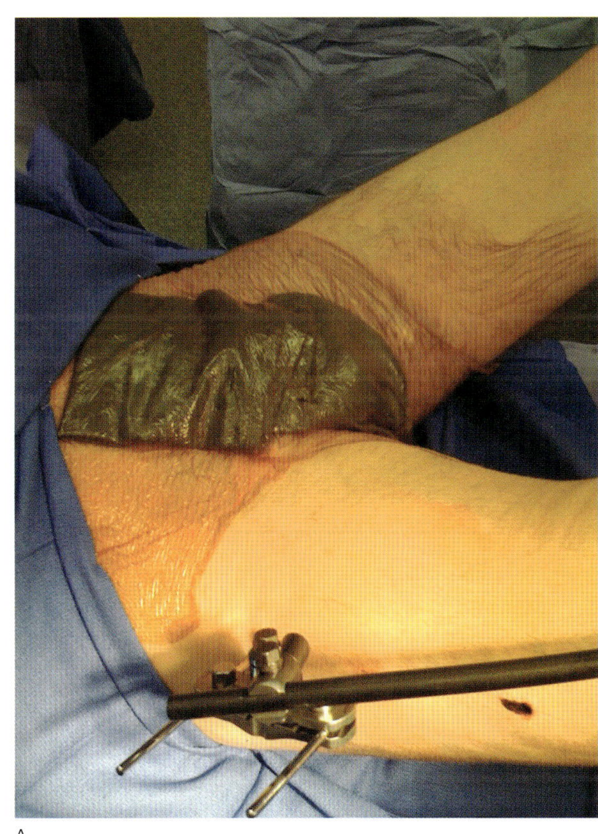

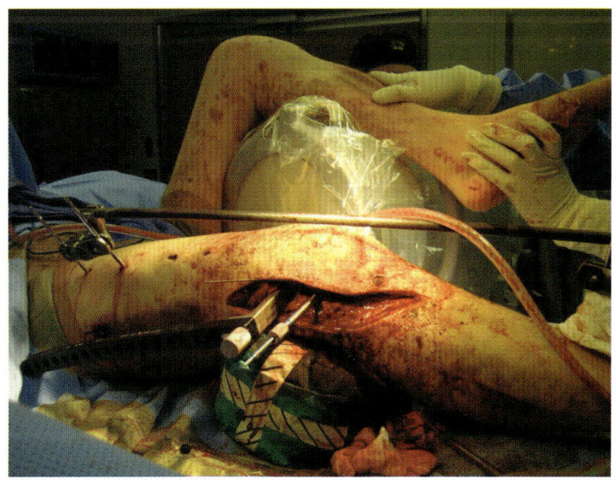

A　　B

图 24.9　A. 患者取仰卧位，双侧下肢覆盖在手术区域内，以便获得更好的股骨近端视野以及便于在术中评估肢体的长度和对线。B. 健侧的肢体可屈曲搭在 C 臂之上，以便获得患侧肢体股骨近端的影像

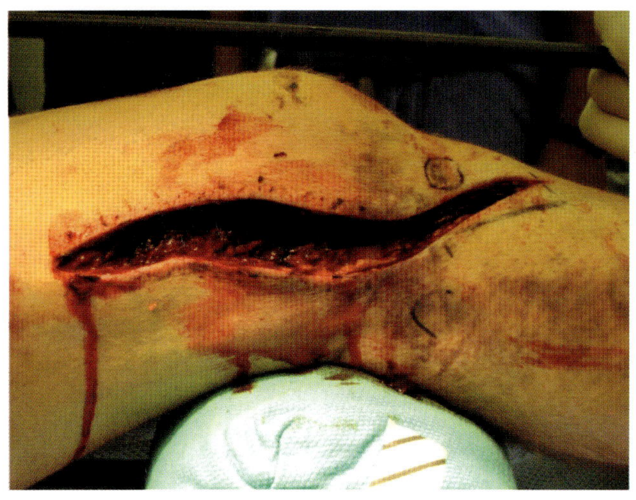

图 24.10 股骨远端侧方直接入路可延伸至股骨全长

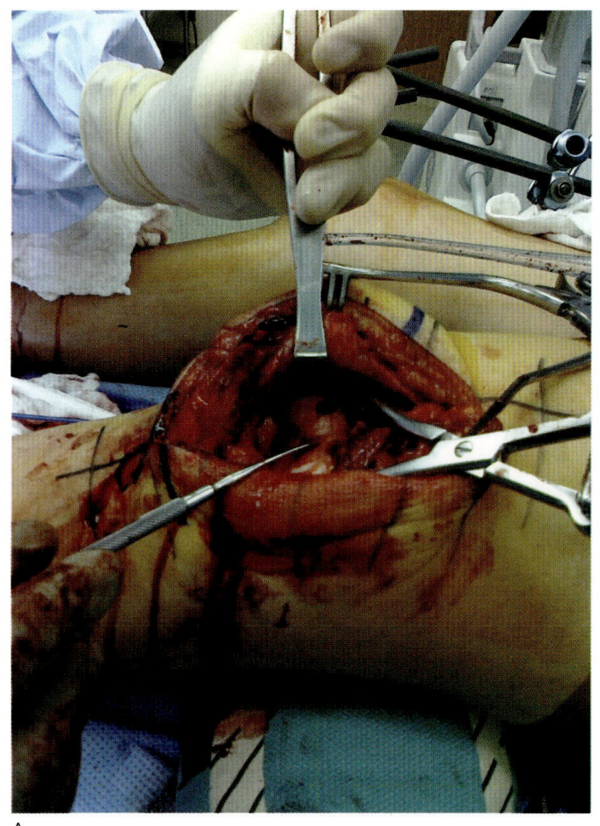

A

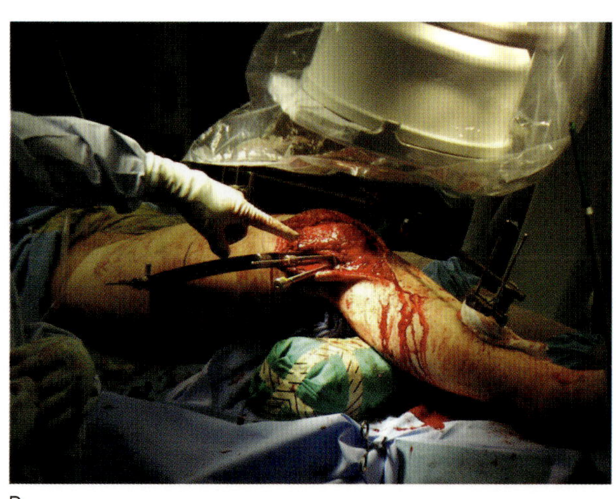

B

图 24.11 股骨远端跨关节入路和逆行接骨板接骨术。A. 关节视野。B. 采用经皮瞄准臂行接骨板固定

扩展的跨关节入路和接骨板接骨术手术技术适用于合并关节内侧股四头肌回缩的复杂关节内侧骨折，以恢复关节面并固定干骺端骨折[9]。通过髌旁关节侧方切开术，将股外侧肌筋膜与肌腹分离，从而使固定更容易并避免深穿支血管损伤。向近端延长切口可为干骺端直接复位和内固定提供良好的视野。

偶尔需要采用单独的股骨远端侧方股内侧肌下方入路方法，来处理复杂股骨远端骨折合并内侧关节损伤或孤立的股骨内侧髁骨折（图 24.12）。切口以内侧髁上方为中心，延伸至内收肌结节近端前方。行关节内侧切开术是为了获得良好的关节面视野。如果已通过其他入路行关节侧方切开术，则应谨慎操作以防髌骨血供的破坏。如果有必要向近端扩大切口，应在前方提起股内侧肌。然而，股骨血管的存在限制了干骺端远端切口的延伸。

手术策略

关节复位

一般情况下，关节骨折块的移位程度比影像检查结果看到的更为明显，尤其是在股骨髁间劈裂骨折，充分的关节显露是进行关节骨折复位的必要条件。关节骨折的复位目标是达到解剖复位，因此并不推荐对关节受累的股骨远端骨折行经皮复位内固定技术。应首先修复冠状面骨折（Hoffa 骨折），在显露区小心使用尖头复位夹以获得良好的复位方向（图 24.13）。达到解剖复位后，骨折块由垂直于骨折线的克氏针临时固定。为了对抗旋转的力量，在关节边缘于前后方向至少拧入 2 枚骨折块间加压螺钉，使其倾斜地穿过冠状面骨折块，并尽可能避免经过负重的关节面。为避免造成髌骨撞击，这些螺钉需要埋在关节面以下。如果冠状位的骨折块发生移位，在骨折区应用多根 1.6~2.0 mm 的平滑或末端有螺纹的钢丝穿过骨折块，以进行多维固定和复位。冠状面关节骨折块一经复位，内外侧髁也即达到复位。每侧髁的骨折块应用多根钢丝作为操作杆进行复位固定，以对抗复位后的旋转力量（图 24.14）。沿着髁间窝关节中心骨折线的粉碎骨折不常见，可通过共线的或关节周围特殊的复位夹进行骨折块间加压固定。由于股骨远端呈斜线，复位后的骨折块可能在某一点看似是解剖复位，可能在矢状位上并未复位，或从另一点观察骨折块间仍存有间隙。一旦确定达到关节解剖复位，股骨髁也达到复位并通过前方或后方的螺钉进行骨折块间加压，便于随后放置接骨板（图 24.14）。偶尔采用髌骨侧方入路行关节复位时，也可从内向外侧打入螺钉。至少采用 2 枚螺钉，更多情况下是采用多枚 2.7 mm 或更大的螺钉以保持股骨髁间窝的稳定。

关节面与股骨干的复位及微创复位技术

一旦关节面达到解剖复位并牢固固定，关节就复位并固定于股骨干。可以应用多种方法，但目标都是重建股骨的长度、旋转、冠状和矢状位的对线。传统的切开复位技术需要在直视下处理干骺端的骨折块。这一技术适用于单纯骨折，目的是使骨折早期愈合，可以采用拉力螺钉固定或加压接骨板固定。采用标准的复位钳进行复位并维持骨折复位状态。斯氏针和克

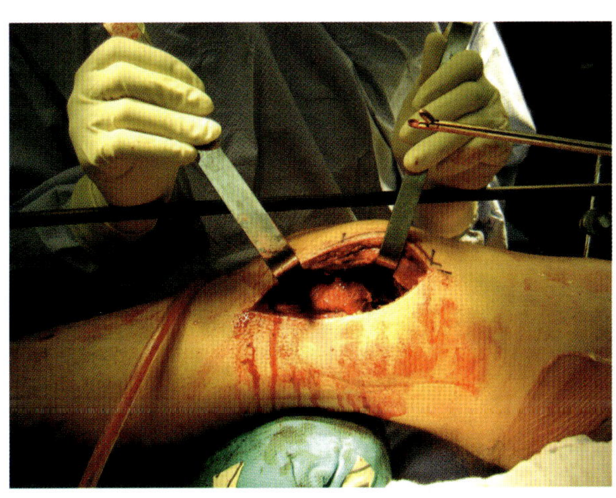

图 24.12　侧方股内侧肌下入路用于治疗伴有股内侧肌前方回缩的关节内侧粉碎骨折

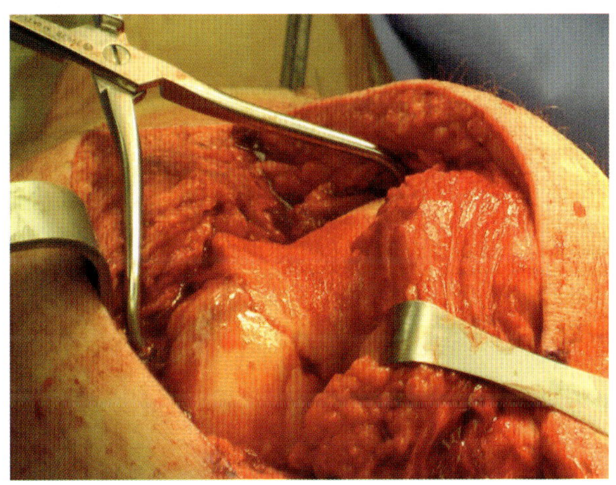

图 24.13　用垂直于骨折线的尖头复位钳行股骨内侧髁冠状面骨折复位

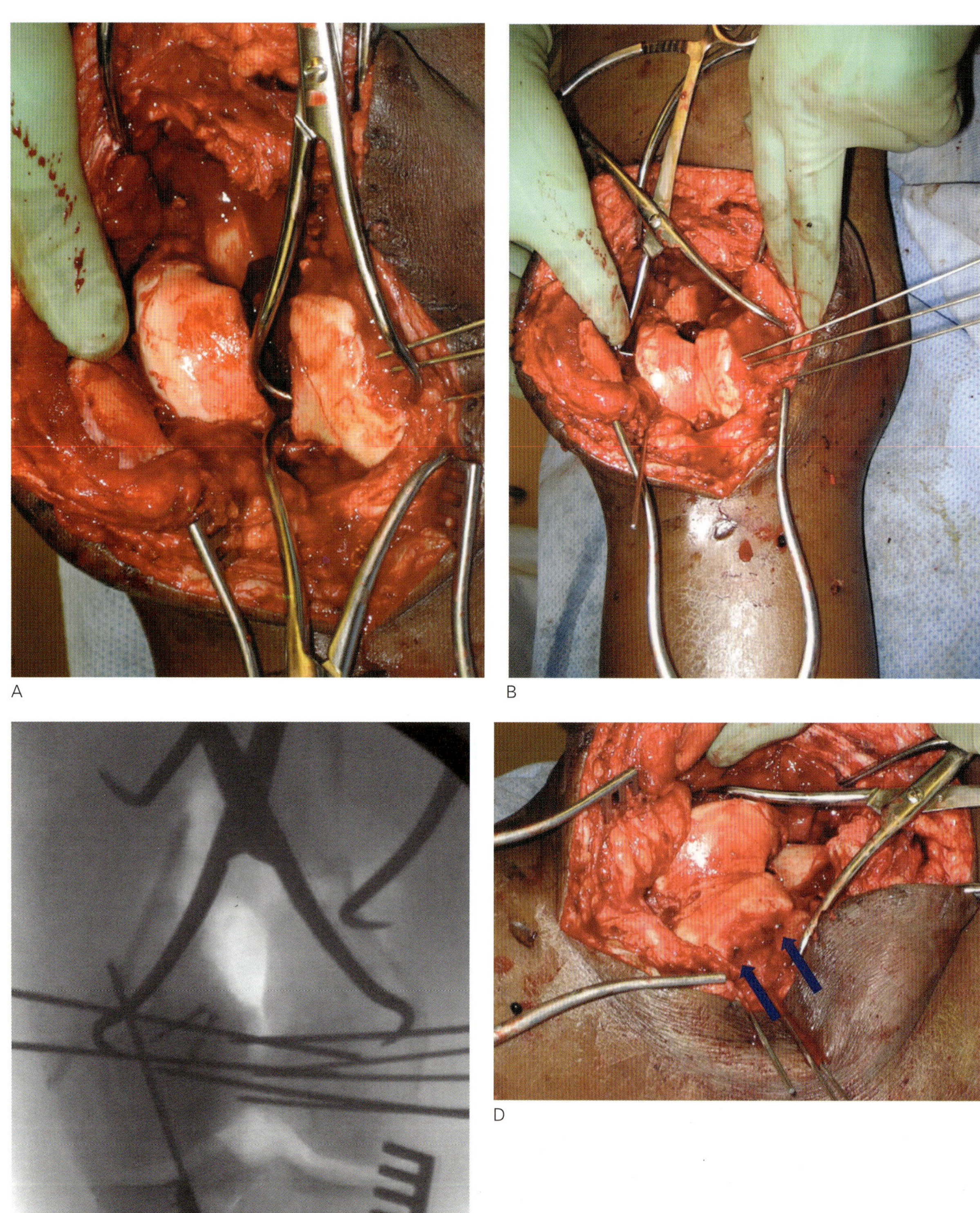

图 24.14 A. 股骨内外侧髁分离，冠状面骨折线用克氏针临时固定。B. 通过尖头复位钳将内外侧髁复位，并用克氏针固定。C. 临时克氏针固定的前后位影像。D. 髁间拉力螺钉固定到位（箭头标示两颗拉力螺钉）。E. 图示潜在的髁间螺钉位置，避免与接骨板位置冲突

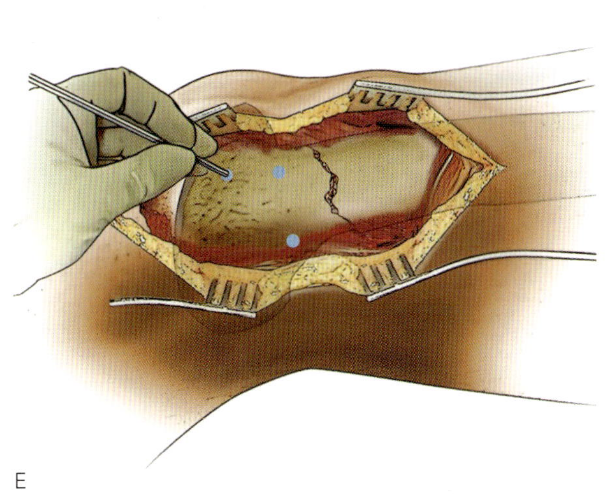

E

图 24.14（续）

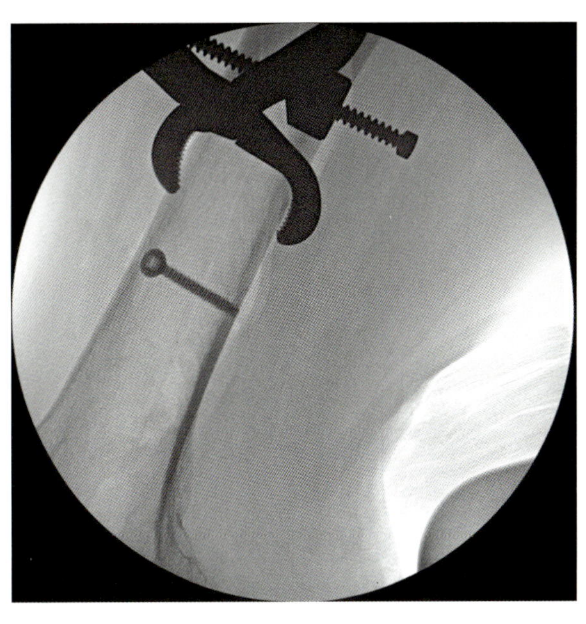

图 24.15　侧位透视显示，在拉力螺钉置入的情况下，用大的复位键对股骨远端骨折块进行复位

氏针也可作为操作杆在复位钳加压固定之前控制骨折块。

然而，对于粉碎性骨折，直接复位技术常破坏骨折块的血供，继而引起骨折延迟愈合或内固定失败。在粉碎性骨折，更常采用的是桥接技术，其目的是重建长度、对线及旋转，而非孤立骨折块的解剖复位。间接复位技术避免了干骺端骨折块的直接显露和处理，将对骨折块血供的影响降到最低，同时也降低了骨折不愈合及内固定失败的发生率。这些间接固定技术可在微创的条件下进行。

首先，并不推荐对关节面采用微创复位技术。然而，对于多数骨折类型来说，将关节骨折块重建于股骨干的微创复位技术比较可靠，而且是可重复的。

间接复位技术利用韧带及骨折块的复位固定以恢复股骨对线。股骨远端骨折后，肌肉牵拉导致某些可预测的畸形，必须加以识别并处理以获得满意的复位。腓肠肌导致骨折分离，腘绳肌腱及股四头肌则引起骨折短缩。

将关节面复位于骨干的第一步是通过人工牵引、股骨牵引器或外固定架重获腿部的长度。由于短缩畸形通常可通过人工牵引得以纠正，股骨牵引器或外固定架更适用于纠正需要持续牵引的其他平面的骨折畸形。尽管跨膝关节外固定架可能有所帮助，但在纠正矢状畸形时其固定效果不如股骨全长型外固定架（图 24.16A）。首先，摄取股骨远端关节面的影像，并和术前获得的健侧的股骨影像的旋转对线相比较，以获得良好的前后对线。经髌骨旁将一根 5.0 mm 斯氏针固定于远端骨折块的近端并与骨折块垂直（图 24.16C）。接着就利用这根钢针纠正骨折的过伸或短缩畸形。对线纠正之后，用一连接杆将这根钢针与骨折区域近端股骨干上的另一根斯氏针进行连接。手术钳或可透视的三角形支具能够帮助纠正后方移位。通过操作这两根钢针还能够纠正残余的旋转畸形。然而，很难通过之前固定的外固定架或牵引器纠正冠状面的畸形。如果所有平面的对线都得以纠正，可以用另外的临时固定克氏针穿过干骺端骨折线以维持复位。

冠状位的对线通常通过解剖塑形的内植物得以纠正，一旦所有的长度及矢状面对线得以恢复，就通过关节手术入路或偶尔采用单独的侧方入路将接骨板植入。在前后位和侧位 X 线片上观察到接骨板固定于股骨中央（图 24.17）。

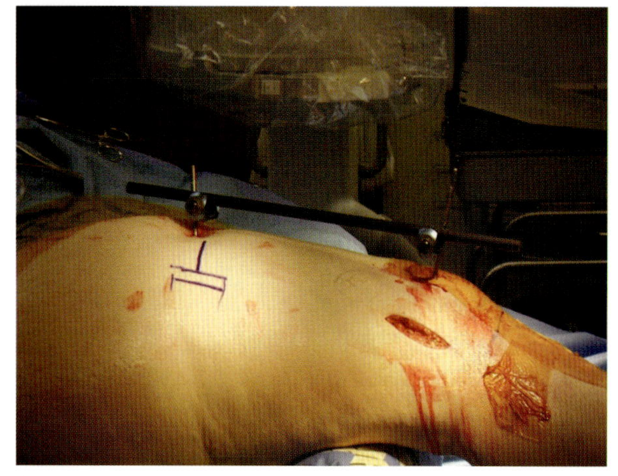
A

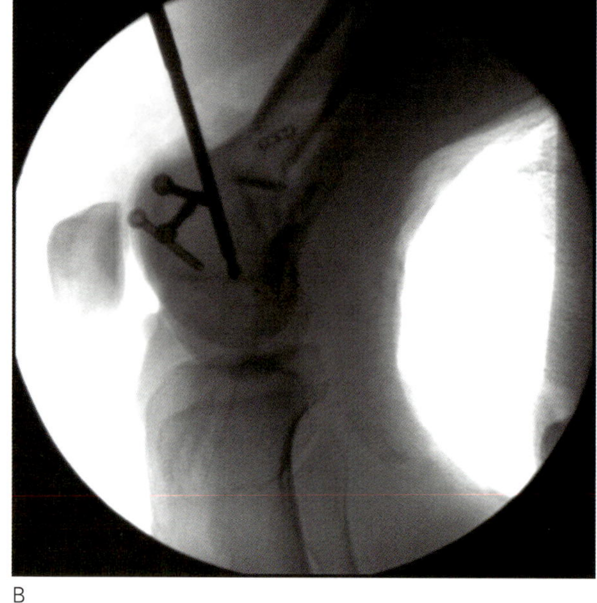
B

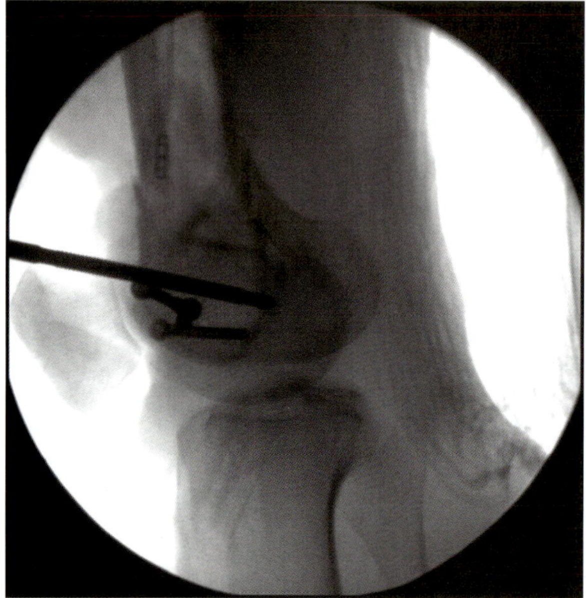
C

图 24.16 A. 全长型股骨外固定架可作为术中复位工具，在关节骨折块和股骨干各固定一枚斯氏针。B，C. 可以通过固定于关节骨折块的钢针纠正矢状面的畸形和长度，以达到干骺端骨折复位

接骨板应位于股骨远端前外侧面，并和股骨干在同一个轴线方向上。将接骨板放置于股骨轴线后方可能导致复位不良。将导向针穿过接骨板 95° 固定轴线孔，在前后位影像上与膝关节平行，接骨板与骨折固定时形成一个 5° 的外翻角（图 24.17A）。接着，用钢针、复位固定工具或复位钳做临时的近端固定。如果应用接骨板经皮复位导向臂，则有助于通过摆放小腿的位置以维持接骨板为中心，或通过 C 臂与接骨板重合以决定钉道（图 24.17B）。

通过接骨板复位工具或皮质骨螺钉将接骨板固定于股骨或骨膜近端。将螺钉固定于骨折区域近端之前，必须用关节周围复位钳将接骨板合适地固定于股骨远端并加压，以避免接骨板突出或以后导致远端螺钉错位（图 24.21）。我们倾向于选择使用皮质骨螺钉将骨折块拉向接骨板以获得冠状面骨折复位（图 24.17 D，E）。一旦将接骨板固定于骨块上，应摄取侧位像以确保矢状面对线没有发生改变（图 24.17 F）。必须强调接骨板只能纠正冠状面上的对线，并不能纠正长度或矢状面的对线。同时应用皮质骨螺钉和锁定螺钉称为“混合固定”。如果骨干只需采用锁定螺钉固定，接骨板也可作为冠状面复位工具。

所有的骨折对线都需透视和术中长轴位 X 线片加以确认。倾斜侧位片可以避免导向臂的

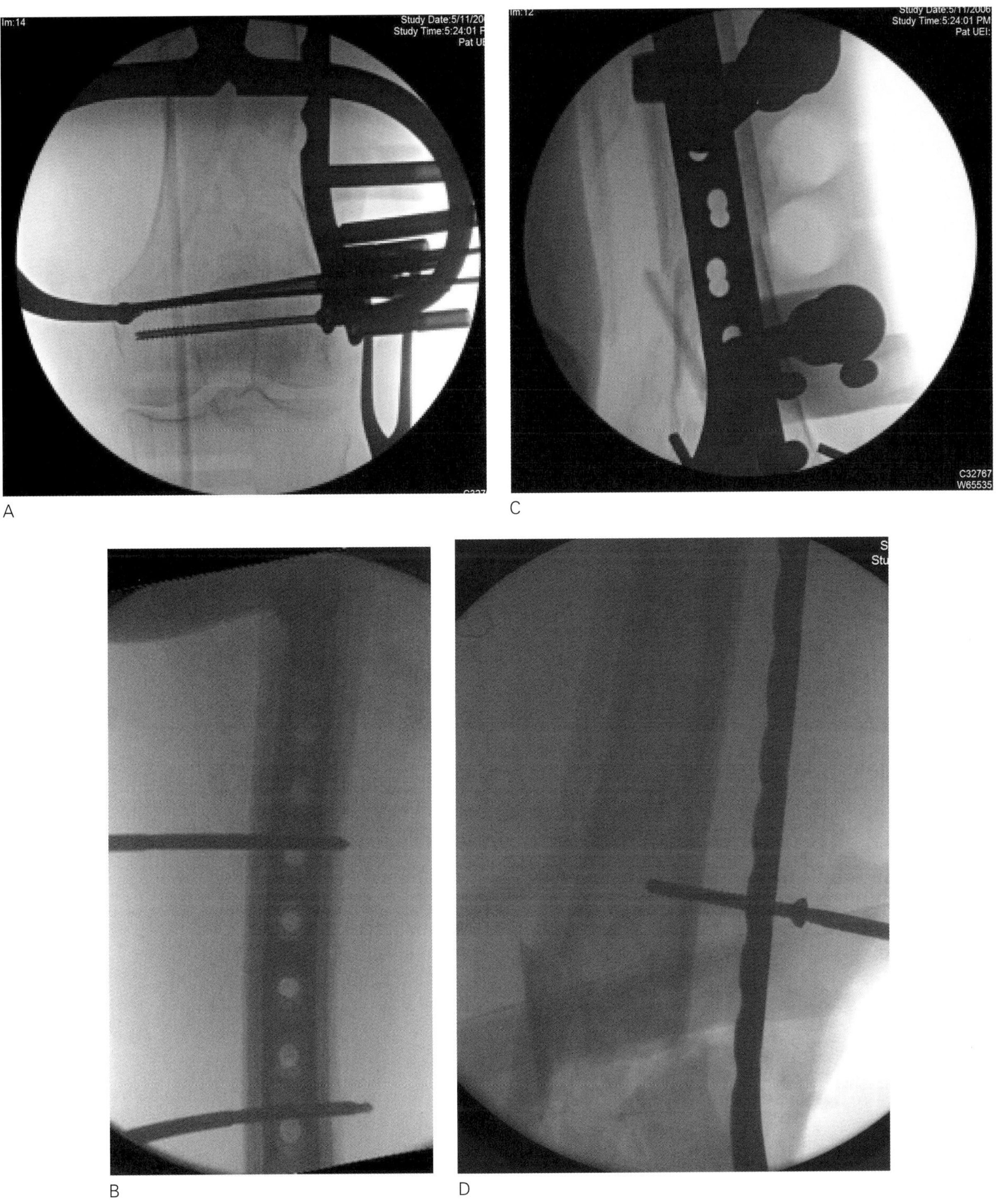

图 24.17　A. 前后位像显示 95° 轴向钢针和关节周围复位钳。B. 侧位像显示固定于接骨板之上的经皮导向臂，以保证接骨板位于中央。用近端的钢针维持接骨板的位置。C. 倾斜的侧位像显示后方的骨皮质已经复位。D. 前后位像显示皮质骨螺钉固定于骨折近端，用接骨板重建冠状面的对线。E. 一旦皮质骨螺钉放置完毕后，就完成了对冠状面的复位。F. 通过倾斜的侧位像观察后方的骨皮质达到复位，以确保矢状面的复位没有发生改变，这一点非常重要

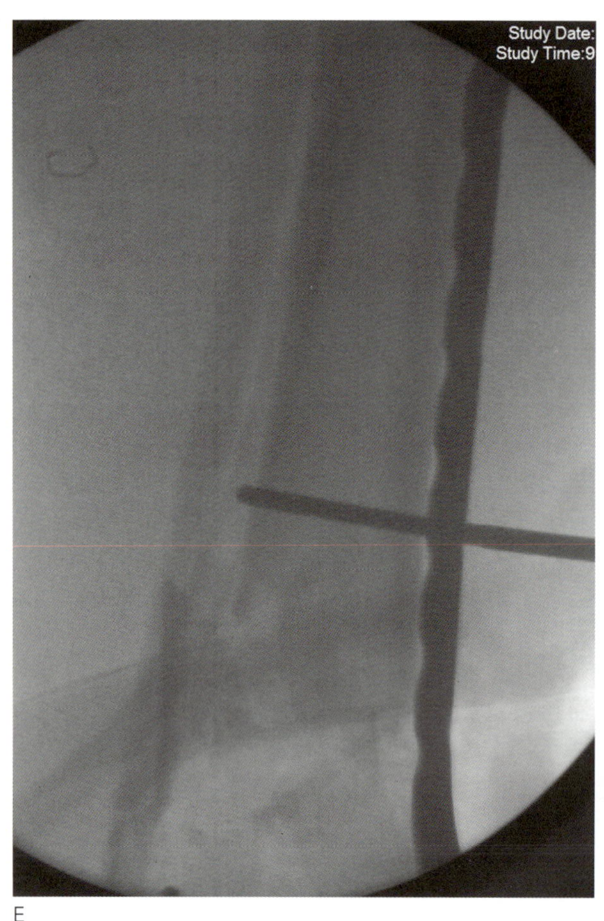

E

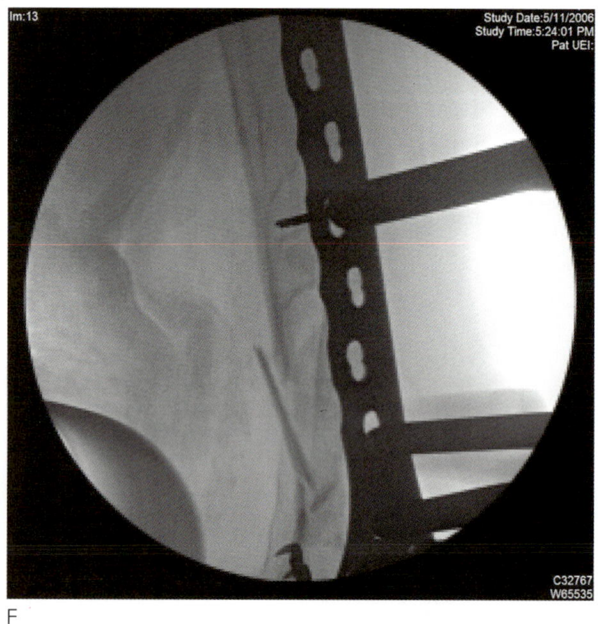

F

图 24.17（续）

干扰，尤其是在预塑形锁定接骨板，以证实矢状面上干骺端骨折达到复位（图 24.17C）。X 线透视的观察视野相对较小，因此，对于粉碎性骨折必须在术中摄取全长片以确保所有的骨折块都达到复位（图 24.18C）。即便存在严重的干骺端粉碎骨折，也可将后方骨皮质作为复位的参考标准（图 24.18D）。

尽管对于最佳的接骨板长度和骨干螺钉的数量存在争议，但有几条有益的一般指导原则。如果干骺端存在粉碎骨折，所使用接骨板长度一般为骨折区域长度的 3 倍。如果采用桥接技术，在使用预塑形接骨板进行冠状面的复位时固定的第一个螺钉位置要靠近骨折区。采用这一技术时，要确保置入螺钉的过程中矢状面的复位没有发生改变。在骨干拧入锁定螺钉之前，确保接骨板近端末梢仍紧贴骨质，这一点非常重要。一旦冠状面的对线得以重建，就可在透视下拧入关节周围的锁定螺钉。由于股骨内侧髁有 25° 的倾斜（图 24.19），要避免拧入过长的螺钉，或避免螺钉穿出内侧骨皮质。

假体周围骨折

尽管假体周围骨折并不累及关节，但治疗仍独具挑战。其复位技术和接骨板应用与一般骨折相同，但需要调整接骨板位置并通过非标准技术以使股骨骨折块达到合适的固定。锁定螺钉技术极大地提高了通过切开复位内固定技术治疗这类骨折的能力，从而取代了关节切开修复术。

假体是否松动是任何假体周围骨折必须要回答的一个最重要的问题。对于全膝关节置换术后股骨远端假体周围骨折，应分清股骨骨折的类型（十字韧带保留或稳定），以决定是否有足够的骨块进行远端固定。在牵引状态下摄取 X 线片能够获得关于骨折块更多的信息。骨折的程度和能

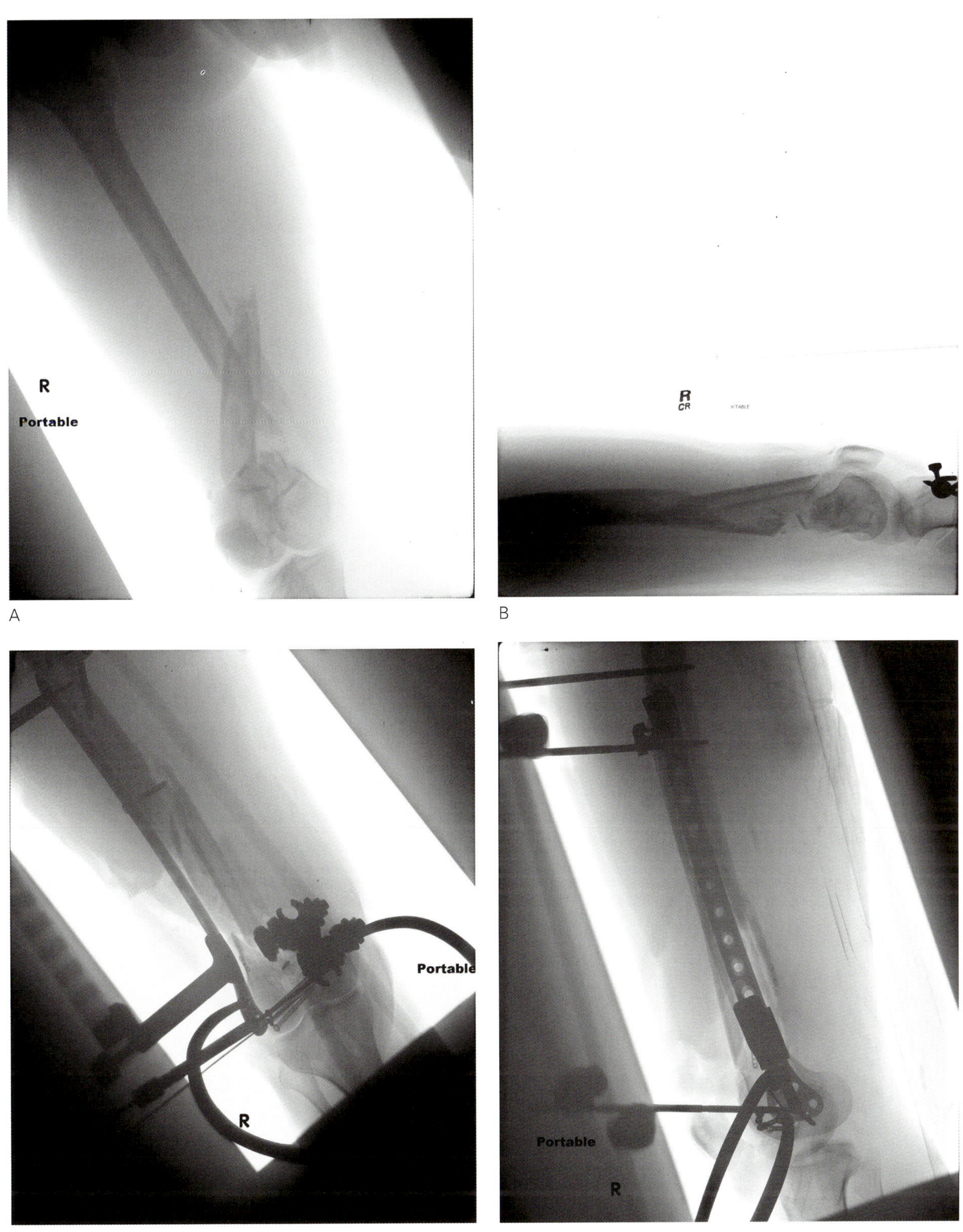

图 24.18 对于粉碎性骨折，尤其伴有骨缺损的患者（A，B），必须在术中拍摄前后位（C）和侧位（D）像以确保达到骨折复位，术后影像显示股骨长度和对线都达到复位（E，F）

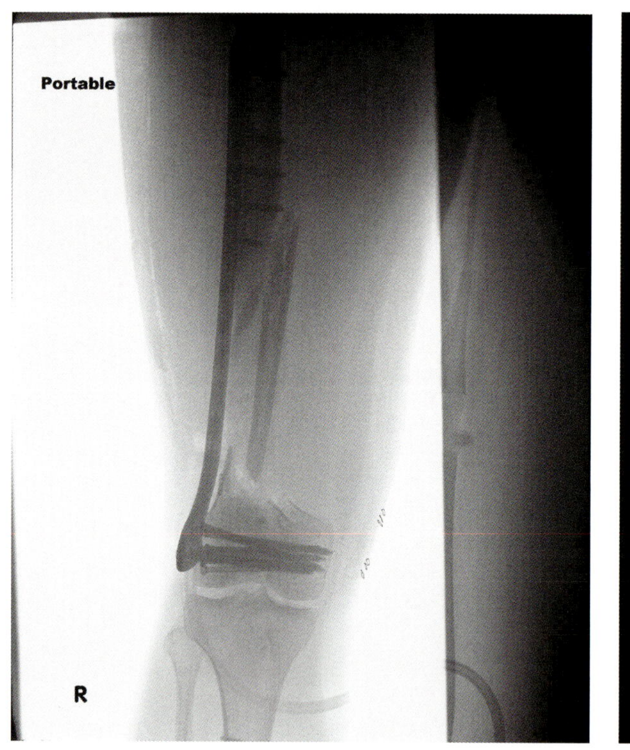

E

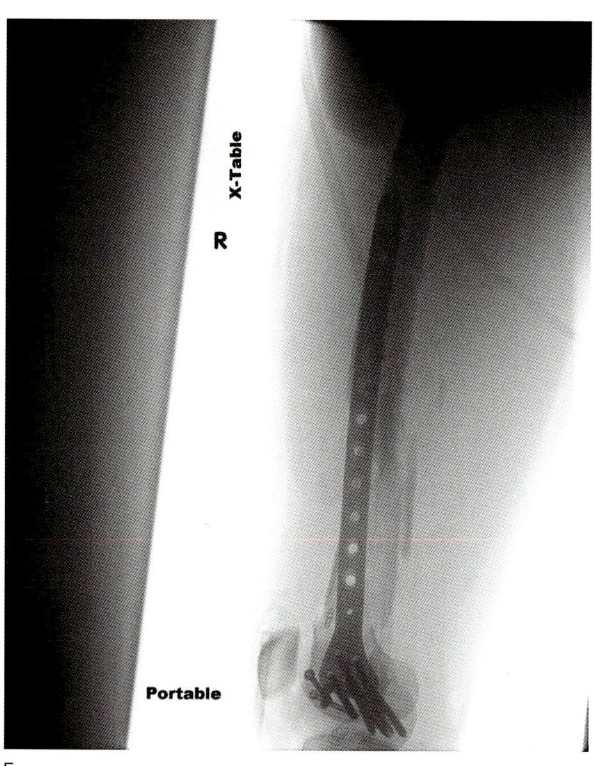

F

图 24.18（续）

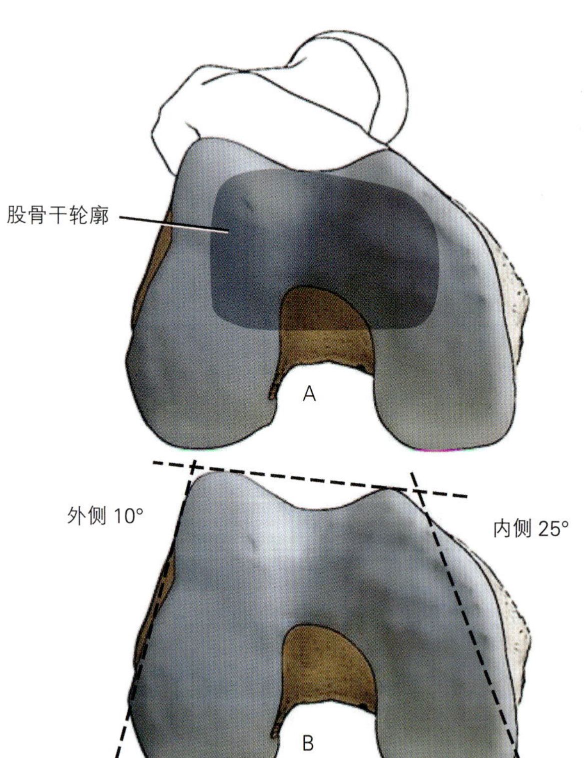

图 24.19　股骨远端的解剖与接骨板应用相关。干骺端的外侧与矢状面成 10° 角，干骺端内侧与矢状面有 25° 的成角。为避免关节面发生内侧移位畸形，侧方应用的接骨板应贴合侧方的、倾斜的干骺端外侧平面。为确保螺钉包含在股骨远端骨折之内，必须重视干骺端前方的位置。前方的内植物比成角的或后方的内植物短

够进行远端固定的骨折块数目常决定了是采用髓内钉还是接骨板接骨术进行治疗。

尽管当前许多髓内钉固定系统有多种固定角度及多维锁定平面，但是如果股骨远端可供固定的骨折块数量有限，行逆行髓内钉固定可能存在很大困难。所以当骨折位于股骨较上段时才考虑使用逆行髓内钉固定。对于存在“开放空间”的股骨远侧骨折患者可采用逆行髓内钉。

如果骨折远端骨质有限，当选择股骨远端锁定接骨板后，可以采用单向或多向锁定螺钉以提高固定稳定性。偶尔，对于严重粉碎性骨折或存在假体不稳定的骨折患者，特别是功能要求不高的患者，假体翻修术可能是更好的选择。对于身体同侧膝关节或髋关节修复术合并假体周围骨折的患者，接骨板固定必须避开关节修复区以免对未来骨折造成应力集中。对于这些复杂的病例，可以联合应用单皮质骨螺钉、双皮质骨螺钉、特殊接触接骨板和金属丝达到满意固定。通过骨折近端和远端螺钉固定以达到长度稳定，要避免仅靠钢丝固定，以免术后骨折发生移位。

开放性骨折

开放骨折常与高能量损伤、粉碎骨折、骨缺损相关。Gustilo 和 Anderson Ⅰ型或Ⅱ型开放性骨折，受伤机制简单，在完善早期冲洗及清创后可行决定性固定治疗。对于伴有严重污染和粉碎骨折的复杂Ⅲ型骨折，我们推荐采取彻底冲洗及清创，并使用跨膝关节外固定架进行固定。一旦患者的整体状况得以改善，完善相关的影像学检查，制定了手术策略，软组织和骨折区域得以清理，就可施行健康、稳定、决定性内固定治疗。如果存在严重骨缺损的情况，我们一般在固定手术时采用带有抗生素的骨水泥作为填充，以便为分期植骨创造一个无菌的环境。在这些骨折类型中，Mast 等[5]描述称，采用二次内侧接骨板或皮质替代接骨板可降低金属固定的失败率（图 24.20）。植骨一般在急性炎症期度过后即术后 4~6 周进行。植入材料的选择仍有争议，但选择成骨、生骨、具有引导

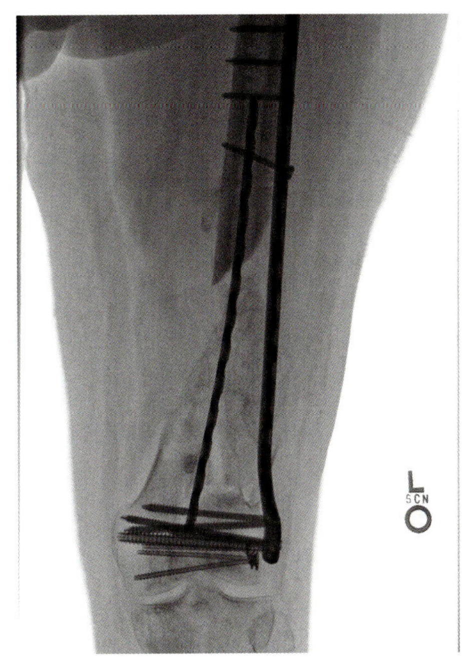

图 24.20　前后位 X 线片显示伴有骨缺损的股骨开放骨折应用内侧皮质替代接骨板

作用的材料是有帮助的。骨移植完成后，抗菌骨水泥垫片周围的生物膜应加以保留，据 Masquler 研究称该生物膜有良好的生物刺激作用[10]。

在有大块骨缺损的病例，骨折愈合缓慢导致股骨干与移植物连接处接骨板固定失败或不愈合的情况并不少见。X 线片很难证实骨折已达到完全愈合。应连续几年对这些病人进行临床随访和影像学检查。

单髁骨折

AO/OTA 33B（单髁）型骨折通过直接暴露、切开复位和牢固固定进行治疗。手术入路的选择根据骨折的类型和位置而定。对于股骨髁侧方骨折，除非 CT 提示存在髁间粉碎骨折，矢状面和冠状面（Hoffa 骨折）的骨折都可采用侧方直接入路以获得良好的手术视野。如果存在髁间窝粉碎性骨折，应采用髌旁侧方切开术以获得良好的视野并复位骨折。对于非常靠后的骨折，推荐采用股骨远端后外侧入路进行复位和固定。对于冠状面和矢状面的股骨内侧髁骨折，经典的入路是之前描述的股内侧肌下方关节切开入路。

使用操作杆、尖头复位钳及临时的克氏针固

定进行关节复位。在固定前要确保髁间窝、关节和皮质骨折区已达到解剖复位，这一点非常重要。关节面达到复位但其他部位尤其是矢状面复位不良的情况并不少见。髁间窝粉碎性骨折的复位必须在股骨髁主要骨折块复位之前进行，以防止出现整个股骨髁的复位不全。拉力螺钉固定可采用标准或管状螺钉，螺钉的直径取决于骨折块大小和病人体型。对于冠状面骨折，应尽量从外周打入螺钉，将螺钉埋入骨内，以避免膝关节活动时造成髌骨的磨损。我们发现无头螺钉此时非常适用，必须保证螺钉没有在后方穿过关节面。如果上髁出口存在粉碎性骨折，或骨折线垂直剪切力较大时，可采用抗滑接骨板（图 24.21）。

术后处理

对于关节外骨折，患者维持脚趾接触承重（25 磅）6 周，然后开始根据情况逐渐负重。对于关节内骨折，脚趾接触承重要维持 10~12 周，完全负重的时间要根据影响资料提示骨折愈合的时间而定。下肢活动范围锻炼和步态训练在术后第 1 天开始。对于多数患者，在术后 6 周内行走时应佩戴铰链式膝关节支具或膝关节制动器。对于闭合性骨折，术后使用抗生素的时间为 24 小时。对于开放性骨折，抗生素使用时间通常为 48~72 小时。深静脉血栓的预防应包括常规使用连续加压装置及低分子肝素。根据患者的具体情况决定出院后的持续抗凝治疗。术后 2~3 周拆除伤口缝线。患者出院 6 周后门诊复查以进行临床及影像学检查。持续进行活动范围锻炼，并制订加强锻炼的计划。增加关节外骨折患者的承重。对于股骨远端关节内骨折患者，在术后 10~12 周进行影像学检查以决定是否可以增加患者负重。此后，患者每隔 2~3 个月进行复查，直至骨折达到临床及影像学愈合标准。在患者膝关节活动范围和股四头肌功能恢复到能够进行家庭锻炼项目之前，要持续进行物理治疗。骨缺损的患者要每年随访直至确定骨折已经达到愈合。

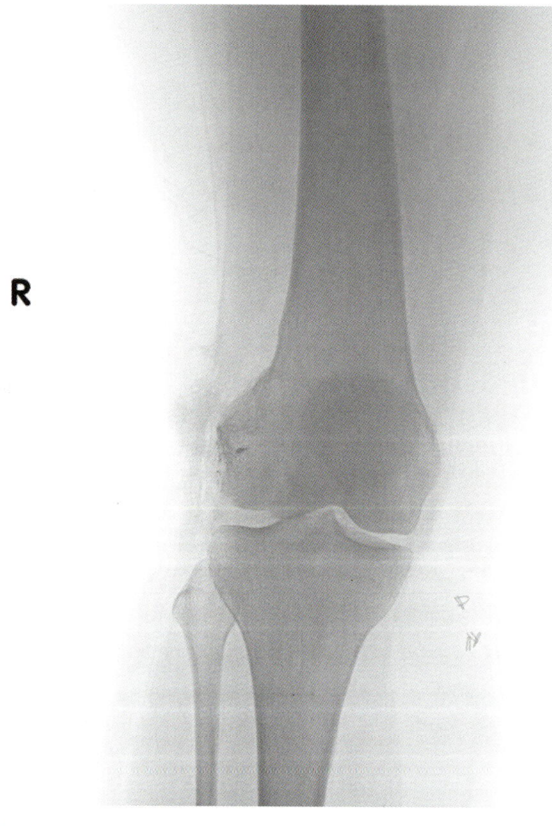

A

B

图 24.21 A. 膝关节前后位 X 线影像显示外侧髁粉碎骨折。B. 侧位 X 线影像。C. CT 横断面扫描图像。D. CT 重建矢状面影像。E. 膝关节术后影像。F. 术后侧位 X 线影像

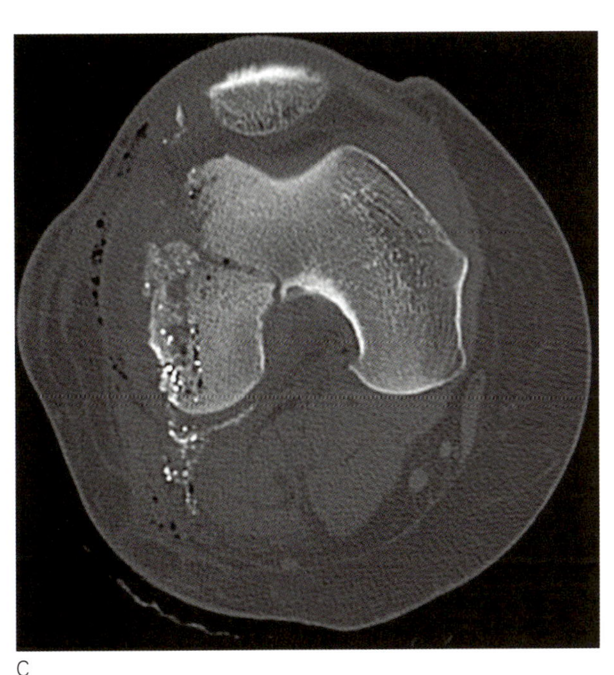

C

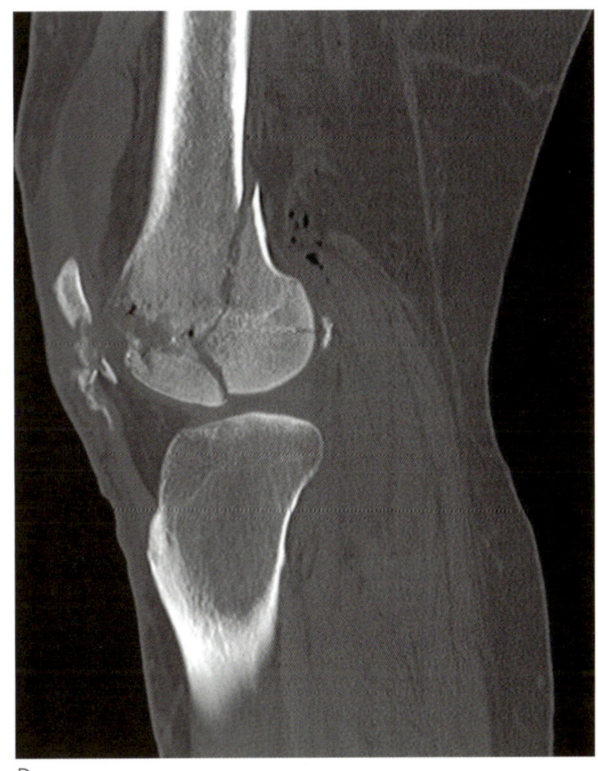

D

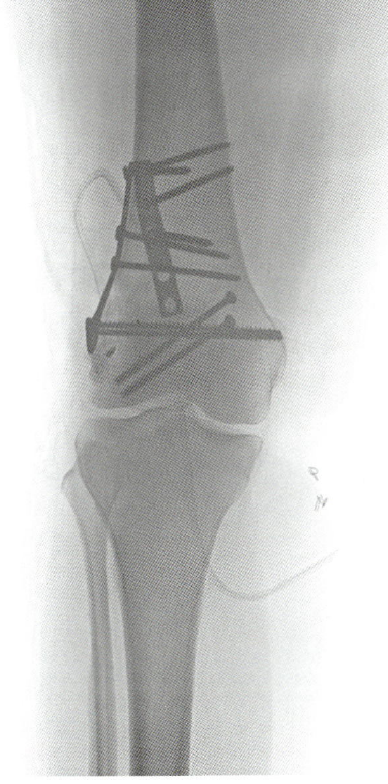

E

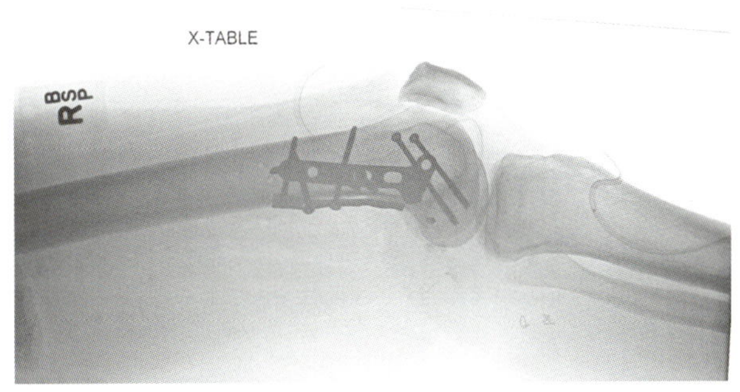

F

图 24.21（续）

效 果

股骨远端骨折内固定的预后不断提高。间接复位技术极大地减少了急性期植骨的需求，并降低了金属内固定失败的发生率。锁定接骨板降低了接骨板应用的技术挑战。Zlowodzki 等系统回顾了 1989~2005 年期间股骨远端骨折行手术治疗的文献[12]，结果显示手术治疗极大地降低了不良预后的发生概率。然而，股骨顺行髓内钉、逆行股骨髓内钉、加压接骨板、肌肉下锁定接骨板（主要是 LISS）和外固定治疗的预后（骨不愈合、深部感染、内固定失败和二次手术）差异并不明显。与加压接骨板相比，采用肌肉下锁定接骨板术后发生深部感染的概率大大降低，但其内固定失败及二次手术的风险相对较高。

并发症

术中并发症

在股骨远端内固定手术过程中的重大并发症并不常见。最常见的术中并发症是多维骨折复位不全。长度和冠状面的复位较易获得，然而，矢状面（伴随顶点后部畸形）和旋转的复位不全却很难发现。矢状面复位的维持可以通过股骨全长型外固定复位架或干骺端复位临床钢针固定加以改善。旋转复位需要与健侧影像进行对比，术中摄像能够帮助确定影像学标志。

接骨板应用误区

接骨板位置不正导致若干本可避免的问题。由于接骨板固定骨股骨干，如果股骨远端骨折块的接骨板位置过于靠后，常导致股骨髁内侧偏移。当使用角接骨板固定并试图使接骨板良好贴服于股骨干时，也常导致股骨髁的前方移位和分离。可以通过确保接骨板位于股骨远端的前外侧面并且与股骨干的侧轴平行，以避免发生这种错误。如果接骨板在股骨远端的位置过于靠前，尤其是在股骨干使用单髁皮质骨锁定螺钉时，常导致固定失败[13]。可以通过术中摄取侧位影像进行精细固定或采用较大的侧方切口以便用手感触接骨板的位置来避免这一情况的出现。

关节内螺钉穿透可以发生在膝关节或髌股关节（图 24.22）。在将螺钉拧入关节骨折块之前，可以用关节周围复位钳将接骨板远端压在股骨远端的前外侧，从而避免这一问题。此外，在侧位像上接骨板的放置位置应在 Blumenstaat 线之前以避免螺钉在关节内穿出。如果螺钉必须固定在 Blumenstaat 线后，则必须是单髁螺钉。在内部旋转接骨板以适应股骨远端骨面也降低了接骨板突出引起髂胫束刺激的可能性。

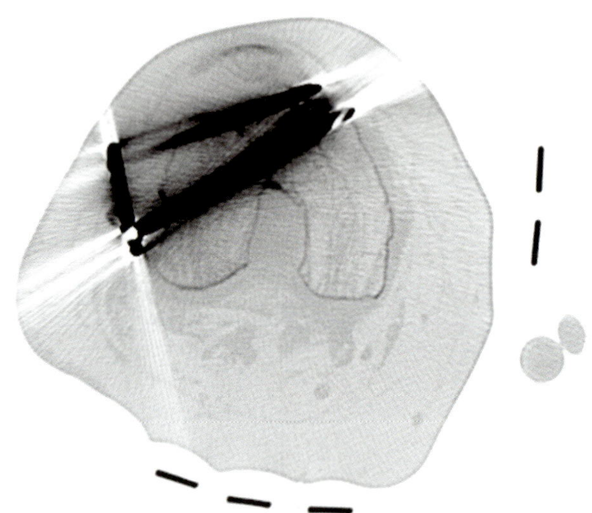

图 24.22　CT 横断面扫描显示锁定接骨板外侧旋转，锁定螺钉进入髌股关节

不愈合 / 畸形愈合

当代锁定内置物固定畸形愈合及不愈合的发生率尚未明确。报道称早期的第一代锁定接骨板的不愈合概率很低，但当代报道中不愈合率较高[14]。有人开始担心骨质疏松患者内植物的硬度以及硬度不匹配是否会导致骨折愈合不良或延迟愈合。我们的经验是骨不愈合与不合适的生物反应及骨折复位不良有关。对于一些不愈合的病例，需要使用接骨板固定以纠正骨折错位并在骨不愈合区提供压力，这对于骨不愈合的修复十分重要。当对线尚可接受的情况下，干骺端不愈合的病例可以采用逆行髓内钉固定。

膝关节僵硬

手术的目标是恢复膝关节日常生活的活动范围。然而，股骨远端骨折术后膝关节活动度降低的情况很常见。尽管伸展性的丧失更为常见，但延展性丧失问题更为严重，因为后者很难恢复。内固定的优点之一是允许术后早期活动，即在术后几天内就可开始膝关节活动。为避免伸展性挛缩，在患者不进行活动范围恢复训练时，应采用最长程度的铰链式膝关节支具或膝关节制动器固定。

如果治疗性锻炼失败，对于较轻的挛缩，可以考虑采用关节镜粘连松解及膝关节手术治疗。对于较重的及晚期的挛缩，可以采用开放粘连松解或股四头肌成形术。采用可延展的侧方直接入路或联合之前手术入路行关节切开术以松解关节内粘连，尤其是在髌上囊和内侧沟。关节外最常见的粘连区域包括股四头肌与干骺端连接区，特别是在之前有粉碎骨折或骨缺损的情况下。这种情况行股四头肌成形术效果最好，将股骨小心地从股骨干提拉并保持骨膜的完整。一旦将股四头肌从股骨干分离，应对膝关节小心操作，将挛缩的股四头肌加以延伸，并避免医源性骨折或髌韧带撕裂。如果无法重建膝关节的伸展性，应考虑行股四头肌 V-Y 改建术或股直肌起点松解术。采取深部引流以免发生术后血肿。应采用手术区域麻醉和持续被动运动仪器以维持膝关节活动。术后每周保持 5 天以上的持续渐进性物理治疗以维持关节活动范围。

结　论

伴随关节粉碎、肌肉力量畸形、关节短缩、高龄患者骨质疏松、开放骨折骨缺损的股骨远端骨折的治疗，在技术层面上对临床骨科医生提出了挑战。尽管有多种内植物选择，预弯的关节周围锁定接骨板是治疗这类骨折最常用的方法。术前详细计划、关节面的解剖复位、长度和对线的精确重建是成功治疗这些骨折的必要条件。对于所有累及关节的骨折，早期的关节活动和功能重建对于恢复关节功能非常重要。

参考文献

1. Crist BD, Della Rocca GJ, Murtha YM. Treatment of acute distal femur fractures. *Orthopedics* 2008;31(7):681–690.
2. Nork SE, et al. The association between supracondylar-intercondylar distal femoral fractures and coronal plane fractures. *J Bone Joint Surg Am* 2005;87(3):564–569.
3. Egol KA, et al. Staged management of high-energy proximal tibia fractures (OTA types 41): the results of a prospective, standardized protocol. *J Orthop Trauma* 2005;19(7):448–455; discussion 456.
4. Della Rocca GJ, Crist BD. External fixation versus conversion to intramedullary nailing for definitive management of closed fractures of the femoral and tibial shaft. *J Am Acad Orthop Surg* 2006;14(10 Spec No.):S131–S135.
5. Mast J, Jakob R, Ganz R. *Planning and reduction technique in fracture surgery*. 1st ed. Berlin, Heidelberg, New York: Springer-Verlag; 1989.
6. Higgins TF, et al. Biomechanical analysis of distal femur fracture fixation: fixed-angle screw-plate construct versus condylar blade plate. *J Orthop Trauma* 2007;21(1):43–46.
7. Haidukewych G, et al. Results of polyaxial locked-plate fixation of periarticular fractures of the knee. Surgical technique. *J Bone Joint Surg Am* 2008;90(Suppl 2 Pt 1):117–134.
8. Krettek C. et al. Transarticular joint reconstruction and indirect plate osteosynthesis for complex distal supracondylar femoral fractures. *Injury* 1997;28(Suppl 1):A31–A41.
9. Starr AJ, Jones AL, Reinert CM. The "swashbuckler" : a modified anterior approach for fractures of the distal femur. *J Orthop Trauma* 1999;13(2):138–140.
10. Masquelet AC. Muscle reconstruction in reconstructive surgery: soft tissue repair and long bone reconstruction. *Langenbecks Arch Surg* 2003;388(5):344–346.
11. Taitsman LA, et al. Osteochondral fracture of the distal lateral femoral condyle: a report of two cases. *J Orthop Trauma* 2006;20(5):358–362.
12. Zlowodzki M, et al. Operative treatment of acute distal femur fractures: systematic review of 2 comparative studies and 45 case series (1989 to 2005). *J Orthop Trauma* 2006;20(5):366–371.
13. Button G, Wolinsky P, Hak D. Failure of less invasive stabilization system plates in the distal femur: a report of four cases. *J Orthop Trauma* 2004;18(8):565–570.
14. Lujan TJ, et al. Locked plating of distal femur fractures leads to inconsistent and asymmetric callus formation. *J Orthop Trauma* 2010;24(3):156–162.

第 25 章　髌骨骨折：切开复位内固定

作者　Matthew R. Camuso
译者　徐 雷　徐春归　王艳华
校对　党　育

引　言

髌骨是在体内最大的籽骨，是伸膝装置的关键组成部分。髌骨具有独特的力学方面的优势，以使人体获得最佳的膝关节功能。在深度屈曲膝关节时，髌股关节通过股四头肌和髌韧带承受了 3~7 倍于体重的压力。如果在缺少髌骨的情况下，膝关节伸直时伸膝装置将失去了近 60% 力量。周围韧带组织也是伸膝装置关键的组成部分，如果髌骨和膝关节周围的韧带完整，即便是发生髌骨移位骨折，借助于其周围韧带膝关节也可以传输负载（图 25.1）。

髌骨有两个软骨面，每个软骨面分别与股骨远端髌股沟形成髌股关节。髌骨中央部分的软骨最厚，内外两侧较薄。与股骨形成髌骨关节的髌骨面，其三分之二到四分之三的区域表面都有关节软骨覆盖，远端部分不参与髌股关节。了解髌骨的解剖及尺寸，将有助于避免外科医生在手术中将内植物刺入关节面内（图 25.2）。

髌骨骨折常见的病因是由于膝盖过度偏负荷所致。当髌骨受到即刻牵拉时导致髌骨横断骨折。内外侧支持带也会受到牵拉发生撕裂，从而导致伸膝装置的损伤和破坏（图 25.3）。

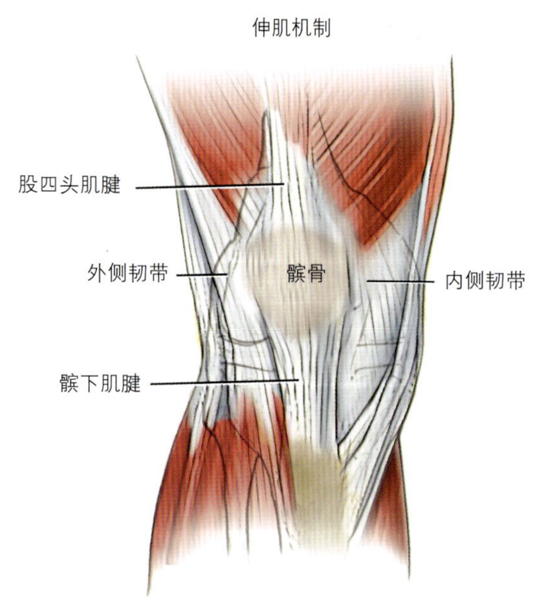

图 25.1　髌骨解剖结构及伸膝装置

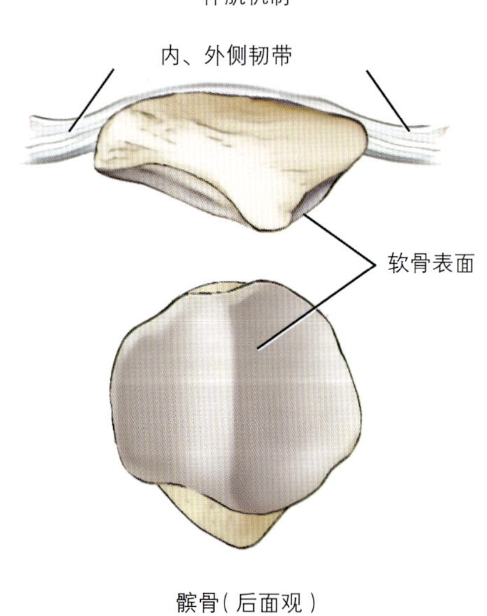

图 25.2　髌骨软骨面解剖

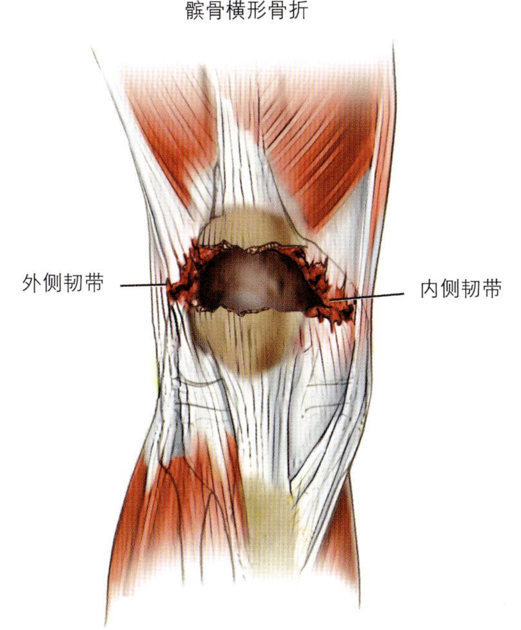

图 25.3　髌骨横断骨折合并韧带撕裂

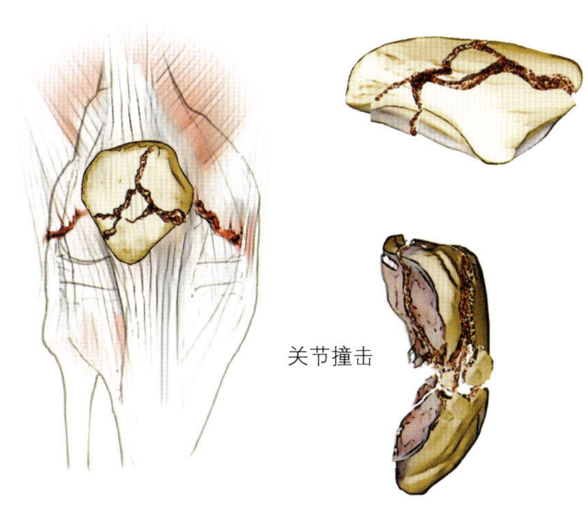

图 25.4　伴有关节面压缩塌陷的星状粉碎骨折

对于伸膝装置的修复，髌骨骨折的修复相对简单，在此过程中应对受损的韧带一并进行修复。此外，当髌骨遭受直接暴力时也可发生骨折，如在车辆碰撞时膝盖撞击仪表盘（图 25.4）。此时常伴发其他损伤，这种由于直接暴力所导致的髌骨粉碎性骨折的治疗比较困难。

髌骨骨折分类

髌骨骨折的分类方法有多种，按照 AO/OTA 分类法可将髌骨骨折分为 3 类。

A 型：关节外骨折，伸膝装置撕裂，需手术治疗以恢复伸膝装置。对于此类骨折无须进行关节面的重建，临床上此类骨折中最多见的是髌骨下极骨折（图 25.5）。

B 型：部分关节内骨折，伸膝装置完整，这种纵向的髌骨垂直骨折容易和两分髌骨相混淆。如为垂直骨折无明显移位可保守治疗，如有关节不稳或骨折块移位明显可行手术治疗以防治髌股关节炎；在此类骨折中由于伸膝装置完整，因此无须对其进行修复（图 25.6）。

C 型：完全关节内骨折，关节面被破坏，且波及伸膝装置，多需手术治疗。髌骨粉碎性骨折多是由于坠落伤时髌骨直接着地受力或髌骨遭受直接打击所导致。简单的关节内骨折为 C1 型骨折，髌骨单一节段的粉碎性骨折为 C2 型骨折。髌骨两极粉碎性骨折为 C3 型骨折。C 型骨折均需通过手术恢复关节面和伸膝装置。这对外科医生来讲是一项具有挑战性的工作（图 25.4，图 25.7）。

适应证与禁忌证

不管患者是什么原因导致的髌骨骨折，只要是伸膝装置受损患者下肢将会残留严重的功能障碍。必须通过手术修复伸膝装置及髌骨关节面。

如髌骨发生粉碎性骨折，则意味着患侧伸膝装置也遭受到严重的损害。因此对于绝大多数粉碎性髌骨骨折需考虑手术治疗。而对于无移位且伸膝装置完整的髌骨骨折可行保守治疗。如采用膝关节支具、铰链护具或石膏固定 4~6 周。

手术由两个目的：修复伸膝装置、解剖复位受损的髌骨关节面。伸膝装置的恢复对于患者恢复正常的步态和进行独立行走是必要的。

解剖复位髌骨关节面可降低术后创伤性髌股关节炎的发生概率。出于这个原因，如果成人患者髌骨骨折台阶超过 2 mm，则需进行手术复位。

对于多发伤患者如发生髌骨骨折，对骨折进行内固定将允许患者早期进行功能康复，这对患者的恢复是有利的。

手术禁忌证：患者体弱不能耐受手术者（其手术风险较高），严重的骨质疏松患者，严重粉碎型骨折，下极小片骨折等无法整复者，局部软组织损伤或感染无法进行手术者。

术前准备

病史采集和体格检查

应详细询问患者病史，因为病史是患者初始评估的重要组成部分。如怀疑患者有髌骨骨折，则在膝盖前方髌骨表面按压时患者有疼痛感。了解患者的受伤机制（直接暴力损伤或间接负荷所致）对于评估患者骨折的严重程度和骨折类型具有重要意义。了解患者的病史、患者受伤前的活动水平和患者对术后患肢的预期等，对于治疗决策具有较大影响。

体格检查包括整个下肢的评估。轻柔地触诊并旋转患侧臀部、大腿、小腿、足踝，以排除相应部位的骨折。仔细检查患肢神经血管有无损伤，有无下肢骨筋膜室综合征。通常存在膝关节肿胀和瘀斑。软组织肿胀，多是由于骨折伴有出血及骨折局部皮下损伤所致。应彻底检查有无软组织擦伤、水疱或皮肤脱套伤。对于膝关节周围所有的伤口必须进行仔细检查，以排除开放骨折或创伤性关节开放外露，上述情况常需要急诊治疗（图 25.8）。

在许多患者中，对于髌骨的检查有明显的差距。髌骨骨折伴伸膝装置破坏的标志是小膝关节在屈曲位置时小腿不能主动伸直。然而不幸的是，多数患者由于疼痛导致对患侧膝关节活动度检查无法进行。如在检查时患者可进行直腿抬高，说明其伸膝装置是完整的。对于无明显移位的髌骨骨折患者，如膝关节肿胀疼痛明显，为行体格检查必要时可局麻下行关节穿刺以减少膝关节疼痛和肿胀。

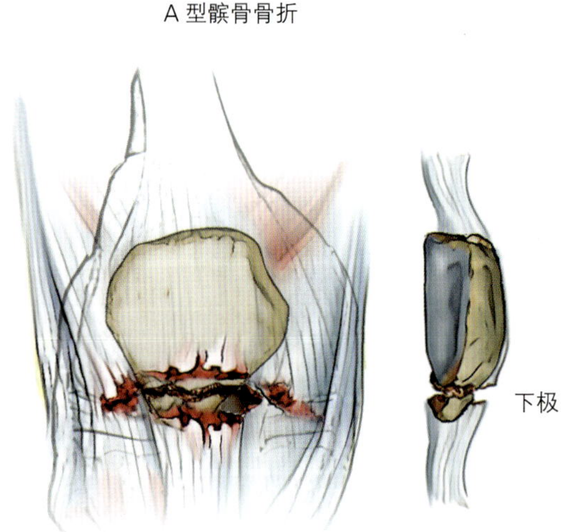

图 25.5 A 型骨折：关节外骨折：髌骨下极骨折，伸膝装置破坏

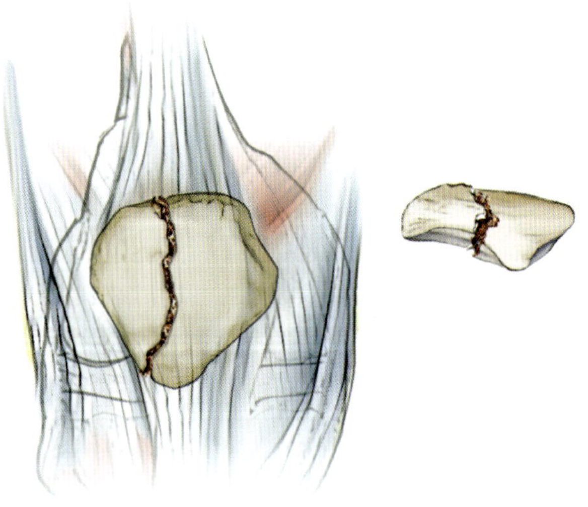

图 25.6 B 型骨折：部分关节内骨折：垂直方向骨折，伸膝装置完整

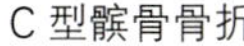

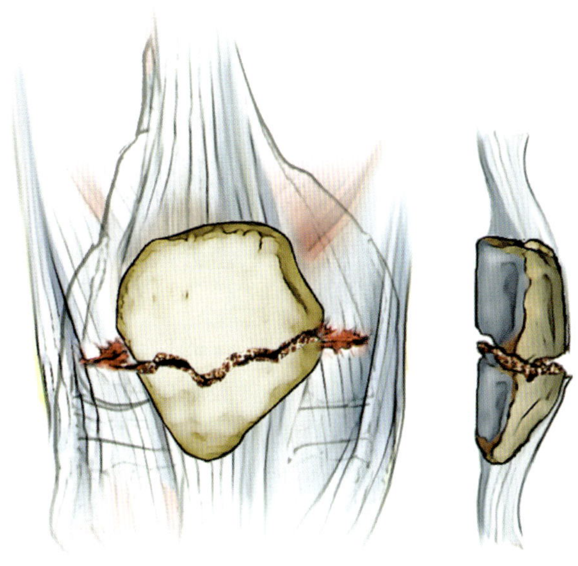

图 25.7 C 型骨折：完全关节内骨折，伸膝装置破坏

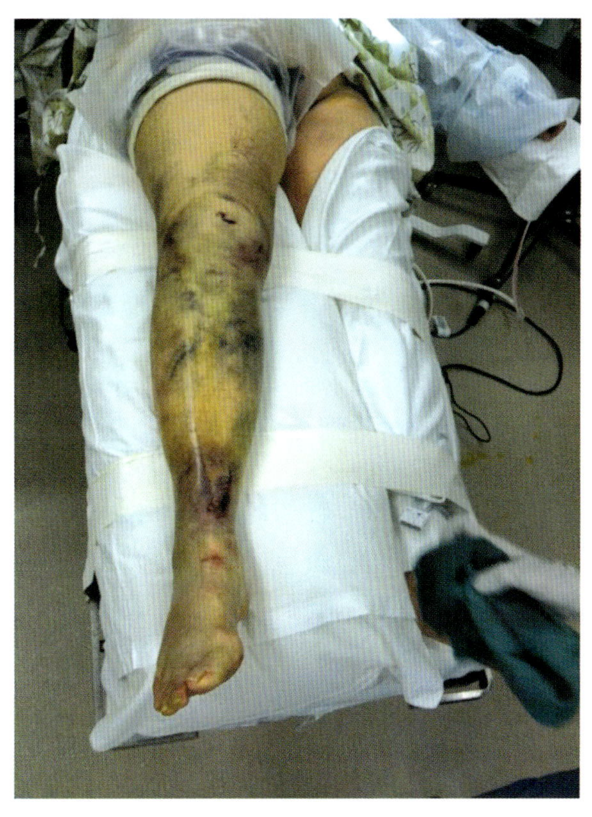

图 25.8 髌骨骨折合并软组织损伤

影像学评估

对于怀疑有髌骨骨折的患者，应行 X 线检查，且检查时应包括膝关节、股骨和胫骨。一般情况下行普通的髌骨正侧位检查即可诊断髌骨骨折。由于部分髌骨和股骨重叠，有时前后位片对于骨折难以区分，而侧位片可为骨折提供更多的信息，包括关节面累及的程度和骨折的移位程度（图 25.9）。斜位像和切线位像对于骨折的诊断意义不大，但对于了解骨折的粉碎程度有一定的帮助。轴位像可诊断髌骨纵行骨折，这种骨折在其他视图内难以诊断（图 25.10）。当怀疑患者为两分髌骨时可行对比像检查。对于单纯的髌骨骨折无须行 CT 和 MRI 检查，但对于某些特殊的病例，这两种检查有助于医生了解骨折累及关节面的范围和骨折粉碎移位程度。对于移位较小的髌骨骨折行保守治疗时，可考虑行 MRI 检查以明确伸膝装置是否完整。

手术时机

手术治疗的时机取决于病人的健康状况和伴发损伤的情况。开放性骨折需要早期静脉注射抗生素，注意预防破伤风。对于骨折周围不能修复的坏死组织应进行彻底清创冲洗，而后进行骨折固定。对于闭合性骨折，应在所有危及生命或肢体的损伤得到处理解决后再对骨折进行固定。

对于非多发性损伤的患者，手术时机取决于受损的软组织情况。如果软组织都不错，通常在医患双方进行协商决定的基础上确定进行骨折固定的手术时间。通常在损伤后的一周内即进行手术，及时进行骨折固定手术可有助于患侧肢体的早期康复和股四头肌力量练习。如无特殊情况，应避免不必要的手术延迟，以减少发生膝关节僵硬的潜在风险。长时间的手术延迟将会导致因股四头肌挛缩而出现的骨折近端移位和伸膝装置短缩，从而增加骨折复位和

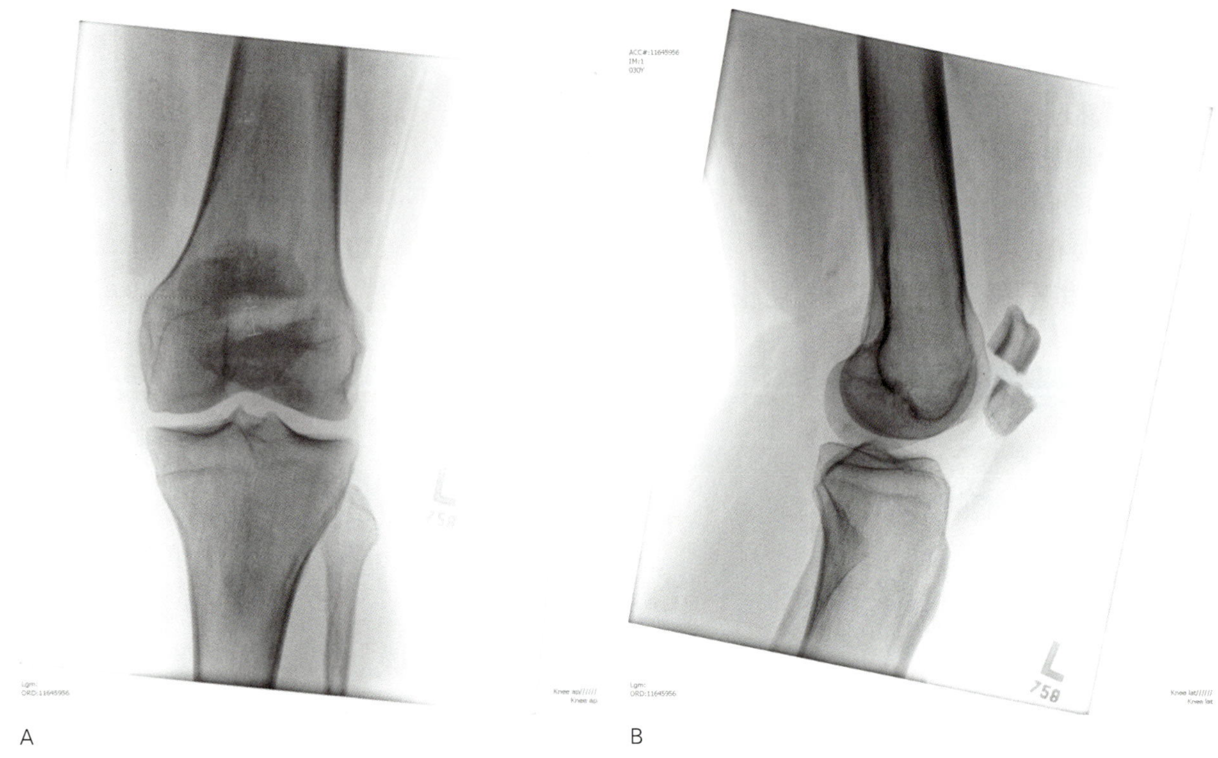

图 25.9 膝关节正位片（A）和侧位片（B）

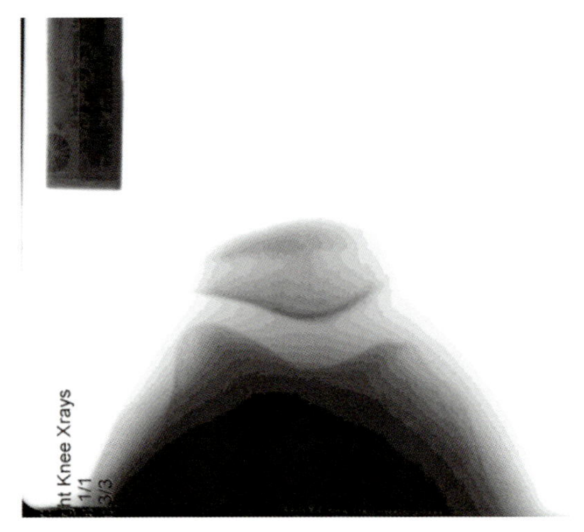

图 25.10 髌骨轴位像

固定的难度。但如果患者软组织条件不允许，则应推迟手术，以尽量减少感染的风险。

手术策略

术前需就患者的体位、术中透视、骨折复位工具和内固定器械等向手术室工作人员做详细交代。大号的点状复位钳在进行大骨折块复位时是必需的，中小号的点状复位钳在复位中小骨折块时是必需的。在处理粉碎性骨折时，常需利用直径为 1.25~2.0 mm 的克氏针对粉碎的小骨折块进行固定。此外应备好钉—板系统（固定螺钉的直径为 1.5~3.5 mm）。在采用改良克氏针与张力带技术对髌骨骨折进行固定时，两端带螺纹的 1.6 mm 的克氏针可以帮助术者对骨折进行纵向固定。当骨折类型合适时，在改良克氏针张力带技术中也可使用小的空心螺钉（直径为 3.5~4.0 mm）替代克氏针对骨折进行固定。在行钢丝环扎或张力带固定时应备好不锈钢钢丝、钢丝拧紧装置、钢丝钳（16~20 号）。此外还应备好缝合装置和克氏针通过装置，如在克氏针或缝线穿过髌骨或伸膝装置时用到的 Hewson 缝合导向器或 14 孔导向器。在关节面粉碎塌陷时应备好足够的骨，以通过植骨重建关节面。若术者认为有必要行扩大固定，则术中应备好 Mersilene 捆绑带和 / 或纤维缝线。

手术技术

麻醉、体位、影像学检查

一般情况下，手术可在全麻、腰麻或局部麻醉下进行。手术应在可进行术中透视的手术室内进行，患者取平卧位，患侧肢体用敷料垫高以方便操作（图 25.11）。这样可避开健侧肢体的影响，方便术中透视和术者进行手术操作。在患侧肢体大腿的近端根部放置止血带，以防止止血带影响铺单或手术暴露。在患侧肢体的外侧放置毛巾垫以防止腿外旋，使髌骨保持在朝上的位置（图 25.12）。在术前一小时，止血带充气之前应用头孢类抗生素预防感染。

止血带以下至脚趾常规消毒铺无菌巾（图 25.13），抬高患侧肢体，以驱血带驱血后，充气打紧止血带。注意不能将股四头肌的近端绑在止血带内，以防止远端的髌骨上极发生移位。X 线机接收器机头置于髌骨前后位的位置（图 25.14）。为确保行髌骨侧位像检查时手术区不受污染，应于术野铺无菌单进行保护（图 25.15）。X 线机接收器机头维持在髌骨侧位像位置，手术时将机头向头侧平移，如需行髌骨侧位 X 检查时，再将机头平移至髌骨水平（图 25.16），方便医生进行操作。

骨折固定

A 型骨折

A 型骨折要求重建伸膝装置，即将断裂的伸膝装置重新连接在临近的髌骨上。这种类型的骨折多发生在髌骨下极，表现为关节外的髌骨下极自髌骨体撕裂。也有少量的 A 型骨折发生在髌骨上极，表现为股四头肌肌腱自髌骨上极处发生撕裂。常伴有髌骨支持带的撕裂，此

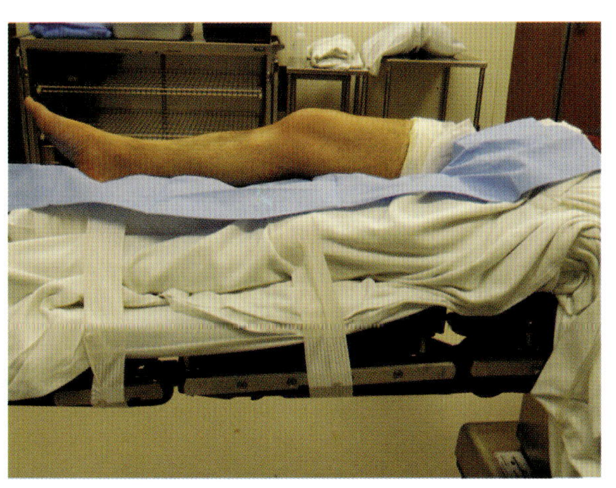

图 25.11　病人取平卧位，患侧肢体用敷料垫高

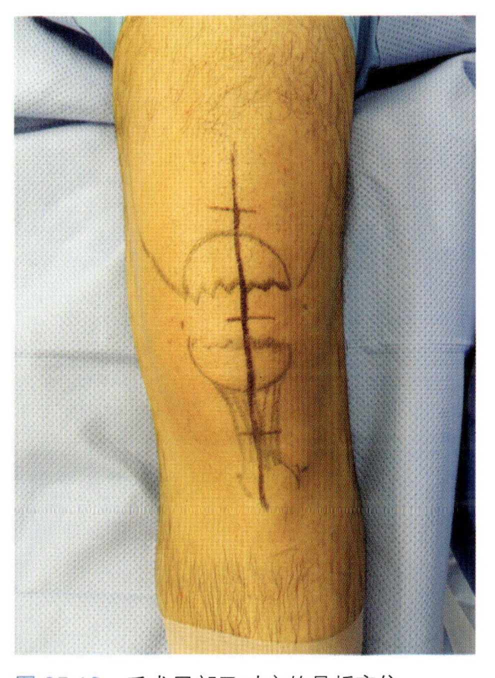

图 25.12　手术局部及对应的骨折定位

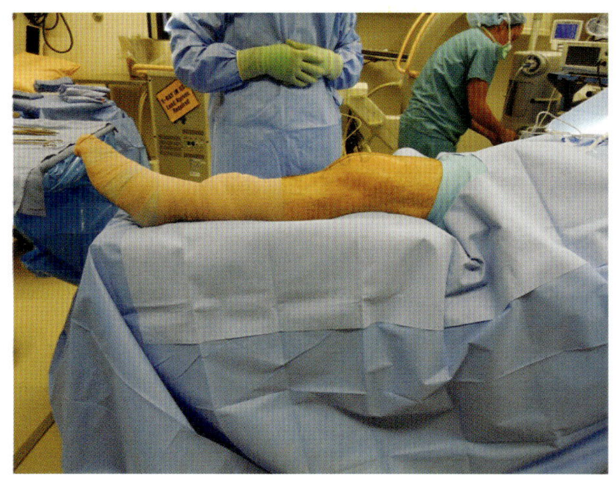

图 25.13 止血带将止血带尽可能地靠近大腿根部，以保留更好的手术操作空间

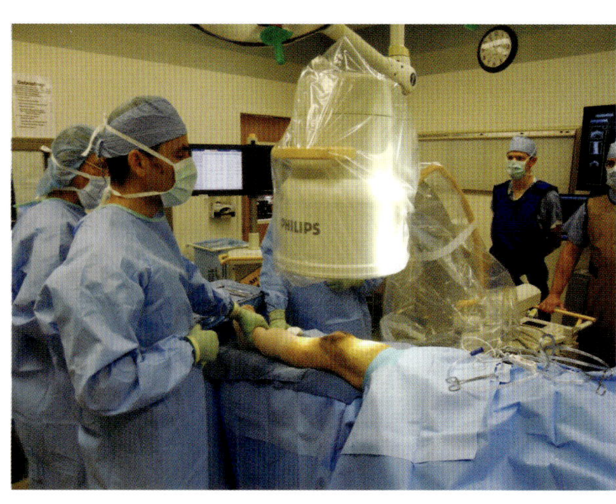

图 25.14 X 线机接收器机头置于髌骨前后位的位置

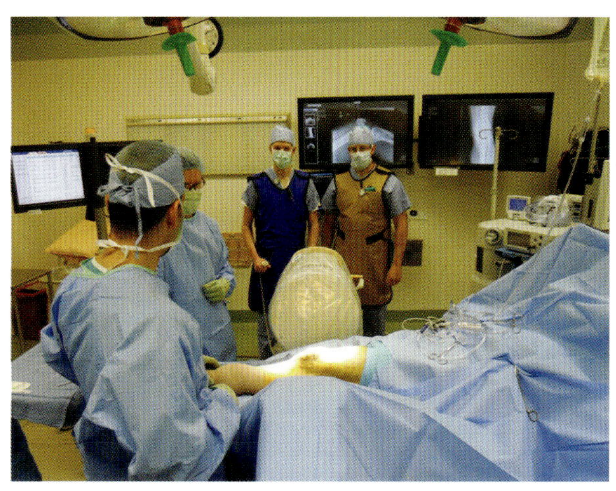

图 25.15 拍摄髌骨侧位像时 X 线机接收器机头的位置

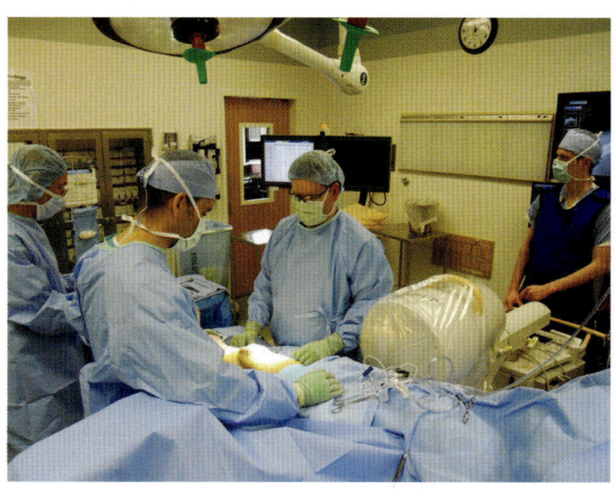

图 25.16 手术过程中，X 线机可维持在侧位，手术时将机头向头侧平移；如需行髌骨侧位 X 检查时，再将机头平移至髌骨水平，方便医生进行操作

时常需手术进行修复。

A 型骨折的治疗分为两类：

1. 利用螺钉将撕裂的骨折块重新固定于髌骨上。当撕裂的骨折块相对较大且无粉碎时可考虑行螺钉固定。然而这种固定技术常需要增强固定，以减少固定后骨折局部的张力。

2. 通过钻孔后缝线缝合法将髌腱缝合至髌骨上。尽可能保留撕裂的骨折块，通过钻孔缝合将远端撕裂的骨折块固定到髌骨上可实现骨—骨愈合，同时恢复重建伸膝装置。强力牢固的缝合固定可对抗伸膝时所产生的巨大拉力。

在膝关节屈曲 5° ~10° 位置，自髌骨前方逐层切开皮肤及皮下组织，并分别向上向下延长手术切口以充分显露骨折，向上延伸至髌骨上极，向下延伸至胫骨结节上方（图 25.18）。这样可充分显露髌腱全长，并方便在髌骨上极固定打结。沿手术切口在髌骨前方分别向切口内外两侧游离皮肤及皮下组织，创建髌骨前方的全层皮瓣，保留深筋膜，保护皮瓣的血管至皮肤层。清理肌腱旁组织，以充分显露髌腱的内外侧边界。显露内外侧髌骨支持带，检查其有无损伤。将骨折块翻转，查看髌骨关节面及股骨远端的关节面有无损伤。评估髌骨下极，以确定是适合螺钉固定还是缝合修复。多数患者由于髌骨下极骨折块太小或骨折块严重粉碎无法行螺钉固定，只能通过缝合进行固定。

随后彻底清理冲洗关节，并移除关节内的碎骨片。在髌骨骨折末端打孔以方便缝合固定，打孔的位置太靠近髌骨背侧表面会增加髌股关节之间的压力，太靠近关节面则会增加缝合固定时穿透关节面的风险，并会增加髌骨边缘的负荷。因此打孔的位置应选择在髌骨的中间位置（图 25.19）在髌骨骨折松质骨层打 3 个孔（2.0~2.5 mm），打孔时应注意各个孔之间的间距，以保证各孔之间有足够的骨质。通过各孔并借助缝合器进行穿梭缝合。这样通过 3 根特殊的纤维缝线将远端的骨折块缝合后通过 3 个孔由远及近拉向髌骨。

对骨折末端的修复从辨认胫骨结节开始。在靠近胫骨结节处，分别从髌韧带的两侧以强力不可吸收缝线对髌韧带由远及近进行锁定缝合（图 25.20）。采用小曲率半径的锥形针对髌韧带进行缝合，这种缝针可减少缝合过程中无意切割或损伤肌腱的风险。两根缝线分别从髌韧带中央穿入，在靠近胫骨结节处向分别向髌韧带的两侧穿出，随后依次向上做连续穿梭锁边缝合，缝合结束后将分别将缝线的两端拉近，借助导向器经髌骨上事先打好的 3 个孔穿过髌骨（图 25.21）。缝合时缝线穿过髌骨下极的骨折块，通过牵拉缝线尽可能地将骨折块与髌骨连接，从而实现骨—骨愈合。保留髌骨下极的骨折块有助于降低伸膝装置短缩的风险，降低髌骨低位的风险。缝线一旦穿过下极的骨折块后，立即拉紧缝线。其中内外侧的缝线分别从髌骨的内外侧孔穿出，两条中间的缝线从中间孔穿出，并与内、外两侧孔穿出的相对应的缝线打结固定。这样通过拉紧缝线可将髌骨下极的骨折块和髌韧带重新固定在髌骨上（图 25.21）。在膝关节伸直状态下，拉紧缝线并在髌骨上极形成的骨桥处分别以多个方结固定（图 25.22）。

采用 0 号或 1 号可吸收缝线以简单的间断缝合技术修复内外侧的髌骨支持带。髌骨支持带的修复对于降低修复后的髌骨所受的应力是至关重要的。随后松开止血带，术中检查患侧膝关节活动度，固定患侧大腿，利用重力作用使膝关节自然屈曲，查看髌骨骨折修复是否成功。记录术中患侧膝关节活动度，这将有助于指导患者术后的康复锻炼。如果修复成功，则术中患者患侧膝关节可屈曲至 90° ~100° 。检查膝关节活动度时，如不去除止血带将会对修复后的髌骨带来一定的损害，这主要是因为止血带固定了部分股四头肌近端。

依次逐层关闭创口。如果可能的话将深筋膜及肌腱旁组织也一并关闭。皮下组织以 2-0 薇乔缝线进行缝合。在缝合皮肤时为防止缝线损伤皮肤，采用 3.0 尼龙缝线以 Allgower-Donati 垂直褥式缝合法对切口皮肤进行修复。再次修复伤口周围皮肤，以多层无菌敷料加压包扎覆盖伤口。在膝关节伸直状态下以膝关节支具进行保护，这样有利于术后早期伤口的修复和骨折的愈合。随后进行术后 X 线检查（图 25.23A，B）。

B 型骨折

B 型骨折为部分关节内骨折，其伸膝装置是完整的。因此修复的目的是解剖重建关节面，降低术后发生创伤性髌股关节炎的风险。B 型骨折多为垂直骨折，须与两分髌骨相鉴别。

取髌骨前方正中切口切开皮肤，依次分离皮肤和皮下组织，显露骨折线，探查并评估关节面受损情况。如发现关节面受损，可切断一侧髌骨支持带或在上面打通一个探查孔，以触诊或于直视下检查关节面受损的情况。清理骨折周围嵌顿的软组织，以更好地显露并查看关节面。通常情况下，髌骨背侧面用来评估骨折复位情况。术中应触诊关节面，如存在未发现的关节面缺损时，髌骨背侧复位良好并不能说明关节面得到了很好的解剖复位和修复。

在患侧膝关节伸直状态下，伸膝装置得以完全放松，此时通过髌骨支持带上打开的探查孔对髌骨关节面进行触诊是最有效的触诊方式。有时也可通过骨折线对关节面进行触诊。此外，为探查得更加充分彻底，也可将一侧的髌骨支持带切断以方便触诊和探查关节面。随后可利用股凿或撬拨器将塌陷的骨块复位，恢复关节

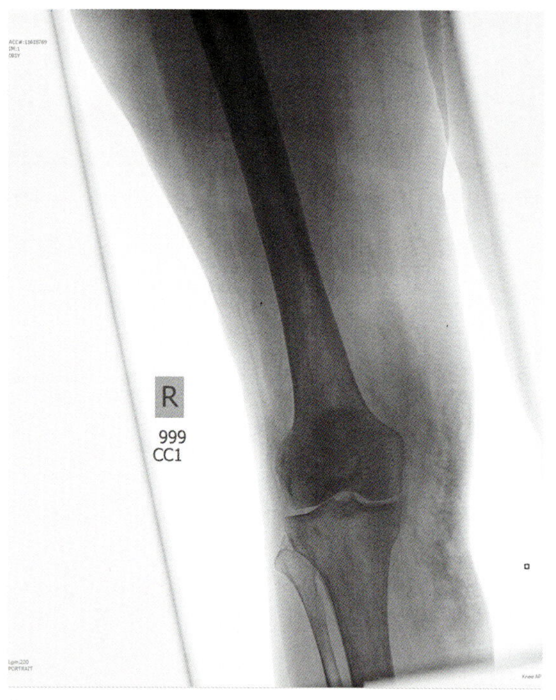

A

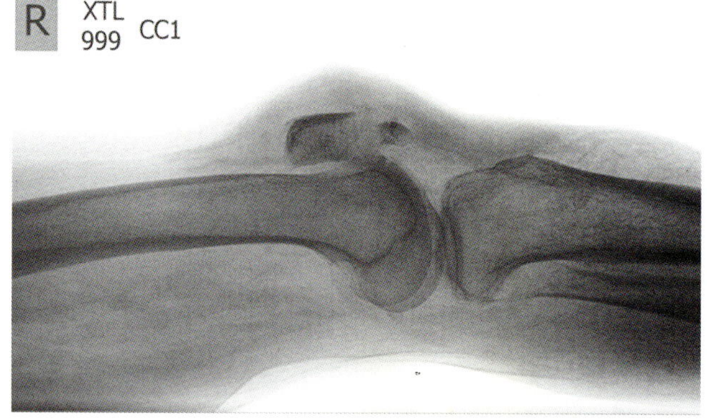

B

图 25.17　A 型骨折正侧位片

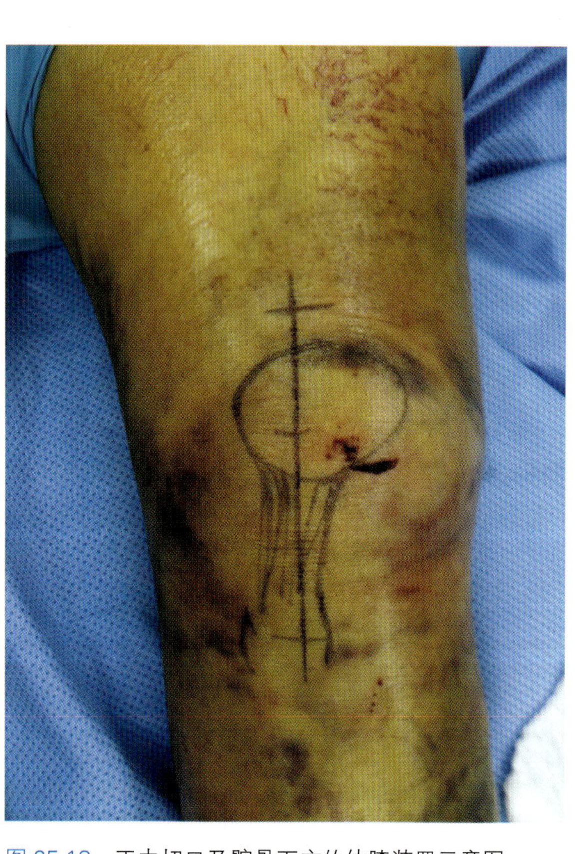

图 25.18　正中切口及髌骨下方的伸膝装置示意图

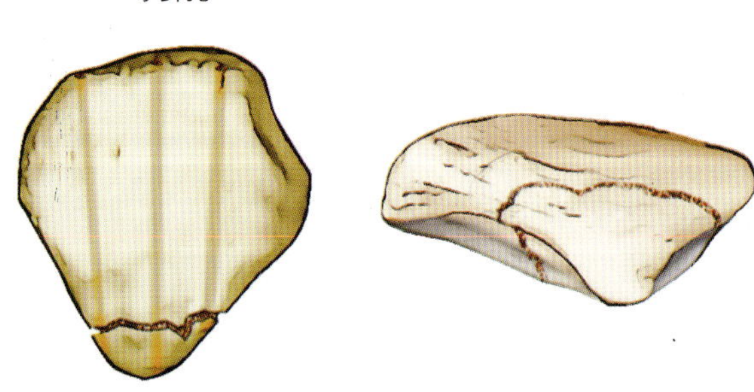

图 25.19　自髌骨上极骨折块经松质骨层平行向下打 3 个孔，穿透下方骨折块

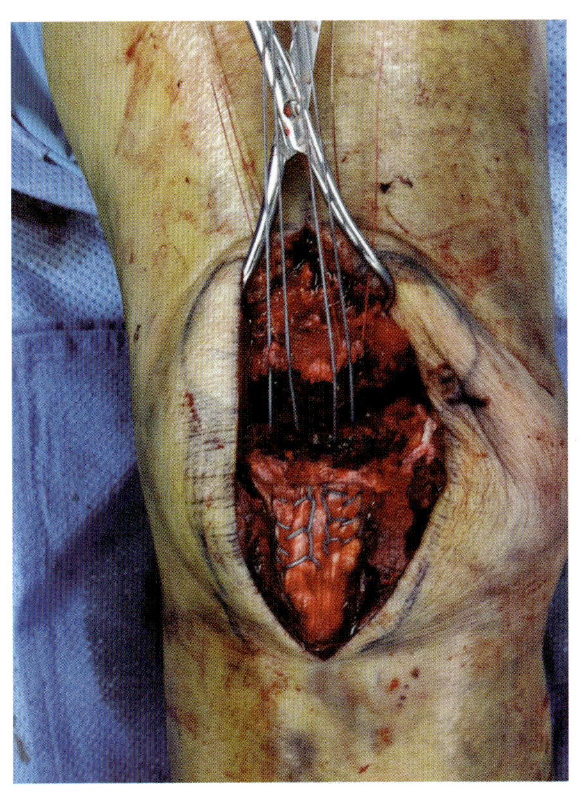

图 25.20　在靠近胫骨结节处，分别从髌韧带的两侧以强力不可吸收缝线对髌韧带由远及近进行锁定缝合

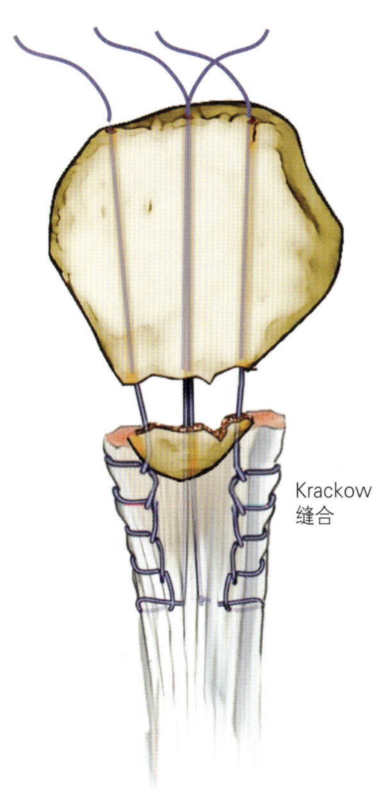

图 25.21　缝合结束后将分别将缝线的两端拉近，借助导向器经髌骨上事先打好的 3 个孔穿过髌骨。其中内外侧的缝线分别从髌骨的内外侧孔穿出，两条中间的缝线从中间孔穿出，并与内外两侧孔穿出的相对应的缝线打结固定。这样通过拉紧缝线可将髌骨下极的骨折块和髌韧带重新固定

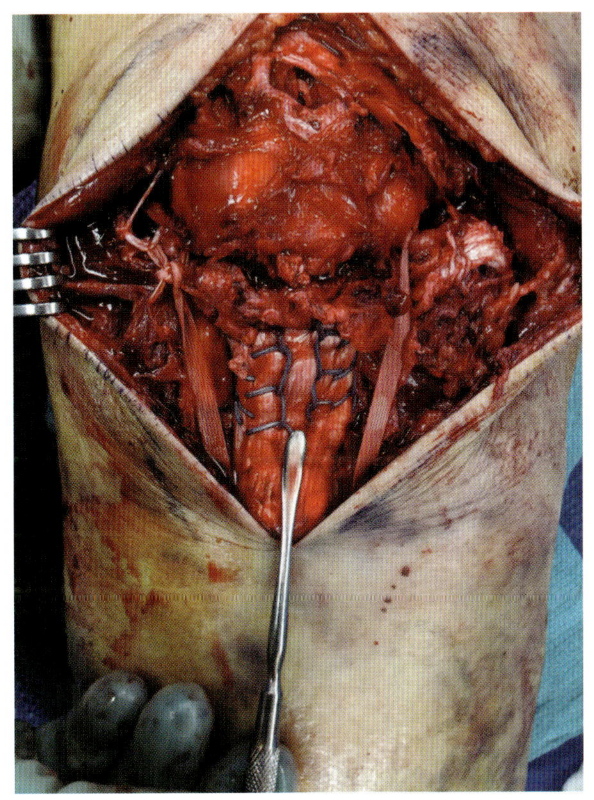

图 25.22　缝合修复 + 增强固定后的髌骨及髌韧带

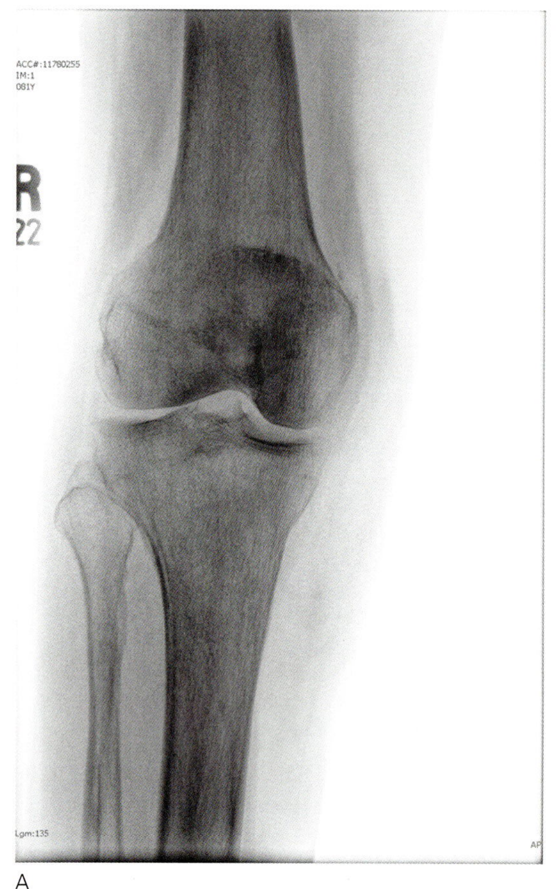

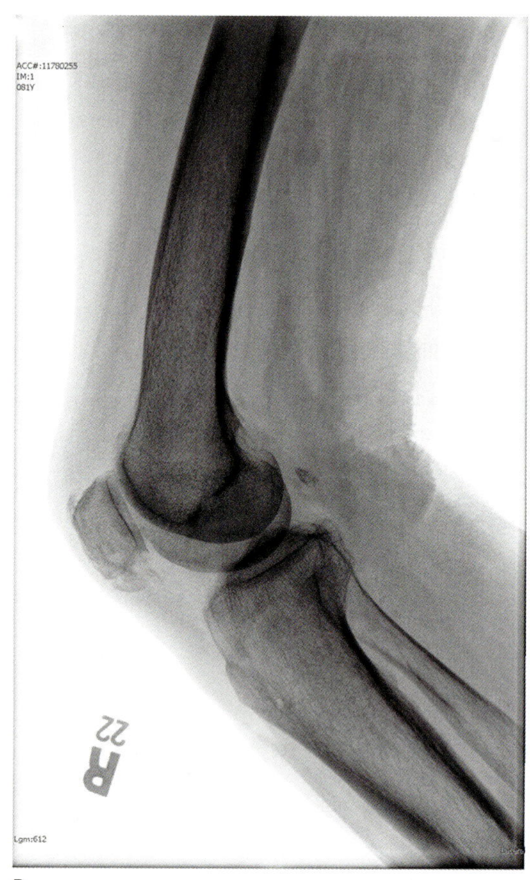

A B

图 25.23　A 型骨折术后正侧位片

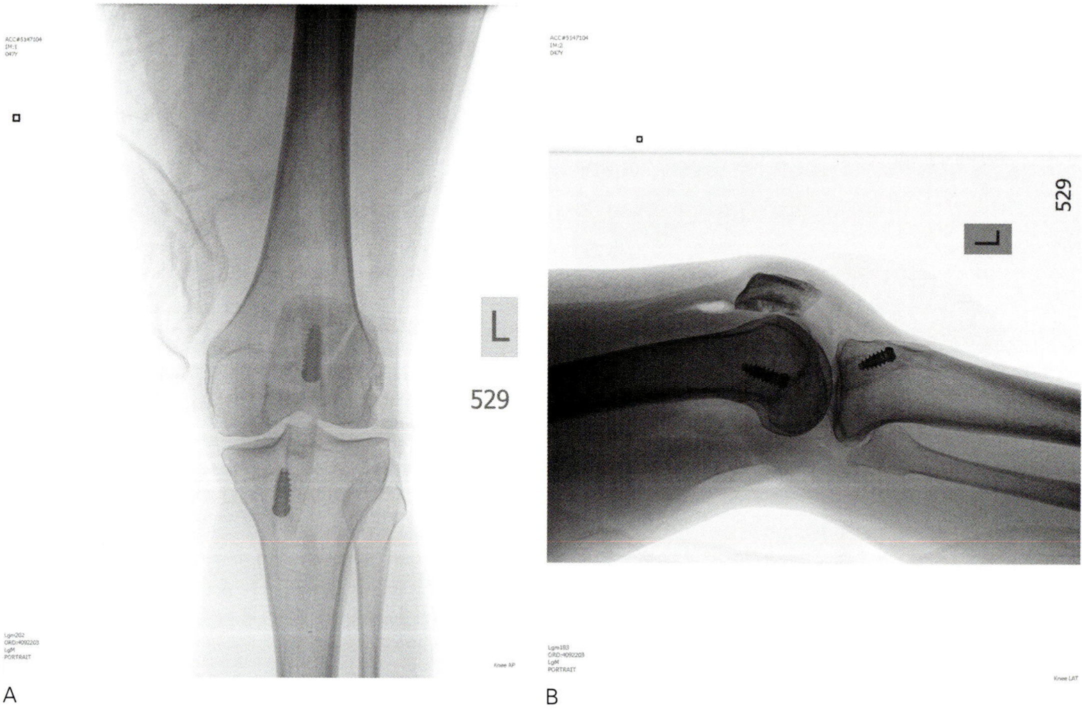

A B

图 25.24　B 型骨折修复后的正侧位片

面和关节软骨的平整。当关节面的缺损或压塞塌陷较大时，可从别处移植骨块进行修复。在固定移植的骨块时，可先以克氏针临时固定，可以小螺钉进行固定。如果骨块太小，可以克氏针进行固定。将塌陷的骨块撬拨复位后，缺损的部分应以自体或同种异体松质骨进行填塞，以防止术后再次塌陷。

当关节面复位修复满意后，使用点状复位钳以垂直于骨折线的方向将骨折复位并压紧。以克氏针临时固定骨折块以防止拧入螺钉时骨折块发生翻转。视骨折类型和术中需要，可选择合适型号的拉力螺钉以垂直于骨折线的方向拧入，通过拧紧拉力落定将骨折块固定（图 25.25）。在拧入拉力螺钉时，通常是先拧入较小的骨折块，再拧入较大的骨折块，最后拧紧固定。如果术中发现骨折局部有骨丢失或为粉碎性骨折，则不适合进行拉力螺钉固定。在这种情况下，可放置一枚螺钉作为位置螺钉，以避免骨折过度复位而导致的关节面复位丢失。充分了解髌骨“V”字形的解剖特点，有助于避免术者在拧入螺钉时损伤关节面。

在确定性的固定完成后，将临时固定去除，再次评估修复后的关节面是否平整。B 型骨折伸膝装置是完整的，因此无须进行其他额外的固定。松止血带，检查患侧膝关节活动度，在膝关节屈伸活动时仔细观察骨折局部情况，确认固定牢固，无骨折移位发生。随后记录术中膝关节活动的安全范围，以指导术后的功能康复锻炼。术后行患侧膝关节 X 线检查，提示内固定物固定牢固且位置良好，关节面解剖复位（图 25.26）。

C 型骨折

C 型骨折的特点是完全关节内骨折伴有伸膝装置的破坏（图 25.7）。关节面的加压固定联合张力带技术（将关节表面的张力转换为骨折块之间的压力）是最常见的修复方法。可采用克氏针张力带对骨折进行固定，也可通过空心螺钉张力带对骨折进行加压固定。如果选择得当，与传统克氏针张力带技术相比较，空心螺钉张力带技术可提供更好更稳定的固定。然而，不论是那种固定方法，只要可将关节表面的张力转换为骨折块之间的压力，都可以得到良好的治疗效果。通过将张力转换为骨折块之间的压力，是骨折得到绝对稳定的固定时取得良好疗效的关键。

手术器械和辅助设备，患者体位及手术入路如前所述。骨折完整显露后，评估骨折的粉碎程度和压缩程度。分别翻转髌骨的上下极骨折块，查看并评估关节面及关节软骨损伤情况。根据术中需要，可人为切断髌骨支持带或在支

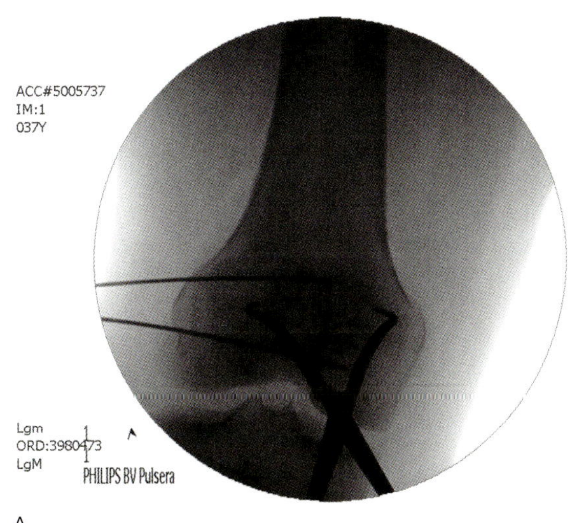

A

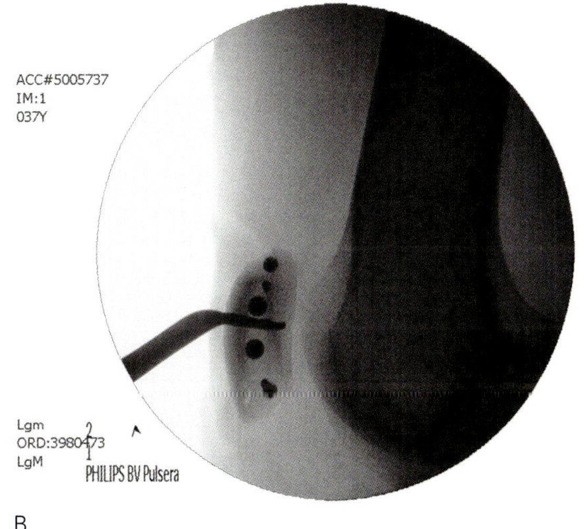

B

图 25.25　垂直方向的髌骨骨折复位 + 拉力落定固定后的术中正侧位片

持带上打孔，以充分观察和探查关节面。在操作时应尽量仔细，注意保护骨折块和韧带的血液供应。去除骨折周围的血凝块，评估骨折粉碎的程度和面积。髌骨边缘较小的骨折块因无法有效固定，可根据具体情况适当摘除。大的骨折块必须进行修复。

对于简单的两部分骨折，如果无明显的压缩和粉碎，可以用点状复位钳进行直接复位。复位时将患侧膝关节处于伸直状态，以方便骨折复位。骨折无压缩时，髌骨背侧复位也就意味着髌骨下关节面也得到了良好的复位。可通过术中直视观察、关节面触诊及X线检查来验证关节面是否复位。一旦关节面复位满意，即可对骨折进行稳定固定。

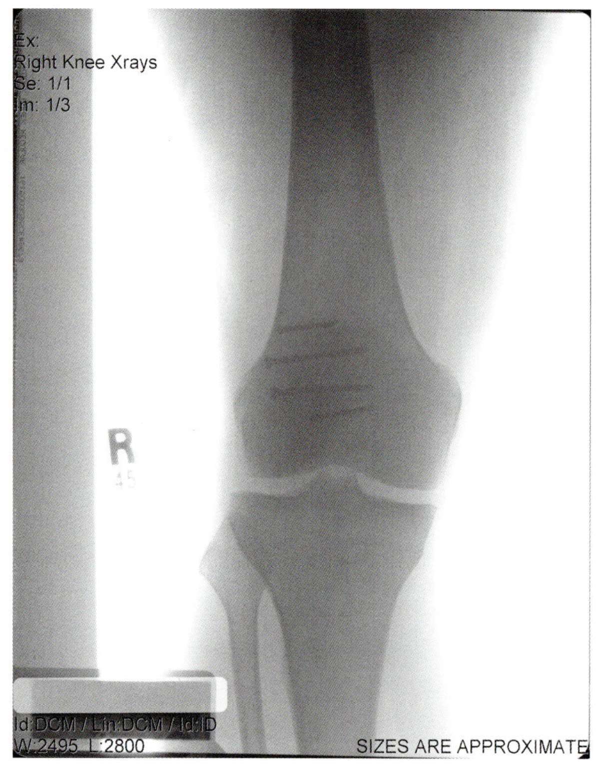

A

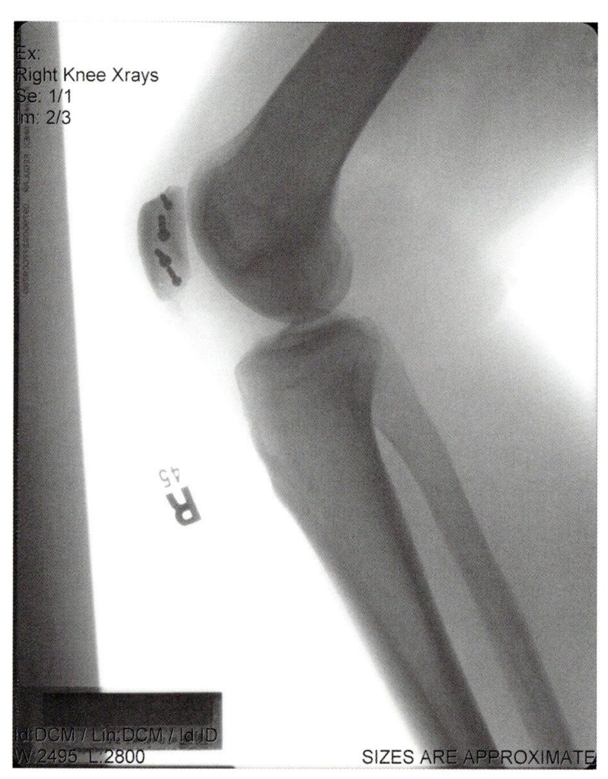

B

C

图 25.26　骨折复位后的正位、侧位、轴位片显示骨折解剖复位，内置物固定牢固，位置好

改良的克氏针张力带技术

克氏针张力带技术是经典的髌骨骨折治疗方法，该方法可将膝关节屈曲时骨折局部的张力转换为骨折块之间的压力。术中将髌骨上下骨折块翻转，查看关节面损伤情况（图 25.27）。在髌骨的上极，在靠近关节面的位置垂直于骨折线平行打入 2 枚 1.6 mm 的克氏针，并穿透远端的骨折块。操作时应注意，2 枚克氏针须平行于关节面，且应避免穿透损伤髌骨内外侧关节面。

2 枚克氏针的进针点选择在髌骨上极处，两点之间应保持一定的距离。在克氏针拧入至靠近骨折面时，暂时以两把点状复位钳将骨折块复位，复位时应做到髌骨背侧面和关节面均得到理想的复位，尤其是关节面的复位更为重要，应尽量做到解剖复位。复位满意后，先后将克氏针向拧向远端，穿过骨折面及髌骨下极。在打入克氏针时，膝关节保持轻度的屈曲且复位的骨折块无明显移位，此时克氏针易于拧入，且不会伤及周围的韧带或软组织。术中透视确定克氏针的位置是否满意，根据情况进行相应的调整，直至满意为止。在靠近髌骨上下极处分别于克氏针下方放置一根 14G 留置针，以便借助该导管穿入 18G 张力带（图 25.28）。在确保无软组织嵌入的前提下，将两枚克氏针上极弯曲呈倒弯形，面向髌骨前面折弯。两根张力带分别经血管导管置于克氏针的下，并在髌骨表面交叉“8”字固定，并加压拧紧。术中借助透视确保张力带放置在膝关节最佳的功能位置上。

采用空心螺钉固定的改良张力带技术

空心钉固定可对直接对骨折块之间进行加压，联合张力带技术可显著提高骨折块之间的抗牵拉分离能力。可以选用 3.5 mm 的空心皮质钉，也可选用 4.0 mm 部分螺纹螺钉。对于骨质差的患者，也可选用全螺纹空心钉，尽管这种螺钉不能对骨折块间进行加压。首先平行于关节面且垂直于骨折线平行打入 2 枚空心螺钉的导针，导针可以在骨折复位前打入，也可在骨折复位之后打入。如果在骨折复位之前打入，借助引导器在较小的髌骨骨折块上平行打入导针，导针穿过骨折面进入较大的骨折块。随后穿出髌骨和局部的软组织。接下来将导针部分

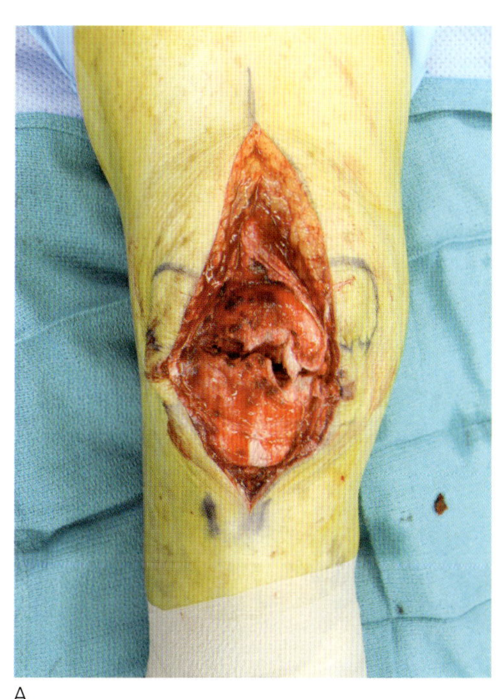
A

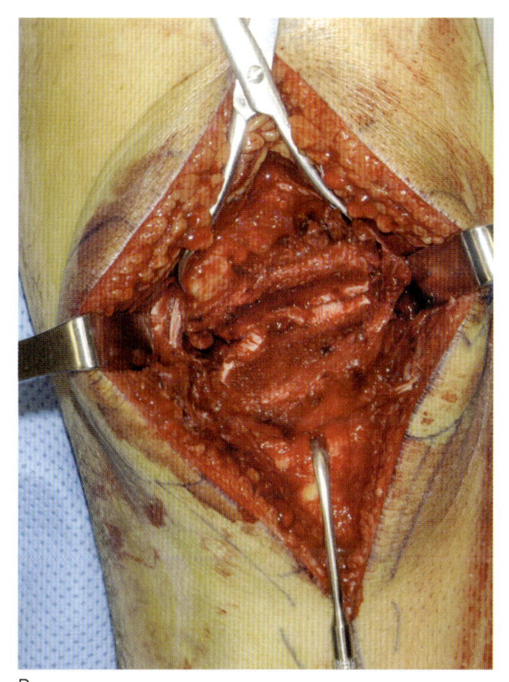
B

图 25.27　移位的髌骨骨折，将一端翻转检查关节面是否完整

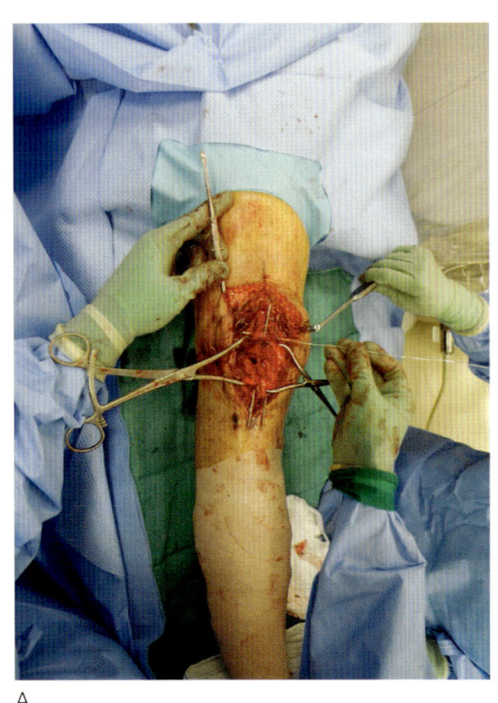
A

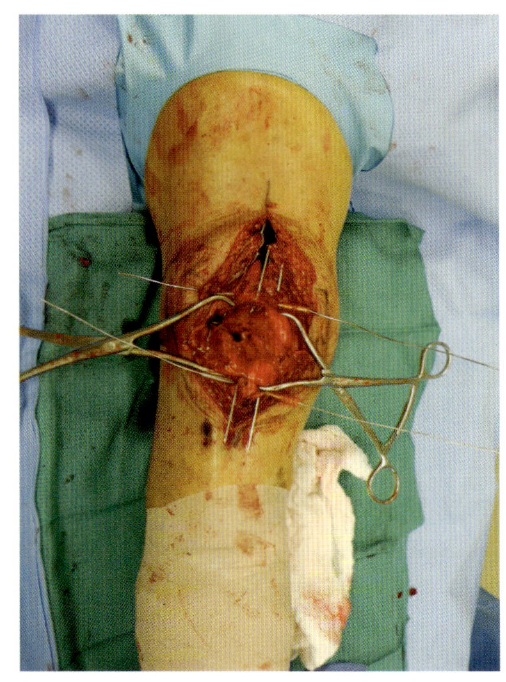
B

图 25.28 分别经位于髌骨上、下极的留置针插入一根 18G 张力带

退出，以对骨折进行复位。骨折复位后，将导针再次沿原针孔自拧入，穿过骨折面至较大的骨折块内，导针不可穿出髌骨，而是停留在远离皮质处（图 25.29）。术中正侧位透视调整并确定导针的位置（图 25.30）。准确测量导针插入的长度，并以此来选择合适尺寸的空心螺钉。如果测量不准确而选择螺钉过长，可导致张力带早期断裂。

测量好长度后，将螺纹导丝置入远端骨皮质下。螺纹导丝可减少置入时导丝移位。在导丝的引导下，以空心钻钻孔，缓慢钻通髌骨全长。在钻孔过程中，空心钻头应适时清理，因髌骨皮质骨较硬，容易堵塞钻头，从而造成钻头无效工作，在局部因反复摩擦生热，导致局部骨头出现热坏死。在选择空心螺钉时，其长度应比实际长度短 2 mm，从而确保植入的空心螺钉位于髌骨内且未穿透远端的皮质。这样可保证张力带未和空心螺钉远端发生接触，而是和髌骨发生接触。

选择 3.5 mm 或 4.0 mm 的半螺纹空心螺钉拧入髌骨事先钻好的通道内，拧紧后将两骨折端加压（图 25.31）。操作时应确保远端的螺纹全部置于远端的骨折块内，这样才可发挥加压的作用，否则可更换为 3.5 mm 全螺纹螺钉。在植入空心钉的过程中，保持复位钳的位置不动以辅助和维持复位。髌骨骨折块复位压紧后，

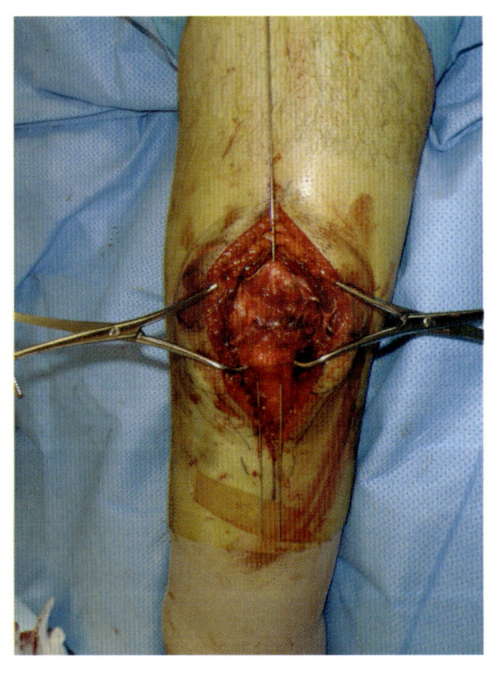

图 25.29 以 Weber 将骨折临时复位后，分别于髌骨下极内外侧由远端向近端骨折块平行打入两枚克氏针，随后在近端向远端顺行再打入一枚克氏针对骨折进行加固

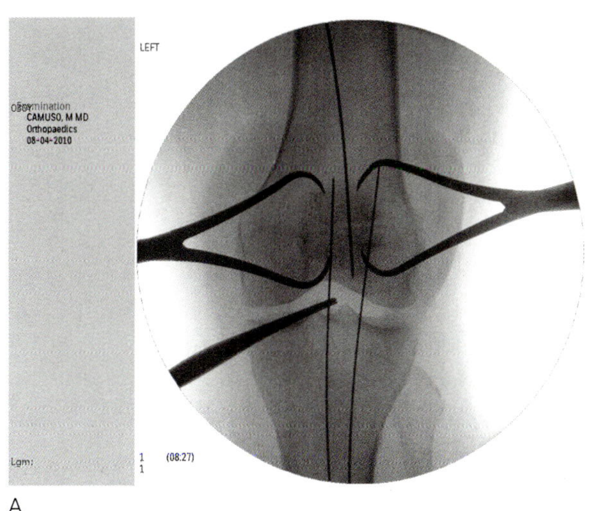

A

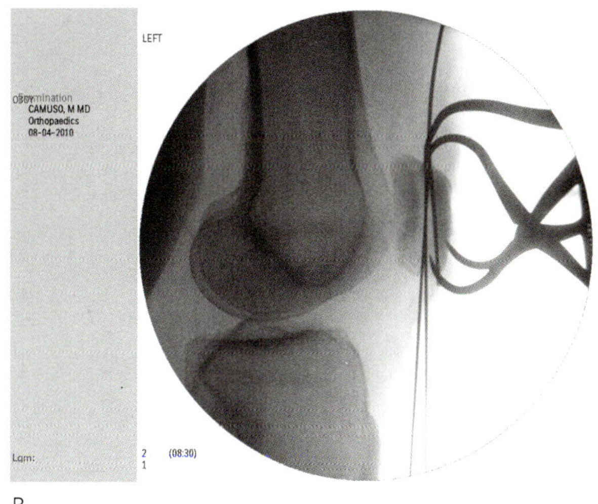

B

图 25.30　术中在透视辅助下确定并适时调整导针的位置

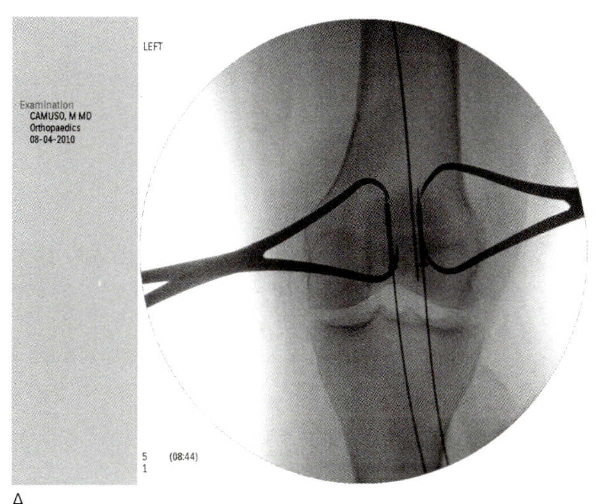

A

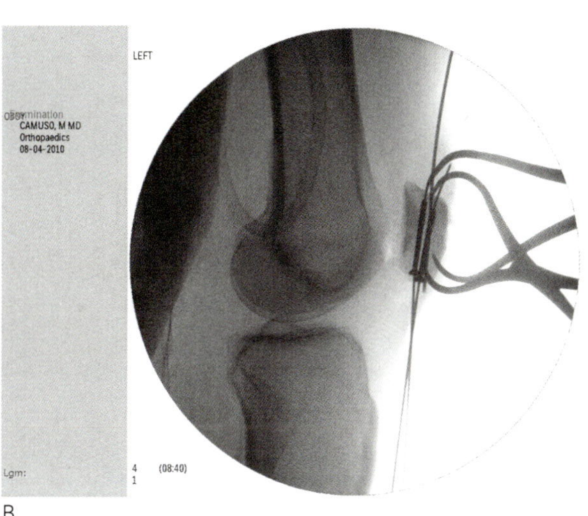

B

图 25.31　沿导针拧入两枚半螺纹空心拉力螺钉

可于髌骨中间额外增加一枚全螺纹螺钉辅助固定。这对于骨质较差的患者尤为重要，可有效预防骨折复位后的丢失。

随后置入张力带，分别自两枚空心钉内置入 15 cm 长、直径为 1 mm 的不锈钢张力带，沿 2 枚空心钉引出钢丝，并将分别将两根张力带各自的起始端和终末端放在髌骨的背侧。直的克氏针可能更容易穿入螺钉内，但作为张力带可能受拉伸强度的限制存在着张力小的缺点。因此建议选择退火钢丝作为张力带。将两根张力带在髌骨前方 8 字交叉后收紧拧结（图 25.32）。剪短多余的尾端后埋入筋膜内。在操作时应谨慎操作，尽可能地减少术中反复扭结和弯曲，否则容易容易发生故障。另外要确保张力带与髌骨面接触产生压力，切忌张力带与螺钉尾端接触，防止术后张力带技术失败（图 25.33）。如螺钉过长，术后在屈曲膝关节时产生的张力直接作用于髌骨，而不能将其转化为骨折间的压力。在拧紧打结时可借助打结器，操作时应注意，当打的结靠近髌骨表面时即停止（图 25.34）。

松止血带，被动活动患侧膝关节，检查膝关节活动度。如发现张力带不够紧，可再次拧紧，但不能拧得太紧。当固定满意后，剪断多余的尾端后埋入筋膜内，以免刺激髌骨表面的皮肤(图 25.35）。随后逐层关闭创口。

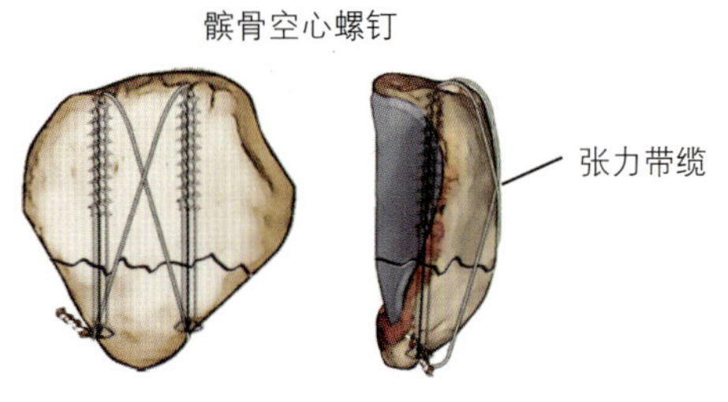

图 25.32 自空心螺钉插入 18G 张力带，并在髌骨背面以 8 字拧紧固定

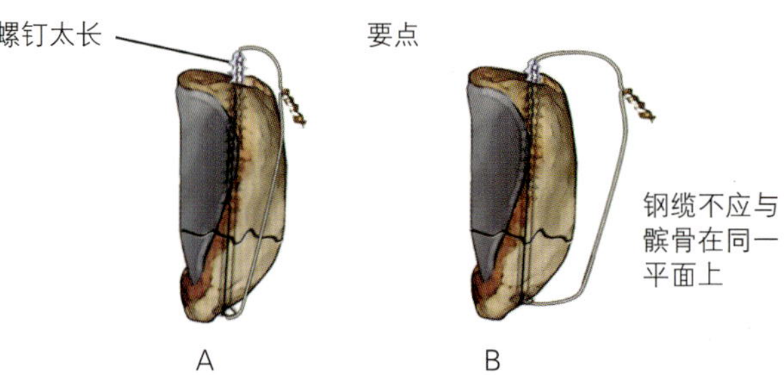

图 25.33 A. 螺钉过长，导致张力带技术失败。B. 张力带过松，没有接触髌骨面，不能将张力转换为压力，导致张力带技术失败

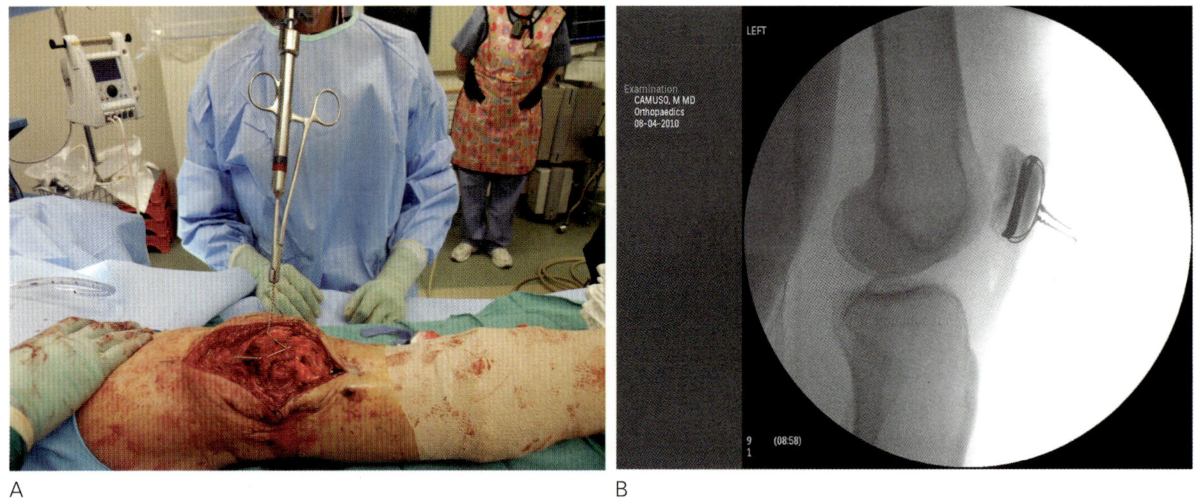

图 25.34 利用钢丝拧紧器和持针器将钢丝拧紧，直至张力带接触至髌骨面

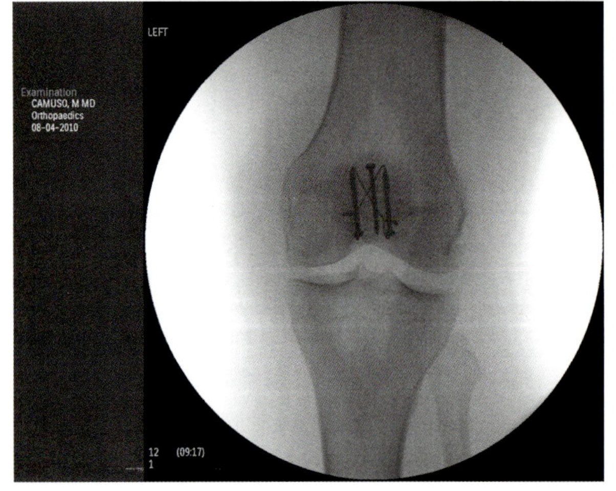

A

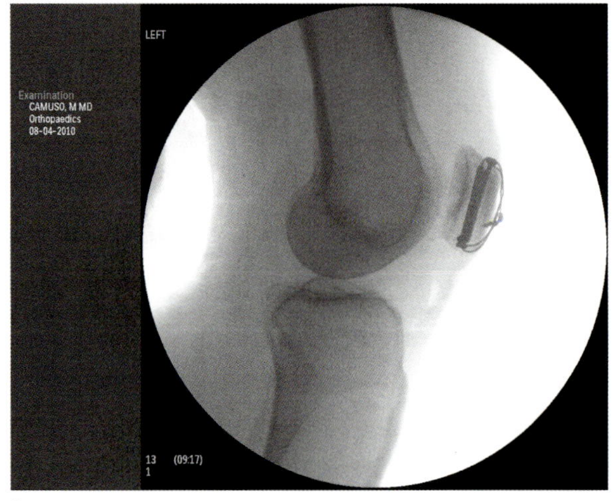

B

图 25.35 术后正侧位片

多数情况下，髌骨骨折并不是简单的两部分骨折，往往伴有关节面的塌陷或骨折块粉碎，此时并不适合采用张力带技术固定。当骨折线两端的骨折块解剖复位方才考虑采用张力带技术，通过将张力转换为骨折块之间的压力，实现骨折的固定。因此，但有关节面塌陷或骨折粉碎严重时，应考虑采取其他的固定方法。

若患者为粉碎性骨折或关节面塌陷，我们的治疗策略是先对粉碎的小骨折块进行固定，将复杂的粉碎性骨折转换为简单的两部分骨折，这时可通过上文所述的传统方法进行固定。手术中将较大的骨折块分别固定在髌骨的两极，这样做的目的是将复杂的粉碎骨折转换为简单的髌骨两部分横断骨折。接下来清理骨折周围血肿，以克氏针或复位钳辅助将骨折复位。复位后查看关节面有无塌陷，如仍有塌陷，可行自体或同种异体松质骨移植修复。在操作时应尽量做到精准无误，以防止术后移植的松质骨变成了膝关节内的游离体。术中仔细检查观察并通过触诊关节面确认复位良好，且无明显关节面塌陷。随后以沉头碎片位置螺钉（1.1~2.4 mm）固定复位好的粉碎骨折块。一端的骨折块固定好后，以同样的方法将髌骨另一极的骨折块进行复位并固定。骨折块固定后，这些沉头碎片位置螺钉将变成松质骨螺钉置于松质骨内（图 25.36）。

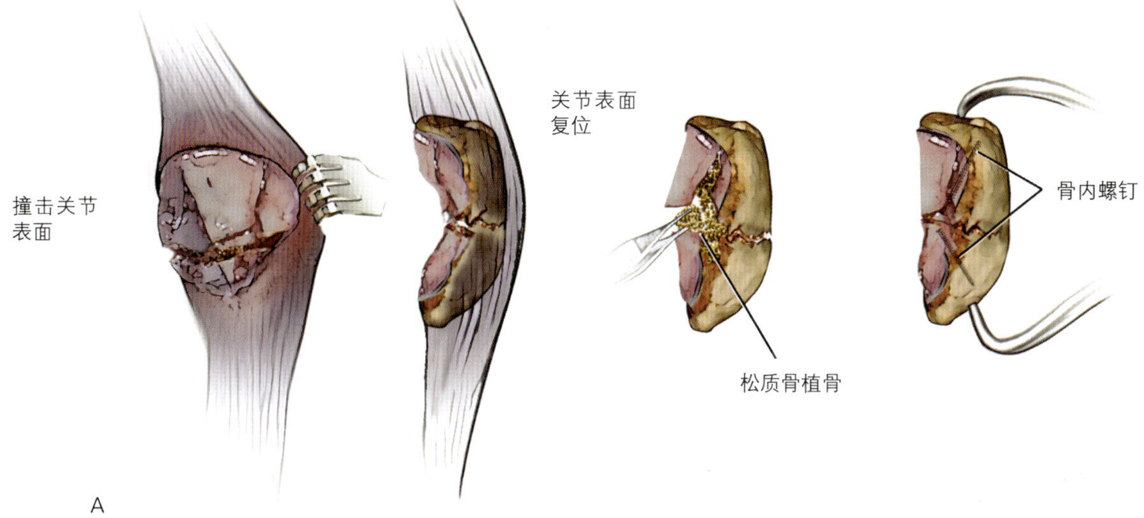

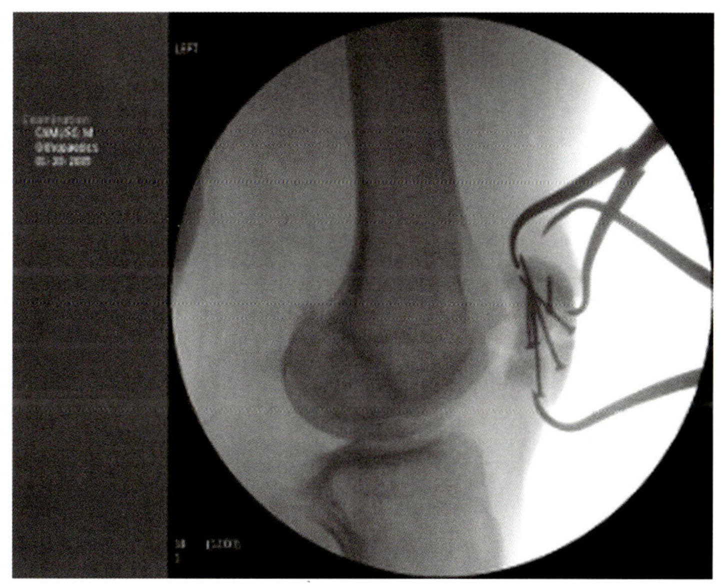

图 25.36　压缩塌陷的关节面必须撬拨复位，恢复其平整并牢固固定。有时需进行植骨，对于较大的骨折块可采用松质骨螺钉进固定

髌骨两极粉碎的骨折块复位后，复杂的粉碎性骨折转变成了简单两部分骨折。此时以大的点状复位钳将髌骨上、下两个骨折块复位并临时固定。此时有多种方法可对这个“简单的两部分骨折”进行固定，具体采用哪种方法视术中情况及术后患者对膝关节的要求来确定。有时在对这个“简单的两部分骨折”进行最后固定时，前期用来固定粉碎骨折块的沉头碎片位置螺钉会对内固定物的植入产生影响。此时建议行术中透视，在影像学辅助下或在透视下直视打入克氏针或空心螺钉的导针。这是治疗髌骨粉碎性骨折有效的治疗办法。

然而如果在固定粉碎骨折块时打入的沉头碎片位置螺钉太多，从而导致不能穿过骨折面纵向打入任何内固定物。在这种情况下，为确保关节面平整，避免术中骨质丢失，可采取髌骨背侧板—钉系统进行固定。如果有骨丢失，这些内植物可起到中和板的作用。但是在骨折面之间有足量骨质的前提下，该接骨板将起到张力带的作用，其发挥的功能与张力带技术固定相似。

笔者个人习惯选用 2.0 mm 接骨板，事先根据髌骨的形状和术中需要进行预弯。接骨板的长度应可固定髌骨的上、下两极，最长用的是 6 孔板或 8 孔板。在接骨板的两段以一定的角度将螺钉固定在骨质较好的骨块上。在髌骨的上极，螺钉是打向尾端的；而在髌骨的下极，螺钉的固定方向是朝向头端。在某些特殊的病例中，头尾侧的 2 枚螺钉可穿过骨折面打向对侧的骨折块。但操作时应注意不能穿透关节面，以防对关节面造成损伤。总之，在碰到比较复杂和特殊的病例时才考虑用此技术（图 25.37）。

增强固定

一些不稳定的骨折往往需要进行额外固定或增强固定。这多是由于患者骨折为粉碎性骨折，术中固定不牢固以及肥胖或患者依从性等问题。尽管增强固定并不常用，但作为术者，术中检查发现内固定不牢固时或在活动膝关节时骨折处出现移位，一定想到进行增强固定。在这种情况下，增强固定有助于患者术后早期康复，避免术后长期患肢制动。有多种技术可用来增强固定并减轻伸膝关节是骨折局部产生的张力。在此介绍一种增强固定技术。

借用一枚 2.5 mm 的钻头在胫骨结节前三分之一处进行钻孔，将一根宽 5 mm 的 Mersilene 带从该孔中穿过备用。在髌骨上极上方，从股四头肌的下方横穿一根同样的 Mersilene 带（图 25.38）。注意，放置时应考虑一定选在组织条件较好处，从而可为损伤的近端伸膝装置提供足够的保护和把持力。在膝关节屈曲 30° 时将

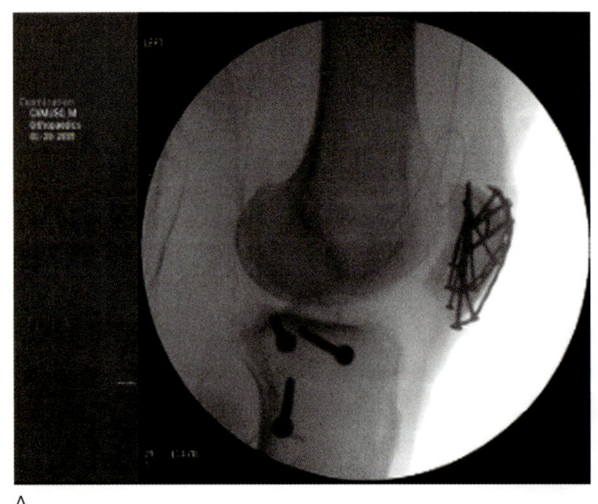

A

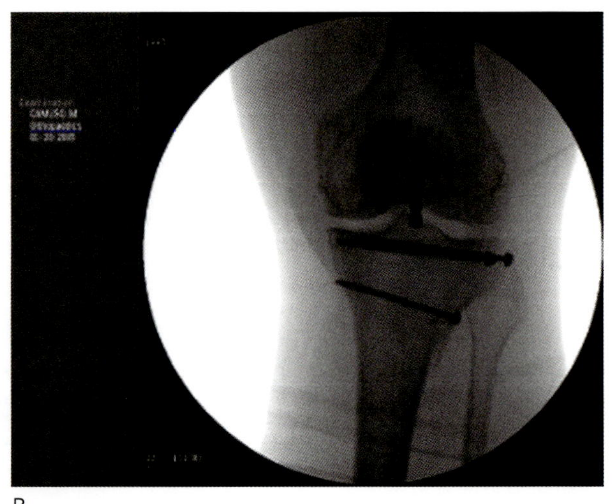

B

图 25.37 伴有关节面压缩的复杂 C 型髌骨骨折修复后的正侧位片

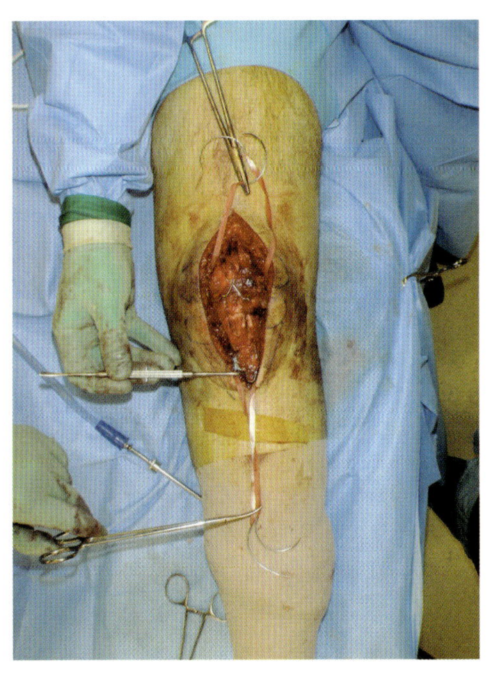

图 25.38 将 2 根宽 5 mm 的 Mersilene 带分别从髌骨上极股四头肌肌腱下方和胫骨结节上三分之一的钻孔上穿出

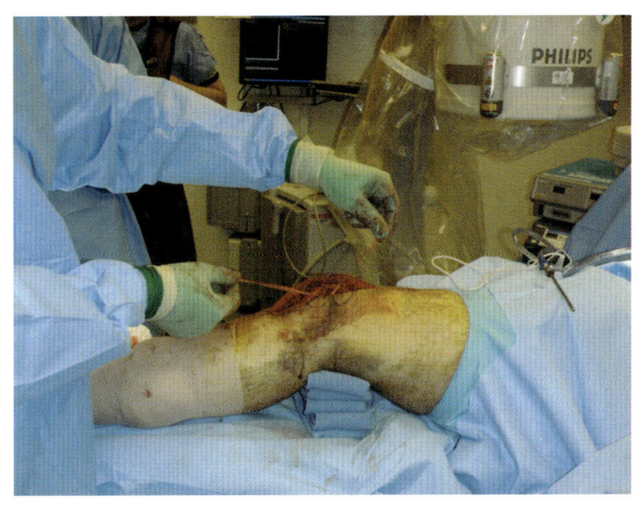

图 25.39 在膝关节屈曲 30° 时，分别将两根 Mersilene 带内外侧端在髌骨内外侧对应打结固定，防止屈曲膝关节时损伤伸膝装置

两根 Mersilene 带分别在髌骨的内外侧打结固定（图 29.39）。可进行再次拧紧固定制造低位髌骨（图 29.40）。

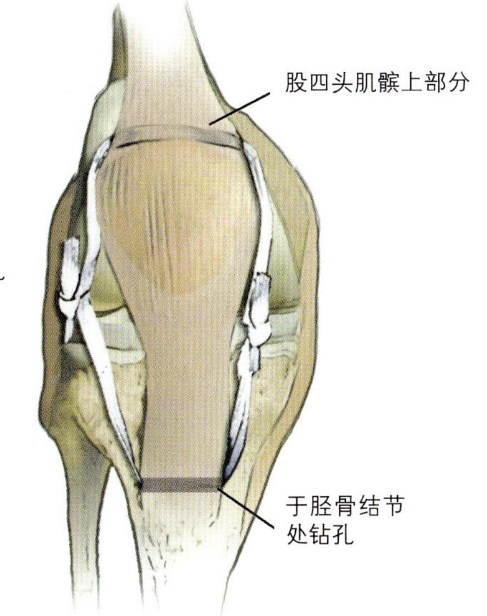

图 25.40 如图所示，利用 Mersilene 带经髌骨上极股四头肌肌腱下方和胫骨结节上的钻孔对骨折进行增强固定，可保护并协助重建薄弱的伸膝装置，有助于患者进行积极的康复锻炼

在高能量损伤造成的髌骨粉碎性骨折中，粉碎或塌陷的关节面往往难以修复。在这种情况下，手术的目的为重建伸膝装置。通过 Mersilene 带或钢丝圈自髌骨上极股四头肌下方到胫骨结节对骨折块进行简单的环扎，可有效重建伸膝装置。在骨折和周围的软组织未愈合前不能进行活动或锻炼。对于髌骨上下极较小的骨折块，可行髌骨部分切除术。髌骨全切除术并不常用，可作为治疗髌骨骨折不愈合或感染的一种补救治疗手段。

术后处理

术后伤口加压包扎，患侧膝关节制动，以支具辅助固定在伸膝位。膝关节维持在伸直位，直至伤口干燥。自术后第一天开始康复锻炼，活动的范围和幅度取决于骨折固定是否稳定，术中膝关节活动的安全范围。患膝在拐杖或步行辅助器的辅助下可急性负重，但膝关节需维持在伸直状态。在保证骨折安全的前提下，鼓励患者在支具保护下进行直腿抬高练习，以防股四头肌萎缩和无力。

对于稳定骨折，一般于术后 10 天，伤口愈合后，鼓励患者轻柔地进行被动膝关节活动练习，以防止膝关节僵硬。在进行膝关节活动练习期间，可去掉支具，但其他时间均应坚持佩戴支具。为安全起见，术后 6 周内不考虑进行主动伸膝关节练习。术后 6 周，在理疗师的指导下进行患侧膝关节主动屈曲和被动伸直活动练习。鼓励患者进行主动和积极的辅助屈曲活动练习，活动范围介于 0° ~30° 之间。术后 6 周膝关节应可屈曲至 90° 。在没有明确的证据证明骨折愈合之前，不可进行大范围的被动屈曲。

如患者骨折固定不理想，其开始康复锻炼的时间及患侧膝关节的活动范围均应做相应调整。患侧膝关节应维持在伸直位 4~6 周。在此期间应进行股四头肌练习，以防止股四头肌萎缩。4~6 周后，在专业理疗康复师的指导下开始逐步进行膝关节活动练习，这将有利于患侧膝关节功能的恢复。

当骨折局部无明显压痛且股四头肌功能恢复后，可在支具保护下进行患肢活动。在 0° ~30° 活动范围内锻炼伸膝装置。随后逐步撤掉支具并增加膝关节活动的范围。在固定的自行车上练习骑行、进行半蹲动作练习可提高股四头肌力量和恢复膝关节正常的活动范围。术后 6 周定期复查 X 线片，直至骨折愈合。髌骨骨折的愈合模式为膜内成骨，一般情况下术后 3~6 个月骨折愈合，骨折线消失。

并发症

髌骨骨折术后出现并发症的概率高达 20%，多由于术中操作不当或患者依从性差所致。对于并发症应坚持早发现、早治疗以提高疗效。

膝关节僵硬是髌骨骨折术后最常见的并发症。髌骨下极切除术后容易出现髌骨低位，从而导致膝关节僵硬和早期关节炎的出现。高能量损伤所致的髌骨骨折和局部软组织损伤更容易发生关节纤维化。关节周围韧带瘢痕的出现也会限制膝关节的活动。局部理疗和手动活动髌骨可有效减少组织早期的粘连。对于依从性不好或早期不能活动的患者，应尽早进行干预，请理疗师给予指导和监督，以防止组织粘连及关节僵硬。如果患者需要进行长期固定，此时应及时请理疗师对其进行指导，在保证安全的前提下，尽可能早地开始功能康复锻炼。对于术后 8~12 周后其膝关节活动度仍小于 90° 的患者，应考虑在麻醉状态下对膝关节进行处理。在进行被动活动练习前，术者应确认患者的骨折固定是牢靠的。患者需在麻醉状态下且在透视辅助下进行被动的膝关节活动。在练习 12 周后，有必要进行联合关节镜下粘连松解术以降低膝关节活动过程中再次发生骨折的风险。一般情况下，患者完成从坐位到站起这样一组动作，膝关节至少要有 90° ~100° 的活动度方可。

手术时间选择不当或软组织处理不当会导致伤口渗液、伤口破裂或伤口感染。提前预防是防治这类并发症最有效的办法。如患者患肢有过度肿胀，局部有张力性水疱、擦伤时，术中应轻柔操作，细致解剖，仔细关闭伤口。术中应合理科学放置引流管，此操作可有效减少血肿形成，并降低感染的风险。由于髌骨为皮下骨，其表面仅为一层皮肤覆盖，因此如果出现了感染应尽早处置。如伤口出现表浅的蜂窝织炎，可应用抗生素进行对症治疗。如果出现较深层的感染，应紧急返回手术室，进行切开引流、彻底清创、关节清洗（如果涉及关节的话），并取部分感染组织进行细菌培养；在细菌培养结果出来之前，经验性地应用广谱抗生素进行对症治疗。药敏结果出来后，根据药敏结果选择合适的抗生素。必要时可咨询药剂师。通常情况下，推荐静脉滴注抗生素 6 周，直至污染的内植物被移除。在骨折未愈合之前，如果骨折固定牢固，内植物应维持原位，以维持骨折的对位和对线。骨折愈合之后，内固定物必须被取出。在感染被完全控制之前，不能进行膝关节活动练习和康复锻炼。

由于手术操作技术不佳、骨折粉碎严重，或二者兼而有之，可导致内固定失败。术后康复时明确膝关节的安全活动范围可有效预防骨折内固定失败。如果发现内固定失败，应及早给予补救。对于再次出现骨折移位可进行固定修复，对于无移位的骨折可进行制动保守处理。对于依从性不好的患者，可借助膝关节支具将患侧膝关节的活动限制在安全范围内。对于纤维愈合或不愈合的患者，其症状可出现进一步发展，在其爬楼或跪倒时局部会有疼痛。

对于有症状的患者，可对其进行再次固定或部分髌骨切除。伸膝功能恢复不良多是股四头肌康复不佳的结果，因此在术后康复锻炼时应加强股四头肌力量的练习。

髌骨骨折术后常可发生与内植物相关的并发症，因此术中操作时应仔细操作。克氏针和张力带的尾端应折弯埋入软组织下。在关闭深筋膜和髌前囊时应按照其原来的解剖层次逐层关闭。确认骨折愈合后方可取出内植物。笔者建议，内置物应至少在体内保留 1 年以上，确认骨折已经完全愈合后方可将其取出。如果骨折愈合后患者无任何不适，可将内植物保留在体内不取出。

由于关节面损伤或关节软骨损伤，髌骨骨折后偶尔可出现创伤性髌股关节炎。主要表现为患者深度屈曲膝关节如上下楼和跪地时膝关节疼痛。在不严重的患者中，通过理疗和加强股四头肌力量练习、关节内注射糖皮质激素或透明质酸钠症状可缓解。对于关节面缺损严重或关节内严重纤维粘连的患者，可考虑行关节镜清理修复。内侧关节面受累时，可考虑行内侧韧带松解。其他有争议的治疗手段包括微创软骨镶嵌、软骨细胞移植、髌骨重建等，各自的治疗效果也良莠不齐。髌骨关节置换术在治疗髌骨关节炎方面有一定的作用，但是在治疗髌骨骨折方面效果不详。髌骨切除可改善髌骨关节炎的症状，但会造成伸膝装置无力。

结　果

如果患者为单纯的髌骨骨折，一般术后 3 个月可在支具辅助下行走，然而恢复股四头肌力量以满足日常生活和运动尚需要一定的时间。如患者术后无并发症，多数患者术后 1 年可恢复基本的生活功能。一般髌骨骨折内固定术后疗效较好，解剖复位和早期的功能锻炼有助于患者术后获得良好的功能。一些随访研究表明，患者术后 5 年以上其膝关节功能与正常人无明显区别，多数患者可重返工作岗位，大于三分之二的患者重返受伤之前的工作岗位。而那些由于骨质较差或粉碎性骨折而进行有限内固定的患者，术后疗效不太理想。造成患者术后长期疗效不佳的原因有继发性关节炎、股四头肌无力、关节僵硬等。

推荐阅读

Benjamin J, Bried J, Dohm M, et al. Biomechanical evaluation of various forms of fixation of transverse patellar fractures. *J Orthop Trauma* 1987;1:219–222.

Berg EE. Open reduction internal fixation of displaced transverse patella fractures with fi gure-eight wiring through parallel cannulated compression screws. *J Orthop Trauma* 1997;11(8):573–576.

Burvant JG, Thomas KA, Alexander R, et al. Evaluation of methods of internal fixation of transverse patella fractures: a biomechanical study. *J Orthop Trauma* 1994;8(2):147–153.

Carpenter JE, Kasman R, Matthews LS. Fractures of the patella. *J Bone Joint Surg Am* 1993;75:1550–1561.

Gardner MJ, Griffith MH, Lawrence BD, et al. Complete exposure of the articular surface for fixation of patellar fractures.*J Orthop Trauma* 2005;19(2):118–123.

Marder RA, Swanson TV, Sharkey NA, et al. Effects of partial patellectomy and reattachment of the patellar tendon on patellofemoral contact areas and pressures. *J Bone Joint Surg Am* 1993;75(1):35–45.

Melvin JS, Mehta S. Patellar fractures in adults. *JAAOS* 2011;19:198–207.

Perry CR, McCarthy JA, Kain CC, et al. Patellar fixation protected with a load-sharing cable: a mechanical and clinical study. *J Orthop Trauma* 1988;2(3):234–240.

Smith ST, Cramer KE, Karges DE, et al. Early complications in the operative treatment of patella fractures. *J Orthop Trauma* 1997;11(3):183–187.

Weber MJ, Janecki CJ, McLeod P, et al. Effi cacy of various forms of fixation of transverse fractures of the patella. *J Bone Joint Surg Am* 1980;62(2):215–220.

第 26 章　膝关节脱位

作者　James P. Stannard
译者　徐　雷　徐春归　王艳华
校对　党　育

引　言

膝关节脱位是一种相对少见的损伤，相比于运动损伤，它更多因高能量创伤所致。由于其治疗需要医生掌握丰富的关于复杂软组织损伤及多系统损伤患者复杂韧带重建方面的经验，所以难度很大。此外，这种损伤康复所需时间很长，许多患者需要 2 年左右才能恢复到伤后最佳状态，而且绝大部分患者并不能恢复到伤前的活动水平。之前膝关节脱位的分型是根据胫骨相对于股骨的关系，但这种分型并不能很好地描述损伤的病理解剖学特征并指导治疗。而由 Schenck 最早提出的解剖学分型是最常用、最有用的分型（表 26.1）。这种分型依据损伤的结构，而不是胫骨的位置。

表 26.1　解剖分型

分型	描述
膝关节脱位 I 型	交叉韧带完整的膝关节脱位
膝关节脱位 Ⅱ 型	前后交叉韧带撕裂，侧副韧带完整
膝关节脱位 Ⅲ 型	前后交叉韧带断裂，一侧侧副韧带断裂 亚组：膝关节脱位 Ⅲ 型内侧或膝关节脱位 Ⅲ 型外侧
膝关节脱位 Ⅳ 型	四韧带撕裂
膝关节脱位 Ⅴ 型	关节周围骨折脱位

令人惊奇的是，在治疗这类患者上最初遇到的挑战之一是正确诊断。多篇研究表明，2/3~3/4 膝关节脱位患者被转运动创伤中心时，脱位已经被复位。一部分情况可能是伤后膝关节的自发复位，另一部分可能是因为急诊医疗人员在伤员转运前进行了患肢的固定。如果患者表现为明显的膝关节脱位，诊断是十分明确和直接的；但如果脱位已经复位，特别是患者合并其他损伤，诊断则会变困难。

适应证与禁忌证

众所周知，对于活动度要求高的膝关节脱位患者，保守治疗的疗效不佳。因此，绝大部分膝关节脱位患者应接受手术治疗。如果患者有肥胖、严重软组织损伤、膝关节开放性脱位或多发伤等因素，则应行分期治疗方案。这通常由临时性跨关节外固定，影像学检查及延期手术修复组成。

手术禁忌证包括患者生理条件不能耐受手术，伤前不能行走及有严重并发症而不适合手术的患者。一些老年患者日常生活喜久坐而且活动要求不高，也可考虑保守治疗。尽管如此，这些患者仍能从临时性跨关节外固定维持复位 3~4 周后吊带辅助治疗中获益。但由于保守治疗和使用跨关节外固定作为最终治疗方案的疗效都不佳，手术治疗仍是大部分患者的最佳选择。

膝关节脱位的类型、脱位方向及合并的软

组织损伤情况变化很大。一些研究发现病态肥胖患者发生低能量膝关节脱位后神经血管损伤的发病率较正常人更高。

术前计划

病史采集及体格检查

术前计划的第一步是辨识损伤。膝关节脱位通常因汽车或摩托车撞车这种高能量创伤造成，这些患者的合并损伤很可能转移医生对膝关节的注意力。此外，同侧肢体骨折的情况很常见，这会使在创伤室行膝关节检查变得困难。做出正常诊断的关键在于要有高度的敏感和怀疑。关节液渗出可能有，也有可能没有，取决于关节囊损伤的程度。但如果出现关节液渗出，则应对患膝行完整检查。同时，膝关节周围的擦伤和挫伤可能提示关节的严重损伤。覆盖软组织的条件应详细记录，这可能影响手术修复的时机。此外，膝关节片可能发现一些潜在的损伤，如撕裂的小骨片或膝关节周围间室的不对称。最后，麻醉下检查（EUA）是诊断膝关节脱位的“金标准”，并能明确损伤的结构。

患者一旦发现膝关节脱位，应尽快复位。通常，小腿纵向牵引即能获得快速简单的复位。偶尔患者膝关节不能复位，最常见是因为股骨髁穿过关节囊或肌肉形成“纽扣眼”。如果行关节复位，此时通常伴有皮肤的褶皱。如果复位困难，则患者应被迅速转运到手术室行麻醉下复位。

如果患者怀疑膝关节脱位合并韧带损伤，则应行细致而柔和的膝关节查体。前交叉韧带（ACL）的最佳检查方法是在膝关节屈曲 30°时行 Lachman 试验。后交叉韧带（PCL）则应行后抽屉试验。检查前确定膝关节是否存在后方半脱位是十分重要的，因为这会导致错误诊断 ACL 撕裂而不是 PCL 撕裂。内外翻应力试验应在膝关节完全伸直及屈曲 30° 时分别检查。伸直位不稳定提示后交叉韧带及外侧副韧带撕裂。分别在膝关节屈曲 30° 及 90° 行胫骨外旋试验，可以明确后外侧角（PLC）撕裂及腘肌损伤。最后，膝关节在外旋位行前抽屉试验，可以鉴别单纯内侧副韧带（MCL）撕裂和后内侧角（PMC）撕裂。

除了检查评估膝关节稳定性之外，仔细检查下肢神经及血管情况也是非常重要的。血管检查包括触诊肢体远端动脉搏动，这是临床血管损伤最明显的指标。腘动脉损伤在膝关节脱位患者中的发病率为 5%~15%，严重者可能导致截肢。文献建议行“选择性动脉造影”作为下肢血管检查的方法来获得血管影像学资料。如果血管检查正常，患者仍应进行一系列临床检查以观察其病情变化。如果血管情况不稳定，则需讨论行血管手术及其他检查。临床一旦怀疑患者的血管状况，就应行磁共振血管成像（MRA）或经典的对比血管造影。一般情况下 MRA 检查就足够了，尤其适用于在紧急情况下病情稳定能完成 MRA 检查的患者。此外，还可行动脉造影。如果血管影像学提示内膜撕裂，则需一名血管科医生评估患者状况。无血流限制的内膜撕裂的临时处置方法包括观察和后续系统的血管检查。此外临床上不明确的病例可行踝—臂指数等其他体格检查来明确，尽管这在绝大部分情况下并不是必需的。

同样需行详细的神经检查并记录。由于腓骨头处牵拉导致的腓总神经损伤的发病率高达 20%，并且是长期功能障碍的重要原因。行手术重建前准确记录神经损伤情况是非常重要的。如果发现神经牵拉伤，在行膝关节韧带重建的同时行腓总神经松解术对患者是有益的。相对少见的情况是胫神经损伤，同样，术前也应详细记录神经的状况。

影像学评估

所有膝关节周围损伤的患者，都应行膝关节前后位（AP）及侧位片检查。对这些资料必须仔细阅读，它们往往能够提示一些潜在的膝关节韧带损伤证据，如骨片、撕裂、内外侧间室不对称、潜在半脱位或边缘骨折。如果体格检查发现韧带原因的不稳定，只要患者病情稳定，即应行 MRI 检查作为体格检查的补充。MRI 能够发现损伤的病理解剖学特点、位置及模式，很好地评价半月板的情况，并且确定膝关节周围神经血管束的准确位置。

手术时机

膝关节脱位患者的手术时机目前仍有争议。开放性脱位的病例，需要紧急复位、冲洗、清创并且放置跨关节外固定架。同样，不可复位的膝关节脱位患者也应在手术室准备妥当时尽快转运至手术室。但如果患者是闭合损伤并且没有血管受损的危险，准确的韧带修复时间是有争议的。与其他损伤相同，软组织覆盖的状况是决定手术最佳时机的关键。个人建议在伤后 1 周内固定关节周围骨折，并在伤后第 3 周或第 4 周行韧带重建手术。绝大部分患者在行重建手术前先行简单的膝关节固定。但对于开放性损伤及膝关节严重不稳定的患者，应在重建手术前行 3~4 周的跨关节外固定。

手术策略

膝关节脱位韧带重建手术极为复杂，需要详细的术前计划以获得最佳手术效果。术前必须明确哪些结构撕裂，以确保合适的器械及异体移植物准备好，这是十分重要的。在手术开始前，行麻醉下检查以确定体格检查的结果并与 MRI 发现相验证。手术重建的顺序同样重要，特别对于一些术后使用铰链式外固定器辅助手术治疗的病例。

笔者个人的手术策略包括手术开始行诊断性关节镜检查并记录韧带损伤情况，评估膝关节半月板及关节软骨损伤。明确这些损伤之后，清理撕裂韧带残余切迹，若 PCL 断裂则予以重建。修复 PCL 后，铰链式外固定器的标记线（若需要）和股骨钉需在进一步重建手术前安置完毕。接着，重建 PMC 和 PLC。建立所有隧道，安放异体移植肌腱等必须在收紧 PMC 或 PLC 之前完成。通常，最先收紧的是 PCL，然后是内外侧角。如果使用铰链式外固定器，关闭皮肤切口后将其固定于股骨钉上，最后，3 枚胫骨钉钻孔并安置。绝大部分病例中，笔者倾向将 ACL 的重建延后到 6 周或更久。这样可以将早期康复的注意力集中于 PCL，缩短冗长的恢复期。此外，如果在重建 ACL 时患者膝关节活动有障碍，这样会增加术者改善患者膝关节活动的机会。

在本章稍后提到的手术技术也是笔者十分喜爱的手术操作。近乎所有病例均采用了 PCL 双束重建。如果患者股骨大小足够，伤后 6 周笔者会行双束 ACL 重建。目前并没有确切临床依据证明双束重建要优于单束重建，但都能获得准确的解剖重建和附加的旋转稳定性。相比于单纯交叉韧带损伤，这在 PCL 损伤合并内外侧角损伤的病例中更为重要。但是复杂膝关节韧带损伤病例，双束联合重建 ACL 和 PCL 时打入隧道所需骨量较高，隧道的位置必须十分精确。笔者通常用导向器打隧道，“徒手技术”往往并不可靠。

另外有争议的是如果有足量的组织，是否首先要修复 PMC 和 PLC。近期研究发现，韧带重建要优先于 PMC 和 PLC 撕裂的修复，所以笔者通常先重建韧带；但如果患者有足够合适的组织条件，可以手术修复后行悬吊带技术进行重建。完成一例复杂膝关节多发韧带损伤手术大概需要 4 小时，而且这种手术的学习曲线很长。

手 术

麻 醉

全身麻醉、脊神经麻醉及局部麻醉均能运用于膝关节脱位重建手术。手术本身时间长，疼痛严重，强烈建议行硬膜外置管或股神经麻醉以减轻术后疼痛。由于手术时间通常需要 3~4 小时，导尿也是需要的。此外，动脉导管、中心静脉测压（CVP）或 Swan-Ganz 导管，视患者年龄、身体条件及合并损伤决定是否安放。一般给予患者 1~2 g 一代头孢类抗生素；如果手术时间超过 4 小时，追加 1 g。

后交叉韧带解剖重建

PCL 是膝关节最重要的结构，在绝大部分情况下韧带重建必须首先收紧 PCL。但之前 PCL 重建的结果一直很令人失望，许多患者术后都有轻度到中度的后方松弛。重建不满意的原因可能有两点。首先是 PCL 依功能分为两束，前外侧束（AL）和后内侧束（PM），它们分别是以其在膝关节伸直时相对于胫骨及股骨的位置命名的。屈膝 70°~80° 时前外侧束紧张，而屈膝约 15° 时后内侧束紧张。完全重建才能保证膝关节在完整活动范围内的稳定性。PCL 重建术后膝关节不稳定的第二个原因是使用经胫骨重建技术时，移植物必须绕至膝关节后方从而形成一个锐角。这个锐角又被称为“致死角”，可能与移植物松弛或失败相关。在具体描述解剖重建 PCL 之前笔者愿意强调这些点，目的是为了获得稳定的重建效果。

患者仰卧位于手术床上。麻醉下查体明确诊断后，建立标准的关节镜通路，检查膝关节。手术的关节镜部分结束时将患肢从手术台一侧垂下，或必要时使用外侧标识。仔细检查双侧的半月板及内、外侧股骨髁以明确关节软骨损伤。由于许多这类损伤是由于膝关节在屈曲时受到汽车仪表盘撞击产生的，股骨髁很容易发生关节软骨损伤。完成这些评估，明确关节软骨及半月板情况后，就可以开始处理 PCL。清理撕裂的 PCL 韧带残余部分，并在原始足迹处做标记。

股骨隧道通过导向器从外侧打到内侧股骨髁。“从外到内”技术的优势在于避免了患者股骨解剖带来的限制和“致死角”的产生，精确定位隧道。首先打通前外侧隧道，入点在关节软骨后方，切迹上方 8 ~10 mm。用导向器在皮肤上做标记后，在股骨内侧髁上方做一小切口，将导针打到韧带切迹处。确认切迹位置后以同样的方式打入后内侧隧道导针。后内侧隧道应位于前外侧隧道的下方，两隧道之间至少留有 4~5 mm 的骨桥。隧道的直径由移植物大小决定，但一般前外侧隧道直径 8 mm 或 9 mm，后内侧隧道直径 6 mm 或 7 mm。两条隧道钻好后都应与移植物的肌腱直径相匹配（图 26.1）。如果使用阻挡钉固定移植物，必要时应攻丝。然后将关节镜移出。

PCL 解剖重建采用未受辐照的异体跟腱移植物。跟腱预处理劈开分为较大的前外侧束（约 60%）和较小的后内侧束。在每一臂的根部牢固缝合固定，使移植物送进膝关节及相应隧道时不致滑脱。移植物上的骨块用摆锯进行切割，长度为 15~20 mm，宽度为 10~15 mm，厚度至少为 10 mm（图 26.2）。骨块留有至少 10 mm

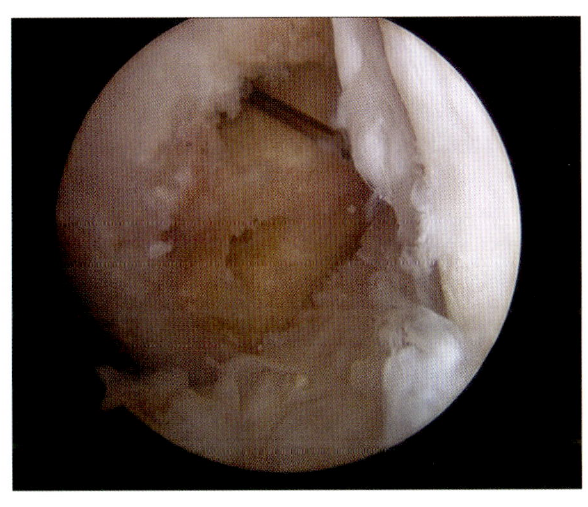

图 26.1　隧道的直径由移植物大小决定，但一般前外侧隧道直径 8 mm 或 9 mm，后内侧隧道直径 6 mm 或 7 mm。两条隧道钻好后都应与移植物的肌腱直径相匹配

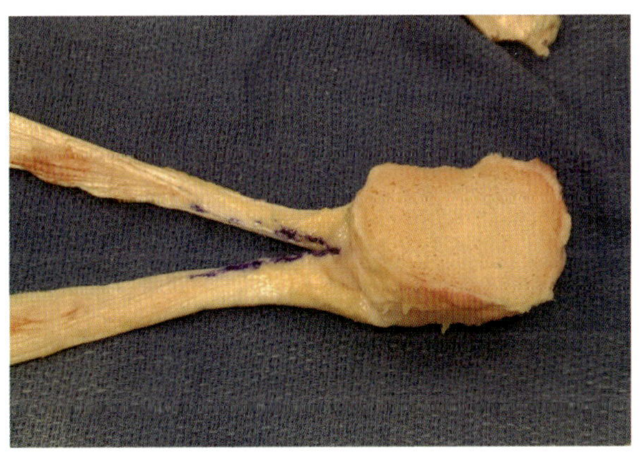

图 26.2　PCL 解剖重建采用未受辐照的异体跟腱移植物。跟腱预处理劈开分为较大的前外侧束（约 60%）和较小的后内侧束。在每一臂的根部牢固缝合固定，使移植物送进膝关节及相应隧道时不致滑脱

厚度是非常重要的，如果骨块厚度过薄，在拧钉上紧的过程中可能出现骨块碎裂的情况。骨块的形状切割完毕后，在骨块上沿着后内侧到前外侧稍倾斜打出一个 4.5 mm 的孔备用。

现将患者双膝摆成4字形，建立后内侧入路。皮肤切口与后内侧角重建的切口相一致。仔细分离至胫骨的后内侧缘。切口应下及鹅足的止点，向近端显露约 10 cm。一旦显露胫骨的后内侧缘，用 Cobb 拉钩紧贴住胫骨后方，将胫骨表面腘肌完全抬起。然后使用 Hohmann 拉钩钩住胫骨后方结构，使腘肌及神经血管束远离胫骨后方。操作中可以旋转患足从而使胫骨后方对着术者，改善胫骨后方的暴露。

用半英寸的弯骨凿在胫骨后方开一小槽（图 26.3）。骨槽的深度不应超过 10 mm，避免移植物埋入过深产生锐角。骨槽的上臂应在关节面下方 5~10 mm。骨槽的容积应能够恰好容下移植物的骨块。一旦骨槽处理好，将骨块置入骨槽，使肌腱处于骨槽的近端。用一枚 4.5 mm 空心螺钉和垫片将骨块固定于骨槽内（图 26.4）。因为骨块与骨槽的形状相吻合，单枚螺钉固定的力量已足够。将固定螺钉上紧之后，用弯钳将移植肌腱顺入骨块上的后方关节囊。在许多急性损伤病例中，由于关节囊已经由于创伤而破坏，这步并不是必需的。

重新置入膝关节镜，清除积累的瘀血。将一 Hewson 推结器从前方插入膝关节，并从破坏的后方关节囊穿出，经后内侧切口出皮肤。后内侧束的缝线打结后拉进关节内，将一关节镜抓钳置入后内侧隧道。用抓钳抓住线结后将其拉进后内侧隧道。一旦完成这些，对前外侧束重复这些操作。一定要确保前外侧束的位置处于后内侧束的外侧。等移植肌腱都被置入它们相对应的隧道，就可以开始固定移植物（图 26.5）。

将膝关节屈曲 15°，收紧后内侧束时在股

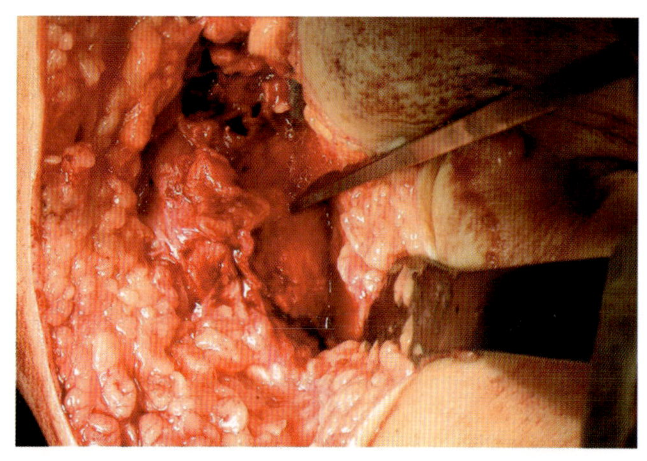

图 26.3 用半英寸的弯骨凿在胫骨后方开一小槽

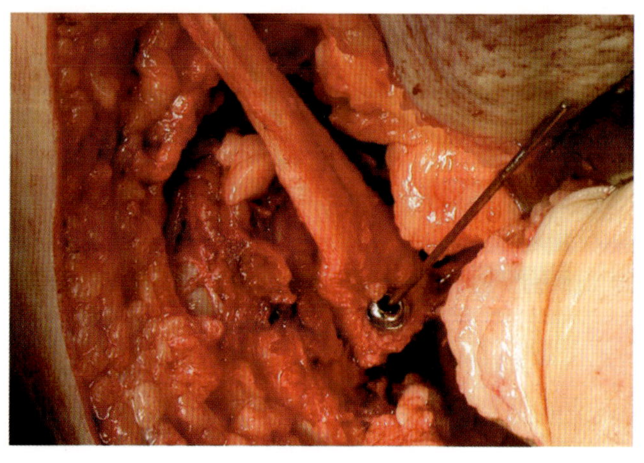

图 26.4 用一枚 4.5 mm 空心螺钉和垫片将骨块固定于骨槽内

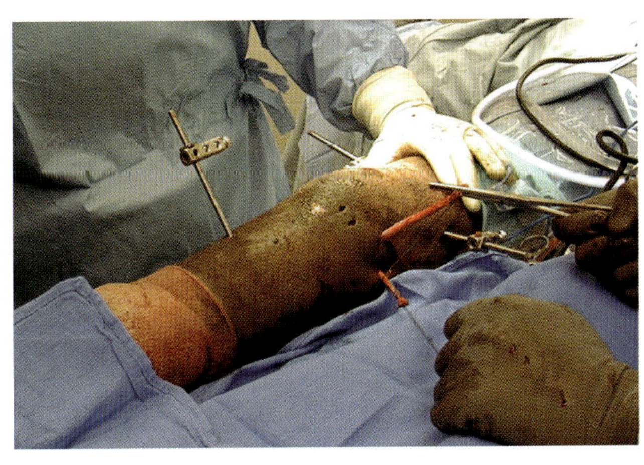

图 26.5　等移植肌腱都被拉至相应隧道内，即可开始固定操作

骨内侧髁从外向内打入阻挡钉。然后将膝关节屈曲 70° ~80°，此时前外侧束紧张。在股骨内侧髁打入阻挡钉，固定移植物。

后内侧角重建

明确患者具体是内侧副韧带撕裂还是后内侧角损伤是十分重要的。患者如果发生后内侧角损伤，除了内侧副韧带损伤之外，还有后斜韧带（POL）的损伤。而患者无论发生那种损伤，在膝关节屈曲 30° 的外翻试验均显示不稳定。区分这两种损伤的关键体格检查是在患侧足的不同位置检查前抽屉试验。首先在足中立位检查前抽屉试验，然后将患侧足外翻 10°~15° ，再行前抽屉试验。如果胫骨平台相对于股骨髁的外翻在足外旋时比中立时变化很大，检查为阳性，患者可能存在 PMC 撕裂。通常单纯 MCL 损伤的患者采用支具保守治疗即能获得愈合，而 PMC 撕裂的患者需要手术修复才能保证膝关节的稳定性。

PMC 重建所需的移植物既可取自半腱肌，也可以是同种异体组织。下面将要描述的是笔者比较偏好的同种异体重建技术。取 MCL 稍后直切口暴露，上至股骨髁，下至鹅足肌腱止点（图 26.6）。X 线透视明确股骨髁上的等长点。这要求 X 线透视能获得膝关节及股骨远端半截良好的侧位片。沿股骨后侧皮质的前方做一条线，与 Blumensaat 线相交那点即为等长点（图 26.7）。在股骨远端等长点打入生物肌腱固定钉（Arthrex， Naples， FL）的导针（图 26.8）。确保异体重建获得良好的效果有两种选择：一是使用胫前肌移植物，并将其劈为两半，分别 5~6 mm 宽；或是选用两股半腱肌肌腱移植物。不管使用何种移植物，所有的移植肌腱在准备时末端都应编织锁定。移植物也都应连接生物固定螺钉，并且测量其直径。

在等长点打入导针点，套上空心钻，为生物固定螺钉打出固定孔。通常这种孔洞直径 8 mm，深 25 mm。然后将生物固定螺钉连同两根肌腱拧入（图 26.9），这样就能获得满意的固定。在鹅足肌腱止点近端用 3.5 mm 钻头打入胫骨，打出的骨洞需经过双侧皮质并用测深尺测量。将合适长度（约 50 mm）的 4.5 mm 螺钉和配套垫圈打入胫骨。移植物两束中一束从股骨骨槽顺至胫骨螺钉处，用于重建表浅 MCL；另外一束则置于后方（图 26.10A）半膜肌下（图 26.10B），然后再固定于胫骨螺钉及垫圈上。这样就形成了后方悬吊结构，重建了 POL。这两束移植物在螺钉上反向缠绕（图 26.11）并在患膝摆成 4 字形屈膝 40° 时收紧。螺钉和垫圈拧至胫骨表面，固定移植物并获得足够的张力（图 26.12）。将膝关节至少弯曲 90° 以检查膝关节稳定及移植物张力情况。然后关闭软组织层及伤口，无菌纱布包扎。术后患膝关节固定于伸直位，允许即刻开始负重，并且第二天开始轻柔的关节活动度练习。这个活动范围控制在 0° ~30° ，6 周之后扩大范围。

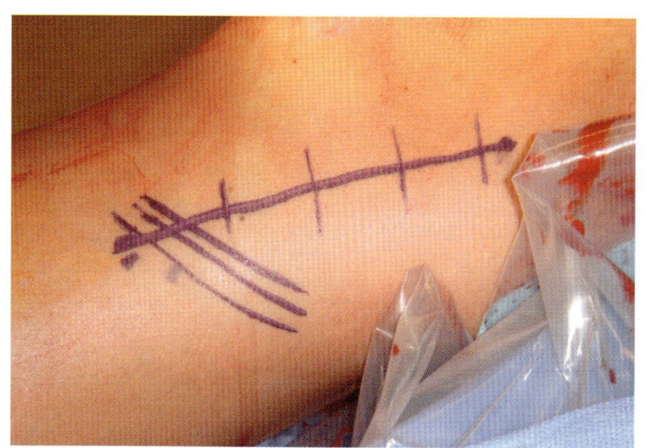

图 26.6 取 MCL 稍后直切口显露，上至股骨髁，下至鹅足肌腱止点

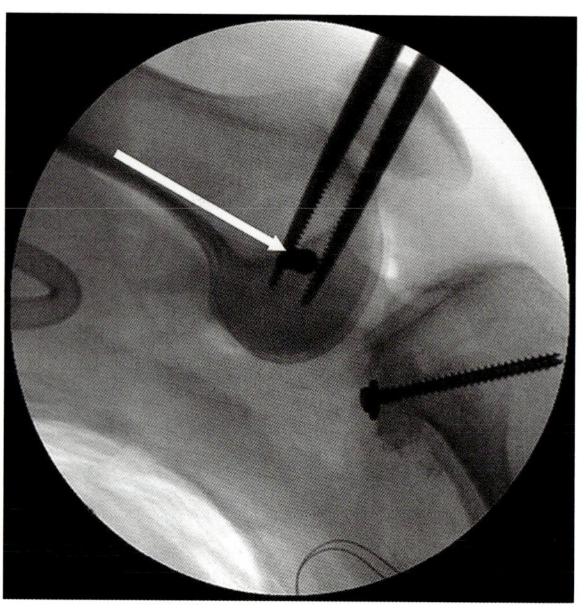

图 26.7 X 线透视明确股骨髁上的等长点。沿股骨后侧皮质的前方做一条线，与 Blumensaat 线相交那点即为等长点

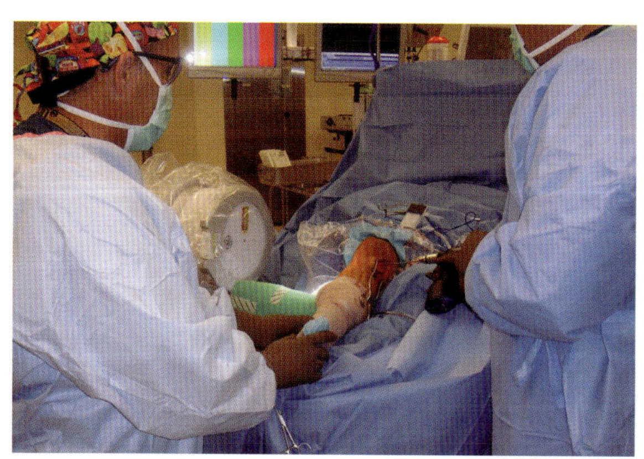

图 26.8 在股骨远端等长点打入生物肌腱固定钉的导针

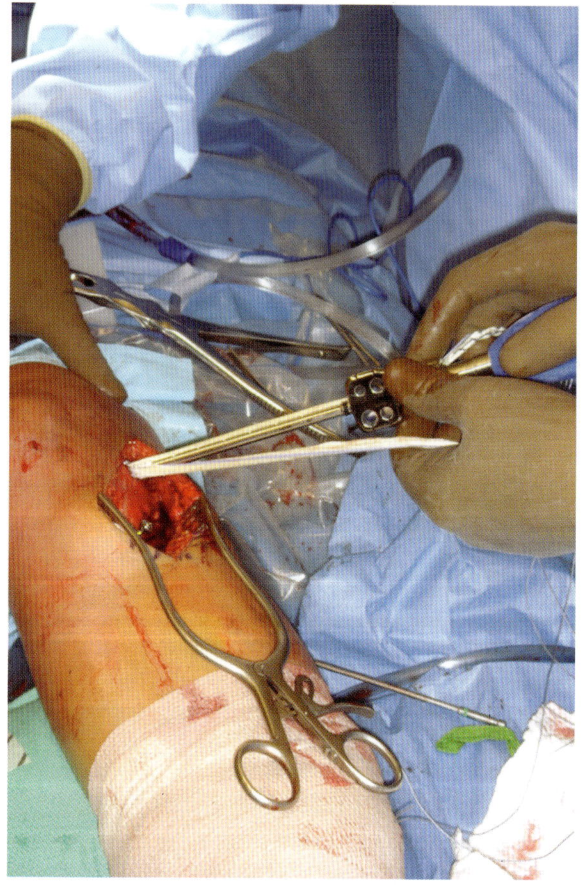

图 26.9 将生物固定螺钉连同两根肌腱拧入

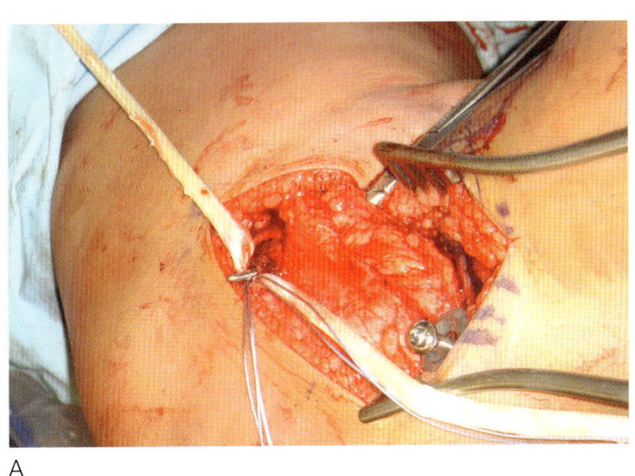
A

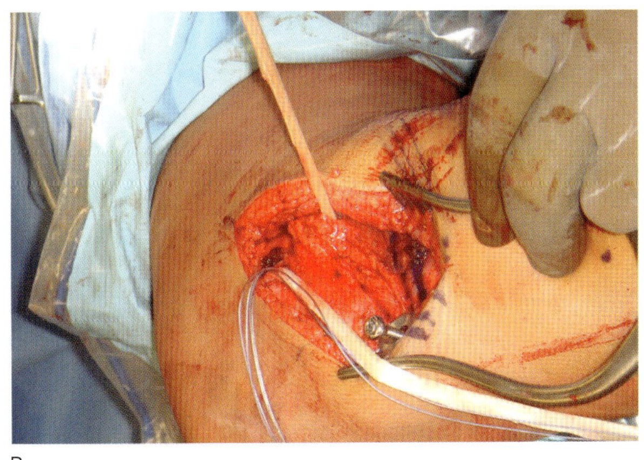
B

图 26.10　另外一束则置于后方（A）半膜肌下（B），然后再固定于胫骨螺钉及垫圈上

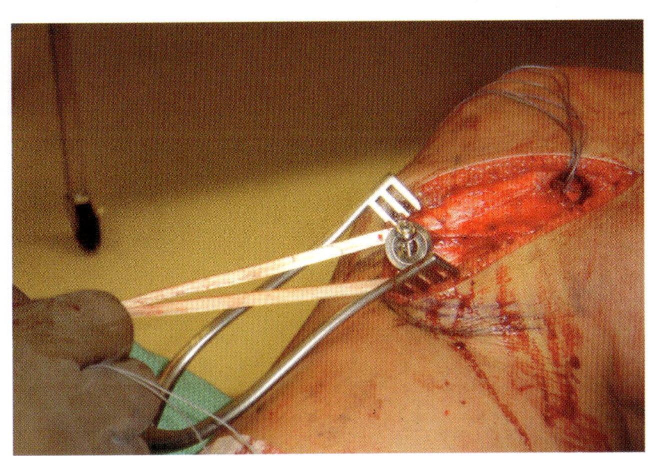

图 26.11　两束移植物在螺钉上反向缠绕

铰链式膝关节外固定

膝关节脱位会造成广泛的关节不稳定。一些膝关节脱位存在广泛的关节囊破坏导致内在不稳定，而其他复位后相对稳定。跨关节外固定用于某些病例要行韧带重建前，通过维持稳定来达到软组织"休息"的目的。铰链式外固定则用于术后维持冠状面及旋转的稳定性，而允许矢状面内活动。笔者建议对于 Schenck Ⅳ型及Ⅴ型膝关节脱位采用铰链式外固定治疗。

安放铰链式外固定（Compass Knee Hinge，Smith & Nephew, Memphis, TN）的操作应在两侧角重建之前进行。首先在等长点打入导针穿过膝关节（图 26.13），确定等长点的方法同行 PMC 重建的方法相同。然后将铰链连接于导针，置入股骨侧螺针。在近端 5/8 环内侧安放单孔 Rancho 管，外侧安放三孔管。两个转盘的孔的位置都应使其在股骨侧沿外固定环最远。在皮肤上做一小切口，用套筒系统顶到股骨上保护软组织，然后用钻头钻孔（图 26.14）。6 mm 斯氏针通过套筒置入股骨，在内外侧获得双皮质固定。等固定针都打入并且连接于 Rancho 管上，就可以将导针从等长点上拔出。将 Rancho 管和股骨固定针留在原位，移除铰链，以行 PMC 和 PLC 的重建。

完成膝关节韧带重建后，关闭伤口。重新将铰链通过两枚股骨固定针连接至 Rancho 管上。一般这时铰链会处于膝关节旋转中心的后方。三枚胫骨固定针在下铰链环远端分别经三孔、四孔和五孔 Rancho 管打入。一枚放置于正前方，一枚距前颗偏内 3~4 个孔，最后一枚约与外侧呈 90° 。胫骨针直径为 5 mm。所有的固

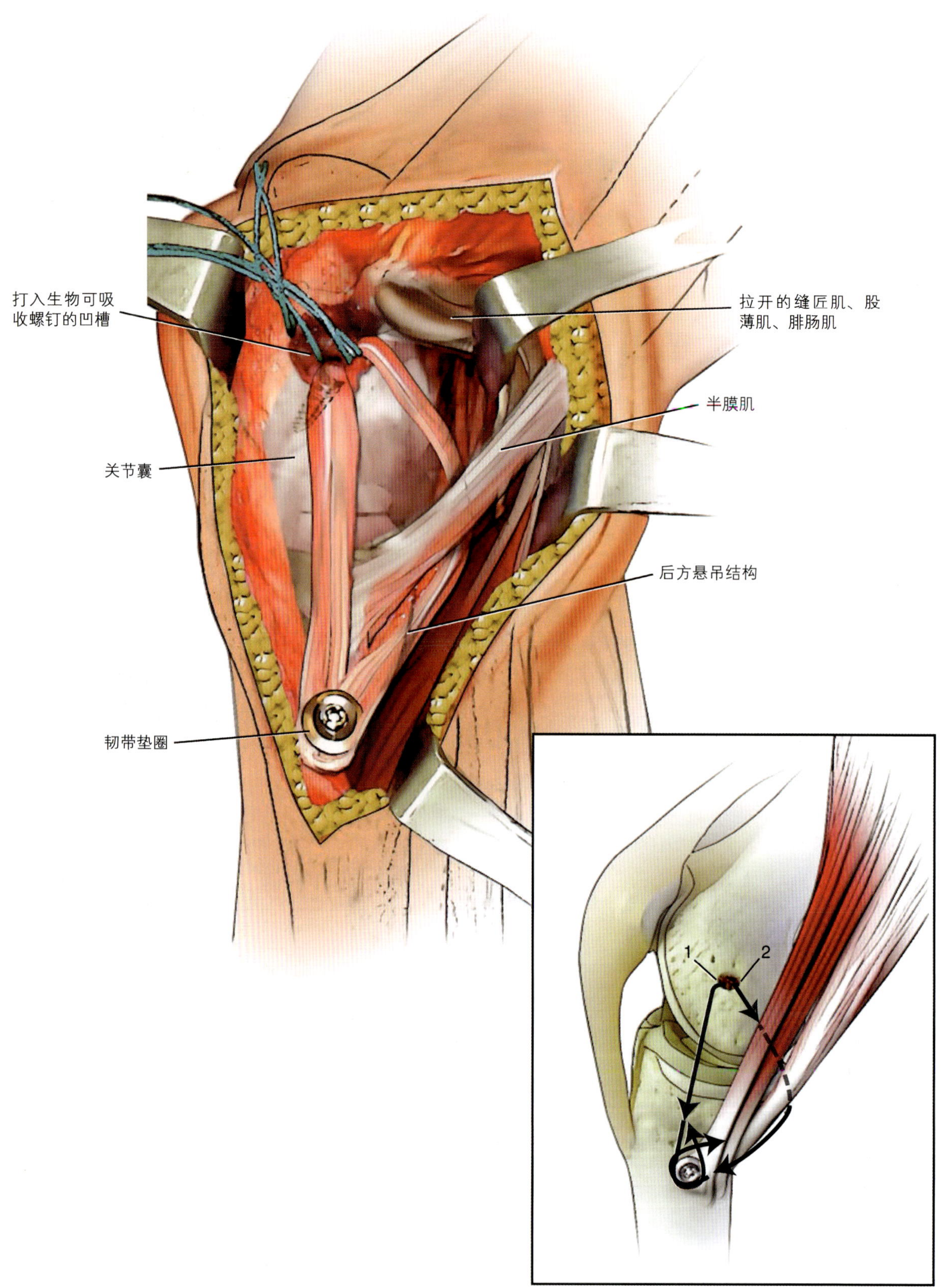

图 26.12 螺钉和垫圈拧至胫骨表面，固定移植物并获得足够的张力

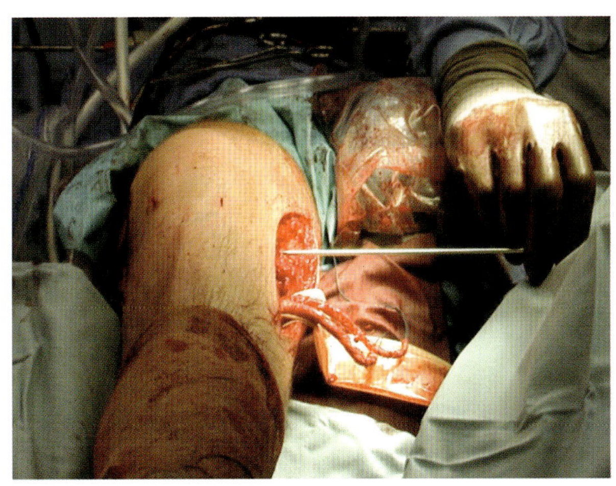

图 26.13　首先在等长点打入导针穿过膝关节

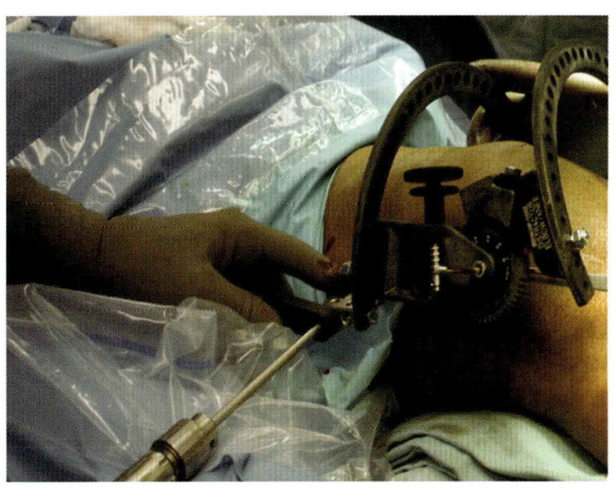

图 26.14　在皮肤上做一小切口，用套筒系统顶到股骨上保护软组织，然后用钻头钻孔

定针都上好并且收紧后，评价膝关节活动情况（图 26.15）。任何固定针眼处发生软组织嵌入，此处就应用手术刀松解。用无菌辅料覆盖针眼，操作完成。

跟腱移植物双束重建 ACL

对于绝大部分患者，前交叉韧带重建应属于二期治疗的内容，在伤后约 6 周进行。准备好未经辐照的跟腱移植物，并且在手术台上预处理。对于体型较大的患者，骨块直径应达到 13 mm，较小的患者则为 12 mm。骨块的前半部分需标记出来，以便移植物通过胫骨隧道时调整方向。移植的肌腱被分为直径 8 mm 或 9 mm 的前内侧束（AM）和 6 mm 或 7 mm 后外侧束（PL）。但如果患者 ACL 足迹面积不够大或移植物较少，就应行单束 ACL 重建。双束末端都行锁边缝合（图 26.16）。笔者使用股骨从外向内导向器，有助于精确定位在两发散的隧道间股骨隧道（图 26.17）。这样就可以在股骨上同胫骨一样使用阻挡固定技术。由于在绝大部分病例中双束解剖重建并不需要行孔口成形，所以笔者很少使用这一技术。将 PL 导针从股骨外上髁打入，穿到关节软骨后方 8 mm，胫骨表面上方 5~6 mm 的凹痕（图 26.18）。沿导针将这

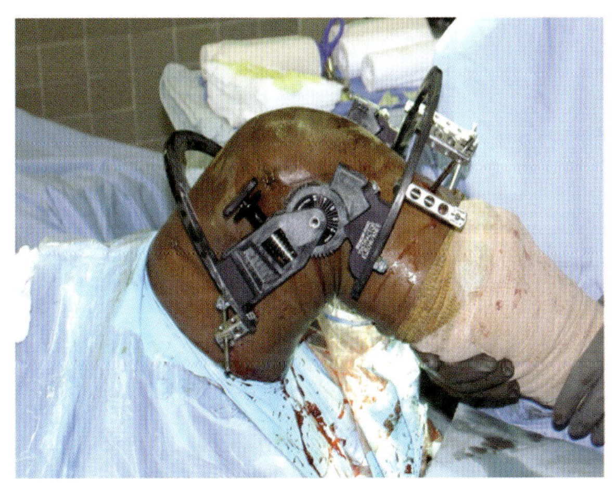

图 26.15　所有的固定针都上好并且收紧后，评价膝关节活动情况

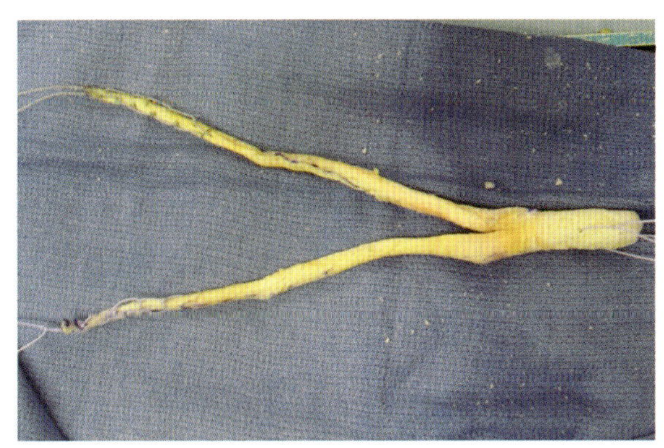

图 26.16　未经辐照的跟腱移植物被分为 8 mm 的前内侧束及 6 mm 的后外侧束。双束末端都行锁边编织

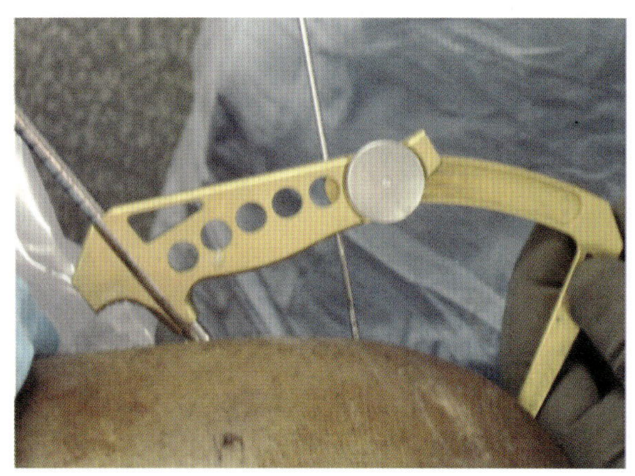

图 26.17 使用股骨从外向内导向器，这有助于精确定位在两发散的隧道间股骨隧道

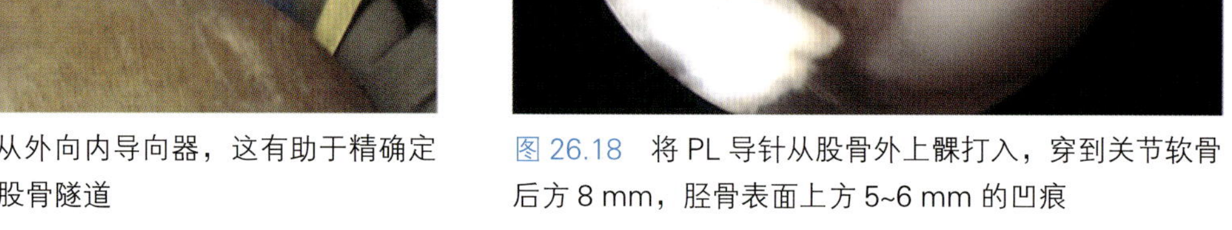

图 26.18 将 PL 导针从股骨外上髁打入，穿到关节软骨后方 8 mm，胫骨表面上方 5~6 mm 的凹痕

个隧道扩到 6~7 mm。而 AM 隧道则位于正确的解剖位置上，在凹痕后方（左膝时为 2~3 点位置，右膝时为 9~10 点位置），后方关节软骨正前方（在膝关节屈曲时膝关节镜所观察到的）。AM 隧道扩到 8~9 mm。隧道需不需要攻丝取决于阻挡固定的选择。

胫骨导针的入针点则位于关节面下方数厘米内侧，出针点位于 ACL 足迹正中，PCL 足迹前方 7~9 mm。考虑到跟腱骨块的大小，这个隧道需要扩到 12~13 mm。保留隧道出口胫骨的骨膜是十分重要的，由于骨块和隧道之间会压得很紧，这样就可以避免移植物脱出隧道。关节镜抓钳可以抓住 PL 束的线结并将其拉进关节内。另外一个关节镜抓钳从外侧股骨髁经 PL 隧道到凹痕处，这样就可以在凹痕处抓住 PL 移植物的线结并将其拉出 PL 隧道，而移植物也被拉进股骨隧道（图 26.19）。这 操作在处理前内侧束时同样通过两把抓钳完成，但要注意用关节镜探针将 AM 调整至 PL 前方。随后将两束分别完全地拉进各自隧道，并将骨块拉进胫骨隧道。骨块的方向控制通过保证之前标记的骨块前方位于前方来完成。一般这种固定已经足够紧了，但另外将骨块打进胫骨隧道夯实也并不是不常见。骨块会留出很长，超出隧道外，将其夯实，与胫骨表面平齐。之后处理隧道口并打入 10 mm 阻挡钉，以固定骨块。这颗阻挡钉通常能在胫骨获得非常坚强的固定。

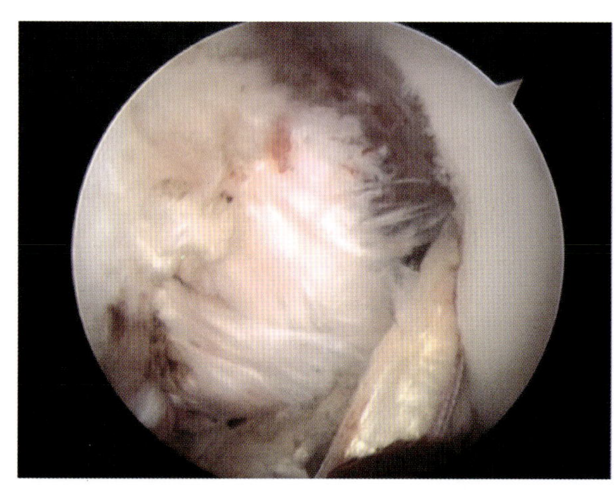

图 26.19 在凹痕处用抓钳抓住 PL 移植物的线结，将其拉出 PL 隧道，这样便将移植肌腱拉进股骨隧道

在一位助手从两束韧带相应隧道外分别予以张力下，将膝关节屈伸 20 次。确保移植物已经在隧道中足够紧张并预张韧带。

后外侧束的紧张则通过将一根导针放入 PL 隧道后将膝关节改为 5°~10° 屈曲。从外向内打入一颗 7 mm 或 8 mm 的生物可吸收螺钉。然后将膝关节屈曲到 40°，打入 8 mm 或 9 mm 的生物可吸收螺钉（图 26.20）。关闭伤口，敷料覆盖手术区域。

术中挑战

完成一例膝关节脱位重建手术需要克服许多技术难题。上面提到，术中会有很多隧道穿

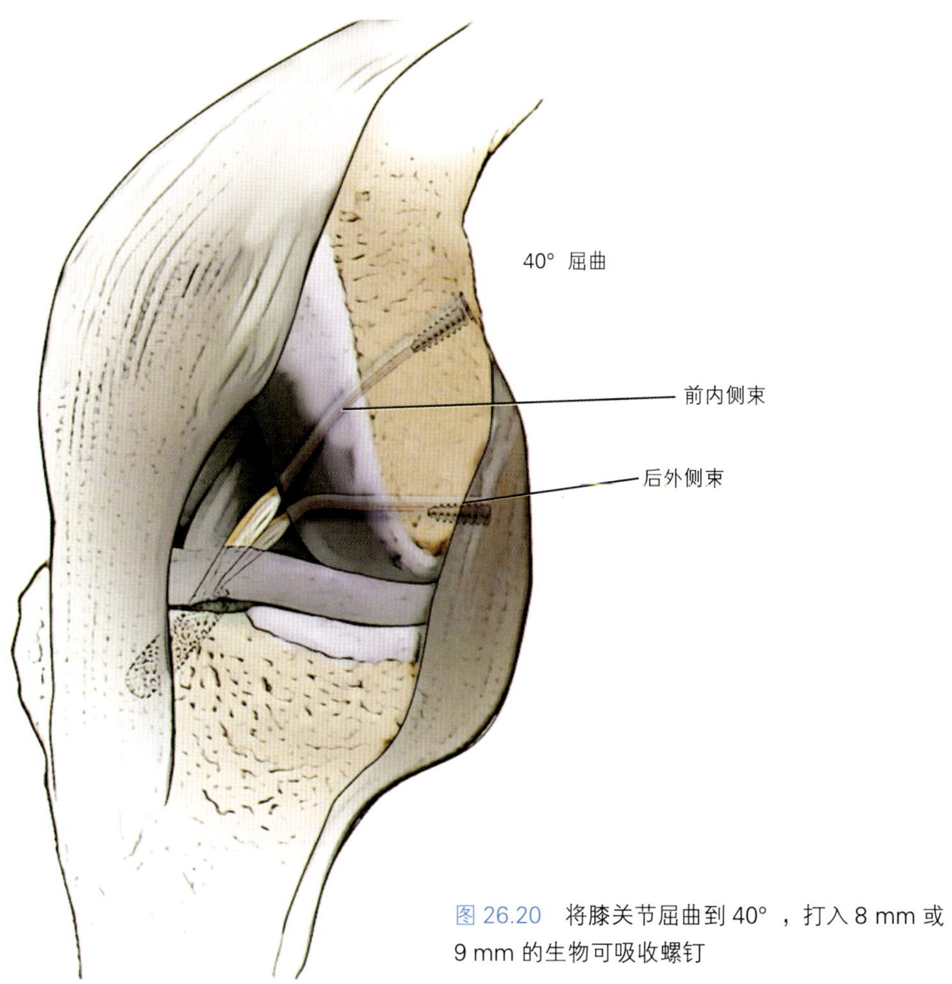

图 26.20 将膝关节屈曲到 40°，打入 8 mm 或 9 mm 的生物可吸收螺钉

过股骨，需要极为小心地避开隧道交叉，并避免损伤移植物。使用自外侧插入的导针及小心确定 PMC 及 PLC 位置可以避免此类风险。在所有隧道都打好后再对肌腱移植物进行预张也同样重要。另外一个难点是紧张韧带并“平衡”膝关节。如果 PCL 收得过紧，膝关节不稳时可能会出现前方半脱位。在某些棘手的病例中，特别如肥胖或健壮的患者，笔者采用术中透视确定膝关节正确复位，移植物没有过度收紧。

康 复

对于术后康复计划目前仍存在微小分歧。一些研究者主张术后免负重石膏或夹板固定 4~6 周，以允许移植物及软组织愈合。这样的方法可能能减少伤口并发症，但增加了膝关节僵硬及关节纤维化的风险。

笔者的个人术后康复计划包括术后第一或第二日开始在使用膝关节铰链支具或铰链外固定，膝关节处于锁定伸直位时负重。7~10 天后患者允许在膝关节不锁定的情况下负重。绝大部分患者术后第一天即可开始膝关节活动。支具保护下 0°~30° 活动并逐渐扩大范围，术后 6 周达到屈膝 90° 的目标。由于屈曲挛缩难以治疗，完整的被动伸膝是十分重要且需要维持的。早期膝关节活动有助于减轻膝关节纤维化，并且改善软骨营养，从而可能使那些受到损伤的细胞存活下来。早期康复着重通过等长和有限活动练习来恢复活动及股四头肌力量。如果患者术后 6 周不能达到屈膝 90°，则需要在麻醉下行手法松解并关节镜清理粘连。笔者通常采用硬膜外置管减轻术后疼痛，患者术后则患膝置于持续被动活动器（CPM）上。使用 CPM 反复屈膝，使患膝达到手术室中术后即刻屈膝范围。患者在接受手术重建之前必须知晓这一并发症的发生率高达 20%，并且有可能为发展为长期活动障碍。

结 果

手术能够显著恢复膝关节脱位后的生物力学，从而改善膝关节功能。PLC 重建中应注意腘肌、腘腓韧带和腓侧副韧带，这些结构非常重要。近 90% 的患者解剖重建这三个结构，获得了良好的治疗结果。但据报道，单独行这些修复有 35%~40% 的失败率。同样，PMC 重建中必须重建 MCL 和 POL。PMC 解剖重建的效果极好，早期失败率为 20%，而 2 年随访失败率仅有 4%。最后，采用本章节所描述技术行 PCL 解剖重建的结果也是很好的。短期失败率为 3%~4%。近 5 年的长期随访结果提示失败率仅为 7%。

并发症

活 动

膝关节脱位患者术后出现膝关节纤维化，导致关节活动范围受损，仍是最主要的问题。25%~30% 的患者术后出现膝关节僵硬，需要进一步手术修复治疗。

稳定性

完整回顾之前发表的近 20 年文献，发现超过 40% 的患者术后出现不稳定。许多不稳定的病例都是四韧带膝关节重建，其中三条修复坚强而有一条韧带在早期康复时出现松弛。松弛结构的翻修手术能够使膝关节功能恢复良好。随着解剖重建技术的广泛应用，膝关节稳定性得到了一定改善。事实上，如果一位活动要求低的患者术后出现单侧膝关节 1 条或 2 条韧带松弛，并不影响其日常生活。笔者对于这种患者通常采用支具治疗。只有有临床症状的不稳定才需要手术治疗。

神经血管损伤

文献中报道的膝关节脱位后出现腘动脉损伤的发病率从 5%~40% 不等。同时期的研究提示发病率为 5%~15%。约 20% 的患者伤后出现腓总神经损伤的表现，但对于如何治疗这些患者目前尚未有明确定论。笔者建议在行 PLC 重建时行神经松解，以确保没有瘢痕组织影响神经功能康复。同时患者还需接受足踝畸形矫正。神经功能恢复结果不可预期，许多患者都留有无力或活动障碍。

伤口并发症

膝关节脱位是一种高能量损伤，往往会对皮肤及软组织覆盖造成挤压。使用单独的内外侧切口减少剥离是十分重要的。此外，小心处理软组织和逐层闭合伤口也同样重要。尽管我们做了种种努力，浅层或深层感染以及伤口不愈合还是很常见的。这种风险在进行早期活动康复时会更高。由于膝关节脱位患者术后不可控因素太多，伤口并发症发病率的准确数据无法获得。但统计得出伤口并发症发生概率为 5%~15%。笔者倾向对于不确定的切口或伤口不愈合行清创术。如果行手术清创，应合并使用静脉抗生素。

推荐阅读

Almekinders LC, Logan TC. Results following treatment of traumatic dislocations of the knee joint. *Clin Orthop Relat Res* 1992;284:203–207.

Fanelli GC, Harris JD. Surgical treatment of acute medial collateral ligament and posteromedial corner injuries of the knee. *Sports Med Arthrosc Rev* 2006;14:78–83.

Fanelli GC, Stannard JP, Stuart MJ, et al. Management of complex knee ligament injuries. *J Bone Joint Surg Am* 2010;92(12):2235–2246.

Levy BA, Fanelli GC, Whelan DB, et al. Controversies in the treatment of knee dislocations and multiligament reconstruction. *J Am Acad Orthop*

Surg 2009;17(4):197–206.

Montgomery TJ, Savoie FH, White JL, et al. Orthopedic management of knee dislocations. Comparison of surgical reconstruction and immobilization. *Am J Knee Surg* 1995;8(3):97–103.

Sisto DJ, Warren RF. Complete knee dislocation. A follow-up study of operative treatment. *Clin Orthop Relat Res* 1985;198:94–101.

Stannard JP. Medial and posteromedial instability of the knee: evaluation, treatment, and results. *Sports Med Arthrosc* 2010;18(4):263–268.

Stannard JP. Anatomic posterior cruciate ligament reconstruction with allograft. *J Knee Surg* 2010;23(2):81–87.

Stannard JP, Sheils TM, Lopez-Ben RR, et al. Vascular injuries in knee dislocations following blunt trauma: evaluating the role of physical examination to determining the need for arteriography. *J Bone Joint Surg Am* 2004;86:910–915.

Stannard JP, McKean RM. Anatomic PCL reconstruction: the double bundle inlay technique. *Oper Tech Sports Med* 2009;17(3):148–155.

Twaddle BC, Bidwell TA, Chapman JR. Knee dislocations: where are the lesions? A prospective evaluation of surgical findings in 63 cases. *J Orthop Trauma* 2003;17:198–202.

Yeh WL, Tu YK, Su JY, et al. Knee dislocation: treatment of high-velocity knee dislocation. *J Trauma* 1999;46(4):693–701.

第 27 章　胫骨平台骨折：切开复位内固定

作者　J. Tracy Watson
译者　徐　雷　徐春归　王艳华
校对　党　育

引　言

胫骨平台骨折涉及人体的重要的负重关节，损伤形式很多，简单的如移位较小的关节内骨折，复杂骨折如严重的关节嵌压、向胫骨干延伸的骨折以及软组织损伤。为了保留正常的膝关节功能，治疗的目标是保留协调的关节功能和正常的力学轴线，建立稳定的关节，保留膝关节的运动功能。这对于高能量粉碎性骨折合并下肢肿胀及骨质变化的患者来说较为困难。

在北美，胫骨平台骨折最常使用的分类方法是 AO/OTA 分类及 Schatzker 分类[1]。这两种分类方法是基于骨折的形态的，如髁劈裂、关节面压缩、粉碎性骨折、骨折线向骨干延伸。Schatzker 分类方法将这些损伤分为 6 个不同的亚型，治疗各有不同[2]。而且，把这些损伤分为低能量和高能量的骨折可以预测软组织的损伤程度[3]（图 27.1），这对于手术时机的确认比较重要。

适应证与禁忌证

治疗方案应该考虑到患者因素如年龄、活动水平、有无基础疾病、患者预期，骨折的因素如关节面累及程度、骨折的粉碎性、相关损伤，以及最重要的皮肤软组织情况。

不同医生对于低能量胫骨平台骨折的治疗方法不尽相同，很多研究报道保守治疗和外科手术治疗的满意结果，尤其是老年人[4~6]。低能量胫骨平台骨折没有造成关节不稳或明显力线错位的，可以采取保守治疗。移位较小的骨折（< 2 mm），如果关节变形不大、膝关节稳定，也可以保守治疗。

在过去的 20 年里，对于高能量创伤后复杂的胫骨平台骨折以及软组织损伤，一些新的治疗方法被提出。很多研究发现保持力线稳定以及解剖复位和患者的预后密切相关[3, 5, 6]。对于这些复杂骨折，手术治疗几无争议。移位的胫骨平台骨折保守治疗后如发生骨不连则处理非常棘手，经常需要复杂的矫形手术或关节成形手术[7]。如果发生创伤后关节炎，关节内或关节外截骨术的预后更差（图 27.2）。另一方面，首次手术成功比术后再翻修结果要好，因此术前制订详细的手术计划很重要[7]。

胫骨平台骨折以下情况一般认为需要手术：

1. 膝关节伸直后内翻或外翻不稳超过 5° ~10° （相对于健侧肢体），表明由于关节面压缩或胫骨髁移位导致了力线非常不稳[2, 5, 6]。

2. 纵向上静态或动态的力线偏移或胫骨髁的轴向移位导致承重条件下膝关节过度内翻或外翻。

3. 胫骨内侧平台倾斜、移位或压缩不能接受，需要固定[2, 3, 5, 6]。

胫骨平台骨折急诊手术的绝对适应证包括开放性胫骨平台骨折、骨折伴骨筋膜室综合征以及骨折移位伴血管损伤。手术相对禁忌证包括平台骨折导致轴向关节不稳、大部分有移位的双髁骨折、内侧髁骨折移位以及髁骨折冠状

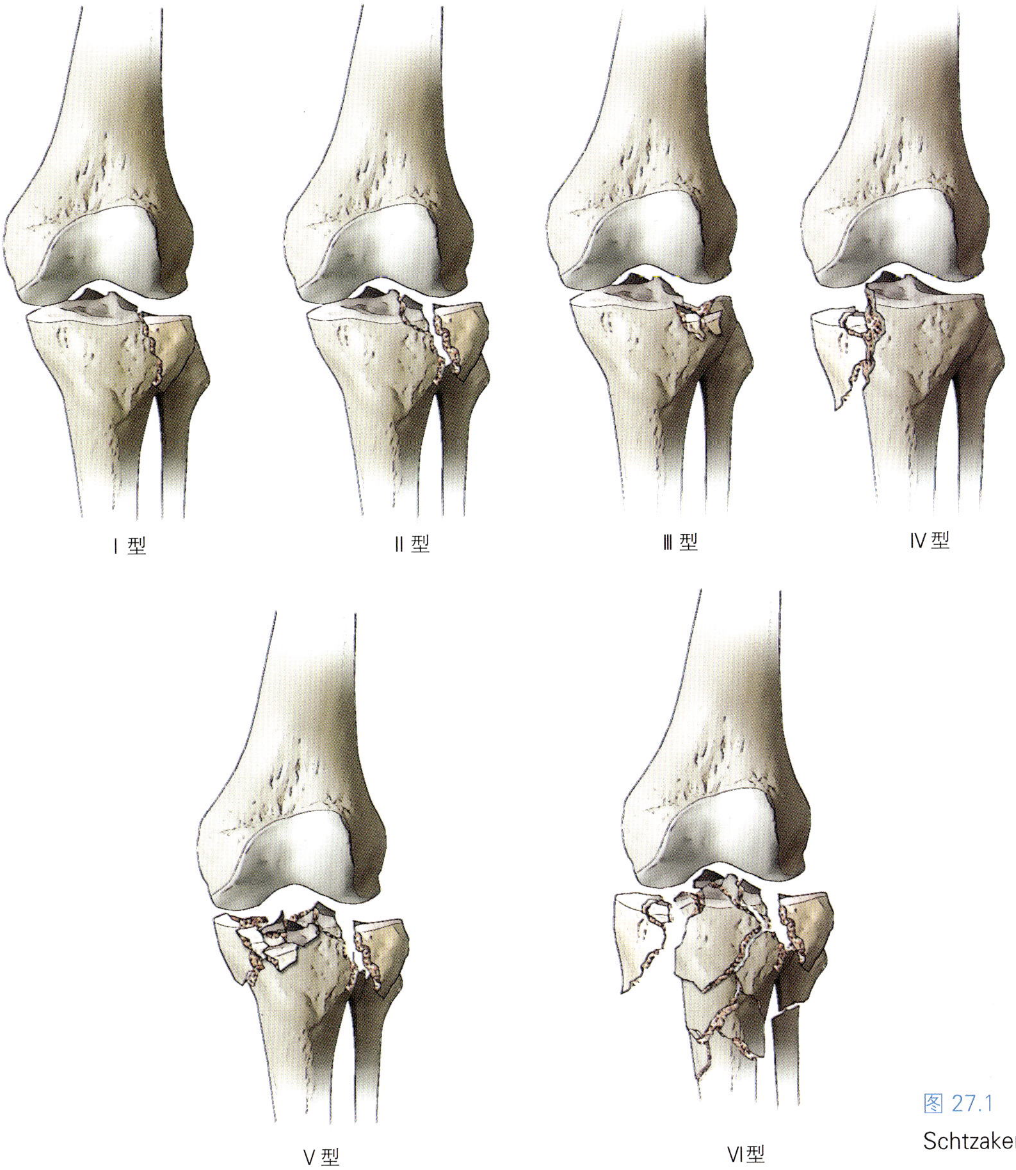

Ⅰ型　　Ⅱ型　　Ⅲ型　　Ⅳ型

Ⅴ型　　Ⅵ型

图 27.1　胫骨平台骨折的 Schtzaker 分型

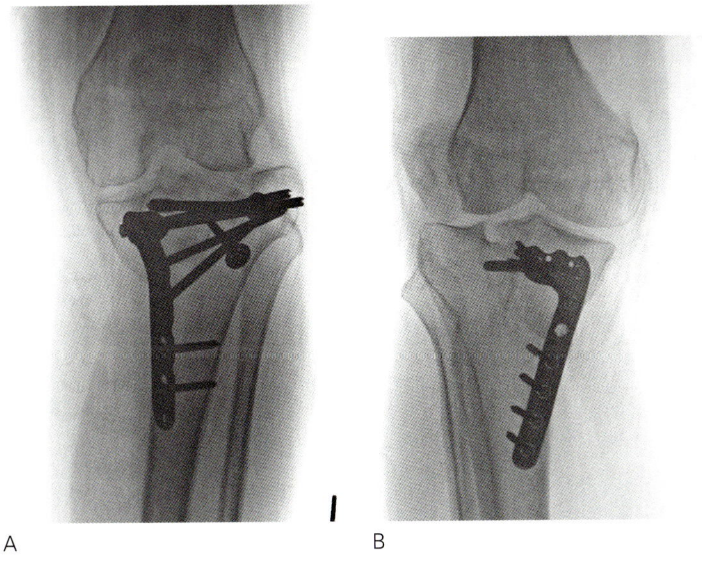

A

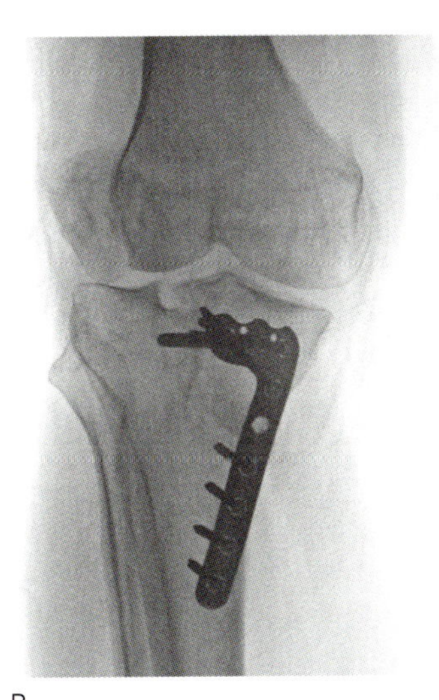

B

图 27.2　A. 后内侧髁骨折复位不良及外侧关节面压缩骨折撬拨失败导致的胫骨近端内翻畸形及外侧平台关节面不平整。B. 内侧髁畸形愈合伴髌骨向外脱位

面向后移位[2, 3, 8]。

胫骨平台骨折急诊内固定手术最常见的禁忌证是皮肤软组织损伤，既可以出现在开放骨折中，也可见于闭合骨折。处理好软组织损伤后再进行确定性骨折手术，手术并发症相对较少（图 27.3）。胫骨平台损伤范围很大，没有一种治疗方法能够保证绝对成功。然而，遵循手术原则可以获得功能稳定的膝关节。

术前计划

病史采集及体格检查

胫骨平台骨折的患者都表现为膝关节疼痛、肿胀，患肢不能承重。传导至膝的力的大小不仅决定了骨折块粉碎的程度以及关节面压缩的程度，而且决定了髁及骨干的移位的程度。因此，确定损伤是由高能量还是低能量外力所导致十分重要。

大部分低能量骨折或是由于在平地上滑倒摔伤，或是由于身体扭动后膝关节受到内翻或外翻应力而导致的，并且多发生于老年患者。患者通常没有合并其他损伤，因此没有即刻去医院就医。随着关节面压缩不断进展，患者由于疼痛和关节不稳而不能承受体重。

高能量骨折是轴向应力联合旋转或成角的力作用在静止膝关节上的最终结果。从高处跌落、机动车交通事故、行人和车辆碰撞以及其他一些直接加附载荷的机制造成高能量骨折以及相关的软组织损伤。同侧髋部或下肢的损伤并不少见，很多患者常合并多系统损伤。

所有胫骨平台骨折的体格检查，特别是高能量平台骨折都应该检查周围动脉脉搏及神经功能是否正常。严密观察腓总神经很重要，因为其损伤造成足部不能主动背屈以及主观感觉异常可能是骨筋膜室综合征的临床征兆。轻柔的膝关节的应力测试以评估其内翻或外翻不稳很重要，特别是低能量骨折，相对于健侧，患侧膝关节完全伸展时超过 5° 的不稳可以考虑进一步的手术治疗。严重的骨折可能并发膝关节的骨折移位，评估十字交叉韧带是治疗的一个参考。

对周围软组织的检查评估要基于客观的准则。表皮擦伤、深层血肿、出血、水疱以及皮肤褶皱的消失都是提示高能量损伤合并内部组织脱套。这些表现部分或全部出现可排除早期内固定治疗方案，因为软组织损伤、皮肤切口明显增加伤口感染和其他并发症的风险。如果存在开放伤口，必须了解其与骨折部位以及膝关节的关系[3, 8~10]。在部分患者，特别是有明

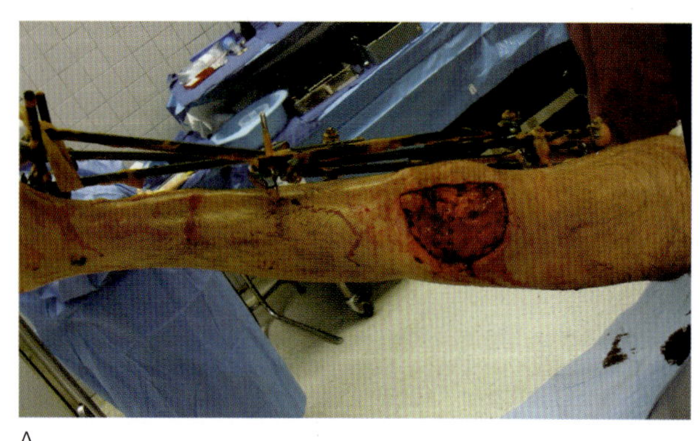
A

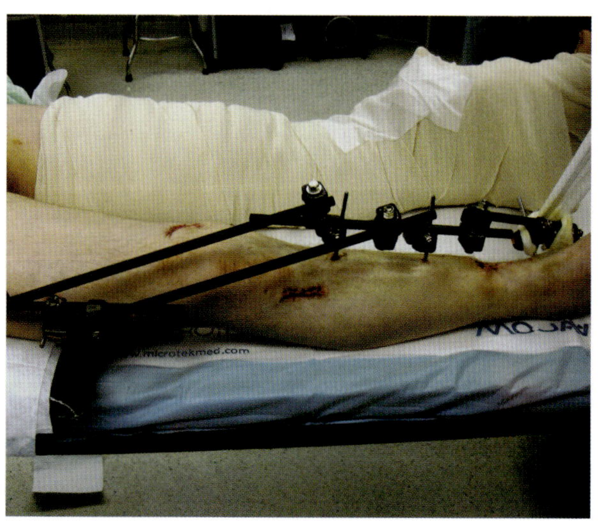

B

图 27.3 A. 跨膝关节外固定架治疗开放性胫骨平台骨折，方便确定性手术前的软组织的护理及肢体长度的维持。B. 闭合性胫骨平台骨折伴有多个伤口使用跨关节外固定架治疗允许软组织康复

显软组织水肿、痛性感觉异常、内侧平台移位、双髁骨折以及平台骨折骨折线向骨干延伸的患者，应检测骨筋膜室的压力。头部创伤、精神状态异常或体检不明确的患者，我们强烈建议检查骨筋膜室的压力。

脉搏消失或减弱的患者，下肢复位及纵向牵引常可以恢复血运。如果脉搏持续消失或减弱，应计算踝—肱指数（ABI）。踝—肱指数是足踝胫后动脉收缩压与肘部肱动脉收缩压的比值，正常情况下应大于 0.9。如果此值小于 0.9，提示有动脉损伤，应请血管外科会诊行血管造影检查。

影像学评估与骨折分型

除了非常小的平台骨折，膝关节正侧位 X 线片通常可以发现胫骨平台骨折。常规影像还应包括内斜位和外斜位片以及胫腓骨的全长片。斜位片常可发现关节压缩的程度以及正侧位不能发现的骨折线。

对于高能量有移位的骨折，牵引位 X 线片有助于理解下肢长度恢复下的骨折移位及形态。拍牵引位摄片患者可能比较痛苦，在紧急情况下需要麻醉。分离影像在使用外固定架最易获得。牵引位片可以指导制定手术方案，根据干骺端骨折块的方向大小以及关节面压缩的深度确定手术切口的位置。

在所有高能量骨折患者（Schatzker Ⅵ、Ⅴ与Ⅵ型）都要进行 CT 扫描。在这类患者中，由于骨折的移位、压缩以及粉碎，普通 X 线片很难对骨折情况进行正确评估。平台骨折导致轴向缩短以及移位时，应在牵引或外固定后行 CT 扫描。CT 扫描可以良好地显示骨折的情况，指导手术方案的制定以及经皮使用接骨板或螺钉的可能性[3, 12]（图 27.4）。

由于移位骨折常伴发软组织损伤，MRI 是评估软组织损伤的有用工具[11, 12]。除了反映骨折以及可能存在的半月板损伤的情况外，MRI 可以发现平台骨折中常出现的侧副韧带或交叉韧带的撕裂[11, 12]（图 27.5）。急诊 MRI 在一些情况下较难获得，特别是多部位损伤以及使用跨关节外固定架的患者。尽管大部分临时外固定架被认为可以做 MRI，但固定钉影像歪曲以及发热阻止了 MRI 在复杂骨折上的应用，特别是使用跨关节框架时。很多影像科室认为 MRI 在使用外固定架的患者也是禁用的，尤其是 ICU 重症患者。

MRI 对于低能量骨折膝关节稳定性可疑，以及关节活动范围减小的患者最为有用。手术与否决定于半月板及韧带结构的完整性，通过 MRI 容易发现。MRI 也可以像 CT 扫描一样了解骨折的范围。我们倾向于对可以行走的低能量 Schatzker Ⅰ、Ⅱ和Ⅲ型骨折的患者行 MRI。CT 扫描更多用于高能量 Schatzker Ⅳ、Ⅴ和Ⅵ型骨折，以及使用跨关节外固定架的患者。很少情况下 CT 和 MRI 都要获得。

CT 血管造影已被用来评估 ABIs 可疑或脉搏消失患者的血管系统的情况。这些检查比传统的血管造影创伤更小，成像更快，对比度更小。然而，CT 血管造影比传统造影图像稍差，但足够准确，可以诊断大部分患者的血管损伤[12]。而且，三维 CT 扫描在诊断准确性上增加另一个维度，可以了解周围软组织的情况[12]。

另外，MR 血管造影没有放射性，造影剂导致的过敏反应或肾脏损伤也少，但对于创伤患者用处不大，尤其是使用跨关节外固定架者。

使用广泛接受的分类系统来对骨折进行分类可以有助于术前计划的制定。Schatzker 分类对于低能量骨折（Ⅰ、Ⅱ和Ⅲ型）分类比较有用。但对于高能量骨折类型，这种分类方法有明显的局限性。Schatzker 分类是在 CT 扫描之前提出的，是基于 X 线片的分类系统（图 27.1）。然而，水平面、矢状面、冠状面 CT 扫描重建提供了对解剖结构以及髁骨折线的范围和方向、关节面压缩粉碎的部位和程度更清晰的认识。二维和三维 CT 扫描证实很多骨折类型不能或错误地根据 AO/OTA 或 Schatzker 分类法进行分类，这些损伤包括后冠状面骨折、关节面及骨折伴关节面压缩或合并这类损伤。

Luo 等[13]对胫骨平台骨折提出了三柱分类方法。这种分类方法澄清了诊断和术前计划，

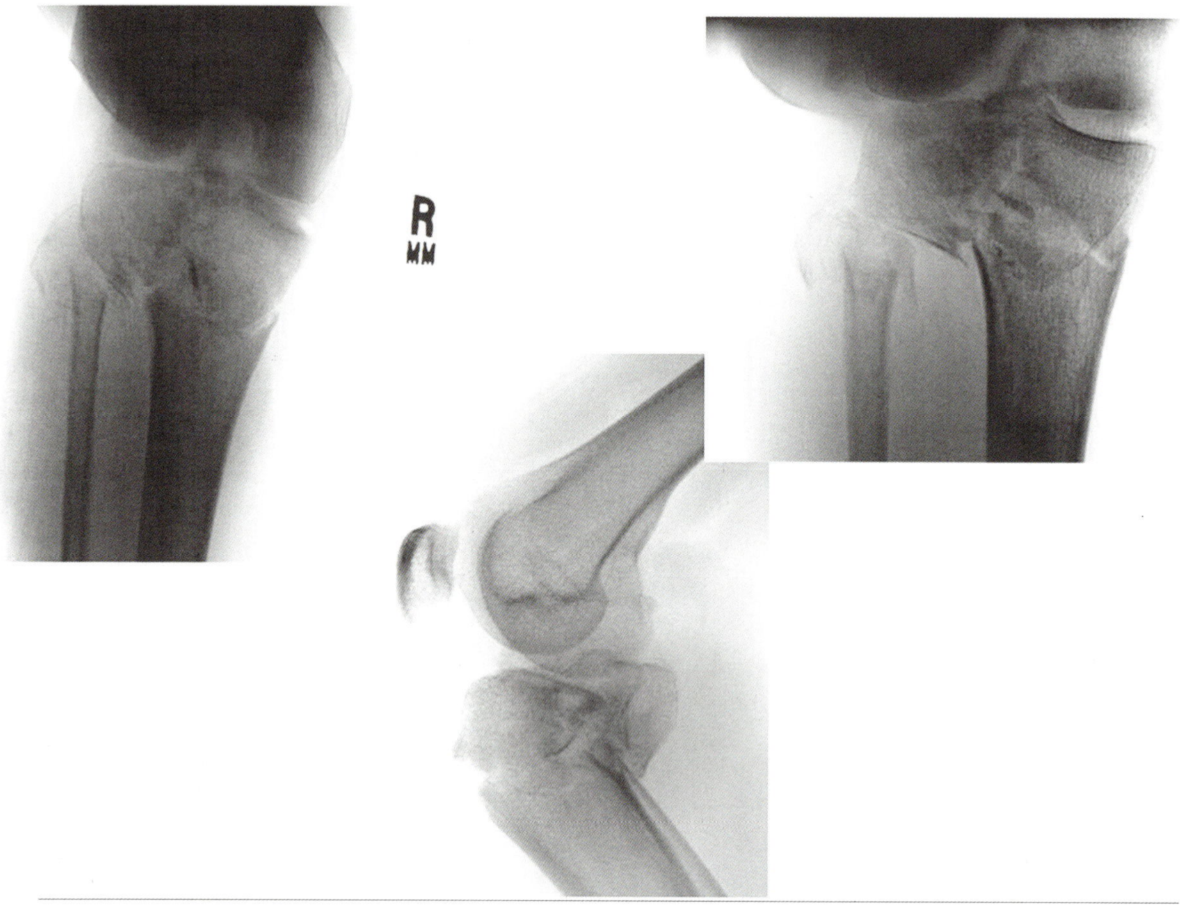

R
MM

A

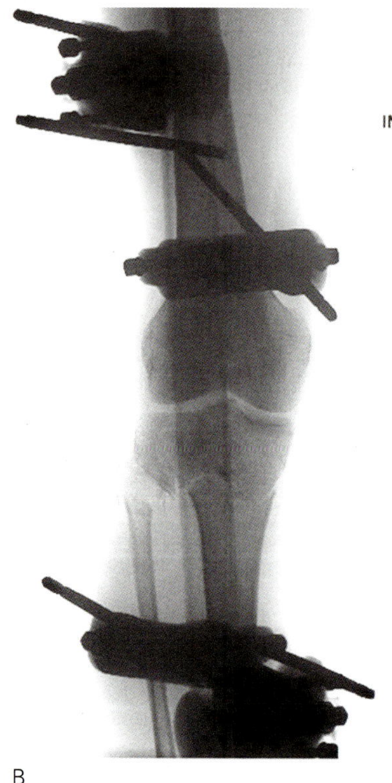

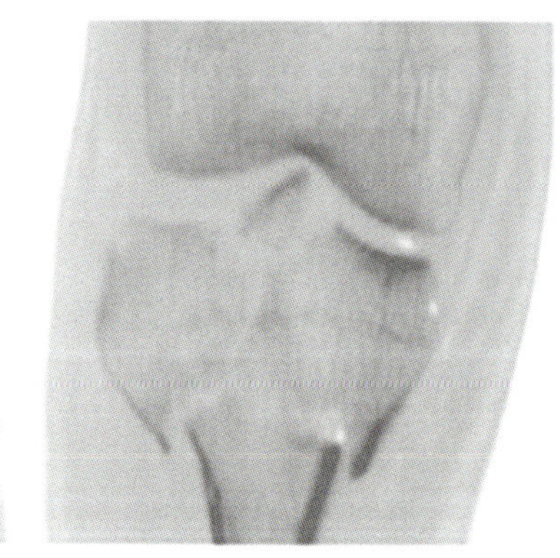

B

图 27.4　A. 前后位、侧位及斜位 X 线片显示双髁骨折。由于骨折移位及对位不良，骨折形态显示不清。B. 使用临时外固定架后 X 线片及 CT 扫描显示韧带切开及恢复肢体长度、清理骨折块的有效性。牵拉后内外髁近似解剖复位，干部对线，并发现髁间嵴的撕脱。C. 前后位 X 线片证实是为 Schatzker IV 型损伤（内侧柱）。术中牵拉直至膝关节复位及内侧柱重新对位。牵拉时 CT 扫描揭示内侧柱损伤的方向及外侧柱关节面压缩

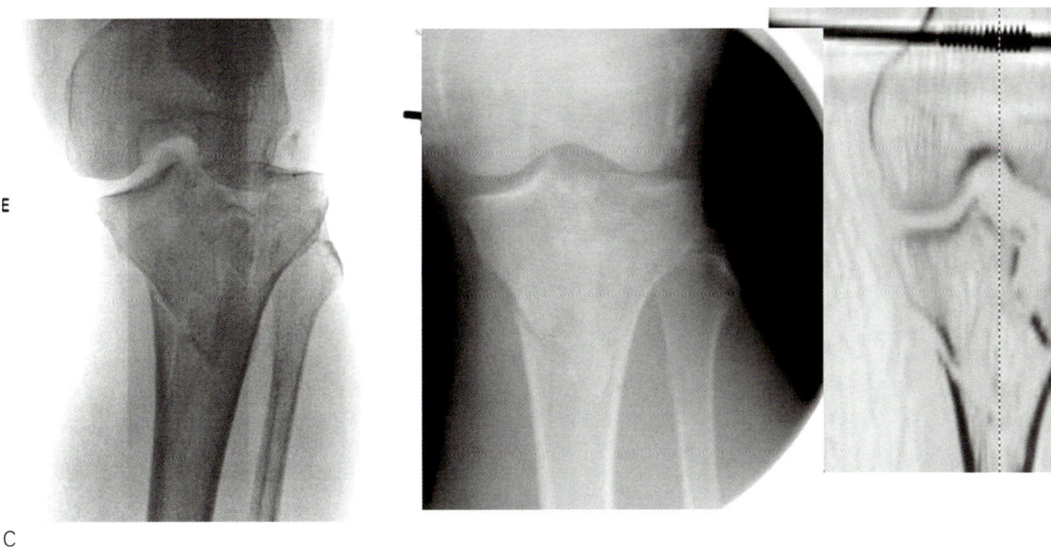

图 27.4（续）

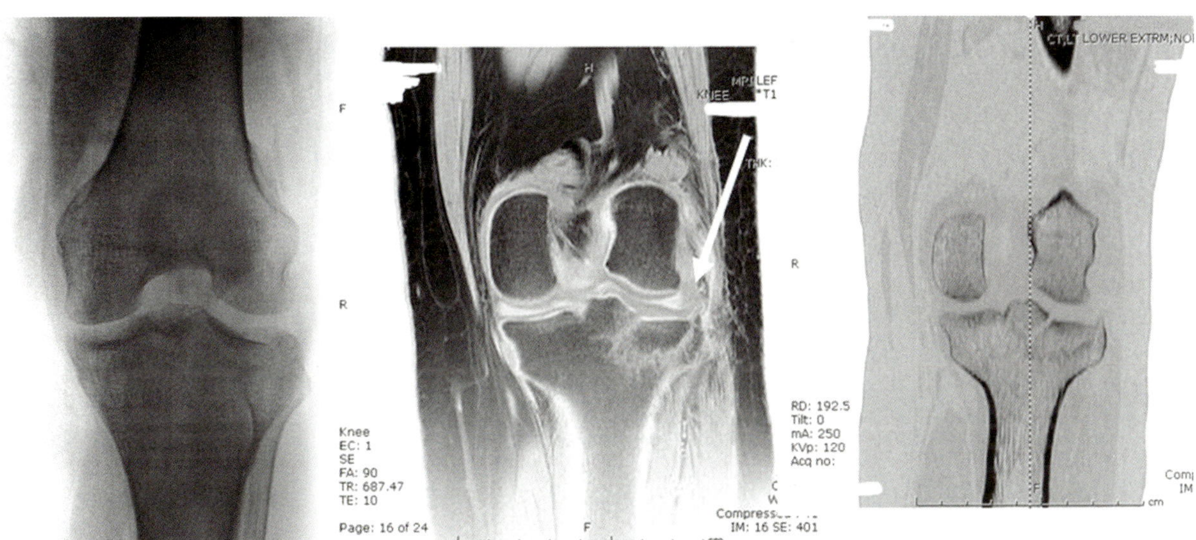

图 27.5　前后位 X 线片显示 Schatzker III 型骨折（“0 柱”），没有髁骨折，表明外侧关节面的压缩。CT 扫描揭示关节面压缩的方向及深度。MRI 显示关节面压缩的深度及外侧半月板边缘撕裂

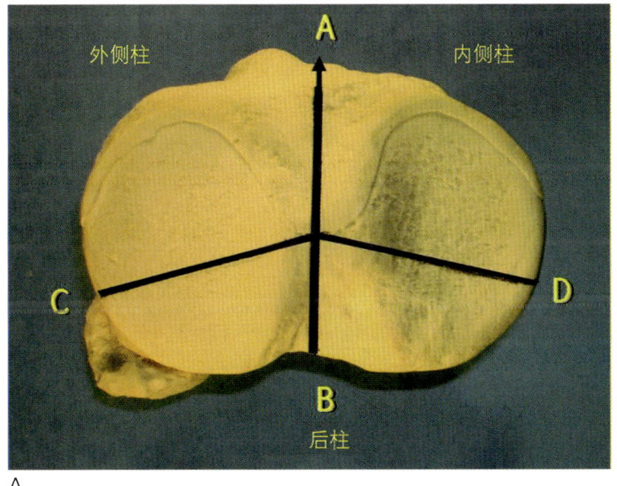

图 27.6　A. 胫骨近端横切面显示胫骨平台骨折的 Luo 的三柱分型。胫骨平台分为三部分：外侧柱，内侧柱和后柱。柱之间由三条线分开：OA，OC，OD。O 点是膝的中心（胫骨的中心）。A 是胫骨中点的位置（将胫骨结节一分为二）。D 是胫骨近端的后内侧嵴，C 位于腓骨小头的前方。B 点位于胫骨平台后侧沟，将后柱分为内外侧部分。B. 复杂的高能量胫骨平台骨折。行韧带切开术后，跨关节外固定架改善了骨折的对位，更易鉴别柱损伤的类型。后内侧骨折移位可以看作外侧柱损伤。C. 除了 CT 横切面扫描以外，3D 重建可以帮助更加准确的分型。结果显示为双柱的骨折。外侧柱和后内侧柱骨折都存在

LT

LT

B

CT,LT LOWER EXTRM;
20:54 AM
2102365
LOC: -83.5
THK: 0.6
FFS
R
L
Z: 1
C: 400
W: 2000
Compressed 11:1
2102365
LOC: -67.5
THK: 0.6
FFS
L
Z: 1
C: 400
W: 2000
Compressed 11:1
IM: 299 SE: 4
P

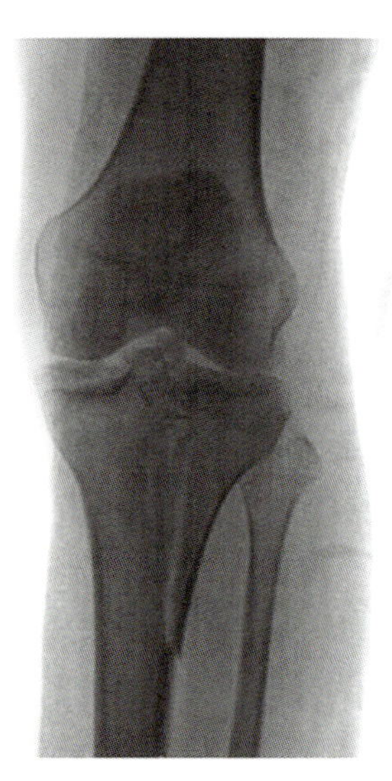

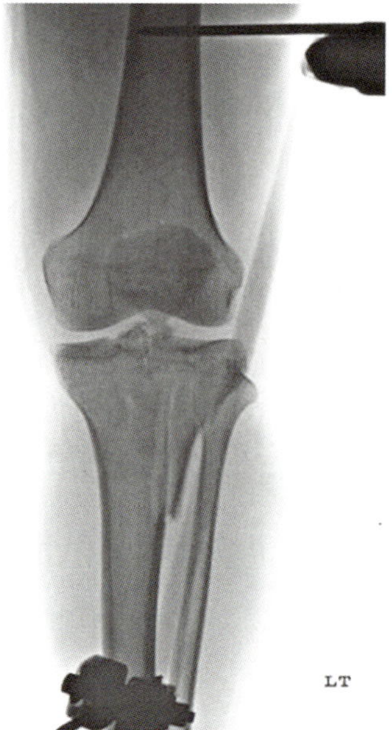

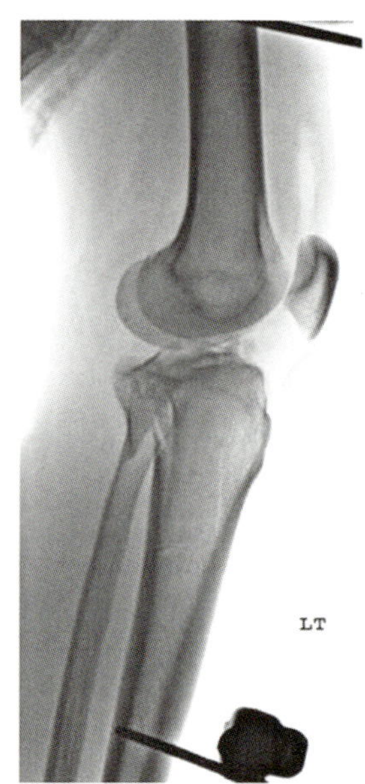

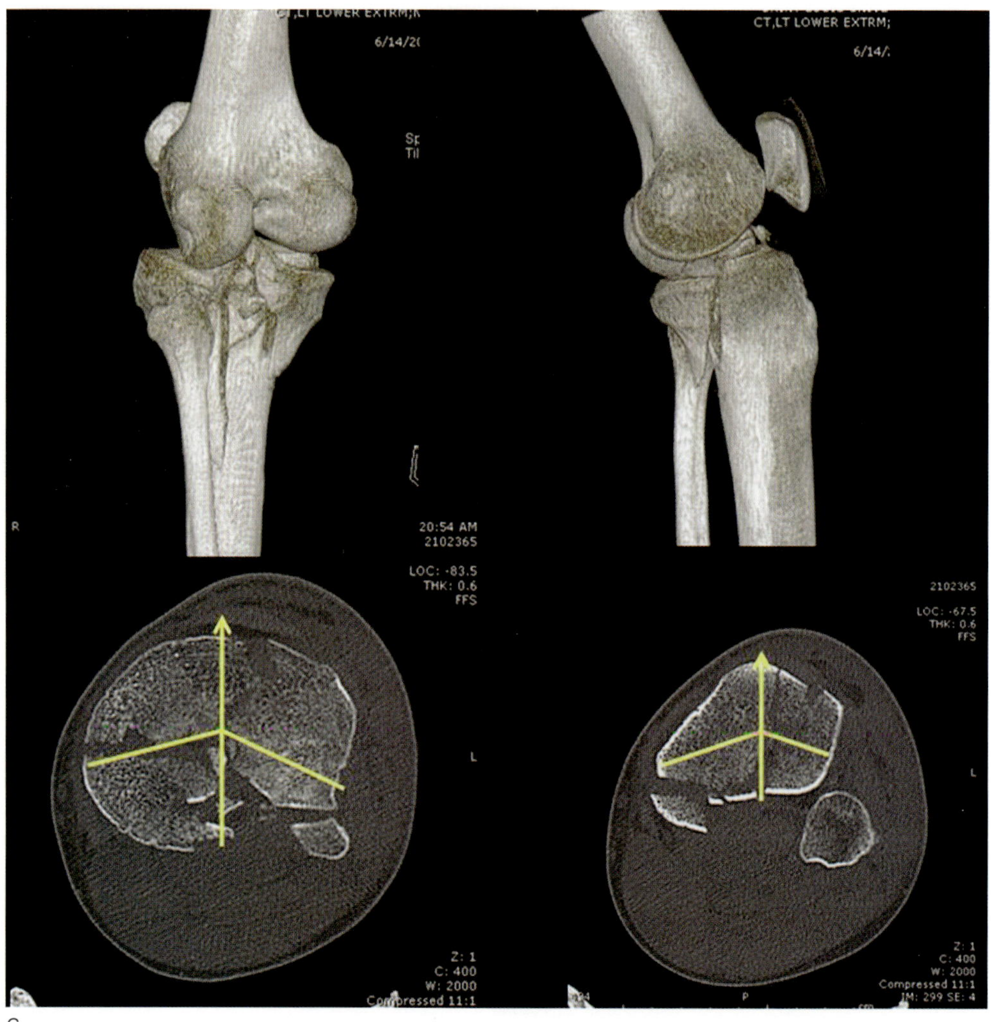

C

图 27.6（续）

并改进了手术入路的选择。根据 Luo 分类方法，胫骨平台骨折横断面 CT 图像分成三个解剖区域：外侧柱、内侧柱以及后柱（图 27.6）。

Luo 将一个独立的关节面压缩和柱面的分裂（髁骨折线）定义为这个柱的骨折。单纯的外侧柱关节面压缩骨折是 Schatzker Ⅲ型损伤，Luo 将其定义为“0 柱骨折”。这类情况只有关节面压缩，而没有外侧髁区域“柱”的断裂（图 27.5）。简单的劈裂以及劈裂压缩损伤如 Schatzker Ⅰ型和Ⅱ型骨折可以认为是“单柱（外侧柱）骨折”。外侧髁劈裂压缩合并冠状面后内侧髁骨折移位的双髁骨折或 Schatzker Ⅴ型损伤，可以定义为“两柱（外侧柱和后柱）骨折”。“三柱骨折”定义为每个柱至少有一个独立的关节面骨折块。最常见的三柱骨折是传统的“双髁骨折”（Schatzker Ⅴ型和Ⅵ型）合并单独的后外侧关节面骨折（图 27.6 B，C）[13]。

手术时机

闭合损伤的手术时机和很多因素有关，包括损伤膝关节的稳定性、软组织情况、医院条件以及熟悉内植物和手术器械的有经验的内固定团队。对于大部分的低能量骨折，没有急诊手术的指征。充分的影像学资料和术前计划很必要。这些骨折中软组织损伤并不常见，抽吸关节内的积血可以减轻病人的痛苦。Schatzker Ⅰ型、Ⅱ型和Ⅲ型损伤时，患肢置于有衬垫的固定制动物中，轴向上稳定且不会明显缩短。如果患者舒适且神经血管状态良好，可以由急诊转入病房进行进一步治疗。如果需要手术，待皮肤出现褶皱时，可以选择手术治疗，通常在伤后 5~7 天内。另外，如果患者有明显的疼痛，不能使用拐杖或助步器行走，或合并其他损伤，必须入院治疗。

高能量骨折（Schatzker Ⅳ型、Ⅳ型和Ⅵ型）轴向不稳定，患肢置入夹板或膝关节固定器中时也会缩短或移位；而且，这类损伤常合并软组织破坏、擦伤、皮肤水疱或其他相关损伤。急诊开放复位内固定是禁忌。然而，维持患肢长度很关键，闭合复位并使用跨关节外固定架须在 24 小时内完成。耽误越久，通过韧带切开复位的有效性越差，随后的手术越来越困难。这些患者在使用外固定后须入院治疗，以监测血管神经状态，防止骨筋膜室综合征的出现。如果确定性治疗手术延迟超过 5 天，复位后进行 CT 扫描，患者情况稳定时，如果条件允许可以出院。当软组织恢复后，再进行分阶段的手术。

手术步骤

关于决定保守治疗或手术治疗的关节面压缩程度或平台下沉的多少，目前没有统一的看法。20 年随访的长期研究表明，关节面骨性压缩与骨关节炎的发生发展没有一致的联系。然而，如果关节变形或压缩导致膝关节不稳，预后不良的概率会大大增加[2, 5, 6]。手术的目的以及手术顺序需要考虑到 4 个与骨折有关并决定预后的区域，包括：

A. 关节面压缩的程度，

B. 髁移位的程度，

C. 干骺端粉碎的程度，

D. MCL、ACL 等相关软组织的损伤。

术前计划须考虑这些因素，帮助确定合适的内固定物、复位工具、植骨或植骨替代物，手术中需要透视机器。

手术时机的选择首先要分析干骺端主要骨折块的位置以及关节面压缩的位置。尤其是髁骨折区域确定了“峰”的出口位置，是外固定器械放置位置的主要决定因素。支持接骨板和防滑接骨板须放置在这个位置上，以维持复位，避免之后的髁移位。这个评估决定了手术切口的位置。这可能需要在常规前外侧和内侧入路的基础上，从后内侧、正后方或者后外侧手术入路进入，允许术者从各个角度到达胫骨近端。

多数平台骨折包括侧方髁平面（外侧柱）的骨折，手术时使用前外侧髌旁入路进入。切口的长度取决于骨折的类型，也与患者自身情况有关。

内侧髁以及合并内侧柱骨折的患者，术前 CT 扫描确定是否需要第二个切口以及其位置（Schatzker Ⅳ、Ⅴ、Ⅵ型）。偶尔后柱损伤（内侧髁骨折移位）[4]骨折线的峰直接延伸到后方，需要正后方手术入路显露固定[14, 15]。

大部分患者的器械需求包括固定小骨折块的接骨板和螺钉（3.5/2.7 mm）以及胫骨近端预弯板。由于其固定位置较低以及解剖上贴近胫骨近端，因而比较常用。对于体型较大或肥胖的患者以及粉碎性骨折患者，应使用 4.5/5.0 mm 的内固定物[16]。

在需要关节面复位但髁移位较小的压缩骨折患者，如果骨质情况可以，应使用解剖型预弯非锁定支持接骨板。胫骨髁骨皮质对合提供固有的支持，防止轴向移位。对于纵向稳定的骨折不需要使用锁定接骨板。

预弯锁定接骨板在某些骨折治疗中有潜在的优势，包括骨质减少情况下可以增加把持力，可以成功地桥接干骺端粉碎性骨折，最重要的是避免悬臂载荷。多数预弯板系统允许使用锁定和非锁定螺钉。

对于住院医生以及经验不足的手术医生，手术每一步的问题列表以及描绘复位与固定的图示是非常有用的。这些可以总结手术显露、硬件需求以及术前计划时制定固定策略，并通过纸上演练使实际操作更加熟练。

骨折特殊的复位钳的应用是必要的，可以用来对双髁进行线性加压。胫骨牵引和/或外固定架也是必需的，为切开韧带提供条件。

手 术

体 位

除了存在全麻的禁忌证以外，我们一般采用全麻。全麻可以使全身肌肉松弛，使患者俯卧位时更加容易控制。而且，全麻避免了掩盖长时间局部麻醉可能出现的骨筋膜室综合征的风险。麻醉完以后，根据骨折的位置，患者可以仰卧位或俯卧位。笔者习惯使用可透射 X 线的手术台，将患肢抬高置于气袋上（图 27.7A）。铺单完成后，如果需要进一步屈曲膝关节时，

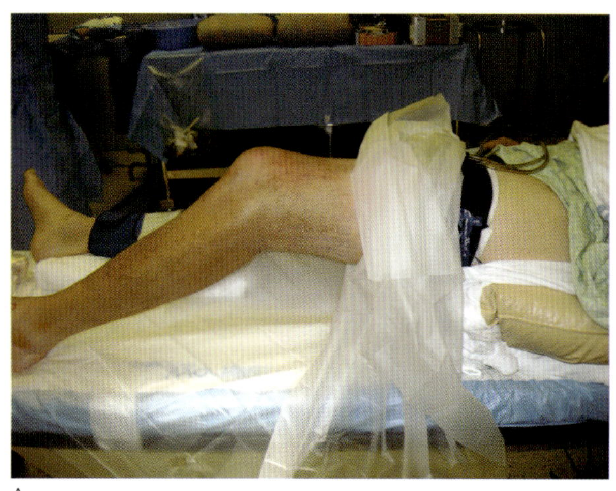

A

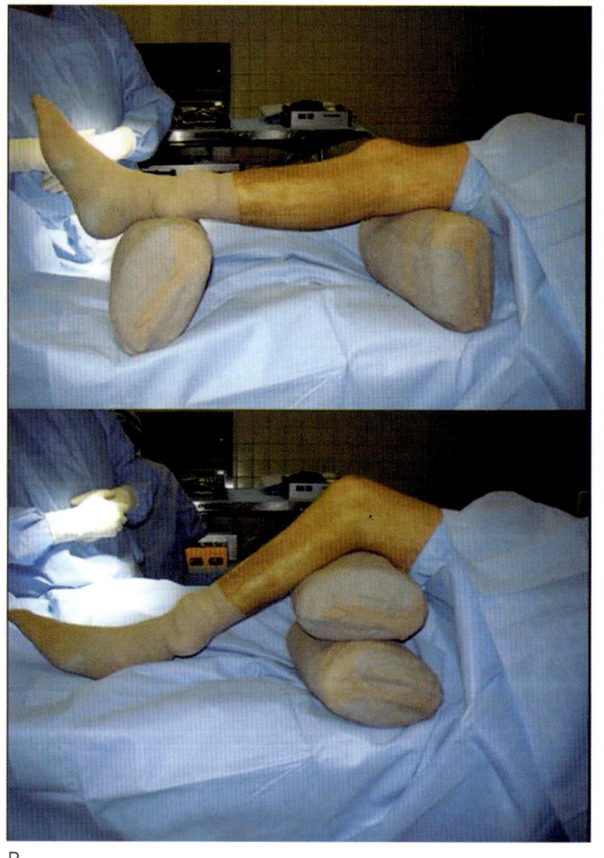

B

图 27.7 A. 患者仰卧位躺在透视手术台上，整个患肢抬高置于气袋上，使膝关节屈曲。止血带位于股骨的上端，下面垫一层无菌纱布。B. 消毒铺单后，伸直膝关节抬离桌面，然后垫上无菌包使膝完全屈曲。C. 患者侧卧漂浮体位。患者侧卧位，通过后外侧入路进行手术。D. 后侧暴露后，气袋放气，使患者左侧卧，进行前外侧暴露。E. 使用两个无菌枕头将下肢垫起，方便全方位透视。C 臂机放在患肢对侧。膝关节也使用无菌枕头垫起进行侧位 X 线透视

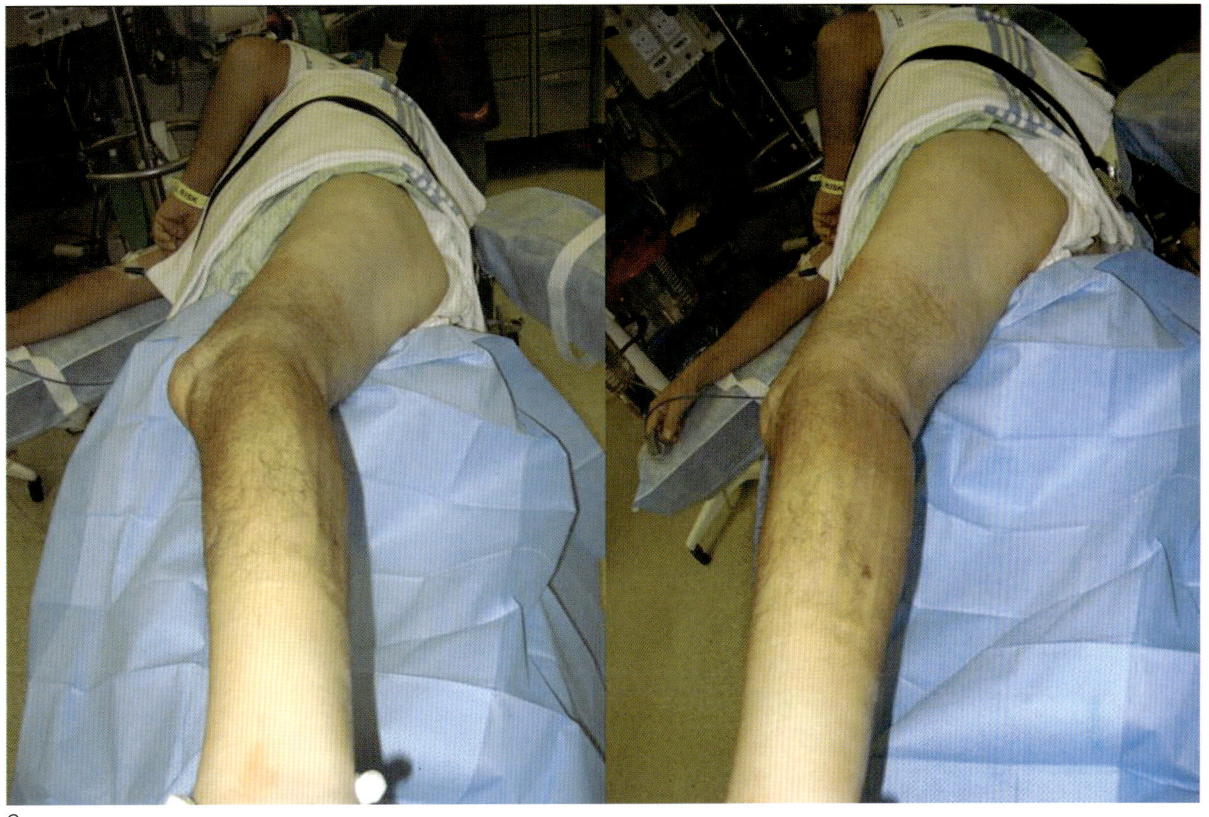

C

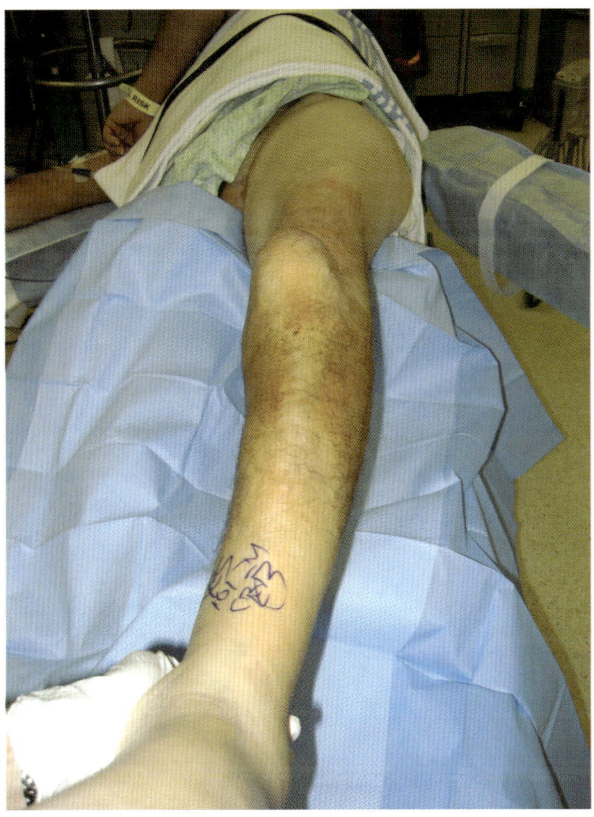

D

图 27.7（续）

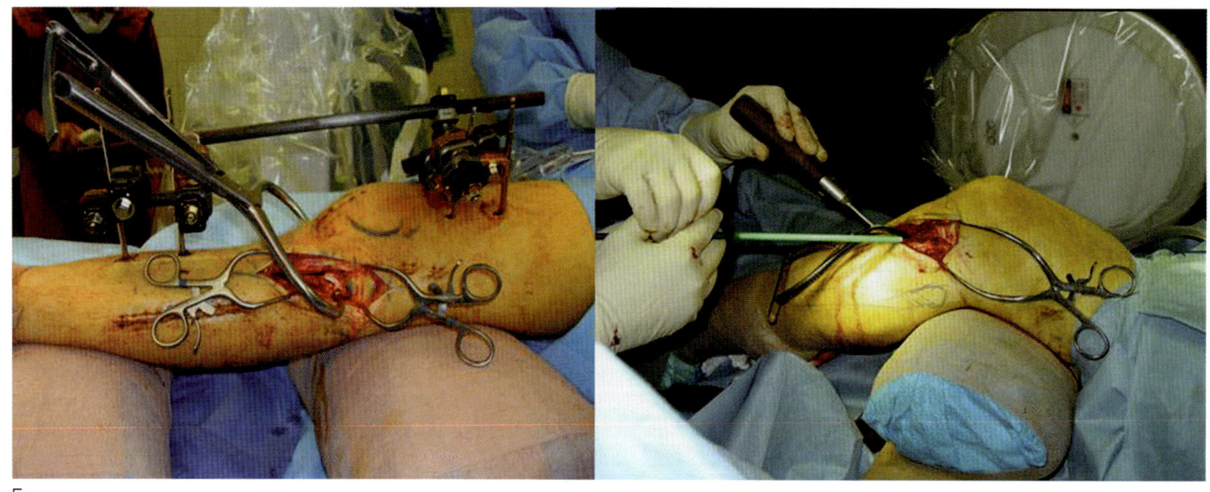

E

图 27.7（续）

可以使用消毒的软垫达到目的。一些术者喜欢使用可以弯折的手术台，以帮助手术时屈曲患肢（图 27.7B）。

对于一些骨折，患者可采用“漂浮体位”。这是一种改良的内侧卧位或外侧卧位，允许自前外侧或后内侧入路开始进行手术；通过旋转大腿，进而可以从后外侧或改良的后路切口进行手术[13]（图 27.7C）。漂浮体位使用气袋的好处是当最初几步完成以后，气袋放气后，大腿旋转以显露下一个手术入路。

备皮及铺单

止血带绑在大腿近端，在其边缘使用一块消毒巾覆盖（图 27.7C）。下肢消毒部位从脚趾到止血带。对于更多的入路，下肢消毒部位从脚趾到脐部，在大腿近端使用无菌止血带。

在首次手术显露时使用止血带进行充气。完成后，松止血带并止血。然后固定及其他步骤在不使用止血带的条件下进行。

透视

C 臂置于患肢对侧。在备皮及铺单前获取初步的影像，保证在无须移动手术台的情况下可获得较好的前后位、侧位及斜位的影像。然后进行整个下肢的消毒及铺单（图 27.7A）。

特殊骨折类型的复位及固定

为了成功治疗复杂的高能量 Schatzker Ⅳ、Ⅴ和Ⅵ型损伤（多柱），理解并治疗低能量Ⅰ、Ⅱ及Ⅲ型损伤（单柱）是非常必要的。综合处理低能量损伤（单柱）的原则，通过联合不同的手术显露及各种骨折的固定方法，来治疗高能量复杂骨折。

外侧柱损伤

目前治疗低能量胫骨平台外侧柱骨折的理念，是通过有限的手术显露及髁的复位获得关节面的平整。对于大部分外侧柱损伤，Schatzker Ⅰ型或Ⅱ型骨折，非锁定接骨板通常足以在骨质良好的患者上使用。对于粉碎性骨折或有明显骨质疏松，使用锁定接骨板。

Schatzker Ⅰ型 / 单纯外侧柱骨折

非粉碎性的髁劈裂骨折（Schatzker Ⅰ型）可以仅使用经皮空心钉复位及固定[17]（图 27.8A）。术前 MRI 可以排除有无外侧半月板撕裂。如果半月板是完整的，可以闭合复位并使用 3.5 mm 或 4.5 mm 一般螺钉或空心钉固定[17]。纵向牵拉并内翻可以复位。除此之外，外侧股骨牵引可以帮助复位。如果术前 MRI 证实存在外侧半月板撕裂或夹闭在骨折部位，或闭合复位骨折失败，则需要进行开放复位。如果复位可以接受，使用大的巾钳在胫骨髁内侧及外侧经皮加压骨折块（图 27.8B）。通过外侧小切口进行螺钉固定[16]。这些螺钉的方向应在术前根据 CT 或 MRI 扫描确定[12]。外侧髁骨块上表面的评估须基于术前 CT 或 MRI。如果骨折块上表面是粉碎的，排除了复位后骨对接稳定的可能性，则需使用预弯接骨板或防滑板（非锁定或锁定）保持复位，而不能单靠螺钉固定。

SchatzkerⅡ型 / 外侧柱损伤合并关节面压缩骨折

这类损伤包括外侧柱骨折以及不同程度的关节面压缩。术前影像对于确定关节面压缩的程度和位置以及髁骨折线上表面的方向很重要（图 27.9）。多数病例关节面压缩位于前方或中间位置，通过前外侧切口手术入路进行手术，切口的长度由骨折类型决定。通过半月板下关节切开，并使用小的标记缝线或有角度的牵拉器将半月板提起，以观察关节面（图 27.10A）。内翻膝关节可以得到更好的显露。

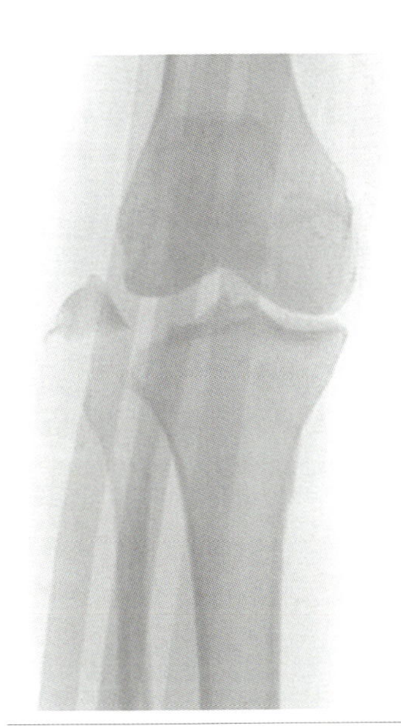
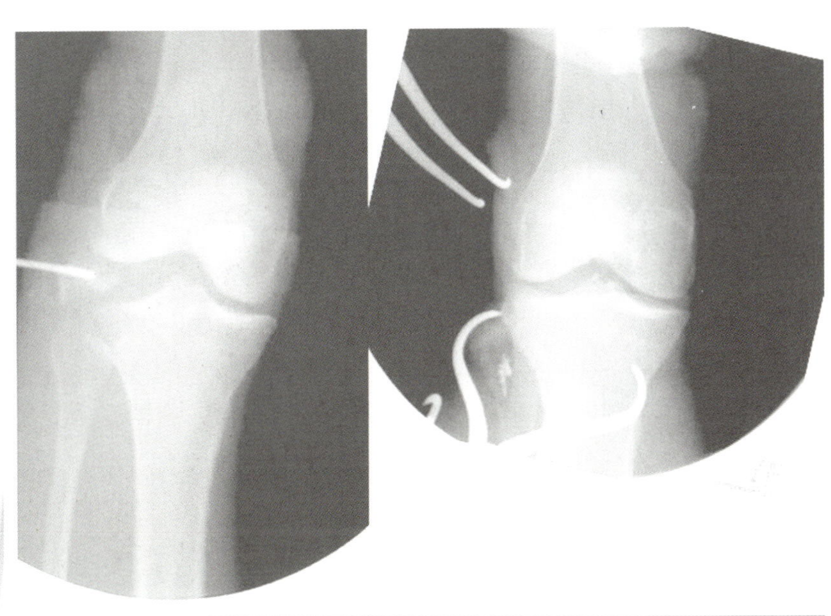

A

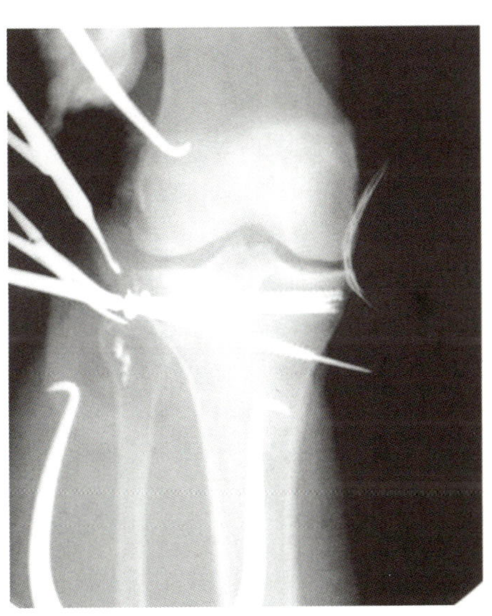
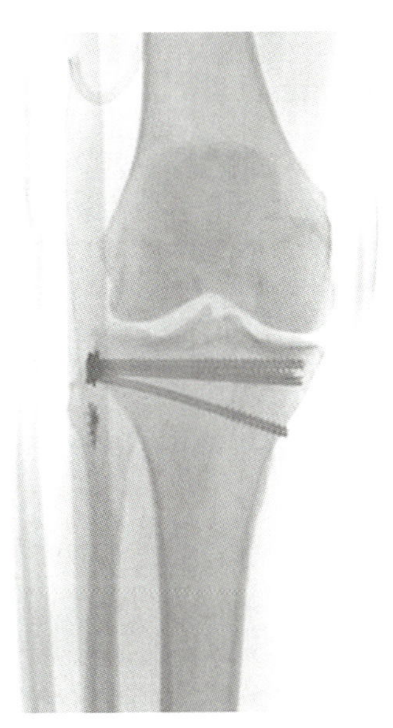
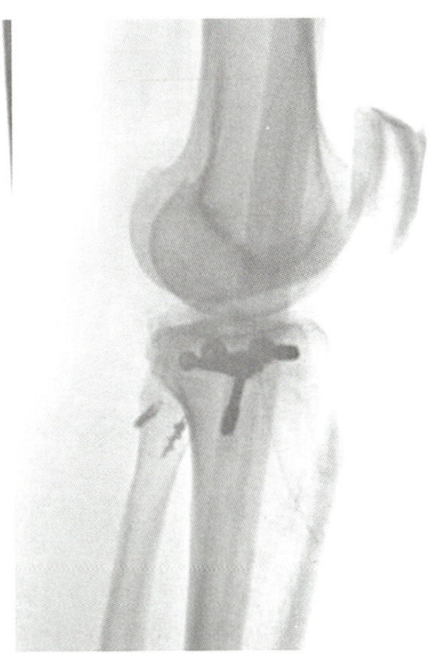

B

图 27.8 A. 外侧柱骨折没有关节面压缩为 Schatzker Ⅰ型胫骨平台骨折。牵拉后给予外翻应力，通过小切口使用经皮复位钳提高骨折块及半月板进行复位。B. 导针经皮穿入，然后拧入 3.5 mm 空心螺钉。侧副韧带使用锚钉缝合

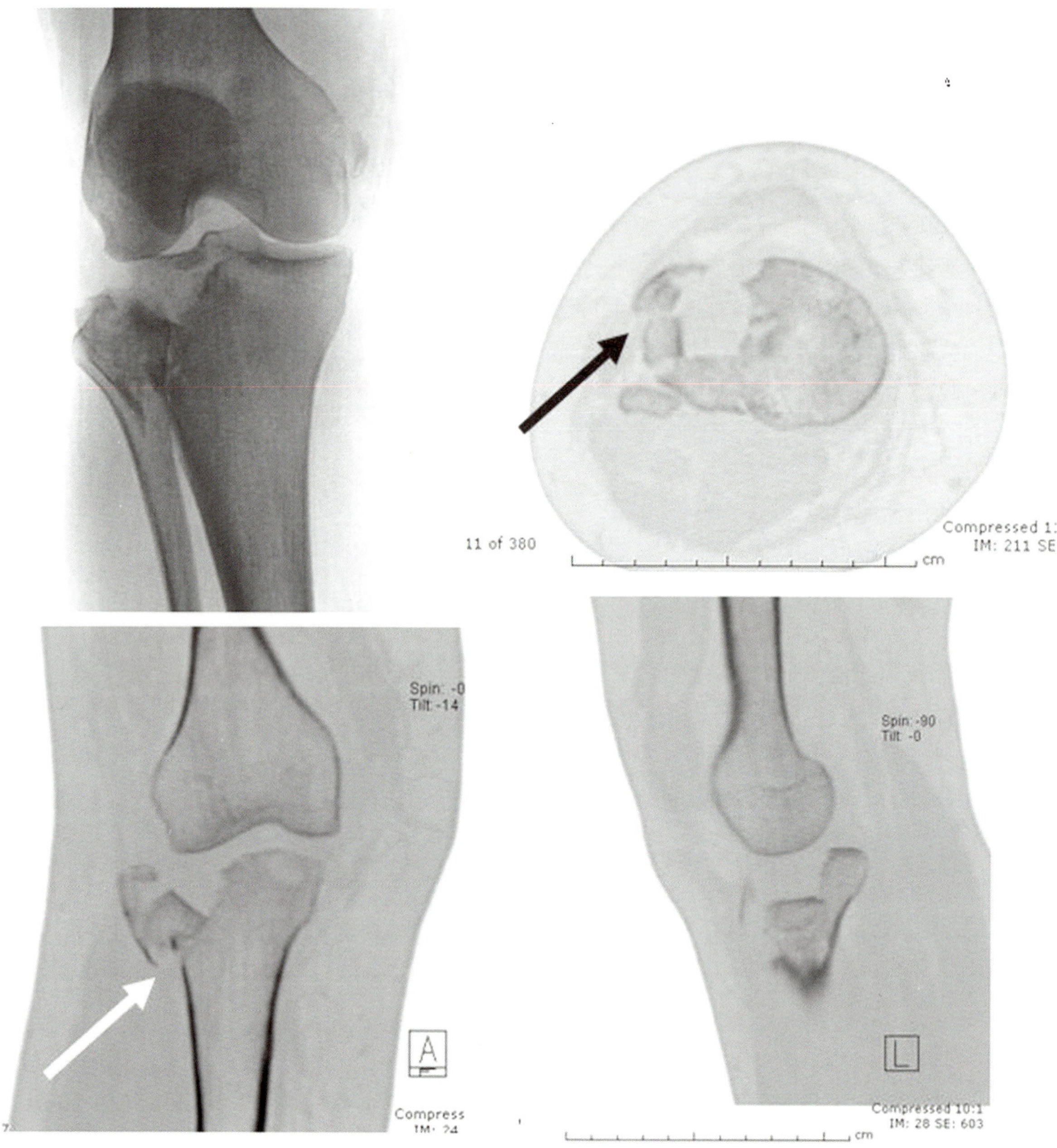

图 27.9 外侧柱损伤伴关节面压缩（Schatzker II 型）。外侧关节面粉碎性压缩骨折伴有外侧胫骨髁大的楔形骨折。CT 扫描确定关节压缩的深度及方向，以及外侧壁和嵴（箭头所示）的粉碎程度，对于确定切口的长度以及接骨板的放置都是很重要的

屈曲膝关节依靠大腿的重力使关节分离，可以使关节面得到更好的显露。除此之外，外侧胫骨牵引也使关节分离，可以更好地观察关节面。压缩的关节面骨块可以通过两种方法进行复位。

首先，髁劈裂类似于翻书样，呈楔形张开，可以直接看到关节面的压缩。将打入器、撑开器、骨凿或刮匙插入关节面下，可以将压缩的关节面骨折块撬起来（图 27.10B，C）。如果骨软骨恢复到正常位置，关节面变平整，使用克氏针临时稳定关节面的复位。关节面以下的缺损通过自体骨或人工骨填充[18~20]。然后进行劈裂髁的复位，使用大的复位钳维持复位，术中透视评估复位效果（图 27.10C，D）。

使用预弯的胫骨平台外侧接骨板以及多颗“木筏螺钉”支撑关节面，接骨板此时作为一个整体的外侧皮质支撑（外侧 I 型棒）。从软骨下区域穿过的螺钉支撑重建的关节面，须穿过内侧皮质（内侧 I 型棒）。双侧 I 型棒支撑撬起的关节面，防止后期关节面下沉（图 27.10 C，D）[9，10，14]。老年或有骨质疏松的患者，须使用锁定接骨板改善固定，抵抗轴向的压力。进行柱的重建后，须注意修复冠状韧带以及可能存在的外周半月板撕裂。

另外一种复位的方法首先复位髁劈裂骨折，尤其是当骨折线向远端延伸时，使用大的尖头复位钳维持复位（图 27.10D，图 27.11），然后间接复位压缩的关节面。关节面压缩骨块以远的髁下区域钻多个 2 mm 孔，使用小的骨凿沿皮质上的钻孔开 1 cm 的窗。使用弯的打入器将皮质直接打入到干骺端。透视下将打入器放置在压缩的骨软骨平面下。撬起骨折块并同时持续植骨很重要。打入器的压力分散到广泛的区域，阻止了关节面的碎裂或劈裂。通过透视或于直视下在半月板下撬起关节面。关节面复位后，使用克氏针临时维持复位。视切口大小，将关节周围外侧平台接骨板直接放置在胫骨上或通过皮下穿过的方式置入，通过远端皮肤小切口将远端螺钉拧入。

内固定完成后，如果发现半月板和冠状韧带有损伤，可进行修复，随后关闭筋膜。通过多个小切口在前方骨筋膜室的筋膜上打孔，降低骨筋膜室的内压。放置引流，逐层缝合，避免皮肤张力增高（图 27.13，图 27.14）。

Schatzker III 型 /0 柱骨折

这种损伤通常发生在有骨质疏松的老年患者低能量摔伤膝关节受到外翻的压力后，外侧平台关节面压缩但没有合并外侧柱的骨折。术前 MRI 或 CT 扫描有助于准确定位压缩的区域以及方向。除此之外，MRI 可以用来确定是否存在外周半月板撕裂或夹闭在压缩的关节面下。

通过越来越多的关节镜技术的应用，这种损伤是少数几种可以通过关节镜辅助下复位及固定的胫骨平台骨折[21]。使用透视或关节镜，通过小切口就可以治疗这种骨折（图 27.16）。于外侧髁干骺端区域进行有限切开，在压缩关节面以下开小的皮质窗口，窗口大小须允许进行撬拨复位及植骨，并从上方或用关节镜评估复位情况。一旦确认关节面已经复位，软骨下使用经皮松质骨螺钉或空心钉维持复位[21，22]。

Schatzker IV 型 / 内侧柱及后柱骨折

内侧柱骨折通常是由高能量创伤造成的，常合并神经血管损伤及明显的骨折移位，同时也可以合并其他损伤如膝关节脱位，因而须注意排除其他下肢损伤。一些不太粉碎或较少移位骨折，可以尝试使用复位钳进行闭合复位。如果能够解剖复位，使用多枚经皮螺钉就可以进行稳定固定。对于复杂的内侧髁损伤，如果存在髁间嵴连同前交叉韧带撕脱或内侧粉碎，排除了骨与骨对接复位可能时，则不能使用螺钉固定（图 27.17A）[2，23]。造成内侧髁移位骨折所需的能量比外侧髁骨折要高，需要支持接骨板抵抗变形（内翻）应力（图 27.17B）[2，3]。

关节面粉碎延伸通过中线到外侧柱并不少见，并常见骨折移位。如果外侧平台（柱）关节面受累并需要复位，也可以从外侧入路进行复位（图 27.4C）。术前 CT 扫描确定关节面中

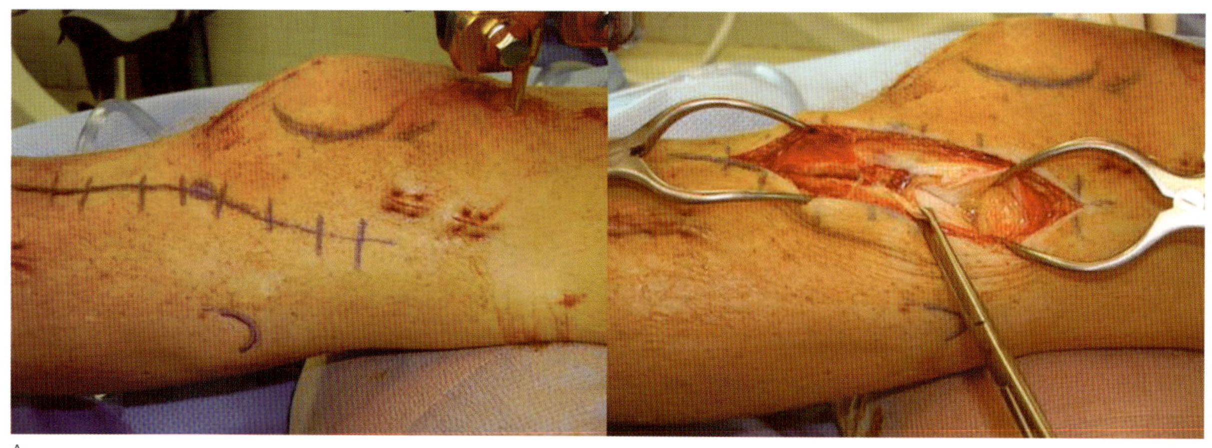

A

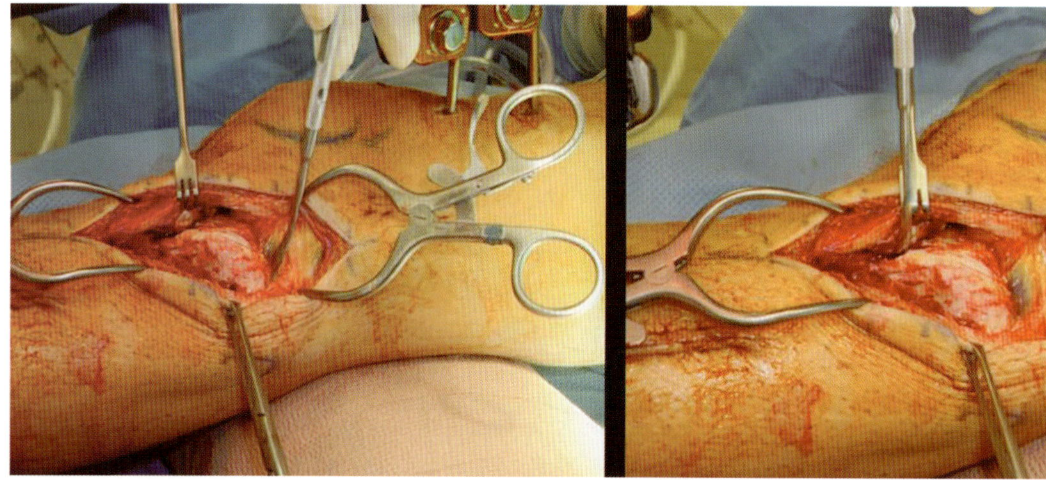

B

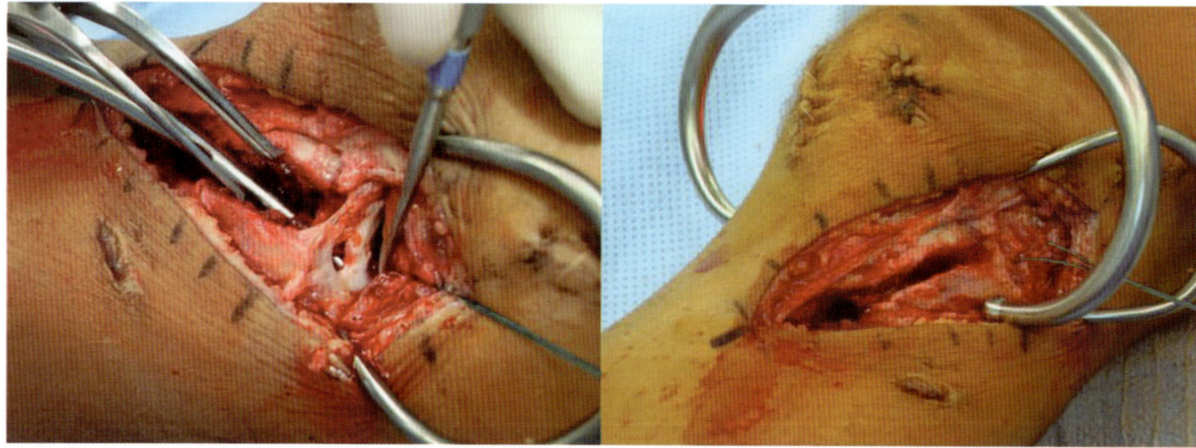

C

图27.10 A. 使用前外侧切口，自中线上关节面近端1~2 cm向远端，经过Gerdy结节并向胫骨转子的外侧边缘稍稍成角。必要时切口可向近远端延伸。阔筋膜切口与皮肤切口平行，前方骨筋膜室肌肉群从胫骨近端上分离。伤口近端的撑开器撑开筋膜，显露关节囊及半月板—胫骨韧带。B. 向前和向后分离阔筋膜，显露主要骨折线及关节囊。水平切断半月板—胫骨韧带，可以看到关节。找到矢状面上外侧柱骨折线。C. 主要柱骨折线通过板状撑开器撑开，可以看到并直接到达压缩的关节面。使用弧形打入器直视下从关节面下方撬起压缩的关节面。从外侧半月板下方的位置切断半月板—胫骨韧带。韧带的胫骨侧保留，便于修复外侧半月板（绿色缝线）。将撑开器插入关节内，观察关节面的复位，然后进行外侧柱骨块的复位，使用大的复位钳及克氏针维持位置。D.（a）髁的复位，使用克氏针及大的复位钳维持复位。（b）将弧形打入器通过髁下骨窗插入进去，撬拨关节面。（c，d）植入人工骨，维持关节面的高度。使用克氏针维持关节的复位。（e，f）使用复位钳夹住预弯的接骨板。在接骨板的近端打入主要螺钉，把持完整的内侧皮质，为撬起的关节面提供支撑

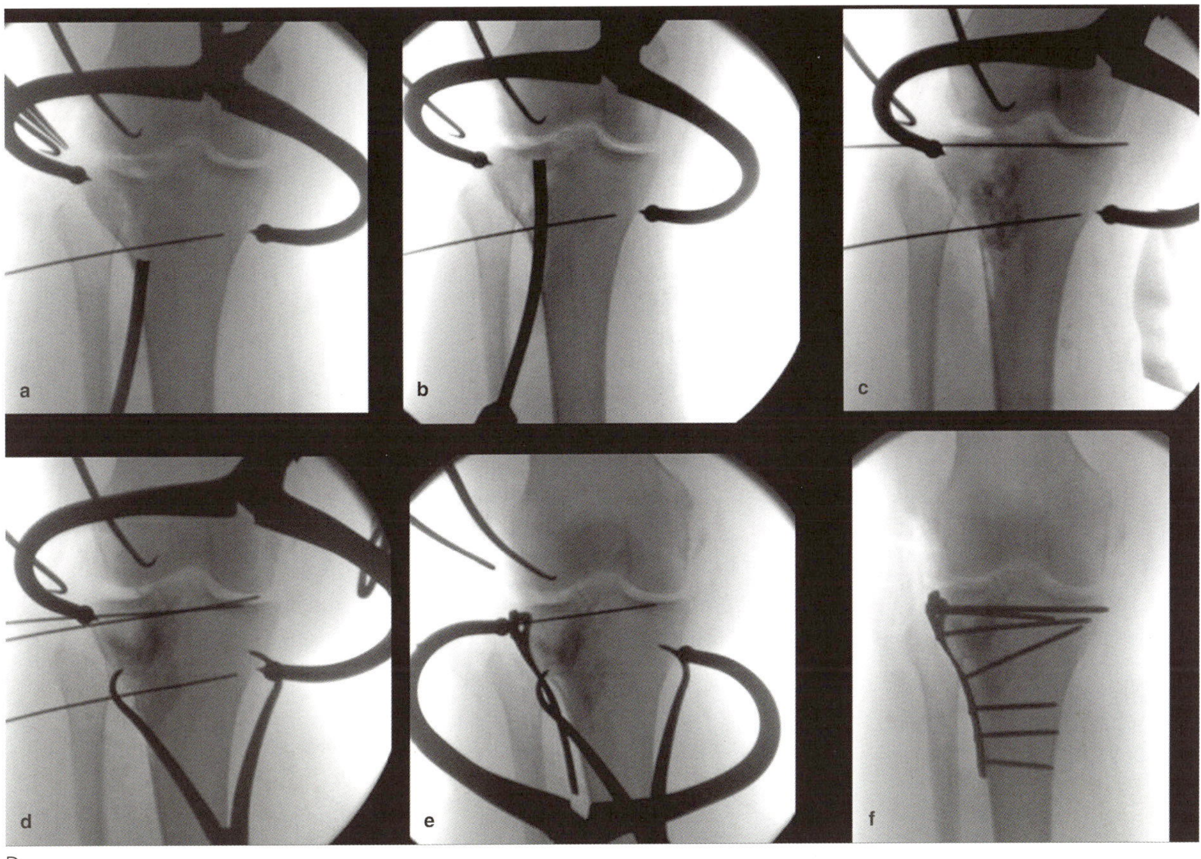

D

图 27.10（续）

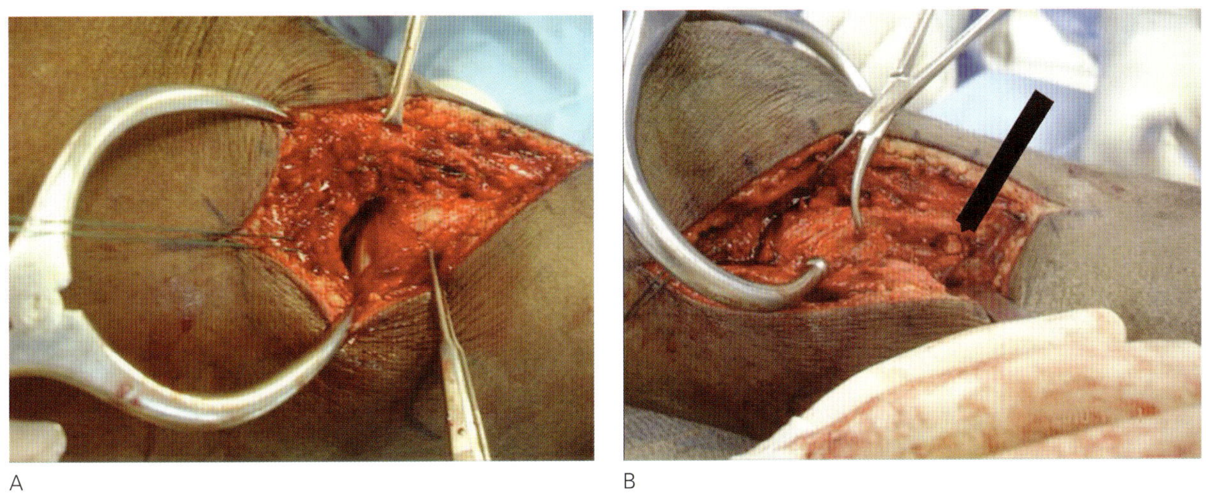

A B

图 27.11 A. 通过半月板下关节切开可以看到压缩的关节。前方使用钳子、后方使用镊子掀开筋膜，显露髁部骨折块。B. 复位外侧柱骨折块，并用大的与小的经皮复位钳维持复位。在主要柱骨折线的下极（黑色箭头）处，打开一个 1 cm 左右的骨窗。C. 取出小的骨皮质窗，使用弧形打入器从下方撬拨压缩的关节面。D. 干骺端的缺损使用人工异体骨植骨填补。撬拨关节面直到直视及透视下关节面平整

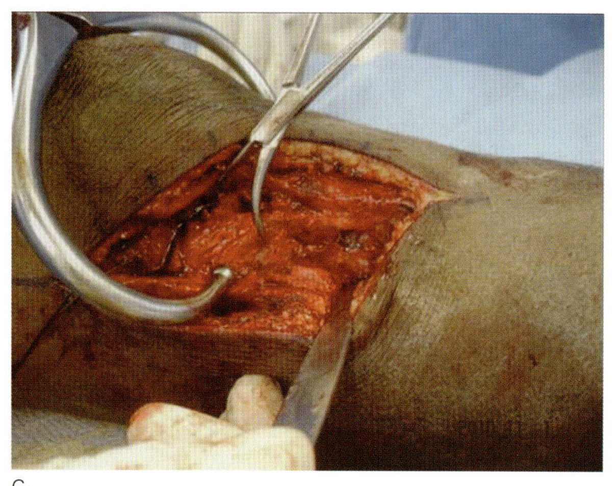
C

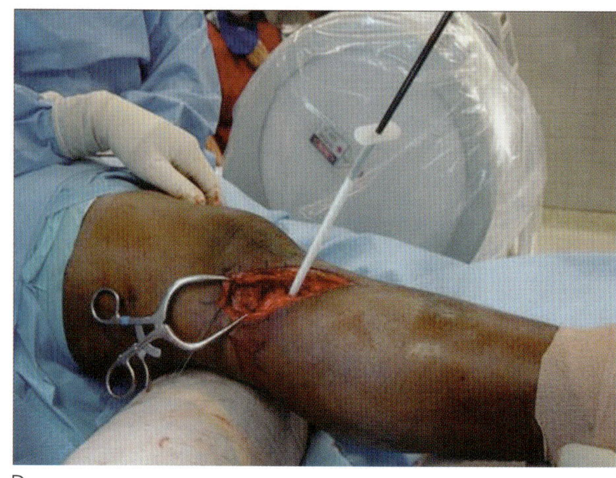
D

图 27.11（续）

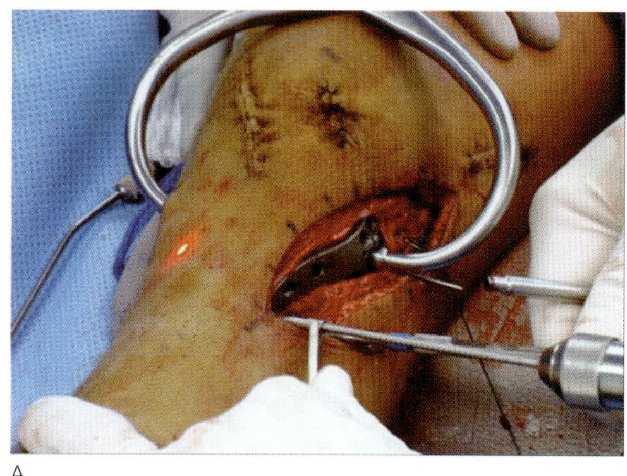
A

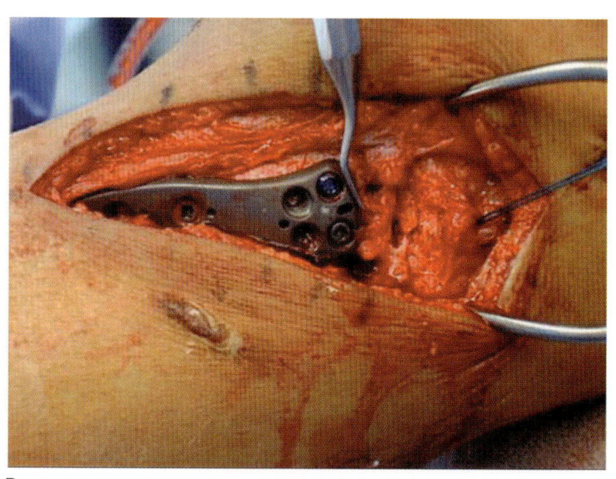
B

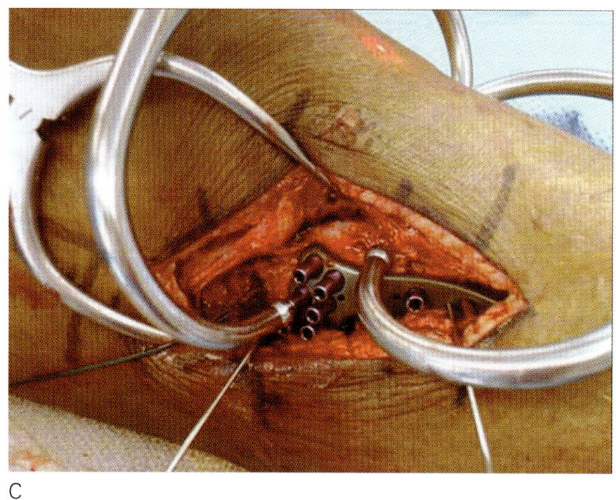
C

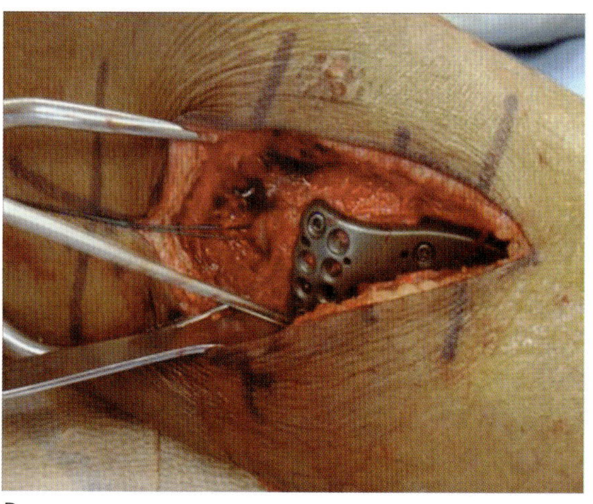
D

图 27.12　预弯接骨板从肌肉下沿外侧髁和骨干进入。A. 拧螺钉时，接骨板通过大的尖头钳及克氏针临时维持其位置。B~D. 放入内固定物后，将半月板—胫骨韧带（缝线）缝到关节囊上

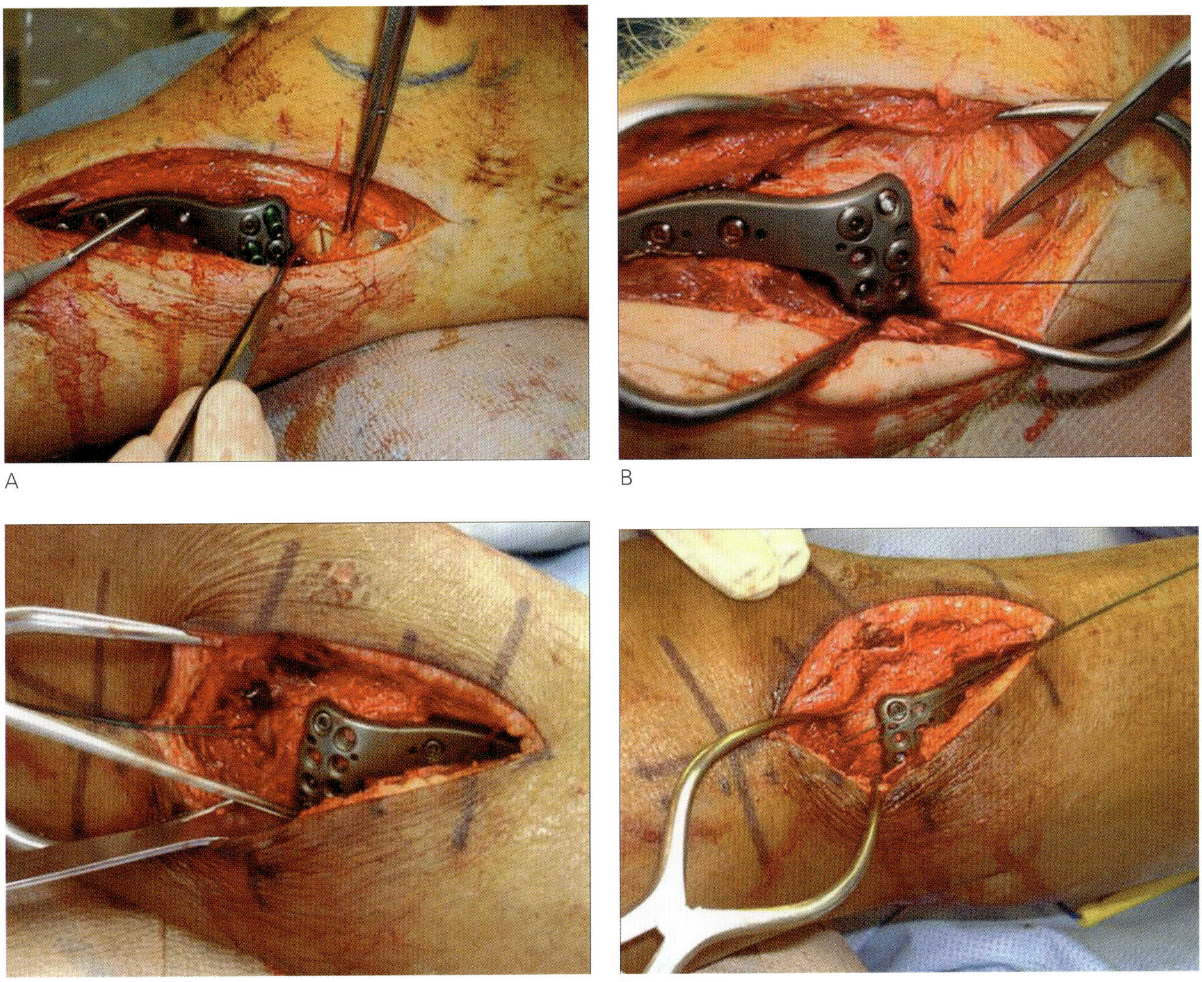

A B

C D

图 27.13 半月板下关节切开术后通过缝合半月板—胫骨韧带关闭关节囊

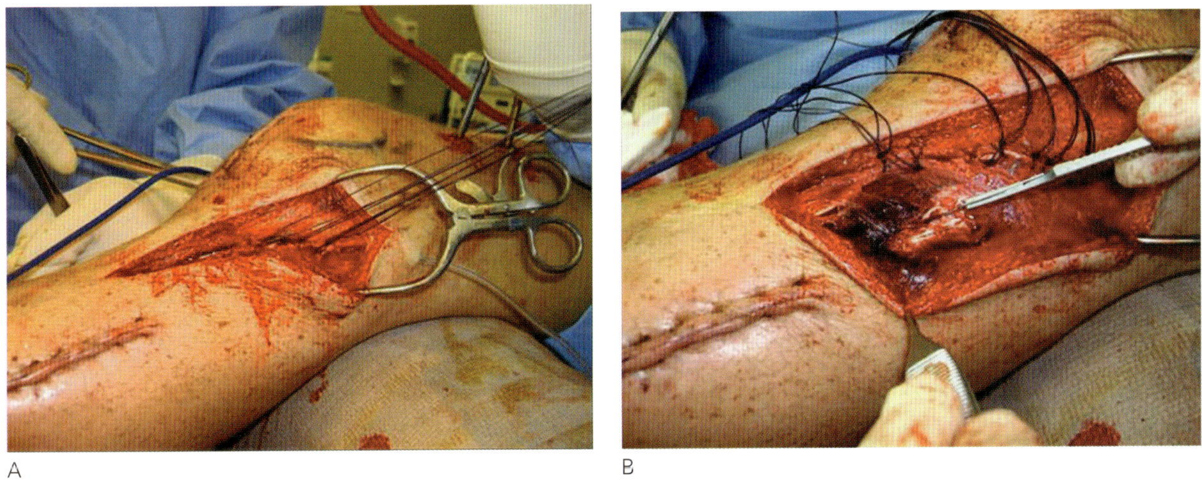

A B

图 27.14 A. 关闭阔筋膜，引流管内口留在阔筋膜内。B. 前骨筋膜室筋膜进行减张缝合。C，D. 关闭切口

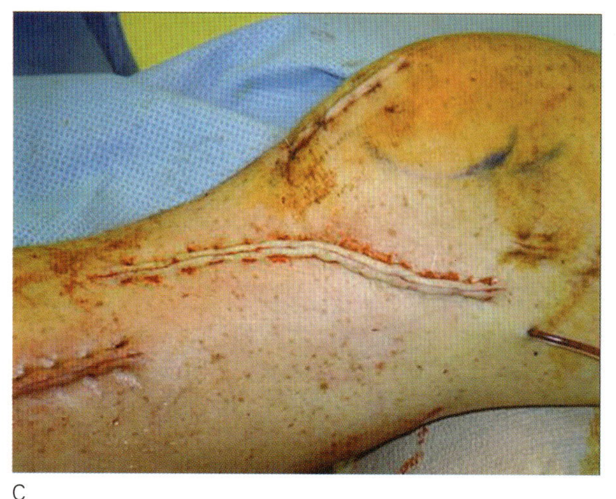
C

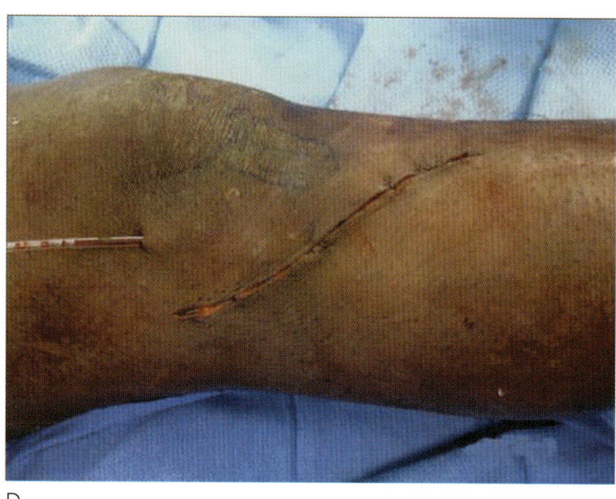
D

图 27.14（续）

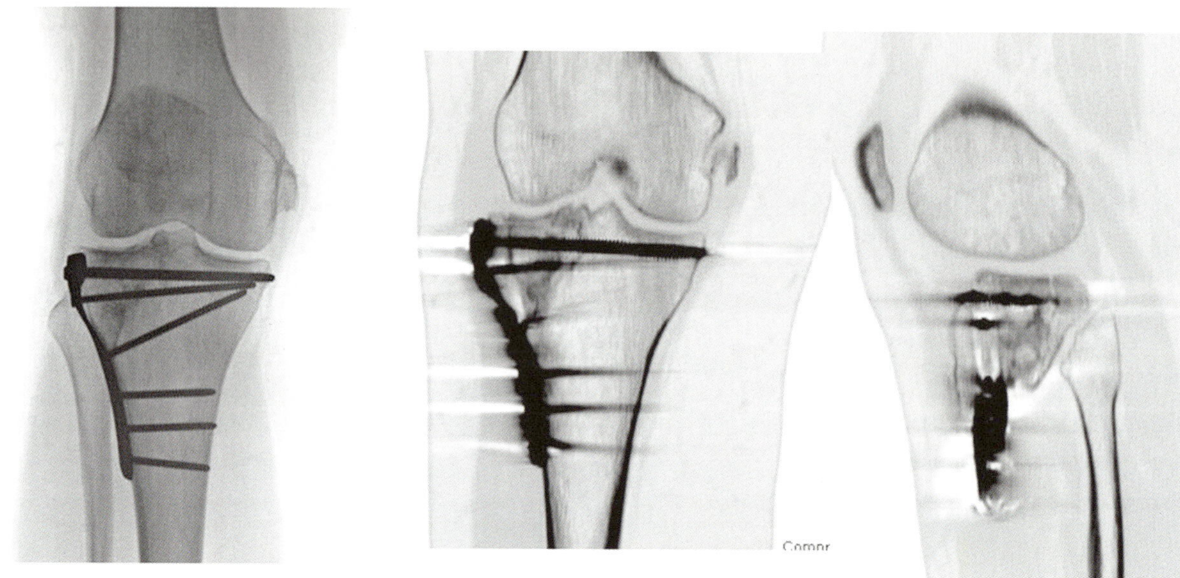

图 27.15　术后一年 X 线片及 CT 扫描。CT 扫描显示关节面平整，植骨已经融合。软骨下的近端螺钉继续支撑关节面。螺钉通过重建的外侧皮质和完整的内侧皮质获得把持力。注意内侧副韧带撕脱骨折已经愈合

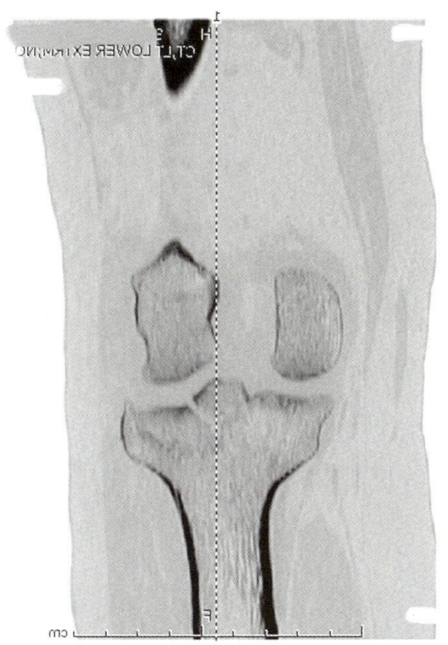
A

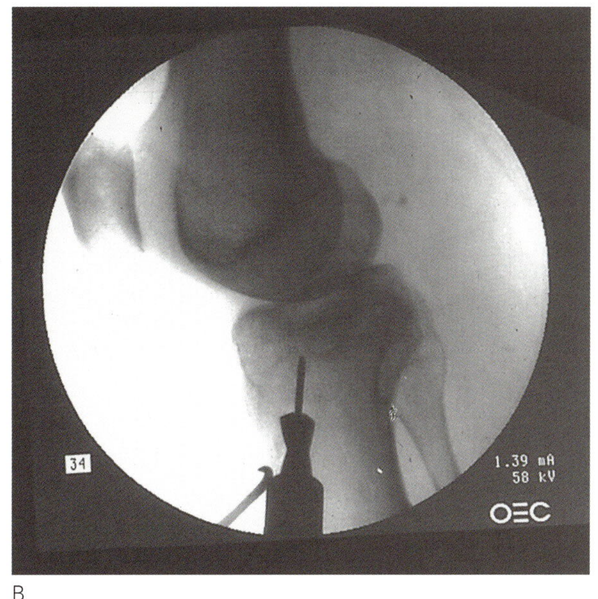

B

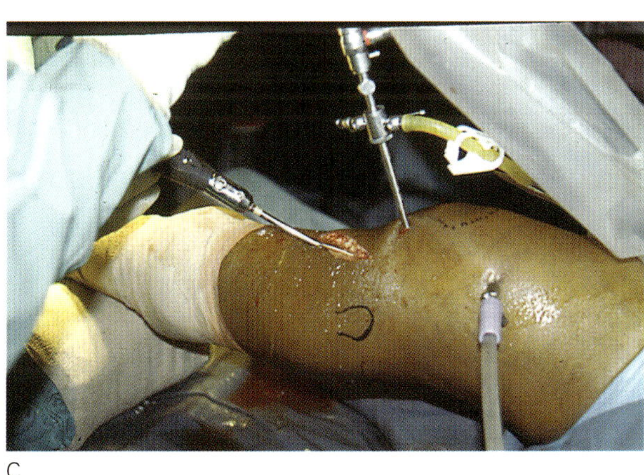
C

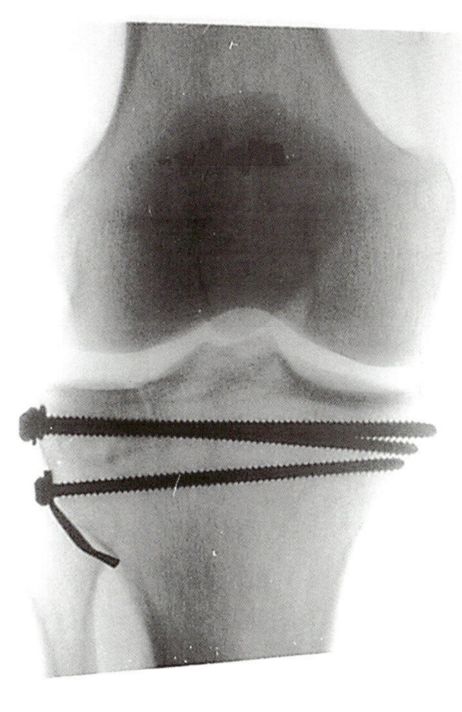
D

图 27.16 A. 0 柱损伤（Schatzker III 型）。这种损伤包括外侧关节面的压缩和粉碎性骨折，但没有髁撕脱。CT 扫描证实外侧关节面的中心压缩骨折及外侧髁嵴的完好。这种骨折通过关节镜辅助固定治疗。B. 关节镜或透视下用空心钻结合导针在软骨下开窗。C. 使用骨打入器撬拨关节面并经皮筏螺钉固定。D. 随访时 X 线片显示骨折愈合

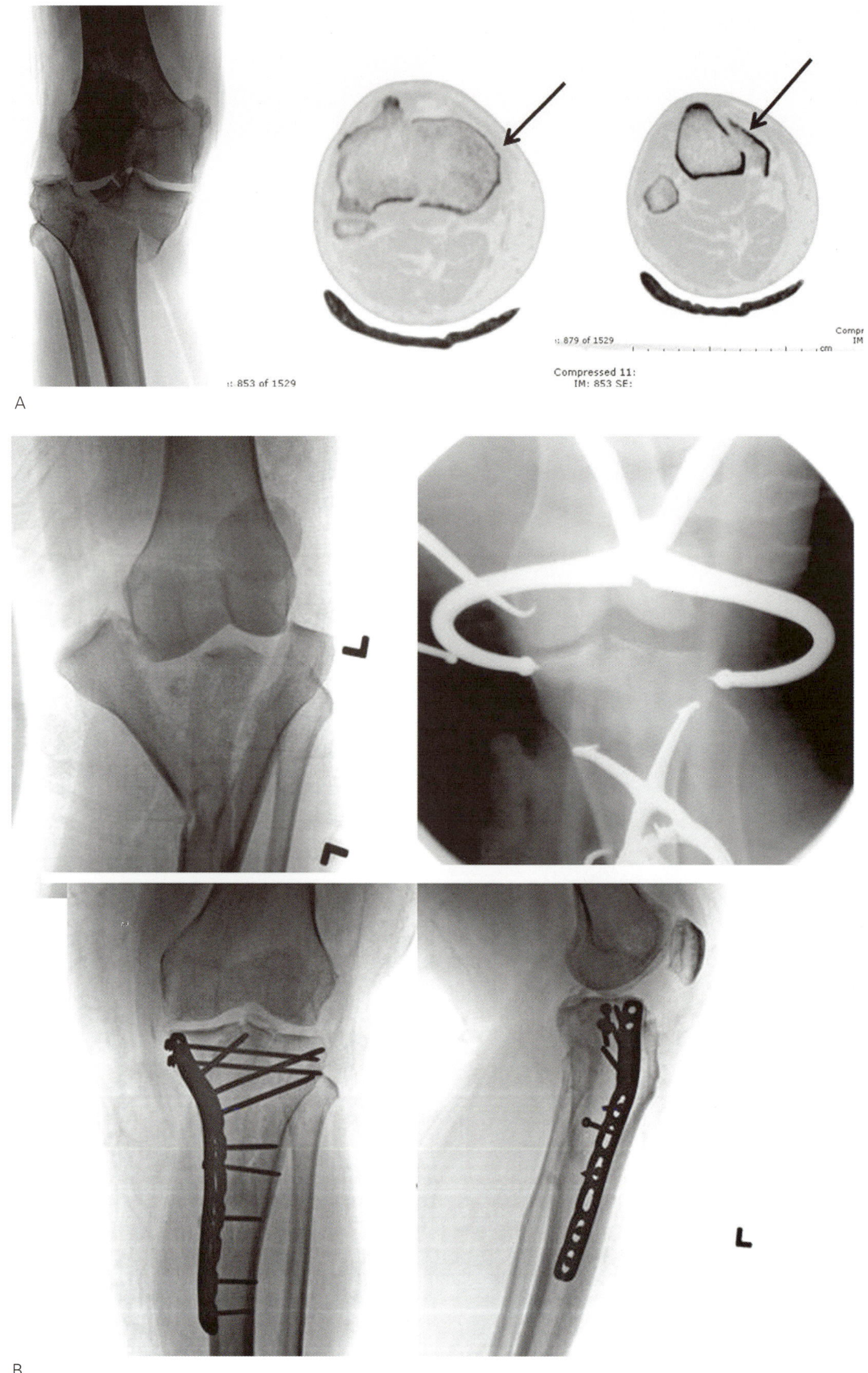

图 27.17 A. X 线片及 CT 扫描显示内侧柱骨折移位。这种骨折常伴有髁间粉碎性骨折。箭头示嵴粉碎性骨折。B. 高能量内侧柱骨折移位伴嵴粉碎性骨折，累及胫骨棘、突起及远端延伸胫骨干。这种不稳定骨折需要内侧支撑接骨板治疗

柱骨折线的位置很关键。随着关节面骨折线向后或后内，向内或前内，骨折线的位置也不一样。关节面骨折线的位置及方向决定了内侧柱的手术入路。标准的髌骨内侧切口只能用于少数骨折。为了减少手术显露，必须完全理解 CT 扫描的结果，确定切口的位置，最大可能地复位及固定髁骨折[23]。

通过在内侧髁骨折线的位置放置小的支持接骨板进行固定（图 27.18）。多数独立内侧柱骨折中，内侧髁的关节面没有粉碎，可以进行骨与骨的直接对位。在这类情况下，非锁定支持接骨板或防滑接骨板足以稳定固定，锁定接骨板对于内侧固定通常不是必需的[5, 8, 10]。骨折线在关节面上位置的准确定位，可减少承重时的内翻塌陷。对于前内侧骨折，须从后方确定前方鹅足以及内侧副韧带的表面是否连续（图 27.19），避免软组织被接骨板嵌压（图 27.18，图 27.20）。除此之外，如果骨折的关节面部分位于后内侧角或其稍后方，鹅足下缘应在前方可以看到。切开腓肠肌筋膜，将接骨板直接放置在胫骨后内侧（图 27.21，图 27.22）。

如果骨折的关节面部分位于后方或后外侧，通过正后方入路直接暴露后柱。患者取俯卧位，沿胫骨近端后内侧缘切开（图 27.23A）。通过抬高及向外侧牵拉内侧腓肠肌、比目鱼肌和腘肌以显露骨折部位。这样可以直视胫骨近端的后方，易于复位及在后方使用接骨板[22]（图 27.23B，D）。除此之外，患者可以采取“漂浮体位”，这样患者的下肢可以旋转至仰卧位姿势，允许前外侧入路而无须重新摆体位（图 27.7）[13, 23]。从腘肌中间做后方横向 L 形切口，在腘窝内侧角折向远端（图 27.23A）。为了避免对腘窝区神经血管的损伤，近端区域的组织分离须在比目鱼肌及腘肌下方由内而外进行。通过此入路，可以沿切口内缘观察内侧柱（图 27.23C），也可以扩大鹅足肌腱及内侧腓肠肌之间的间隙。鹅足可以通过上述方法切开，然后将接骨板放置在内侧副韧带的前方。如果鹅足和半膜肌被切开，骨折固定后须用不可吸收缝线修复（图 27.23E）。

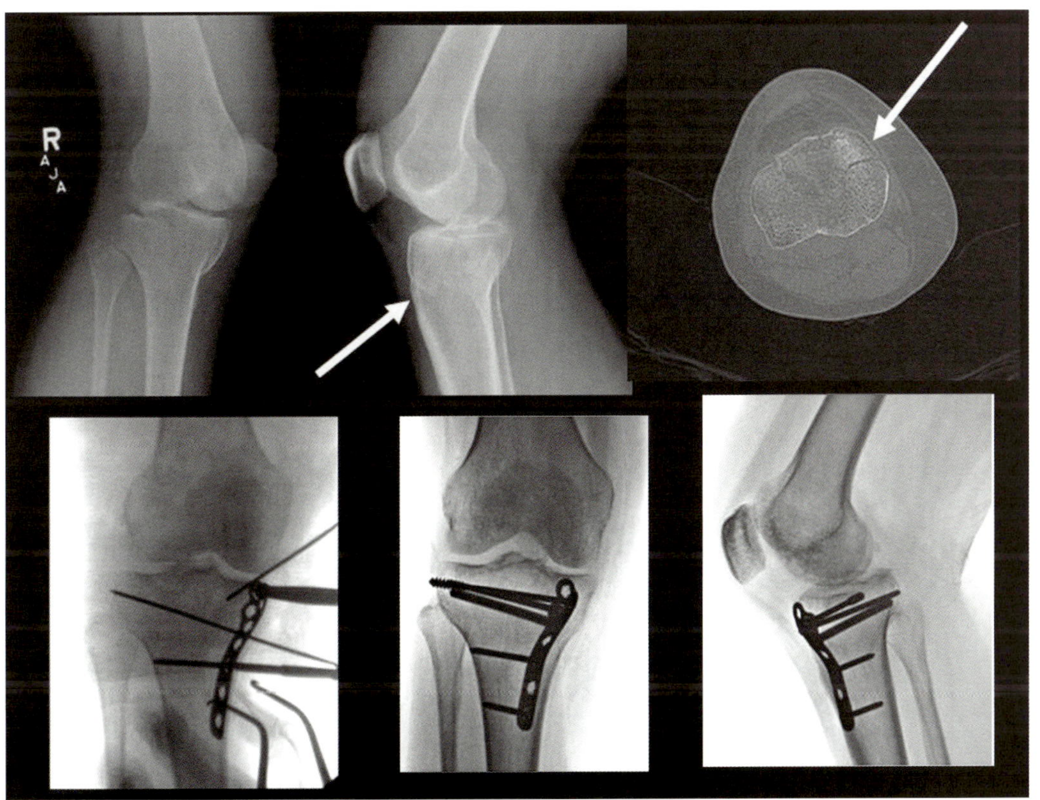

图 27.18 内侧柱损伤，骨折块突起位于内侧中线前方（箭头所示）。压缩骨折恢复后，使用大的复位钳及克氏针对骨折进行撬拨。预弯的支撑接骨板压在突起的骨折块上，并拧入螺钉

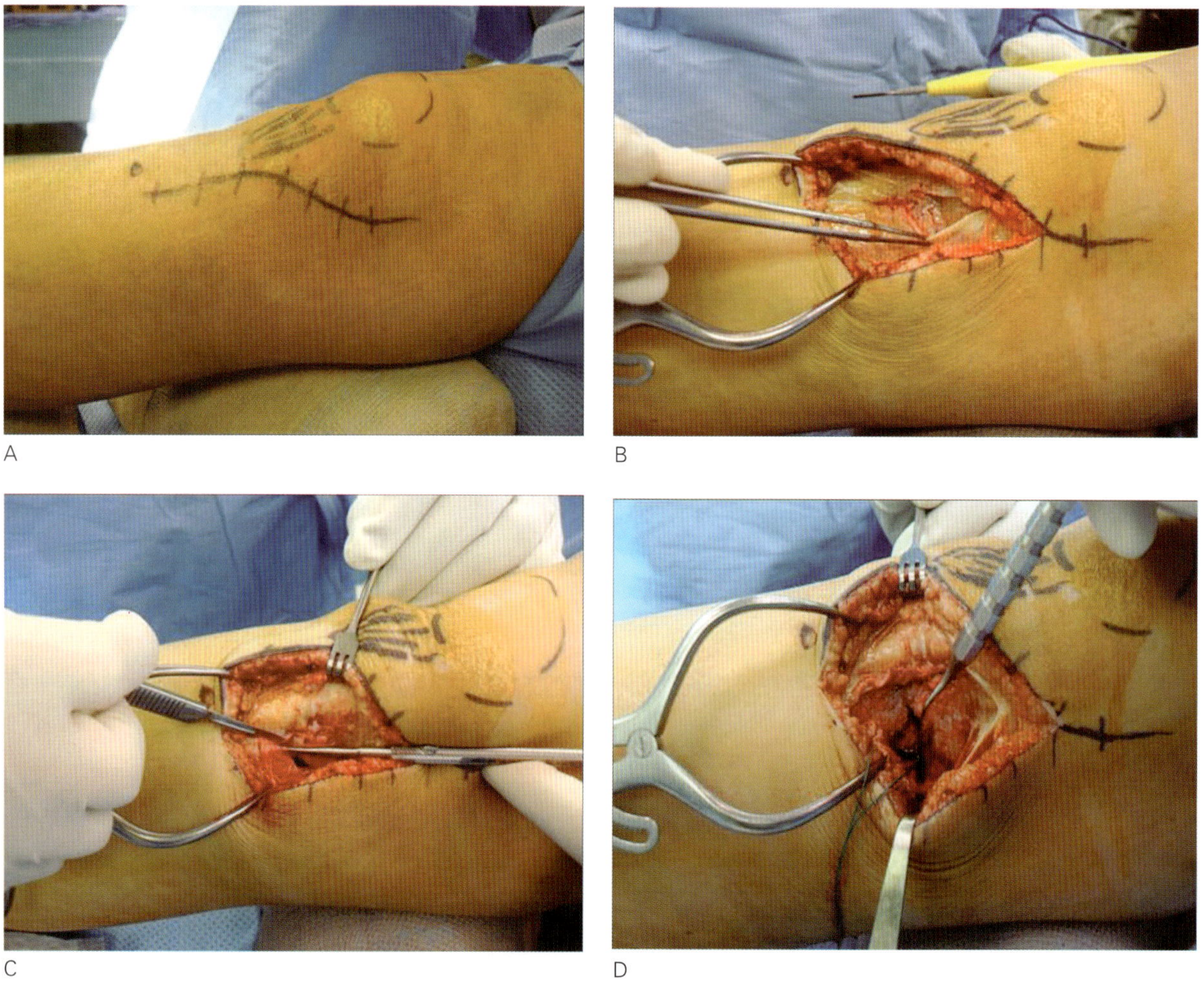

A B

C D

图 27.19 A. 通过内髁骨折块突起处切开皮肤显露内侧柱，在本例中，该突起位于胫骨后内侧边缘的正前方。B. 用镊子确认“鹅足”处筋膜，与皮肤切口平行切开，暴露“鹅足”。C. 在本例中，骨折突起在“鹅足”下方。标记“鹅足”，切断（剥离器及手术刀）并向下翻折，暴露内侧柱骨折突起。D. 可以看到骨折突起粉碎程度及内侧柱压缩骨折

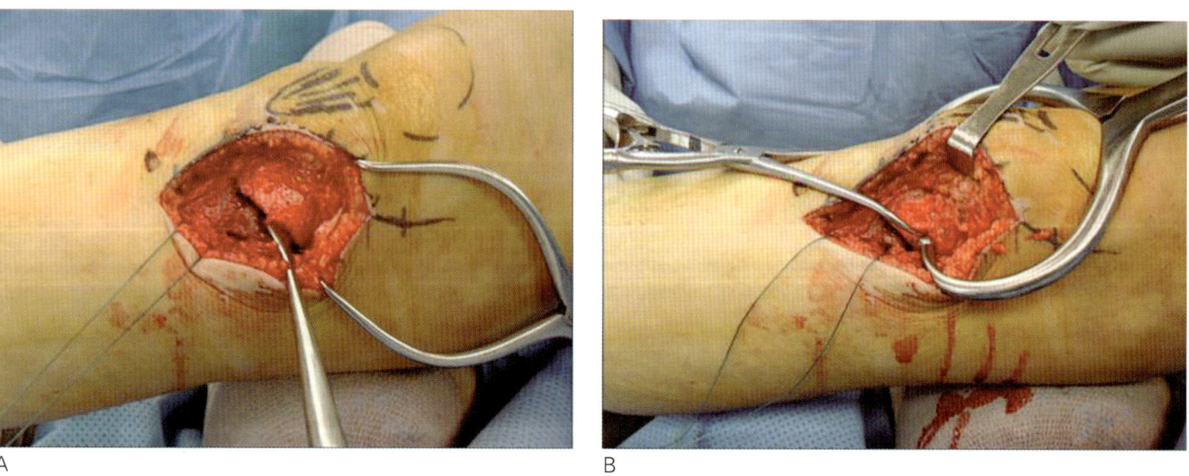

图 27.20 A. 使用小的骨膜剥离器撬起骨折块。B. 使用大复位钳和小拉钩对骨折进行复位。C. 接骨板置于髁骨折块突起上，桥接骨折粉碎的区域。D. 放入接骨板后，修复“鹅足”（绿色缝线标记）

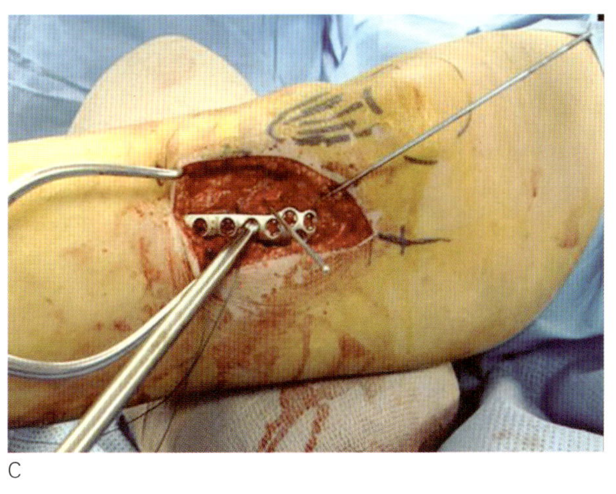
C

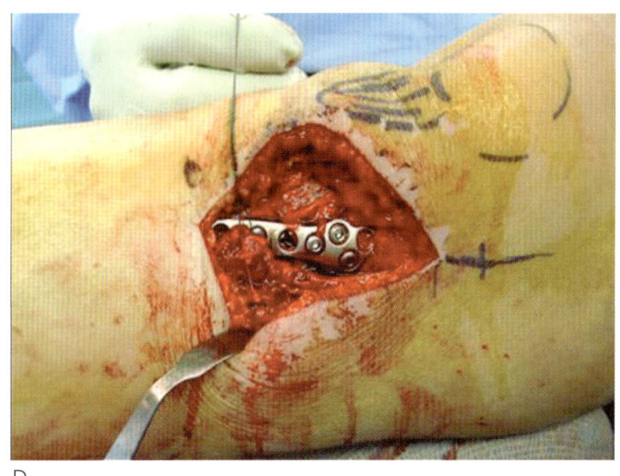
D

图 27.20（续）

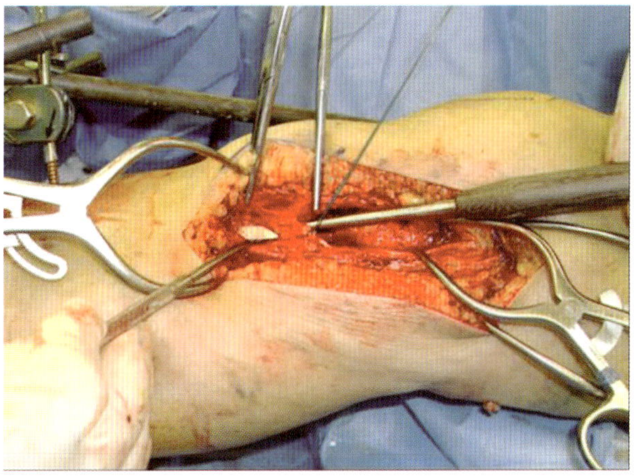

A

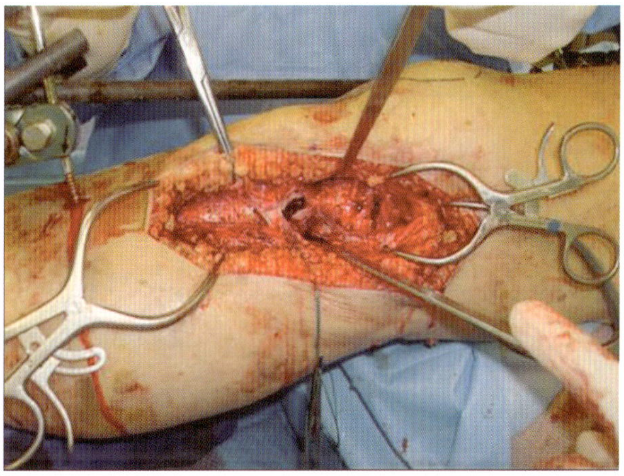

B

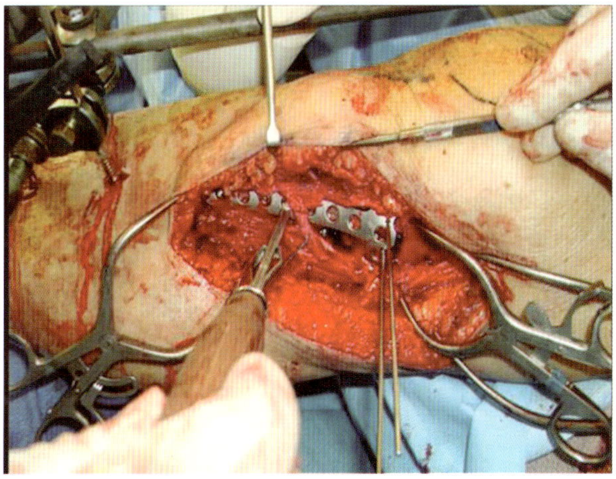

C

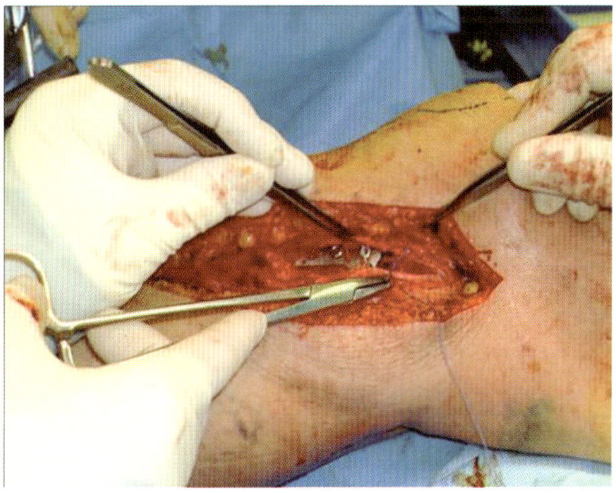

D

图 27.21　A. 通过后内侧切口，找到“鹅足”的下缘，将其与内侧腓肠肌分开。B. 找到骨折突起并将骨折复位。C，D. 将预弯接骨板沿后内侧髁的骨膜外放置，“鹅足”覆盖接骨板后，关闭切口

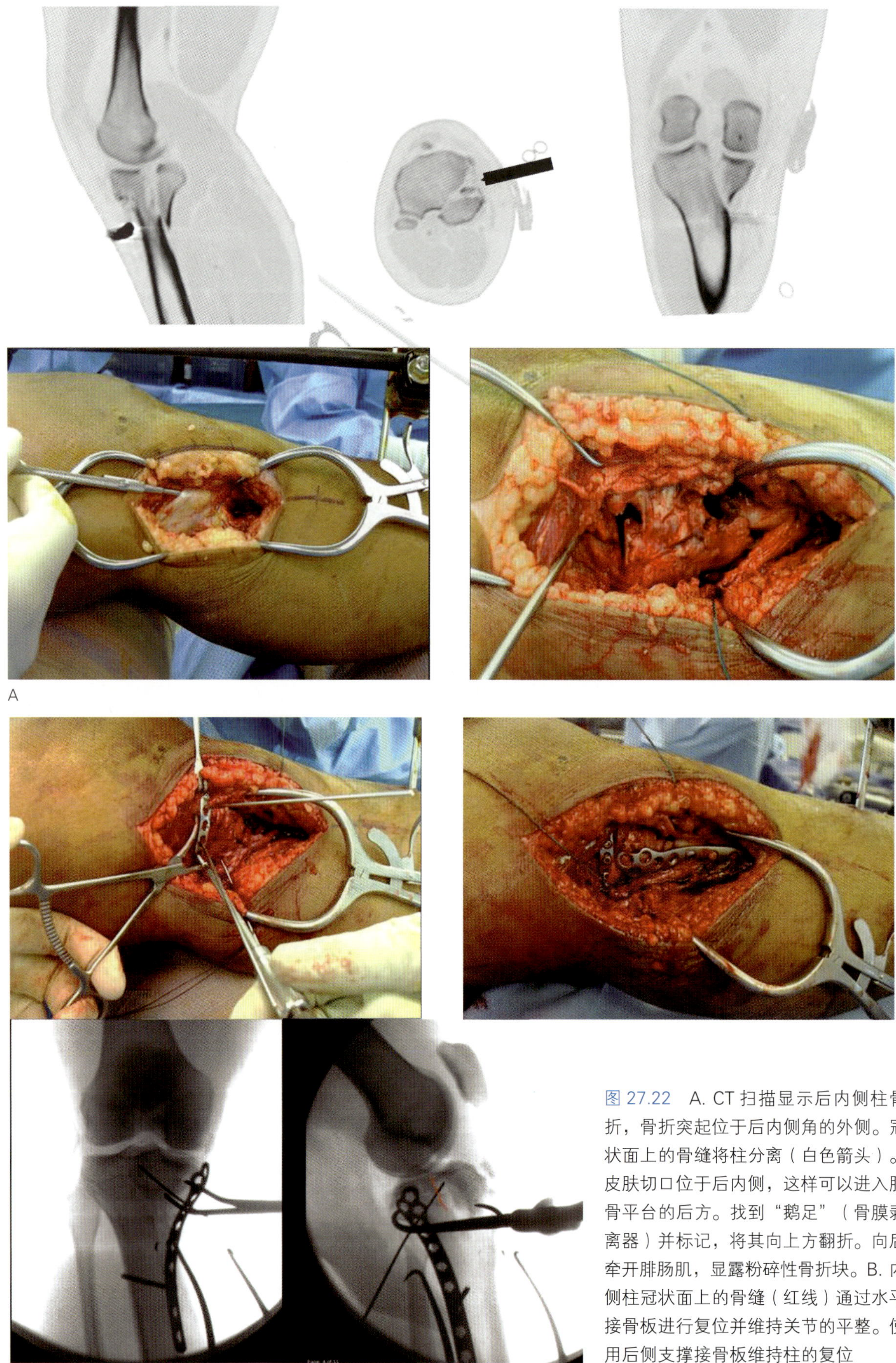

图 27.22 A. CT 扫描显示后内侧柱骨折，骨折突起位于后内侧角的外侧。冠状面上的骨缝将柱分离（白色箭头）。皮肤切口位于后内侧，这样可以进入胫骨平台的后方。找到“鹅足”（骨膜剥离器）并标记，将其向上方翻折。向后牵开腓肠肌，显露粉碎性骨折块。B. 内侧柱冠状面上的骨缝（红线）通过水平接骨板进行复位并维持关节的平整。使用后侧支撑接骨板维持柱的复位

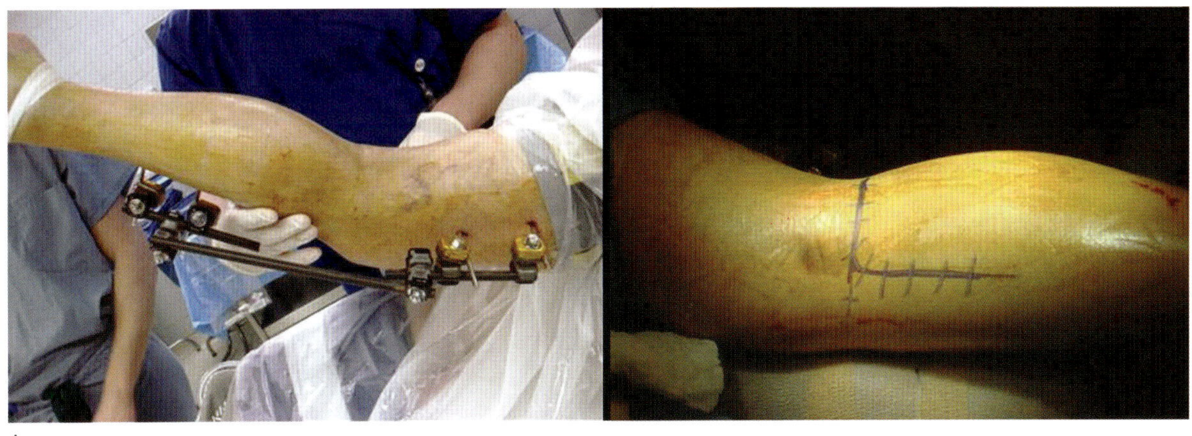
A

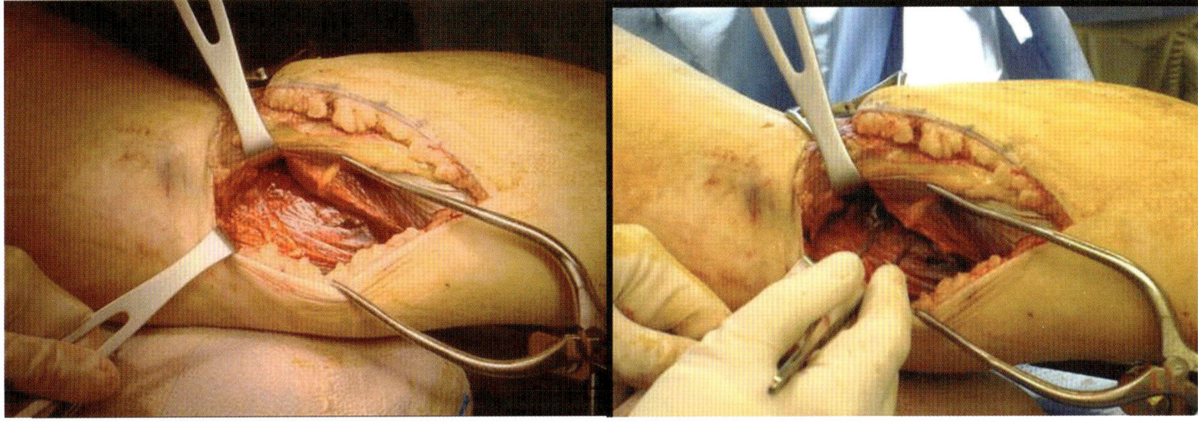
B

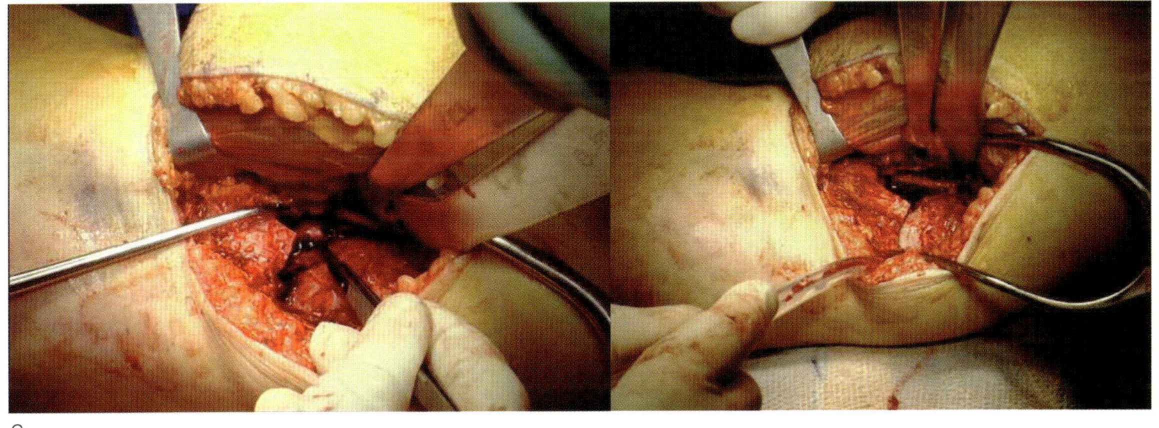
C

图 27.23 A. 患者仰卧位或漂浮体位。在皮肤上标记 L 形切口的位置，自此进入后柱。B. 通过后侧入路，腓肠肌的内侧头向外牵拉，显露比目鱼肌和胫骨的后内侧缘。C. 沿胫骨的后内侧缘切口将比目鱼肌连同腘肌向外牵拉，显露胫骨后侧的近端，向前翻起“鹅足”后可以看到内侧柱（吸引器附着处）。D. CT 及 X 线片显示后柱和内侧柱骨折，并有明显的关节面压缩。通过后路撬起关节面，并在胫骨后方打入支撑接骨板，内侧柱骨折通过小的防滑接骨板固定。术后 CT 扫描显示关节和柱的复位。E. 关皮前，检查后侧及后内侧接骨板的位置。随访时可见倒置的 L 形切口

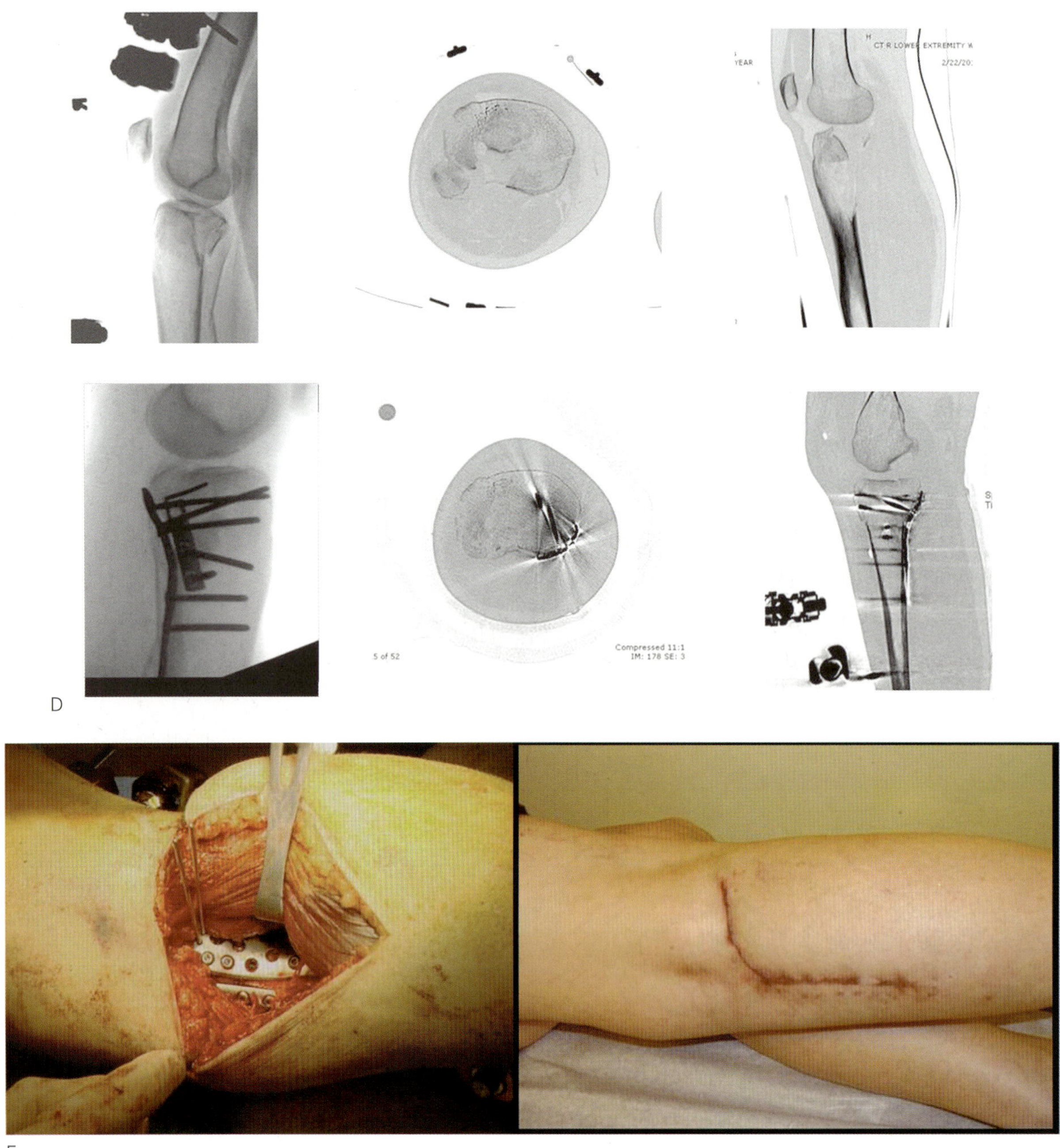

图 27.23（续）

如果胫骨近端后侧大部分都可通过后内侧入路观察到，那么进入膝关节后外侧角是有问题的。从前外侧入路也很难进入。骨折块常位于腓骨头后方，被髂胫束、外侧副韧带、腘肌及其肌腱覆盖。很多学者提出在切除或保留腓骨的情况下直接通过后外侧入路到达这一区域[14, 15, 24, 25]。如果可能，尽量使用避免切除腓骨的入路。如果需要从后外侧暴露，我们使用更长的靠近外侧的切口。如果需要的话，可以在半月板下行关节切开及前外侧固定。膝后外侧角的手术需要找到并保护腓总神经。在股二头肌腱和腓肠肌外侧头中间切断，找到并保护腓总神经。向内牵拉腘肌，显露比目鱼肌外侧，其附着于胫骨和近端腓骨。由近而远分离比目鱼肌，显露平台后外侧。使用小的内固定物进行固定支持这一区域。然而，由于神经血管束的限制，不能向远端进一步暴露。

Schatzker Ⅴ、Ⅵ型 / 多柱骨折

这些复杂的平台骨折通常由高能量暴力引起，且常合并周围软组织的损伤。目前广泛接受的治疗方法是分步治疗[8~10, 26]，包括早期使用桥接外固定保存下肢长度及膝关节稳定性（图 27.3A、B）。牵引下 CT 或 MRI 扫描可以提供关节损伤的详细特征、粉碎的程度，以及骨折线的方向。当软组织恢复以后，进行确定性内固定治疗。对于一些高能量骨折，手术须推迟 2~3 周以保证软组织有足够的时间恢复（图 27.16）。

特定柱的手术显露及固定技术可以联合用于此类复杂骨折的治疗。对于部分骨折，可以单独使用锁定接骨板通过外侧入路达到对内侧柱和外侧柱损伤，以及 Schatzker Ⅴ型骨折的稳定固定[27, 28]。这种治疗的适应证基于术前外固定、韧带切开复位后 CT 影像学评估。

如果双髁骨折内侧柱完全复位，没有关节面粉碎，骨与骨可以对合，骨折常可通过外侧锁定接骨板固定。然而，如果内侧髁不能间接进行复位，或是关节面粉碎，有必要通过不同的手术入路进行单独固定。尤其是对于冠状面后内侧骨折的病例（图 27.24）。

双柱骨折通常是粉碎性的，可能存在骨干与干骺端的分离移位（Schatzker Ⅵ型，图 27.25A）。关节面压缩常使用内侧或外侧髁下区皮质开窗撬拨进行复位。经皮复位钳可以复位或改善髁间骨折线的位置。髁与胫骨干复位后，可以使用空心钉或 3.5 mm 皮质螺钉维持髁

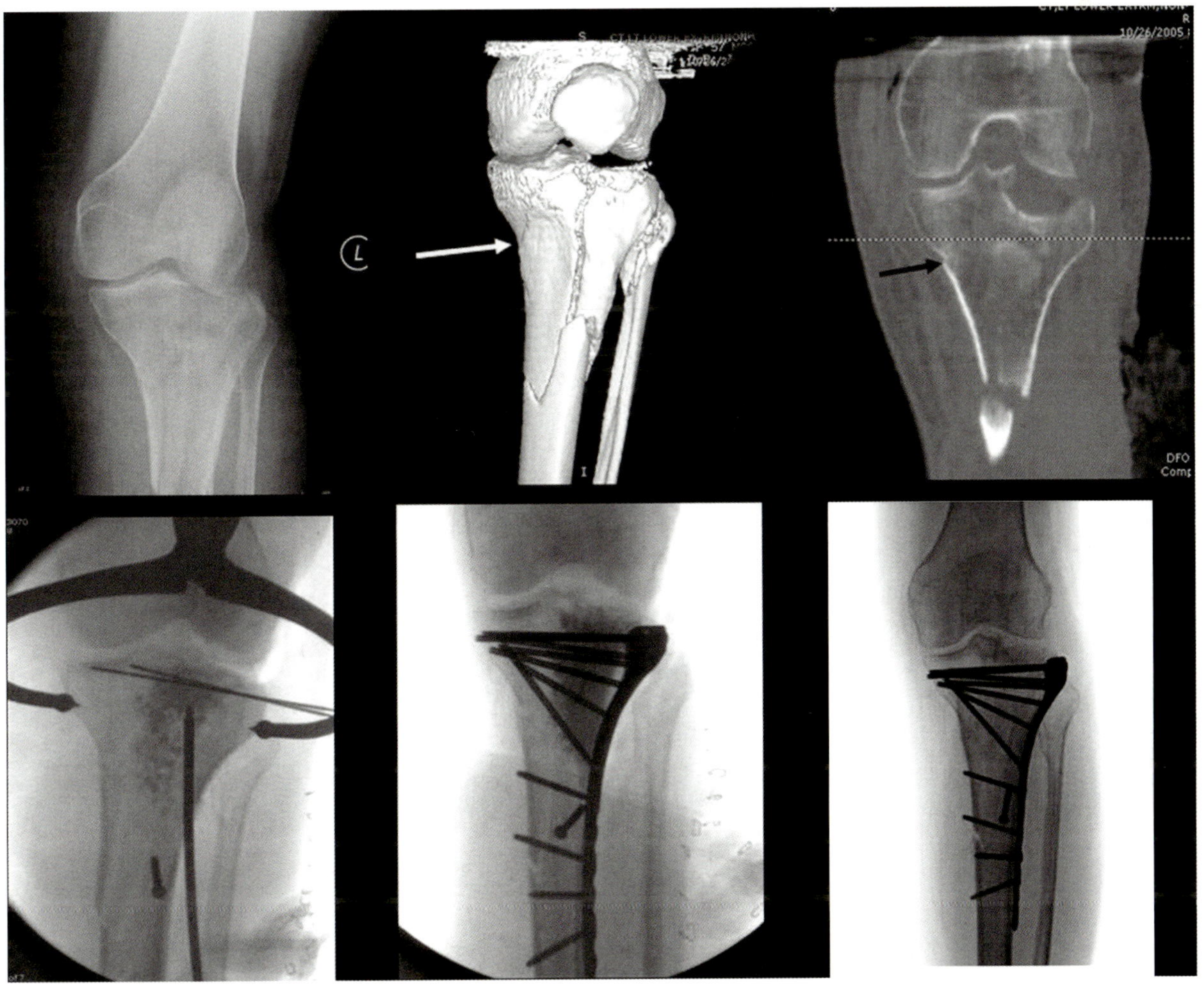

图 27.24 高能量内外侧柱骨折伴有明显的外侧关节面的压缩。牵拉位 CT 扫描显示内侧柱的复位（黑白色箭头）。在这种情况下，复位并软骨下植骨后，外侧使用单个锁定接骨板。一年后随访的影像学（右侧下幅）结果显示没有内翻畸形或关节面塌陷

间复位。使用一或两个股骨牵引维持下肢长度及对位，进而于肌肉下放置锁定接骨板，桥接干骺端连接处的粉碎性骨折[29]。事实上，所有的胫骨近端锁定接骨板都有突出，可以在接骨板的远端经皮小切口置入螺钉[27]。记住如果髁骨折块不是粉碎性的且可以复位，内侧髁通常通过外侧锁定接骨板固定。然而，如果内侧髁的关节面是粉碎的，那么这个骨块须独立支撑，以防止后期内翻畸形。内侧使用锁定接骨板及单皮质锁定螺钉可以固定双髁骨折。典型的外侧固定接骨板干扰了内侧髁的固定，使其操作比较困难。内侧髁使用单皮质锁定钉可以防止硬件的网格锁定。须注意通过第二个切口有限分离，避免产生大的皮瓣（图 27.25B~D）。

少数情况下，骨折粉碎或软组织损伤广泛以至于切开复位成为禁忌，此时可以使用细线环扎固定。在少部分患者，第一个月时软组织不能充分恢复，不能行开放复位内固定。这些患者最好通过小的张力带或混合外固定技术处理。

提示与技巧

胫骨平台骨折手术的一个最常见的错误是

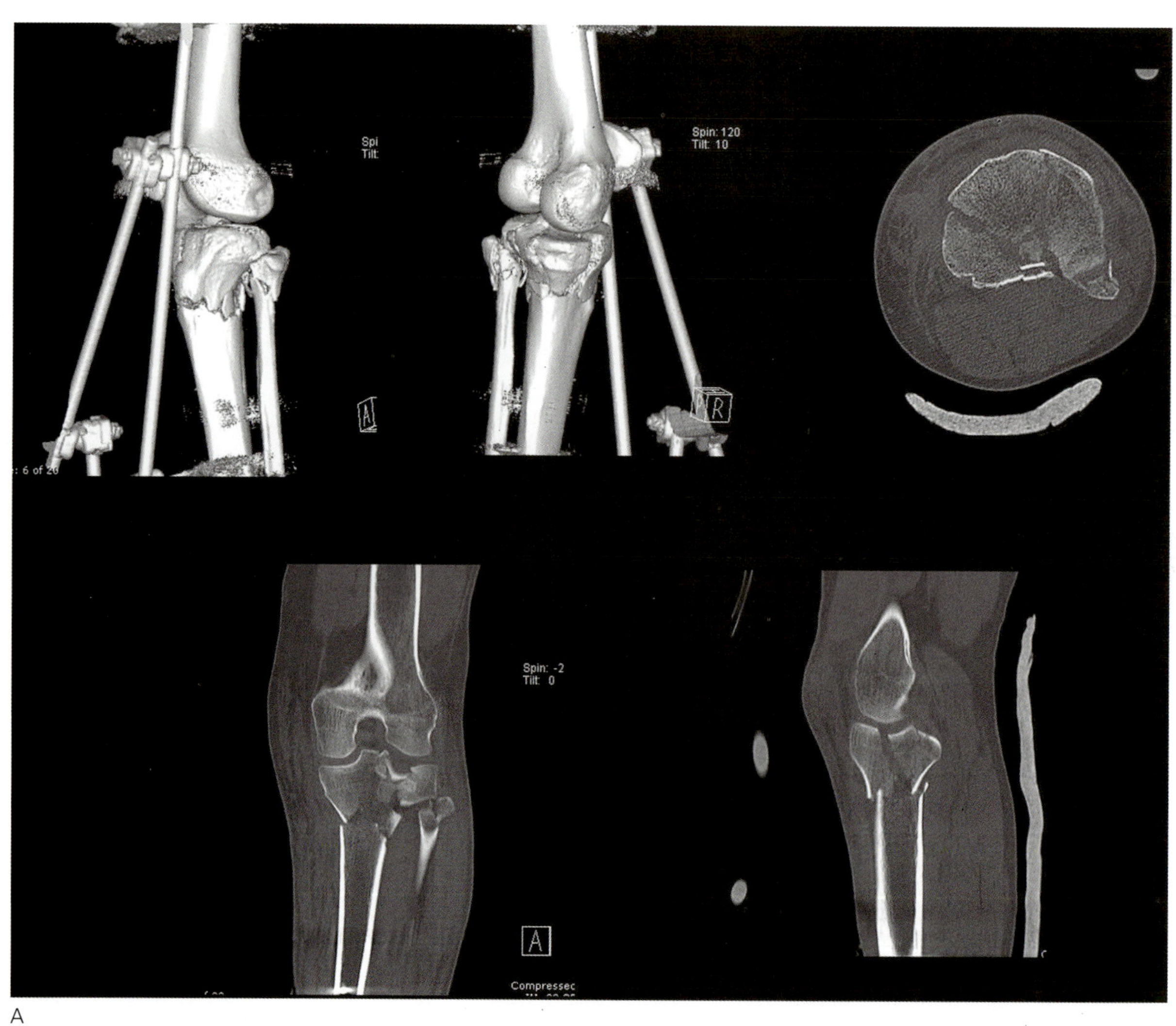

A

图 27.25 A. CT 影像显示是一个两柱骨折，后内侧柱骨折移位，关节面压缩以及外侧柱的粉碎性骨折。使用外固定架临时固定，行韧带切开术并复位骨折，使骨折端大致对合。B. 后内侧切口入路，找到内侧柱的骨缝（a）。后侧应用支撑接骨板稳定内侧柱。内侧副韧带（镊子所指）撕裂（b）。柱复位后使用锚钉 / 垫圈将内侧副韧带修复（c）。外侧柱打入接骨板并恢复关节面后将外侧筋膜减张（d）。C.（上排）内侧柱固定后，使用临时复位接骨板固定外侧柱。内髁插入 Schantz 针临时对关节损伤进行复位，并使用尖头复位钳对关节骨折进行加压。后方置入内侧柱接骨板。（下排）单皮质螺钉打入内侧柱获得稳定，但不对外侧接骨板和螺钉造成影响。一年后随访显示关节面的复位及力线的恢复。D. 关闭伤口

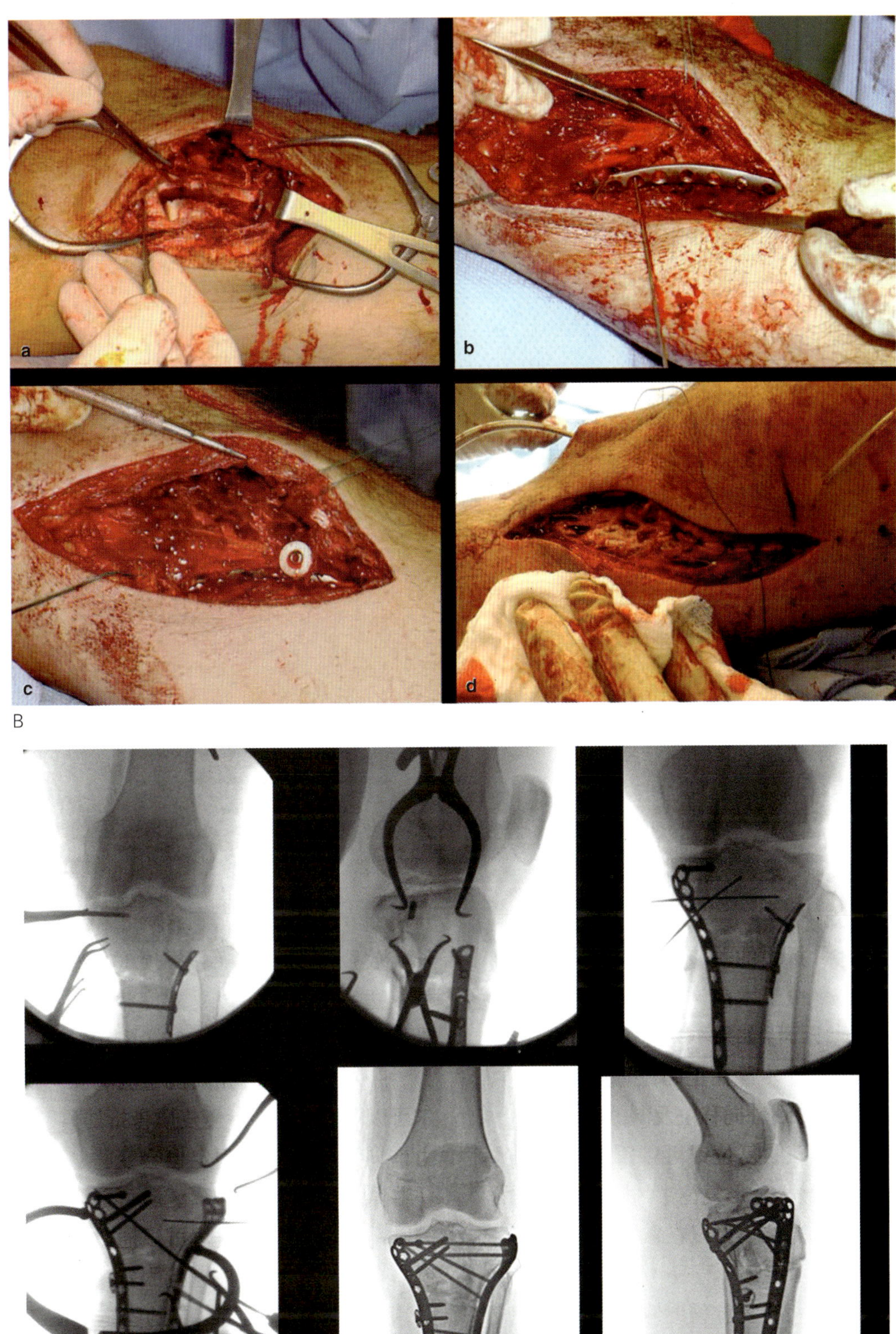

图 27.25（续）

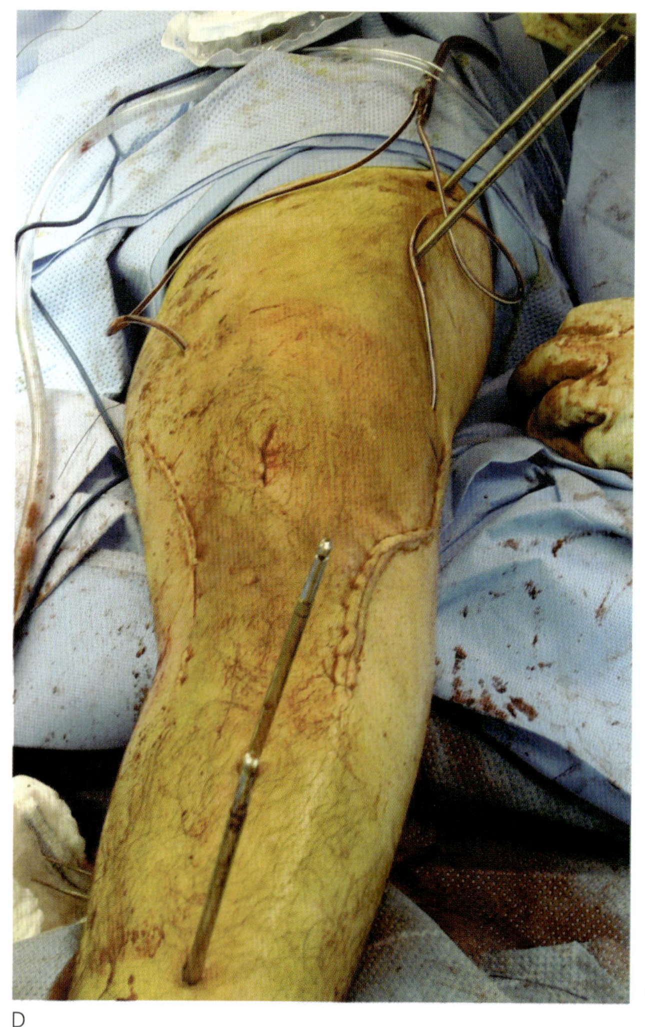

D

图 27.25（续）

没有在对应髁骨折块的关节面位置直接放置接骨板。这主要是由于术前计划不足，手术切口位置错误导致。因而，如果不能直接看到关节面，就不可能将接骨板放置在正确位置上，随着内翻畸形的发展，导致轴向移位及髁的塌陷。

很多骨折特殊的复位钳可以用来复位这些复杂的损伤。大的半球形复位钳可以施加潜在的压力，改善髁间复位。可以在移位的髁骨折的部位使用小的外固定钉（直径 4 mm 或 5 mm）撬拨复位。当与大的复位钳同时使用时，移位的髁可以复位，避免大的手术切口及软组织损伤（图 27.26）。

近端皮质“边缘”骨折通过附属边缘固定维持复位。离心边缘骨折或外缘骨折导致骨皮质在软骨下平面移位。如果不重建皮质，撬拨的关节面没有边缘支撑将导致高度丢失以及关节面下沉。预弯支持接骨板不应向近端延伸很长。放置于皮质边缘骨折顶部的水平方向皮质替代边缘接骨板可以重建完整的边缘，维持软骨下的撬拨复位（图 27.27，图 27.28）。

胫骨结节骨折在高能量胫骨平台骨折中偶尔可以见到。如果后侧皮质骨折妨碍了拉力螺钉由前向后的固定，固定也会变得比较困难。在一些骨折中，胫骨结节区域可能是固定物锚定的唯一区域。结节骨块可以通过前方钩接骨板或单皮质锁定接骨板进行固定。两者都可以通过钩或锁定螺钉维持结节的固定（图 27.29）。接骨板向远端延伸，跨过后侧粉碎区，固定于后侧完好的皮质上[15]。

术后处理

术后患肢从脚趾到腹股沟置于支持敷料中。闭合性骨折术后 24~48 小时内应用头孢类抗生

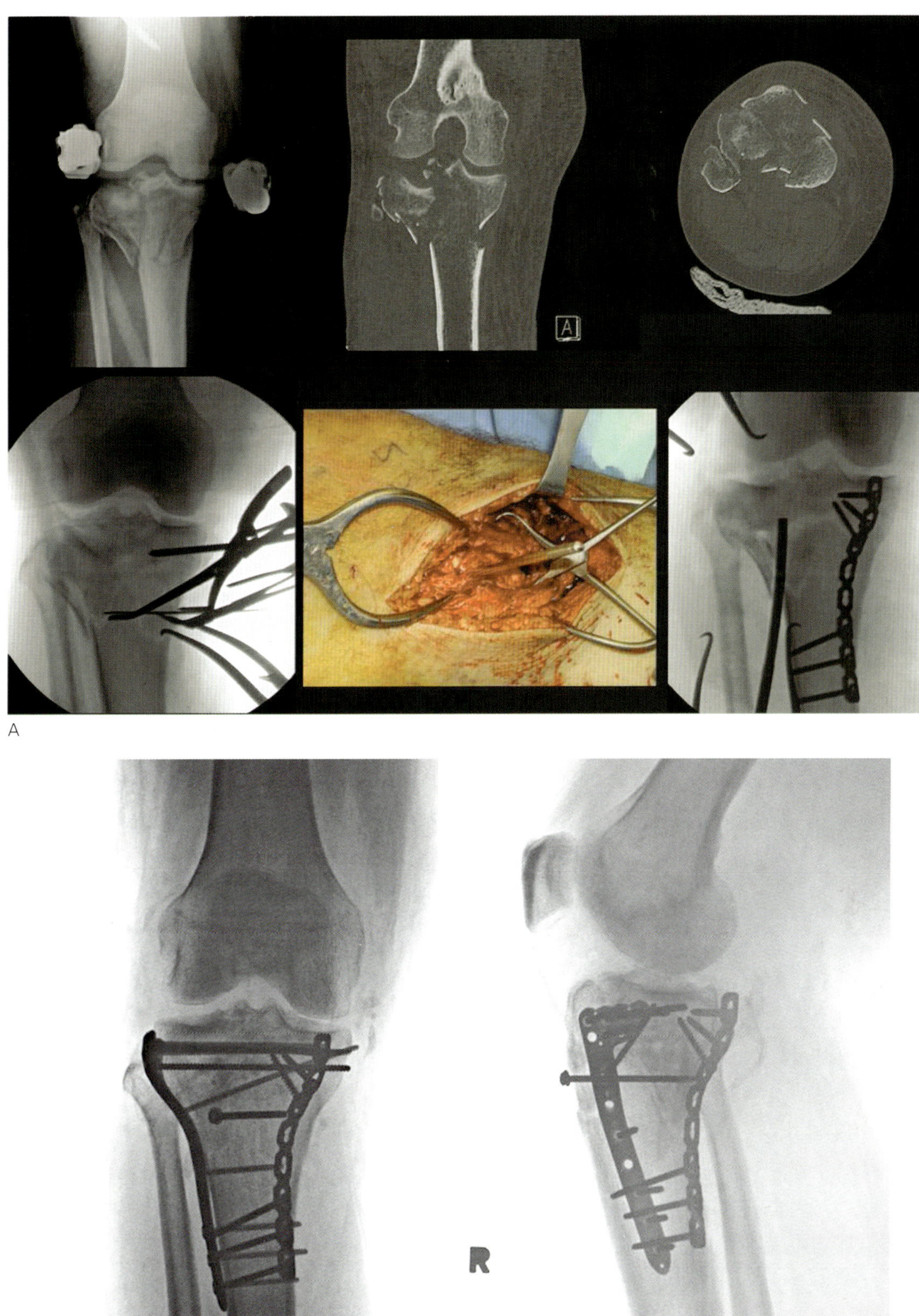

图 27.26　A.（上排）牵引位 X 线片及 CT 扫描显示为三柱骨折，外侧柱关节面压缩。内髁打入一枚 Schantz 针，对内侧柱进行撬拨。使用大复位钳及克氏针维持复位。后内侧柱通过后侧接骨板进行固定，接骨板近端使用单皮质螺钉以避免对外侧柱螺钉的干扰。外侧关节面通过打入器进行复位。B. 一年随访结果显示力线的维持及关节面的复位

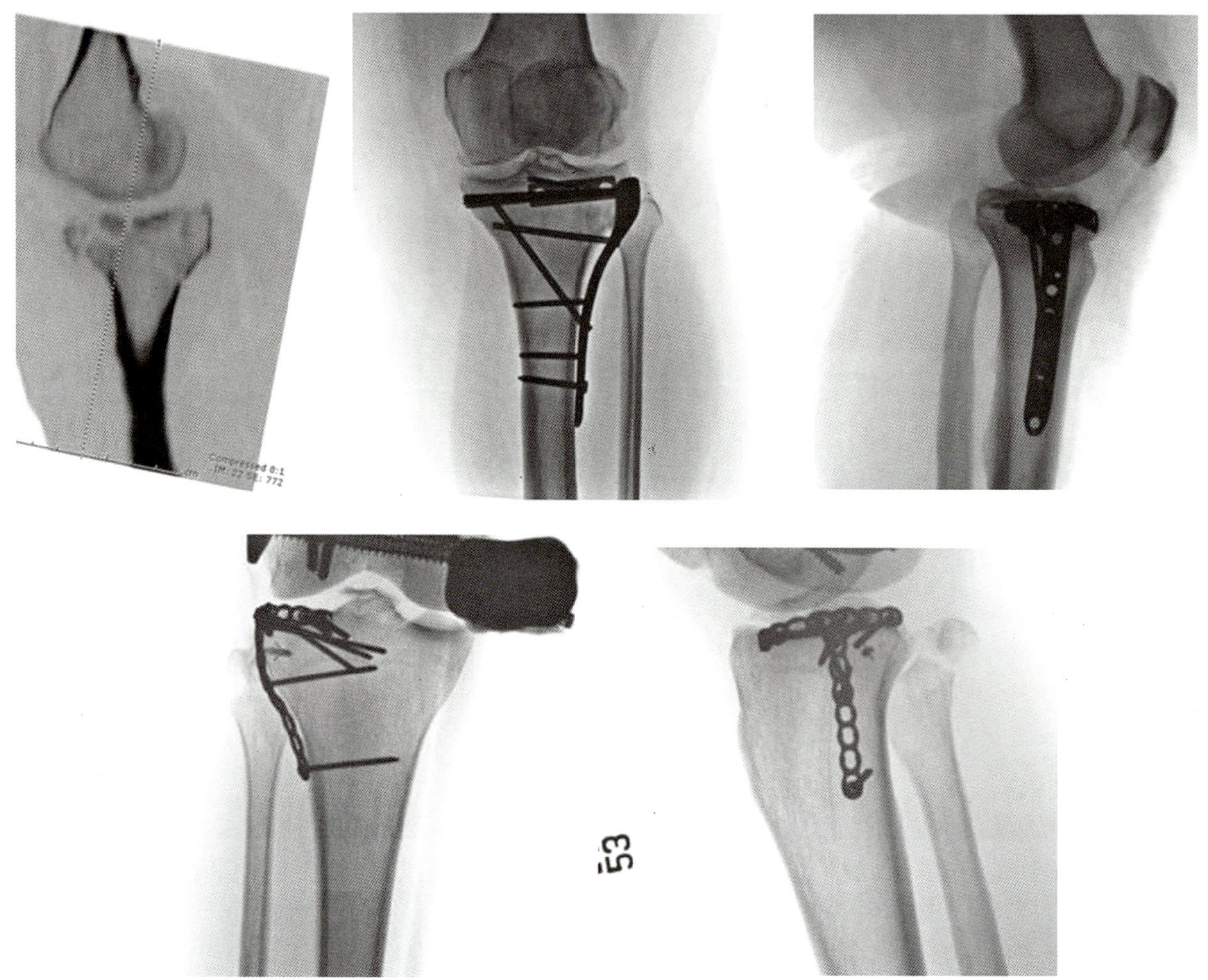

图 27.27 （上排）前方皮质骨折伴外侧柱骨折。为了前方骨皮质的完整，使用水平缘接骨板对这一区域进行支撑。（下排）外侧皮质高出，需要在外侧关节平面使用一块小的 2.5 mm 的水平缘接骨板

素。对于开放性骨折，抗生素选用头孢类及氨基糖苷类抗生素，大部分术后给予 48 小时。开放性骨折延长使用抗生素是禁忌，除非细菌培养得出细菌敏感抗生素。引流至少 24 小时或至每 8 小时引流量小于 30 mL。

如果损伤时软组织没有明显破坏，伤口关闭没有张力，可以使用持续被动活动（CPM）机器帮助下肢活动。然而，没有Ⅰ期或Ⅱ期临床证据表明胫骨平台骨折的患者使用机器可以明显改善活动范围，其价值可能对于术后活动肌肉组织、减少术后肿胀及关节囊粘连有作用。如果缝线有张力，延迟 CPM 直到切口愈合没有引流。48 小时后脱去支持敷料将患肢放在有铰链的膝关节支具上，使患肢逐渐增加活动范围。如果存在半月板撕裂需要修复，活动范围在最初 2~3 周内屈曲最多 60°。这样可以保护外周半月板边缘，使其在完全活动范围前得到恢复。

理疗在术后第一周开始，包括股四头肌肌力训练以及使用拐杖或助步器在不承重的情况下行走。2 周后拆线，每隔一个月随诊。伤口愈合以后，开始主动活动或主动辅助的被动活动，目标是术后 4 周膝关节至少屈曲 90°。6~8 周后根据影像学骨折愈合情况，开始承受身体 50% 的重量。

低能量损伤的患者术后 10~12 周时可以承受全部体重。对于低能量单柱损伤，患者预后功能恢复良好。对于高能量多柱损伤，患者承重须推迟到术后 12 周甚至更长。大部分患者可以在第 4~6 个月时恢复简单的活动。跑步以及剧烈的活动能力的恢复均需要 1 年。

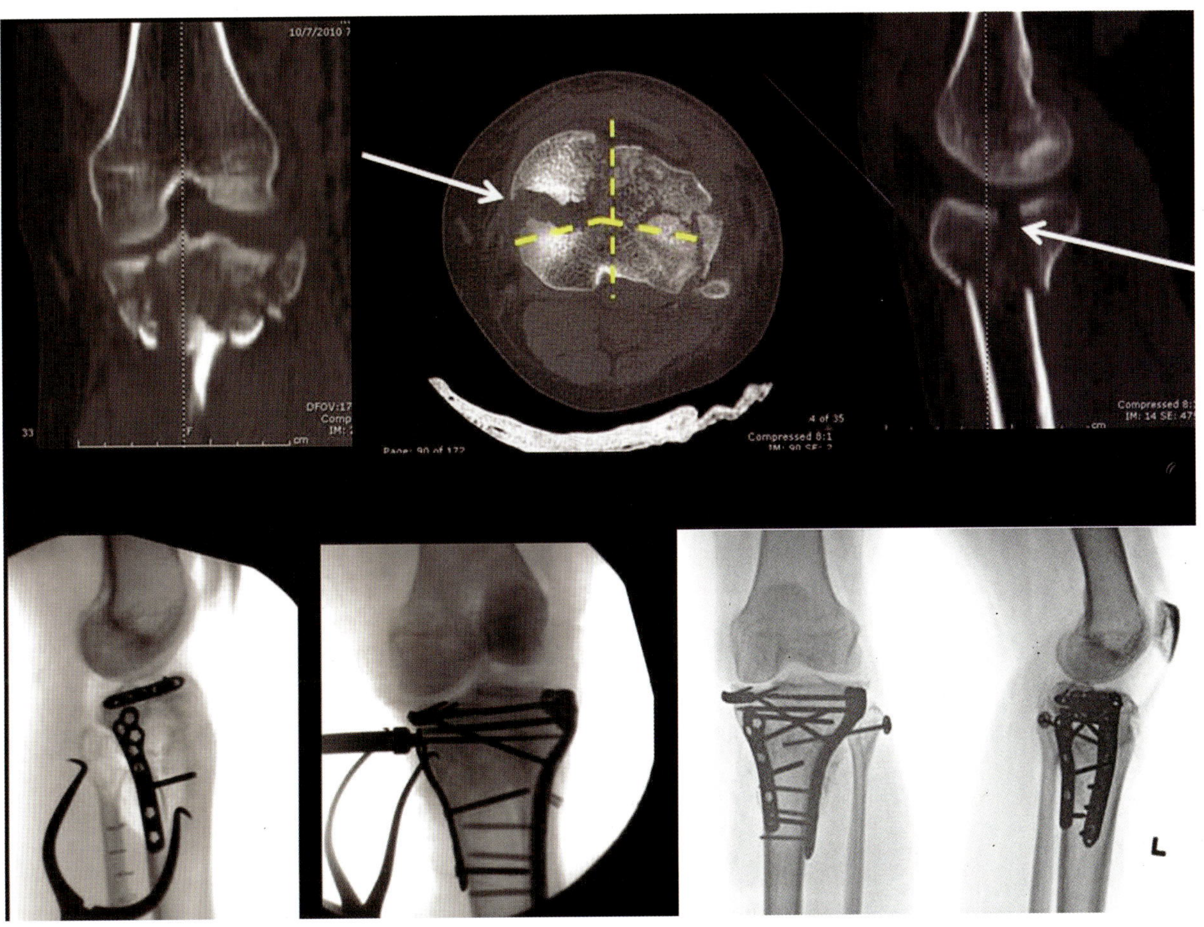

图 27.28　（上排）CT 扫描显示为三柱骨折，并伴有内侧柱（箭头所示）冠状面上较大的骨折移位，以及关节面的压缩与外侧柱的粉碎骨折。（下排）使用边缘接骨板对内侧关节面进行复位并固定内侧皮质边缘。后方入路复位并固定后柱。关节面复位后外侧使用筏接骨板进行复位。内侧接骨板的螺钉最后打入，以避免与外侧螺钉的碰撞。使用腓骨小头螺钉对移位的腓骨小头骨折进行复位。一年后随访显示关节面及力线恢复正常

由于多柱损伤患者干骺端—骨干连接处的粉碎性骨折以及软组织损伤，这个区域的骨折恢复较慢。如果骨折愈合没有进展，建议在承重之前植骨。植骨的时机与软组织状况有关。高能量损伤患者常需要 12~18 个月恢复日常活动。这些损伤的预后不太乐观，患者很少能恢复高水平的运动。正常步行时没有疼痛、力线正常以及日常活动的恢复是其目标。

并发症

感　染

手术时机选择错误、切口通过创伤软组织、广泛的软组织分离是早期伤口破坏及感染的原因，合理确认手术时机以及跨损伤区域的固定技术可以减少此类并发症的发生。如果没有发生伤口的破坏，冲洗并清除坏死的皮肤、肌肉及骨组织是必需的。如果伤口关闭没有张力，建议使用引流。如果深部组织感染、化脓，伤口须敞开并使用负压吸引，48 小时后去除。如果伤口细菌培养阴性，此时可以关闭伤口。大部分情况下，特别是使用负压吸引装置时，可以延迟关闭伤口。然而，某些情况下，伤口关闭需要外侧或内侧腓肠肌选择皮瓣，偶尔也需要进行组织移位。

内固定物维持骨折部位稳定时须继续使用。如果器械松动，则必须取出，使用跨关节外固定架稳定患肢。这常会影响膝关节功能恢复甚至导致膝关节融合，因为关节内脓毒症及关节

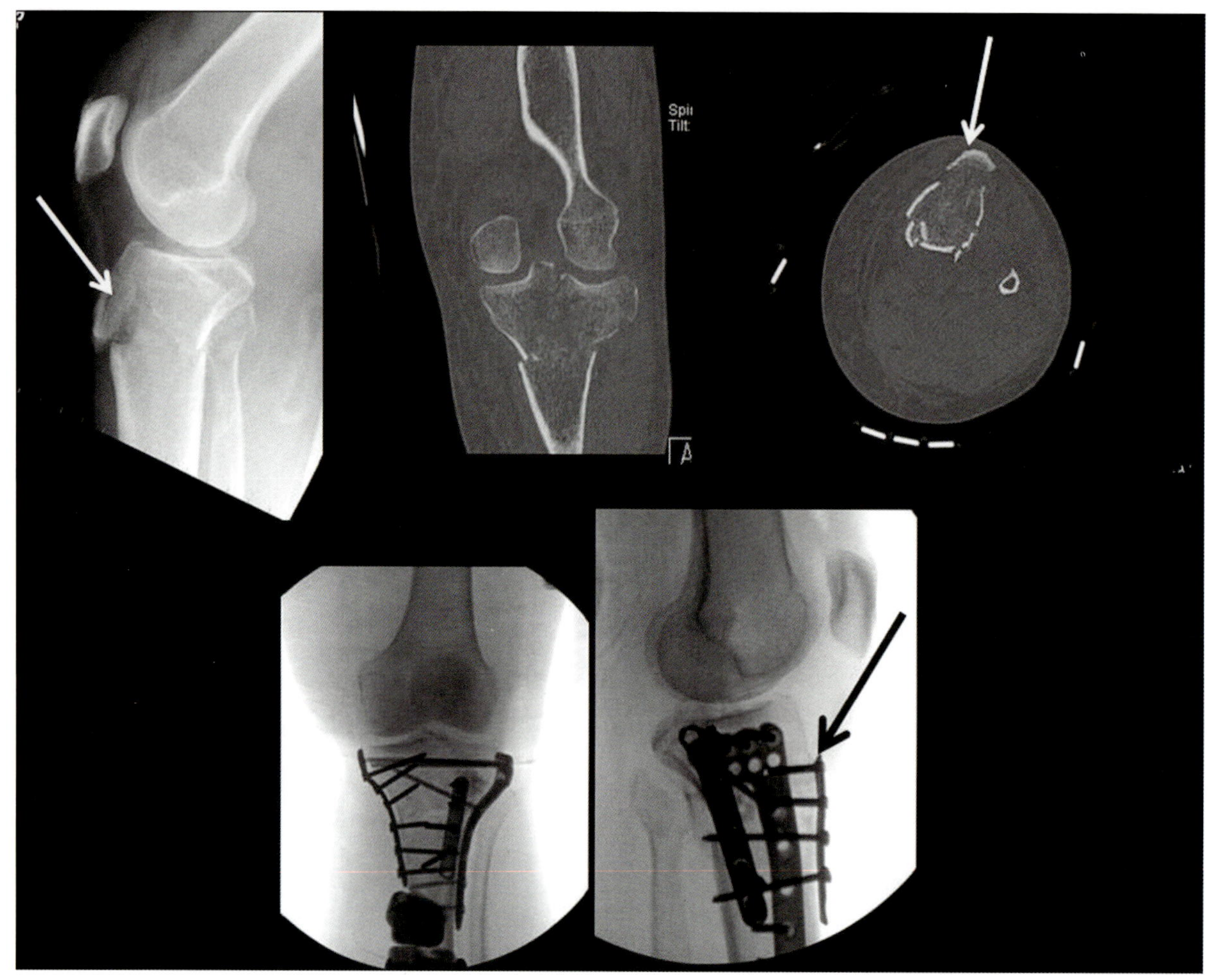

图 27.29 （上排）两柱骨折伴有胫骨结节分离（白色箭头）。后方皮质粉碎性骨折使单枚螺钉固定不太可能。单皮质锁定螺钉可以使结节复位，同时接骨板跨过骨折线使远端固定在完整的骨皮质上（黑色箭头）

不稳可导致软骨溶解及关节破坏。

骨折不愈合

无菌性骨折不愈合在多柱损伤中偶尔发生，尤其是干骺端/骨干结合部。如前所述，这些情况下应早期植骨，矫正或增强固定[3, 9, 10]。骨折不愈合后期会发生关节面塌陷或内翻畸形。如果影响力线，则需要进行截骨[7]。如果患者年龄较大，可以考虑全膝关节置换。

膝关节僵硬

膝关节僵硬常发生在严重的骨折术后锻炼延迟[3, 9, 10]。麻醉下行关节镜松解粘连组织对于术后 4 周膝关节屈曲角度小于 90° 的患者是有用的。异位骨化很少在胫骨平台骨折时发生，但在膝关节骨折移位以及有脑部创伤的患者经常发生。如果异位骨影响了膝关节活动，则必须清除。CT 扫描可以了解异位骨的部位及方向。

手术清除异位骨化可以在膝关节手术时一起进行。尽管效果良好，但很多患者都有不同程度的局部关节僵硬。

典型病例

34 岁男性患者，在机动车事故中多处受伤，包括左膝闭合骨折和移位（图 27.30A）。局部明显肿胀，软组织擦伤，骨筋膜室压力测量显示有骨筋膜室综合征。急诊行 4 个骨筋膜室筋膜切开，使用跨关节外固定架。术后 CT 扫描证实为三柱损伤，后柱损伤包括后内侧骨折及中柱冠状面劈裂骨折，外侧柱损伤表现为外侧关节面少部分压缩以及小的外侧柱骨折（图 27.30B）。整个干骺端及骨干复位是在跨关节支架下完成。筋膜切开使用双管冲洗负压吸引，伤后 10 天关闭伤口。软组织恢复（术后 17 天）后，后内侧入路显露后柱及干骺端—骨干分离。使用经皮撬拨及复位钳复位内侧柱及关节，通过克氏针临时维持复位。骨折通过后柱上由后向前的拉力螺钉固定。内侧切口延长后，重建的后

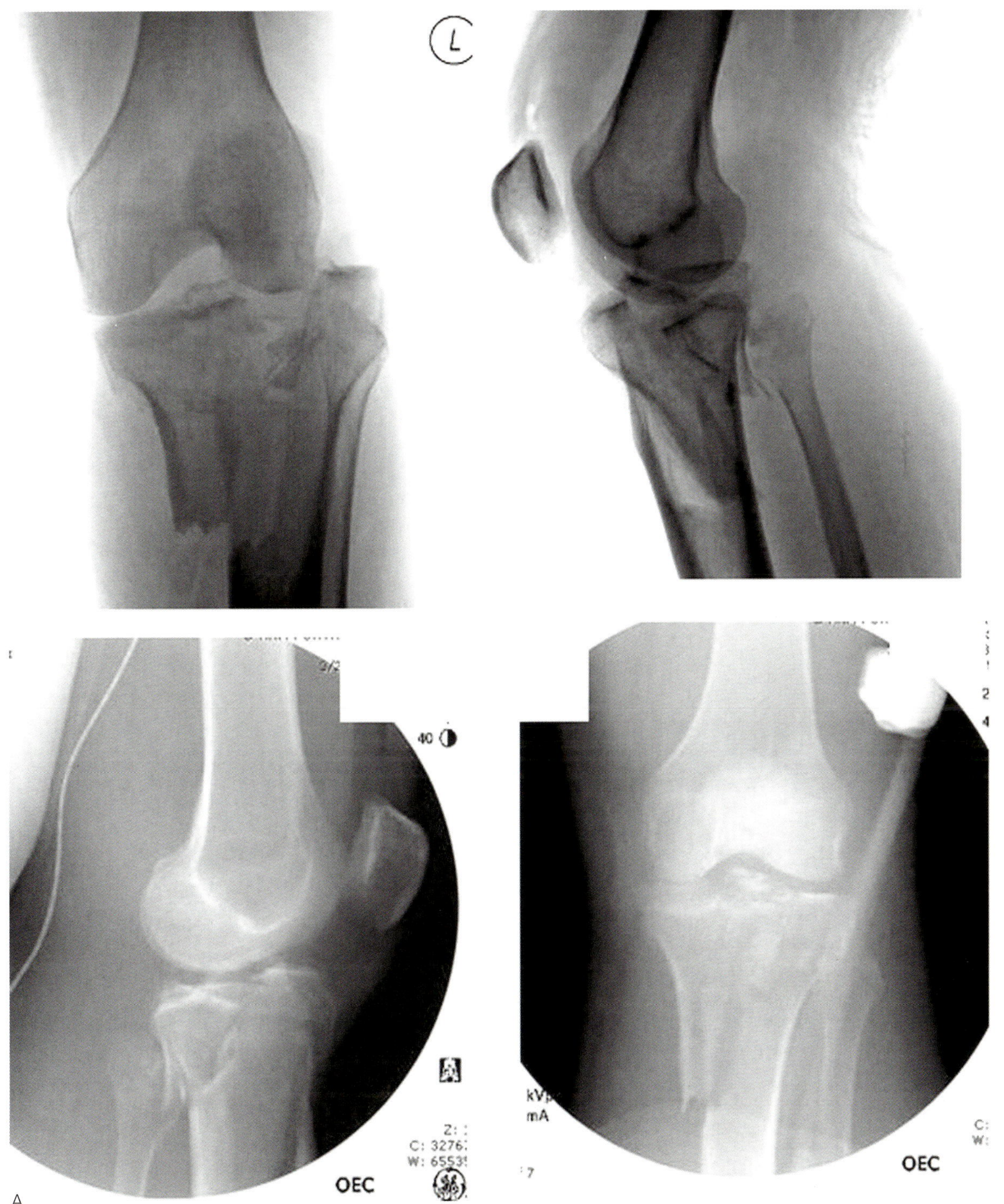

图 27.30　A. 损伤后 X 线片显示左膝关节骨折移位。术中牵引透视显示关节面粉碎性骨折及压缩骨折并累及干骺端。跨关节外固定架维持肢体长度和对线。B. 牵引位 CT 扫描显示是一个三柱损伤，内侧柱冠状面上有骨缝，导致了前内侧柱和后内侧柱的骨折。C.（上排）通过后内侧入路到达后柱和内侧柱。后方使用接骨板固定后侧骨折块，复位内侧柱并固定。（下排左幅）内侧入路。（下排右幅）外侧入路仅局限于标记切口的近端 1/2。D.（上排）复位外侧柱骨折，通过小的外侧切口撬拨压缩的关节面。外侧使用锁定接骨板进行固定，软骨下使用斜的锁定螺钉提供支撑。（下排）一年半后随访，关节面平整，对位对线良好

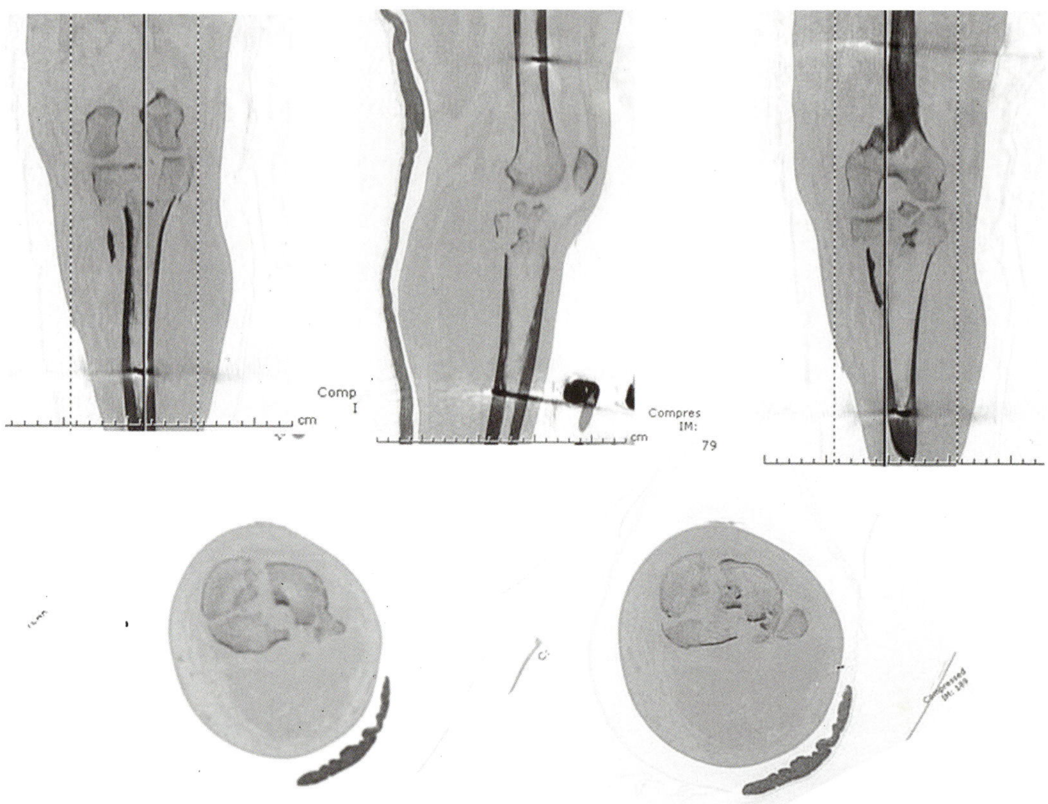

B

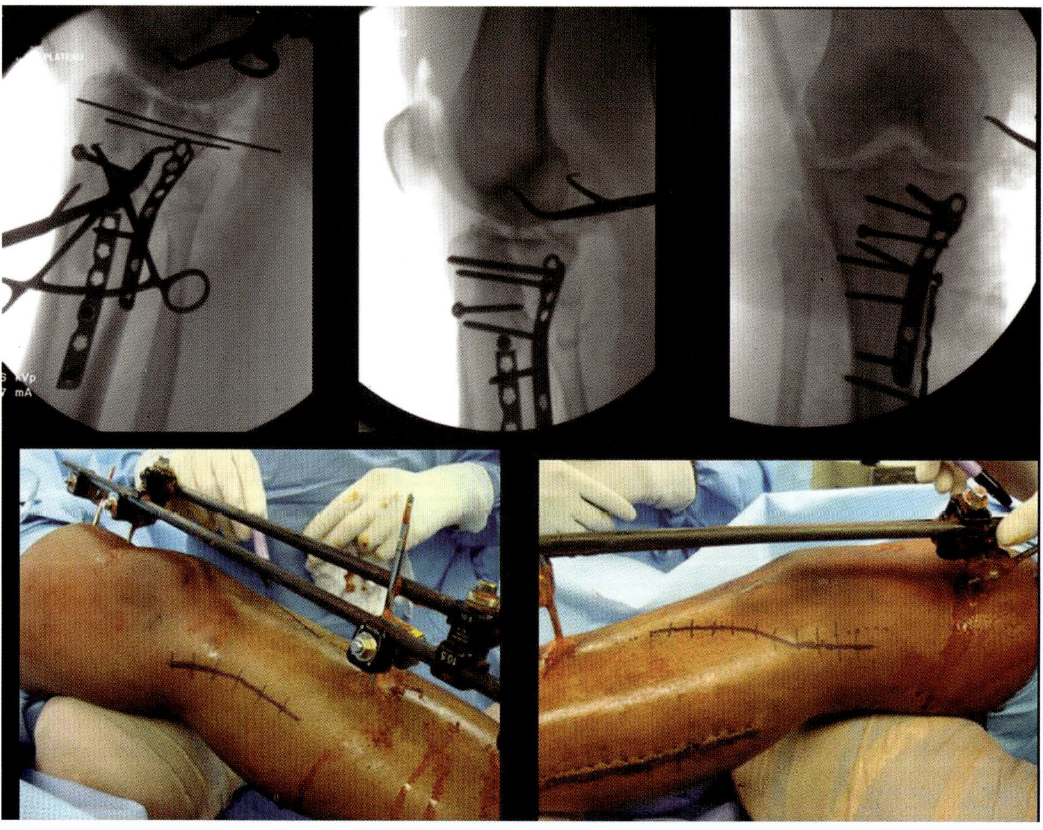

C

图 27.30（续）

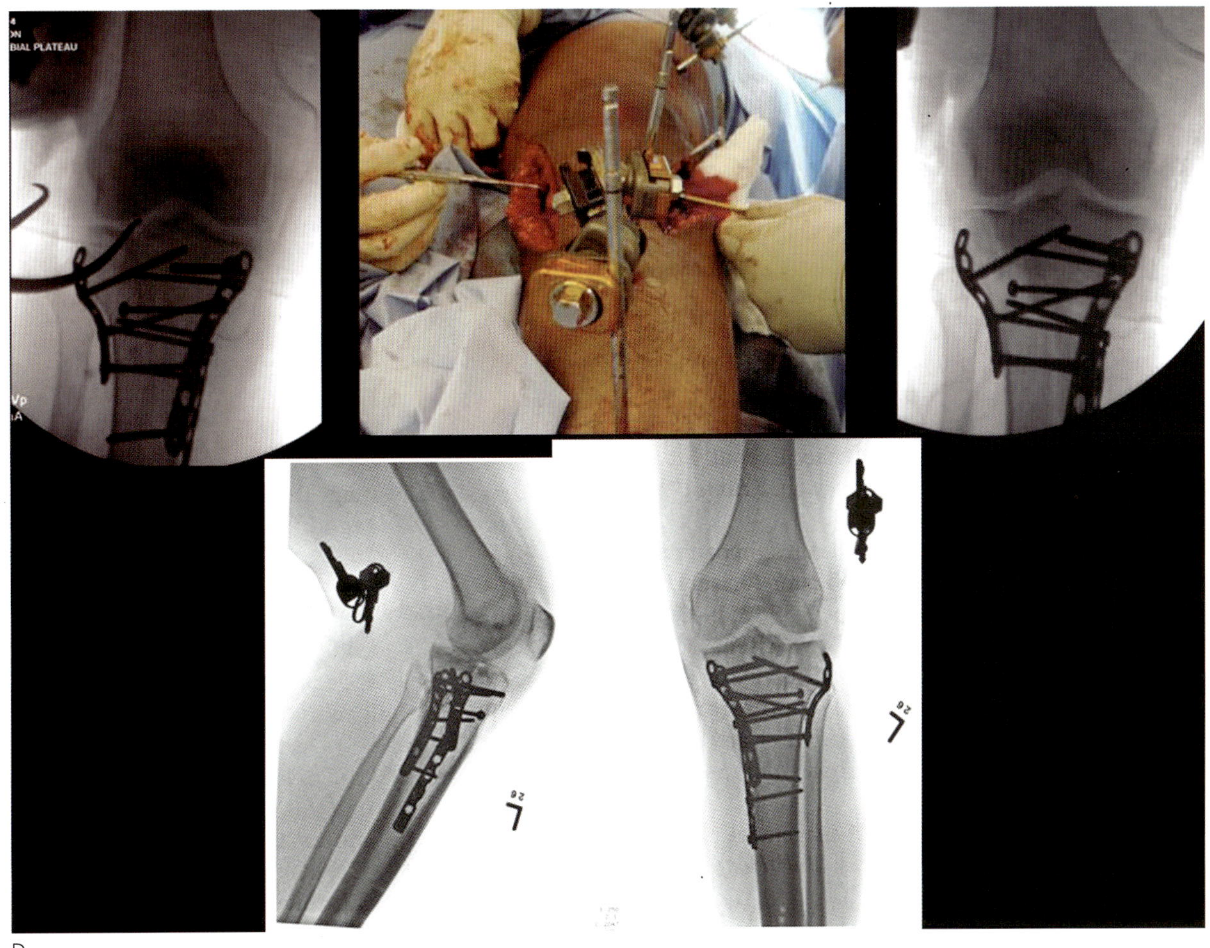

D

图 27.30（续）

柱与内侧骨干部骨折相连，远端经皮螺钉固定（图 27.30C）。从标准外侧入路的近端部分对外侧柱骨折进行复位。小的外侧关节周围锁定接骨板通过微创肌下入路置入，通过单皮质螺钉固定（图 27.30D）。接骨板通过外侧双皮质螺钉固定于干部。1 年后随访影像显示复位良好，关节面平整，患者恢复日常生活，继续当卡车司机。

预 后

一般来说，如果遵循上述的原则，大部分胫骨平台骨折患者预后是良好的。很多研究显示，胫骨平台骨折后关节面不平整，尤其是外侧平台损伤，是可以接受的，关节面的平整程度对预后影响不大。关节面 2 mm 以内的移位可以接受。在一些高能量骨折，关节面损伤严重，关节完全复位是不可能的。

我们的经验是，患者术后功能恢复差与很多因素有关：外侧髁中心压缩，关节面不平整超过 10 mm，膝关节相对稳定，以及内侧髁内翻畸形。所有这些因素导致了承重时力线不稳。术后骨关节炎的快速发展多见于半月板切除以及胫骨平台倾斜的患者。奇怪的是，假设轻度膝关节不稳仍旧保持动态力线的长期研究发现，关节面不平整与关节退行性变关系不大[3, 5, 6, 9]。

关节面不平整似乎是可以接受的，而且很多其他的因素在骨折预后上比起关节面不平整、关节稳定性、半月板切除以及冠状面对合更加重要。因而，高能量骨折导致严重的粉碎性骨折，不能解剖重建关节面，应该更加强调整个关节的平整以及保持矢状面及冠状面的对位。

参考文献

1. Muller M, Allgower M, Schnieder R, et al. Patella and tibia. In: Allgower M, ed. *Manual of internal fixation.* New York, NY: Springer Verlag; 1979:553–594.
2. Schatzker J, McBroom R. Tibial plateau fractures: the Toronto experience 1968–1975. *Clin Orthop* 1979;138:94–104.
3. Watson JT. High energy fractures of the tibial plateau. *Orthop Clin North Am* 1994;25:728–752.
4. Apley AG. Fractures of the tibial plateau. *Orthop Clin North Am* 1979;10:61–74.
5. Lansinger O, Bergman B, Courmner L, et al. Tibial condylar fractures: a 20 year followup. *J Bone Joint Surg Am* 1986;68:13–18.
6. Rasmussen P. Tibial condylar fractures, impairment of knee joint stability as an indicator for surgical treatment. *J Bone Joint Surg Am* 1973;55:1331–1350.
7. Kerkhoffs GM, Rademakers MV, Altena M, et al. Combined intra-articular and varus opening wedge osteotomy for lateral depression and valgus malunion of the proximal ［art of the tibia］. Surgical technique. *J Bone Joint Surg Am* 2009;91(Suppl 2):101–115.
8. Tejwani NC, Achan P. Staged management of high-energy proximal tibia fractures. *Bull Hosp Jt Dis* 2004;62(1–2): 62–66.
9. Barei DP, Nork SE, Mills WJ, et al. Functional outcomes of severe bicondylar tibial plateau fractures treated with dual incisions and medial and lateral plates. *J Bone Joint Surg Am* 2006;88:1713–1721.
10. Barei DP, Nork SE, Mills WJ, et al. Complications associated with internal fixation of high-energy bicondylar tibial plateau fractures utilizing a two-incision technique. *J Orthop Trauma* 2004;18(10):649–657.
11. Shepherd L, Abdollahi K, Lee J, et al. The prevalence of soft tissue injuries in nonoperative tibial plateau fractures. *J Orthop Trauma* 2002;16(9):628–631.
12. Yacoubian SV, Nevins RT, Sallis JG, et al. Impact of MRI on treatment plan and fracture classifi cation of tibial plateau fractures. *J Orthop Trauma* 2002;16(9):632–637.
13. Luo CF, Sun H, Zhang B, et al. Three column fixation for complex tibial plateau fractures. *J Orthop Trauma* 2010;24:683–692.
14. Galla M, Lobenhoffer P. The direct, dorsal approach to the treatment of unstable tibial posteromedial fracture- dislocations. *Unfallchirurg* 2003;106(3):241–247.
15. Lobenhoffer P, Gerich T, Bertram T, et al. Particular posteromedial and posterolateral approaches for the treatment of tibial head fractures. *Unfallchirurg* 1997;100:957–967.
16. Westmoreland GL, McLaurin TM, Hutton WC. Screw pullout strength: a biomechanical comparison of large-fragment and small-fragment fixation in the tibial plateau. *J Orthop Trauma* 2002;16(3):178–181.
17. Koval KT, Sanders R, Borrelli J, et al. Indirect reduction and percutaneous screw fixation of displaced tibial plateau fractures. *J Orthop Trauma* 1992;6:340–351.
18. Russell TA, Leighton RK, Alpha-BSM Tibial Plateau Fracture Study Group. Comparison of autogenous bone graft and endothermic calcium phosphate cement for defect augmentation in tibial plateau fractures. A multicenter, prospective, randomized study. *J Bone Joint Surg Am* 2008;90(10):2057–2061.
19. Simpson D, Keating JF. Outcome of tibial plateau fractures managed with calcium phosphate cement. *Injury* 2004;35(9):913–918.
20. Watson JT. The use of an injectable bone graft substitute in tibial metaphyseal fractures. *Orthopedics* 2004;27 (1 Suppl):s103–s107.
21. Hung SS, Chao EK, Chan YS, et al. Arthroscopically assisted osteosynthesis for tibial plateau fractures. *J Trauma* 2003;54(2):356–363.
22. Chan YS, Yuan LJ, Hung SS, et al. Arthroscopic-assisted reduction with bilateral buttress plate fixation of complex tibial plateau fractures. *Arthroscopy* 2003;19(9):974–984.
23. Barei DP, Mara TJ, Taitsman LA, et al. Frequency and fracture morphology of the posteromedial fragment in bicondylar tibial plateau fracture patterns. *J Orthop Trauma* 2008;22:176–182.
24. Frosch KH, Balcarek P, Walde T, et al. A new posterolateral approach without fi bula osteotomy for the treatment of tibial plateau fractures. *J Orthop Trauma* 2010;24(8):515–520.
25. Solomon LB, Stevenson AW, Baird PV, et al. Posterolateral transfi bular approach to tibial plateau fractures: technique, results, and rationale. *J Orthop Trauma* 2010;24(8):505–514.
26. Egol KA, Tejwani NC, Capla EL, et al. Staged management of high-energy proximal tibia fractures (OTA types 41): the results of a prospective, standardized protocol. *J Orthop Trauma* 2005;19(7):448–455.
27. Cole PA, Zlowodzki M, Kregor PJ. Treatment of proximal tibia fractures using the less invasive stabilization system: surgical experience and early clinical results in 77 fractures. *J Orthop Trauma* 2004;18(8):528–535.
28. Phisitkul P, McKinley TO, Nepola JV, et al. Complications of locking plate fixation in complex proximal tibia injuries. *J Orthop Trauma* 2007;21(2):83–91.
29. Higgins TF, Klatt J, Bachus KN. Biomechanical analysis of bicondylar tibial plateau fixation: how does lateral locking plate fixation compare to dual plate fixation? *J Orthop Trauma* 2007;21(5):301–306.

第 28 章　胫骨近端关节外骨折：肌肉下锁定接骨板

作者　Mark A. Lee　Brad Yoo
译者　徐　雷　徐春归　王艳华
校对　党　育

引　言

胫骨近端干骺端区关节面外骨折不太常见，通常是胫骨平台骨折的延伸。这些骨折的治疗由于短的近端骨块以及明显的肌肉变形力量很具挑战。在 AO/OTA 分型中，这类骨折被分为 31 类骨折，位于梯形区域，其宽度与骨骺最宽处等同，向远端逐渐变窄（图 28.1）。这类骨折在年轻患者通常由高能量创伤如机动车事故或机动车行人事故所致，在年长患者常由于脆性骨折所导致。在高能量创伤中，合并软组织损伤较为常见；在有移位的或粉碎性骨折的患者中，腘动脉或其分支存在风险。

胫骨近端关节面外骨折的处理与患者、术者都有关系。需要考虑的有软组织损伤的程度、骨折的类型、基础疾病或并发损伤，以及术者的经验和医院护理的水平。移位较小的独立的横向骨折的患者须与开放性的、粉碎性的胫骨近端骨折的多发伤患者分开考虑（图 28.2）。

适应证与禁忌证

手术的 3 个绝对适应证包括开放性骨折、伴发骨筋膜室综合征以及并发血管损伤。除此之外，一些相对适应证包括冠状面局部成角大于 5° 和矢状面大于 7° [1]，同侧股骨、髌骨骨折或踝关节骨折，以及多发伤。其他适应证包括不能忍受保守治疗长期膝关节或踝关节制动的患者。

胫骨近端关节外骨折内固定的禁忌证包括闭合性骨折软组织急性损伤或开放性骨折伤口污染。在这些病例中，外固定临时桥接固定后延迟内固定可以降低深部组织感染的风险 [2]。其他禁忌证包括肢体的活动性感染，以及患者存在严重的基础疾病不能手术。

术前计划

病史采集和体格检查

可以配合的患者，详细询问病史可以提供损伤机制的信息，以及重要的基础疾病信息，如糖尿病、肿瘤或自身免疫性疾病。患者的用药史也需要询问，如抗凝药或免疫抑制剂的使用。骨折史或骨科干预病史对于术前计划也很重要。

患者的评估从高级创伤生命支持技术开始，包括气道开放、心肺复苏以及脊柱保护。当威胁生命的问题处理完后，肌肉骨骼系统的检查就完成了。尽管评估包括脊柱、骨盆以及四肢，本章我们只讨论对下肢的评估。

患者充分显露双下肢，首先视诊下肢开放伤、下肢畸形以及软组织损伤的程度。触摸脉搏，注意两侧有无差别。胫骨近端后侧皮质与

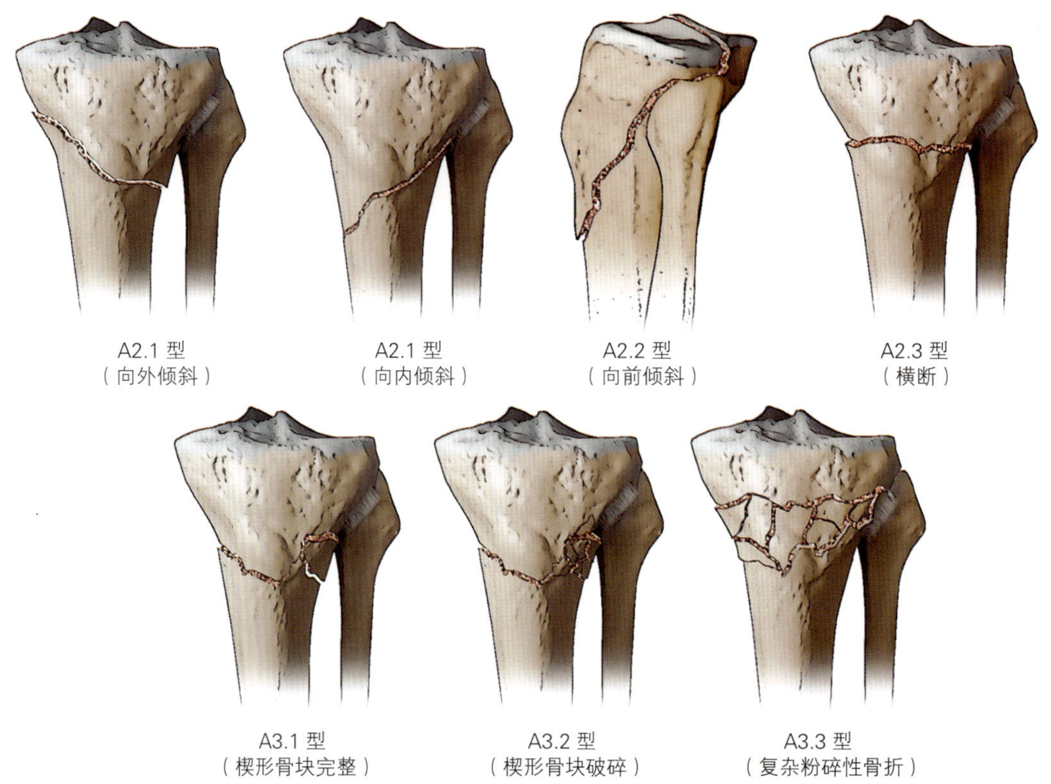

图 28.1 胫骨近端骨折的 OTA 分型

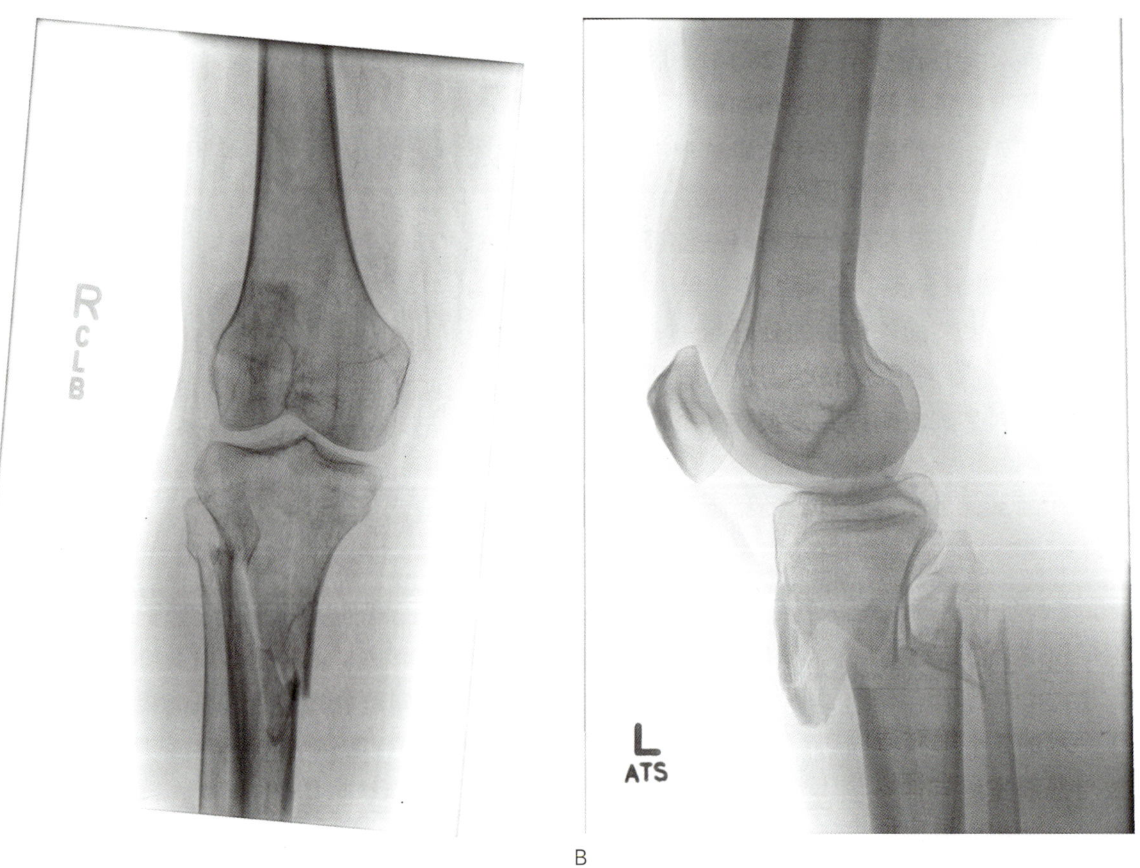

图 28.2 胫骨近端关节外骨折 X 线片显示高能量损伤复杂骨折移位明显，而低能量损伤移位较小

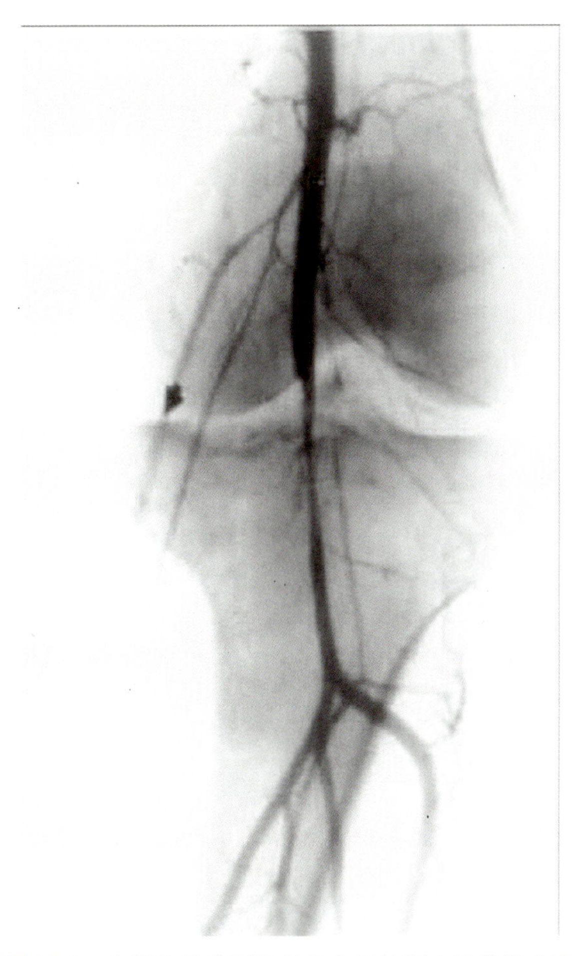

图 28.3　血管造影发现膝关节水平的腘窝动脉部分阻断，以及远端胫腓干动脉的重建

腘动脉和胫腓干很近，这个区域的骨折移位可能导致这些结构的撕裂、血栓形成或牵拉伤（图 28.3）。如果脉搏不能触到或两侧不同，适当牵拉下肢使其大体对位可以改善血液灌流。ABI 指数低于 0.9 警示术者潜在的血管损伤[3]。如果需要进一步检查动脉血供，应行血管造影或 CT 血管造影。另外进行详细的神经检查并记录。

高能量胫骨近端骨折伴有发生骨筋膜室综合征的风险增高。指征包括疼痛程度与损伤不成比例、骨筋膜室内被动牵拉肌肉产生疼痛以及紧张、肿胀的小腿。某些情况下，由于镇静作用、中毒或头部损伤而不能评估患者的疼痛，此时可以直接测量骨筋膜室内的压力。如果骨筋膜室内压高于心脏舒张压 30 mmHg，则需要行筋膜切开术[4]。由于 2 小时内可以发生肌肉损伤，及时诊断并处理可以防止下肢功能的永久丧失。胫骨近端骨折移位与骨筋膜室综合征的频发有关，因为大部分的小腿肌肉都位于近端[5]。

由于胫骨直接位于皮下，因此开放性骨折比较常见，应手术清除坏死组织及冲洗[6]。需长时间使用无菌敷料及长腿支具或膝关节制动，直到手术。伤口污染须给予破伤风毒素及一代头孢类抗生素，以防止梭状杆菌感染。骨折时软组织吸收大部分动态损伤，迅速出现微血管损伤和小腿肿胀，这常导致严重的或出血性骨折水疱[7]。外科干预须在软组织恢复、出现细的皮肤褶皱以及表皮相对于深层组织活动度增加以后进行。软组织恢复前外科干预与伤口并发症及深部脓毒症的高发有关[8]。

影像学评估

正交的前后位及侧位片是了解骨折的基础。需要获得包括高质量的以胫腓骨和膝关节、踝关节为中心的 X 线片。去除覆盖的夹板石膏等可以使影像更加清晰。牵引位摄像可以显示骨折的外形与间接复位的效果，但会给意识清楚的患者造成疼痛。CT 扫描可以发现关节内骨折，并提供骨折块的详细信息。当高能量胫骨近端骨折并发关节内软组织结构（ACL，PCL）损伤时，应待骨折复位及固定后再处理这些损伤，除非交叉韧带或侧副韧带连带大的骨性撕脱。MRI 扫描对于存在膝关节边缘撕脱骨折或骨折移位的患者是有用的。

手术时机

对于有移位的胫骨近端骨折且软组织条件允许的患者，24~48 小时内的确定性内固定是安全有效的。对于高能量损伤伴有明显软组织水肿的患者，需要进一步的评估和治疗。由于伤口的问题和深部化脓性感染的可能，不建议对这些患者进行临时内固定。如果骨折不是粉碎性的，可以保持长度，可以使用长的小腿夹板或膝关节制动器作为临时固定，等软组织恢复后再进一步治疗。等出现皮肤褶皱、软组织肿胀消失、浅层皮肤可以移动时，可行手术治疗。对于很多患者，这个过程大概数周。另一方面，如果皮肤出现水疱，或严重开放伤口，或骨折是粉碎性的、不稳定的，可以使用跨关节的外固定器保持肢体的长度，允许软组织的护理和康复。

手术策略

近端骨折块的大小以及骨折粉碎的位置影响着内植物的类型以及置入方法。有两种内固定器材可以用于关节外胫骨骨折的确定性治疗，包括连接接骨板和髓内钉。这两种内植物各有其优点和缺点，不同医生有不同的选择，没有Ⅰ类或Ⅱ类临床证据证明其中一种内固定物比另一种更好。

胫骨近端骨折髓内钉对技术要求较高[10]。标准胫骨髓内钉治疗常导致外翻畸形复位以及向前的突出。半外展或髌上入路可以改善骨折的对位，但对于关节周围软组织以及关节软骨的影响尚不可知。使用阻挡钉可以减轻胫骨近端的畸形。当使用髓内钉时，提供多种新的近端轴向固定选择性内固定物很重要。

在过去的十年里，解剖型关节周围接骨板已经广泛用于胫骨近端骨折的治疗。这些接骨板结合了传统的锁定钉以及肌肉下置板技术。接骨板增大的头端允许在较短的近端骨折块上拧入多枚螺钉。接骨板在关节外减少了术后膝关节疼痛的可能（图 28.4，图 28.5）。术前计划须确定接骨板长度。对于粉碎性骨折，使用长的接骨板，这些接骨板可能不在常用接骨板行系列里。术前进行传统的或特殊的接骨板定制，以保证接骨板在骨折远端可以进行 3~4 个双皮质固定。

手术技术

术前准备

术前计划以及术前准备可改善手术的流程。患者仰卧位躺在 X 线透视的手术台上。透视机

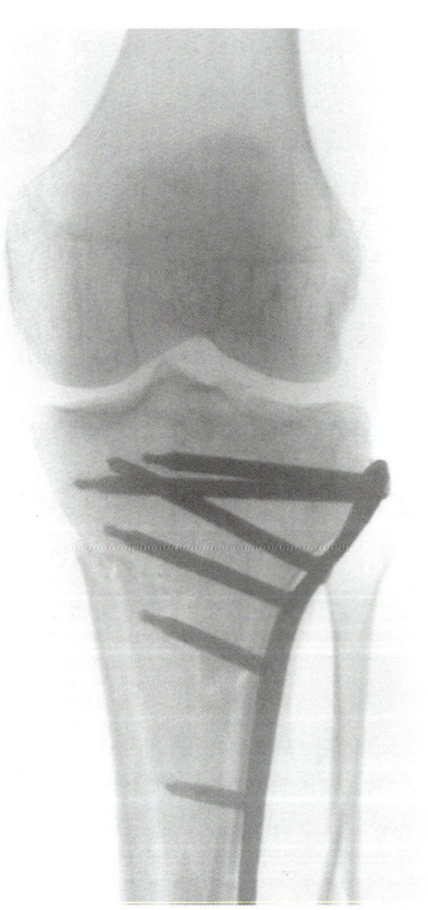

图 28.4 一些内植物在干骺端下段弯曲，适合大块的近端骨折

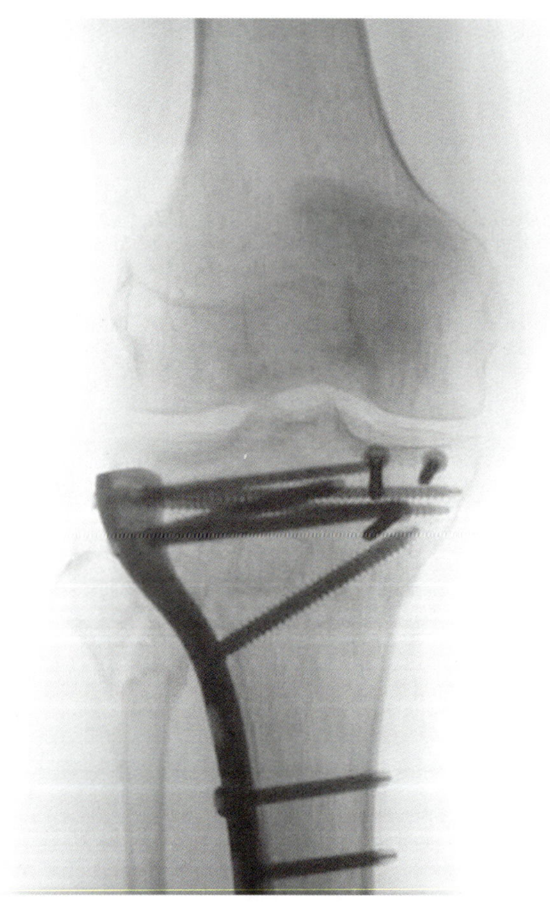

图 28.5 骨折内植物设计能与关节线较好的贴合，适合小的近端骨折，尤其是关节面的骨折延伸

器置于损伤的对侧。在同侧髋下放置沙垫使膝内旋到正中位置，在大腿根部放置止血带。消毒范围从止血带到足趾（图 28.6）。除简单的骨折类型外，对对侧胫骨进行透视，对于确定患侧肢体的长度以及旋转很重要。在粉碎性骨折向骨干延伸或存在骨丢失时，我们常规消毒双下肢，以允许术中确定肢体的长度。

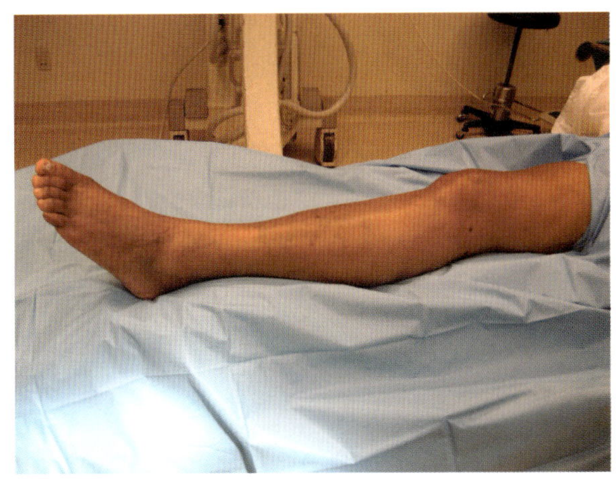

图 28.6 患者仰卧于手术台上，暴露小腿。C 臂放在对侧

常见术中问题

肢体长度和旋转移位的复位在粉碎性骨折中很具挑战。一个简单的技术是将一根电极线沿健侧胫骨的解剖力线放置，两端用夹子固定在透视标记下。电极线放置在无菌术野中，直到完成对受伤胫骨的临时复位（图 28.3B，图 28.7）。然后对照透视标记，将夹子和电极线放置在患侧胫骨的解剖力线上，以确定患侧的肢体长度。

侧位像对于术中确定肢体长度，排除正位片中由于膝屈曲而导致的肢体长度的缺失更为准确。侧位像对于准确判断骨折复位非常关键，但常被健侧下肢阻挡。在患肢下放置平板抬高患肢可以排除此干扰，并且保持临时复位的稳定性（图 28.8）。

麻　醉

对于急性骨折，全麻可以使肌肉完全松弛，便于骨折复位，也有利于评估术后神经血管的情况。除非是其他较严重的损伤，否则动脉插管和中心静脉压监测都是不必要的。头孢菌素的使用，在闭合骨折时须在皮肤切开 30~45 分钟内给予，并且持续 24 小时；在开放骨折中时间更长。

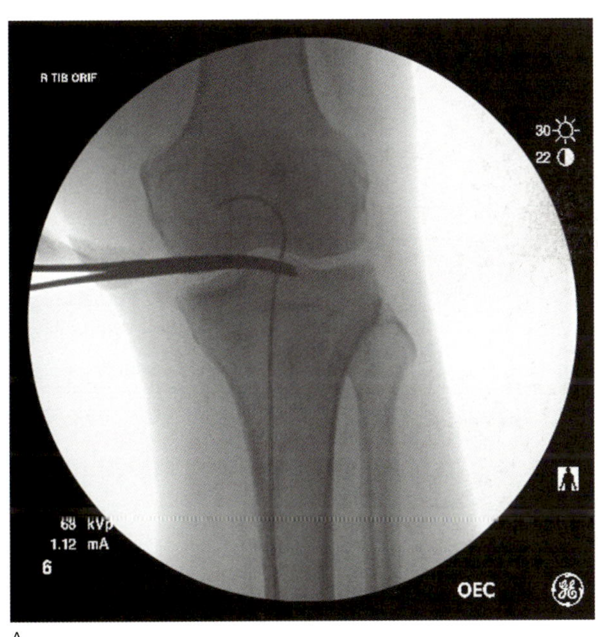

A

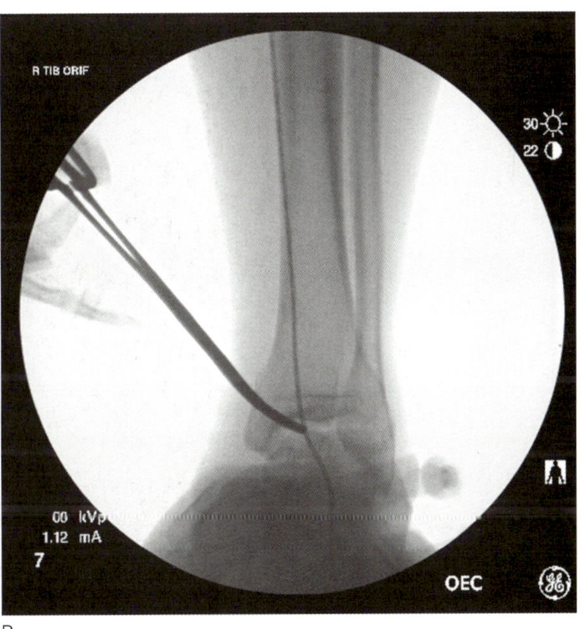

B

图 28.7 使用一根缝线，将其近远端钳夹，沿胫骨力线放置，根据健侧肢体的长度来重建患肢的长度

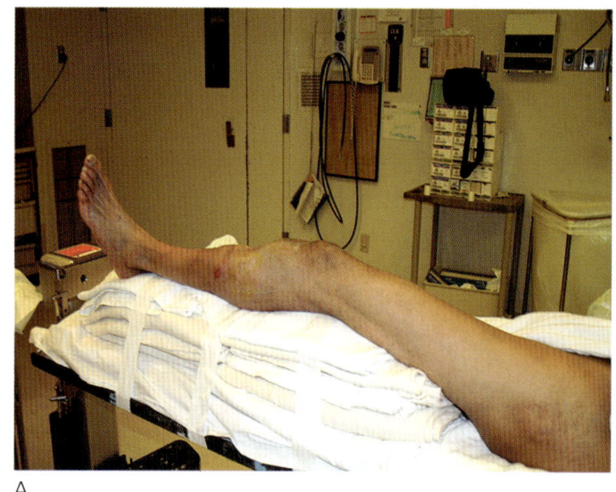
A

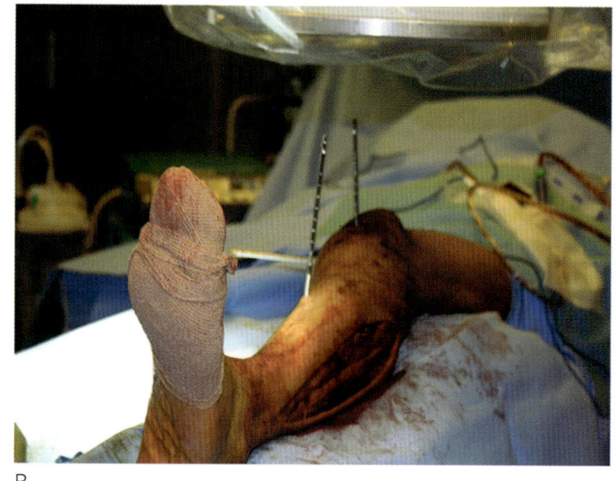
B

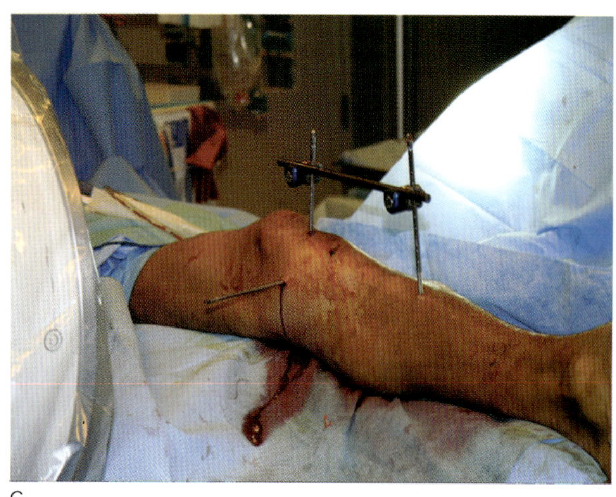
C

图 28.8 抬高透视手术台上的患肢（A），使前后位（B）和侧位（C）摄片不受干扰

手术技术

胫骨近端骨折接骨板固定常使用前外侧入路。Gerdy 结节易于触摸，对于肥胖或体型巨大的病人也可以作为手术切口的标记。在 Gerdy 结节的尾部，自髌韧带侧方向近端及后方至腓骨头做一长度可调的曲线切口（图 28.9）。注意避免形成浅层皮瓣，因为这个区域的皮下组织很薄。皮下筋膜切口与皮肤切口平行，皮瓣要有足够的厚度。组织分离要在腓骨颈的前侧，避免损伤腓总神经。覆盖 Gerdy 结节的近端筋膜瓣须完整，保证其能覆盖接骨板的近端。每个皮瓣穿插几根粗线，在放置接骨板的过程中可用于牵拉，并最终用于筋膜的逐层缝合（图 28.10）。如果计划行开放复位内固定，前方骨筋膜室内的肌肉须小心从胫骨结节上撑开。如果采用间接复位并在肌肉下放置接骨板，胫前肌入口应远离胫骨平台，使用钝头的软组织撑开器沿胫骨外侧面撑开肌肉并放入接骨板。

骨折复位

采用直接或间接复位技术是由骨折程度以及软组织情况决定的。在高能量损伤中，软组织可能损坏严重，组织挫伤较深、完全剥离，形成开放伤口（图 28.11）。与胫骨平台骨折关节面重建的扩张入路相比，关节外骨折时肌肉下放置接骨板的手术入路没有那么大的切口。

靠近近端的骨折，使用传统的开放技术在手术暴露区域内直接复位即可（图 28.10）。非粉碎性骨折常通过大的复位钳进行复位（图 28.12），如果复位钳放置得当的话，不影响外侧放置接骨板。另一种复位技术是在近远端的骨折块前方拧入螺钉，然后使用骨盆复位钳来夹持，复位并给骨折块加压。有些病人骨折可

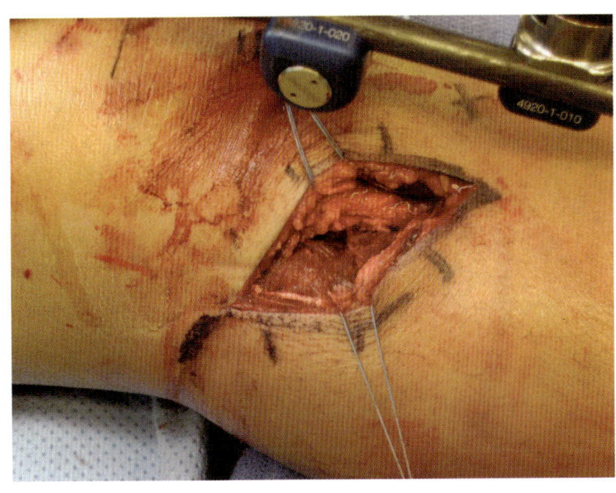

图 28.9 皮肤切口倾斜并位于 Gerdy 结节的下方

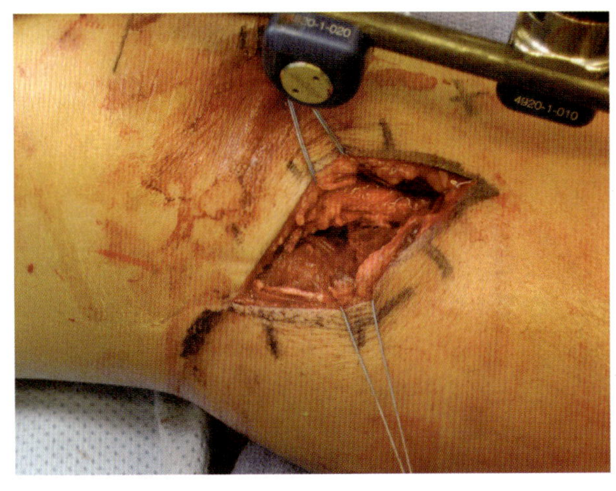

图 28.10 使用粗线穿过筋膜皮瓣，防止其卷入接骨板下，也使接骨板头端关皮比较简单

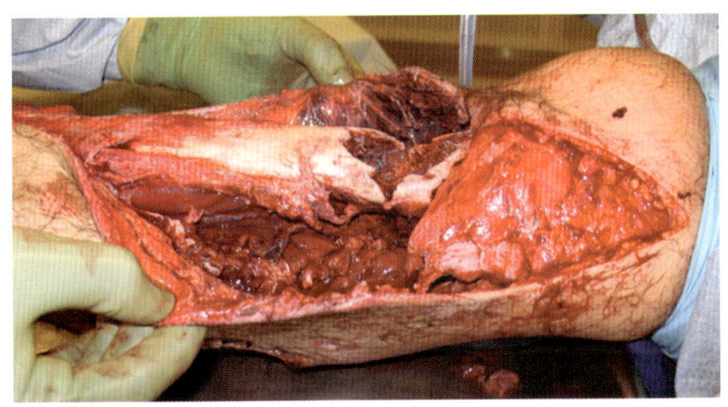

图 28.11 Ⅲ B 级开放性胫骨骨折

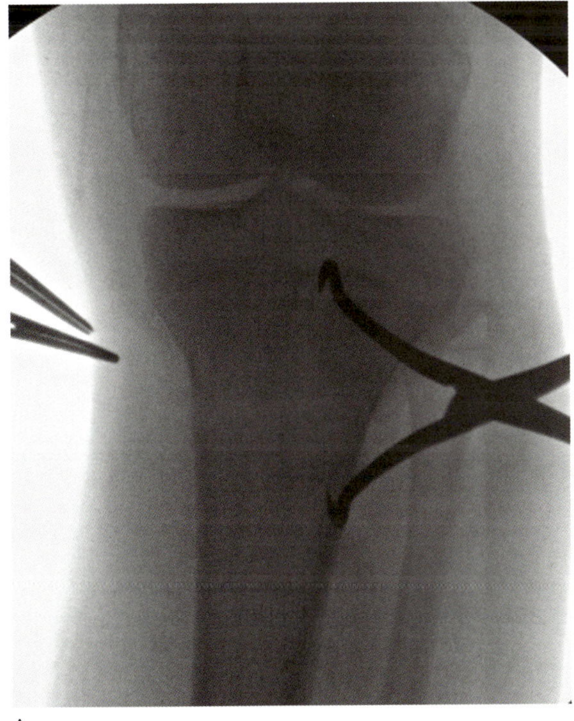

A

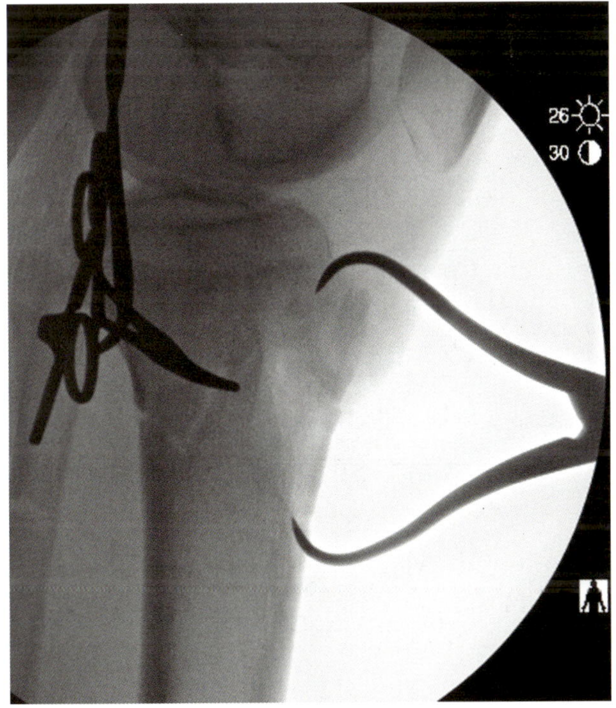

B

图 28.12 标准尖头复位钳用于前方骨折的复位

以通过闭合复位，使用经皮 1.6 mm 或 2.0 mm 的克氏针临时固定，然后再进行确切固定（图 28.13）。

粉碎性骨折使用间接复位技术更加安全[11]。跨关节的外固定架可以在一定程度上进行复位并保持肢体的长度，矢状面错位很少能通过纵向牵拉来进行复位（图 28.14）。下肢在伸直位可以减少伸肌装置的变形力。在透视下，将 5 mm 外固定针垂直打入到胫骨的内侧面（图 28.15）作为撬棒，可以很好地在矢状面上控制近端骨折块，易于纠正嵴向前的骨折畸形。另一枚外固定针从前向后以垂直于第一枚针的方向打入近端骨折块，必要时提供冠状面上的复位（图 28.16）。这些针可以通过标准外固定架上的针钳与远端的针连接起来，保证骨折的复位（图 28.17）。

固 定

简单骨折并不常见，仅在年轻患者中较为常见。解剖复位并牢固内固定后，通常骨折会愈合。通过直接或间接的复位，将接骨板插到胫骨的外侧面，透视下确定位置正确。克氏针临时固定可以保持接骨板的位置。大的直的或圆的环关节的复位钳可以将接骨板压在近端骨折块的外侧面上（图 28.18）。除此之外，将非

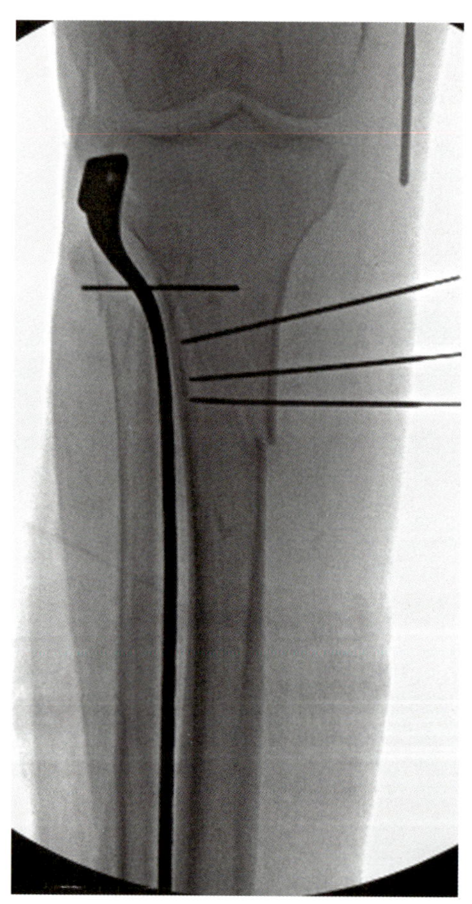

图 28.13 经皮穿针可以在接骨板插入的过程中维持骨折的复位

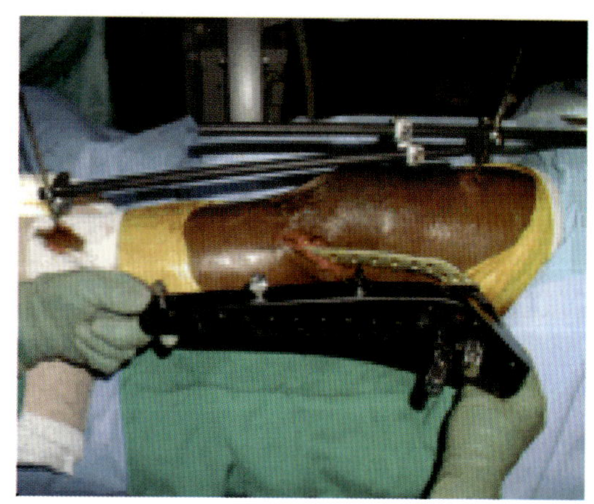

图 28.14 前方跨膝关节外固定架有时可以在接骨板插入的过程中维持骨折的复位

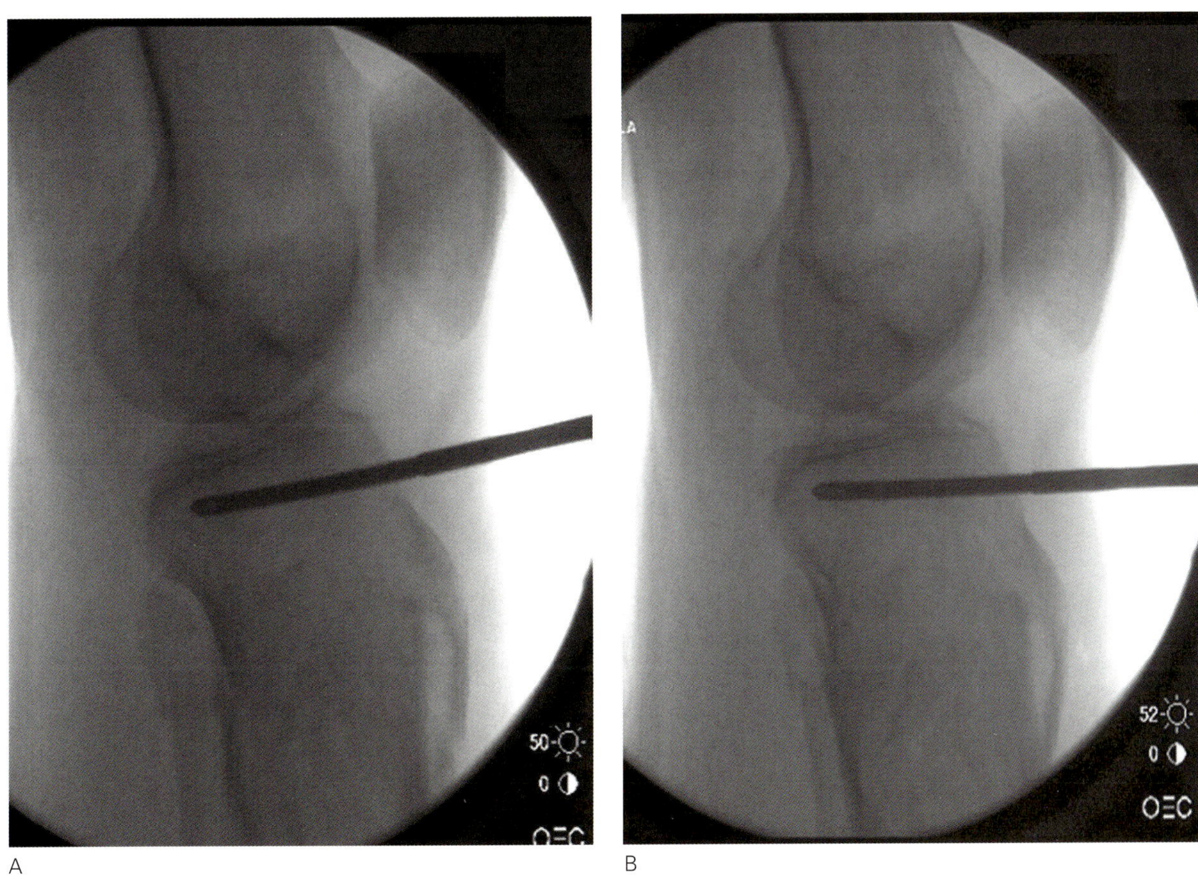

A B

图 28.15 额状面打入的钢针可以容易地纠正骨折块的向前移位

锁定或锥头螺钉打入接骨板，也可以使接骨板与骨面贴合。这些螺钉必要时可以替换成锁定螺钉。近端固定完成后，非粉碎性骨折可以通过关联的紧张装置或“推拉螺钉”进行加压（图 28.19）。在骨干，要使用 3~4 枚双皮质螺钉固定。骨质较好的病人，可以使用传统的皮质螺钉；对于骨质疏松的病人，必须使用锁定钉。骨质良好且为简单骨折的病人，常可使用短接骨板。对于骨质不好的病人，应使用长接骨板以降低额状面上干部螺钉拉出的可能。

高能量损伤的病人，如果有软组织损伤和粉碎性骨折，建议使用微创肌肉下桥接接骨板固定技术。目前，大多数接骨板的设计都包括外部导航支架以辅助螺钉打入。螺钉打入的位置取决于骨折的类型。对于粉碎性骨折，常使用间接复位技术，避免损害骨折愈合的生物环境。接骨板长度应该为粉碎区域长度的 2~3 倍。间接复位后，接骨板从前骨筋膜室肌肉下穿过。前后位及侧位透视下确保复位准确及接骨板的位置正确。正确的位置对于避免 Gerdy 结节的向外突出很重要。多数有波状突起的解剖型接骨板与胫骨近端外侧面贴合良好。确认接骨板放置正确后，在其近端和远端使用克氏针临时保持位置。使用环关节复位钳或非锁定螺钉使接骨板近端紧贴骨面。骨折常形成外翻畸形或与接骨板贴合发生平移。纠正畸形常使用长的非锁定皮质螺钉或特殊的牵拉复位工具（whirley-bird），使骨干与接骨板贴合进行复位。在接骨板末端打入远端皮质螺钉，保证骨折的临时固定。此时进行前后位及侧位的透视或 X 线摄像，确保复位成功。充分复位后，在近端骨折块上打入螺钉，远端打入锁定螺钉或传统的螺钉。对于长的桥接固定接骨板，有必要在合适的位置打入 3~4 枚双皮质螺钉。

另一种间接复位的方法是使用推 / 拉技术。在肌肉下插入接骨板，并将其与近端骨折块固

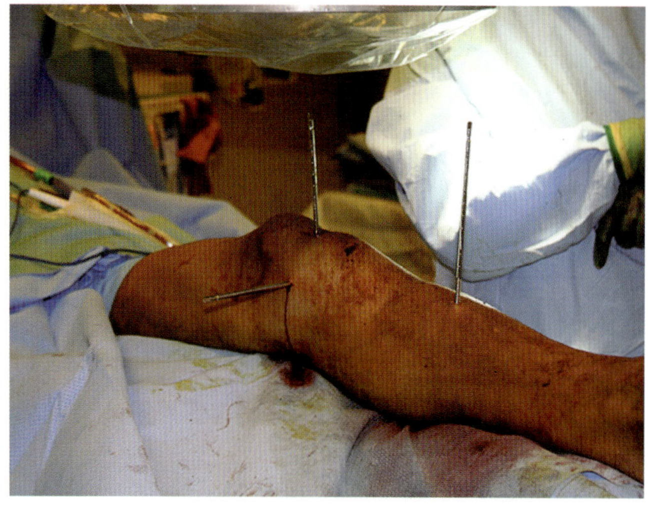

A

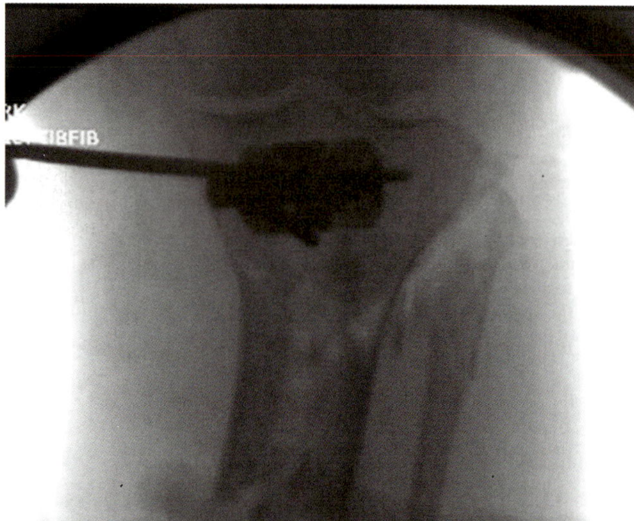

C

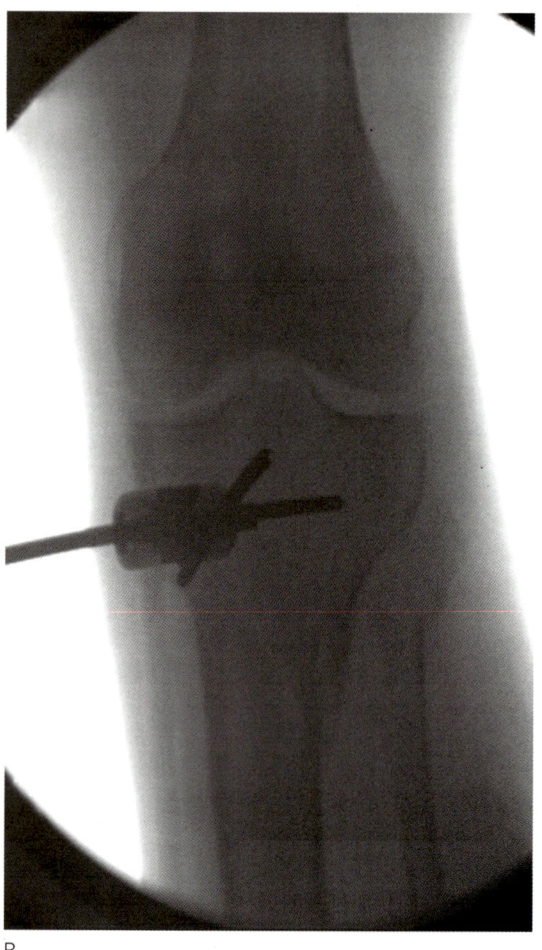

B

图 28.16 内侧打入的钢针可以控制内翻（A）和外翻（B）畸形，以及近端骨折块（C）

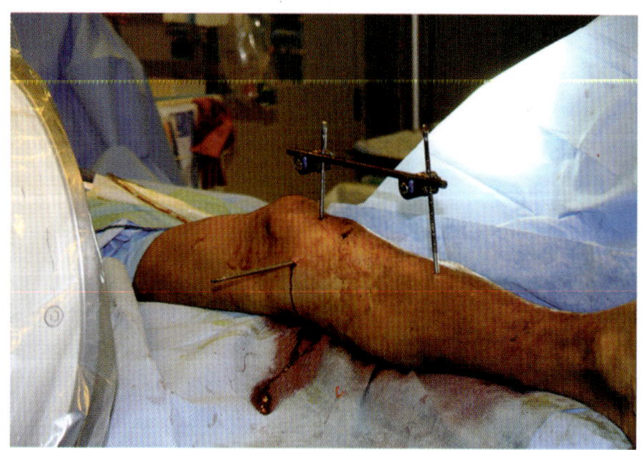

图 28.17 用于复位的钢针可以连于临时外固定架上

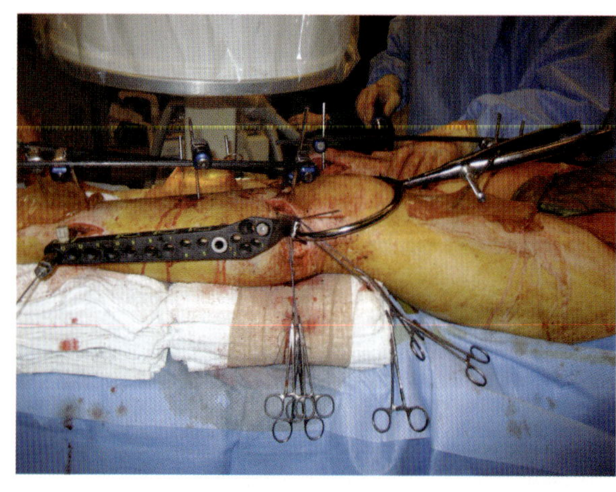

图 28.18 大的环关节钳或直钳可以对接骨板头部及骨进行加压

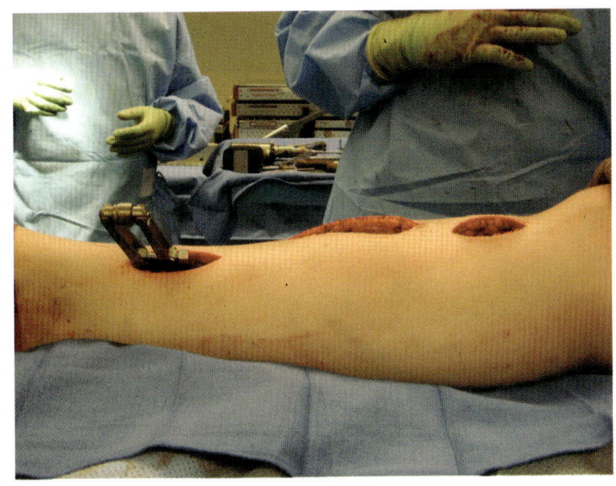

A

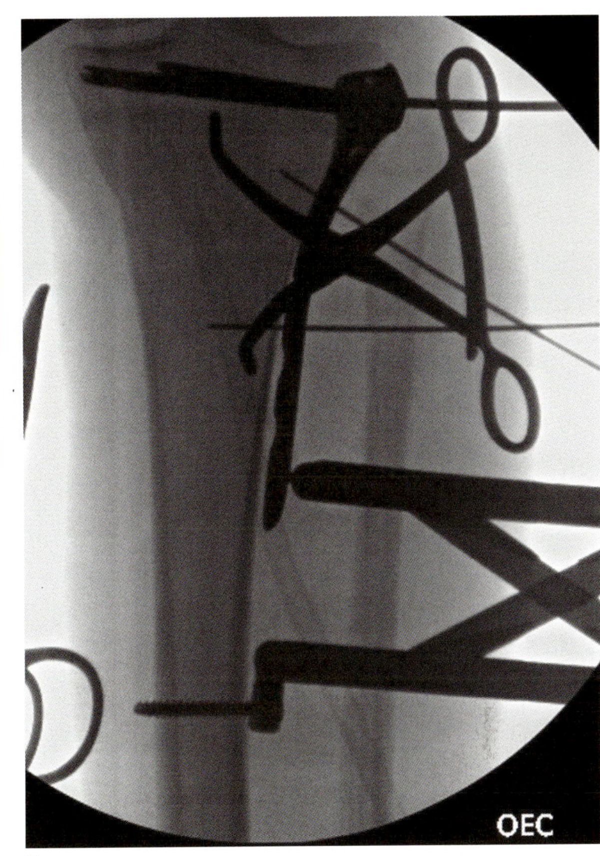

B

图 28.19 外部推拉装置可以对简单骨折进行加压

定，如前所述。在接骨板头端打入 1~2 枚非锁定螺钉固定位置，但允许其在额状面活动。人为纵向牵拉恢复肢体长度。在远端，通过 4~8 cm 的切口将接骨板与胫骨骨干对合。使用克氏针或复位钳维持矢状面上的位置。使用接骨板远端的关联拉力装置或推拉螺钉维持肢体的长度。透视下确定对位对线正确。内侧皮质使用 5 mm 的 Schanz 针进行额状面的操作及畸形的矫正。复位后，近远端打入锁定螺钉维持骨折的对合。

术后处理

逐层关皮，后侧打上石膏保证小腿处于中立位背屈数天。承重是基于骨质情况和骨折类型综合考虑的。对于骨质良好且稳定固定的患者，在术后最初 6 周内可以部分承重，并逐渐增加重量。对于使用长段接骨板桥接固定、骨折端接触有限的患者，术后 6~12 周内不要承重。基于临床观察以及影像学上骨折愈合的程度来决定是否承重。术后 1~2 天可在医师的指导下进行早期的主动和被动的膝关节活动。尽管持续被动活动机器的长期效果的临床证据不多，但对于有头部外伤或多发伤的患者还是有用的。患者术后 2 周拆线。术后第 4、8、12 周复诊，检查临床及影像学恢复情况。复杂骨折的患者术后须长期随访，直至骨折完全愈合，此过程约 1 年。

并发症

所有外科手术都会带来并发症。常见并发症包括感染，延迟愈合或不愈合，内植物突起。浅表和深部组织化脓性感染不太容易鉴别，关键问题是是否累及内植物和骨折。急性浅表感染可以通过局部伤口护理并使用抗生素 2 周来治疗，须密切观察药物干预是否有效。深部组织感染需要手术冲洗清创，进行深部组织细菌培养，并静脉滴注合适的抗生素。如果内植物

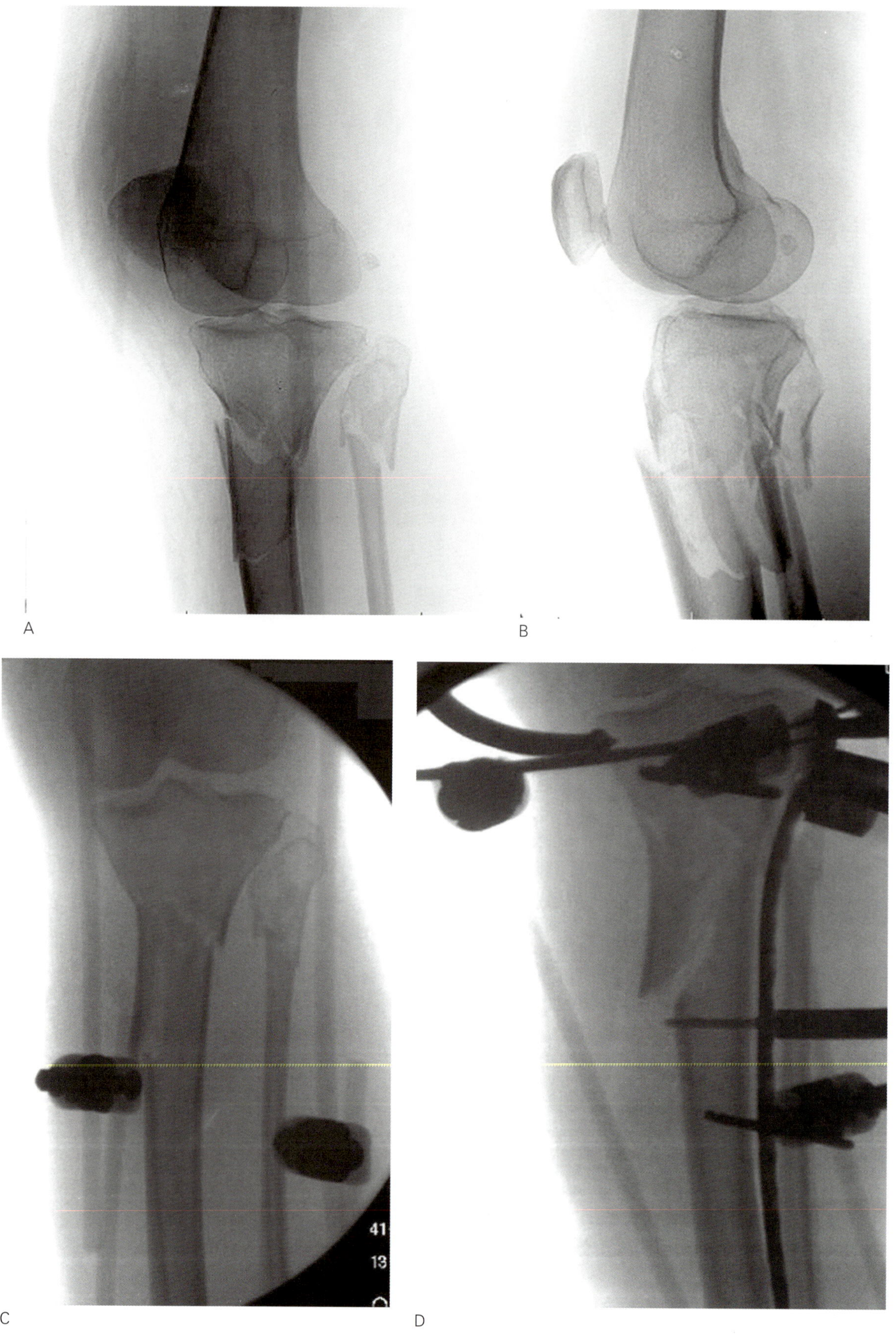

图 28.20 高能量胫骨近端骨折（A，B）通过跨关节外固定架固定（C），通过纵向牵引可以间接复位（D）内侧打入钢针纠正内翻畸形（E）。最后采用长的接骨板及多枚双皮质螺钉进行固定

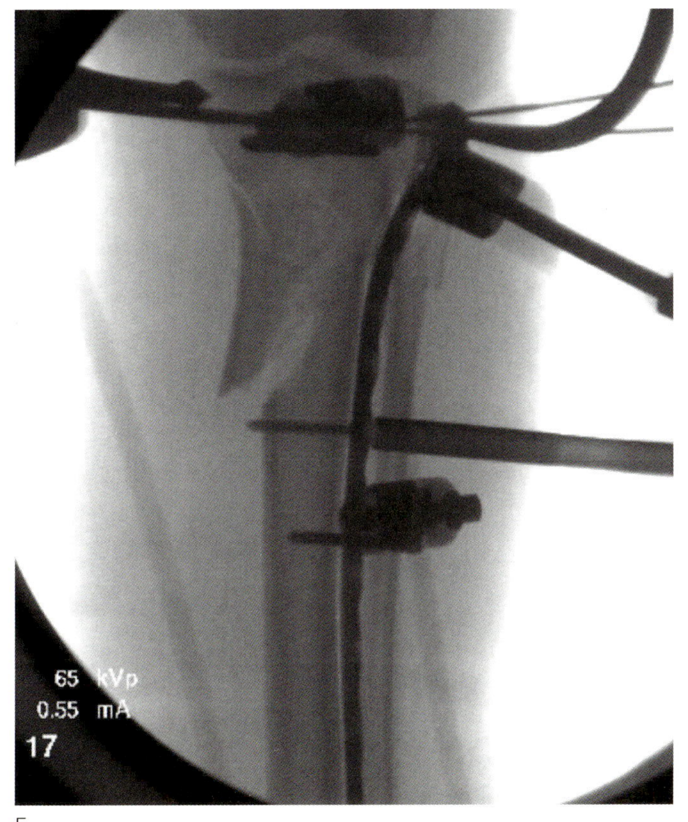

E

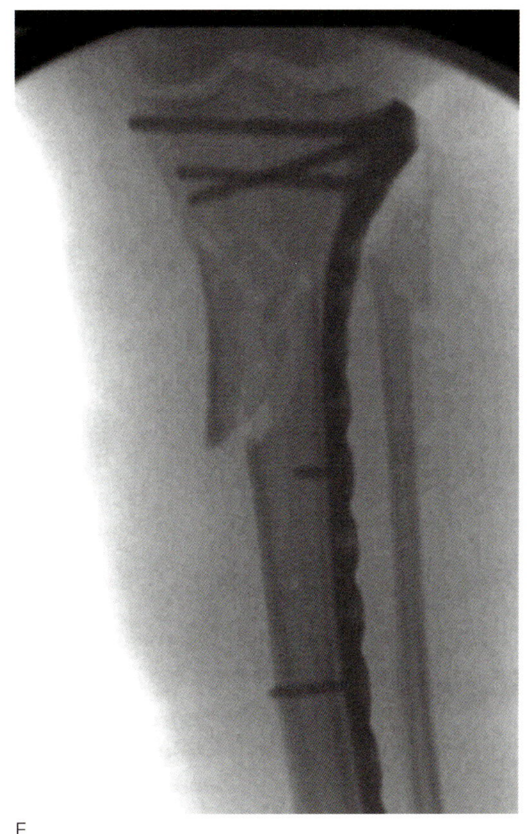
F

图 28.20（续）

稳定，不必取出；如果内植物松弛，必须将其取出。螺钉如果拧紧时没有扭转阻力必须将其取出。当部分骨切除后，含有万古霉素及妥布霉素的骨水泥珠可以有效地去除死腔，并维持局部高抗生素浓度。根据术中细菌培养结果决定长期系统给予抗生素的类别。血沉、C 反应蛋白以及白细胞计数结果反映了治疗情况。当抗菌治疗完成、血清学指标恢复正常后，考虑内固定治疗。

膝关节僵硬是胫骨近端骨折术后常见的并发症。通过早期适当范围的膝关节活动可以避免发生。如果理疗不能改善膝关节僵硬，须麻醉后通过关节镜或其他方式治疗。一小部分病人持续僵硬可以通过股四头肌成形术治疗。

手术成功情况下，术后骨折复位丢失的发生较少。如在术后早期发生，说明手术时骨折复位不充分，术后患者不配合、过早承重也是一个因素。感染也是一个风险因子，通过治疗可以治愈。术前 CT 评估可以确定翻修固定的可行性。治疗包括髓内钉、细针固定，或者石膏固定。

骨折畸形愈合的发生较宽泛。轻度错位对于患者是可以接受的，不需要进一步治疗。有症状的畸形愈合需要手术治疗。沿着原始骨折线进行矫正性截骨手术可以矫正简单的畸形愈合。复杂的畸形常伴随下肢缩短以及软组织挛缩。在这些情况下，使用环形牵引架进行矫正治疗。

骨折不愈合与感染、骨折固定不充分或者骨折愈合生物环境破坏有关。骨折固定不牢固常导致肥大性骨不连，可通过翻修内固定增加稳定性进行治疗。当骨折固定过于僵硬时，萎缩性骨不连常伴随骨折端吸收出现，最好通过骨不连的加压、稳定内固定以及自体骨移植来治疗。

预　后

最近一项 Meta 分析发现，不累及关节面的胫骨近端骨折的外科治疗，并发症发生率为

8%~23%[12]。这些作者建议对这些多样的结果进行认真的分析。这些研究大部分都是回顾性研究，且患者数量较少。

畸形愈合的发生率据报道高达 10%[11~14]。不愈合的发生率为 0.3%~8%[12]。3 篇关于胫骨近端骨折使用锁定接骨板的文献报道 154 例患者术后出现 2 例骨不连[11, 13, 14]。这 2 例患者都是高能量开放性骨折，但具体骨折类型不清楚（累及关节面或未累及关节面）。浅表腓总神经的损伤在胫骨近端骨折外侧使用长接骨板中也有报道。浅表的腓总神经在踝关节近端 12.5 cm 处浅出小腿筋膜。对于小切口固定系统的接骨板（Synthes, Paoli, PA）、13 孔接骨板远端的螺钉易于损伤神经。身材矮小的患者，使用 9 孔接骨板时也可能出现这一并发症[15]。为了避免神经的医源性损伤，建议打入远端螺钉时采用正常大小的切口，直视下打入螺钉。

内植物突出是再手术的一个常见原因，尤其是锁定接骨板，其稳定性不依赖于接骨板与骨之间的紧密接触。胫骨近端锁定接骨板近端部分增加的厚度可能会对髂胫束产生干扰。接骨板导致的干扰对于膝关节屈曲的影响最大[11, 13, 16~18]。据报道内植物取出率为 5%~8%[13, 16, 19]。通过比较，胫骨近端骨折髓内器材固定，其内植物取出率较外侧锁定接骨板降低了 30%[19]。锁定接骨板取出困难的报道很多，尤其是钛接骨板[18]。尽管内植物是经皮插入的，但由于螺钉的冷焊或磨损，以同样的方式取出内植物不太可能，增加了取出的时间[18, 20, 21]。如果螺钉不能取出，可能要使用高速碳头凿切割螺钉周围的接骨板，然后通过钳子取出。在此过程中产生的金属碎屑附着在软组织上，在取出接骨板后须小心去除。

遗憾的是，未累及关节的胫骨近端骨折锁定接骨板的结果数据与累及关节的结果数据常混合在一起。总的来说，术后膝关节活动范围平均为 122°[11, 13, 14]。在一项研究中，平均 Lysholm 膝关节评分是 90 分（范围：53~100 分），预后较差与韧带不稳有关[11]；平均下肢评分是 88 分（范围：55~100 分），表明患者可以在社区内活动，甚至更好。低分与工人的赔偿需求有关[14]。

参考文献

1. Sarmiento A. A functional below-the-knee brace for tibial fractures. A report on its use in one hundred thirty-five cases. *J Bone Joint Surg Am* 1970;52(2):295–311.
2. Barei DP, et al. Complications associated with internal fixation of high-energy bicondylar tibial plateau fractures utilizing a two-incision technique. *J Orthop Trauma* 2004;18(10):649–657.
3. Mills WJ, Barei DP, Mcnair P. The value of the ankle-brachial index for diagnosing arterial injury after knee dislocation: a prospective study. *J Trauma* 2004;56(6):1261–1265.
4. McQueen MM, Court-Brown CM. Compartment monitoring in tibial fractures. The pressure threshold for decompression. *J Bone Joint Surg Br* 1996;78(1):99–104.
5. Halpern AA, Nagel DA. Anterior compartment pressures in patients with tibial fractures. *J Trauma* 1980;20(9):786–790.
6. Burgess AR, et al. Pedestrian tibial injuries. *J Trauma* 1987;27(6):596–601.
7. Strauss EJ, et al. Blisters associated with lower-extremity fracture: results of a prospective treatment protocol. *J Orthop Trauma* 2006;20(9):618–622.
8. Sirkin M, et al. A staged protocol for soft tissue management in the treatment of complex pilon fractures. *J Orthop Trauma* 1999;13(2):78–84.
9. Egol KA, et al. Staged management of high-energy proximal tibia fractures (OTA types 41): the results of a prospective, standardized protocol. *J Orthop Trauma* 2005;19(7):448–455; discussion 456.
10. Nork SE, et al. Intramedullary nailing of proximal quarter tibial fractures. *J Orthop Trauma* 2006;20(8):523–528.
11. Stannard JP, et al. The less invasive stabilization system in the treatment of complex fractures of the tibial plateau: shortterm results. *J Orthop Trauma* 2004;18(8):552–558.
12. Bhandari M, et al. Operative treatment of extra-articular proximal tibial fractures. *J Orthop Trauma* 2003;17(8):591–595.
13. Cole PA, Zlowodzki M, Kregor PJ. Treatment of proximal tibia fractures using the less invasive stabilization system: surgical experience and early clinical results in 77 fractures. *J Orthop Trauma* 2004;18(8):528–535.
14. Ricci WM, Rudzki JR, Borrelli J. Treatment of complex proximal tibia fractures with the less invasive skeletal stabilization system. *J Orthop*

Trauma 2004;18(8):521–527.
15. Deangelis JP, Deangelis NA, Anderson R. Anatomy of the superfi cial peroneal nerve in relation to fixation of tibia fractures with the less invasive stabilization system. *J Orthop Trauma* 2004;18(8):536–539.
16. Boldin C, et al. Three-year results of proximal tibia fractures treated with the LISS. *Clin Orthop Relat Res* 2006;445: 222–229.
17. Phisitkul P, et al. Complications of locking plate fixation in complex proximal tibia injuries. *J Orthop Trauma* 2007;21(2):83–91.
18. Suzuki T, et al. Technical problems and complications in the removal of the less invasive stabilization system. *J Orthop Trauma* 2010;24(6):369–373.
19. Lindvall E, et al. Intramedullary nailing versus percutaneous locked plating of extra-articular proximal tibial fractures: comparison of 56 cases. *J Orthop Trauma* 2009;23(7):485–492.
20. Georgiadis GM, et al. Removal of the less invasive stabilization system. *J Orthop Trauma* 2004;18(8):562–564.
21. Pattison G, Reynolds J, Hardy J. Salvaging a stripped drive connection when removing screws. *Injury* 1999;30(1):74–75.

第29章　胫骨干骨折：髓内钉

作者　Daniel S. Horwitz　Erik Noble Kubiak
译者　徐　雷　徐春归　王艳华
校对　党　育

引　言

胫骨干骨折的损伤程度各异，既可能是低能量闭合性骨折，也可能是需要截肢的开放性骨折。对于绝大部分胫骨中三分之一的移位骨折，髓内钉是很好的选择。目前，胫骨髓内钉技术采用微创扩髓及空心锁定螺钉技术，治疗闭合性与开放性骨折。近期的前瞻性研究证实，扩髓并不会导致绝大部分开放性骨折的感染概率有统计学意义上的上升[1~3]。刚性髓内钉由于并不能降低感染发生率以及安放和取出的困难性，目前绝大部分不再使用。

与髓内钉设计上优势相同，髓内钉的力学及生物学上特性使适应证明显扩大，包括更加偏近段或远端的胫骨干骨折。但是，对于胫骨近段骨折使用髓内钉时，采用传统手术入路常会导致成角畸形。为减轻髓内钉术后畸形，需要改变手术入路（髌下与髌上）和大腿的位置（屈曲或伸直）。另外，有关髓内钉的新近技术改进是成角锁定螺钉的出现，这可以提高极近端或远端骨折髓内钉治疗的稳定性，尤其是在骨质疏松病例中。

胫骨干骨折使用的分型有多种。Gustillo-Anderson 分型同 Tscherne 分型一样，可描述闭合和开放胫骨干骨折软组织损伤情况，而 AO/OTA 骨折分型则是描述骨折的位置和模式的形态学分型（图 29.1）。

适应证与禁忌证

之前许多文献提示，相比于其他固定技术，髓内钉技术在骨折愈合及早期负重方面令人满意，但这些优点需要与髓内钉的风险如慢性膝关节痛和感染这些相权衡。髓内钉的禁忌证包括低能量骨折，短缩、移位或成角小，可以通过石膏治疗的。Sarmiento 等发现，对于短缩不超过 12 mm、冠状面成角不超过 5°、矢状面成角不超过 7° 的骨折，功能性支具治疗结果良好[4, 5]；而高能量骨折伴有明显短缩、移位和成角，特别是合并软组织损伤者，并不建议采用保守治疗、石膏或支具。此外，对于年轻的未成年人骨骺损伤或成年人髓腔狭窄（<7 mm）者，髓内钉也是禁忌的。使用髓内钉治疗感染骨折和骨折不愈合目前仍存在争议，其他固定技术更适用于这些特殊病例。

髓内钉的强适应证包括闭合性或开放性移位的中段 1/3 骨折，稳定或不稳定，石膏或支具保守治疗不佳。部分胫骨骨折中腓骨是完整的，骨折很难复位并用石膏固定，应用髓内钉治疗是更好的选择。其他髓内钉适应证包括胫骨骨折合并同侧复杂足、踝、膝关节或股骨损伤。对于多发伤合并对侧肢体损伤患者，以及合并骨盆、脊柱和上肢骨折的部分患者，手术固定骨折可以提高患者的活动能力，获得更佳康复结果。髓内钉的相对适应证包括胫骨骨折合并骨筋膜室综合征或血管损伤。在这些病例中，首先应行损伤控制骨科手术及外固定，然后二

亚组及条件

胫骨 / 腓骨，骨干，简单，螺旋（42–A1）

（1）近段
（2）中段
（3）远段

A1

1. 腓骨完整（42–A1.1）

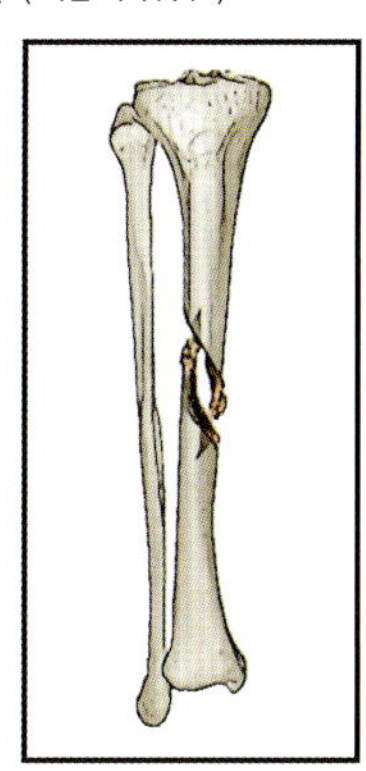

2. 腓骨骨折，骨折线与胫骨不在同一水平（42–A1.2）

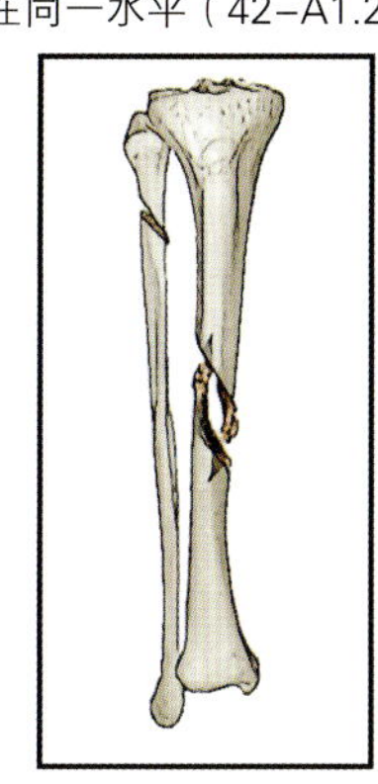

3. 腓骨骨折，骨折线与胫骨在同一水平（42–A1.3）

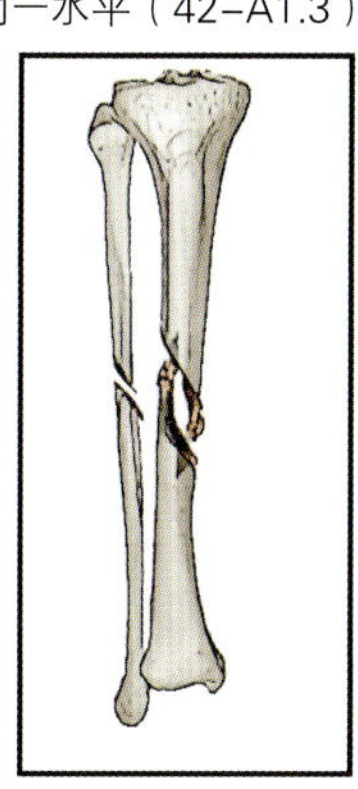

胫骨 / 腓骨，骨干，简单，斜形（>30°）（42–A2）

（1）近段
（2）中段
（3）远段

A2

1. 腓骨完整（42–A2.1）

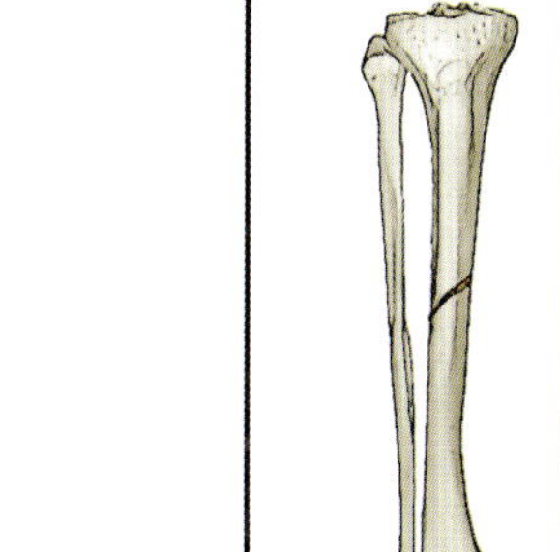

2. 腓骨骨折，骨折线与胫骨不在同一水平（42–A2.2）

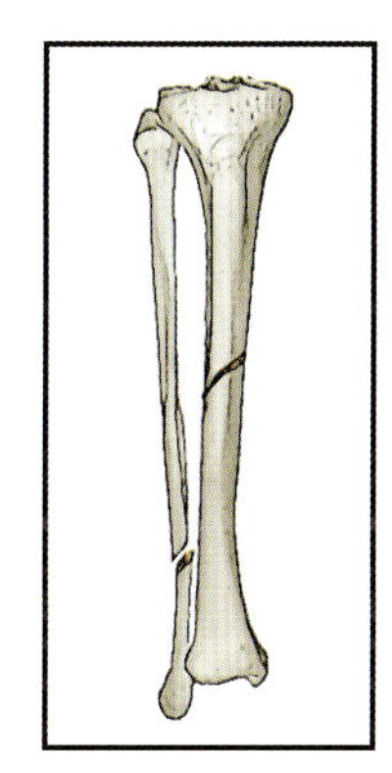

3. 腓骨骨折，骨折线与胫骨在同一水平（42–A2.3）

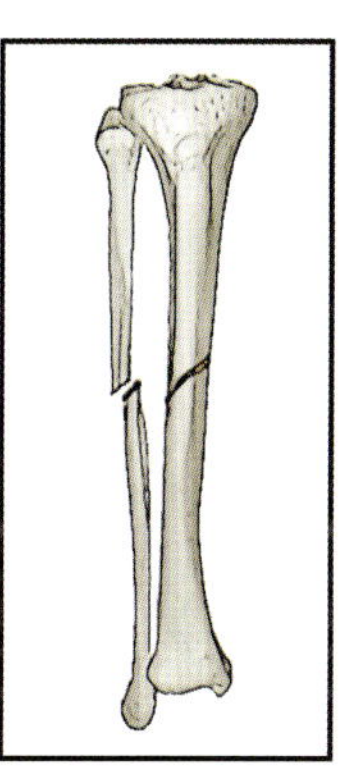

胫骨 / 腓骨，骨干，简单，横行（<30°）（42–A3）

（1）近段
（2）中段
（3）远段

A3

1. 腓骨完整（42–A3.1）

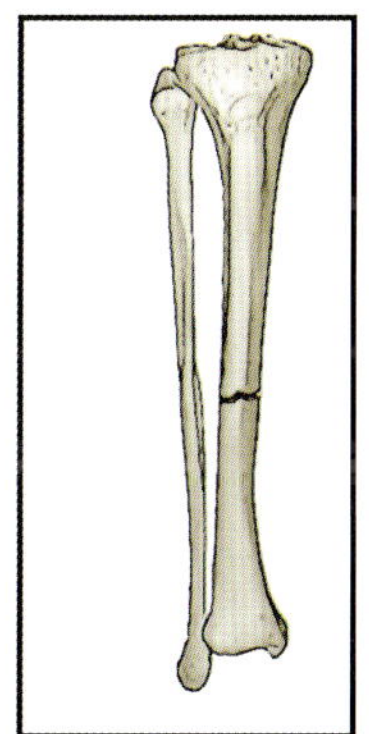

2. 腓骨骨折，骨折线与胫骨不在同一水平（42–A3.2）

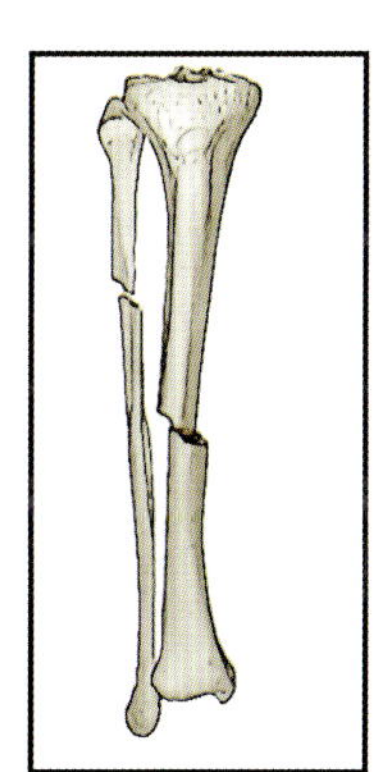

3. 腓骨骨折，骨折线与胫骨在同一水平（42–A3.3）

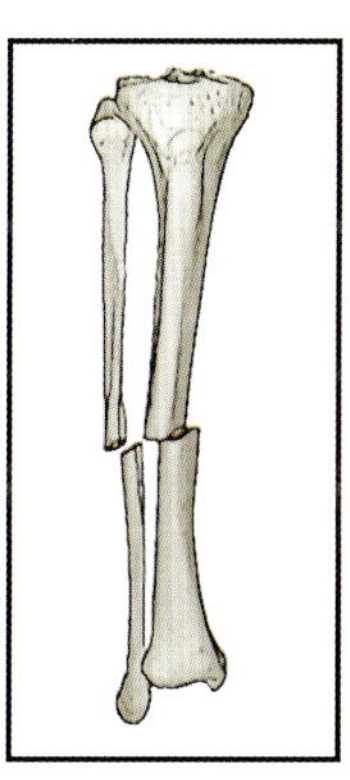

图 29.1 胫骨干 AO/OTA 分型

胫骨/腓骨，骨干，楔形，螺旋（42-B1）
（1）近段
（2）中段
（3）远段

B1

1. 腓骨完整（42-B1.1）

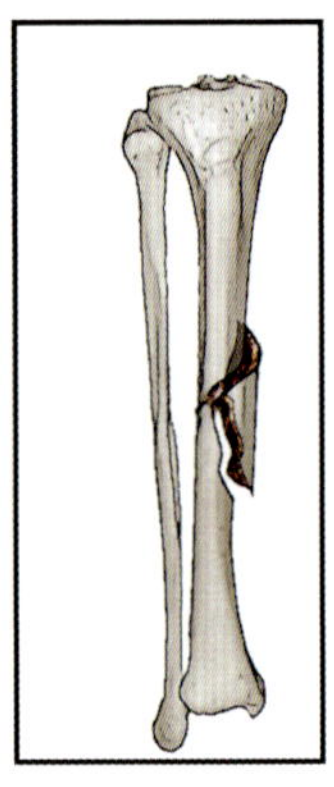

2. 腓骨骨折，骨折线与胫骨不在同一水平（42-B1.2）

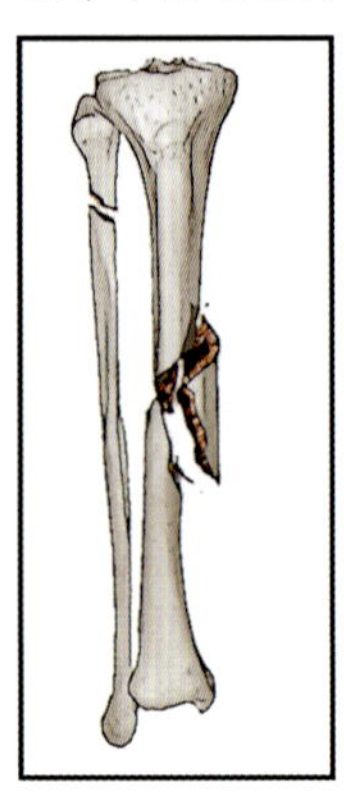

3. 腓骨骨折，骨折线与胫骨在同一水平（42-B1.3）

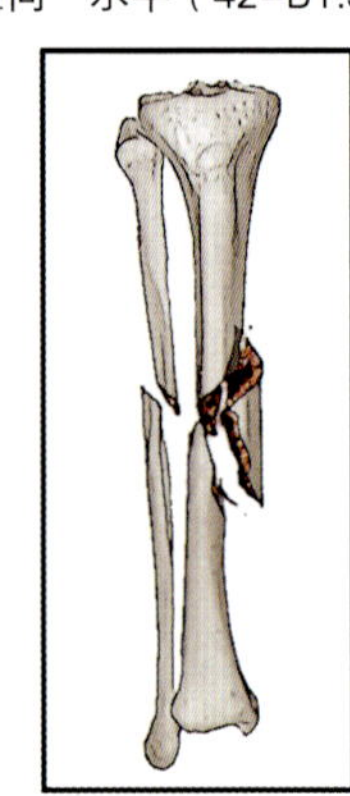

胫骨/腓骨，骨干，简单，弯曲（42-B2）
（1）近段
（2）中段
（3）远段

B2

1. 腓骨完整（42-B2.1）

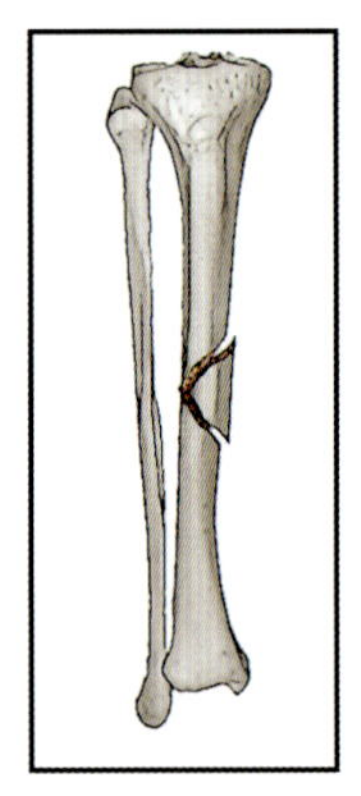

2. 腓骨骨折，骨折线与胫骨不在同一水平（42-B2.2）

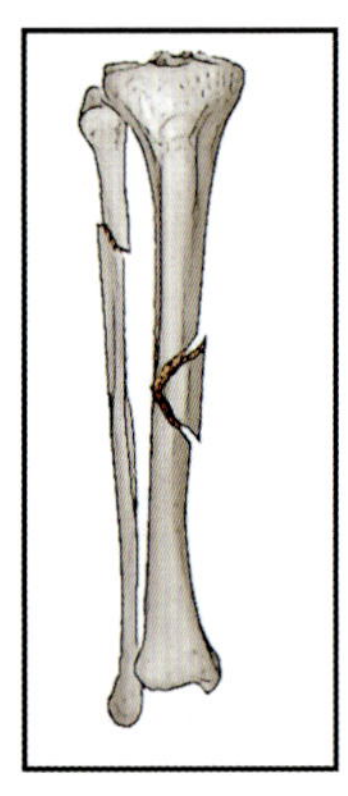

3. 腓骨骨折，骨折线与胫骨在同一水平（42-B2.3）

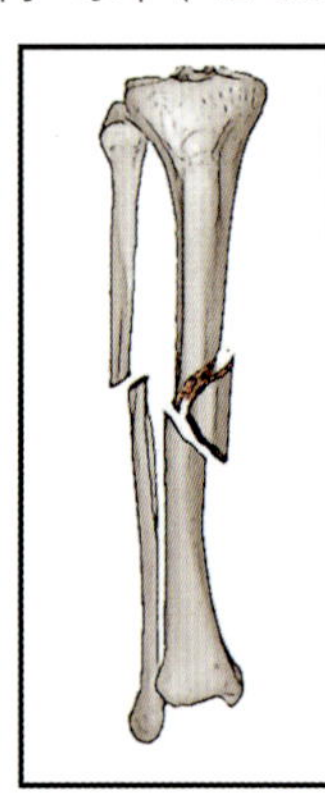

胫骨/腓骨，骨干，楔形，粉碎（42-B3）
（1）近段
（2）中段
（3）远段

B3

1. 腓骨完整（42-B3.1）

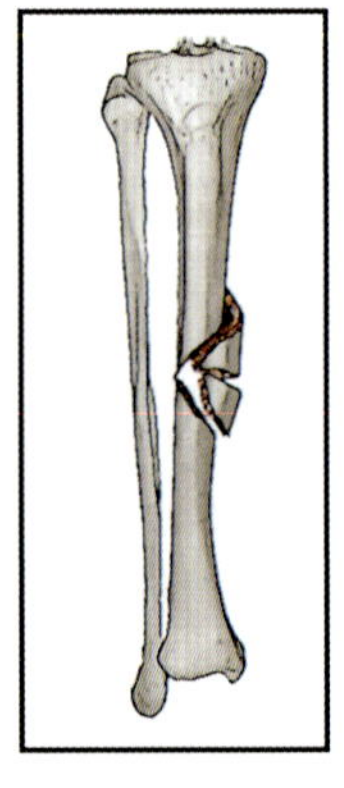

2. 腓骨骨折，骨折线与胫骨不在同一水平（42-B3.2）

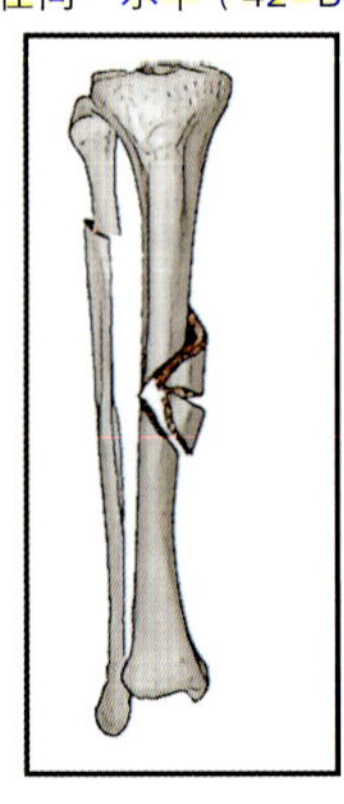

3. 腓骨骨折，骨折线与胫骨在同一水平（42-B3.3）

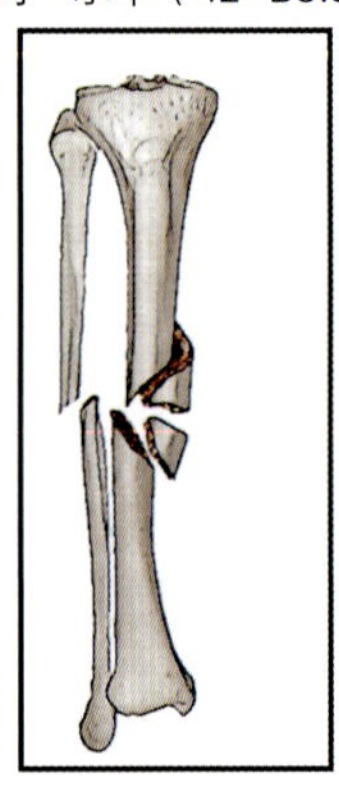

图 29.1（续）

胫骨 / 腓骨，骨干，复杂，螺旋（42–C1）

（1）单纯骨干
（2）近段干骺端
（3）远段干骺端

1. 2 块游离骨块（42–C1.1）

2. 3 块游离骨块（42–C1.2）

3. 游离骨块多于 3 块（42–C1.3）

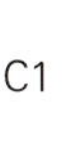
C1

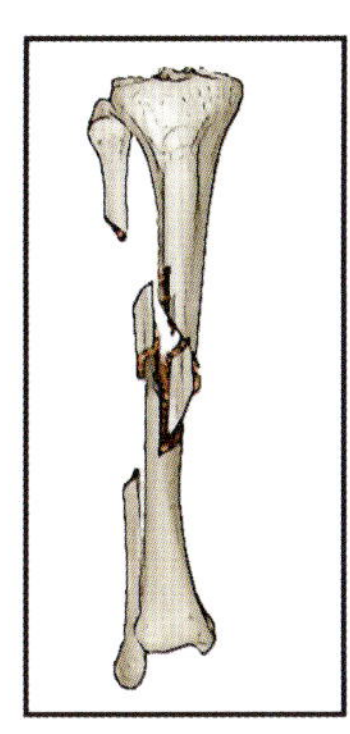

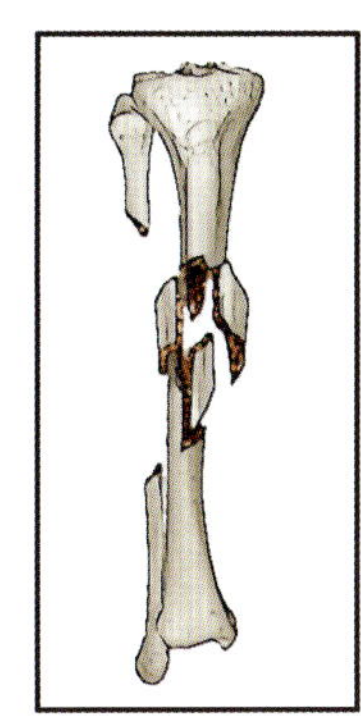

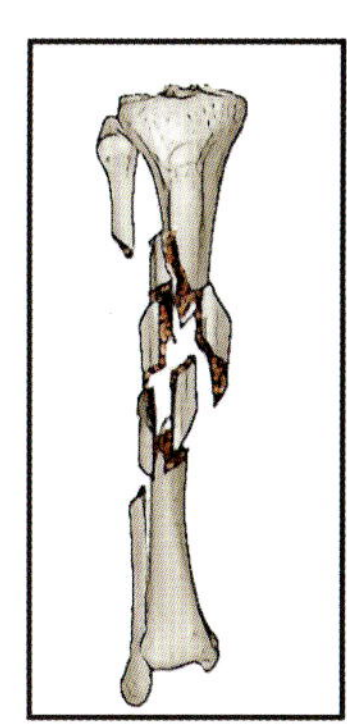

胫骨 / 腓骨，骨干，复杂，节段（42–C2）

1 个游离骨块（42–C2.1）
（1）单纯骨干
（2）近段干骺端
（3）远段干骺端
（4）斜形
（5）横行及斜形

2. 1 个游离骨块，1 个节段及 1 个楔形骨块（42–C2.2）
（1）单纯骨干
（2）近段干骺端
（3）远段干骺端
（4）远段楔形
（5）远近段共 3 楔形

3. 2 个游离骨块和节段骨块（42–C2.3）

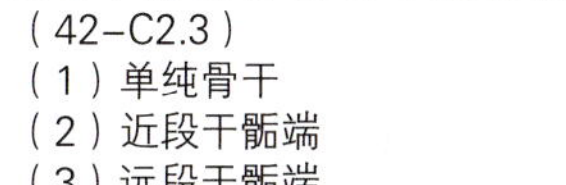

（1）单纯骨干
（2）近段干骺端
（3）远段干骺端

C2

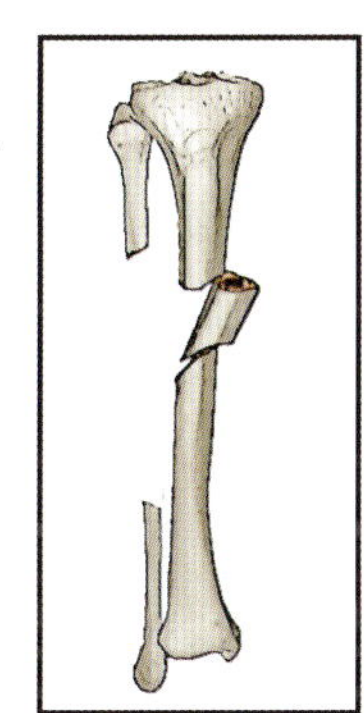

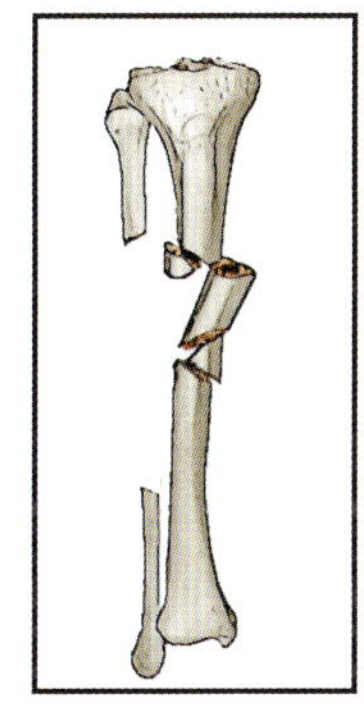

胫骨 / 腓骨，骨干，复杂，不规则（42–C3）

1. 2 块或 3 块游离骨块（42–C3.1）
（1）2 块游离骨块
（2）3 块游离骨块

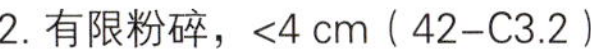

2. 有限粉碎，<4 cm（42–C3.2）

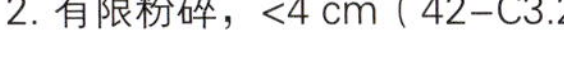

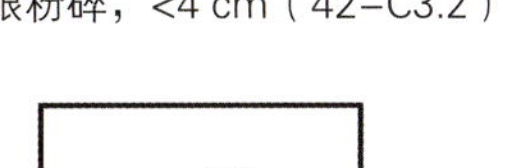

3. 广泛粉碎，>4 cm（42–C3.3）
（1）单纯骨干
（2）近段干骺端
（3）远段干骺端

C3

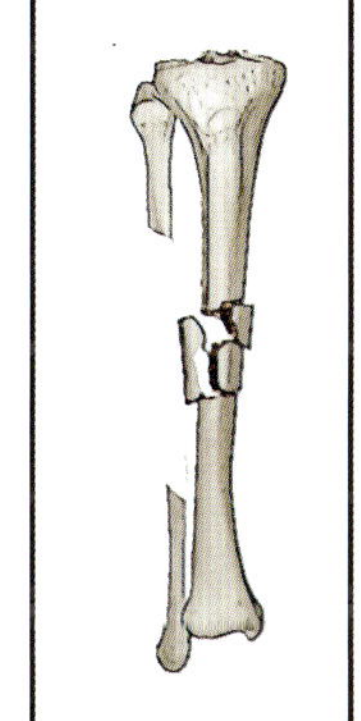

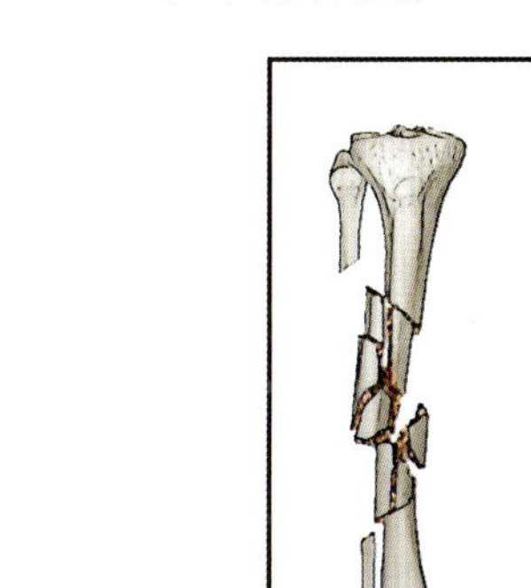

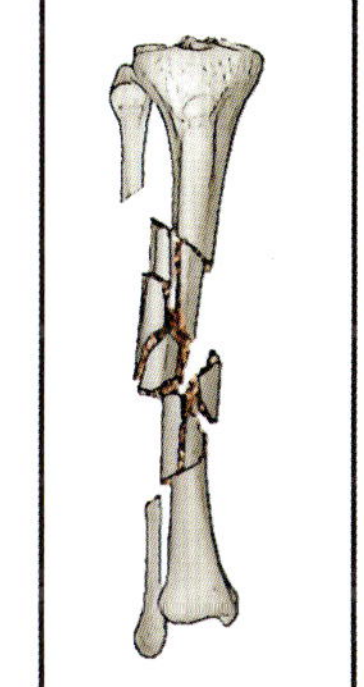

图 29.1（续）

期行髓内钉手术。

很多前瞻性研究评估了胫骨开放性，骨折使用髓内钉的安全性及有效性[1~3, 6]。随机对照试验结果提示，对这些骨折早期行髓内钉治疗，感染风险增加并没有统计学意义。但对于有大面积污染、大面积软组织损伤、巨大骨缺失或严重病危的患者，还是更倾向于行外固定治疗。在这些治疗上具有挑战的病例，二期行髓内钉治疗或换为环形外固定可能是更好的选择。

当然还有一些有关胫骨近端骨折（距膝关节 4~6 cm）使用髓内钉的报道，但这方面仍存在争议[7, 8]。这些病例中使用髓内钉需要特别的复位方法及手术技术，以避免对线不良及骨折不稳定。除非医生对于阻挡钉技术、单皮质螺钉及半延伸螺钉技术都很熟悉，否则对这种骨折还是考虑行外侧锁定接骨板治疗。在一些严重的粉碎性骨折病例中，髓内钉和内侧接骨板可能也是需要的。

同样，对于胫骨远端骨折也可以考虑髓内钉治疗，只要远端有单颗锁定螺钉植入的空间。但除非骨折模式简单、腓骨完整或轴向稳定，对胫骨远端骨折还是考虑行胫骨远端解剖接骨板固定。

术前计划

病史采集与体格检查

术前计划第一步是对患者的仔细评估。完整评估应包括高级创伤生命支持，了解患者详细病史及进行仔细的查体。查体必须评估并记录患肢的神经血管的状况，肌肉间室的状况及主、被动活动的评估。检查软组织覆盖有无挫伤、水疱及开放伤。特别需要注意的是，骨筋膜室综合征是临床诊断，对于间室内压处于临界值或有怀疑的病例中，必须早期使用测量仪器测量，尤其在颅脑外伤、先天性精神障碍，或药物、酒精所致的精神障碍患者中应更为注意。在完成患者及其损伤的仔细评估后，患肢应予以长腿夹板妥善固定，等待进一步治疗。

影像学评估

影像学包括患肢胫骨全长前后（AP）及侧位片，及同侧膝关节及踝关节的正侧位片。如果存在关节内骨折或根据损伤机制、体格检查高度怀疑损伤累及关节，应行膝关节或踝关节的计算机断层扫描（CT）（图 29.2）。

手术时机

开放性骨折治疗策略

在胫骨开放性骨折的病例中，首先应早期使用大剂量静脉抗生素。对于Ⅰ级、Ⅱ级与Ⅲ A 级开放性骨折，使用头孢类抗生素 24~48 小时；而对Ⅲ B 级损伤，则应加用氨基糖甙类抗生素。发生在农场的损伤，建议使用青霉素。所有胫骨性开放骨折的患者都应注射破伤风疫苗。

胫骨开放性骨折的手术时机问题目前仍存在争议。只要可能，都应在伤后 6~8 小时行手术清创以降低感染风险[9, 10]。大面积污染的开放伤如果考虑治疗上可能存在延误，应在急诊室予以冲洗。

开放性胫骨骨折患者如果生命体征稳定且无其他手术禁忌证，冲洗和清创后急诊行髓内钉手术是安全的。对于小于 5 cm 的清洁伤口，可以无张力闭合。如果伤口较大，可以暂不闭合、用球袋闭合或覆盖伤口吸引器。但如果软组织覆盖不足，骨骼或其他组织裸露，应考虑微血管手术，可能需要旋转皮瓣或游离组织转运。

闭合骨折治疗策略

单纯闭合性不稳定胫骨干骨折需伤后行夹板治疗，并在24~48小时内尽快完成髓内钉手术。对于多发伤患者，手术则应在患者各项条件允许时进行。

手术策略

手术器械包括一套完整的胫骨髓内钉器械及置入装置，中号及大号点式复位钳，大型股骨牵引器或外固定器械和小号螺钉。在稳定延伸至关节内骨折或需要单皮质接骨板、阻挡钉时，可使用处理小块骨折的器械。膝关节屈曲位行经典内侧或外侧髓内钉植入，不同大小的可透视三角是十分有用的。这些三角也能够辅助减小轴向负荷并将力重新分布到胫骨干本身，这样更容易维持复位。

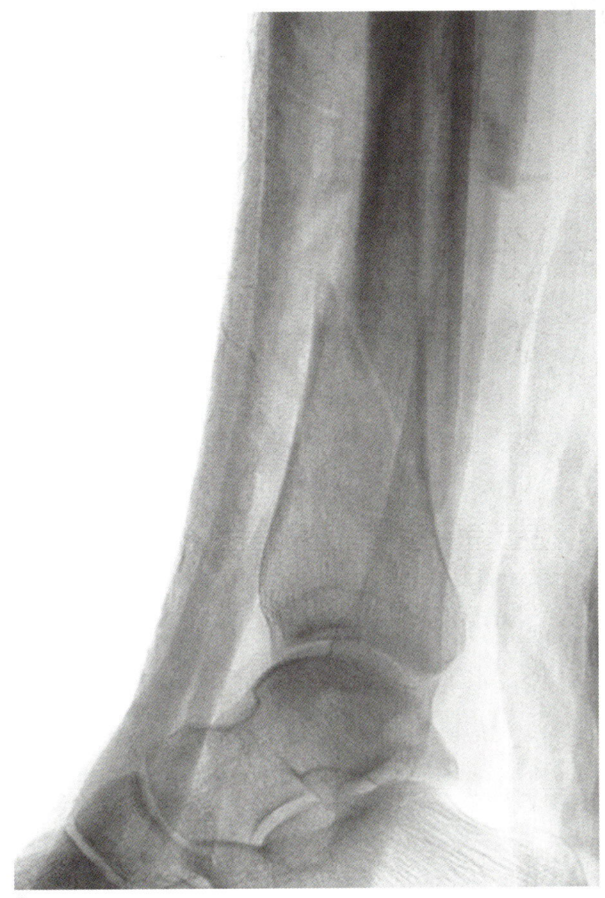

A

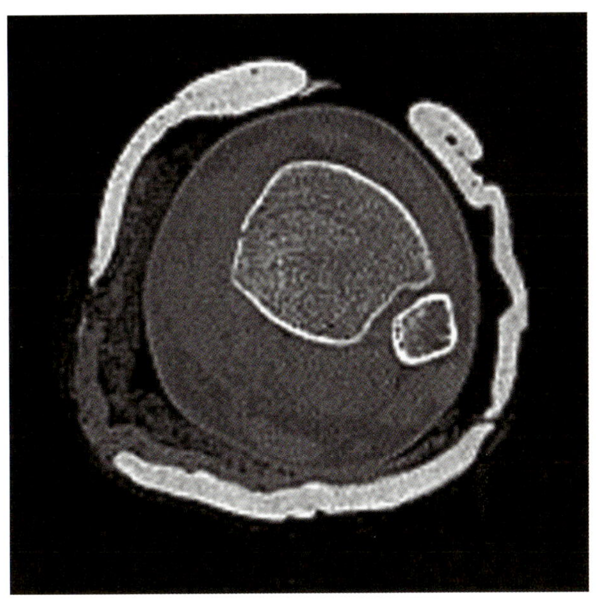

B

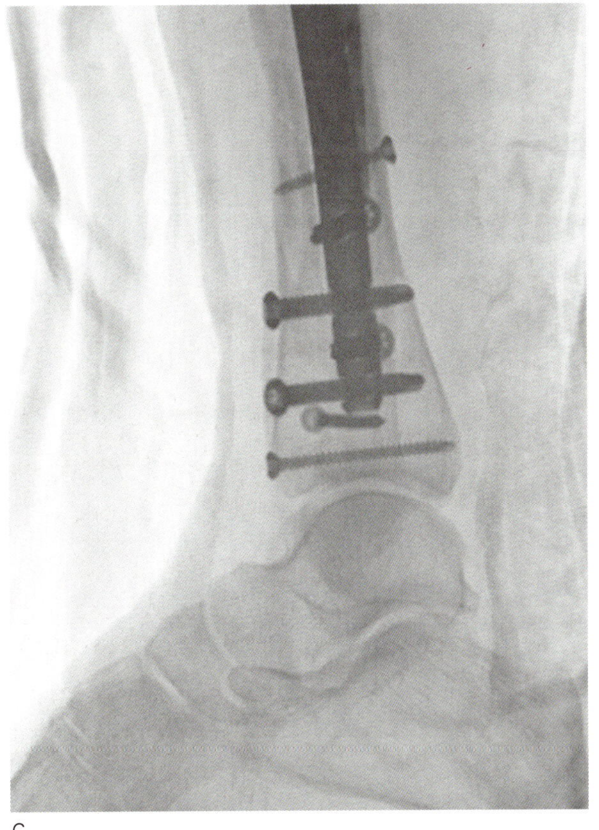

C

图 29.2　术前胫骨远端侧位片（A）怀疑后踝骨折，在 CT（B）上得以证实。在扩髓及打入髓内钉之前，这块骨块用一颗螺钉由前向后固定（C）。如果忽视这个骨块，在打入髓内钉过程中，它可能会发生移位

手 术

麻 醉

对于急性胫骨骨折患者，强烈建议在全麻下进行手术，这样就能在全肌肉松弛的情况下完成骨折复位，并且能够在术后细心监护以防止骨筋膜室综合征的发生。脊髓麻醉和局部麻醉在术后疼痛控制方面有优势，但存在掩盖骨筋膜室综合征的风险。尽管此可能性很低，但却可能致命，使得这两项麻醉技术并不被看好。

体 位

患者通常仰卧于可透射 X 线的手术床上，保证能够在对侧放置影像增强器时获得很好的操作空间。胫骨髓内钉手术很少用到骨折床。用一软垫垫于身体同侧背部及髋部，以使患者下肢保持中立位。患者上肢可外展并固定于支架，或固定于胸前。如果考虑术中出血，将止血带放置于大腿近侧，这种情况通常发生在存在血管或软组织损伤时。

术前准备 / 铺单

尽管通常会在大腿常规安放止血带，但并不是常规充气，只有当患者有血管损伤或因广泛软组织损伤出现严重出血时才会使用止血带。止血带充气一般在冲洗和清创时，绝不能在扩髓和置入髓内钉时充气。首先用酒精或洗必泰刷洗消毒区域，然后用酒精聚合物重复（洗必泰 / Duraprep）。消毒整个下肢，将足趾用防水塑胶膜包裹并留在手术区域。详细评估踝关节及膝关节对于判断患肢长度、旋转及对线十分重要。当使用伸直位髓内钉技术时，在小腿铺巾下方还需放置无菌毛毯或海绵垫（图 29.3）。

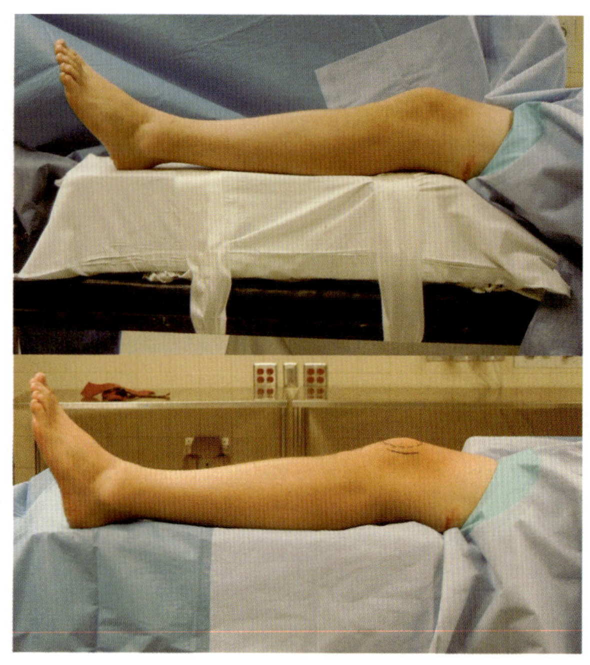

图 29.3 用海绵垫来辅助完成半伸直位髓内钉操作。注意图中将海绵垫用布带绑至手术台上，以免术中移动而使患肢失去支撑

髓内钉选择

强烈建议选择带导针的胫骨空心髓内钉。髓内钉弯曲处要非常靠近端，而不是一长弧形；长弧形髓内钉在用于胫骨近段骨折时，容易导致平移及成角畸形（图 29.4）。使用髓内钉同时需要直径不小于 4 mm 且多平面的近端及远端锁定钉。在固定干骺端骨折时，斜面打入锁定钉技术十分有用。新近的螺钉设计允许使用成角锁定螺钉，这在治疗干骺端骨折及骨质疏松骨折治疗中会使用到。

手术入路

胫骨髓内钉技术有若干手术入路，每种都有各自的优缺点：

1. **髌腱内侧**　这是最常用的入钉点，适用于绝大部分胫骨中段及远端 1/3 骨折。但如果采用此入钉点治疗胫骨近段骨折，有可能导致外翻畸形。

2. **髌腱外侧**　该入路旨在治疗胫骨近段 1/3 骨折时维持骨折复位，但需要保持髌腱活动。

3. **经髌腱劈裂入路**　该入路可直接进入入钉点，但导致髌腱损伤，可能导致低位髌骨，通常会有膝关节失用。

4. **半伸直髌腱内侧或外侧入路**　该入路同样用于胫骨近段骨折髓内钉，优点在于易于入钉、透视、骨折复位。

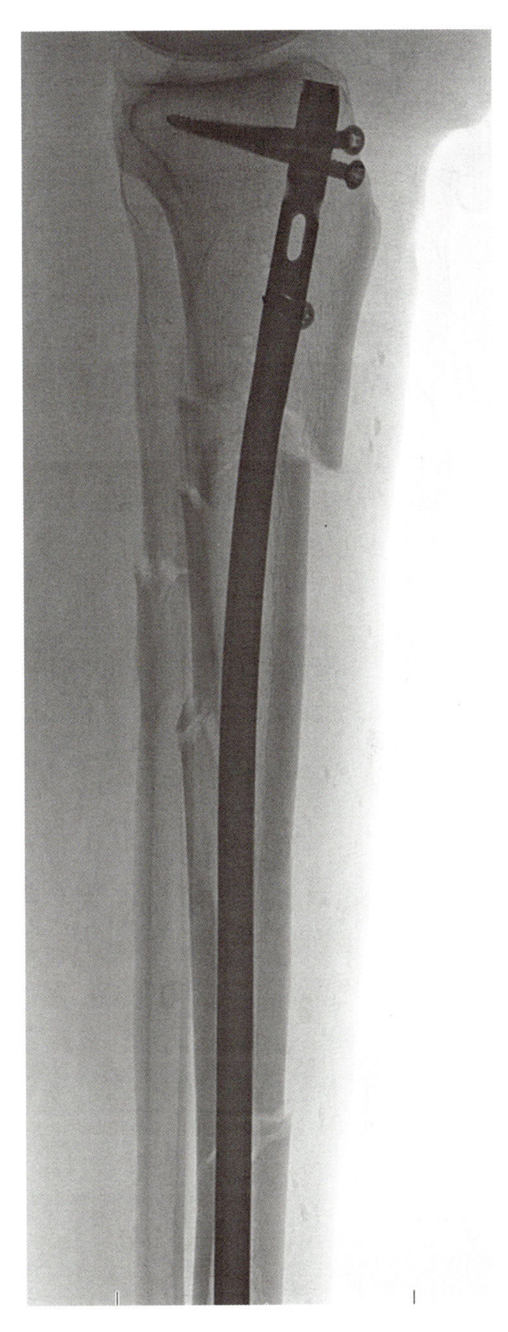

图 29.4　近端弯曲呈长弧形的髓内钉在用于胫骨近段骨折时，容易导致平移及成角畸形。因此笔者建议治疗胫骨近段骨折时，应使用近端弯曲更靠近近端的髓内钉

5. 髌上入路（经股四头肌肌腱入路）　这是治疗胫骨近段骨折的改良入路，但操作需要特殊器械。可能会导致髌股滑车损伤，另外还要注意残留在膝关节内的骨碎屑移位。

入钉点

治疗胫骨骨折最常用的入路有两个：屈曲位髌腱旁内侧入路（图 29.5）和半伸直位髌腱旁内侧入路（图 29.6）。两种入路的入钉点相同，位于关节前方、髌腱后方的关节外平坦区域，又称为“甜蜜点”（图 29.7）。这个入钉点的具体位置在文献中得以很好地描述[11]，其在正位片上位于胫骨内侧髁间嵴的外侧，侧位片上恰好位于关节区的下方。如果行髌腱旁入路，笔者建议用电刀清理覆盖入钉点表面的软组织，以优化入钉点视野。操作需要极为小心，避免入钉时打入关节或损伤半月板前部。用锥子或导针经透视定位并确定入钉点位置，并在该器械辅助下用空心钻或锥子扩大入钉点。在开始置入锥子和胫骨表面操作时，需避免损伤皮肤、半月板、髌骨及股骨髁表面的软骨。

在髌腱旁内侧入路中，沿髌腱内侧缘从髌骨下极至胫骨结节取 3~4 cm 切口。切开伸肌支持带，辨认、活动并保护髌腱腱鞘。游离髌腱后方的髌下脂肪垫后，即可看见关节下方的裸露区。

半伸直位髌腱旁内侧或外侧入路则在相对伸直位（屈膝 5°~30°）沿着髌骨内侧或外侧边缘切开，从髌骨上极至髌腱上 1/3 处。此入路经内外侧均可，视患者个体局部解剖和哪个方向能够更好显露胫骨近段来决定。例如，如果髌骨先天性向内侧半脱位（更为常见），我们会选择外侧入路。通过一个 3~4 cm 大小的皮肤

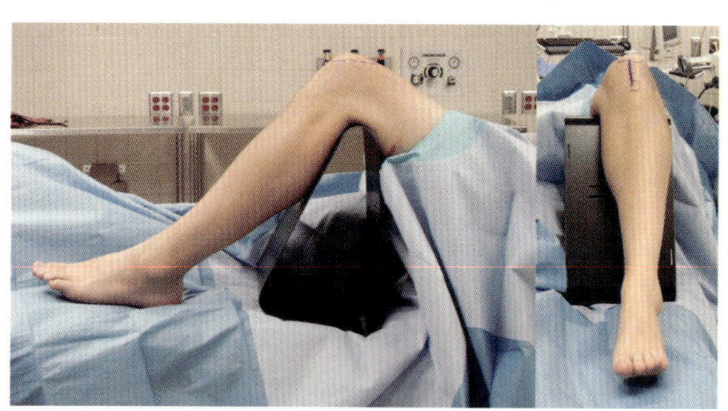

图 29.5 髌腱旁内侧或外侧入路均需使用透视三角。它允许术者对胫骨进行操作，复位钳钳夹把持和在很少的辅助下获得正确的入钉点

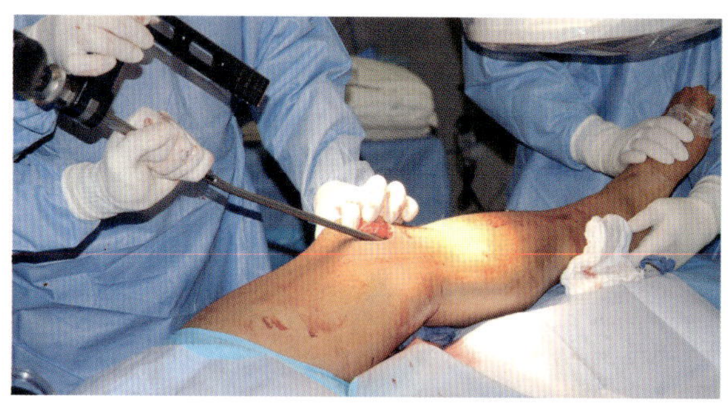

图 29.6 半伸直位髌腱旁入路术中照片。此病例采用内侧入路，髓内钉和股骨髁之间的滑膜得以保留，膝关节轻度屈曲即可将轻松将髓内钉插入

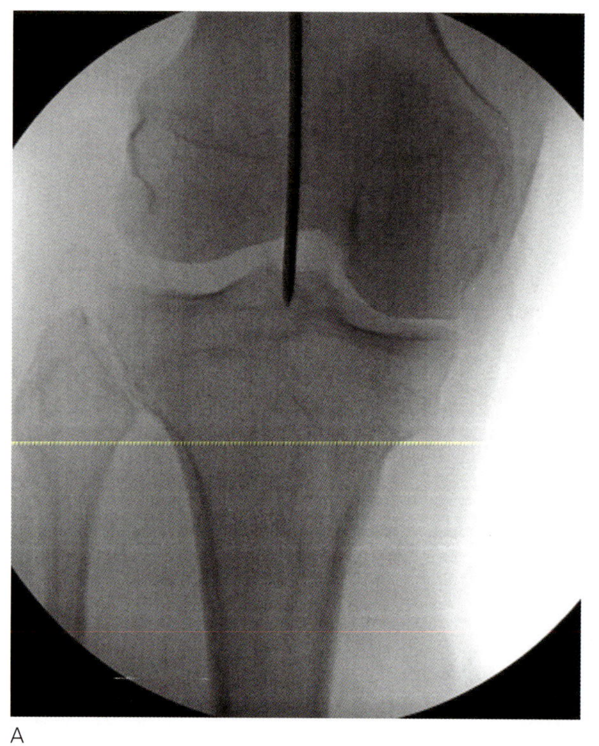

A

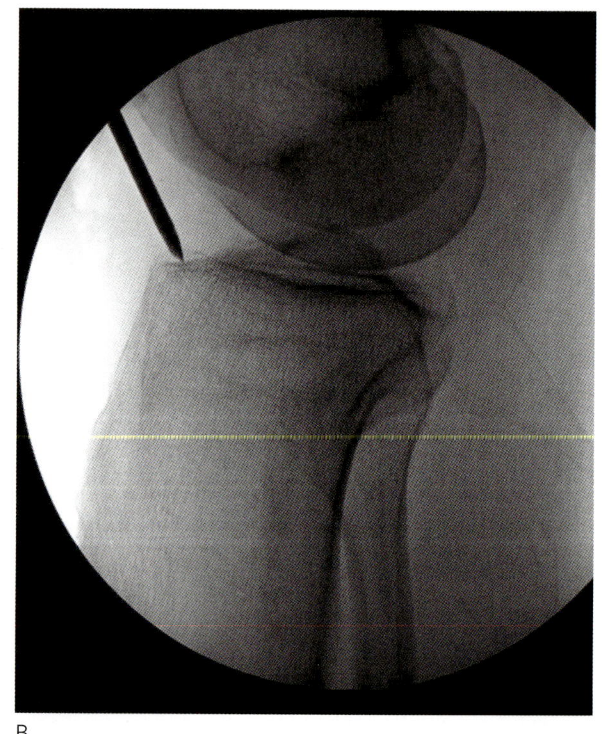

B

图 29.7 胫骨近端前后位（A）和侧位（B）片，标出髓内钉的最佳入钉点。这个甜蜜点位于关节前方、髌腱后方的关节外平坦区域。理论上，它应该在正位片上位于胫骨嵴中央点稍偏外侧。当治疗胫骨近段骨折时，这个点的位置必须在进入髓腔前仔细确认

切口，切开伸肌支持带及关节囊至滑膜，注意保持滑膜完整。这步操作能够保证髌骨向内侧或外侧自由活动。滑膜是一层非常纤薄的结构，置入器械或扩髓很容易将其撕裂。如果发生滑膜撕裂，应在手术最后用 2-0 可吸收线缝合修复。从髌骨后清理髌骨后脂肪垫，显露胫骨近端裸区以打入髓内钉。如果使用此入路，应触诊并在透视下看到入钉点，但术者往往看不到具体入钉点。在半伸直位入路操作中，术者必须尽量避免出现胫骨入钉点前移、板间韧带损伤以及术中扩髓、器械置入胫骨时导致的关节面损伤。

骨折复位

根据笔者经验，绝大部分胫骨骨折可以通过全麻下患肢轴向牵引及纠正成角与错位畸形来完成复位。与典型切开复位接骨板内固定不同的是，髓内钉手术并不需要完美的解剖复位，这是符合稳定固定，恢复长度、对线及旋转这些理念的。对于许多胫骨中段 1/3 骨折，髓内钉技术是间接复位的最终方法；但对于高度粉碎性骨折、胫骨近端或远端骨折，治疗常需要其他复位技术，如股骨牵引、经皮点式复位钳、阻挡钉、单皮质接骨板、腓骨内固定或多平面锁定螺钉。

点式复位钳的使用

非粉碎或轻度粉碎的短斜形骨折或螺旋形骨折，单纯牵引不足以复位，常需要使用经皮点式复位钳。使用经皮点式复位钳的最大难点在于理解骨折的三维形态及合理设计切口（图 29.8）。增强造影有助于更好地设计皮肤切口及骨折复位。如果将点式复位钳置入垂直于骨折线，便有极大可能复位骨折。在螺旋形骨折或楔形骨折病例中，使用 2 把（偶尔 3 把）复位钳，能够完成长度和旋转的微小调整。但是，操作中必须避免软组织损伤或使骨折更加粉碎。笔者推荐先用牵引或牵引器复位骨折后，用点式复位钳进行长度及旋转的微调。

一旦使用复位钳并经透视确认复位钳位置，复位钳应保持不动直到最后的锁定螺钉拧入。此外，应注意保护复位钳下皮肤因牵伸而造成的压伤。避免使用较大笨重的复位钳，这会造成骨膜或软组织损伤。

股骨牵引器

股骨牵引器在骨折复位中的角色类似“不知疲倦的实习生”，笔者多在胫骨长度不稳定骨折、粉碎骨折及胫骨干骺端骨折中使用。牵引器能够维持骨折长度、旋转及对线。固定针分别在胫骨近端及远端干骺端从内侧向外侧打入（图 29.9）。近端固定针在胫骨关节面下方 20 mm，与胫骨后方皮质方向一致，并与膝关节正位上关节面相平行（图 29.10）。胫骨远端固定针则放置于骺板瘢痕处，与胫骨后方皮质方向一致，并在正位片上与踝关节上关节面相平行。逐渐牵引骨折部位，直至长度恢复。在正位片或侧位片上观察到的侧移可通过手法复位或经皮复位钳复位。内外翻畸形则可通过松开牵引器并微调牵引器与斯氏针的接触方位来纠正。如果没有股骨牵引器，可以用外固定器械完成同样的操作。

小块骨折接骨板及螺钉

小块骨折接骨板通常用于胫骨近段骨折髓内钉的补充治疗，为开放性骨折提供临时固定或稳定部分腓骨远端骨折。在开放骨折髓内钉扩髓和入钉过程中，3.5 mm 单皮质接骨板可用于增加骨块的稳定性。通常这些接骨板在置入锁定螺钉、切口缝合前移除（图 29.11）。小块骨折接骨板也可用于粉碎性及不稳定性胫骨远端干骺端骨折的补充治疗（图 29.12）。另外，有时在打入髓内钉之前，可用于固定简单的胫骨平台骨折以及内外踝骨折（图 29.13）。腓骨远端骨折内固定在胫骨远端骨折时可能是有意义的，尤其是存在骨缺失或严重粉碎的病例中。

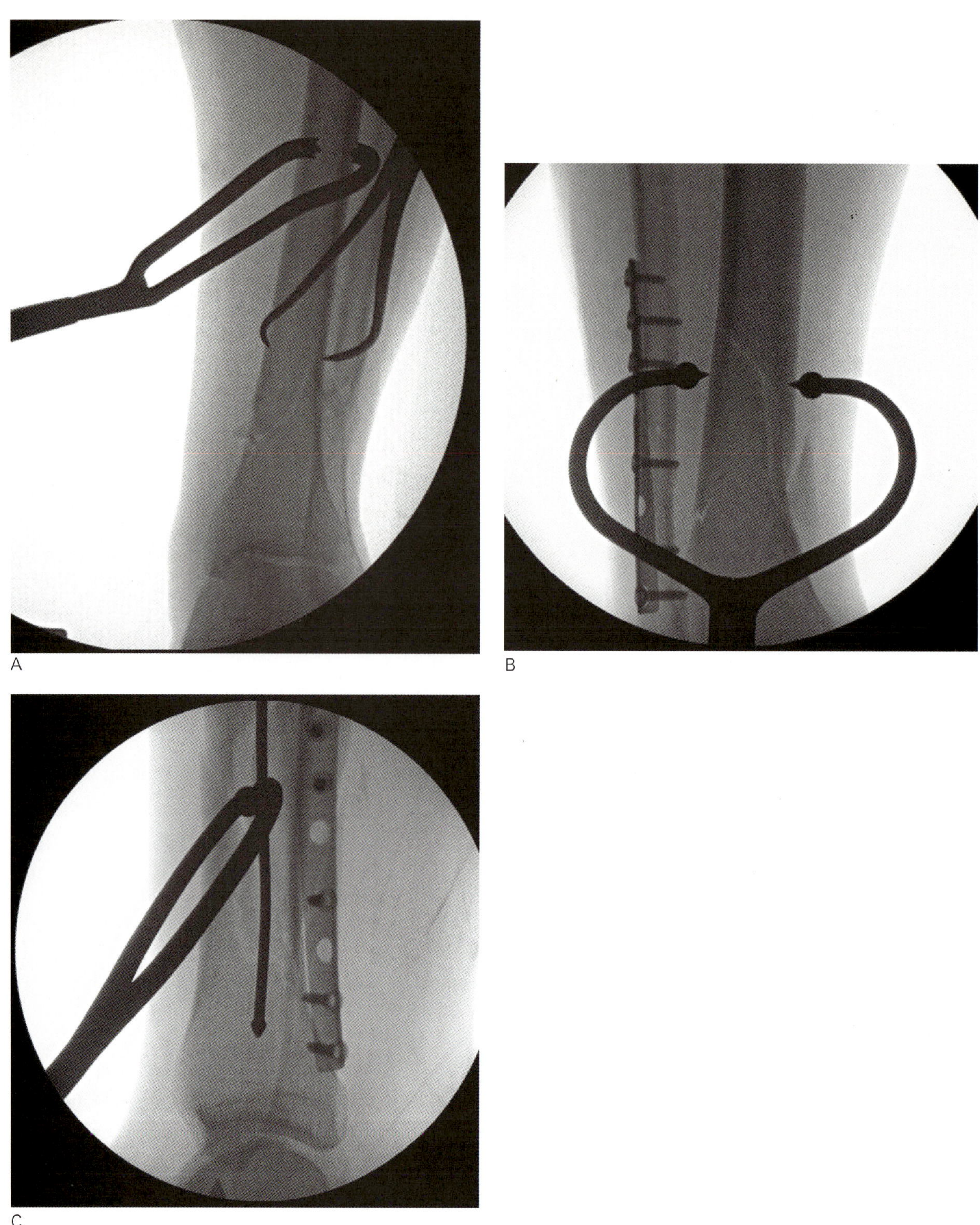

图 29.8 经皮使用复位钳能够极大地帮助骨折复位，但需要对骨折平面有足够的了解。复杂螺旋形骨折（A）可能需要 2 把复位钳来控制和复位骨折，如果局部粉碎，术者考虑将注意力集中在主要骨折块平面（B）。注意使用了腓骨远端接骨板来辅助完成这一粉碎骨折的复位，并且在固定球尖导针之前确定外侧复位的情况（C）

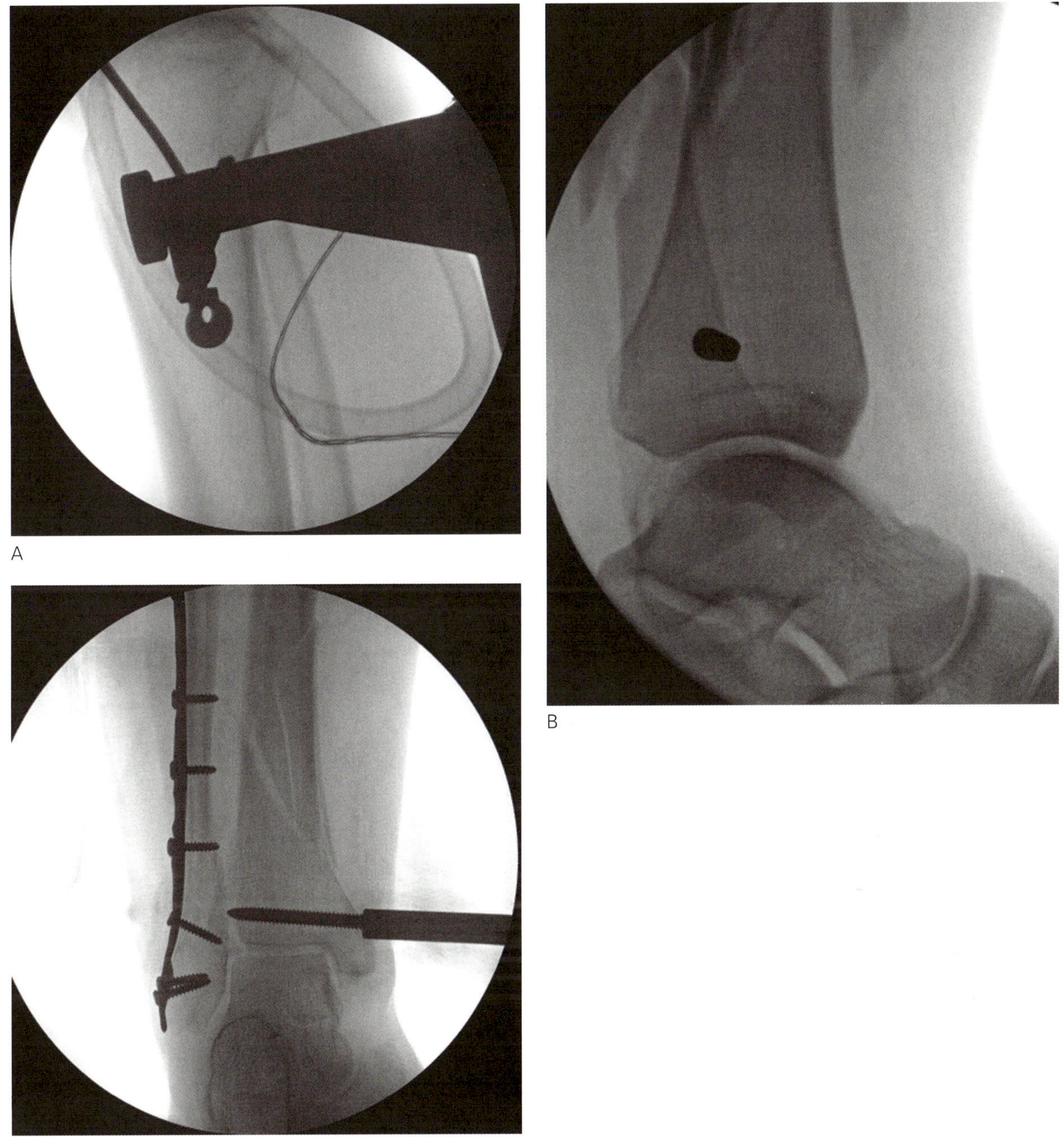

图 29.9　使用股骨牵引器辅助复位要求合理置入螺钉。注意近端后方的位置点（A）和远端后方的位置点（B，C），这些点允许扩髓及髓内钉的使用。如打入这些半螺纹螺钉的位置不恰当的话，会导致胫骨虽然复位，但术者无法扩髓或者髓内钉与牵引钉相干扰，在入钉过程中骨折发生移位

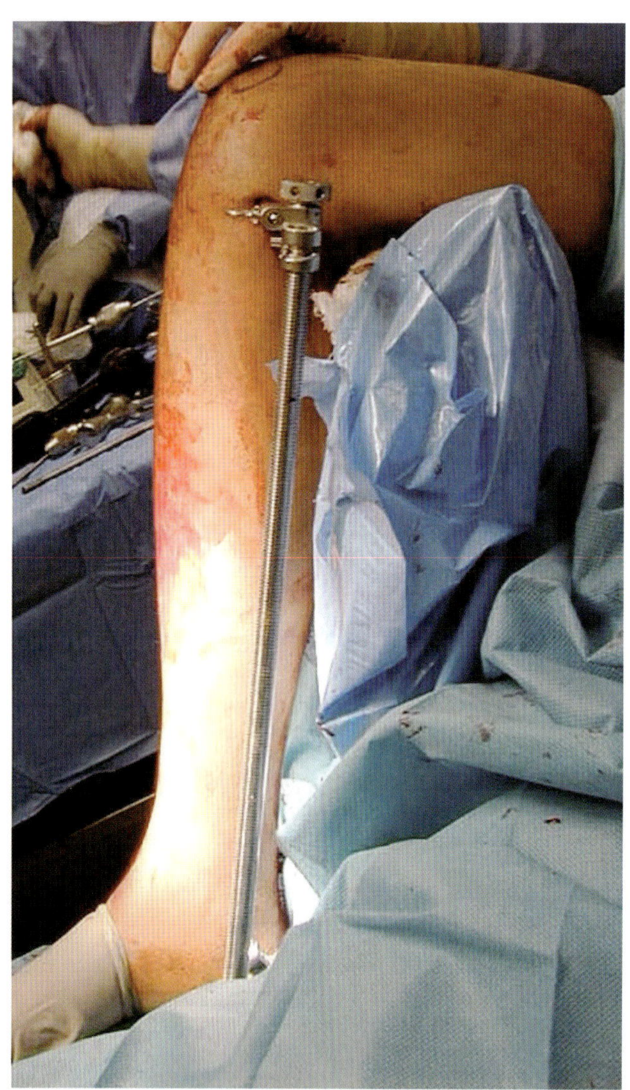

图 29.10 术中可见安放完毕的股骨牵引器。注意其近远端螺钉的位置均位于胫骨后方，平行于近端及远端关节面，整个外架位于胫骨外，易于必要时进一步复位操作

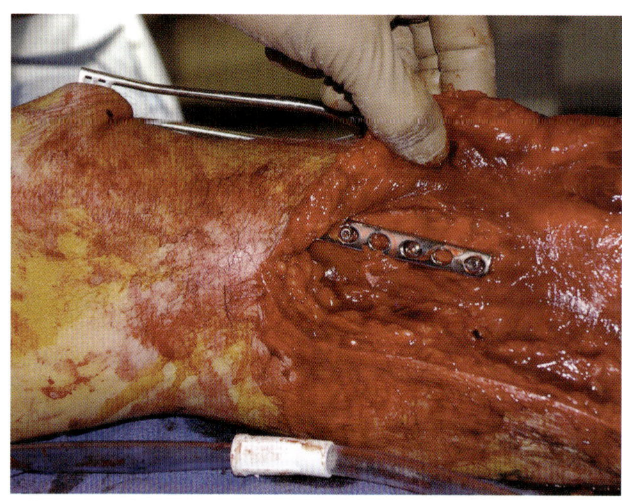

图 29.11 开放胫骨骨折术中用小块骨折接骨板临时固定，注意保留了骨膜。单皮质骨干螺钉足以在扩髓和入钉时维持复位，但如果骨质很差，则需要双皮质螺钉，这样接骨板就需要安放得更靠前，以允许扩髓和髓内钉通过

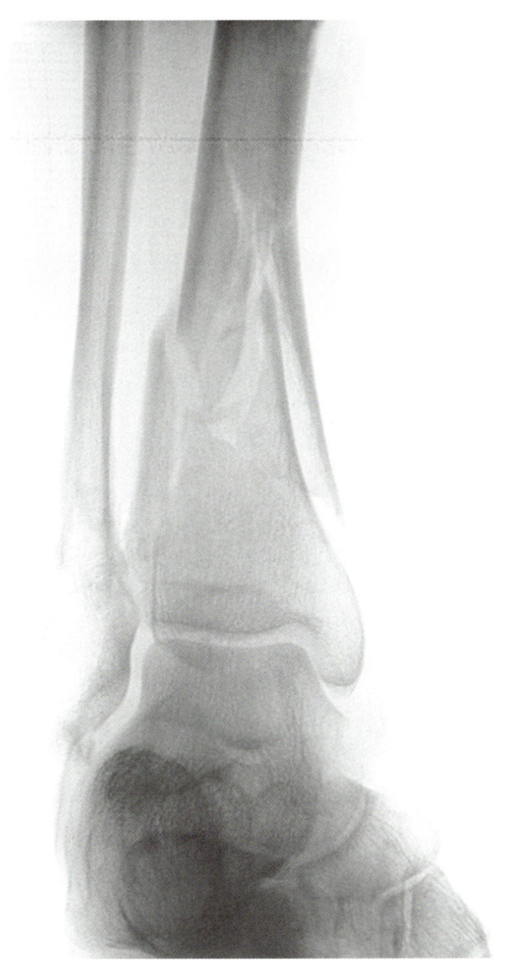

A

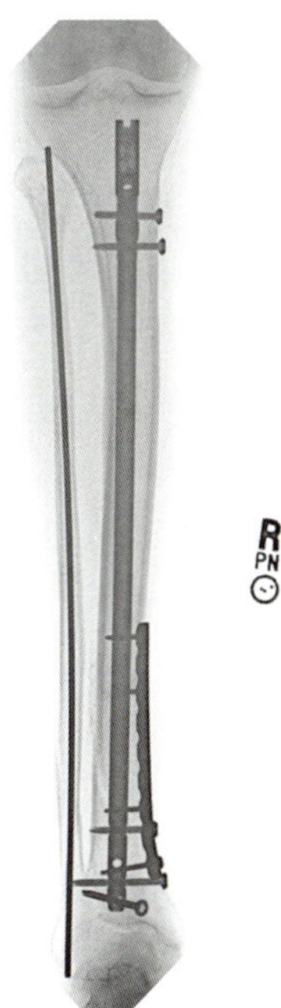

B

图 29.12　严重的内外侧粉碎可能在髓内钉治疗后残留不稳定，这通常需要经皮内侧接骨板固定辅助。注意内侧大的蝶形骨块（A）被内侧接骨板所固定（B），达到稳定的骨折 / 内固定结构。特别要注意的是，接骨板近端的固定必须是不完全的，不然会造成局部环境刚度过高，增加骨折不愈合的可能

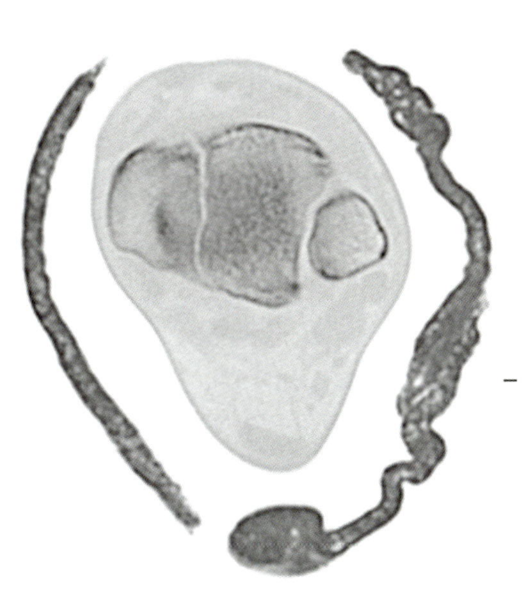

A

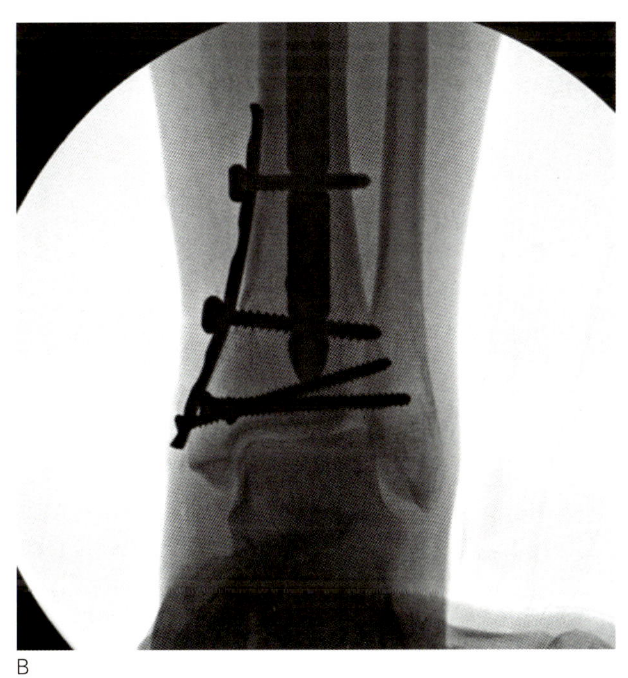

B

图 29.13　伴有的踝部骨折最好通过 X 线片或 CT（A）加以证实，并在扩髓及入钉前完成踝部骨折的固定。如果踝部骨折有垂直骨块，笔者倾向于使用内侧防滑板（B）。有时，交锁螺钉可以直接固定于接骨板上

但不论如何，都应确保外侧软组织能够耐受这种程度的手术损伤。

球囊导针

一旦骨折复位完成，在透视下插入球囊导针。笔者通常习惯将球囊头部稍弯曲以使其顺利插入并确定其位于髓腔的中心（图 29.14）。导针可以在透视下用手或用锤子轻轻打入。导针必须置于髓腔中心并且被胫骨远端干骺端骨质压实。导针偏心置入的情况下扩髓可能导致医源性粉碎性骨折或骨折复位失败。用导针上的手动测量装置确定髓内钉的大小。此外，也可再插入一枚导针可用于判断髓内钉的合适长度。术者确定导针已经完全顶住远端胫骨，并且骨折已经良好复位时确定髓内钉长度，避免髓内钉大小不合适，这是十分重要的。

扩 髓

开放性骨折冲洗和清创并上止血带、骨折复位、插入导针等均应在扩髓和入钉前进行。扩髓钻应有深凹槽，内径小并且尖锐。操作时钻头在高速旋转的同时缓慢打入，每次推进 0.5 mm 直至钻头顶到骨皮质。对于绝大部分成年人患者来说，直径 9.0 mm 或 11.0 mm 的髓内钉足以提供足够强大的机械强度，以保证早期、保护下负重的安全性。扩髓时笔者通常要将髓腔扩至比预计的髓内钉直径大 1.0~1.5 mm，以方便入钉。急性骨折应在打入髓内钉前透视下复位并调整导针的位置。如果骨折复位不佳，经常会导致髓内钉打入后的长期畸形。偏心扩髓最常见于由于骨折粉碎导致皮质骨缺损的情况，应尽量避免。经皮使用骨钩、止血钳或拉钩有助于保持导针位于髓腔中心。此外，在钻头经过严重粉碎区域时关闭钻头，用手将钻头深入，可能能避免钻头钻偏。再次需要强调的是，在扩髓前应松开止血带以减轻骨的热损伤。大量文献报道扩髓会导致骨内膜血运受损，但这种损伤在扩髓几周后骨外膜血运的增加来补偿[12, 13]。

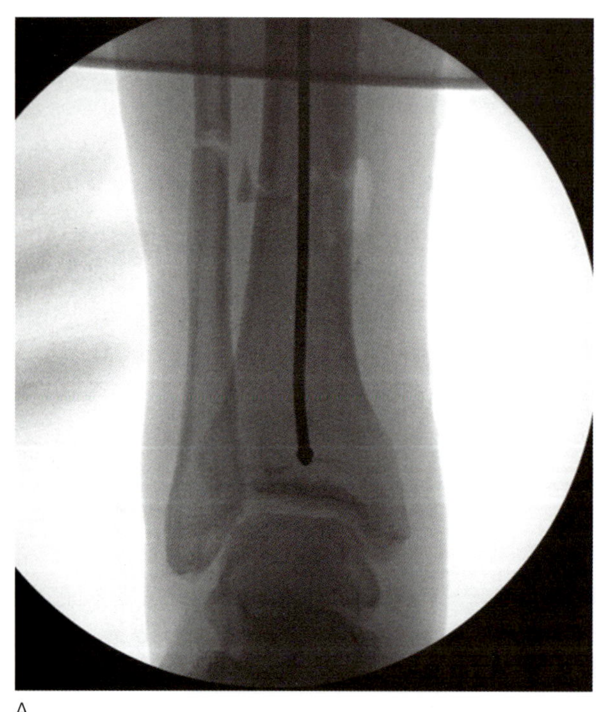
A

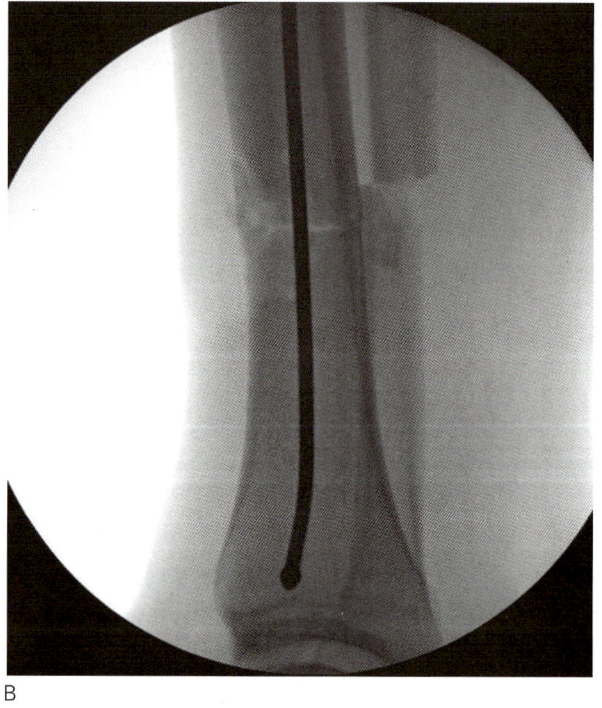
B

图 29.14 髓内钉治疗胫骨远端骨折时，理想的球囊导针的位置至关重要。注意球囊导针头部的轻度弯曲，这在侧位片上能够很好地观察到（A），同样正位片上也能看到球囊在髓腔中央并且坐实的情况（B）。在导针位置不能接受的情况下打入髓内钉，将导致骨折移位

入　钉

髓内钉的插入要在导针辅助下进行，用手顺入或用骨锤轻轻敲入，以避免不小心破坏后方皮质。如果入钉过程中遇到阻力，则应在行侧位 C 臂透视，明确髓内钉的方向是否正确（图 29.15）。髓内钉插入时应轻度外旋，这样远端交锁螺钉的入钉点会稍向前移，降低胫后神经血管束损伤的风险。极少数情况下，髓内钉在插入时会卡住。如果发生髓内钉嵌顿，术者应先用 C 臂仔细观察患肢情况，明确有无皮质骨块掉入髓腔从而卡住髓内钉。如果用中等力度骨锤敲击髓内钉仍不能打入，强烈建议移除髓内钉，再次扩髓并多扩 0.5~1.0 mm 以确保髓内钉顺利置入。

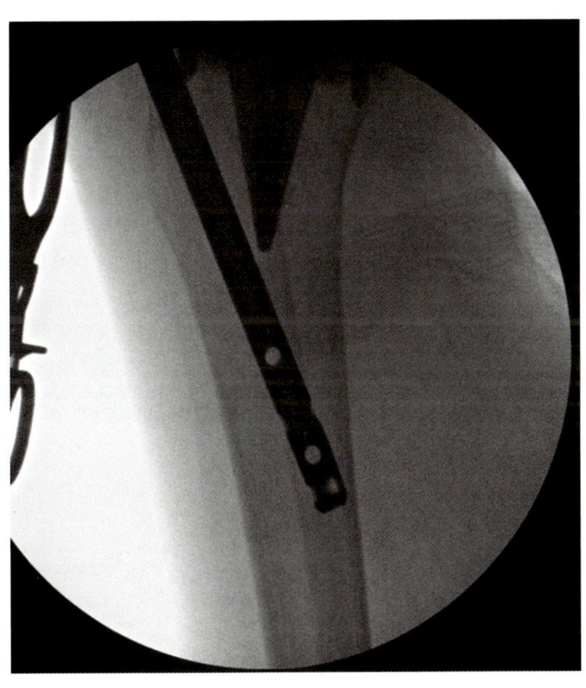

图 29.15　侧位片显示即将要出现的后方缺口。这种条件的膝关节会增加入钉角度和后方穿出的风险，髓内钉入钉点必须更靠前和偏远端。骨质疏松患者行侧位片监视尤为重要

交锁螺钉

何时、何处、远近端各用多少枚交锁螺钉合适，仍是目前争议的话题。但作为一个总的原则，对于皮质连续性 < 50% 的骨干骨折，笔者在骨折远近端分别打入 2 枚交锁螺钉；而对于近端或远端的干骺端骨折，笔者则在标准的近远端各 2 枚交锁螺钉的基础上增加一枚以上斜面交锁螺钉，由前内侧打向后外侧。对于非常不稳定的近端干骺端骨折或骨质疏松骨折，笔者还增加一枚由前外侧打向后内侧的斜面锁定螺钉。同样，笔者在胫骨远端骨折治疗中也使用多平面锁定螺钉以提高固定的稳定性。

新型胫骨髓内钉设计允许使用成角稳定的交锁螺钉，这些螺钉能够固定于髓内钉上。目前为止，很少有临床依据支持这种设计的有效性。但理论上，这种设计能够增加因骨质疏松或严重粉碎造成骨质极差的干骺端骨折的稳定性。

由于没有将螺钉的头部埋入胫骨，导致螺钉激惹鹅足或胫前肌腱，是使用交锁螺钉较为常见的错误。另外一个错误是远端交锁螺钉过长，激惹下胫腓联合。这些并发症都可以通过小心操作以避免。

切口闭合

用间断不可吸收缝线逐层闭合手术切口。如果髌腱的腱旁组织因为手术操作需要打开，则在闭合伤口时修复。皮肤则用 3-0 不可吸收单丝尼龙或聚丙烯缝线缝合

典型病例

胫骨近段

由于胫骨近端的变形力的存在及骨折粉碎，常导致胫骨近端干骺端骨折打入髓内钉后呈现外翻屈曲畸形。这类骨折在打入髓内钉前必须复位，以避免固定后畸形。对于近端斜形骨折，可以用点式复位钳经小切口复位并维持对线。应注意保持前方软组织不被复位钳所钳压，钳夹时间不应太长。开放骨折中复位钳的使用则较为简易。但这两类骨折的治疗，必须在整个准备髓腔和入钉、锁定过程中维持复位（图

29.16）。如果单用复位钳不能维持复位，则建议使用单皮质接骨板或阻挡钉。

无论开放还是闭合骨折，胫骨干近端骨折都有使用内侧或外侧接骨板以获得并维持复位的情况。最常用的接骨板类型为 3.5 mm 小块骨折接骨板。由于胫骨外侧由于有更好的软组织覆盖，所以其内侧能够很好地抵抗外翻畸形。接骨板通常置于骨干前方，这样其螺钉就不会影响导针置入或扩髓（图 29.17）。这些接骨板内固定必须在骨膜外操作，特别是在骨折部位不要进行任何剥离操作。对于绝大部分患者，单皮质接骨板是非常合适的（不影响髓腔并且前后方接骨板略显多余）。一旦扩髓、入钉和上交锁螺钉完毕，就可以将接骨板移除。但如果由于移除接骨板导致的骨折部位畸形，则需重新行接骨板内固定或者打入阻挡钉以纠正畸形。

阻挡钉或"截木者"螺钉是一种位于髓内钉外的器械。它作用的机制是通过限制髓内钉实际能够获得的髓腔直径来"阻挡"畸形的发生。对于髓腔经常对不上髓内钉的干骺端骨折，有两个决定骨折对线的重要点。对于胫骨近端骨

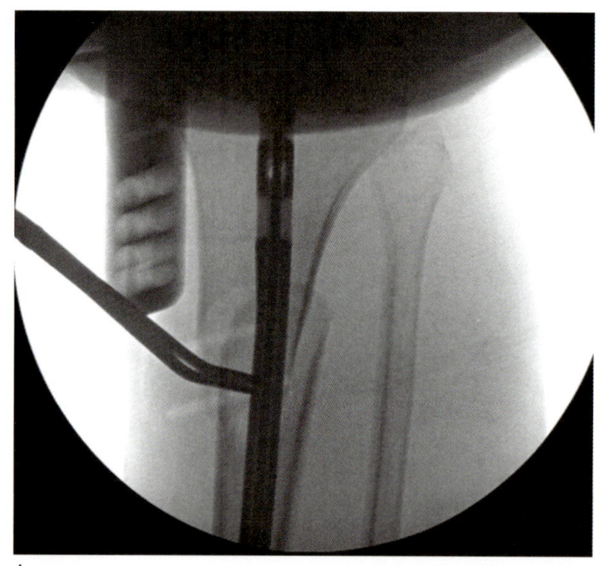

A

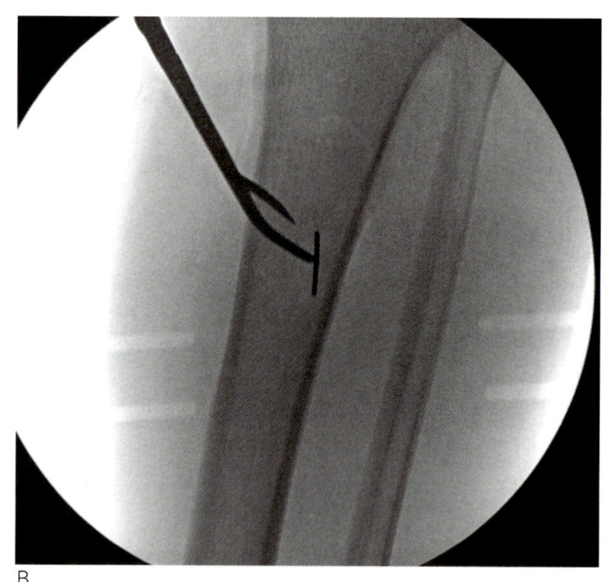

B

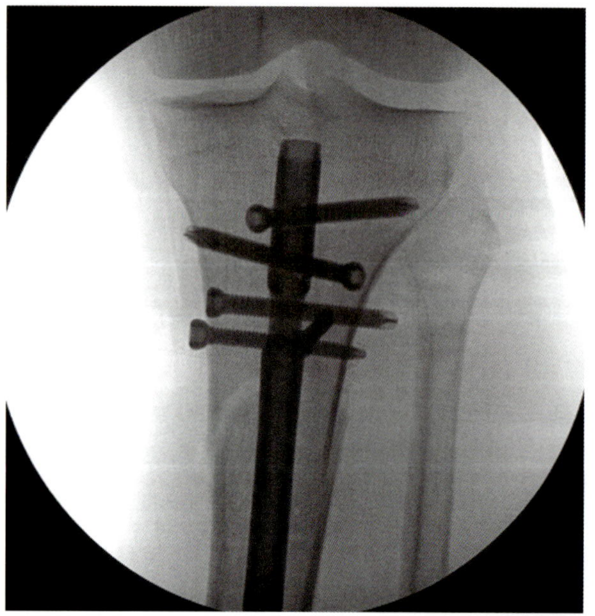

C

图 29.16 术中透视显示胫骨近段骨折复位丢失。注意复位钳，其最初已经完成骨折复位。但当髓内钉打入后，出现了典型的外翻畸形（A）。移除髓内钉后畸形又消失，打入阻挡针（B），重新置入髓内钉，打入多向近端交锁螺钉，将阻挡针更换为阻挡钉（C）。注意即使已经获得最大化的稳定固定，骨折仍有持续外翻的倾向

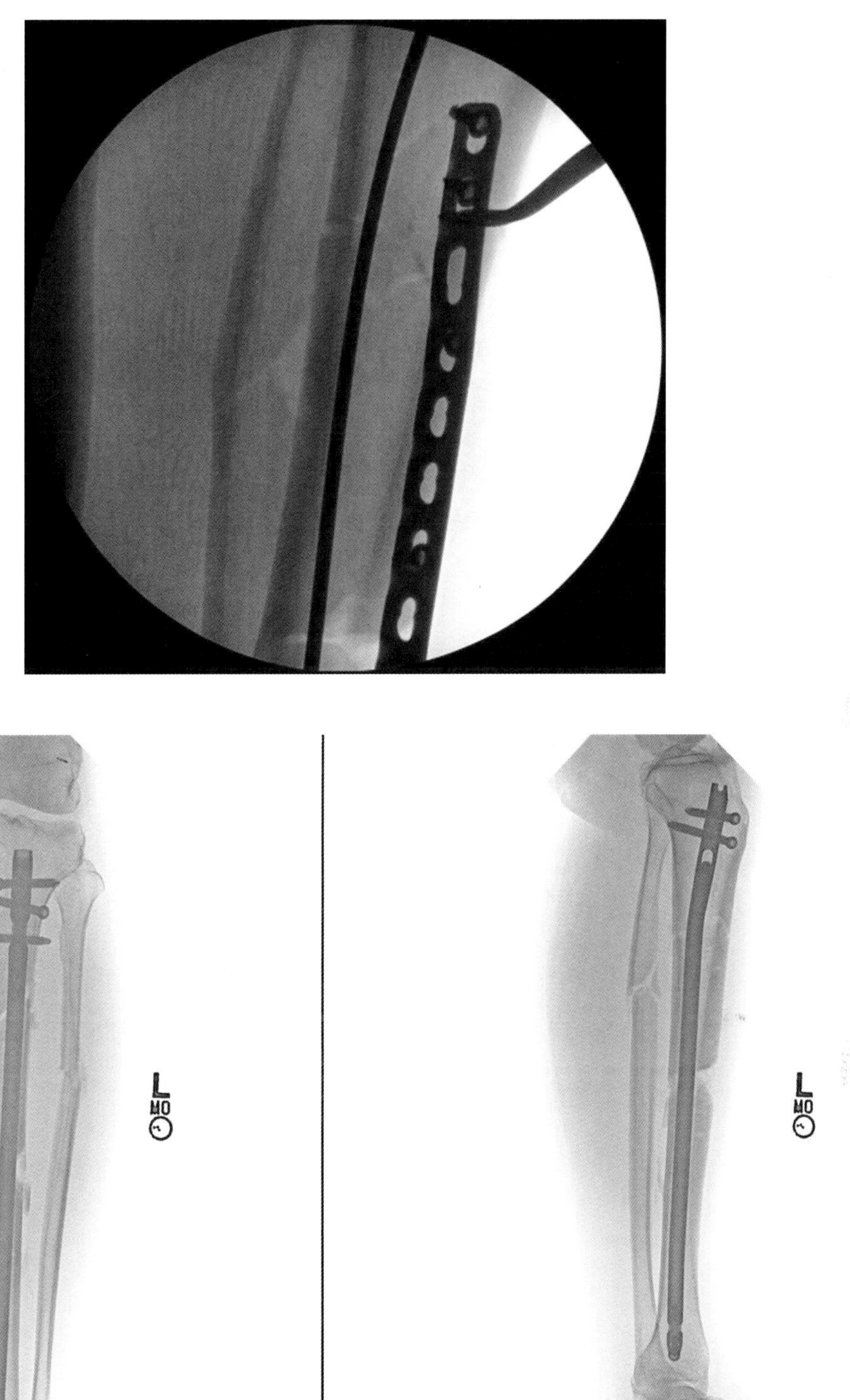

图 29.17 对复杂胫骨骨干骨折行前方皮质接骨板临时固定，能很好辅助复位和髓内钉的置入。注意侧位片上观察到的开放的髓腔（A），当接骨板固定好后，允许扩髓钻和髓内钉顺利通过。一旦近远端的交锁螺钉都全部上紧，就可以将接骨板移除，髓内钉此时已获得足够的稳定性（B）

折，入钉点的位置和近端骨折块的皮质完整性，影响了骨折的复位和对线（图 29.18）。除非患者的骨质非常疏松，近端入钉点的骨质通常足以维持髓内钉的位置关系。选内侧入钉点治疗胫骨近段骨折会导致外翻畸形（图 29.19）。因此，此类骨折的入钉点应尽量偏外侧。而在相对于骨折更近的第二个重要点处使用阻挡钉是更为有效的方法。近段骨折常见的外翻 / 屈曲畸形，可以通过经典的在髓内钉预期位置外侧置入一枚前后方向阻挡钉，以及在髓内钉后方置入一枚由内向外的阻挡钉来纠正（图 29.20）。要充分认识到，如果阻挡钉不与髓内钉相接触，是没有任何作用的。对于髓内钉位置已经合适但仍有些许畸形的病例，阻挡钉安放于髓内钉周围有助于纠正畸形并增加稳定性。通常打入这些阻挡钉时，调整钻头使其可以部分与螺钉重叠，这样允许其轻微偏离钻头（图 29.21）。进行这项操作时应使用小骨折块螺钉，主要是考虑到其个头小易于操作并且不会产生邻近骨折皮质的骨折。

胫骨中段

胫骨中段骨折可能相比于干骺端骨折复位更容易，但不代表手术操作简单。简单的短斜

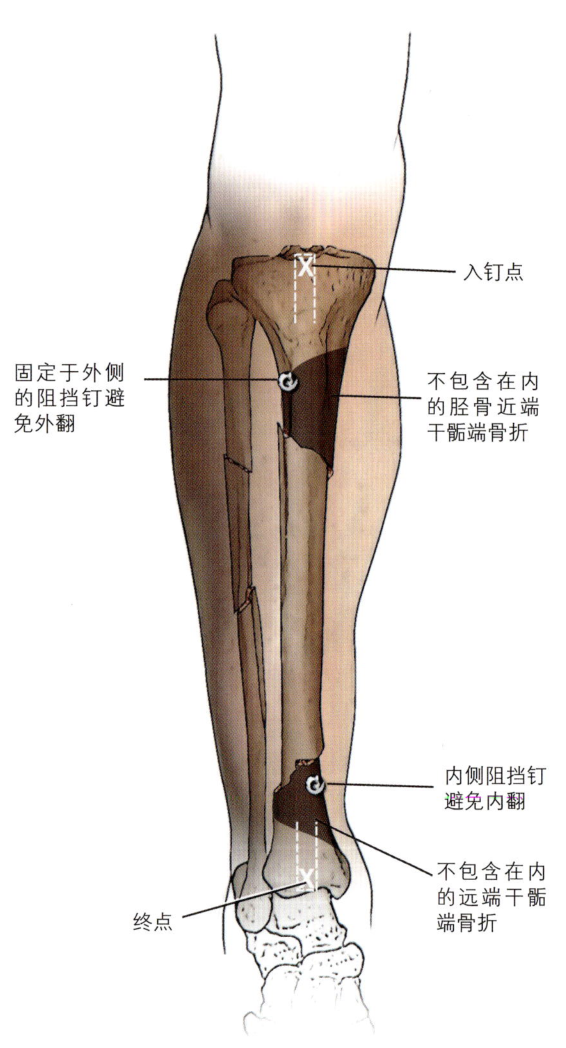

图 29.18　对于胫骨远端骨折，导针尖部所在的位置，同干骺端皮质完整性一样重要，影响骨折的复位和对线

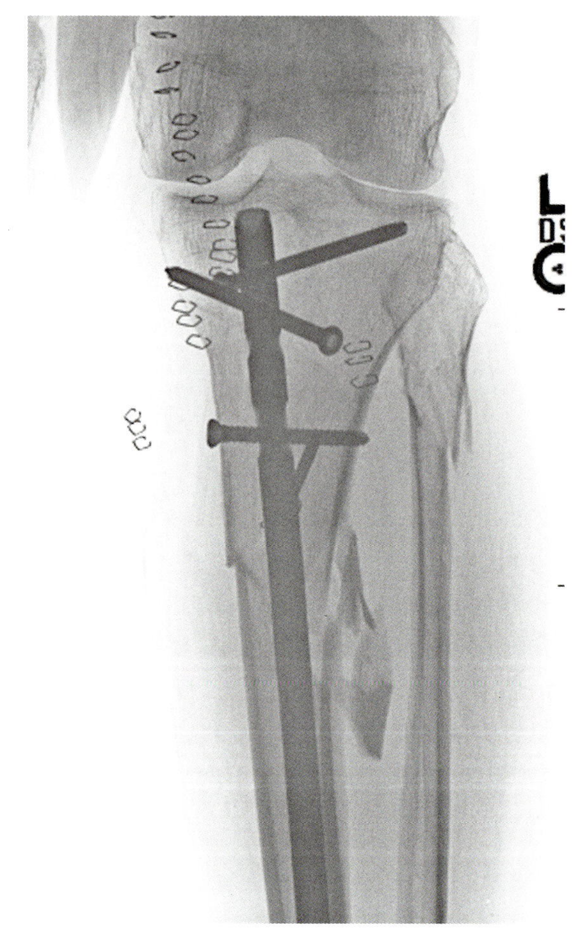

图 29.19　治疗胫骨近段骨折时，过于偏内的入钉点将导致外翻畸形。需注意的是，即使在干骺端加入一颗外侧阻挡钉，也不能完全纠正外翻畸形。这也强调了合适的入钉点的重要性

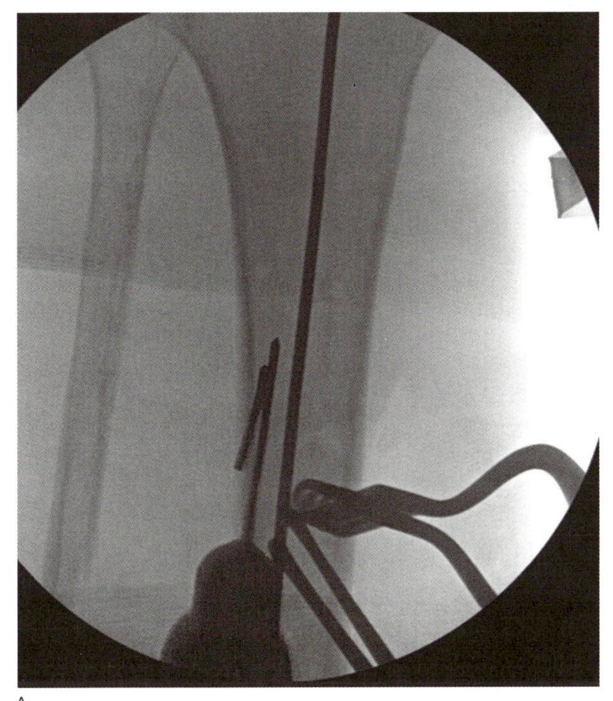
A

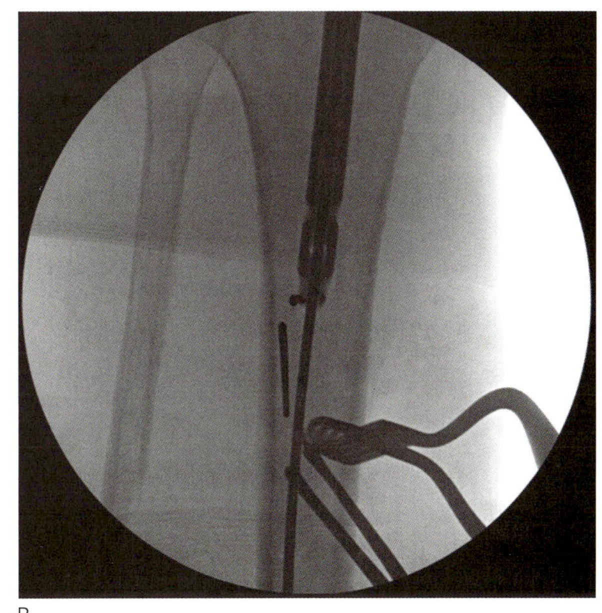
B

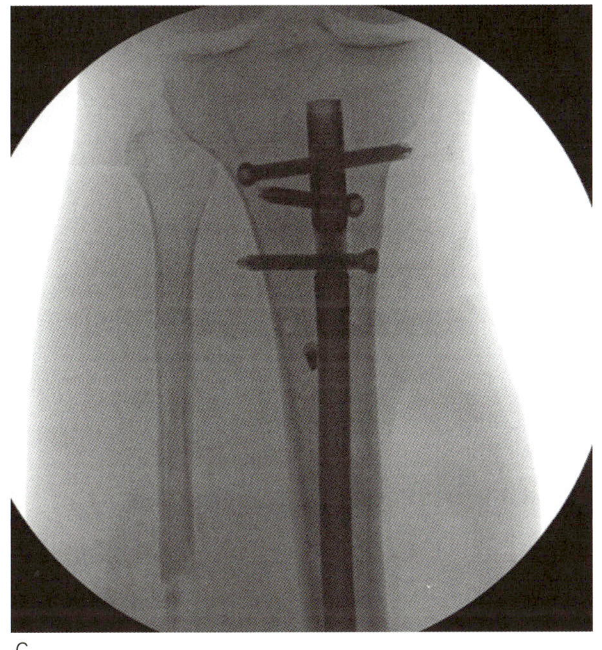
C

图 29.20　胫骨近段骨折治疗中常见从前向后打入阻挡钉或针以控制外翻。注意术中透视中两根阻挡针，第一根偏外的阻挡针由于不够靠内而无法起到“阻挡”髓内钉的作用（A）。在入钉过程中，始终要确认阻挡针与髓内钉相接触（B），而髓内钉则轻轻敲打经过阻挡针。完成髓内钉置入后，可将一枚阻挡钉拧入原阻挡针位置（C）或另一新位置。在上图中，因为感觉需要阻挡针在拧入螺钉的过程中起复位作用，所以阻挡钉选择了一个新的位置打入

形骨折可以通过经皮钳夹复位，恢复其长度及旋转。横形骨折可直接恢复长度及旋转。但是评价骨折的旋转情况有时可能会十分困难。即使腓骨是完好的，胫骨亦有可能达到 20° 的异常旋转。因此仔细评价患肢胫骨近远端关系并与对侧相比较是十分重要的。这既可以通过体检，也可以通过透视进行。手术结束前，旋转超过 5°~10° 即需要纠正。这步操作通过移除所有交锁螺钉、纠正旋转和在新的位置置入交锁螺钉即可轻易完成。如果仍存在旋转对线问题，术后应行旋转位 CT 检查。

轴向不稳定、高度粉碎的胫骨中段骨折的复位，挑战很大。保证合适胫骨长度的最常见两种技术分别为使用股骨牵引器和同侧腓骨骨折内固定。固定于胫骨内侧的股骨牵引器对于恢复粉碎性胫骨骨折的长度的意义非常重要。近

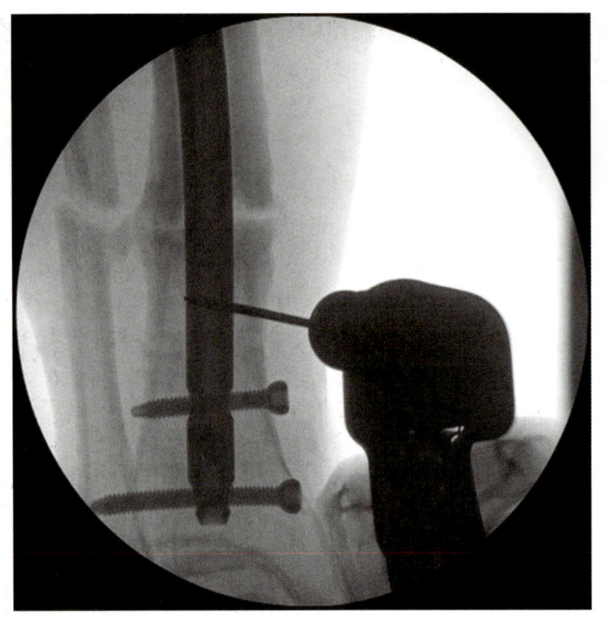
A

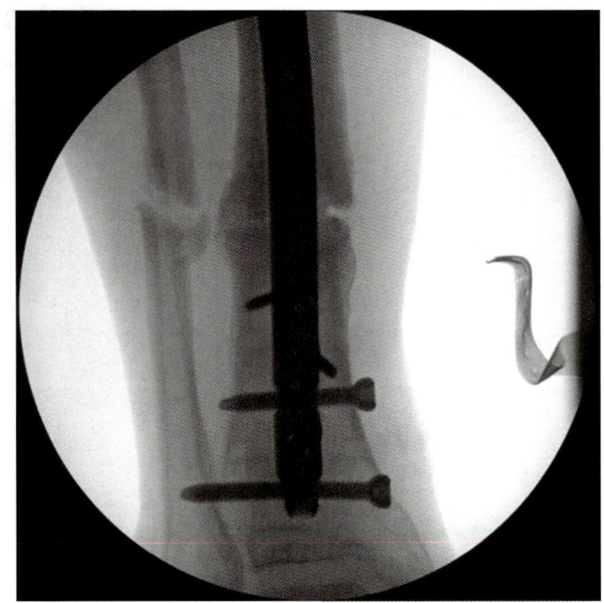
B

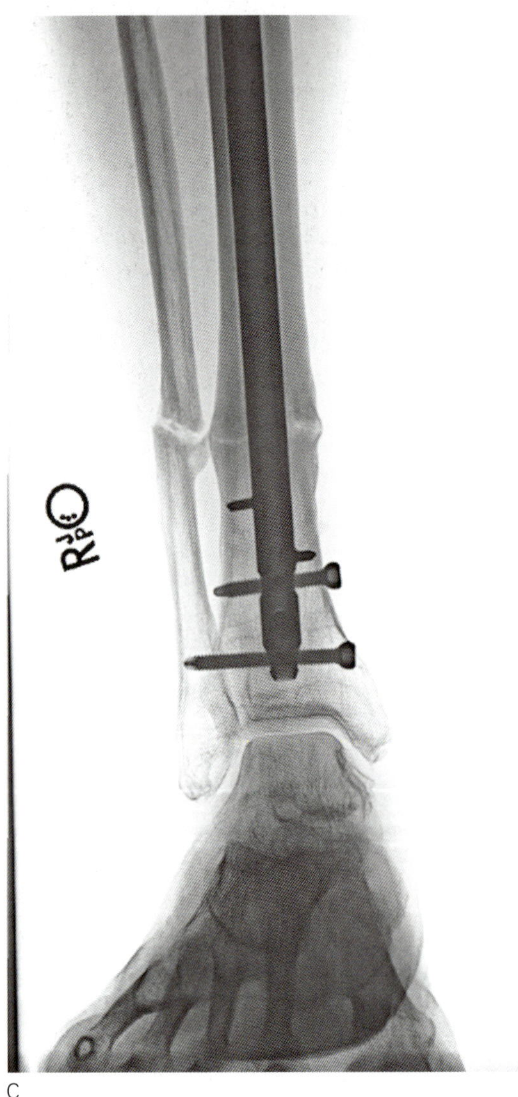

C

图 29.21 急性骨折治疗和骨折不愈合治疗，都可以通过在位置满意的髓内钉周围加用阻挡钉来获得更多的稳定。调整钻头使其可以部分与螺钉重叠，允许螺钉轻微偏离钻头的轨迹和阻挡钉的位置，这样就能获得更为紧密的接触（B）。增加的稳定对成功治疗肥大型骨不连具有重要意义

端固定针应位于干骺端后方、下方 2~3 cm，与关节面平行。远端固定针则应置于骨骺线近侧、干骺端后 1/3，与关节面平行。如果患者处于瘫痪状态，可以轻度调节螺纹杆以恢复满意长度。可将一根导针或固定针置于小腿前方以确定近远端关节面的合适对线（图 29.22）。如上所述，必须详细评估旋转对线的情况。在这部分，笔者强烈建议在最初的交锁螺钉上好之后、所有交锁螺钉都打入之前，使用术中透视确认旋转情况（图 29.23）。

如果伴有应该固定的腓骨骨折，恢复患肢外侧柱能够辅助对线。由于最终胫骨固定可能

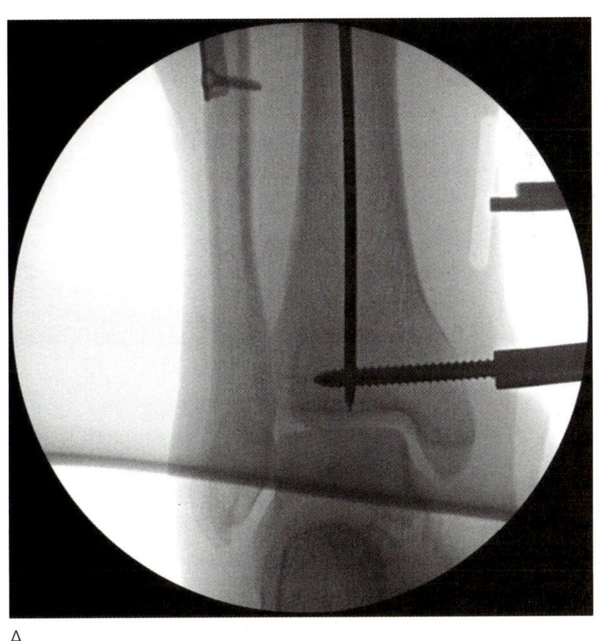

A

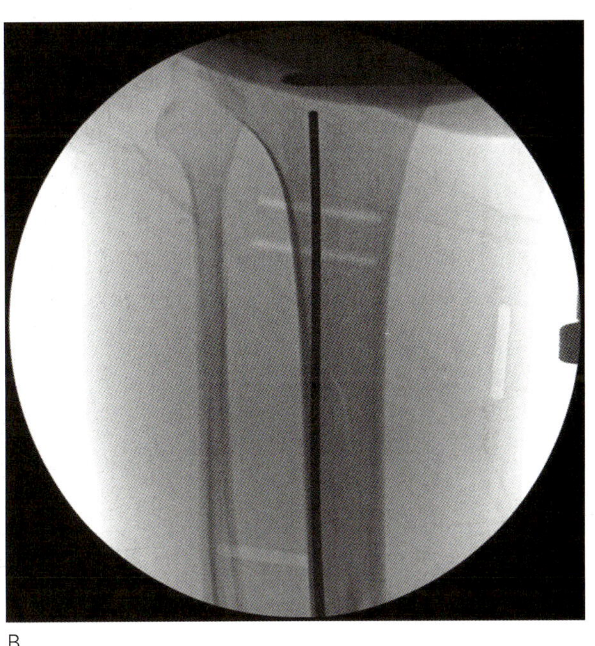

B

图 29.22　胫骨骨干高度粉碎骨折使用股骨牵引器后的远端（A）及近端（B）正位片。在插入球囊导针前，将一枚直克氏针置于胫骨嵴前方以确认临时对线合适。不能正确评估最初复位的情况将会导致扩髓时处于骨折畸形复位，并最终导致骨折固定畸形

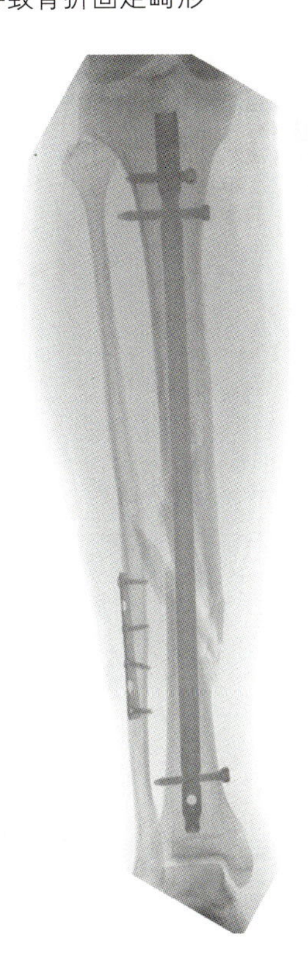

图 29.23　在打入所有远端交锁螺钉前行便携式术中 X 线摄片，确认骨折对线情况，而透视不能提供足够大的视野

需要调整，所以使用的腓骨接骨板的特性应是可弯曲的；坚固的动力加压接骨板（DCP）很容易将患肢锁死在畸形位上。简单的腓骨骨折也可以用髓内钉来治疗。冲杆、可弯曲髓内钉和导针都会被用到，常需要在骨折部位切开复位。

胫骨远端 1/3

同胫骨干近段骨折相同，胫骨远端同样有增宽的干骺端；不同的是，其更容易发生腓骨骨折，并且失去外侧柱的支撑（图 29.24）。一旦发生腓骨骨折，切开复位内固定是恢复患肢

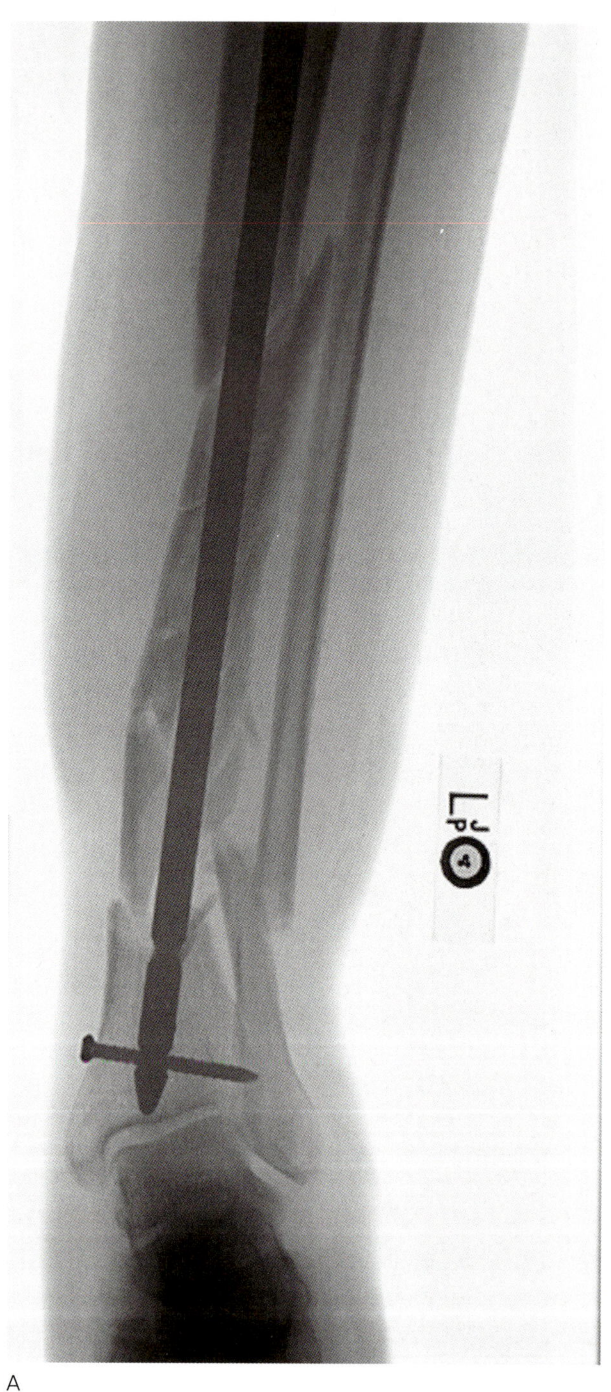

A

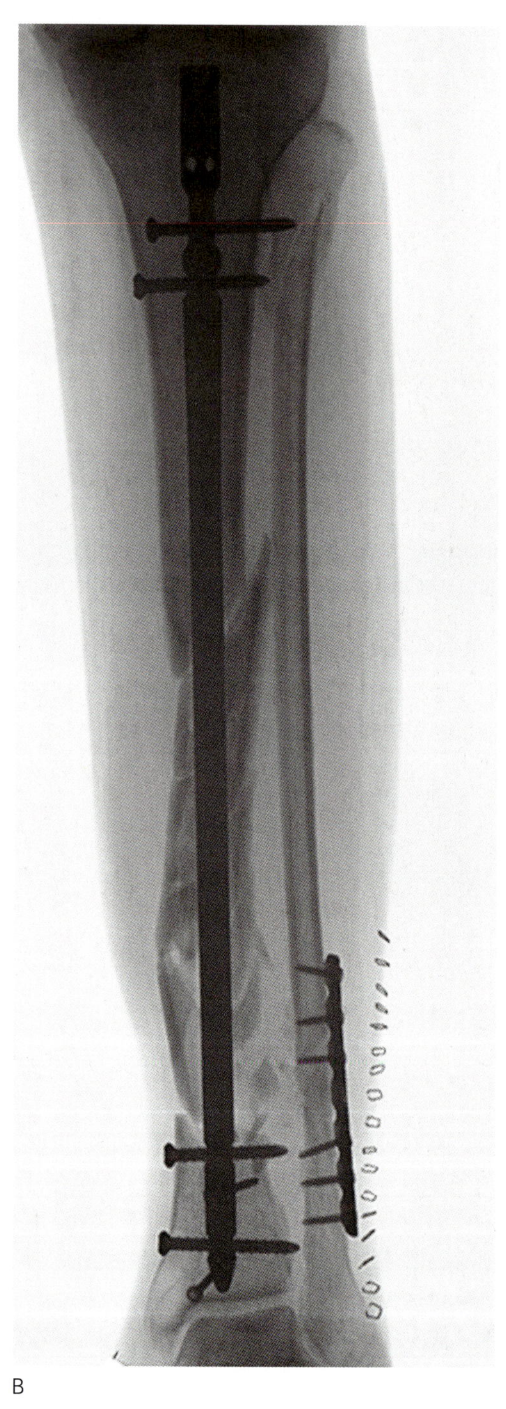

B

图 29.24 粉碎性胫骨骨干远端骨折一期行髓内钉治疗，可见腓骨或外侧柱没有恢复，外翻畸形经常会发生（A）。其治疗包括腓骨切开复位内固定，恢复外侧柱高度，以及使用多枚交锁螺钉的髓内钉翻修（B）

长度及对线的有效方法。如前所述，可以通过一个单独的外侧切口用接骨板或髓内钉来完成。同样，笔者建议使用“可弯曲”的内固定材料以避免影响胫骨的复位。

对于这些不稳定损伤，可通过经皮复位钳或偶尔使用微创接骨板通过小切口进行内固定，以完成骨折复位及固定。阻挡钉提供的胫骨远端稳定性十分重要，但其对于初始复位的作用则相对较小。这是因为胫骨远端骨折的骨折块往往非常短（如 3~4 cm），由阻挡钉提供的力臂来完成成角稳定十分困难。因此，笔者建议此类固定采用牵引器或单皮质接骨板，需要时可在内固定基础上加用阻挡钉进行加强。再次强调操作中前后位和侧位上导针必须在远端骨折块的中央，避免入钉发生偏移或成角畸形（图 29.25）。

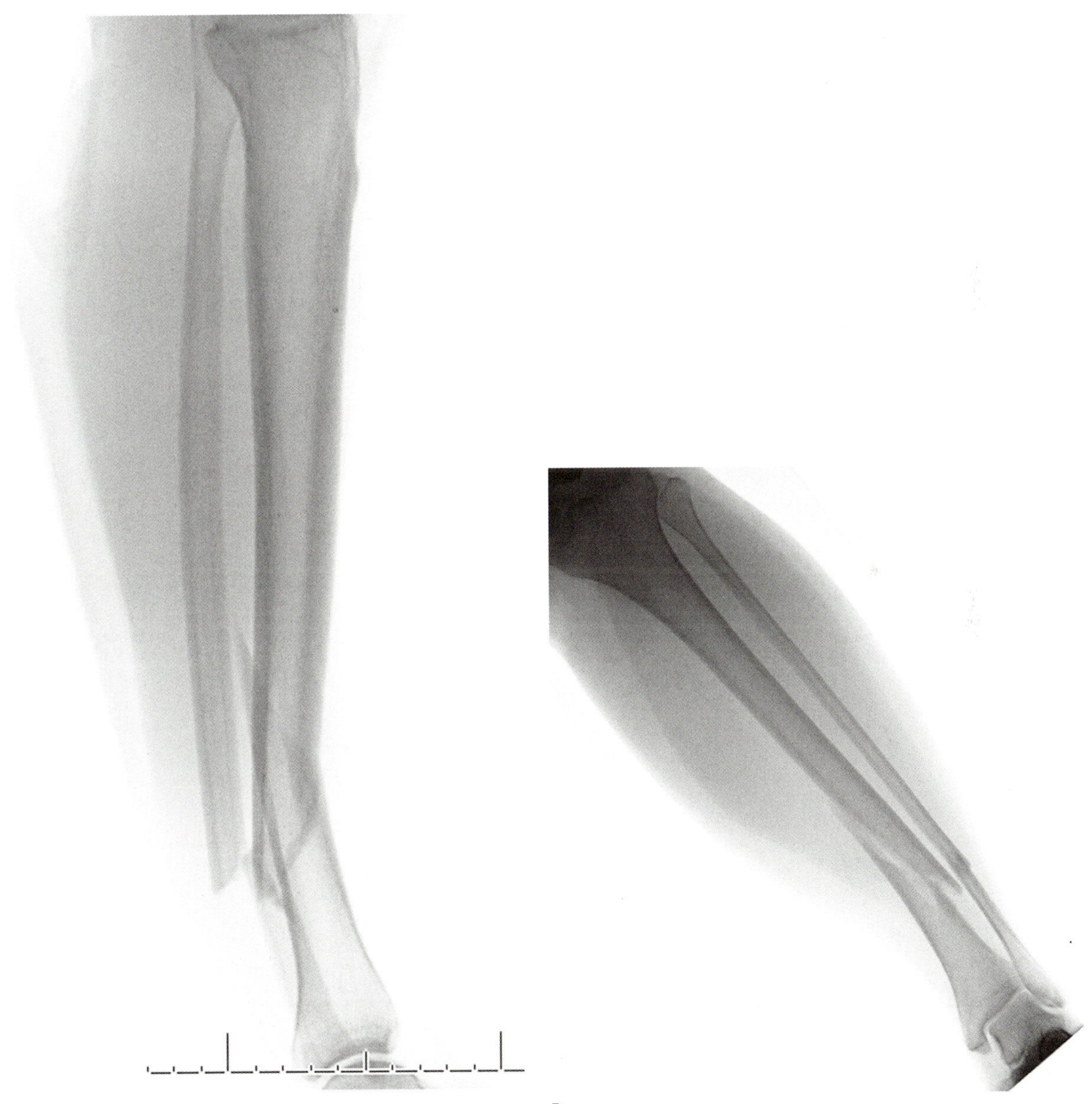

图 29.25　26 岁年轻女性滑雪时不慎扭伤下肢。她主诉为左小腿严重疼痛。左侧胫骨的前后位及侧位片（A，B）提示胫骨骨干远端骨折及同节段腓骨骨折。患者接受了一期髓内钉手术，术后 X 线片提示胫骨外翻畸形（C，D）。当时术中透视提示，在手术过程中外翻畸形就已经存在。腓骨骨折对线呈外翻就是骨折复位失败的表现。翻修手术中，腓骨骨折复位并行接骨板内固定，恢复了小腿外侧柱结构，阻挡钉维持新的髓内钉的中央位置（F）。最终 X 线片提示恢复了胫骨的正常解剖（G，H）

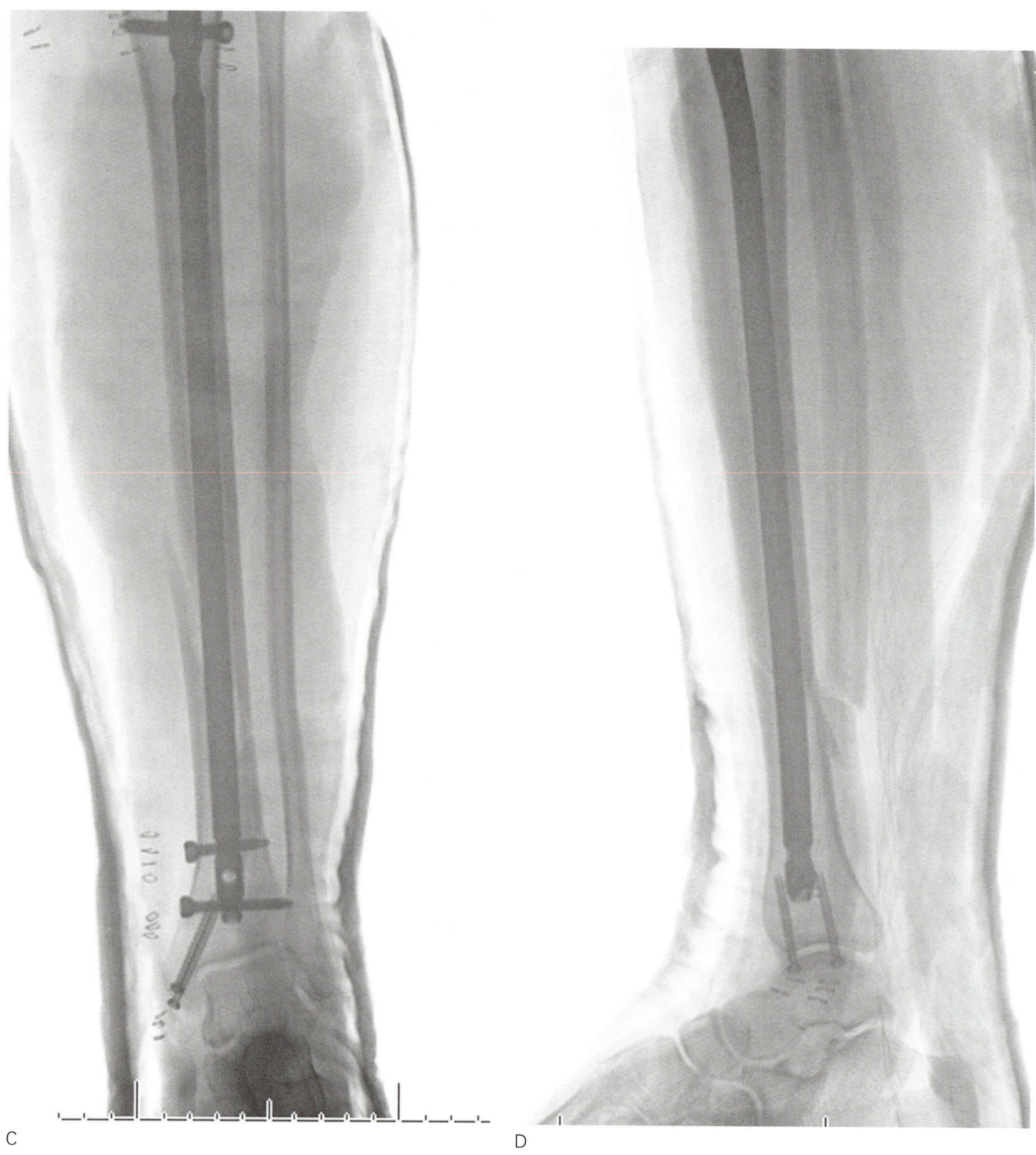

C D

图 29.25（续）

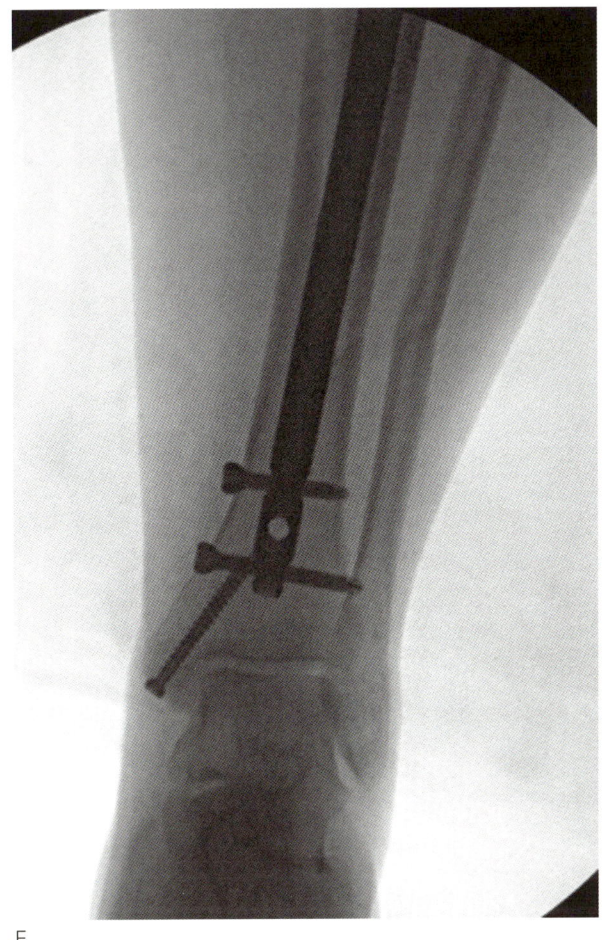
E

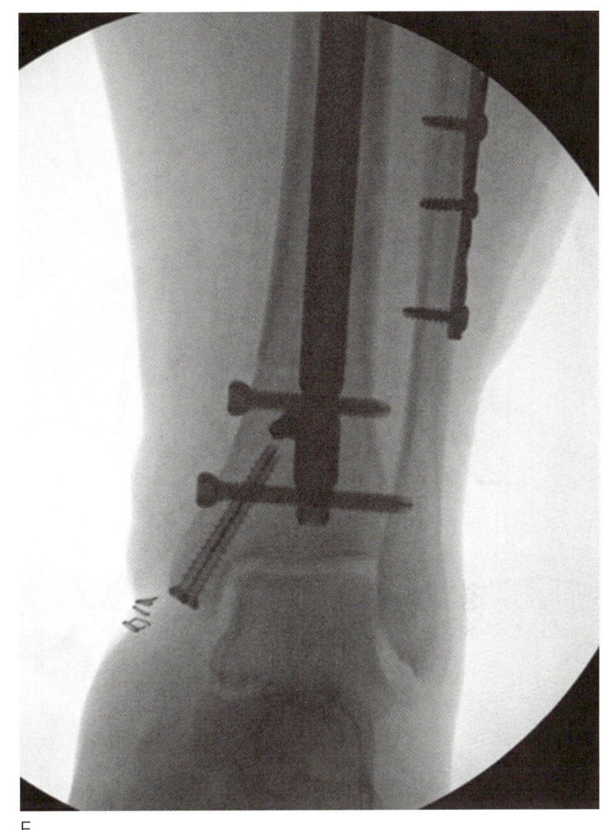
F

图 29.25（续）

术后处理

髓内钉手术后，患肢应夹板固定，踝关节固定于中立位。鼓励早期膝关节活动，在术后 10~14 天夹板更换为靴形夹板时，开始踝关节的活动。术后负重的要求取决于骨折的部位及稳定性。绝大部分中段骨折髓内钉治疗后允许早期部分负重。胫骨近段或远端骨折在术后 6 周内一般可接受患肢触地负重（20~30 磅）。由于活动水平及治疗的进展，这些患者在术后 12 周即可完全负重。

对于单纯胫骨骨折髓内钉手术的患者，笔者并不常规使用抗凝治疗，但对于有合并伤或者有血栓性疾病危险因素的患者可酌情使用。住院期间可于对侧肢体使用器械来预防血栓形成。一旦患者能够活动，即可出院回家或根据自身生理条件转往保健机构。术后 2 周随访拆线，第 6 周和第 12 周完成影像学及临床评估。术后 6 周开始正常的物理康复（如简单的有氧运动）。除非出现了并发症，一般在术后 12 周开始积极的加强训练。

并发症

膝关节痛

胫骨髓内钉术后发生膝关节痛的机理目前尚不明确[14~16]。髌腱损伤、瘢痕形成、轻度低位髌骨考虑都是可能的原因。尽管缺乏明确的原因，笔者认为仍然采取一系列措施可以将出现膝关节痛的风险降到最低。首先，对于采用

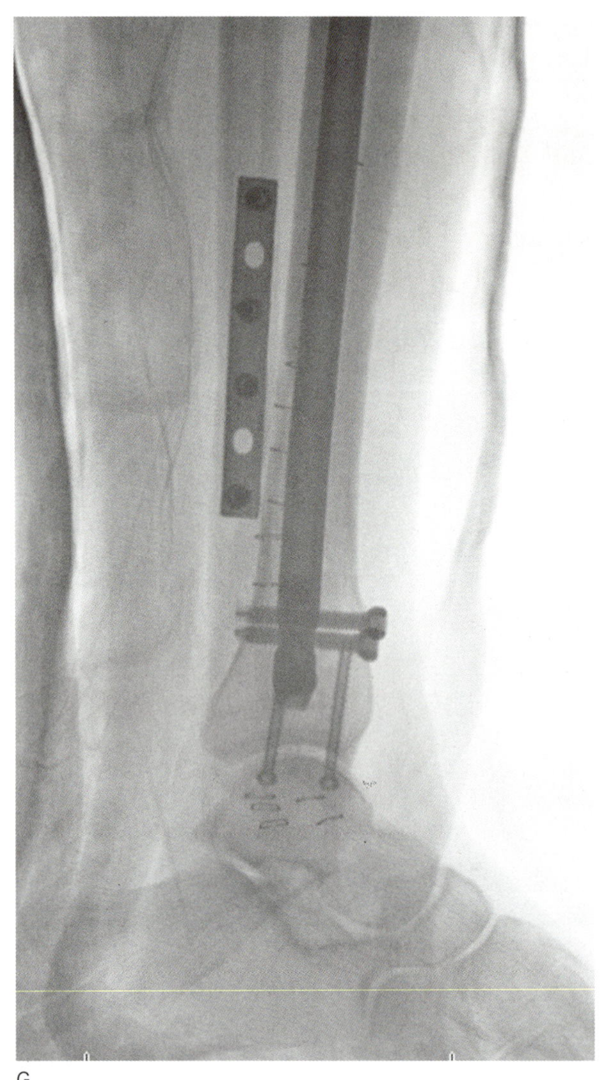

G

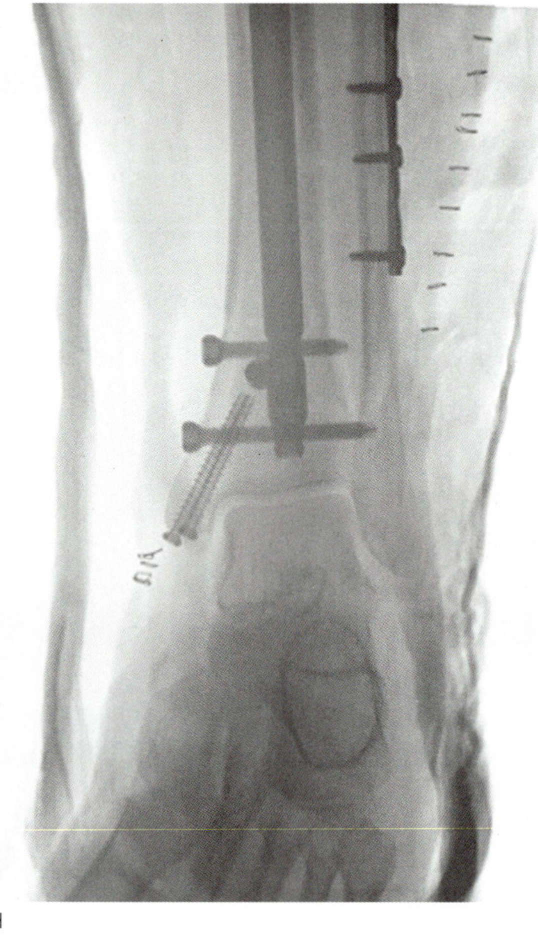

H

图 29.25（续）

髌腱旁入路的病例，应小心保留、保护并关闭肌腱腱鞘。笔者认为修复这层结构能够恢复正常的滑动特性，并且能避免肌腱与周围软组织发生粘连。其次，笔者通常对髌腱后方进行完整清理并触诊该处，确定无扩髓碎屑残留。如果不进行这步操作，很容易在髌腱中央残留激惹灶。第三，笔者尝试将髌腱旁切口位于中线内侧约 1 cm，这样切口形成的瘢痕不会直接在胫骨结节上，因为此点在屈膝跪地时与地面接触最大。但是所有这些措施都不能保证膝关节无痛。笔者的经验是绝大部分胫骨髓内钉术后的症状与软组织处理和手术技术相关。

感 染

急性术后伤口感染通常发生在伤后 6 周。治疗措施包括冲洗、清理及根据培养结果选取特异的抗生素。对手术切口周围软组织的早期术后伤口感染应采用积极治疗，包括冲洗、清创、培养特异性抗生素和保留髓内钉。2~3 周后，感染就会发展到髓内钉、髓腔以及骨折断端。治疗措施包括：①多次清创，移除髓内钉，使用简单的临时性单层面外固定；②更换为环形外固定作为最终治疗方案。治疗方案要根据医生的经验，患者的临床特点及感染的程度来确定。

在所有的病例中，需要行反复清创，直至所有失活组织，包括死骨，全部清除。请感染性疾病相关医生会诊有助于治疗。对于清创后出现的较大骨缺损，一般采用抗生素浸泡的聚甲基丙烯酸甲酯球填充。

感染急性期治疗后，髓内钉手术翻修可以通过简单更换另一金属内固定，或使用定制的外有含抗生素的甲基丙烯酸甲酯涂层的小直径（8~9 mm）髓内钉来完成（图 29.26）。尽管这种使用内固定及骨水泥的技术尚未得到广泛认同，但笔者认为它的益处在于提供早期局部稳定性，有助于控制感染，并同时在局部髓腔内获得高浓度水平的抗生素。因为这项技术的应用使得各种相关联的治疗选择得以实施，所以依据笔者经验，绝大部分病例很少需要第三次对髓内钉进行翻修。

延迟愈合和不愈合

胫骨髓内钉术后不愈合的治疗是十分复杂的，已经超出了本章的范围。但是，就手术操作本身来说，确认骨折没有在分离时用髓内钉固定并且被最大化稳定，可有效降低不愈合发生的概率。当发生肥大型骨不连时，笔者有时会使用阻挡钉来加强髓内钉的稳定性。但如果骨折特点不允许局部使用阻挡钉加强固定，或者髓内钉手术已经超过 8~10 个月，笔者标准的处理方法是重新扩髓，更换髓内钉，伴或不伴腓骨截骨术。一般如果腓骨骨折已经愈合，通常不可能在不短缩腓骨的情况下完成胫骨骨质缺损或间隙的闭合操作。

当肥大型骨不连或某些萎缩型骨不连行髓内钉翻修失败时，可以使用加压接骨板。在绝大部分病例中，患者局部软组织已经愈合，能够允许行外侧切开，并用大块骨折接骨板固定。加压操作过程应确定骨折对线良好。这种情况下大多要行腓骨截骨术。

静态锁定螺钉的简单动力化经证明对愈合有促进作用，特别是在术后 3~6 个月内[17~19]。笔者认为这种技术对于骨折愈合出现小间隙（如 3~4 mm）时特别有效，建议将连锁螺钉尽量远离骨折断端。只有骨折的长度不会短缩，才能实施动力化。

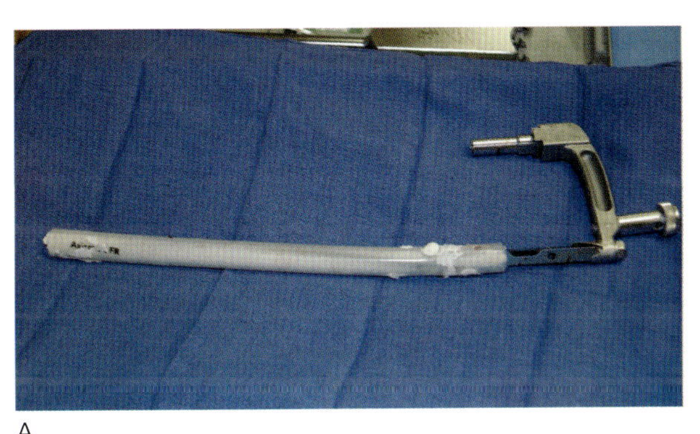
A

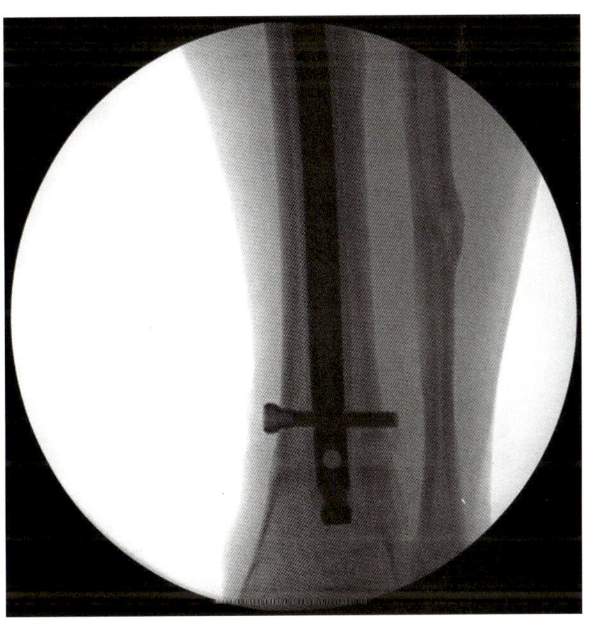
B

图 29.26　术中照片可见“混合”抗生素髓内钉的结构（A）。使用一根小直径的髓内钉作为核心，在 12.5 mm 内径的硅胶管内涂上水泥来制作“混合”钉。完成后，切除硅胶管，打入髓内钉。建议扩髓时扩到 13 mm 或 13.5 mm，并且交锁螺钉需打穿骨水泥—髓内钉混合结构（B）

任何患者如果出现了延迟愈合或不愈合，都应首先怀疑有无感染可能，并接受完整的临床检查。如果考虑确实存在感染，笔者建议要么分期治疗（重新扩髓并置入抗生素髓内钉后行 4~6 周静脉抗生素治疗，最终用髓内钉进行固定），或者近来采用的一期混合钉治疗。如果更换的髓内钉仍然失败，最终只有切除和转运骨块，并使用环形固定器。

提示与技巧

- 要将所有临时固定都留在原位的前提下完成髓内钉插入和静态锁定。
- 近端或远端干骺端骨折固定需要附加的斜面连锁螺钉固定。
- 不要在牵引状态下打入髓内钉。
- 如果在骨折复位畸形的条件下打入髓内钉，不会完成骨折的复位。

参考文献

1. Vallier HA, Cureton BA, Patterson BM. Randomized, prospective comparison of plate versus intramedullary nail fixation for distal tibia shaft fractures. *J Orthop Trauma* 2011;25:736–741.
2. Finkemeier CG, et al. A prospective, randomized study of intramedullary nails inserted with and without reaming for the treatment of open and closed fractures of the tibial shaft. *J Orthop Trauma* 2000;14(3):187–193.
3. Larsen LB, et al. Should insertion of intramedullary nails for tibial fractures be with or without reaming? A prospective, randomized study with 3.8 years' follow-up. *J Orthop Trauma* 2004;18(3):144–149.
4. Sarmiento A, Latta LL. 450 closed fractures of the distal third of the tibia treated with a functional brace. *Clin Orthop Relat Res* 2004;428:261–271.
5. Sarmiento A, Latta LL. Functional fracture bracing. *J Am Acad Orthop Surg* 1999;7(1):66–75.
6. Henley MB, et al. Treatment of type II, IIIA, and IIIB open fractures of the tibial shaft: a prospective comparison of unreamed interlocking intramedullary nails and half-pin external fixators. *J Orthop Trauma* 1998;12(1):1–7.
7. Nork SE, et al. Intramedullary nailing of proximal quarter tibial fractures. *J Orthop Trauma* 2006;20(8):523–528.
8. Lindvall E, et al. Intramedullary nailing versus percutaneous locked plating of extra-articular proximal tibial fractures: comparison of 56 cases. *J Orthop Trauma* 2009;23(7):485–492.
9. Tornetta P, III, et al. Intraarticular anatomic risks of tibial nailing. *J Orthop Trauma* 1999;13(4):247–251.
10. Pazzaglia UE. Periosteal and endosteal reaction to reaming and nailing: the possible role of revascularization on the endosteal anchorage of cementless stems. *Biomaterials* 1996;17(10):1009–1014.
11. Pazzaglia UE, Andrini L, Di Nucci A. The reaction to nailing or cementing of the femur in rats. A microangiographic and fluorescence study. *Int Orthop* 1997;21(4):267–273.
12. Vaisto O, et al. Anterior knee pain after intramedullary nailing of fractures of the tibial shaft: an eight-year follow-up of a prospective, randomized study comparing two different nail-insertion techniques. *J Trauma* 2008;64(6):1511–1516.
13. Leliveld MS, Verhofstad MH. Injury to the infrapatellar branch of the saphenous nerve, a possible cause for anterior knee pain after tibial nailing? *Injury* 2011;
14. Keating JF, Orfaly R, O' Brien PJ. Knee pain after tibial nailing. *J Orthop Trauma* 1997;11(1):10–13.
15. Takeda T, Narita T, Ito H. Experimental study on the effect of mechanical stimulation on the early stage of fracture healing. *J Nihon Med Sch Nihon Ika Daigaku zasshi* 2004;71(4):252–262.
16. Egger EL, et al. Effects of axial dynamization on bone healing. *J Trauma* 1993;34(2):185–192.
17. Larsson S, et al. Effect of early axial dynamization on tibial bone healing: a study in dogs. *Clin Orthop Relat Res* 2001;388:240–251.
18. Tripuraneni K, et al. The effect of time delay to surgical debridement of open tibia shaft fractures on infection rate. *Orthopedics* 2008;31(12):1195.
19. Harley BJ, et al. The effect of time to defi nitive treatment on the rate of nonunion and infection in open fractures. *J Orthop Trauma* 2002;16(7):484–490.

第 30 章　胫骨干骨折：Taylor 空间骨外固定支架

作者　J. Charles Taylor
译者　徐　雷　徐春归　王艳华
校对　党　育

适应证与禁忌证

胫骨干骨折多为严重损伤，常见于成人和青少年患者。由于胫骨前方及内侧皮肤及软组织较少，因此与股骨或上肢相比，胫骨外伤后常容易导致开放性骨折。即使是闭合性骨折，也常伴有骨折局部严重的软组织损伤，临床上处理起来比较困难。而由高能量创伤所导致的移位较大的胫骨骨折，往往伴有患侧下肢的肿胀、水疱形成和局部全层皮肤缺损。不论是开放性还是闭合性胫骨骨折，都可伴发骨筋膜室综合征。除了直接创伤可导致胫骨骨折外，局部的扭转和弯曲力也可导致骨折的发生。这种损伤导致的骨折最多见于胫骨中下三分之一交界处。

胫骨骨折计算机辅助外固定支架的绝对适应证包括：①开放性骨折伴骨缺损；②伴有干骺端分离的胫骨干骨折；③石膏或支具固定失败，骨折复位明显丢失（ > 3 周）；④骨折合并感染。相对适应证包括：①部分复杂的开放性骨折；②合并软组织嵌顿的不稳定的闭合骨折；③部分合并骨筋膜室综合征的胫骨骨折，在行筋膜切开减压术后可考虑采用外固定支架进行进一步治疗。此外，虽然本章没有具体讲述，对于胫骨骨折延迟愈合、骨折不愈合或畸形愈合的患者，也可考虑采用计算机辅助下的外固定支架进行固定。

过去外固定主要用来治疗严重的开放性骨折。但最近一二十年的临床疗效证明外固定技术的适应证较为广泛，采用髓内钉治疗的胫骨骨折通过外固定也可取得理想的疗效。作为治疗急性骨干骨折的一种有效方法，外固定并没有明显的绝对禁忌证。

术前准备

病史采集和体格检查

对于胫骨骨折，应仔细询问病史并进行全面的体格检查。在询问病史时，应仔细询问患者有无药物过敏史，目前的用药情况，接受过哪些治疗以及外伤史和手术史。

在个人史方面，应着重了解患者从事哪方面的工作，如患者长期在家，则适合采用外固定进行治疗。此外，应尽可能多地从患者本人、目击者等多方面全面了解患者的损伤机制。在处理伤员时，除应注意胫骨骨折局部外，还应注意其他部分有无损伤。如患者出血则提示有血管损伤的可能。如患者为挤压或电击所致的骨折，应注意是否需要进行清创和软组织处理。

对于经历了多次转运从一级创伤中心转运到急诊的胫骨骨折患者，应多次对其进行全面检查，以免遗漏其他部位的损伤。不能排除有脊柱损伤时，应常规对脊柱进行固定。此外，应仔细检查患者有无血管神经损伤，有无骨筋膜室综合征。对于意识清醒的患者，患者疼痛加剧或减轻都是骨筋膜室综合征早期的征象。在对患者进行检查时应检查肢体局部有无压痛、瘀斑、皮肤擦伤、水疱以及开放性伤口。检查同侧的膝关节、踝关节有无压痛、肿胀、稳定性和活动幅度。如条件允许，应对患侧肢体进行牵引并辅以夹板固定。

影像学评估

患者入院后应常规行含上、下关节的胫腓骨正侧位片检查，如提示骨折累及膝关节或踝关节，应进一步行 CT 扫描，以明确骨折范围和类型。

手术时机的选择

胫骨骨折临床常见，由于病情不同，不同患者其手术时机各不相同。在创伤中心救治的多发伤患者，往往遵循“先救命，再治病”的原则，在普外科和神经外科处理完致命性损伤后，再对胫骨骨折进行治疗。对于开放性骨折患者，术前 48 小时常规给予治疗量的头孢唑啉和妥布霉素，同时注意防治厌氧菌和破伤风。开放性骨折应尽快进行彻底清创、冲洗与临时制动固定。对于骨折合并骨筋膜室综合征的患者，应尽快行筋膜切开术并对骨折进行固定。

对于低能量损伤所导致的不稳定的闭合性骨折，可采用夹板或支具对骨折进行固定，并定期门诊随访。同时，应就骨筋膜室综合征等情况对患者进行科学宣教，并禁止患侧肢体负重。

对于高能量损伤尤其是碾压伤所致的骨折，在进行紧急手术前应对患者的生命体征等一般状况进行严密的监测。

手术策略

Taylor 空间支架可以提供两种使用模式，即可复位或逐步复位。对于Ⅲ度开放骨折，在骨折复位后，可通过 Taylor 空间骨外固定支架对其进行固定。对于闭合性骨折和Ⅰ度、Ⅱ度开放性骨折，可通过 C 臂对其进行固定。简单骨折即可复位无须电脑辅助。在其用途最广的模式中，可通过调整其框架结构对骨折进行复位。这种逐步复位过程可持续数周，在此过程中无须麻醉。这种逐步复位可用于骨折复位的全过程，或用于即刻复位后。

术前应测量患侧肢体的尺寸，以确定克氏针或钉的数量和尺寸。在处理斜形骨折时，术前应对于操纵钉拟打入的位置和平面进行计划。一个全尺寸的标准片或蜡模对治疗计划的制订和实施非常有帮助。

Taylor 空间骨外固定支架

Taylor 空间骨外固定支架由两个全环或部分环，应用 6 根可伸缩的支撑杆，通过特别的通用关节连接组装而成（图 30.1）。仅仅通过调节支撑杆的长度，一个环相对另一个环就能被重新定位。这种特殊的空间支架结构有两种调节模式：在非锁定状态下，该支架如同活塞一样可以自由活动，可用于术中骨折的初步复位（图 30.2）；在锁定模式下，6 根支撑杆可以按照预先设定的程序逐步伸缩调整，这样可以用来矫正骨折畸形或对已初步复位的骨折进行进一步的准确复位调整。通过这种特殊的空间支架，患者既可以在医院进行治疗，也可在家里接受治疗（图 30.3）。Taylor 空间骨外固定支架可以仅仅通过调整支撑杆的长度，来矫正 6 个轴线方向的畸形、三个方位的位移和两种成角。

Taylor 空间骨外固定支架通过自身调控实现对骨折块进行逐步复位的功能，这使得医生在手术治疗骨折时可将骨折固定和骨折复位两个过程分开处理。术者术中需将主要的骨折块进行复位并进行牢固固定，随后通过 Taylor 空间骨外固定支架在非锁定模式下对骨折块进一步快速准确复位，或在锁定模式下进行逐步复位。Taylor 空间骨外固定支架最大的优势在于可以对骨折实现延迟且近似解剖的复位。

Taylor 空间骨外固定支架可采用不同大小的

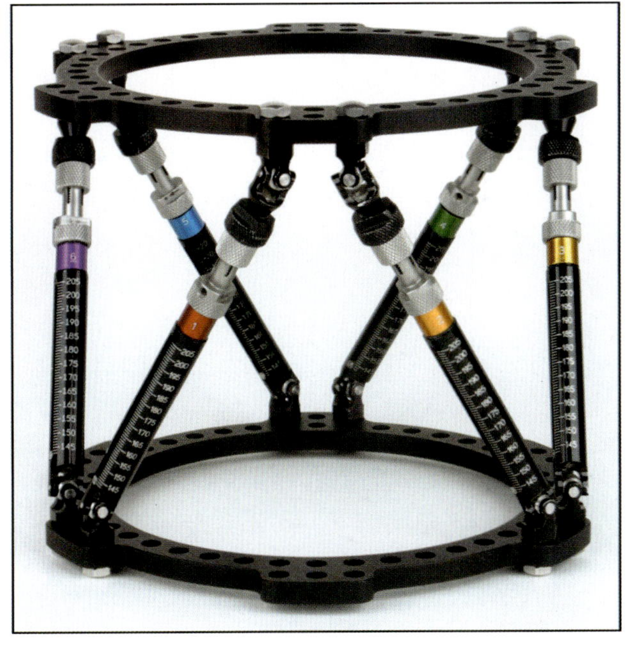
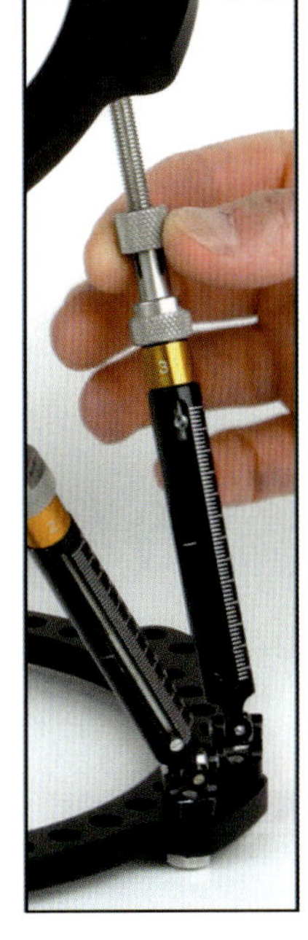
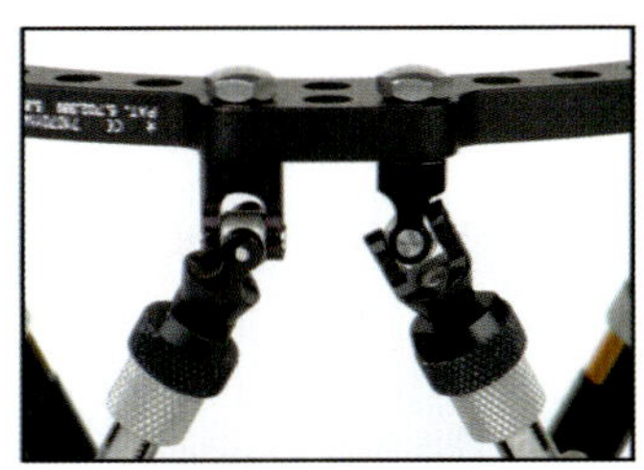
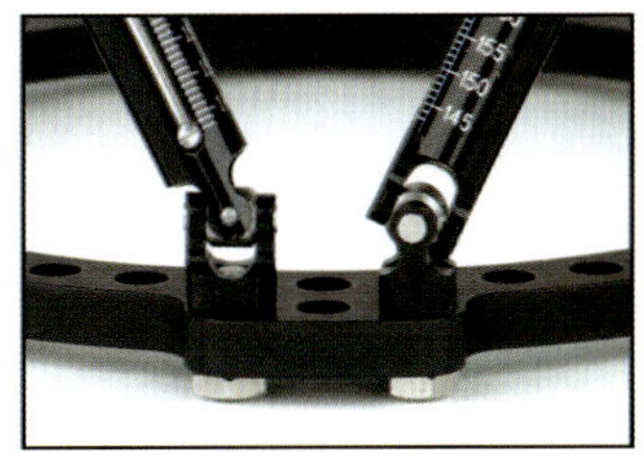

图 30.1　可通过调整连接杆的长度来调整环的位置（© J. Charles Taylor.）

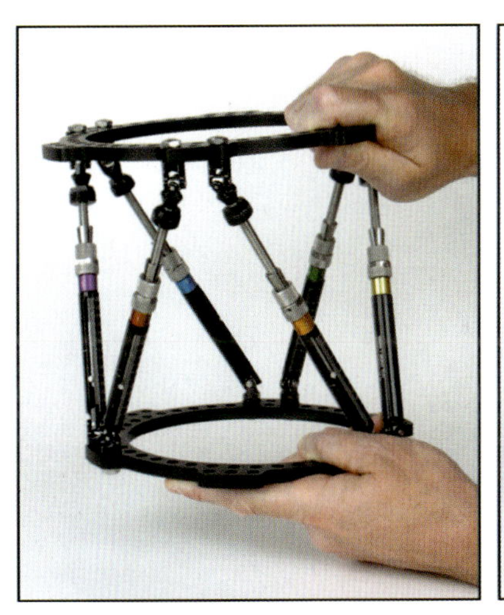
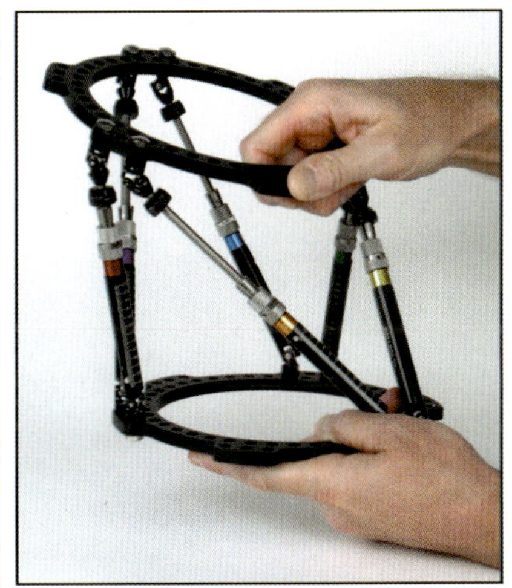
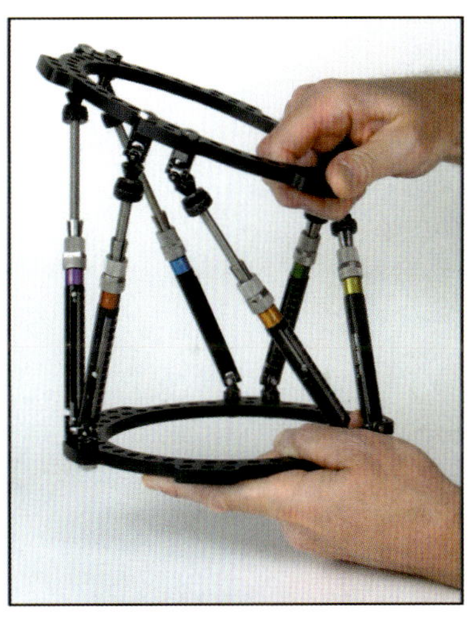

图 30.2　在非锁定状态下可任意调整连接杆的长度和环的位置（© J. Charles Taylor.）

圆环使外固定架呈圆锥形，这样可使外固定支架更加便捷、更安全。一般来说，圆环和胫骨前皮肤之间的距离保持在 1~2 个手指宽即可，而圆环与胫骨后皮肤之间的距离保持在 3~4 个手指宽即可（图 30.4）。在治疗胫骨近端骨折时，通常采用后路开环的三分之二圆环，以便使膝关节可以屈曲活动。内径介于 80~300 mm 的完整的圆环或三分之二圆环是以 25 mm 为基数单位进行递增变化的。可通过增加附加环或半环来延长其固定肢体的水平和高度（图 30.5）。可选择的用于固定脚的半环有直径为 155 mm 和 180 mm 的标准型半环状板或短板，U 型板也常用于脚部的固定（图 30.6）。

Taylor 空间骨外固定支架的装配图如图 30.7 所示。三分之二环开口区可根据外科医生的选择进行放置，6 根连接杆分别以不同的颜色进行标记并编号为 1~6，配有与之相对应的接头。由近向远看 6 根不同的连接杆及其对应的接头呈逆时针排列。

连接杆与上、下两个环可进行不同的组合，

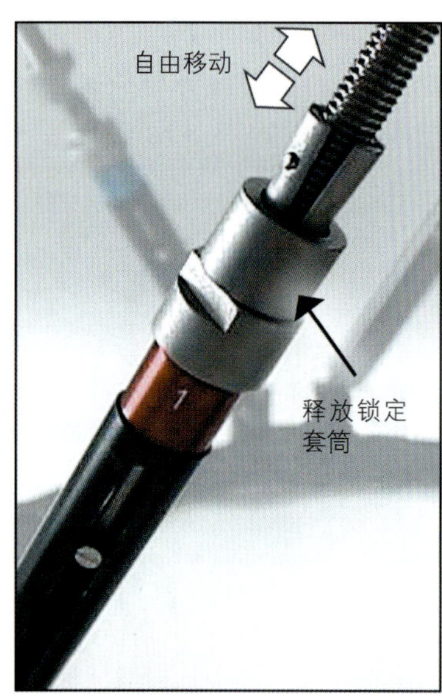

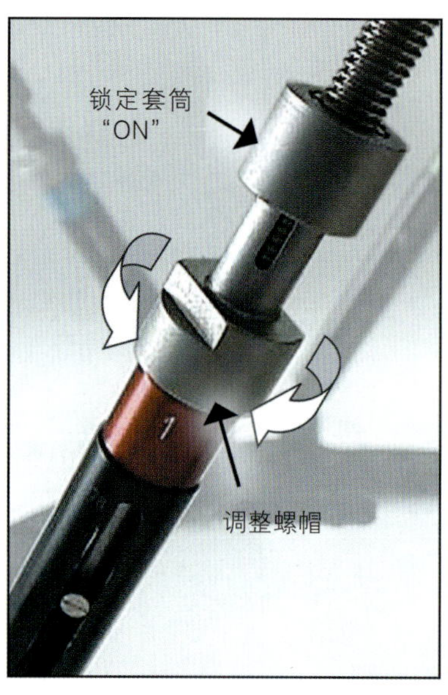

图 30.3 在非锁定状态下，快速锁定连接杆可自由滑动以对骨折进行快速复位，随后锁定螺帽可将其锁定；也可旋转调整螺帽对连接杆进行逐步调整（© J. Charles Taylor.）

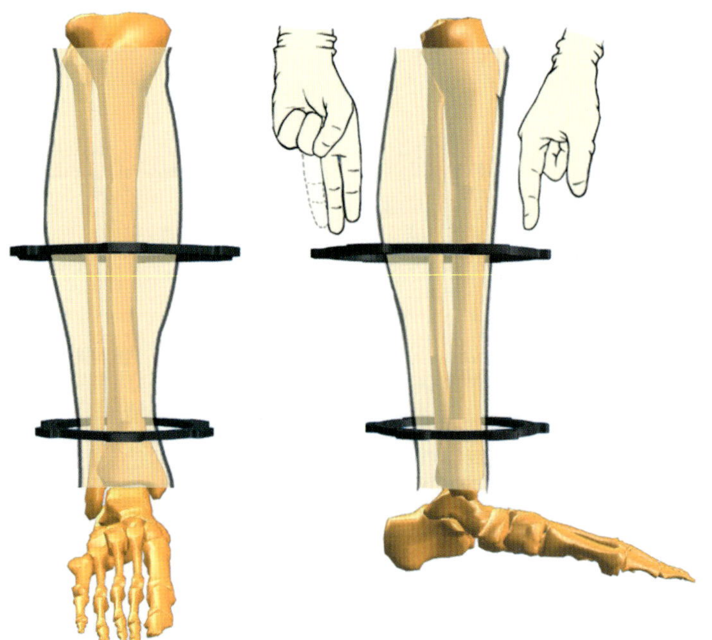

图 30.4 Taylor 空间骨外固定支架系统可以是锥形偏心结构。外固定支架与皮肤之间应有足够的空间，以免外固定结构侵犯皮肤（© J. Charles Taylor.）

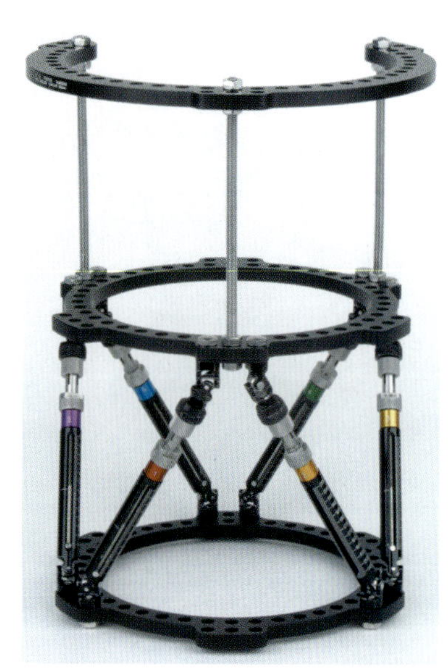

图 30.5 Taylor 空间骨外固定支架近端圆环（直径为 155 mm）通过 Ilizarov 连接螺杆接连一个直径为 180 mm 的 2/3 环状环，形成一个锥形的空间支架。2/3 环状环后方开放，可允许膝关节自由屈曲活动（© J. Charles Taylor.）

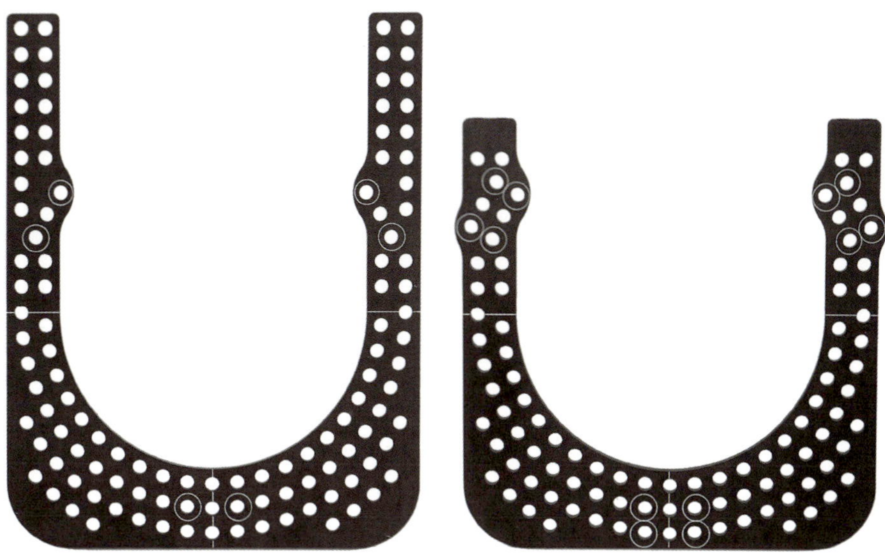

图 30.6　采用脚板或 U 型板对足部进行固定可获得更好的骨骼稳固固定，并可以预防马蹄足挛缩畸形（©J. Charles Taylor.）

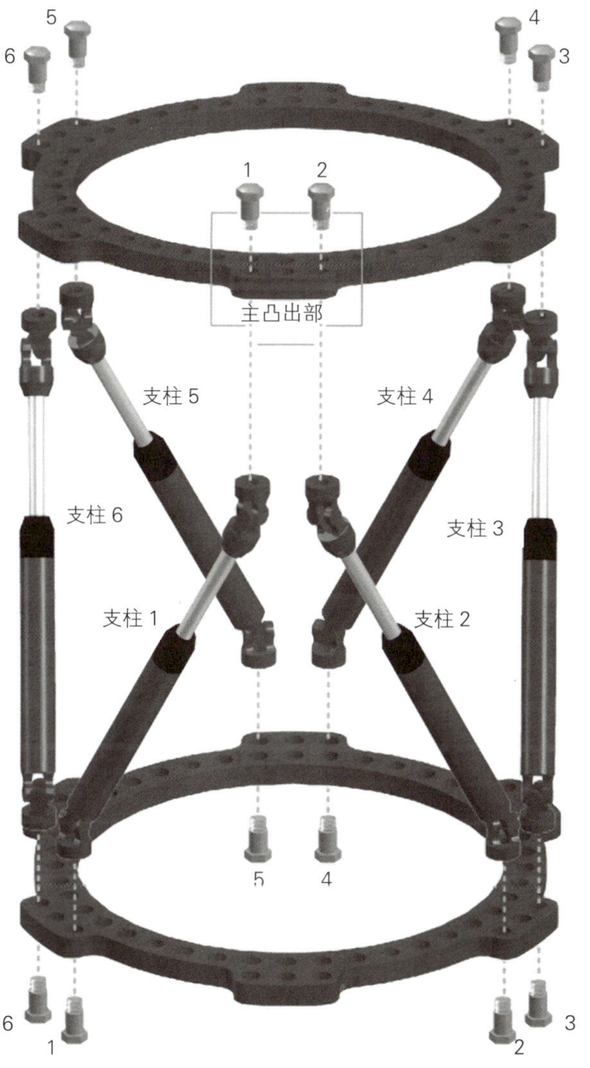

图 30.7　连接杆分别以不同的颜色进行标记并编号为 1~6，配有与之相对应的接头。由近向远看 6 根不同的连接杆及其对应的接头呈逆时针排列。计算机程序默认通过万向连接器连接在近端环上的编号为 1、2 的连接杆位于参照骨折段的正前方，通过改变旋转平面来实现不同的旋转对齐

连接形成不同的空间结构，以满足临床需要。例如，六角形固定或 Jet-x 型以及其他的辅助装置，如环固定接头有助于满足不同需要的临床固定。

牢固固定

作者强烈建议在使用半螺纹固定针时应提前钻孔，不建议使用自攻自钻型固定针。在固定时常用到半螺纹钛金属拉力固定针和 1.8 mm 不锈钢张力克氏针。为减少使用数量，在放置固定针和克氏针时应尽量优化其放置位置，以在维持原有解剖结构的前提下提供最牢固的稳定。在固定胫骨的前侧和内侧时可考虑半螺纹固定针，对于青少年和年龄较小的成年人可采用 5 mm 钛制半螺纹固定针进行固定。一般情况下半螺纹固定针多用于体型较大的患者。较长的骨折块至少应以 2 枚以上的半螺纹针进行固定，在放置固定针时应避开软组织损伤区域（图 30.8）。显然，有时候我们并不能做到这一点。关节周围更短的骨折片段在固定时应至少以 2 枚半螺纹固定针以呈 70° 的夹角在不同的平面上进行固定。如有必要，可额外添加一枚克氏针进行加固。此外，对于胫骨近端或胫骨远端较小的骨折块，可采用 3 枚 1.8 mm 的克氏针进行固定，3 枚克氏针之间角度应根据骨折块的情况而定：先以 2 枚克氏针分别从骨折块两侧进行固定，第三枚克氏针应防止骨折块发生倾斜。对于胫骨近端较小的骨折块，可通过腓骨头穿入克氏针将骨折块与腓骨头进行固定，以增加骨折块的稳定性。对于胫骨远端较小的骨折块，可采用克氏针经下胫腓联合区穿入骨折块进行固定。中等长度的骨折块可采用半螺纹针联合克氏针对其进行固定。有时也会对足进行固定，以稳定骨折块及软组织，预防马蹄足畸形。

如果患者为胫骨远端骨折伴严重的软组织损伤，或伴有周围神经损伤或头部创伤，在治疗时应将外固定延伸至足部（图 30.10）。足部固定板通过螺纹杆与 Taylor 空间骨外固定支架远端的环连接。通常情况下，在跟骨打入一枚克氏针和一枚半螺纹钉，在跖骨打入 2 枚克氏

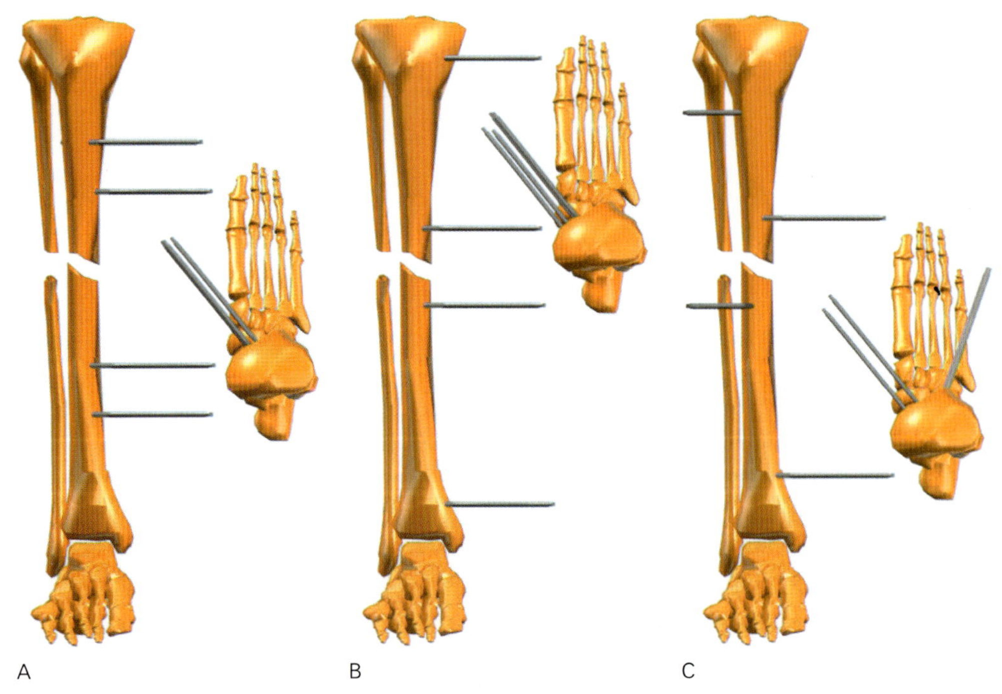

图 30.8 A. 通过两组处于同一平面上的 4 枚平行固定针固定两骨折端，不能保证其力学稳定性（© J. Charles Taylor.）。B. 适当延长处于同一平面上的 2 枚固定针之间的距离，可显著增加其稳定性。C. 在另外不同的平面上打入固定针，通过多平面固定可进一步增强骨折稳定性（© J. Charles Taylor.）

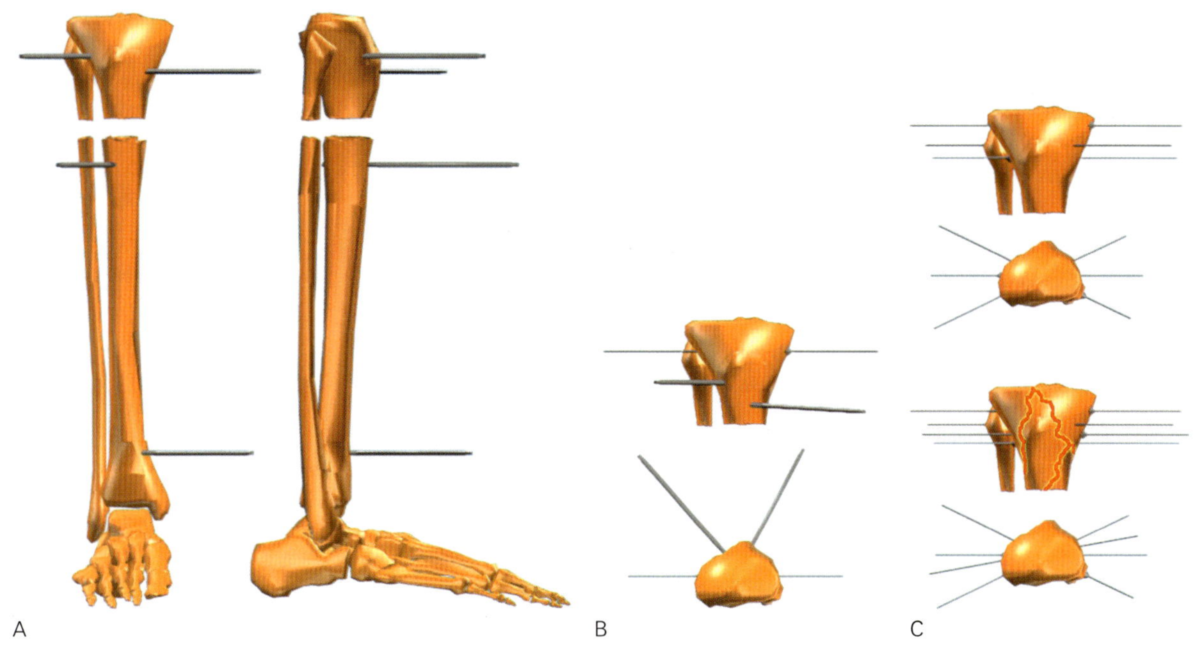

图 30.9　A. 关节周围较小的骨折块可通过 2~3 枚半螺纹固定针进行固定。B. 如果增加一枚或一枚以上的拉力克氏针，其稳定性将大幅增加。C. 对于关节外的小骨折块可通过增加 3 枚拉力克氏针增加其稳定性，而对于关节内的小骨折如胫骨平台内外侧髁骨折可增加 4 枚拉力克氏针在不同的平面上进行固定

针（图 30.11）。身材小的患者可采用短小的外固定架进行固定。视患者情况可选用锥形或开放支架对其进行固定。不同的节段骨折可分别采用全环或三分之二环状板对骨折进行固定（图 30.12）。

阻挡针操作

通过在骨折两端打入操作阻挡针，可对斜形骨折进行稳定固定。打入的钢针须与骨折面成 15° ~20° 的夹角（图 30.13）。打入的钢针可通过患者自身的重力实现对骨折断端的动力

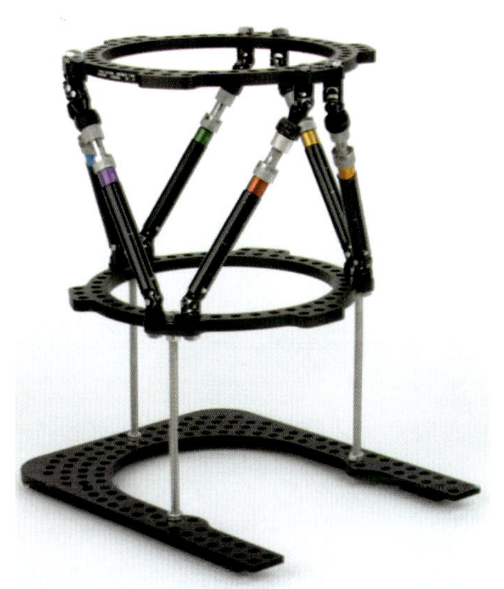

图 30.10　通过螺杆附加于 Taylor 空间骨外固定支架系统的 U 型板

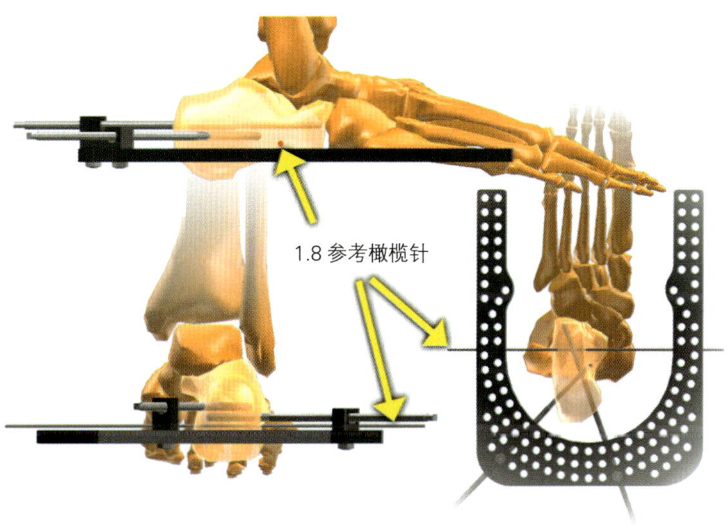

图 30.11　固定在根骨上带有角度的克氏针或固定针。固定前足时，通常选择 2 枚在跖骨颈水平对其进行固定

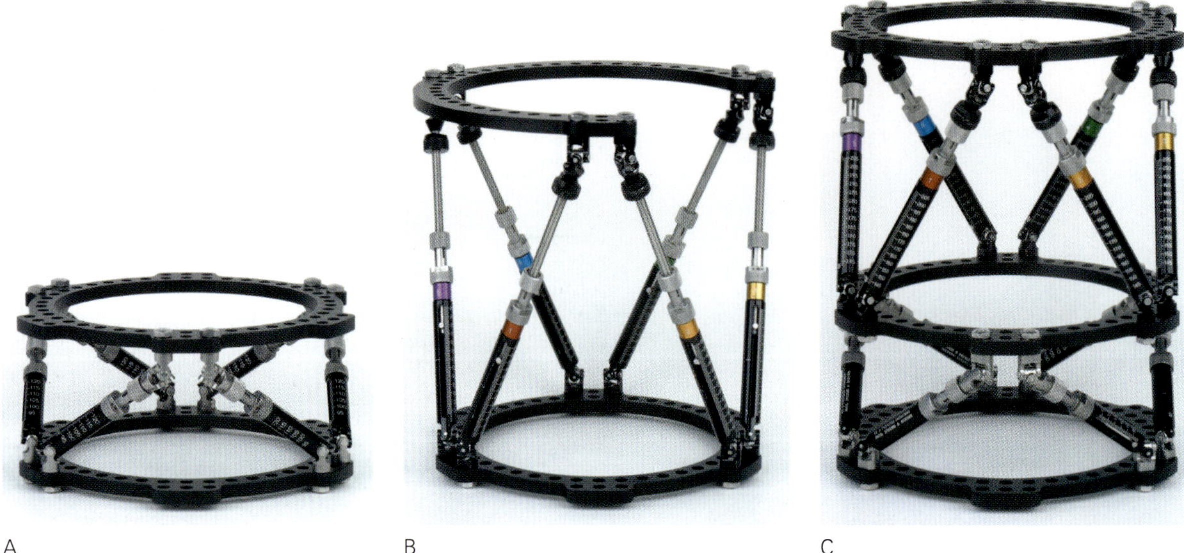

图 30.12　A. 连接杆越短，外固定支架的稳定性就越好。必要时可通过增加固定环来延长固定水平。B.Taylor 空间骨外固定系统也可根据需要选择有部分开口的固定环。C. 固定环上有 6 个螺杆连接处，可根据实际需要进行多节段连接固定

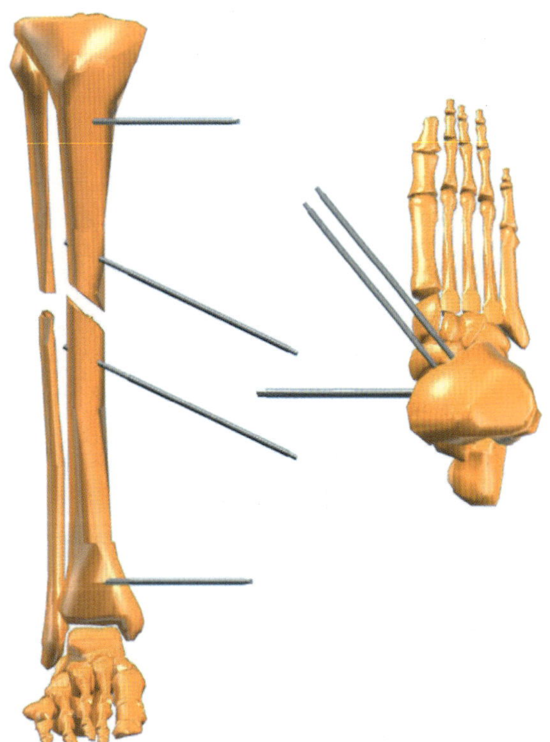

图 30.13　分别将 2 枚主钉以与胫骨成 15°~20° 的方向打入骨折的远近端，这 2 枚主钉可有效增加骨折块之间的应力，减少移动时骨折之间的剪切力（© J. Charles Taylor.）

加压并减少骨折之间的剪切。即使只使用一枚操作阻挡针，对骨折固定及愈合也是有益的。

手　术

体　位

患者一般取仰卧位，仰卧于可穿透射线的手术台上，身下辅以衬垫。如果可能的话，应尽量选择无金属框架的手术台，以防止术中行影像学检查时对术中成像有干扰。摆好体位后，根据患者情况选择全麻、腰麻或连续硬膜外麻醉。在采用腰麻或局部麻醉时，术后应注意检查患者术后是否并发骨筋膜室综合征。

影像学检查

C 臂应置于患肢的对侧，其控制踏板置于术者脚下合适的位置。

皮肤准备与铺单

患者摆好体位后，在患侧大腿的根部上止血带，一般情况下仅在开放性骨折需行清创术时，或有大量出血的情况下才上止血带。在打入固定针或克氏针前，不能对止血带进行充气加压，应维持其自然状态。通过固定在跟骨上的固定针或克氏针对患肢进行轴向牵引，有利于恢复患侧肢体的对位和对线，但并非常规都需进行牵引。根据需要，可在骨折区域放置折叠好的毛巾以方便随后的操作。随后对手术区域的皮肤进行消毒。

固定针和克氏针固定

固定针和克氏针打入位置、深度和角度是本手术的关键点。带有切割头的可刺入皮肤的克氏针是治疗干骺端骨折和骨干骨折的理想器械（图 30.14），尤其是骨干骨折。在操作时可经皮将克氏针打入一侧骨皮质，随后慢慢钻入对侧骨皮质并穿过对侧皮肤，在操作过程中应把握钻速，防止钻速过快使得克氏针局部过热损伤周围组织。如有需要，在钻入过程中可采用局部生理盐水冲洗进行降温，减少组织热坏死。操作时应确保克氏针或固定钢针穿过双侧的骨皮质，以增加稳定性，减少固定针松动。在完成操作后，根据需要对钉道切口进行必要的缝合。

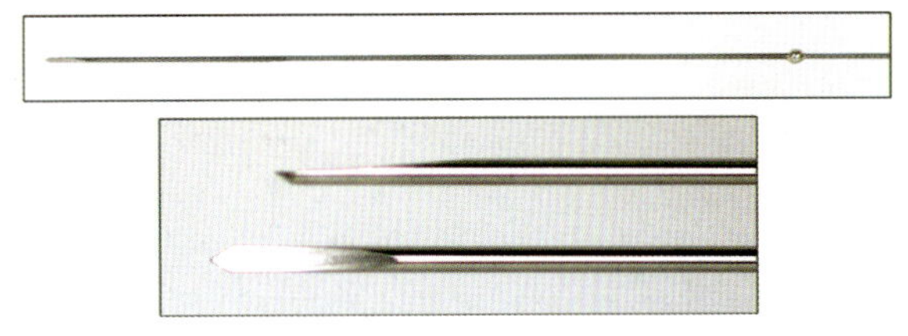

图 30.14　带有切割头的克氏针（© J. Charles Taylor.）

Taylor 空间骨外固定支架的组装

连接 Taylor 空间骨外固定支架的 2 个环、6 根可伸缩的支撑杆（图 30.7），根据需要选择第一个环拟要放置的位置并在皮肤上做标记。在 18 cm 外拟要放置第二个环的皮肤处做标记（图 30.15）。沿着小腿滑动外固定支架（图 30.16）。外固定支架无须以骨折为中心进行放置。在胫骨前方或内侧皮肤上做一个小的纵切口以放置矢状面上的半螺纹固定针。用一个 5 孔的 Rancho 立方体作为导向器（图 30.17），在胫骨上钻一个导向孔，随后拧入半螺纹固定针（图 30.18），根据 Rancho 立方体与皮肤之间的距离确定固定针的长度（图 30.19）。随后利用 Rancho 立方体内在的连接孔将其固定在外固定支架近端环的前方（图 30.20）。随后选择尽可能长的 Rancho 立方体，将其一端固定在近端的外固定支架环标记为 1 和 2 的连接孔上，将其未固定的端旋转至与外固定支架近端环平面垂直处，随后在胫骨前方或内侧距离近端环平面最远处打孔并拧入半螺纹固定针（图 30.21）。另外选取一个 Rancho 立方体作为导向器，以同样的方法在远端骨折段的近端打孔并拧入半螺纹固定针（图 30.23）。利用 Rancho 立方体使固定针的远端与皮肤保持在 1~2 个手指宽的间隙（图 30.24）。利用其内在的连接将 Rancho 立方体的

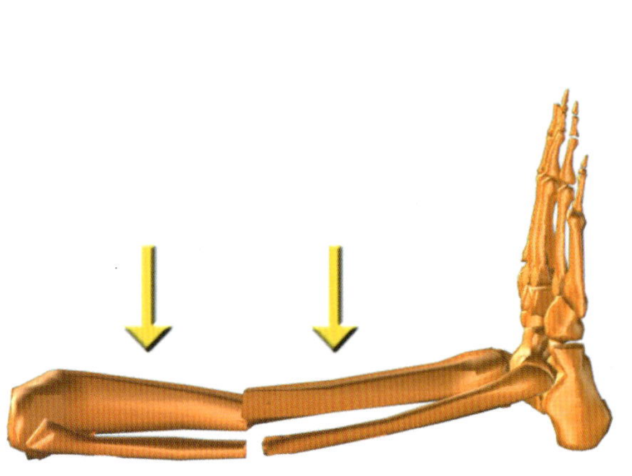

图 30.15 在长度较短的骨折端确定固定环拟要放置的大体位置，并在皮肤上做标记。在距离第一个环 15 cm 处标记第二个环拟要放置的位置（如果行快速固定，则两环之间的间隔为 18 cm，即在距离第一个环 18 cm 处放置第二个固定环）（© J. Charles Taylor.）

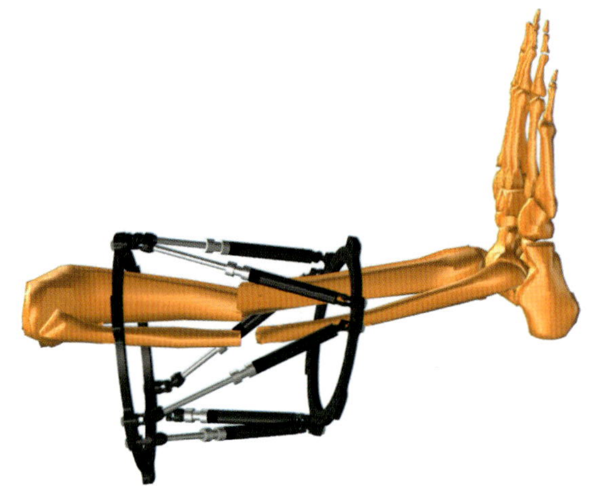

图 30.16 外固定架沿小腿自由滑动（© J. Charles Taylor.）

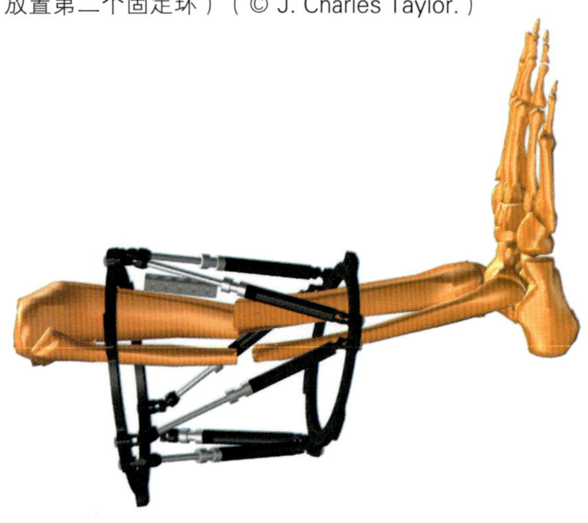

图 30.17 在胫骨前嵴上放置 Rancho 立方体作为导向器（© J. Charles Taylor.）

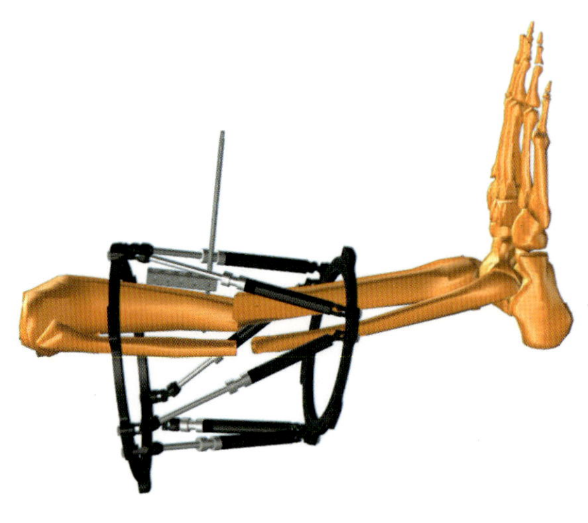

图 30.18 利用 Rancho 立方体作为导向器在胫骨上钻导向孔，并手动拧入一个半螺纹固定针（© J. Charles Taylor.）

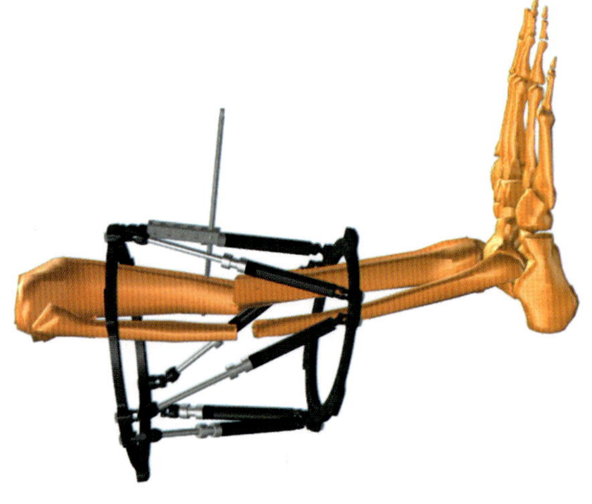

图 30.19 根据 Rancho 立方体与皮肤之间的距离调整确定固定针的长度（© J. Charles Taylor.）

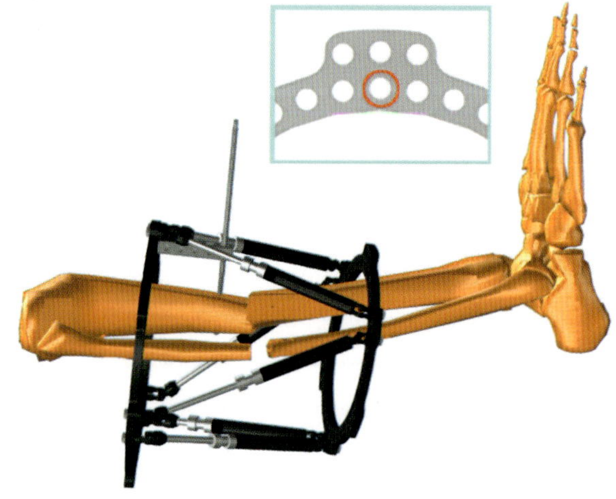

图 30.20 随后利用 Rancho 立方体内在的连接孔将其固定在外固定支架近端环的前方（© J. Charles Taylor.）

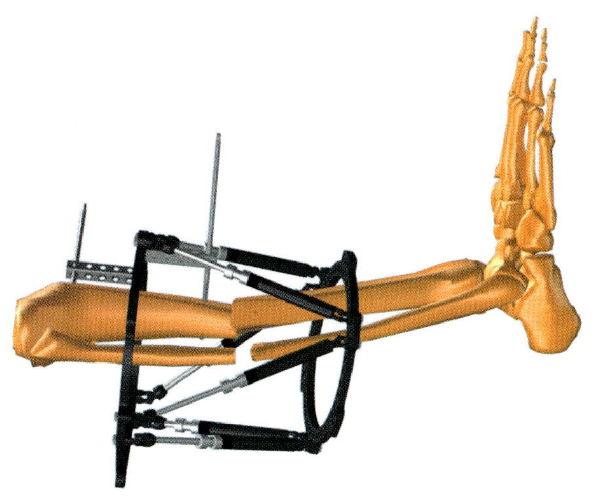

图 30.21　随后选择尽可能长的 Rancho 立方体，将其一端固定在近端的外固定支架环标记为 1 和 2 的连接孔上，将其未固定的端旋转至与外固定支架近端环平面垂直处，随后在胫骨前方或内侧距离近端环平面最远处打孔并拧入半螺纹固定针（© J. Charles Taylor.）

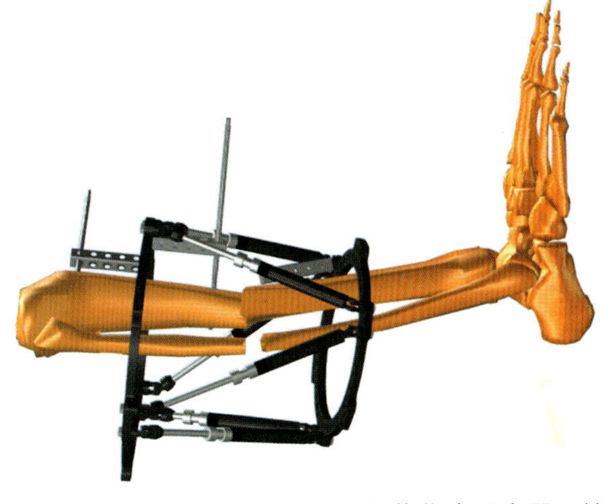

图 30.22　选取一个 Rancho 立方体作为导向器，放置在胫骨远端骨折段前方并拧入半螺纹固定针（© J. Charles Taylor.）

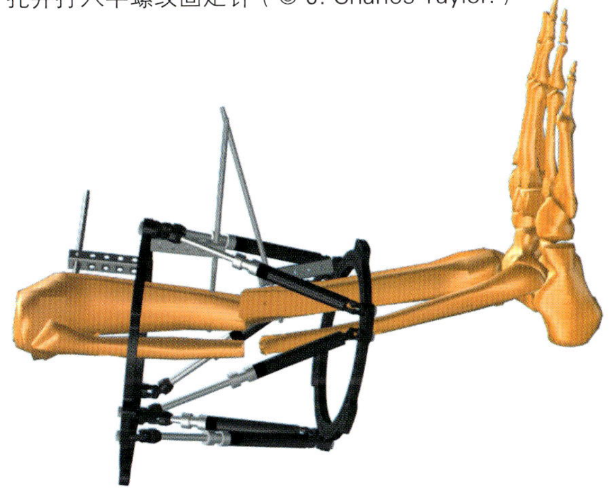

图 30.23　利用 Rancho 立方体作为导向器，钻孔并手动拧入半螺纹固定针（© J. Charles Taylor.）

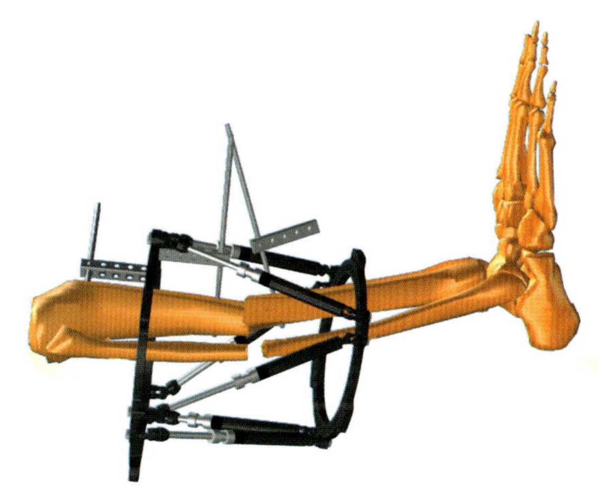

图 30.24　沿固定针滑动 Rancho 立方体，使其与皮肤之间保持合适的距离，并固定拧紧固定针（© J. Charles Taylor.）

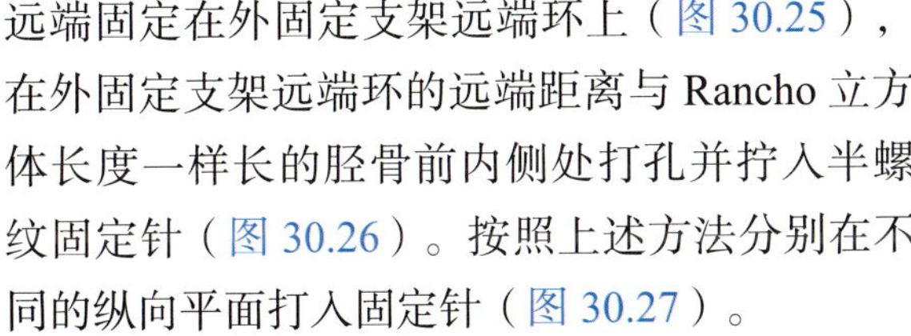

远端固定在外固定支架远端环上（图 30.25），在外固定支架远端环的远端距离与 Rancho 立方体长度一样长的胫骨前内侧处打孔并拧入半螺纹固定针（图 30.26）。按照上述方法分别在不同的纵向平面打入固定针（图 30.27）。

对于长的骨折可另在近端额外增加一个混合扩展框架或固定环，通过螺杆与空间支架的近端环进行固定，以增加骨折固定的稳定性（图 30.5）。

骨折复位

在非锁定状态下，空间支架远端环会随着近端环的活动而活动，从而对骨折进行复位（图 30.28，图 30.29）。当骨折复位满意后，将骨外固定空间之间锁定（图 30.3）。随后依次缝合皮肤表面的钉道，并以三溴酚铋或 Adaptic 消毒局部皮肤，以纱布海绵进行覆盖。患侧下肢以纱布海绵进行包扎。如果外固定支架没有涉及足部，则以吊带或矫形鞋将维持患侧足跖屈位并固定在外固定支架上。

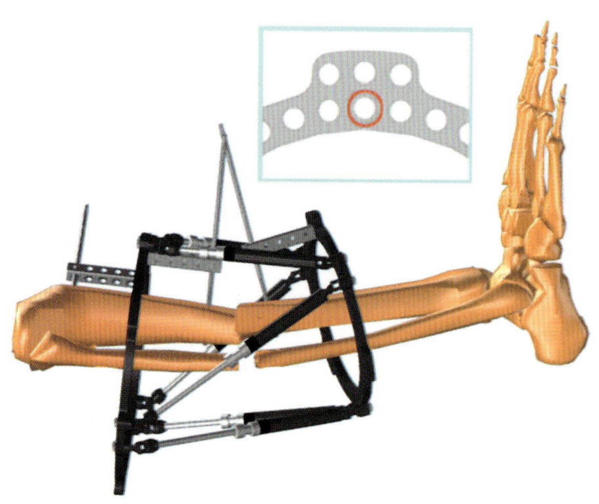

图 30.25 利用其内在的连接将 Rancho 立方体的远端固定在外固定支架远端环上（© J. Charles Taylor.）

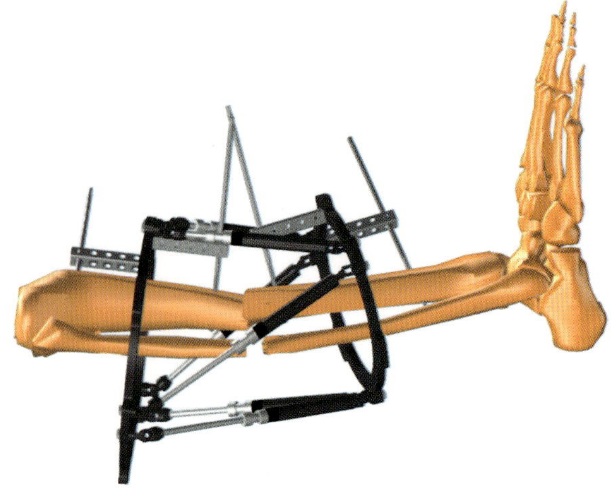

图 30.26 在外固定支架远端环的远端距离与 Rancho 立方体长度一样长的胫骨前内侧处打孔并拧入半螺纹固定针（© J. Charles Taylor.）

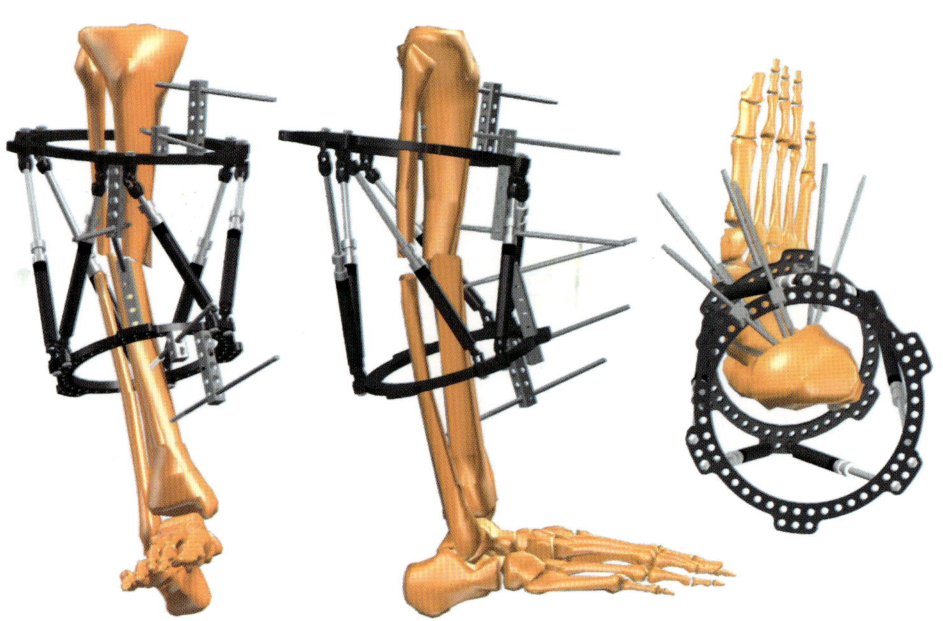

图 30.27 一般情况下，在中间平面，骨折面的两端分别拧入一枚半螺纹固定针，这枚固定针通过 Rancho 立方体与上下固定圆环相连接（© J. Charles Taylor.）

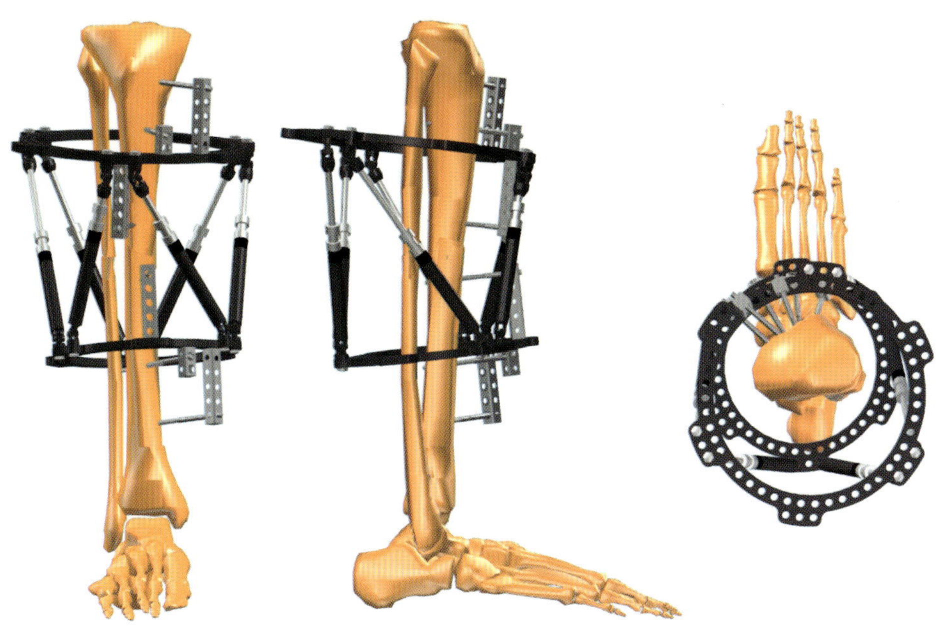

图 30.28　在连接杆非锁定状态下，外固定之间可随意调整以复位骨折。在骨折复位后将连接杆锁定（©J. Charles Taylor.）

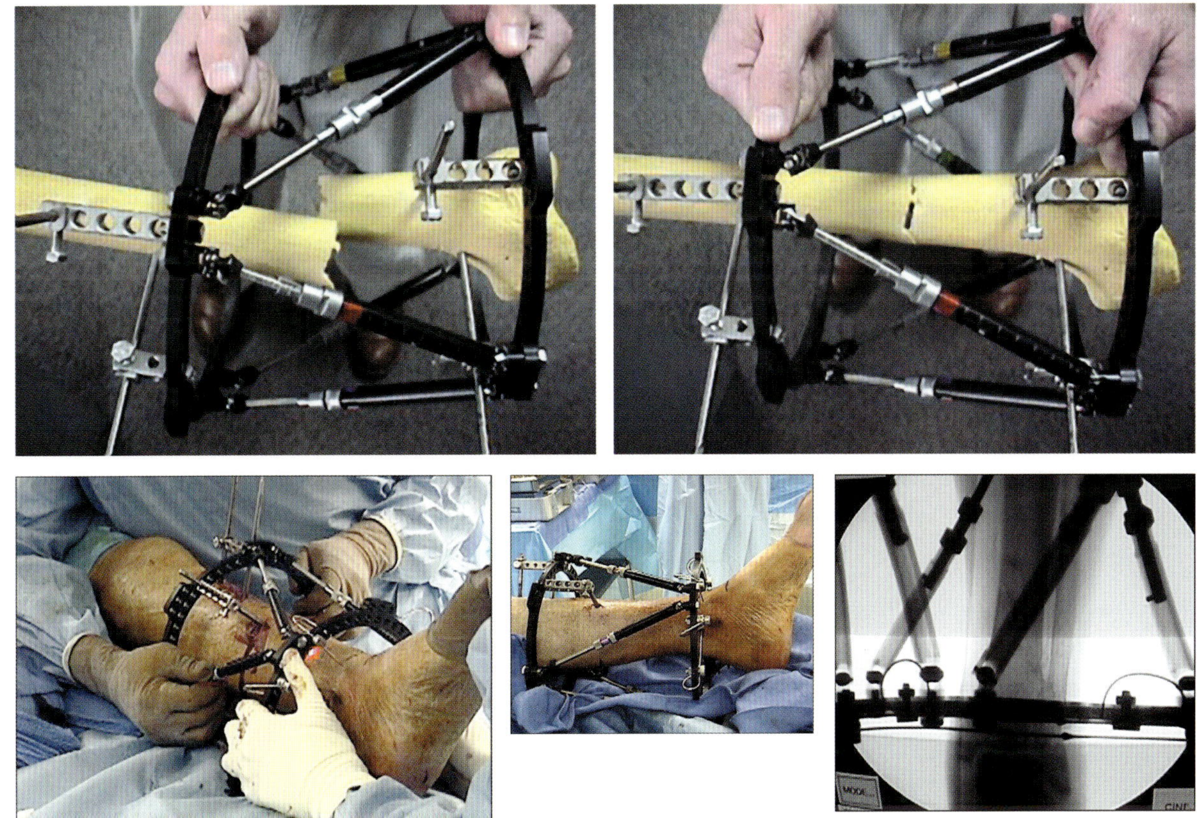

图 30.29　在用克氏针或固定针将主要的骨折块固定后，在 C 臂引导下对骨折进行复位，如果为开放性骨折则可在直视下对骨折进行复位。随后将连接杆锁定，以维持骨折复位后的位置（© J. Charles Taylor.）

创建临时畸形以关闭局部软组织缺损

在开放性骨折的患者中，我们可以通过创建临时畸形的方法修复或减少软组织缺损。骨折初步稳定后，我们可以通过创建临时畸形，如一定程度的骨折短缩和成角畸形来修复缺损的软组织，这种不良复位可以持续数周，以使得软组织在无张力的情况下愈合。随后通过 Taylor 空间骨外固定支架对骨折进行逐步解剖复位，从而避免因软组织缺损导致的患肢长时间复杂的敷料覆盖（图 30.30）。

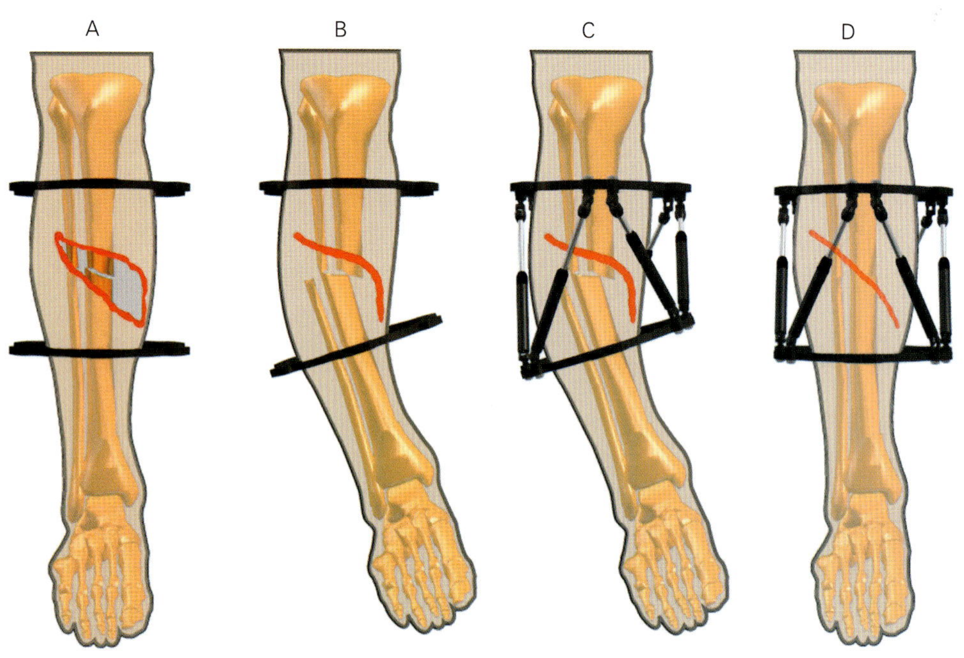

图 30.30 A. 对于开放性骨折，骨折解剖复位后可能残留软组织缺损（© J. Charles Taylor.）。B. 在详细检查血管神经无明显损伤的前提下，适度创造一定的骨折畸形使软组织愈合（© J. Charles Taylor.）。C. 外固定支架维持在骨折畸形复位的状态下 2~4 周，以使得软组织有时间修复愈合（© J. Charles Taylor.）。D. 软组织愈合后，再对骨折畸形进行逐步矫正（© J. Charles Taylor.）

骨搬移术：治疗开放性骨折伴骨缺损

开放性骨折伴骨缺损是骨搬移术的适应证，通过骨折远端截骨、外固定向骨折近端骨折缺损区逐步搬移达到治疗的目的。Taylor 空间骨外固定支架可实现远端向近端缺损区精确的搬移，无须再次手术即可治愈骨缺损（图 30.31）。

术后特殊的空间框架结构

空间框架结构的维持

通过测量术后外固定支架远近端 2 个环的直径和 6 根螺旋杆的长度，可充分表征、记录骨折区域骨骼畸形，并通过残余畸形矫正法对骨折进行复位和矫正。

在残留性畸形矫正模式中，将正侧位的 X 线片测量和临床体位测量得来的 6 个畸形参数、3 个框架参数以及 4 个安装参数与电脑软件相结合而得出 6 个延长杆的设定值，以便使 Taylor 空间骨外固定支架能够模拟畸形。此模式要求在计算延长杆的长度之前，先将中立位的 Taylor 空间骨外固定支架通过外科手段固定至患者的畸形骨骼上，然后再根据调整延长杆的处方将 6 个延长杆从其各自的中立位置调整至经计算而得出的长度位置上，而此处方由计算机软件来计算。我们可精确选择有风险的或安全的复位速度对残余的骨骼畸形进行准确复位。

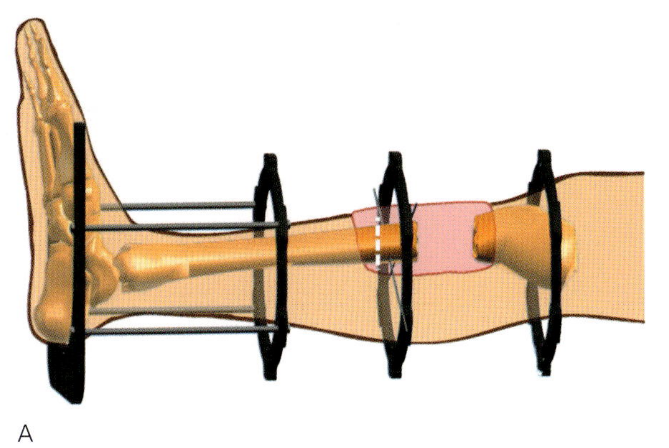
A

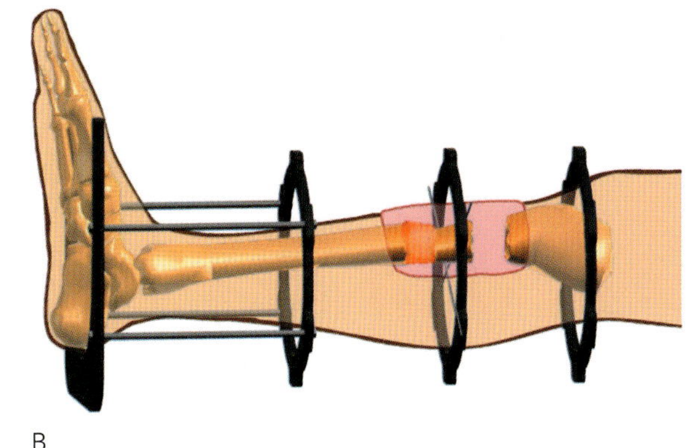
B

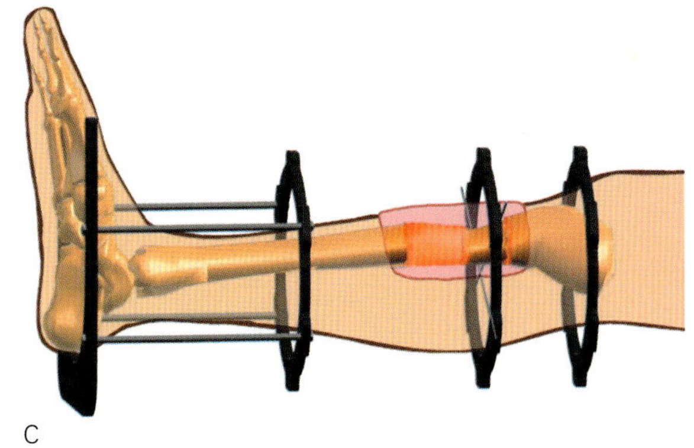
C

图 30.31　Taylor 空间骨外固定支架可用于骨搬移手术。通常情况下，Taylor 空间骨外固定支架的连接杆连接在固定的拟要对接的部位，而在截骨段可用常规螺杆或 Taylor 空间骨外固定支架连接杆连接。必要时也可将足部固定，以保证骨骼和软组织的稳定性。通过 Taylor 空间骨外固定系统，可进行顺行搬移，也可逆行搬移（© J. Charles Taylor.）

选择参照物和参照起点

骨折的远端相对于近端的位置畸形为骨折畸形的特征表现。近端骨折段为参照物，远端处于为移位或畸形位置；也可以骨折远端为参照物，将骨折近端视为移位或畸形。这种将远端作为参照物描述近端骨折畸形的方法，在治疗远端骨折伴骨折块时非常有效。在设定参照物时，远端骨折段和近端骨折段都可以作为参照物。参照物需满足以下两点要求：

1. 该骨折段的解剖平面在正位和侧位片上相匹配。

2. 该骨折段的正位和侧位片上可以看到外固定支架环附属物的实际位置水平。

髌骨是股骨远端或胫骨近端骨折一个突出的骨性标志。足为胫骨远端骨折提供了一个突出的骨性标志。通常情况下，在选择参照物时选取与骨性标志相邻的长度较短的骨折段。行 X 线检查时关节和骨性标志应包含在内，同时外固定支架附属物的位置也应体现在 X 线片上。

很显然，不论选择哪个骨折段作为参照物，实际的骨折畸形是相同的。但选择不同的骨折段作为参照物，其在测量时所测得的骨折畸形参数就会不同。奇怪的是，基于选择不同的参照物所设定的外固定支架是相同的，而最终的治疗效果也是相同的。在处理旋转不良时，行骨折正侧位片检查时和体格检查时需选择相同的参照物。

骨折块之间的畸形是通过测量以设为对照物的骨折起点到位于移位的骨折段上对应点来确定的。确定起点及其相应点时最好是在解剖复位时，在正侧位片上可发现骨折尖端的顶点即起始点及其对应点（图 30.32）。

设点起始点和对应点时最常用的方法，是根据设为对照物的骨折段的机械轴和发生位移的骨折段骨折局部的机械轴确定的（图 30.33）。平移或旋转测量时所使用的坐标系是以设为参照物的骨折段内在的坐标系。因此，以设为参照物的骨折段的机械轴为坐标勾画一个网格，在这个坐标系的网格上测量骨折在前后位片、

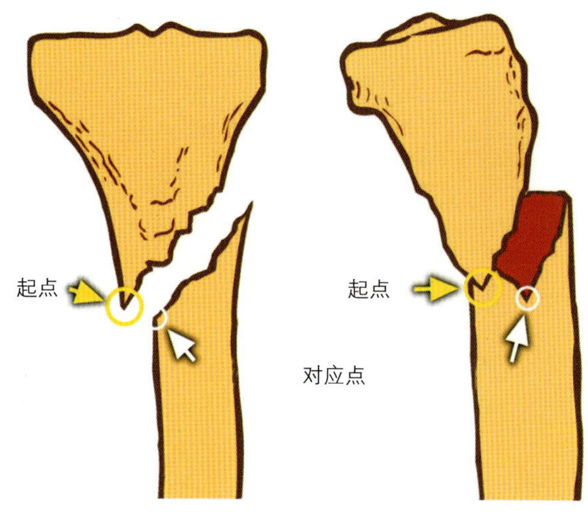

图 30.32　在正侧位片上可发现骨折尖端的顶点即起始点及其对应点（© J. Charles Taylor.）

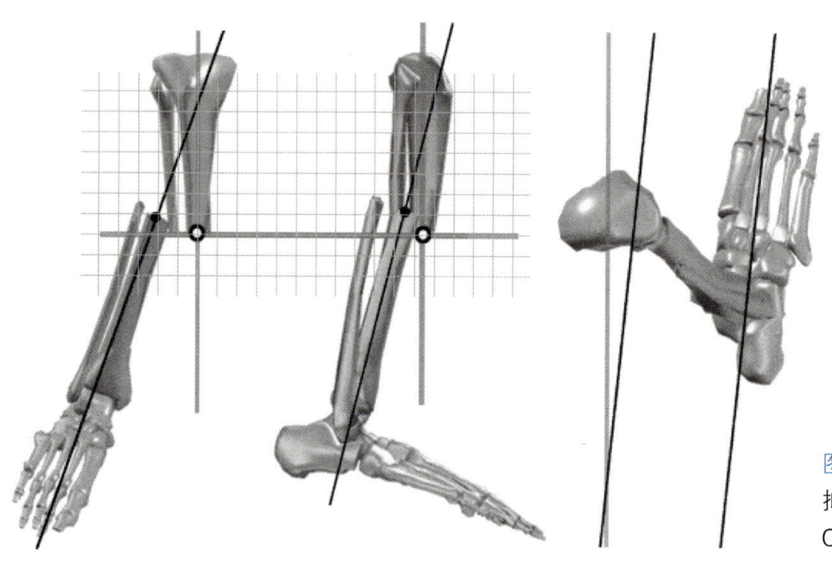

图 30.33　在与参照骨折段平行的虚拟网格内测量骨折移位和旋转（© J. Charles Taylor.）

侧位片的上平移以及其轴位移。

外固定支架参数

远近端环的内直径

包括全环、半环或用于固定足部 U 型板的内直径（图 30.34）。

螺旋杆的长度

按照其长度不同，螺旋连接杆可分为 xx、x、短、中、长等 5 个不同型号，其长度介于 75~284 mm 之间。既定型号的连接杆有一个固定的长度范围，并标记在连接杆的中部。连接杆上标有尺寸刻度（图 30.35）。连接杆的长度可以从指示刻度上读取（图 30.36）。

畸形参数

想象一下在解剖位置下的两段肢体（图 30.37A）。当发生骨折或畸形状态后（图 30.37B），在远点毗邻的两段肢体发生移位断裂或成角畸形。在测量其移位畸形时，应测量从起始点到相对应毗邻点之间的距离。移位的测量实际上是沿着参照物的坐标系进行的（实际上是参考环）。

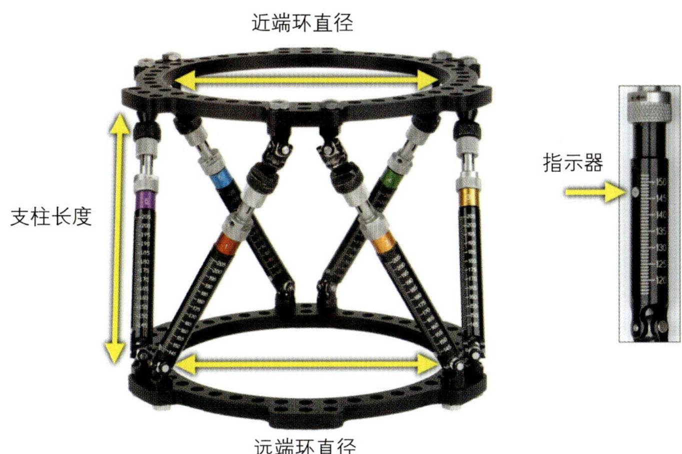

图 30.34　框架参数包括固定环的内直径（其数值可从环上直接读出）、连接杆的长度，其数值也可直接从连接杆的刻度尺上读出（© J. Charles Taylor.）

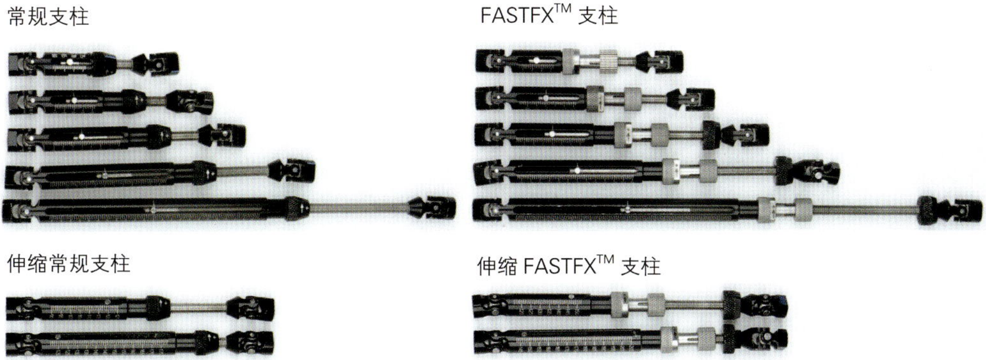

图 30.35　连接杆按照其长度不同可分为 xx、x、短、中、长等 5 个不同型号，相邻的两个型号之间长度范围上有 5~10 mm 的重叠以方便使用（© J. Charles Taylor.）

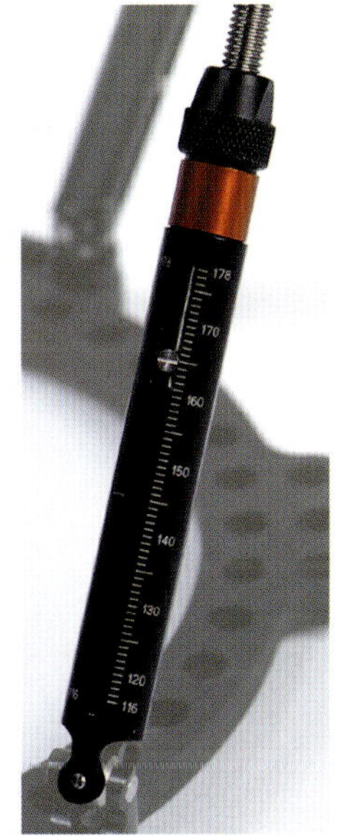

图 30.36　连接杆的长度可直接从其自身所带的指示尺上读出（© J. Charles Taylor.）

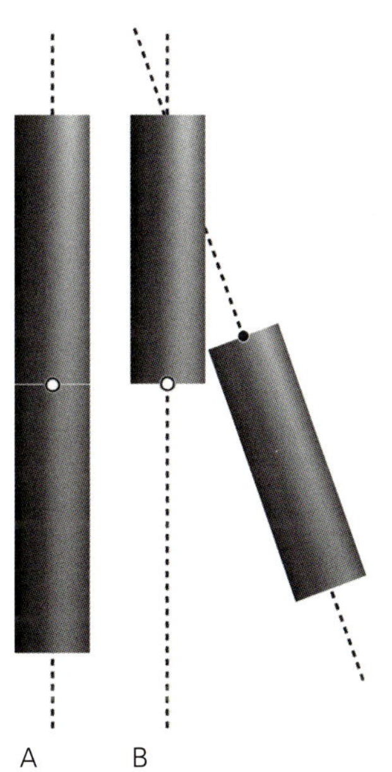

图 30.37　A. 骨折解剖复位后，起始点和对应点相吻合，骨折段之间无移位和成角畸形（© J. Charles Taylor.）。B. 骨折初步复位后，将会有 6 个轴向的畸形，包括 3 个移位畸形和 3 个成角畸形（© J. Charles Taylor.）

选择骨折段中的一段作为参照物（图30.38），分别测量其移位畸形。成角畸形和轴向移位也可在正位和侧位片上进行测量。

安装参数

有 4 个安装参数来描述起参照圆环和起始轴框架之间的偏移。术后测量横向框架偏移、前后框架偏移，通过临床检查来评估旋转框架偏移。

轴向框架偏移

轴向框架偏移是指与外固定框架中心轴线相平行的起始点与参照圆环之间的距离（图30.39）。可以通过外固定架初步固定后骨折的正位片或侧位片进行测量。这种测量方法所测得的数值与我们所选择的起始点和参照圆环相关。

前后框架偏移和侧方框架偏移

如果在正位片上发现胫骨明显偏离中心线，测量自起始点到圆环中心线之间的距离，这个距离就是框架前后偏移（图 30.40A，图 30.41）。多数情况下，从侧位片上看，胫骨多位于外固定支架中心线的前方。在侧位片上测量起始点与中心线的距离即为侧方偏移（图 30.40B，图30.41）。

旋转框架偏移

Taylor 空间外固定支架常见的旋转取向是近端圆环上固定连接杆 1 和 2 的万向连接孔，位于近端骨折段的前方（图 30.42）。在用来固定骨折时，外固定之间可能会根据实际需要进行一定程度的旋转变形以适应骨折固定需要，简单地输入在矢状平面上参照圆环与参照骨段的旋转成角角度即可（图 30.7，图 30.43）。

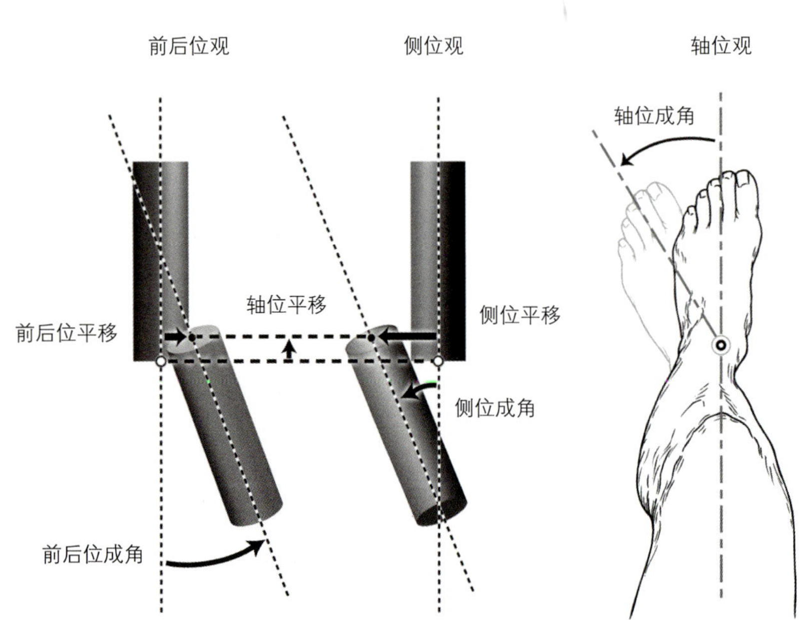

图 30.38 骨折移位是指参照骨折段上的起始点与发生移位的骨折段上的对应点之间的垂直距离。测量骨折移位的关键是确定起始点和对应点。一般情况下，成角和旋转畸形的测定是以参照骨折进行测量的。例如，如果我们选定近端骨折段为参照骨折段，那么以参照骨折段为中心行正侧位片检查，如图中所示可见足内翻畸形。如果选定远端骨折段为参照物，则以远端骨折段轴线为中心行轴为片检查，提示内旋畸形（© J. Charles Taylor.）

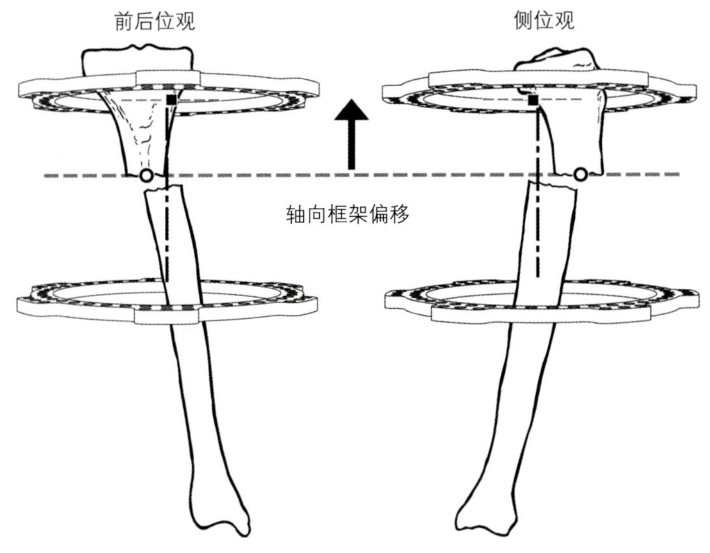

图 30.39　安装参数——轴向框架偏移是指与外固定框架中心轴线相平行的起始点与参照圆环之间的距离（© J. Charles Taylor.）

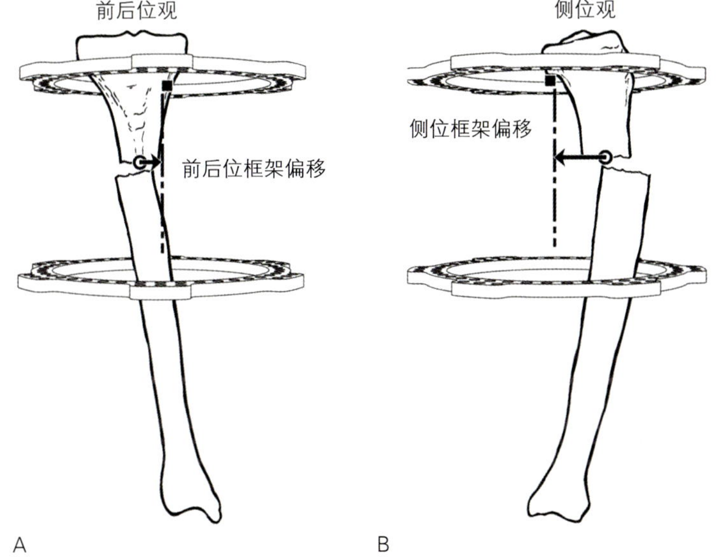

图 30.40　A. 如果在正位片上发现胫骨明显偏离中心线，测量自起始点到圆环中心线之间的距离，这个距离就是框架前后偏移（© J. Charles Taylor.）。B. 在侧位片上测量起始点与中心线的距离即为侧方偏移（© J. Charles Taylor.）

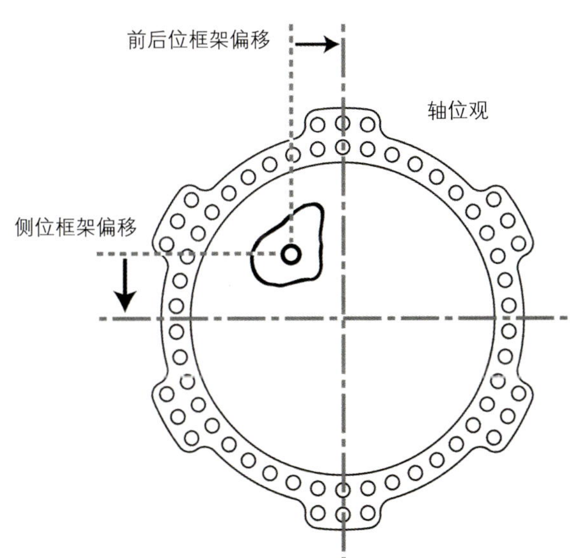

图 30.41　框架的前后偏移和侧方偏移描述的是横断面所见，设为参照物的固定圆环的中心与起始点之间的关系（© J. Charles Taylor.）

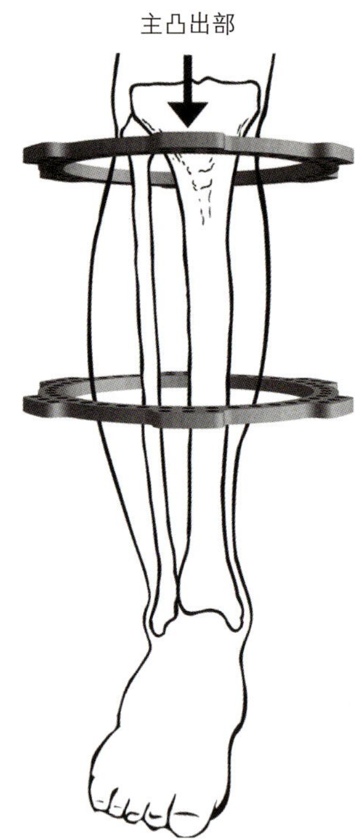

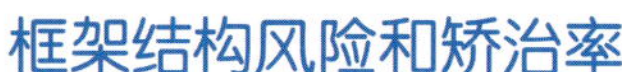

图 30.42 Taylor 空间骨外固定架电脑程序假定主调整片位于胫骨正前方的近端圆环上（© J. Charles Taylor.）

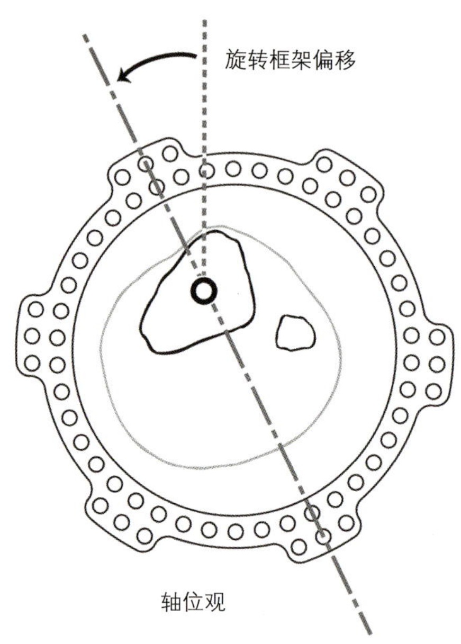

图 30.43 轴位像：旋转框架偏移主要是描述在矢状面上参照骨折段与设为参照的圆环之间的相对位置关系（© J. Charles Taylor.）

框架结构风险和矫治率

发现框架结构畸形是主治医师义不容辞的责任。除了传统的角度矫正之外，在处理长轴旋转时，发生框架结构畸形或其他结构损伤的风险的高低取决于长轴轴向旋转的方向。例如，在矫正胫骨近端屈曲 / 外翻 / 外旋畸形时，腓总神经损伤的风险大增。而在矫正屈曲 / 外翻 / 内旋畸形时，在矫正屈曲、外翻畸形过程中由畸形所导致的这种轴向旋转将可抵消对腓总神经的牵拉。医生可将个畸形参数输入电脑程序，电脑可按照既定的参数和角度对畸形进行逐步矫正，直到畸形消失（骨折复位）。

二次矫正

由于最初的 X 线片处于非正交状态，或测量时出现错误，或在安装过程中克氏针或固定针过度弯曲，或矫正后仍有残余的骨骼畸形，使得我们对患者必须进行二次矫正。进行二次矫正时只要按照初次矫正时的测定方法重新测定各畸形参数并再次输入计算机程序，选择总残余畸形矫正程序对残余的畸形进行矫正即可。另外在逐步矫正过程中，计算机程序可随时根据输入参数的变化而做出相对应的矫正。

基于互联网软件的骨折逐步复位

在利用 Taylor 空间外固定之间对骨折进行初步固定后，可通过基于互联网骨折畸形矫正软件对骨折进行复位。医生首先应登录网站（图 30.44）。登录成功后，外科医生可选择以前保留的患者信息，对其相关的参数或信息重新更改后再以另外的名字进行保存。也可新建一个用户（图 30.45A）。患者及其相关信息以及特殊的病例可保存到一个安全的互联网服务器上。

医生可以按照选项卡的提示逐条输入患者相关信息及参数，直至该程序所要求的信息都填写完整。在每一步填写过程中，对于必须填写的信息程序会自动提醒医生进行填写。

开始界面如图 30.45B 所示，输入患者信息，选择拟要矫正的部位。在第一个窗口医生选择工作模式，可采用总残余畸形矫正或全部畸形矫正模式。当输入患者信息并成功保存后，病例名称将显示于该病例默认标题。

在下一个窗口（图 30.46），选择近端或远端骨折块作为参照物，输入骨折的 6 个畸形参数。当 6 个畸形参数输入后，软件会自动计算出骨折需要矫正的移位和成角畸形数值。如果采用“Dowel View”，蓝色棒的尖端即是起点，绿色棒的尖端即为对应点。

在下一个窗口中使用下拉菜单选择近

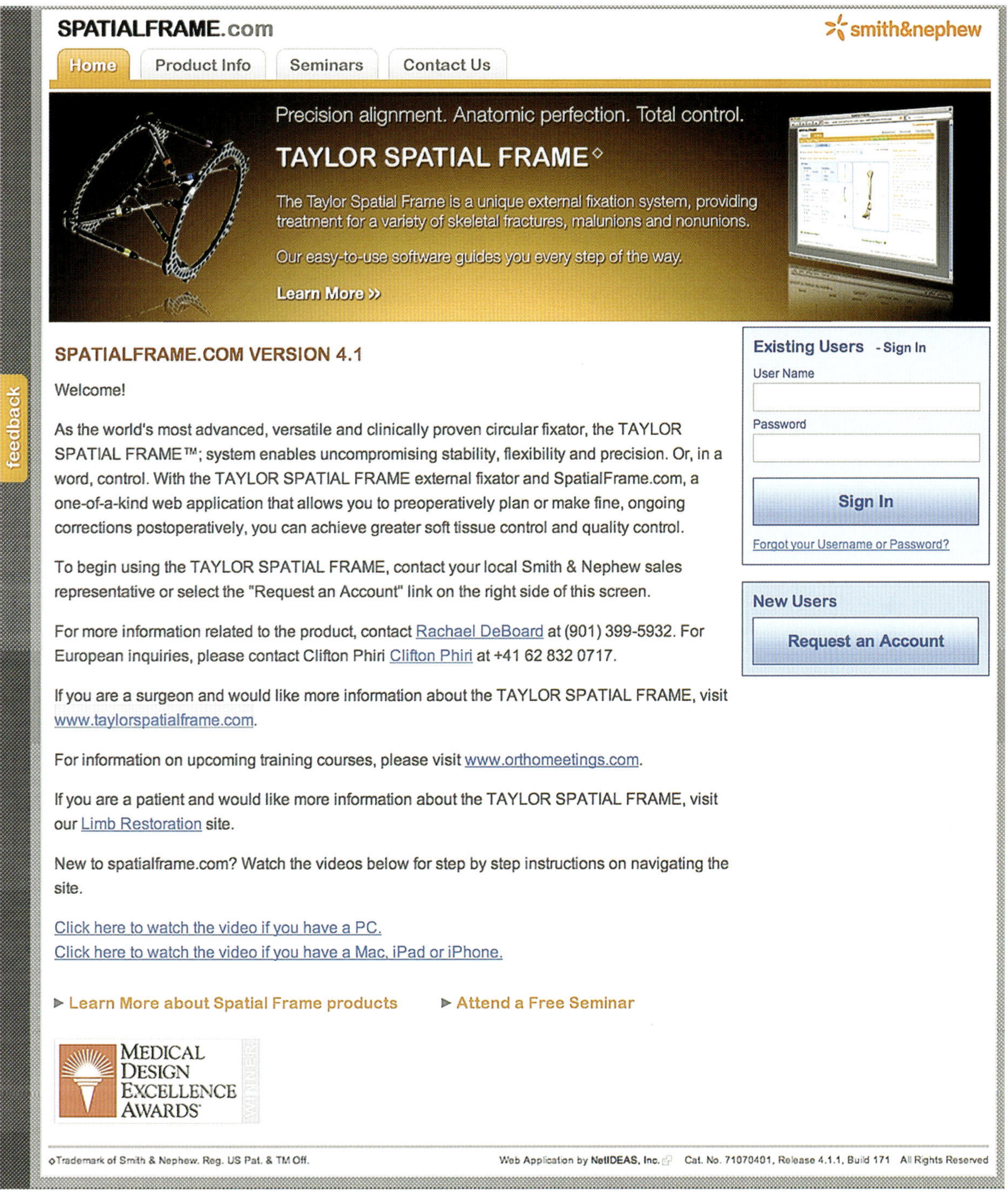

图 30.44　基于网络的矫正程序软件的首页，通过此程序可实现对骨折畸形的逐步矫正，也可对骨折固定后的残余畸形进行矫正 (© Smith & Nephew, Inc. 2001, 2003, 2012.)

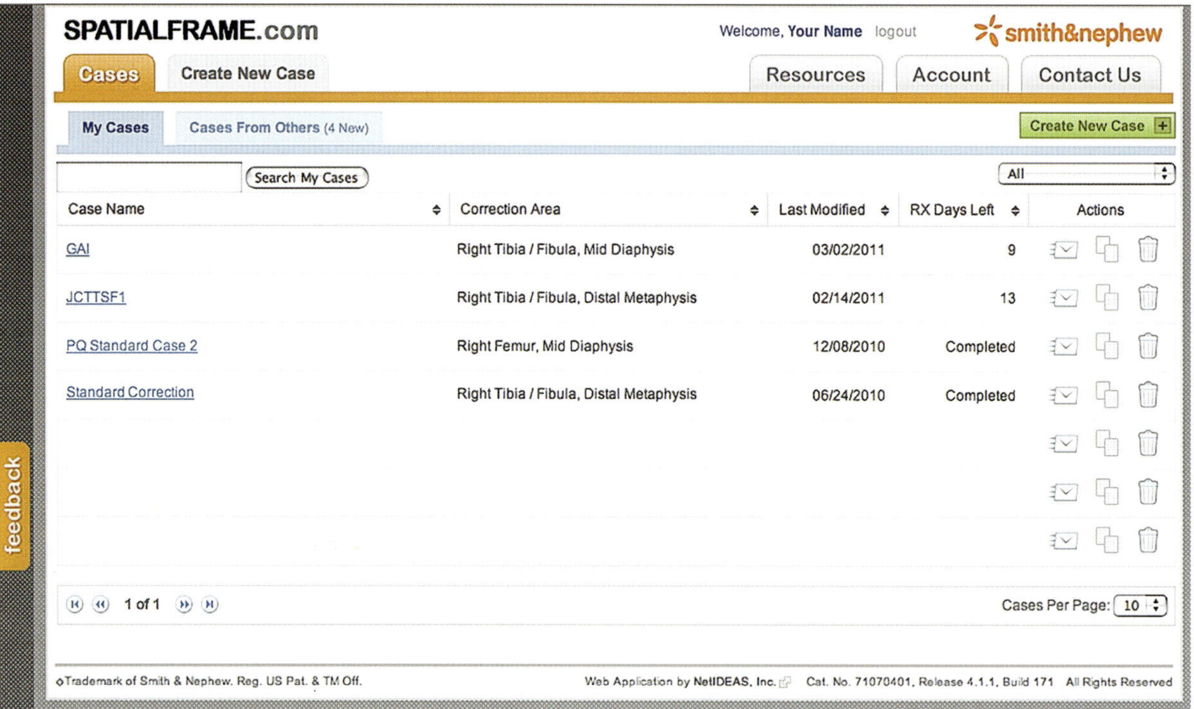

A

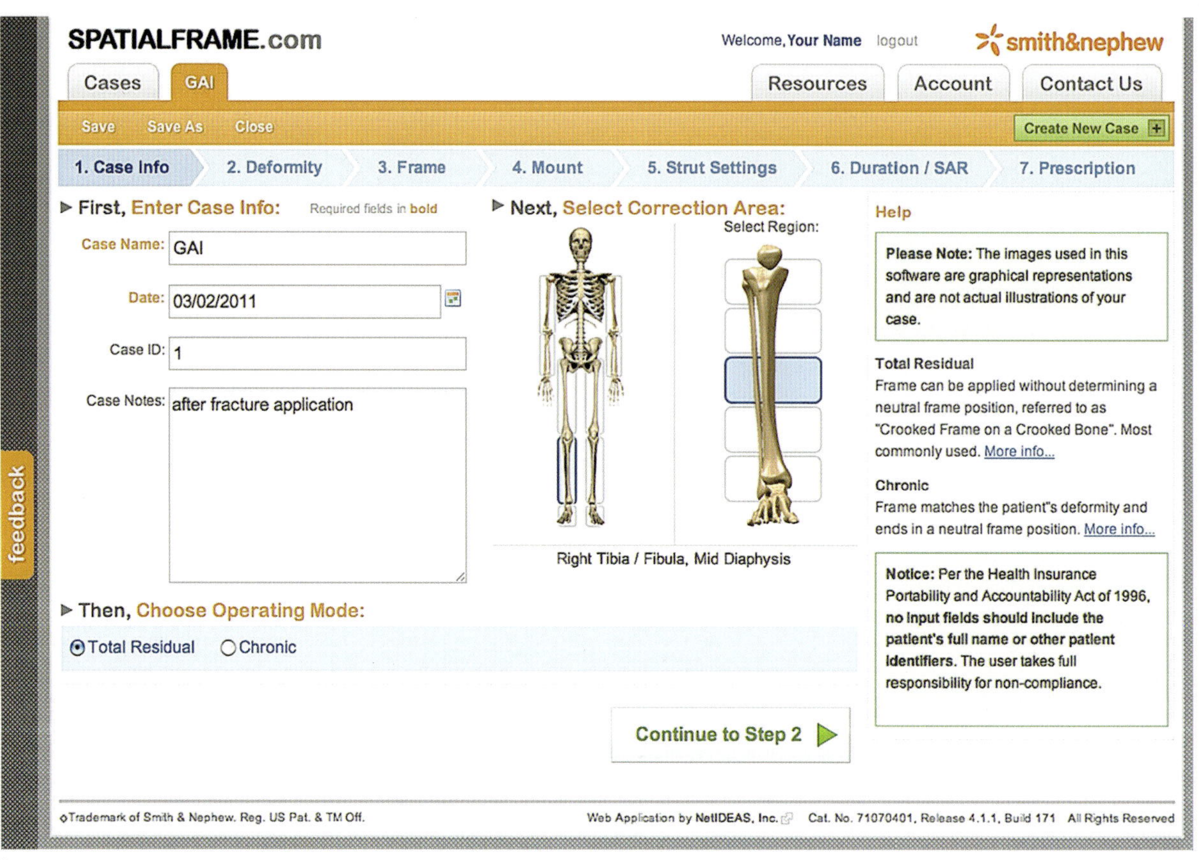

B

图 30.45 A. 病例部分的打开、修改与保存。可以打开会员提供的病例，也可直接新建病例（© Smith & Nephew, Inc. 2001, 2003,2012.）B. 病例部分中，通过病例信息可以区分患者，在图示中选择相应的侧别与部位，手术模式可选择“Total Residual”或“Chronic”。术者注意部分可自行填写并保存（© Smith & Nephew, Inc. 2001, 2003, 2012.）

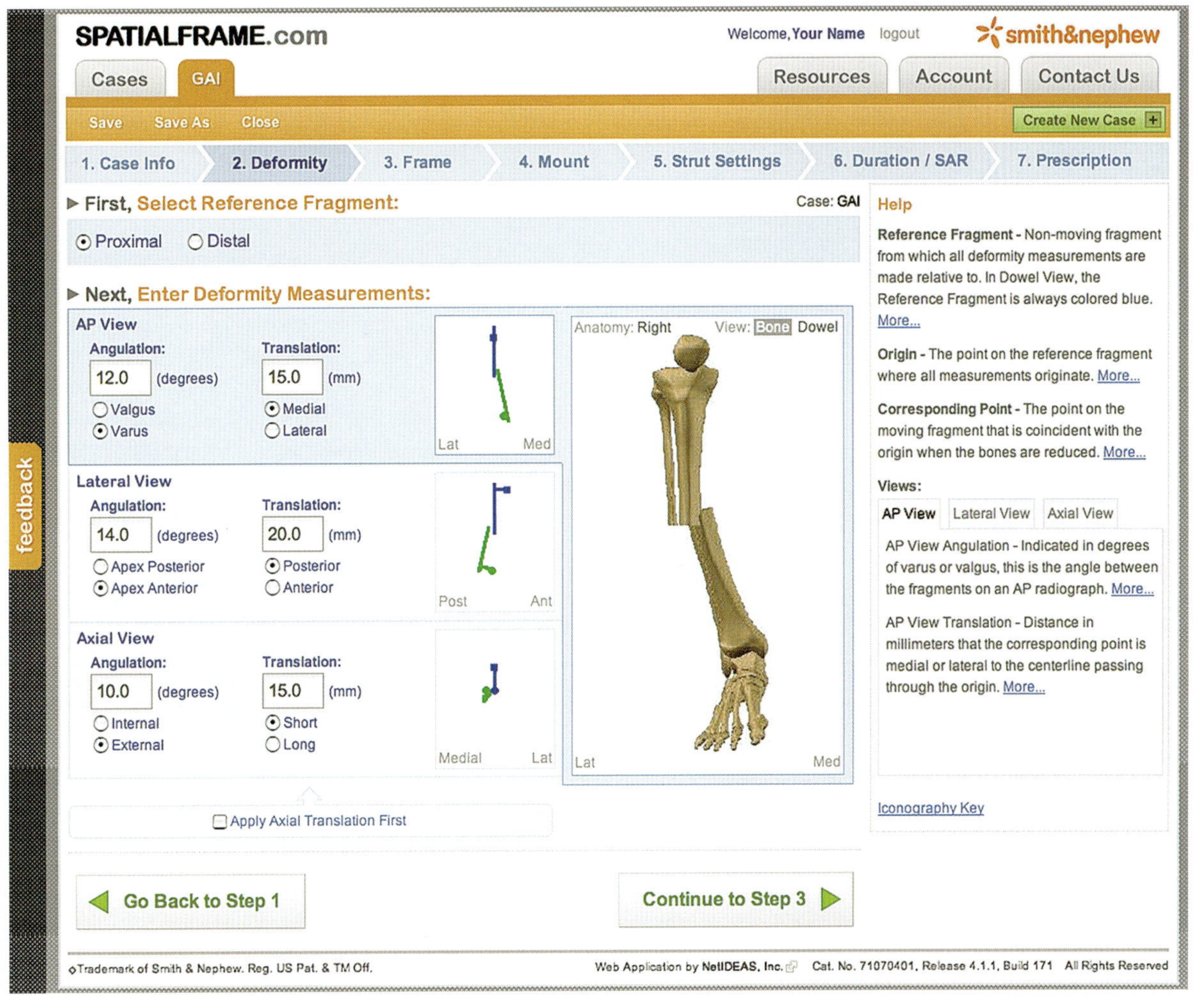

图 30.46　选择近端或远端骨折块作为参照物，输入骨折的 6 个畸形参数。当 6 个畸形参数输入后，软件会自动计算出骨折需要矫正的移位和成角畸形数值。如果采用“Dowel View”，蓝色棒的尖端即是起点，绿色棒的尖端即为对应点 (© Smith & Nephew, Inc. 2001, 2003, 2012.)

端和远端环的直径和类型、连接杆类型（图 30.47）。

接着将基准环相对于起始点的位置输入至安装参数上，从电脑自动生成的视窗上确定参照环的位置（图 30.48）。

随后将 6 根连接杆各自的长度输入至下一个视窗里（图 30.49）。这时从计算机上可以看到弯曲的外固定支架固定在弯曲的骨骼上的示意图。

最终的参数计算出来后，6 根连接杆最终的设置也可从电脑上显示出来，随后 Taylor 空间骨外固定架固定骨折的示意图也可显示出来。

在下一步视窗里输入极限状态下和最大安全速度下的结构坐标（图 30.50）。由计算机计算将畸形矫正至设定状态所需要的时间。医生也可对时间进行设定。

下一个视窗（图 30.51）显示的是 Taylor 空间外固定支架的框架参数，计算机程序将按照上述参数对畸形进行矫正。从这个视图中我们可以看到连接杆每天需要矫正的尺寸和高度。

在同一个视窗内，有一个选择医生诊治报告的选项卡，在这个选项卡上可以看到再次接受治疗的患者的相关信息（图 30.51B），如安装参数、连接杆最初和最后的设置、在极限状态下外固定架结构的坐标和在安全的矫正速度，以及每天的矫正计划和时间表。在矫正过程中，

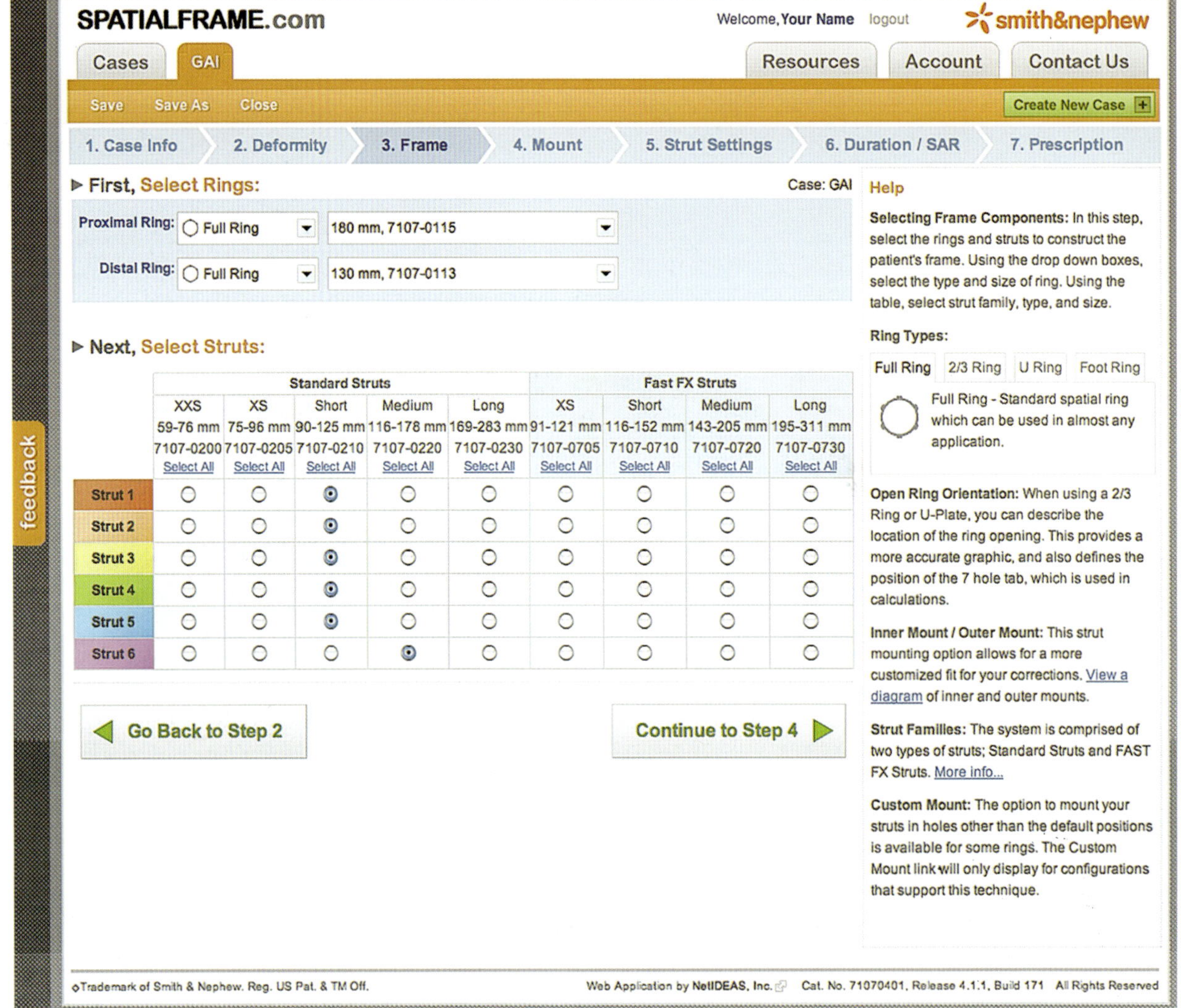

图 30.47 在下拉菜单中选择近端和远端环的直径和类型、连接杆类型，并输入患者身高等参数 (© Smith & Nephew, Inc. 2001, 2003, 2012.)

计算机程序会通过采用彩色字体或信息对一些关键的时间点或操作进行提前提示，并按照时间顺序对连接杆的矫正变化进行显示和说明。

第一步可以通过总残余畸形矫正程序按照既定的程序对骨折成角畸形、旋转畸形和短缩畸形进行矫正（图 30.52 A~D），第二步对移位畸形进行矫正（图 30.52D~F）。在第一步中，仅输入与成角、旋转、和短缩有关的畸形参数以对上述畸形进行矫正；第二部将骨折在正位片和侧位片上的移位畸形参数输入程序，软件会按照既定的程序将骨折恢复到其原来的解剖位置。

在 4.1 版本中的畸形选项卡中，有对轴向移位进行矫正的选项，选中后系统会提示操作者输入相关的畸形参数。在完成矫正后，系统会显示相关操作参数和矫正报告。

术后处理

患者一般情况允许后，患者患肢可部分负重适度活动。术后 5~7 天，对伤口及钉道局部的皮肤进行清理，这种操作一般在门诊进行。术后首次返院复诊时复查正侧位 X 线片。复查拍片时范围应足够大，视野内应包括环的全部，只有这样才可以精确测量各相关安装参数。在治疗过程中尤其是在外固定支架逐步调整过程

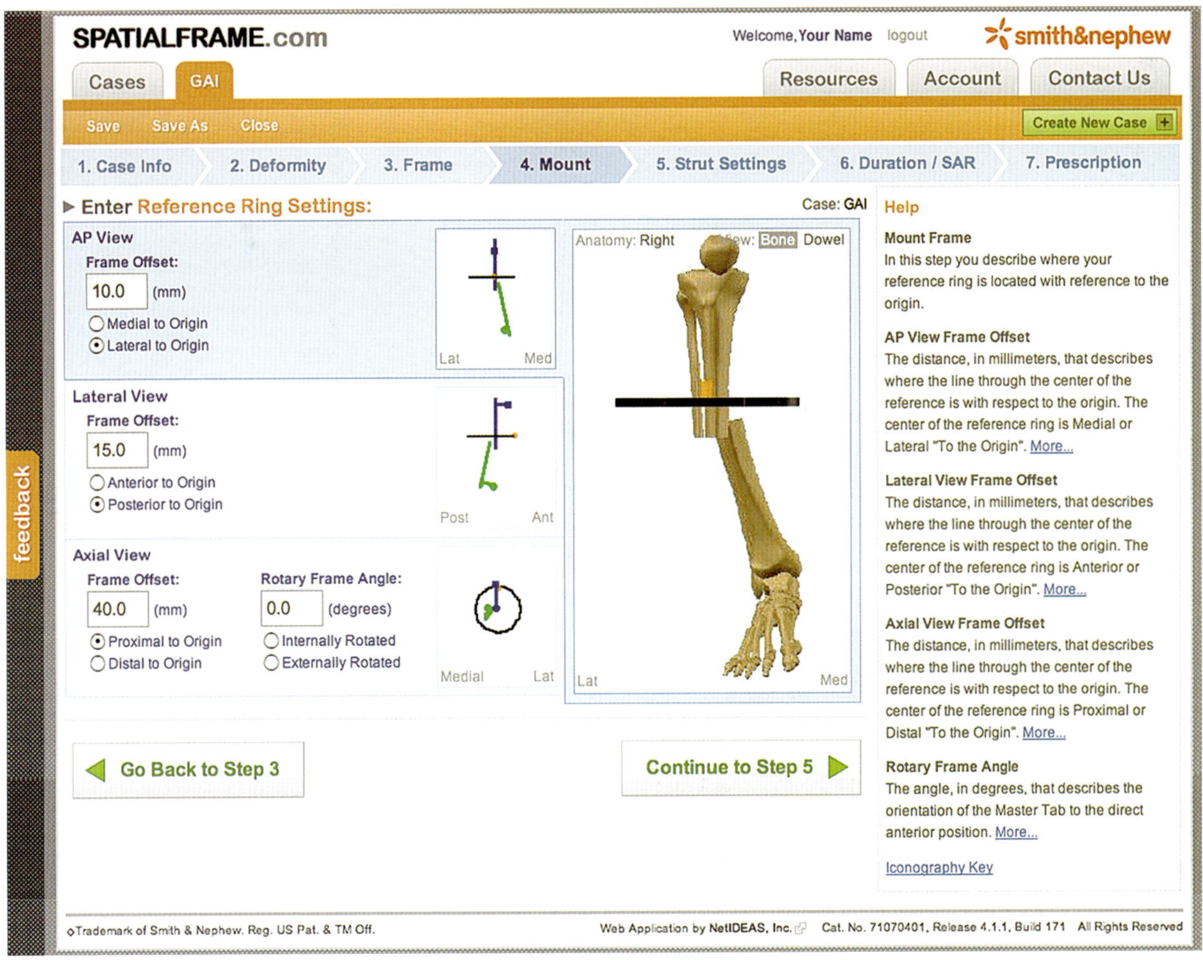

图 30.48　将基准环相对于起始点的位置输入至安装参数上，从计算机自动生成的视窗上确定参照环的位置 (© Smith & Nephew, Inc. 2001, 2003, 2012.)

中应每隔 1~2 周来医院复诊一次。骨折复位 1~2 周后要对外固定支架进行适度调整。根据情况可对外固定支架进行多次调整，一般进行 1~2 次微调即可。

在治疗期间应口服抗生素预防感染。骨折愈合受多种因素影响 [10, 11, 15, 22]，其愈合时间一般介于 7~24 周，平均为 18 周。如果患者主诉钉道或克氏针固定处疼痛，可能是其固定针松弛，此时应对相应的固定针或克氏针进行重新固定拧紧。

骨折愈合后，患者患肢应逐步增加负重活动。一般情况下，患肢术后 8~10 周内应拄单拐进行部分负重活动，术后 12 周患肢可完全负重进行康复练习。当患者完全负重且复查 X 线片提示骨折完全愈合后，可拆除 1~2 根连接杆，并让患者行走 30 min。如果患者活动过程中无疼痛，可让患者回家。患者在 4 根连接杆固定的外固定支架固定下，在家活动行走一周后回医院复诊。如行 X 线检查依然提示骨折局部愈合良好，和上次检查无明显改变，患者无疼痛，此时可完全拆除外固定支架。一般在局麻下即可将外固定架拆除。但是如果较为复杂的外固定架，可在全麻或静脉镇静麻醉下进行拆除。多数情况下，拆除外固定支架后给予预制的小腿支具对患肢进行保护数周。

如果采用脚板或 U 型板来增加骨性结构稳定性、保护软组织或预防马蹄足软组织挛缩时，可增加一个与外固定支架相连且能负重的辅助步行板（图 30.53）。同时，必要时可在患侧的鞋上戳孔以方便克氏针或固定针对患肢进行固定。

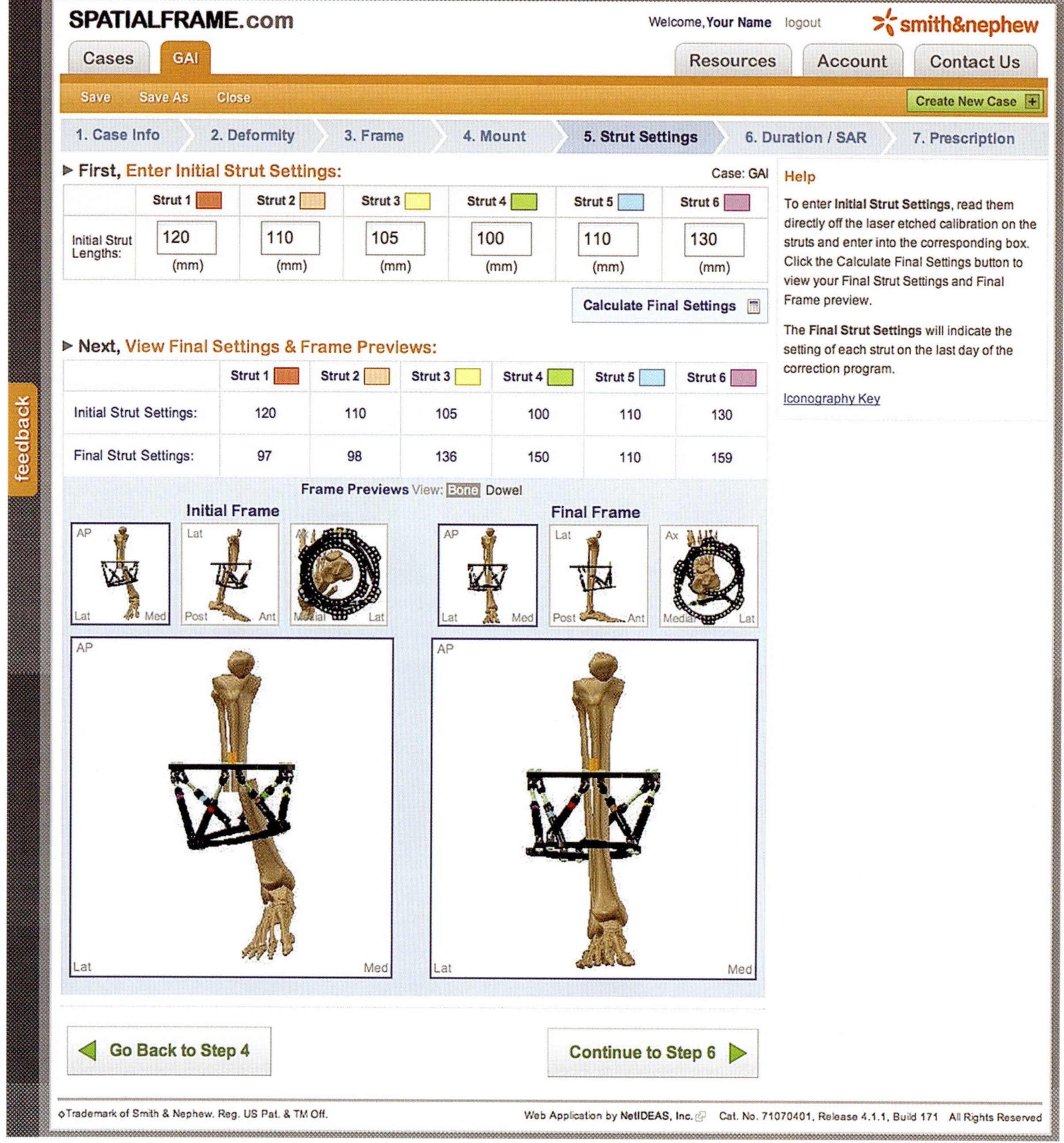

图 30.49　将 6 根连接杆各自的长度输入至视窗相应的位置上。这时从计算机上可以看到弯曲的外固定支架固定在弯曲的骨骼上的示意图。最终的参数计算出来后，6 根连接杆最终的设置也可从电脑上显示出来，随后 Taylor 空间骨外固定架固定骨折的示意图以及最终矫正后的示意图也可在屏幕上显示出来 (© Smith & Nephew, Inc. 2001, 2003, 2012.)

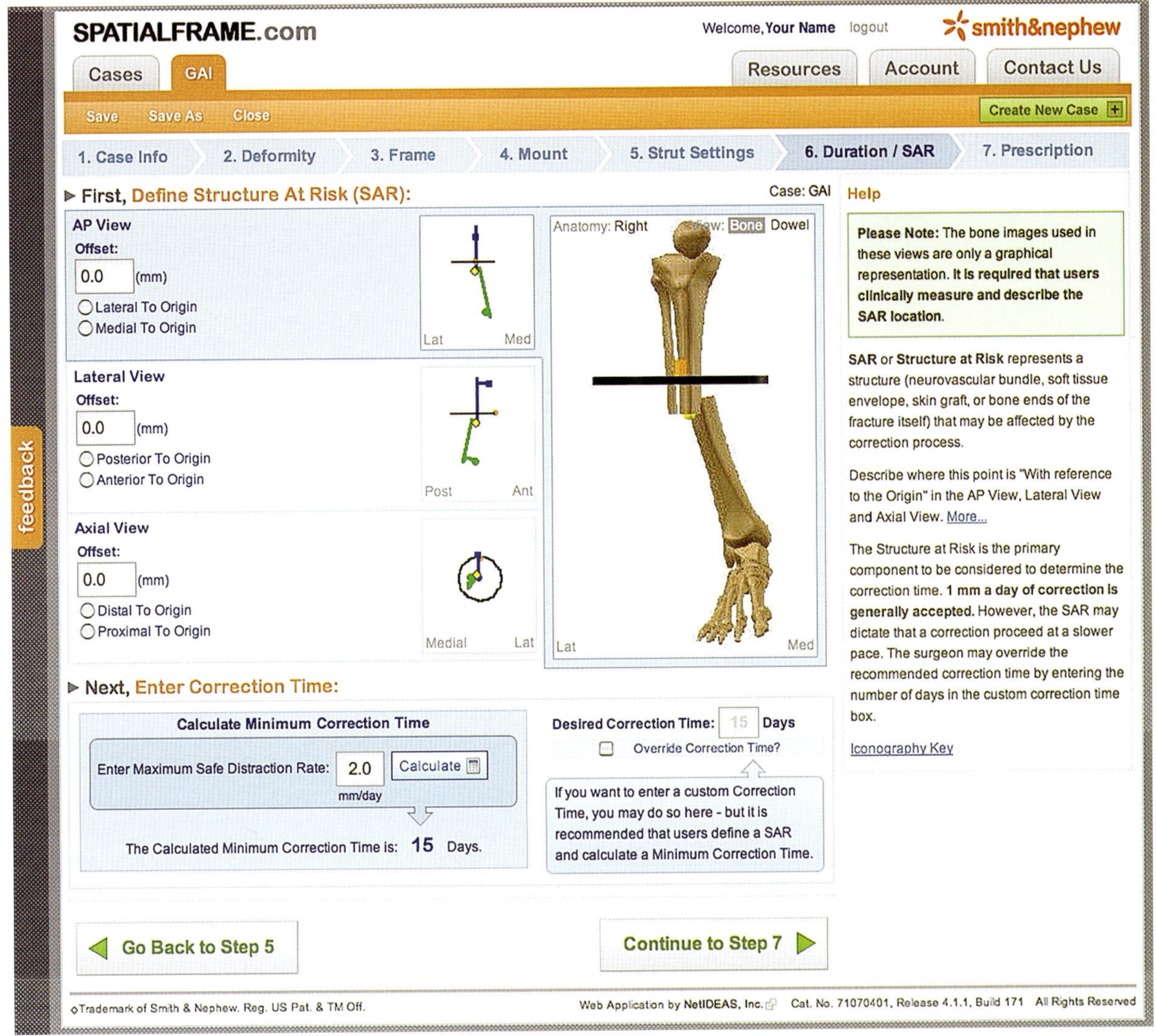

图 30.50　在下一步视窗里输入极限状态下和最大安全速度下的结构坐标。由计算机计算将畸形矫正至设定状态所需要的时间，医生也可根据需要对矫正时间进行设定 (© Smith & Nephew, Inc. 2001, 2003, 2012.)

并发症

如果外固定架牢固无松动且克氏针和固定钢针插入正确，术后一般不会发生并发症。对于术后并发症，医生应有足够的警惕和重视。在初次复位后，对于残留任何骨骼畸形的患者均应进行畸形矫正。术后应预防马蹄足畸形，在条件允许情况下尽可能下地负重活动。

术前、术后均应对下肢供应足部的动脉血管进行彩色多普勒超声检查。术中如发现患者脉搏消失或克氏针 / 固定钢针钉道处出血不止，提示可能有动脉损伤。术后自钉道处出血往往是该处的血管受损所致，常需要进行手术处理。

术后患侧足的中立位置非常重要。如果患者术后不能主动背伸，可予以加垫夹板固定或吊带悬吊以预防马蹄足挛缩畸形。如果术后患者因为疼痛或肿胀导致不能主动将踝关节背伸至中立位，应以吊带或术后矫正鞋将足固定在 Taylor 空间骨外固定支架上。此外，随着术后患足逐渐消肿，疼痛逐步缓解，也可选用动力吊带逐步将患侧足背伸至中立位，以预防马蹄足畸形。如前所述，有以下情况者为马蹄足挛缩畸形的高危因素：胫骨远端骨折，开放性损伤，伴有腓总神经损伤的胫骨近端骨折，头部损伤

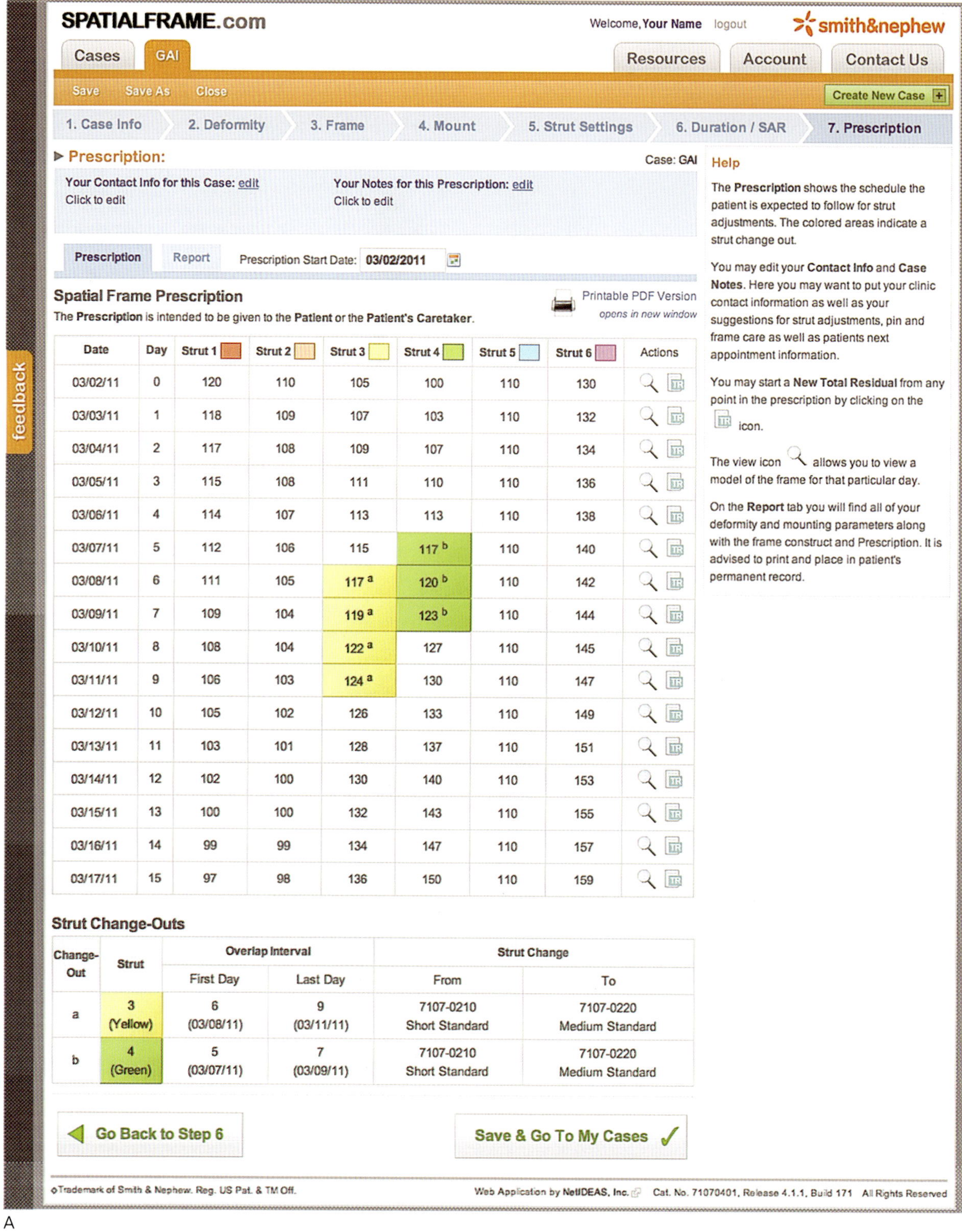

A

图 30.51 A. 视窗显示的是 Taylor 空间骨外固定支架的框架参数，计算机程序将按照上述参数对畸形进行程序化矫正。从这个视图中可以看到连接杆每天需要矫正的尺寸和高度 (© Smith & Nephew, Inc. 2001, 2003, 2012.)。B. 在同一个视窗内，有一个选择医生诊治报告的选项卡，在这个选项卡上可以看到再次接受治疗的患者的相关信息。如安装参数、连接杆最初和最后的设置、在极限状态下外固定架结构的坐标和在安全的矫正速度，以及每天的矫正计划和时间表。在矫正过程中，计算机程序会通过采用彩色字体或信息对一些关键的时间点或操作进行提前提示，并按照时间顺序对连接杆的矫正变化进行显示和说明 (© Smith & Nephew, Inc. 2001, 2003, 2012.)

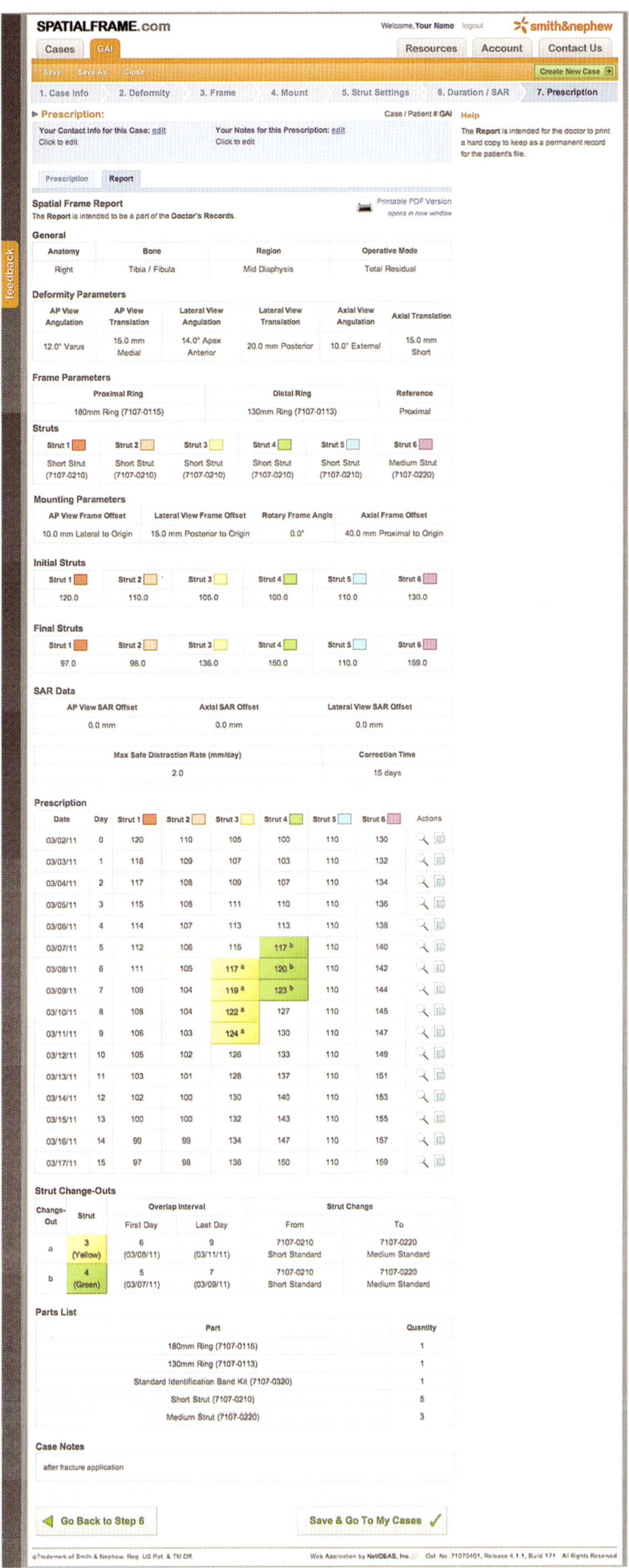

SPATIALFRAME.com　Welcome, Your Name　logout　smith&nephew

Cases　GAI　Resources　Account　Contact Us

Save　Save As　Close　Create New Case

1. Case Info　2. Deformity　3. Frame　4. Mount　5. Strut Settings　6. Duration / SAR　7. Prescription

▶ Prescription:　Case / Patient #: GAI

Your Contact Info for this Case: edit
Click to edit

Your Notes for this Prescription: edit
Click to edit

Help
The Report is intended for the doctor to print a hard copy to keep as a permanent record for the patient's file.

Prescription　Report

Spatial Frame Report
The Report is intended to be a part of the Doctor's Records.

Printable PDF Version
opens in new window

General

Anatomy	Bone	Region	Operative Mode
Right	Tibia / Fibula	Mid Diaphysis	Total Residual

Deformity Parameters

AP View Angulation	AP View Translation	Lateral View Angulation	Lateral View Translation	Axial View Angulation	Axial Translation
12.0° Varus	15.0 mm Medial	14.0° Apex Anterior	20.0 mm Posterior	10.0° External	15.0 mm Short

Frame Parameters

Proximal Ring	Distal Ring	Reference
180mm Ring (7107-0115)	130mm Ring (7107-0113)	Proximal

Struts

Strut 1	Strut 2	Strut 3	Strut 4	Strut 5	Strut 6
Short Strut (7107-0210)	Short Strut (7107-0210)	Short Strut (7107-0210)	Short Strut (7107-0210)	Short Strut (7107-0210)	Medium Strut (7107-0220)

Mounting Parameters

AP View Frame Offset	Lateral View Frame Offset	Rotary Frame Angle	Axial Frame Offset
10.0 mm Lateral to Origin	15.0 mm Posterior to Origin	0.0°	40.0 mm Proximal to Origin

Initial Struts

Strut 1	Strut 2	Strut 3	Strut 4	Strut 5	Strut 6
120.0	110.0	105.0	100.0	110.0	130.0

Final Struts

Strut 1	Strut 2	Strut 3	Strut 4	Strut 5	Strut 6
97.0	98.0	136.0	150.0	110.0	159.0

SAR Data

AP View SAR Offset	Axial SAR Offset	Lateral View SAR Offset
0.0 mm	0.0 mm	0.0 mm

Max Safe Distraction Rate (mm/day)	Correction Time
2.0	15 days

Prescription

Date	Day	Strut 1	Strut 2	Strut 3	Strut 4	Strut 5	Strut 6	Actions
03/02/11	0	120	110	105	100	110	130	
03/03/11	1	118	109	107	103	110	132	
03/04/11	2	117	108	109	107	110	134	
03/05/11	3	115	108	111	110	110	136	
03/06/11	4	114	107	113	113	110	138	
03/07/11	5	112	106	115	117 b	110	140	
03/08/11	6	111	105	117 a	120 b	110	142	
03/09/11	7	109	104	119 a	123 b	110	144	
03/10/11	8	108	104	122 a	127	110	145	
03/11/11	9	106	103	124 a	130	110	147	
03/12/11	10	105	102	126	133	110	149	
03/13/11	11	103	101	128	137	110	151	
03/14/11	12	102	100	130	140	110	153	
03/15/11	13	100	100	132	143	110	155	
03/16/11	14	99	99	134	147	110	157	
03/17/11	15	97	98	136	150	110	159	

Strut Change-Outs

Change-Out	Strut	Overlap Interval		Strut Change	
		First Day	Last Day	From	To
a	3 (Yellow)	6 (03/08/11)	9 (03/11/11)	7107-0210 Short Standard	7107-0220 Medium Standard
b	4 (Green)	5 (03/07/11)	7 (03/09/11)	7107-0210 Short Standard	7107-0220 Medium Standard

Parts List

Part	Quantity
180mm Ring (7107-0115)	1
130mm Ring (7107-0113)	1
Standard Identification Band Kit (7107-0320)	1
Short Strut (7107-0210)	5
Medium Strut (7107-0220)	3

Case Notes

after fracture application

Go Back to Step 6　Save & Go To My Cases

©Trademark of Smith & Nephew. Reg. US Pat. & TM Off.　Web Application by NetIDEAS, Inc.　Cat. No. 71070401, Release 4.1.1, Build 171　All Rights Reserved

B

图 30.51（续）

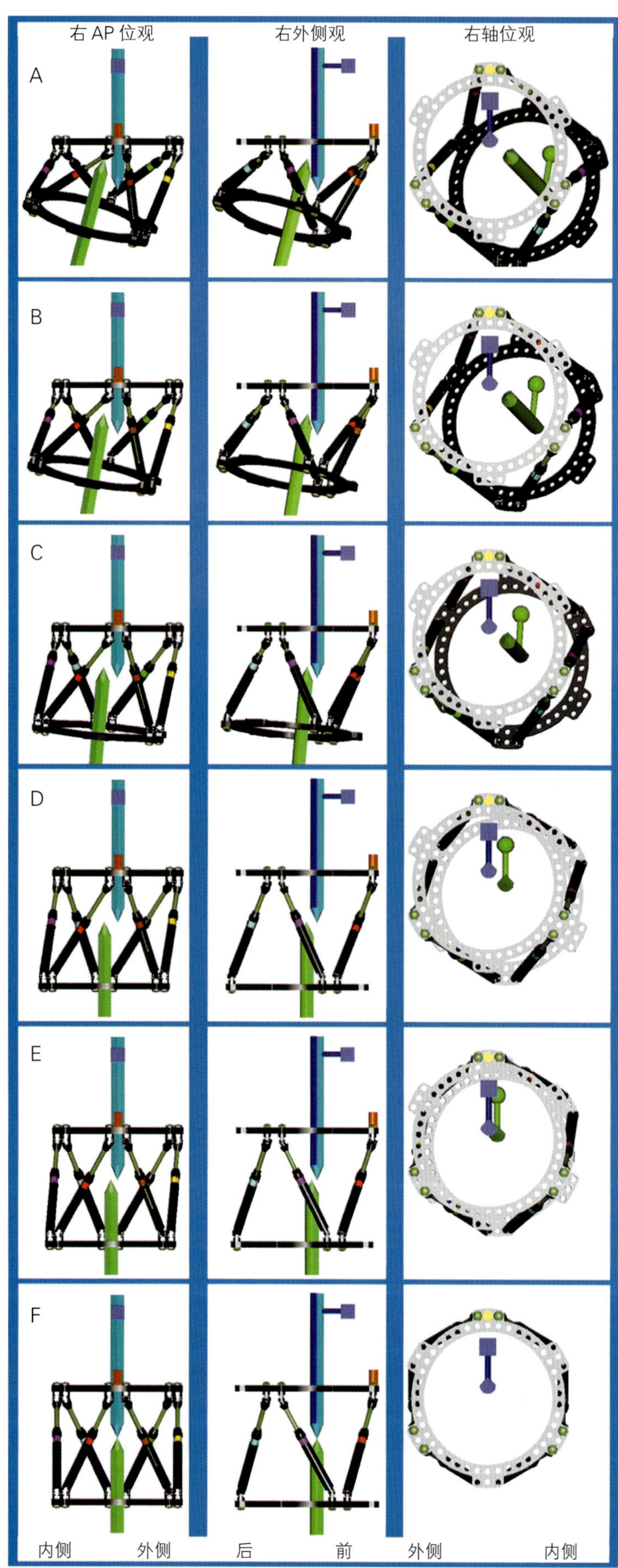

图 30.52 利用本程序通过两步可对骨折实现点复位。第一步可以通过总残余畸形矫正程序按照既定的程序对骨折成角畸形、旋转畸形和短缩畸形进行矫正（A~D），第二步对移位畸形进行矫正（D~F）。在第一步中，仅输入与成角、旋转、和短缩有关的畸形参数以对上述畸形进行矫正；第二部将骨折在正位片和侧位片上的移位畸形参数输入程序，软件会按照既定的程序将骨折恢复到其原来的解剖位置 (© J. Charler Taylor.)

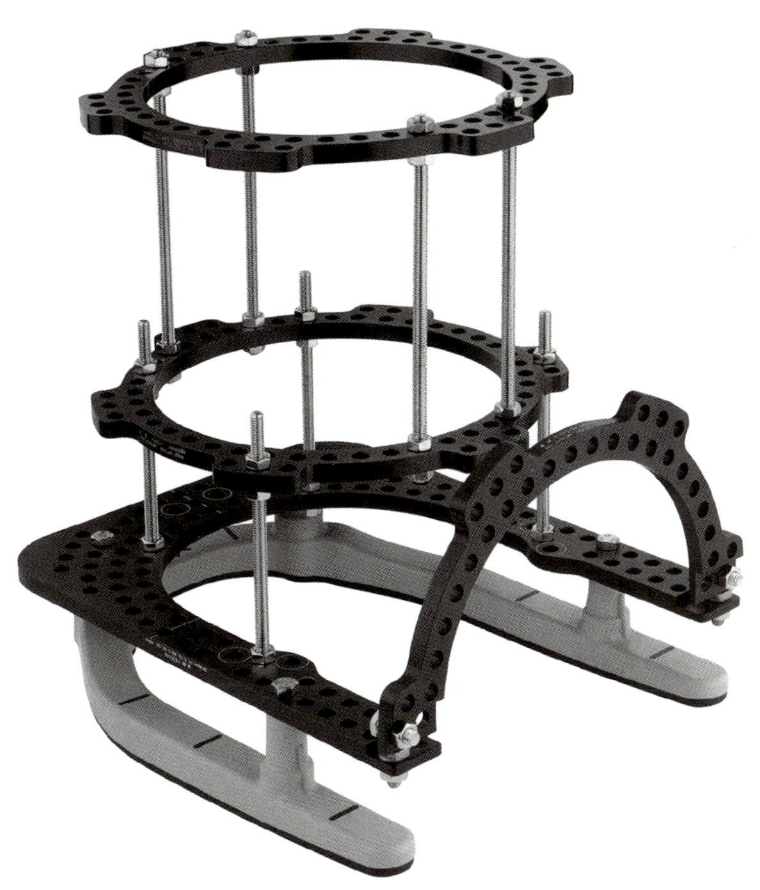

图 30.53　图中所示的是一个可承重的辅助步行板，必要时可用此板对胫骨骨折患者脚部进行固定 (© Smith & Nephew, Inc. 2001, 2003, 2012.)

以及挤压综合征。如患者有上述情况，即便是骨折稳定也需要将患侧足固定至外固定架上。适度的部分负重下地活动有利于骨折愈合，也有利于预防患侧踝关节和足部的畸形。

有些马蹄足挛缩畸形的患者，尤其是术中采用多根克氏针交叉固定的患者，在拆除外固定架后患肢负重行走并辅以物理治疗，马蹄足挛缩畸形可逐渐恢复。如上述方法无效，可采用跨踝关节的空间支架进行辅助矫正治疗，该方法可跨踝关节牵引矫正 4~5 mm 马蹄足畸形。

对于胫骨干骨折的后的挛缩症状，可通过空间外固定支架联合脚部固定板进行矫正。脚部固定板一般通过 Ilizarov 铰链连接在远端环上，如果空间允许，可在胫骨远端环和脚部固定板之间安装连接杆，通过不同连接杆长度的变换对挛缩畸形进行矫正。

如果软组织条件允许，自术后第五天开始，克氏针或固定针道局部的皮肤应每天以抗菌药皂和清水进行清洗，而后在局部以油砂进行覆盖包裹，以减少软组织活动。利用外固定支架治疗成人骨折一般平均需要 4.5 个月，在此期间口服抗生素常见但并非必需。在治疗期间，如果患者诉某个钉道突发疼痛，往往是该固定针或克氏针松动的征兆，此时可对其进行重新固定，而后患者的痛感会很快消失。如果治疗期间钉道处有红色液体引出，可口服或静脉滴注抗生素进行抗炎对症治疗。如果上述方法无效，必要时应将该固定针或克氏针拔除。

采用外固定治疗骨折，自原始骨痂形成至骨折愈合，在其愈合过程中有一特殊的骨折愈合模式。通过一系列研究发现，成人胫骨干骨折采用外固定支架治疗，其愈合时间约为 4.5 个月[10, 11, 15, 22]。可通过患肢内翻 / 外翻或屈伸活动来检查骨折愈合情况，也可通过 CT 检查来评估骨折愈合情况。如果通过检查发现，术后 3 个月骨折复位良好，但骨折仍无愈合迹象，可考虑在骨折局部进行自体植骨来治疗延迟愈合。当然，此时应详细检查外固定支架是否出现松动。必要时可增加固定针和附加固定环以延长器固定的长度和水平。

临床上采用 Taylor 空间骨外固定支架治疗胫骨骨折失败的情况少见。对于每一例病人均应仔细分析研究以制定最佳的治疗方案。对于治疗失败的患者，可采用以下措施进行补救：石膏或外固定支具、再次行外固定、髓内钉固定或钉板系统进行内固定，必要时可在骨折局部进行植骨。

结 果

与其他治疗方法相比，Taylor 空间骨外固定支架治疗效果优于其他外固定，优于髓内钉或钉—板内固定。在 Taylor 空间骨外固定支架发展过程中，经过了理论和实践反复验证。经证实，该支架在计算机程序上计算的准确程度高达百万分之一英尺和万分之一度。其组合后的精确程度为 1 mm 的移位和 0.6° 的成角畸形。Taylor 空间骨外固定支架在轴向载荷方面和 Ilizarov 外固定系统一样坚固，在弯曲可扭转载荷方面是 Ilizarov 外固定系统的 2 倍。最近的研究表明，采用半螺纹固定针固定可提高所有型号的环的扭转载荷。用于直径为 155 mm 的固定环时可增加其轴向载荷。半螺纹固定针的使用也可顾及骨折的轴向微动[2]。

空间外固定架是在 1996 开始应用于临床，有关空间外固定支架的早期报道是用来治疗骨折和矫正畸形，但事实上外固定支架最早是用来矫正畸形和治疗骨不连的[4~9]，随后又逐步用于治疗成人和青少年骨折[6, 10~16]。从以往经验来看，骨不连是外固定系统治疗骨折最常见的并发症，这是由于初次术后无法根据需要及时对外固定支架进行调整，从而导致出现骨不连，最后又不得不进行二次手术处理。对患者而言，二次手术不仅有风险，而且我们在复位一处骨折的过程中，其他部分已经复位的骨折可能会再次出现复位丢失。

而 Taylor 空间骨外固定支架系统最大的优势是在初次手术固定后可根据需要进行多次调整。这种外固定系统通过调整 6 根连接杆的长度来达到复位骨折的目的，从连接杆的指示刻度上我们可以清楚地知道骨折每天的变化。MacFadyen 和 Atkins[11] 报道 Taylor 空间骨外固定架系统矫正骨折的准确率为 100%，基本上做到了对所有的骨块进行解剖复位。Binski 和 Hutchinson[10]，MacFadyen 和 Atkins[11]，以及 Whately[15] 报道利用 Taylor 空间骨外固定系统获得了 95%~100% 的骨折解剖复位率，术后患者骨折对位、对线均取得满意疗效。同样他们通过观察发现，96% 以上的患者初次手术后骨折愈合，需再次手术治疗的患者少，仅有约 5% 的患者因延迟愈合而再次手术。

Chaudhary[16] 报道 23 例胫骨骨折经 Taylor 空间骨外固定架系统治疗取得了完美的骨折复位。Elbatrawy 和 Fayed[17] 对 29 例骨折和畸形进行了复位和矫正，取得了理想的疗效。Manner 等[18] 比较了 Taylor 空间骨外固定支架系统和传统的外固定架在矫正畸形时疗效后指出，Taylor 空间骨外固定支架系统疗效更佳，矫正畸形更精确。

Lovisetti 等[19] 报道利用 Ilizarov 和 Taylor 空间骨外固定支架系统治疗胫骨骨折，有 7 例患者出现钉道局部出现骨和皮肤热坏死。不少文献指出，在治疗股骨远端 IIIC 型骨折时，初次手术时就应确保外固定支架放置位置好且稳固，直到骨折愈合而无须再次对外固定支架进行调整[20, 21]，以避免不必要的二次损伤。

Eidelman 与 Katzman[22] 报道，利用 Taylor 空间骨外固定支架系统治疗小儿复杂胫骨骨折，无论是急性期还是延迟治疗均取得满意疗效。Gessman 等[23] 和 Nho 等[24] 利用 Taylor 空间骨外固定支架系统通过创建临时的骨折畸形修复局部皮肤软组织损伤，待皮肤软组织愈合至一定程度后再对创建的骨折畸形逐步进行矫正，也取得了满意的疗效。

最后，在治疗伴有骨缺损的严重骨折方面，Taylor 空间骨外固定支架系统优势明显。Rozbruch 等[25] 通过骨折远端截骨，利用 Taylor 空间骨外固定支架系统对远端截下来的骨段进行环状固定并逐步精确地将其向近端搬移，从而达到治疗骨缺损的目的。骨搬移手术尤其适用于那些骨折伴骨缺损且局部皮肤较差，无法行植骨与皮瓣覆盖的患者[26]。

参考文献

1. Taylor JC. *Dynamic interfragmentary compression in oblique fractures stabilized with half pin external fixation: the steerage pin*. Poster Exhibit Annual Meeting American Academy of Orthopaedic Surgeons, February, 1994.
2. Khurana A, Byrne C, Evans S, et al. Comparison of transverse wires and half pins in Taylor Spatial Frame: a biomechanical study. *J Orthop Surg Res* 201027;5–23.
3. Taylor JC. *Complete characterization of a 6-axes deformity: complete correction with a new external fixator,* 'The Spatial Frame'. Presented at the annual meeting of ASAMI North America 1997.
4. Rozbruch SR, Helfet DL, Blyakher A. Distraction of hypertrophic nonunion of tibia with deformity using Ilizarov/Taylor Spatial Frame. *Arch Orthop Trauma Surg* 2002;122:295–298.
5. Taylor JC. *The Taylor Spatial Frame*. Invited Presidential Address at 1998 Annual Meeting of ASAMI North America. New Orleans, Louisiana.
6. Taylor JC. *The Rings first method for fractures and deformity correction*. Presented at the Annual Meeting of ASAMI North America 1999.
7. Taylor JC. *The spatial frame as a reconstructive hinge: theoretical and practical considerations*. Presented at the Annual Meeting of ASAMI North America 2000.
8. Taylor JC. 6, 6 + 6, *and* 6 × 6 *correction of ankle and foot deformities with the spatial frame*. Presented at the Annual Meeting of ASAMI North America 2003.
9. Taylor JC. *Reconciliation of CORA and origin/corresponding point methods of deformity characterization*. Presented at the Annual Meeting of ASAMI North America 2004, Toronto, Canada.
10. Binski JA, Hutchinson B. *Treatment of tibial shaft fractures with the Taylor Spatial Frame, The International Society for Fracture Repair*, Bologna, Italy, November 2–6, 2004.
11. McFadyen I, Atkins R. *The Taylor Spatial Frame in Limb Reconstruction: Review of 100 Cases*. Presented at the British Orthopaedic Association Annual Congress. September, 15–17, 2004, Manchester, England.
12. Taylor JC. *The last malunion with primary external fixation of fractures: the power of residual deformity correction with the spatial frame*. Presented at the Annual Meeting of ASAMI North America 2000.
13. Taylor JC. *Skew parameters and the total residual deformity correction: a geometric method*. Presented at the Annual Meeting of ASAMI North America 2001.
14. Taylor JC. *Complete correction of residual deformity following chronic deformity correction or fracture external fixation: the total residual deformity correction*. Presented at the Annual Meeting of ASAMI North America 2002.
15. Whately C. *The Taylor Spatial Frame for acute tibial fractures*. Presented at the Annual Meeting of ASAMI North America 2004, Toronto, Canada.
16. Chaudhary M. Taylor Spatial Frame—software-controlled fi xator for deformity correction—the early Indian experience. *Indian J Orthop* 2007;41(2):169–174.
17. Elbatrawy Y, Fayed M. Deformity correction with an external fixator: ease of use and accuracy? *Orthopedics* 2009;32(2):82.
18. Manner HM, Huebl M, Radler C, et al. Accuracy of complex lower-limb deformity correction with external fixation: a comparison of the Taylor Spatial Frame with the Ilizarov ring fi xator. *J Child Orthop* 2007;1(1):55–61.
19. Lovisetti G, Sala F, Thabet AM, et al. Osteocutaneous thermal necrosis of the leg salvaged by TSF/Ilizarov reconstruction. Report of 7 patients. *Int Orthop* 2011;35(1):121–126.
20. Sala F, Capitani D, Castelli F, et al. Alternative fixation method for open femoral fractures from a damage control orthopaedics perspective. *Injury* 2010;41(2):161–168.
21. Sala F, Albisetti W, Capitani D. Versatility of Taylor Spatial Frame in Gustilo-Anderson IIIC femoral fractures; report of three cases. *Musculoskelet Surg* 2010;94(2):103–108.
22. Eidelman M, Katzman A. Treatment of complex tibial fractures in children with the Taylor Spatial Frame. *Orthopedics* 2008;31(10).
23. Gessmann J, Baecker H, Graf M, et al. Operative treatment of pediatric open fractures of the lower limb using the Taylor Spatial Frame. *Unfallchirurg* 2010;113(5):413–417.
24. Nho SJ, Helfet DL, Rozbruch SR. Temporary intentional leg shortening and deformation to facilitate wound closure using the Ilizarov/Taylor Spatial Frame. *J Orthop Trauma* 2006;20(6):419–424.
25. Rozbruch RS, Weitman AM, Watson TJ, et al. Simultaneous treatment of tibial bone and soft-tissue defects with the Ilizarov method. *J Orthop Trauma* 2006;20(3):197–205.
26. Al-Sayyad MJ. Taylor Spatial Frame in the treatment of pediatric and adolescent tibial shaft fractures. *J Pediatr Orthop* 2006;26(2):164–170.

第 31 章　胫骨 Pilon 骨折：分期内固定

作者　David P. Barei　Daphne M. Beingessner
译者　金开基　徐晓东
校对　徐海林

引　言

由于常伴有复杂的骨与软组织损伤，Pilon 骨折的治疗常十分困难。Pilon 骨折是轴向应力传导至胫骨踝穴顶，由类似于杵臼撞击的机制所导致的一类损伤。这种损伤所导致的应力吸收可引起明显的骨折碎块、断端移位和轴向短缩，从而导致局部肿胀、挫伤和周围软组织的水疱形成（图 31.1）。

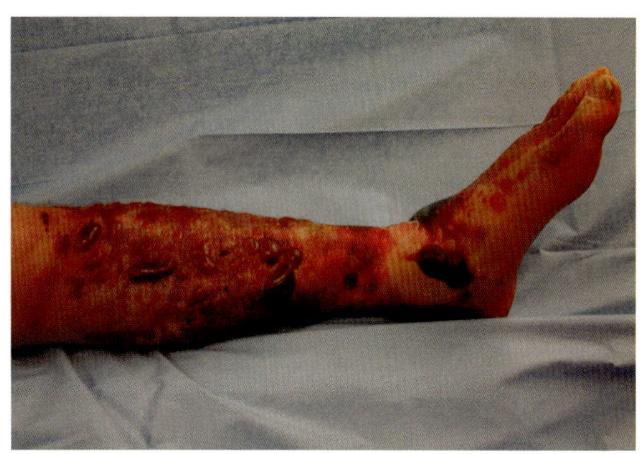

图 31.1　高处坠落伤所致高能量胫骨 Pilon 骨折患者的临床影像，由于同时合并其他危及生命的并发症，其在受伤 3 天后才接受手术。注意明显的血肿和骨折区域严重的水疱阻碍了此时行确定性手术

这类骨折多由高能量传导机制引起，如高处坠落、车祸或工业意外，少数也可由低能量扭转机制引起。不论何种机制均可导致严重的软组织损伤。损伤类型多样，但以轴向应力合并旋转应力多见，根据应力方向以及受伤时足踝部的姿势不同可导致多种不同的骨折类型。

Pilon 骨折可伴有多种损伤，部分研究显示 5% 的患者合并其他骨折或主要导致损伤。开放性损伤的比例可达 56%。但是，骨筋膜室综合征相对少见，报道发生率为 5%。血管损伤发生率可高达 52%，但多仅涉及 1 根血管，患者无缺血临床表现。

AO/OTA 分型系统试用于包括干骺端关节外骨折的胫骨远端骨折的所有类型，胫骨踝穴顶骨折分类为关节外骨折（43A）、部分关节内骨折（43B）和完全关节内骨折（43C）。根据骨折粉碎程度的不同，每个类别又可分为 3 组；然后根据骨折的其他特征可进一步分为数个亚组，如骨折线的方向、形状或部位，是否存在干骺端骨块粉碎，以及骨折块粉碎的程度和数量等。尽管这个分类系统将损伤分成 27 个不同类别给临床应用带来相当大的不便，但其对于确定外科处理策略还是非常有帮助的。

Ruedi 和 Allgower 于 1969 年发表的一篇英语文献介绍了胫骨踝穴顶骨折切开复位内固定（ORIF）的基本技术。这是一个非常重要的进展，其对于功能康复、关节炎并发症改善明显，相较于非手术治疗并发症明显减少。这篇里程碑式文献从此成为此类损伤治疗的基准参考，其 84 例患者中只有 3 例出现伤口深部感染。而在此后北美地区胫骨踝穴顶骨折行切开复位内固定患者伤口深部感染发生率则明显增高，功能恢复也不佳。Ruedi 和随后的其他人的研究至少有两处较大的不同：①损伤机制，尽管很少提及，Ruedi 的患者中 75% 在受伤当天即接受了手术治疗，14 例患者在延迟超过 7 天度过“严重肿胀和皮肤条件改善”之后接受手术，剩余的 6 例患者则一开始就以石膏固定，但其最终接受手术的时间则未提及。此外，在 Ruedi 报道的 84 例骨折中，其中 60 例（71%）于滑雪时受伤，19 例（23%）是 3~13 英尺（0.9~3.9 m）范围内的坠落伤，只有 5 例（6%）的患者属于高能量车祸伤。相比较而言，之后北美的相关文献中受伤至手术的延迟时间在 3~6 天，机动车碰撞损伤或其他工业致伤的高能量损伤患者比例更高。尽管其他变量也可能导致这种功能结果和并发症差异，手术时机和受伤机制的不同仍是最重要的原因并影响了之后超过 30 年胫骨 Pilon 骨折的治疗。

由于严重的软组织并发症可影响切开复位内固定（ORIF）手术的进行，这类损伤的理想治疗需要进行反复评估，并发展出现了分期 ORIF 策略。明确地说，是指需要在软组织条件得到一定程度的恢复后再进行确定性 ORIF 手术治疗。1999 年 Sirkin 等、Patterson 和 Cole 各自独立报告指出，历史上 Pilon 骨折 ORIF 术后感染并发症高发的原因，是由于在软组织肿胀和损伤程度较重时过早尝试复位固定。

关于这类损伤的最佳治疗仍有争议，但高能量胫骨 Pilon 骨折的分期 ORIF 策略能将伤口并发症发生率降至 Ruedi 和 Allgower 早期报告的水平。总之，对于闭合性 Pilon 骨折来讲，2%~5% 的伤口深部感染是相对正常的估计，而在开放性骨折则相对会更高。分期治疗需要早期应用跨关节外固定架，腓骨固定与否则没有要求。治疗成功的要点在于恢复肢体力线、长度和旋转，以及固定针应远离手术暴露区或可能放置内固定物的区域。这一策略可允许进一步行内固定手术以恢复关节面平整，同时降低发生软组织并发症的风险。此外，微创接骨板技术（MIPO）的发展改进、显露方式的进一步改善，以及低切迹解剖型接骨板的应用，使外科医师有了更多治疗此类复杂损伤的方法。

适应证与禁忌证

绝大多数移位型 Pilon 骨折均需手术内固定或外固定治疗，仅有少数情况可行非手术治疗。对于移位和粉碎性骨折，保守治疗常导致畸形愈合，偶尔也有不愈合情况发生。但对于一些完全无移位骨折，可采取石膏制动保守治疗直至出现骨折愈合的放射学表现，然后改行可去除石膏靴固定并逐渐负重。对伴有严重的内科并发症无法耐受手术的患者，或长期卧床者，可采取闭合复位石膏固定治疗。相应地，对于伴有肢体明显短缩的患者，可行短时间（小于 2 周）的跟骨牵引后再以石膏固定治疗。

移位型 Pilon 骨折一般需行手术治疗。尽管目前关于最佳治疗方式仍没有确定，但一致认为恢复力线和关节平整性以及纠正距骨半脱位有助于改善预后。

术前计划

病史采集和体格检查

应获得患者受伤时的完整信息，理解受伤机制有助于判断是否存在合并损伤并预测软组织损伤的程度。其他重要因素包括是否存在并发症、吸烟史、职业和嗜好、受伤地点和时间，以及是否之前有踝关节病史。由于此类损伤通常来自轴向负荷，应行完整的肌肉骨骼系统检查，包括其他肢体骨折、脊柱或骨盆损伤等。患肢的体格检查应重点评估软组织情况，记录是否存在擦伤、挫伤、开放伤，骨折处水疱、皮肤覆盖及肿胀情况等。体检时如存在严重的畸形应予以矫正。记录肢体远端脉搏情况并行完整的周围神经检查，包括胫神经和腓神经（腓浅神经和腓深神经）的感觉和运动功能情况。

影像学评估

Pilon 骨折的影像学评估包括标准前后位（AP）、踝穴位和侧位 X 线片，同时应行胫腓骨全长 X 线片以评估是否存在近端损伤。CT 检查，包括冠状位和矢状位重建，有助于了解骨折部位的详细信息以制订更精确的术前计划。

但CT检查应在骨折获得临时复位（如通过外固定架固定）后再进行，此时可获得关于骨折形态的更加准确的信息（图31.2）。如果患者X线片示骨折类型相对简单，无明显的短缩畸形，软组织损伤程度较轻，可行急诊CT扫描以确定手术固定方式。

手术时机

Pilon骨折的临床表现各异，因此手术时机应根据患者的个体情况而定。确定手术时机的关键因素是软组织条件。开放性骨折需急诊手术清创、灌洗，然后行跨关节外固定架或确定性内固定。虽然并不是所有的胫骨踝穴顶骨折均需行分期治疗，作者认为这种治疗策略可成功用于大多数这类损伤的处理。相应地，如果患者要以分期切开复位内固定（ORIF）治疗，需在受伤后24~48小时恢复肢体长度和对线，并降低皮肤张力。肿胀问题缓解后可进行第二阶段治疗，通常在首次手术后1~2周进行。此时软组织条件恢复，皮肤可见褶皱，“发亮”现象消失，骨折水疱处表皮新生，软组织包盖柔软。

手术：分期切开复位内固定术

作者应用Ruedi和Allgower 40年前提出的基本原则对大多数胫骨踝穴顶骨折进行分期ORIF，目标是关节面解剖复位，恢复肢体长度、对线和旋转。原则上讲，如像Ruedi和Allgower

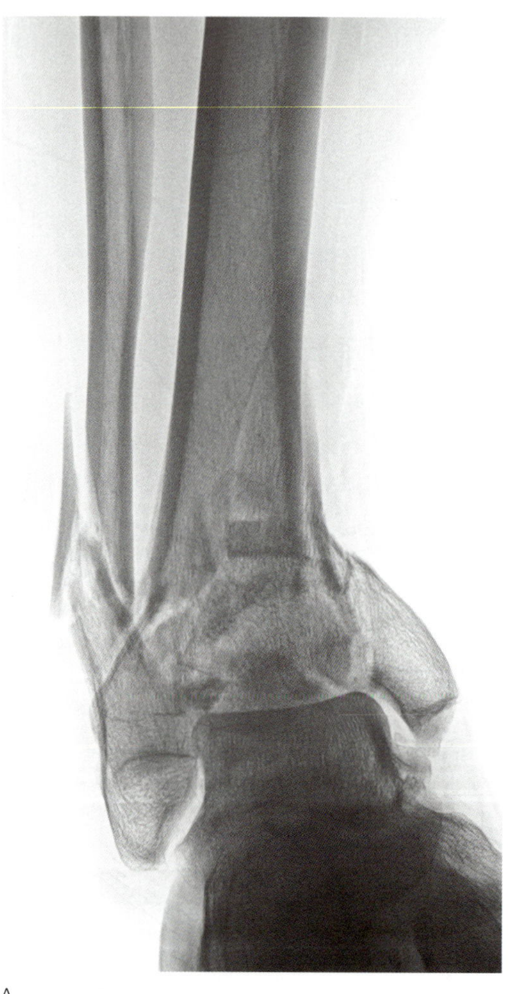

A

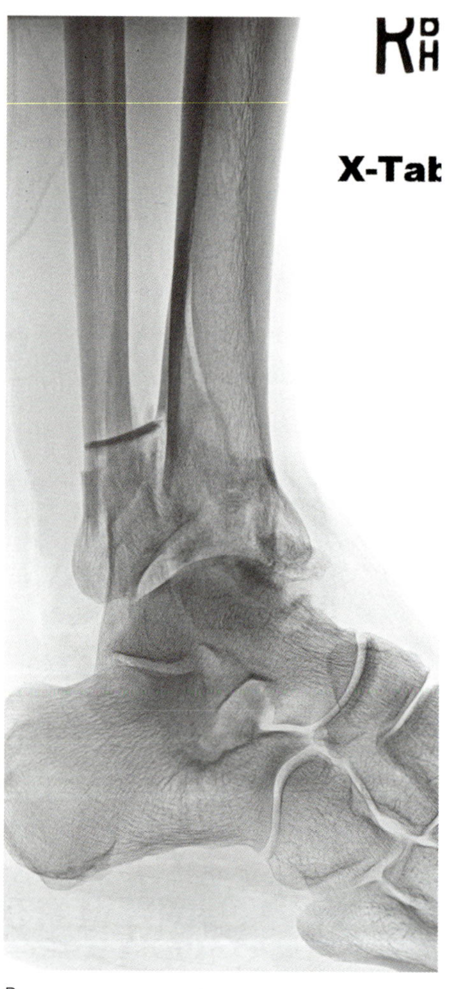

B

图31.2　45岁男性从梯子上坠落致闭合性胫骨Pilon骨折。X线（A和B）示明显的关节面粉碎，距骨前脱位，内翻畸形。行腓骨骨折ORIF并行双边跨关节外固定架固定后（C和D），对线已明显恢复。在放置外固定架后行三维重建CT扫描（E–G），从而进一步决定确定性手术的策略

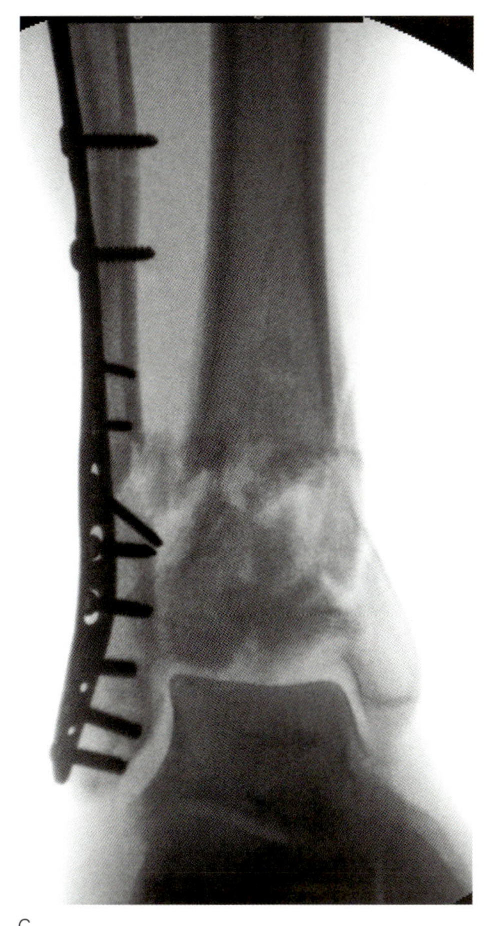
C

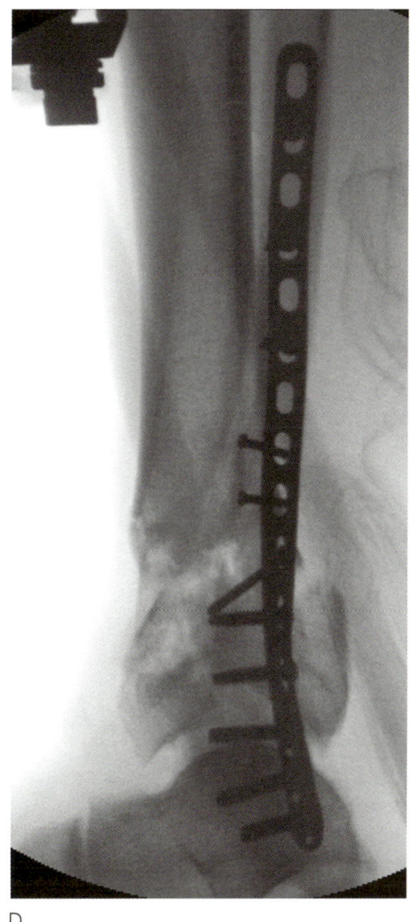
D

E

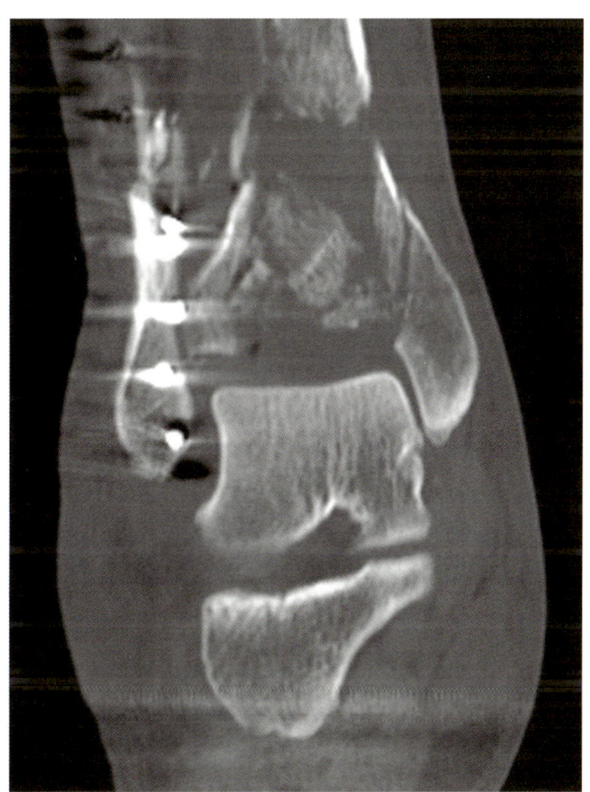
F

图 31.2（续）

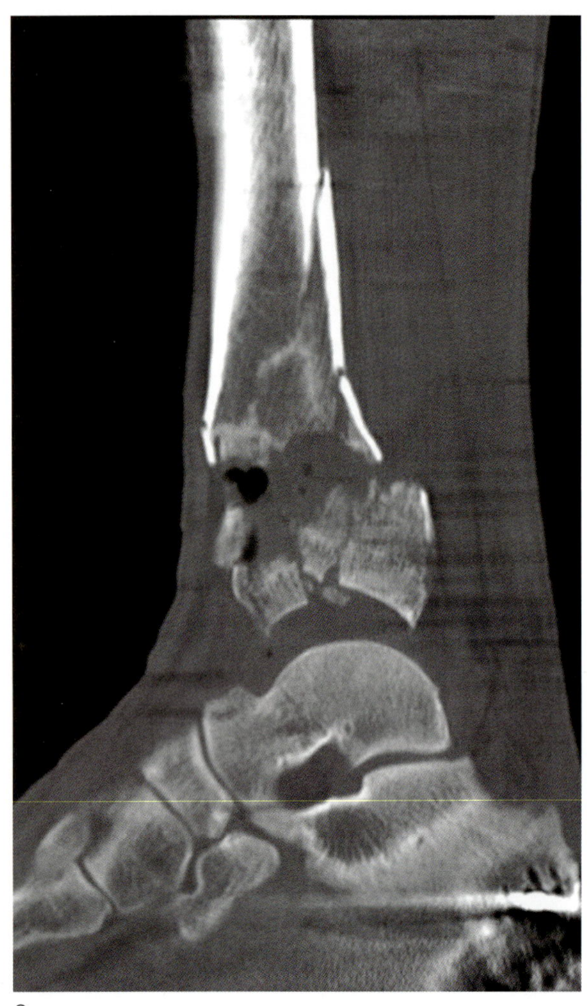

G

图 31.2（续）

那样单独行内侧支撑接骨板固定，不如选择能支撑关节面和干骺端骨块所受载荷的内植物重要。此治疗方式需在每一步都仔细制定并评估手术策略，否则可能影响最终治疗结果并增加发生并发症的风险。

一期：腓骨骨折 ORIF 和跨胫距关节外固定架

一期手术的目标是骨折骨性结构的复位和固定，尤其是肢体长度、对线和旋转的恢复，但最重要的还是其对于软组织条件的稳定和恢复。明确地说，它意味着消除了皮肤隆起、软组织变形和由于骨块移位导致的局部缺血，并恢复软组织长度。如果患者全身情况允许，一般应急诊行一期手术，其关键点在于仔细选择皮肤切口、外固定针位置，计划好胫骨手术切口和内固定物放置位置，并最大限度地复位腓骨和胫骨骨折。作者建议，如果可能的话，行一期手术的术者也应是行最终确定性手术的术者，或与其有相同的治疗理念。一期手术的决定和治疗方式可对最终结果有很大影响，因此不应错误地将这一期处理理解为“很简单”或仅为“临时性的”。

术前计划

术前计划的关键在于预计好所有手术切口的位置（一期和最终手术），开放伤口彻底清创，对合并的腓骨骨折 ORIF 和对胫骨踝穴顶骨折进行闭合手法复位并以跨关节外固定架临时固定。仔细阅读 X 线片有助于确定合并腓骨骨折是否存在压缩、分离或旋转等，并帮助选择最优固定方式。多数情况下，一期手术以腓骨骨折固定和跨关节外固定架固定最重要，但也有例外。有一些胫骨踝穴顶骨折的类型，其骨折线可延

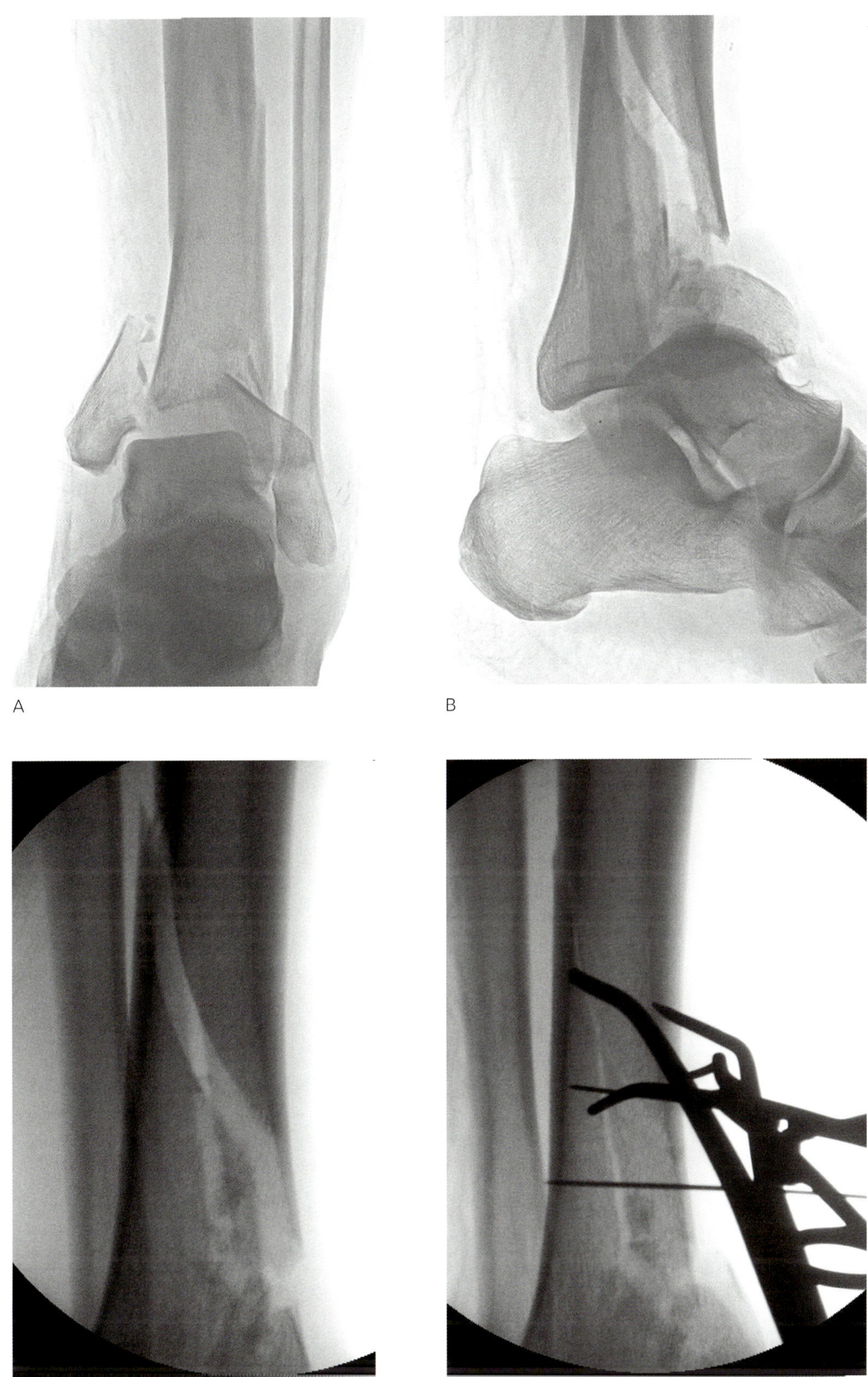

图 31.3　32 岁男性患者从脚手架上坠落致双侧胫骨 Pilon 骨折和一侧跟骨舌状骨折。左胫骨远端 X 线片（A 和 B）示一块大的踝穴顶后方骨块以简单非粉碎性螺旋形骨折的形式与干骺端分离，注意距骨向前方和近端移位。在透视下经皮以钳夹复位，拉力螺钉固定（C~E），然后应用双边外固定架固定（F~G）

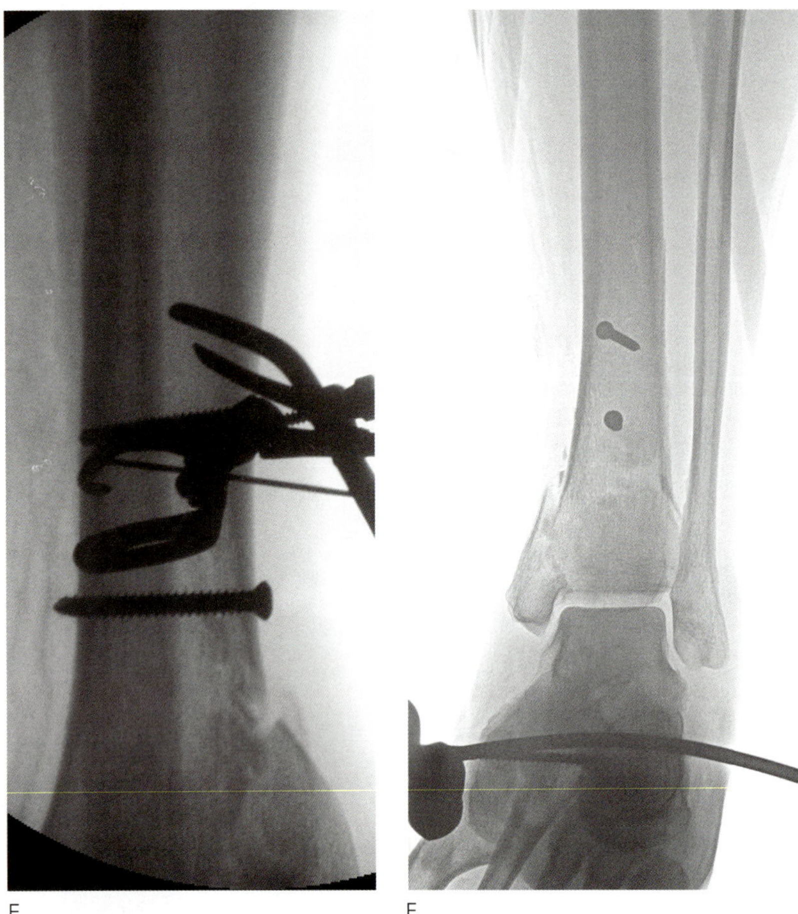
E F

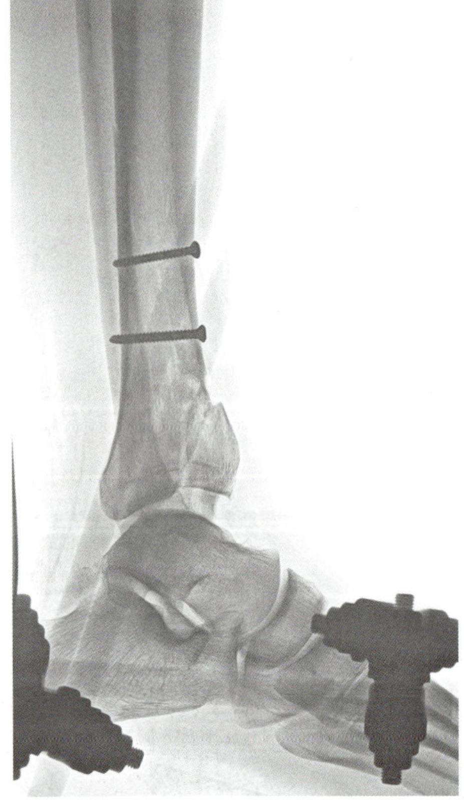
G

图 31.3（续）

伸至骨干区域，一期急诊复位并固定这类骨折可简化后期的确定性手术中关节面和轴线的复位和固定（图 31.3）。同样，严重移位和旋转的后外侧 Volkmann 骨块也可在一期手术中复位固定。虽然这种情况不常发生，仔细的术前计划可允许通过一个后外侧切口对腓骨骨折和后外侧 Volkmann 骨块进行复位。但术者需努力克制住一期对胫骨骨块进行切开复位固定的冲动。

体位和铺单

患者仰卧于可透射 X 线的手术床上，同侧臀部、腹部和肩部垫高以减少整个患肢外旋，以应泡沫板或枕头垫在患肢下方以使髋膝关节轻度屈曲并使患肢抬高，从而更方便显露腓骨后外侧和进行足踝、胫骨的侧位透视。同侧上肢放置于胸前以避免臂丛神经牵拉损伤。所有的骨性突起均需良好保护，尤其是腓骨头和对侧外踝区域。此手术很少需要应用止血带。

患肢需剃毛备皮，以无菌单裹住大腿中段。在手术切皮前 60 分钟给予一代头孢类抗生素，影像透视仪放于手术床对侧。当行腓骨骨折固定时，监视器最好位于床尾。在应用外固定架，尤其是行足部牵引时，监视器最好放置于床头。

手术入路

腓　骨

对于简单腓骨骨折一直行外侧直切口。在有胫骨踝穴顶骨折的情况下，腓骨固定的切口位置多选择相对后外侧，确切地说位于腓骨后缘的稍后方。这可允许在如需行胫骨后外侧入路时使用同一切口，或如需选择胫骨前外侧入路时尽量增加软组织桥的距离。此后外侧切口并不是直接位于腓骨表面，这样有助于降低发生伤口并发症的风险（图 31.4）。

切口以腓骨骨折处为中心纵行切开，锐性分离皮下组织，沿皮肤切口全长纵行切开外侧

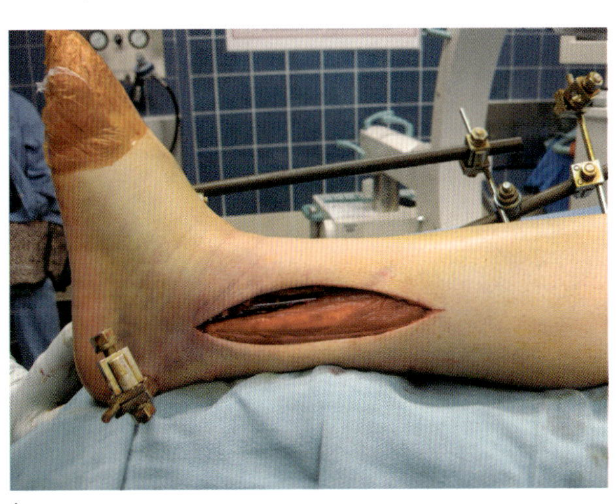

A

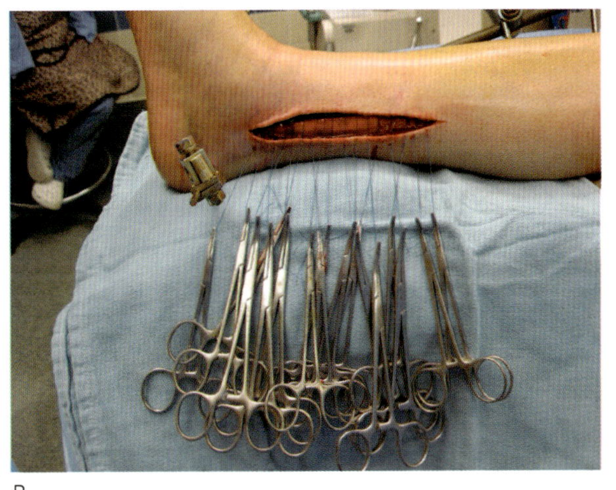

B

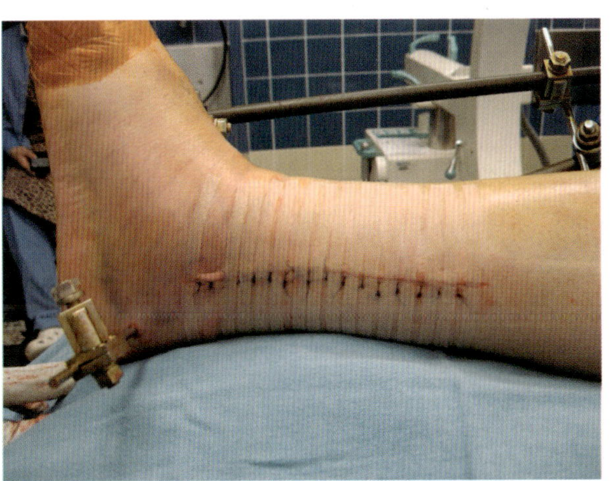

C

图 31.4　Pilon 骨折患者的腓骨骨折已通过后外侧切口应用后外侧接骨板固定。A. 注意此切口大多位于腓骨肌上方，而非位于腓骨上方。B. 此切口应用 Allgower-Donati 技术关闭，可保留皮肤血供并降低切口张力。C. 最终闭合并以胶带加固

间室筋膜，向前方牵开筋膜上缘，将腓骨肌拉向后方。为保留切口皮肤血运，应尽量减少对皮下组织和外侧间室筋膜间的界面的分离。根据腓骨骨折位置的不同，可能会遇到腓浅神经自外侧间室穿出至皮下组织中。

手术技术

腓骨骨折切开复位内固定对于初期处理有以下作用：

1. 精确恢复腓骨长度、对线和旋转，可通过胫、腓骨间的韧带和其他软组织连接，间接减轻大多数胫骨的畸形程度。

2. 腓骨复位固定后，可以其为支点通过跨踝关节的外固定架进行胫骨的复位固定。

3. 腓骨复位通常可降低距骨及其相关 Pilon 骨折块内翻和 / 或向外侧移位的倾向。

4. 腓骨骨折解剖复位可间接通过下胫腓前后韧带对相关的前外侧（Chaput）和后侧（Volkmann）胫骨关节面骨块分别进行复位。

因此，腓骨复位不良可能导致距骨不在胫骨解剖轴线中心点上，或胫骨远端干骺端对线不佳。应注意的是，腓骨骨折严重复位不良并非罕见，其可导致距骨相对胫骨解剖轴线向前移位，并最终形成距骨从踝穴顶下方向前脱位。主要由旋转或牵拉机制导致的腓骨骨折一般应用 1/3 管型接骨板固定。与旋转机制导致的踝关节骨折不同，与高能量胫骨踝穴顶骨折伴随的腓骨骨折多因挤压或牵拉应力引起：挤压应力多导致骨折粉碎且骨折线呈横形或斜形外观；牵拉应力多导致相对简单骨折类型，多位于腓骨远端。此时，虽然 1/3 管型接骨板有时也可满意固定，但一般多需更坚强的内固定物，如预塑形腓骨远端围关节解剖板、2.7 mm 或 3.5 mm 动力加压接骨板等。预塑形腓骨远端围关节解剖板尤其合适，其可提供令人满意的稳定性，同时由于其设计外观因素可作为复位模板使用。

通过直接、间接复位技术或二者联合应用对腓骨骨折进行复位，内固定物通常放于腓骨后外侧部。与旋转机制导致的踝关节骨折一样，支持板多单独放置于后足或踝关节后方，应注意避免其可能导致的胫腓骨成角畸形。如果需要延长腓骨切口，需要将整个小腿抬起并以数个支持板垫起，以避免这种常见但可避免的成角畸形。

腓骨骨折复位和固定通常在胫骨骨折复位和外固定之前进行，但有时二者顺序颠倒一下可能更有好处。如肢体存在明显的短缩和不稳定，可能会导致腓骨复位困难。在这种情况下，可首先对胫骨骨折行外固定架固定，暂时恢复下肢长度、对线和旋转，然后再行腓骨骨折的复位和固定。同样，在腓骨骨折粉碎而胫骨骨折粉碎程度较轻的情况下，先对胫骨骨折行闭合手法复位和外固定能更精确地恢复下肢的长度、对线和旋转，并方便随后的腓骨骨折复位操作。如腓骨骨折粉碎明显，可通过间接复位技术应用腓骨围关节接骨板对其进行复位。通过开放手术入路，尽量减少损伤区域的过度分离，将接骨板远端帖服于外踝远端解剖位置上，并以克氏针和小持骨钳临时固定，逐渐牵拉足跟恢复腓骨长度。一旦长度得到恢复，接骨板近端帖服于腓骨骨折近端并以另外一把持骨钳固定，然后对复位进行调整直到直视和透视下腓骨长度均得到恢复。

胫 骨

X 线透视确认存在明显移位或脱位的后外侧 Volkmann 骨折块的情况比较少见，但这种损伤类型的处理相对比较棘手。对胫骨踝穴顶骨折进行确定性手术时采用的前侧入路很难，甚至无法对其进行满意的复位和固定。因此，在这种情况下可在一期手术时采取后外侧入路对其进行复位固定，简化随后的胫骨骨折复位和固定操作的难度（图 31.5）。

患者取侧卧位，健肢朝下并以沙袋固定。健侧膝关节腓总神经和外踝附近需垫起。以斜坡垫或卷起的布单垫起患肢。在腓骨后缘后跟腱外侧缘中间切取皮肤切口，注意避免损伤腓肠神经。切开腓骨肌筋膜并将腓骨肌拉向前方，辨认其下方筋膜并纵行切开，显露踇长屈肌（FHL）及其肌腱，将其从腓骨后内侧缘掀起并牵向后内侧。在此分离过程中，可能会在腓骨后方遇到腓动脉及其伴行静脉，需将其结扎。

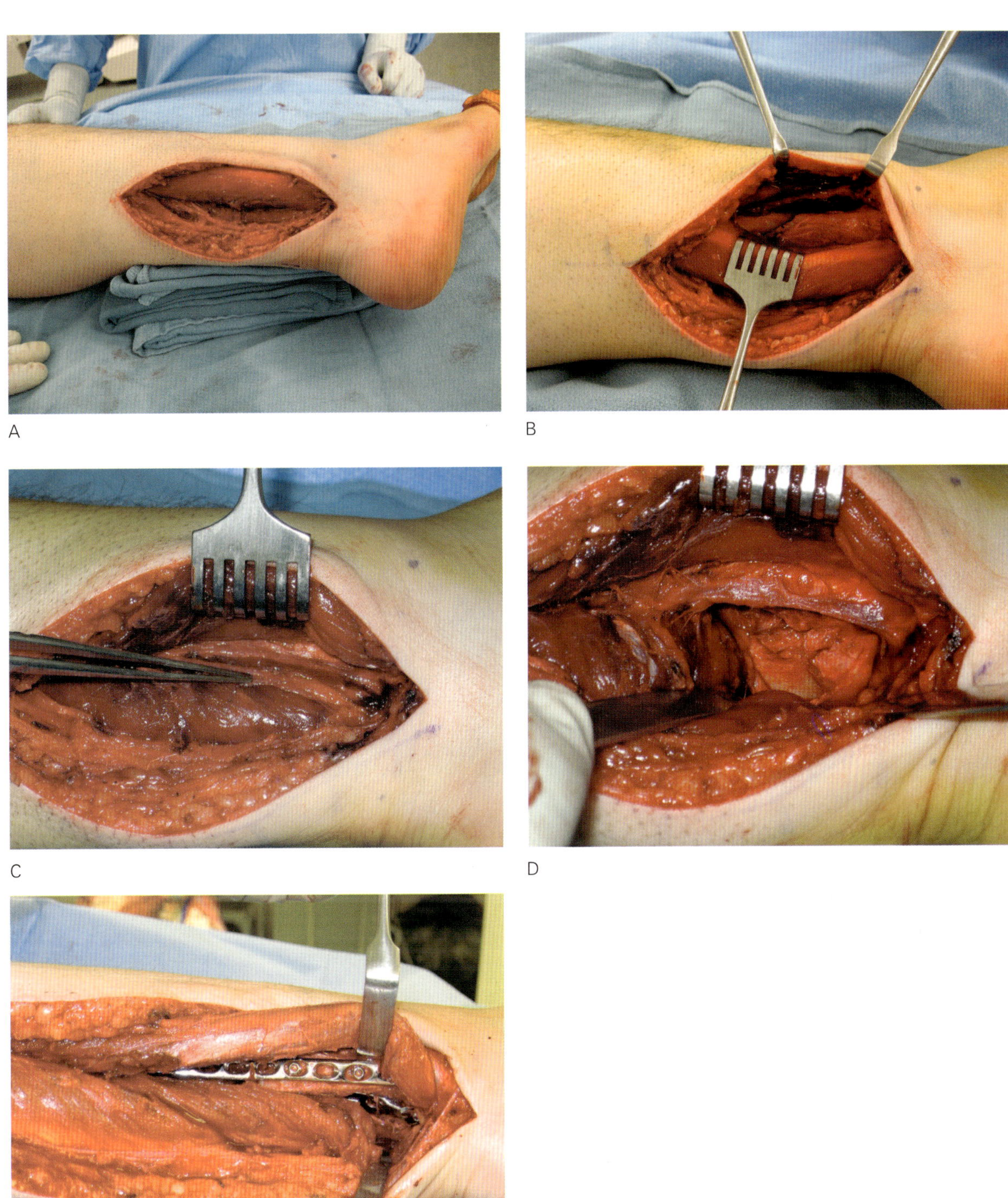

A B C D E

图 31.5　后外侧入路不常应用，但对于治疗明显移位的后外侧骨块（Volkmann）特别有用。A. 皮肤切口位于腓骨后缘和跟腱外侧缘的中点。B. 向后方牵开腓骨肌显露腓骨骨折。C. 向前方牵开腓骨肌，切开肌肉筋膜显露踇长屈肌（FHL），常可同时见到腓动脉的终末支。D. 向后内侧牵开 FHL，显露胫骨远端的后外侧面。E. 可见腓骨和胫骨后方内固定

然后找到后方 Volkmann 骨块，清理组织血肿，如胫腓后韧带还在应注意将其完整保留。然后可将腓骨肌拉向后方进行腓骨操作。腓骨骨折复位可有助于后方 Volkmann 骨块的复位，应首先予以复位固定。如腓骨骨折复位对于韧带牵拉 Volkmann 骨块的效果不佳，腓骨骨折的复位也有助于使距骨回到胫骨下方中立位置，并简化 Volkmann 骨块的手法复位操作。1/3 管型接骨板、1/4 管型接骨板或 2.0 mm 接骨板通常都能达到满意的固定效果。不要在将 Volkmann 骨折块固定在胫骨干骺端的同时固定未复位的踝穴顶前方和中间骨折块。一旦完成腓骨和 Volknmann 骨块的复位和固定，可将患者调整至半侧卧位以进行外固定架的操作。

胫骨外固定架

外固定架可有效地稳定胫骨损伤，维持距骨中立位，并防止距骨向前脱出踝穴。这一步骤通常在腓骨骨折固定后进行，并通过肌腱牵拉作用间接完成这些目标。腓骨骨折的解剖复位和稳定是恢复胫骨长度和对线的最好的间接复位方法。由于这类外固定架仅用于临时固定，因此并不需要进行精心构建，但其必须能使复位足够稳定，以达到为软组织恢复提供稳定的环境的目的。

作者主要使用两种外固定架进行胫骨 Pilon 骨折的分期治疗：

1. 在腓骨完整或腓骨骨折已固定的情况下，一般应用内侧外固定架（图 31.6）。在胫骨干近端从前内向后外侧打入 1 枚 5 mm Schanz 针，然后再将另外 1 枚 5 mm Schanz 针由内向外打入跟骨结节后侧，需注意避开胫神经的跟骨感觉分支。然后屈曲膝关节并以可透射 X 线三角支架固定，这也是行胫骨髓内钉手术的常用体位。此体位可允许放置中足 Schanz 针并进行透视。以 4 mm Schanz 针由内向外穿过中足 3 块楔骨。为降低确定性手术后发生感染的风险，应注意这些 Schanz 针的位置应避开可能放置接骨板、螺钉或手术切口的区域。尤其应避免在距骨颈穿针，这可能会有碍胫骨远端前侧或前内侧的显露。利用跟骨 Schanz 针进行绝大多数的复位

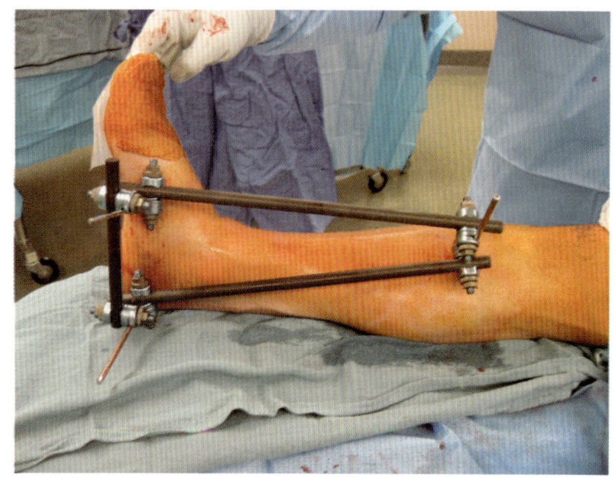

A

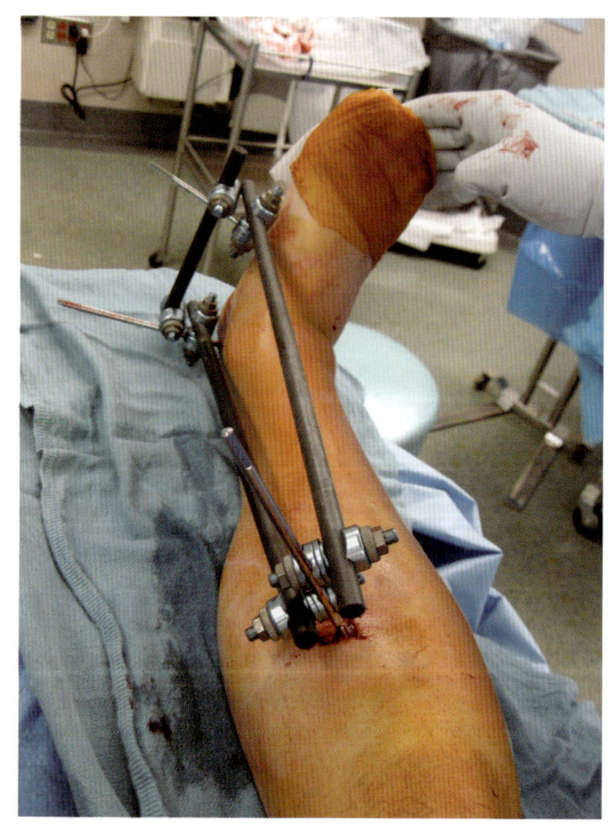
B

图 31.6 跨胫距关节外固定架，内侧观（A）和上内侧观（B）

操作，包括：①牵引（恢复胫骨长度）；②纠正内外翻（使距骨在冠状面上处于水平位）；③向后移位（减少常见的距骨向前方移位）。在完成这些复位目标后，应用可透射 X 线的连接杆连接胫骨和跟骨 Schanz 针，此连接杆可稳定大多数复位。此时，正侧位 X 线透视下距骨应位于胫骨正下方，在前后位上距骨顶应与胫骨纵轴垂直。通过恢复距骨外侧突和腓骨尖的正常解剖关系重建胫骨长度（如所谓的硬币征）。必须将胫骨牵开至其正常长度，推荐轻度过牵，因为胫骨针和跟骨针之间的力向量（通过透光杆实现）位于胫骨解剖轴线的后方，距骨可移位至胫骨踝穴顶偏后的位置，这样可减少其向前移位的程度。第二根可透射 X 线的连接杆连接楔骨针和胫骨针，维持胫距关节于中立位。第三根杆连接跟骨针和楔骨针，加强外固定装置的稳定性。然后在紧靠第一枚胫骨干 Schanz 针远端由前内向后外打入另外一枚 5 mm Schanz 针，通常与 2 根纵向杆相连接，完成完整的外固定架组装。插入最后这枚针可对近端骨块轻度的成角和移位进行复位和固定。

2. 在以下几种情况下，笔者喜欢应用双边外固定架（图 31.7），包括：①不稳定的腓骨骨折；②胫骨 Pilon 骨折延迟处理（伤后 5~7 天）；③ 踝穴顶骨折伴有明显的内翻成角，不管是否伴有腓骨骨折或已手术复位固定的腓骨骨折；④ 腓骨完整，胫骨骨折移位明显，特别是存在短缩情况。后一种情况下意味着距腓关节囊韧带损伤，腓骨在指导距骨复位方面已不再有意义，因此出现踝穴顶骨折骨折块。在这些情况下，双边跟骨 Schanz 针可有力地协助胫骨长度和冠状面距骨对线的恢复。双边外固定架和内侧单边外固定架的主要区别是：①应用跟骨横穿 Schanz 针；②胫骨干骺端 Schanz 针的方向更接近前后方向而不是从前内向后外方向。复位顺序与内侧单边外固定架顺序相同，但跟骨 Schanz 针可从内、外侧分别操控，因此可实现对后足更好的控制并通过相关韧带连接控制距骨和胫骨远端。然后应用可透射 X 线连接杆连接胫骨针和跟骨内外侧固定针。其余操作与

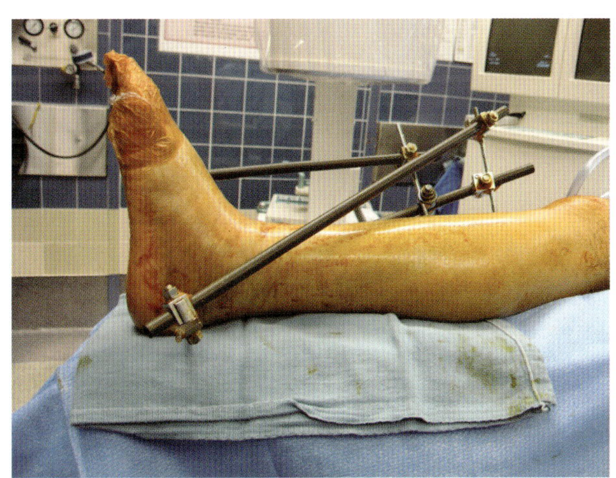

A

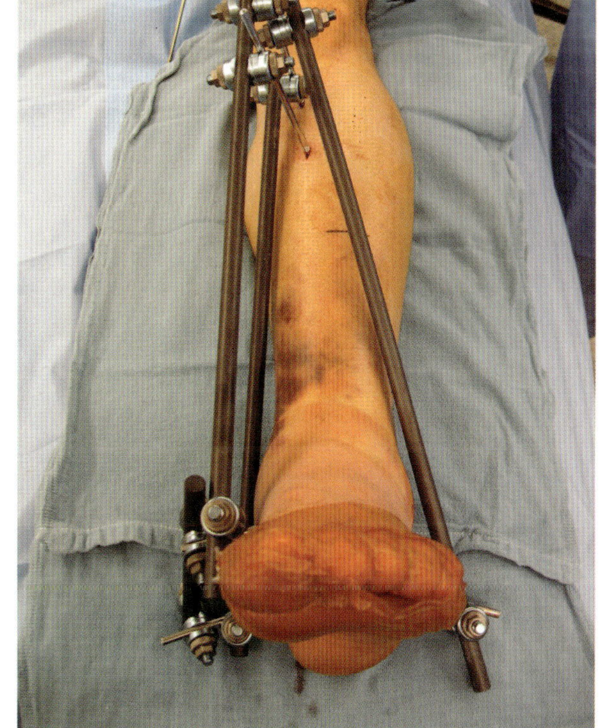

B

图 31.7　从外侧（A）和前侧（B）视角观察跨胫距关节双边外固定架

内侧单边外固定架操作类似。

手术结束时，腓骨切口以改良 Allgower-Donati 缝线闭合，线结打在后方。深部很少需要缝合。术后患肢需以夹板制动，再次行 CT 检查以准备最终手术固定。最终胫骨复位和固定通常在初次手术后 7~21 天，待软组织条件恢复后进行。

术后处理

术后 24 小时预防性应用抗生素，并予胃肠外或口服镇痛，患肢以可拆除后方预塑形支具固定。鼓励进行患肢抬高、针道护理及脚趾主动活动。如果不存在其他明显损伤，患者可接受深静脉血栓预防治疗直至恢复活动并出院。如上所述，在出院前需行薄层轴向 CT 扫描与矢状面和冠状面重建。术后 1 周患者需门诊评估软组织肿胀消除情况并进行确定性手术计划。

二期：胫骨骨折确定性切开复位内固定

尽管普遍认为恢复关节面平整以稳定内固定是获得满意效果最重要的影响因素，但目前仍存在争议。切开手术前需要有仔细的术前计划、软组织条件恢复及适当的手术时机。避免严重的软组织并发症及关节面和干骺端解剖复位稳定内固定，可为获得满意效果提供良好的环境。

术前计划

手术策略的制定主要通过考虑以下内容：①完整的断层 CT 扫描研究和评估以获得关于关节面粉碎程度的信息，尤其要注意关节面移位的程度和位置；②受伤早期的影像学资料，可确定内植物最佳的放置位置以达到稳定干骺端的目的；③软组织情况的临床评估，可有助于决定最优或比较优化的手术切口及内植物位置。由于在 Pilon 骨折后踝关节的大部分韧带结构仍然完整，OTA-C 型损伤存在三个主要骨块：前外侧（chaput）骨块，后方（volkmann）骨块及内踝骨块。这三个骨块常有完整的下胫腓前韧带、下胫腓后韧带和三角韧带的附着。少见的情况是，前外侧和后外侧骨折区域可能呈现为粉碎性而导致下胫腓前后韧带撕脱。重要的是认识到这种情况下可能导致骨块的韧带牵拉作用减弱，并且即使手术固定前、后、外侧骨块后依然会存在下胫腓联合分离。粉碎和压缩区域主要位于这三个主要骨折块的骨折线交汇区域，这可通过 CT 扫描来确定。术前计划比较包括对于主要骨折块的评估，以及如何操作才能在尽量减少软组织和韧带损伤的情况下显露这些区域。理想情况下，内植物应起到两个作用：首先是稳定复位的关节内骨折块，然后是中和干骺端区域的移位应力。确定移位应力方向的简单办法是再次查看 X 线资料并评估距骨移位的方向和大小。仔细查看腓骨和踝穴顶骨折有助于确定在张力、压力、旋转或联合应力机制下可能导致固定失败的特定骨骼区域。接下来就要求确定关节嵌插的区域以及适于放置内植物的位置，以使其起到支撑、防滑或张力带的作用。所有这些都需在考虑软组织损伤以及可用的手术切口等条件限制。

在这类骨折的确定性手术中，预塑形的胫骨远端围关节接骨板将非常有帮助。目前已经有胫骨远端前外侧、内侧和后侧围关节接骨板可用，使外科医师可将多枚螺钉置入胫骨远端干骺端区域；同时，接骨板也有助于胫骨远端干骺端的间接复位。这些接骨板的刚度对于不稳定 AO/OTA C 型损伤也特别有用。其他可塑形接骨板，如桡骨远端 T 型板、1/4 管型接骨板、1/3 管型接骨板及卫星接骨板等，偶尔也可用于这类骨折的固定；尤其在部分关节内骨折中，可能没有必要进行干骺端中和固定，或当需要进行中和固定时硬度更高的内植物不能对整个骨折进行充分有效的固定而需要与其联合应用。辅助设备包括通用牵开器、Schanz 针、大型外固定工具、自体骨或骨移植替代物、头灯、克氏针、微型螺钉、骨刀、刮勺、不同类型的 Freer 拉钩以及骨钳等。

体 位

绝大多数的踝穴顶骨折采用前方显露，患者一般取仰卧位，与初期手术一致。由于手术可能长达数个小时，患者需导尿，骨性突出部位需予妥善垫起。通常于大腿根部应用止血带，有助于关节面视野的清晰显露。麻醉完成、患者体位摆放好后，擦洗皮肤以去除死皮及碎屑。之前的固定针位置及整个外固定架都需进行仔细消毒，并且在铺单时需位于术野内。术者通常站在可透视手术床的远端，影像增强器位于患肢的对侧。在手术开始前 60 分钟内应用一代头孢菌素或其他适当的抗生素。

如上所述，少数情况下可能需取后外侧入路。患者需取侧卧位，以方便胫骨远端的后外侧显露。然后患肢外旋并轻度倾斜于手术台可显露前侧或后方。之前已描述过后外侧入路的体位摆放。

非常少见的情况下可能需行后内侧入路才能充分显露主要的骨折块。提示需要行后内侧入路的放射学表现包括后内侧关节内骨折粉碎或压缩，同时合并距骨向后移位（非典型的前脱位表现）及踝穴顶前方完整或相对完整。罕见的情况下，肌腱和 / 或神经血管被卡压在内踝后方和踝穴顶后方之间，或骨折块向跗管内移位导致胫神经功能障碍，这些均需行后内侧入路解决。显露可在患者仰卧或俯卧体位下完成。如患者仰卧，需在对侧髋部及侧腹部垫软垫，从而方便患肢外旋。双侧下肢都需以斜枕轻度垫高，患肢比对侧稍高一些。俯卧位偶尔也可应用，可方便螺钉拧入及临时固定针置入。在这种情况下，患者俯卧于缓冲垫上，患肢以枕头垫高以方便进行侧位 X 线透视。

手术入路

手术入路的选择取决于主要骨折块的位置和移位方向，以及软组织条件许可。有许多治疗胫骨 Pilon 骨折的手术入路可供选择，包括前外侧 Bohler 入路、前方直入路、经典和改良前内侧入路、外侧直入路、后外侧入路及后内侧入路。随着对于踝穴顶骨折解剖的理解以及软组织保护的重要性的认识进一步加深，经皮辅助结合有限关节内切开的间接关节内骨折复位也有很重要的应用价值。作者应用改良前内侧或前外侧入路治疗绝大多数胫骨踝穴顶骨折，后外侧和后内侧入路应用相对较少。

前内侧入路

胫骨远端前内侧入路属于经典的可延伸切口入路，允许对于胫骨踝穴顶较大范围的直视显露。其对于关节内侧损伤类型尤其有用，可对踝穴顶内侧和中央部位的骨折块、内踝和经皮对位于皮下的胫骨远端干骺端进行直接显露和控制。切口可向近端进一步延伸以处理合并的延续的或独立的胫骨干骨折。此入路最大的缺点是造成了一个较大的前内侧皮瓣，会进一步加重骨折所造成的损伤。

从骨干远端开始，传统前内侧切口位于胫骨嵴外侧约 1 cm 处，与胫前肌走行一致。至踝关节水平时皮肤切口继续向远端偏内侧延伸，至内踝尖水平。切开皮肤及皮下组织至深筋膜并牵开，以能显露胫前肌内侧为准。在胫前肌内侧直接行全层切开直至胫骨远端前内侧骨面，一般情况下深层切开不应进入胫前肌腱旁组织。然后掀起前内侧皮肤、皮下组织和骨膜作为全厚皮瓣，与跟骨骨折行外侧可延伸入路时相似。将前方筋膜室向外侧牵开以进行胫骨远端外侧的有限显露。与所有踝穴顶骨折手术显露时相似，在前方主要骨折块区域纵行切开关节囊进入关节内。

改良前内侧入路

近期 Assal 介绍了传统前内侧入路的改良技术，也是作者推荐的前内侧显露技术（图 31.8）。此入路可允许对前侧和内侧骨块进行显露，同时也改进了对于胫骨远端干骺端外侧和外侧关节面的显露。此入路的主要缺点与标准前内侧入路相似，即形成了前内侧的全厚皮瓣。此外，与传统前内侧入路不同的是，切口在踝关节水平轻度成角，可能进一步导致前内侧皮瓣尖部浅层缺血坏死。

与之前讲述的前内侧入路类似，改良前内侧入路的皮肤切口起始于胫骨嵴外侧 1~2 cm 处，位于前筋膜室上方。切口向远端纵行延伸至胫距关节水平，然后切口弯向内侧，与纵轴成 105°~110° 角。然后继续延伸至内踝尖远端约 1 cm 处，多止于大隐静脉处。找到并保护胫

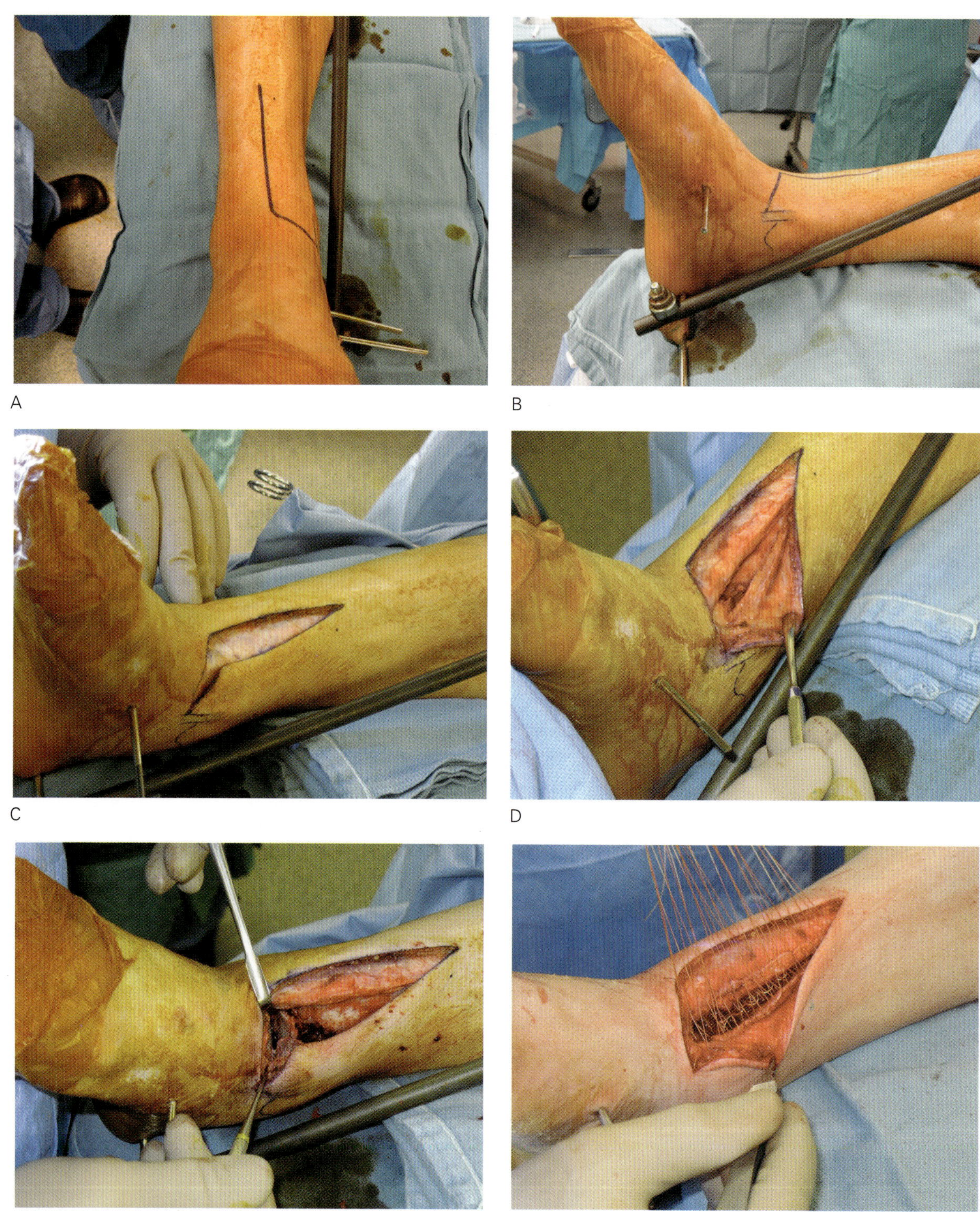

图 31.8 改良前内侧入路治疗胫骨 Pilon 骨折。A. 在皮肤上标记皮肤切口，前面观。切口纵行于胫骨嵴外侧缘突起部并在踝关节水平弯向内侧。B. 切口远端延伸至内踝尖远端约 1 cm 处，邻近大隐静脉。C. 浅层显露仅掀起胫前肌腱鞘内侧缘的皮肤和皮下组织。D. 在胫前肌腱鞘内侧进行深层显露，全层掀起皮肤、皮下组织和胫骨远端内侧骨膜。牵开前筋膜室可显露胫骨远端前外侧踝穴部分。E. 牵开关节可达到整个胫骨关节面的显露。F. 切口深层闭合包括以可吸收线以减张方式间断缝合深层骨膜层。G. 深层已经缝合从而可以 Allogower-Donati 方式继续进行皮肤缝合

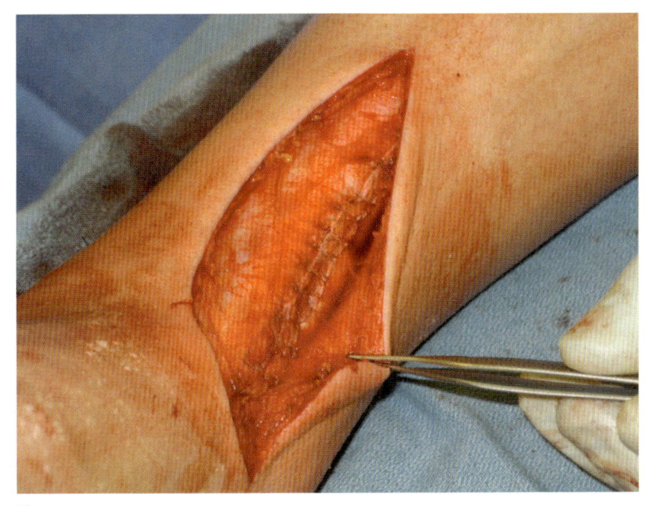
G

图 31.8（续）

前肌腱内侧缘，在其腱鞘内侧纵行锐性切开伸肌支持带和骨膜。与传统前内侧入路一样，从胫骨远端干骺端区域掀起全层皮肤、皮下组织和骨膜组织瓣。然后在两个较大的骨折块之间纵行切开关节囊。

前外侧入路

前外侧入路的主要优点在于避免损伤胫骨远端前内侧薄弱的软组织合页（图 31.9），是前内侧入路的一个极佳替代方案。与前内侧入路不同，前外侧入路的限制主要在于手术医生对于内侧踝穴顶粉碎骨折块的显露和控制能力。此外，前外侧入路也能达到对于大部分踝穴的显露，尤其是外侧、后侧和中央部分。显露主要依赖对位于下胫腓前韧带附着点的前外侧骨折块（Chaput 骨块）的移动和外旋，此操作可显露踝穴的后方和中央部分。由于前方骨筋膜室已被牵向内侧，此入路可简化前外侧接骨板的应用。但此入路无法进一步延伸，并且近端螺钉常需经皮打入。如果需要的话，内侧接骨板可经皮或经单独的内踝切口置入。皮肤切口为纵行，约与第四趾齐平。切口经过胫骨远端前外侧面，常位于前外侧骨折块的中心点。由于前方骨筋膜室肌肉组织起点的关系，前外侧切口向近端延伸不能超过踝穴上方 7 cm。此处腓浅神经或其分支位置多变，常可于皮下脂肪内找到。此神经及其分支可活动，因此可将其向内侧或外侧牵开。辨认前筋膜室浅层筋膜与伸肌支持带浅层汇合处，在趾长伸肌和第三腓骨肌之间纵行切开伸肌支持带浅深层。沿前筋膜室腱膜向支持带近端延伸切口。将整个前筋膜室向外侧牵开，显露其下方的胫骨远端前外侧面（Chaput 骨块）及踝关节囊。沿 Chaput 骨块内侧纵行切开关节囊，从而显露胫距关节间隙。有时会遇到横行的关节囊血管，需将其烧灼、结扎。将前外侧 Chaput 骨块连带下胫腓前韧带移开，可显露踝穴的中央及后方部分。

后外侧入路

后外侧入路应用相对较少，但对于特定的胫骨踝穴顶骨折的显露却相当实用，尤其是对于部分胫骨踝穴顶内侧不稳定骨折而无明显关节内粉碎骨块的骨折类型。如前所述，它能与前方入路联合应用以对关节内骨折进行足够的复位和稳定的固定。完全关节内骨折伴或不伴有后外侧 Volkmann 骨块从腓骨完全性撕脱，尤其即使在解剖复位后仍明显移位的骨块，以及后方踝穴顶关节内骨折块较大，但粉碎程度较轻、能完成解剖复位至干骺端的骨折类型，最常应用这种联合入路。由于胫骨踝穴顶的解剖因素，一旦完成后侧或后外侧踝穴顶复位，如果不采用此入路则直视关节面将非常困难。可通过任何可能的后方皮质嵌插完成关节内骨块的间接复位并通过透视确定复位。

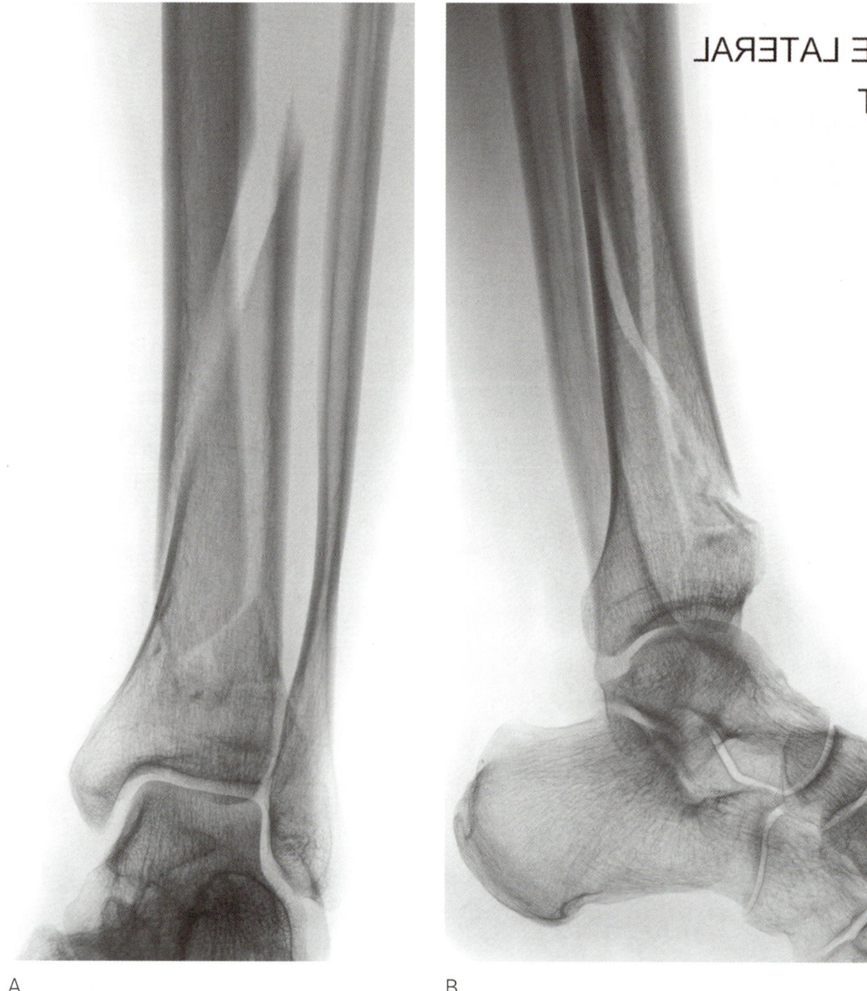

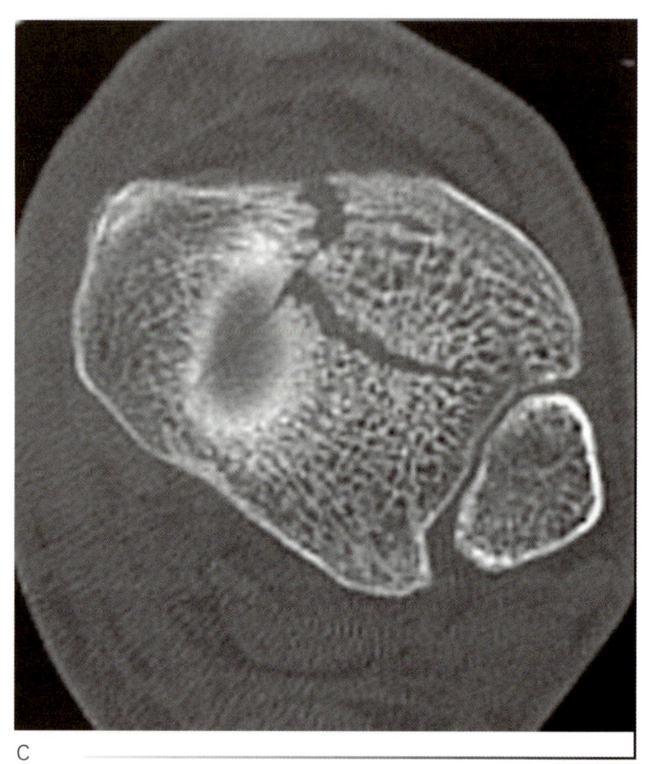

图 31.9　48 岁男性患者，滑冰受伤。X 线片及 CT 扫描显示为螺旋形干骺端骨折伴延续至踝穴顶的前外侧骨折块（A~D）。治疗策略包括胫骨远端前外侧入路联合内侧经皮接骨板置入术固定干骺端损伤（E~F）。标记前外侧皮肤切口，骨干骨折通过单独的前方小切口复位并固定。（G）在皮肤切口正下方，辨认腓浅神经及浅层伸肌支持带。（H~I）在小腿外侧应用牵开器，以斯氏针拧入距骨颈外侧和胫骨近端，获得良好的关节内直视视野。胫骨干骺端骨折的初次固定可使本操作更加简易。（J~L）复位前外侧关节面并以低切迹普通接骨板和拉力螺钉稳定固定，关节囊切口已闭合。（M）以逆行方式经皮插入胫骨远端内侧接骨板。（N~O）术后最终复位和内固定的即时前后及侧位 X 线

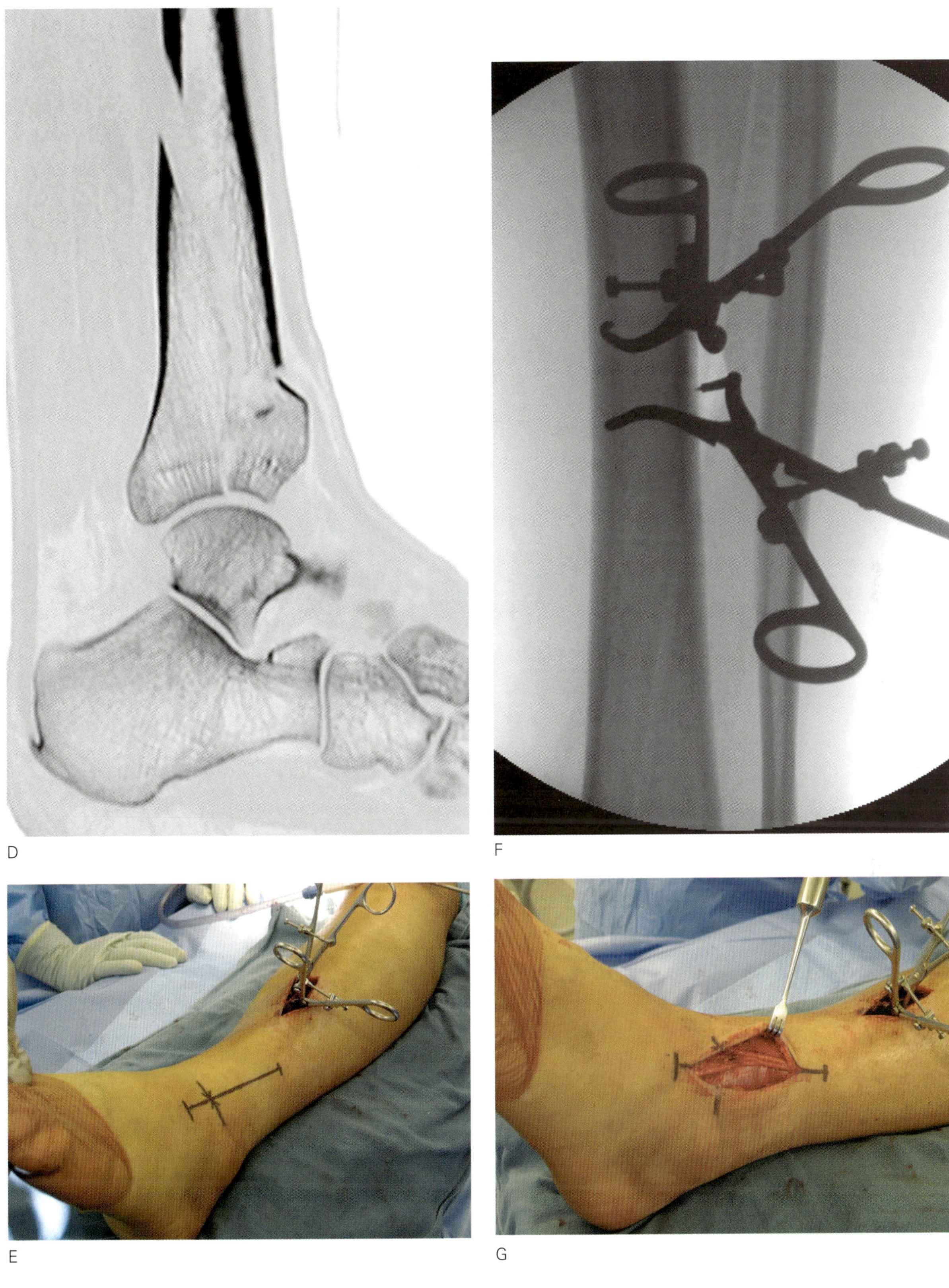

图 31.9（续）

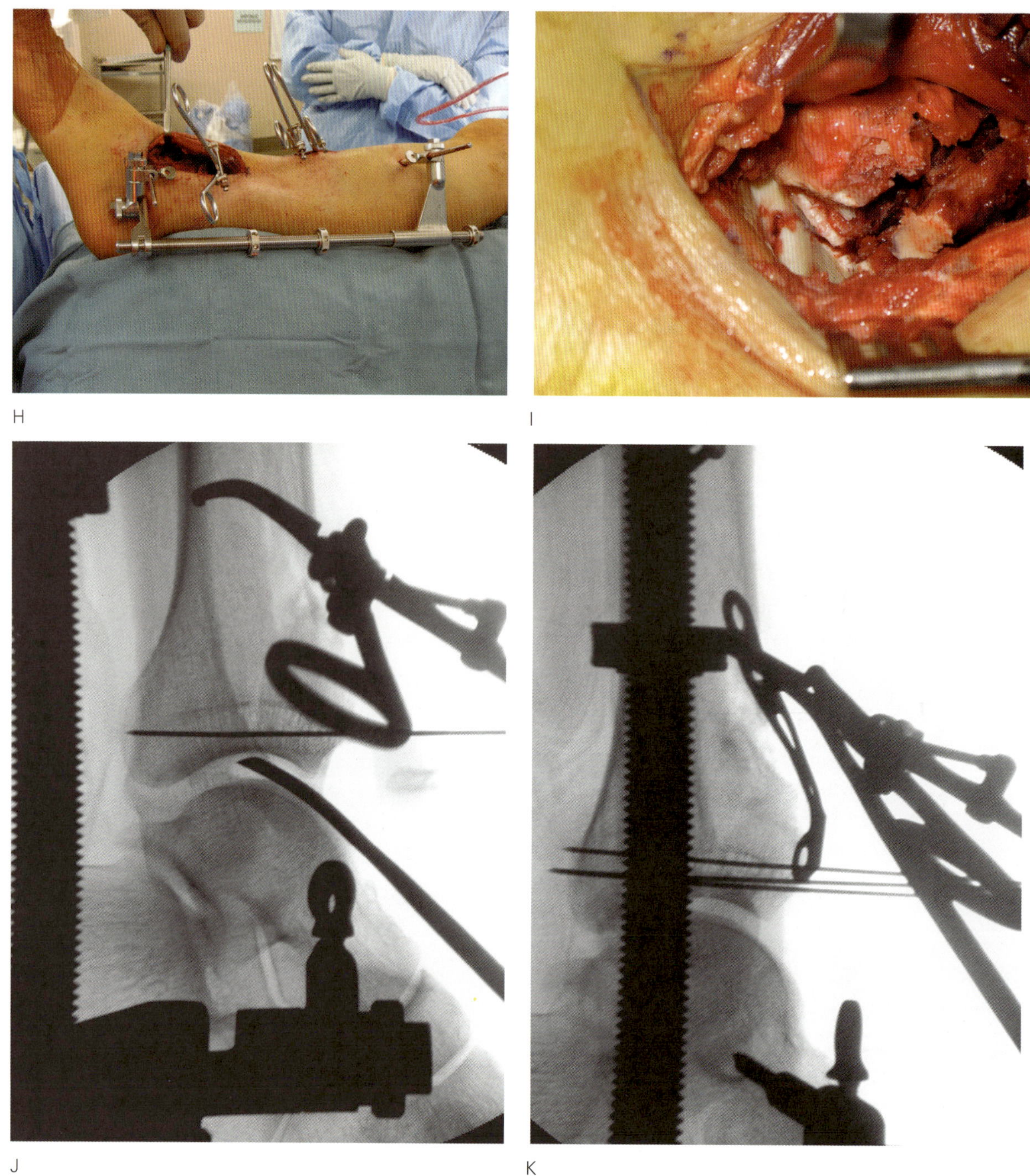

图 31.9（续）

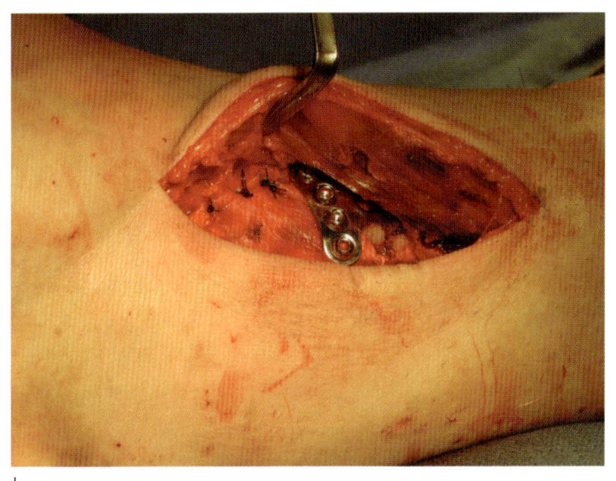
L

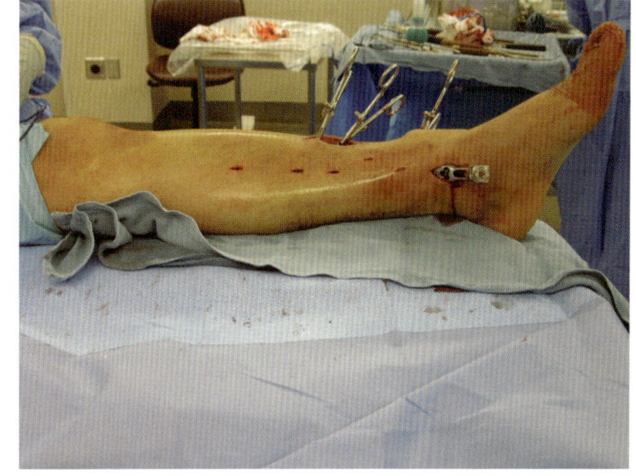
M

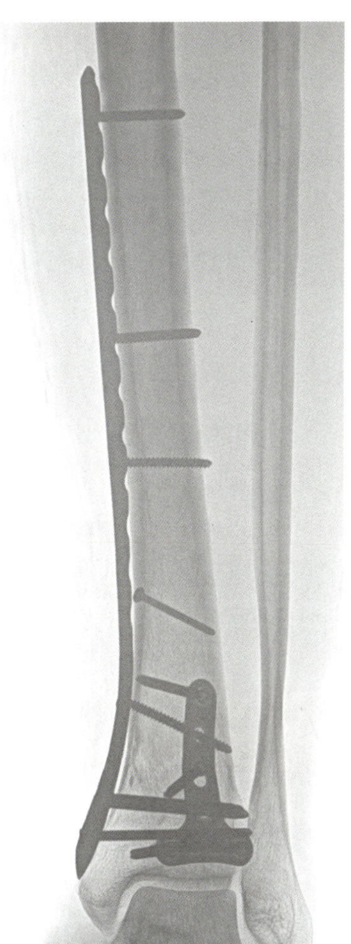
N

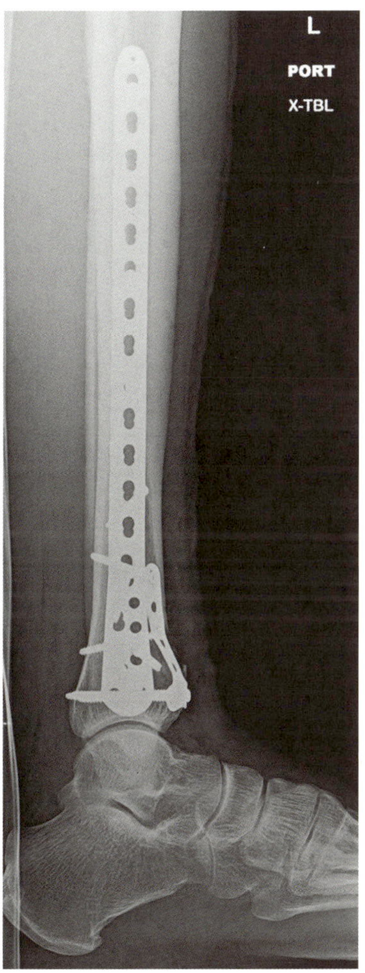

O

图 31.9（续）

后外侧入路显露已在上文叙述，可通过患者取侧卧或俯卧位完成显露过程。

后内侧入路

需要应用后内侧切口的胫骨踝穴顶骨折非常少。

该纵切口位于跟腱内侧缘内侧，需避免破坏跟腱的腱旁组织。切开䠀长屈肌腱膜。根据骨折部位的不同，可通过 2 种显露方式达到胫骨远端后内侧面的显露。向内侧牵开䠀长屈肌及跗管可显露大部分后踝的中央及外侧面。由于䠀长屈肌腓骨起始点的因素继续向近端剥离显露受限。在关节水平从内侧神经血管束上移开䠀长屈肌可达到更多的内侧显露，并可向近端干骺端内侧进一步显露。在不需要显露后内侧关节面的情况下即可将后内侧骨折可复位至干骺端区域时，可通过在胫骨远端后内侧后方切取一小的纵切口并将趾肌向后外侧掀起，即可显露胫骨后内侧缘而无须干扰神经血管束。

后内侧入路可在患者取仰卧或俯卧位下完成（图 31.10）。

手术技术

根据特定的骨折类型，不同的胫骨 Pilon 骨折复位和固定的顺序有所不同。作者十分重视将关节内骨折复位作为最重要的手术操作，因此将其作为制定手术策略的优先考虑对象。复位顺序、入路的选择以及固定物放置的位置和

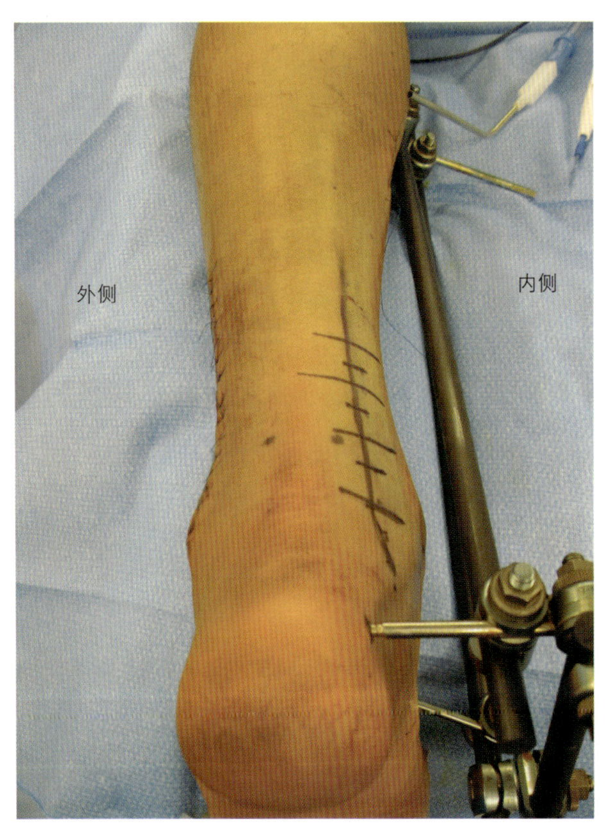

A

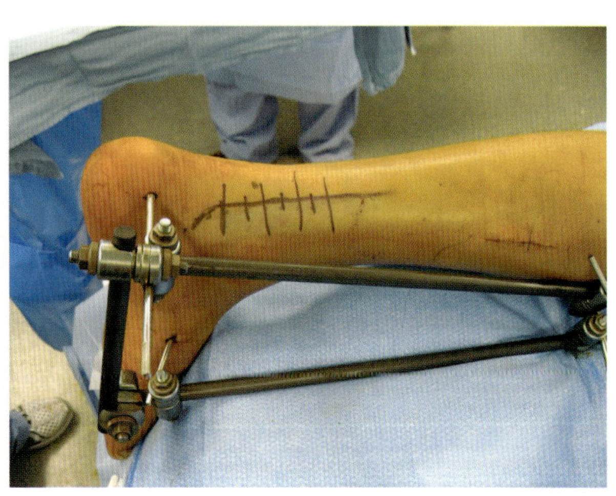

B

图 31.10　胫骨远端后内侧入路可在仰卧或俯卧位下完成。具体选择取决于多重因素，包括合并损伤、存在使俯卧位困难情况以及骨折类型要求在前侧进行骨折复位或固定。患者取俯卧位时患肢在术中的影像，摆放位置从后侧（A）和内侧（B）进行。计划手术切口位于跟腱内侧缘附近。同一位患者，胫骨远端 Pilon 骨折的临时的复位（C）和最终的固定（D）。如图所示，注意䠀长屈肌（箭头所示）及跗管内容物已被牵向内侧。E. 另一位仰卧位患者右下肢的术中影像，注意同侧髋关节轻度外旋以进一步方便后内侧入路的显露。此体位可允许后内侧入路与任何其他对于骨折块的前方相关操作联合应用（F）。G. 术中影像示后内侧胫骨 Pilon 骨折的最终固定，注意由于需要向近端进一步显露，神经血管束和䠀长屈肌之间的间隙被打开，䠀长屈肌（箭头）被拉向外侧，神经血管束被拉向内侧

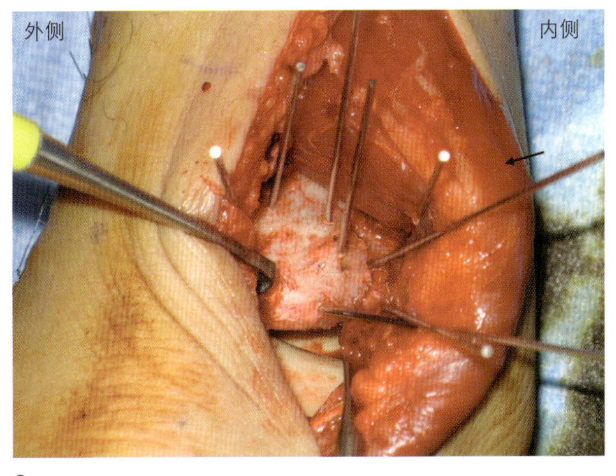

C

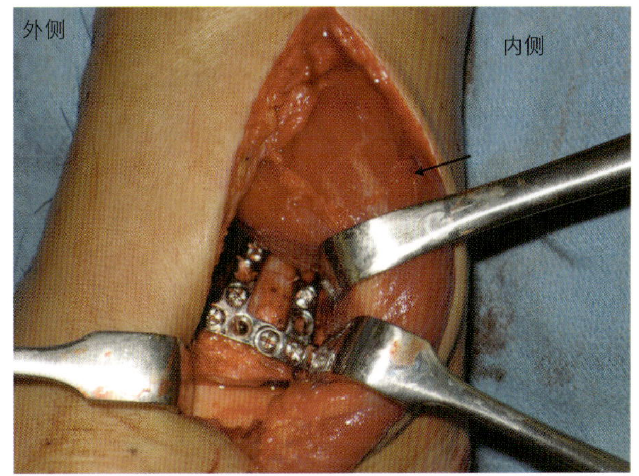

D

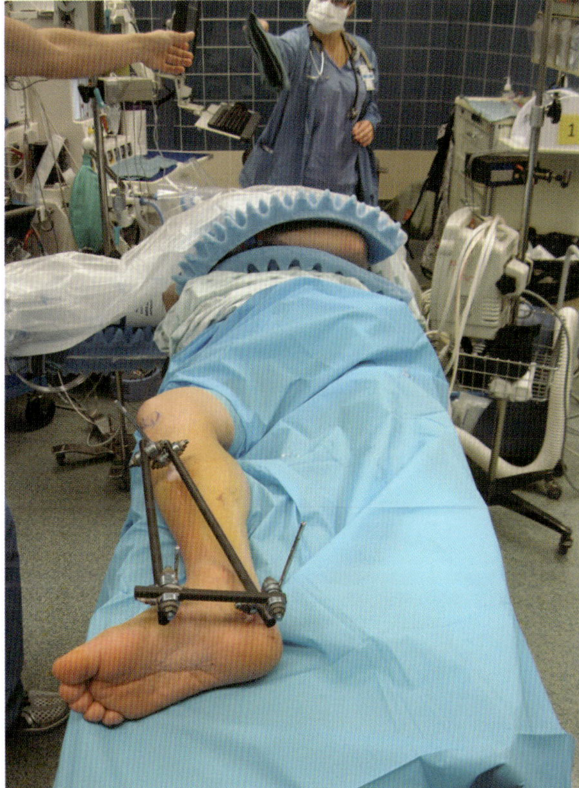
E

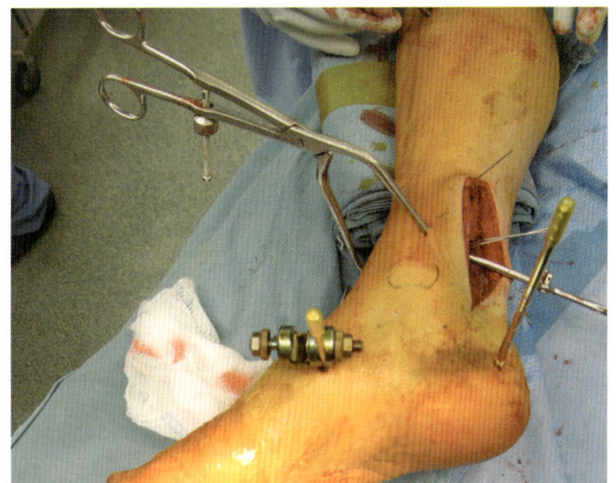
F

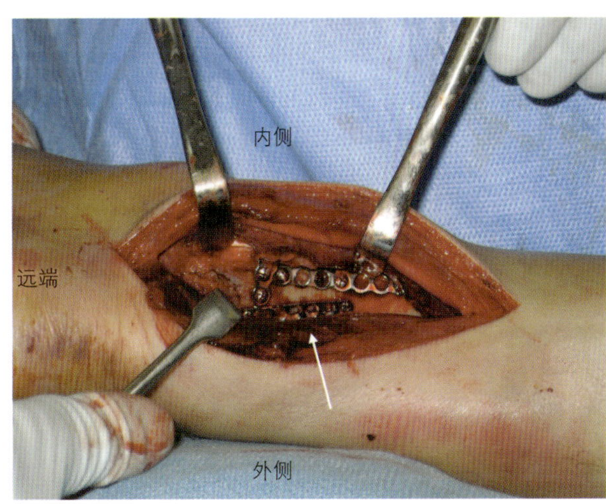

G

图 31.10（续）

类型，均应以是否能达到并维持精确的关节复位为目标（图 31.11）。

完全胫骨踝穴顶关节内骨折（AO/OTA C 型）是最具挑战性的骨折类型。尽管存在多种不同的骨折类型，关节内骨折复位多从初次评估、复位和固定后外侧骨折块（Volkmann 骨块）开始。通过后方胫腓韧带对 Volkmann 骨块的间接牵拉，精确的腓骨复位可为胫骨复位提供参照。但在一些情况下尽管腓骨骨折复位良好，后外侧 Volkmann 骨块依然存在部分移位、成角或关

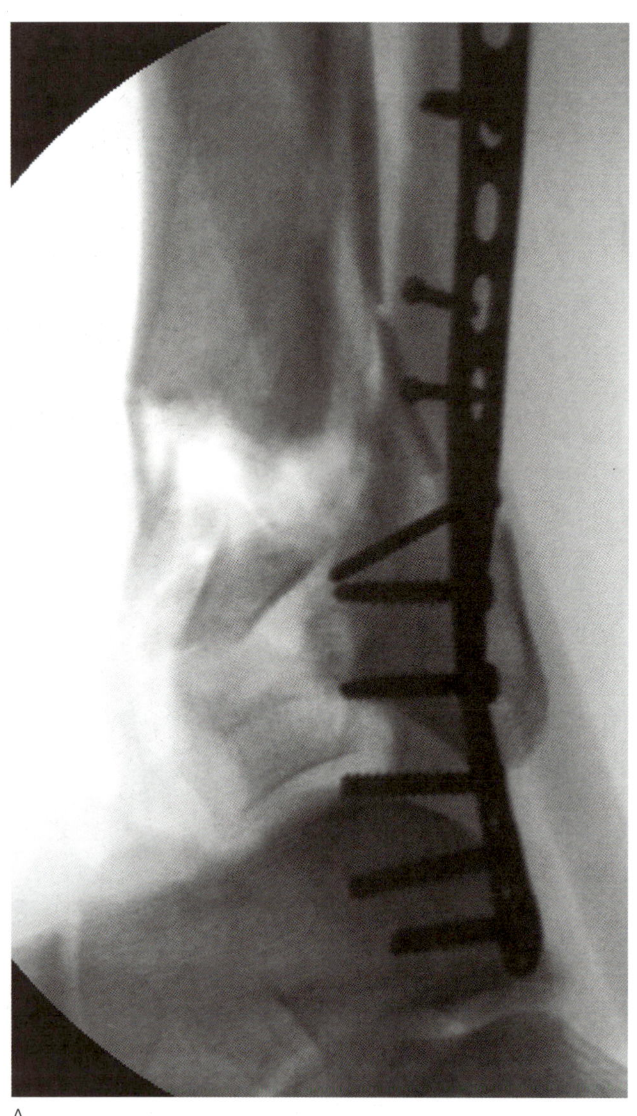

A

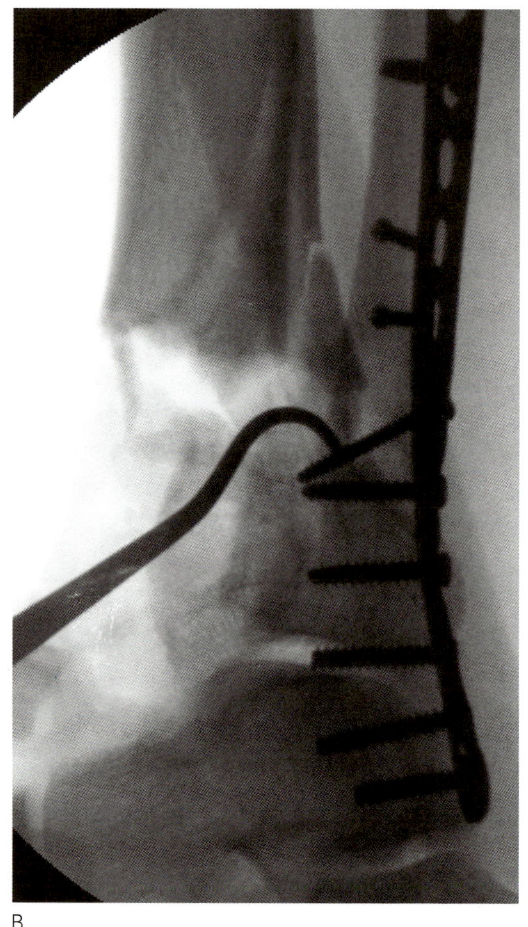

B

图 31.11 二期手术顺序：与图 31.2 同一位患者的胫骨远端 Pilon 骨折确定性 ORIF。损伤 X 线片及 CT 扫描回顾（A–G）示 C 型 Pilon 骨折并伴有大量内侧干骺端碎块，关节内粉碎骨折、嵌压（尤其中央及前部）以及后外侧骨块（Volkmann 骨块）的背屈畸形。通过前内侧入路进行手术显露。留置外固定架于原位以维持距骨牵引并轻度后移，可更好地直视关节内。这种情况下关节内骨折复位应首先纠正背屈的后外侧骨块（A，B），然后将后外侧骨折块沿后内侧骨折线复位至内踝（C），以克氏针临时固定并注意避免影响最终固定时的接骨板 / 螺钉位置。以复位后的后外侧和内侧骨折块为参照，复位中央、前部及外侧粉碎骨折块（D，E）。注意远端干骺端内侧的大缺损，后方移位及关节段屈曲属于外固定架牵引的后果。应用胫骨远端前外侧围关节接骨板，以 1 枚 Schanz 针拧入骨折近端，将骨钩放于关节断端的后侧（F）。以预塑型的围关节接骨板一起，它们可被用于复位轴向和成角畸形（G）。以另外 1 块胫骨内侧预塑形围关节接骨板加强胫骨远端干骺端稳定性并支撑内侧干骺端关节面（H）。术后即时前后位（I）、踝穴位（J）和侧位（K）X 线证实复位满意。注意已经以硫酸钙骨替代物填充内侧干骺端骨缺损（J）

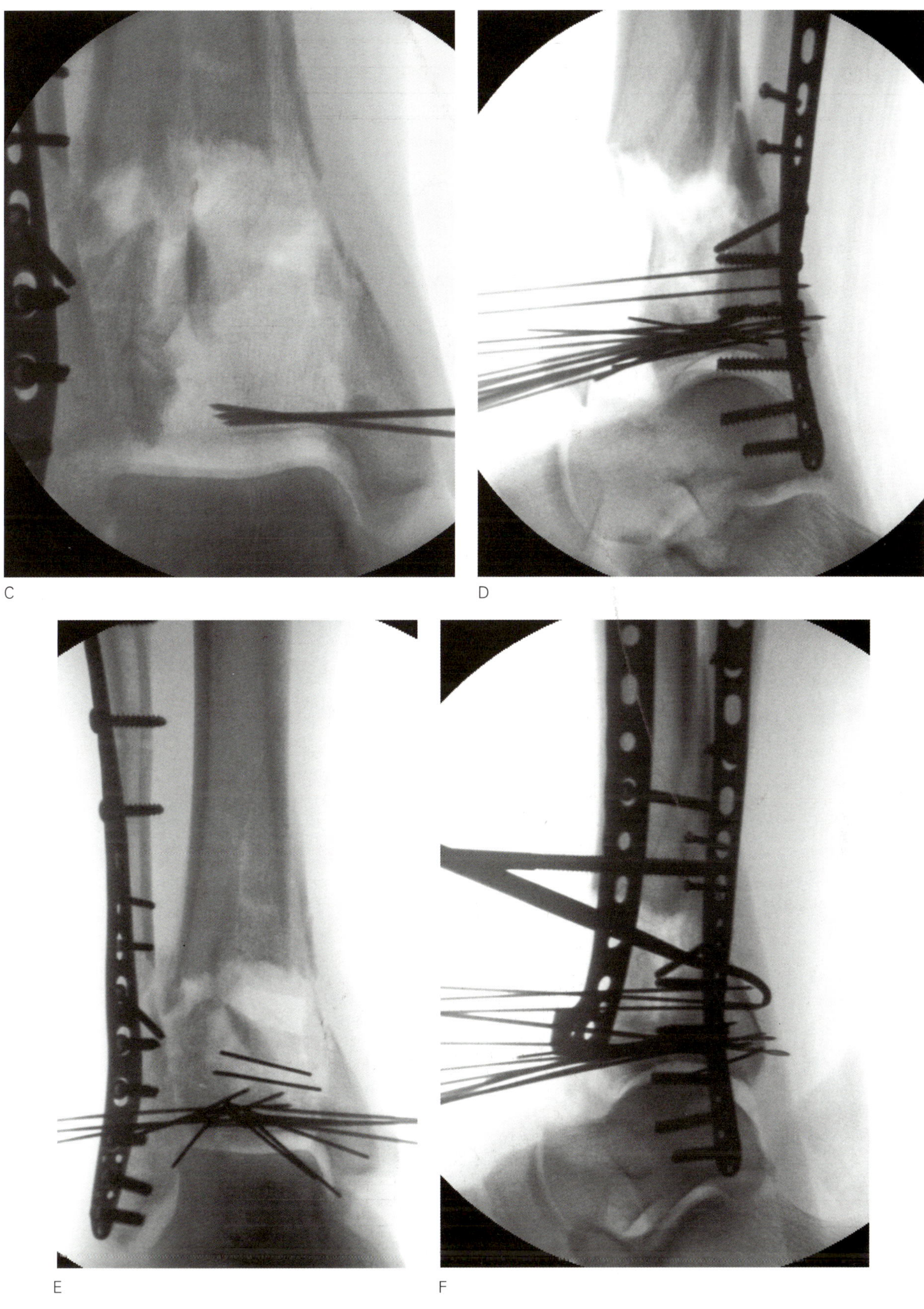
C D E F

图 31.11（续）

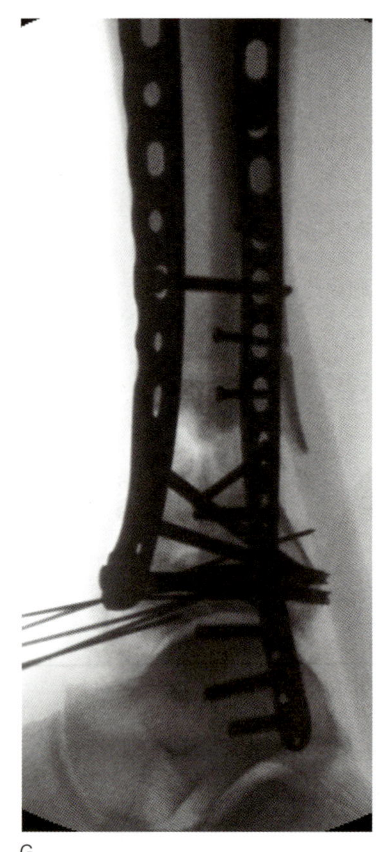
G

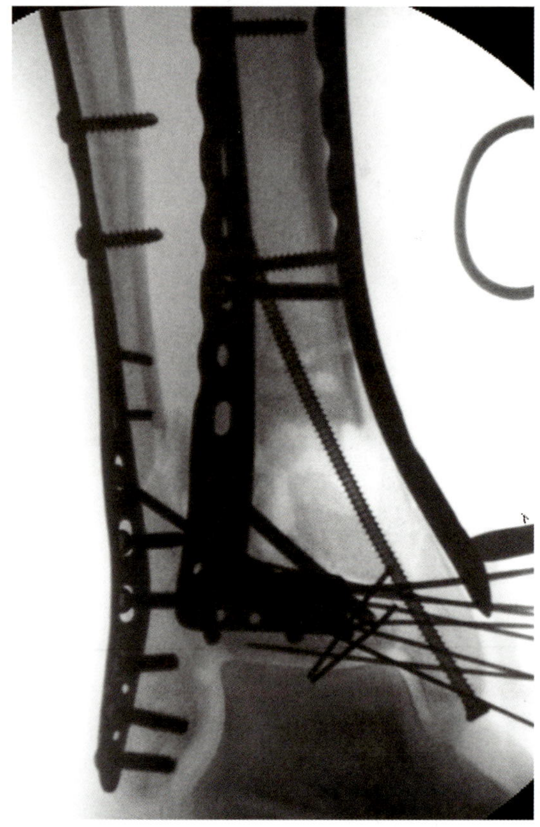
H

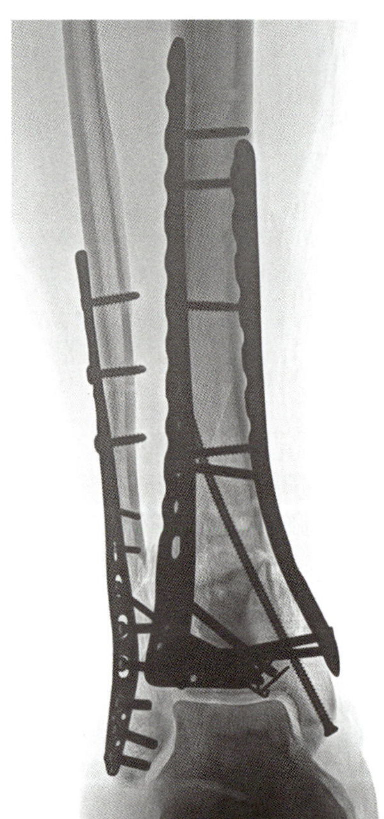
I

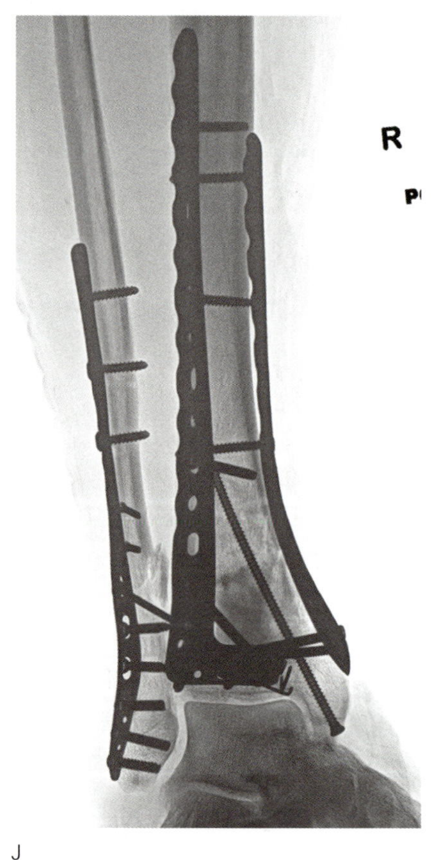

J

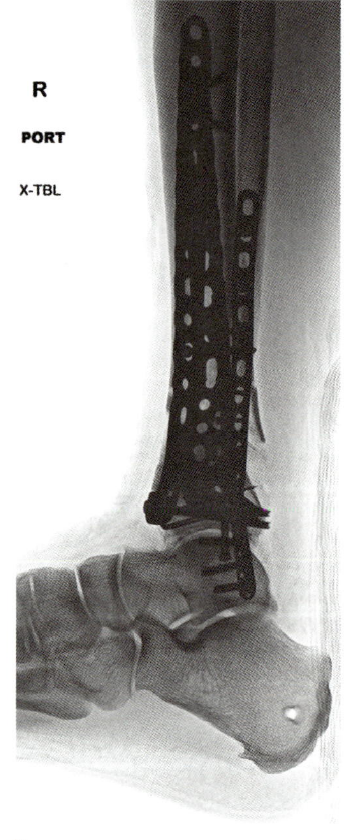
K

图 31.11（续）

节内嵌压。是通过前侧入路还是通过后外侧入路进行后外侧骨块的复位，取决于经过初次复位后的移位程度。例如，偶尔可通过侧位 X 线片看到后外侧踝穴顶背屈嵌插移位并在矢状位 CT 重建下进一步确认，那么接下来对于后侧踝穴顶的复位可引起前方踝穴顶关节面的拉伸畸形以及距骨前脱位的趋势。对于这种残余畸形的处理可通过前方入路进行。如果复位满意，那么复位顺序通常包括将从后侧复位内踝骨块和后外侧骨块，然后复位中央嵌插的粉碎骨块并固定至后方踝穴顶。内踝骨块以内侧软骨交错嵌插固定，然后复位前外侧骨块。但此复位顺序也需灵活掌握，以达到满意的关节内、外骨块复位的效果。例如，有效复位关节内和干骺端骨块的技术是辨认包含一些远端关节面的骨块，同时辨认粉碎程度不严重的骺部或干骺端骨折块。近端干骺端骨折块的解剖复位可将 C 型骨折转为部分关节内骨折（B 型骨折），极大地简化剩余的关节面复位操作，并为复位时的轴向对线提供参考。大的内踝骨块、后方骨软骨块或大的后外侧骨块非常适合这种复位策略。在进行每步复位的同时，可以钳夹并以小的克氏针（0.045 英寸）临时固定复位的骨折块。软骨下骨缺损可以同种异体松质骨颗粒或骨替代物如磷酸钙类物质填充以提供稳定性。

通过应用以 1 枚置于距骨颈的 Schanz 针连接外固定架或通用牵开器，可极大地方便进行关节内直视。当应用前内侧入路时，由内向外插入距骨针；而当应用于前外侧入路时，则由外向内植入距骨针。通过将新插入的距骨针与之前置入的起跨关节外固定架作用的胫骨针或另外置入骨折近端的 Schanz 针相连接，可将踝关节牵开以达到直视效果。虽然多数情况下这种牵引方式可达到良好的关节内直视效果，偶尔距骨向前移位可影响视野并阻碍关节内骨块的复位。解决办法就是以近端胫骨针、远端横穿跟骨的 Schanz 针和透 X 线外固定架应用双边外固定架。这种技术有几个优点：①距骨可保持向后移位和牵引位方便对关节内骨块的操作；②牵引可达到良好的干骺端对线，而不是单边外固定架常见的成角畸形；③在关节面水平外固定杆位于手术切口后方，不会妨碍手术操作。

临时固定器械对于手术操作成功非常重要。应用小直径克氏针、夹钳和小接骨板螺钉可起到良好的临时固定作用，但其放置位置应避免影响最终固定器械的放置，所以对于最终固定器械、复位顺序和手术入路的预先计划非常重要。

早期用于胫骨踝穴顶骨折的内植物位于胫骨前内侧，其型号、较差的设计和对于重要螺钉位置的限制使得其应用受限并且常导致伤口问题。现代内植物设计更加符合解剖且为低切迹，简化了经皮插入间接接骨板复位技术。最终内固定的目标应该包括复位后的关节内骨折块间加压和绝对稳定，关节内骨折块和胫骨骨干间稳定固定，并恢复冠状面、横断面和矢状面的对线。这些内植物的位置、坚固性和数量基于骨折类型的不同而不同。影响内植物选择的重要因素包括骨折粉碎程度、达到皮质接触和骨折内在稳定性的能力、骨质、骨折受力方向（内翻、外翻、屈曲、伸直）以及软组织合页状况和合并的骨缺损等。

理想情况下，接骨板的厚度应使其硬度刚好足够抵抗遇到的应力，同时尽量减少接骨板突出和对软组织尤其是胫骨前内侧的损伤。完全关节内骨折（AO/OTA C 型）一般至少需要 1 块坚强接骨板（如 3.5 mm 加压接骨板）固定，以维持干骺端对线。部分关节内骨折（B 型）常可应用低切迹接骨板固定，以简单地起到部分关节内损伤的支撑作用。对于胫骨远端部分关节内骨折应用锁定接骨板的指征仍不明确，并缺乏循证医学的建议。作者所在单位仍然应用非锁定接骨板—螺钉装置治疗 Pilon 骨折。

对伤口闭合的重视是降低软组织并发症的另一个关键因素。在手术操作完成后，以 8 号可吸收缝线间断闭合关节囊，然后缝合伸肌支持带（前外侧入路）和深筋膜层（前内侧入路）。缝线穿好后先不打结直到全层均已穿好，然后在缝线尾端适度牵引，使深层闭合的应力均匀分布，然后顺序打结并剪断尾端。用尼龙线以

Allgower-Donati 方式缝合皮肤。在皮肤切口上贴胶条以维持对合并降低切口皮肤张力。

术后处理

手术操作完毕后，患肢以足中立位用带衬垫的石膏夹板固定。镇痛采用患者自控镇痛装置。周围神经阻滞，包括周围神经穿刺，通常在术后 24~48 小时内应用，并在术后患者仍处于全麻状态时即予以置入。患者在给予长效和短效镇痛药物治疗后可出院。患者一般在术后 3 个月内不可应用非甾体类药物，以避免理论上可能存在的骨折延迟愈合或不愈合风险。切口一般在术后 4~5 天时在门诊进行检视，患肢继续进行石膏夹板固定 2~3 周。然后进行指导下的理疗训练，包括主动、辅助主动和被动的踝关节、距下关节和跖趾关节活动度锻炼。为避免马蹄足挛缩畸形，推荐应用晚上可拆除的可拆卸夹板。术后 12 周左右在可拆除靴的保护下进行渐进性部分负重。此时的物理康复治疗着重于最大限度地恢复活动度、力量、步态训练和脱离辅助步行装置，如拐杖、手杖或助行器等。术后水肿可能比较明显并可持续长达数月，除需向患者进行此方面的说明外，还可应用弹力袜以降低水肿程度。

并发症

Pilon 骨折属于相当复杂的损伤，因此手术治疗也可能发生许多并发症。最常见的并发症为伤口部分无菌性坏死，可通过患者术后出现干性结痂后密切观察并连续换药治疗。皮肤全层脱落或伤口裂开也可能发生。这种情况下患者多需再次收住院进行伤口清创并取深部组织培养以指导抗生素治疗。在抗生素治疗感染下保留稳定的内植物直至骨折愈合。但如内植物已松动，则应取出并需应用外固定架进行固定。如伤口较大无法直接闭合则需应用皮瓣覆盖，此时可能需要整形外科医师协助进行治疗。

Pilon 骨折术后可能发生慢性骨髓炎。如骨折正在愈合，可在抗生素治疗下保留内植物直至骨折愈合后再去除所有内植物并对感染骨进行清创。抗生素治疗应在传染病学专家的指导下进行。如存在骨折不愈合，Pilon 骨折的治疗则更加困难，需侵入性地去除有感染的内植物和组织，包括失活骨。可应用抗生素骨水泥填充骨缺损并应用外固定架进行固定。在进行适当时间的抗生素治疗后可进行重建手术，可包括骨和软组织手术。如感染后关节面退变明显，胫骨远端对线的恢复对于可能需进行的关节融合术非常重要。部分情况下已不可能进行重建手术，则截肢可能是治疗慢性骨髓炎最好的选择。

多数 Pilon 骨折可获得愈合，但也有报道不愈合率高达 16%。不愈合多常见于骨折的关节外部分。对于骨折不愈合需除外感染情况，包括有无伤口并发症、体格检查及血液学检查（WBC、ESR 和 C 反应蛋白等）。其他可能导致骨折不愈合的因素包括用药、固定不稳或固定技术选择错误、血运不佳或全身并发症，如维生素 D 和钙缺乏、糖尿病或抽烟。无菌性不愈合的治疗原则包括恢复力线、稳定内固定和缺损区植骨。

Pilon 骨折后可发生创伤性关节炎，并且许多患者至少在随访过程中可出现关节炎的放射学表现。早期和症状轻微的关节炎可通过休息、抗炎药物或偶尔应用支具治疗，严重的关节炎则需行关节融合。

预　后

在应用有效的患者特异性预后工具监测后，近年来 Pilon 骨折的预后有了很大改善，但仍缺乏长期预后数据及比较性研究。尽管一些质量较高的研究并非专门使用分期切开复位内固定技术治疗 Pilon 骨折，它们的数据还是相当有用的，尤其在证实这类骨折的残留损伤方面。Marsh 评估了 56 例采取外固定架和有限切开关节内骨折固定患者中期疗效。35 例患者在伤后 5~12 年进行了评估。5/40 例踝关节进行了关节融合术（12.5%）。与年龄和性别匹配的对照组相比，其 SF36 和踝关节炎评分均较低，91% 的患者有关节病的相关表现，如骨刺、关节间隙变窄或完全丧失。87% 的患者不能跑步。创伤严重性和复位质量与关节病的发生有相关性，但是否有关节病和功能评分之间只有比较弱的相关性。重要的是，在伤后 2.4 年内患者感觉功能评分有所改善。

Pollak 回顾了以外固定架或分期 ORIF 治疗的 80 例患者，平均随访期 3.2 年。总体健康情况如 SF36 评分与年龄和性别匹配的对照组相比明显降低。33% 的患者有持续性疼痛。外固定架应用和社会学因素（年收入 < 25 000 美元和缺乏高等教育）与较差的预后相关。68% 的患者报告骨折导致其无法重返工作。

Williams 等评估了 32 例以跨踝关节外固定架和有限 ORIF 的骨折患者。与年龄和性别匹配的对照组相比，患者在除了 2 个类别的其他所有 SF36 评分中均明显较低。与 Marsh 的研究相似，关节病放射学表现与关节面损伤严重性和复位质量相关，但临床踝关节评分和 SF36 评分与患者先前因素如性别、受教育水平以及是否存在工作相关性损伤相关。

近期 White 等评估了 95 例急诊 ORIF 治疗的 Pilon 骨折患者，随访时间至少 1 年。作者报告 6% 的患者延迟或不愈合，关节融合发生率为 1%。与对照组相比，SF36 证实体格评分和精神评分均有降低。只有 9% 的患者报告无疼痛，85% 报告轻到中度疼痛。44% 的患者存在休闲活动方面的限制；77% 存在休闲或日常生活方面的限制；54% 出现职业改变，如失业、更换为轻体力工作或要求永久性工伤赔偿金。尽管 90% 的初次复位为解剖复位，在 1 年随访时 78% 的患者出现关节病的放射学表现。

显然，根据患者源性功能评分和一般健康测量工具评测显示，Pilon 骨折对患者的体格和精神功能有长期影响。这被解读为对患者的休闲、日常生活以及职业有显著的不利作用。这种预后与已存在的社会因素，如受教育水平、性别以及是否存在工伤和骨折严重程度（如粉碎程度等）有关。不幸的是，外科医师能控制的因素，如复位质量和固定方式，与最终预后的相关性不是很强，并需要高质量的研究以进一步评估其作用。看起来在伤后 2~3 年恢复会慢慢改善并达到一个平台。伤后 10 年内的关节融合率为 7%~12%，但这时间之后的预后情况则不太明确。

推荐阅读

Assal M, Ray A, Stern R. The extensile approach for the operative treatment of high-energy pilon fractures: surgical technique and soft-tissue healing. *J Orthop Trauma* 2007;21(3):198–206.

Boraiah S, Kemp TJ, Erwteman A, et al. Outcome following open reduction and internal fixation of open pilon fractures. *J Bone Joint Surg Am* 2010;92(2):346–352.

Howard JL, Agel J, Barei DP, et al. A prospective study evaluating incision placement and wound healing for tibial plafond fractures. *J Orthop Trauma* 2008;22(5):299–305; discussion-6.

Marsh JL, Weigel DP, Dirschl DR. Tibial plafond fractures. How do these ankles function over time? *J Bone Joint Surg Am* 2003;85(2):287–295.

Mehta S, Gardner MJ, Barei DP, et al. Reduction strategies through the anterolateral exposure for fixation of type B and C pilon fractures. *J Orthop Trauma* 2011;25(2):116–122.

Patterson MJ, Cole JD. Two-staged delayed open reduction and internal fixation of severe pilon fractures. J Orthop Trauma 1999;13(2):85–91.

Pollak AN, McCarthy ML, Bess RS, et al. Outcomes after treatment of high-energy tibial plafond fractures. *J Bone Joint Surg Am* 2003;85(10):1893–1900.

Ruedi T. Fractures of the lower end of the tibia into the ankle joint: results 9 years after open reduction and internal fixation. *Injury* 1973;5(2):130–134.

Sirkin M, Sanders R, DiPasquale T, et al. A staged protocol for soft tissue management in the treatment of complex pilon fractures. *J Orthop Trauma* 1999;13(2):78–84.

Topliss CJ, Jackson M, Atkins RM. Anatomy of pilon fractures of the distal tibia. *J Bone Joint Surg Br* 2005;87(5):692–697.

Tornetta P, III, Gorup J. Axial computed tomography of pilon fractures. *Clin Orthop Relat Res* 1996;323:273–276.

第 32 章　胫骨 Pilon 骨折：张力缆环形固定

作者　James J. Hutson Jr.
译者　金开基　徐晓东
校对　徐海林

引　言

胫骨远端围关节骨折的环形张力固定是一种对特定 Pilon 骨折的传统治疗方法，可替代内固定治疗。环形外固定架结合张力带固定以最小的软组织损伤对这类复杂而高风险的骨折进行复位和固定，同时尽量降低发生并发症的风险。这种治疗方式的优点在于避免了骨折区域为放置接骨板而做过多的软组织剥离。此外，内植物的金属表面还增加细菌繁殖的风险并导致感染的发生。尽管有锁定接骨板的出现和“微创”外科技术的进步，高能量 Pilon 骨折的内固定治疗依然伴随着严重的风险。软组织损伤的进一步加重、胫骨远端的粉碎以及骨缺损导致的损伤区域，使得外固定架治疗成为一种非常有吸引力的治疗方式。本章提供了一个关于应用环形外固定架治疗从胫骨远端完全关节外骨折到伴骨缺损的复杂关节内骨折的综合性技术指导。对于环形外固定架经验不足的医师来讲，可通过学习应用桥接有限内固定技术来学习。对于治疗无法应用接骨板固定的复杂 Pilon 骨折，本章所提供的技术可为处理此类严重粉碎并伴有骨缺损和复杂软组织损伤的骨折提供指导。

创伤骨科协会（Orthopedic Trauma Association）提供的描述胫骨远端骨折的概要见图 32.1。A 型损伤为完全关节外骨折而不累及关节；

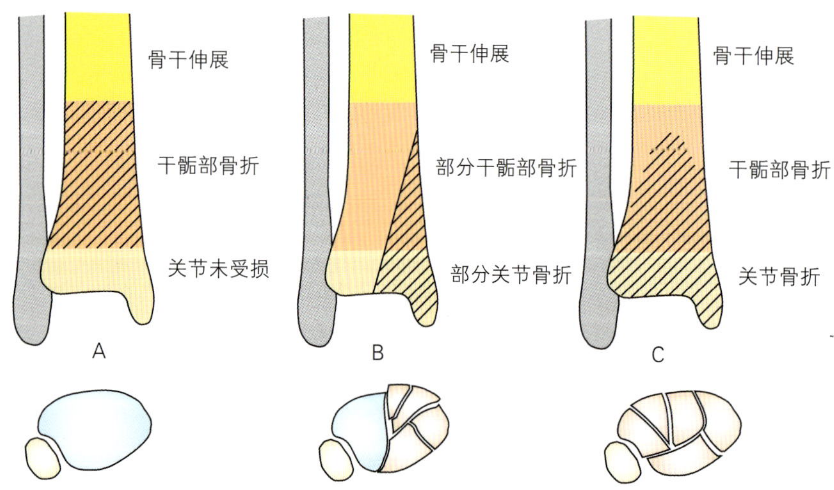

图 32.1　Pilon 骨折的 AO/OTA 分型。A 型骨折关节面完整。B 型骨折与干骺端有完整连接，且关节面完整。C 型骨折有不同程度的关节面受累和干骺端粉碎

B 型骨折为部分关节内骨折，关节内骨折块仍保持完整并与骨干相连接；C 型骨折为累及关节面及邻近干骺端。根据关节面和干骺端的粉碎程度，它们均可进一步分为三个亚型，如 C1 型为简单劈裂，而 C2 和 C3 的关节内粉碎程度逐渐增加。

适应证与禁忌证

对于低能量创伤且患者软组织合页良好，以微创技术插入的低切迹锁定接骨板进行内固定治疗是非常有吸引力的治疗方式。例如，对于部分关节内骨折（B 型）带有可维持长度的完整骨质，可应用低切迹接骨板以支撑接骨板固定。对于许多 A 型和 C1 型骨折来讲，伴有轻至中度的软组织损伤也可应用内固定或半针桥接框架结合有限内固定进行治疗。

随着软组织损伤和骨折粉碎的进一步加剧，适合应用环形外固定架张力带治疗的指征逐渐增加[1]。环形外固定架结合张力带属于可允许外科医师制造自定义外固定架，用于治疗复杂胫骨远端围关节骨折的动态装置。外固定架基于骨折块的位置和软组织损伤的严重性进行组装，通过顺次应用原则，最终矫正力线并固定骨折。

环形外固定架结合张力带固定胫骨远端围关节骨折的强烈指征包括：

1. Ⅱ和Ⅲ型开放骨折合并软组织损伤，影响切开入路进行内固定治疗（图 32.2）。最常见的是内侧较大伤口并伴有边缘皮肤坏死，无法通过游离皮瓣闭合（图 32.3）。

2. 闭合骨折伴有软组织损伤，并影响切开内固定手术。

3. 严重粉碎的复杂骨折，骨折块太小而无法以锁定螺钉固定。

4. Pilon 骨折伴有骨缺损（图 32.4）。

5. Pilon 骨折延迟治疗（>3~4 周）。

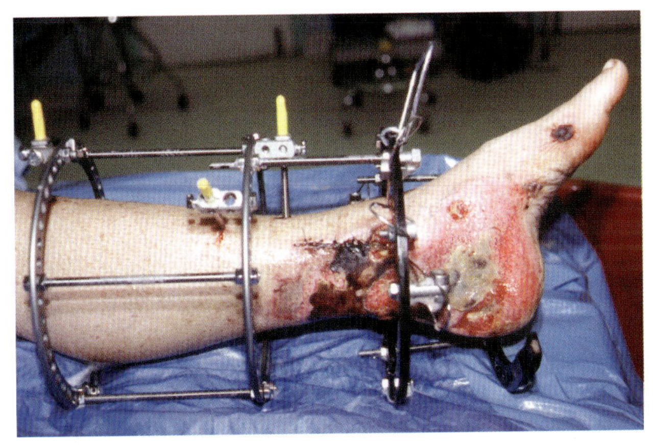

图 32.2　复杂开放伤和挤压伤属于环形外固定架治疗胫骨远端骨折的强烈指征。框架有一个改良的足部环以控制跟骨并可从内侧皮肤进行局部护理

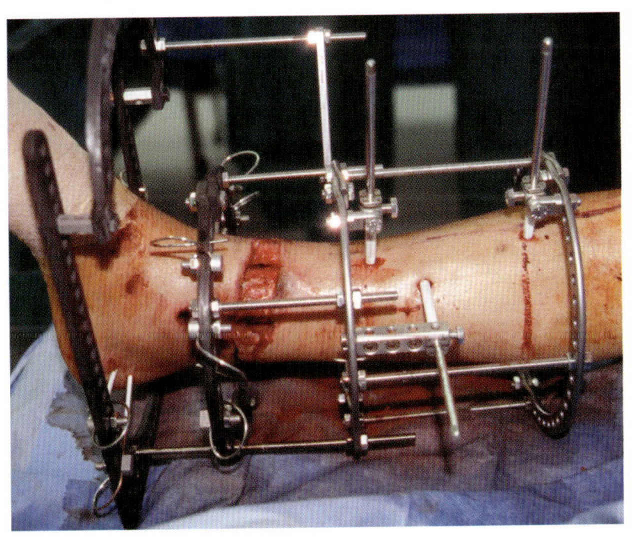

图 32.3　“经典”的内侧开放伤口伴有肿胀和软组织缺失而无法一期闭合。患者合并糖尿病和缺血性血管病。急诊手术短缩并减少了伤口的宽度。张力带的应用可避免放置接骨板所需的软组织剥离。由于没有内植物可供保护细菌滋生，伤口进行局部治疗数月后获得愈合。这种多风险因素是应用环形外固定架的强烈指征

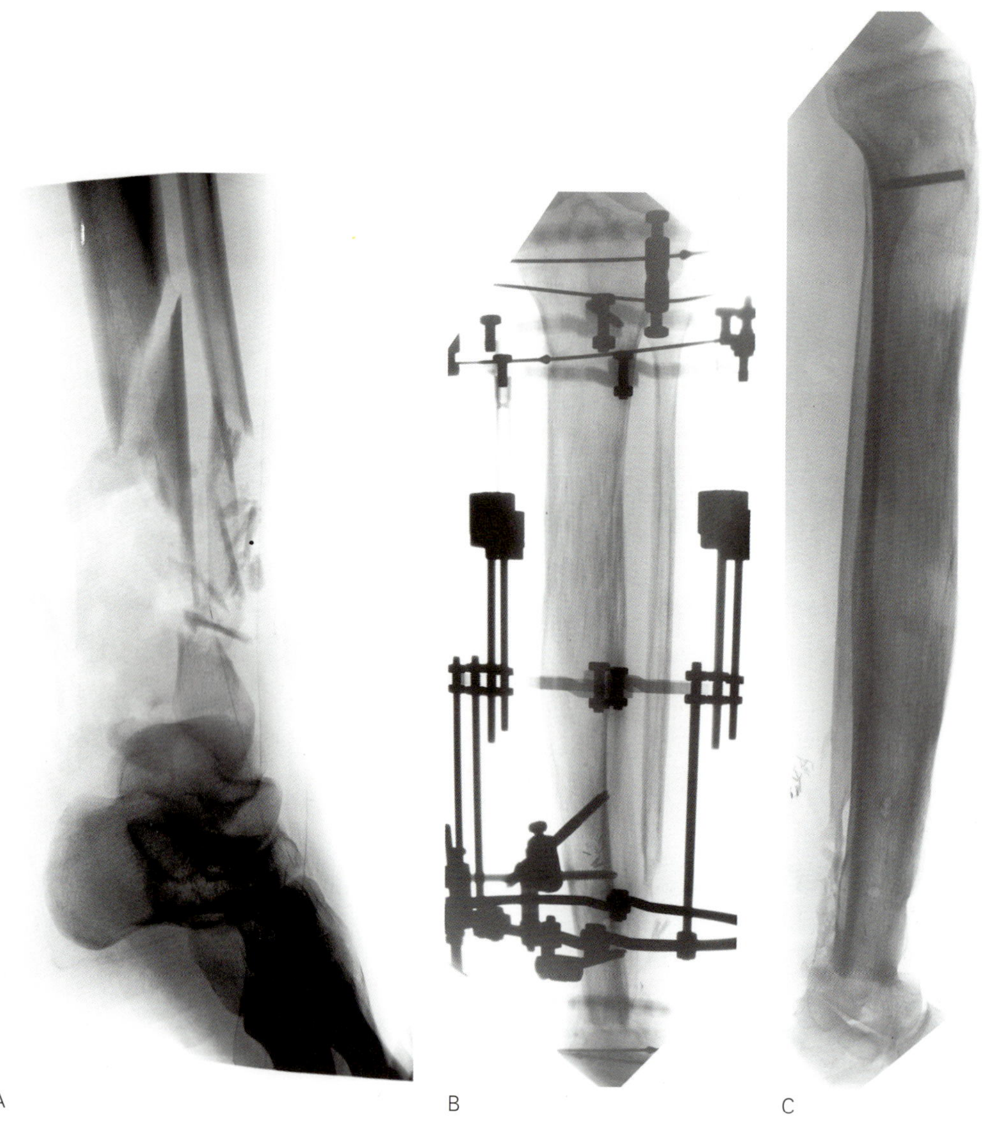

图 32.4　A. 一例ⅢB 期开放 Pilon 骨折伴有严重的关节内粉碎和节段性骨缺损，患者拒绝截肢手术。B. 在游离皮瓣覆盖后以骨搬运准备行踝关节融合术。C. 骨搬运约 13.5 cm 后的小腿及踝关节融合后

相对指征：

1.Pilon 骨折延伸至骨干区域（图 32.5）；

2. 多段胫骨骨折；

3. 患者同时伴有四肢其他部位的骨折并可运动和早期负重；

4. 肥胖患者无法在接骨板固定后保持免负重达 3 个月的；

5. Pilon 骨折伴复杂足部损伤；

6. 可能不遵医嘱以患肢负重行走的精神病患者；

7. 伴有缺血性血管病 / 糖尿病的患者，皮肤纤薄无法耐受切开手术并缺乏必要的张力以放置大的锁定接骨板。

术前计划

病史采集和体格检查

胫骨远端围关节骨折多与其他损伤合并发生。多发伤患者必须按照高级创伤生命支持指南进行评估，以除外威胁生命和肢体保留的损伤。如果患者一般情况稳定，然后进行肢体详

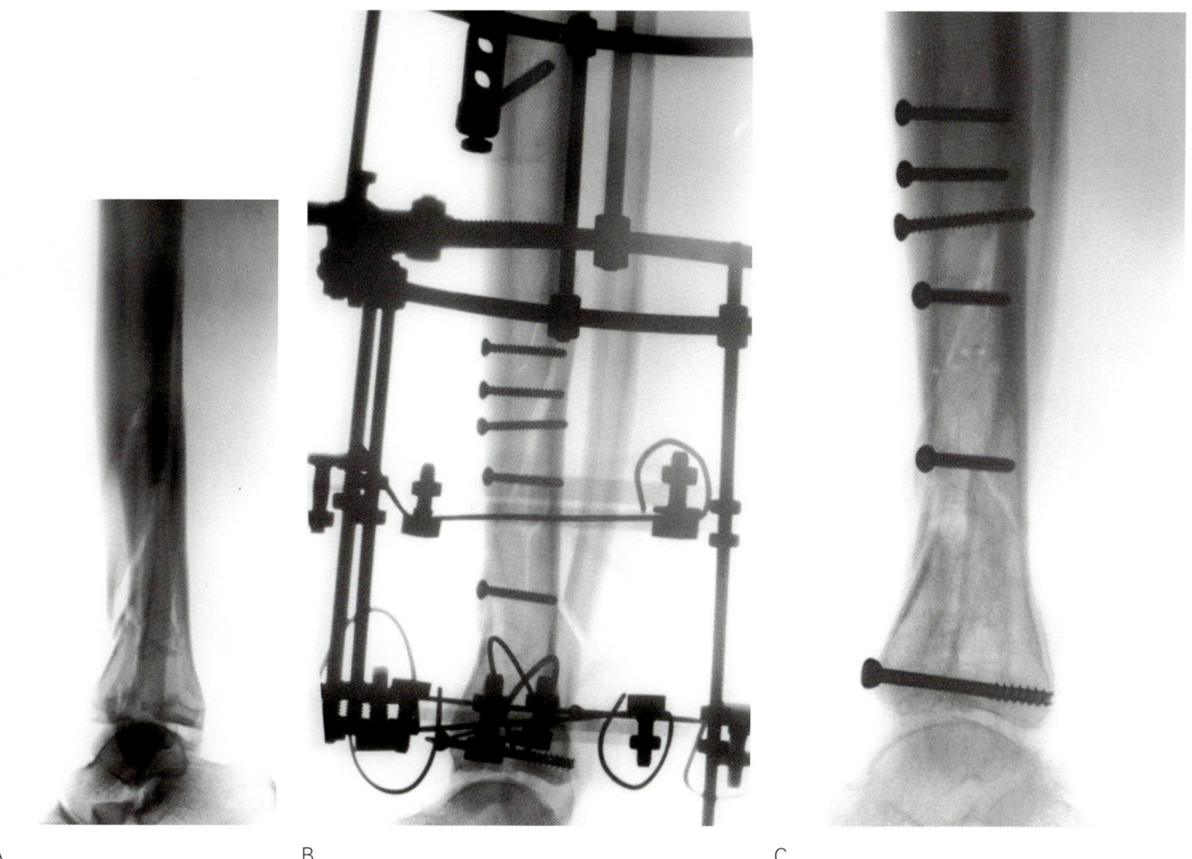

图 32.5 A.Pilon 骨折延伸至胫骨干。B. 在胫骨近端骨折稳定区域拧入固定块，骨折以跨关节方式牵引固定，线缆结合有限内固定固定粉碎的骨折块。C. 骨折愈合

细评估。对于清醒患者需尽快确定受伤机制，这能提供患肢能量吸收情况的有效信息以及对软组织的影响。患者病史回顾应注意并发症如糖尿病和周围血管疾病情况。患者是否有饮酒和吸烟史、职业情况以及患者是否有家庭支持和足够的财力应对长期的残疾也应注意到，这些因素可能影响治疗方案的确定。

体检检查方面，从髋部到脚趾的整个下肢都需显露并检查损伤的体征。应仔细检查评估胫骨远端 1/2 的软组织合页是否存在擦伤、水疱或开放伤口。对存在骨骼畸形的患者，应轻柔牵引以大致恢复力线。触诊足背动脉和胫后动脉，如无法触及或与对侧不对称，应行超声多普勒检查；如存在肢体血供的损害，则需咨询血管外科医师。应检查小腿和足部排除骨筋膜室综合征，这也可能发生但一般认为相比胫骨干骨折患者要少。需进行详细的神经查体，并进行腓深、腓浅神经，跟骨内侧、外侧和足底神经以及隐神经、腓肠神经的特殊检查并记录。在术前进行详细的神经和血管查体非常必要，如果患者术后出现感觉、运动或血管功能的丧失，则与术前评估相比较非常重要。开放伤口应检查损伤范围和污染程度，开放性骨折应即刻应用头孢菌素或万古霉素预防感染。对于有土壤污染的伤口，应同时接受覆盖革兰阴性菌的抗生素治疗。伤口应使用普通盐水进行冲洗并以无菌布单和夹板固定。

影像学评估

基本的影像学检查包括前后（AP）位、侧位和踝穴位，以及胫骨全长 X 线，足部 X 线检查也应进行。多数 Pilon 骨折需行 CT 扫描检查，这属于非常重要的附加影像学检查，但扫描应在骨折初步复位和固定之后再进行。CT 扫描

可确定骨折块的大小和部位，是否能够固定，确定骨折块来源、关节面移位程度以及可能的复位顺序。骨折初步复位前进行 CT 扫描则价值不大。

手术策略

低能量闭合性骨折患者需以衬垫良好的短腿或接续夹板固定。开放性骨折、骨折合并血管损伤及骨筋膜室综合征患者需行急诊手术。在冲洗、清创或筋膜室松解后，骨折需以横穿跟骨针和胫骨近端两根半针组成的三角形框架式桥接外固定架临时固定（图 32.6）。粉碎和移位的闭合性骨折也需以桥接半针外固定架临时固定。如果此类粉碎性骨折未能进行早期复位和固定，常出现大面积水肿和水疱。如患者不能手术，则牵引在Bohler-Braun架上的跟骨针，或横穿跟骨和近端胫骨上的轻型牵引可作为替代治疗（图 32.7）。

初步跨关节固定的目标是恢复长度和力线，通过牵引以及在前后和侧位 X 线上将距骨顶和胫骨干正中轴线相对齐，第二趾需与胫骨结节对齐以纠正下肢旋转畸形。以跖骨针控制前足并使足处于中立位。初期以桥接外固定架恢复大致对线非常重要，但也需牢记通过韧带牵拉作用无法恢复关节内骨块的嵌插畸形。如此目标无法实现，则将影响接下来的重建手术进程。许多开放性骨折经常需应用反复清创、抗生素链珠及负压吸引技术。

许多骨折可导致进一步的软组织损伤及伤口问题并需要反复手术清创。偶尔有些患者可能会出现后方骨折块旋转移位并压迫后方胫神经，导致足底感觉麻木或丧失（图 32.8）。对这种骨折，需急诊复位以避免导致永久性的神经损伤。少数ⅢB 型开放骨折

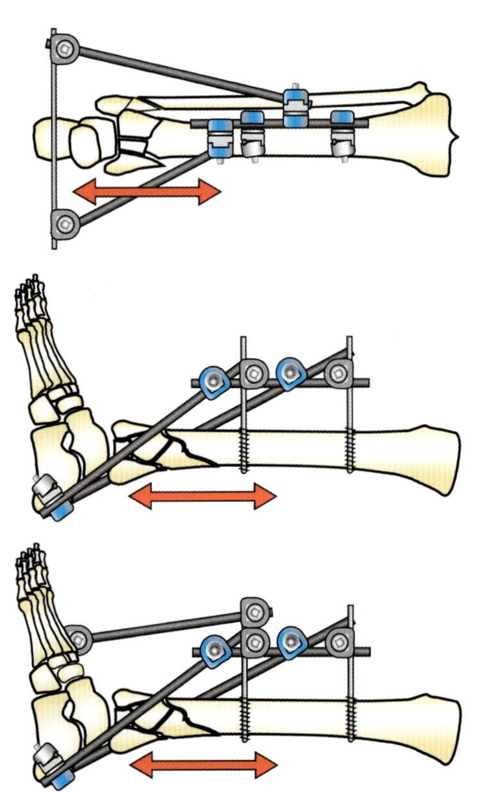

图 32.6 急性或“复苏性”牵引架示例。应用水平的跟骨横穿针通过两个连接杆连接近端 2 根固定针进行牵引，足部以第一跖骨穿针控制以防止马蹄足畸形。在某些低能量骨折患者，此固定架可联合有限内固定作为最终固定

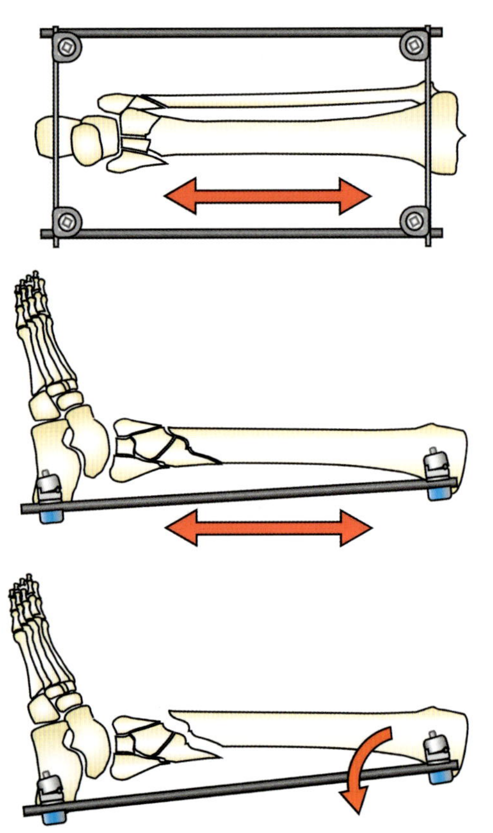

图 32.7 移动型牵引。胫骨近端及跟骨分别置入横穿针，通过连接杆维持牵引。如果无法支持足跟，此固定架可向后移位

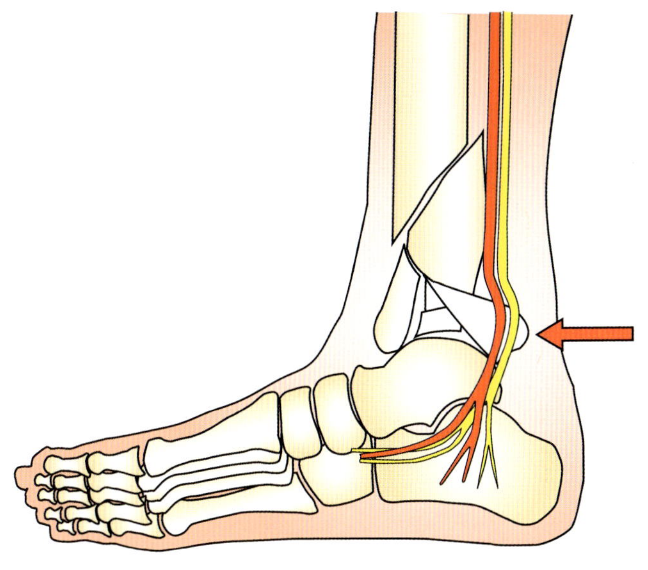

图32.8 后方骨折块可刺入后方压迫胫神经血管束，造成足底血供与感觉障碍。此骨折块需早期复位以避免对这些基础结构的永久性损伤

可造成不可逆的肢体损伤并导致截肢[2]。作者发现使患者及家属尽早介入治疗，尤其是严重损伤影响到肢体保留者，对于获得良好的结果有很大帮助。

对于多数闭合性和低度开放性骨折患者，软组织条件可在 7~14 天内获得改善。软组织条件决定了 Pilon 骨折进行最终重建的时机。水肿消退、水疱上皮再生并且皮肤出现褶皱时，可进行二期手术。

分期重建手术

需仔细评估复位后 X 线片和 CT 扫描。是否有腓骨骨折决定了外侧柱的完整性。如果存在外踝骨折，应记录骨折线水平、粉碎程度以及胫腓分离的程度。需评估胫骨骨折向近端延伸的范围以及关节面粉碎的程度，还有骨折粉碎程度和骨缺损的情况。如需切开手术，轴向逐层 CT 扫描可帮助确认切口的理想位置。基于 CT“窗口”，可选择前内侧、前外侧、后外侧或后内侧切口（图 32.9）。需注意比较软组织条件以避免在相应区域行切口或剥离操作。此时需决定治疗计划：①切开复位内固定；②桥接外固定架结合有限内固定；③环形外固定架结合张力带固定。本章主要讲述张力带固定的治疗策略。

Pilon 骨折的治疗目标是重建肢体长度，恢复力线和控制旋转畸形，复位关节面至与距骨顶相匹配，并重建踝穴和干骺端。实现这个目标需以谨慎处理软组织为前提。成功复位的策略基于牵引。由于 Pilon 骨折位于胫骨末端，近端胫骨可用做复位骨折的固定基底。应用环形外固定架时以标准前后位平面上两根相互垂直的半针形成一个固定块，以此作为基底支撑远端固定环，固定环位于踝穴或跟骨水平用来牵引复位骨折。复位时应首先应用双环固定块来固定股骨干（图 32.10），远端固定方式取决于骨折类型和软组织损伤情况。带有较大骨折块的 A 型和 C1、C2 型骨折以踝穴顶水平的复位环进行重建（图 32.11）。如存在关节粉碎，则固定架与足环牵引和踝穴骨折复位牵引联合应用（图 32.12）。对于可用有限内固定结合桥接牵引修复的 Pilon 骨折，可应用穿过跟骨和距骨颈的足板（环）而不需踝穴顶水平的固定环（图 32.13，图 32.14）。

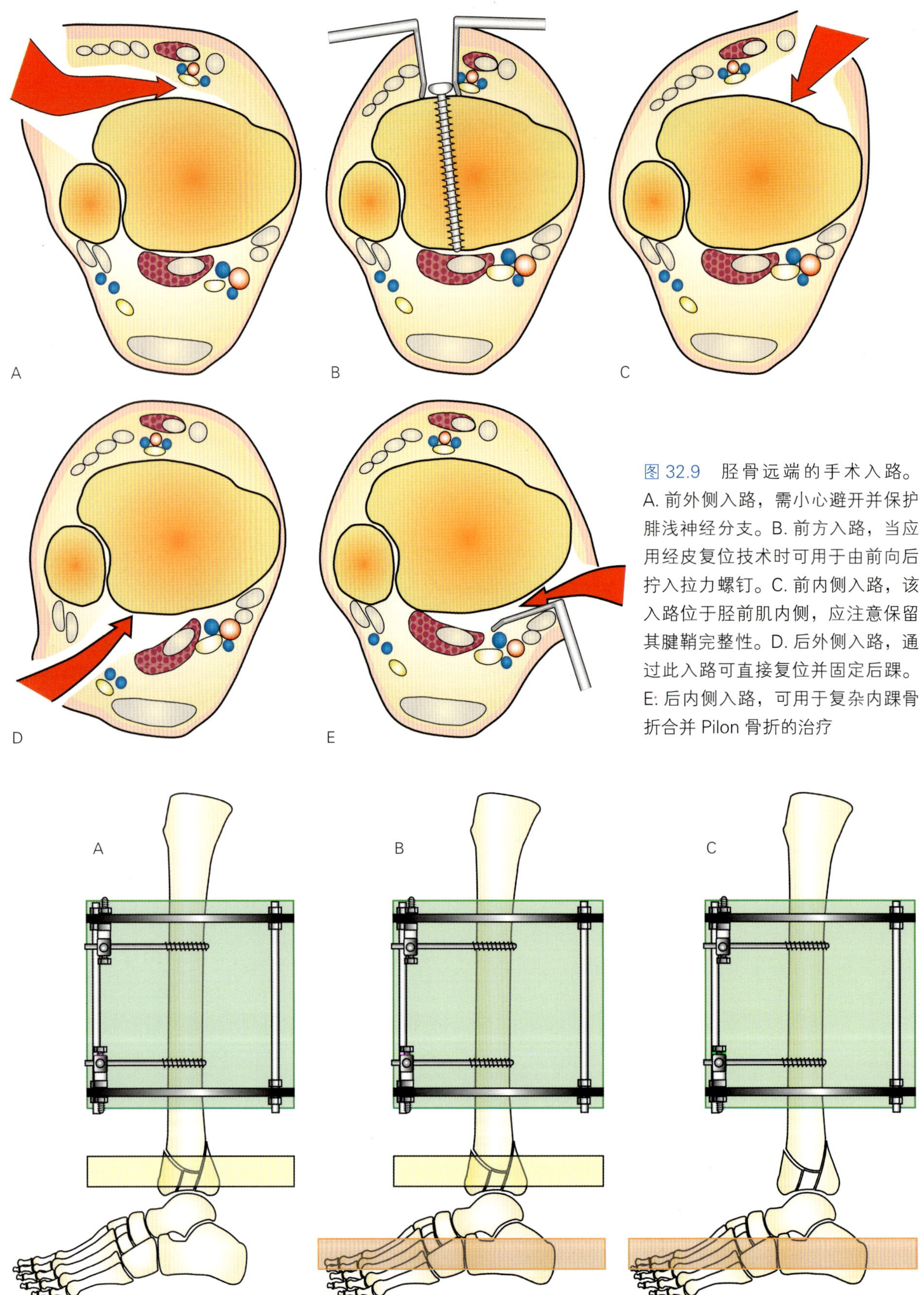

图 32.9 胫骨远端的手术入路。A. 前外侧入路，需小心避开并保护腓浅神经分支。B. 前方入路，当应用经皮复位技术时可用于由前向后拧入拉力螺钉。C. 前内侧入路，该入路位于胫前肌内侧，应注意保留其腱鞘完整性。D. 后外侧入路，通过此入路可直接复位并固定后踝。E: 后内侧入路，可用于复杂内踝骨折合并 Pilon 骨折的治疗

图 32.10 Pilon 骨折通过联合应用固定块治疗。胫骨近端以垂直交叉的形式固定从而为所有骨折提供稳定的基点。A. 胫骨远端固定环。B. 远端固定环结合足板固定。C. 足板（环）牵引骨折。软组织损伤及骨折类型决定固定架的具体配置

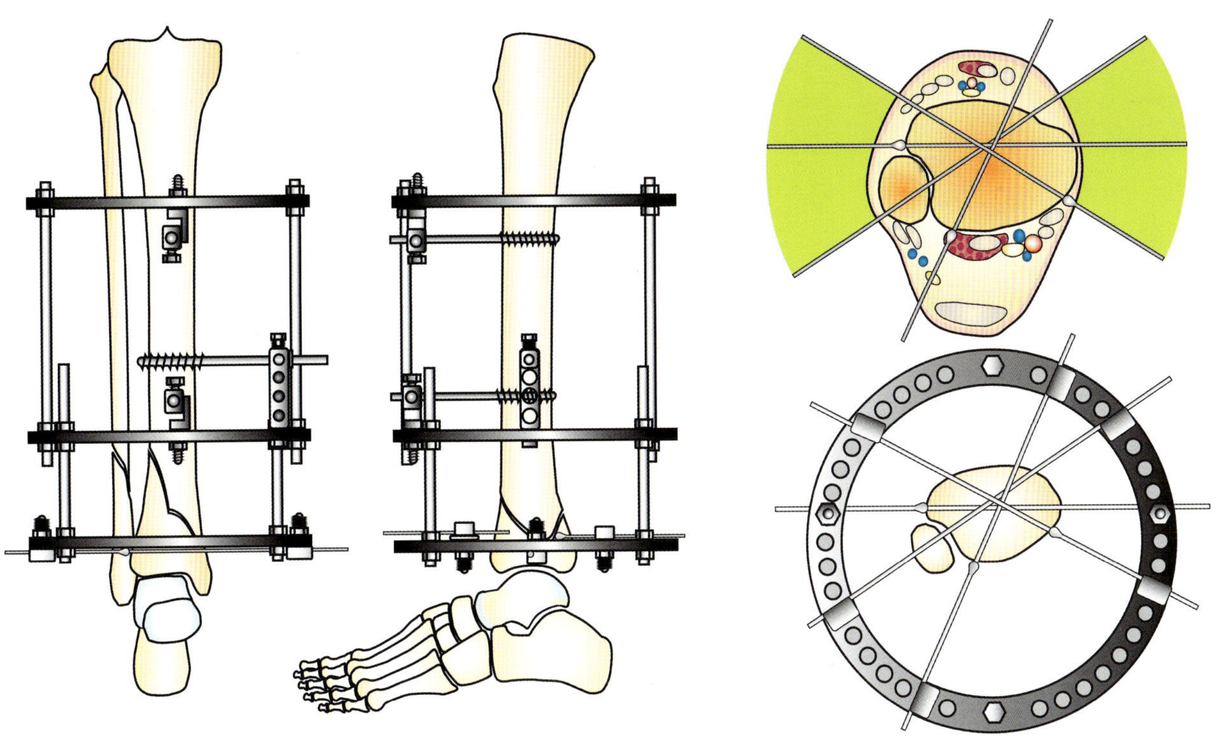

图 32.11　带有垂直交叉胫骨干固定块及干骺端骨折固定环的胫骨远端基础固定架。张力带放置安全区域在侧方内侧成 60° 角

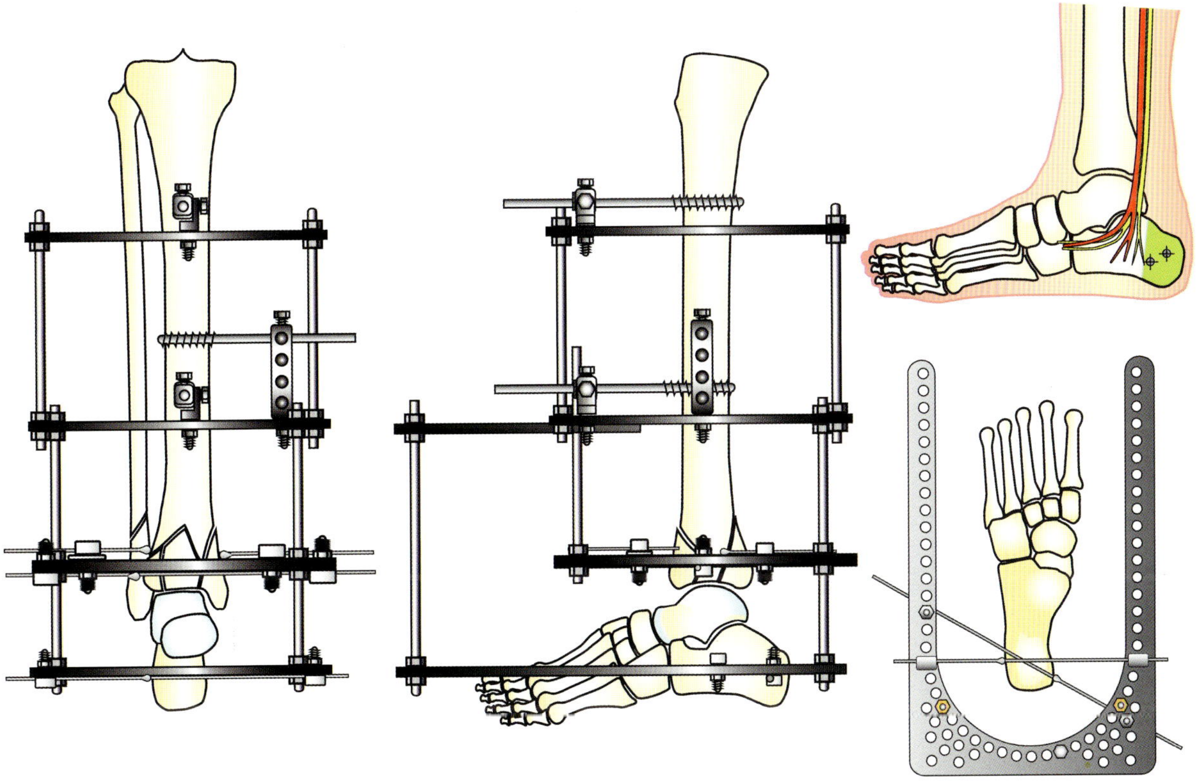

图 32.12　基础固定架加上足板以提供对跟骨的牵引从而使踝穴和胫骨干轴线对线。相反，跟骨上的橄榄针可对 Pilon 骨折进行牵引并防止马蹄足畸形

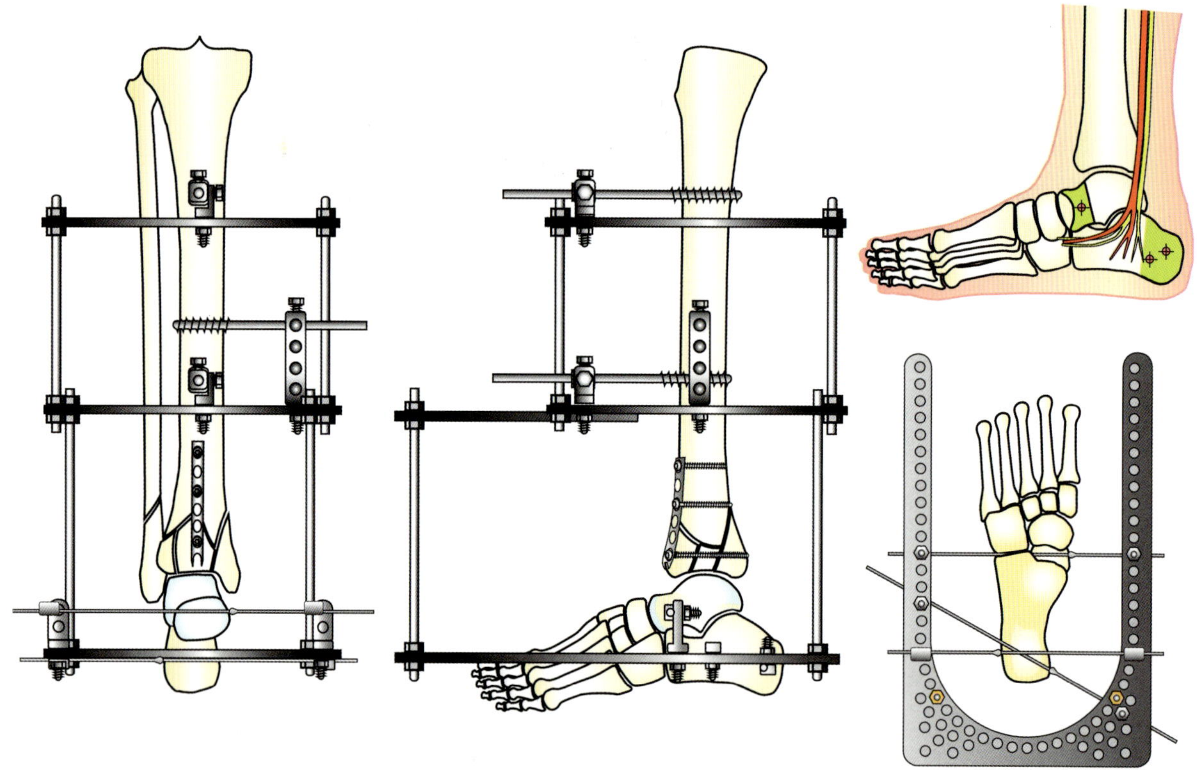

图 32.13 环形外固定架设置为牵引架。足板在跟骨部位置有反向橄榄针，以避免损伤胫后动脉神经。这种牵引架多用于在一些 Pilon 骨折中与内固定联合应用

牵引是成功复位的关键。在踝穴顶或跟骨（后足）通过适当的旋转并进行轴向牵引的情况下，胫骨远端骨折可以恢复正确的旋转、对线和长度。此初步复位可方便接下来以经皮或开放手术方式对于关节面和干骺端的局部复位。通过精确牵引获得的对线效果越好，关节面和干骺端移位的复位将越简单。对于复杂 Pilon 骨折，如果距骨穹隆对线不良、短缩或旋转畸形存在，则几乎不可能完成踝穴顶的复位。应用任何类型的外固定架（单边、夹杆或环形张力式）治疗 Pilon 骨折时，距骨穹隆都必须达到正确对线后才能开始对骨折断端复位。

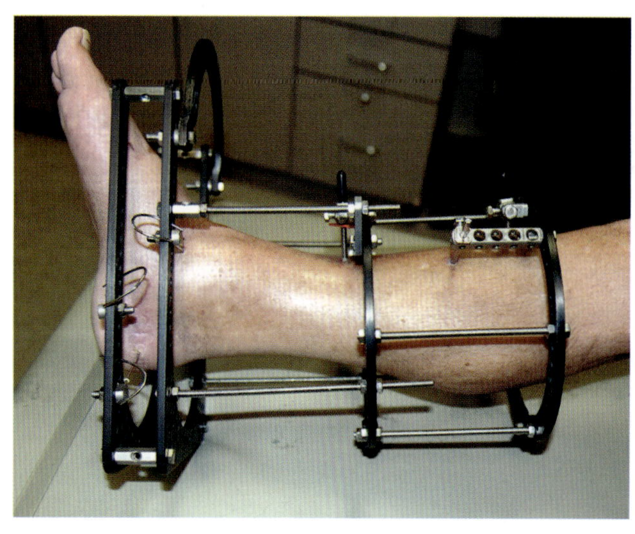

图 32.14 桥式牵引架。足板尺寸加大以适应较大的足部。基地部以 2 根前后向半针和 1 根内侧半针稳定固定。后足以位于跟骨和距骨颈连线上的对向橄榄针固定

手 术

麻醉、体位及影像学检查

推荐在全身麻醉下进行手术。由于术后需要进行神经功能评估以及存在小的骨筋膜室综合征的风险，而这些都是椎管内麻醉或区域神经阻滞的相对禁忌。患者置于可透射 X 线的手术床上，以方便进行 C 臂检查。C 臂需要放置在患肢的对侧。臀部及侧腹部垫硅胶垫以将患肢内旋至中立位。大腿根部上止血带，术前至少 1 小时内给予静脉应用头孢唑啉或万古霉素等抗生素。由于手术常常费时 3~6 小时，推荐术前给予导尿并留置尿管。

消毒前去除原来的临时外架，临时固定针不能用于最终固定。在消毒和铺单时对患肢进行持续手法牵引，避免骨折成角畸形。患肢以肥皂水和无菌盐水清洗，清洁固定针区域并去除干皮及碎屑。然后进行自止血带到脚趾的标准消毒和铺单。一定要使膝关节在术野中以评估骨折及肢体的旋转情况。使膝关节旋转至髌骨位于两髁中间才是标准的膝关节前后位。

C1 和 C2 型骨折的复位技术

根据骨折类型选择远端定位针的位置。胫骨远端 A 型骨折的关节面是完整的，但对于关节面有较大骨折块的 C1 和 C2 型骨折，如果可通过经皮或有限切开复位并在软骨下以拉力螺钉固定的方式实现关节面的解剖复位，同时保留足够多的干骺端骨量，则可将其作为 A 型骨折治疗（图 32.15）。

于胫骨干上以 2 枚前后位 5 mm 或 6 mm 半针安装近端环形外固定架模块（图 32.16）。由于可防止针道感染，目前多应用羟磷灰石涂层固定针。固定针间距应至少保持 10 cm 以上以增加固定强度。以 Rancho 管（Smith Nephew）安装螺钉可方便固定架的对线（图 32.17）。固定针的针尾应刚好穿透对侧皮质（图 32.18）。远端半针置于骨折块近端上方 3 cm 的水平。远端骨折部位放置固定针可增加工作长度并增加骨折块的稳定性。必须使固定块以垂直方式对线。固定环需在正侧位上均与胫骨长轴平行。踝穴顶的固定针需避开踝关节前方软组织，而上方的固定环则不能位于小腿后方，此处为腓肠肌和比目鱼肌突出的部位（图 32.19）。

如果胫骨固定块垂直对位，在踝穴关节面与胫骨干形成 90° ±2° 夹角后踝穴关节面可获得解剖对位。正位 X 线上关节面与胫骨轴线成 90° 角。这个解剖条件使得外科医师可通过将水平定位针放置于平行于骨骺及关节面后获得胫骨远端骨折块的精确复位。水平定位针放置

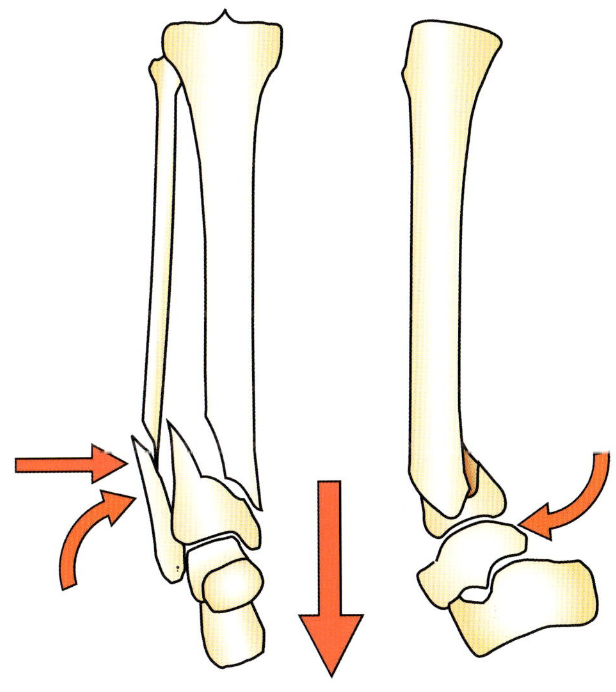

图 32.15 胫骨远端 A 型骨折，通过牵引可获得长度、旋转和力线的恢复

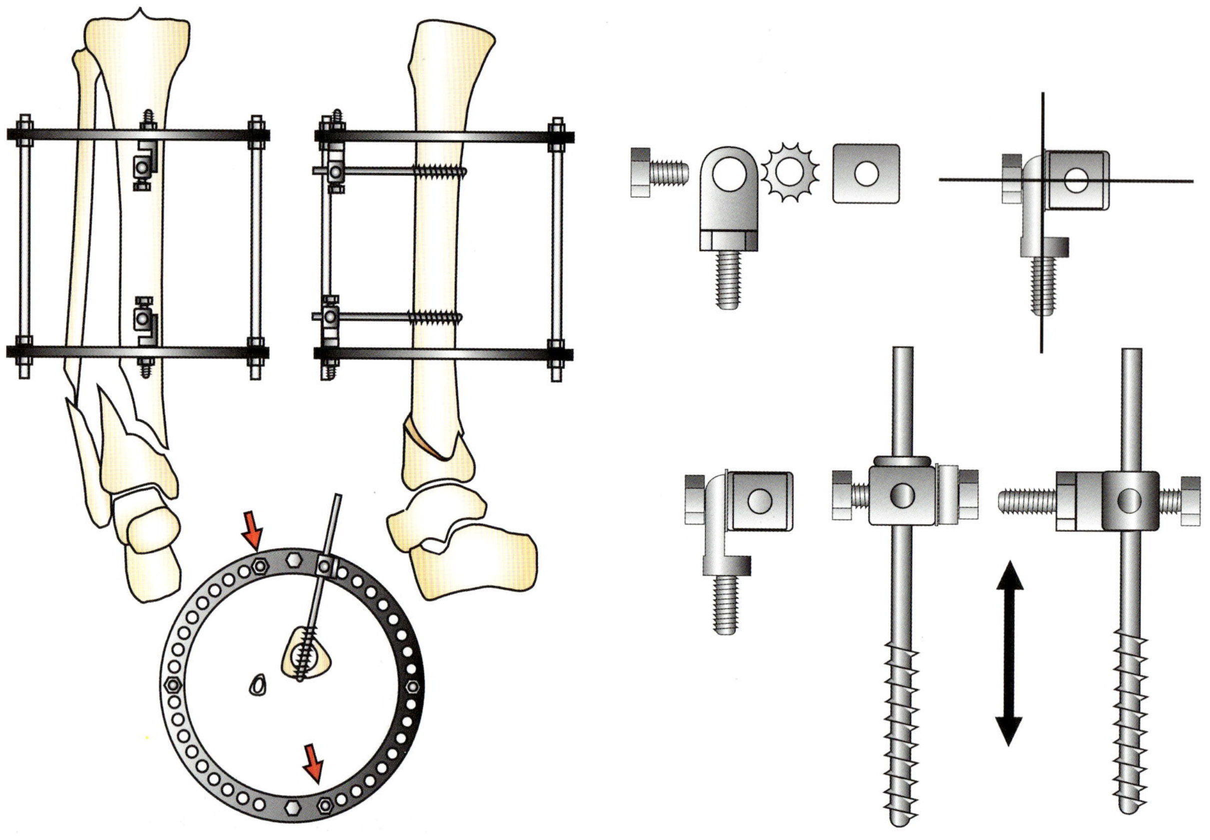

图 32.16　稳定基底固定块放置于骨折近端 2~3 cm 处，固定块与胫骨干垂直，稳定基底的正确对线可方便骨折的复位操作

图 32.17　半螺纹固定针以通用固定管稳定地固定于基底固定环上。以 8 mm 螺栓连接 Rancho 管（Smith Nephew）于铰链上。这些通用附件可实现基底的稳定固定，以及对胫骨干与踝穴对线的轻微调整

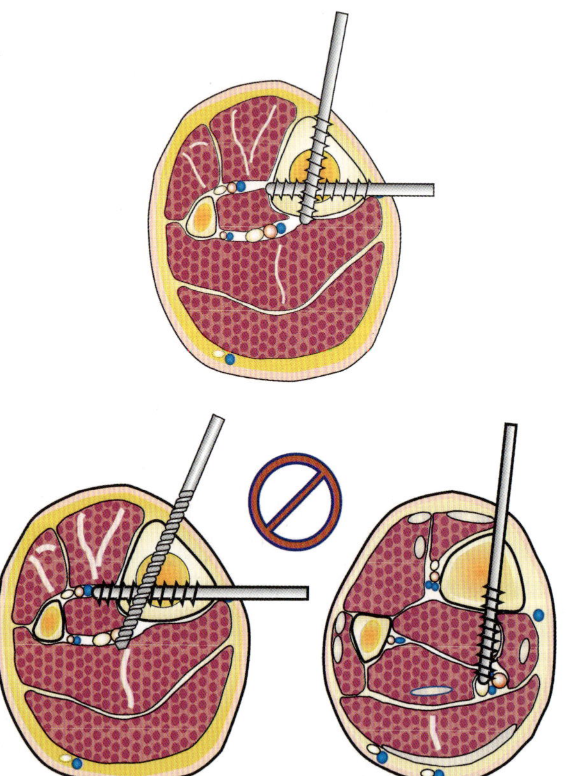

图 32.18　于胫骨中段成 90° 角放置半螺纹固定针，注意不要使固定针拧入过长

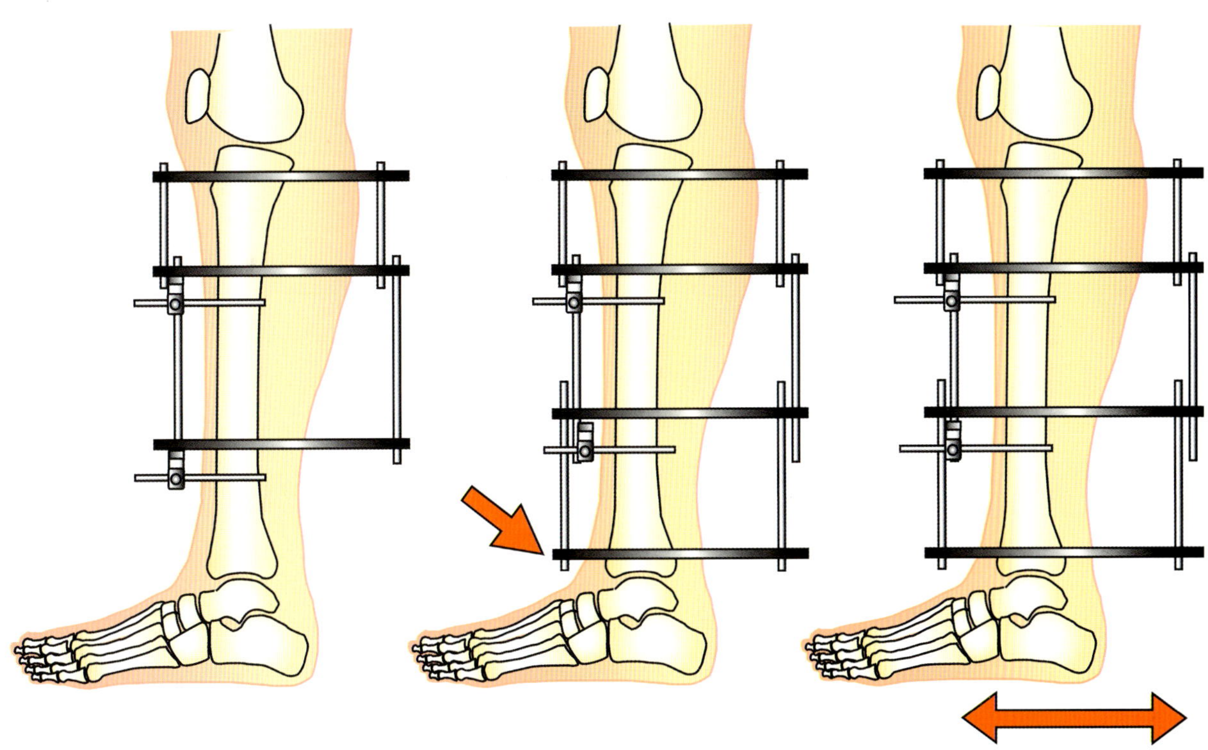

图 32.19　踝穴水平前缘的皮肤软组织较胫骨嵴前缘皮肤更靠前。环形外固定架治疗 Pilon 骨折，要求固定框更靠近前方以避开踝关节。踝关节前方和腓肠肌膨大区域的固定环直径需增大，以容纳更多的软组织

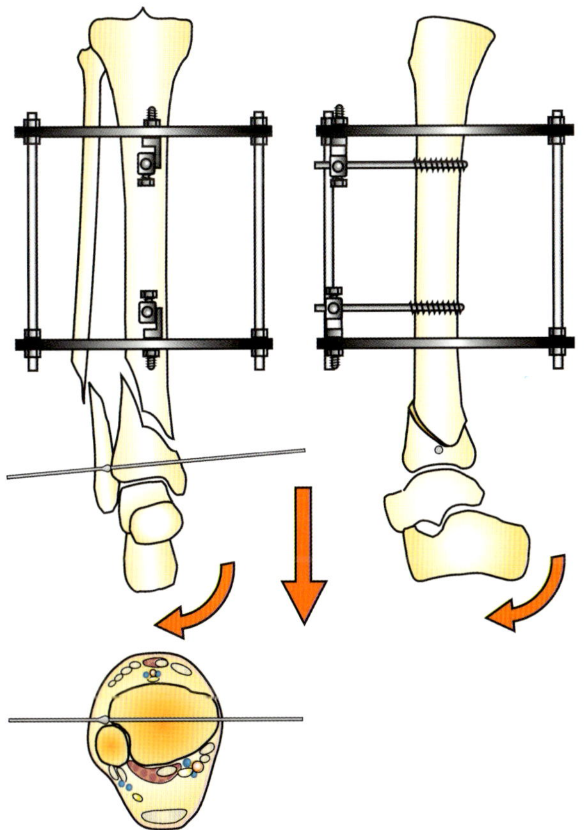

图 32.20　水平定位针与前缘关节面水平放置，距离关节面上缘约 10 mm

于踝穴关节面上方约 10 mm 并在侧位片上位于干骺端中央的位置（图 32.20）。

侧位 X 线影像主要用于帮助放置定位针（图 32.21），这样可使固定针放于关节囊外，避免进入关节腔内（图 32.22，图 32.33）。连接近端胫骨固定环的碳纤维骨折复位环的平面，需与胫骨干成 90° 角。胫骨远端水平定位针帖服于可透射 X 线的碳纤维骨折复位环远端，然后在 X 线监视下调整，使踝穴轴线对线和旋转恢复正常（图 32.24）。水平定位针可能需多次调整直到获得解剖对位（图 32.25）。对于较小的角度调整，可通过在一侧固定环上添加垫圈来实现（图 32.26）。一旦固定针被拉紧，可通过牵引获得干骺端的复位。

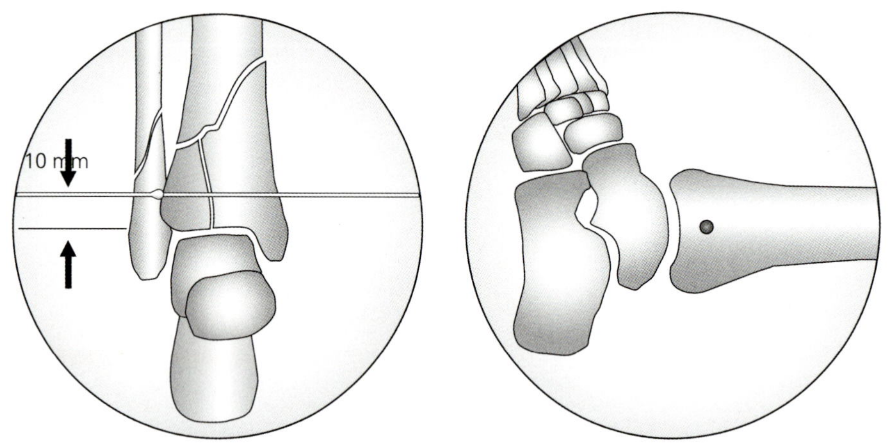

图 32.21　水平定位针平行放置于关节面上缘 10 mm 干骺端处，并与胫骨干轴线成直角。通过侧位透视精确地将定位针放置于踝关节中心位置。如果骨折块比较大，可将定位针放于关节面上方约 12 mm 处

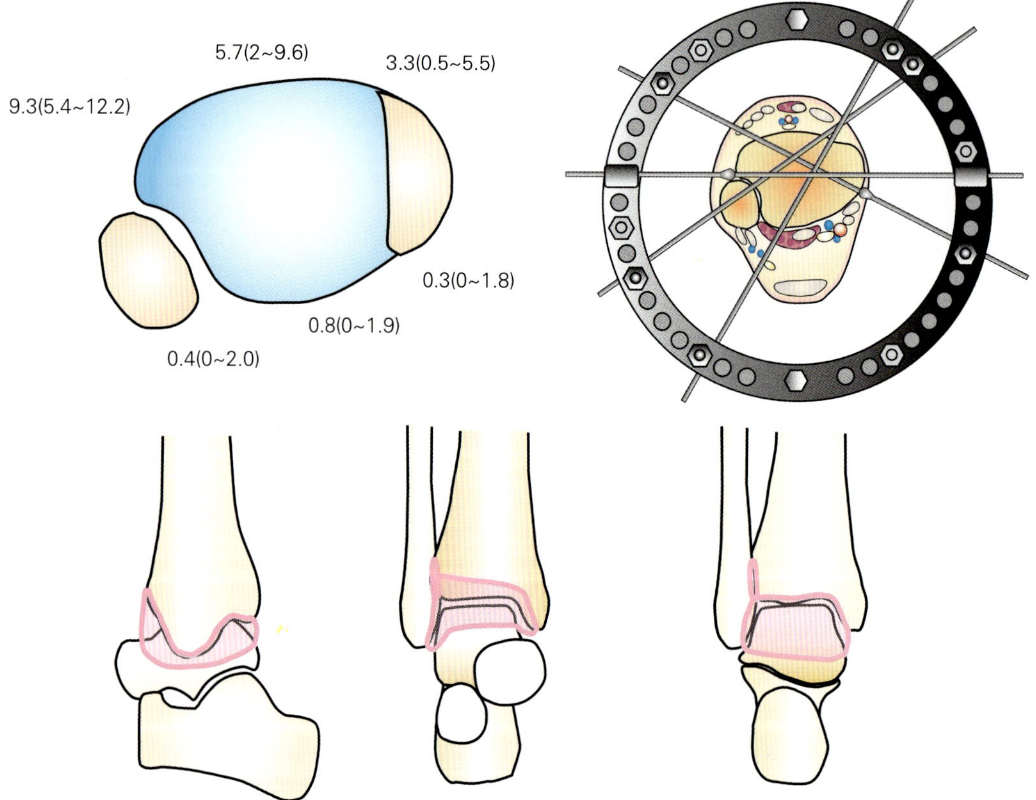

图 32.22　基于 Vora 等对踝关节囊在胫骨与腓骨上范围的解剖学研究所制作的示意图。关节囊在胫骨内侧和后方几乎只有很小的重叠，其前外侧范围需要水平定位针至少在关节面上方 10 mm

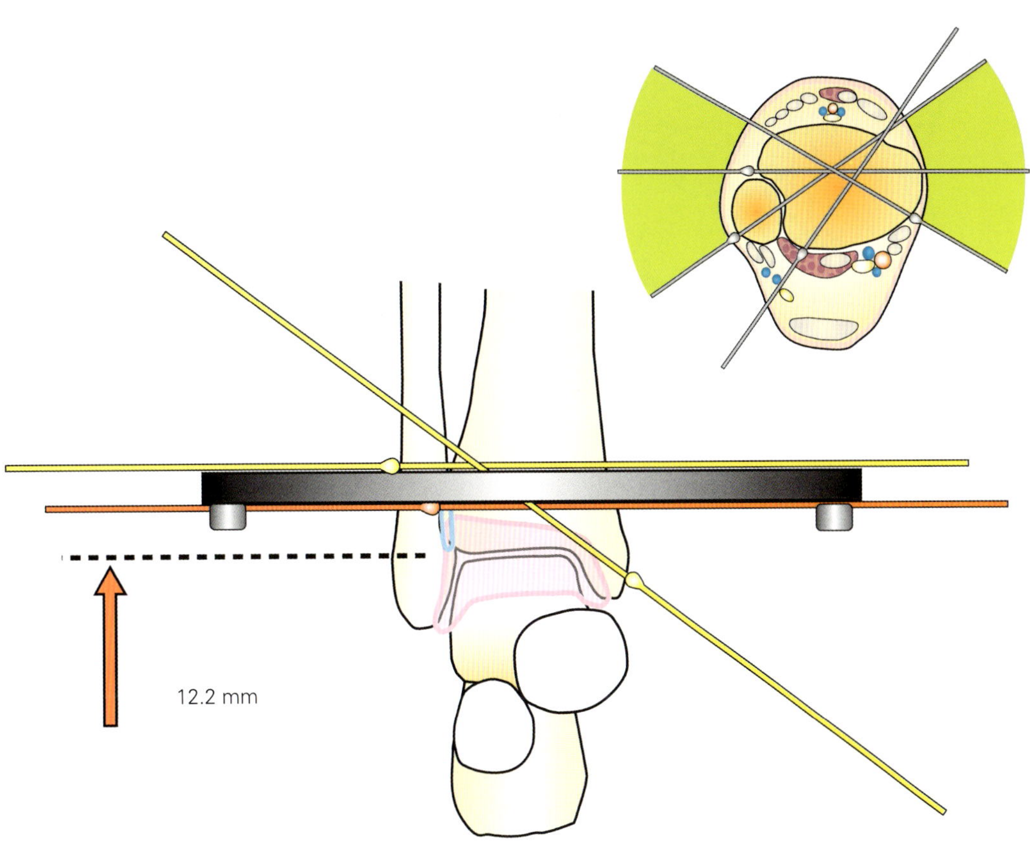

图 32.23 水平定位针需放置于关节面上方至少 10~12 mm 以避开前外侧关节囊范围。腓骨后外侧固定针放置于固定环上表面。根据骨折类型可将内侧固定针可放于固定环任意面，图示冠状面固定针

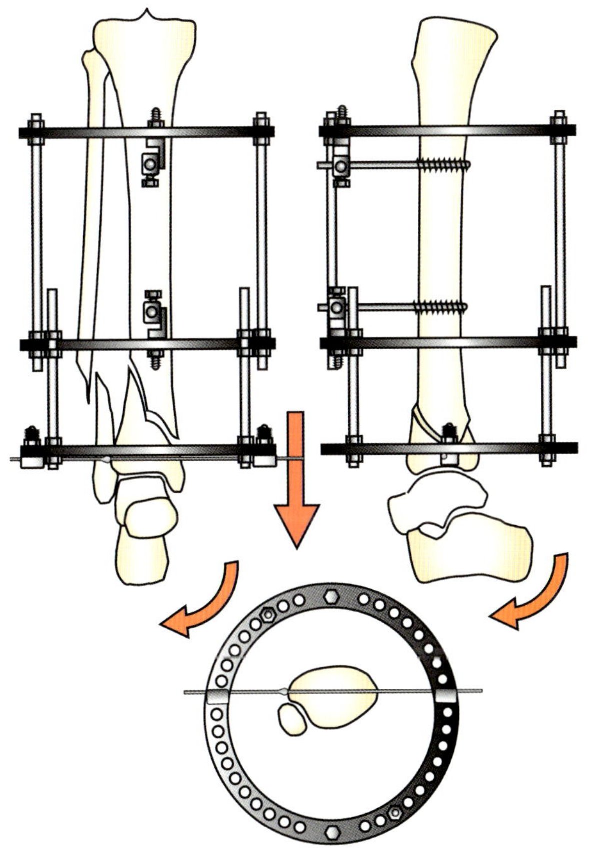

图 32.24 胫骨远端位于远端固定环的中间以利于胫骨干对线。一旦完成对线，拧紧固定针并牵拉远端固定环，使足背伸常可在侧位透视下完成骨折冠状面的复位

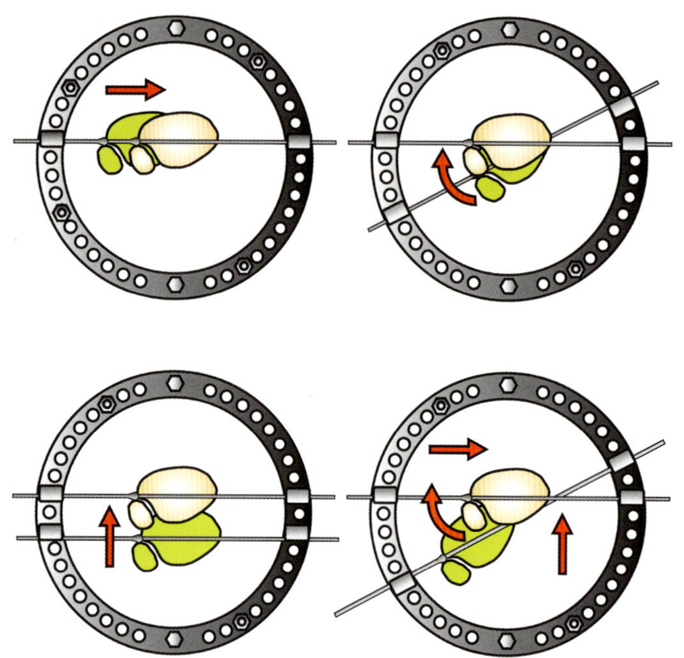

图 32.25 控制踝穴和定位针纠正旋转和移位，此时第二趾与胫骨结节对齐

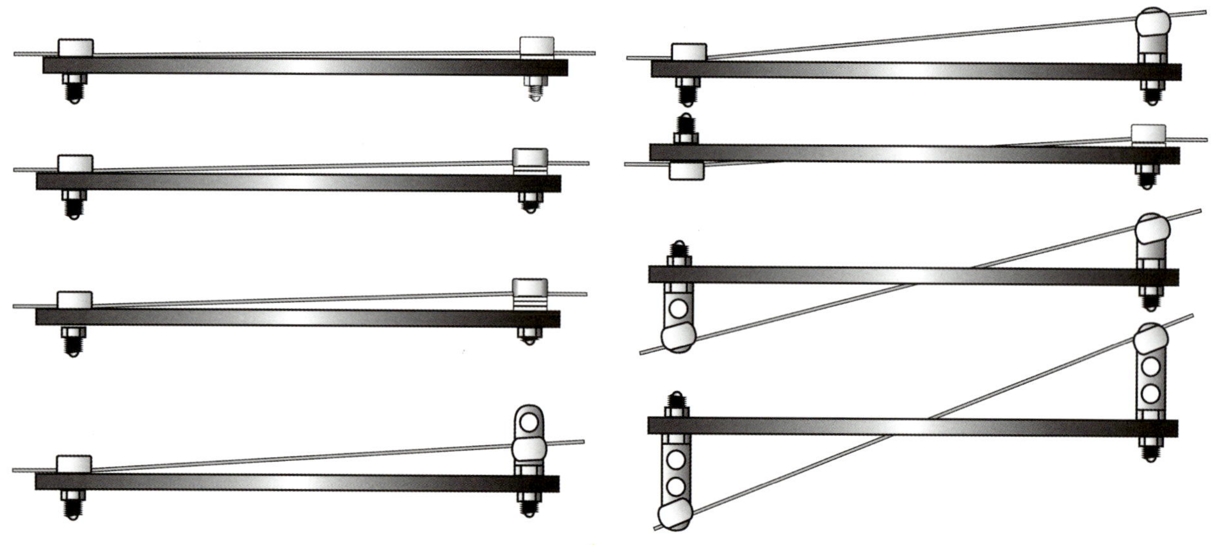

图 32.26 固定针成角以垫圈或铰链纠正，完成固定环与胫骨轴线的对位。图 32.27 牵引针技术用于复位矢状面骨折。橄榄针螺栓不予拧紧，牵拉工具将橄榄针推向牵拉工具方向，然后拧紧螺栓并拉紧固定针

然后在侧位片上检查对线情况。通常足部可背伸使踝穴以水平定位针为中心进行旋转（图 32.24）。弧形针、拉丝及吊板技术（以半螺纹固定针控制远端骨折块）均可用于纠正前方或后方对线不佳（图 32.27~29）。在复位过程中，水平定位针的位置偶尔也需要进行调整以进一步使踝穴解剖对位（图 32.25）。一旦踝穴复位良好，至少以 60° 的安全角度范围置入另外 2 枚交叉橄榄固定针，如果角度允许的话还可再置入 1 枚。2 枚固定针无法维持足够的稳定性，至少需要 3 枚油橄榄固定针才行。如果踝穴骨折块足够大，还可在远端固定环上增加 1 枚从前向后的固定针（图 32.32）。在干骺端上骨折块不小于 2 cm 的情况下还可对固定针进行调整（图

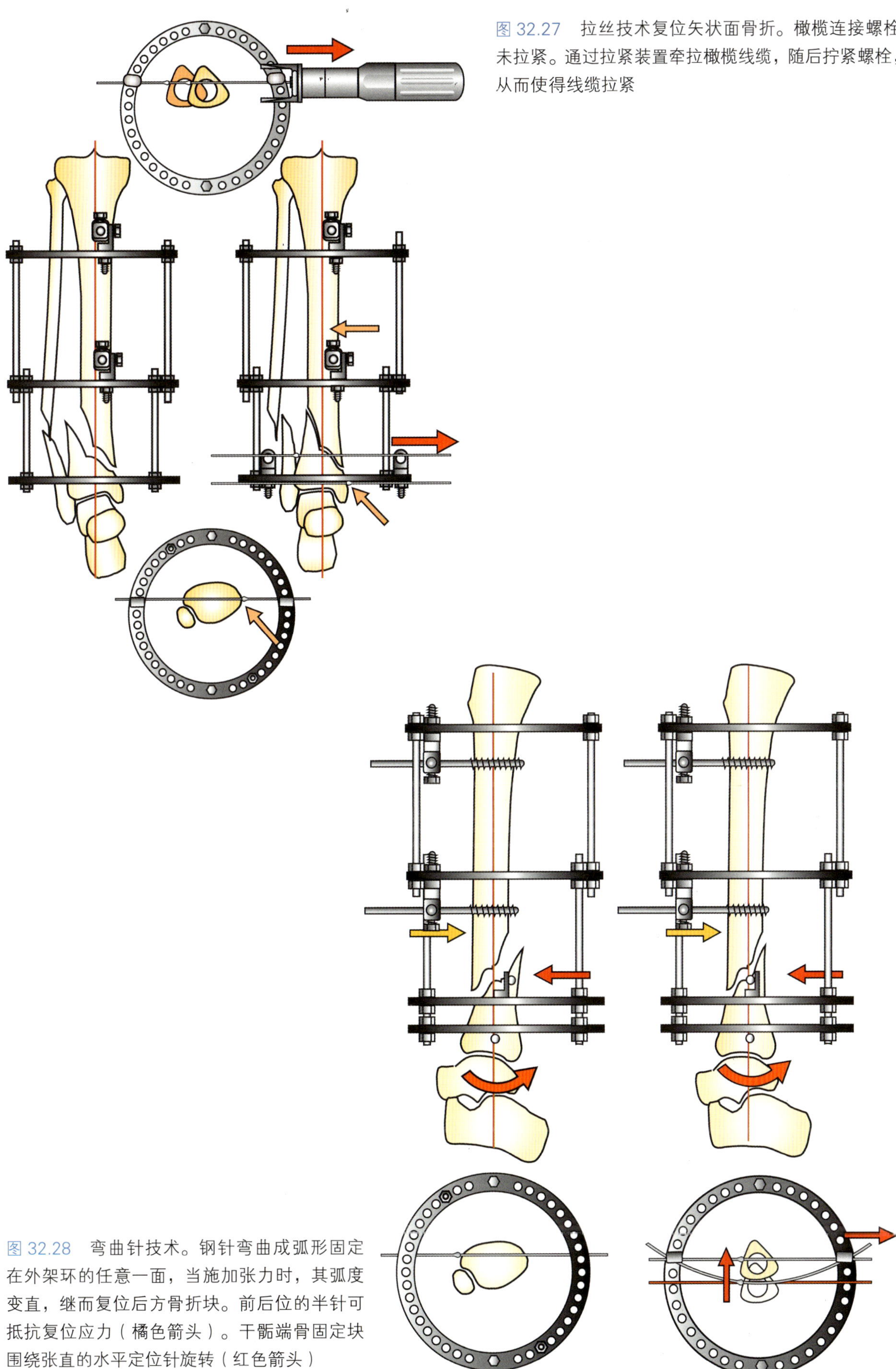

图 32.27 拉丝技术复位矢状面骨折。橄榄连接螺栓未拉紧。通过拉紧装置牵拉橄榄线缆，随后拧紧螺栓，从而使得线缆拉紧

图 32.28 弯曲针技术。钢针弯曲成弧形固定在外架环的任意一面，当施加张力时，其弧度变直，继而复位后方骨折块。前后位的半针可抵抗复位应力（橘色箭头）。干骺端骨固定块围绕张直的水平定位针旋转（红色箭头）

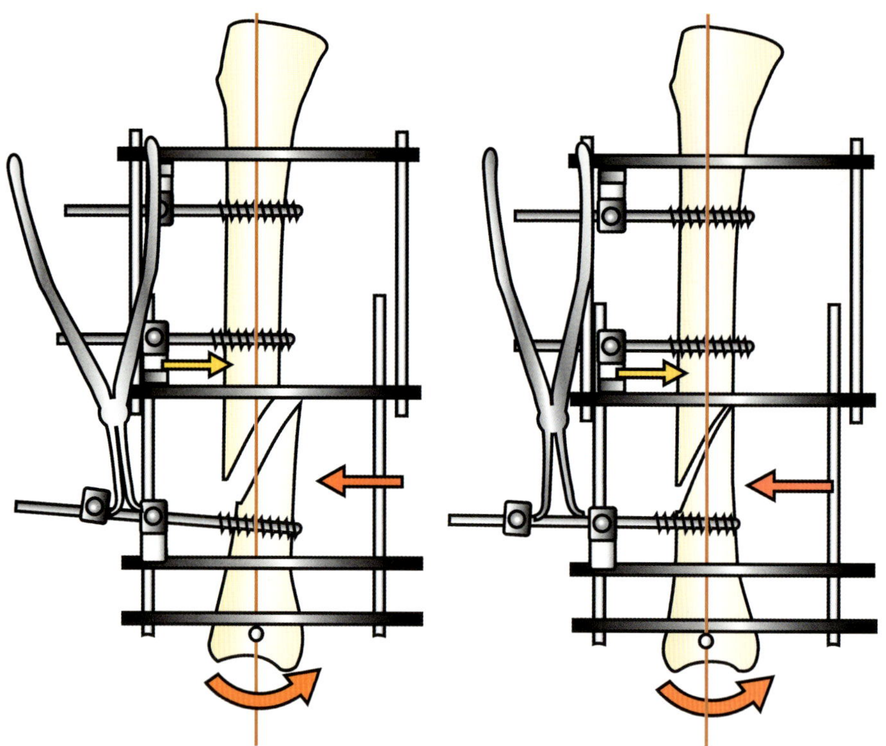

图 32.29 层状撑开技术。在半针上增加第二根连接杆并拧紧，随后松开环形管。打开层状撑开器，用力复位长斜形A 型骨折块（橘色箭头示抵抗固定的半针）。干骺端围绕水平定位针旋转

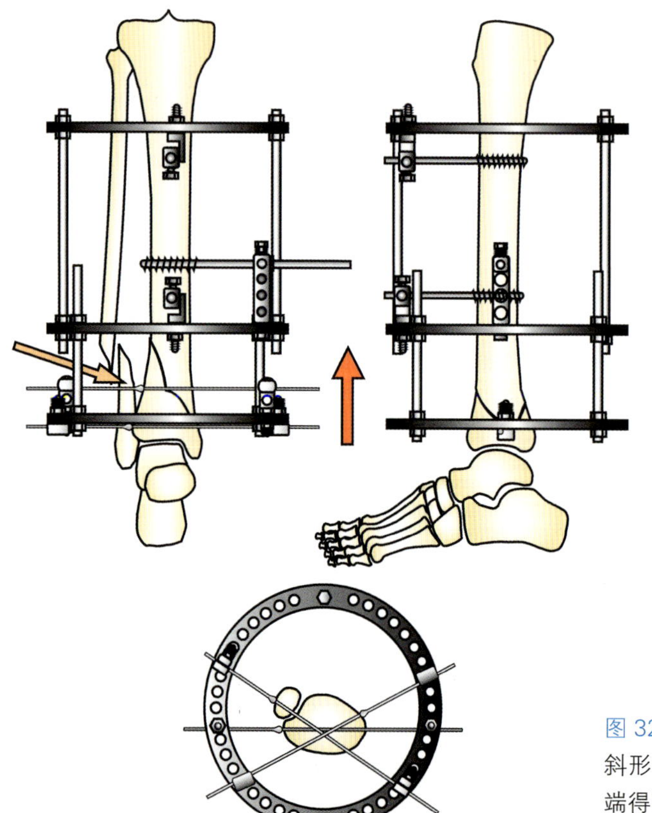

图 32.30 在固定环上加入至少 2 枚相互交叉的橄榄针。斜形骨折以橄榄针固定可增加稳定性（橘色剪头）。骨折端得到加压，然后在稳定基底部假如第三枚内侧半针

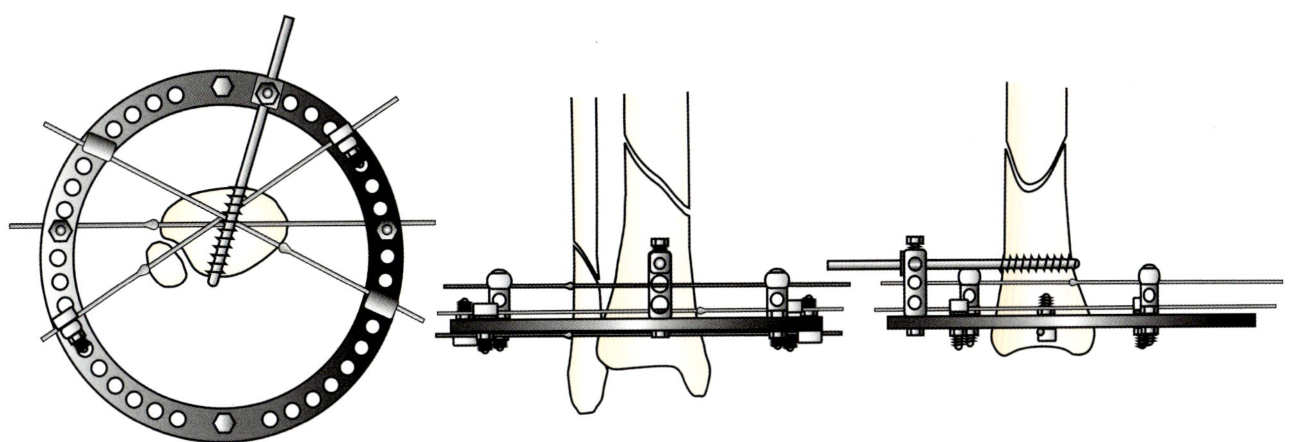

图 32.31　通过在前后位上放置半针并通过 Rancho 管连接到固定环上，可明显增强远端固定块抵抗旋转应力

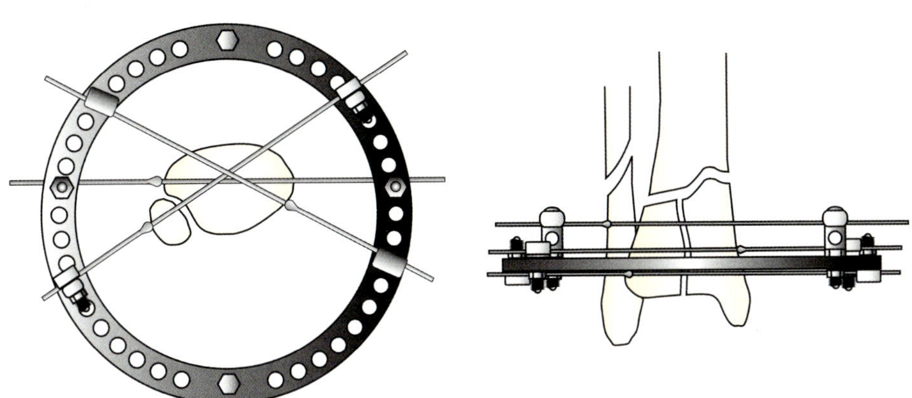

图 32.32　如果重建后的踝穴无法放置前后位半针，可在长铰链上放置引入线以增加固定强度，使用现有的远端踝穴骨折块长度来固定

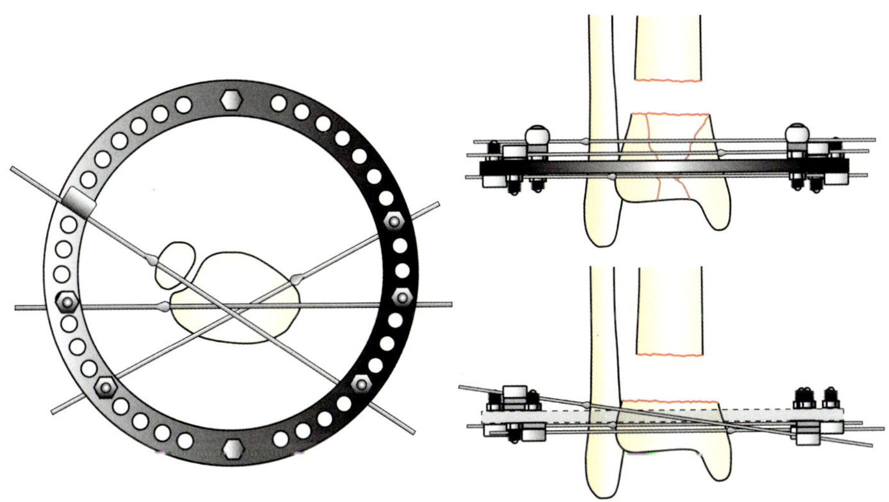

图 32.33　踝穴骨折块高度较低者可通过将定位针穿过胫骨至对侧固定环上达到固定效果。水平位定位针和第二根固定针通过垫圈从下固定环抬高，可允许在固定环的同一侧置入多枚固定针。如果踝穴顶骨折块较大，固定针之间应该保持距离以增加固定强度

32.33）。踝穴固定针的置入应避免穿入关节腔内或影响屈、伸肌腱的活动（图 32.34~36）。然后于近端基底环部位再置入 1 枚内侧半螺纹固定针（图 32.16）。在近端至少需要 2 枚前后位及 1 枚内侧半螺纹固定针，对于体型较大的患者，可额外再置入 1 枚内侧固定针。

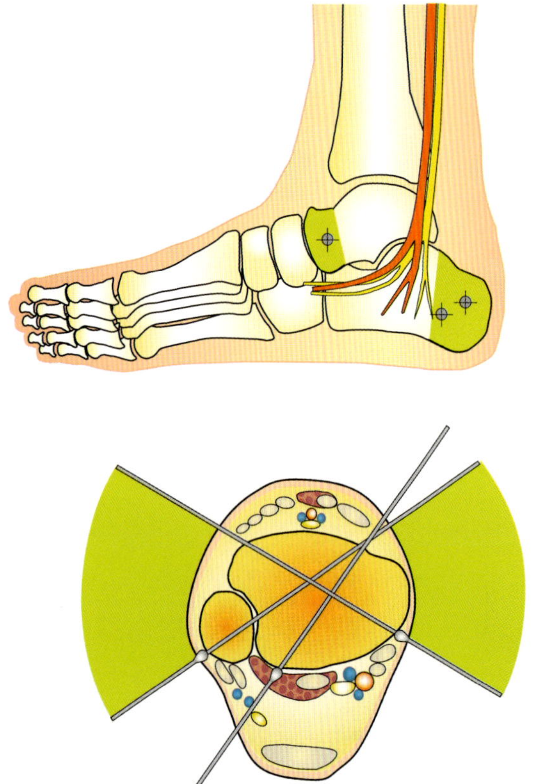

图 32.34 固定针的安全通路。固定针可放置于跟骨后方及距骨颈。在跟骨前方置入固定针可能损伤胫后动脉及神经。Green 介绍了一个在踝穴水平的 60° 角固定针安全通道，以避免损伤肌腱。注意后外侧至前内侧通道，可其用于固定后踝骨折块

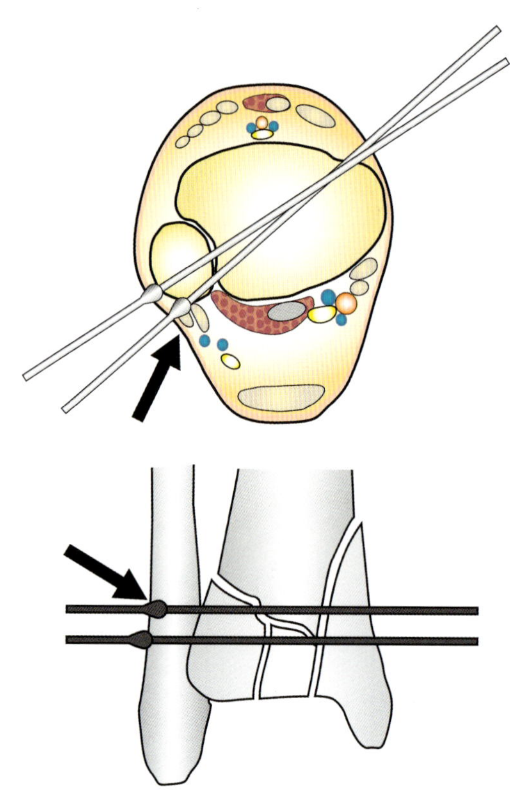

图 32.35 后外侧固定针位置距离后踝骨折块过远（黑色箭头），并可能穿入腓骨肌腱。透视下橄榄针位于外踝后方

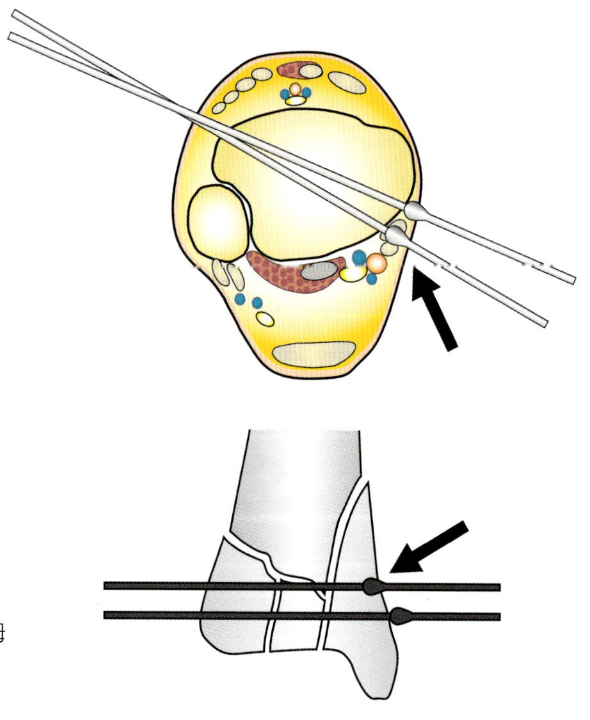

图 32.36 后内侧固定针放置距踝穴过远并可能穿入胫后和踇长屈肌腱，前后位透视下可见橄榄针在踝穴上方（黑色箭头）

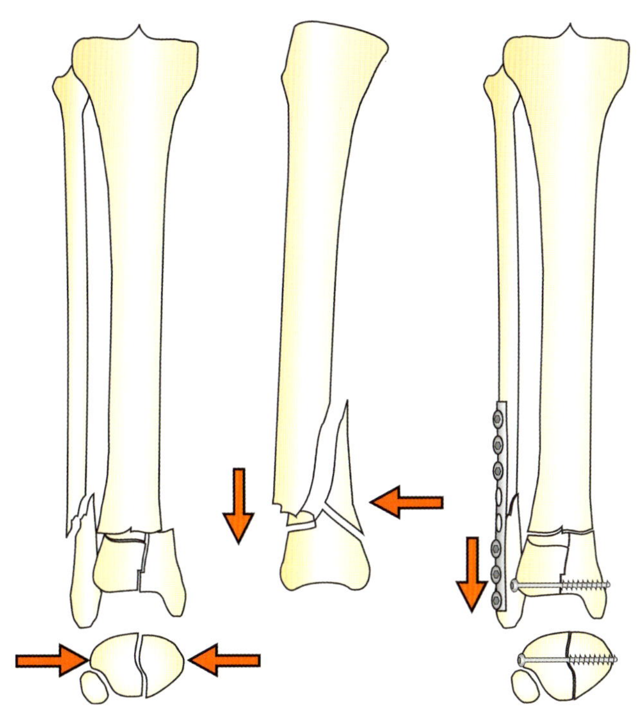

图 32.37　C2 型胫骨远端骨折。通过拉力螺钉和腓骨接骨板固定可将其转变为 A 型骨折。根据软组织条件，该骨折可以内固定或外固定架固定

胫骨远端 A 型和 C1–2 型骨折的复位顺序

1. 简单的 C1-2 型关节内骨折可复位并以 3.5 mm 或 4.5 mm 软骨下拉力螺钉固定（图 32.37）。

2. 2 枚从前向后的半螺纹固定针以通用固定组装方式固定于胫骨干上的稳定基底固定环，需在前后位及侧位 X 线片上均平行于胫骨骨干。

3. 于关节面上方 10~12 mm 处置入水平定位针，并以碳纤维连接杆调整远端骨折块，实现力线和旋转的对位[3, 4]。

4. 以侧位片确定骨折力线恢复，并通过控制足部和特殊复位器械实现冠状面畸形的骨折复位。

5. 踝穴以 3~4 枚交叉的橄榄固定针以 60° 夹角的安全角度范围内固定，然后于固定块上置入第三枚内侧面半螺纹固定针。

6. 骨折得到复位并加压。

另外一种胫骨远端 A 型和 C1-2 型骨折的复位方法是应用空间框架（Smith Nephew）（图 32.38）。于胫骨干上放置相互垂直的固定模块，然后以电脑生成的复位顺序控制远端踝穴及支杆对骨折进行复位。在患者麻醉的状态下，空间框架通过电脑计算畸形等相关参数可对骨折进行急诊复位，但这可能会消耗大量的手术时间。另外一种更好的办法就是在松动位置放置快速复位装置（Fast Fix Struts Smith Nephew）并在透视下手法复位。此装置可在透视下手动将支杆锁定在“最佳”位置。如仍有残余畸形，可术后继续给予矫正。通过将畸形及固定参数输入基于网络的电脑复位程序，框架可逐渐对骨折对线进行复位。急性骨折可在几天或几周内得到复位。软组织条件无法耐受快速复位的患者需要减慢复位速度。

胫骨远端定位针必须精确置入。在固定远端踝穴骨折块时，空间框架的位置也可能成为问题。定位针必须要导向器指引下穿过框架环的中心，以避免干扰附在环上的支柱（图 32.39）。水平定位针放于踝穴上方 12 mm 处，然后在固定环中心附近对踝穴骨折块对线并加压。如仍存在小的成角畸形，可调整固定针张力后于尾端加尾帽解决。在侧位 X 线透视监视下旋转固定环直至其与胫骨轴线成 90° 角。为方便复位操作，可于环的中点位置放置一 100 m 长的把手并作为复位标志（图 32.40）。当复位把手与胫骨轴线平行时，固定环与胫骨干垂直，此时再置入一枚半针维持固定环位置。

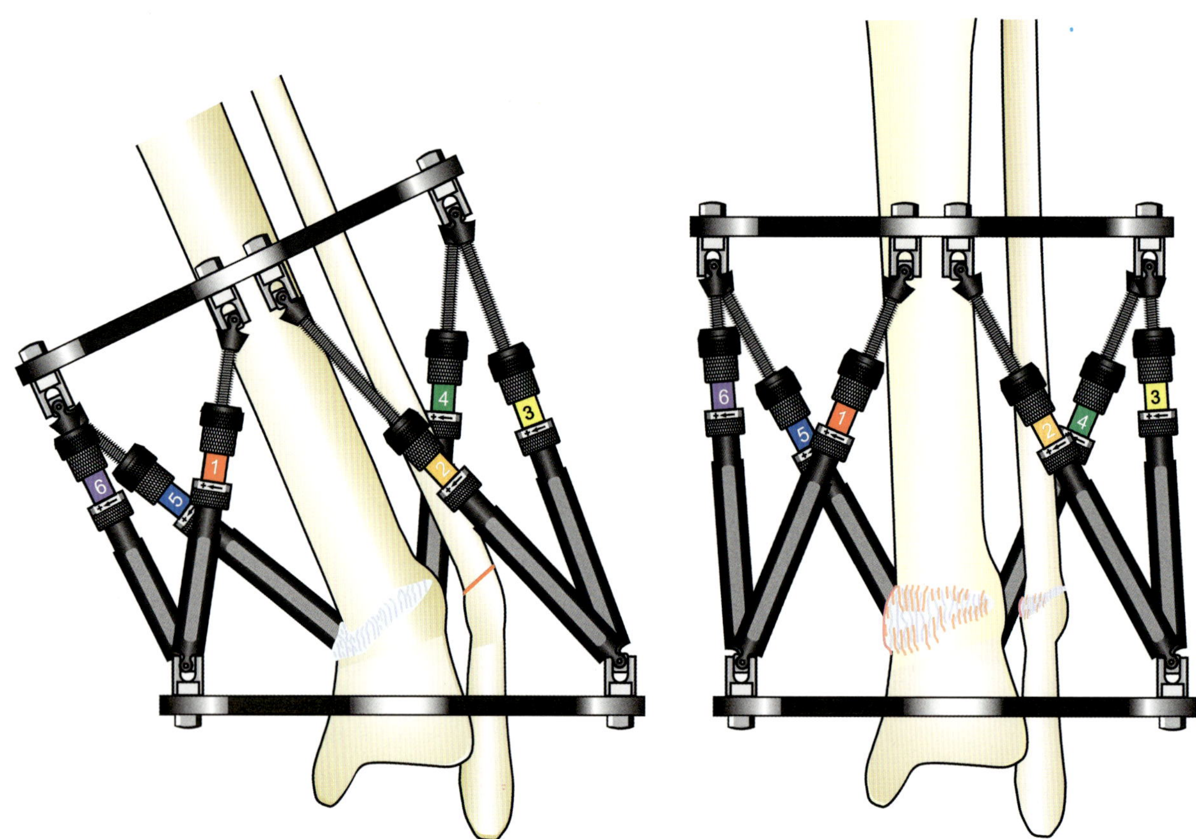

图 32.38 空间构架要求胫骨固定块和胫骨远端踝穴骨折复位环以垂直相交连接。固定环对位不良将使接下来的复位更加困难。以电脑生成程序操控支柱，可使得固定块对线并以解剖对位方式复位骨折

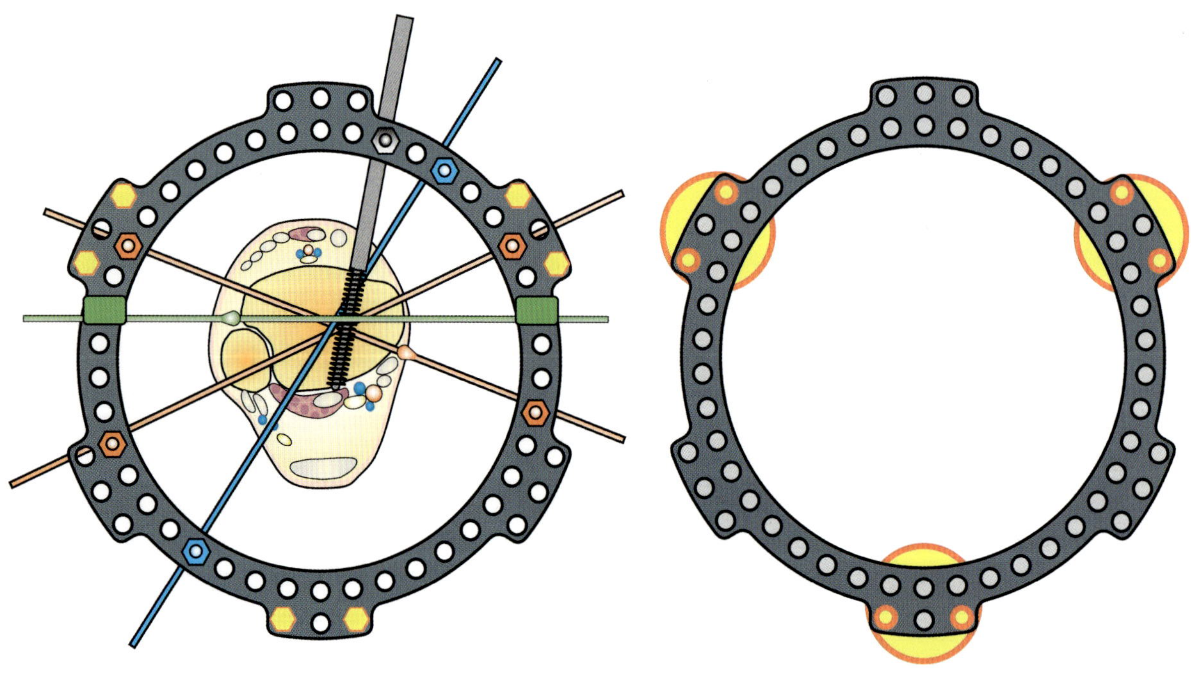

图 32.39 定位针必须在导向器指引下穿过框架环的中心，以避免干扰附在环上的支柱

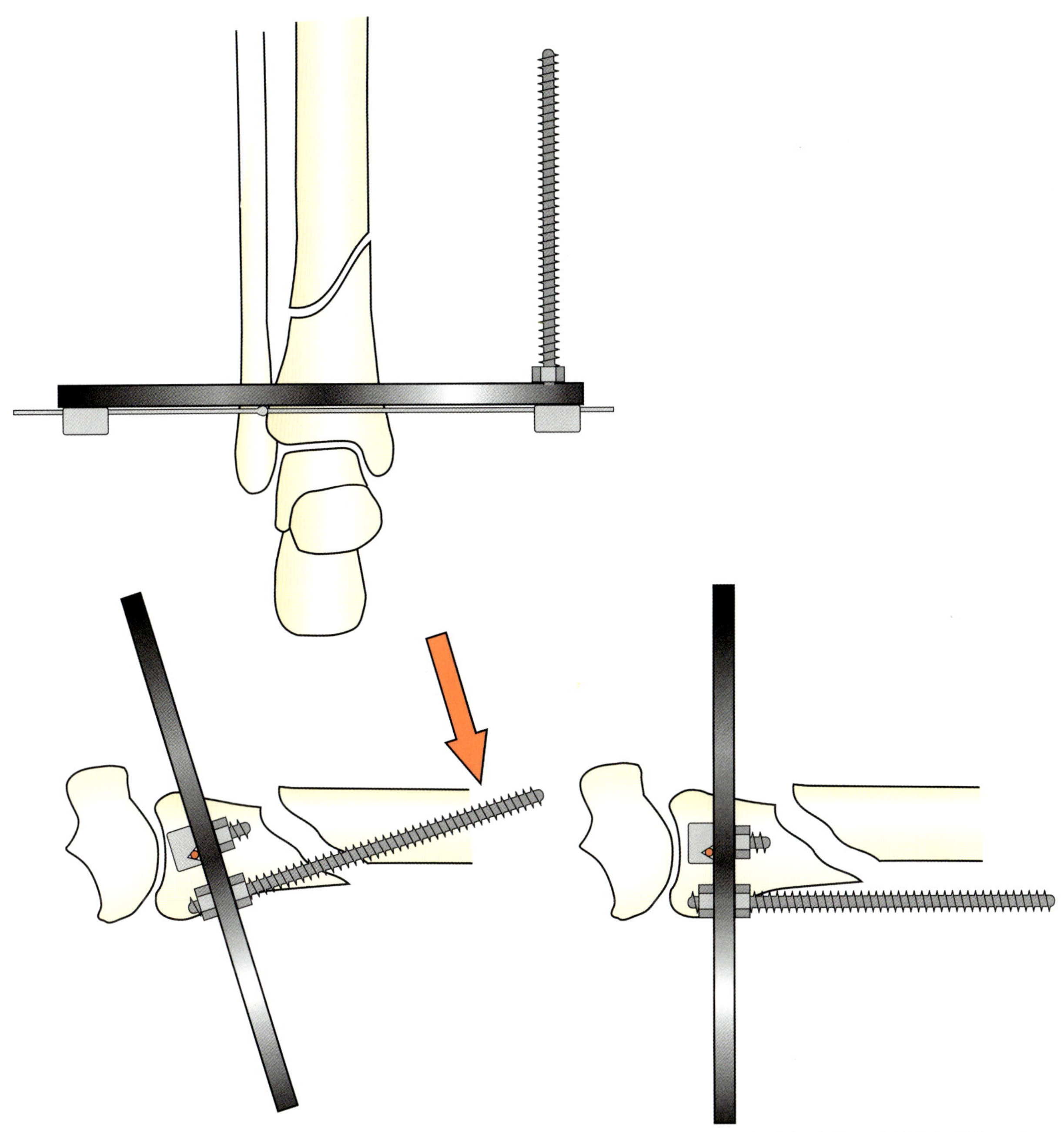

图 32.40　于踝穴上方约 10 mm 处置入水平定位针，钢针需与骺线平行。然后以螺纹杆连接于外侧空间构架环上，位于水平定位针固定螺栓附近。在侧位透视监视下，控制螺杆旋转固定环直至与远端胫骨骨折块长轴平行。然后加入第二枚及第三枚橄榄针以维持对线。此时远端固定环已垂直相交，可方便接下来的计算机自行骨折复位操作

精确置入两个固定块可大大降低电脑生成复位程序的难度。胫骨干近端固定块需与胫骨轴线正交（在正侧位片上均与胫骨干平行，并在正位片上位于胫骨中线）（图 32.41，图 32.42）。在应用空间构架时，固定针和定位针必须避免影响支柱位置，其在空间构架上有特定的连接点。固定块由 2 根被 120 mm 或 150 mm 的螺纹杆隔开的 2/3 固定环组成，易于使用，通用 Rancho 管上的两个前后位半针放置于固定环之间。远端 2/3 固定环的下表面不能影响连接到固定环的支柱的固定针。2/3 固定环开口向下，以防病人躺在床上时发生滚动，并使病人更感舒适。第三根固定针放置于近段固定块内侧完成固定和垂直对线。

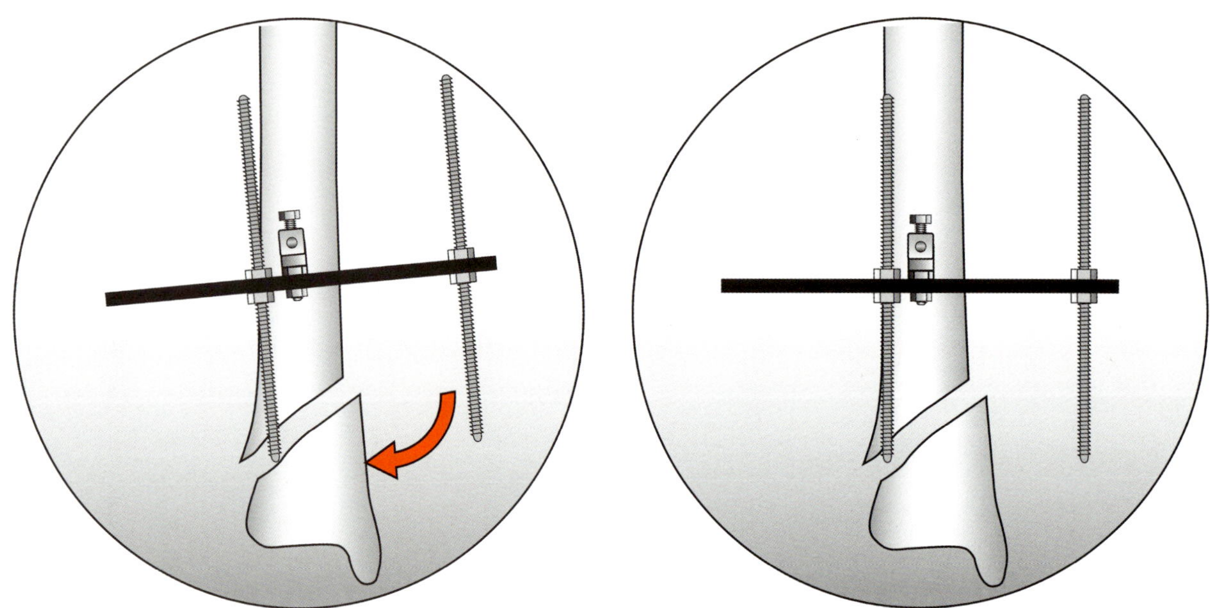

图 32.41　带有控制袢扣的胫骨干空间构架环已经装载于通用 Rancho 管上。固定环在胫骨上的位置应距离胫骨骨折复位环约 150 mm，以利于应用 Fast Fix（Smith Nephew）。使用拧紧固定在前后位半针上的通用管旋转固定环，直至指示杆与胫骨干平行

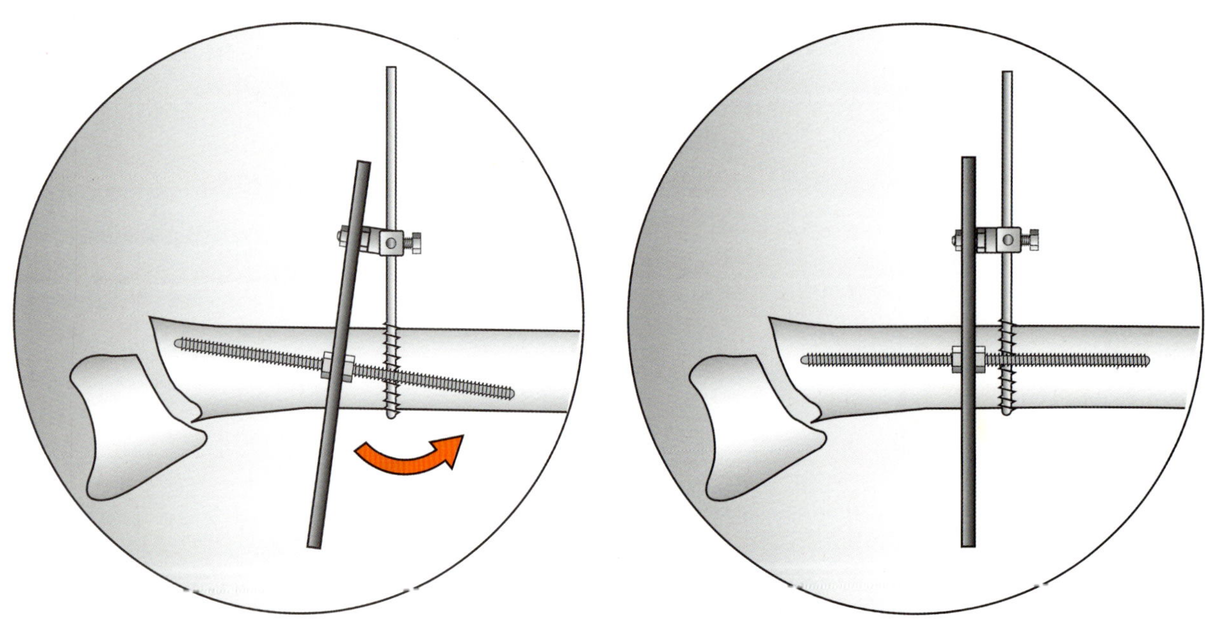

图 32.42　侧位透视下固定环已与胫骨干对线。调整固定环避开相关软组织，然后加入前后位和内侧半针完成相交对线的固定环组装

在固定块垂直相交放置后，在固定环平行的情况下骨折已接近解剖复位。导针精确对线可极大降低计算和完成复位的难度。

在应用空间构架时另外一个极有价值的工具是延迟复位技术。通常情况下，伴有多发伤的严重胫骨远端骨折患者需显著延迟行最终固定。在骨折对线不良伴早期骨痂形成的情况下，可通过应用空间构架电脑程序的缓慢纠正功能来进行治疗。如果成熟骨痂过多，可通过经皮截骨术使远端胫骨可移动后进行

复位。必须以一枚螺钉或克氏针在下胫腓联合水平对腓骨进行控制，以避免在复位的过程中腓骨发生再移位。

C3 型 Pilon 骨折的复位技术

关节面粉碎的 PILON 骨折在没有跨关节牵引的情况下很难复位（图 32.43）。对于 C3 型骨折来说，必须重视腓骨的复位（图 32.44）。环形固定器复位技术，需要在稳定的直角底座和穿过跟骨并固定在足部板上的水平针之间进行牵引（图 32.45）。距骨顶必须通过牵引解剖对位，以复位关节面（图 32.46~49）。如果肢体缩短，关节骨折块移位使距骨穹顶上移，前者的复位可使后者恢复正常位置（图 32.50）。如果距骨前或后移位，软组织附着点可能影响复位。除非距骨与骨干轴向对位，后踝骨折块由于通过后方关节囊附着于距骨很难复位。

复位策略是在正确旋转的情况下，通过跟骨的水平钢针进行牵引，与距骨轴向对线。距骨顶作为标准对踝穴顶骨折块进行复位。后方骨折块的复位是整个复位的关键所在。多数情况下牵引能降低很多骨折的复位难度。一些骨折总是存在后方骨折块，或者后踝旋转并嵌插入后方关节囊。通过一个小的切口用骨膜起子剥离骨折块，螺纹 Steinman 针固定骨折块。旋转骨折块并向前牵引直到复位，插针固定并作为引导，以复位中部和前方的关节骨折块。对于低能量损伤骨折来说，可以用小螺钉和钢丝固定大的骨折块。对于高能量骨折来说，可能会出现软骨粉碎骨块、软骨下骨折和大的踝关节骨折块。这些骨折块并没有原来的解剖轮廓。有些情况下，皮质骨虽已复位，但关节仍然成角或粉碎。这些骨折块需要小截骨和局部骨移植以恢复对线，并与距骨顶相匹配（图 32.51）。同种异体松质骨移植用于填充干骺端骨缺损。踝穴顶的重建需要多种内固定方法，取决于骨

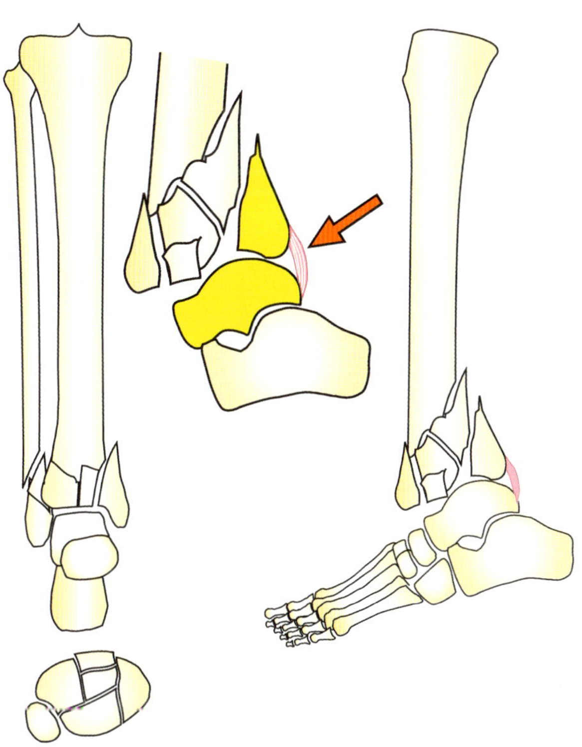

图 32.43 C3 型胫骨远端骨折，关节面粉碎并距骨向后半脱位。较厚的后关节囊附着于大块后踝骨折块上，要使其复位必须使距骨穹隆重新对位

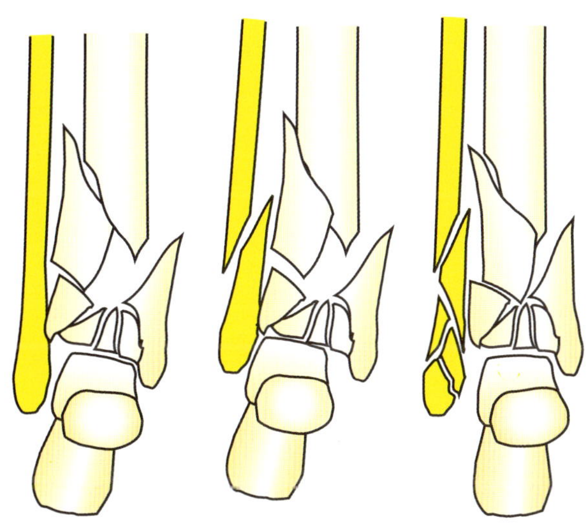

图 32.44 外踝骨折的三种可能类型：完整、简单、粉碎。腓骨骨折的类型将影响踝穴顶骨折块的复位策略

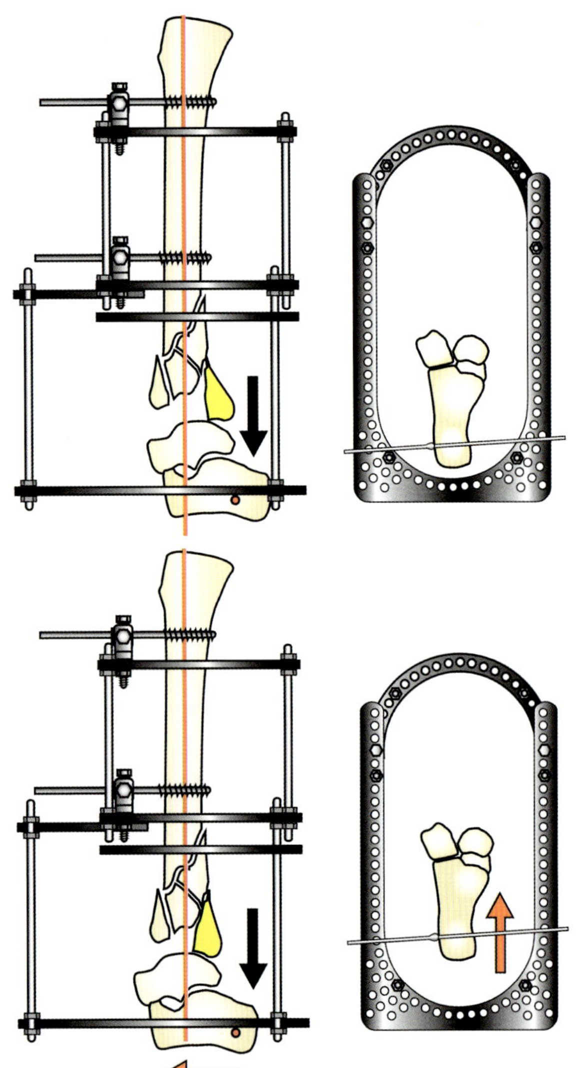

图 32.45 在胫骨上应用稳定基底矩形外架。将两个后方螺纹杆连接在足板上。于框架近端将骨折复位环连接以备之后的复位操作。将水平定位针置于跟骨上。控制足部将距骨穹隆与胫骨长轴一致，必须纠正足的后方移位以复位关节内骨折块。注意怎样通过使足部前移复位后踝骨折块（黄色）

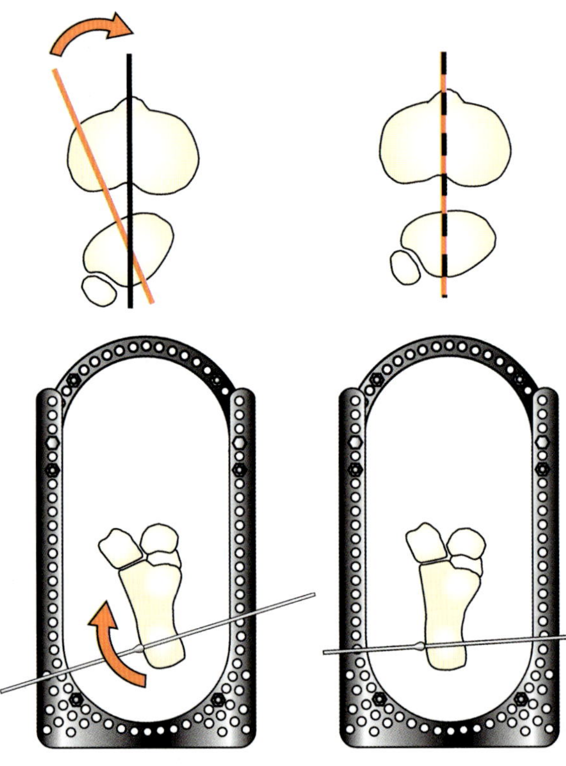

图 32.46 以足板旋转足部直至第二趾骨与胫骨结节达到对线。在此复位点完成旋转对位

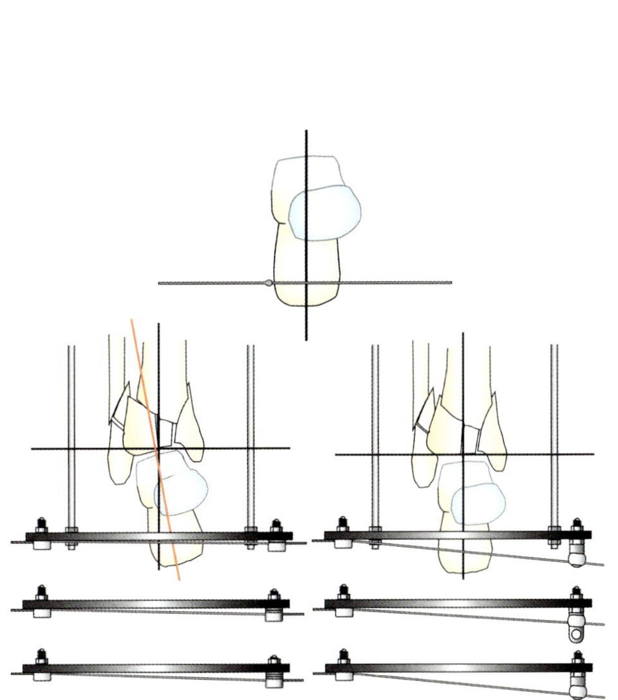

图 32.47 跟骨水平定位针与踝关节轴线成 90° 角。如果定位针放置外翻或内翻，或通过牵引距骨没有复位，可通过在足板上添加垫圈、铰链等给予调整

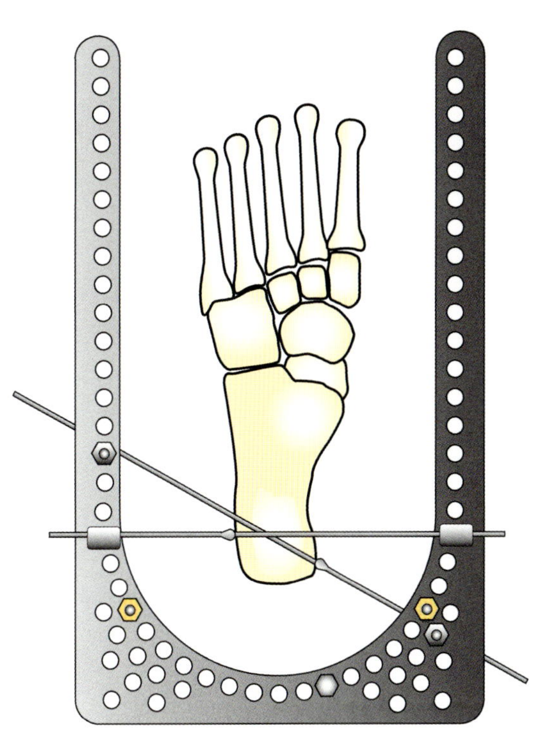

图 32.48 足中立位，将第二根橄榄针在足板上方由后内侧向前外侧置入。螺纹杆置于足板后方连接稳定基底（橘色）。注意跟骨内侧前方无固定针，因其可能损伤胫神经或动脉

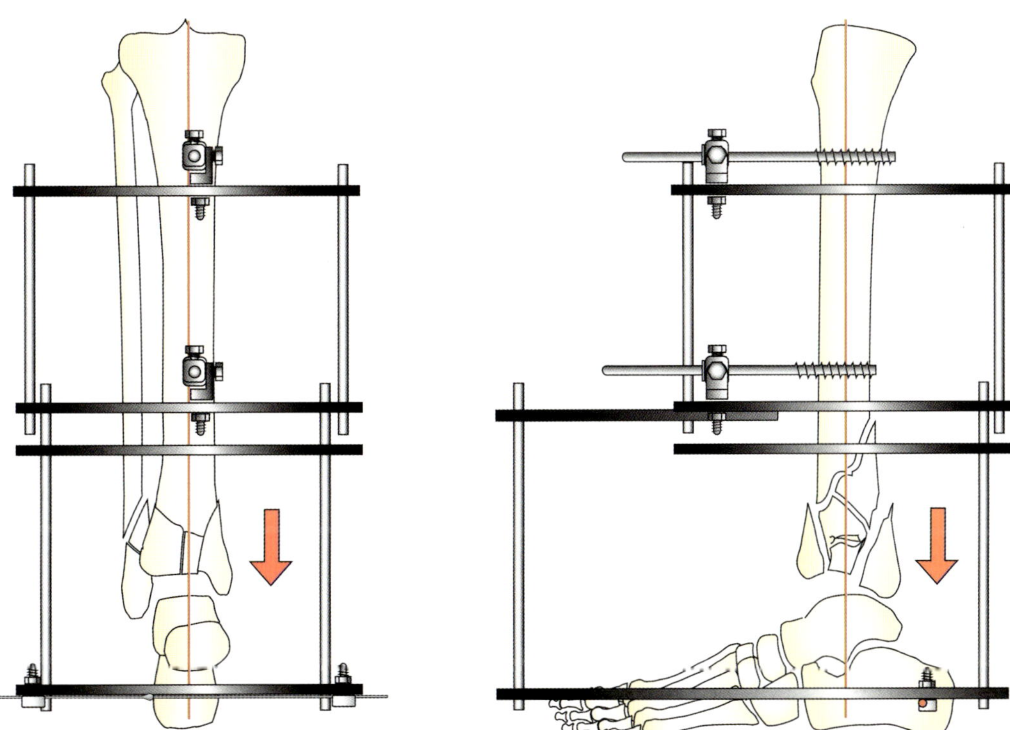

图 32.49 在两根前后位固定针拧紧后，牵引足板直至距骨穹隆与嵌压的踝穴顶分开，通过活动连接足板和稳定基底的螺母使其撑开 10~15 mm

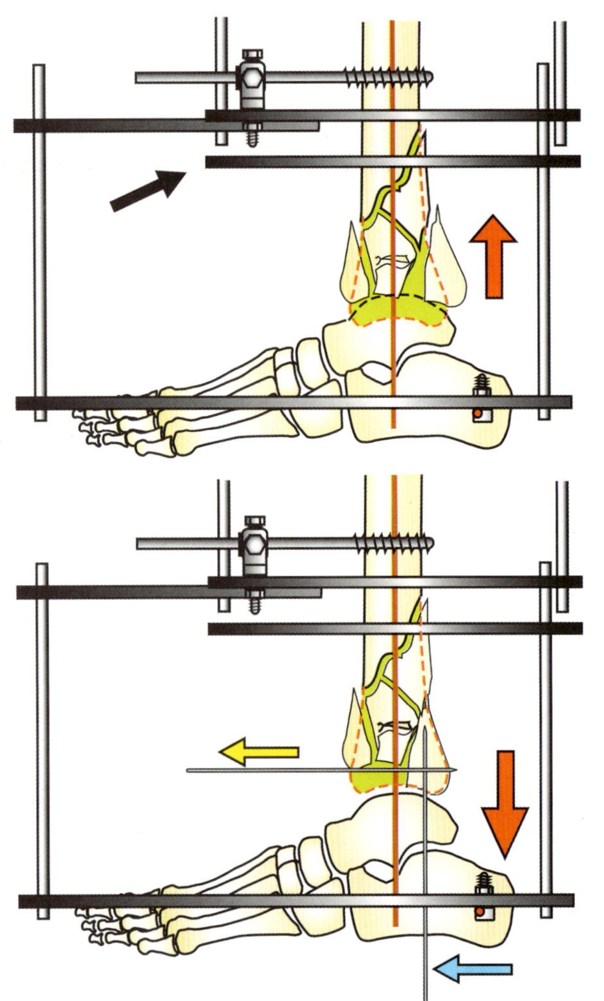
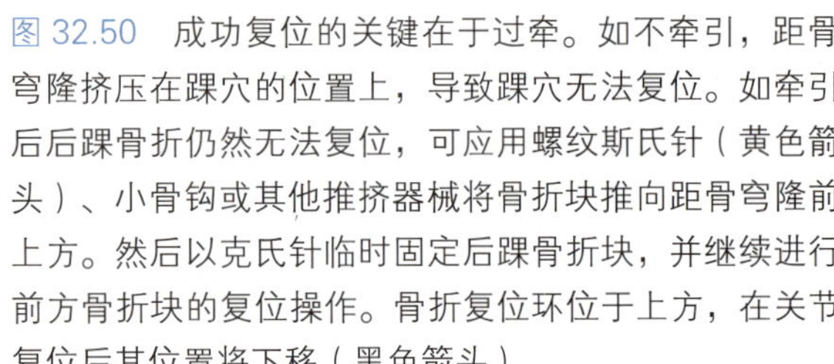
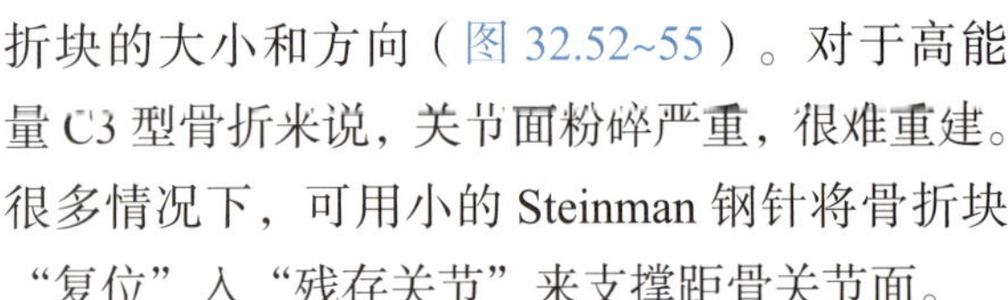

图 32.50 成功复位的关键在于过牵。如不牵引，距骨穹隆挤压在踝穴的位置上，导致踝穴无法复位。如牵引后后踝骨折仍然无法复位，可应用螺纹斯氏针（黄色箭头）、小骨钩或其他推挤器械将骨折块推向距骨穹隆前上方。然后以克氏针临时固定后踝骨折块，并继续进行前方骨折块的复位操作。骨折复位环位于上方，在关节复位后其位置将下移（黑色箭头）

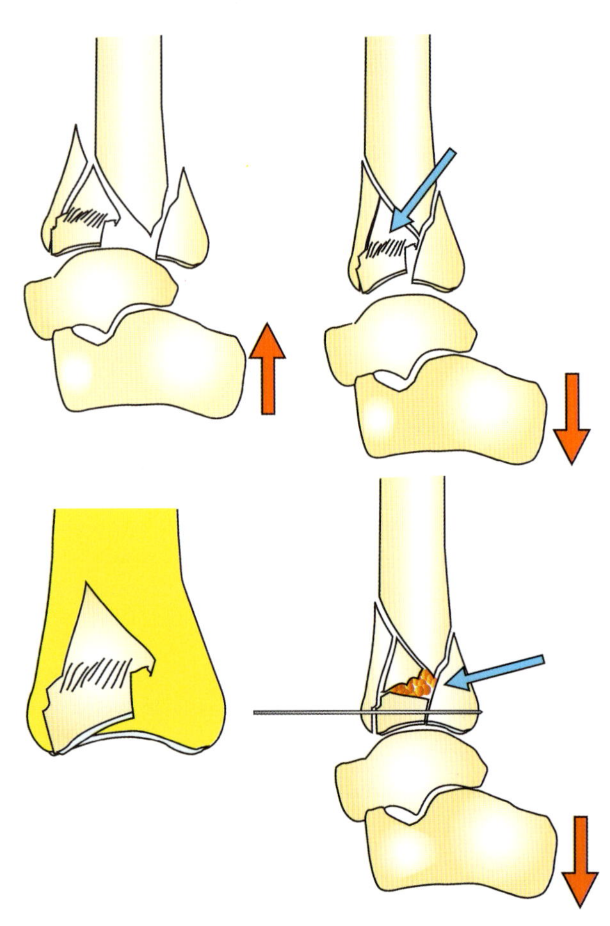

图 32.51 高能量 Pilon 骨折多同时伴有骨软骨损伤。侧位 X 线片上白色高密度区域可见损坏的小梁骨。皮质骨块可以解剖复位（黄色轮廓），但关节面骨折块未解剖复位，并嵌压进干骺端（蓝色箭头）。需将这些骨折块抬起并复位至距骨穹隆，以移植骨填充后应用小克氏针或螺钉固定

折块的大小和方向（图 32.52~55）。对于高能量 C3 型骨折来说，关节面粉碎严重，很难重建。很多情况下，可用小的 Steinman 钢针将骨折块“复位”入“残存关节”来支撑距骨关节面。

当胫骨远端关节骨折块以上部位髓质骨发生压缩时候，需要进行同种异体松质骨移植填充缺损区，移植物用于支撑，阻止骨折块移位。

小的弹性接骨板有时用来固定前方移位的骨折块，后者很难通过张力带钢丝固定。联合应用 Steinman 钢针、小螺钉、骨移植支架和局部接骨板等，以复位穹顶。固定时应使关节面准确对线，用桥接外固定保持轴向连续性，这是外固定支架与接骨板固定的本质不同。接骨板接骨术要求轴位准确对线，接骨板固定、连接骨折和粉碎的干骺端。环形张力带钢丝技术需要内固定来固定和稳定关节，轴向稳定性和连续性通过外固定架保持，没有固定物植入受伤的干骺端粉碎区域。这一策略对于软组织情况不是很好的骨折具有重要意义[1, 5]。

关节复位后，评估干骺端的复位程度很关键。如果骨折块较大，在关闭切口之前用 3~4 根

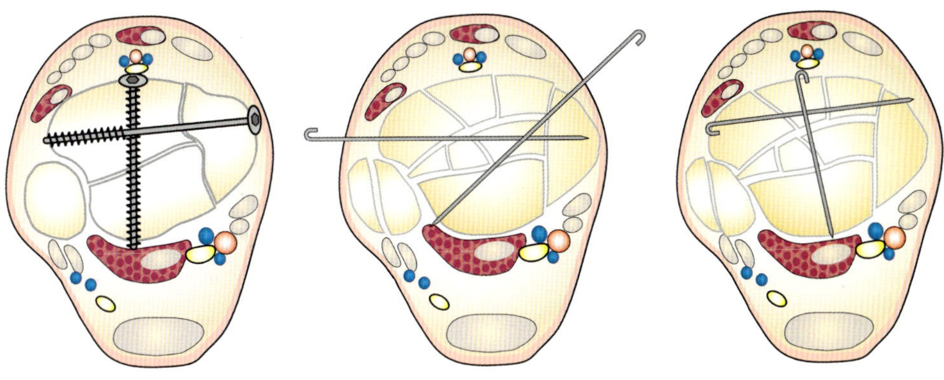

图 32.52　应用小螺钉或钢针固定骨折块。在应用桥接式牵引架的患者钢针尾端需穿出皮肤，在术后 6 周拔除。无头的钢针尾端应折弯 180° 并敲入骨内，可避免钢针移位。从前向后拧入的拉力螺钉可在踝穴前方稳定的情况下避免后踝骨折块的移位

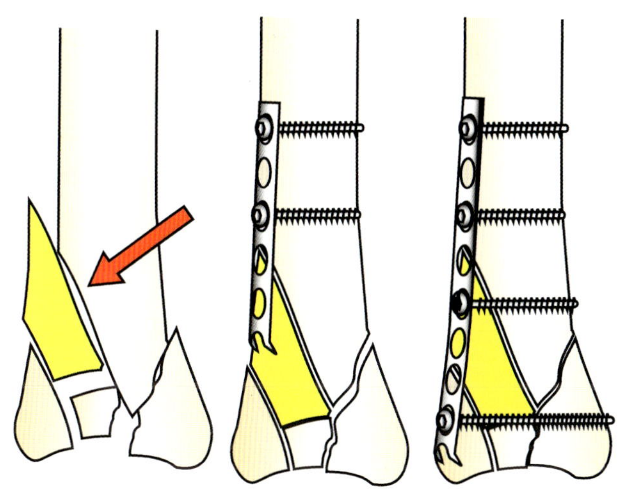

图 32.53　弹性接骨板可用来控制前方不稳定骨折块。对于某些骨折类型，可应用 1 块或多块接骨板固定于关节周围，同时应用环形外固定架做桥接架 3~4 个月

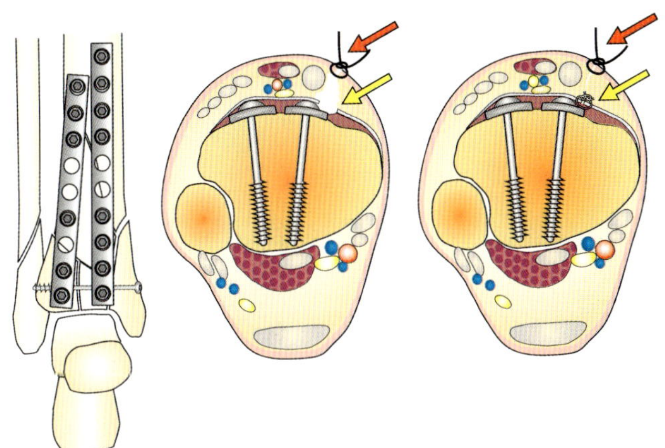

图 32.54　内固定必须是低切迹设计。需闭合支持带和关节囊（黄色箭头）。如局部存在肿胀或使用较大的接骨板，则皮肤将在高张力下闭合，很容易引起早期伤口裂开及伤口感染

橄榄针固定干骺端，以重建关节（图 32.56）。如果骨干延长，可以在外固定支架上加用骨折复位环以控制近端骨折的程度（图 32.57）。骨折复位环最初放置在踝关节的上方。开放复位之后，将固定环移至穹顶处固定骨折。

穹顶严重粉碎、没有或者只有很少的骨折

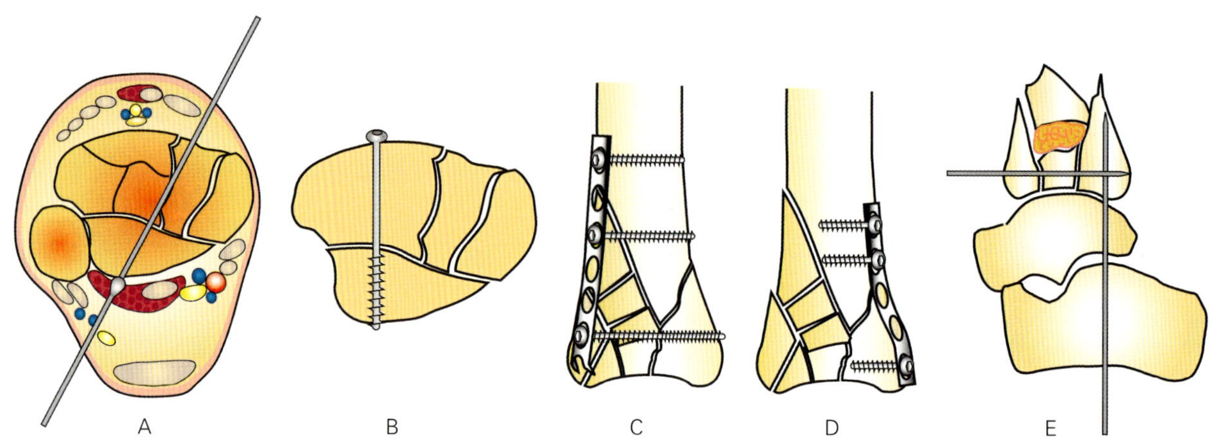

图 32.55　后踝骨折可采取以下技术进行固定：A. 穿过腓骨和跟腱间隙的橄榄针。B. 从前向后的螺钉。C. 前方支撑接骨板。D. 通过后外侧入路置入的后方锁定接骨板。E. 以 1.6 mm 斯氏针钻孔穿过跟骨和距骨并将骨折块固定于距骨穹隆上并留置 6 周，同时后足以牵引式足板固定。有限切开复位时距跟骨针非常有用，在螺钉固定完成后再予以拆除

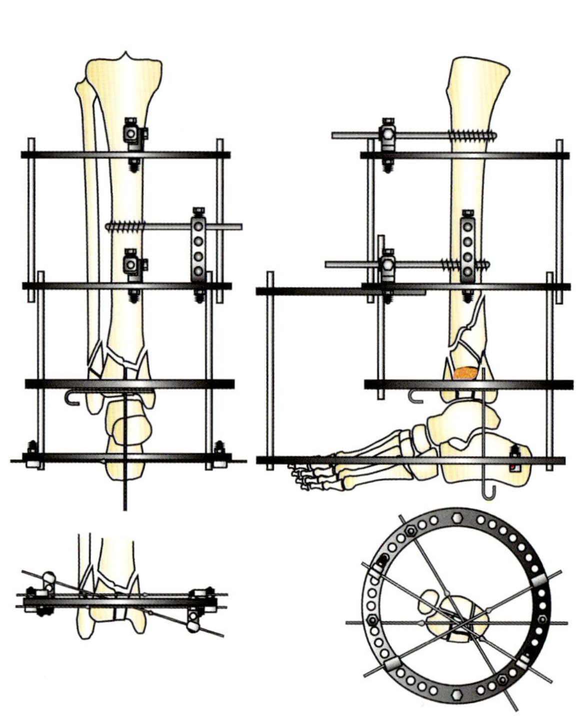

图 32.56　切开复位并有限内固定后（内固定只用来维持关节的对线），将碳纤维骨折复位环移至螺纹杆下方，然后置入 3~4 根橄榄针。橄榄针用来加强内固定强度。在前方稳定基底和骨折复位环之间再加入 2 根螺纹杆，然后在内侧增加 1 枚半针至稳定基底上

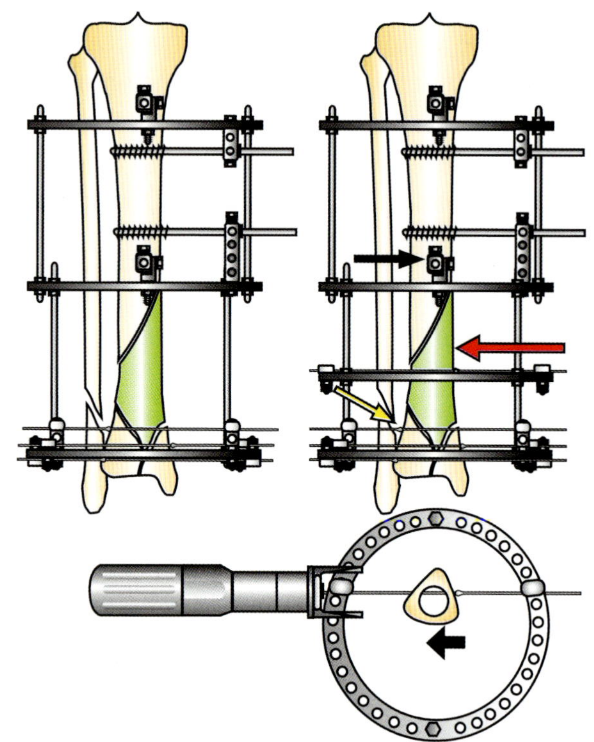

图 32.57　工作长度的固定环。Pilon 骨折可向近端延伸。将固定环置于固定架上以放置近端固定针。固定环的位置应在术前计划时就已确定。在此例中，应用牵引针技术来加压骨干骨折（红色箭头）。注意观察，近端半针（黑色箭头）和远端橄榄针（黄色箭头）用来抵抗复位力量

块可以用来固定时，骨折固定环不能包含在框架中，固定器应作为牵引架使用（图 32.13，图 32.14，图 32.58~60）。如果术前 CT 扫描提示穹顶严重粉碎，应使用旁路固定架（即承担压力），放置在原位直到骨折愈合。不幸的是，这将导致距下关节僵硬和需要延长物理康复时间。使用支架的患者可以耐受一半的体重。

对于经典的胫骨 Pilon 骨折切开复位内固

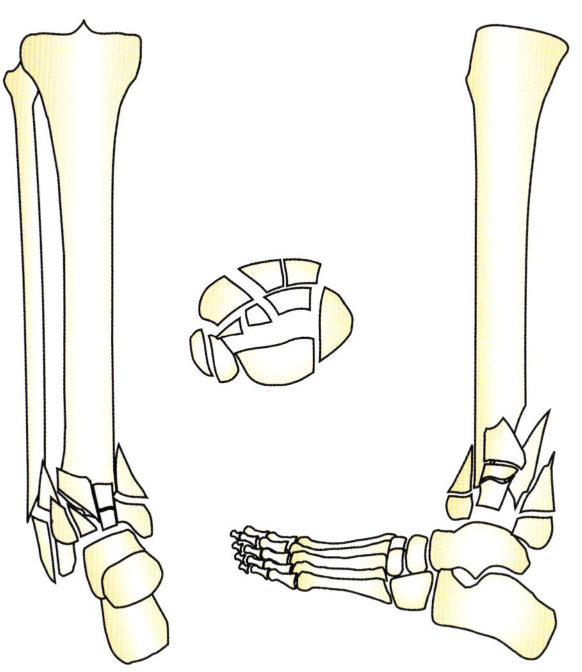
图 32.58　严重粉碎性 C3 型 Pilon 骨折示意图。骨折块无法复位，以张力式固定针或内置接骨板固定

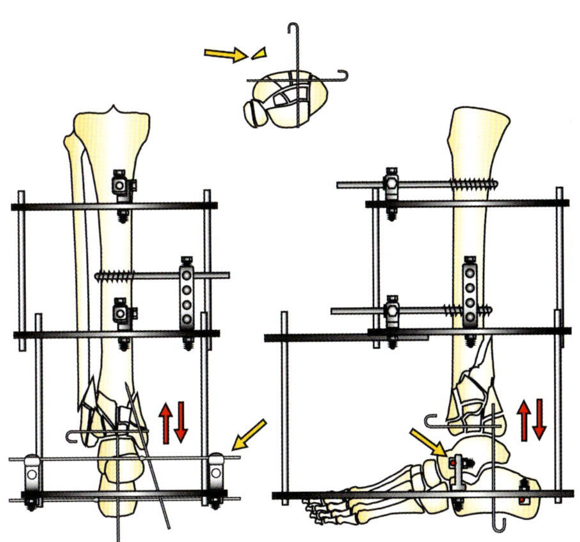
图 32.59　环形外固定架以牵引架使关节对线，由内向外的橄榄针置于距骨颈，以稳定后足于跖屈中立位。小的无头钉用来在距骨穹隆参照下使粉碎的关节对线。一旦对线完成，将距骨轻度短缩以增加骨折块间的接触

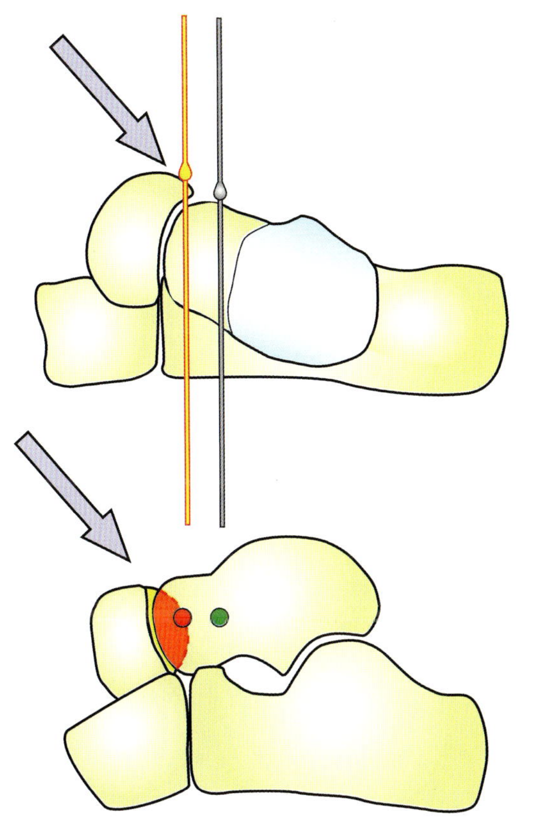
图 32.60　由内向外放置通过距骨颈的橄榄针，可能撞击或进入距舟关节内侧间隙。舟骨包绕距骨头，固定需放置于距骨颈中心后方，距骨穹隆与距骨颈交界处

定来说，第一步是腓骨的切开复位内固定（图 32.61）。腓骨的解剖复位内固定需要复位穹顶并使其恢复正常长度。如果残存胫骨缩短，将导致可预料的内翻畸形（图 32.62，图 32.63）。当干骺端粉碎时，可用骨移植进行重建并填充缺损（图 32.64）。

与接骨板对比，应用环形张力带牵引胫骨穹顶和外踝以维持长度，才能有效对腓骨进行固定。轻到中度的 Pilon 骨折需要解剖复位以维持解剖长度。腓骨可用接骨板或者髓内钉复位并固定（图 32.61）。如果骨折粉碎严重，外科医生可以选择在骨折压缩区轻微缩短胫腓骨以促进骨折愈合（图 32.65）。如患者存在缺血性血管疾病、骨质疏松、糖尿病等，应急行缩短术进行重建。胫骨干可以向干骺端压缩，超过距骨顶，外踝也相应变短（图 32.66）。通过去除腓骨干小的骨折块重建新的踝穴。对于开放性损伤或者不能进行皮瓣移植的患者来说，这一技术改善了软组织覆盖。对已行缩短的患者，应根据情况在近端行相同长度的延长术（图 32.67）。

对于一些Ⅲ A-B 度开放性 Pilon 骨折来说，腓骨远端存在相关的骨缺损或者骨破坏，穹顶很难重建。治疗选择包括膝下截肢术或者骨搬移术进行重建（图 32.68）。放置固定架时间与重建的长度成比例。通常，这些骨折需要游离皮瓣移植覆盖和抗生素填充物处理软组织。大的缺损能够通过重建并获得良好的功能，而不用考虑截肢[6]。

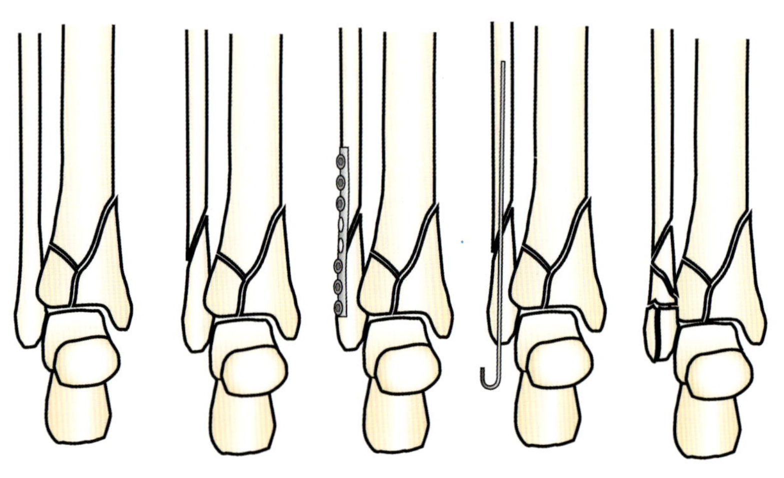

图 32.61 Pilon 骨折中外踝骨折的治疗选择：完整，无固定，接骨板固定，髓内固定及粉碎严重无法固定

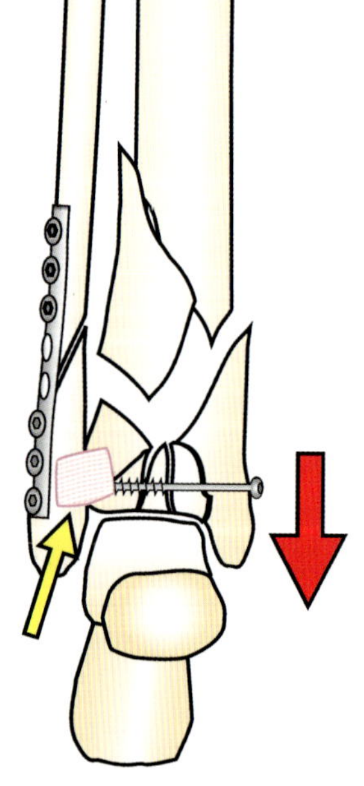

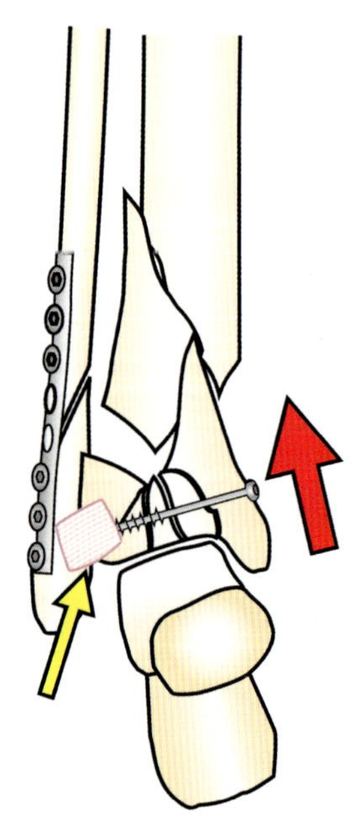

图 32.62 恢复腓骨长度需要胫骨远端长度也恢复。如果踝穴未复位并保持牵引状态，在胫腓骨间韧带（黄色箭头）完整情况下，在外固定架去除后将出现踝内翻

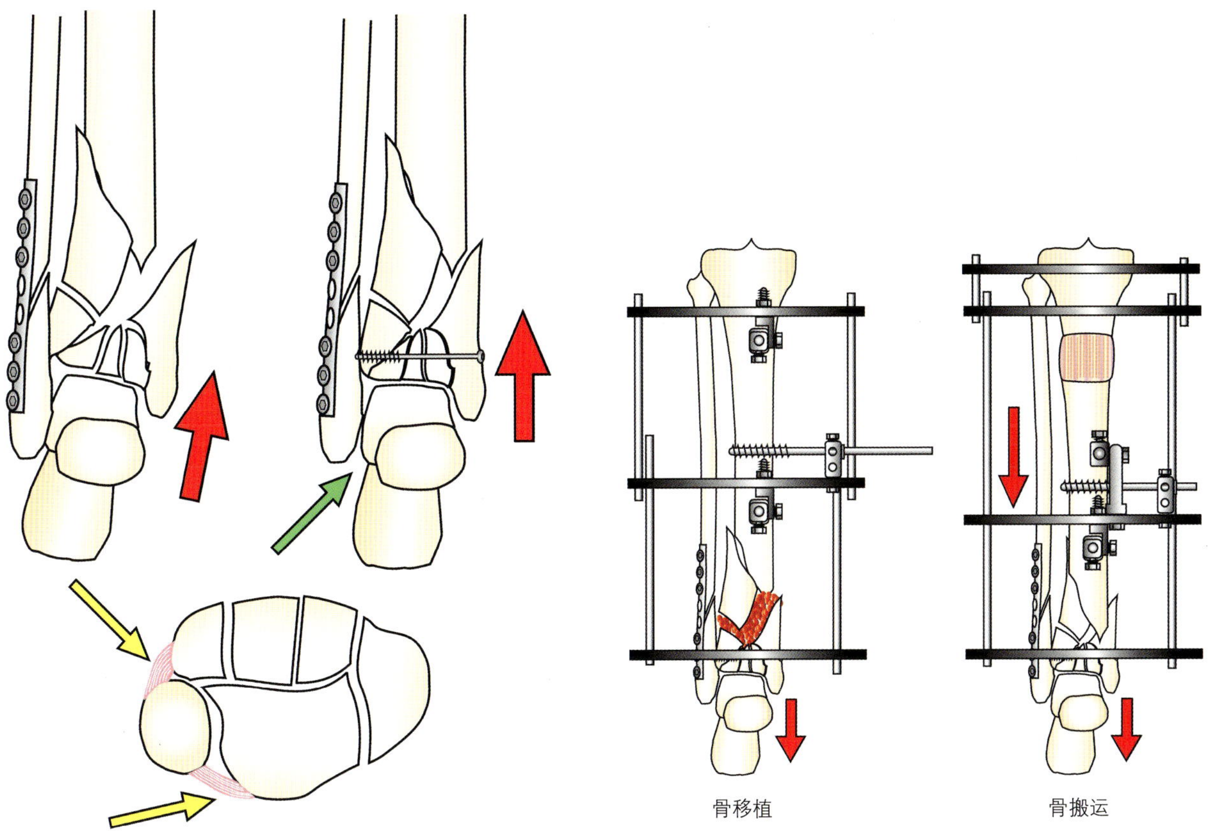

图 32.63　在腓骨复位并接骨板固定且胫腓骨间韧带断裂（黄色箭头）的情况下，踝穴短缩可造成腓骨外踝尖与跟骨撞击（绿色剪头），因此胫腓骨长度均需恢复

图 32.64　如果软组织合页允许，干骺端骨缺损可通过植骨填充。软组织损伤伴骨缺损可通过骨搬运技术重建。将活性骨搬运至损伤区域，然后在远离损伤区域的近端促进新骨形成

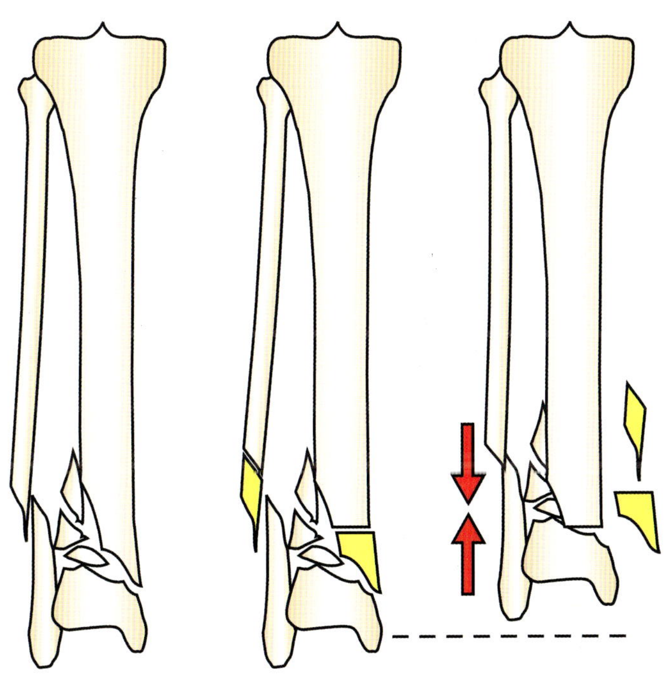

图 32.65　急诊骨短缩是在胫骨远端骨折伴骨缺损和软组织条件较差的情况下，获得骨与骨接触的一种挽救性手术。对骨折末端进行剪裁以获得稳定的骨骨接触。腓骨也需要同时行截骨以使胫腓骨等长。骨短缩长度一般不长于 2~3 cm

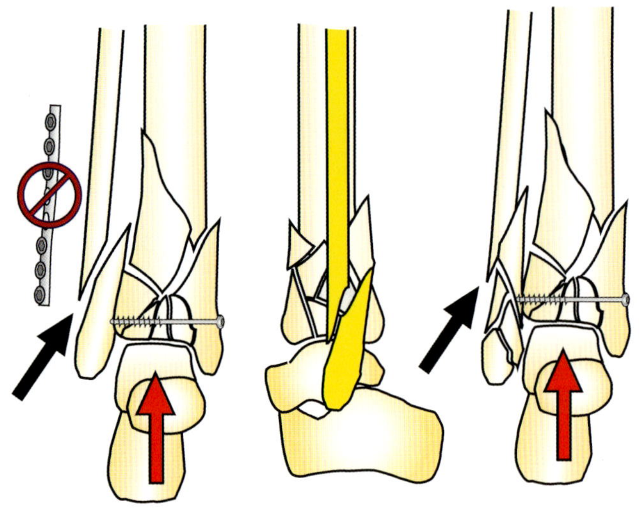

图 32.66 对斜形骨折不予固定可实现短缩效果，但容易移位（黄色）。外踝粉碎骨折可在无明显错位的情况下实现短缩效果。如果踝穴顶骨折粉碎且存在可接受的轻度短缩，则外踝斜形骨折需行节段截除以进行短缩并避免腓骨对线不良

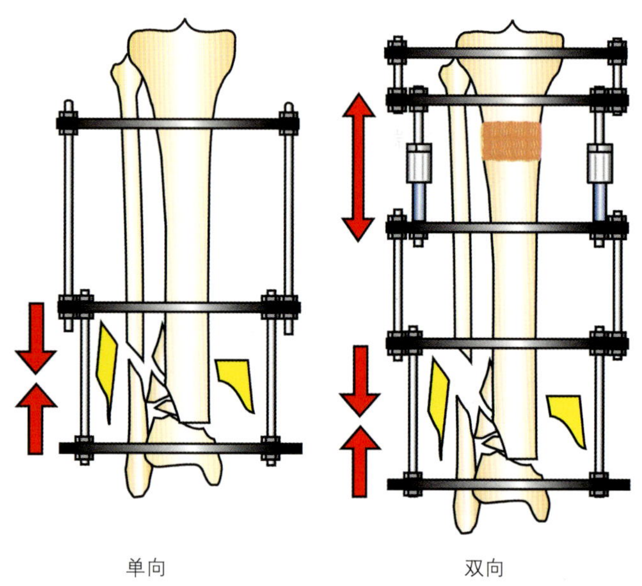

图 32.67 急诊骨短缩适用于不适合行骨延长的患者，此时患者需穿高底鞋。近端皮质截骨延长恢复肢体长度适用于身体情况适合行骨搬运的患者

C3 型 Pilon 骨折的技术要点

1. 应用稳定的胫骨近端底座和两根穿过支架套管的前后位半针，底座必须是垂直的。

2. 在跟骨位置放置水平钢针。后足放置在支架上，以确保距骨顶与胫骨在前后位和侧位片上的轴向性。

3. 牵引骨折，如果骨折长度可以恢复，可用接骨板或者髓内钉固定腓骨。如果因干骺端粉碎行缩短治疗以促进愈合，则腓骨不用固定。

4. 牵引可以使关节面解剖复位。经皮放置螺钉和钢针以稳定关节。经皮螺钉也可以用来固定大的近端干骺端和干部骨折块。

5. 如果牵引不能达到可以接受的复位，通过前内或者后外侧间隙进行切开复位（图 32.9）。复位关节骨折块并用小的螺钉、钢丝、微接骨板进行固定。骨移植也可以用来重建关节面。

6. 在干骺端应用碳纤维骨折固定环，至少应用三根分开的钢针固定。加用 1 根橄榄针也用于足部固定。

7. 对于两种干骺端骨折不使用橄榄针：①粉碎严重，以致没有骨折块用来固定；②桥接牵引有限接触内固定作为一种最终固定技术而被接受。在这种情况下，第二根跟骨对置橄榄针、由内向外的距骨颈钢丝可以固定到足板上。

8. 另加用 1 根内侧钢针于胫骨近端稳定底座上。

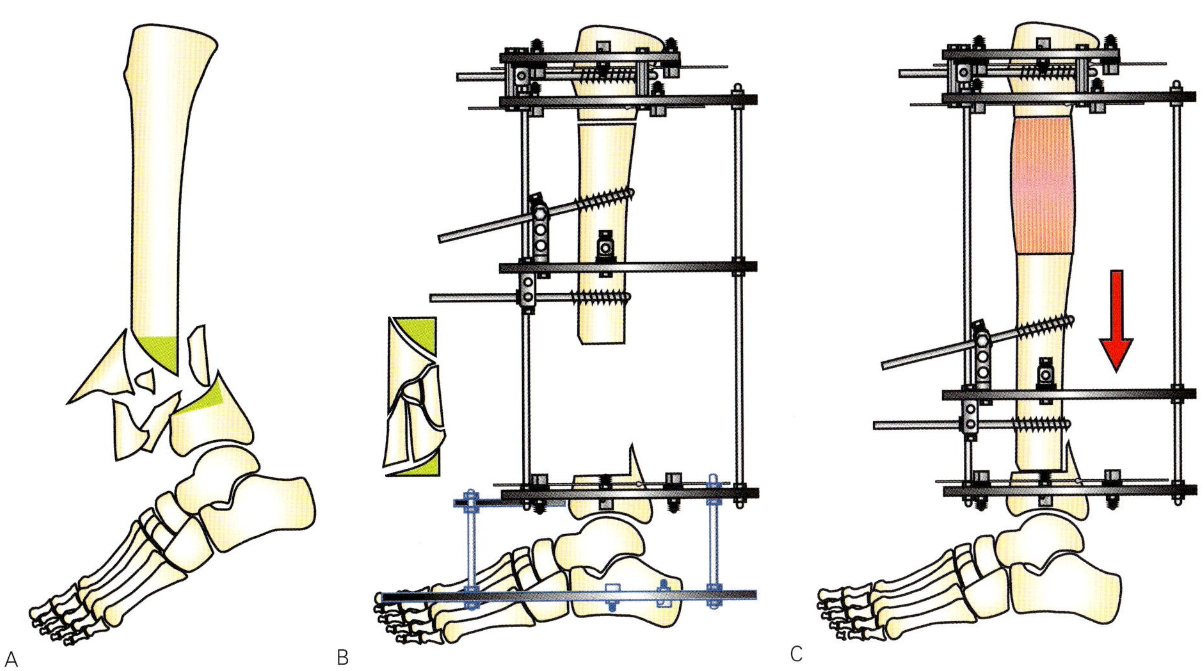

图 32.68　A. 胫骨远端 A 型骨折，关节面完整伴干骺端节段性骨缺损。B. 清创后出现明显的阶段性骨缺损，75% 的胫骨干骨质被切除，远端干骺端骨也方形切除，保留后外侧骨块以促进对合区域骨愈合。绿色区域为需去除的骨，以方便骨骨对合。足部以外固定架固定直至软组织愈合，然后患者可以患肢部分负重。C. 骨搬移完成对接，可能需行再次植骨以促进对接骨区域完成骨愈合。如局部足够稳定，可去除足板恢复踝关节及后足活动

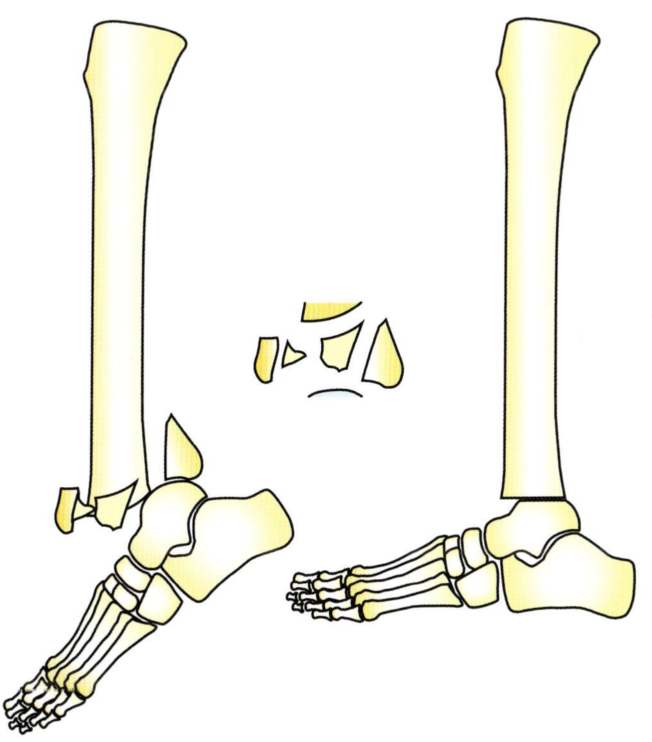

图 32.69　C3.1 型 Pilon 骨折或三踝骨折伴开放性脱位，骨折块外露，软组织严重挫伤，无法重建。将关节内骨折块去除并行干骺端横行截骨，与距骨穹隆进行关节融合

9. 使用踝关节环形加压敷料。

少见情况下，严重的 Pilon 开放骨折伴严重粉碎且有骨软骨缺损。这种情况下挽救性关节融合术可能是膝下截肢的另外一种选择（图 32.69~71）。如骨折清创后存在不大于 3 cm 的骨缺损，可行急诊短缩后关节融合。如骨缺损大于 3 cm，可行延迟短缩（2~4 mm/d），或行骨搬移术维持肢体长度。对于体格和精神均适合行骨搬移术的患者，可行近端延长与远端短缩手术。对于涉及踝穴的更大的骨缺损，可行骨搬移术重建缺损区域。近端固定块为 5/8 环形固定块（图 32.72），连接杆通过跟骨对置橄榄针连接于足部固定块，胫骨中段搬移环有 2 枚前后位半针及内侧固定针，搬移速度为 0.5 mm/d。

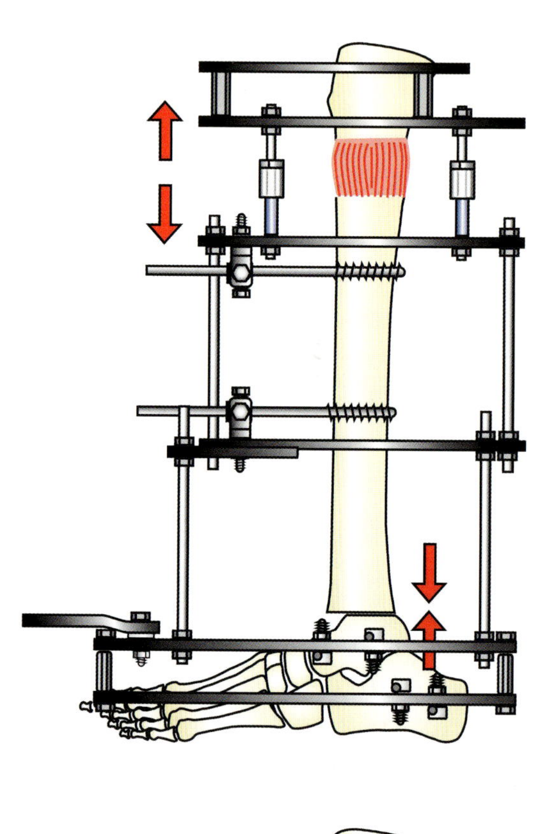

图 32.70　肢体可通过急诊短缩和关节融合得到保留。对于合适的患者可行近端骨延长以恢复肢体长度。对于肢体较小者，足部外固定框架可使用 2 根穿过距骨体的固定针组成的固定环。腓骨可切除 5~7 cm，以改善融合效果并避免外侧撞击

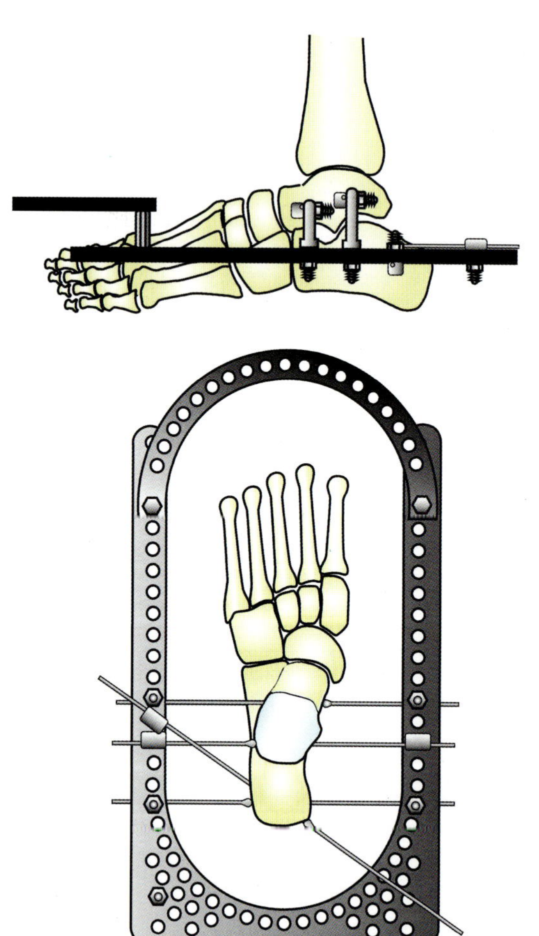

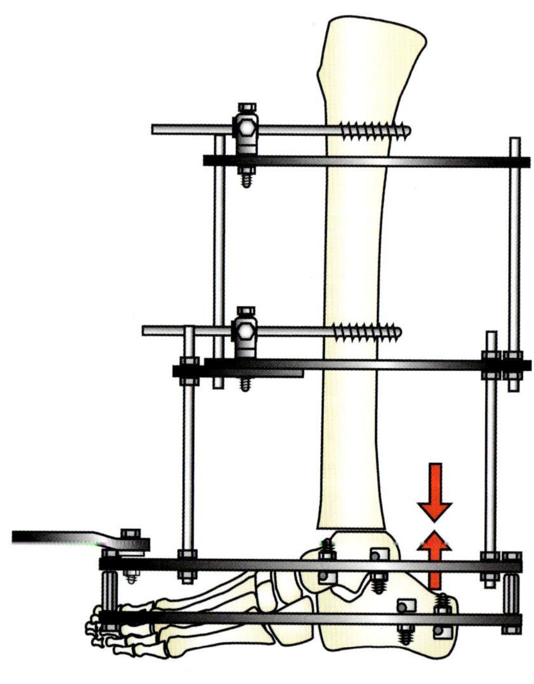

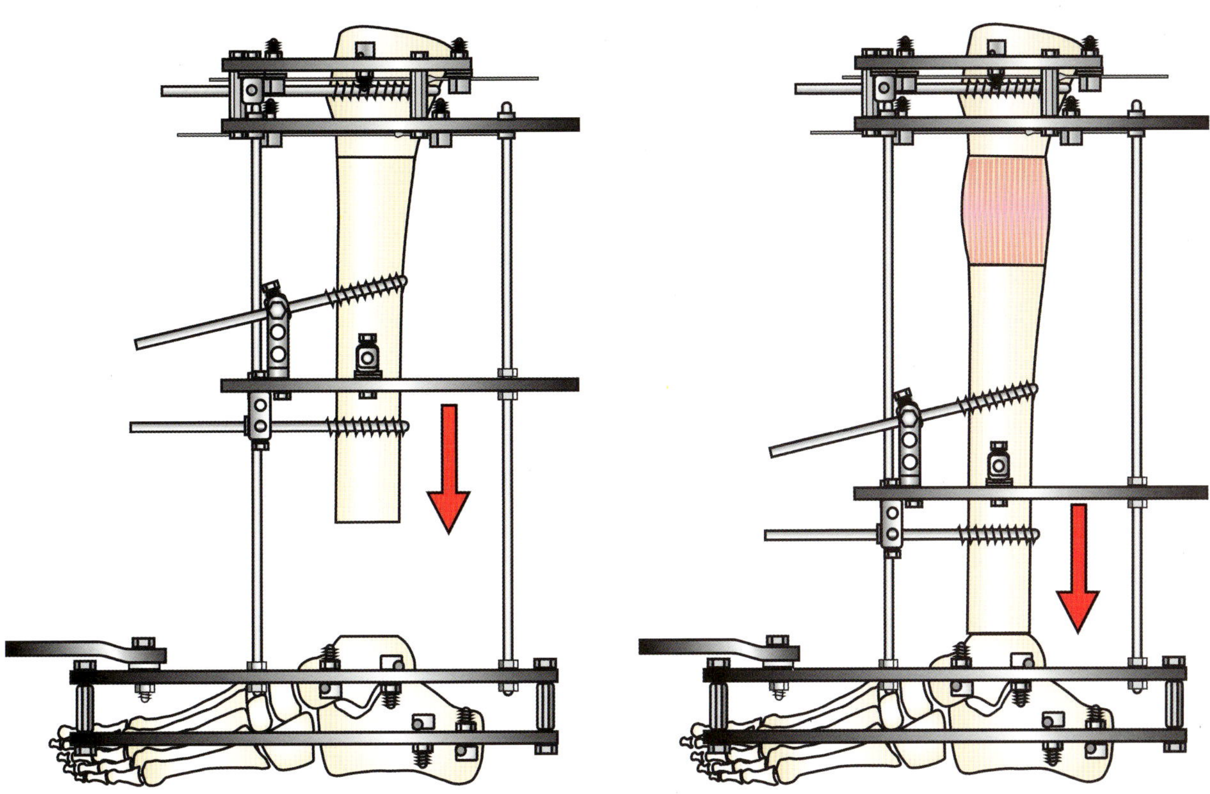

图 32.71　近端到远端的骨搬运行关节融合术。固定块近端为 5/8 环，胫骨中段搬运环由 2 根前后位半针和内侧半针组成，足部固定环由 2 根对向跟骨橄榄针和 2 根对向距骨橄榄针组成

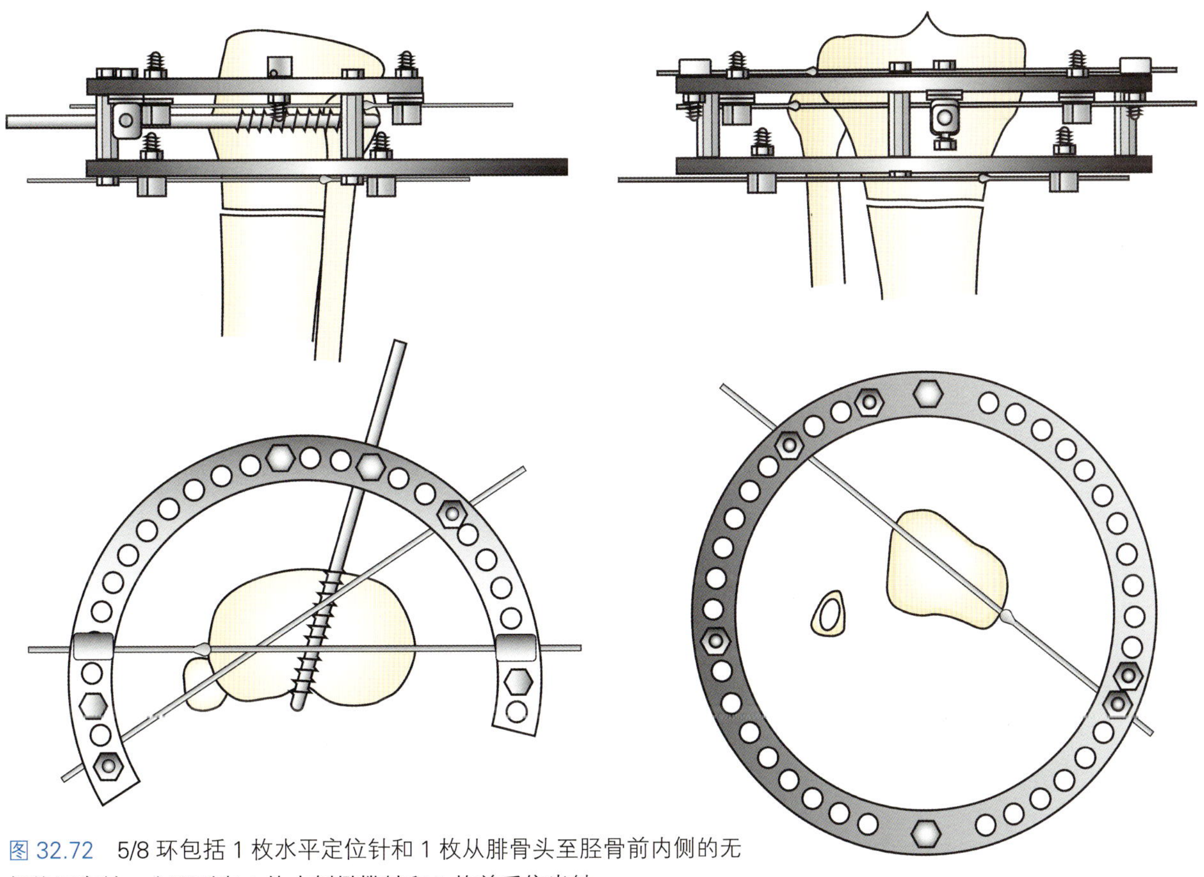

图 32.72　5/8 环包括 1 枚水平定位针和 1 枚从腓骨头至胫骨前内侧的无螺纹固定针。全环则有 1 枚内侧橄榄针和 1 枚前后位半针

搬运距离超过 3~4 cm 者，在对接区域行翻修手术以促进愈合，但这种技术可造成后足活动度丢失或严重受限，患者可保留部分前足环形活动度，需穿带橡胶软底鞋。

术后处理

固定框架的不同决定了踝关节、后足和 / 或前足及脚趾进行辅助下主动活动度锻炼的开始时间。鼓励患者穿拖鞋以患足部分负重，并根据疼痛耐受情况逐渐增加负重。患者应在术后 6 周时可负重 50% 体重，一些情况下可在去除外固定架前完全负重。如果为带穿过踝穴干骺端区域的固定针的桥接式牵引架的患者，可在术后 4~6 周时去除足板和跟骨针。如果为无固定针的桥接式牵引架，则外固定架需至少保留至术后 4~6 个月。

保持固定针与皮肤界面保持清洁，以避免局部感染并引起针道感染。伤口愈合后，应以肥皂水冲洗患肢，去除血渍及针道口分泌物。如皮肤软组织对针道有影响，可于局麻下进行松解。对于发生感染的针道入口予以无菌纱布覆盖，如感染控制不佳可给予口服抗生素治疗。

骨折块间有骨痂桥接时可去除外固定架，患者可 50% 以上负重。如果患者在术后 3~4 个月后仍不能负重，提示骨折不愈合。Pilon 骨折患者平均外固定时间为 4~6 个月（图 32.73）。推荐于门诊在药物镇静或轻度的全身麻醉下去除外固定架。患者仍以石膏固定 2 周，鼓励患者在石膏保护下完全负重。然后在诊室内去除石膏，更改为铰链式踝关节支具固定直至骨折部位可见成熟骨痂形成。如果患者经济允许，可再继续行 6 个月的物理治疗。伤后 1 年的功能状态可视为已最大限度恢复，患者很少能完全恢复受伤前的功能。

并发症

很少有患者出现脓性引流，需要去除固定针并静脉应用抗生素的情况。应用环形外固定架时也很少出现深部感染，但确实存在这种风险。这种情况下则需要进行伤口灌洗、清创并应用敏感抗生素。部分患者会存在需要去除的死骨块。深静脉血栓形成（DVT）较为常见，固定架范围内组织迅速肿胀提示存在静脉血栓的可能性，如小腿及大腿均肿胀常为深静脉血栓。一旦诊断为深静脉血栓形成，则需要抗凝治疗。

如果术后 3~4 个月都没有骨痂形成，则需要进行植骨。应采用自体骨移植，因为其可产生骨诱导反应以促进骨折愈合。患者很少能完全恢复至受伤前的功能状态。骨折不愈合并不常见，可通过多种方法予以处理。

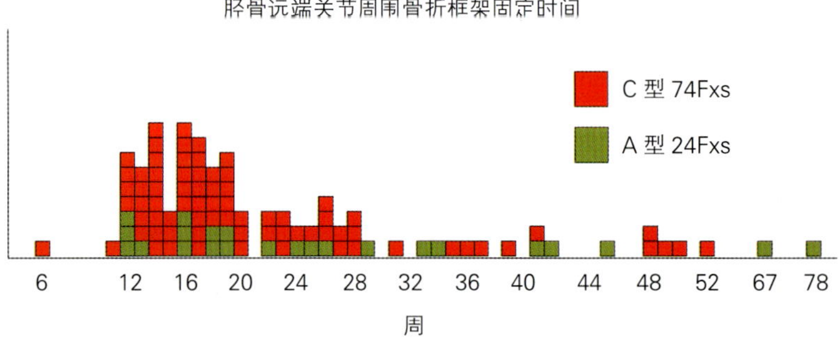

图 32.73　作者治疗的 98 例胫骨远端 A 型和 C 型骨折的外固定架去除时间。多数骨折在术后 3~6 个月愈合。更复杂的骨折类型可能需要再行其他的重建手术并需更长时间的固定

参考文献

1. Watson JT, Moed BR, Karges DE, et al. Pilon fracture treatment protocol based on severity of soft tissue injury. *Clin Orthop* 2000;375:78–90.
2. Pollak AN, McCarthy ML, Shay BR, et al. Outcomes after treatment of high-energy tibial plafond fractures. *J Bone Joint Surg* [Am] 2003;85A:1893–1900.
3. Vora AM, Haddad SL, Kadakia A, et al. Extracapsular placement of distal tibia transfixation wires. *J Bone Joint Surg* [Am] 2004;86A:988–993.
4. De Coster TA, Stevens MS, Robinson B. Safe extracapsular placement of proximal and distal tibial external fixation pins. Annual meeting of Ortho. *Trauma Assoc Poster* #68:247–248, 1997.
5. Watson JT. Tibial pilon fractures. *Tech Ortho* 1996;11:150–159.
6. Hutson JJ, Dayicioglu D, Oltjen JC, et al. Treatment of Gustillo GIIIB tibia fractures with application of antibiotic spacer, flap and sequential Ilizarov distraction osteogenesis. *Ann Plast Surg* 2010;64(5):541–552.
7. Hutsson JJ. Salvage pilon fracture nonunion and infection with circular tensioned wire fixation. *Foot Ankle Clin N Am* 2008;13:29–68.

推荐阅读

Hutson JJ. Applications of Ilizarov fixators to fractures of the tibia: a practical guide. *Tech Orthop* 2002;17:1–111.

An extensively illustrated monograph which will give the reader a basic understanding of Ilizarov technique to treat tibia fractures. Recommended as a starting point for surgeons who would like to incorporate Ilizarov technique into their trauma practice.

Murat B, Durmus AO, Mahmut U, et al. Tibial pilon fracture repair using Ilizarov external fixation, capsuloligamentotaxis and early rehabilitation of the ankle. *J Foot Ankle Surg* 2008;47(4):302–306.

Papadokostakis G, Kontakis G, Giannoudis P, et al. External fixation devices in the treatment of fractures of the tibial plafond. *J Bone Joint Surg* [Br] 2008;90B:1–6.

Seybold D, Gebman J, Ozokysy L, et al. Custom made Ilizarov ring fixator for fracture care in morbidly obese patients. *Langenbecks Arch Surg* 2009;394:393–398.

第 33 章　踝关节骨折

作者　Rena L. Stewart　Jason A. Lowe
译者　金开基　徐晓东
校对　徐海林

引　言

踝关节骨折是全身最常见的骨折之一。该损伤可为简单闭合性骨折也可为严重的复杂开放性骨折。治疗方法各异，从保守治疗石膏固定到首先着眼于损伤控制然后再行确定性手术的分期手术。踝关节骨折治疗选择同时也与患者因素相关，合并糖尿病以及老年骨质疏松患者的增多，增加了踝关节骨折治疗的复杂程度。

踝关节骨折多由胫骨的低能量旋转暴力引起，但也可能来自复杂高能量损伤。AO/Danis-Weber 和 Lauge-Hansen（图 33.1）分型是踝关节骨折最常用的分型系统。AO/Dannis-Weber 分型属于基于骨折部位与胫距关节的关系的解剖分型（A，骨折位于关节水平以下；B，骨折位于关节水平；C，骨折在关节水平以上），Lauge-Hansen 分型根据损伤机制描述了 4 种骨折类型（图 33.1）。这些类型是根据骨折时足的位置（旋前或旋后）和损伤暴力的方向（外旋、外展或内收）决定的。

足部的旋后型损伤起自骨间韧带前外侧，随损伤暴力增加沿着骨间韧带进展（后方然后内侧）。如果足在旋后位时受到外旋的应力，即旋后外旋型损伤（supination-external rotation，SER），下胫腓前韧带是最先累及的部位（Ⅰ度）；随着应力进一步增大，腓骨发生骨折（Ⅱ度），旋后外旋型损伤导致的腓骨骨折其骨折线呈自前下到后上的螺旋形，这种尖锐的远端后上方骨折块是 SER 的特点；继续外旋可导致下胫腓后韧带断裂或后踝骨折（Ⅲ度）；旋后外旋型骨折的最严重类型即Ⅳ度，骨折为旋转暴力继续增加导致三角韧带撕裂或者内踝骨折（多为横形骨折）。足旋后内收可导致外侧副韧带撕裂或腓骨远端撕脱骨折（横形），暴力继续增加可导致内踝骨折。这种损伤类型有别于其他的一个重要区别，即内侧柱骨折常伴随胫骨踝穴关节面压缩。与旋后型骨折不同，足旋前位损伤起自内踝或三角韧带，然后是前后侧下胫腓韧带，最后才是外踝损伤。旋前外旋型骨折常可见高位腓骨骨折（下胫腓联合水平以上部位），而旋前外展型骨折多伴随腓骨粉碎性骨折。虽然有人质疑 Launge-Hanse 分型的可重复性和可靠性，但其仍然是根据放射学表现评估踝关节损伤机制的一个非常有用的分型系统[1]。

适应证与禁忌证

决定踝关节骨折采取手术还是保守治疗主要根据骨折特征：开放还是闭合性骨折，骨折是否稳定及有无移位，关节面有无压缩等。很多骨折类型，如单独的闭合性外踝或内踝骨折可采取保守治疗[2，3]。腓骨骨折移位小于 2 mm，可采取保守治疗，以行走石膏或行走靴固定；同样，内踝骨折移位小于 5 mm，无踝穴不稳定及关节面压缩也可采取保守治疗，石膏固定并定期随访（图 33.2）[2]。保守治疗也用于患者一般情况较差、无法耐受手术者。对于开放性骨折及不稳定的骨折类型则需采取手术治疗，

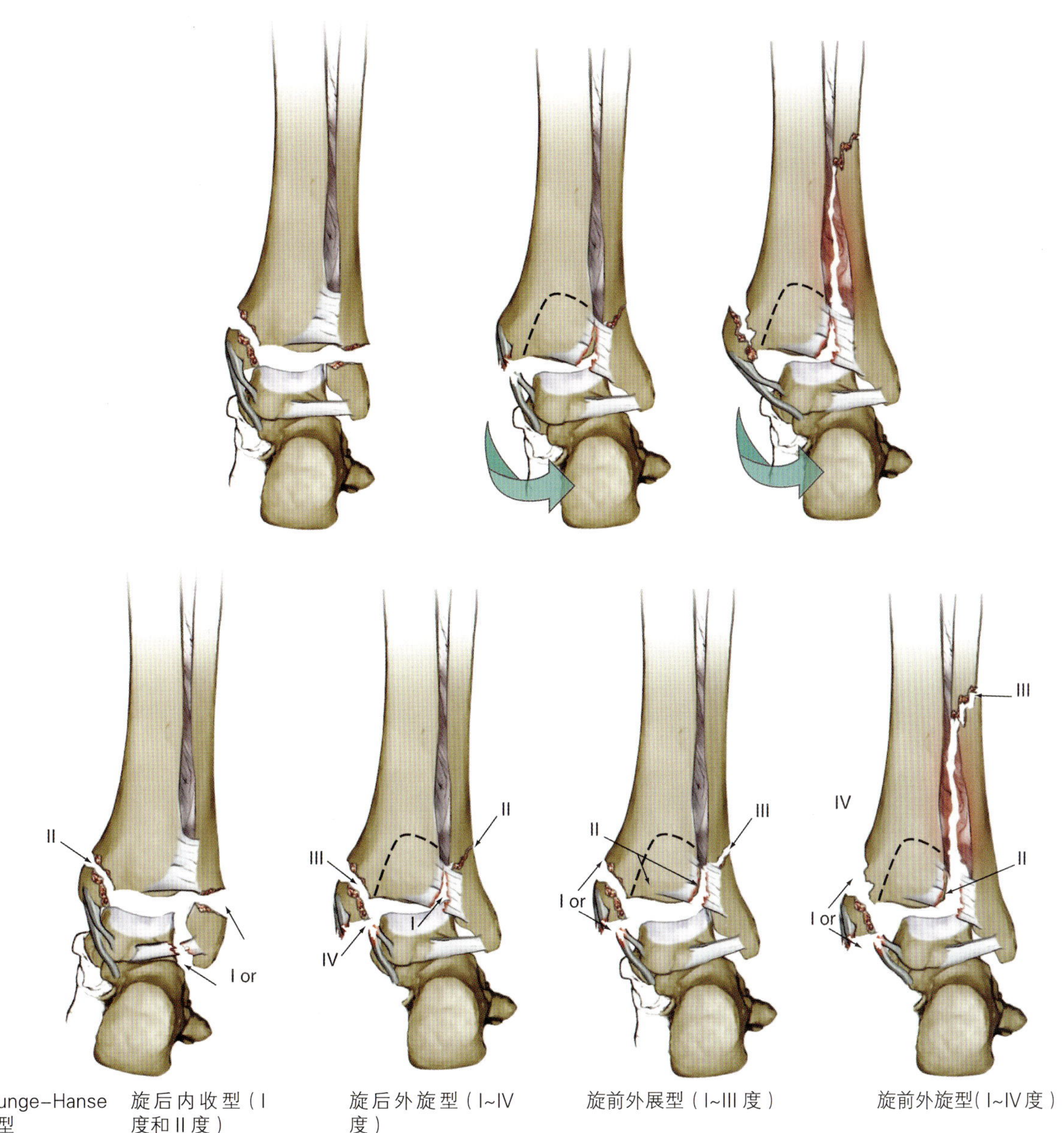

图 33.1 Danis-Weber（AO/ASIF）分型基于腓骨骨折线的水平，Launge-Hanse 分型则基于实验验证的损伤机制。Danis-Weber A 型损伤多与 Launge-Hanse 分型旋后内收型相对应，B 型多与旋后外旋和旋前外展型相对应，C 型一般多为旋前外旋型骨折

包括双踝骨折、等同双踝骨折（腓骨骨折伴内侧三角韧带撕裂）以及三踝骨折[3, 4]。

在踝关节骨折的早期评估中，确定踝关节是否稳定非常重要。如认识不足，踝关节不稳定将改变关节面接触压力，从而导致关节软骨负荷异常，导致踝关节创伤性关节炎[5~8]。由于包括内踝压痛在内的体格检查，不论是否存在肿胀或瘀斑，并不总是与深层三角韧带撕裂相关，在确定踝关节稳定性应进行包括高质量前后位（AP）、踝穴位和侧位的影像学检查（将在接下来进行讨论）。

术前计划

对于所有踝关节骨折来讲，良好的术前计划对于获得良好的结果非常重要，多从完整的病史采集和体格检查开始，如糖尿病、肥胖和骨质疏松等将对治疗结果产生不利影响。术前

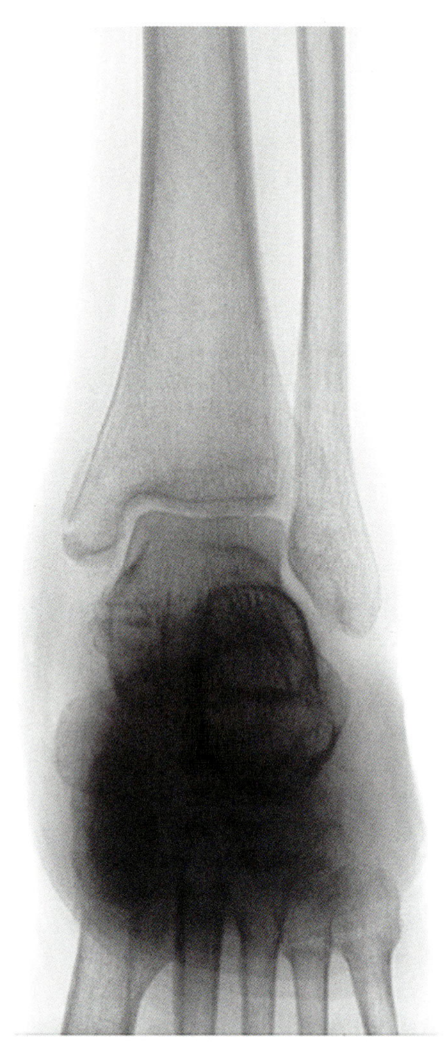

图 33.2 左踝踝穴位 X 线影像提示存在无移位的内踝骨折，提示可进行保守治疗

评估中认识到这些并发症可及时修正手术计划（固定策略），拟定康复计划，并在围术期改善并发症情况。

对踝关节骨折患者应进行完整的神经血管查体，尤其是存在并发症和多发创伤患者。我们一般不对已知踝关节不稳定的患者进行踝关节活动度的评估，但我们常规检查足背动脉及踝关节和足趾活动度，此外还需检查周围神经的轻感觉。对于糖尿病患者，应以 5.07 Semmes Weinstein 尼龙线检查保护性感觉。此外，还需记录损伤前慢性伤口或软组织损伤的位置和状况，如瘀斑、水疱、擦伤、挫伤等。

通过放射学检查上的相关解剖学标志进行踝关节骨折的稳定性评估。需观察内踝、外踝及踝穴关节面的间隙是否对称。下胫腓联合损伤通常提示踝关节不稳定的存在，并可在前后位或踝穴位 X 线影像中观察到胫腓重叠。在关节面近端 1 cm 处，腓骨内侧皮质与腓骨切迹间的距离应小于 6 mm。与之类似，在踝穴位 X 线影像中胫骨与腓骨重叠应大于 1 cm，标准正位上应大于 6 mm。下胫腓联合损伤可导致腓骨内侧皮质与腓骨切迹间距离增大，胫腓重叠减小，这都是踝关节不稳定的表现。踝关节不稳定的另外一个表现是深层三角韧带断裂，可通过踝穴位 X 线影像进行评估。三角韧带断裂表现为关节间隙不对称、距骨倾斜或移位。内踝与距骨间隙（内侧关节间隙）应小于 4 mm，距骨倾角应在 83° ± 4° （图 33.3）。内侧关节间隙大于 4 mm 提示三角韧带断裂或等同双踝骨折。

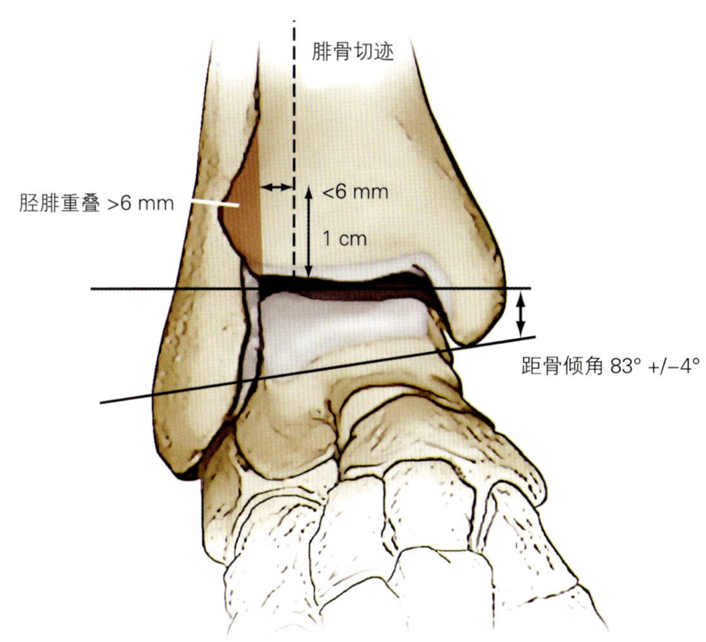

图 33.3　标准正位 X 线上腓骨在胫骨上的投影。在踝关节面水平上方 1 cm 处测量时，任何视角下腓骨内侧缘与腓骨切迹距离应小于 6 mm。正位上腓骨应与胫骨有大于 6 mm 或超过腓骨直径 42% 的轻度重叠（阴影区域），但个体差异以及投照角度可能影响测量结果。在任何视角下腓骨与胫骨间应有至少 1 mm 的重叠

踝关节不稳定在损伤系列 X 线片上并不总能很容易观察到。尤其旋后外旋型骨折（SER），不会在伤后立刻出现整个损伤部位的全部表现。在“明显单独”的 SER Ⅱ 型腓骨骨折中，38%~65% 的患者同时有三角韧带断裂（SER Ⅳ 度），而 SER Ⅱ 度损伤属于稳定骨折，可行保守治疗; 但 SER Ⅳ 度损伤则表现为不稳定骨折，需行内固定治疗。这类损伤表现出的动态不稳定可通过应力外旋位（手法牵拉或重力作用）放射学检查进行诊断[9~11]。在应力试验中，足部应处于中立位或轻度背伸位以避免因此人为减小内侧关节间隙[12]。另外，磁共振成像（MRI）也可用于三角韧带断裂的诊断[1, 13]。由于费用较贵，不推荐常规采用 MRI 检查确定内侧三角韧带复合体损伤的诊断。

如存在腓骨粉碎骨折，应获得对侧踝关节的 X 线图像，以指导重建腓骨长度和旋转，避免畸形复位。存在关节面压缩或需明确后踝骨折块情况者需行 CT 扫描[14]。

开放伤口应在床旁进行灌洗，但需急诊行手术室内进行正规 I&D。骨折需早期复位并夹板固定。多数旋转型踝关节骨折可通过纵向牵引并施加与旋转暴力相反的应力达到满意复位。以衬垫良好的后侧和 U 形夹板将踝关节固定于中立背伸位，这样可缓解疼痛并固定骨折。稳定的夹板固定联合患肢抬高和冰敷疗法可有效减轻水肿。应避免立刻应用管型石膏固定，因为即使是可保守治疗的骨折，持续的肿胀有导致压迫的风险并加剧软组织损伤。

由于多数需外科处置的踝关节骨折可在伤后 24 小时内就诊，并不构成外科急症。我们的经验是对于那些已闭合复位并夹板固定的单独踝关节骨折患者，可回家休息并预约在随后的下来的 5~7 天内复诊并手术。而对于有并发症或多发创伤的患者，或存在急诊手术指征的患者（开放 / 无法复位的骨折），则需住院并在一般情况及软组织条件允许的情况下接受确定性手术治疗。

手术干预一定要在软组织条件许可的情况下进行。如软组织条件不允许早期手术干预或夹板固定无法维持复位，则可应用分期“创伤控制”策略（图 33.4）。我们建议对于手术切

口区域有水疱、开放污染伤口，或脱套伤需多次清创和软组织覆盖，或软组织肿胀妨碍伤口闭合的患者应用跨关节外固定架，这样可方便软组织伤口的管理与患者活动。确定性手术应推迟直到软组织创伤得到解决，这个可通过骨折水疱上皮化且足处于中立背伸位时足背出现褶皱（褶皱征）来确认。

许多人将踝关节骨折当成简单骨折，缺少相关的准备可导致不必要的错误或较差的预后。对于患者状况及骨折形态的清晰认识，对于选择合适的患者体位及手术入路非常重要。

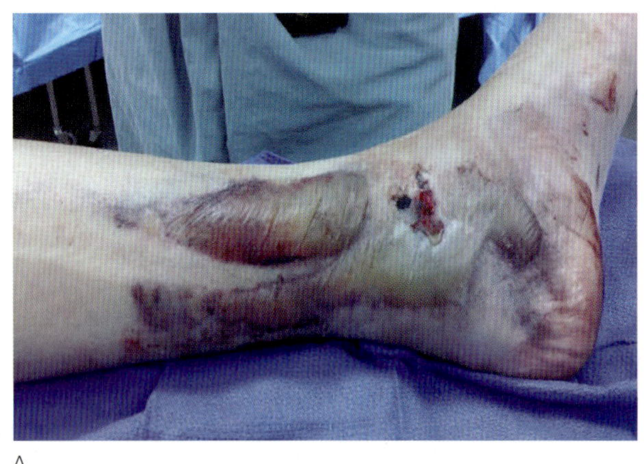

A

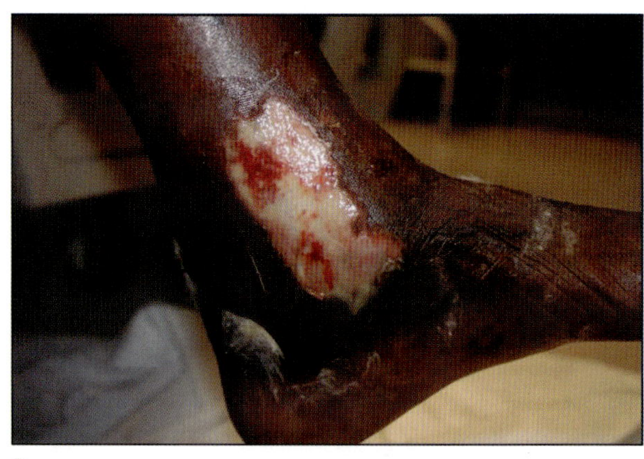

B

图 33.4 两粒踝关节骨折的临床影像。A. 三踝骨折并且在外踝区域存在水疱。B. 双踝骨折脱位并在内踝区域存在挫伤

手 术

患者体位

患者多取平卧位，应用全身或区域阻滞麻醉。以巾垫放置于同侧髋部下，使患肢处于中立位（图 33.5）。在大腿处应用充气式止血带。小腿部毛发应刮除并做好准备，以无菌薄单放置于小腿下方以避免在铺单时污染手术区域。小腿应在铺单后能自由活动，足趾以黏合性塑料单覆盖。

俯卧位可能适合于某些三踝骨折伴后踝较大骨折块或后踝关节面压缩者，此时需将胸部滚轴放置于肩关节到髂嵴前上方，需注意将上肢放置于无张力体位（90/90），然后膝下以泡沫垫垫起，使膝关节微屈处于无张力体位。在这个体位下，可通过后外侧切口进行后踝及腓骨的固定（图 33.6）。俯卧位下内踝的复位及器械操作可能需

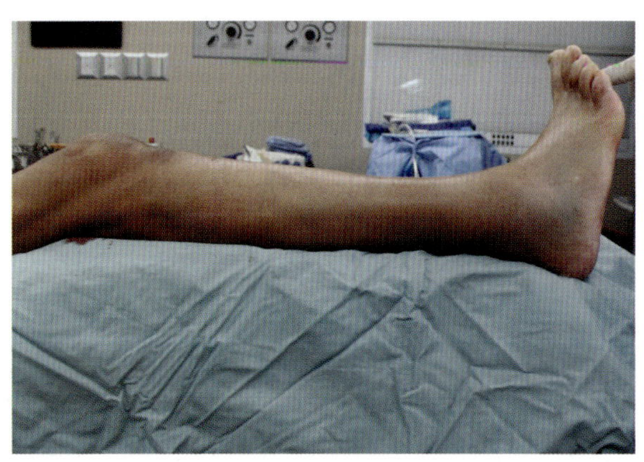

图 33.5 临床影像示右小腿放置于透 X 线斜垫上，在髋下放置垫子垫起使小腿处于休息中立位（髌骨朝天花板）

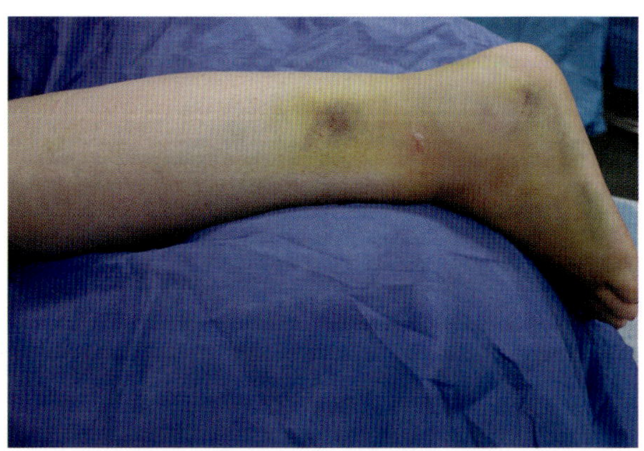

图 33.6 左侧三踝骨折患者俯卧位图像。胫骨以毛毯垫起从而同时使膝关节屈曲并抬高踝关节以利于侧位透视

要在膝关节屈曲状态下实施。

闭合性骨折患者可应用一代头孢类抗生素，如存在过敏情况可选择其他替代性抗生素。对于Ⅱ和Ⅲ型开放骨折患者，需在术前另加用氨基糖甙类抗生素。

手术技术

首先需要以外科标记笔定位并标记骨性标志（内外踝及关节线）。骨折部位也可通过触诊进行定位，或者如果需要的话，应用透视定位。手术可在有止血带的情况进行，在术中需仔细止血，可减少需要止血带的可能性。

对于双踝骨折患者，作者推荐首先固定外踝。

内踝固定

我们喜欢采取胫骨正中纵轴线前方直切口入路（图 33.7），此切口可同时直视胫骨远端内侧和距骨穹隆，并方便骨折手术器械操作。有些人可能喜欢弧形“J”形切口，认为通过其可更方便地进入踝关节间隙。在行此切口时需注意其远端以避免妨碍内踝手术器械的操作。对于内踝的所有手术入路而言，需注意保护隐静脉及隐神经，避免因疏忽导致其损伤。

需进行足够的显露以进行解剖复位。由于骨折位置因素，检查内侧皮质表面并不总能证实前缘或后缘复位不良，所以我们推荐显露内踝前缘（肩部或腋部），以评估复位效果。此外，直视内踝前缘还能方便检查关节面。由于小的关节软骨挫伤或缺损并不常见，牵拉远端骨折块不仅可进行灌洗及清创操作，还能观察关节腔情况（图 33.8）。可沿骨折边缘少量剥离骨膜（2 mm），评估骨折块交错情况及进行皮质复位。

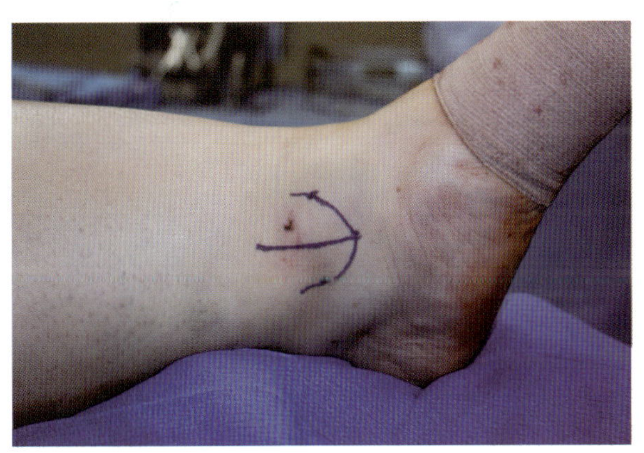

图 33.7　图示勾画出的内踝轮廓及计划的手术切口

可以骨钩或小克氏针（1.6 mm）进行内踝骨折的复位。以小的点状骨钩从前向后置于内踝骨折块上并用于指导复位。也可用 1.6 mm 克氏针钻入外侧皮质并以此作为操纵杆指导远端骨折块复位。无论哪种技术，都需以另外一把点状骨钩或 Weber 钳把持并加压骨折块。以 2.5 mm 钻头于完整的远端内侧干骺端钻孔以插入骨钳的尖头，另外一头则放于内踝骨折块上（图 33.9），以另外一根克氏针插入通过骨折线以防止骨折块旋转，此时第一个骨钩 / 操纵杆可拔出。

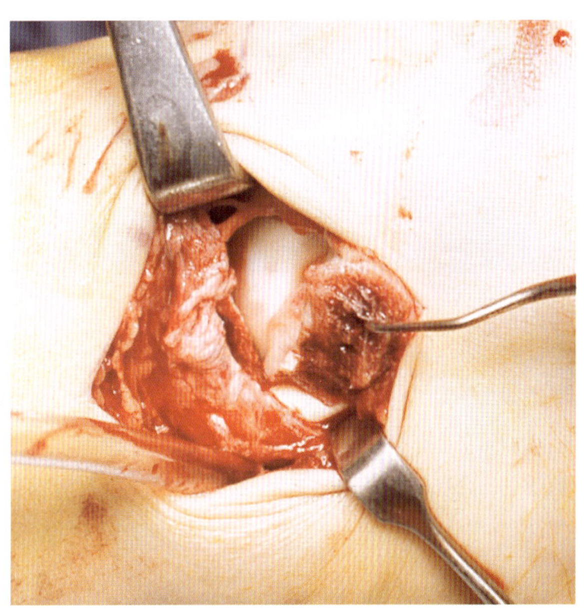

图 33.8　向远端牵拉内踝骨折块可直视并灌洗踝关节腔

较大的单个内踝骨折块多以两枚 4.0 mm 半螺纹空心钉固定。当骨钩固定骨折块后，用手术刀顺肌纤维方向纵劈开浅层三角韧带，足稍外翻，将 2.5 mm 钻头置于内踝前丘并沿胫骨纵轴线方向钻孔，然后在丘间凹槽处再次钻孔，方向与第一个平行。虽然实际应用中经常把第二枚螺钉置于后丘，但这样有损伤胫后肌腱并导致术后疼痛的风险[15]。如果骨折块大小不允许放置两枚 4.0 mm 螺钉，则需考虑替代固定方案，包括单根拉力螺钉联合克氏针固定、小直径螺钉固定或钢丝张力带固定等。应同时准

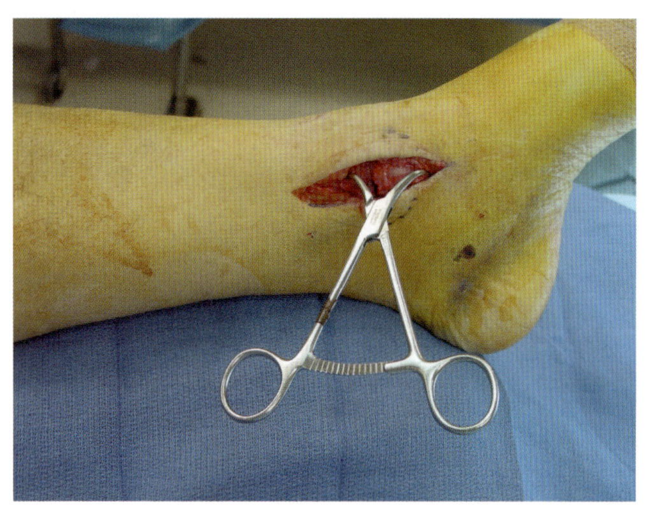

图 33.9 以点状复位钳对内踝骨块进行临时复位，钳子的一个尖头放于胫骨内侧的钻孔内，另外一个放于内踝远端。然后以半螺纹空心拉力螺钉从尖钩的前方和后方分别拧入

备长的 2.0 mm、2.4 mm、2.7 mm 螺钉，其可用于固定较小的内踝骨折块，也可以两枚 1.6 mm 克氏针沿标准螺钉相同方向插入，通过将 18 号钢丝或大号不可吸收缝线“8”字形穿过克氏针以张力带方式进行固定，然后将克氏针尾端折弯并压紧。

内踝垂直骨折常见于旋后内收型损伤，治疗也需给予特别注意。此骨折可能伴随踝穴前内侧边缘的压缩[16]，对胫骨远端关节面压缩骨折必须进行复位和固定。可应用小骨刀和骨棒辅助关节面的解剖重建。松质骨压缩导致的骨缺损可植骨填充，然后进行内踝骨折块复位（图 33.10）。虽然对于垂直剪切型内踝骨折可以用垂直于骨折线的拉力螺钉进行固定，我们还是建议以 1/3 管型接骨板进行支撑接骨板固定，可在接骨板插入皮质骨螺钉应用拉力螺钉技术增加稳定性[17]。

腓骨固定

腓骨骨折手术切口的选择要同时考虑骨折因素和软组织损伤部位，由于软组织挫伤或水疱的存在，可能需对手术切口做轻微的调整。腓骨骨折一般多采取外侧直切口（图 33.11），如同时存在胫骨前外侧骨折，切口远端可弧形向前方延长，这样就可同时显示踝关节前外侧（下胫腓前韧带撕裂）并固定 Chaput-Tillaux 骨块。通过此切口也可显露前外侧踝穴顶，取出软骨碎片并对关节面压缩骨折进行复位。也可行腓骨后方直切口并放置腓骨后方防滑接骨板，此处可放置未塑形 1/3 管型接骨板并以 3.5 mm 皮质骨螺钉固定。此外，也可经接骨板进行拉力螺钉固定。不管如何选择切口，应注意保护腓浅神经，此神经可在皮下或筋膜层经过手术切口，如不慎损伤可能导致痛性神经瘤。

需掀起骨折边缘的骨膜以方便进行解剖复位，但应尽量减小骨膜剥离范围。骨折复位可通过以下一种或多种技术完成：牵引旋转足跟辅助骨折复位；骨折远端应用骨点状复位钳并手法复位骨折；应用骨折复位钳直接复位骨折并以合适的角度放置固定骨折。腓骨骨折复位在急诊情况下多较容易，但如持续维持在短缩位置数天后可能会比较困难。

腓骨简单斜形骨折通常在复位后以拉力螺钉和 1/3 管型中和接骨板固定。偶尔长斜形骨折可以多枚拉力螺钉有效固定[18, 19]。单独拉力螺钉固定的优势包括切口较小且内植物刺激较少。此技术可应用于双踝 / 三踝骨折类型，但应注意避免在腓骨骨折粉碎或骨质疏松条件下应用[18, 19]。我们一般将 3.5 mm 皮质骨螺钉以拉力螺钉方式拧入，对于体型较小的患者也可应用细螺钉（2.0 mm，2.4 mm，2.7 mm 等）。在这种情况下，细螺钉可降低医源性骨折粉碎的风险。

无法应用拉力螺钉固定的粉碎骨折类型多见于旋前外展型损伤。对于这种骨折类型，内踝骨折的复位和固定可复位踝穴，因此可在腓骨骨折复位前进行，但作者依然常首先复位固

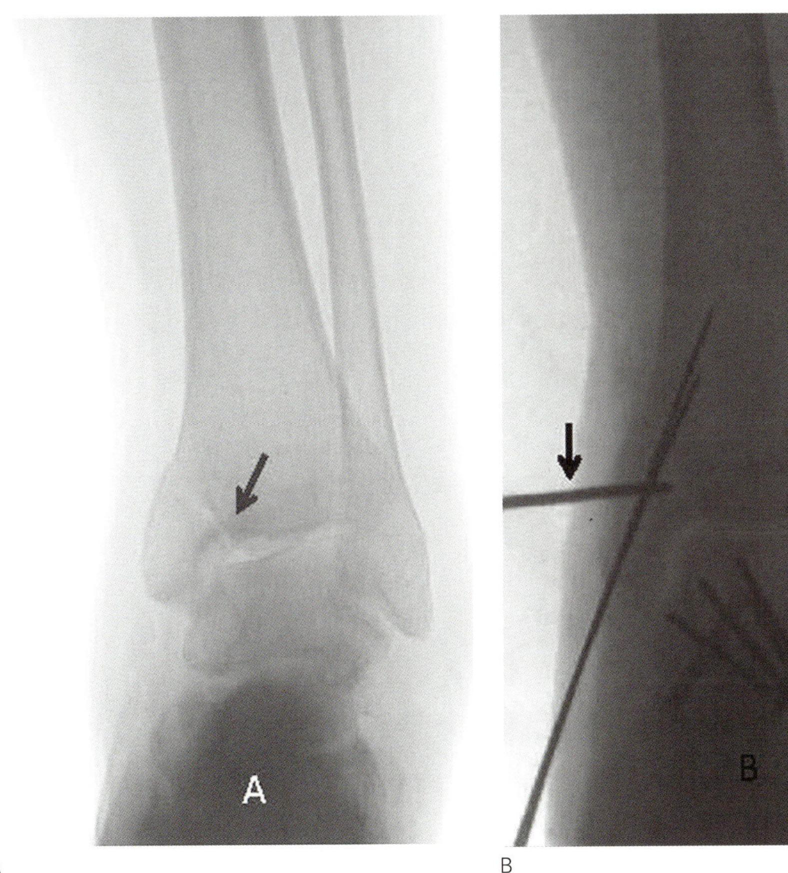

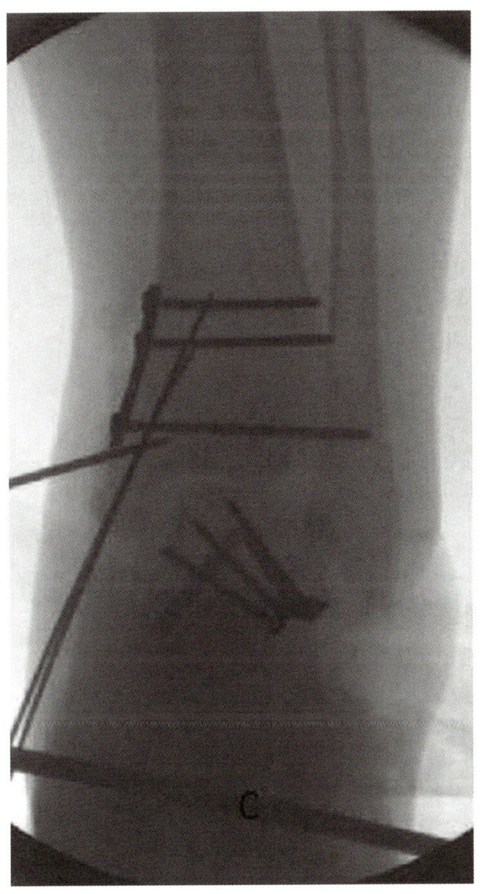

图 33.10　A. 内踝纵行骨折伴关节面轻微压缩（箭头所指）。B. 关节面压缩骨块和内踝骨块复位后术中 X 线影像，可见克氏针操纵杆。C. 应用微型接骨板作为支撑接骨板固定，且远端以螺钉将骨折块拉到胫骨上

定腓骨骨折。在显露腓骨时，需注意在骨折区域应保留骨膜（图 33.12）[20]，因为这样在冠状面和矢状面复位骨折时可尽量保留骨折部位的血供。如果无骨性标志确定远端腓骨旋转，可将远端骨折块复位至距骨并以克氏针穿入距骨体临时固定。可以桥接接骨板跨过骨折区域进行固定（图 33.13）。虽然对于简单骨折多应用 1/3 管型接骨板进行固定，但对于粉碎性骨折，我们推荐应用强度更高的重建接骨板或腓骨解剖型接骨板进行固定。解剖型接骨板可提供多

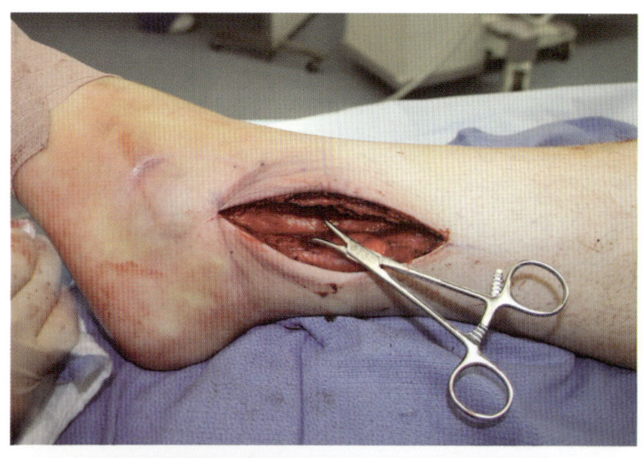

图 33.11 腓骨外侧直切口的临床图像，可见点状复位钳夹持复位腓骨短斜形骨折

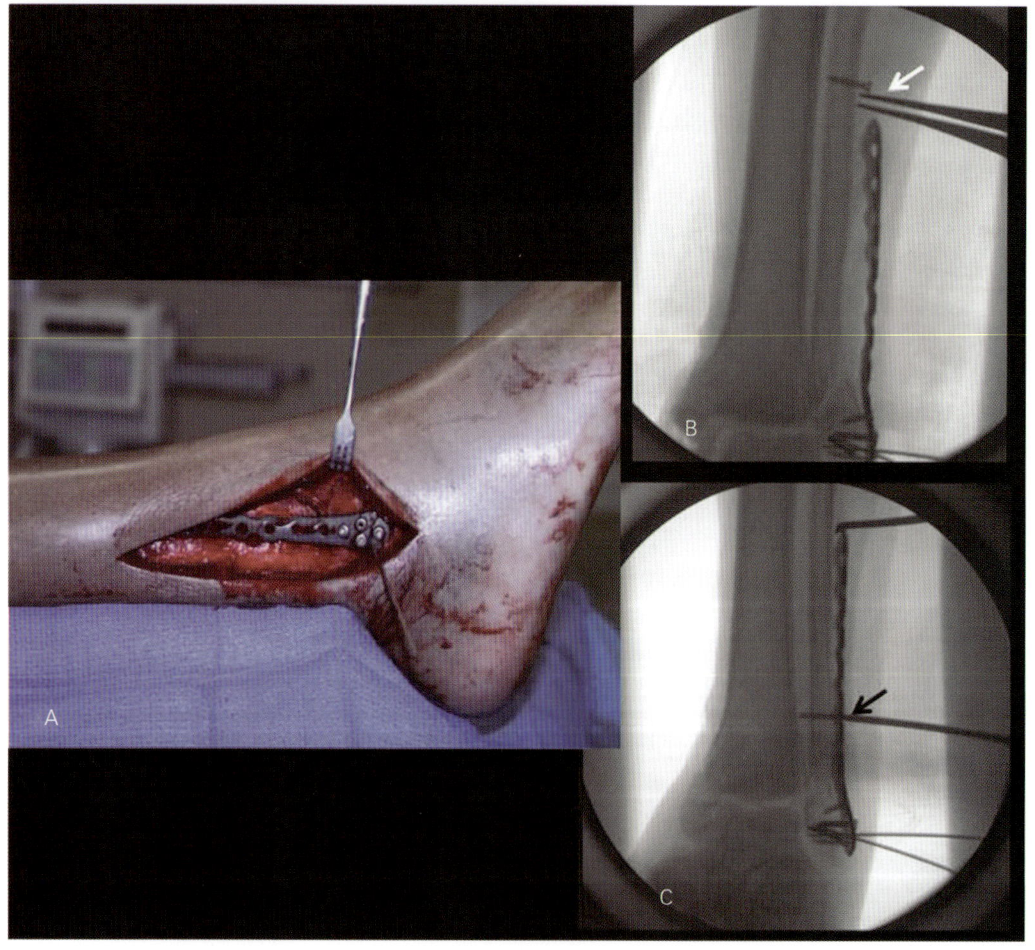

图 33.12 图示粉碎性腓骨骨折的骨膜外接骨板放置技术。A. 将腓骨接骨板固定于远端小骨折块上，损伤区域的骨膜未进行剥离。B. 通过推拉螺钉和撑开器（白色箭头）恢复腓骨长度和对线的术中 X 线图像。C. 应用皮质骨螺钉（黑色箭头）固定腓骨近段并完成冠状面对线

种螺钉孔选择，对于小骨折块的固定非常有用（图 33.13）。这种解剖接骨板也可在远端小骨折块上应用锁定螺钉固定。作者推荐对于远端骨折块较小或骨质较差的患者，如患有骨质疏松、糖尿病或代谢性骨病时应用锁定螺钉固定。

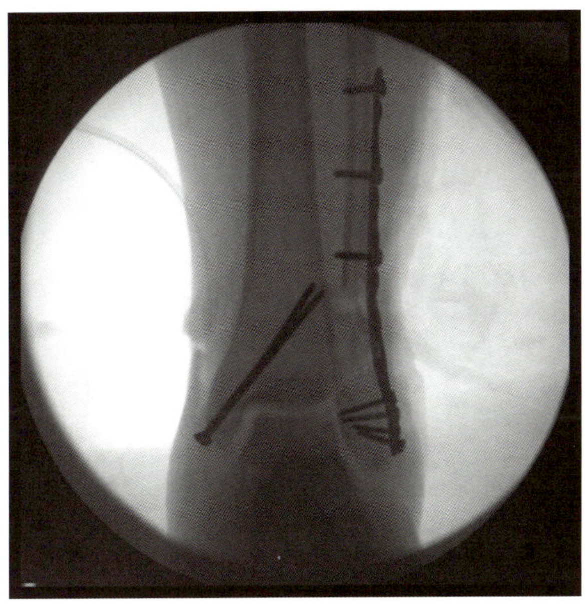

图 33.13　粉碎性腓骨骨折以解剖型接骨板作为桥接接骨板固定，远端小骨块以多向锁定螺钉固定的术中踝穴位 X 线片

后踝固定

累及后踝的踝关节骨折相对于双踝骨折有较高的创伤性关节炎发生率。后踝骨折关节病发生率增高的原因尚未明确，但动力骨折模型显示后踝骨折与接触压力转移（前侧和内侧）相关，而非总体峰接触压力增大[7, 21]。后踝骨折导致的软骨损伤和关节不稳定可能也是导致关节病发病率增高的部分原因。

后踝骨折存在三种常见类型，其中最常见的是后外侧大的斜形骨折块，其次为内侧延伸的后唇小骨块[22]。一般对于后踝骨折累及关节面 25% 以上者推荐手术固定。虽然普通 X 线片可确定后踝骨折块的大小，但无法明确是否存在关节内骨折块的嵌压及后内侧骨折块的边界[14]。推荐摄取 50° 外旋位 X 线片进一步评估后踝骨折情况，但此方法在后踝骨折块详细情况未明确的条件下的应用尚未得到临床证实，因此我们推荐 CT 扫描及二维重建作为评估骨折粉碎程度、关节面压缩及向内侧延伸的情况的首选方法，以便进行术前准备（图 33.14）。

小的后唇骨折块大多都是下胫腓后韧带撕脱骨折，这类骨折块通常可在腓骨复位固定后自行复位。而更常见的后外侧大的斜形骨折块及向内侧延伸的骨折块多需手术固定。对于非粉碎性无压缩且移位较小的骨折，可通过妥善放置点状复位钳后以经皮方式从前向后拧入螺钉固定，复位钳的一个尖放于后踝骨折块上，另一个尖通过单独的小切口放于胫骨前缘。踝关节轻度背伸或旋转复位钳可简化最终复位，此时从前向后拧入空心或非空心 3.5 mm 螺钉固定骨折块。这些骨折块也多可通过外踝复位固定获得复位。对于较大的后外侧移位骨折块，存在向后内侧延伸或存在关节面压缩者需要直视手术复位。在选择进行标准手术入路进行后踝骨折手术时，作者推荐在固定外踝前首先固定后踝，以避免在透视确认复位情况时受到外踝内植物的干扰。

后外侧入路适用于修复存在较大骨折块的后外侧斜形骨折或存在软骨块的压缩骨折。患者取俯卧位，取标准后外侧切口（图 33.15）。将腓骨肌牵向外侧，踇长屈肌向内侧牵拉，可见胫骨干骺端后缘（图 33.16）。可将后踝骨折块轻度开书样掀开后复位关节内骨块，松质骨压缩以植骨填充，复位骨折。通过 2~3 枚带垫圈的螺钉由后向前固定骨折块。对于较大骨折块，可应用 1/3 管型接骨板以支撑接骨板形式固定。如存在关节面压缩，我们喜欢应用 T 形板（3.5 mm，2.4 mm 或 2.0 mm），远端螺钉正好位于关节内骨折块上方以竹筏方式固定（图 33.17）。

骨折线向后内侧延伸的骨折类型常伴随关节内粉碎且有单独的后内侧骨折块（图 33.14）。这类骨折的影像学表现包括胫骨内侧内踝稍上方双密度影，但并不总是能看到。固定常需要联合后内侧入路和后外侧入路[22, 23]。

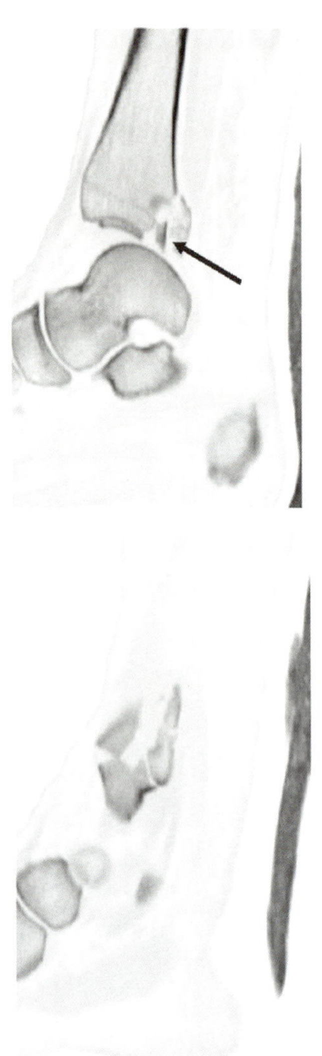

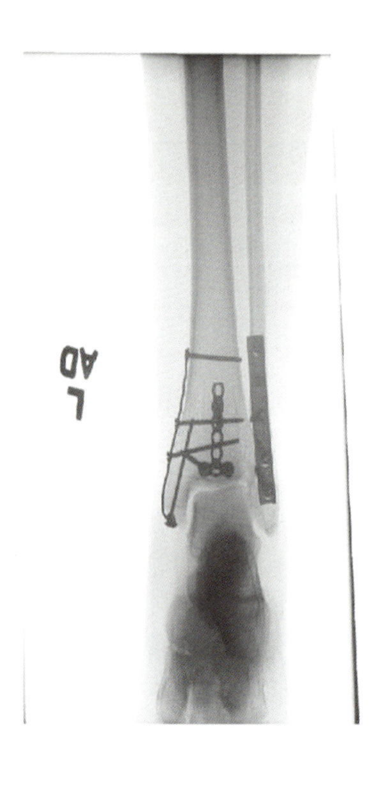

图 33.14 左上方图像：矢状面 CT 扫描提示存在后外侧关节面箍闭并旋转的关节内骨块（白色箭头）。左下方图像：矢状面 CT 提示后踝骨折的内侧边缘并存在内踝粉碎骨折。右侧图像：以微型接骨板复位固定内踝和后踝骨折后的术后 X 线图像

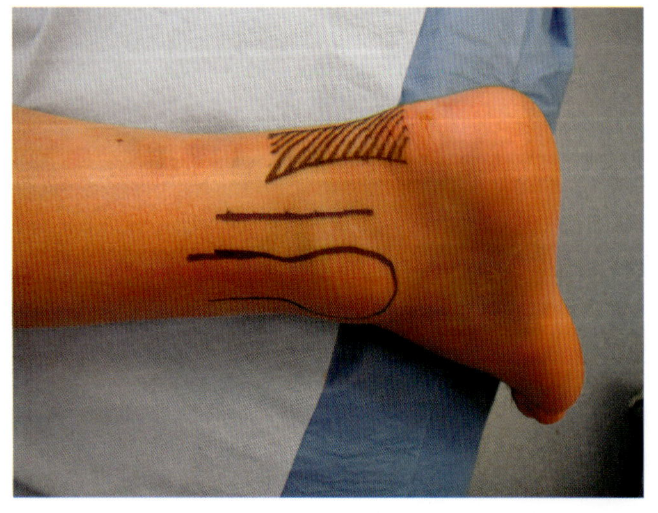

图 33.15 患者俯卧位临床图像，跟腱以斜线标记，外踝也通过黑线标记，并标记后外侧手术切口（紫色线）

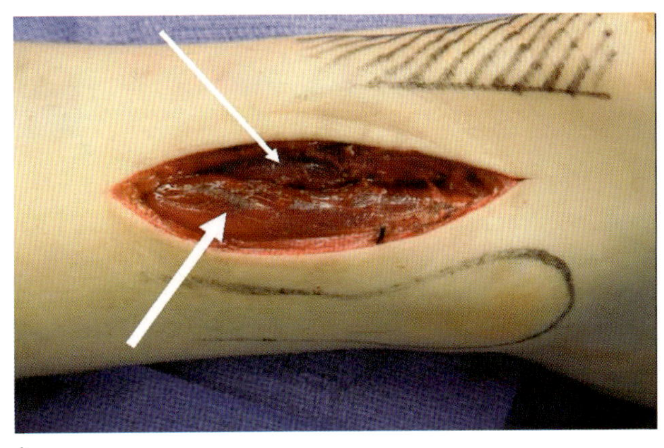
A

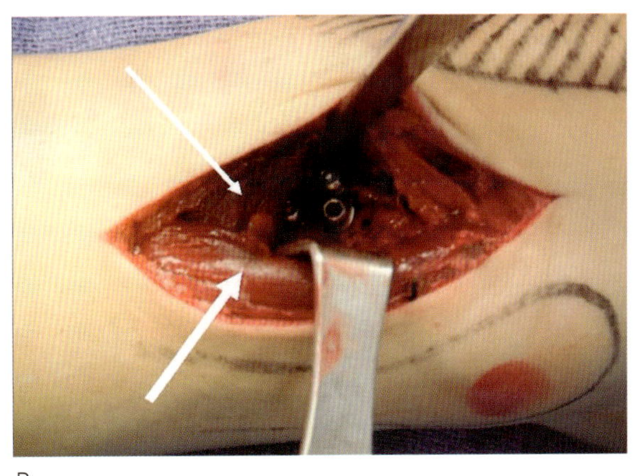
B

图 33.16　A. 后外侧入路的外科手术间隙，腓骨肌群（大的白色箭头）和拇长屈肌（小的白色箭头）。B. 牵开肌肉间隙可见 2.7 mm 接骨板支撑后踝骨折

下胫腓联合评估和固定

下胫腓联合分离最常见于 Weber C 型（旋前外旋型）骨折。此韧带复合体损伤可见于任何旋转型踝关节骨折，如果对此认识不足将导致踝关节不稳定。临床上并不一定都需要进行经下胫腓联合固定。在下胫腓前后韧带和三角韧带深层完整的情况下，顺序牢固固定腓骨远端、内踝及后踝骨折可恢复踝关节稳定性[24, 25]。

临床上并不能通过骨折类型判断是否存在下胫腓韧带复合体（下胫腓前、后韧带及骨间韧带）损伤[25]。MRI 扫描可用来评估韧带完整性，但费用昂贵。所以，我们建议术中在骨折固定后通过外侧应力试验对下胫腓联合进行仔细评估[25, 26]。骨折固定后，以

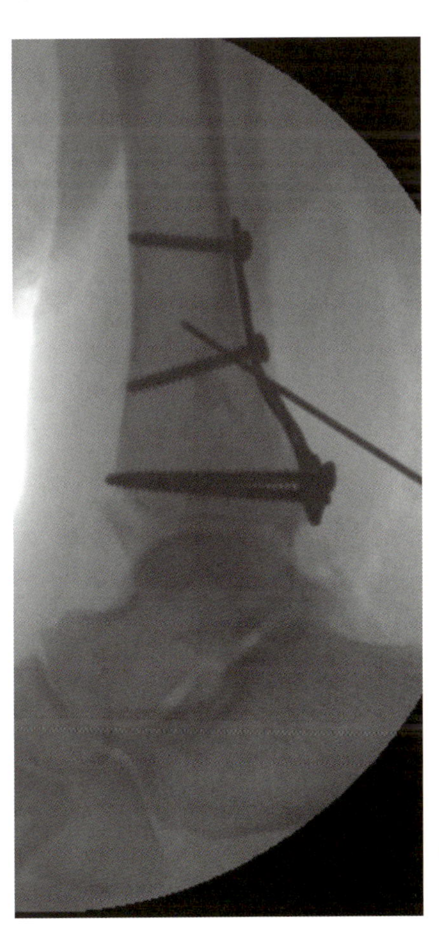

图 33.17　三踝骨折的侧位 X 线影像，可见后踝骨折块以接骨板固定，远端螺钉直接垂直于关节内骨折块

复位钳或骨钩置于腓骨上靠下胫腓联合近端，然后施加向外侧的应力并拍摄踝穴位X线片。下胫腓间隙移位大于1 mm则认为存在下胫腓联合分离。也可通过应力外旋试验评估下胫腓联合的完整，但外侧应力试验已被证实更能预测韧带损伤情况[25，26]。

对于下胫腓联合固定也存在几点争议：螺钉直径，数量，穿过几层皮质，负重时间以及取出时间等。此外，新型固定技术，如tight-rope固定及下胫腓锁定螺钉等的出现也增加了争论的复杂性。

不管采取什么固定方式，下胫腓联合必须解剖复位。在一项研究中，经CT证实多达52%的下胫腓联合未得到解剖复位[27]，所以我们建议通过腓骨切口进行对下胫腓联合切开复位，在踝关节10° 背伸的情况，以围关节复位钳置于腓骨和胫骨内侧并平行于关节。在使用夹钳的过程中可通过直视和透视避免旋转移位，如果需要可以克氏针临时维持复位，但临床上并不常用。

复位完成后需将足跟垫高，此体位可使手术医师获得沿胫腓轴线钻孔（约30°）的空间（图33.18）。作者建议对于简单骨折患者插入单根三皮质3.5 mm螺钉固定下胫腓联合，一般术后3~4个月后取出，以进行早期康复并改善功能结果[28，29]。

对于下胫腓联合分离伴高位腓骨骨折（Weber C型，即Maisonneuve骨折），常采取闭合复位并以2枚下胫腓螺钉固定[30]，同时腓骨不用内固定。由于此技术已被证实可导致较高的下胫腓联合复位不良发生率，所以我们建议对于Maisonneuve骨折患者在固定下胫腓联合前先采取切开复位内固定腓骨近端骨折[31]。

伴有骨质疏松、糖尿病伴周围神经病变的患者可选用多根大的4.5 mm螺钉，穿透4层皮质固定。螺钉直径增大、数目增多及穿透远端皮质可为骨质不佳或并发症风险较高的患者提供额外的稳定性。

近期有人支持应用1/3管型锁定接骨板和2枚角度稳定性三皮质下胫腓螺钉进行固定。此技术的支持者们认为，相对于传统皮质骨螺在插入时如果偏离轴线可能导致腓骨旋转，角度稳定性螺钉可避免下胫腓关节复位不良[29]。与切开复位联合应用时，角度稳定性螺钉可降低旋转复位不良的发生率（52%：16%），但此技术的临床有效性仍需进一步研究[32]。

下胫腓联合固定的另一个选择是相对不那么坚固的纤维绳索固定技术。生物力学研究已经证实，与螺钉固定相比，绳索固定可使下胫腓联合获得更大的生理活动度[33]。有效的数据证实，相对螺钉固定，绳索固定可能允许早期恢复功能和工作[34]。尸体模型研究使人们担心绳索固定能否维持下胫腓联合复位[35]，同时也有报道其可导致肉芽肿反应[36]。

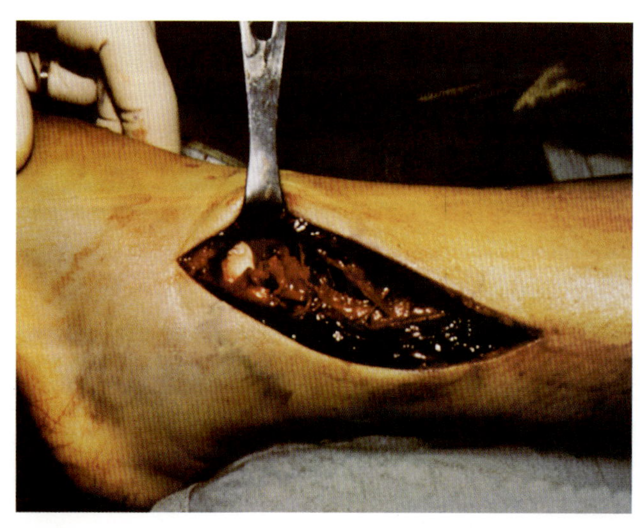

图33.18 踝关节前外侧显露可通过沿腓骨向前方剥离进行，此时需用小拉钩将软组织拉开

术后处理

以防粘连敷料和无菌纱布覆盖切口并以无菌石膏固定维持位置。在踝关节背伸中立位下，以另外一个短腿石膏后托及 U 形夹板固定。U 形夹板可防止马蹄足挛缩，在患者可舒适地背伸踝关节后去除。术后患肢抬高以减少水肿。术后当天患者在疼痛控制满意且家庭护理充分的情况下可出院，但多数患者需要住院观察并给予镇痛治疗。

患者在术后 10~14 天预约随访，去除夹板并拆线。依从性好的患者可指导穿可拆除短腿“行走靴”，进行踝关节和距下关节的主动活动度训练。

简单腓骨骨折的患者在术后 6 周内应避免负重。术后 6 周复查 X 线片，此时患者可穿靴子负重行走。此时可开始行物理治疗辅助活动度、本体感觉和力量锻炼。如腓骨骨折为粉碎性，则负重应在观察到骨痂形成后再进行部分渐进性负重练习。

踝关节骨折后部分区域水肿可能会持续数月，此时需在切口愈合后应用弹力袜或弹力裤等。需告知患者直到通过交叉训练、理疗恢复足够的力量和灵敏性前应避免剧烈运动。由于患者踩刹车时间延长，所有恢复驾驶则应再延迟 9 周左右[37]。

特殊注意事项

糖尿病 / 骨质疏松

对于骨质较差或伴发复杂内科疾病的患者，获得成功无并发症的骨折愈合要更加困难，尤其对伴有骨质疏松和糖尿病的老年患者应给予特别的注意。糖尿病患者患肢常并发周围神经病变、血管病变或 Chacot 关节病，相对正常人存在更高的切口愈合、感染、内固定失败及骨折不愈合风险[38，39]。对于糖尿病患者，其常存在软组织合页较差、明显肿胀及骨折水疱等，从而无法早期手术固定，这种情况下可采取创伤控制手术，应用跨关节外固定架给予固定。

当软组织条件适合进行最终手术时，常规的固定技术可能不够，需考虑增加内植物固定。与老年骨质疏松患者相似，糖尿病患者多有骨密度降低，骨质不良可导致早期固定失效、骨折移位。这些患者的较差骨质也使得手术切开复位或固定时医源性粉碎的可能性增加，在骨折复位或固定时应给予特别注意，以避免既有骨折线进一步延长。内踝骨折可通过双皮质螺钉给予安全固定（图 33.19）[40]。当内踝垂直骨折复位后，我们推荐通过接骨板或垫圈拧入拉力螺钉以避免螺钉下沉。

对于骨质疏松患者，腓骨骨折可换用解剖型锁定接骨板，踝穴可通过应用多枚（3~4）下胫腓螺钉穿过 4 层皮质进行固定（图 33.19）。我们推荐应用 3.5 mm 接骨板、3.5 mm 皮质骨螺钉和 4.0 mm 松质骨螺钉[41]。对于糖尿病周围神经病变伴骨量减低者，偶尔也可应用外固定架或跟骨—距骨—胫骨斯氏针加强固定。

并发症

多数踝关节骨折属于简单骨折，其治疗相对容易且效果可靠。但任何手术都不可避免存在发生并发症的风险，外科医生如不考虑骨折类型的复杂性和患者的生理条件，可能将导致更高的并发症发生率。尤其是术前需对于后踝骨折的大小、关节面压缩、关节内骨折块、骨质疏松情况以及合并糖尿病等情况进行详细评估，以选择合适的手术入路及内植物。患者相关因素可导致围术期并发症发生率增加，包括开放骨折、合并糖尿病、周围血管病变以及患者年龄大于 75 岁[42]，而这些因素不在医生的可控范围之内。

关节僵硬

踝关节骨折可出现关节活动受限，尤其背伸活动受限。此并发症可通过术后早期指导患者进行活动度锻炼（主动 / 辅助主动）来

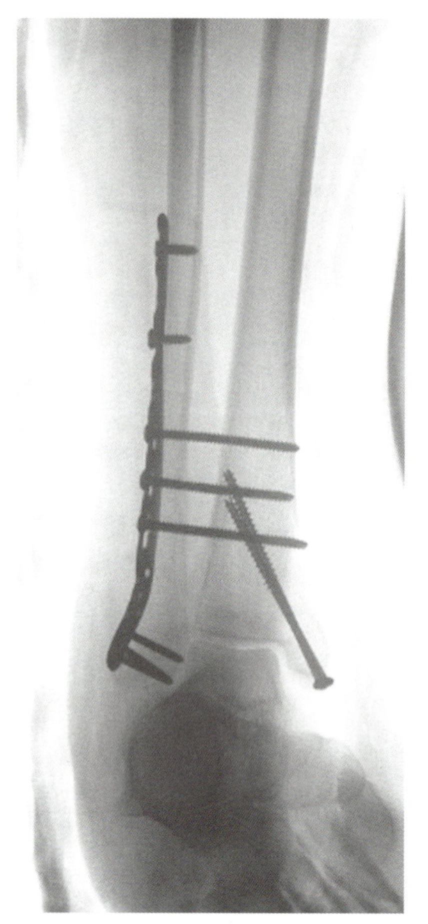

图 33.19 踝穴位 X 线片中可见通过三种方法改善此例骨质疏松伴胰岛素依赖性糖尿病患者的骨折固定：内踝双皮质螺钉，3 枚四皮质下胫腓螺钉，腓骨接骨板远近端均应用锁定螺钉

避免。如果独立活动度锻炼和伸展无法快速恢复正常功能活动范围，建议早期进行物理治疗。顽固性僵硬患者可通过腓肠肌松解、跟腱延长和 / 或关节囊松解改善踝关节背伸活动度的受限。

固定丢失

螺钉退出多发生于骨质疏松患者，可导致固定丢失。生物力学研究显示，3 枚四皮质下胫腓螺钉固定较髓内钉固定能更好地改善腓骨骨折的稳定性[43]。对于骨质疏松患者，应用锁定螺钉装置也可改善骨折稳定性。此外，也可考虑另外放置一块接骨板（90/90），但此时需要进一步进行外科剥离，因此需在骨折稳定性和损害血供方面达到平衡。另外，也可在螺钉固定时在螺钉孔中加用注射用骨移植替代物以进一步增强稳定性[44]。

感染和切口并发症

术后感染表现为局部红肿、伤口引流增加或破溃。糖尿病患者和吸烟者发生此并发症的风险较高[38, 42, 45]，常需行手术清创并根据细菌培养和药品结果选用敏感抗生素。由于可能累及踝关节，建议对关节进行仔细检查，需要时可通过无炎症区域进行关节内引流。如果软组织肿胀或清创导致伤口无法闭合，则可应用伤口负压吸引技术。一旦感染得到控制，可在无张力条件下进行软组织闭合，可应用"馅饼"技术进行无张力闭合（图 33.16）。此外，可通过旋转肌瓣或游离组织移植完成软组织覆盖。

创伤性关节炎

踝关节骨折后创伤性关节炎发生率较低，1 年及 5 年的发生率均不足 1%[42]。三踝骨折、骨折伴严重关节软组织损伤、开放骨折及糖尿病等，均伴随较高的创伤性关节炎发生率[42]。避免腓骨骨折复位不良（短缩、旋转移位）、踝穴增宽或后踝骨折关节面压缩等可减小这类并发症的发生。

近期踝关节骨折关节镜检查提示，踝关节骨折多伴较高的软骨损伤发生率（73%）[44]，这种损伤可导致治疗结果较差或创伤性关节炎，但目前的相关临床研究还无法证实这种损伤的临床影响。

不愈合 / 畸形愈合

踝关节骨折不愈合不常见，不愈合患者通常表现为骨折部位的持续疼痛。腓骨短缩及旋转在手术及保守治疗患者均可发生[46, 47]，可导致踝关节内翻和距骨小腿力线异常。可通过腓骨截骨延长术重建关节力线并缓解临床症状[47, 48]。

内植物突起及疼痛

由于踝关节骨折部位靠近皮下，术后内植物突起情况较为常见[49]，主要是外踝部位。虽然因后踝位置较深而无法触及，但后踝接骨板同样可能刺激腓骨肌[50]。取出内植物可缓解症状。我们一般在术后 1 年左右取出内植物。此外，我们还告知并教育我们的患者取出内植物有约 50% 的可能性缓解疼痛[49]。患者一般在术后当天出院回家并完全负重，但应在术后 6~12 周内避免踝关节过度旋转或可能导致张力增高的活动。

参考文献

1. Gardner MJ, Demetrakopoulos D, Briggs SM, et al. The ability of the Lauge-Hansen classification to predict ligament injury and mechanism in ankle fractures: an MRI study. *J Orthop Trauma* 2006;20:267–272.
2. Herscovici D Jr, Scaduto JM, Infante A. Conservative treatment of isolated fractures of the medial malleolus. *J Bone Joint Surg Br* 2007;89:89–93.
3. Clements JR, Motley TA, Garrett A, et al. Nonoperative treatment of bimalleolar equivalent ankle fractures: a retrospective review of 51 patients. *J Foot Ankle Surg* 2008;47:40–45.
4. Egol KA, Amirtharajah M, Tejwani NC, et al. Ankle stress test for predicting the need for surgical fixation of isolated fibular fractures. *J Bone Joint Surg Am* 2004;86:2393–2398.
5. Ramsey PL, Hamilton W. Changes in tibiotalar area of contact caused by lateral talar shift. *J Bone Joint Surg Am* 1976;58(3):356–357.
6. Sneppen O. Long-term course in 119 cases of pseudarthrosis of the medial malleolus. *Acta Orthop Scand* 1969;40(6):807–816.
7. Fitzpatrick DC, Otto JK, McKinley TO, et al. Kinematic and contact stress analysis of posterior malleolus fractures of the ankle. *J Orthop Trauma* 2004;18:271–278.
8. Thordarson DB, Motamed S, Hedman T, et al. The effect of fibular malreduction on contact pressures in an ankle fracture malunion model. *J Bone Joint Surg Am* 1997;79(12):1809–1815.
9. McConnell T, Creevy W, Tornetta P III. Stress examination of supination external rotation-type fibular fractures. *J Bone Joint Surg Am* 2004;86:2171–2178.
10. Gill JB, Risko T, Raducan V, et al. Comparison of manual and gravity stress radiographs for the evaluation of supinationexternal rotation fibular fractures. *J Bone Joint Surg Am* 2007;89:994–999.
11. van den Bekerom MP, Mutsaerts EL, van Dijk CN. Evaluation of the integrity of the deltoid ligament in supination external rotation ankle fractures: a systematic review of the literature. *Arch Orthop Trauma Surg* 2009;129(2):227–235.
12. Park SS, Kubiak EN, Egol KA, et al. Stress radiographs after ankle fracture: the effect of ankle position and deltoid ligament status on medial clear space measurements. *J Orthop Trauma* 2006;20:11–18.
13. Koval KJ, Egol KA, Cheung Y, et al. Does a positive ankle stress test indicate the need for operative treatment after lateral malleolus fracture? A preliminary report. *J Orthop Trauma* 2007;21:449–455.
14. Buchler L, Tannast M, Bonel HM, et al. Reliability of radiologic assessment of the fracture anatomy at the posterior tibial plafond in malleolar fractures. *J Orthop Trauma* 2009;23:208–212.
15. Femino JE, Gruber BF, Karunakar MA. Safe zone for the placement of medial malleolar screws. *J Bone Joint Surg Am* 2007;89:133–138.
16. McConnell T, Tornetta P III. Marginal plafond impaction in association with supination-adduction ankle fractures: a report of eight cases. *J Orthop Trauma* 2001;15(6):447–449.
17. Dumigan RM, Bronson DG, Early JS. Analysis of fixation methods for vertical shear fractures of the medial malleolus. *J Orthop Trauma* 2006;20:687–691.
18. Tornetta P III, Creevy W. Lag screw only fixation of the lateral malleolus. *J Orthop Trauma* 2001;15(2):119–121.
19. McKenna PB, O' Shea K, Burke T. Less is more: lag screw only fixation of lateral malleolar fractures. *Int Orthop* 2007;31(4):497–502.
20. Siegel j, Tornetta P III. Extraperiosteal plating of pronation-abduction ankle fractures. *J Bone Joint Surg Am* 2007;89(2):276–281.
21. van den Bekerom MP, Haverkamp D, Kloen P. Biomechanical and clinical evaluation of posterior malleolar fractures. A systematic review of the literature. *J Trauma* 2009;66:279–284.
22. Haraguchi N, Haruyama H, Toga H, et al. Pathoanatomy of posterior malleolar fractures of the ankle. *J Bone Joint Surg Am* 2006;88:1085–1092.
23. Weber M. Trimalleolar fractures with impaction of the posteromedial tibial plafond: implications for talar stability. *Foot Ankle Int* 2004;25:716–727.
24. Miller A, Carroll E, Parker R, et al. Posterior malleolar stabilization of syndesmotic injuries is equivalent to screw fixation. *Clin Orthop Relat*

Res 2010;468:1129–1135.
25. Jenkinson RJ, Sanders DW, Macleod MD, et al. Intraoperative diagnosis of syndesmosis injuries in external rotation ankle fractures. *J Orthop Trauma* 2005;19:604–609.
26. Stoffel K, Wysocki D, Baddour E, et al. Comparison of two intraoperative assessment methods for injuries to the ankle syndesmosis. A cadaveric study. *J Bone Joint Surg Am* 2009;91:2646–2652.
27. Gardner M, Demetrakopoulos D, Briggs S, et al. Malreduction of the tibiofibular syndesmosis in ankle fractures. *Foot Ankle Int* 2006;27(10):788–792.
28. Manjoo A, Sanders DW, Tieszer C, et al. Functional and radiographic results of patients with syndesmotic screw fixation: implications for screw removal. *J Orthop Trauma* 2010;24:2–6.
29. Miller AN, Paul O, Boraiah S, et al. Functional outcomes after syndesmotic screw fixation and removal. *J Orthop Trauma* 2010;24:12–16.
30. Sproule JA, Khalid M, O' Sullivan M, et al. Outcome after surgery for Maisonneuve fracture of the fibula. *Injury* 2004;35:791–798.
31. Pelton K, Thordarson DB, Barnwell J. Open versus closed treatment of the fibula in Maisonneuve injuries. *Foot Ankle Int* 2010;31:604–608.
32. Miller AN, Carroll EA, Parker RJ, et al. Direct visualization for syndesmotic stabilization of ankle fractures. *Foot Ankle Int* 2009;30:419–426.
33. Kiltzman R, Zhao H, Zhang L-Q, et al. Suture-button versus screw fixation of the syndesmosis: a biomechanical analysis. *Foot Ankle Int* 2010;31:69–74.
34. Thornes B, Shannon F, Guiney AM, et al. Suture-button syndesmosis fixation: accelerated rehabilitation and improved outcomes. *Clin Orthop Relat Res* 2005;431:207–212.
35. Forsythe K, Freedman KB, Stover MD, et al. Comparison of a novel FiberWire-button construct versus metallic screw fixation in a syndesmotic injury model. *Foot Ankle Int* 2008;29:49–54.
36. Willmott HJ, Singh B, David LA. Outcome and complications of treatment of ankle diastasis with tightrope fixation. *Injury* 2009;40:1204–1206.
37. Egol K, Sheikhzadeh A, Moghtaderi S, et al. Lower-extremity function for driving an automobile after operative treatment of ankle fracture. *J Bone Joint Surg Am* 2003;85(7):1185–1189.
38. Wukich DK, Kline AJ. The management of ankle fractures in patients with diabetes. *J Bone Joint Surg Am* 2008;90:1570–1578.
39. Ganesh S, Pietrobon R, Cecilio W, et al. The impact of diabetes on patient outcomes after ankle fracture. *J Bone Joint Surg Am* 2005;87:1712–1718.
40. Ricci W, Tornetta Pr, Borrelli J, eds. Why not use long biocortical lag screws for medial malleolar fracture fixation. *Orthopaedic Trauma Association Annual Meeting*; 2007.
41. Perry M, Taranow W, Manoli An, et al. Salvage of failed neuropathic ankle fractures: use of large-fragment fibular plating and multiple syndesmotic screws. *J Surg Orthop Adv* 2005;14(2):85–91.
42. SooHoo NF, Krenek L, Eagan MJ, et al. Complication rates following open reduction and internal fixation of ankle fractures. *J Bone Joint Surg Am* 2009;91:1042–1049.
43. Dunn WR, Easley ME, Parks BG, et al. An augmented fixation method for distal fibular fractures in elderly patients: a biomechanical evaluation. *Foot Ankle Int* 2004;25:128–131.
44. Panchbhavi VK, Vallurupalli S, Morris R, et al. The use of calcium sulfate and calcium phosphate composite graft to augment screw purchase in osteoporotic ankles. *Foot Ankle Int* 2008;29:593–600.
45. Thangarajah T, Prasad PS, Narayan B. Surgical site infections following open reduction and internal fixation of ankle fractures. *Open Orthop J* 2009;3:56–60.
46. Walsh EF, DiGiovanni C. Fibular nonunion after closed rotational ankle fracture. *Foot Ankle Int* 2004;25:488–495.
47. Giannini S, Faldini C, Acri F, et al. Surgical treatment of post-traumatic malalignment of the ankle. *Injury* 2010;41:1208–1211.
48. Marti RK, Raaymakers EL, Nolte PA. Malunited ankle fractures. The late results of reconstruction. *J Bone Joint Surg Br* 1990;72(4):709–713.
49. Brown OL, Dirschl DR, Obremskey WT. Incidence of hardware-related pain and its effect on functional outcomes after open reduction and internal fixation of ankle fractures. *J Orthop Trauma* 2001;15(4):271–274.
50. Ostrum R. Posterior plating of displaced Weber B fibula fractures. *J Orthop Trauma* 1996;10:199–203.

第 34 章　距骨骨折：切开复位内固定

作者　Paul T. Fortin　Patrick J. Wiater
译者　金开基　徐晓东
校对　徐海林

距骨骨折并不常见，因而多数外科医生对于该骨折治疗的经验有限。距骨骨折多见于高能量损伤，并往往出现粉碎性骨折、骨折移位及软组织损伤。长期随访提示距骨骨折预后很差，伴有明显的下肢残疾。

距骨表面 2/3 的部位覆盖关节软骨，几乎所有的距骨骨折都累及关节面并影响一个或者多个邻近关节。距骨可分为三个主要的部分：头，颈和体部。距骨体有 5 个关节面：上面，外面，内面，后面和下面。距骨颈具有多个血管孔，呈长轴多孔状，容易发生骨折。类似髋臼关节，距骨头与舟骨、跟骨前中部分和分歧韧带的跟舟部分、跟舟内上韧带、跟舟跖侧韧带等结构构成了关节面。距骨头、跟骨、舟骨之间随重量受力而出现的相对移动，通过关节面的弹性进行调整。供应距骨的骨外血运来自 3 条主要动脉及其分支。3 条重要的动脉是胫前动脉，胫后动脉及腓动脉的分支（图 34.1）。跗骨管动脉（来

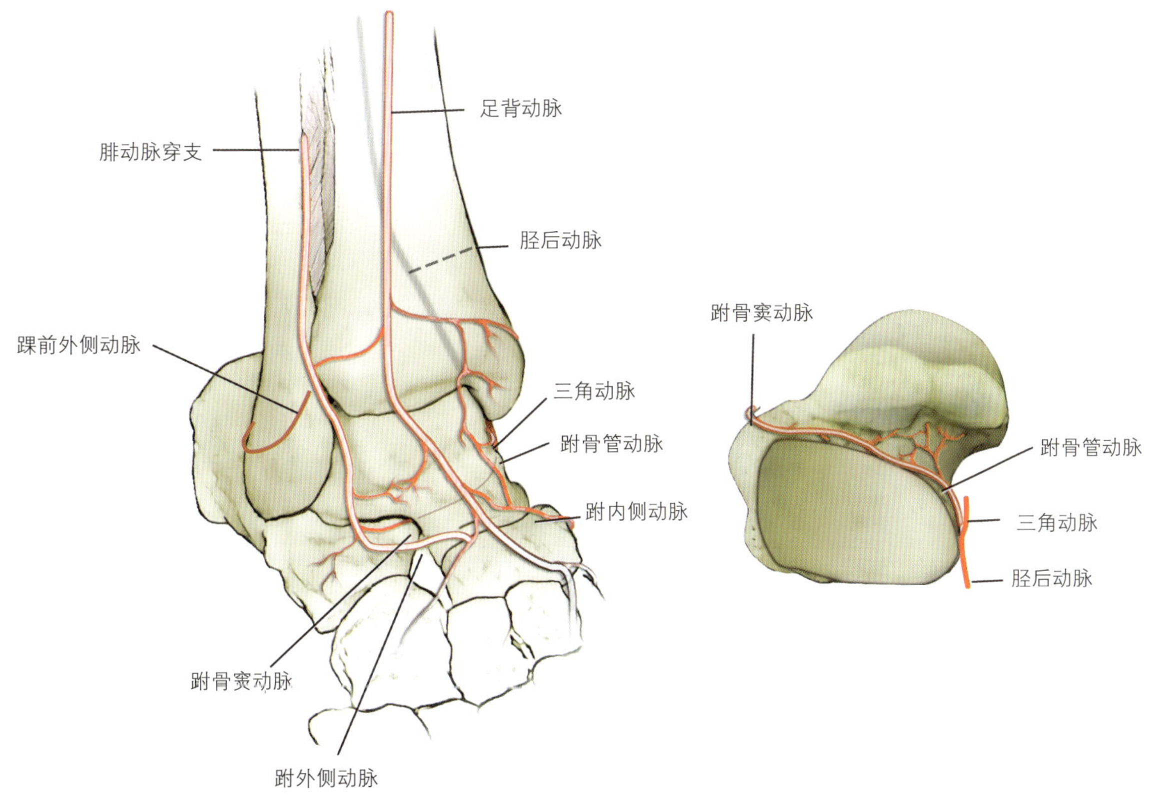

图 34.1　距骨有三条主要动脉供血，胫后动脉是距骨体血供的主要来源

自于胫后动脉）和跗骨窦动脉（穿过胫骨前侧）形成血管网附于距骨颈下方。距骨的血供主要来自跗骨管动脉，后者供应距骨体的大部分区域。胫后动脉沿着距骨发出分支进入距骨后突，胫前动脉和跗骨窦动脉供应距骨颈和距骨头区域。距骨内血管吻合成网状，有助于提高复杂骨折的存活率。骨折移位是影响距骨骨折血供的最重要因素。术时软组织覆盖也起重要作用，应尽量保护三角韧带附着点，避免过多的软组织剥离。

由于距骨骨折高度多变性，骨折分类很难。距骨颈骨折列为移位骨折和累及关节面骨折的一类（图 34.2）。距骨颈骨折分类是根据损伤时候的影像学检查后果来确定的。距骨颈骨折一个重要的特征是Ⅰ型骨折没有移位，任何移位骨折都不是Ⅰ型距骨骨折；Hawkins Ⅱ型骨折为距骨颈骨折伴距下关节半脱位或脱位；Hawkins Ⅲ型骨折为距骨颈骨折伴距骨体从距下关节移位，其中超过半数的Ⅲ型骨折为开放性骨折，通常伴随神经血管损伤和 / 或皮肤软组织损伤；Ⅳ型骨折，踝关节、距下关节和距舟关节半脱位或者移位。

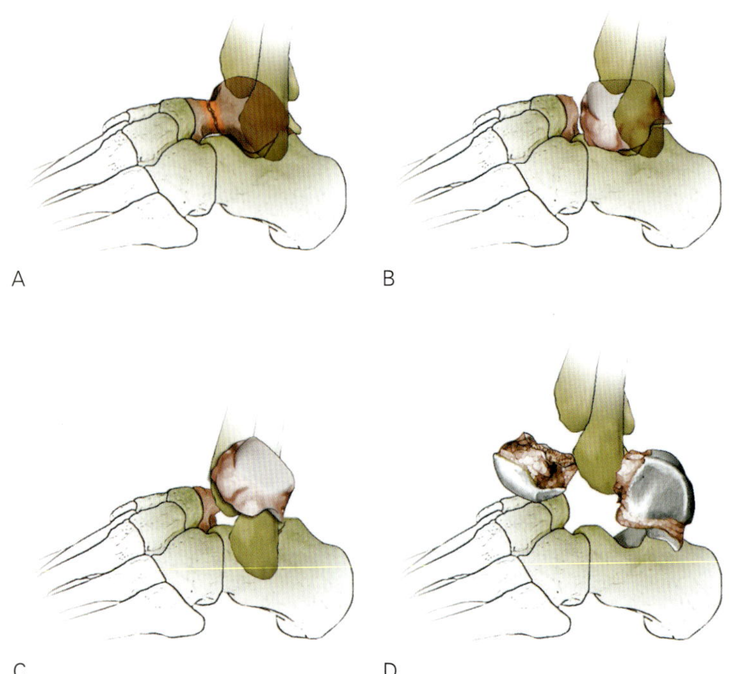

图 34.2 距骨颈骨折 Hawkins 分型。A. I 型。B.II 型。C.III 型。D.IV 型

距骨体骨折可以分为劈裂、粉碎、结节或者载距突骨折等（图 34.3）。Marti-Weber 分类系统不常用，是一种更为复杂的包含所有骨折类型的分类系统：Ⅰ型骨折包括距骨头、载距突和软骨骨折等；Ⅱ型骨折为无移位的距骨头和距骨颈骨折；Ⅲ型骨折包括无移位的距骨颈和距骨体骨折，伴踝关节或距下关节半脱位；Ⅳ型骨折是移位的距骨颈或体骨折，伴距骨体完全移位及距骨粉碎骨折等。

除非移位性骨折，距骨骨折通常很难从 X 线片中发现，并且多发伤患者伴发距骨骨折时也较难发现（图 34.4）。距骨骨折漏诊后延迟治疗效果不令人满意，所以最初的诊断及治疗非常关键。足踝部出现肿胀、瘀斑时候，即使影像学呈现为阴性，也应该高度怀疑距骨损伤的可能性。

适应证与禁忌证

近年来，随着技术的不断发展，距骨骨折内固定物越来越精巧，并采用了部位特异性设计，但是骨折的治疗原则是相同的，移位骨折

I 型　　II 型　　III 型

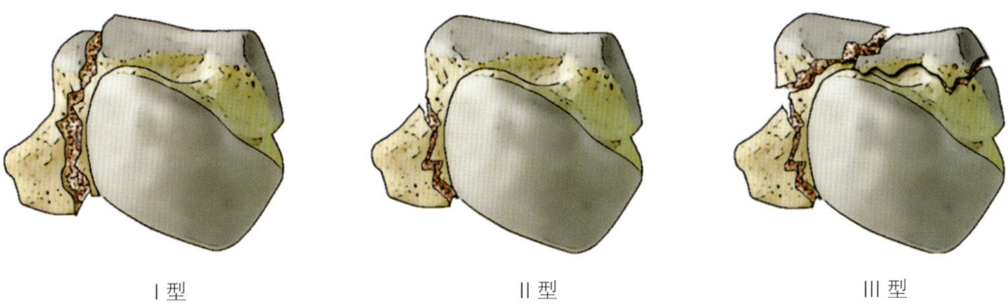

图 34.3　距骨体骨折。A. I 型劈裂骨折（水平位，矢状位，冠状位）。B.II 型距骨载距突或结节骨折。C.III 型压缩粉碎骨折

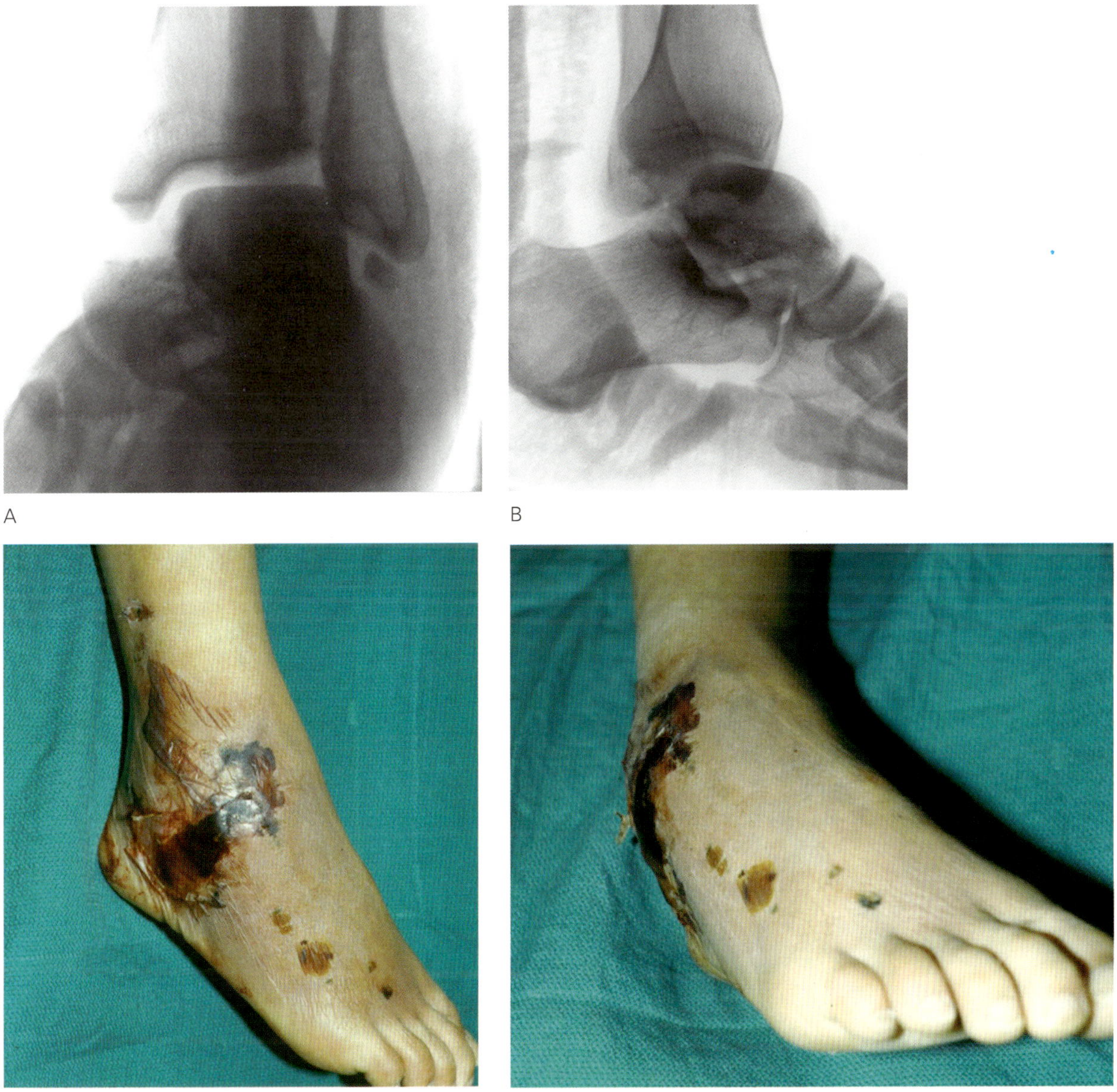

A　B　C　D

图 34.4　A，B. 距骨颈移位骨折的前后位和侧位片。C，D. 由于延迟诊断、及时复位治疗，同一患者 3 天后的软组织损伤及全层皮瓣即将坏死表现的临床照片［Copyright 2001 American Academy of Orthopaedic surgeons, reprinted with permission from Fortin PT, Balazsy JE. Talus fractures: evaluation and treatment. *J Am Acad Orthop Surg* 2001;9(2):114–127.］

还是需要内固定治疗。为了重新恢复关节完整性及后足机械性，手术治疗很有必要。关节面破坏和/或距骨长度、序列、旋转丢失都是手术的绝对适应证。即使小的骨折移位，也能够导致明显的距下关节、踝关节或距舟关节功能受损。

距骨骨折分为五大类：距骨头骨折、距骨颈骨折、距骨体骨折、距骨突或结节骨折及软骨骨折，每一种类型都有特定的手术适应证。一般来说，距骨颈和体部骨折如果移位超过 1~2 mm，就应该行手术治疗。单独的 X 线片很难判断骨折移位的程度，所以需要行 CT 等其他影像学检查。对于骨折移位在 1 mm 及以下的患者可行保守治疗。一些学者认为，距骨颈及体骨折即使没有移位，也应该行手术治疗，以允许早期活动和防止后期骨折移位。除了距骨颈及体骨折脱位，所有的骨折都需要行手术干预。不管什么骨折类型，距骨颈及体移位骨折都有可能导致皮肤软组织坏死的风险，所以应该立即行闭合复位或者手术复位内固定，以避免软组织坏死风险。不伴关节脱位、软组织情况差和/或神经血管损伤的距骨颈及体移位骨折可以延迟治疗，但是最好在 24~48 小时内行手术治疗。

距骨头骨折通常伴随距舟关节损伤，手术复位内固定骨折对于恢复关节功能非常必要（图 34.5）。距骨头骨折分为两类：剪切骨折和压缩骨折。剪切骨折及距舟关节固定脱位，骨折的距骨头移向舟骨的外侧。这些损伤漏诊后可能对中足或者后足造成永久性损伤。距骨头骨折的另一种类型是压缩骨折，通常位于距骨头的中部。轻微压缩比较难修复，可以保守治疗。距骨头大块压缩骨折，采用植骨等方法抬高重建关节面完整性非常关键。距骨头骨折同时可能伴随外侧柱损伤，如跟骨或者舟骨骨折，这一点应该引起重视，牢记于心。

典型的距骨突或结节骨折往往累及距骨外侧突或者后突（内侧和/或外侧结节），可单独见于外伤中，也可以与距骨体或者距骨颈骨折联合出现。尽管是看起来是很轻微的外伤，也可能伴发明显的软骨面损伤、踝关节和/或距下关节不稳定，如果警惕性不高的话很容易漏诊。如果出现骨折移位或者明显关节面损伤，应该行手术治疗。这种情况下，骨折的切开复位内固定是必要的；当骨折块非常小或者粉碎性骨

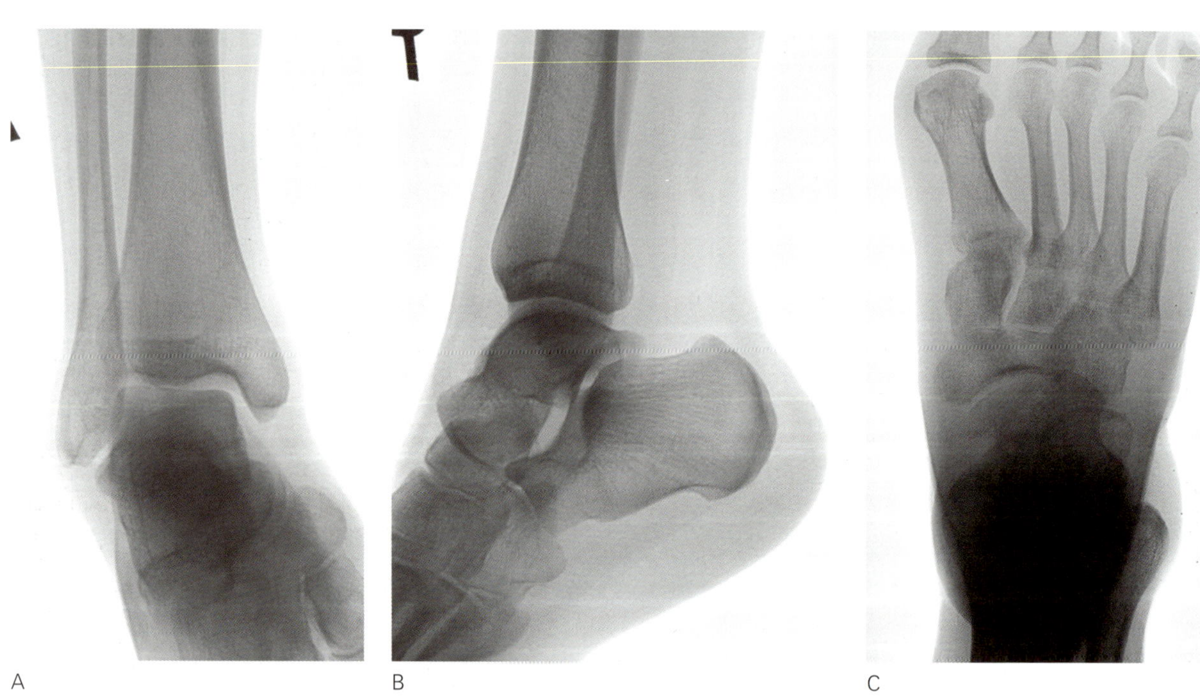

图 34.5 A，B. 距骨头和距舟关节脱位的前后位和侧位 X 线片。注意侧位片中距舟关节边缘区域轻微双密度影。C. 数周后，足前后位 X 线片显示骨折交锁脱位

折存在时，可以谨慎取出少量骨块。

距骨顶软骨骨折通常单独或同时出现距骨体骨折。急性移位性软骨骨折通常累及距骨顶前外侧面，并可损伤踝关节穹隆部分，出现不同程度的骨折移位。对于大的移位性软骨骨折块，应该根据骨折块的大小或骨折粉碎的数量，决定是行内固定还是切除治疗。

明显的神经损伤、周围血管疾病、软组织损伤和行走功能受限等，都与手术并发症相关。周围神经病变严重程度变化很大，许多老年患者往往同时伴发不同程度的神经病变，这不是手术禁忌证。保护性感觉缺失是明显周围神经病变的敏感指标，可以用对一根单纤维的区分能力进行判断。因此，不能区别一根单纤维可以视为手术相对禁忌证。当然，对于保护性感觉来说，手术决定取决于骨折类型、踝关节稳定性、关节是否脱位或者半脱位等，每个病例都应该作为个例进行具体分析。对于伴发明显神经病变的距骨体轻微移位骨折来说，最好采用保守治疗；但是对于 Hawkins Ⅲ距骨颈骨折伴发距骨体向后内侧突出来说，无论是否伴发神经病变，都应该行手术治疗，以减轻软组织和 / 或神经血管压力。对于伴有行走受限的老年人来说，如果关节没有明显移位或者脱位，最好采用保守治疗。

有时，患者软组织条件很差，使骨折的手术治疗变得困难而复杂。例如，距骨颈骨折采用双切口治疗，可能损伤前外侧皮肤（图 34.4）。同样，肢体边缘突出处皮肤裸露是手术禁忌证。

术前计划

病史采集和体格检查

了解受伤机制有助于确认能量释放过程和粉碎骨折、软骨损伤、韧带损伤的可能性等。当损伤是轴向负荷的结果时，发生不可恢复的软骨损伤的可能性危险增加，最终可能导致踝关节骨性关节炎的发生。完整的病史应该包括所有并发症，如糖尿病、周围血管疾病等，这些都能影响手术计划的制订。体格检查应该检查足背动脉和胫后动脉的搏动、皮肤完整性、皮肤溃疡缺损或者覆盖、单纤维感觉情况以及肌腱损伤导致患足姿势异常等。Ⅱ型和Ⅳ型距骨颈损伤通常伴有胫神经损伤，后者由距骨骨折块后移牵拉胫后血管束导致。Ⅱ型距骨颈损伤通常包含距骨头骨折块内侧移位，导致距骨体骨折块前外侧面皮肤突出，导致软组织损伤（图 34.4）。

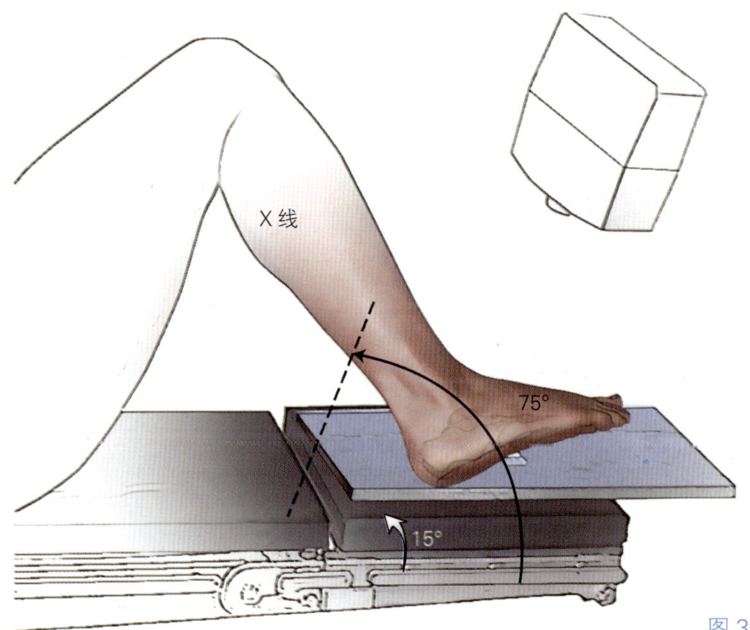

图 34.6 Canale 位有助于评估距骨颈长度和序列

影像学评估

标准的踝关节影像学评估应该包括足踝前后位、侧位和斜位 X 线片。距骨既是踝又是足的一部分，影像学检查不充分往往容易导致骨折漏诊。继发于压缩的足内侧柱缩短在距骨颈骨折中比较常见，最好行 Canale 位检查评估。

由于距骨形状不规则，关节面众多，骨折类型复杂，所以行 CT 扫描是距骨骨折影像学评估的必要检查。CT 有助于确定骨折形态，发现踝足隐性骨折。距骨颈骨折伴随软骨骨折时候，X 线片很难发现。

手术 / 复位时机

距骨骨折急诊复位和手术时机目前尚有争议。骨折开放、移位、粉碎被认为是创伤性关节炎的相关因素。骨折伴随关节脱位或半脱位，由于骨折移位导致软组织损伤，需要急诊复位以避免神经血管损伤和 / 或皮肤坏死。由于这些情况下需要急诊复位，术前计划相对有限。如果距骨周围关节已经复位，骨折移位不是很明显，那么应该等到软组织条件好转和影像学检查完善后再行手术治疗。对于多数患者来说，夹板固定已足以达到临时支持和缓解疼痛的效果。对于不稳定骨折或者软组织损伤不能早期切开复位时候，临时跨关节外固定有助于维持骨折长度和稳定性。

了解骨折的类型和分类有助于确定手术切口、复位方法和选择合适固定手段等。例如，距骨体骨折和Ⅲ型距骨颈骨折伴随距骨体后内侧突出，需要通过内侧踝关节骨折块或者内踝截骨进行跨踝关节暴露。复位时需要股骨牵引器以辅助复位突出的距骨体。软骨和骨软骨骨折通常伴有距骨颈和距骨体损伤，需要更细的距下关节螺钉或者生物可吸收内置物进行固定。既然距骨骨折是关节面骨折，那么需要各种的小直径板—钉系统进行固定以维持关节面稳定，利于早期关节活动。

手术技术

对于距骨骨折来说，手术切口显露距骨很有限，也不推荐使用延长切口方法。骨折类型和相关的软组织损伤也提示潜在的血管损伤。骨折手术的目的是通过合适的手术切口，在不破坏血运的情况下复位固定骨折块。应该避免不必要的手术切口，注意保护韧带与骨的附着点。

影像学检查有助于评估骨折类型、粉碎部位、颈内侧缩短及相关的软骨骨折等（图 34.7）。该患者仰卧于可透射 X 线的检查桌上，患肢下方放置手术垫进行支撑。手术过程中 C 臂是必需的，并且可以进入手术桌进行透视。于大腿近端放置密闭性好的气压止血带进行止血（图 34.8）。对患者行全身麻醉并使用肌松药，以释放导致后足畸形的强大肌力。椎管内麻醉或者区域麻醉适用于少数伴有明显心肺功能障碍的患者，但是不常规使用，因为这种麻醉方式会影响对术后时神经血管功能状况的评估，尤其对于另一侧下肢损伤的患者要更加注意。在切取手术切口前，应该常规应用一代头孢类抗生素，术后另外使用两次相关药物以预防感染。对于开放性骨折来说，抗生素使用的时间要适当延长。

距骨颈骨折

对于多数移位性距骨颈骨折来说，我们更倾向于双切口技术，即前内侧和前外侧切口。可以充分观察内侧和外侧距骨颈区域，以进行精确骨折复位（图 34.9，图 34.10）。通常，距骨颈背侧和内侧为粉碎性骨折，而外侧和掌侧则有所不同。

前内侧入路

前内侧手术切口从内踝前方向内侧楔骨延伸，并位于胫骨前肌和胫骨后肌之间（图 34.11）。该手术切口可以充分显露距骨体、距骨头及颈的背内侧。近侧显露和保护大隐静脉和神经，并充分显露胫距关节和距舟关节。

应该注意保护距骨残余的血供。避免沿着

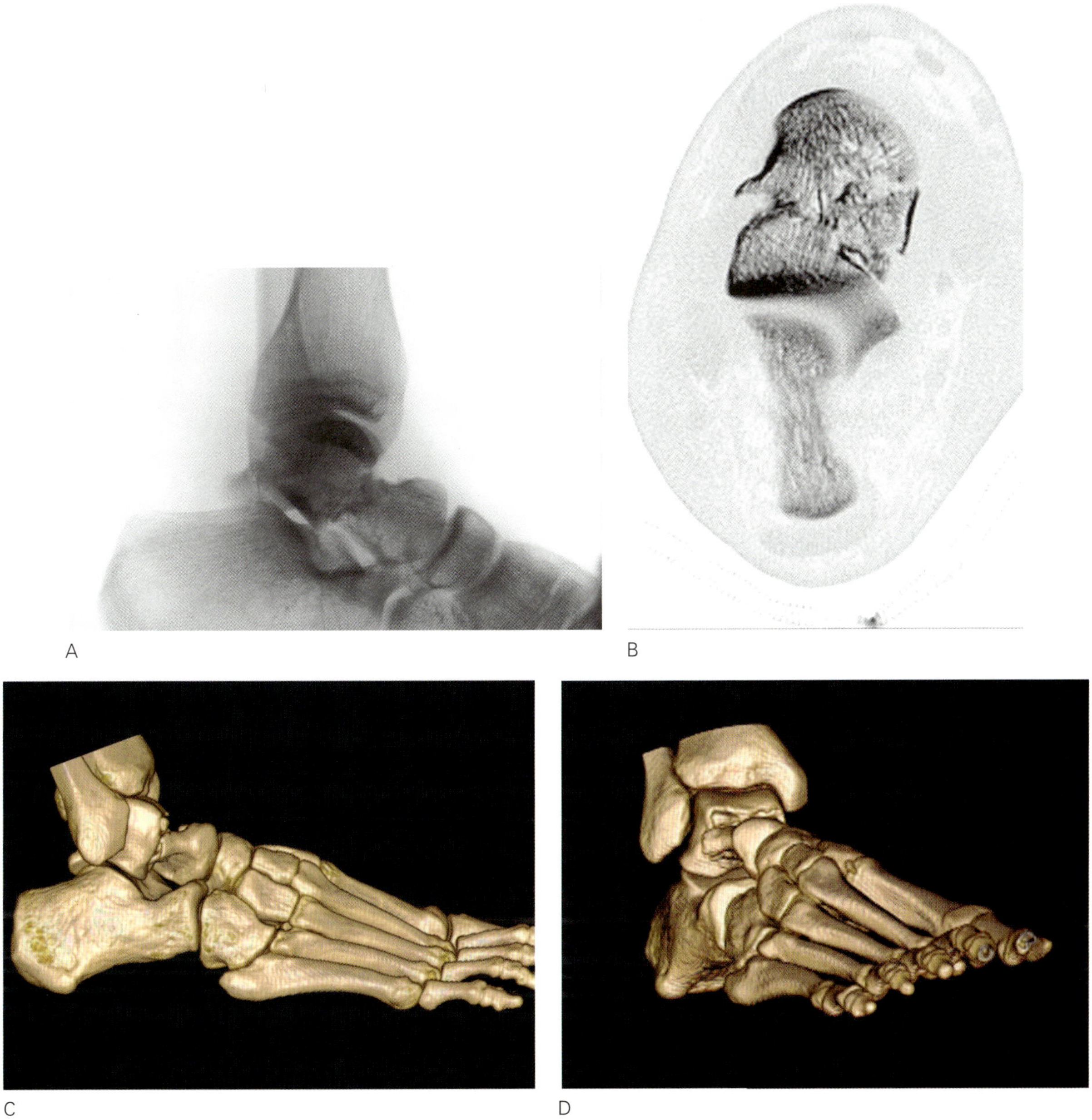

A

B

C

D

图 34.7　A，B.X 线片和 CT 扫描显示 Hawkins II 型距骨颈骨折。C，D. CT 重建显示距骨内侧颈粉碎骨折并有距骨颈向内成角，足处于旋后位

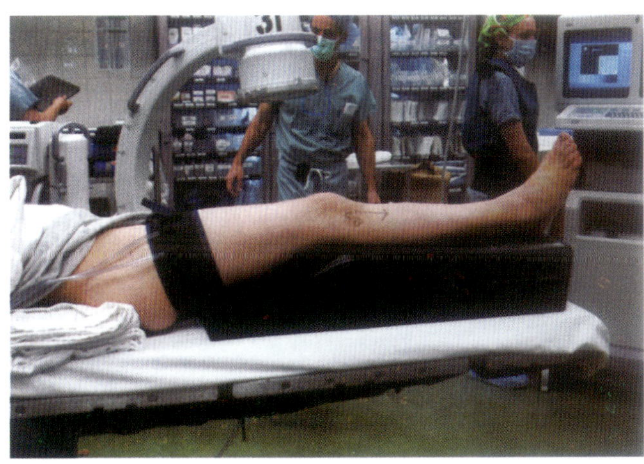

图 34.8　患者体位，显示充气式止血带放置于患肢大腿近端

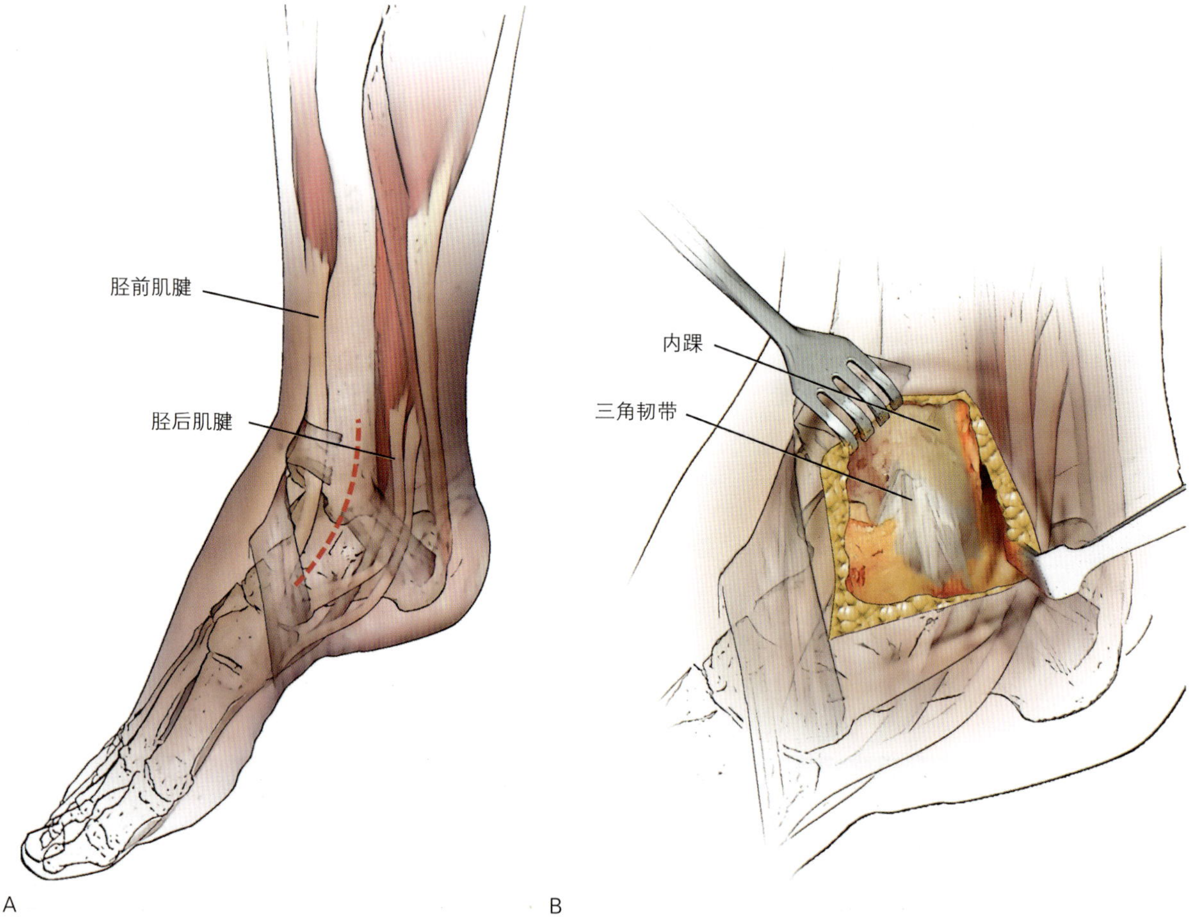

胫前肌腱

胫后肌腱

A

内踝

三角韧带

B

图 34.9 距骨前内侧切口

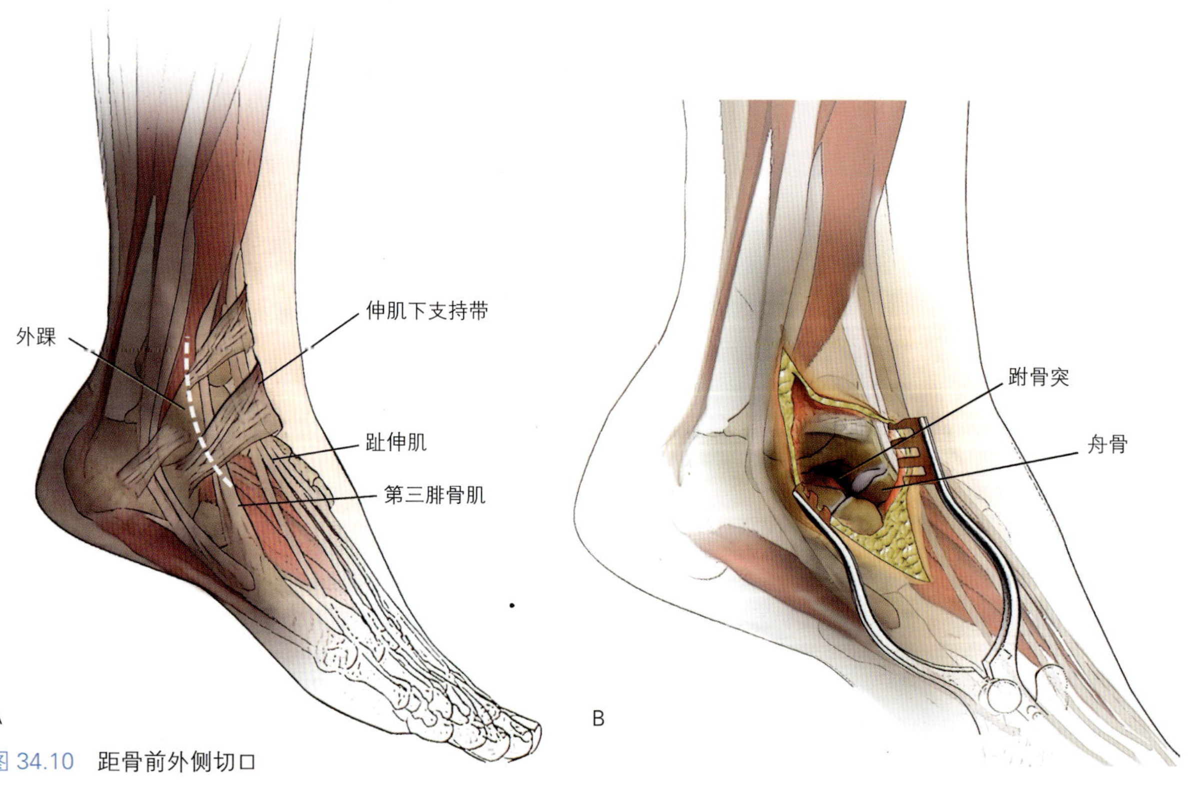

图 34.10 距骨前外侧切口

内侧颈从掌侧分离，以保护胫后动脉的血管支。同样，要维持三角韧带的完整性。避免延长切口切开胫距关节囊。通常，背内侧可见骨折粉碎、压缩（图 34.11B）。应该小心保护背侧软组织。仅剥离骨折部位周围 1~2 mm 的骨膜，所以可以直视下进行垂直复位。

前外侧入路

前外侧切口平行于第四趾投影，并位于踝关节中间（图 34.12A）。在近侧，它位于胫骨和腓骨之间，远端指向第四掌骨底。在前部组织显露时，要注意保护腓浅神经的中间支（图 34.12B）。一旦确认并保护该神经，则可以切断伸肌支持带，并将伸肌腱牵向一侧以充分显露。

前间室作为一个整体，从外向内进行钝性剥离。抬起趾短伸肌，牵拉并移向后下方，同时显露距骨体前外侧、距骨外侧突、距骨颈外侧以及跗骨窦等结构。

为了降低皮瓣坏死的可能性，两切口之间的皮肤和软组织应该充分保护。足背动脉供应这些部位的皮瓣，并通过足背软组织分支供应部分距骨。如果需要更多的显露，可以从胫骨前方松解前方关节囊，切除跗骨窦的脂肪组织，以充分显露评估距骨颈外侧和距骨外侧突。通过外侧切口可以观察距下关节。通过纵向牵引跟骨牵开距下关节，用垂体咬骨钳对距下关节进行清理。

一旦距骨充分显露，复位内固定就可以逐步进行，通过距骨头的骨折块插入克氏针以辅助复位。通常来说，距骨颈外侧不是粉碎性骨

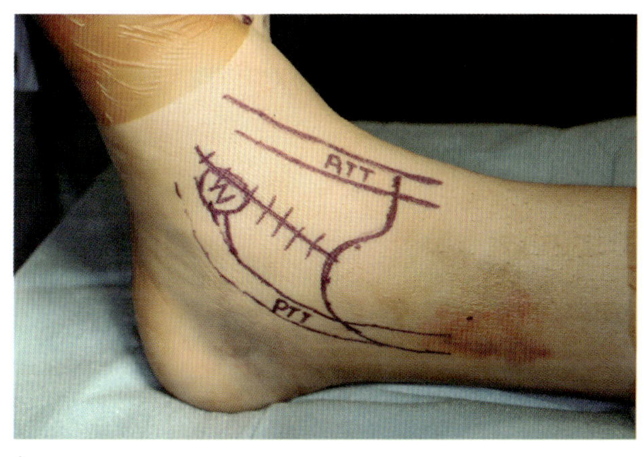

A

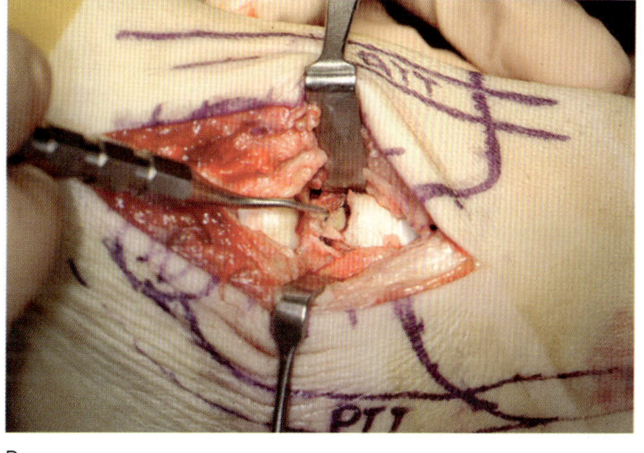

B

图 34.11　A. 内侧切口：切口从内踝延向舟骨转子，位于胫骨前肌和胫骨后肌肌腱之间。向近端延长切口可以暴露踝穴，以进行截骨（图 34.9）。B. 内侧切口显示距骨颈内侧粉碎缩短

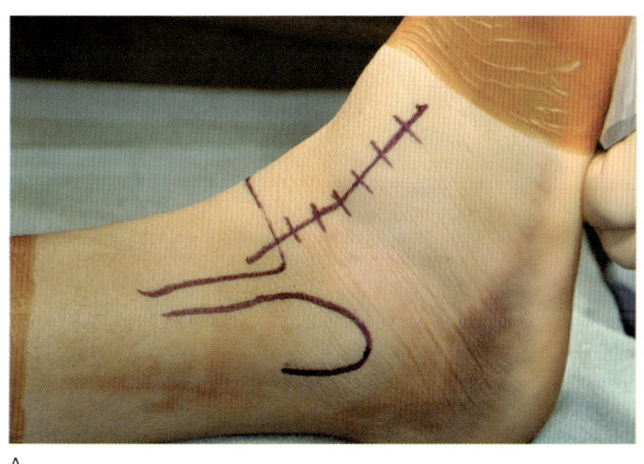

A

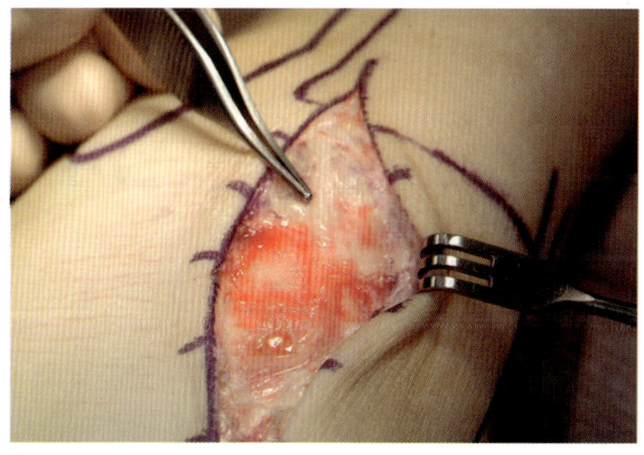

B

图 34.12　前外侧切口。A. 切口从踝关节前外侧沿着第四趾投影延伸。B. 表面解剖可见腓浅神经

折，可能进行垂直解剖复位（图 34.13）。外科医生通过两个切口对骨折长度、序列、旋转等方面进行充分复位。小的粉碎的骨折块通过克氏针固定在大的完整的骨折块上（图 34.14）。一旦大体复位维持后，可以进行 C 臂透视观察。Canale 位检查是评估距骨颈轴向序列的最好评估检查。通过踝穴位和侧位观察胫距关节复位情况，通过侧位和 45° 踝穴位评估距下关节。进行放射学检查时应该通过对比健侧评估。

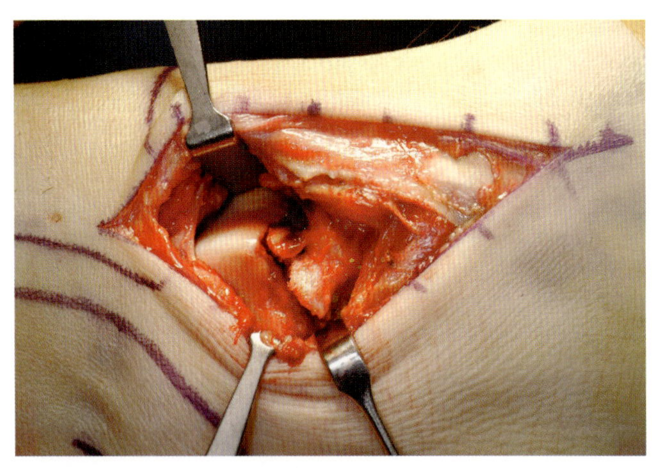

图 34.13 前外侧切口显示距骨颈外侧骨折移位

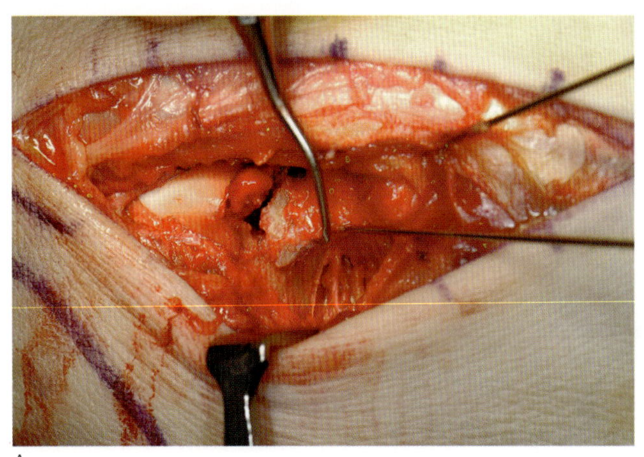

A

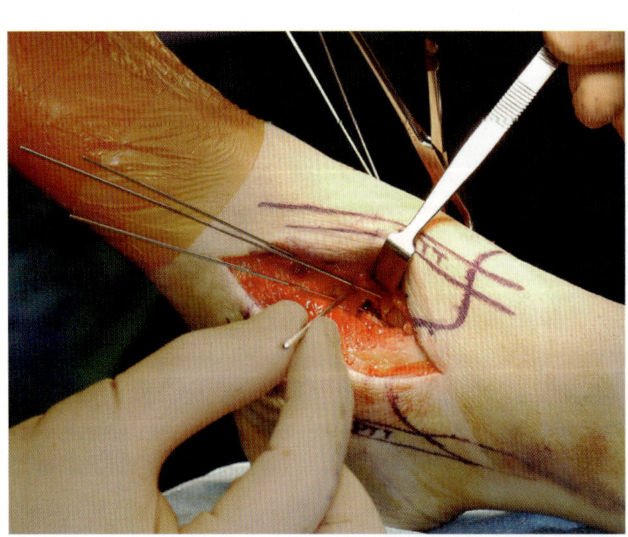

C

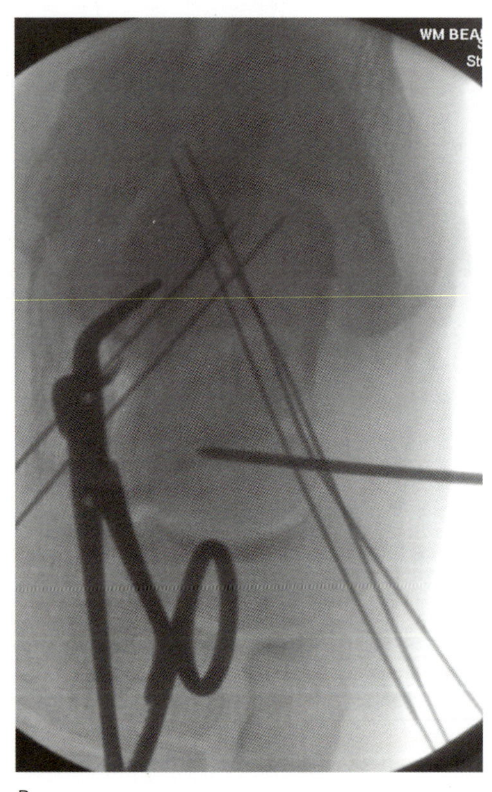

B

图 34.14 A. 克氏针临时固定。B，C. 距骨头的克氏针用做摇杆，进行复位以纠正内翻及恢复颈内侧长度

确定的固定方式取决于骨折类型、粉碎程度和骨量情况等，需要足够长度和特异性的小型及微型内固定物。对于非粉碎性距骨颈骨折来说，3.5 mm 纵向垂直拉力螺钉由距骨头向距骨体植入可提供足够的固定强度（图 34.15）。在距骨内、外侧柱植入该类螺钉，并且螺钉间尽量互相平行，但是由于舟骨盖住距骨头以及前足阻止纵向操作，达到平行往往比较难。可以使用骨凿或咬骨钳对对螺钉入点进行清理，以植入内侧柱螺钉。当从关节面植入螺钉时，要将螺钉头完全埋入，以减少撞击的发生，或者采用无头螺钉进行固定。

沿距骨颈外侧放置接骨板可用于粉碎性和非粉碎性骨折。使用 2.0 mm 的五孔波形板以适应距骨头颈等外侧解剖形态。该固定板适用于关节外，放置于略偏跖侧而不是直接置于外侧（图 34.16A）。可以辅助由距骨头向体部打入一枚垂直拉力螺钉固定外侧柱。

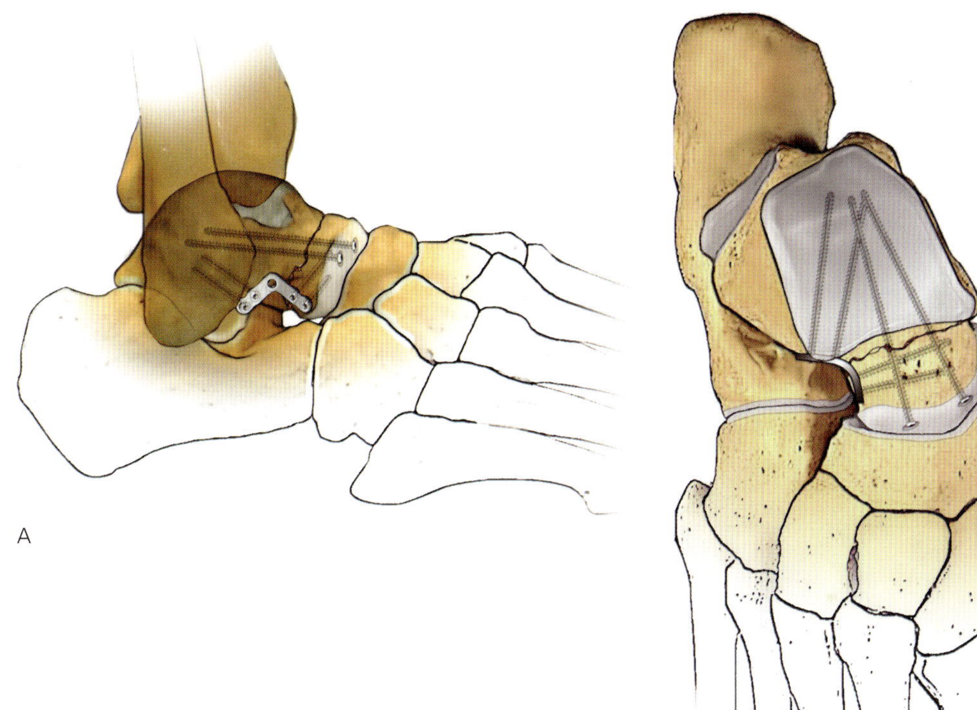

图 34.15 经典的距骨颈骨折，不伴有明显的内侧粉碎，使用外侧板和内侧螺钉固定

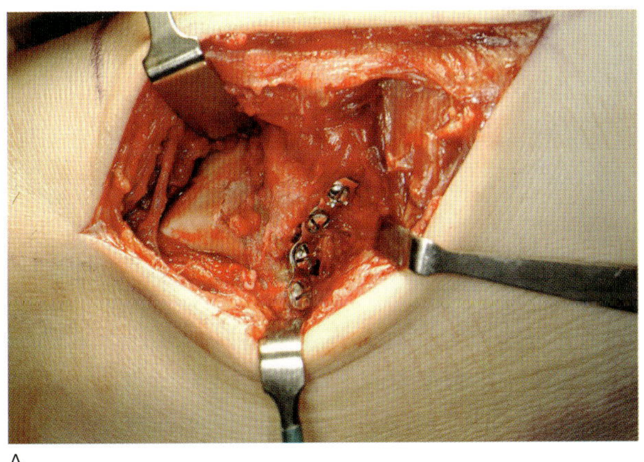

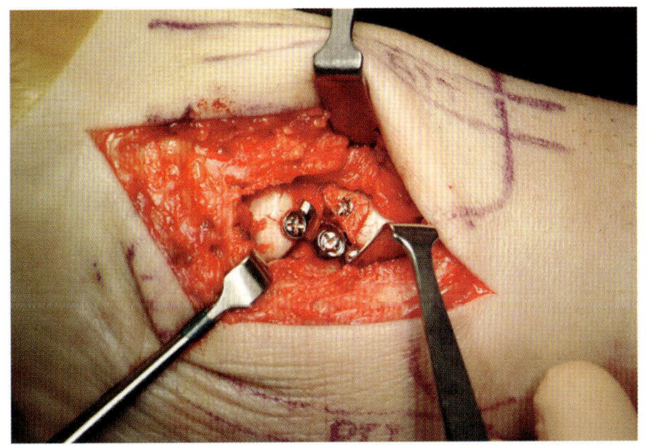

图 34.16 A. 外侧板固定。B. 内侧板固定

内侧距骨颈粉碎性骨折也可以行接骨板固定以预防内翻塌陷。然而，距骨颈内侧和胫距关节解剖限制了固定板的放置。2 mm 叶状板效果很好。该板由内向外横穿距骨颈远端，位于距骨头内侧关节面软骨后方（图 34.16B）。谨慎确保固定板和螺钉头位于关节面以下。术中透视以确保复位满意及螺钉位置合适（图 34.17）。

距骨颈闭合骨折伴骨缺损时，应该行骨移植。同侧胫骨远端或者跟骨结节是较好的自体骨移植来源。松质骨异体骨移植也是有效的。

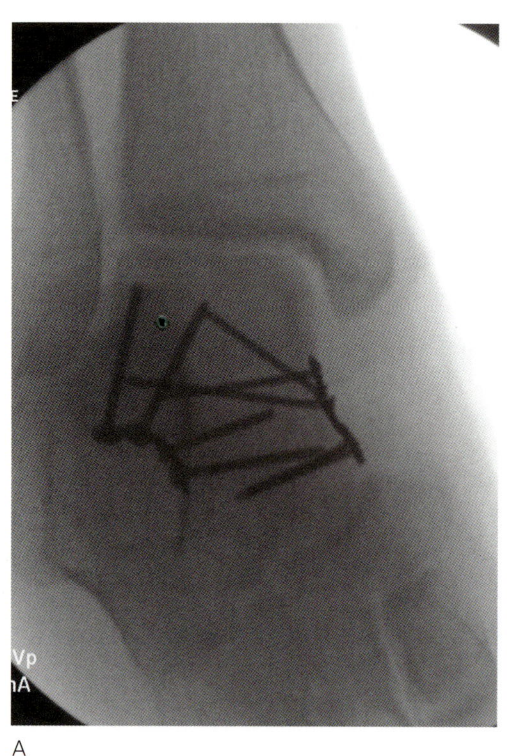
A

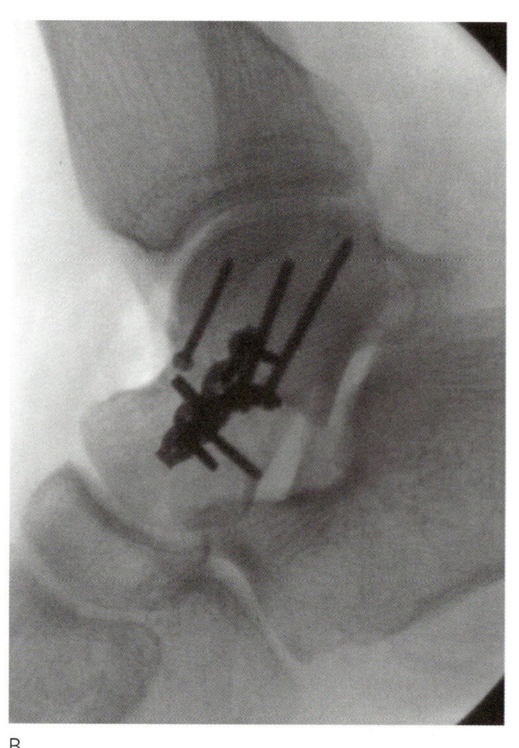
B

图 34.17 影像学透视评估骨折复位和螺钉位置情况

距骨颈骨折脱位

距骨颈骨折伴随距骨体后脱位治疗具有很大的挑战性，原因很多：第一，及时向踝穴中复位距骨体很有必要，可以减轻皮肤压力和神经血管束的张力；第二，清醒的患者，立即手术复位成功率很低；第三，无论是闭合性还是开放性，正式的骨折复位都需要详细计划。

距骨体通常向后内侧突出，并且以三角韧带为轴进行旋转（图 34.18）。距骨体通常嵌入邻近的或者位于跗骨管神经血管与韧带结构之间。我们的经验是急诊室内闭合复位很少能成功。然而，患者在无意识的状态下尝试复位时可行的。屈曲膝关节放松腓肠肌，通过对抗股骨后部，抓住跟骨后部牵引，后足内外翻，通过踝穴对距骨体行直接压力进行复位。应避免反复尝试上述动作，以免损伤软组织。

如果急诊室闭合复位未成功，必须行手术切开复位治疗。最好行全身麻醉并使用肌松药。患者仰卧位并消毒铺巾。通过应用 AO 组织的股骨牵引器对踝关节进行对称牵引，将 6.0 mm 的 Schanz 针由外向内打入胫骨近端干骺端，另一根同样的 Schanz 针由内侧打入跟骨结节安全区。分别应用内、外侧牵引器对踝关节进行对称牵引。向踝穴压迫距骨体以完成闭合复位。通过使用 4.0 mm 的半螺纹 Schanz 针进行更多的距骨体骨折块复位固定是很有效的。在距骨体上方切取 1~2 cm 的纵切口，钝性分离至骨面。应该小心固定骨折块以避免骨折块再次出现粉碎。

如果闭合复位成功，临时固定满意，可以

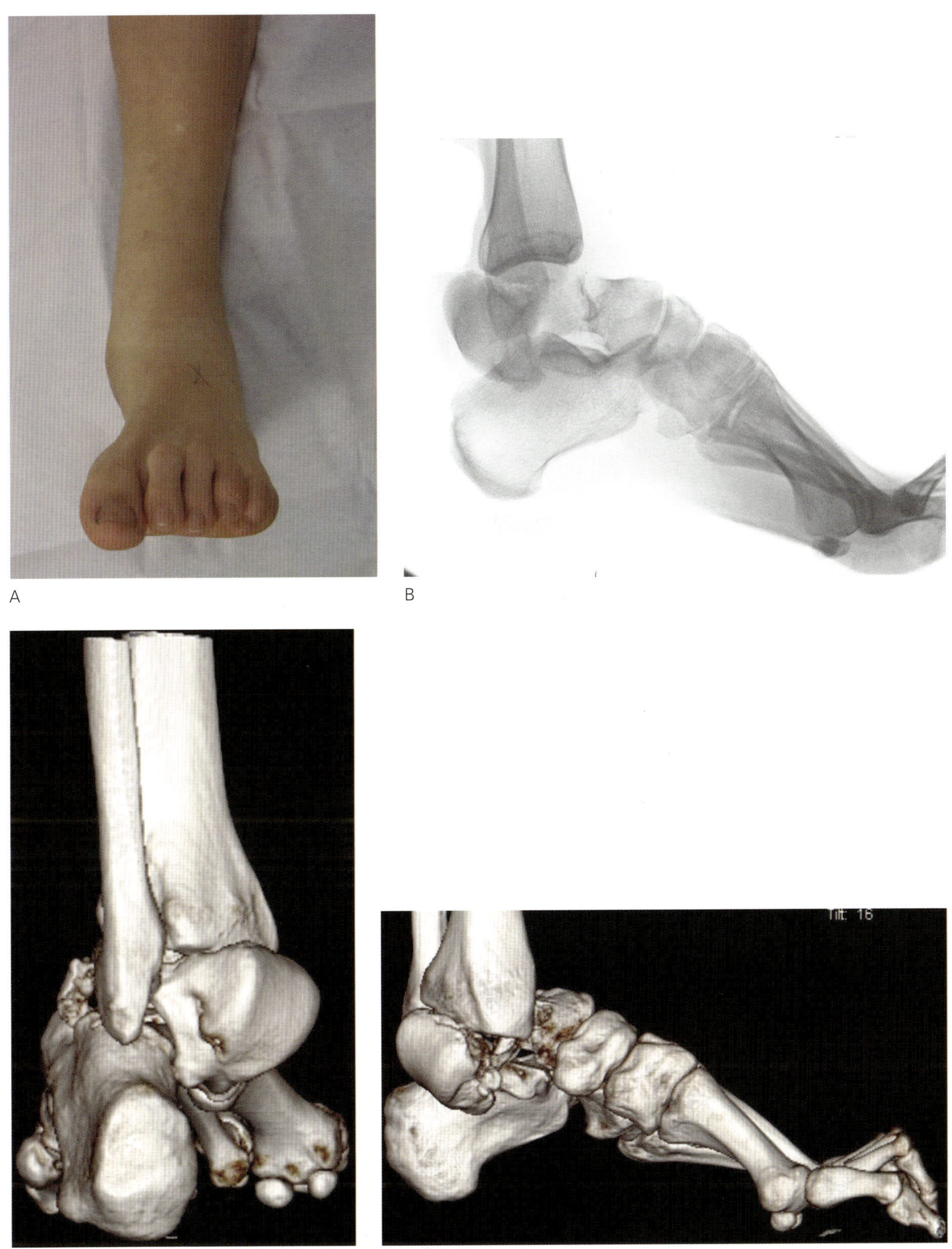

图 34.18　难复性距骨颈骨折脱位患者的临床大体和影像学图片。注意，踇趾屈曲位和移位骨折块的后内侧突起

使用 AO 组织牵引器维持或者直接更换内、外侧的外固定装置。距骨骨折作为一种闭合骨折可以用相同的程序进行操作。距骨体后脱位闭合复位很难，需要行切开复位。如前所述，AO 组织内外侧牵引器可以在前外侧和前内侧两个切口操作。检查距骨体以确保复位时骨折部位没有软组织嵌入。牵开肌腱和神经血管组织时，动作要轻柔，直接在无关节处放置骨钩或打入 Schanz 针进行复位（图 34.19）。

如果所有的努力都不能复位骨折，可以行内侧踝穴截骨以辅助复位，当然这种方法目前应用很少。通常来说，胫骨穹隆与跟骨和 / 或软组织之间牵引不够对称可能阻碍复位进行。复位后克氏针临床固定后再行内固定治疗（图 34.20）。

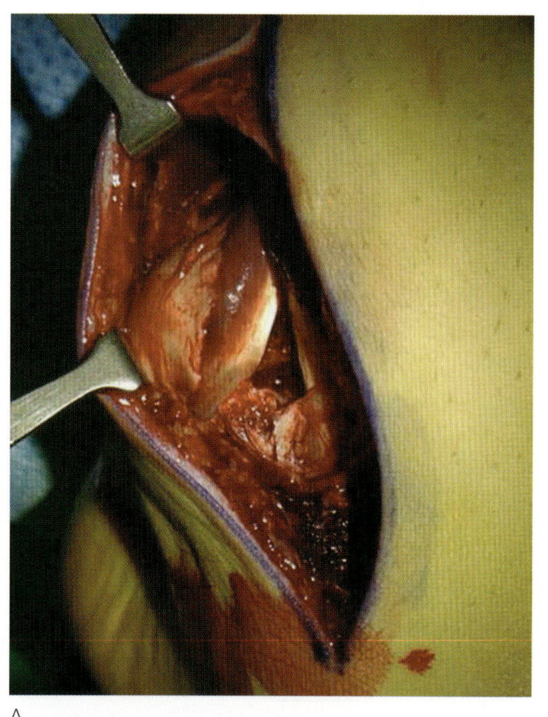
A

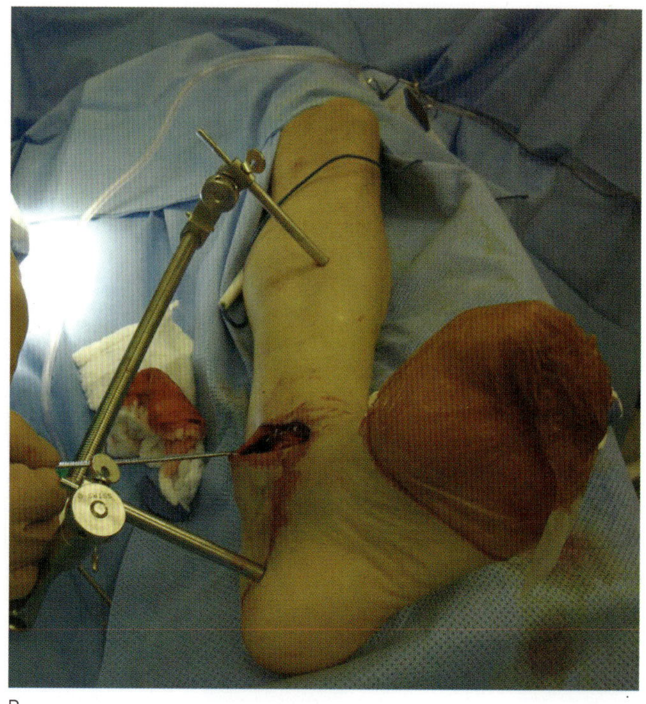
B

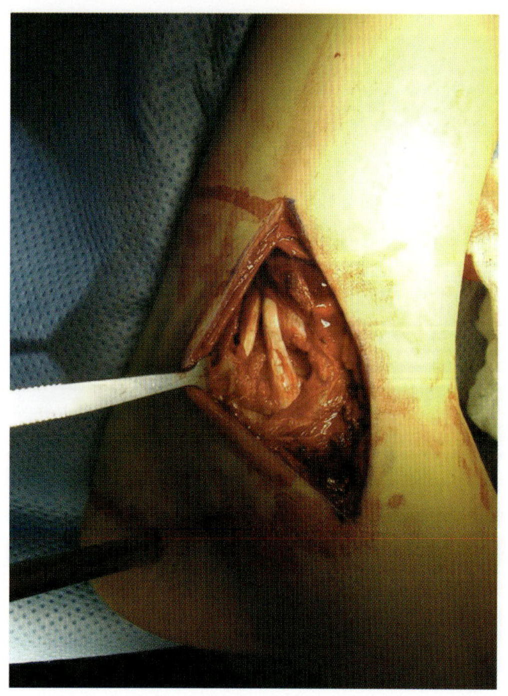
C

图 34.19 A. 难复性距骨颈骨折前内侧切口术中显露，注意距骨体嵌入在屈肌腱后方。B. 股骨牵引器辅助复位距骨体，通常在胫骨穹隆和跟骨外侧之间应用股骨牵引器以对称性牵引复位。C. 距骨体骨折块复位后术中表现

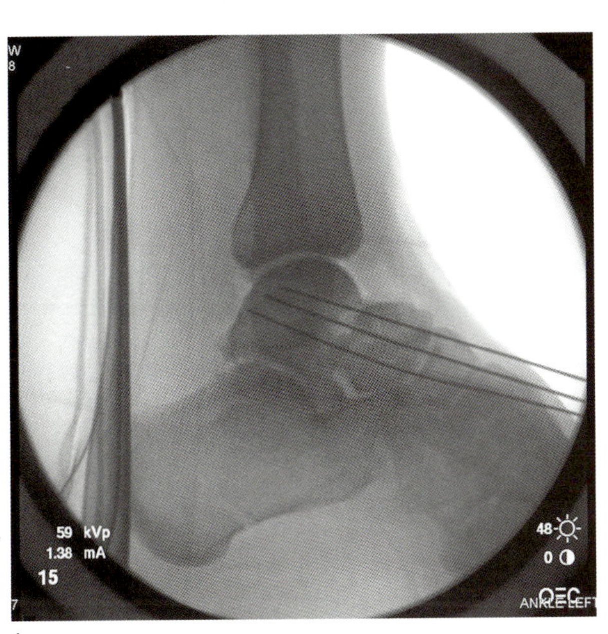

A

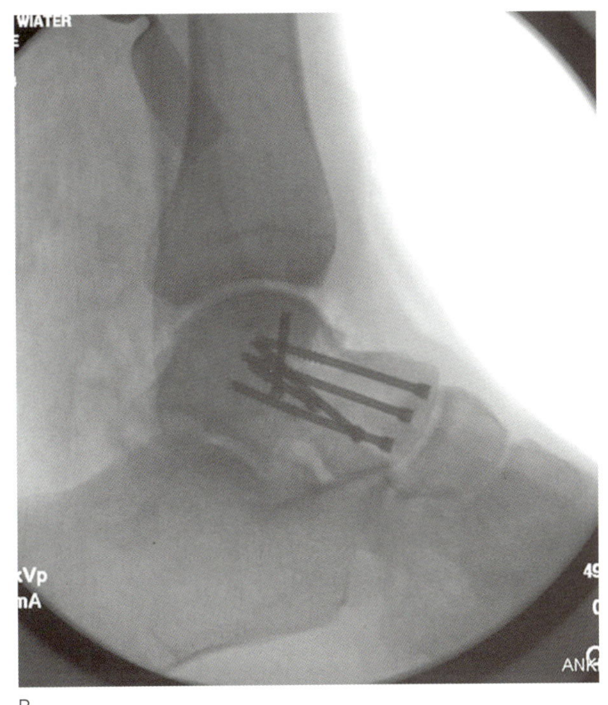

B

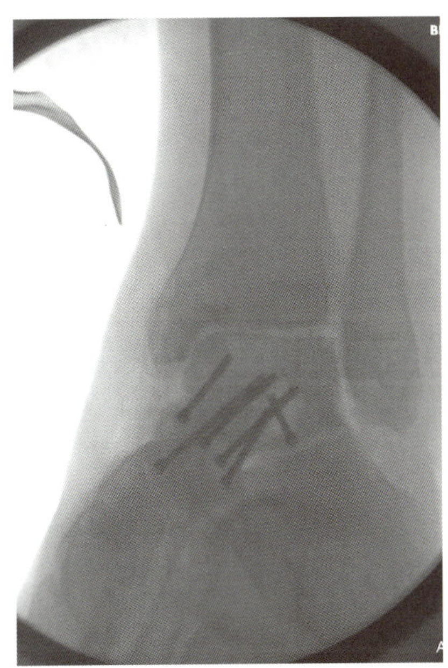

C

图 34.20　先行克氏针临时固定，再行内固定治疗的影像学图片

距骨体骨折

移位性距骨体骨折需要精确的手术操作。通过前内侧和前外侧切口可以对距骨体前部进行操作。简单的矢状位骨折可以通过单一的切口进行显露，切口可以根据 CT 中显示骨折方向进行选择。使用股骨牵引器有助于辅助暴露距骨顶。粉碎性、冠状面骨折等复杂距骨体骨折、距骨体颈联合骨折等最好采用双切口治疗。

前内侧和前外侧切口允许显露距骨体前 1/3~1/2 部分。对于骨折累及距骨顶后方的骨折来说，有必要行内踝斜形截骨显露（图 34.21）。前内侧切口由内侧向内踝延伸，再截骨之前确保内踝上的三角韧带的完整性。如果三角韧带撕裂，内踝截骨是禁忌，因其会破坏血供，导致骨折不容易愈合。

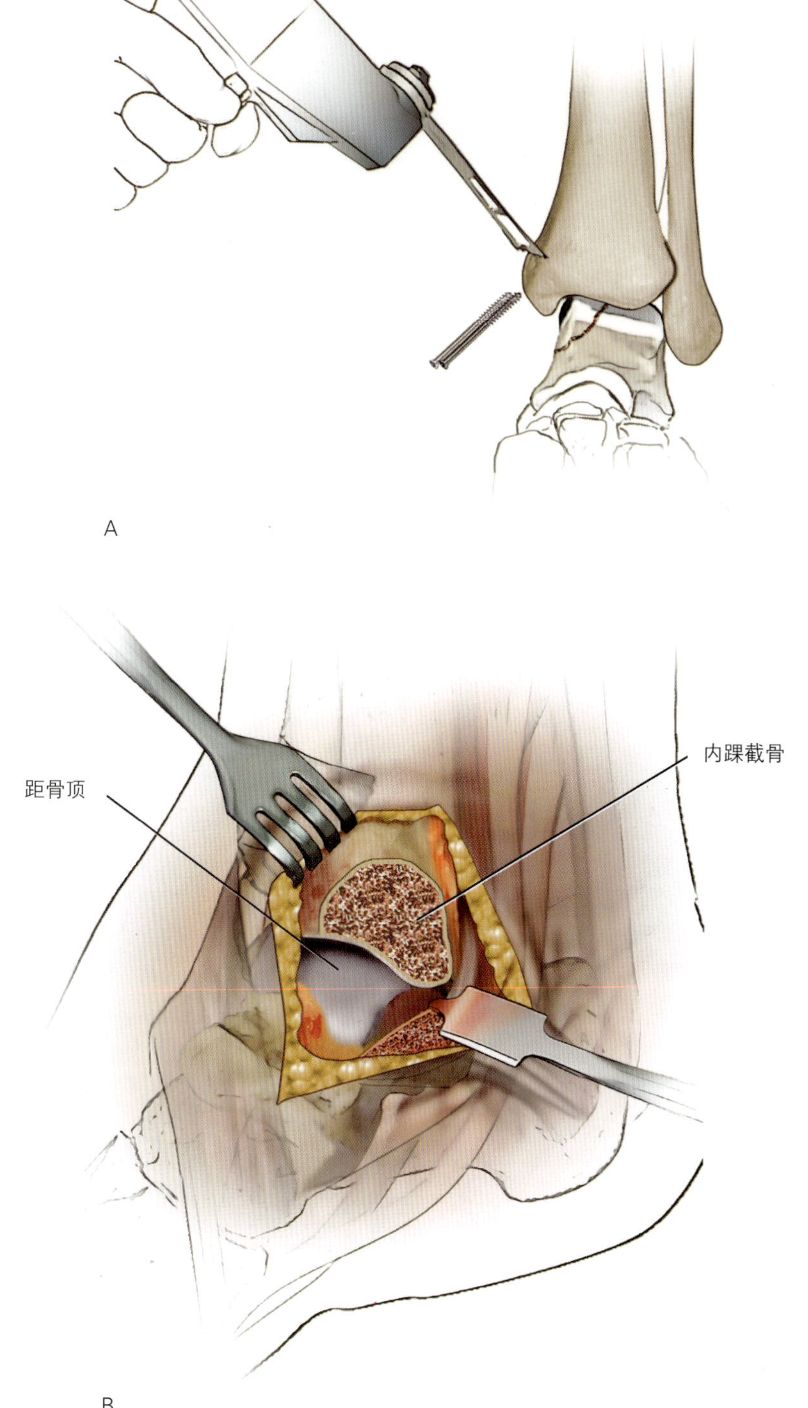

图 34.21 A. 内踝截骨，或 90° 角固定截骨线，否则当拧紧螺钉时容易出现内踝骨折块移位的现象。B. 内踝截骨允许观察距骨体后部

术前应该对内踝截骨固定有充分计划。用横向拉力螺钉联合防滑板或者拉力螺钉于内踝向内侧固定关节面。两入钉点应该位于前、后转子的终点，并与截骨平面成 90° 角拧入，否则当拧紧螺钉时容易出现内踝骨折块移位的现象。在截骨之前钻孔标记，沿着胫骨切开前内侧关节囊，以观察踝穴内侧。

截骨从胫骨干骺端内侧开始，倾向于斜行进入内踝和胫骨穹隆之间的内踝尖（图 34.21）。用微型锯片截断松质骨至关节上方的软骨下骨，然后用薄骨刀撬开软骨等以完成截骨。截骨后可以显露内侧距骨体。

用股骨牵引器对关节进行牵引，并显露距骨顶，使用直接和间接复位技术进行骨折复位治疗。矢状位骨折可以用由内向外的拉力螺钉进行固定。骨折块的大小决定了使用的内植物的大小。当固定关节软骨时，最好使用小的内植物，包括 1.5 mm、2.0 mm 或 2.4 mm 埋头皮质骨拉力螺钉等。由内向外的拉力螺钉可以通过距骨体内侧的三角窝放置在关节外。使用埋头螺钉是为了防止撞击的发生，无头关节下螺钉也是一种可以选择的内植物。小的软骨骨折块可以使用小型埋头皮质骨拉力螺钉或者生物可吸收钉进行固定。如果合并距骨颈骨折，如前所述方法进行复位内固定。

距骨头骨折

距骨头骨折通常与距下关节和 / 或距骨横向关节面脱位相关。当距骨头骨折单独发生，不同时合并距骨体或距骨颈骨折时，可以对骨折线进行手术复位。对于距骨头剪切骨折，可以采用胫骨前肌外侧切口。胫骨前肌与踇长伸肌之间的间隙是手术通道。在很多患者中，距舟关节交锁脱位很常见，距骨头外侧部分卡在舟骨外侧极，牵引距舟关节有助于复位骨折。不伴粉碎性骨折或明显关节面塌陷的剪切骨折可以使用关节下螺钉固定（图 34.22）。粉碎性骨折、明显塌陷骨折或者关节不稳定，需要跨内侧柱临时外固定治疗。对于距骨头明显塌陷和关节不完整的患者，应该仔细复位关节面并植骨复位关节下骨缺损。距骨头挫伤通常累及跖内侧部分，应该在胫骨前肌和胫骨后肌之间间隙手术治疗。

距骨外侧突骨折

骨折块大小、粉碎程度、后关节面累及程度等都预示着手术治疗的方法。外侧突骨折与距骨体和 / 或距骨颈骨折同时发生时，可以联合前内侧或者前外侧切口进行手术。外科手术显露外侧突骨折部位时，均需要由腓骨远端向第四趾延伸并纵向切开跗骨窦等结构，切口向足背部延伸可以更好地显露距骨颈外侧区域。手术时要注意尽可能地保护距腓前韧带和跟距韧带的附着点。距骨外侧突由内侧向外侧伸入跗骨窦等，骨折块可能地挡住骨折面。阻碍复位且不可能复位的小骨折块应该去掉，反转后足和 / 或牵引关节有助于显露后关节面，并允许复位突出的骨折块。对于大的孤立性外侧突骨折，可以用小直径拉力螺钉固定。粉碎性骨折或者明显向外突出的骨折，应该用外侧支撑板从距骨颈下外侧进行固定（图 34.23）。

距骨后突骨折

对于距骨后突骨折来说，切口的位置取决于骨折线的位置和粉碎程度。孤立性距骨后内侧结节骨折可以通过沿着趾长屈肌腱的走行的后内侧切口进行有限性切开手术治疗。偶尔，这些骨折块影响胫侧神经血管结构，需要仔细分离保护。趾长屈肌腱鞘是开放的，通过其顶端即可有限切开显露部分关节。一旦复位后，即可用细的拉力螺钉进行固定。更大的后突骨折块，需要通过趾长屈肌腱内侧或者外侧延伸到跟腱的切口以更充分地显露（图 34.24）。取内侧或外侧跟腱入路取决于骨折所涉及的大部距骨体的位置。后侧间室由纵行切开显露踇长屈肌、后踝及距下关节等。向内侧牵引踇长屈肌腱以保护神经血管束。没有粉碎的更大的骨折块需要拉力螺钉固定。对于粉碎性骨折来说，需要支撑板固定。

术后处理

术后患者行纱布包扎并后侧夹板固定，术后 24 小时内应用抗生素预防感染。一旦伤口愈合，患者换上可移动固定靴，并开始主动活动踝关节、距下关节、中足关节等康复功能锻炼。持续限制性负重 10~14 周，或者直到骨折愈合。影像学检查提示骨坏死不是功能锻炼的禁忌证。针对患者制订个体化的康复功能锻炼计划并进行监督。

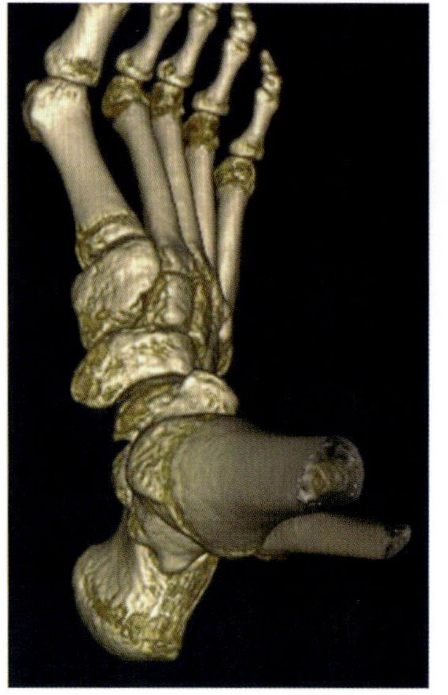

A

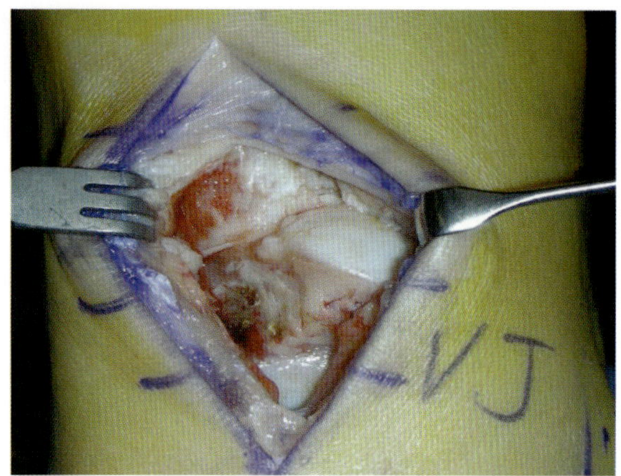

B

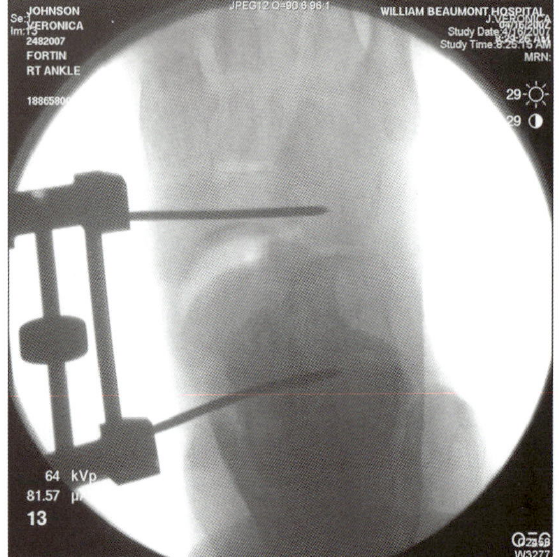

C

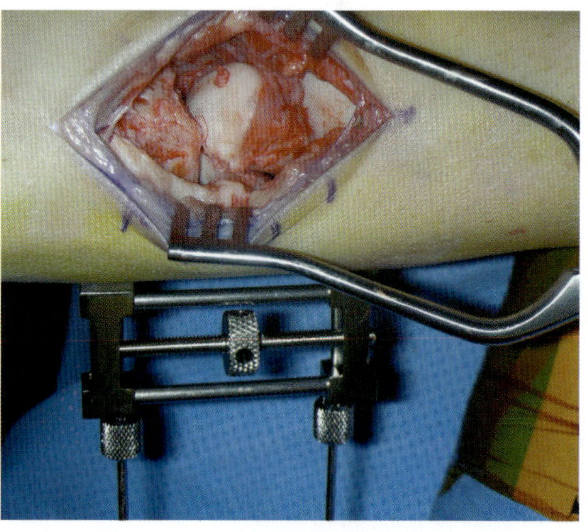

D

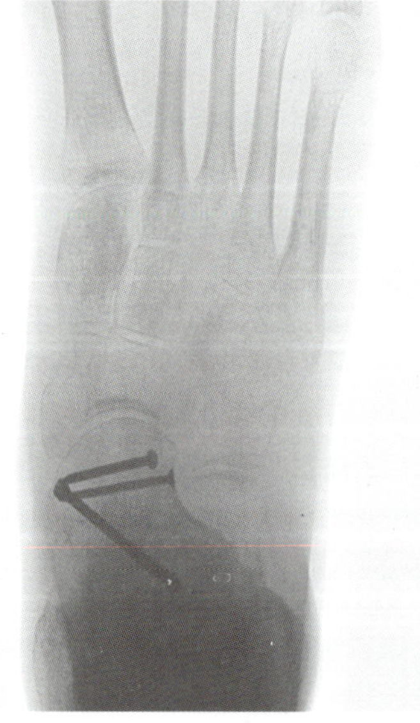

E

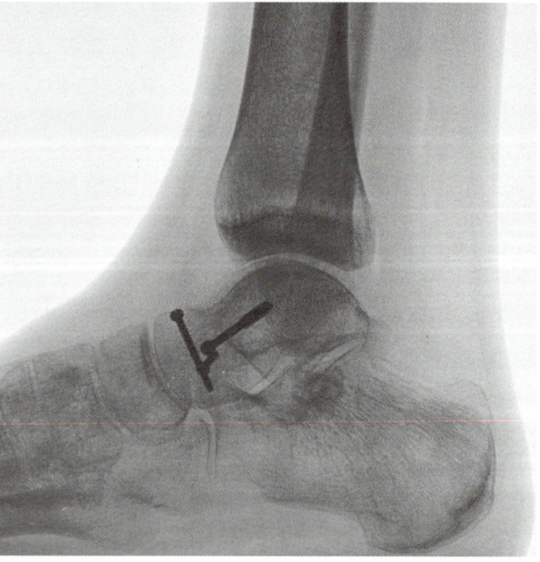

F

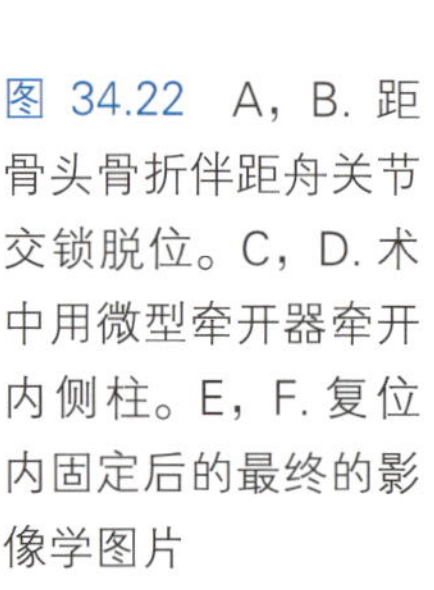

图 34.22 A，B. 距骨头骨折伴距舟关节交锁脱位。C，D. 术中用微型牵开器牵开内侧柱。E，F. 复位内固定后的最终的影像学图片

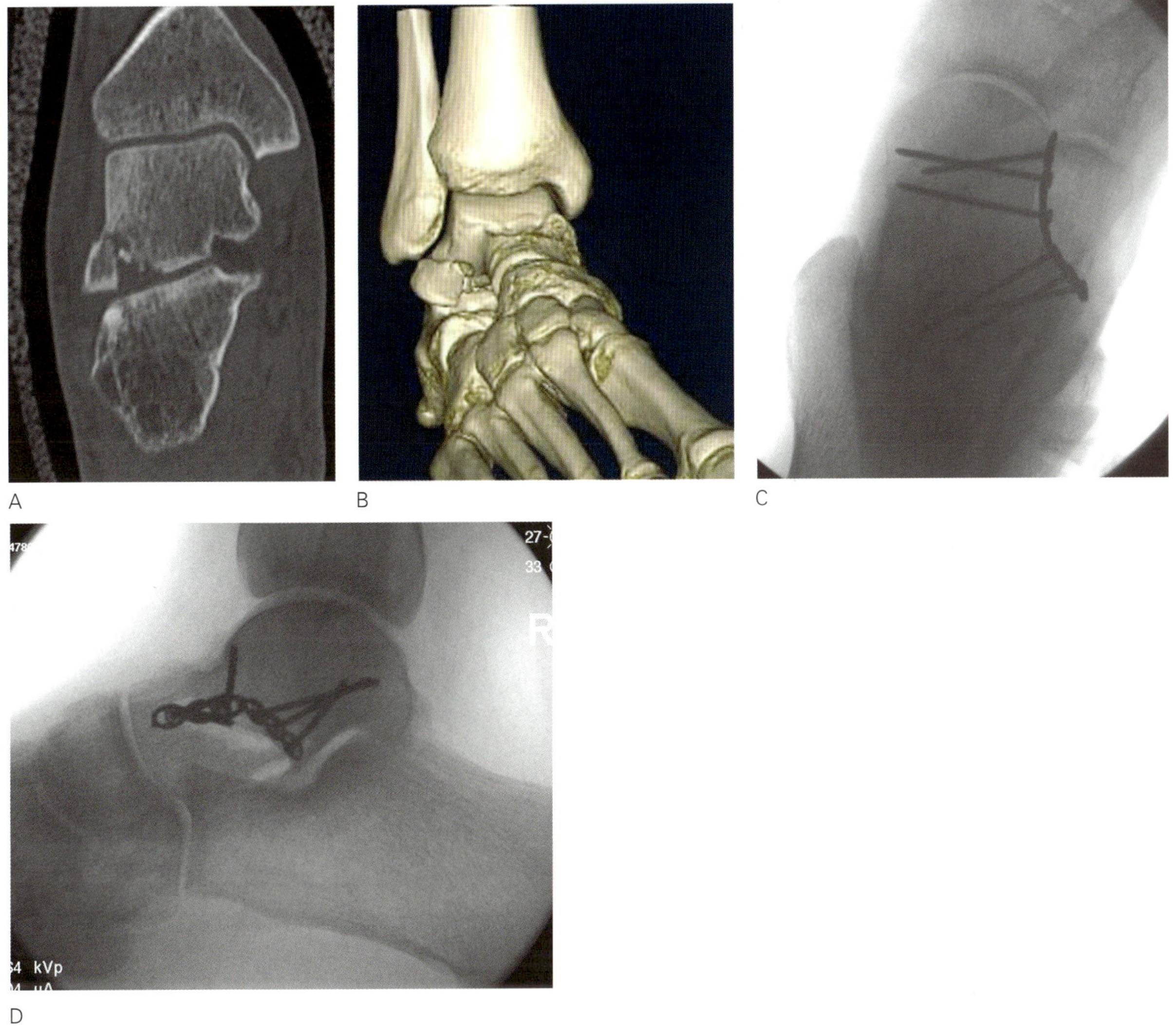

图 34.23　A，B. 距骨外侧突骨折累及后关节面。C，D. 板钉固定后的影像学图片

每 6~8 周行影像学检查以评估骨折愈合情况和监测是否有骨坏死发生。Hawkins 征是指距骨顶软骨损伤开始时 X 线下不显现，通常在伤后 6~8 周可以显现。Hawkins 征是距骨血运充足的表现，预示着距骨存活不会发生坏死。但是不出现 Hawkins 征却不能说明距骨已经坏死。充分利用 MRI 检查来监测骨坏死发生目前尚有争议。把 MRI 检查作为常规检查费用昂贵，实际应用意义差。偶尔对进行下一步重建手术时候，用 MRI 判断去血管化的程度有一定临床意义。手术应用钛制接骨板板对 MRI 检查影响很小。当 X 线检查显示不清时，可以行 CT 检查以明确病情。

并发症

软组织损伤 / 感染

尽管外科手术干预距骨骨折的手术时机目前尚有争议，但是普遍同意对于骨折伴关节脱位和 / 或出现明显的骨折移位时要行急诊手术治疗。骨折移位和 / 或关节脱位可以导致明显的皮肤张力增加，软组织和 / 或神经血管损伤。临时复位有助于避免全层皮瓣坏死等灾难性并发症（图 34.4）。延迟手术治疗是可行的，当骨折没有明显移位和肿胀时候，更有利于伤口的闭合和愈合。对于距骨颈和距骨骨折来说，双切口更容易处理软组织并避免皮缘坏死等。有时候可能会出现浅表伤口边缘坏死，这通常是局部伤口护理较差的结果，会明显影响术后康复功能锻炼。开放性损伤需要立即系统的清创处理和合适的覆盖，以避免深部感染等。深部感染初期可以使用敏感抗生素灌洗和清创等治疗方法。深部感染可以导致关节感染性破坏并伴有明显的骨缺损，很难恢复。

畸形愈合或不愈合

即使是很小的距骨骨折移位或者对位差都可能改变关节机械性能，并导致关节炎的发生。粉碎性、压缩型和/或复位不良导致的距骨颈内侧缩短可能导致内翻畸形。据报道，在距骨颈骨折切开复位内固定治疗的患者中，约 36% 存在内翻畸形。双侧切口有助于骨折

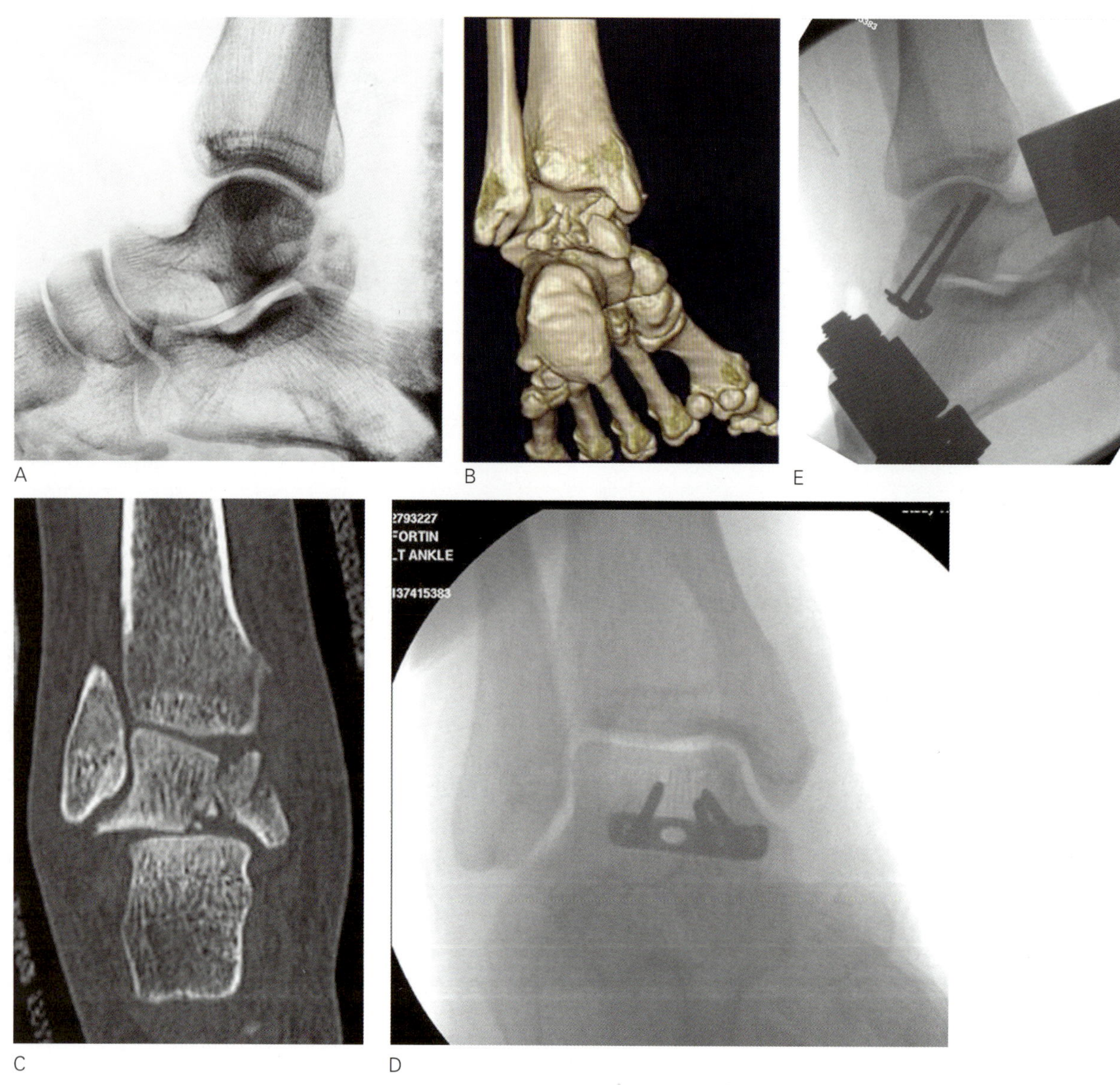

图 34.24 A~C. 距骨体/突后部骨折并明显累及关节面。D，E. 后内侧入路固定板固定后的影像学图片

显露和恢复距骨长度、序列，因此可以减少该并发症的发生。当距骨固定于相对颈部跖屈时候，距骨体背侧容易发生畸形愈合。这可能导致在极度背屈踝关节时候，出现距骨体与胫骨远端发生撞击。距骨是通常容易漏诊的部位，畸形愈合或者不愈合也可能是骨折漏诊的结果。

治疗有症状的距骨畸形愈合极其困难，这取决于距骨周围关节的完整性。长期存在的距骨内翻畸形伴距骨周围关节炎，可以通过关节固定术重新完善足骨序列来治疗。内翻畸形通常可以导致距骨内侧柱缩短，应行关节固定加以挽救。畸形愈合在没有出现关节炎之前，可以通过截骨术等重建距骨长度、序列和旋转特点等（图 34.25）。这可能涉及结构性骨移植以重建距骨颈长度。

骨坏死

骨坏死与其说是手术并发症，不如说是损伤导致的结果。继发于距骨颈骨折的骨坏死发生率与最初骨折的移位和粉碎程度有关，与手术复位的时间关系不大。没有塌陷的局部骨坏死常见于距骨颈和距骨体骨折，通常没有症状，患者结局不一定很差。分散性或者全部骨坏死

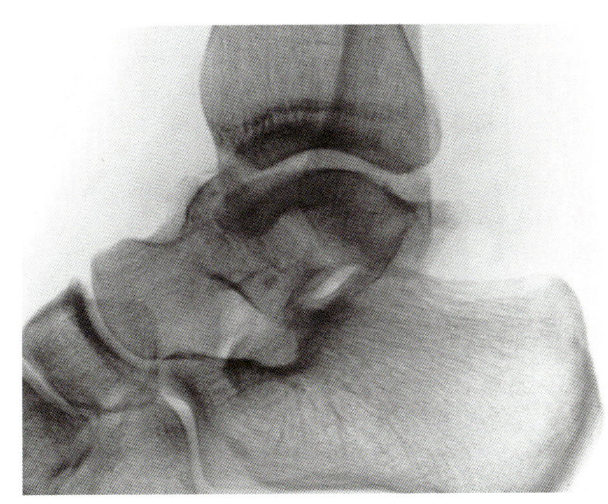
A

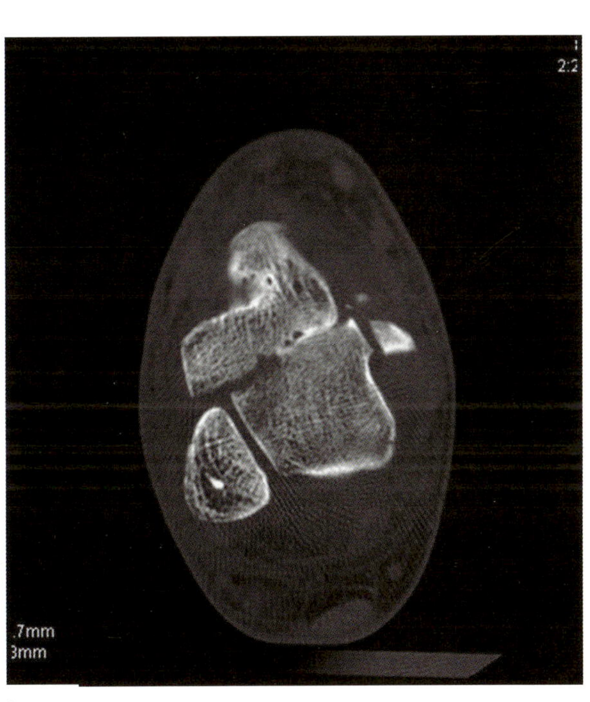

B

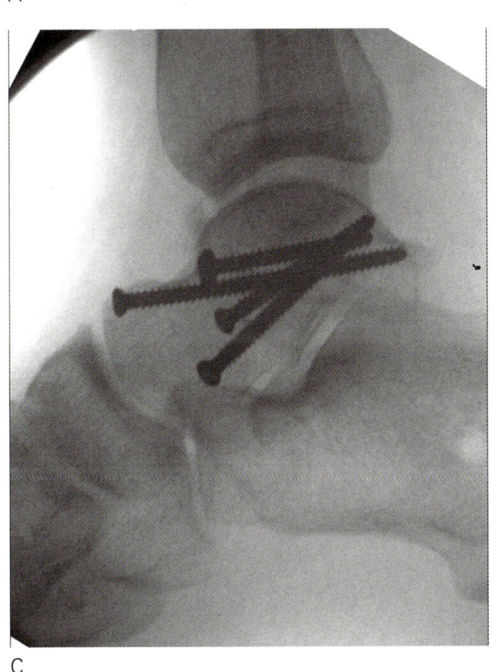
C

图 34.25　A，B. 距骨体骨折移位并畸形愈合。C. 截骨并最终固定的 X 线片

可能造成距骨顶塌陷，并导致踝关节和距下关节炎。在过去，通常通过延迟下地来重建距骨血运，这被认为可以避免距骨顶塌陷。然而，这一理论目前尚无定论。症状性骨坏死的保守治疗方法包括制动、调整固定靴等措施。手术治疗方法包括累及关节的固定等。对于一些情况下，距骨体完全塌陷，可以去除没有活性的距骨体，直接将距骨颈和距骨头相融合以重建关节稳定性并减少疼痛，这比胫距舟骨融合的活动性大一些。

创伤后关节炎

术后僵硬和创伤后关节炎是距骨体和距骨颈骨折最常见的并发症。局部通常出现不同程度的骨坏死，这可能是损伤时软骨受损的结果或者骨折畸形愈合异常关节动力学所导致的。稳定的内固定允许早期运动，减少距骨周围关节僵硬。当保守治疗无效时候，可以采用关节固定术的方法缓解疼痛。在重建手术前，有必要行影像学检查以明确坏死骨、存活骨和关节炎累及的区域等。

推荐阅读

Canale ST, Kelly FB. Fractures of the neck of the talus: long-term evaluation of seventy-one cases. *J Bone Joint Surg Am* 1978;60:143–156.

Fortin PT, Balazsy JE. Talus fractures: evaluation and treatment. *J Am Acad Orthop Surg* 2001;9:114–127.

Kou JX, Fortin PT. Commonly missed peritalar injuries. *J Am Acad Orthop Surg* 2009;17:775–786.

Lindvall E, Haidukewych G, et al. Open reduction and stable fixation of isolated, displaced talar neck and body fractures. *J Bone Joint Surg Am* 2004;86:2229–2234.

Marti R. Talus and Calcaneusfrakturen. In: Weber BG, Brunner C, Freuler F, eds. *Die Frakturenbehandlung bei Kindern und Jugendlichen*. Berlin, Germany: Springer Verlag; 1978:373–384.

Miller AN, Prasarn MD, et al. Quantitative assessment of the vascularity of the talus with gadolinium enhanced magnetic resonance imaging. *J Bone Joint Surg Am* 2011;93A:1116–1121.

Patel R, Van Bergeyk A, et al. Are displaced talar neck fractures surgical emergencies? A survey of orthopaedic trauma experts. *Foot Ankle Int* 2005;26:378–382.

Rammelt S, Winkler J, et al. Anatomical reconstruction of malunited talus fractures. A prospective study of 10 patients followed for 4 years. *Acta Orthop* 2005;76:588–596.

Rammelt S, Zwipp H. Talar neck and body fractures. *Injury Int J Care Injured* 2009;40:120–135.

Tezval M, Dumont C, et al. Prognostic reliability of the Hawkins sign in fractures of the talus. *J Orthop Trauma* 2007;8:538–542.

Vallier HA, Nork SE, Barei DP, et al. Talar neck fractures: results and outcomes. *J Bone Joint Surg Am* 2004;86:1616–1628.

Vallier HA, Nork SE, Benirschke SK, et al. Surgical treatment of talar body fractures. *J Bone Joint Surg Am* 2003;85:1716–1724.

第 35 章　跟骨骨折：切开复位内固定

作者　Michael P. Clare　Roy W. Sanders
译者　金开基　徐晓东
校对　徐海林

引　言

跟骨骨折是骨科医生最具挑战的骨折类型之一。60%~75% 的跟骨骨折是移位性关节内骨折，约 90% 的患者见于青壮年男性，可导致大量的经济损失[1，2]。充分了解相关的病理解剖原理和软组织处理方法是治疗的关键。

受伤机制

移位性关节内跟骨骨折通常继发于高能量创伤，如车祸或者高处坠落伤等。受伤机制首先由 Essex-Lopresti[2]提出，后经 Carr[3]确定。当距下关节外翻时，距骨外侧突与跟骨在至关重要的 Gissane 角处发生撞击，使跟骨外侧壁和体分开而产生最主要的外侧骨折线；剩下的力继续向内侧柱分散，一直延伸到前突或者跟骰关节而产生前外侧骨块。继发性骨折线来自于增加的力量：后侧直接给予一个力，骨折线向后后内侧关节面延伸，产生关节面压缩骨折；直接给予一个更下方的力，骨折线由下向后关节面延伸，产生舌样骨折（图 35.1）。

对于移位性关节内骨折，跟骨高度丢失，导致后跟缩短、增宽并内翻畸形。高度丢失可以通过 Böhler 角增大反映出来，距骨正常的下倾消失，距骨变得相对水平（图 35.2）。随着后关节面上外侧骨折块向跖侧压缩，外侧薄壁于 Gissane 角后外侧爆裂。外侧壁骨折容易在外踝部位卡住腓骨肌腱。有时候，严重的腓骨肌腱萎缩可能严重影响腓骨上的上支持带。前关节突通常向上移位，通过撞击距骨前关节突直接限制距下关节的运动。

对于移位性跟骨骨折来说，理解骨折块的病理解剖学概念十分必要（图 35.1）。前外侧骨折块包绕前关节突的外侧壁，呈锥形，并包括部分跟骰关节面。前侧主骨折块是主骨折线前侧的大骨折块，通常包括前柱和前关节突的前部。上内侧骨折块，也就是载距突骨折块，是主骨折线后侧可见的骨折块，这一部分常通过三角韧带复合体与距骨相连接，因此比较稳固。上外侧骨折块也叫作半月形骨折块，是后关节面的外侧部分，是关节面压缩骨折时后外侧关节面剪切下的骨折块。舌样骨折块是指上外侧骨折块，附着在后关节突上，包含跟腱附着点。后主骨折块是指后关节突。

手术适应证

手术适应证是移位性关节内骨折累及后关节面，具体包括后关节面骨折移位≥ 2 mm，跟骨高度丢失≥ 20%，或者外侧壁爆裂骨折。手术治疗包括恢复跟骨高度、宽度、总体形态，以及尽可能恢复后关节面等，并在能够在出现创伤后关节炎时行补救性原位关节融合术。手术的主要目标是在无痛情况下，重建解剖形态和恢复功能。

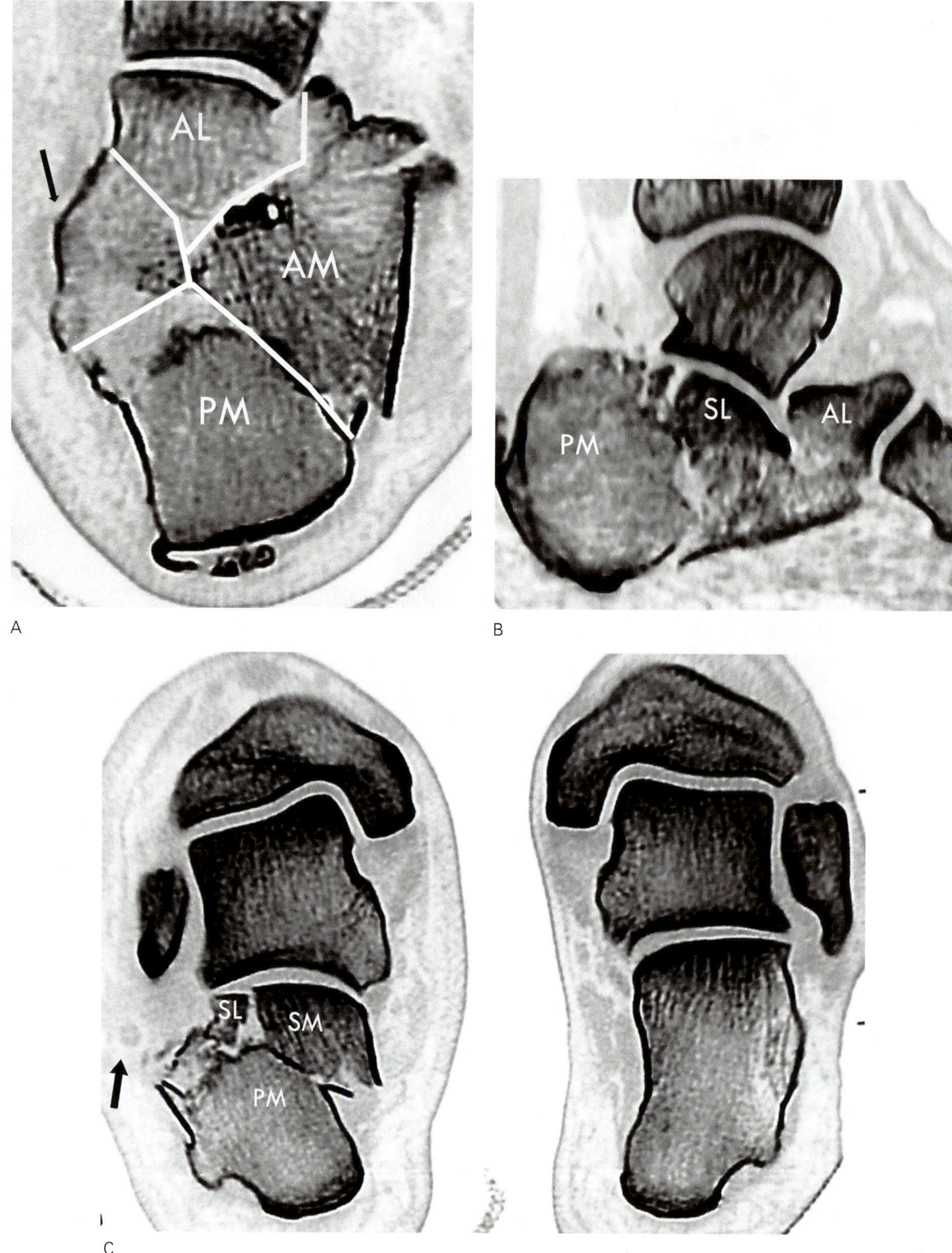

图 35.1 A. 轴位。B. 矢状位。C. 半冠状位。这些 CT 图片显示主骨折线和次骨折线（黑线），以及经典跟骨骨折块：前外侧骨折块，前侧主骨折块，后侧主骨折块，上外侧骨折块，上内侧骨折块等

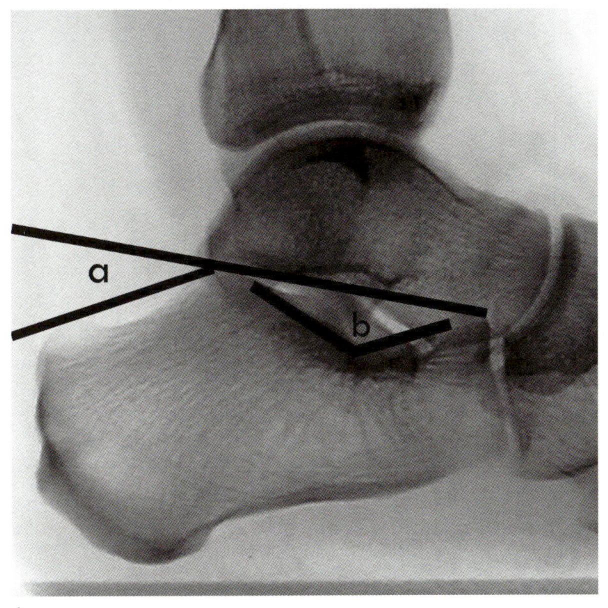

A

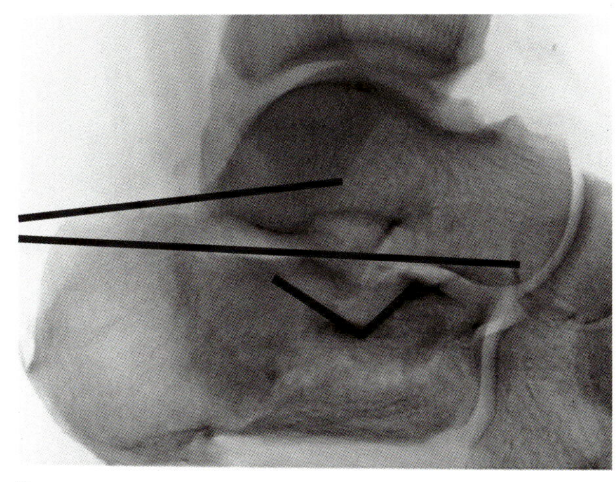
B

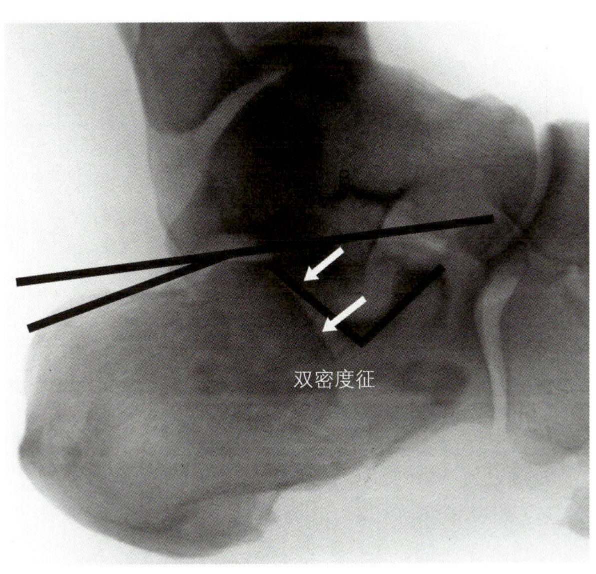

C

图 35.2　A. 跟骨正常的 Böhler 角（a 角）和 Gissane 角（b 角）的正常侧位像。B. 后关节面压缩时候的侧位像，Böhler 角减小和 Gissane 角增大，相对于距骨关节面跟骨高度丢失。C. 上外侧骨折块压缩骨折呈现双密度征（白色箭头）的侧位像，注意 Böhler 角和 Gissane 角的情况

手术禁忌证

对于 CT 显示的无移位关节内骨折（Sanders Ⅰ型），可行保守治疗[4~6]。其他具体禁忌证包括患有严重周围血管疾病或者胰岛素依赖性糖尿病及周围神经病变，其他医学手术禁忌证，以及不能行走的老年患者[7]等。年龄本身不是手术禁忌，因为很多老年人到了 70 多岁仍然非常健康并活动量很大[8]。尽管吸烟不是手术禁忌证，但是吸烟者伤口感染的风险增大，因此重度吸烟者（超过每天两包）是手术相对禁忌证。同样，如果患者未非胰岛素依赖性糖尿病，如果血糖控制良好，可以考虑手术治疗。

术前准备

临床评估

跟骨骨折患者后足疼痛严重，后跟有限的周围软组织腔隙积满血液。骨折的移位程度和软组织挫伤程度与受伤时的强度呈正比，低能量损伤时肿胀、瘀斑较轻，高能量损伤

时会出现严重的软组织挫伤，甚至导致开放性骨折的发生。

开放性骨折

跟骨开放性骨折通常是跟骨内侧突向内刺穿皮肤，或者外侧、后侧有明显的伤口。开放性骨折是需要综合治疗，与闭合性骨折相比，并发症发生率更高。

足和皮肤坏死的骨筋膜室综合征

损伤数小时内，后足因软组织严重肿胀而不能分辨其轮廓。很少情况下，会因严重肿胀而导致筋膜室综合征，如果不予处理，则可能导致爪形趾畸形、萎缩、功能下降或者丢失。因此，确认是否出现骨筋膜室综合征是很重要的，尤其是跟骨筋膜室综合征，它与小腿后侧深层筋膜室相连接。对于舌样骨折，舌样骨折块的明显移位使后方皮肤压力增加，如果不予处理可能导致坏死。

相关损伤

跟骨骨折时候，必须同时高度怀疑伴有其他损伤的可能，包括脊柱骨折或者下肢其他部位骨折，或者其他高能量损伤。必要时行诊断性评估。

软组织肿胀的处理

手术通常在伤后 3 周内骨折固化之前进行。一旦出现骨折固化，骨折块很难分开并充分复位，而且关节软骨可能从关节下脱离。如果肿胀明显，手术应推迟到伤后 3 周，以待软组织肿胀充分消失。我们利用合适的 Jones 敷料和支撑性夹板固定并联合患肢抬高。一旦肿胀开始消退，患者下肢即可穿弹力压力袜及骨折靴。Wrinkle 试验是患足背伸外翻时，对跟骨外侧皮肤进行观察和触摸，如果出现褶皱表示阳性。没有凹陷性水肿提示手术干预比较安全[5]。

影像学评估

X 线片

怀疑跟骨骨折时，应该行跟骨 X 线片检查，包括后足侧位、足前后位、跟骨轴位和踝关节踝穴位。

后足侧位片可以更容易地显示跟骨骨折。对于关节内骨折，后关节面高度丢失，跟骨体部与关节面挤压，通常相对于残存的距下关节向前旋转 90°，Böhler 角减小和 Gissane 角增大，后关节面分离压缩（图 35.2B）；如果仅仅累及后关节面的外侧部分，关节面劈裂可呈现双密度影，而 Böhler 角和 Gissane 角可能仍然保持正常（图 35.2C）。侧位像可以明确骨折是否累及关节或舌样骨折[2]。

足前后位片有助于明确骨折是否累及跟骰关节、前外侧骨折情况，以及跟骨外侧壁的增宽等。跟骨 Harris 轴位像可以显示跟骨高度丢失，宽度增加，结节的内翻及关节面情况等。踝穴位片通常可以显示后关节面累及情况。

CT

如果 X 线片提示跟骨关节面骨折，CT 可以进行确认。CT 通常在轴位、矢状位、30° 半冠状位进行成像，层厚 2~3 mm。

轴位或者横断面片可以显示延伸至前关节突、跟骰关节、后关节面的载距突和前后缘等处的骨折线（图 35.1A）。矢状位片显示结节骨折块的移位程度，前关节突的累及程度，前外侧骨折块的上移情况，后关节面上外侧的前旋情况，关节压缩骨折或者舌样骨折的形态等（图 35.1B）[2]。30° 半冠状位像显示后关节面骨折块的移位，载距突、跟骨体的增宽或缩短，跟骨外侧壁爆裂，结节内翻，腓骨肌腱的位置等（图 35.1C）。

手术技术

尽管手术方法种类繁多，但是对于移位性关节内骨折，要持续复位跟骨体，重建跟骨高度及宽度，尽可能地恢复严重粉碎骨折的关节面等，我们更倾向于外侧扩大切口[6]。

切开复位内固定：对于关节压缩骨折行扩大外侧切口

患者体位 / 铺单 /C 臂

患者术前常规应用抗生素，置于可透射 X 线的手术床上，方便术中体位摆放和通过 C 臂进行透视。患者取侧卧位，下肢放置小袋，上下肢呈剪刀状，健肢尽量远离手术操作部位。在健肢下方放置保护性软垫，以保护腓总神经，同时患肢可以随时任意抬高进行操作（图 35.3）。

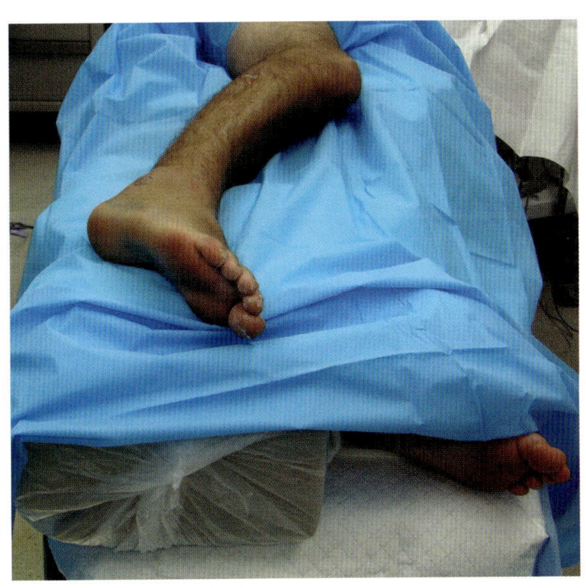

图 35.3 扩大外侧切口的术中体位，患肢和健肢与手术床上呈剪刀样摆放

所有患者都要应用大腿充气止血带。手术操作应该在应用止血带的情况下于 120~130 分钟内完成，以减少潜在的损伤并发症。应用标准的 C 臂而不是微型 C 臂进行透视，避免透视设备太小影响透视时获得标准的侧位像。透视设备应放置在术者的对面，并与手术台垂直。

手术入路

术后软组织问题仍然是跟骨骨折的重要并发症。因此，精心设计切口，对软组织进行轻柔操作至关重要。在跟腱外侧、外踝尖近端 2 cm，即于腓肠神经和跟外侧动脉后方做垂直切口[9]，向足跖侧延伸。于足跟皮肤交界处行水平切口并与垂直切口弧形连接（图 35.4A）。小心解剖直至跟骨结节骨面，并延伸至水平切口中部。从顶点开始掀起骨膜下厚层皮瓣，应避免使用牵开器，直至显露骨膜下皮瓣，以避免皮肤与皮下组织分裂（图 35.4B）。从跟骨外侧壁锐性分离跟腓韧带，通过软骨滑车从腓骨结节分离邻近的腓骨肌腱（图 35.4C）。用骨膜起子轻柔地在切口远端移动肌腱，以显露跟骨前外侧。腓骨肌腱、腓肠神经和跟骨外侧动脉全部位于全层皮瓣中，降了外侧皮瓣缺血坏死的可能性。

继续深层解剖，向前分离跗骨窦和前关节突及向后分离跟骨结节前大部分，以便开窗可直视后关节面。使用无接触技术，即 3 根 1.6 mm 克氏针牵拉骨膜下皮瓣，一根打入腓骨，以使腓骨肌腱相对于外踝向前半脱位，第二根克氏针置入距骨颈，第三根克氏针置入骰骨，用骨膜起子分离使腓骨肌腱远离跟骨前外侧（图 35.4D）。

骨折块的复位

移动取出爆裂的跟骨外侧壁骨折块并保存于生理盐水中。用小骨膜起子轻轻抬起跟骨体跖侧缘后关节面毗邻的上外侧压缩关节面。评估关节面的软骨损伤情况，自血肿中清理软骨块并保存于生理盐水中。去除关节面骨折块，有利于显露支撑骨折块结节骨折块以及内侧斜形主骨折线等（图 35.5A）。

将骨膜起子置入主骨折线处，并向跖侧撬拨。将结节骨折块从支撑骨折块撬起，以沿跟骨内侧壁恢复跟骨高度和宽度[10, 11]（图 35.5B）。在跟骨结节后下角置入 4.5 mm 外固定针，通过纵向牵引、内移、外翻等过程复位结节[12]。

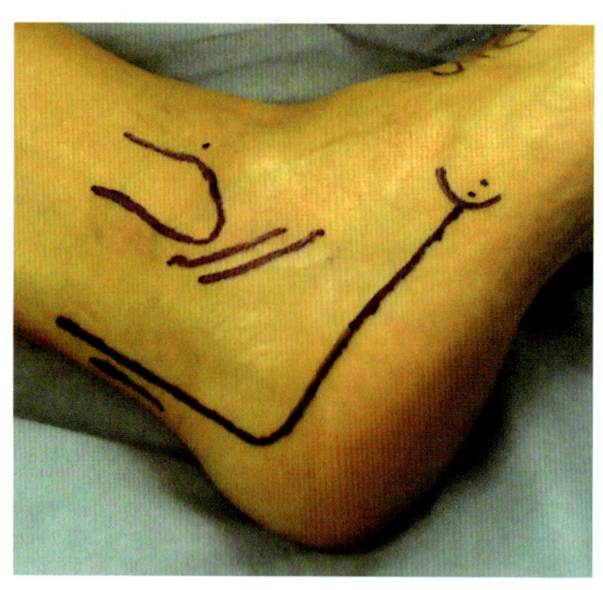

A

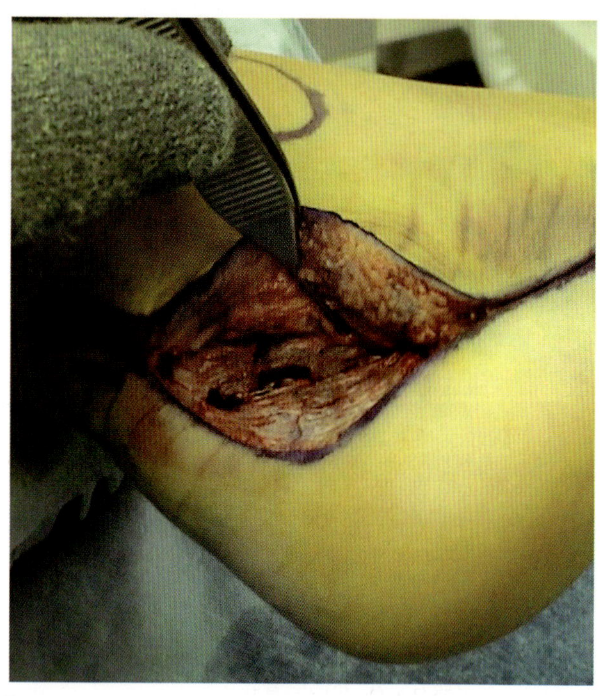

B

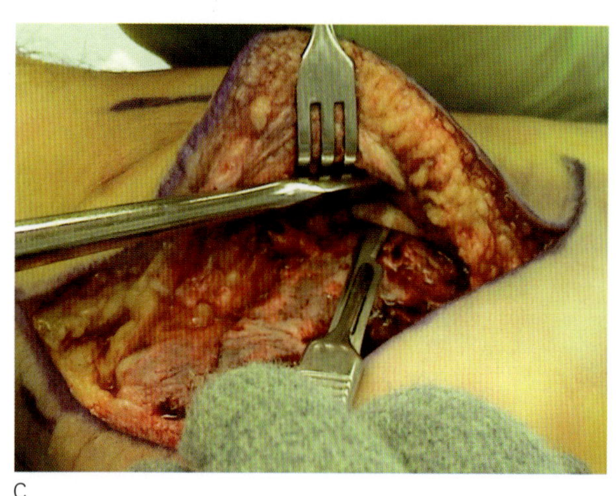

C

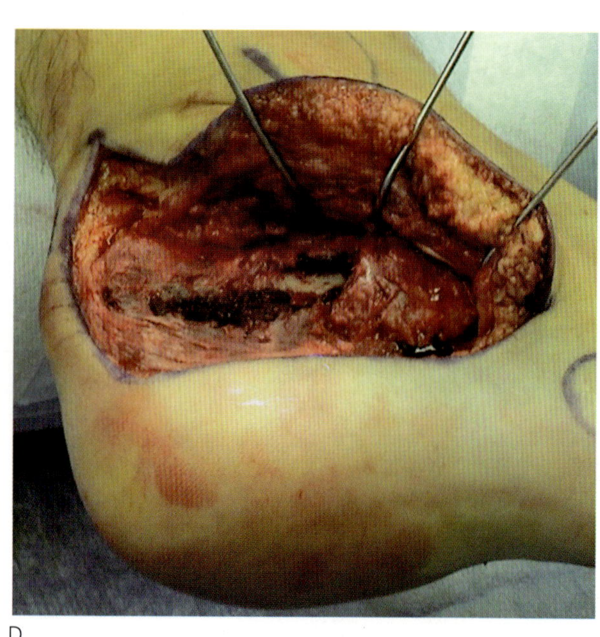

D

图 35.4 扩大外侧切口。A. 切口计划。B. 使用无接触技术下的骨膜下全层皮瓣。C. 腓骨肌腱的移动。D. 克氏针牵引

复位关节面和前突

同时还要重视后关节面骨折块情况：对于单一骨折块骨折（Sanders Ⅱ型骨折），平行于上外侧骨折块关节面置入 1 根 1.6 mm 克氏针，以辅助复位；对于双骨折块骨折（Sanders Ⅲ型骨折），首先通过 1.6 mm 克氏针向支撑骨折块复位中央关节面，随后更换为 1.5 mm 可吸收针（聚 -L- 乳酸），然后去除后端凸起（图 35.6）。上外侧（最外侧关节面）骨折块通常复位到中央和支撑骨折块上并稳定固定。向每一骨折块置入 2 根细克氏针以防止骨折块旋转。必须精确复位关节面骨折块，以恢复正确的高

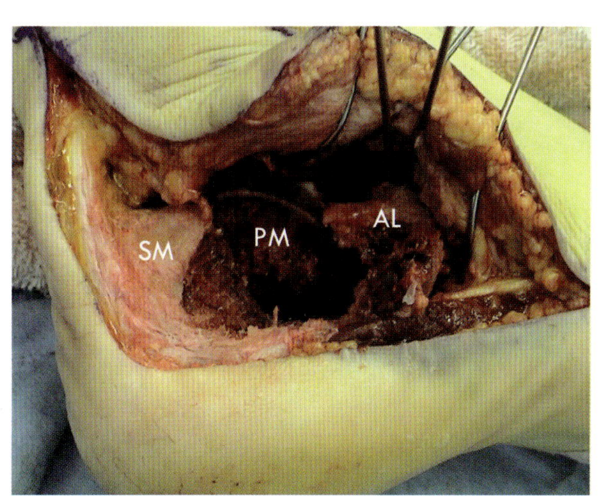

A

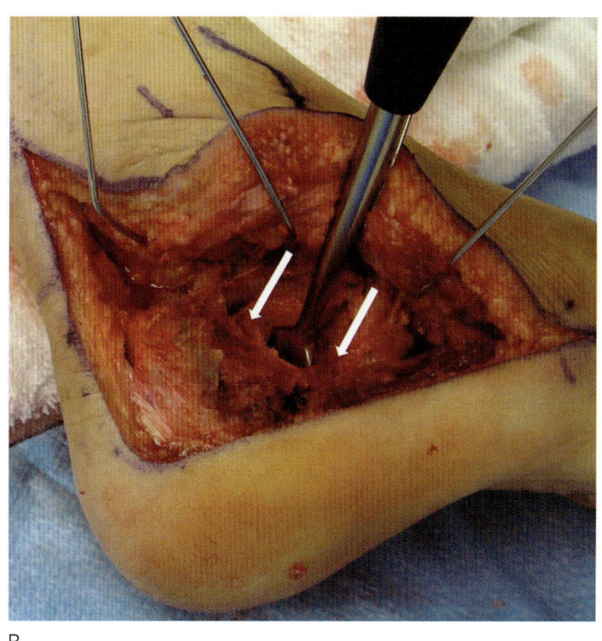

B

图 35.5　术中照片。A. 外侧壁骨折块和上外侧骨折块的切开显露。AL, 前外侧骨折块；SM，上内侧骨折块；PM，后主骨折块。B. 用钝性骨膜起子通过主骨折线进行撬拨复位（白箭头）

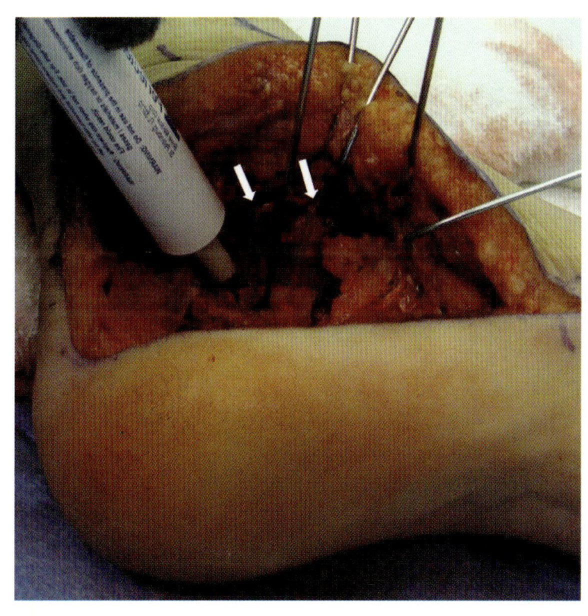

图 35.6　用生物可吸收针（白箭头）固定中央骨折块，去除针的突出部分

度（上下）、旋转（前后）及冠状面序列（内翻—外翻）。结节骨折块与关节面骨折块发生撞击时，可能影响复位。这样，手术医生需要进一步内翻撬起结节或者从结节骨折块去除多余的骨质，以利于关节面复位。

前突骨折块通常从完整的骨间韧带处向前移位。用锐口刮勺和预先放置的 1.6 mm 克氏针向下撬拨骨折块。前突骨折线通常变化较大，对于高能量损伤更是如此，比如可能有三块分离的骨折块。在这种情况下，既然前外侧骨折块已经复位，那么外科医生应该确定中央骨折块不会出现向上移位。使用撑开器协助中央骨折块复位。

横形骨折线可能通过 Gissane 角。在这种情况下，前主骨折块下方的支撑骨折块可能发生前旋。因此，在关节面复位之前必须先纠正支撑骨折块旋转畸形，复位并稳固前主骨折块，以防止整个后关节面旋转畸形（图 35.7）。

一旦后关节面骨折块复位成功，可以通过手术窗口视野确认关节面复位成功：上外侧骨折块的前后角应该与支撑骨折块的前后角相对应。用小牵开器从关节面后缘撑开，以便于从后方观察全部关节面。如果通过手术窗口仍然不能充分观察后关节面，那么将导致矢状位骨折复位不良（图 35.8）。

在这一点上，前外骨折块的后缘应该与上外骨折块的前下缘向匹配，以重建 Gissane 角。用外侧固定针对跟骨外侧壁和跟骨体进行外翻复位，以重建其序列。对于外侧壁应该进行精

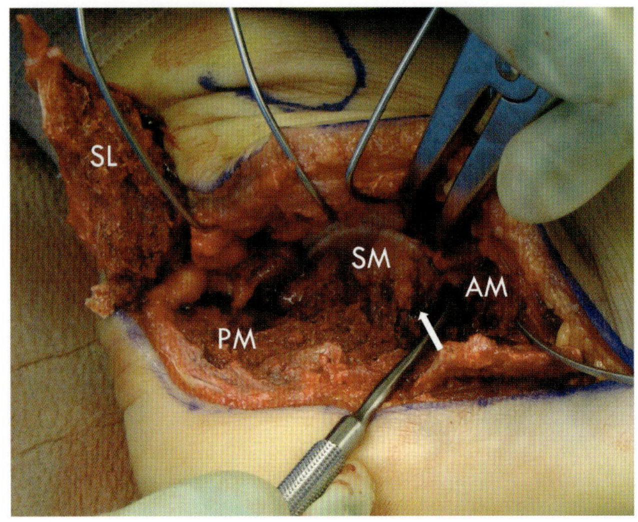

图 35.7 关节重叠。纠正支撑骨折块旋转畸形，撬起（白箭头）并向前主骨折块复位。注意复位与软组织相连呈铰链结构的舌样骨折块，以利于主骨折线的复位

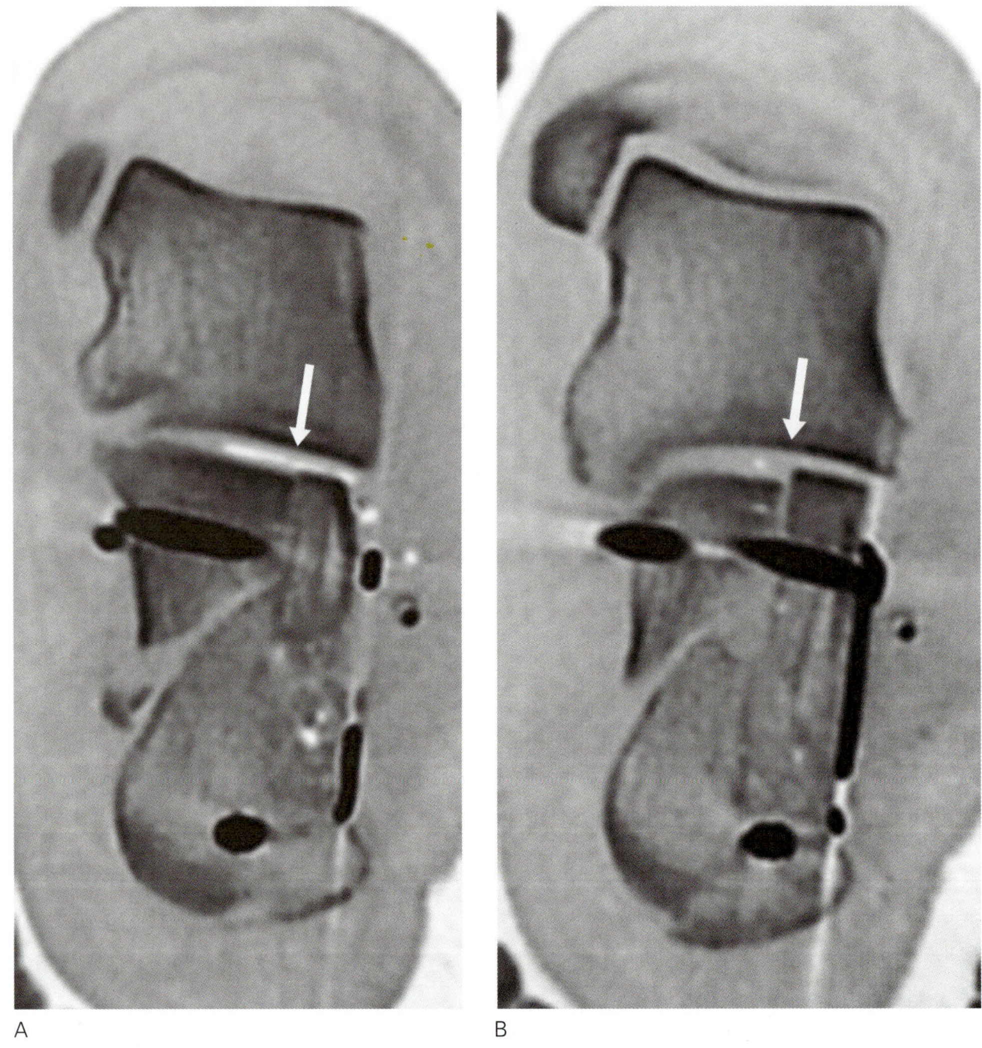

图 35.8 因窗口视野不足导致上外侧骨折块矢状位复位不良。A. 术后冠状位 CT 清楚显示关节面后部解剖复位情况。B. 冠状面检查提示跟骨后部旋转不良

确解剖复位，以确保至少重建外侧柱。

复位过程中应该对跟骨进行透视以确定复位情况，包括侧位、Broden 位及轴位等。侧位应该是踝关节的真正侧位，以便精确评估跟骨复位情况（图 35.9）。其次，下肢内旋 45°，足背屈以获得踝穴位，透射的球管应该在矢状面上向头侧倾斜 10°，以获得 Broden 位像来观察后关节面。通过足背屈 / 跖屈对整个关节面进行观察（图 35.9B）。最后，下肢完全旋转 90°，通过中足极度背屈患足，透射的球管与手术床呈

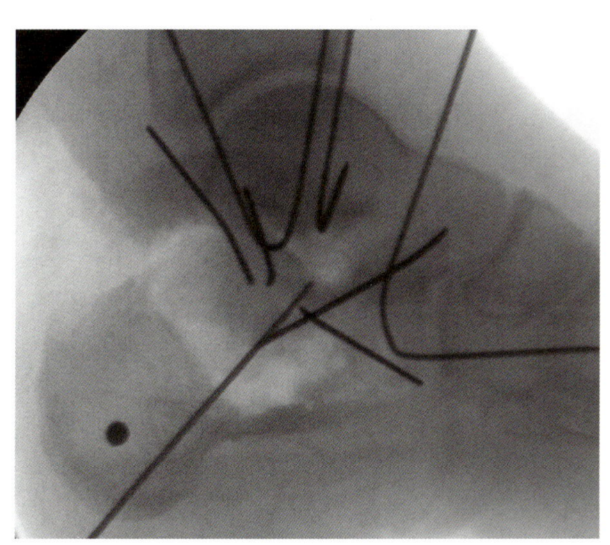

A

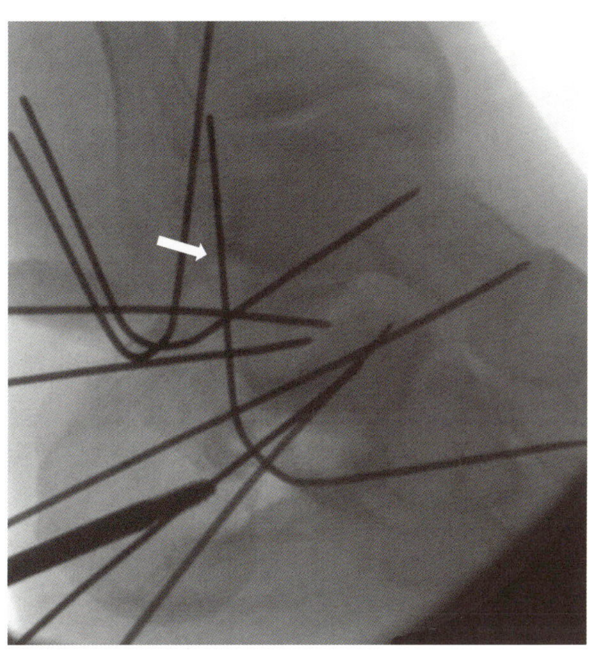

B

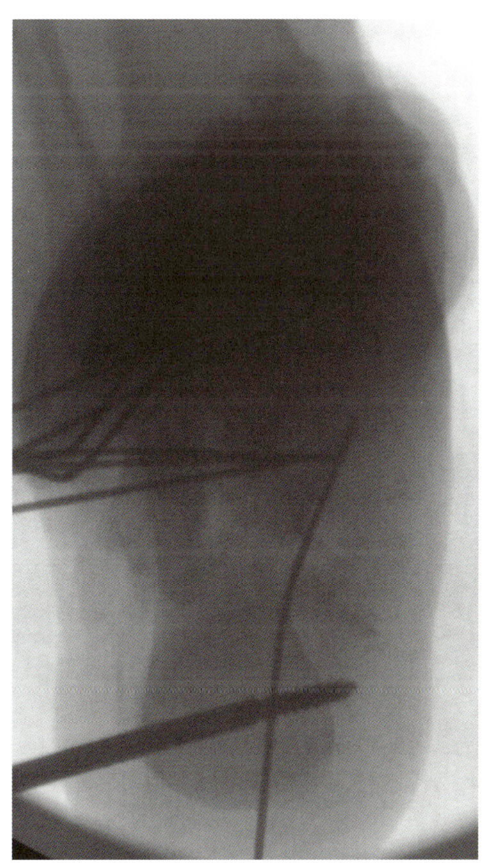

C

图 35.9　术中复位透视像。A. 侧位。B. Broden 位。C. 轴位。通过简单手术操作，注意后关节面（B）解剖复位和重建跟骨高度（C），同时注意恢复结节内翻角度（C）

30° 并正对中足，以获得清晰的跟骨轴位影像（图 35.9C）。

劈裂舌型骨折的联合复位技术（开放 / 闭合）

尽管关节外舌型骨折（Sanders Ⅱ C 型）可以通过经皮复位技术进行复位，但是关节内舌型骨折（Sanders Ⅱ A、Ⅱ B 型或Ⅲ型）需要通过扩大外侧切口进行切开复位。对于这些骨折类型来说，跟腱的牵拉作用严重妨碍外侧关节舌型骨折块在矢状位上的旋转复位。我们利用 Essex-Lopresti 开放复位技术，使用经皮放置的 4.5 mm 外固定针对舌型骨折块进行复位[13]。使用固定针向跖侧撬拨来对抗跟腱的牵拉作用，以完成关节面矢状位解剖复位（图 35.10）。如前所述，继续完成剩余复位过程。

坚强内固定

选择使用低切迹外侧跟骨固定板。不提倡沿纵轴对固定板进行预弯，因为这样可能导致结节的内翻畸形。拧紧螺钉使固定板与骨质紧贴，以缩小跟骨的宽度。

首先于后关节面位置拧入皮质骨拉力螺钉（2.7~3.5 mm），通常一枚螺钉位于固定板外，一枚螺钉位于固定板上，并置于关节面下方，在拧入支撑骨折块的位置稍微倾向跖侧，以适应由外向内的关节面斜坡。固定板上使用 3.5 mm 皮质骨螺钉或者 4.0 mm 松质骨螺钉固定前关节突。固定板最远端螺钉孔应该稍微后倾，以适应跟骰关节面。

固定跟骨结节时，对固定板施加一个由外向内的力（使用术者拇指），同时对结节下表面施加一个外翻力（使用患者的中指和环指，图 35.11）。2 枚螺钉横穿固定跟骨的主骨折块（前突、后结节和关节面）（图 35.12）。当患者骨质量较差的时候，应该使用锁定螺钉，以起到更好支撑作用，来维持跟骨高度（图 35.12D）。最后透视确认骨折复位及内固定物的放置情况。

Sanders Ⅳ 型骨折切开复位内固定或者一期融合

切开复位内固定并一期距下关节融合仅适用于高度粉碎性关节内骨折（严重的 Sanders Ⅲ 和全部 Sanders Ⅳ 型骨折）[10]，因为这些骨折

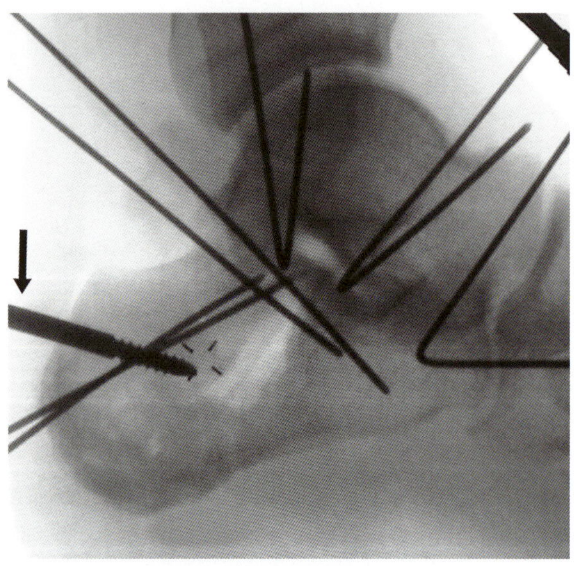

图 35.10 关节内舌型骨折的 Essex-Lopresti 复位技术，利用舌型骨折块内的 Schanz 针中和跟腱的牵拉作用

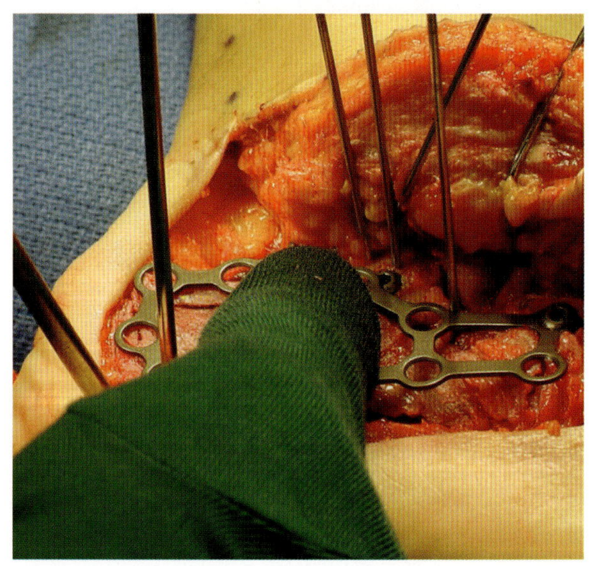

图 35.11 固定跟骨结节。对固定板施加一个由外向内的力（使用手术拇指），同时对结节下表面施加一个外翻力（使用患者的中指和环指）

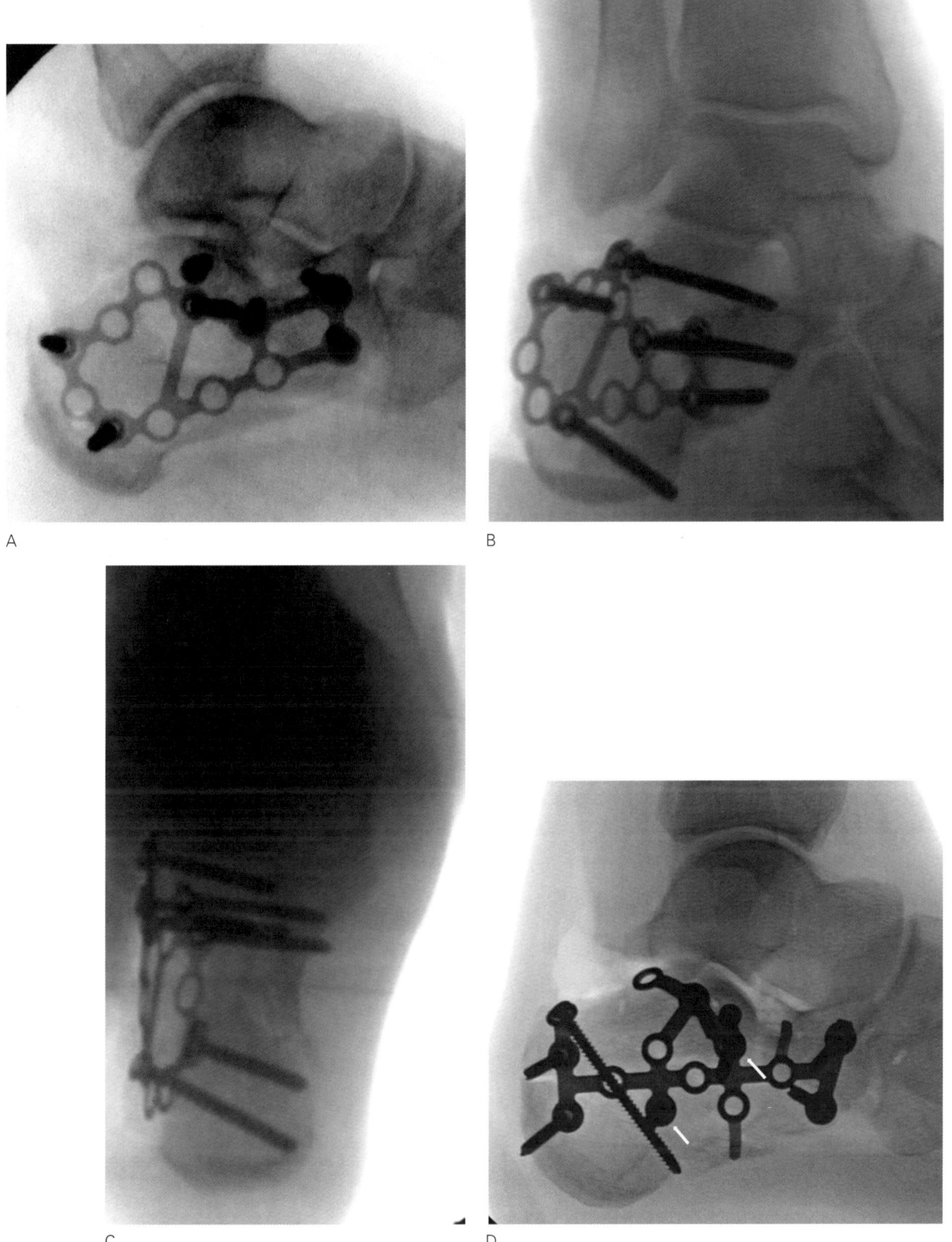

图 35.12　术中透视。A. 侧位。B. Broden 位。C. 轴位，以确认骨折最后的复位情况及非锁定中和接骨板的固定情况。D.（另一个患者）术中侧位像显示使用锁定中和接骨板固定骨折，注意锁定螺钉（白箭头）放置在后关节面骨折块以下以支撑跨越性骨缺损

的关节面在术中是不可能重建的[6]。标准的切开复位内固定技术通常采用扩大外侧切口进行，以恢复跟骨高度、长度及整个形态。一期距下关节融合适用于关节内复位不良，严重的软骨分离，或者关节面大量缺损[14]。

评估腓骨肌腱

去除克氏针，沿外踝后缘将腓骨肌腱复位于腓骨沟。用锐性骨膜起子向上撬拨外踝水平皮瓣下方的腓骨肌腱腱鞘，同时观察重叠皮瓣以评估腓骨上支持带和腓骨肌腱腱鞘的稳定性（图 35.13A）。如果腱鞘可以从外踝分离，骨膜起子可以容易地从前方滑至腓骨，这种情况下，需要修复肌腱腱鞘。

伤口关闭之前，沿外踝后缘切一小口（小于 3 cm），以显露腓骨肌腱腱鞘（图 35.13B）。沿腓骨后外侧缘置入 1~2 枚缝合锚钉。随着腓骨肌腱复位到腓骨沟中，通过缝合拉紧腱鞘，重建腓骨腱鞘作用。以同样的方式用骨膜剥离子来确定肌腱的稳定性[15]。

关闭伤口

垂直切口于其近端放置深的引流条，内部从切口顶点向近端和远端延伸，并用 0 号缝线固定。由两端向顶点一直牵引缝线，直到缝完顶点部位为止，以降低伤口张力。皮肤用改良 Allgöwer-Donati 缝合技术用 3-0 单纤维缝线进行缝合。松止血带并使用夹板固定（图 35.14）。

术后处理

患者术后通常应该住院观察，以解决术后疼痛等问题。术后继续预防使用抗生素 24 小时。术后 2 周更换笨重的夹板，患者下肢穿压力袜及骨折靴，同时开始踝关节屈伸等功能锻炼。拍摄非负重 X 线片，术后 4~5 周，切口愈合，缝线脱落，增加距下关节活动度康复锻炼。术后 10~12 周行负重位 X 线片检查。这是可以进行点的本体感觉、内外翻锻炼，逐渐开始下地负重。

我们更倾向于患者在下地负重前带支具睡觉，以防止内翻足挛缩畸形。随着负重锻炼的继续，患者逐渐开始穿常规的鞋子。多数患者在开始下地负重锻炼时能保留约 50% 的中足活动功能，因此物理治疗是没有必要的。多数患者能够在术后 6 周左右恢复接近正常的功能。

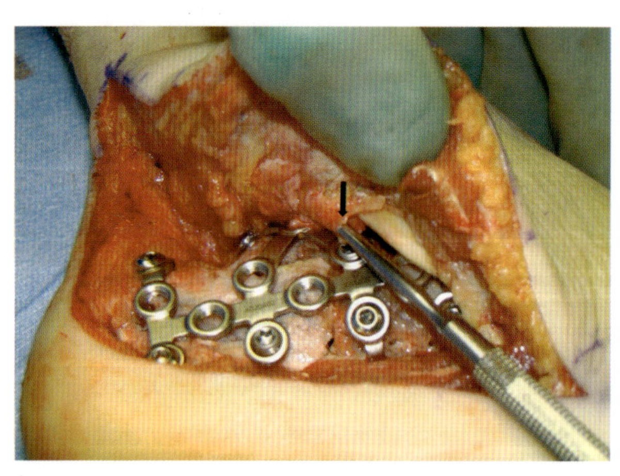

A

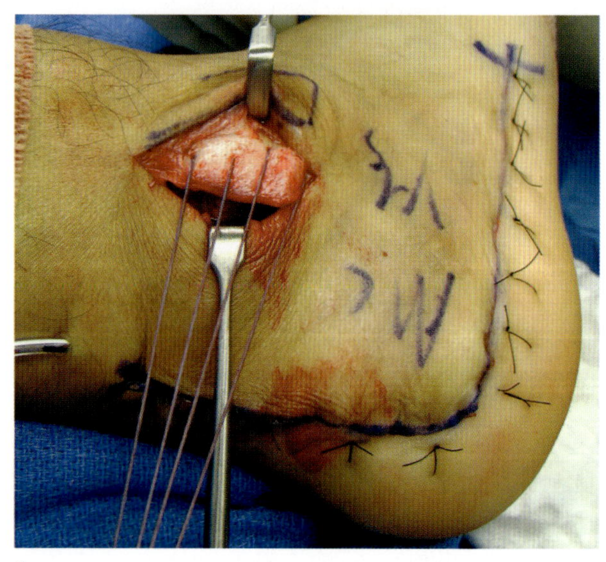

B

图 35.13 腓骨肌腱脱位。A. 用剥离器（黑箭头）提起皮瓣下表面，对腓骨肌上支持带进行评估。B. 修复腓骨肌上支持带。通过水平褥式缝合将腱鞘拉向后外侧角，恢复腱鞘作用

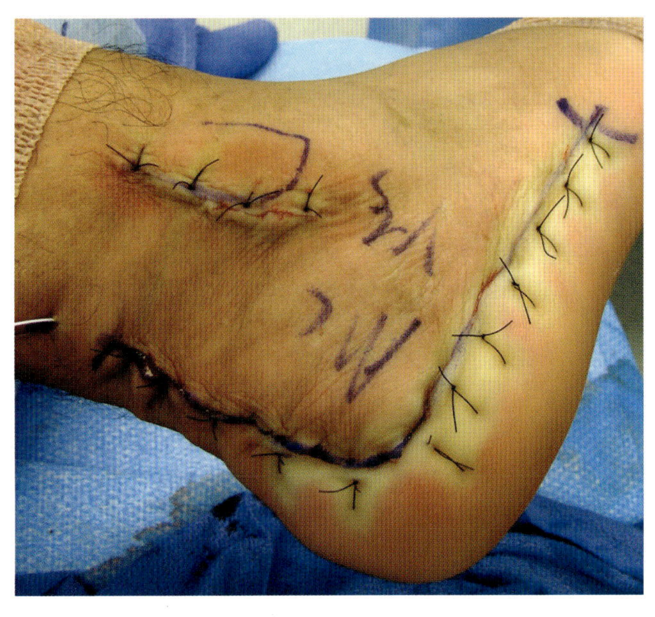

图 35.14 用改良 Allgower-Donati 技术关闭切口。注意，外侧切口水平支与 SPR 修复切口之间的皮桥

术后 4 个月、6 个月、9 个月及 1 年复查，并行负重位 X 线片检查。

并发症

伤口并发症

多数跟骨骨折手术并发症是伤口裂开，占所有病例的 25% 以上[6, 12, 16~20]。多数伤口最终愈合，闭合骨折发生深部感染和骨髓炎的发生率为 1%~4%[16, 18~20]。如果伤口破裂，应该立即停止关节屈曲旋转功能锻炼，并同时服用抗生素治疗。一旦伤口闭合，可以再开始屈曲活动。对于顽固性伤口，我们建议安装负压吸引装置以促进伤口愈合。

距下关节功能丧失

因为对于移位性关节内跟骨骨折，后关节面术中复位情况很难确切，所以术后距下关节僵硬有时不可避免。很难确定僵硬是受伤的结果还是扩大外侧切口所导致，还是两者共同造成的。根据我们的经验，多数患者术后距下关节的活动度可以恢复到约术前的 75%，而这已足以满足日常活动。

对于距下关节纤维化的患者，可以行关节囊松解和后关节面关节松解术进行治疗。一旦确定了后关节面的方向，可以用 15 号刀片由后方向前方和侧方进行操作。残存的关节囊可以用骨膜起子的锐头松解至 Gissane 角水平。关节内的粘连通过骨膜起子的钝头进行松解，仔细分离避免医源性软骨损伤。术后可以立即进行距下关节康复功能锻炼。

创伤后距下关节炎

创伤后距下关节炎可能继发于切开复位内固定手术，甚至发生于解剖复位的患者中，主要取决于损伤时的软骨损伤情况[5]。由于已经恢复了跟骨的高度和形态，可以清除移植物并行距下关节融合术进行治疗[5,21,22]。

结 果

相对于其他关节周围骨折，移位性跟骨关节内骨折由经验丰富的医生进行手术治疗的效果优于保守治疗[23~27]。

由于移位性跟骨关节内骨折保守治疗效果很差。Crosby 和 Fitzgibbons 于 20 世纪 90 年代早期对该类骨折进行研究，发现手术治疗比保守治疗有非常明显好的治疗效果。

Thordarson 和 Krieger[25] 等对移位性跟骨

关节内骨折的随机临床前瞻性研究发现，手术治疗可以取得更好的术后评分。

Laughlin 等报道[26]采用扩大外侧切口，使用外侧中和固定板和拉力螺钉治疗移位性跟骨关节内骨折，患者术后优良率为 78%。同样，Tornetta[27]采用扩大外侧切口，使用外侧中和接骨板和拉力螺钉治疗移位性跟骨关节内骨折，91% 患者得到解剖复位，患者术后优良率为 77%。

对于移位性跟骨关节内骨折，采用保守治疗可能导致症状性跟骨畸形愈合，并伴有明显的长期并发症，包括创伤性距下关节炎、跟骨高度丢失、距骨腓骨外侧撞击征、相关的腓骨肌腱并发症和残存后足对位不良等[28]。尽管患者在切开复位内固定后可能出现创伤后关节炎。我们的经验是即使发生了关节炎后再行距下关节融合，也比跟骨高度丢失和跟骨形态不良效果好[28, 29]。这些研究表明，重建跟骨高度、长度、形态对于预后至关重要，而不必考虑关节面的长期效果。

参考文献

1. Coughlin MJ. Calcaneal fractures in the industrial patient. *Foot Ankle Int* 2000;21:896–905.
2. Essex-Lopresti P. The mechanism, reduction technique, and results in fractures of the os calcis. *Br J Surg* 1952;39:395–419.
3. Carr JB, Hamilton JJ, Bear LS. Experimental intra-articular calcaneal fractures: anatomic basis for a new classifi cation.*Foot Ankle* 1989;10:81–87.
4. Crosby LA, Fitzgibbons T. Computerized tomography scanning of acute intra-articular fractures of the calcaneus. *J Bone Joint Surg Am* 1990;72:852–859.
5. Sanders R. Intra-articular fractures of the calcaneus: present state of the art. *J Orthop Trauma* 1992;6:252–265.
6. Sanders R, Fortin P, DiPasquale T, et al. Operative treatment in 120 displaced intraarticular calcaneal fractures. Results using a prognostic computed tomography scan classifi cation. *Clin Orthop* 1993;290:87–95.
7. Sanders R. Displaced intra-articular fractures of the calcaneus. *J Bone Joint Surg Am* 2000;82:225–250.
8. Herscovici D Jr, Widmaier J, Scaduto JM, et al. Operative treatment of calcaneal fractures in elderly patients. *J Bone Joint Surg Am* 2005;87:1260–1264.
9. Borrelli J Jr, Lashgari C. Vascularity of the lateral calcaneal fl ap: a cadaveric injection study. *J Orthop Trauma* 1999;13:73–77.
10. Burdeaux BD. Reduction of calcaneal fractures by the McReynolds medial approach technique and it's experimental basis. *Clin Orthop* 1983;177:87–103.
11. Eastwood DM, Langkamer VG, Atkins RM. Intra-articular fractures of the calcaneum. Part II: Open reduction and internal fixation by the extended lateral transcalcaneal approach [see comments]. *J Bone Joint Surg Br* 1993;75:189–195.
12. Benirschke SK, Sangeorzan BJ. Extensive intraarticular fractures of the foot. Surgical management of calcaneal fractures. *Clin Orthop* 1993;291:128–134.
13. Tornetta P III. The Essex-Lopresti reduction for calcaneal fractures revisited. *J Orthop Trauma* 1998;12:469–473.
14. Clare MP, Sanders RW. Open reduction and internal fixation with primary subtalar arthrodesis for Sanders type IV calcaneus fractures. *Tech Foot Ankle Surg* 2004;3:250–257.
15. Clare MP. Acute and chronic peroneal tendon dislocations. *Tech Foot Ankle Surg* 2009;8:112–118.
16. Benirschke SK, Kramer PA. Wound healing complications in closed and open calcaneal fractures. *J Orthop Trauma* 2004;18:1–6.
17. Folk JW, Starr AJ, Early JS. Early wound complications of operative treatment of calcaneus fractures: analysis of 190 fractures. *J Orthop Trauma* 1999;13:369–372.
18. Harvey EJ, Grujic L, Early JS, et al. Morbidity associated with ORIF of intra-articular calcaneus fractures using a lateral approach. *Foot Ankle Int* 2001;22:868–873.
19. Howard JL, Buckley R, McCormack R, et al. Complications following management of displaced intra-articular calcaneal fractures: a prospective randomized trial comparing open reduction internal fixation with nonoperative management.*J Orthop Trauma* 2003;17:241–249.
20. Lim EV, Leung JP. Complications of intraarticular calcaneal fractures. *Clin Orthop* 2001;391:7–16.
21. Flemister AS Jr, Infante AF, Sanders RW, et al. Subtalar arthrodesis for complications of intra-articular calcaneal fractures. *Foot Ankle Int* 2000;21:392–399.
22. Sanders R, Fortin P, Walling A. Subtalar arthrodesis following calcaneal fracture. *Orthop Trans* 1991;15:656.
23. Crosby LA, Fitzgibbons TC. Open reduction and internal fixation of type II intra-articular calcaneus fractures. *Foot Ankle Int* 1996;17:253–258.
24. Laughlin RT, Carson JG, Calhoun JH. Displaced

intra-articular calcaneus fractures treated with the Galveston plate. *Foot Ankle Int* 1996;17:71–78.
25. Thordarson DB, Krieger LE. Operative vs. nonoperative treatment of intra-articular fractures of the calcaneus: a prospective randomized trial. *Foot Ankle Int* 1996;17:2–9.
26. Tornetta P III. Open reduction and internal fixation of the calcaneus using minifragment plates. *J Orthop Trauma* 1996;10:63–67.
27. Song KS, Kang CH, Min BW, et al. Preoperative and postoperative evaluation of intra-articular fractures of the calcaneus based on computed tomography scanning. *J Orthop Trauma* 1997;11:435–440.
28. Clare MP, Lee WE III, Sanders RW. Intermediate to long-term results of a treatment protocol for calcaneal fracture malunions. *J Bone Joint Surg Am* 2005;87:963–973.
29. Radnay CS, Clare MP, Sanders RW. Subtalar fusion after displaced intra-articular calcaneal fractures: does initial operative treatment matter? *J Bone Joint Surg Am* 2009;91:541–546.

第 36 章　跗跖骨 Lisfranc 损伤：评估和治疗

作者　Bruce J. Sangeorzan　Kyle F. Chun
　　　Stephen K. Benirschke　Benjamin W. Stevens
译者　金开基　徐晓东
校对　徐海林

引　言

跖跗关节复合体（即 Lisfranc 关节）损伤，相对比较少见，在美国约占所有骨折的 0.2%。任何跖跗关节损伤都是广义上的 Lisfranc 损伤，但是 Lisfranc 关节特指内侧楔骨和第二跖骨底之间的关节。这一关节是中足的关节部分，能够稳定中足的纵弓和横弓。损伤包括纯粹韧带损伤、纯粹骨性损伤及联合损伤等。Lisfranc 损伤可以出现在跖骨近端骨折、跗骨骨折和两者联合骨折中，导致跖跗关节复合体和中足解剖形态的破坏。很多损伤比较轻微，高度怀疑时需要及时诊断、处理。

损伤可出现在高能量损伤、低能量损伤及足体位性跖屈时。前足过度屈曲、压缩、伸展等动作都可能传递到跖跗关节，最终导致前足软组织损伤和骨质损伤，通常跖骨向背外侧移位。具体损伤情况取决于外伤的机制和损伤能量的大小、类型等。多数损伤需要外科干预，并且手术难度比较大。

跖跗关节损伤的康复期比较长，很多伴发长期的残疾。漏诊可能导致进行性患者畸形，并出现慢性疼痛、功能不良、丧失工作能力、不能恢复伤前活动水平等。

适应证与禁忌证

跖跗关节损伤的主要手术指征是保守治疗无效或者效果差的患者。理论上讲，跖跗关节损伤会导致足弓消失或者明显的足部畸形，保守治疗无效时应该采用手术治疗，包括移位性损伤和在两个平面不稳定的损伤。在手术治疗前一定要进行完善的物理检查和放射学检查评估。

足的纵弓和横弓主要依靠跖跗关节支撑体重，如同屋顶支撑结构一样。不稳定的跖跗关节损伤通常破坏了其结构稳定性，将导致患足畸形。在多数移位性损伤中，跖骨出现背外侧移位，导致前足外展而出现扁平足畸形。结果造成患足负重时足弓将塌陷，患足后跟抬起时中足畸形进一步加重。如在这一方向出现跖骨移位，则说明跖侧的跖跗关节韧带（Lisfranc 韧带）已经断裂。当患者走动出现患足机械性不稳、畸形或两者都有时，就需要手术治疗了。

患者走动时出现跖跗关节移位和不稳，X 线片检查明确，则是手术的指征。然而，当患者损伤较轻或者没有明显的移位时，应力位 X 线检查提示两个平面不稳，则需要手术治疗。因为患足负重时，跖侧韧带比背侧韧带要重要得多。

手术治疗的禁忌证包括不能行走的患者，伴有阻碍切口愈合的严重周围血管疾病而畸形又较轻微的患者，伴严重周围神经疾病的患者，或仅为横弓不稳的患者。跖骨基底骨折的 Lisfranc 损伤一般采用石膏固定和经皮穿针的方法治疗。当畸形明显伴局部血运不良时，手术治疗与否目前有争议。如果手术纠正畸形，则伤口愈合不良的风险增高；畸形不纠正则明显影响愈合。在这种情况下就要评估术区的血供与骨折之间的利弊关系。

神经损伤应该引起重视。医生应该评估伤时的暴力情况和是否存在潜在的神经损伤。在神经损伤情况下，轻微的损伤也可能导致明显移位。Charcot 神经病足是一种临床疾病，可能需要完全不同的治疗。对于周围神经病患者来说，Lisfranc 损伤需要更坚强的固定和更长的康复恢复期。

术前计划

病史采集和体格检查

Lisfranc 损伤因为发病率比较低，有时候容易漏诊。多数患者继发于车祸或高处坠落等高能量损伤。很多患者为多系统多发伤，适用于高级创伤生命支持协议（ATLS）治疗规范。然而，极少数的患者继发于足球、英式足球、骑马等相对低能量损伤。体格检查应该包括足背动脉及胫后动脉搏动情况、皮肤完整性、患足的外形等。如果趾或者中足姿势不正确且不能纠正，则可能提示肌腱卡压。同时应记录患者的感觉正常或发生改变。

体格检查应该包括患足的稳定性，医生一手抓住患者跖骨头使前足背屈，另一只手触摸观察跖跗关节损伤情况，出现跖骨基底背侧半脱位或者脱位提示跖跗关节不稳（图 36.1）。如果第一、二跖骨向内侧或者外侧移位，可能存在完全不稳定，需要手术治疗。低能量损伤通常损伤背侧韧带或者内侧关节囊，但一般能量不足以损伤跖侧韧带。跖侧韧带完整时，应力检查不会出现背侧半脱位。这些损伤可石膏固定保守治疗。

影像学评估

患足出现肿胀疼痛时，可以行前后位、斜位、侧位 X 线片等检查。斜位片在评估中足损伤时

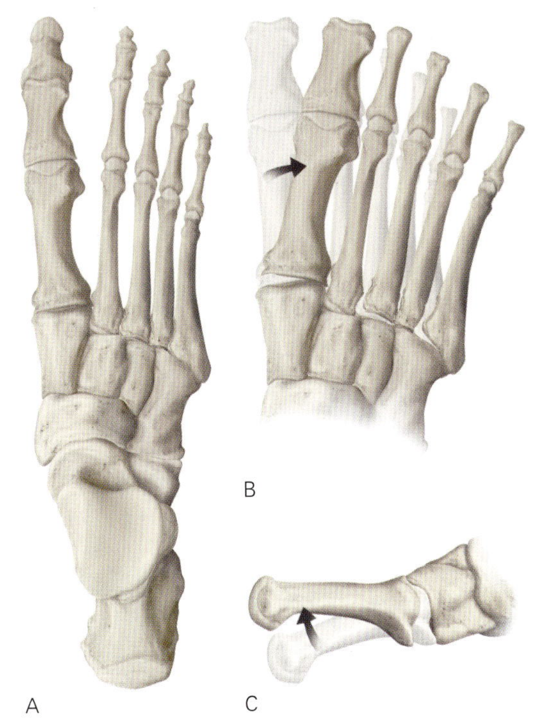

图 36.1　足背侧位图，示跖骨基底向外侧和背侧移位

非常重要，不要遗漏。不伴骨折的中足韧带损伤，非负重片可能表现正常而漏诊。韧带本来在最初的损伤中已经完全断裂，但是暴力去除后，患足自动复位，掩盖了不稳定的存在。因此，对于患足肿胀、疼痛的患者，医生应该高度怀疑 Lisfranc 关节损伤的可能。对于此类患者，即使是较轻微的损伤，也应该行负重位、侧位和斜位 X 线片检查。如果跖跗关节出现影像学上的异常，提示跖跗关节损伤的可能。

有五种关键的影像学迹象表明中足不稳定。最重要的是前后位和斜位 X 线提示第二跖骨底内缘和中间楔骨内缘连续成一条直线（图 36.2A）。第二重要的影像学特点是第一、二跖骨之间间隙增宽。第三是斜位片上第四跖骨内缘应该与骰骨内缘连成一条直线，形成“软体征”，这是因为跖骨横截面与骰骨横截面不完全匹配。结果，如果投射方向不准确的话，容易出现下降现象。第四，侧位像上跖骨应该不超过对应楔骨背侧皮质。最后，任何内侧柱直线的破坏，即舟骨和内侧楔骨的切线破坏。一旦出现上述征象应高度怀疑中足损伤。负重状态下，前后位影像上可以发现第一跖骨底十字交叉结构破坏。

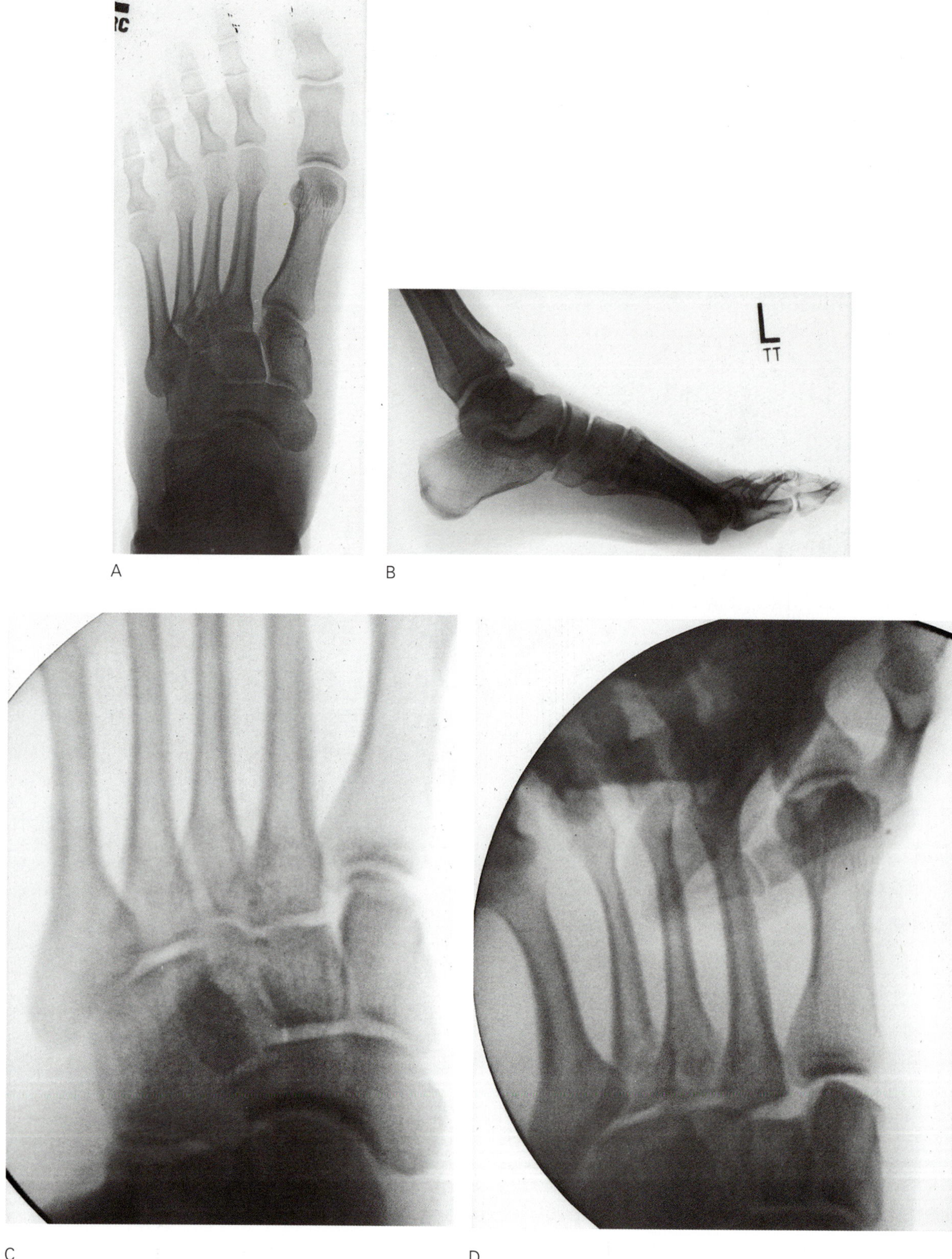

图 36.2　A. 前后位 X 线片提示 Lisfranc 损伤，第二跖骨基底向外侧移位。B. 非负重位 X 线提示，第二跖骨基底相对于楔骨背侧皮质半脱位。C.Scout 位是评估跖跗关节的正确体位。D. 应力位 X 片提示第一、二、三（可能）跖跗关节损伤。E. 术中透视可见第三跖骨是稳定的。F. 术后 6 周，X 线片提示复位满意。G. 在两个平面上，跖骨基底序列重建

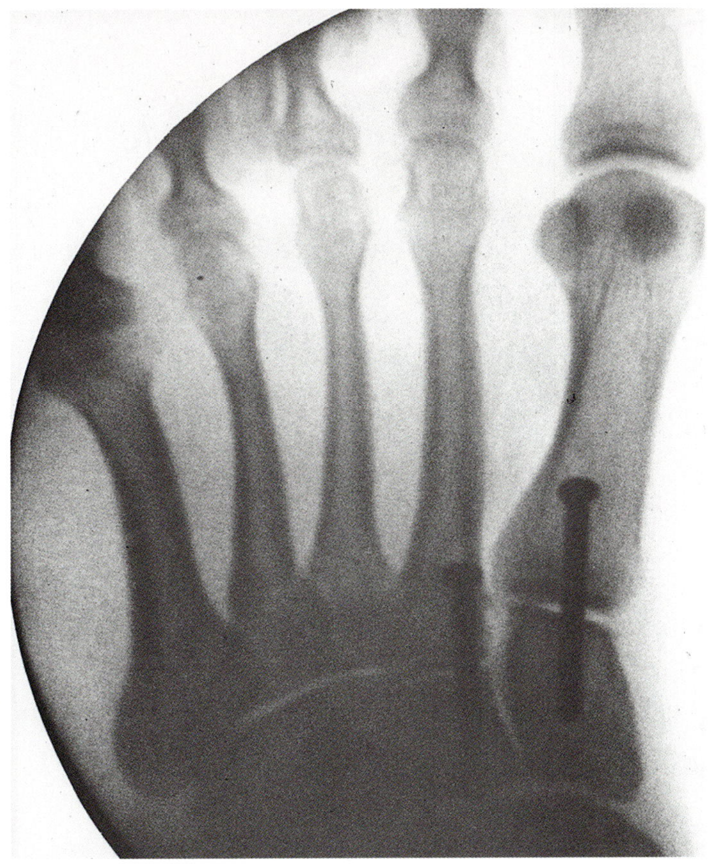

E

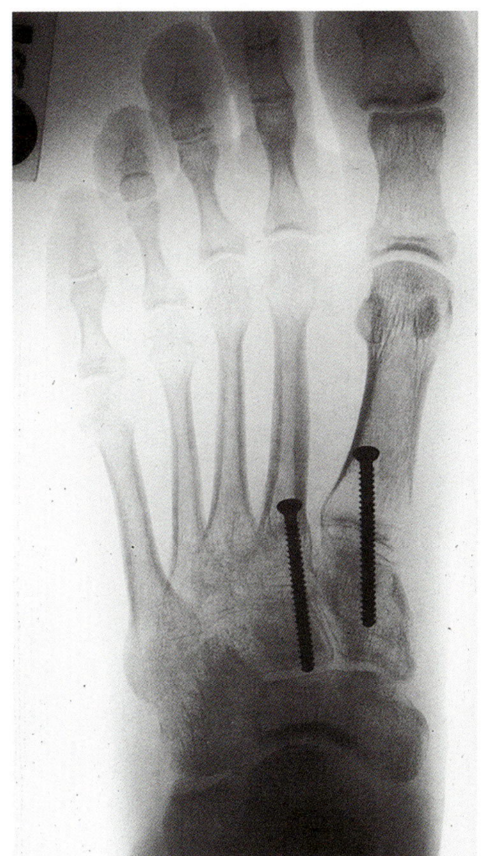

F

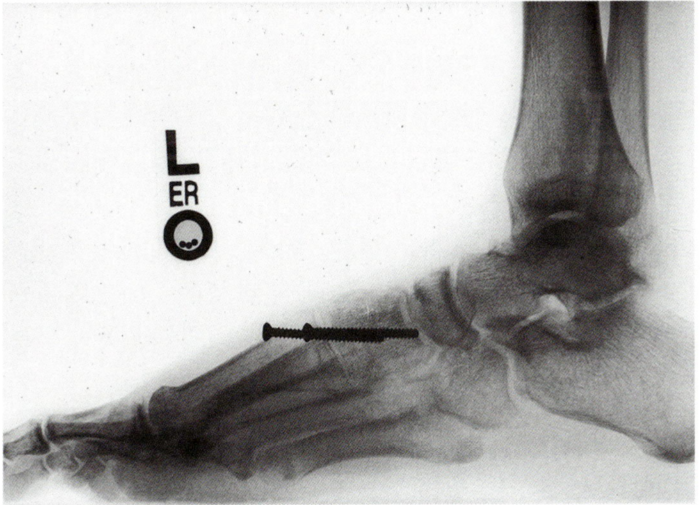

G

图 36.2（续）

如果患者中足是否损伤、损伤位置、损伤程度都不明确的话，无论是否使用镇静剂或麻醉剂，都应在应力位下于两个平面上进行检查以评估病情。通常来说，通过透视以判断投照平面是否合适。当高度怀疑损伤时，应该在手术室行应力位 X 线检查，以便在确认损伤后立即手术治疗而无须再次麻醉。如果前后位、斜位、侧位片等检查仍然不能明确损伤情况，额外的影像学检查已经没有必要，因为中足 CT 扫描判断病情的意义不是很大。MRI 检查目前尚不推荐使用。

手术时机

很多因素影响手术时机的决定，包括软组织肿胀的程度、影像学检查表现及移位程度等。如果出现骨筋膜室综合征、开放损伤、难复性骨折脱位或者危及皮肤的畸形等，需要急诊手术治疗。多数开放性损伤需要清洗、清创、早期固定。

跖跗关节损伤复杂并相对少见，最好由经验丰富的医生进行手术。如上所述，多数 Lisfranc 损伤是由经验丰富的外科医生团队在白天行常规手术治疗。抬高患肢以促进消肿，并对骨折进行处理。对于有些伴有明显软组织损伤和肿胀的高能量损伤患者，手术最好推迟到伤后 2~3 周再进行。对于不稳定损伤和软组织情况不良的患者，最好采用夹板或者外固定架临时固定，待软组织条件转好后再行确定的固定。

手术策略

手术需要 C 臂、可透视手术台和辅助摆体位的设备（下肢斜坡等）。手术需要标准小骨块和微型骨块操作设备，包括点状复位钳、刮勺、Homan 拉钩、锐性和 AO 剥离子、克氏针、小型电钻等。

治疗 Lisfranc 损伤的内固定物包括 2.0~3.5 mm 不等的螺钉，有时需要更坚强的 4.0 mm 的皮质骨螺钉。如果准备使用外固定架，则需要准备合适的外固定钢针、固定卡子、连接棒等。专业的组装式足内置物和固定板有助于治疗各种困难或者复杂的骨折。

手　术

应力位 X 线片检查

临床检查及影像学检查提示前足不稳的足外伤患者，应该行应力位 X 线片检查评估。有些患者的检查需要在影像科透视室中进行，而有些患者采用术中透视即可。在充分的镇静或全身麻醉后，屈膝以使患足与天花板平行。穿戴上手套后，术者一手抓住患足第一、二跖骨头，另一只手抓住后足，拇指以骰骨为支点外展前足，获得前后位片。如果抓住第一、二跖骨或者跖楔韧带断裂，则可出现跖跗关节不稳（图 36.2D）。如果有任何疑问，可行外侧应力位像检查。逐渐伸直膝关节，外科医生一手抓住中足，另一只手抓住前足，通过跖跗关节跖屈患足，可获得相反方向的侧位像。尽管跖跗关节有棱角，它们不能够随意打开，半脱位表明存在关节不稳。

在内侧楔骨水平也可能出现不稳现象（图 36.3）。这些损伤并不常见，在标准的常规 X 线片检查中很容易漏诊。治疗应该遵循相同的 Lisfranc 水平的损伤治疗原则。前后位应力 X 线片能够明确损伤情况。因为楔骨之间没有移动，它们之间的任何移动都是异常的。如果不稳定大到允许前足半脱位，就应该进行治疗了。楔骨之间出现移位容易导致畸形，治疗难度大。

手术技术

术前准备完善后，患者行全身麻醉，也可以根据患者具体情况行区域阻滞麻醉（如腘神经/隐神经阻滞等）。如果出现术后足部骨筋膜室综合征或者神经症状，并且是由损伤机制、软组织损伤或者骨折类型导致，则应该避免局部麻醉。

切皮前 30 分钟预防性应用抗生素，如头孢类药物。青霉素过敏史或者头孢类药物过敏可以使用万古霉素。患者取仰卧位，下肢垫软垫

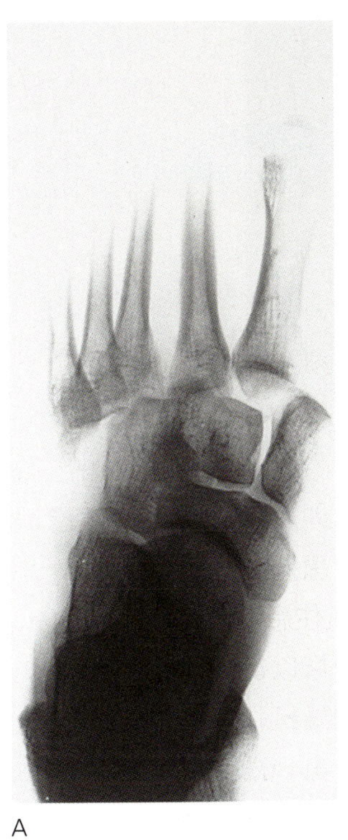

A

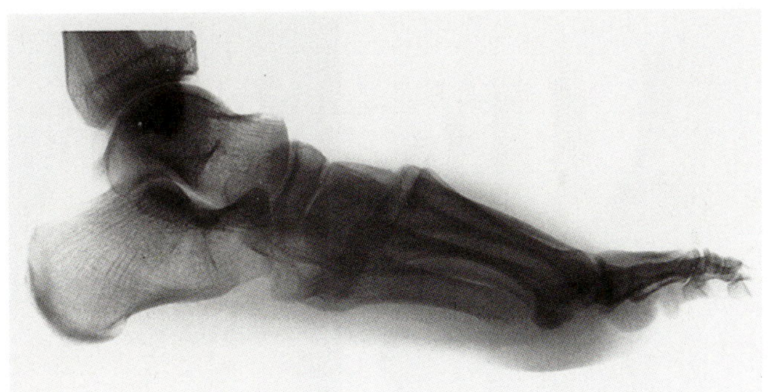

B

图 36.3 A. 左足严重 Lisfranc 损伤的前后位片。所有的跖骨出现外侧移位。B. 非负重位侧位像显示背侧半脱位

维持患肢旋转中立位，注意腘窝下方放置圆软垫。大腿部位打充气止血带。屈膝以允许患足容易跖屈，以利于暴露和透视。术者对方放置 C 臂。

上止血带后，在第一、二跖骨之间取纵切口（图 36.4B），避免损伤背侧皮神经。通常来说，这个区域容易出血，确认结构相对困难。关节囊有可能折入关节，应根据情况去除或者保留。首先复位第一跖跗关节。一般来说，第一跖骨向背外侧移位，向跖内侧施力可成功复位。当第一跖骨与内侧楔骨成功解剖复位后，应透视确认。在最终内固定放置前，先行克氏针固定以维持临时复位（图 36.4D）。克氏针的放置以不影响随后的内固定物的放置为准。

在复位第二跖骨之前，确认内侧楔骨和中间楔骨的损伤情况非常重要。尽管不像 Lisfranc 损伤那么常见，内侧 / 中间楔骨损伤仍然是最常见的跗间损伤（图 36.5A）。如果发现第一、二跖骨间不稳，应该在修复跖跗关节之前对其进行修复，因为未复位楔骨之前很难保护跖骨。直视下复位楔骨并用小点状复位钳维持复位。通过预先钻孔，由内侧楔骨背侧 1/3 中点位置由内向外拧入一枚 3.5 mm 的皮质骨螺钉。入点非常重要，因为中间楔骨比内侧楔骨在跖背侧和远近端方向都更小（图 36.5F）。这一入路保证了螺钉横行穿过跖跗关节（图 36.5C，D）。

其次，在这三个楔骨之间复位第二跖骨底，一般直接将第二跖骨底对应中间楔骨进行复位。如果复位困难，可能跖侧存在影响复位的骨质或者软组织。有时，第二跖骨底部分骨质由 Lisfranc 韧带撕脱下来，而影响第二跖骨复位（图 36.5A）。用小骨膜起子向跖侧和内侧复位骨折块。复位后，用大的点状复位钳在第二跖骨底和内侧楔骨之间夹持维持复位，并在关节周围打入克氏针维持复位。第二跖骨的背侧皮质与远端关节距离 12~15 mm 处，用 2.5 mm 钻钻孔，并拧入一枚 3.5 mm 皮质骨螺钉。在钻孔之前，医生应该保证其位于第二跖骨中间并与患足跖侧面平行。对中间楔骨，交叉固定非常必要，如果螺钉过于跖侧倾斜，它将不能固定到骨质上。螺钉应该穿过关节以防止出现关节半脱位，预先钻孔，并拧入一枚 3.5 mm 皮质骨螺钉。当螺钉拧紧后去除克氏针。

然后，再次确认第一跖骨与内侧楔骨相对

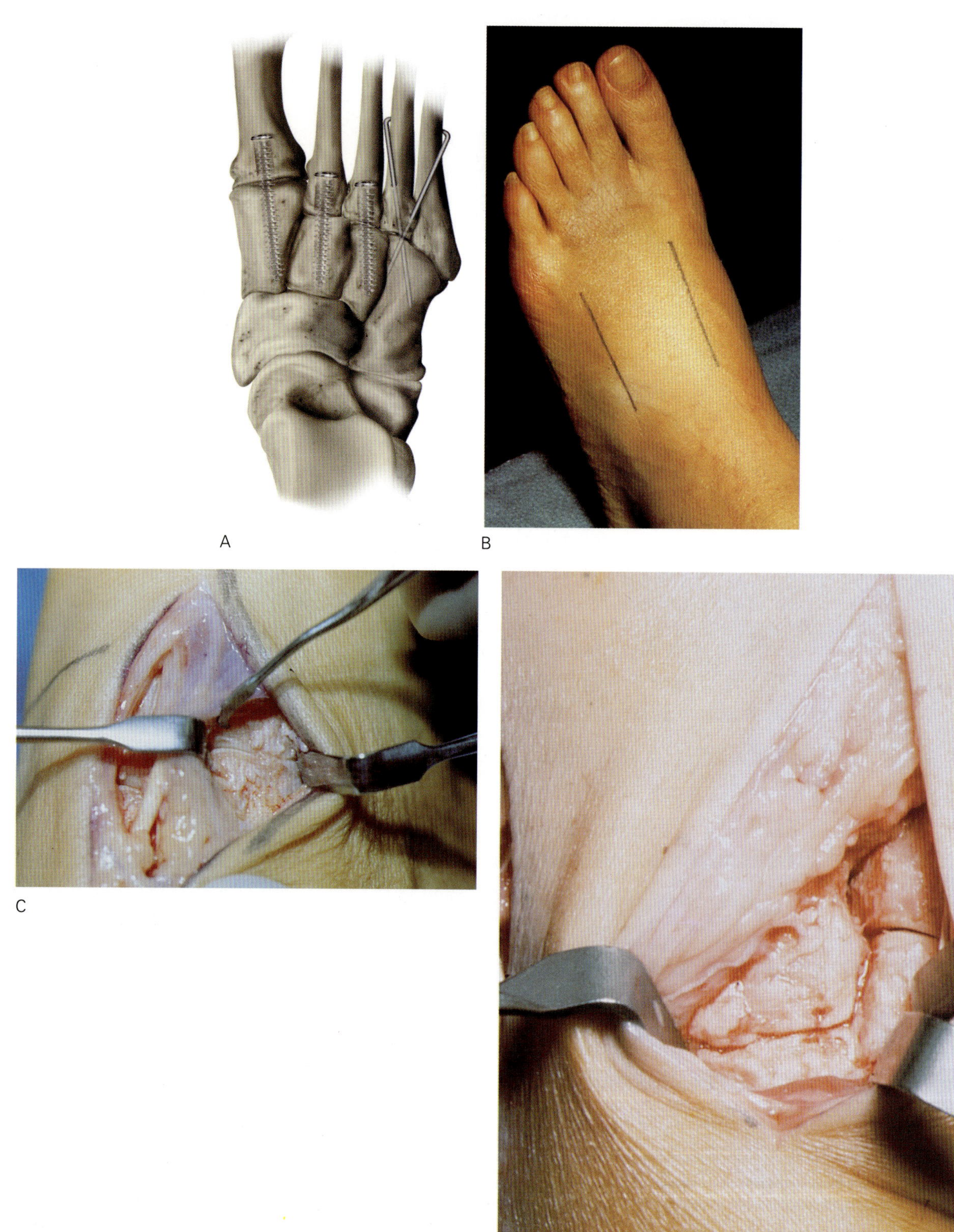

图 36.4 A. 理想的固定。一枚 3.5 mm 皮质骨螺钉直接横穿跖骨和楔骨底，螺钉应该位于距离第一跖骨 15 mm 或稍远位置，由远端向近端拧入。如果存在楔骨间损伤，则需要由内向外拧入一枚螺钉。B. 两个背侧切口的最佳位置。C. 图片显示通过两个背侧切口的术中显露情况。D. 术中图片显示第二跖骨底复位。E. 在第一、二、三跖跗关节和内侧中间楔骨之间拧入 3.5 mm 皮质骨螺钉。第四、五跖跗关节植入 0.062 英寸克氏针。F. 斜位像显示第四跖骨底，第四跖骨内缘与其对应跗骨内侧缘呈一直线。G. 侧位 X 线片与斜位片（F）显示内侧楔骨与对应跗骨背侧皮质呈一条直线。H. 术后 2 周的大体图片

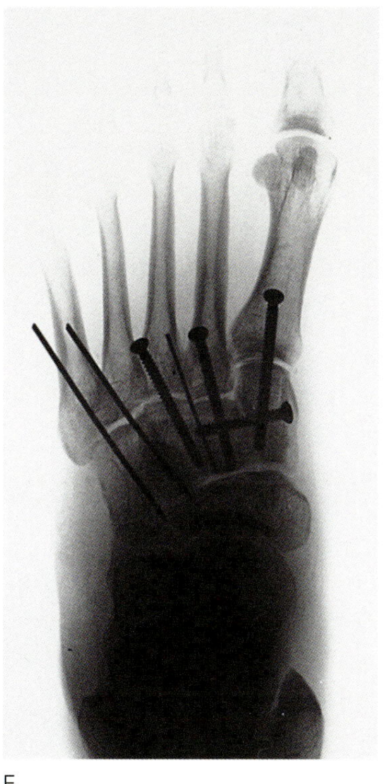

E

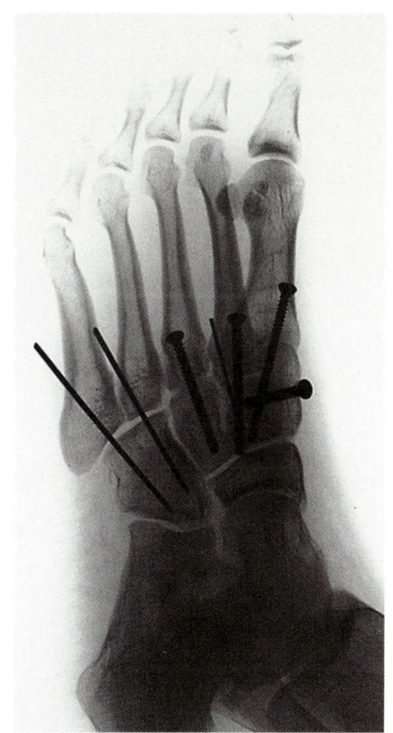

F

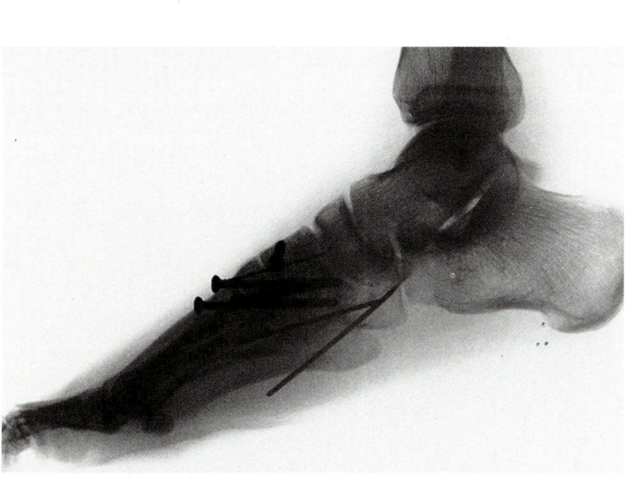

G

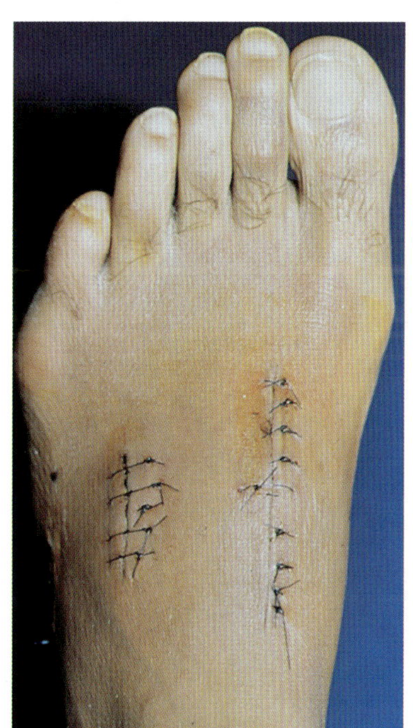

H

图 36.4（续）

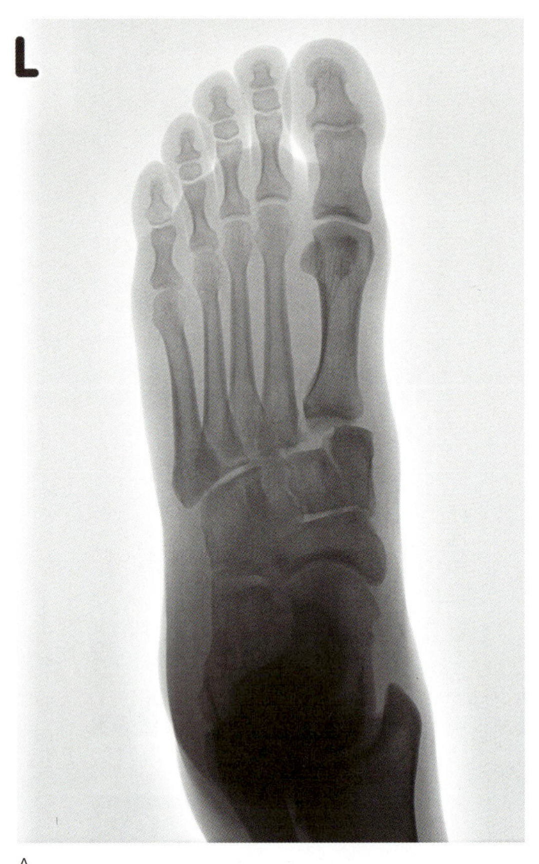

A

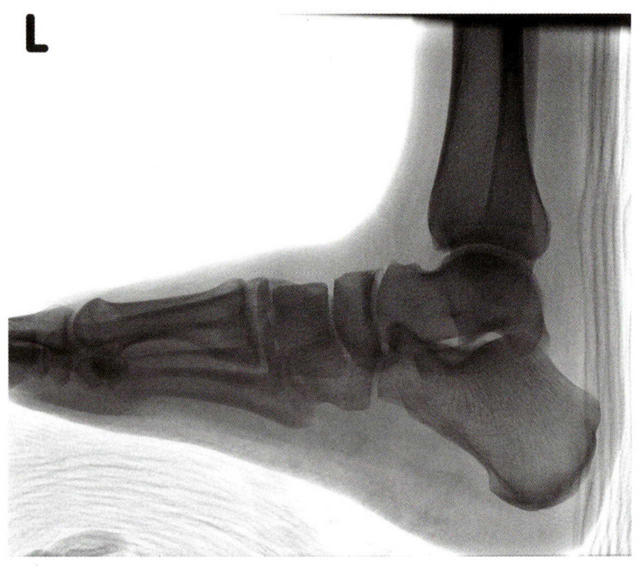

B

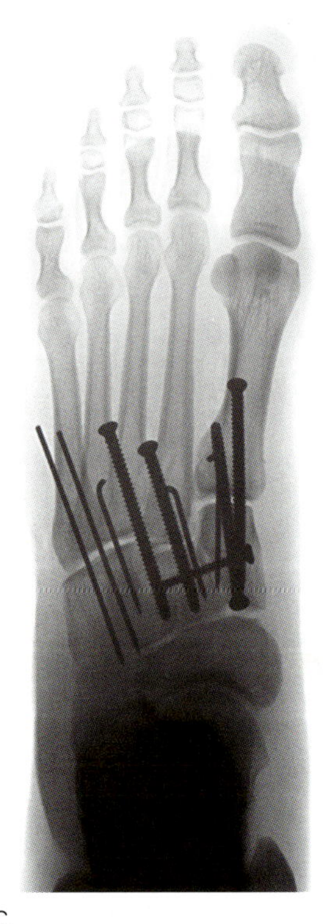

C

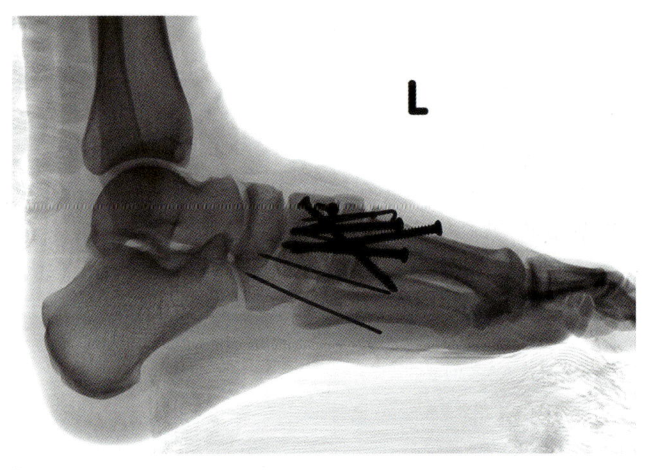

D

图 36.5 A.Lisfranc 损伤及内侧楔骨损伤的前后位 X 线片。注意第二跖骨底存在撕脱骨折。B. 非负重侧位像显示背侧脱位和楔骨骨折。C. 楔骨间固定后的术后前后位片，跖跗关节用 4.0 mm 皮质骨螺钉和克氏针固定。D. 非负重侧位显示背侧楔骨间螺钉置入，第一跖骨用 4.0 mm 皮质骨螺钉固定。E. 斜位片显示第四五跖骰关节复位。F. 负重冠状位 CT 扫描内侧与中间楔骨水平，显示中间楔骨向跖侧迅速变细，这也为拧入背侧螺钉的必要性提供依据

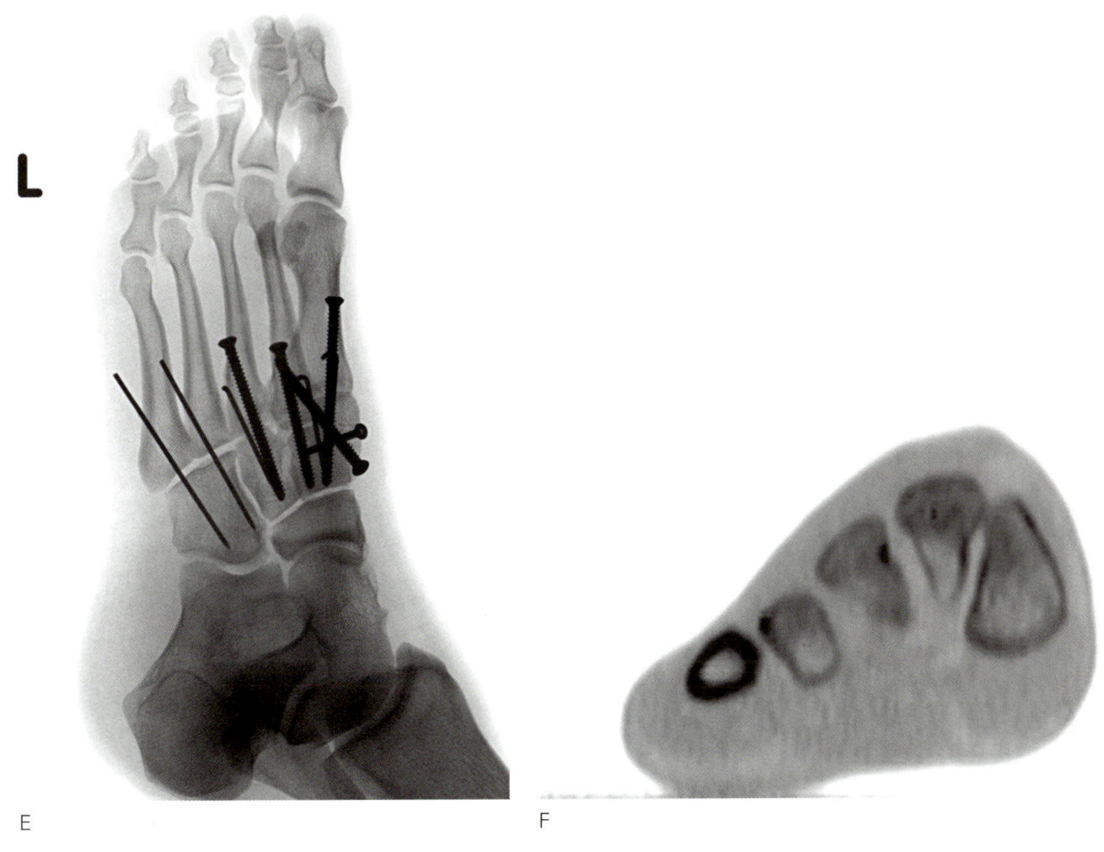

图 36.5（续）

应。如果移位，应该复位并用克氏针临时固定，然后用 3.5 mm 皮质骨螺钉最终固定。螺钉位置应该距离关节 15~20 mm 远，但是不需要与足跖侧面平行，因为内侧楔骨在跖背侧方向相对较大。螺钉的长度约为 40 mm。如果测量长度小于 30 mm，那么应为位置距离关节过近或钻孔相对楔骨过于倾斜。螺钉过短不足以维持复位，也不能避免背侧半脱位的发生。

对于第三跖跗关节应该直接进行评估。如果第三跖跗关节需要固定，而第四或第五跖跗关节不需要固定，那么可以通过原切口直接显露。这通常允许直接复位第二跖骨。用复位钳维持复位，钻孔后拧入螺钉。然而，如果第四、五跖骨都需要切开复位内固定的话，第二个切口就很有必要了，即平行于第一切口于第四跖骨位置取纵切口（图 36.4B）。取决于踇短伸肌肌腱的大小，手术医生可以确认肌肉外缘。如果过大，应该沿其肌纤维纵形劈开其肌腹，以便于观察跖跗关节。应该首先复位第三跖骨底。用克氏针临时固定，然后再拧入 3.5 mm 皮质骨螺钉做最终固定。由于第四和第五跖跗关节是可移动的，治疗的目标与第一、二、三跖跗关节有所不同。这些关节必须提供足够长的固定才能保证充分的软组织愈合。因为这些螺钉移动时容易折断。第四、五跖跗关节通常在复位后用 1.6 mm 克氏针固定（图 36.4E~G，图 36.5C~E）。如果复位困难或跗骨间关节损伤需要固定时，需要斜行置入克氏针（图 36.4A）。

Lisfranc 损伤也可能伴发骨折，通常见于跖骨基底部。如果不稳，则需要固定治疗并评估关节的情况。如果骨折不伴随明显的韧带损伤，复位后克氏针固定是足够的，因为骨折在 6 周内就可以愈合。常见的骨折模式包括第一跖跗关节损伤、第二跖骨基底骨折、第三跖跗关节损伤等。因为第二跖骨位于楔骨之间，所以其骨折可能使基底部撕脱骨折并与韧带相连。如果第一、三跖骨复位固定，第二跖骨仅需复位或用针固定 4~6 周即可。如骨折线穿过跖骨底而邻近的关节是稳定时，需要行克氏针复位内固定治疗。与韧带损伤不同，骨折需要6周的时间来进行愈合。克氏针有助于骨折稳定。一旦骨折愈合，机械稳定性就已经获得重建。

可选择的固定技术

早期固定失败和固定物突出导致更新的内固定技术的出现。4.0 mm 皮质骨螺钉比 3.5 mm 皮质骨螺钉在抗弯方面强 15%（表 36.1）。优势在于 4.0 mm 皮质骨螺钉的螺杆直径是 2.9 mm，而 3.5 mm 皮质骨螺钉的螺杆直径是 2.4 mm。使用新螺钉治疗 Lisfranc 损伤时，固定物失败的可能性更低（图 36.5C~E）。

表 36.1 3.5 mm 皮质骨螺钉比 4.0 mm 皮质骨螺钉的比较

规格（mm）	3.5 mm 皮质螺钉	4.0 mm 皮质螺钉
螺纹直径	3.5	4.0[a]
螺距	1.25	1.25
内径	2.4	2.9[a]
螺钉长度	10~110	14~100
螺钉头直径	6.0	6.0
滑动头孔钻	3.5	4.0
导孔钻头	2.5	2.9

螺钉为 Synthes（Poh, PA）产品。规格不同造成 4.0 mm 螺钉折弯力增加 15%

Thordarson 等评估了 3.5 mm 可吸收螺钉在减少症状性内固定失败和随后的内固定取出等问题。作者总结得认为该技术短期随访十分安全。这些内植物的安全性需要长期随访证实。

对于复杂 Lisfranc 损伤，专业的足踝器械十分有用。跗骨或跖骨粉碎性骨折，尤其是大的关节内骨折，需要专门的骨折特异性支撑或桥接技术进行治疗。

一期关节融合与切开复位内固定

有一类 Lisfranc 损伤涉及单纯的韧带弓损伤。有些作者建议该类患者最好行一期关节融合治疗。目前有两项一期关节融合与切开复位内固定的相关研究。Ly 等报道在一期融合组术后获得更高的美国足踝外科协会中足评分和更好的活动水平。Henning 等报道基于短期软组织的评估发现，一期融合效果提高，但是统计学上差别不大。两组报道都提到由于内植物需要常规取出，切开复位内固定组二次手术的发生率明显较多。两组研究都建议对于韧带损伤严重的 Lisfranc 损伤最好采用一期融合，这尚需要长期随访证实。同时，融合术作为一种手术方式，正改变着人们的理念，与内固定并驾齐驱。

术后处理

术后需要短腿后位石膏固定患肢。当患者可以拄拐或者在助步器的作用下行走，并且口服药物可以控制疼痛时，石膏可以拆除。保持的时间取决于相关损伤、患者的一般情况及肢体的肿胀程度等。缝线在术后 10~14 天拆除。如果为孤立性损伤、患者依从性好、内植物固定牢固，可以将石膏更换为可调式支具。如果没有这些条件，推荐短腿非负重石膏固定 4 周。

术后 6 周行临床检查和影像学检查，以评估复位维持和骨折愈合情况。术后影像学检查应该包括负重前后位、侧位、斜位 X 线片等。对于多数损伤，术后 6 周在可移动式保护靴的保护下可以部分负重。此时也可以行物理治疗促进康复。游泳是很好的锻炼方式，也可以骑车锻炼。根据患者骨折的稳定性和内固定情况，在 8~10 周时，可以完全负重锻炼。如果此时患足不是特别肿胀的话，可以穿戴普通鞋子。术后 16 周常规去除内固定物。

如果患者没有症状并且螺钉横行穿过第一、二、三跖骨，内植物可以永久保留在体内。如果关节出现僵硬，症状可能不是由螺钉引起的。然而，微量反复活动可能导致螺钉松动，这时可以在局麻情况下，于门诊或者住院取出螺钉。

由于患足肿胀可能持续数月，穿压力袜对患者很有好处。最初，该类袜子仅仅在运动员之间流行。随着活动水平的增加，标准的工作鞋代替了运动鞋。这一过程随着足够长度的鞋垫的发展而发展。

患者如果从事的是久坐或者半坐工作，术后 10~14 天即可返回工作岗位。术后 9~12 周才可以恢复正常的体育锻炼，如篮球、排球、跑步等。多数患者在术后 2 年内才症状才逐渐消失，但也有很多患者终生伴有相关症状。接受严格解剖复位和坚强内固定治疗的患者，仅 12% 的患者需要中足融合治疗。对单纯韧带性损伤患者的治疗，目前稍倾向于中足融合。如果症状是机械性的（后跟抬起时前足疼痛），长软鞋垫有助于症状缓解。一般来说，患者完全负重并患足完全消肿需要很长时间。

结　论

中足骨折脱位的相关损伤包括楔骨间损伤、肌腱卡压、血管损伤等。内侧楔骨和中间楔骨的间隙是最常见的楔骨间损伤部位。胫后肌腱是最常见的被卡压的肌腱，通常部分嵌入第一跖骨基底。随着第一跖骨向外侧移位，肌腱逐渐被卡住。一旦去掉畸形力，跖骨向内侧移位，肌腱被卡在内侧楔骨位置。这通常在切开复位内固定时阻碍复位的进行。

最常见的血管损伤时足背动脉的跖侧支损伤，而它恰好在第一、二跖骨之间。因为足部血供非常丰富，损伤这根血管影响不大。术中非常容易损伤腓浅神经的背侧皮神经支。因为组织水肿、骨折移位、出血等，导致避免损伤它们非常有挑战性。应小心保护这些皮神经，当然术前必须向患者交代损伤神经血管的可能性。如果术中切断神经，神经可能缩入踇短伸肌肌腹，可以重新将神经接上。

软组织问题比较常见，尤其是直接创伤后。周围肌肉等软组织覆盖少，有些患者伤口部位愈合不良。通常需要皮瓣转移治疗的软组织问题比较少见，但是对于直接创伤导致的伤口问题需要皮瓣移植的比较常见。伤口全层敷料覆盖直到肉芽床充足，足以供应移植皮瓣。

对于 Lisfranc 损伤来说，骨折不愈合比较少见，但是当出现不愈合、疼痛或者不稳定时，需要进行进一步干预。对于有些要求不高或者高龄患者，症状轻微，则没必要再次手术治疗。复位不充分是足弓丢失和前足外展的重要原因，需要充分跖屈和外展跖骨以减少症状。为了降低复位不完全的可能性，在复位第二跖骨前，手术医生应该确定第一跖骨向内侧和跖侧复位。当第一跖骨跖屈和外展不充分时，需要观察足背内侧是否出现突出的楔骨。这时畸形可能是未发现的楔骨间损伤引起的。

推荐阅读

Arntz CT, Veith RG, Hansen ST. Fractures and fracture-dislocations of the tarsometatarsal joint. *J Bone Joint Surg Am* 1988;70(2):173–181.

Blair WF. Irreducible tarsal metatarsal fracture dislocation. *J Trauma* 1981;21:988–990.

Cross HS, Manos RE, Buoncristiani A, et al. Abduction stress and weightbearing radiography of purely ligamentous injury in the tarsometatarsal joint. *Foot Ankle* 1998;19(8):537–541.

DeBenedetti MJ, Evanski PM, Waugh TR. The unreducible Lisfranc fracture. *Clin Orthop* 1978;136:238–240.

Foster SC, Foster RR. Lisfranc tarsal metatarsal fracture dislocation. *Radiology* 1976;120:79–83.

Hardcastle PH, Reschauer R, Kutscha-Lissberg E, et al. Injuries to the tarsometatarsal joint: incidence, classifi cation and treatment. *J Bone Joint Surg Br* 1982;64(3):349–356.

Henning JA, Jones CB, Sietsma DL, et al. Open reduction internal fixation versus primary arthrodesis for Lisfranc injuries:a prospective randomized study. *Foot Ankle Int* 2009;30(10):914–921.

Kuo RS, Tejwani NC, Digiovanni CW, et al. Outcome after open reduction and internal fixation of lisfranc joint injuries. *J Bone Joint Surg Am* 2000;82(11):1609–1618.

Ly T, Coetzee JC. Treatment of primarily ligamentous Lisfranc injuries: primary arthrodesis compared with open reduction internal fixation. A prospective, randomized study. J Bone Joint Surg Am 2006;88:514–520.

Mantas JP, Burks RT. Lisfranc injuries in the athlete. *Clin Sports Med* 1994;13(4):719–730.

Sangeorzan BJ, Veith RG, Hansen ST Jr. Fusion of Lisfranc's joint for the salvage of tarsometatarsal injuries. *Foot Ankle* 1989;10(4):193–200.

Thordarson DB, Hurvitz G. PLA screw fixation of Lisfranc injuries. *Foot Ankle Int* 2002;23(11):1003–1007.

第 37 章　骨盆骨折：外固定

作者　Enes M. Kanlic　Amr A. Abdelgawad
译者　周　靖　王志永　王振威
校对　薛　峰

引　言

骨盆环损伤包含了低能量暴力所导致的简单稳定性骨折，以及血流动力学不稳定、威胁生命的严重损伤。骨盆骨折在急诊室所有骨折中占 3%~8%，但在复合伤的患者中这一比例可达 25%。在 I 级创伤中心的骨盆损伤患者中，力学不稳定并伴有血流动力学不稳定的患者约占 10%。来源于松质骨面、骶前静脉丛或动脉支的出血会导致低血压和休克。40% 的患者还因合并相关的胸部损伤（15%）、腹部损伤（32%）或长骨骨折，导致额外出血。尽管大量输血，但持续出血和休克仍是多器官衰竭的主要原因。早期诊断并控制出血是患者存活的关键因素。对于多发伤患者来说，高能量骨盆骨折所导致的迅猛出血是伤后第一个 24 小时内死亡的主要原因。损伤严重程度评分（ISS）和整个机体损伤程度是相符的，对于合并骨盆损伤的多发伤患者来说，它比骨盆骨折的特殊分型能更好地预测死亡率[1~6]。

骨盆骨折的多种分型系统中，我们更倾向于使用 Tile 分型（图 37.1），因为它能够评估

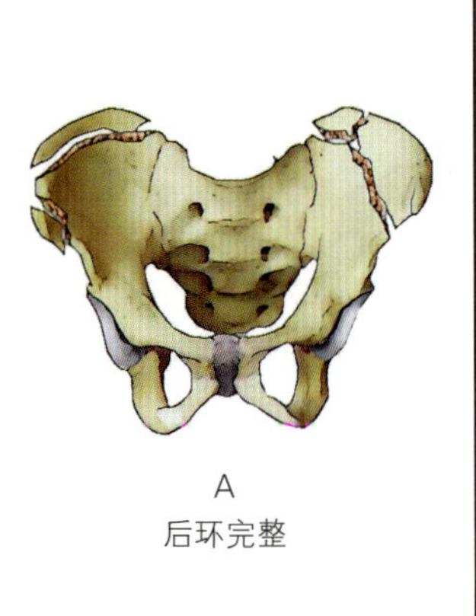

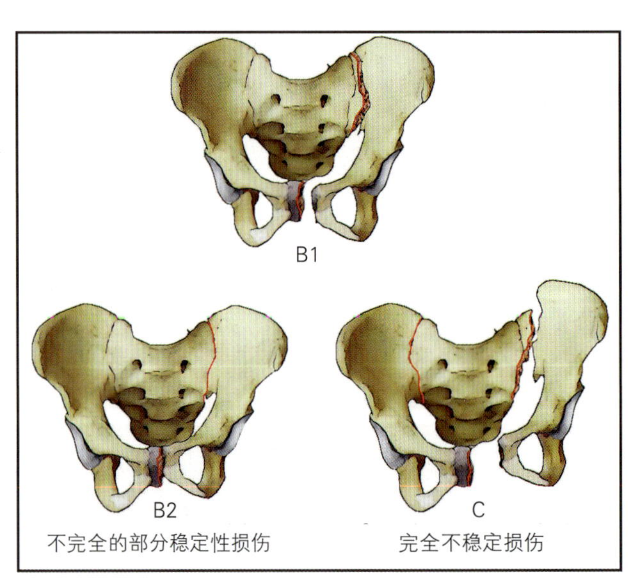

图 37.1　改良的 Tile AO Müller 分型。根据后环的完整性可以将骨盆环损伤分为稳定型和不稳定型。稳定型后环是完整的（A），不稳定型被分为完全或旋转不稳定损伤伴有骨盆环部分完整（B1，B2），或者完全不稳定损伤伴有后环完整性完全丧失（C）

骨盆环损伤的不稳定性。Tile A 型是稳定骨折，可以保守治疗；Tile B 型在旋转方向是不稳定的，在垂直方向是稳定的；Tile C 型在旋转和垂直方向都是不稳定的[7]。骨盆骨折的 Young 和 Burgess 分型也很有用，并且已在临床广泛使用（图 37.2）。

适应证与禁忌证

外固定术主要用于治疗骨盆骨折后出现血流动力学不稳定的患者。外固定术最常见的适应证是垂危、不稳定的患者，合并旋转不稳定的骨盆损伤（Tile C）。如果没有或无法使用C形钳时，

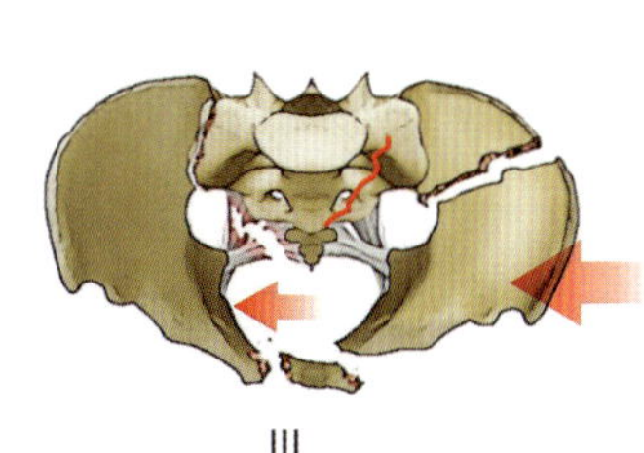
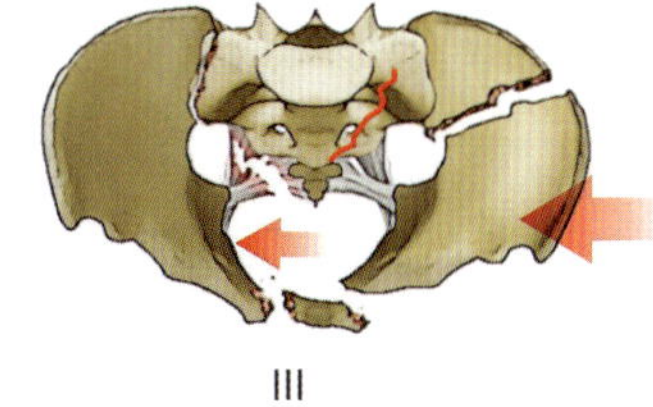
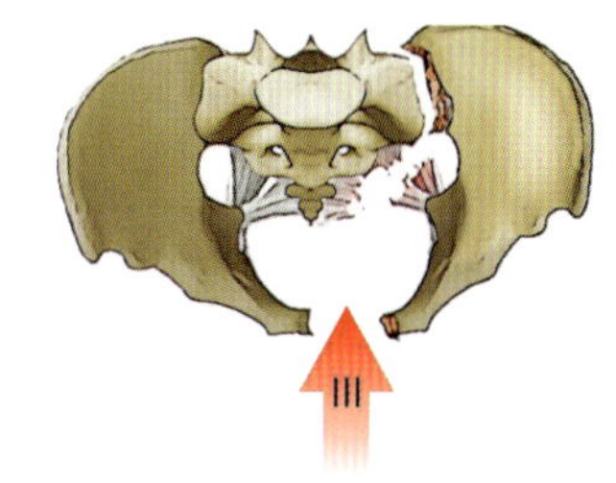
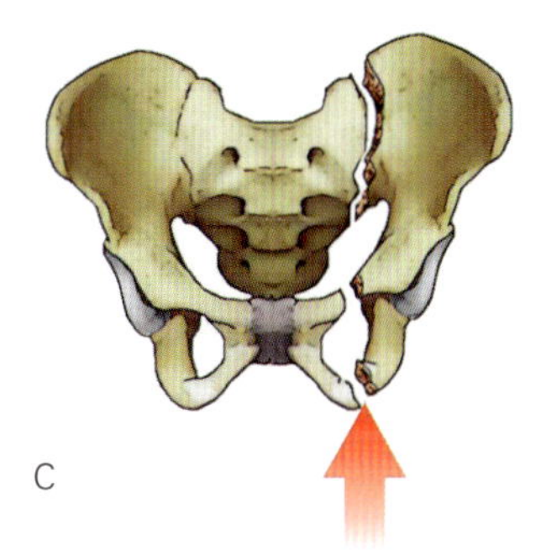

图 37.2　Young 和 Burgess 分型系统。A. 侧方挤压力导致前方耻骨支的垂直骨折。B. 前后挤压型骨折。C. 垂直方向直接暴力或对骨盆支持结构的右侧方暴力，导致耻骨支的垂直骨折和所有韧带结构的破坏

可以采取使用同侧髁上牵引的前路固定架进行急救。前路外固定术的适应证还包括部分旋转不稳定的病例，如 Tile B1 和 Tile B2 型骨盆骨折。当骨盆或腹部及其周围的软组织被污染时，如开放性骨折、转移性结肠造口术或必须留置耻骨上尿路导管时，在这些情况下我们更倾向于使用外固定术。此外，对于合并内脏损伤的患者，尤其是当开腹手术会使骨折移位更加明显或更不稳定时，也通常采用骨盆外固定术进行治疗。近来，皮下前路前环外固定架（SAEF）也常用于加强后环的固定。

外固定术的禁忌证是稳定性骨盆环损伤（Tile A）或计划进针部位软组织条件差。如在安全、有序的条件下对于病情稳定的患者能够进行内固定术时，应该避免采取外固定术。

术前计划

患者病情的稳定

在事故现场或急诊室，受训于高级创伤生命支持的医理人员和初级反应团队发挥着至关重要的作用。对于血流动力学不稳定并可能有潜在骨盆环不稳定的患者，应该重点考虑进行复位。通过在髂骨翼或大转子侧方手法施压，对骨盆环的短缩侧或畸形侧进行下肢牵引。膝关节和踝关节应该轻度屈曲、内旋，捆绑在一

起，并用包裹好的床单或骨盆兜来固定骨盆（图 37.3）。在事故现场实施上述措施对挽救伤者生命是十分重要的，然后紧急转往有能力救治骨盆创伤的医疗中心[8, 9]。

伴有血流动力学不稳定的骨盆环损伤患者，需要快速评估并同时给予积极的复苏治疗。初期的措施包括气道控制和液体复苏。如果没有禁忌证的话，应该通过上肢建立 2 条静脉通络，用 14~16 号静脉导管输入 2L 晶体液。如果患者持续低血压，理想条件下以 1 ： 1 ： 1 的比例输注压缩红细胞、新鲜冰冻血浆和血小板。早期输注 6 单位血小板来维持血小板计数大于 100 000/uL，被证实能够提高生存率。诊疗期间应该注意保暖[6, 10]。

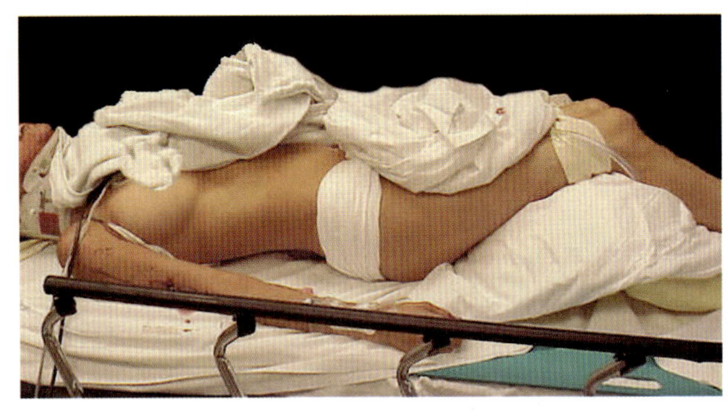

图 37.3 紧急情况下临时固定骨盆的方法：用床单将两侧髂骨翼系紧，下肢下方垫枕使膝关节屈曲并用绷带将两侧固定到一起

病史采集和体格检查

无论什么时候，只要可能都应该仔细获取病史，尤其是对于受伤机制的询问。高能量损伤的病史包括机动车或摩托车撞击、高处坠落或机动车车祸翻车，通常都会导致不稳定的骨盆损伤。体格检查时应该直接查找骨盆力学不稳定的体征。不稳定的临床体征包括下肢短缩和旋转畸形，双侧髂嵴不对称，生殖器和会阴周围肿胀或出血，下腹部或骨盆的挫伤或瘀斑。用手轻柔地从外侧向中线挤压髂骨翼可能会发现半侧骨盆异常活动及力学不稳定。然而在血流动力学不稳定的患者，并不允许通过多名医师手法施压于骨盆环来增加稳定性，因为这样可能破坏早期脆弱的血凝块。当 X 线影像不能明确时，允许由一名经验丰富的外科医生进行一次手法检查，来排除原有不稳定骨盆骨折但已复位的情形[11, 12]。对于意识清晰并能合作的患者，可通过检查下肢的感觉与运动功能来进行神经功能评价。如果做不到这一点，那么医生应该注意肢体对于疼痛刺激是否有任何反应。检查阴道和直肠有无隐性出血有助于明确潜在的开放性骨折。如果忽视了这一点并且未予治疗，骨折血肿将会被污染，可导致威胁生命的骨盆感染。

对于有血流动力学不稳定的移位性骨盆骨折患者的救护，是多学科创伤团队的责任，包括普通（创伤）外科医生、骨科医生、介入放射科医生和麻醉科医生。在评估和治疗垂危患者，应分清轻重缓急和治疗原则，创伤救治的流程是非常重要的[10]。动脉血气血乳酸水平和 / 或碱缺失分析，对于出血状态、组织氧合能力及患者对治疗的反应性都是良好的预测指标[13~15]。Ertel 等[13]对存在不稳定骨盆骨折的多发伤患者使用救治流程（图 37.4），报道了平均 ISS 评分 41.2 ± 15.3 的 20 例患者，存活 15 例（75%）。15 例患者都有大出血。2 例需要于膈下钳夹主动脉来控制出血[16]。

影像学评估

作为初步检查的一部分，针对创伤的腹部超声检查（FAST）或计算机断层扫描（CT，可选择增强）可以用来判断腹腔、腹膜后间隙有无积液，以及评估是否有动脉造影剂溢

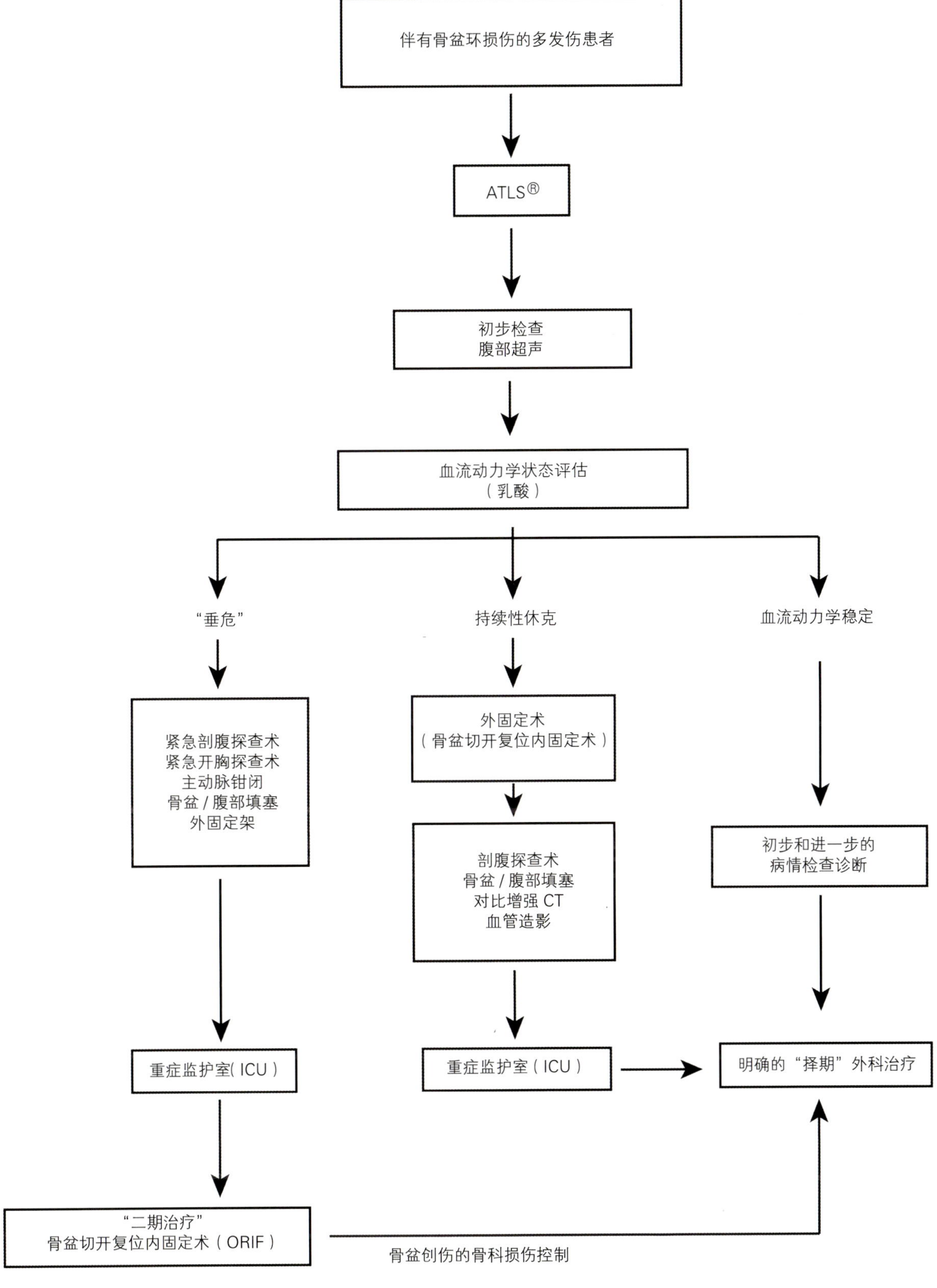

图 37.4 骨盆骨折患者的损伤控制流程 (引自 Ertel W. General assessment and management of the polytrauma patient. In: Tile M, Helfet D, Kellam J, eds. Fractures of the Pelvis and acetabulum.3 rd ed. Philadelphia, PA: Lippincott Williams & Wilkins; 2003:71.)

出[11, 13, 14]。对于创伤病情的检查来说，胸部X线检查也非常重要，能够明确有无气胸、血气胸、张力性气胸或连枷胸进而导致低血压或休克。对于多数（约90%）骨盆骨折，前后位（AP）的骨盆X线片足以确诊。骨盆不稳定的X线征象包括：①骶髂关节（SI）在任一平面移位大于5 mm（如果条件允许的话，入口位和出口位片能够提高准确度）；②后方骨折间隙；③第5腰椎横突或骶棘韧带撕脱。

手术时机

用于控制出血或严重污染的损伤控制性手术，包括头部、胸部和腹部的探查与减压，以及开放骨折清创术，被证实能够提高生存率。判断患者的血流动力学状态以及对于复苏救治的初始反应性，将会决定患者的下一步治疗归于三分类中的哪一类（图37.4）：第一类是“垂危”的患者，第二类是低血压和休克的患者，第三类是在适当的复苏和治疗后生命体征已趋于稳定的患者。

为了能够存活，“垂危”患者通常需要紧急剖腹探查手术、开胸探查手术，和/或在有或没有临时主动脉钳闭的情况下进行骨盆/腹部填塞（图37.5）。通过经皮或开放的球囊导管技术可以临时阻断肾动脉水平以下的主动脉[17, 18]。应该紧急采取持续积极的复苏疗法，紧急情况下可使用C形钳（前方或后方）或前方的骨盆外固定架。如有持续性出血，对于稳定性骨盆来说，骨盆或腹部填塞在控制出血上更为有效。

在另一种情形下，患者存在持续性休克，尽管已采用大量的补液替代疗法、输血和血管升压药，这时应该考虑使用外固定架或C形钳来代替紧急复苏时所用的床单或骨盆兜。大量研究已经表明，在不稳定骨盆损伤的患者中，骨盆支持结构中的韧带和筋膜组织已经被破坏，自我填闭很少发生[19, 20]。Huittinen和Slätis估计，骨盆骨折患者高达90%的出血来源于腰骶静脉丛和骨折部位松质骨面的破坏，仅有10%是动脉来源的出血。控制弥漫性出血（静脉或小动脉）最常用的技术就是填塞。对于需要腹腔探查、开腹手术的患者，由于牵拉髂骨翼的肌肉力量减弱，将会使得骨盆更加不稳定[21]。准确使用骨盆外固定架将会改善骨盆的稳定性，同时不会妨碍外科医生实施开腹探查手术（图37.6）。如果不稳定骨盆骨折的患者需要开腹探查寻找腹内损伤，应该同时探查腹膜后并行填塞来控制出血。骨盆环软组织结构的破坏使得在填塞时可以直接显露骶骨两侧和膀胱[22]。髂外动静脉和股动静脉的大血管损伤也需要修复。

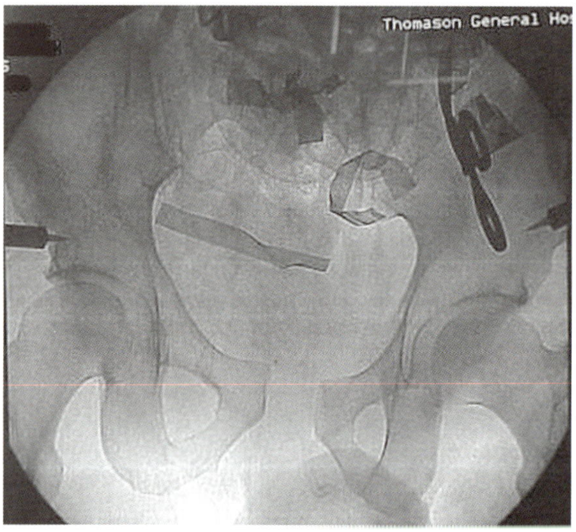

图37.5 “垂危”患者的主动脉钳闭。实施紧急开腹探查手术，临时钳闭主动脉并进行骨盆填塞和使用C形钳来控制出血

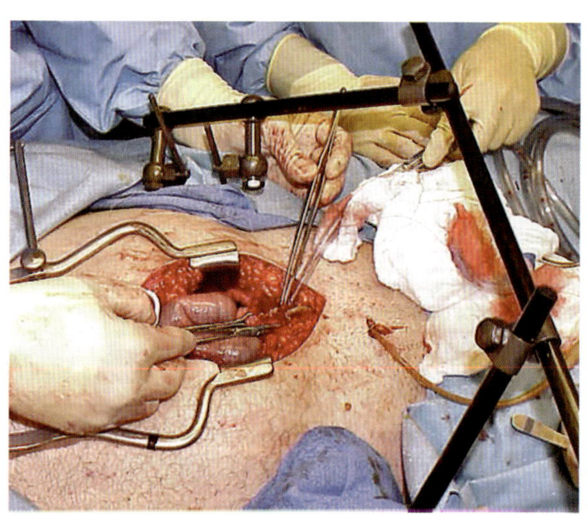

图37.6 开腹探查手术并使用前路外固定架。C形钳被床单所遮盖

对于钝性外伤所导致的大量腹膜后出血，Ertel 等[13]推荐对中心区域血肿进行探查。这种方法允许从骨盆内侧通过直接触诊来评估后方骨盆的复位情况。通过对骨折面或骶髂关节的直接挤压，可使骨性出血得到更好控制。如果仍存在明显的残留移位，放松并调整外固定架能够改善骨折的复位情况和力学稳定性。如果已采取上述措施，包括为了更好地填塞而部分关闭远端的腹部筋膜，血流动力学不稳定仍持续存在，此时应该进行腹部和骨盆的 CT 血管造影检查。这一方法在判断是否存在骨盆活动性出血上准确度很高[23]。造影剂外溢的患者可能是血管栓塞的适应证。采取相似的救治流程，汉诺威创伤中心成功地将死亡率由 46% 降至 25%[14, 16, 20, 22, 24]。

多数北美创伤中心在初次评估和复苏的过程中，对于不稳定的患者如果怀疑骨盆骨折，就会使用床单或骨盆兜，并进行腹部超声检查（FAST）和 / 或头部、胸部、腹部和骨盆的 CT 检查。如果上述部位没有积液并且患者血流动力学不稳定，下一步通常会进行血管造影，但不一定进行栓塞治疗。血管造影的问题是它并不能判断静脉出血并且耗时，需要特殊的人员和设备，并可能导致臀肌坏死。除此之外，还有约 10% 的骨盆骨折患者的出血来源并不适于栓塞[10, 12, 25~27]。近年来，一些研究者推荐在使用外固定架或 C 形钳稳定骨盆骨折后，在骨盆缘下方直接进行腹膜后填塞。一项研究使用这种方法，24 例血流动力学不稳定的患者中只有 4 例需要进一步进行血管造影检查[10, 28~30]。

高能量骨盆损伤伴有主要血管的损伤，如髂内外动静脉或股动静脉损伤，出现肢体的严重缺血和严重的神经功能丧失，导致血流动力学持续不稳定，这时任何进行力学重建的意图都是次要的。所幸的是，这种情况很少见，这时如果想要挽救生命往往需要进行半骨盆切除[25, 31]。

直肠或阴道处及其周围的开放性骨折常需要进行冲洗和清创，一旦决定二期行骨折固定术，应在尽量远离二次手术切开的部位，尽可能早地行转移性结肠造口术，并且应对远端直肠进行冲洗，静脉应用广谱抗生素[1~5, 9]。对于闭合性骨盆损伤，如果在 CT 上看到骨盆中有气体影，必须进行结肠镜检查以明确有无结肠和直肠损伤[32, 33]。

事实上，所有不稳定性骨盆损伤的男性患者，无论其尿道周围有无出血，在膀胱插管前都应该进行尿路造影（图 37.40）。我们的经验是，在判断前列腺的位置和可能的尿道损伤方面，直肠指诊并不可靠，尤其是对于创伤患者。如果尿路造影显示造影剂外溢，那么应行经皮耻骨上插管或者（如果必要的话）剖腹手术。尿道完整并伴有血尿的患者需要进行对比造影剂检查，排除有无膀胱破裂（图 37.7）。如果没有明确血尿来源，那么应该进行腹部 CT 或静脉肾

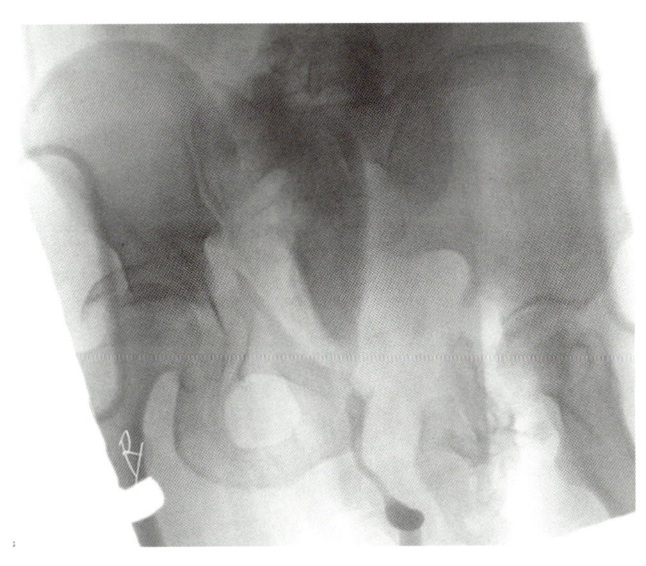

图 37.7 复杂不稳定的双侧骨盆髋臼骨折。置入 Foley 导管前应该进行逆行尿路造影，评估尿道和膀胱的完整性

盂造影检查来明确有无泌尿生殖系上段的损伤。在多发伤患者中，由于肾损伤或肾功能差的患者禁忌进行造影剂检查，而非造影剂的普通 CT 检查足以查明肾脏的损伤。如果需要紧急进行有创性放射学检查，那么在血管造影后应该进行对比造影剂检查（尿路和胃肠系）[12, 25, 33]。

手术策略

稳定骨盆

伴有不稳定骨盆损伤的危重患者需要早期稳定骨盆来提高骨盆骨折的稳定性，提供良好填塞止血效果，促进凝血，减轻疼痛。对于多发伤患者，包括其他威胁生命的情况，稳定骨盆的速度和安全性（图 37.8，表 37.1）要比一期精确复位或良好的外固定架更为重要。

非侵入性方法

疑有骨盆损伤的血流动力学不稳定患者应该被安置在某种骨盆环形加压装置中（PCCD）。这种装置会降低输血速率，缩短住院时间[8,34,35]。PCCD 可以像床单那样简单，将患者包裹并在骨盆和大转子周围用巾钳或手工系紧的结来固定（图 37.3）。对于肢体短缩，通过简单牵引复位后采取这种稳定的方法最有效。

膝关节轻度屈曲（放松肌肉，垫枕），通过将足和小腿绑在一起保持下肢内旋位（图 37.9~13）。作为二期手术的一部分，患者应该小心地“轴向翻身”至一侧，来进行脊柱和后方骨盆的检查，也包括直肠检查。如果外科手术推迟，那么应该将患者的脊柱硬板床改为软的褥垫来降低发生压疮的风险。如果需要的话，骨盆兜很容易使用并可进行再调整（图 37.9，图 37.12）。然而，这些装置可能会限制腹部和腹股沟区的检查。如果出现这种情况，骨盆兜应该重新调整，向近端移至髂骨翼水平或向远端移至大转子水平。在既能制动骨盆又不影响腹部和腹股沟区检查方面，真空夹板和沙袋虽显笨重，但非常有效（图 37.13）。PCCD 作为一种临时措施（不要超过数小时），可在通过 X 线片和 CT 排除不稳定骨盆损伤、血流动力学恢复稳定或已经实施了内固定或外固定措施后撤除[34]。

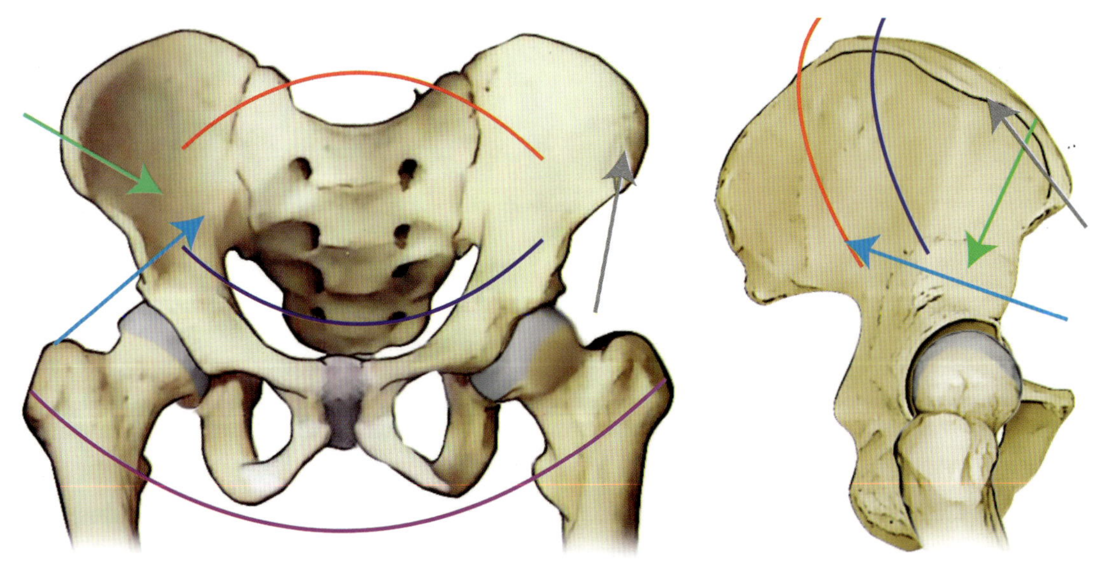

图 37.8　可能的骨盆固定方法

表 37.1　骨盆骨折稳定方法

■ 外固定
● 无创技术（包裹床单，骨盆兜，真空夹板或充气抗休克服）
● 有创技术
○ 前路外固定（w/wo 骨牵引）
– 髂骨翼外固定（高位）
– 髂前下棘外固定
– 髋臼上外固定（低位）
– 经皮前路外固定
– 髋臼上前路 C 形钳
– 转子间 C 形钳
○ 后路外固定（w/wo 前方固定）
– 后路骶髂 C 形钳
■ 内固定
■ 外固定和内固定结合

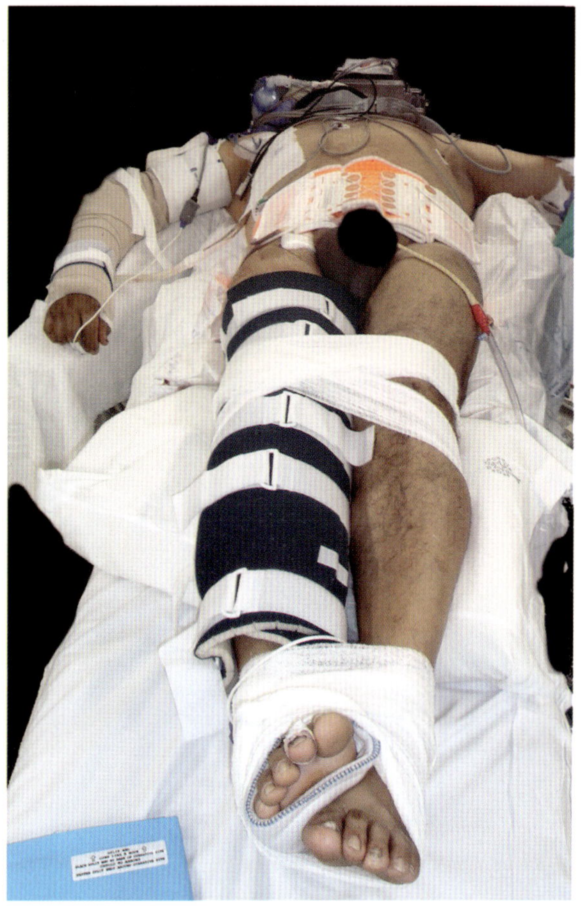

图 37.9　骨盆骨折的创伤患者使用骨盆兜进行稳定。右膝关节脱位复位后使用膝关节支具进行保护

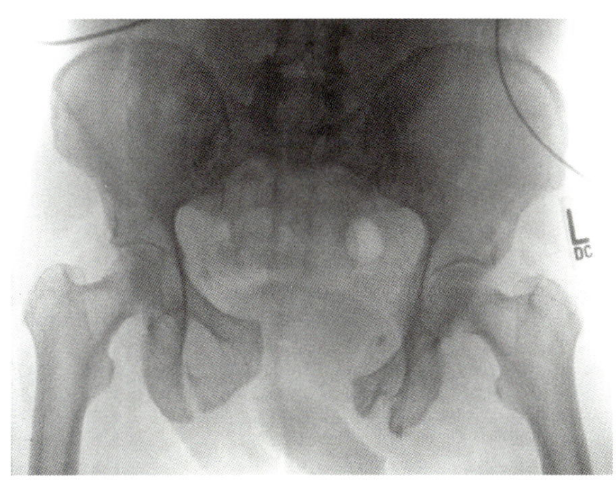

图 37.10　患者的骨盆前后位 X 线片，提示不稳定的骨盆损伤

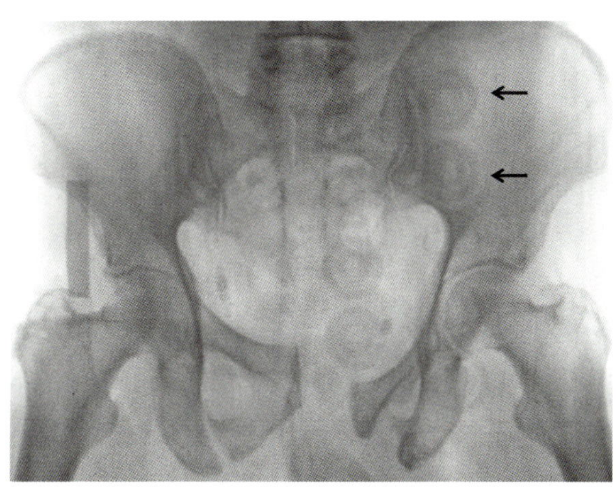

图 37.11　同一患者在使用骨盆兜并将足置于内旋位后的 X 线片

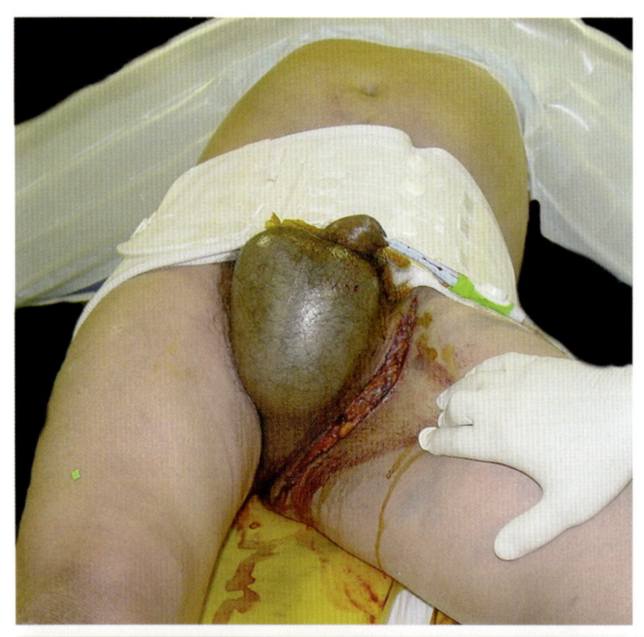

图 37.12 伴有力学不稳定的开放性骨盆骨折使用骨盆兜。如果需要，可以很容易使用并可重新进行调整。腹部和腹股沟区的检查可能受到限制，可能需要重新调整骨盆兜至股骨转子区

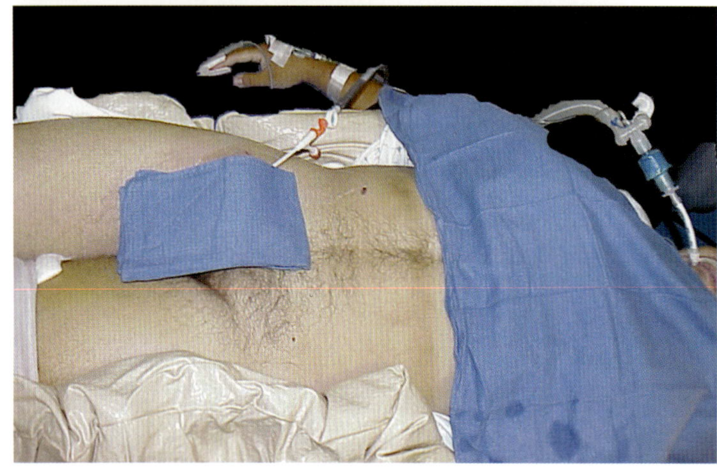

图 37.13 真空夹板大面积施加压力可提供良好的临时固定。它们可以透射 X 线，允许进行腹部和腹股沟区的检查

外固定

Riemer 等[36]报道，对于血流动力学不稳定的骨盆环损伤患者，当外固定架作为复苏程序的一部分被引入后，死亡率从 26% 降至 6%。同无创性方法相比，外固定架提高了骨折固定的稳定性。这种方法创伤较小，相对容易并可安全实施。外固定架也有助于控制疼痛和改善患者的活动。前路髂骨翼外固定架不足以稳定后方的结构（Tile C 型）。此外，“高位”外固定架可能会限制腹部检查，并且当前方外固定架固定加压时会加大后方的骨折间隙，从而导致后方不稳定的加剧，并可能导致更多的出血。用 25~30 磅的力量进行远端股骨牵引并保持髋关节屈曲位，可能会有助于后方的骨折复位[37]。

在大多数创伤中心，外固定架作为一种早期的临时复苏装置使用，直到患者的一般状态改善，能够接受确定性的内固定手术。对于 Tile C 型骨折，如果以前路的外固定架作为最终的固定方式，失败率高达 70%[12]。将外固定改为内固定的理想时间目前并不清楚，我们更倾向于等待 4~7 天以避免炎症系统的激活，即所谓的二次打击现象。对于复位后经皮置入骶髂螺钉即可提供足够骨盆稳定性的患者，更早的固定可能更为容易（图 37.19、图 37.25、图 37.29、图 37.34 和图 37.49）。联合后路内固定及前路外固定可以提供足够的稳定性来允许患者活动（图 37.14、图 37.15、图 37.20 和图 37.21）。外固定架的稳定性取决于：①患者因素（骨盆不稳定性的类型，患者的体型，和骨质条件）；

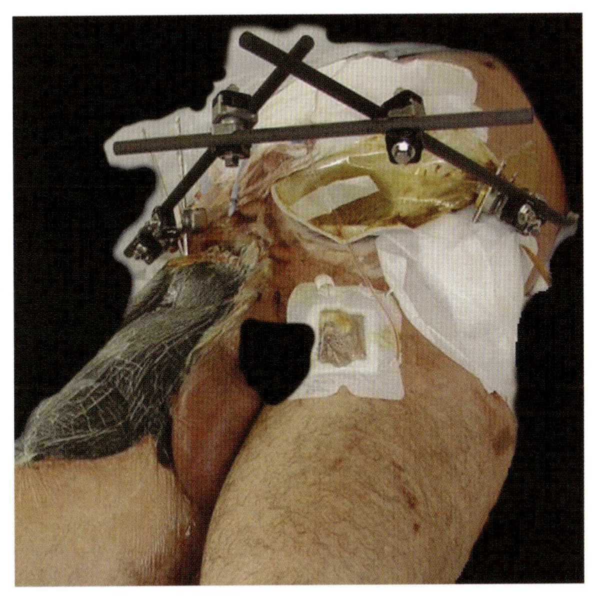

图 37.14　前路上方髂骨翼梯形外固定架。此例患者接受了转移结肠造口术、耻骨上插管术，并且右侧大腿近端有明显的软组织缺损

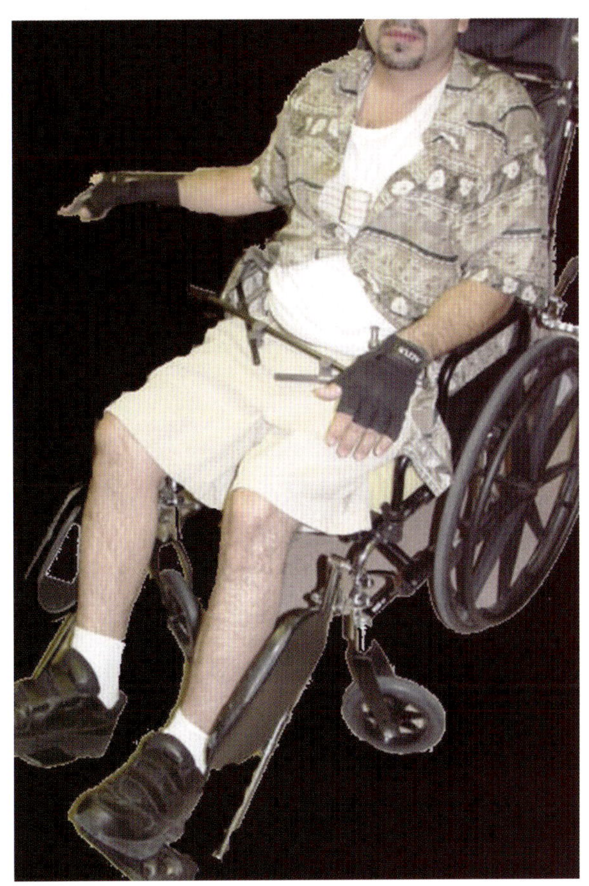

图 37.15　置入外固定架应该允许最终活动并能够坐起

②外固定架特性（类型和位置，针的数量和尺寸）；③外固定架技术（复位和针置入的质量）。

手　术

前路外固定架

髂骨翼外固定架

患者取仰卧位，置于可透 X 线并可以进行牵引的平顶骨折手术床，全麻下行外固定架置入。如果时间允许，可在 C 臂透视下进行（图 37.16）。除了极端情况，不论是开放手术还是经皮置入，都应进行充分的术前准备和无菌技术。置入外固定架应该允许最终活动并能够坐起（图 37.15）。行开放性手术时，切口位于髂骨翼前 1/3 上方，长 6~8 cm，起于髂前上棘（ASIS）（图 37.17，图 37.18）后方 2~3 cm，能够避免损伤股外侧皮神经。为了避免外固定针对皮肤延展的影响，在手法复位和骨盆环加压后再做手术切口。这一切口对于进针点能够提供足够的定位，也可以结合内固定的方法作为二期重

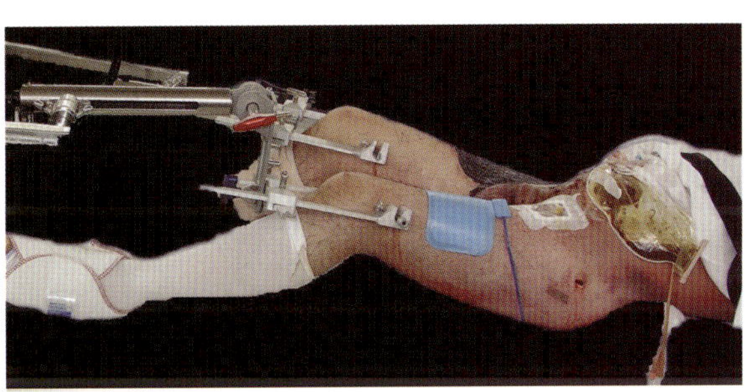

图 37.16　开放性不稳定性 Tile C 型骨盆骨折并伴有直肠撕裂、肝脏损伤和右小腿截肢的患者。已经去除了之前应用的 C 形钳。计划从左侧经皮置入骶髂螺钉并结合前路外固定架作为二期重建的方案。双下肢都进行牵引来促进骨折复位

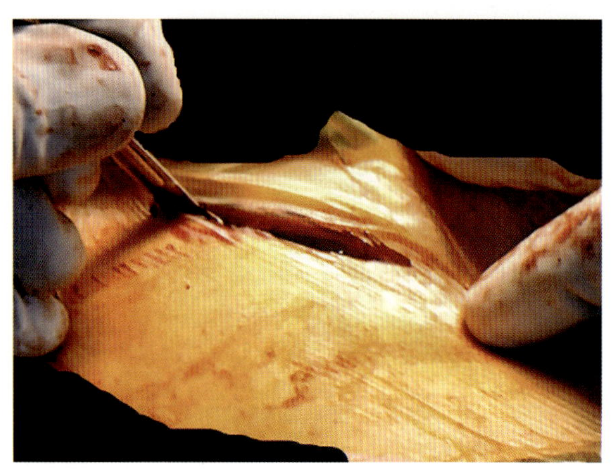

图 37.17 右侧髂骨翼的开放手术入路。起于髂前上棘近端 2~3 cm（术者的右手食指所指处即为髂前上棘）

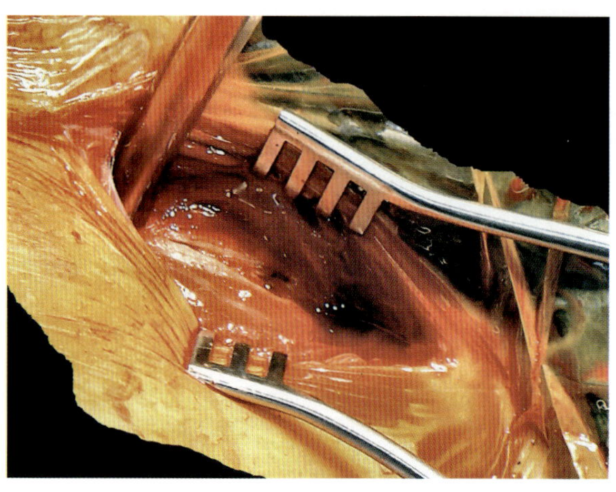

图 37.18 分离腹部肌肉和臀肌止点，切开骨膜，能够直视髂骨翼的宽度。只要髂肌没有从髂骨翼内板上剥离，那么进入腹膜后血肿的风险就会降到最低

建的一部分。如果需要进行延迟的外科手术，那么推荐采取经皮的方法。对于外固定时间延长的病例，直接朝向脐部的 2 cm 切口出现软组织坏死的风险更低，因此在骨盆环复位后常用做经皮的入路（图 37.19~21）。

置 针

髂嵴正常位于髂骨翼高点，在髂骨内外板之间置针应该起于髂骨翼的内侧 1/3 和 1/2 间。外固定架作为急救措施使用时，每侧髂骨应置入 2 枚针；如果时间充足，应该各置入 3 枚针。髂嵴有轻度弯曲，因此进针不应该以直线的角度进入。针尾应该至少留于皮外 1 cm。仰卧位时髂嵴与手术床约成 45° 角，但这一角度因人而异（图 37.22）。使用合适大小的钻头由头侧向大转子方向来打开外侧皮质，这样可以打到髋臼前上方较好的骨质。

通过外侧皮质开孔，术者徒手钻入直径 5 mm 的针，尽量避免穿透内侧或外侧皮质。这一方法并不总是容易，尤其是肥胖患者。

若干技术能够提高进针的精确性。术者可以在双侧髂骨翼插入克氏针作为进针的向导（图 37.19）。某些外固定架具有一些特殊的导向装置，长臂置于内侧板上。在另一种技术中，使用 C 臂投照闭孔斜位影像来显示髂骨翼的轮廓和针的位置（图 37.20）。当然，从双侧骨盆剥离臀肌和髂肌，可以在直视下于髂骨翼上进针。

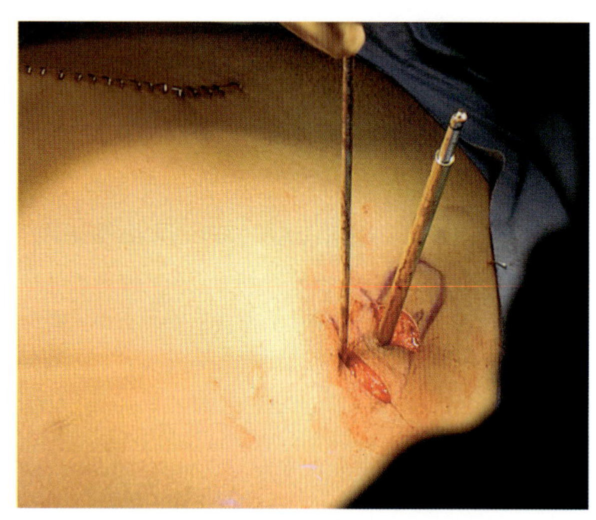

图 37.19 创伤更小的方法是当需要更多的加压时，为了避免软组织张力的影响，在髂骨翼上做两个朝向脐部的更小切口。导针沿着髂骨翼内板能够帮助确定进针方向

然而，髂骨翼内面广泛的软组织剥离可能会误入腹膜后血肿，这一点应该避免。一旦完成进针，应该通过轴向牵引来评估针的稳定性。如果针的位置良好，将针与连接棒通过针—棒连接夹连接好。对侧同法进行，通过两根独立的棒进行调整来改善骨折的复位。

对于开书样损伤（Tile B1），仅前路加压就足够了。对于“桶柄”样外侧加压性损伤（Tile B2），需要进行开放手术并安装外固定架对髂骨翼进行加压。对于完全不稳定的线性损伤（Tile C），需要联合前方置针和某种类型的后方固定。使用一根或两根横向的棒并用棒—棒连接夹与前方的棒进行连接，以形成一个梯形的框架（图 37.21）。外固定架置入应允许在必要时仍可进行剖腹探查手术（参见图 37.6）并减轻软组织水肿，允许患者能够在床上或轮椅上直立坐起（参见图 37.25）。如果针道导致任何软组织张力，应该通过做小切口来释放张力来避免针道牵张不适、坏死和感染（参见图 37.23，图 37.24）。在患者的情况和时间允许的情况下，应该通过 C 臂来确认骨折复位和进针位置（参见图 37.20）；如果情况允许，应该留取最后永久的影像学资料[12，14，38，39]。

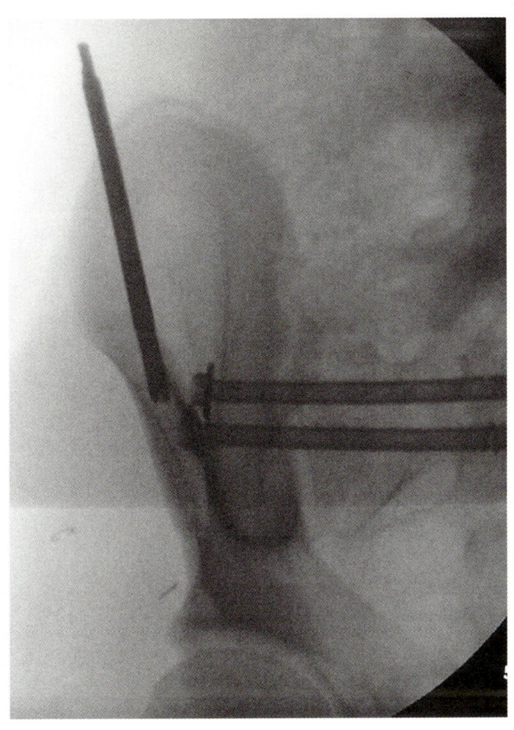

图 37.20 C 臂用来确认复位和置针的位置

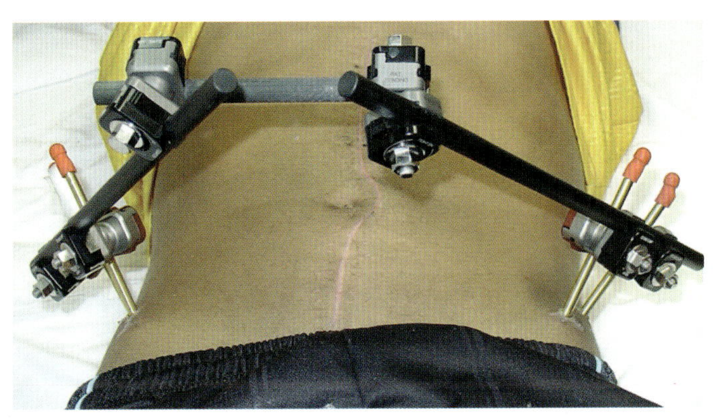

图 37.21 针的位置良好，2 周时没有激惹或感染征象

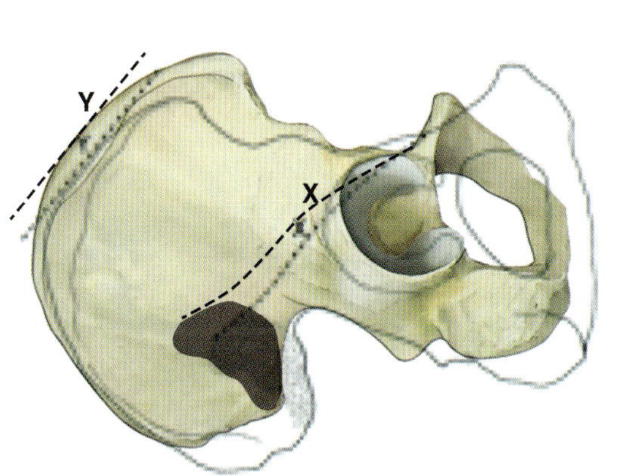

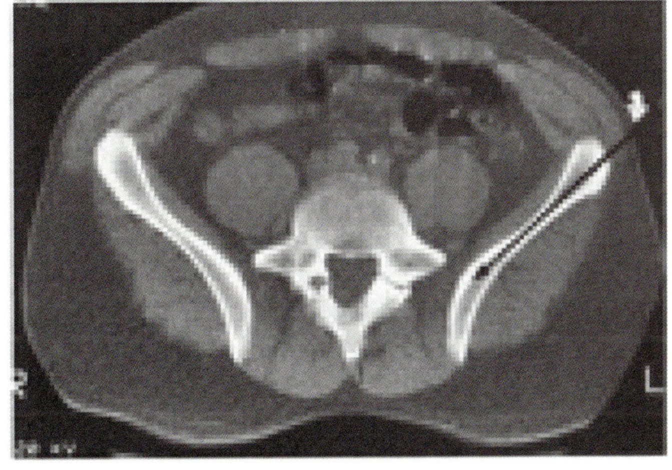

图 37.22 CT 扫描显示仰卧位骨盆的方向。髂骨与水平面约成 45° 角。在置入髂嵴针时外科医生必须考虑这个方向（引自 Rommens PM, Hesmann MH. External fixation for the injured ring. In: Tile M, Helfet DL, Kellam JF, eds. Fractures of the pelvis and acetabulam. 3rd ed. Philadelphia, PA: Lippincott Williams & Wilkins; 2003:208.）

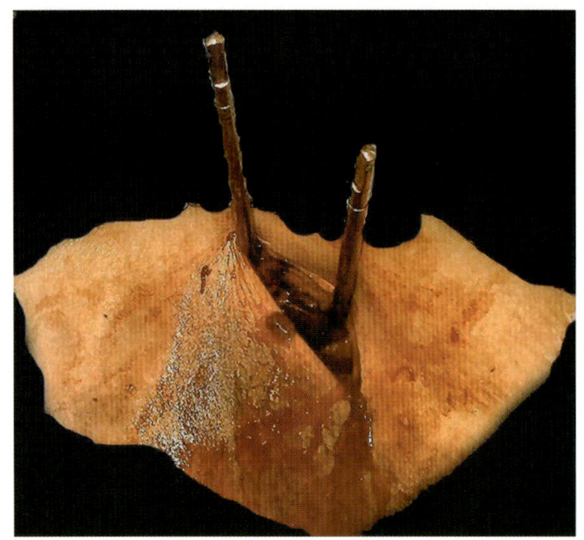

图 37.23 针道周围软组织张力的例子。如果不是在骨盆环复位后再做切口，并且切口不是位于髂骨翼的内侧1/2，进针时可能会牵张软组织。这种情况下将会导致明显不适、组织坏死和可能的感染

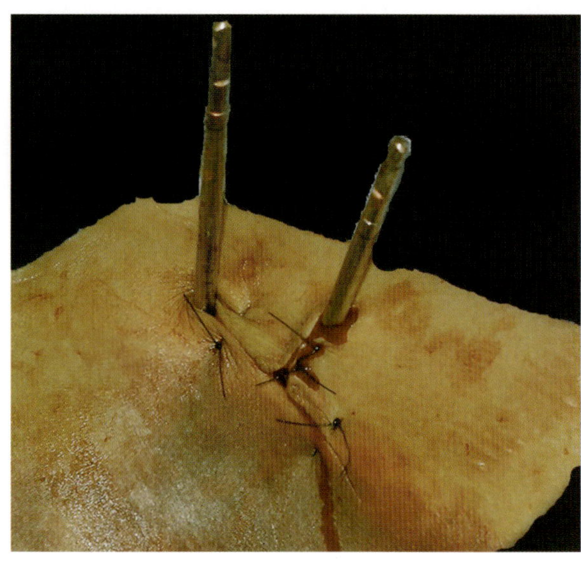

图 37.24 朝着张力的方向做垂直切口来释放软组织，闭合切口时应避免产生张力

髋臼上外固定架

髋臼上方的骨质厚并且坚强，能够很好地把持骨针。生物力学研究显示，这种“低位”的固定针和外固定架比“高位”（髂嵴）的外固定架能提供更好的骶髂关节稳定性[40, 41]。若干学者[25]认为这种方式对于急症前路骨盆外固定架是比较理想的，因为很容易触到这一厚的骨质，迅速于每侧置入一枚克氏针复位骨盆，用一根前方横行的棒连接外固定架。然而对于使用这种方法经验有限的外科医生来说，尤其是在没有C臂的情况下，穿透髋关节和损伤坐骨大切迹处血管神经结构的风险还是很高的[14, 42, 43]。对于这种“低位”方式的计划同于髂嵴。如果可能的话，我们建议采用C臂控制和计算机导航辅助。

步骤

在C臂透视下，于髂前下棘（AIIS）表面皮肤处放置一把血管钳。在髂前下棘外侧做一个2 cm横切口，这样可以确保在患者活动时皮肤和针之间干扰更少。仔细纵向分离软组织直到骨面，避免损伤股外侧皮神经（1%~13%的患者会出现暂时性麻木）。带有内芯的保护套筒以摆动的方式推至骨面。通过内芯，用钻头对外侧皮质进行开孔。通过内芯置入直径5 mm或6 mm、螺纹50~70 mm、长度至少180 mm的骨针（图 37.25）。进针点应该在髂前下棘水平，朝着髋臼顶的方向进针，C臂透视下观察闭孔位（图 37.26）和髂骨斜位影像来避开坐骨切迹。针朝向骶髂关节：在矢状面向内30°，身体长轴的垂直方向倾斜20°（约70°）（图 37.28）。另一枚针放置在对侧，在进一步复位

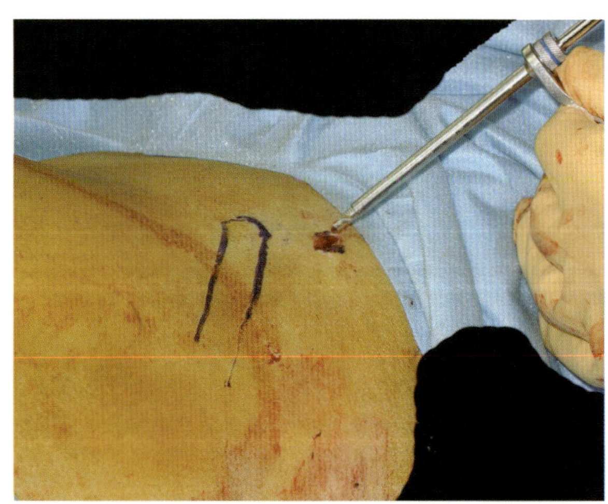

图 37.25 C臂控制下髋臼上外固定架置针。做2 cm切口，分离软组织至骨面。应该使用软组织保护套筒来进行外固定架置针

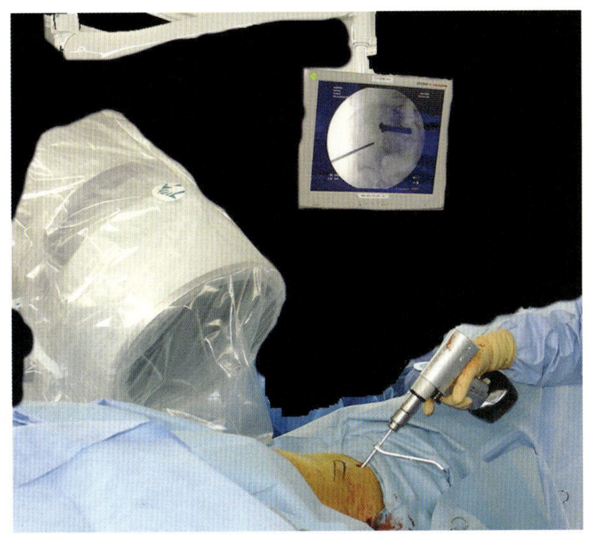

图 37.26 髋臼上置针。髂骨斜位像有助于术者避免骨针穿透髋关节或坐骨大切迹

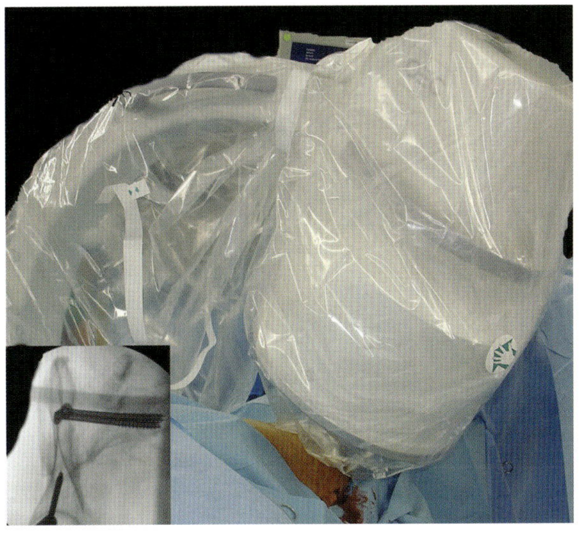

图 37.27 髋臼上置针。闭孔斜位像有助于术者引导钻头和骨针朝向骶髂关节的方向

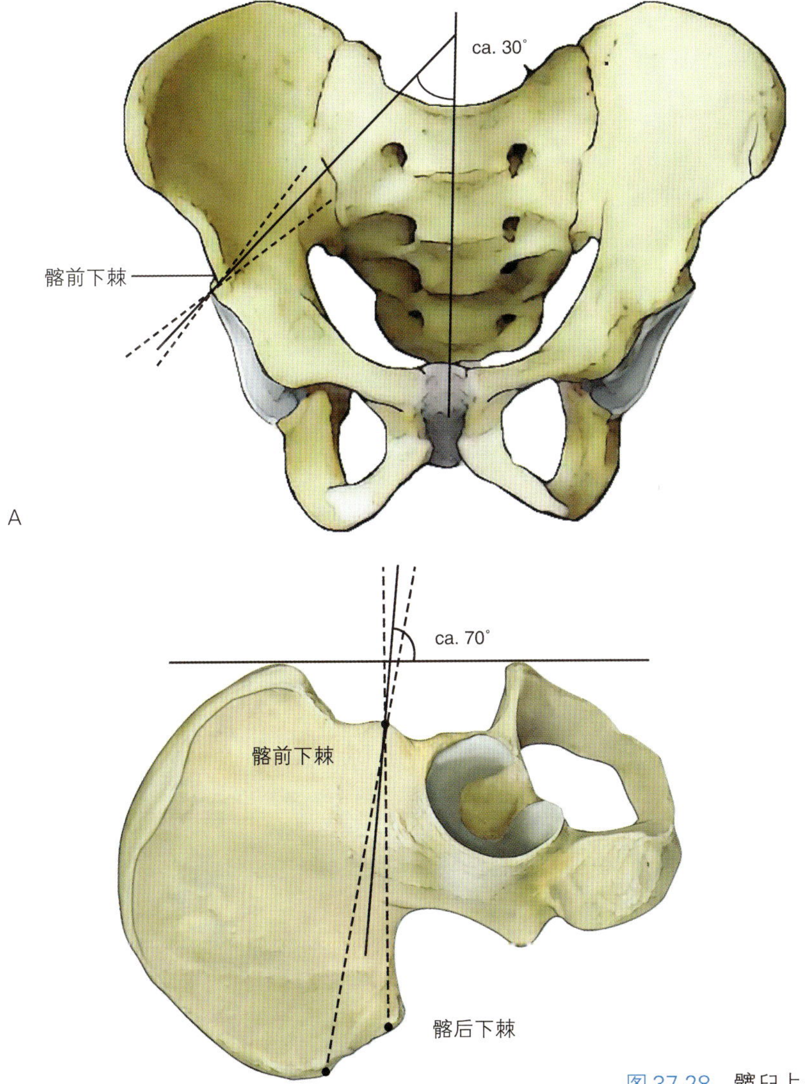

图 37.28 髋臼上置针的角度。A. 髂前下棘。B. 髂前下棘，髂后上棘，髂后下棘

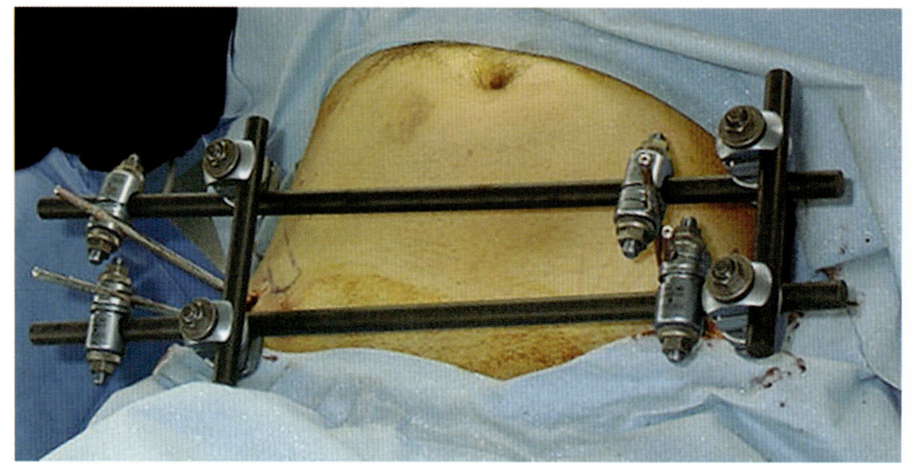

图 37.29 髋臼上外固定架的前面观。如果为了急救，一边一根针就足够了；但如果计划使用更长时间或存在更大程度的不稳定，那么一边 2 根针并使用 2 根连接棒可以提供更好的稳定性

后，2 枚针通过一根横棒进行连接（图 37.29，图 37.30）。连接棒应该离皮肤足够远以避免额外的水肿。如果上述过程精确完成，这种“低位”方式不会妨碍剖腹探查手术，患者能够在保证外固定架原位的情况下坐起。1/3 病例会发生针道渗液[43，44]。

为了避免针道的问题：

- 确保针道周围的皮肤没有张力（疼痛，坏死和感染）。
- 在连接棒和皮肤之间提供足够的空间（确保在肿胀时没有组织压迫和坏死）。
- 在针道周围用纱布加压，预防出血和制动组织，减轻疼痛。
- 如果可能的话，使用三针而不是两针（高位）。
- 每天清洁针和周围皮肤。
- 如果存在软组织张力增高或皮肤下方积液，那么应该放松针道周围的切口。
- 如果出现皮肤红斑或蜂窝织炎进展，应该口服抗生素。
- 如果固定针松动，应该拔除。

计算机导航和外固定架

1999 年，虚拟透视被批准用于临床。通过 C 臂透视（为了防止扭曲，配备有图像调制器）获得的、在所需投照方向（入口位、出口位、骶骨侧位、Judet 位和 / 或上述全部）上的复位骨盆的图片被输入电脑（注册处理器）。最后使用 C 臂在至少一个方向上来确认针的位置。这样有可能实现在屏幕上同时显示四张“实时”的照片并在 4 个投照方向上监测导向套筒或钻头及其周围结构的位置（图 37.31）。结合相关部位解剖学、C 臂获取的图片、钻头导针、追踪系统交联、红外线照相机和计算机处理软件，将可以实现可视化导航（所有情况都在屏幕上显示）。这样可以减少患者和外科医生的放射线暴露，精确性更高，在明显更短时间内减轻组织损伤。导航应用的最好的适应证是插入骶髂螺钉、髋臼上骨针或椎弓根螺钉，以及髋臼前柱和后柱螺钉[45，46]。

皮下前方外固定架或内侧前方外固定架

这些是在皮下进行骨盆固定的技术。取代传统的外固定骨针，使用或不使用导航下，于髋臼上方骨质置入脊柱椎弓根螺钉（图 37.22）并在皮下使用一根棒进行连接。这种技术可以实现加压，一枚螺钉先与连接棒拧紧，当骨折加压后再拧紧另一枚螺钉（图 37.33）。与传统的外固定技术相比，这种技术的主要优势是这种结构的组织相容性更好，固定效果更佳并避

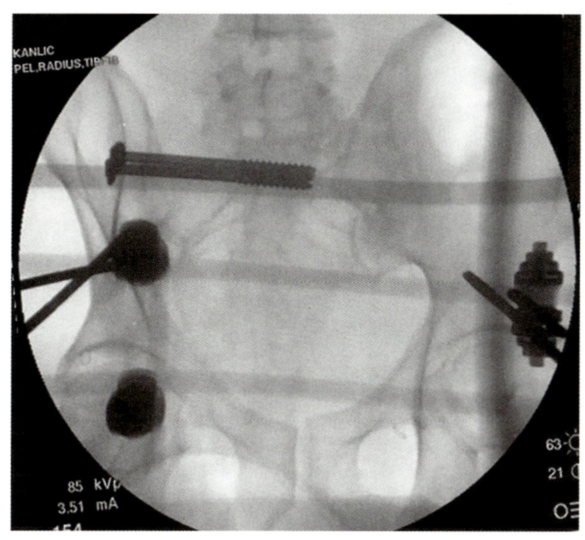

图 37.30 右侧骶髂螺钉和髋臼上外固定架的前后位 X 线片。这种微创联合固定方式多用于治疗多发伤的患者，包括 Tile C 型骨盆骨折

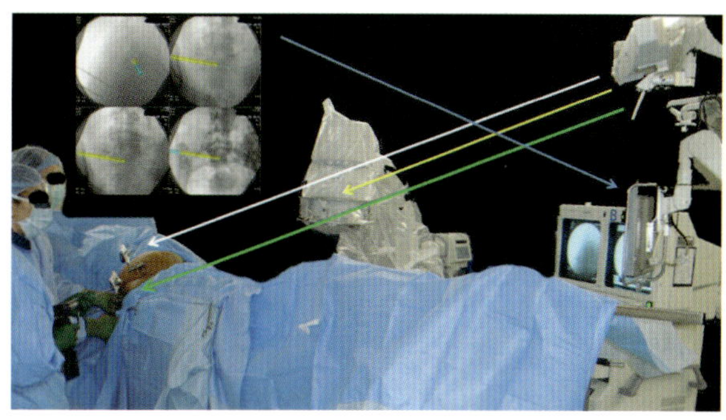

图 37.31 在可透射 X 线的手术床角配有计算机摄像机和监视器的手术室。在获取图片并传输到电脑后移开 C 臂。在 4 个需要的投照方向上，导航工具的位置和可视化的范围（导向套筒，绿色箭头标记）可以同时在监视器上（蓝色箭头）展示

免了皮肤激惹和钉道感染的风险（图 37.34，图 37.35）。因此，这种皮下固定架比传统的外固定针可以留置更长的时间（3 个月或更长），并在减少患者不适的同时改善愈合。近年来，当接骨术（板—钉）存在禁忌或问题时，这种“皮下前方外固定架”成为我们更喜欢的前方固定技术[47, 48]。

嵴下外固定架

在嵴下外固定技术中，骨针从前向后放置在髂嵴的前 1/3，这个部位通常有良好的骨质。体表的标志物通常可以很容易地摸到。在髂前下棘上方做一个小切口，用 4 mm 钻头打开前方皮质，将一根长 150~180 mm、直径 5 mm 的骨针手动钻入，邻近髂骨内侧壁，朝向外侧壁最突出的部分。双侧置针完毕后，在骨盆复位后用一根连接棒连接并拧紧（图 37.36~38）。Solomon 等报道了使用这种技术治疗 20 例患者的结果，并描述这种技术快速易行。4 例患者出现针道感染但没有固定针松动或需要提前的情况。患者的耐受性良好（坐立，行走），平均愈合时间为 10.7 周[49]。

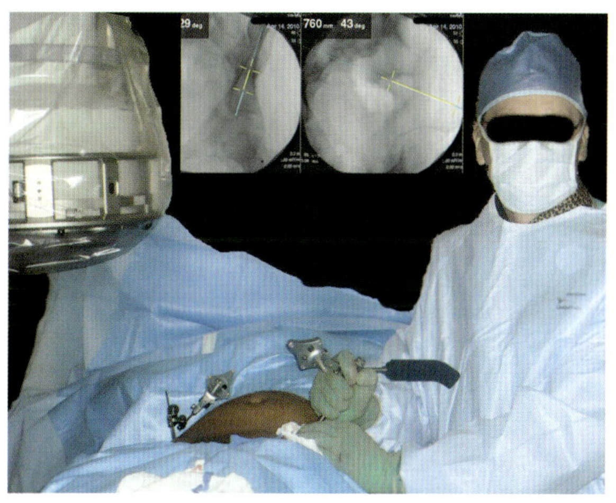

图 37.32 置入髋臼上椎弓根钉时导航的位置，于髂骨位和闭孔位同时监视这个过程

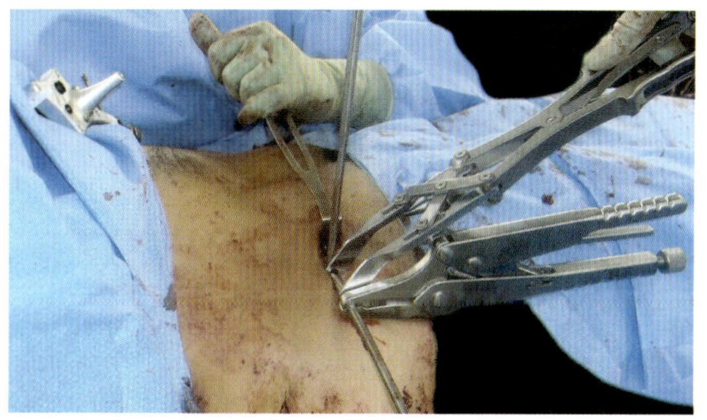

图 37.33 连接棒与对侧椎弓根钉已放置在皮下，通过简单的加压工具来获得加压

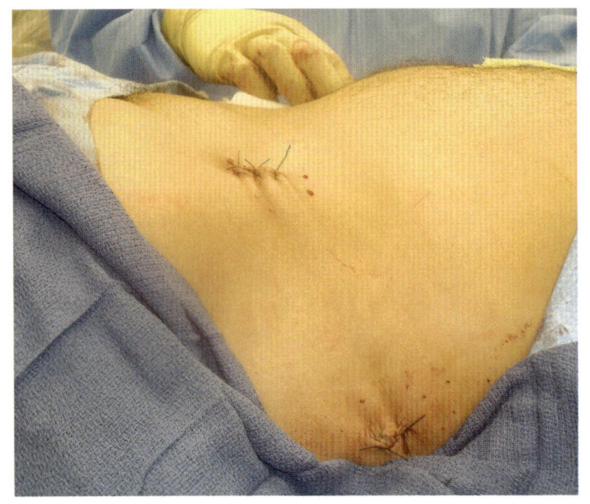

图 37.34 步骤完成后的侧面观，没有明显的硬性突起

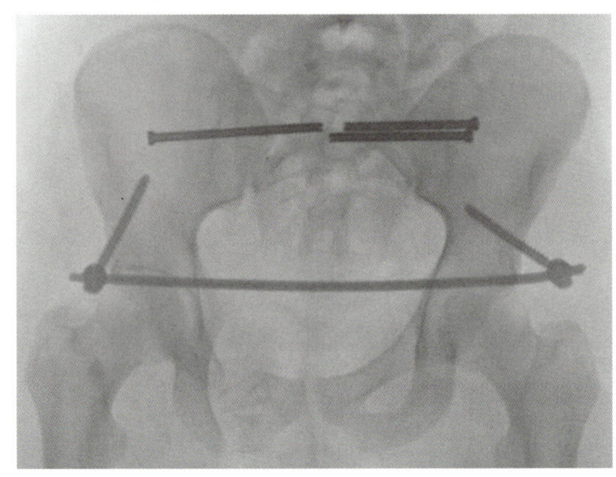

图 37.35 双侧骶髂螺钉和髋臼上外固定架的术后 X 线片

前路外固定架的术后处理

针道周围的软组织可以用撕开的纱布、海绵轻轻加压 48 小时并定期清洁，避免结痂、积液和感染。应该在局麻下鉴别并放松针道周围的皮肤张力。外固定架应该允许患者坐起，以预防肺部感染。

旋转不稳定性损伤采取双针“高位”框架固定或单针“低位”框架固定，可以为患者负重提供足够的稳定性。对于单侧后方、髂骨或骶骨骨折并合并前方损伤的患者，使用外固定

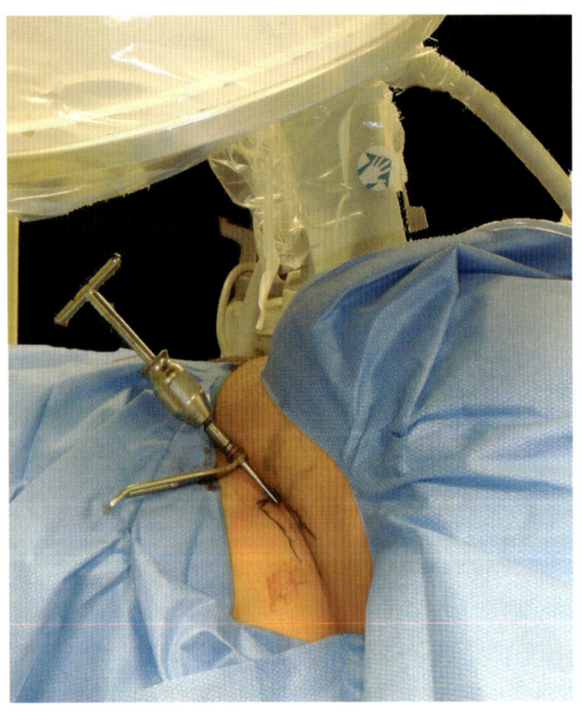

图 37.36 于髂嵴骨质良好的部位从前向后放置嵴下外固定架

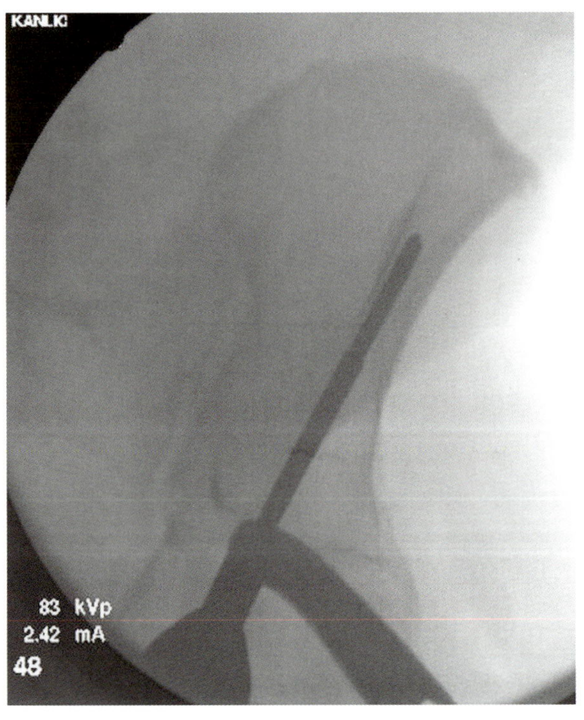

图 37.37 C 臂证实骨针位置良好

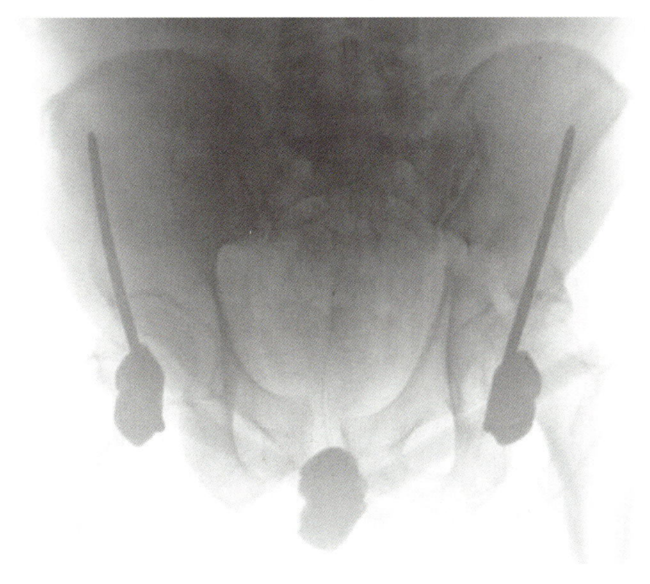

图 37.38 嵴下外固定架置入后的前后位 X 线片

架进行稳定能够允许部分负重活动。应该拍摄骨盆 X 线片来确认稳定性并确保在活动后复位没有丢失。应该强调的是，对于双侧后方损伤的病例，前方外固定架不能提供负重所需要的足够稳定性。良好的骨折复位、后方加压、粗固定针、带弧度的外固定架，以及髂嵴和髋臼上外固定架的联合，可以改善力学稳定性。侧方挤压型损伤一般在 6~8 周愈合，而耻骨联合的撕裂一般在 6~10 周愈合。

单独前方外固定架并不足以控制 Tile C 型交通性损伤的绝对不稳定性。如果没有或无法使用（后方髂骨骨折）C 形钳，那么除了前方外固定架外，25 磅股骨髁上牵引能够改善后方和上方的移位。确认患者的情况改善并可以接受后方骨盆环的确定性内固定手术后，可撤除上述措施。

C 形钳，后方固定

近 50 年前的德国文献报道了类似于 C 形钳的装置的应用。Ganz 等于 1991 年和 Buckle 等于 1994 年又报道了这些装置在现代的重新使用[25, 51, 52]。力学实验表明，对于不稳定骨盆损伤的患者，C 形钳相对于其他骨盆外固定技术能够提供更好的固定效果[50]。通过挤压骨折端、减少影响血凝块的活动、减少骨盆的容积，可有效改善凝血状态。它也可能提高机体自我填塞的能力，如果需要的话也能为骨盆填塞提供更好的支持。在应用这一方法后，许多患者生命体征很快改善。C 形钳能够提供后方直接的加压和稳定效果，而且不会妨碍腹部（图 37.44~46）和会阴部（图 37.47）的检查。C 形钳适用于后方骨盆环撕裂并血流动力学不稳定的不稳定骨盆损伤的患者。

C 形钳应用的绝对禁忌证：

- 血流动力学稳定患者；
- 后方髂骨翼骨折，因为存在穿透骨盆损伤结肠和膀胱的风险；
- 经髂骨的骶髂关节骨折脱位，因为存在将半侧骨盆挤压向内侧的风险。

C 形钳应用的相对禁忌证：

- 复杂的骶骨骨折，因为在加压时存在损伤神经的风险；
- 严重骨质疏松，因为存在骨针穿透较软骨质的风险；
- 进针处明显的软组织损伤[37, 53]。

C 形钳是一个矩形的框架（Ganz），或者两个半环形管中间由一个咬合的齿轮连接（Browner 骨盆固定器）。这两种形式都具备很粗的骨针，尖端锐利，外面的螺纹允许和框架进行连接并额外的可控加压。这种装置应该是

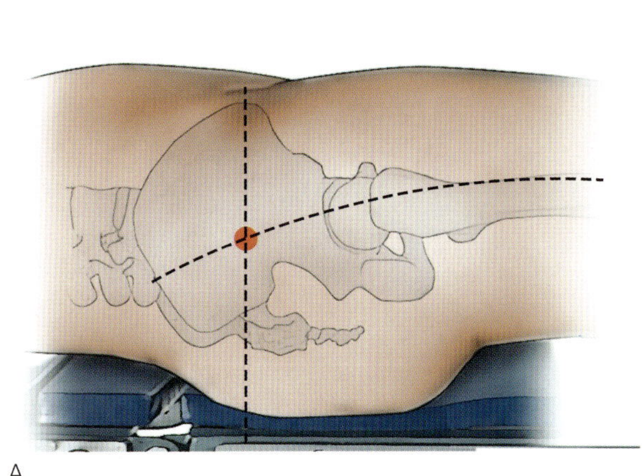
A

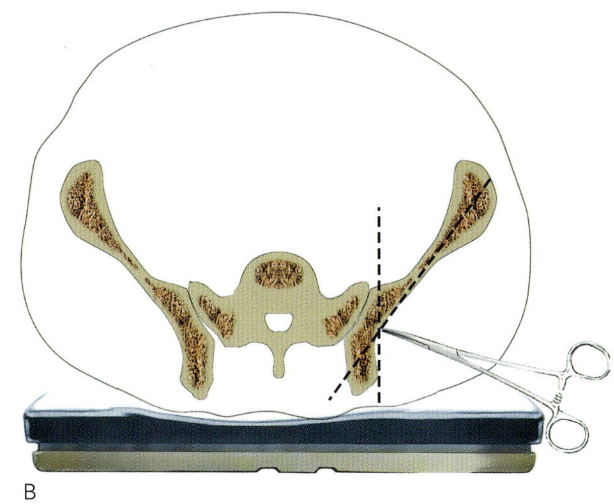
B

图 37.39 骨盆后方 C 形钳放置的体表标志。在复位的情况下，正确进针点是股骨长轴线和髂前下棘下方垂直线的交点

无菌包装并且在急诊室和手术室都可用的。图 37.39 显示后方 C 形钳骨针的插入位置，位于股骨长轴线和髂前下棘下方垂直线的交点。如果由于畸形和水肿体表标志不清楚，那么应该使用 C 臂来确认正确的进针点。针的尖端应该放置在后方已复位的骶髂关节水平的髂骨外表面，因为这里的骨质是最厚的。髂骨翼外表面倾斜和垂直部分的过渡在图 37.39 中已标示。患者取仰卧位，于患侧做 2~3 cm 纵切口，通过该切口术者可以用一把血管钳确认后方髂骨的进针点（图 37.40，图 37.41）。如果怀疑进针处存在髂骨翼骨折，可稍延长切口来确保骨质的完整性（通过触诊和直视）和进针点的安全。如果进针过于偏前，进针处髂骨骨质太薄，骨针可能穿透骨盆。如果进针过于偏后，可能会滑到坐骨切迹，可能会导致臀部血管出血或损伤坐骨神经[54]。

加压针被拧入带螺纹的加压螺栓中，连接至与中央咬合齿轮相连的臂上。然后松开中央齿轮，允许根据患者胖瘦调整臂的长度，连接至固定臂的加压针沿侧方髂骨翼滑动直到垂直部分（图 37.42）。先将健侧针尖推至（或敲击）骨面并维持位置，直到对侧针尖也到达相应位置。

当两侧针都紧紧与骨质接触时，复位骨折，通过固定臂进行加压，拧紧中央的齿轮。通过加压螺栓将针向中央拧入可以起到额外的加压作用（图 37.42~49）。如合并骨折线通过骶孔的骶骨骨折，应该避免过度加压，因为这样可能会损伤骶神经根。如果在积极的复苏努力和骨盆稳定的情况下患者的病情仍未改善（接下来的 30 分钟内），应该考虑骨盆填塞，行或不行剖腹探查（图 37.6，图 37.48）、血管造影。另外，骨针应该用无菌敷料覆盖，外架用毛巾保护，1~2 天进行针道护理。术后应该拍摄骨盆 X 线片。

C 形钳， 前方固定

C 形钳也可以在骨盆前路手术中应用，用于髋臼上方较厚的骨质区。Frosch 等（2007）在伴有骨盆骨折的 15 例多发伤患者（包括 10 例多向不稳定 Tile C 型骨折）中应用了该技术。入院后平均 54 分钟完成外固定架安放，而该方法平均仅需 15 分钟。Richard 和 Tornetta（2009）在 B1 型开书样骨折患者中使用了该方法。患者取仰卧位，夹子插入到髋臼上方骨质，约在大转子近端 3 横指处[54]或髂前下棘后方 3 横指处的臀肌转子处[55]（图 37.50~53）。所有步骤[56]在没有 C 臂的条件下局麻完成，并发症罕见。

C 形钳应用的禁忌证

- 进针处合并骨折；
- 明显的软组织损伤、开放伤口、内部脱套伤——

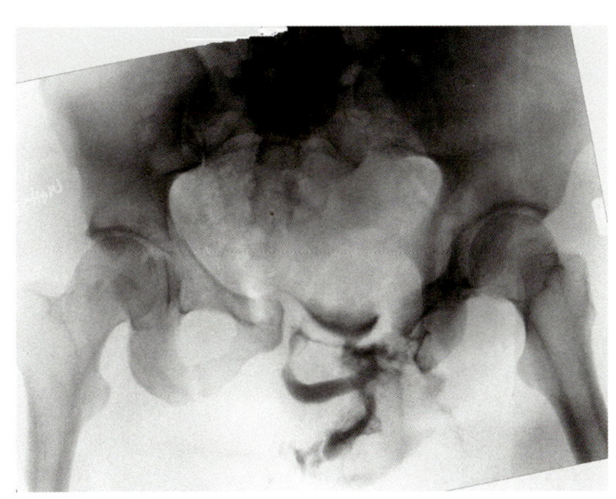

图 37.40　骨盆前后位 X 线片显示左侧骨盆环交通性、不稳定性、开放性（直肠及周围组织破裂）损伤，伴有尿路造影后造影剂外溢并右侧髋臼 T 型骨折。患者同时合并闭合性颅脑损伤、胸部损伤、右前臂开放骨折和左侧肱骨近端骨折

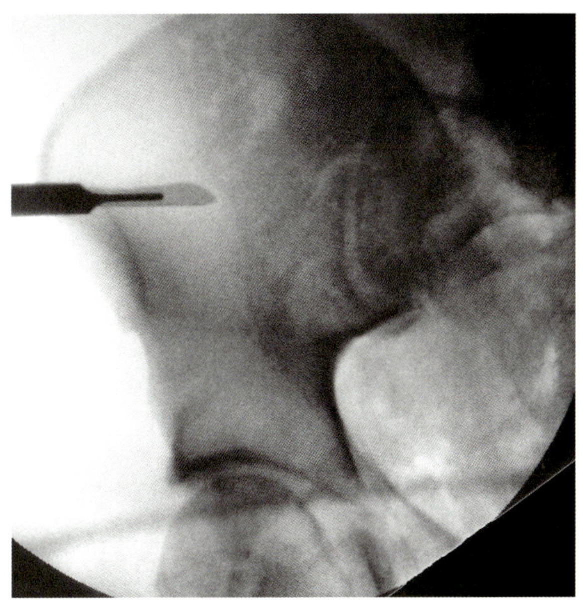

图 37.41　C 形钳进针的切口位置。如果患者血流动力学条件允许并且手术室也可用，应该用 C 臂进行控制，因为能够改善进针位置和提高复位精确性

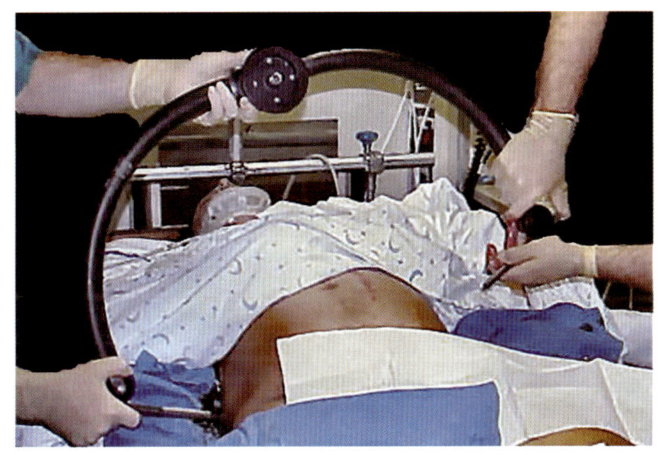

图 37.42　应用 C 形钳。加压针在框架内侧，第一根针滑到健侧髂骨翼外侧壁，紧紧推至骨面并维持位置直到骨折复位且对侧骨针放置好。C 形钳可能会在急诊室、重症监护室或手术室使用（此例患者不同于图 37.40~47 所示患者）

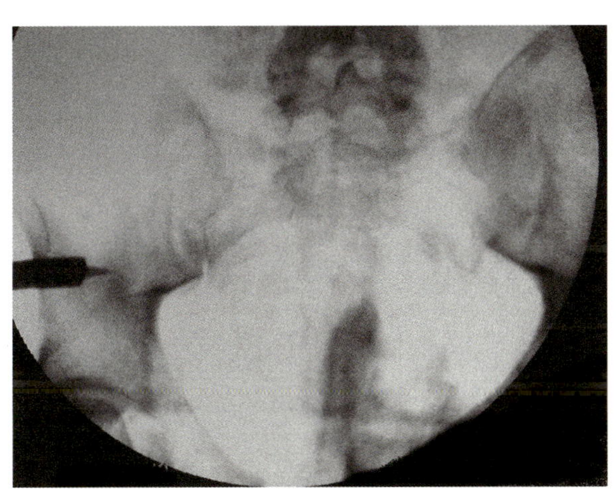

图 37.43　C 臂显示健侧第一枚针与骨质的接合

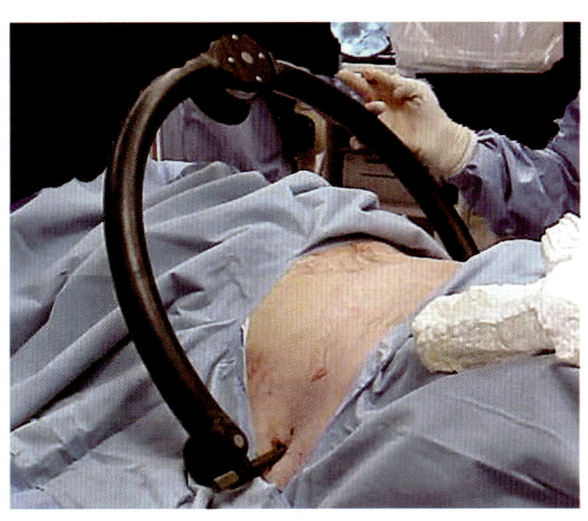

图 37.44　C 形钳应用的临床图片，此时已获得后方的稳定。如果需要进行其他操作时，框架可以向上或向下旋转来腾出空间

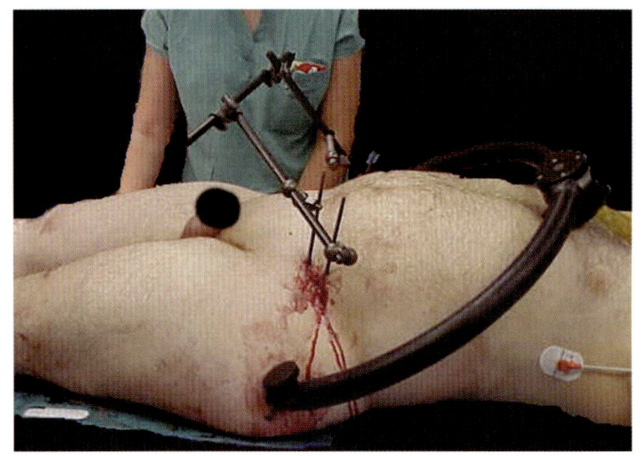

图 37.45 后方 C 形钳和前方髂嵴外固定架

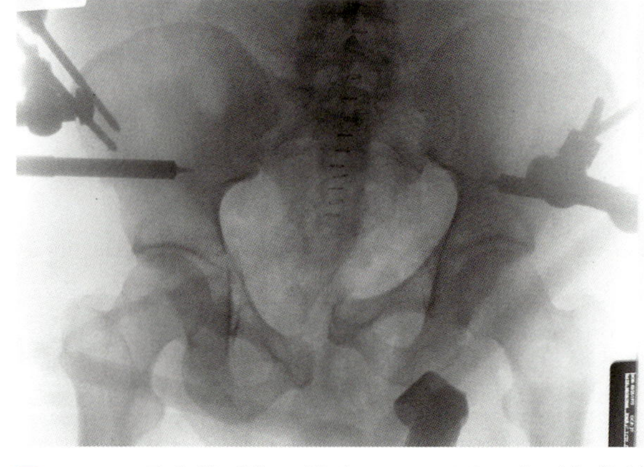

图 37.46 骨盆前后位 X 线片显示，骨盆环临时复位并使用后方 C 形钳和前方髂嵴外固定架进行稳定

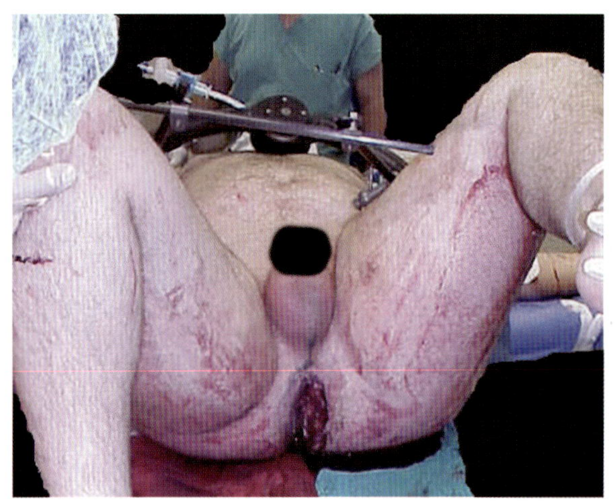

图 37.47 骨盆固定后允许在截石位进行会阴区手术

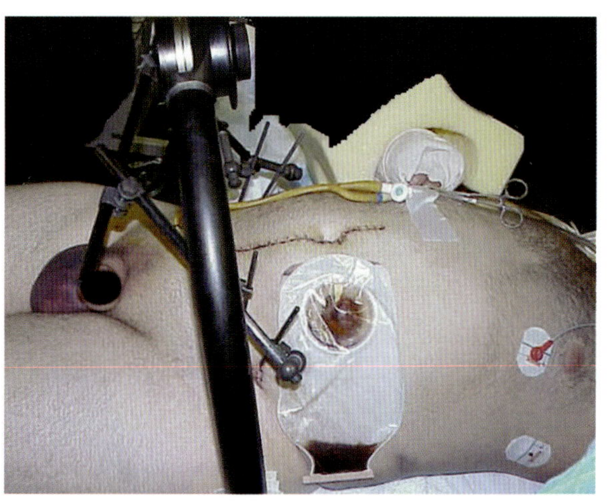

图 37.48 前后方稳定外固定术后的临床图片。对直肠损伤进行了清创和冲洗，同时也进行了耻骨上膀胱切开术和转移性左侧结肠造口术

所谓的Morel-Lavallée损伤，会增加感染风险[55]。

C 形钳，股骨转子间固定

大转子位于髋关节水平，与骶髂关节及耻骨联合在同一平面上，可用于 C 形钳固定。于骨盆骨折复位后进行加压，不需要 C 臂，并且不妨碍腹部检查（图 37.54）。如果需要于会阴区进行检查和修复（直肠或阴道损伤），则不应采用股骨转子间固定。主要禁忌证是髋臼骨折、股骨近端骨折和明显的局部软组织损伤。固定针向后松动可能会损伤坐骨神经，向前可能会损伤股神经或血管。笔者在进行最终的骨盆环接骨术前也采用这种方法来维持复位[57]。

术后处理

手术 1 小时内给予预防性 IV 代抗生素并持续至术后 24 小时。对于开放性骨折，根据伤口的情况，抗生素疗法应该适当延长使用。不稳定骨盆环损伤患者（Tile B 和 C 型），发生深静脉血栓和肺栓塞（DVT/PE）的风险较高。如果没有明显的下肢损伤，应该立即使用静脉加压泵或弹力袜（机械预防）。如果没有明显禁忌证，也应该应用药物预防[58]。对于尽管进行了预防仍发生了深静脉血栓或有高出血风险的患者，应该考虑放置临时性下腔静脉滤器[59]。

负重情况更多依赖于后方损伤情况（没有后方不稳定可以完全负重；如果需要复位和固

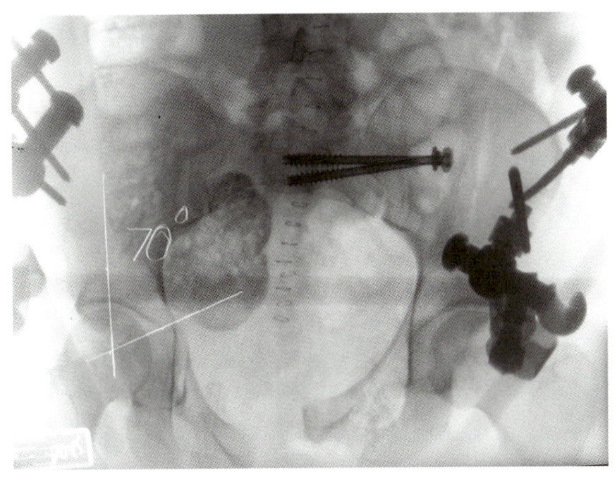

图 37.49　前后位骨盆 X 线片显示在伤后 2 天进行了骨折复位，置入骶髂螺钉来取代 C 形钳

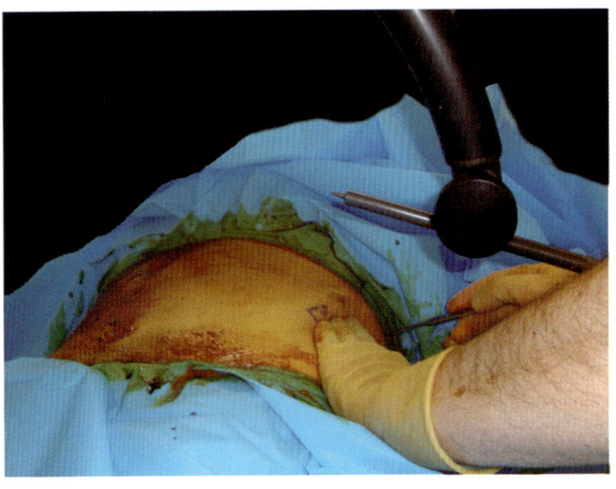

图 37.50　对图 37.9~11 所示患者使用前方 C 形钳。切口位于髂前下棘后方 3 横指处

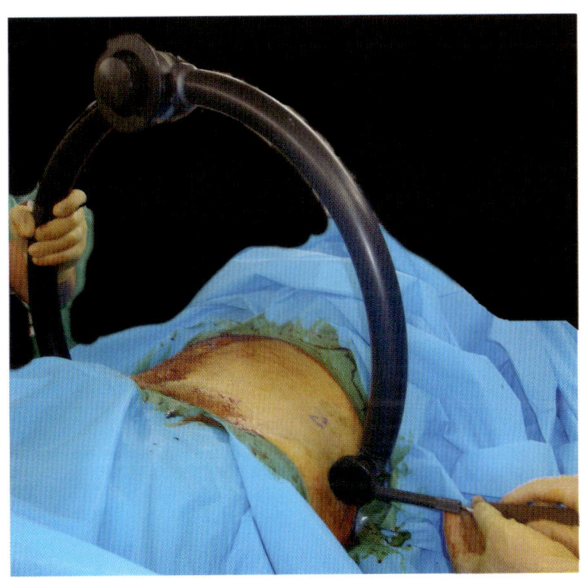

图 37.51　在手动加压并拧紧后，连接机制可以用来产生加压

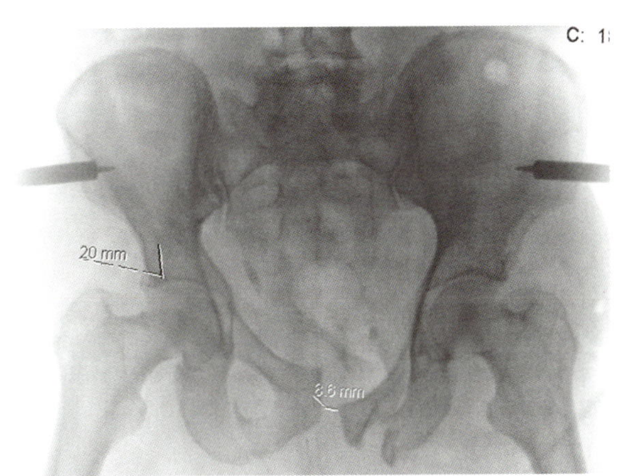

图 37.52　应用前方 C 形钳后的骨盆前后位 X 线片。固定栓比预计得更靠近端（不能在髋关节周围 20 mm 内），但因为髂骨翼是完整的，C 形钳能够产生足够的加压和稳定效果

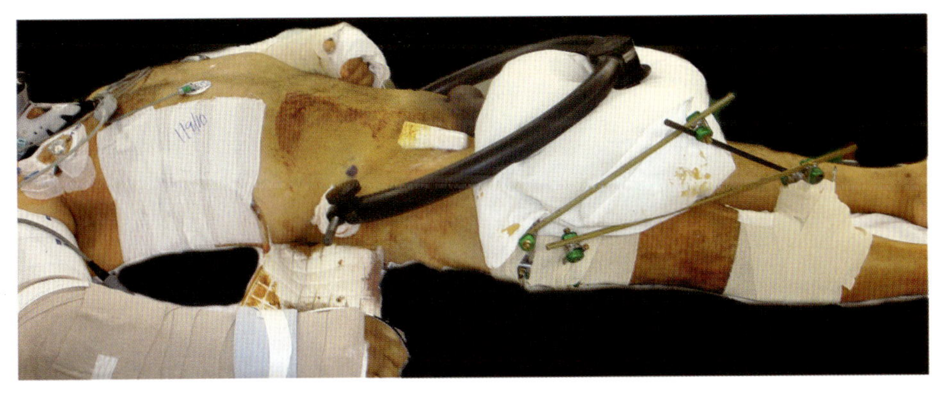

图 37.53　插入胸部引流管，使用骨盆和膝关节外固定架以及上肢夹板，使患者情况逐渐稳定

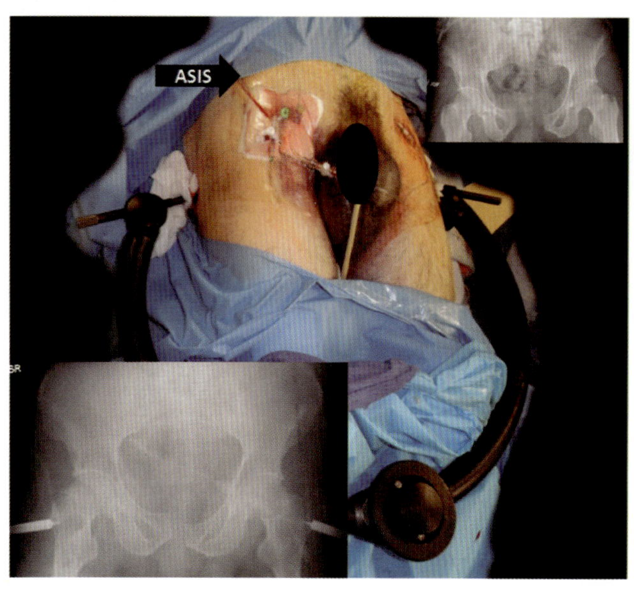

图 37.54 B2 型开书样损伤患者于股骨转子间应用 C 形钳。如果没有髋臼损伤，那么在没有 C 臂的情况下进行手术也是安全的。X 线片展示损伤类型（右上）和应用 C 形钳后的情况（左下，骨盆环已闭合并稳定）

定，那么仅可足趾点地或部分负重）。术后应立即摄取骨盆 X 线片（前后位、入口位和出口位），活动后和 4~6 周时也应摄取骨质 X 线片（前方外固定架通常留置 6~10 周）。

外固定架并发症

无菌性针道松动

在固定针位置正确的情况下，固定针的松动是由过早负重对前方骨盆的应力增加或残留的后环不稳定（或固定不足）所引起的。为了减少固定针的松动，进针时的细节考虑非常关键，每侧用 3 根针而不是 2 根针，以及较早更换为内固定都是有帮助的。松动的固定针应该去除，避免针道感染。

针道感染

- 如果皮肤存在张力并出现了周围软组织坏死，则就可能出现感染。如果能早期发现，应该在局麻下做切口放松皮肤。
- 已经发生针道感染，并且局部针道护理及口服抗生素都治疗无效的情况下，应该去除这些周围软组织感染的固定针。

复位丢失

如果 X 线片随访显示在外固定针稳定的情况下出现骨折复位的早期丢失，那么应该重新复位并提高外固定架的稳定程度。如果外固定针松动，应该在手术室进行更换。增加固定针的数量和外固定架的宽度可能会有效。

穿透入骨盆所致的血管或神经损伤

髋臼上或髂嵴处的骨针造成血管或神经损伤很少见。固定针通常应该手动置入，应该在透视下多角度投照来确认它们的位置。

使用后方 C 形钳的并发症发生率更高，因为这通常是在急诊室进行，没有 C 臂控制，急症摄取的 X 线片所提供的信息有限。如果加压针穿入疏松的骨质或未发现的髂骨翼骨折，那么可能会出现器官损伤。另外，如果 C 形钳的固定针穿入坐骨切迹，那么可能会发生坐骨神经或臀上血管的损伤[54]。如果骨针距离髋臼 <15 mm，那么前方 C 形钳或髋臼上骨针有可能穿透髋关节[54~57]。

结 论

对于不稳定骨盆损伤（Tile B 或 C）和血流

动力学不稳定（收缩压 <90 mmHg，所有骨盆骨折中的 20%）的患者，需要：

1. 初期的无创骨盆稳定（床单或骨盆兜），准确地诊断和鉴别出血来源，采用 ATLS 步骤进行积极复苏。

2. 如果患者对以上治疗没有反应，可以如下所示两种方式的一种使用骨盆外固定架：

（1）“高位”——B 型骨折髂嵴“两针两棒框架”，C 型骨折再附加股骨髁上牵引，或者

（2）应用 C 形钳：

①后方（C 型骨折伴有后方髂骨翼完整），

②前方（B 型骨折，“开书样”），

③股骨转子间（如果无法使用 C 臂并且没有髋臼或股骨骨折）。

如果患者仍低血压并处于休克，下一步应该：

3. 骨盆填塞（腹膜外入路或并剖腹探查）；或

4. 骨盆血管造影栓塞；

5. 如果临床情况改善，尽快以内固定代替外固定架将会促进骨折愈合与患者康复。如果前路内固定存在问题（软组织条件差、耻骨上插管、极外侧骨折需要较大切口），我们的经验是使用皮下外固定架或每侧髂骨翼 3 根固定针的髂嵴外固定架直至愈合。

参考文献

1. Pohlemann T, Tscherne H, Baumgärtel, et al. Beckenverletzungen: epidemiologie, therapie und langzeitverlauf. Übersichtüber die multizentrische studie der arbeitsgruppe becken. *Unfallchirurg* 1996;99:160–167.
2. Davidson B, Simmons G, Williamson P, et al. Pelvic fractures associated with open perineal wounds: a survivable injury. *J Trauma* 1993;35(1):36–39.
3. Govender S, Sham A, Singh B. Open pelvic fractures. *Injury* 1990;21:373–376.
4. Hanson P, Milne J, Chapman M. Open fractures of the pelvis: review of 43 cases. *J Bone Joint Surg Br* 1991;73:325–329.
5. Rothenberg D, Fisher R, Strate R, et al. The mortality associated with pelvic fractures. *Surgery* 1978;84(3):356–359.
6. White E, Hsu JR, Holcomb, JB. Haemodynamically unstable pelvic fractures. *Injury* 2009;40:1023–1030.
7. Tile M. Acute pelvic fractures: I. Causation and classifi cation. *J Am Acad Orthop Surg* 1996;4:143–151.
8. American College of Surgeons Committee on Trauma. *Advanced trauma life support for doctors*. ATLS Student Course Manual. 8th ed. Chicago, IL: American College of Surgeons; 2008.
9. Pohlemann T, Culemann U. Pelvic ring. In: Rüedi TP, Buckley RE, Moran CG, eds. *AO principles of fracture management*. 2nd expanded ed. Vol. 2—Specific fractures. Stuttgart/New York: Thieme; 2007:696–717.
10. Suzuki T, Smith WR, Moore EE. Pelvic packing or angiography: competitive or complementary? *Injury* 2009;40:343–353.
11. Dickson K. The acute management of pelvic ring injuries. In: Kellam J, Fischer T, Tornetta P III, et al., eds. *Trauma 3:orthopaedic knowledge update*. Rosemont, IL: American Academy of Orthopaedic Surgeons; 2000:229–237.
12. Kellam JF, Mayo K. Pelvic ring disruptions. In: Browner BD, Levine AM, Jupiter JB, et al., eds. *Skeletal trauma*. Vol 1. 3rd ed. Philadelphia, PA: WB Saunders; 2003:1052–1108.
13. Ertel W, Keel M, Eid K, et al. Control of severe hemorrhage using C-clamp and pelvic packing in multiply injured patients with pelvic ring disruption. *J Orthop Trauma* 2001;15:468–474.
14. Westhoff J, Laurer H, Wutzler S, et al. Interventionelle Notfallembolisation bei schweren Beckenfrakturen mit arterieller Blutung, Integration in den frühklinischen Behandlungsalgorithmus. *Unfallchirurg* 2008;111:821–828.
15. Davis JW. The relationship of base defi cit to lactate in porcine hemorrhagic shock and resuscitation. *J Trauma* 1994;36(2):168–172.
16. Ertel W. General assessment and management of the polytrauma patient. In: Tile M, Helfet D, Kellam J, eds. *Fractures of the pelvis and acetabulum*. 3rd ed. Philadelphia, PA: Lippincott Williams & Wilkins; 2003:61–79.
17. Bühren V, Trentz O. Intraluminäre Ballonblockade der Aorta bei traumatischer Massivblutung. *Unfallchirurg* 1989;92:309–313.
18. Gänsslen A, Giannoudis P, Pape HC. Hemorrhage in pelvic fracture: who needs angiography? *Curr Opin Crit Care* 2003;9:515–523.
19. Grim MR, Vrahas MS, Thomas KA. Pressure-volume characteristics of the intact and disrupted pelvic retroperitoneum. *J Trauma* 1998;44:454–459.
20. Huittinen V, Slätis P. Postmortem angiography and dissection of the hypogastric artery in pelvic

fractures. *Surgery* 1973;73:454–462.

21. Ghanayem AJ, Wilber JH, Lieberman JM, et al. The effect of laparotomy and external fixator stabilization on pelvic volume in an unstable injury. *J Trauma* 1995;38(3):396–400.
22. Pohlemann T, Gänslen A, Bosch U, et al. The technique of packing for control of hemorrhage in complex pelvic fractures. *Tech Orthop* 1995;9(4):267–270.
23. Stephens DJ, Kreder HJ, Day AC, et al. Early detection of arterial bleeding in acute pelvic trauma. *J Trauma* 1999;47(4):638–642.
24. Tscherne H, Regel G, Pape HC, et al. Internal fixation of multiple fractures in patients with polytrauma. *Clin Orthop* 1998;347:62–78.
25. Pohlemann T, Regel G, Bosch U, et al. Notfallbehandlung und komplextrauma. In: Tscherne H, Pohleman T, eds. *Becken and acetabulum. Berlin*, Germany: Springer; 1998:89–116.
26. Agolini SF, Shah K, Jaffe J, et al. Arterial embolization is a rapid and effective technique for controlling pelvic fracture hemorrhage. *J Trauma* 1997;43(3):395–399.
27. Takahira N, Shindo M, Tanaka K, et al. Gluteal muscle necrosis following transcatheter angiographic embolization for retroperitoneal hemorrhage associated with pelvic fracture. *Injury* 2001;32(1):27–32.
28. Cothren CC, Osborn PM, Moore EE, et al. Preperitoneal pelvic packing for hemodynamically unstable pelvic fractures: a paradigm shift. *J Trauma* 2007;62:834–842.
29. Osborn PM, Smith WR, Moore EE, et al. Direct retroperitoneal pelvic packing versus pelvic angiography: a comparison of two management protocols for haemodynamically unstable pelvic fractures. *Injury* 2009;40:54–60.
30. Papakostidis C, Giannoudis PV. Pelvic ring injuries with haemodynamic instability:effi cacy of pelvic packing, a systematic review. *Injury* 2009;40S4:S53–S61.
31. Pohlemann T, Paul C, Gansslen A, et al. Traumatic hemipelvectomy: experience with 11 cases. *Unfallchirurg* 1996;99(4):304–312.
32. Ross GL, Dodd O, Lipham JC, et al. Rectal perforation in unstable pelvic fractures: the use of flexible Sigmoidoscopy. Case report. *Injury* 2001;32:67–68.
33. Aihara R, Blansfi eld JS, Millham FH, et al. Fracture locations influence the likelihood of rectal and lower urinary tract injuries in patients sustaining pelvic fractures. *J Trauma* 2002;52:205–209.
34. Knops SP, VanLieshout EMM, Spanjersberg RW, et al. Randomised clinical trial comparing pressure characteristics of pelvic circumferential compression devices in healthy volunteers. Injury 2010; doi:10.1016/j.*injury*.2010.09.011
35. Croce MA, Magnotti LJ, Stephanie A, et al. Emergent pelvic fixation in patients with exsanguinating pelvic fractures. *J Am Coll Surg* 2007;204:935–942.
36. Riemer BL, Butterfi eld SL, Diamond DL, et al. Acute mortality associated with injuries to the pelvic ring: the role of early patient mobilization and external fixation. *J Trauma* 1993;35:671–677.
37. Tiemann AH, Bohme J, Josten C. Use of the pelvic clamp in polytraumatised patients with unstable disruption of the posterior pelvic ring. Modified technique—risks—problems. *Orthopäde* 2006;35(12):1225–1236.
38. Rommens PM, Hessmann MH. External fixation for the injured pelvic ring. In: Tile M, Helfet D, Kellam J, eds. *Fractures of the pelvis and acetabulum*. 3rd ed. Philadelphia, PA: Lippincott Williams & Wilkins; 2003:203–216.
39. Mason WTM, Khan SN, James CL, et al. Complications of temporary and definitive external fixation of pelvic ring injuries. *Injury* 2005;36:599–604.
40. Kim WY, Hearn TC, Seleem O, et al. Effect of pin location on stability of pelvic external fixation. *Clin Orthop* 1999;361:237–244.
41. Egbers HJ, Draijer F, Haveman D, et al. Stabilisierung des beckenrings mit fixateur externe–biomehanische untersuchungen und klinische erfahrungen. *Orthopäde* 1992;21:363–372.
42. Bircher MD. Indication and techniques of external fixation of the injured pelvis. Injury 1996;27(Suppl 2):B3–B19.
43. Gänsslen A, Pohlemann T, Krettek C. Der einfache supraacetabuläre Fixateur externe für die Behandlung von Beckenfracturen Supraacetabular External Fixation for Pelvic Ring Fractures. *Oper Orthop Traumatol* 2005;17:296–312.
44. Pohlemann T, Lobenhoffer PH, Tscherne H. Therapie. In: Tscherne H, Pohleman T, eds. *Becken and acetabulum*. Berlin, Germany: Springer; 1998:136–188.
45. Mosheiff R, Khoury A, Weil Y, et al. First generation computerized fluoroscopic navigation in percutaneous pelvic surgery. *J Orthop Trauma* 2004;18:106–111.
46. Stöckle U, Schaser K, König B. Image guidance in pelvic and acetabular surgery—expectations, success and limitations. *Injury* 2007;38:450–462.
47. Kuttner M, Klaiber A, Lorenz T, et al. Der subkutane ventrale Fixateur interne (SVFI) am Becken. Unfallchirurg 2009;112:661–669.
48. Vaidya V, Tonnos F, Colen R, et al. Minimally Invasive Treatment of Unstable Pelvic Ring Injuries with an Internal Anterior Fixator (INFIX)

and Posterior Iliosacral Screws, OTA Abstracts, 2009, Paper #35.
49. Solomon LB, Pohl AP, Sukthankar A, et al. The subcristal pelvic external fixator: technique, results, and rationale. *J Orthop Trauma* 2009;23:365–369.
50. Pohlemann T, Krettek C, Hoffmann E, et al. Biomechanischer vergleich verschiedener notfallstabilisierungmassnahmen am beckenring. *Unfallchirurg* 1994;97(10):503–510.
51. Ganz R, Krushell R, Jakob R, et al. The antishock pelvic clamp. *Clin Orthop* 1991;267:71–78.
52. Buckle R, Browner B, Morandi M. Emergency reduction for pelvic ring disruptions and control of associated hemorrhage using pelvic stabilizer. *Tech Ortho* 1994;4(9):258–266.
53. Pohlemann T, Culemann U, Tosounidis G, et al. Die Anlage der Notfall-Beckenzwinge. Unfl-alchirurg 2004;107:1185–1191.
54. Pohlemann T, Culemann U, Gänsslen A. Die schwere Beckenverletzung mit pelviner, Massenblutung: Ermittlung der Blutungsschwere und klinische Erfahrung mit der Notfallstabilisierung. *Unfallchirurg* 1996;99:734–743.
55. Frosch KH, Hingelbaum S, Dresing K, et al. Die supraazetabuläre Beckenzwinge, Notfallmaßnahme bei instabilen Beckenringverletzungen. *Unfallchirurg* 2007;110:521–527.
56. Richard MJ, Tornetta III P. Emergent management of APC-2 pelvic ring injuries with an anteriorly placed C-Clamp. *J Orthop Trauma* 2009;23:322–326.
57. Archdeacon MT, Hiratzka J. The trochanteric C-Clamp for provisional pelvic stability. J Orthop Trauma 2006;20:47–51.
58. Rogers F, Rebuck JA, Sing RF. Venous thromboembolism in trauma: an update for the intensive care unit practitioner. *J Intensive Care Med* 2007;22(1):26–37.
59. Streiff MB. Vena caval fi lters: review for intensive care specialist. *J Intensive Care Med* 2003;18:59–79.
60. Schaller TM, Sims S, Maxian T. Skin breakdown following circumferential pelvic antishock sheeting. A case report. *J Orthop Trauma* 2005;19(9):661–665.
61. Gardner MJ, Parada S, Chip Routt ML. Internal rotation and taping of the lower extremities for closed pelvic reduction. *J Orthop Trauma* 2009;23:361–364.

第 38 章　耻骨联合分离：切开复位内固定

作者　David C. Templeman　Matthew D. Karam
译者　周　靖　王志永　王振威
校对　薛　峰

引　言

耻骨联合分离通常是复杂骨盆环损伤的一部分。骨性骨盆结构为下腹部、泌尿生殖系统以及骨盆腔、下肢大血管提供保护。高能量创伤导致骨盆撕裂和移位，出现畸形、不稳定和周围脏器结构的相关损伤。小部分患者将会出现严重或威胁生命的出血。如果诊治不当，将会遗留疼痛、肢体不等长、跛行、坐位不平衡或泌尿生殖功能障碍。

耻骨联合韧带破裂的愈合相对经耻骨联合骨折的愈合在预后上更难判断，如果治疗不当，可能是慢性疼痛的一个原因。由于前骨盆环和泌尿生殖系统在解剖关系上邻近，高达 25% 的患者会发生膀胱和尿道损伤。对于累及前骨盆环的骨盆骨折，这些相关损伤增加了致残率和致死率。

一些不同的分型被用来描述骨盆损伤的特征，早期的分型依赖于骨折的位置或损伤的机制。然而，大多数现代分型系统则是基于骨盆的稳定程度[1, 2]。骨盆环损伤的 Tile 分型被用于预测损伤骨盆环的力学稳定性并分为：A 型，稳定型；B 型，旋转不稳定但垂直稳定；C 型，旋转和垂直均不稳定。Tile B 和 C 型损伤可能会合并耻骨联合撕裂[2]。Young 和 Burgess 的改良 Tile 分型则基于损伤的机制。这一体系将 Tile B 型损伤分为：APC-I 旋转不稳定，耻骨联合撕裂 <2.5 cm；APC-II 耻骨联合分离 >2.5 cm。而这两种损伤中后方骶髂关节韧带都是完整的，并且在垂直方向都是稳定的。在损伤更严重和进一步外旋的情况下，后方的韧带可能破裂从而导致垂直和旋转方向不稳定，被分为 APC- Ⅲ型或 Tile C 型损伤。

适应证与禁忌证

耻骨联合是由两侧耻骨于中身体前正中线处汇合所形成的软骨关节。关节由纤维软骨盘组成，并由上方和下方的耻骨韧带加强。弓状韧带在两侧耻骨下支间形成了一个弓形结构，被认为是耻骨联合的主要软组织稳定结构[3]。

耻骨联合损伤包括耻骨联合分离、经联合的骨折和骨折脱位。在外伤的情况下，如果耻骨联合没有分离，那么一般情况下前骨盆环的损伤通常是耻骨支骨折。这些骨折通常是垂直方向的，但也可以是粉碎性或水平方向的[4]。耻骨联合分离很少同时合并耻骨支骨折[5, 6]。

如果耻骨联合分离大于 2.5 cm，通常采取切开复位内固定（ORIF）。这种程度的移位一般认为合并骶棘韧带和骶髂前韧带损伤，而这将会导致所累及的髋骨出现外旋。然而，最近的尸体研究表明这些韧带通常是完整的[7]。耻骨联合的稳定内固定足以纠正这种不稳定[4]。内固定术可以缓解疼痛并改善前骨盆环的稳定性。外科手术的适应证基于患者的总体情况和整个骨盆环的稳定性来确定。

发生 Tile C 型或 APC- Ⅲ型损伤时，耻骨联合（或前骨盆环）会像后骨盆环那样出现撕裂，导致骨盆环的完全不稳定。仅固定前环不足以恢复骨盆稳定性，必须同时复位并固定后骨盆环的损伤[2, 8]。

因此 APC- Ⅲ型损伤和 APC- Ⅱ型损伤的鉴别诊断非常重要，这决定了何时固定后骨盆环。如果骶髂后韧带完整（APC- Ⅱ损伤 /Tile B 型），由于骶髂关节的几何形态，髋骨外旋伴随耻骨向下移位。向下移位将有助于鉴别常发生于 APC- Ⅲ型损伤的耻骨体垂直移位，这一征象已经被临床观察和实验室尸体标本研究所证实。APC- Ⅲ型损伤的另一个征象是患侧坐骨结节向头侧移位。

耻骨联合分离进行内固定的禁忌证包括不稳定、危重的患者；严重开放性骨折且无法彻底清创，以及皮肤条件无法耐受外科切口的挤压伤。用于治疗腹膜外膀胱破裂的耻骨上插管可能会导致耻骨后间隙污染，也是对邻近的耻骨联合进行内固定的相对禁忌证。接受骨盆固定的肥胖患者（BMI>30），发生并发症的风险很高，包括伤口裂开、复位丢失、医源性神经损伤、深静脉血栓（DVT）、肺炎和褥疮进展[9]。其他不适合行精确内固定的情况包括骨质疏松和前骨盆环的严重粉碎骨折。

如果耻骨联合分离 <2.5 cm，一般不需要进行内固定。患者可以安全地活动，允许半骨盆外旋足趾点地的部分负重活动。前几周反复进行 X 线片检查确保没有发生进一步移位。8 周时通常骨盆愈合足以完全负重。

慢性骨盆环不稳定通常是由非手术治疗或骨盆环损伤漏诊引起。这些患者通常表现为负重活动后耻骨联合或骶髂关节区的疼痛。对于这类患者，投照单腿站立的 X 线平片通常是有用的。投照时应该拍摄标准的骨盆前后位片（AP），这三个系列片应该包括标准的前后位骨盆片、左腿站立时的骨盆前后位片，以及右腿站立时的骨盆前后位片。单腿站立时将会在不稳定侧显示轻度不稳定，表现为耻骨联合的垂直移位（图 38.1）。这些慢性不稳定可以采取与急性损伤相似的内固定方法，但是可能会遇到耻骨后膀胱与耻骨及耻骨联合后方骨面粘连的影响。

术前计划

病史采集和体格检查

应该查明外伤机制，因为最初的评估和治疗会在很大程度上会因患者是由于机械摔伤所导致的低能量损伤，还是汽车、摩托车事故或高处坠落所导致的高能量损伤而不同。骨质条件差的老年患者平地摔伤通常会导致髋部骨折。然而，这些患者中的一部分会出现耻骨支骨折，可以非常疼痛。因此，对于高能量损伤和骨盆破裂的患者需要采用高级创伤生命支持（ATLS）进行评估和治疗。血流动力学不稳定的患者需

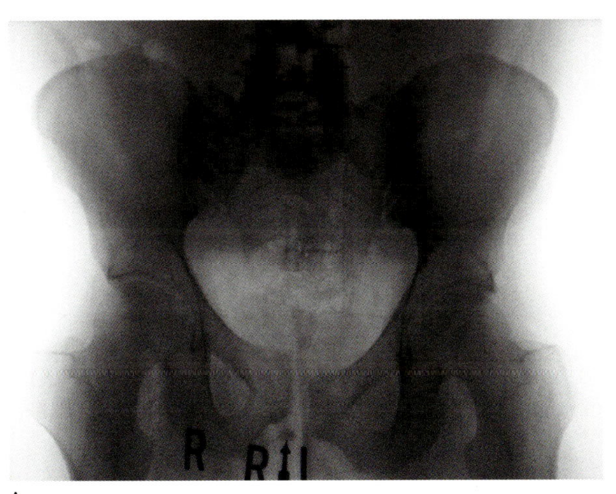

A

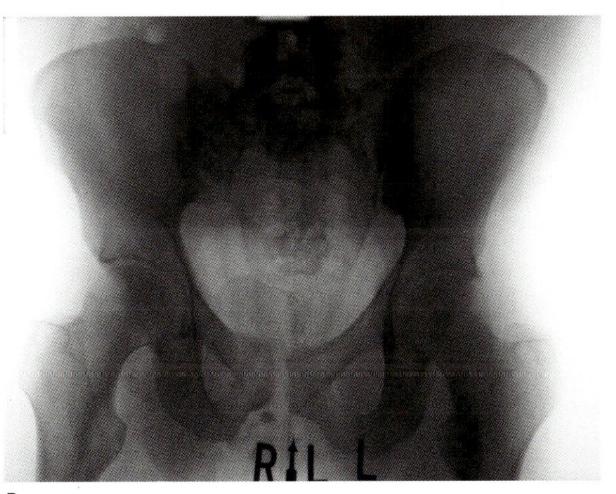

B

图 38.1　单腿站立的骨盆前后位 X 线片显示与对侧单腿站立（B）相比，不稳定侧负重时垂直移位增加（A）

要紧急评估和复苏。通常由普通外科医生、骨科医生、泌尿科医生和介入放射科医生组成的多学科团队来治疗多发伤患者[10~13]。

由于骨盆外伤的暴力差别很大，体格检查可以表现为从轻度的局部压痛到严重肿胀、骨骼畸形和骨盆不稳定。应查看有无皮肤擦伤、脱套伤（Morel-Lavelle 损伤）和开放性伤口。必须检查股动脉、腘动脉、足背动脉和胫后动脉的搏动。应该进行完整的神经功能检查并给予记录。对于多发性骨折，应该进行直肠指诊评估前列腺，女性患者应该进行经阴道的骨盆检查。骨盆稳定性的一次性评估应该由经验丰富的高级创伤科医生来完成。

影像学评估

在患者情况稳定后，应该进行影像学检查。为了查明耻骨联合分离的方向、程度以及耻骨的相对位置，外科医生应该拍摄前后位（AP）、40° 尾侧和 40° 头侧位 X 线片（图 38.2A-C）。耻骨支高度的差异通常提示半侧骨盆至少在一个方向上的移位。耻骨联合分离最常见的相关畸形是头侧移位、后方移位和半侧骨盆外旋[1]，这种情况提示后方骨盆环损伤 (Tile C/Burgess APC- Ⅲ)，需要后方复位和内固定来稳定骨盆[2, 8, 14]。除了 X 线片，还推荐用 CT 来评估后方骨盆解剖结构。前方结构在 X 线片上就可以很好显示[2, 12]。

骨盆前环损伤的患者通常合并泌尿系统损伤。男性患者在置入 Foley 导管前应该行逆行尿路造影来确认尿道是否完整。在进行尿路造影时，造影剂外溢是盲插 Foley 导管的禁忌证，并且需要泌尿外科医生会诊。阴茎口出血通常提示尿道损伤，但在多数病例中可能并不出现。如果尿道是完整的，应插入 Foley 导管并进行膀胱造影。由于女性尿道短并且平直，因此在插入 Foley 导管前不需要进行逆行尿路造影[11]。

通过静脉肾盂造影或逆行膀胱造影对膀胱进行造影来评估膀胱。膀胱受压通常是骨盆血肿所导致的，受压的程度和膀胱造影的形态可以作为骨盆内出血程度的间接提示。对骨盆骨折患者腹膜外膀胱破裂的治疗还存在争议，传统 Foley 导管引流避免了剖腹探查和修复手术；但 Kotkin 和 Koch[11] 发现，腹膜外膀胱破裂和骨盆骨折的患者并发症发生率很高，认为需要充分的膀胱引流。

如果存在腹膜外膀胱破裂，那么患者发生感染的风险较高，因为导管感染可造成骨盆血肿的播散。如果计划进行耻骨联合内固定，那么就应该考虑到源自破裂膀胱的感染风险。我们更倾向于一期修复膀胱，对前骨盆环损伤进行冲洗并应用抗生素。膀胱修复的时机应个体化[11]。

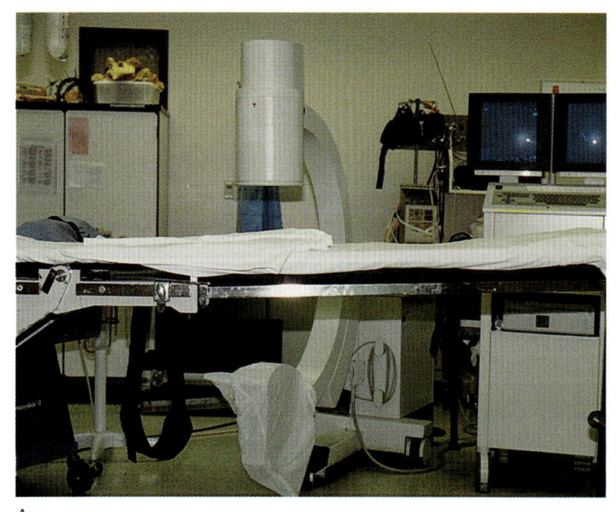

A

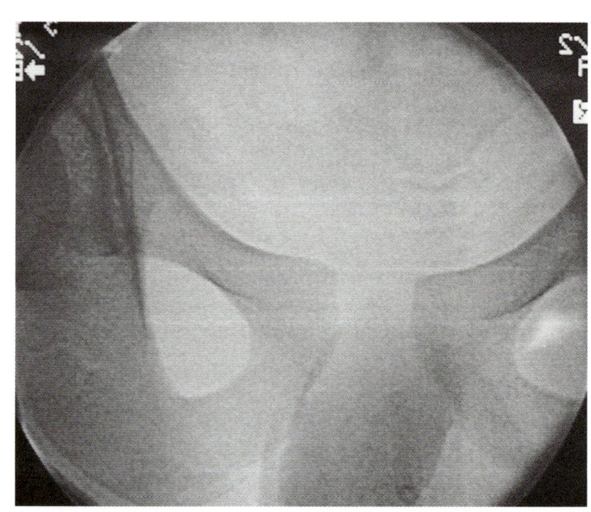

B

图 38.2 A，B 可透 X 线手术床。这种床可以倾斜透视区来获得头侧（C，D）和足侧（E，F）的骨盆成像（B，C）。头侧片上耻骨联合与骶骨重叠，将使耻骨联合分离很难得到正确显示。许多手术床不能允许 C 臂进行足够活动来获得头侧片和足侧片

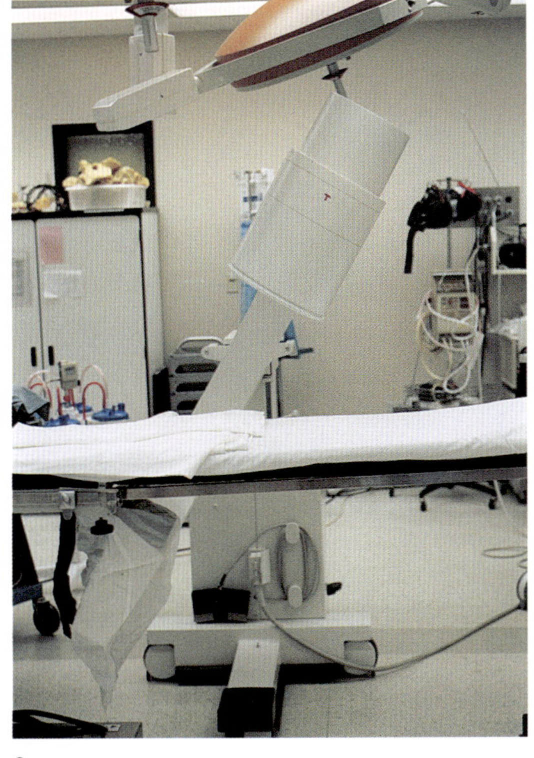

C

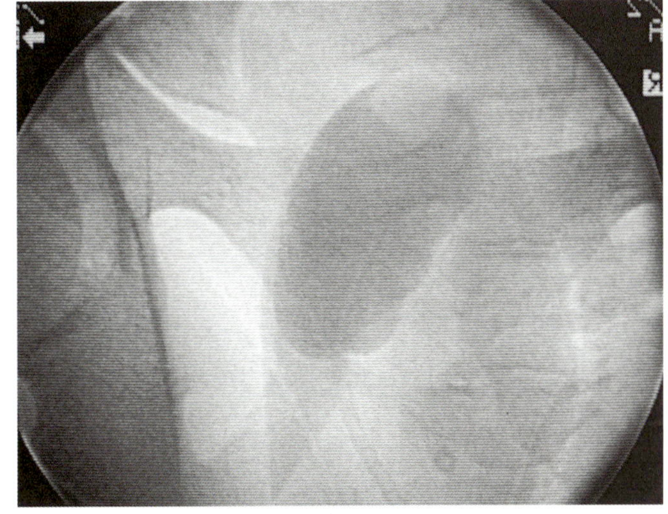

D

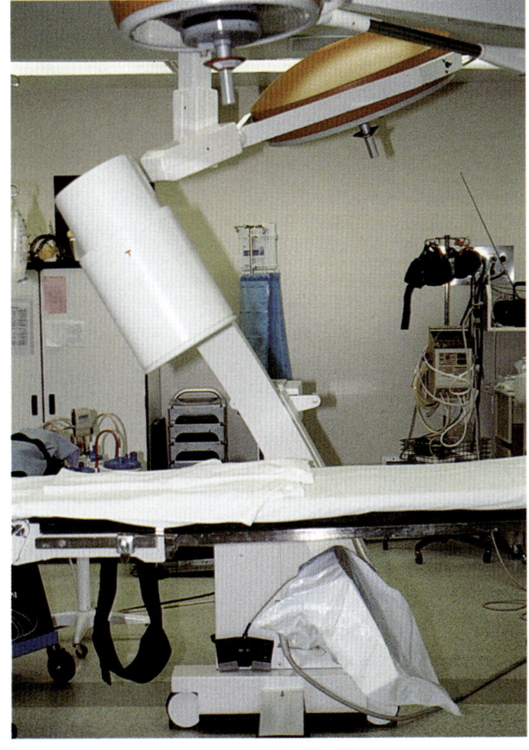

E

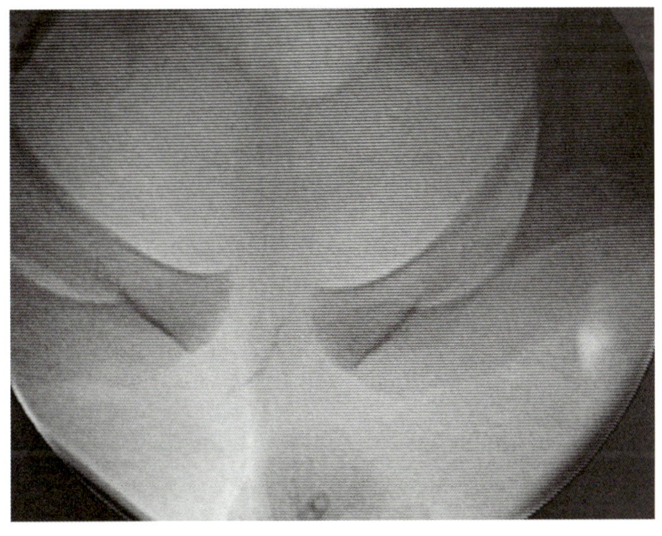

F

图 38.2（续）

手 术

体位，开始，成像

手术在全身麻醉下进行，需要插入 Foley 导管减压膀胱排除尿液。患者仰卧于可透 X 线的并与可移动 C 臂相匹配的平顶手术床上（图 38.2A）。术中成像允许对复位、内植物位置以及耻骨联合复位后骨盆残留的移位进行评估。在术区备皮和消毒前，术者应该使用 C 臂获取骨盆前后位（AP）、头侧位和尾侧位 X 影像来确保充分的可视化（图 38.2E，F）。如果需要骨盆前环和后环联合固定时，这些影像尤其重要（图 38.2B-D）。耻骨联合内固定后投照头侧片对观察螺钉长度效果最佳。

手术入路

有两种手术入路可以用于复位和固定耻骨联合（图 38.3）。如果普外科医生已经进行了剖腹探查术来治疗腹腔内损伤时，则采取正中切口。然而更常用的是 Pfannenstiel 入路。切口起于耻骨联合上方 1 cm，长约 10 cm。分离皮下组织显露腹直肌筋膜。如果发现耻骨联合明显破裂，常存在腹直肌一侧头的分离。在腹直肌两头间纵向劈开腹白线，仔细向外侧剥离腹肌止点（图 38.4）。从耻骨支上部剥离腹直肌但维持其在前方的附着。应该避免行将腹直肌与前方耻骨支离断的横切口，因为这将影响随后的修复和腹壁的愈合[14]。

复 位

将 Hohmann 拉钩小心放置于闭孔处，这将改善术野显露并有助于移位的耻骨联合部分复位（图 38.5A）。若干方法可以用来获得复位。最简单的方法是在耻骨联合两侧放置一把大的点状复位钳（图 38.5B）。因为这种复位钳仅能提供一定程度的复位控制和力矩，因此对于移位较小的患者它的作用最好。

对于耻骨联合和后方骨盆环均破裂的患者，通常存在三维畸形——后方、头侧和髋骨外旋，因此复位需要调整控制整个髋骨。Matta[15] 推广了一种复位技术，将一把骨盆复位钳放置在耻骨上，用 4.5 mm 螺钉于前后方向上插入耻骨体（图 38.6A，B），这样放置螺钉将不会影响随后放置耻骨联合板。对于向后移位的髋骨，在移位的半侧骨盆内面放置一块装有螺钉和螺母的接骨板，能够在使用复位钳向前调整髋骨时预防螺钉切出。耻骨联合的复位通常会改善后方损伤的力线，使得随后的复位和固定更容易。

固 定

多种不同的内植物可以用于固定分离的耻骨联合。双孔接骨板技术的倡导者宣称这种接骨板可以作为一种万向关节，轻微的内植物活动允许耻骨联合在固定后恢复生理性活动，这样从理论上减少了远期内固定失败的可能。然而，大量回顾性文献比较了双孔接骨板和多孔接骨板（耻骨联合两侧各至少 2 枚螺钉），发现双孔接骨板固定与固定失败和畸形愈合的明

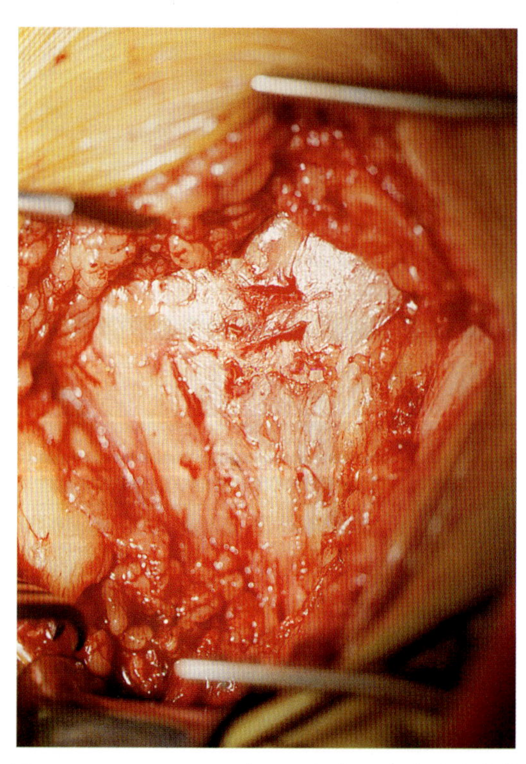

图 38.3　Pfannenstiel 切口显露位于中线的腹白线

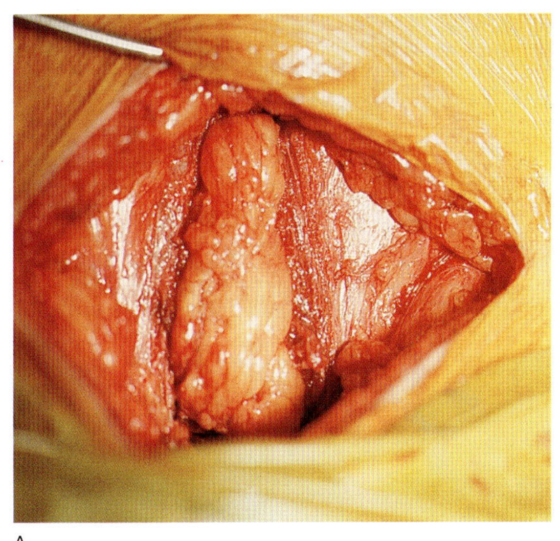
A

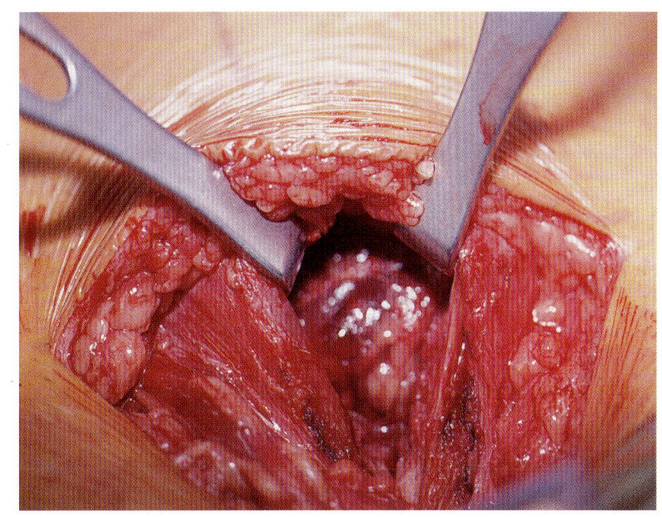
B

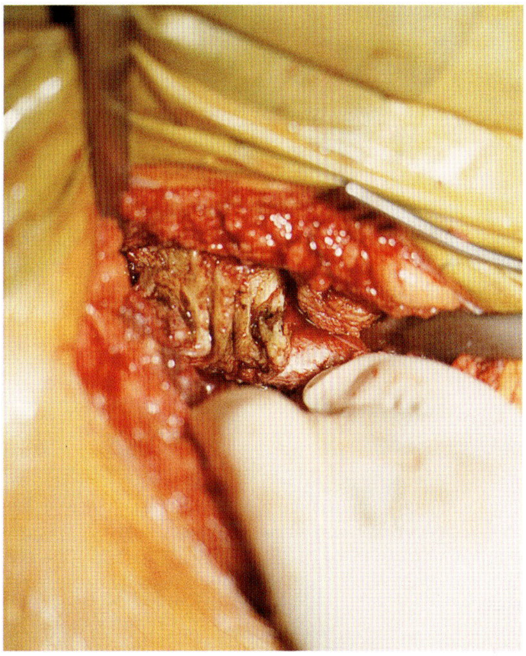

C

图 38.4　分离腹白线（A）和向两侧拉开腹直肌两头（B）。进一步拉开显示右侧腹直肌断裂。现在可以看到位于术者手下方的耻骨体（C）

显增加相关[16]。

最常用的内植物是四孔或六孔的骨盆重建板。预弯板（厚 3.6 mm，不同于厚度为 2.8 mm 的直板）提供了额外的稳定性。根据术者判断，可以使用 4.5 mm 或 3.5 mm 螺钉的接骨板。我们更喜欢使用耻骨联合每侧 3 枚螺钉的 3.5 mm 接骨板（图 38.5C）。

锁定板的使用存在争议，迄今还没有相关比较研究发表，但已观察到一些锁定板失败的案例，所以指出当负重并耻骨联合恢复活动时，允许接骨板与螺钉头之间存在活动是有益的（图 38.7）。

除了直视下复位，还应通过触诊耻骨联合内表面来确认复位的精确性。同样，在耻骨体后方触诊有助于精确指导螺钉进入耻骨体的远侧部。在急性损伤中，这一空间是可触及的。在耻骨联合两侧各固定了一枚或两枚螺钉后，C 臂透视来确认复位和内植物的位置（图 38.5D）。如果满意，置入剩余的螺钉。在治疗耻骨联合的慢性损伤时，在耻骨后间隙进行操作时术者应该非常小心，因为膀胱可能与耻骨体、耻骨联合后方骨面相粘连。间断缝合腹直肌筋膜和

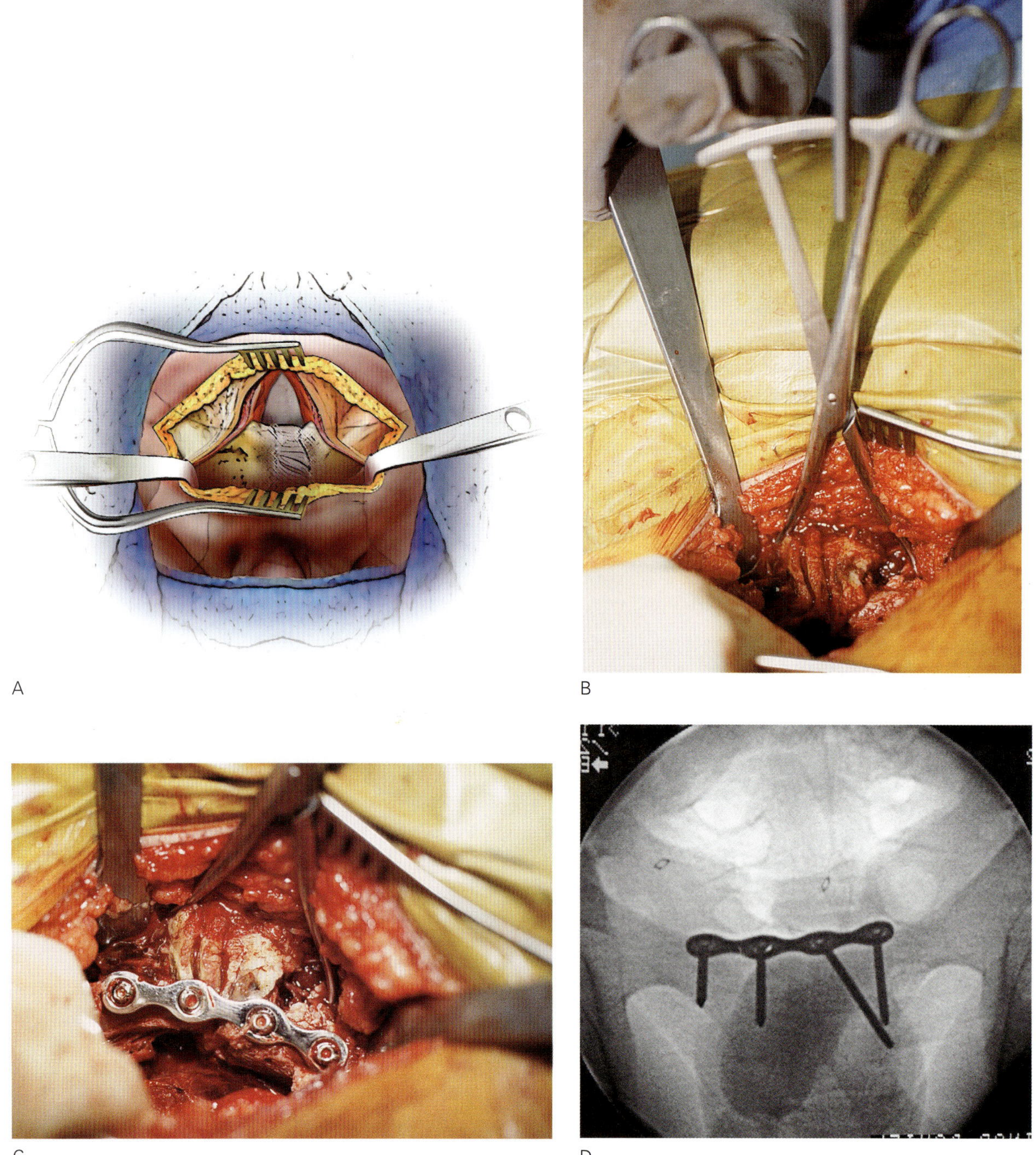

图 38.5 A. 使用 Hohmann 拉钩和点状复位钳复位分离的耻骨联合图示。B. 术中使用复位钳复位耻骨联合。C. 耻骨体上方应用接骨板。D. 头侧位投照确认螺钉长度

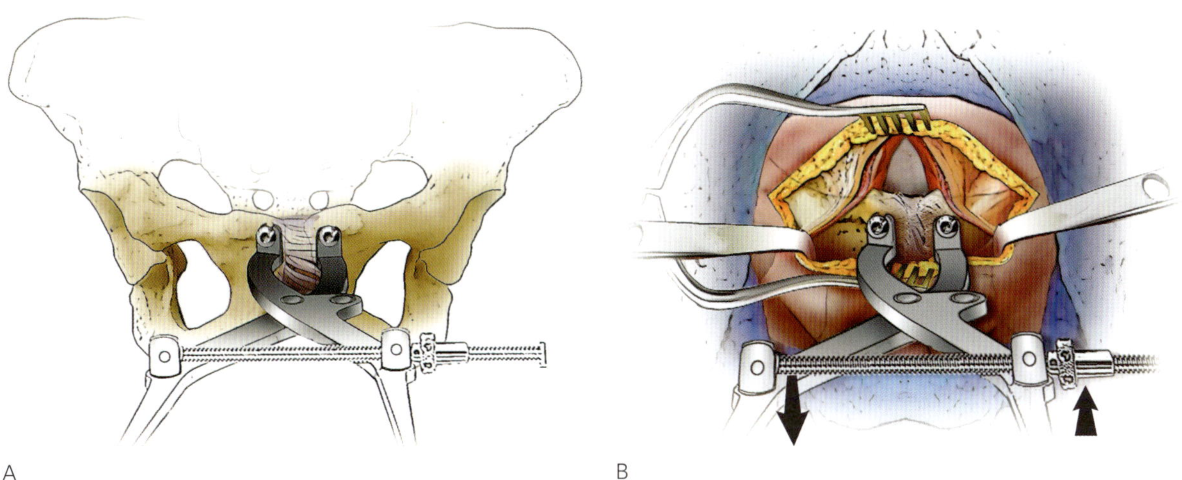

图 38.6　Matta 推荐的移位的半侧骨盆的复位术。A. 使用 4.5 mm 皮质骨螺钉于前后方向放置，将骨盆复位钳置于耻骨体。放置螺钉时需要保护膀胱。复位钳允许在多方向上控制移位的半侧骨盆。B. 除了闭合分离的耻骨联合外，骨盆环的后方移位也能部分纠正（箭头），但通常不能获得后方移位损伤的解剖复位

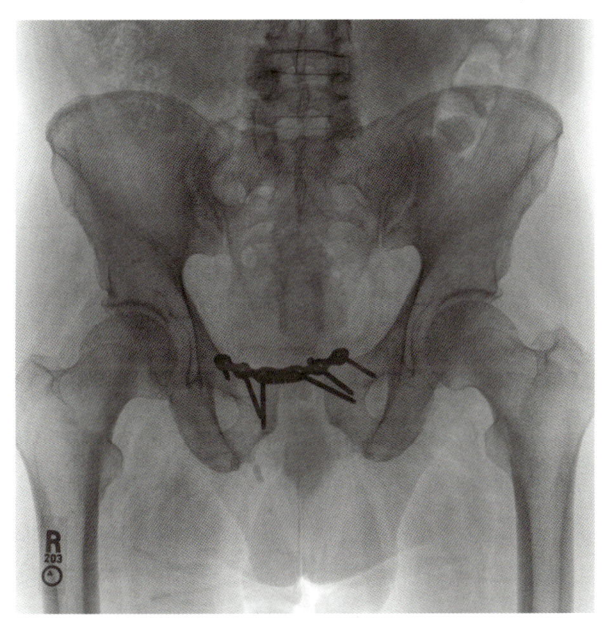

图 38.7　使用锁定板系统固定耻骨联合后的急性内固定失败案例

腹白线。在 Retzius 间隙和切口近侧留置引流后关闭切口。

术后处理

由于骨盆环破坏相关损伤的范围很广，因此应避免术后采取机械单一的康复程序。但对于多数病例，一些基本的原则是通用的。患者的早期活动将会改善肺部情况并降低卧床并发症。术后通常可以允许患者站立。

35%~60% 的骨盆骨折患者会发生深静脉血栓并需要评估、预防和治疗。这些患者中的 25%~35% 会发展为近端血栓，相对于远端血栓来说更容易发生栓塞[17, 18]。常规筛查通常无效，因为发生深静脉血栓的患者比例很高。当手术需要推迟至伤后 48 小时以后时，应该考虑进行筛查。术前查明血栓并进行相应的处理，可能会预防术中发生肺栓塞[19]。

对于深静脉血栓预防和治疗的理想方法尚未形成统一意见。使用的药物应该是安全，易

于应用、监测和停用。当患者合并颅脑损伤、腹膜后出血和胸腹部损伤时，抗凝药物的应用会使并发症发生率更高，因此应直到出血控制后才开始治疗[19]。通过间歇机械压迫增加静脉血流速度的机械装置可作为使用抗凝药物的替代疗法。然而，当作为单独抗凝治疗措施时，它通常是无效的。一项研究发现，联合使用机械加压装置和低分子肝素，在降低深静脉血栓的发生率上是有效的[20]。

如果内固定稳定，术后1~2天患者可在床上和椅子间进行活动。离床活动取决于损伤的特点。对于独立的开书样损伤(Tile B/APC-Ⅱ)，我们建议在术后8周进行保护下患侧负重。此时的X线片随访通常提示耻骨联合区一些新骨形成，这被认为标志着充分的愈合和稳定性。对于前方和后方骨盆环联合内固定的患者（Tile C），负重应该推迟到8~12周。

开始负重后，物理治疗将会发挥更大。多数患者由于外伤和失用而存在肌肉萎缩。物理疗法中，患者在指导下逐步增加髋关节外展肌的力量和有氧训练，将有助于恢复正常步态。下腰部力量训练和活动加强训练能够使得那些需要恢复体力劳动的患者从中受益。何时出院取决于合并伤。很多患者在术后1周能够使用拐杖活动，或能够在床和椅子之间进行活动。

Matta和Tornetta[8]报道了骨盆环损伤切开复位前路内固定的结果。在127例骨盆环损伤的患者中，发现在105例前骨盆环骨折的病例中有88例没有进行内固定，也没有因为不愈合或复位丢失需要进一步治疗。

基于这一研究，Matta[15]推荐对于前骨盆环的内固定应该用于耻骨联合分离，仅有一小部分耻骨支骨折在后环进行切开复位内固定后仍存在较大移位。

并发症

复位丢失

耻骨联合内固定的相关并发症并不常见。前方固定丢失通常与后方骨盆环复位和固定不足有关。如果出现了这种情况，则要重新进行整体重建固定，前环和后环通常都需要进行翻修接骨术。

由于耻骨联合存在生理性活动，有时会出现螺钉退出和接骨板失败。这些情况很少会产生症状，很少需要进行二期内植物拆除。上述结论已被一项研究证实，该研究发现在49例患者中有15例出现前方接骨板螺钉的松动，仅有4例因为存在症状需要翻修手术；其他11例存在内植物松动的患者在功能方面与另外那些没有出现内固定问题的患者相比是一样的[21]。

感 染

伤口裂开或感染很少见。冲洗和清创应该包括显露接骨板和耻骨后方间隙。应该进行细菌培养并经静脉应用3~6周特异性抗生素。对合并的泌尿系损伤进行治疗后，有必要对泌尿系统重新评估，应该包括尿液分析、尿培养，甚至有可能需要影像学检查。建议请泌尿外科医生会诊。

性功能障碍

勃起功能障碍可能是由于最初的损伤所导致的，药物治疗勃起功能障碍并不成功。因为患者可能不愿意讨论这个问题，在检查室等私密场合的礼貌的询问可能会有助于发现伴有性功能障碍的患者。

参考文献

1. Bucholz RW. The pathological anatomy of Malgaigne fracture-dislocation of the pelvis. *J Bone Joint Surg Am* 1981;63:400.
2. Tile M. Pelvic ring fractures: should they be fixed? *J Bone Joint Surg Br* 1988;70(1):1.
3. Hollinshead WH. *Anatomy for surgeons*. 3rd ed. Philadelphia, PA: Harper & Row; 1982.
4. Letournel E. Surgical fixation of displaced pelvic fractures and dislocations of the symphysis pubis. *Rev Chir Orthop* 1981;67(8):771–782.
5. Gamble JG. The symphysis pubis: anatomic and pathological considerations. *Clin Orthop*

1986;203:261–272.

6. Letournel E. Pelvic fractures. *Injury* 1978;10:145–148.
7. Doro C, Daren F, Hyunchul K, et al. Does 2.5 cm of symphyseal widening differentiate anteroposterior compression I from anteroposterior compression II pelvic ring injuries? *J Orthop Trauma* 2010;24(10):610–615.
8. Matta JM, Tornetta, P. Internal fixation of unstable pelvic ring injuries. *Clin Orthop* 1996;329:129–140.
9. Sems SA, Johnson M, Cole PA, et al. Elevated body mass index increases early complications of surgical treatment of pelvic ring injuries. *J Orthop Trauma* 2010;24:309–314.
10. Dalai SA, Burgess AR, Siegel JH, et al. Pelvic fracture in multiple trauma: classifi cation by mechanism is the key to pattern of organ injury: resuscitative requirements and outcome. *J Trauma* 1989;29(7):981–1000.
11. Kotkin L, Koch M. Morbidity associated with nonoperative management of extraperitoneal bladder injuries. *J Trauma* 1995;38:895.
12. Tile M, Pennal GF. Pelvic disruption: principles of management. *Clin Orthop* 1980;151:56.
13. Geerts WH, Code KI. Thrombo-prophylaxis after major trauma: a double-blind study comparing LDH and the LMWH enaparin［abstract］. *Thromb Haemost* 1985;73:284.
14. Matta JM, Saucedo T. Internal fixation of pelvic ring fractures. *Clin Orthop* 1989;242:83–97.
15. Matta JM. Indications for anterior fixation of pelvic fractures. *Clin Orthop* 1996;329:88–96.
16. Sagi HC, Papp S. Comparative radiographic and clinical outcome of two-hole and multi-hole symphyseal plating. *J Orthop Trauma* 2008;22:373–378.
17. Geerts WH, Code K, Jay RM, et al. A prospective of DVT after major trauma. *N Engl J Med* 1994;331(24):1601–1606.
18. Montgomery KD, Geertz WH, Potter HG, et al. Thromboembolic complications in patients with pelvic trauma. *Clin Orthop* 1996;329:68–87.
19. Montgomery KD, Potter HG, Helfet DL. Magnetic resonance venography to evaluate the deep venous system of the pelvis in patients who have acetabular fractures. J Bone Joint Surg Am 1995;77(11):1639–1649.
20. Stickney J, Delp SL. Deep venous thrombosis: prophylaxis. *J Orthop Trauma* 1991;227.
21. Putnis S, Pearc R,Wali U, Bircher M, Rickman M. Open reduction and internal fixation of traumatic diastasis of the pubic symphysis- one year radiological and functional outcomes. *J Bone Joint Surg Br* 2011;93(1):78–84.

第 39 章　骶髂螺钉内固定治疗骨盆后环损伤

作者　Milton L. Chip Routt Jr
译者　周　靖　王志永　王振威
校对　薛　峰

引　言

骨盆骨折和移位临床上并不常见，多为高能量损伤所致，如汽车或摩托车事故、高处坠落伤、重物碾压伤等。年龄较大的患者常伴有骨质疏松，这时即使是能量相对较小的事故也可导致骨盆环的不稳定性损伤。当骨盆损伤部位附着的组织对其牵拉造成变形移位时，通常导致骨盆环的机械性不稳定。骨性解剖结构复杂、多个损伤部位、合并复杂的软组织损伤以及多数骨科医生缺乏治疗这类损伤的经验等多种原因，使得对骨盆环不稳定性损伤治疗起来非常棘手。各种骨盆骨折分型都试图对骨盆环损伤进行分类，但由于此类损伤的多样性和复杂性，使得没有任何一种分类方法能够完全胜任。经验丰富的骨科医师有一个共识，就是最有效的骨盆骨折分类法能够对损伤部位的移位或畸形等解剖情况有一个简单的描述。解剖描述需要确切、容易记忆、可靠并对下一步的治疗有指导意义。由于骨盆环不稳定的患者常合并出血以及其他脏器、系统的损伤，常因此导致循环不稳。骨盆环不稳定性损伤合并生命体征不稳的患者，需要早期、联合治疗。由经验丰富的、多学科医师组成的治疗小组有利于患者的复苏，并随后根据患者损伤情况以及疾病进展情况及时采取针对性治疗。在没有对患者整体病情不利的情况下，过去尝试了多种不同的方法来治疗不稳定性骨盆骨折。由于更加丰富的临床经验、生物力学的研究、内植物的研发以及影像技术的发展等现代治疗技术的进步，使得患者得到了更好的救治。尽管如此，骨盆环不稳定性损伤的救治对于临床医师来讲仍是一个很大的挑战，我们需要继续寻找更好的复苏、复位、固定以及康复治疗方法。

适应证与禁忌证

骶髂螺钉内固定术适用于骨盆后环的不稳定性损伤，包括：骶髂关节（SI）脱位、骶骨骨折、髂骨后方的“新月形”骨折合并骶髂关节分离、联合损伤。骶髂螺钉内固定采用经骶骨上段的路径（OFP）。根据骶骨的情况、骨盆不稳定的程度以及具体的损伤类型，来决定置钉数量与位置。骶髂螺钉可以单独使用，也可以与其他内固定和外固定联合使用。可依赖拉力螺钉加压复位，提供临时或最终的确切固定。对于骨盆环移位性损伤的内固定时机选择需要考虑众多的因素，包括患者一般状况、生命体征、骨折的类型、局部皮肤软组织情况、血流动力学状态、年龄以及腹部和泌尿系统损伤的情况。手术医师必须要严格掌握治疗原则，以确保安全稳妥地置入骶髂螺钉。

手术医师需要熟练掌握骨盆后环正常的解剖结构以及常见变异，尤其是髂骨上段的结构，术中常采用高速荧光透视技术了解这些骨骼的详细情况。手术室需备有可对全骨盆进行高质量高速荧光透视的设备。手术医师还需要全面了解损伤的具体情况，尤其是骨盆后环损伤移位的类型，需利用 X 线检查观察骨盆常见和特殊的病理改变。根据术前计划、骨盆的 X 线片和 CT 结果，手术医师需要对患者的髂骨上段的解剖情况有非常细致的了解，以保证安全顺利地置入螺钉。最后需要强调的是，手术医生还需要掌握闭合或切开进行骨盆后环复位的操作技术。只有对骨折进行解剖复位后才可使用骶髂螺钉内固定技术。精确复位除了提供良好的稳定性之外，还为螺钉提供了可用的置入区域。

骶骨上段变异是骶髂螺钉内固定术的一个相对禁忌证。先天畸形是腰骶椎常见的变异。骶骨翼发育不良并有成角畸形是骶骨上端的典型变异，这会影响骶髂螺钉的安全置入。变异的骶骨上端靠近骶骨翼部的 OFP。骶骨变异的骨骼特点可在术前的影像学检查中很容易发现。约 40% 的患者存在这种骶骨上段的解剖变异，并能够通过骨盆出口位 X 线片或者 CT 扫描得到详细的了解。这些变异是先天性的并且多数情况下是对称的，但也有患者表现为非对称的甚至是单边变异。骶骨上段变异的影像学观察，最直接的就是骨盆的出口位平片，其标示如下：① L5-S1 椎间隙基本与髂嵴平齐；②骶骨上段骶前孔呈椭圆形；③可以看到 S1、S2 之间的椎间隙；④在矢状面和冠状面上，变异的骶骨翼从骶骨上段的后内侧朝下向前外侧急剧倾斜；⑤骶骨翼上可见乳头状突起（发育不成熟的横突）。骨盆 CT 扫描可以看到明显的变异骶骨起伏的骶髂关节面，髂骨皮质致密区（ICD）前方斜行的髂骨翼皮质，以及螺钉置入更加狭窄的髂骨翼区域（图 39.1A，B）。

由于众多原因，肥胖是骶髂螺钉固定的一个相对禁忌证。肥胖患者因为过多的腹腔组织，可影响术中对骨盆入口位和出口位的透视成像（图 39.2A，B），并且骨盆侧方的脂肪还会影响骶骨侧位片的成像。对于肥胖患者，透视成像的清晰程度将会影像螺钉的安全置入。另外，还需要适用于肥胖者的超长电钻和改锥。

在此之前，对于一些多发性创伤患者，由于术前进行腹腔检查而使用了造影剂，会对术中透视成像造成困难。目前这些造影剂和技术已经很少使用，并应尽可能避免使用。对于开放性骨折或者骨盆后方皮肤和软组织情况很差的患者，骶髂螺钉应尽可能地经皮置入而不要切开。一个常犯的错误就是手术医师在进行骶髂螺钉置入术时不经意地进入和减压了骨盆脱套伤。这时，应继续置入螺钉，对破损区进行清创术，持续负压吸引闭合死腔。皮肤和软组织情况更差时，则对死腔进行旷置包扎或者选用真空负压吸引治疗（图 39.3A，B）。

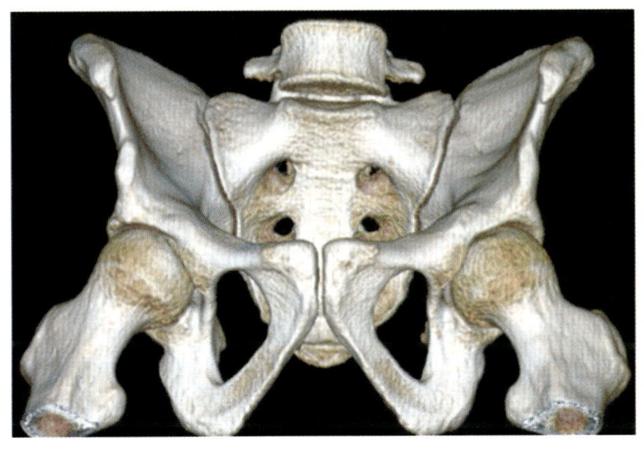

A

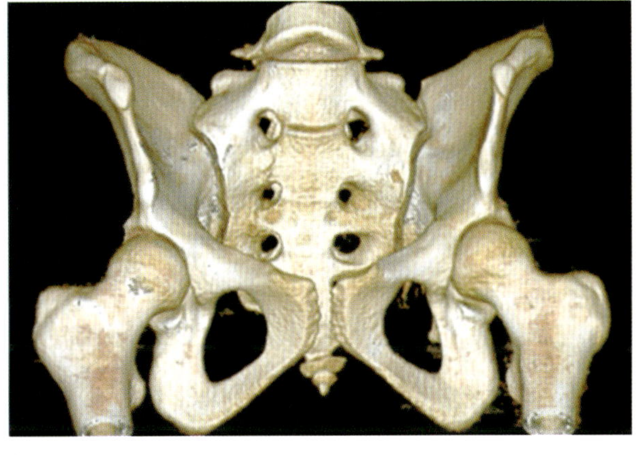

B

图 39.1　3D 骨盆扫描可以有助于我们了解骶骨上段的解剖变异。为了保证骶髂螺钉安全置入，我们需要对这些变异进行详细了解。A. 该图为正常没有变异的骶骨上段。B. 相反，该骨盆出口位显示对称性髂骨变异。L5–S1 椎间隙基本与髂嵴平齐，而不是正常的低于髂嵴。S1、S2 之间的椎间隙仍然存在。变异的骶骨翼从骶骨上段的后内侧朝下向前外侧急剧倾斜。残留的横突在双侧骶骨翼上形成“乳头状突起”。骶骨上段骶前孔呈椭圆形取代正常的圆形。以上这些变异导致骶骨上段 OFP 呈倾斜走向

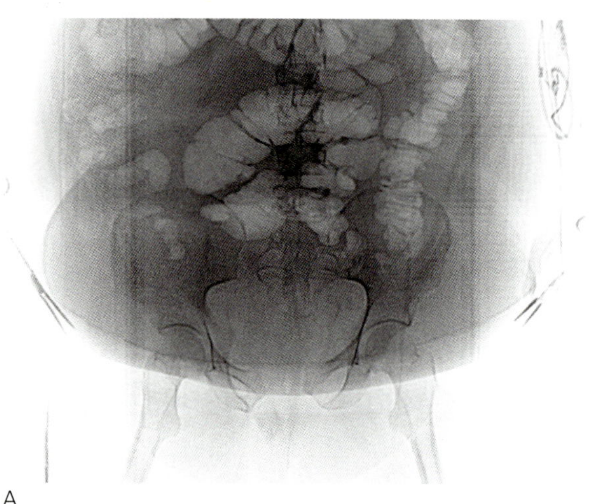

A

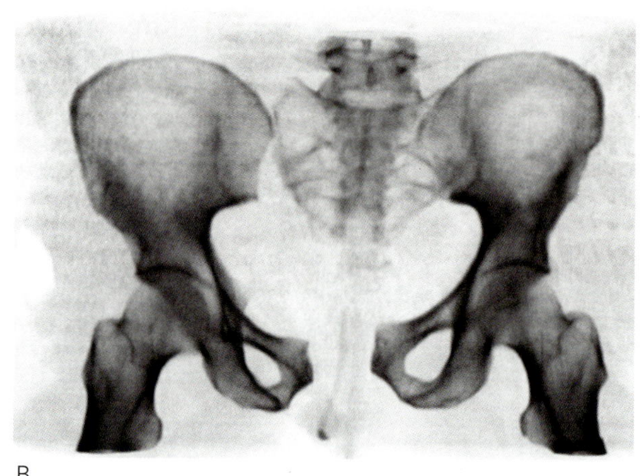

B

图 39.2 肥胖患者影响骨盆手术术前和术中的影像。A. 该肥胖患者存在不稳定性和移位性骨盆环骨折。由于存在周围的软组织损伤，因此该 X 线片低估了患者的伤情。B. 骨盆重建片可帮助我们了解损伤的严重程度

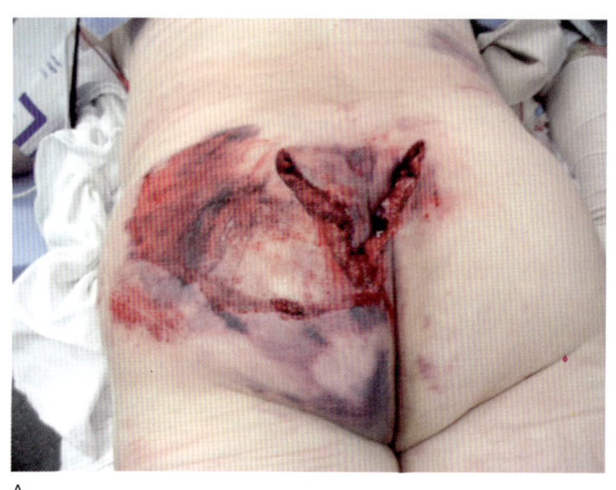

A

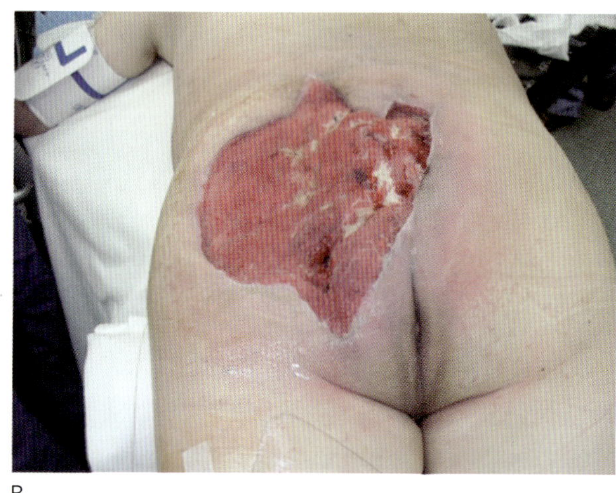

B

图 39.3 A. 对于合并污染严重的腰背部开放性损伤的骨盆骨折患者，清创后进行经皮骶髂螺钉内固定术。B. 清创术清除坏死组织，采用真空负压持续吸引治疗，从而促进伤口愈合并预防感染。肛周附近的伤口谨慎使用隔离带。并不需要行结肠造瘘术。6 周后进行皮肤移植

术前计划

病史采集和体格检查

不稳定性骨盆环骨折的患者出现血流动力学不稳时，采用高级生命支持术的原则进行复苏可降低患者的死亡率。采用较粗的穿刺针开放静脉，以便迅速补充液体并注意保温。在急救现场，搬运怀疑存在骨盆损伤的患者之前，应就地取材进行临时固定。过去，多使用真空袋和军用抗休克裤。近来，在发生不稳定性骨盆环骨折时推荐使用更简单易行的骨盆环形固定带进行临时固定。床单取材方便且价格低廉，可重复使用，也可直接丢弃。床单使用起来也很方便，通过调节宽度可适用于任何体型的患者，并能够根据需要修剪以用于腹股沟区、会阴区、侧面、腹部等部位的临时包扎。对于一些创伤性骨盆环损伤的情况，如果使用恰当，骨盆环行固定带可以巧妙地使发生移位的骨盆骨折闭合复位。一旦这种情况发生，则可在固定带的相应位置上剪出洞孔，以便置入骶髂螺

钉，或如有必要进行骨盆外固定。固定完成后，可移除固定带。应避免对骨盆过度的加压。

对骨盆稳定性的检查，需要一位经验丰富的外科医师进行，并将检查结果告诉治疗小组的其他医师。因为该检查可以引起剧烈的疼痛并有引起出血的可能，因此应避免重复检查。对怀疑并发神经损伤的患者，应详细记录神经检查的情况。在对骨盆区域进行检查时，外科医师需要了解皮肤和软组织的擦伤、挫伤、脱套伤、残缺以及开放伤等情况。去除污染严重的组织，无菌加压包扎开放性损伤可减少活动性出血。对开放性损伤进行加压填塞可有效减少出血，但填塞材料应无菌并能很容易地去除。常用 Kerlix 无菌纱布卷对开放伤进行填塞，将纱布卷的一部分留置在伤口外，以便辨认和取出。如果所使用的纱布卷不止一个，那么就要将纱布卷之间牢靠地系紧。由助手将患者翻转对腰骶椎进行触诊，并完成直肠指检。

骨盆检查理想状态下是在透视下进行的。从两侧髂前上棘处向内挤压骨盆，以检查骨盆的稳定性。对于骨盆环不稳定、髂骨翼骨折、某些髋臼骨折的患者，该检查会引起剧烈疼痛。对髂骨加压检查引起局部疼痛，也有可能是由于局部软组织挫伤而并不一定发生了骨折。为了避免骨折断端出血等潜在的医源性损伤，应避免粗暴、重复的骨盆检查。对于可见的出血或潜血检查阳性的患者，同时要进行直肠、前列腺和阴道检查。直肠和阴道检查需要患者取俯卧位或侧卧位。彻底的阴道内窥镜检查，需要在对骨盆进行稳妥的固定后再进行，那时患者可安全地取截石位。

影像学评估

骨盆的影像学评估应从骨盆的前后位（AP）X 线片开始。除了前后位外，还需要骨盆入口位、出口位 X 线片。如果前后位 X 线片中发现骶骨上段“反常入口”，则还需要拍摄骶骨侧位片。“反常入口”可能是患者发生了骶骨上段的横形骨折，或者先天性腰骶椎过度前屈。为了进一步了解骨折的情况，则需要进行骨盆 CT 扫描。骨盆 CT 扫描可以帮助我们了解患者的软组织异常，如血肿、脱套伤与范围，以及膀胱损伤、血管损伤或其他合并损伤。骨盆 CT 扫描同样有助于我们了解腰骶部神经根的位置以及骶骨翼骨折的情况。髂血管及其位置发生变化、耻骨上支骨折同样可以清晰看到。耻骨下支骨折可伤及阴道，或者向前移位。CT 扫描可发现 X 线片所不能发现的细微骨折并显示半骨盆移位的情况。由于皮下气体可延伸至臀部，因此骨盆 CT 还可提示同侧的气胸（图 39.4）。

手术时机

对骨盆进行复位和固定的手术时机主要取决于患者的状况、各科室协调能力、外科医师的技术。很多不稳定性骨盆环骨折的患者合并其他需要紧急处理的损伤。对于这些患者，就需要在术前和其他治疗小组一起制订治疗计划，

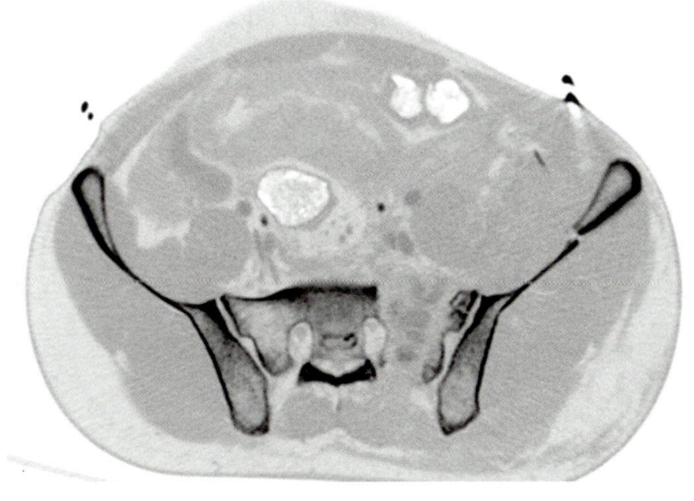

图 39.4　该图为 CT 轴位片，可以看到一处明显的骶骨移位骨折。仔细阅片后还发现骨折处的血肿、骨骼质量、粉碎程度、左侧髂骨骨折、局部脱套伤以及骶神经根

尽量在一次麻醉下同时完成对骨盆的复位和固定。术前计划应包括：患者的体位、手术台的选择、必要的术中影像设备、优先处理的顺序等。例如，泌尿外科医师计划修补破损的膀胱时，如有必要，骨科医师可利用此次机会对不稳定性骨盆骨折进行复位和固定。对于血流动力学不稳定的骨盆环不稳定骨折的患者，需要进行迅速的骨盆固定。骨盆前部外固定架和骨盆抗休克钳都能够迅速、有效地稳定骨盆环。使用骨盆环行固定带完成对骨盆的复位后，如有必要则可在髂骨或骨盆边缘置钉进行骨盆外固定术。可通过在固定带上剪出的洞孔，经皮在髂骨皮质或髂前下棘置钉。我们建议在此操作应在透视引导下进行，并能通过透视调整骨盆环行固定带的位置以完成闭合复位操作（图 39.5）。如果完成复位，则可通过固定带上所剪出的洞孔置入骶髂螺钉。对于一些血流动力学不稳定的患者，髂血管栓塞可有效控制骨盆动脉出血。

急诊切开复位内固定术增加了发生大出血的风险，且容易引发相关并发症。但对于一些特定的损伤类型，则切开复位内固定术所带来的益处大于风险。对骨盆后环骨折完成复位之后，利用骶髂螺钉进行经皮内固定术可将出血风险降到最低，手术时间也较短。对于一些损伤如骶髂关节分离，骶髂螺钉是进行复位和固定的很好选择（图 39.6）。

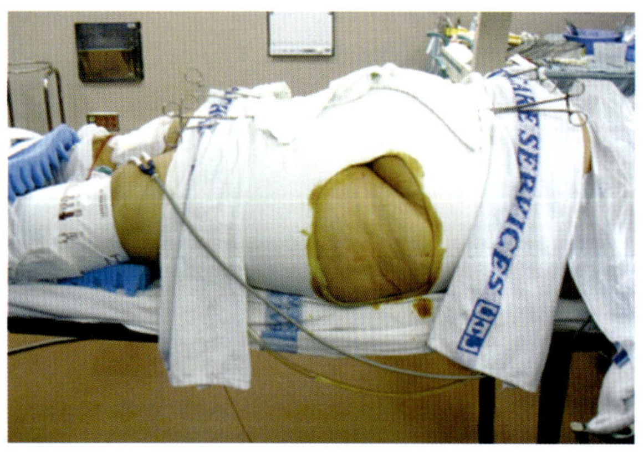

图 39.5 对一些累及骨盆环的骨折，骨盆环行固定带是进行闭合复位行之有效的临时固定方法。对于一些患者，可利用固定带临时固定，并通过固定带上的“工作通道”进行骶髂螺钉固定

经皮骶髂螺钉置入联合骨盆外固定可用于紧急复苏时的抢救。对于血流动力学稳定的患者，应尽早进行骨盆固定术。术前对股骨进行牵引，有利于复位并使患者感觉舒适。

手术策略

术前准备时，手术医师需要分析损伤机制、合并重要脏器的损伤、局部软组织情况，尤其应认真分析 X 线片和 CT 片。如果合并髋臼骨折，则还应拍骨盆髂骨位和闭孔斜位片。从二维（2D）CT 扫描可更加清晰地了解损伤的局部位置以及移位的方向。与了解损伤的详情和局部解剖一样重要，2D- CT 扫描还有助于我们在术前确定置钉数量、骶骨上段的解剖特点、髂骨侧面的进钉点、进钉方向和螺钉长度。CT 扫描的矢状位重建可详细了解骶骨上段的解剖结构，有助于我们制定手术方案，如确定术中进行骨盆入口影像的倾斜角度（图 39.7A，B）。

部分临床医师更加喜欢通过三维（3D）CT 扫描了解骨骼特点、骨折特点以及变异类型，但还是应该与轴位片结合起来分析，而不能仅看 3D 片（图 39.8A，B）。

根据损伤机制、体格检查和影像学检查的情况，手术医师制定手术方案。术前手术方案应包括手术的方方面面，如手术时间、与其他手术治疗小组的协调、所需要的手术器械、患者的体位、消毒铺单、手术显露、复位方法、钳夹固定的位置、选用的固定技术以及备选方案，甚至预计的康复目标都应在术前确定。术前计划对于多发性创伤患者尤为重要。

并不是所有的骨盆后环骨折都适用骶髂螺钉固定术，尤其是某些新月形髂骨骨折。术者应熟悉各种骨盆前后环手术显露、内固定以及经皮复位和固定技术。治疗方案应个体化。骶髂螺钉的置入可选用仰卧位、侧卧位或俯卧位，每种体位都有其优缺点。侧卧位时显露骨盆前环和后环困难，可能合并脊髓损伤的患者应避免使用。俯卧位有利于后方术野的显露，但不能同时进行骨盆前部的手术。前方骨盆外固定架会影响俯卧位和侧卧位。

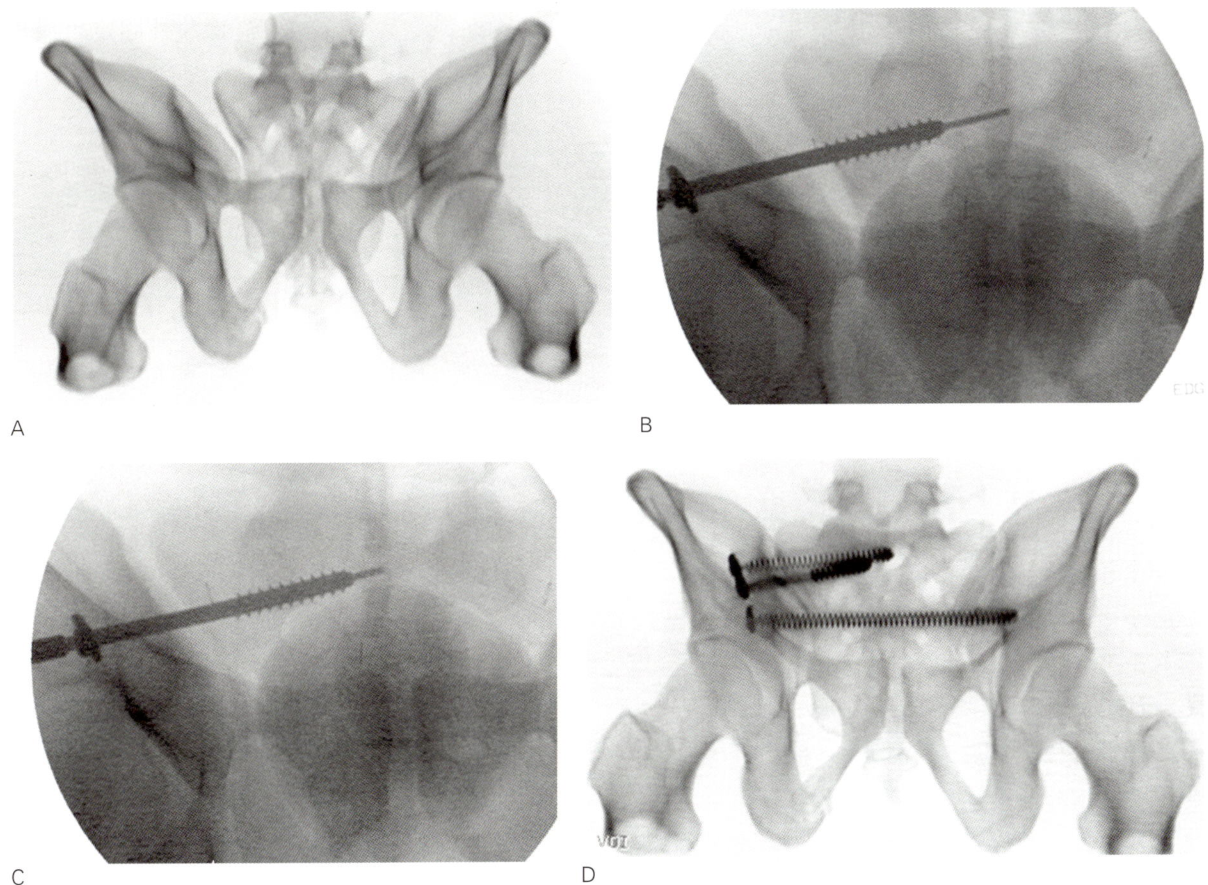

图 39.6 经皮骶髂螺钉置入可用于一些骨盆骨折患者的紧急复苏与抢救。A. 进行了恰当复苏后，该患者仍然存在持续的血流动力学不稳定。B. 将该患者推入手术室，准确置入骶髂螺钉，加压骶髂关节，恢复解剖结构。螺钉长度的选择要考虑到骶髂关节分离的程度。C. 拧紧螺钉后，骶髂关节复位。D. 随后置入全螺纹螺钉稳定骨盆后方结构。手术结束时，患者的血流动力学恢复稳定

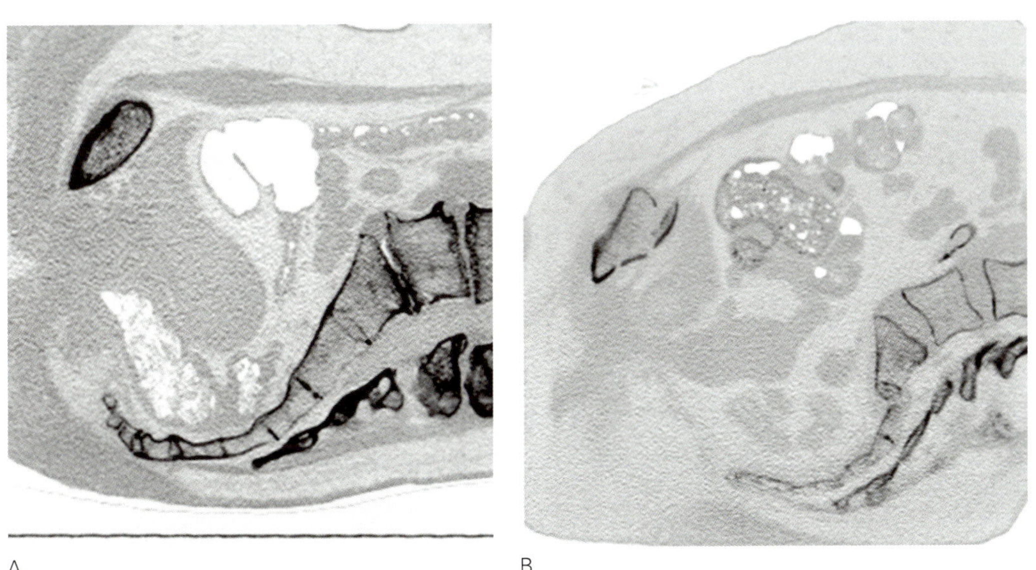

图 39.7 A. 骶骨中线矢状位 CT 扫描常用于术前评估患者横行骨折的情况，以便制订术前计划，确定 C 臂的倾斜角度，从而在螺钉置入时方便显示骨盆入口位和出口位影像，并方便确定腰骶部骨赘的情况。该图提示手术中 C 臂显示入口位和出口位影像时并不垂直。理想的骨盆入口位应使骶骨上两节椎体的前皮支边缘重叠在一起。理想的骨盆出口位应使骶骨第二节椎体与耻骨联合重叠，并且很少与入口位垂直。B. 骶骨中线矢状位 CT 扫描是观察骶骨横形骨折以及移位类型的最佳途径。该型移位的骨折可在骨盆前后位 X 线片中可观察到骶骨上段“反常入口”

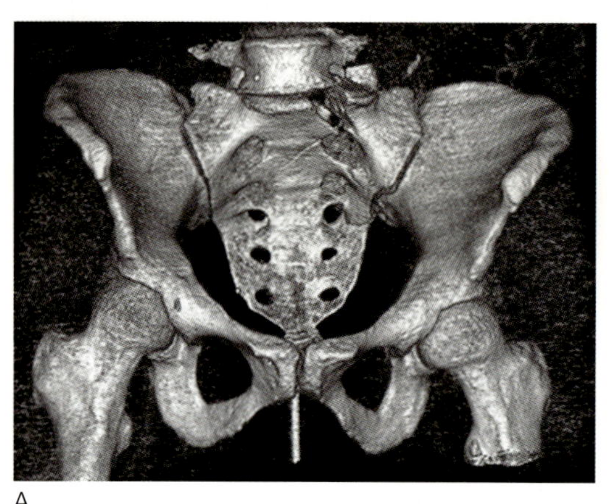

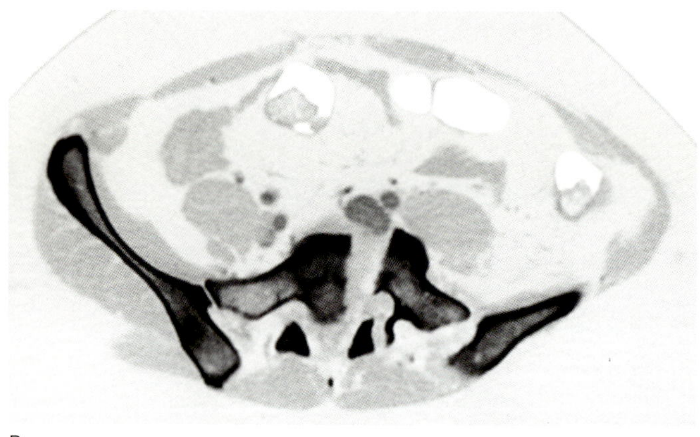

A B

图 39.8 一些对术前手术方案至关重要的信息往往不能从骨盆 3D 重建中获取。常规的骨盆轴线位 2D-CT 扫描可观察到更多的细节。A. 从该 CT 扫描的 3D 重建中可以看到骶骨骨折、腰椎间盘损伤以及移位类型。B. 对比增强的 2D 轴线位 CT 扫描提示髂骨骨折与髂血管和腰骶部神经结构的关系，同样可以在轴线位片上了解骶骨上段 OFP 的类型

如果选用仰卧位，在摆体位时必须注意包括皮肤准备和铺单在内的各种细节。多数多发伤患者多选用仰卧位。仰卧位方便显露面部、气道、胸部、腹部和会阴部。如有必要，允许其他多个手术小组同时进行四肢的手术操作，当然也方便骨盆前部的手术野操作；并且俯卧位时方便调整患者的体位，并避免了重复铺单，从而节省了宝贵的时间。

计算机导航技术已经应用了二十多年了，使手术更加安全并简化了手术操作，但计算机导航技术并不能取代外科医师对骶骨解剖和影像的系统知识。当前，导航系统仍然用于辅助外科医师。任何人工智能设备都不能与手术医师的临床知识相提并论。

手 术

体 位

在将患者搬至手术台前进行全身麻醉。将患者从床上移动至可透射 X 线的手术台上时应注意保护患者的脊柱。需要几名强壮的助手将患者从手术台上搬起，以便手术医师放置柔软的腰骶部和脊柱的支撑物。典型的支撑物为两层或更多的手术单。专业的骶骨抬高设备是可用的，但是多层的手术单往往更加方便，并且价格低廉、干净并且适用于任何患者。垫高太多则会使患者不稳定，容易向一侧倾斜。为了方便后方骨盆经皮穿刺，需要适当抬高骨盆。如有必要，则需要利用手术台上的滑轮通过在股骨远端置钉进行持续牵引。摆放好体位后，术前常规静脉给予头孢类抗生素。

一些医师习惯于在骨盆手术过程中使用各式各样的神经监测仪器。像导航系统一样，神经监测仪器并不能替代手术医师的临床经验、详尽的术前计划、准确的复位和适当的术中影像。手术医师必须熟悉骨盆后环的解剖和影像学，绝不能利用神经监测设备来指导进钻的方向和螺钉的置入，这种侥幸是不可取的。神经监测常常令人困惑，尤其当患者术前就有神经异常表现、出现假阳性或与临床症状不符时。神经监测设备绝对不是缺乏骶骨解剖知识的医师的保护伞。

影像学检查

影像技师和显示屏置于健侧。如果骨盆两侧都有损伤，手术医师需要根据损伤的具体情况选择。最初的骨盆正位片只是用来决定患者的体位，之后再对体位进行调整。通过术前的透视与之前的骨盆入口位 X 线片对比，判断骨折的稳定性。一些术前并不被重视的“无移位”骨折，通过术前的透视可以意外发现其实骨折

并不稳定，因此不要忽视这些“无移位”骨折。骨盆入口位 X 线片之所以有用，是因为它能够提示医师骨盆的不稳定状态，从而有助于手术医师术前准确评估。

透视设备倾斜的角度因人而异，直到得到最佳的骨盆入口位和出口位影像。理想的入口位角度的估算来自术前骨盆 CT 的中线矢状位影像，它可以把患者骶骨上段具体的骨骼形态展现出来，还可以测出与水平面的夹角。利用手术室的 C 臂，根据术前计划调整倾角，从而将骶骨上段椎体像同心圆似地重叠在一起。

由于骶骨上段的解剖变异，骨盆入口位 X 线片非常难重现，因此需要获得至少 3 张可靠的标准图像。存在骶骨上段变异时，骨盆入口位 X 线片中的骶骨翼的前皮质缺损可提示螺钉可安全置入的前皮质区域。如果计划置入骶髂螺钉，那么这些都是非常重要的信息。如果术者没有意识到该影像特点的重要性，那么骶髂螺钉置入的安全性就会大打折扣（图 39.9）。

理想的出口位角度的估算同样来自术前骨盆 CT 的中线矢状位影像。骨盆出口位影像上，耻骨联合的上面与骶骨第二椎体（S2）重叠。术者需要仔细分析骨盆出口位 X 线片，可观察到骶神经根通道。这些双侧的神经通道是骶骨内的骨性隧道，它们向后、向上、向内侧延伸，并在相同节段腰骶椎间隙处开口于椎管。这些双侧的骨性隧道从椎管起始后向前、向下、向外延伸，并终止于骶前孔。在出口位影像上，这些双侧的骨隧道就像小的“人”字形。“人”字形的体部为椎管，两侧的“腿”为从椎管向骶前孔延伸的骶神经通道。对这些神经根通道 / 隧道的皮质边缘的成像，便于我们看到其轮廓。

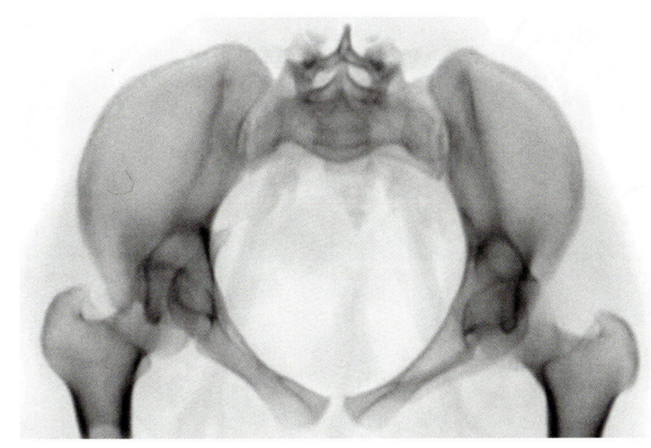

A

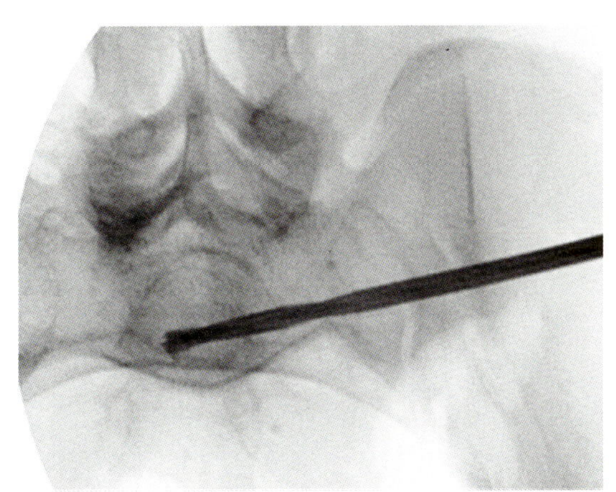

B

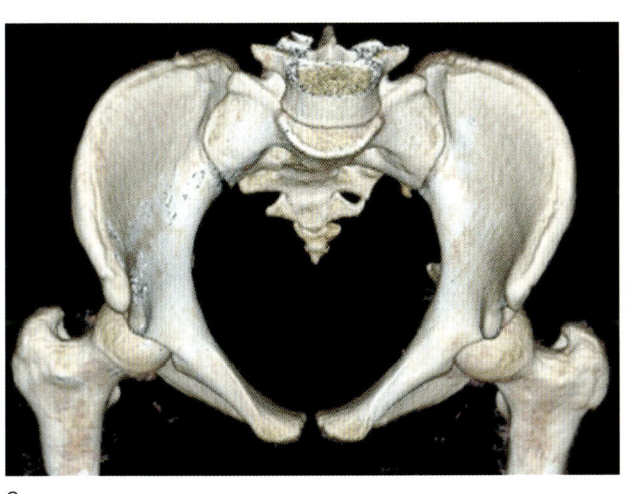

C

图 39.9　A. 骶骨上段变异的患者，在骨盆入口位 X 线片中可以看到骶骨翼前皮质有一个很明显的凹槽。B. 术者利用术中骨盆入口位 X 线片中看到的这个凹槽定位骶髂螺钉置入的位置，即在凹槽的后方。C. 从 CT 的 3D 扫描中可以看到变异节段的骶骨翼上的斜坡形成了该凹槽

CT检查可加深术者对骶骨上段神经通道的理解，这些都是非常重要的信息。

对于骶骨上段变异的患者，C臂的倾角应该调整至显示接受骶髂螺钉的节段。存在解剖变异的患者，骶髂螺钉可置入狭窄的翼部上段，也可置入第二节段，这样可有更富裕的空间。对存在解剖变异的患者选择骶骨上段螺钉时，术者必须熟知S1和S2的前缘并不相同，不同位置有特异的影像学特征。从出口位片可得知每个节段的神经根通道。变异的骶骨上端置入螺钉时的侧位片往往会受到干扰，因为骶骨上段相比重叠的ICD更容易显像。因此，该侧位片看起来就没有可用于置入螺钉的骶骨翼。术前的手术方案要明确螺钉的方向，从后尾部起始向头前部置入。存在解剖变异时，由于异常的解剖结构，骶骨上段的螺钉很少能越过中线。

术中骨盆的入口位和出口位透视对于骶骨上段的操作是非常有必要的。图像增强和反向成像可增加骨盆后环的成像效果。为了获得最佳的影像质量，对于不同的患者，C臂需要转动不同角度，这取决于腰骶椎前弓角度或创伤所致畸形的情况。例如，移位的骶骨U型骨折存在骶骨上段驼背样畸形，因此入口位基本上等同于前后位。影像技师应标记出能够得出最佳入口位和出口位的C臂倾斜角度，并且机器轮子的位置也要在地板上标记，以便能够节省时间。其他骨盆后路的损伤可能需要对C臂做一些较小的调整，这对某些骶骨骨折可能有用。为了保证可以获取连续的影像，C臂和手术台的高度都需要进行标记。

完美的骶骨侧位片是通过调整C臂的角度使大部分坐骨切迹相重叠来实现的。在完美的骶骨侧位片上可看到ICD，并且与术前的CT扫描相结合，有助于术者判断骶骨翼前皮质所在的位置。根据术前CT扫描的信息，ICD可以定位骶骨翼的位置，从而确定安全置入螺钉的骶骨节段。但对于严重的半盆畸形患者，这样的骶骨侧位片并没有太多的帮助，它们只适用于骨盆后环骨折精确复位后，或者骨盆后环损伤较轻的患者。

骶骨上段变异的患者合并腰骶部骨赘时，使X线片变得复杂和令人疑惑，尤其是骨盆入口位。最好是在骶骨侧位片中观察这些骨赘，同时还可以了解骶骨横断骨折及其移位的情况。

皮肤准备

术前清洁会阴，并与手术区隔离。对于骨盆损伤的患者，会阴处往往是比较污浊的，周围常覆盖有粪便。为了得到无菌手术区，术前需要对会阴进行彻底的清洁，刮除阴毛，用异丙醇擦洗皮肤。计划的手术野往往包括整个腹部和两侧，对这些区域在利用异丙醇擦洗后用碘酒处理。计划同时进行泌尿系手术时，术野还包含阴囊、阴茎和导尿管。对臀部后外侧皮肤的术前准备同样也非常重要，且由于臀部被垫高使操作容易进行。这样的手术入路方便于骶髂螺钉的置入。在进行皮肤准备时，同时处理股动脉插管、肠道营养管、膀胱造瘘管以及其他必要的前腹部管路。妥善安放胸管，并隔离在术野之外。如果需要，下肢同样需要进行术前准备。例如，对于骶髂关节损伤选择进行前方入路进行切开复位时，就需要将同侧下肢纳入术野，因为这样在进行显露和复位时，方便进行髋关节屈曲（放松髂腰肌）和其他需要的肢体操作。为了不影响C臂的操作，可使上肢外展。当上肢合并损伤时，则进行固定后妥当放置，且方便进行可能的术中透视。

复 位

为了有利于螺钉的置入、促进骨愈合、减轻晚期的疼痛、减少畸形，对于骨盆后环的准确复位和稳妥的固定是手术的目标。对骨盆环骨折的复位需要利用一系列的技术。对骨盆前部骨折的解剖复位和稳定的固定，间接改善了骨盆后环的移位情况。切开复位时可用复位钳进行暂时的固定，但进行闭合手法复位就需要用到其他固定方法。早期外科干预可改善骨盆后环骨折进行闭合手法复位的效果。骨盆前部的外固定架可用做“骨盆牵开或加压”，从而方便进行和改善闭合复位。

股骨远端的牵引可纠正骨盆后环向后和向上的移位。骶髂螺钉置入前，可从骨盆的入口位和出口位上观察复位的效果。一些情况下，如单纯的骶骨或者骶髂关节分离损伤时，一枚位置合适的骶髂拉力螺钉即可复位骨盆后环的畸形。骶髂拉力螺钉可用来复位部分骶骨分离骨折的损伤，但该操作有损伤神经根的风险（图 39.10）。

手法闭合复位失败后，应考虑进行切开复位。即使对骨盆后环进行切开复位后，如有可能，仍可考虑使用经皮骶髂螺钉来稳定后环（图 39.11）。

固　定

复位完成后，在透视引导下从臀部侧方向髂骨侧面置入 0.62 mm 克氏针。这种直径较细、表面光滑且在置入过程中不易弯曲变形的克氏针，可将对周围的软组织的损伤降到最低，同时可准确找到进针点和掌控前进的方向。对于肥胖的患者，确定侧方髂骨上进针点往往是非常困难的。做一条与股骨干平行的线，再做一条经髂前上棘与之垂直交叉的线，皮肤上的进针点就位于该十字线的内上象限中，且骶骨也位于该象限中。

根据术前的手术方案，利用骨盆入口位和出口位片确定克氏针的进针方向。为了找到最佳的髂骨皮质进针点和进针方向，往往需要在皮肤上反复进行穿刺。确定最佳髂骨进针点和进针方向后，轻轻敲打使克氏针进入髂骨皮质几毫米。之后用尖刀适当切开进针点的皮肤，以便置入螺钉。如果第一枚螺钉置入了骶骨的相对前下方位置，而且随后打算在第一颗螺钉的内上方置入第二颗螺钉，那么需要在相应的位置做皮肤切口。随后，将长钻孔导向器套在克氏针上，并用 2 mm 导针换下克氏针。钻头导向器可控制导针方向并对深部软组织提供保护。

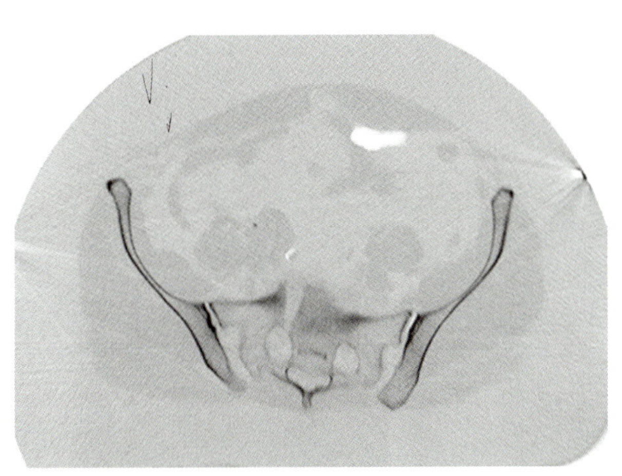

图 39.10　如果骶骨骨折的移位累及神经根管时，最初的损伤、复位以及骶髂拉力螺钉的置入可能会伤及 S5 神经根和骶神经根。骶髂拉力螺钉的位置不当或过度加压亦可伤及神经根。该 CT 轴位片显示因骨折导致的第一骶神经根的移位

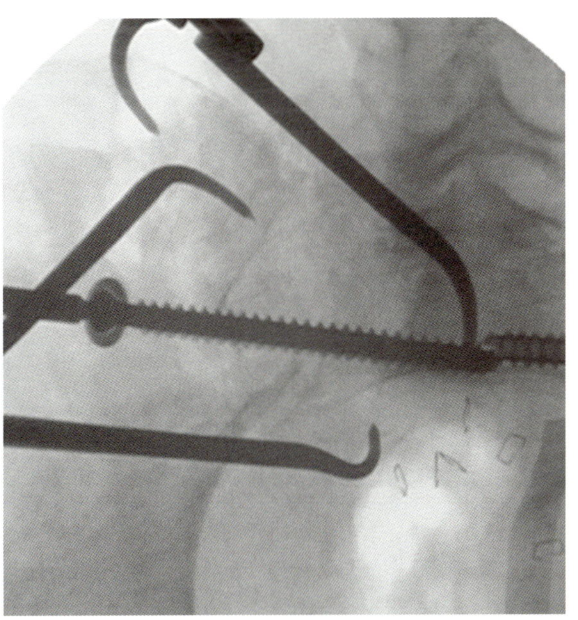

图 39.11　在闭合复位失败且复位前骶神经根附近出现骨折碎片时，则对移位性骶骨骨折进行后路切开复位术。复位钳从后方临时固定，将正常的骶骨与髂后上棘或骶骨侧方的移位骨折片钳夹固定在一起。复位钳的尖端在骶骨上方时，有伤及神经根和血管的可能

在动力下钻入导针，通过透视调整其方向。因为这时导针刚进入髂骨，因此术者仍可通过导向器小幅度地调整进针方向。在导针进入髂骨，将要通过骶髂关节并进入骶骨翼的侧面时，需要反复透视得到骨盆的入口位和出口位。从骨盆出口位片上，当观察到导针头位于骶骨上段神经根骨皮质隧道的头侧时，停止进针。进行仔细观察，从出口位上可以确定神经根骨隧道的皮质缘，位于骶前孔的上内侧。一旦确定，神经根的位置就很好判断了。术者必须清楚神经根的走向是从后向前、从中间向两侧，从上向下（图 39.12）。

导针到达这个位置后，术者需要一张骶骨侧位片，该侧位片上大部分坐骨切迹以及复位后的 ICD 相重叠。如果骨盆后方复位较理想且没有骶骨变异，从骶骨侧位片中可以看到导针

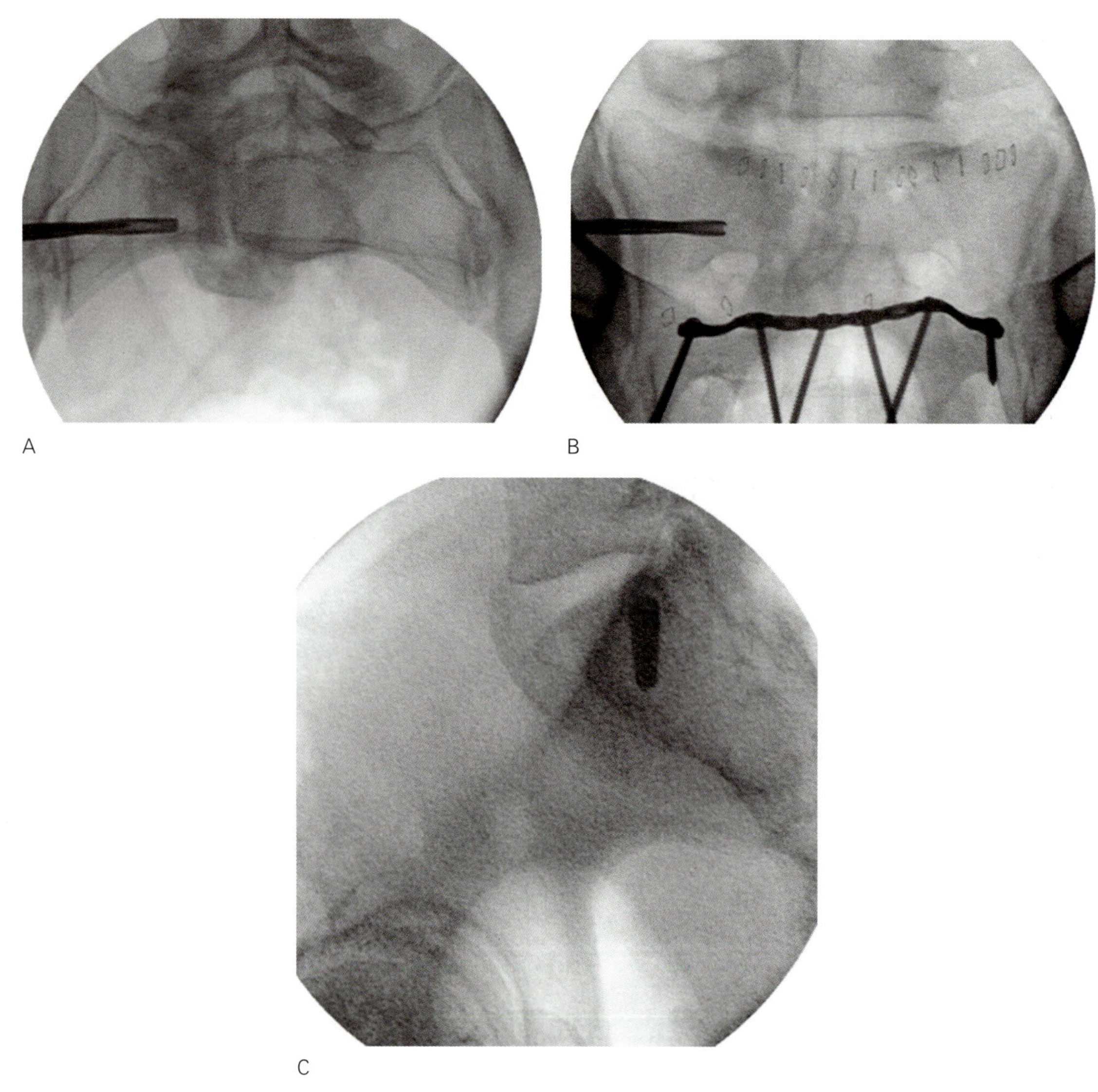

图 39.12 A. 骨盆入口位将骶骨上两段椎体的前皮质重叠在一起。骶骨上段的变异使入口位片的可靠性和重复性变得可疑。术者需要意识到骶骨椎体变异时，骨盆入口位至少需要透视三次。利用较细的导针确定进针点和进针方向，之后用钻头打出螺钉通道。该入口位 X 线片显示钻头位于骶骨翼的前部。B. 理想的骨盆出口位将骶骨第二段椎体与耻骨联合重叠，出口位可清晰地看到骶前孔。由于该患者过度肥胖，阻碍了 C 臂的倾斜，因此出现这种少见的出口位与入口位互相垂直的情况。从出口位片上可以看到钻头贴近骶孔前的上方。当钻头到达第一骶孔的头外侧时停止前进。C. 术中骶骨侧位片是将复位的骨盆后部、ICD 和大部分坐骨切迹相重叠。从此 X 线片中我们注意到相比较入口位，钻头在骶骨翼中的位置更为靠后。同样，还可注意到钻头位于 ICD、骶骨翼和第五腰神经根的尾侧，以及第一骶神经根隧道的前尾侧。从以上三张 X 线片中可以确定钻头的位置和方向是安全的

头与 ICD 的相对位置。通过术前 CT 扫描可以了解 ICD 与骶骨翼的关系。根据这些信息加上术中的 ICD，可判断导针头的位置是否安全。导针的方向应从后向前，在 ICD 的尾侧、骶神经根骨隧道的头侧。在一些患者的骶骨侧位片也可看到神经根的骨隧道。从侧位片看，导针头应该位于骶骨翼的中部（图 39.13）。

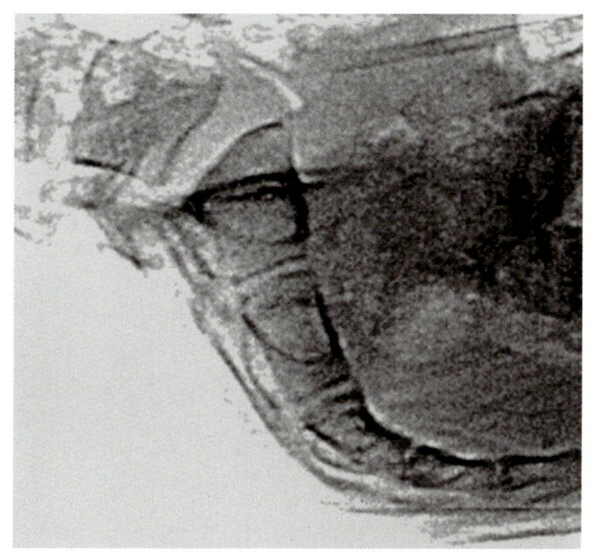

图 39.13　骶骨侧位片可以看到 ICD、骶骨翼、骶骨椎体前皮质缘、骶椎管以及骶神经根通道。从该 X 线片可以看到第二骶骨骨隧道

确定安全后，继续前进导针至骶骨椎体中线（但不要越过中线）。测量导针的进针深度，之后空心钻在导针的引导下钻入，方便下一步螺钉的置入。在导针的引导下置入并拧紧直径 7 mm、长度合适的空心松质骨螺钉。对于骶髂关节损伤的患者，选择置入 32 mm 螺纹长度的半螺纹松质骨螺钉，并根据需要加压固定。如果有骶髂关节分离，拉力螺钉加压后可使裂隙变小，因此在选择螺钉长度时要考虑到这一点。还有一些情况不能加压固定时，如经骶孔的骶骨骨折准确复位后，则选用直径 7 mm 的全螺纹松质骨螺钉。全螺纹螺钉还适用于加压螺钉固定的补充。

在空心钻钻入、螺钉置入时，术者应反复进行透视以保证导针未置入过深。螺钉拧紧后，通过 20° ~30° 的闭孔倾斜位片可以观察髂骨后外侧。可根据术前的骨盆 CT 扫描进行计算，获得进针点处髂骨骨皮质切线影像的倾斜角度。通过该 X 线片还可注意到用于增加接触面积的螺钉垫片。将螺钉和垫片拧紧后，垫片应紧贴在髂骨骨皮质的表面，术者可使用钝头导针轻轻探查垫片，以了解垫片与髂骨皮质面贴合的情况。术者可感觉到垫片在螺钉颈部打转，则继续拧紧直到垫片最终紧贴在髂骨表面。通过使用垫片、使用钝头导针轻轻探查垫片、透视检查，术者可防止螺钉和垫片穿透髂骨的外层皮质。术者应适度拧紧螺钉，防止穿透髂骨外层皮质。这种情况多见于骨质疏松的老年患者，以及拧螺钉时用力过猛的年轻患者。螺钉和垫片拧入髂骨皮质时，会影响固定效果。

随后，移除导针。在透视下骨盆加压试验发现不够稳定时，考虑使用追加螺钉或者额外的固定。冲洗伤口，缝合皮肤。

近年来，随着制作工艺的改进，使得螺钉的长度超过 130 mm，这使髂骨间经骶骨（TITS）骶髂螺钉成为可能。它们可以置入合适的 OFP。骶骨无变异时，上段 OFP 常是水平的。对于骶骨变异的患者，经骶骨上段 OFP 的 TITS 螺钉的倾斜角度并不能确定。骶骨变异时 OFP 第二节段常常可容许 TITS 螺钉的置入。根据术前 CT 扫描，可以计划 TITS 螺钉的长度和路径。对于大部分成年人，TITS 螺钉的长度为 150~180 mm（图 39.14）。

提示与技巧

就像手术室的护理和麻醉团队成员一样，拥有一位经验丰富的影像技师是非常重要的。技师必须认真工作，以便能够提供可复制的各种骨盆影像。将透视设备移动至每种影像片所预先标记的位置，节省时间并缩放射暴露。术者应根据术前计划提前与技师沟通，以便能够始终如一地提供高品质平片，使手术过程安全高效。质量不佳的术中透视会影响骶髂螺钉的安全置入。但像导航设备和神经诊断监测设备一样，影像技师并不能够替代术者对骨盆解剖

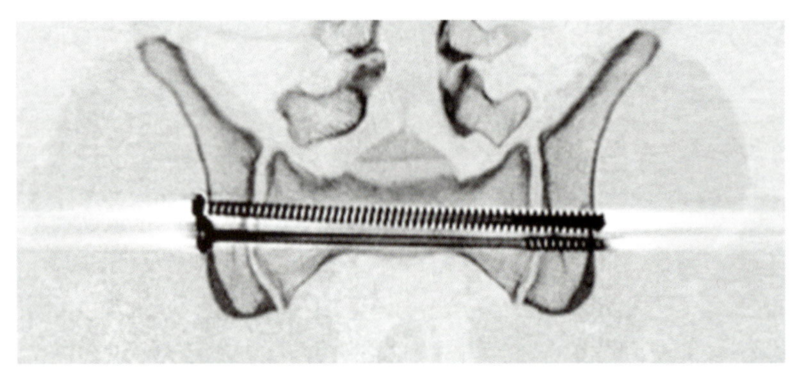

图 39.14 当需要更长的螺钉来加强稳定性时，就可考虑使用 TITS 螺钉。这种螺钉的进针点和方向必须非常准确，因为它们要穿过双侧骶骨翼

娴熟的掌握。术者必须在术前指导技师以便能够得到高质量的透视效果。对于缺少经验的技师，术者应多一点耐心和帮助。

在确定首枚螺钉的位置时，需要考虑允许在同侧置入额外的螺钉或者来自对侧的螺钉。置入骶髂螺钉的数量必须满足固定骨盆后方损伤的需要。根据局部不稳定的程度，针对骨盆环不稳定损伤还可以考虑进行其他固定方式作为补充。

螺钉的方向和类型是非常关键的。“骶髂关节”螺钉与“骶骨”螺钉在很多方面并不相同（表 39.1）。加压拉力螺钉经常用于骶髂关节损伤的治疗，而如果复位非常完美并且不需要加压固定，则可选用全螺纹螺钉。骶骨骨折可累及骶孔或者第五腰神经根所在的翼区，因此拉力螺钉过度的加压可能会伤及神经根。对于经骶孔的骶骨骨折，可选用拉力螺钉非常小心地加压，或者直接选用全螺纹非加压松质骨螺钉。

表 39.1 用于骶髂关节脱位和骶骨骨折的骶髂螺钉的不同

损伤类型	螺钉类型	进针点	进针方向	螺钉长度（mm）	骶髂软骨
骶髂关节脱位	拉力钉或全螺纹	尾侧、后侧	倾斜	70~90	未侵及
骶骨骨折	全螺纹，较少使用拉力钉	前侧、头侧	水平	90~180	侵及

骶髂螺钉的进针方向往往是倾斜的，以便与关节面垂直；而骶骨螺钉则更加水平，以便与骨折面垂直并且相对增加了螺钉的长度。拉力螺钉可用于骶髂关节的加压固定，而全螺纹螺钉则避免了骶骨骨折的过度加压，特别当骨折累计神经根通道时。如果与关节面垂直，骶髂螺钉的长度对于大部分成年人在 70~90 mm 之间。骶骨骨折螺钉则更长一些，因为病变与骶髂关节相比更偏于内侧并且力求达到一个均衡置入。由于骶髂螺钉的倾斜置入常常避免损伤关节软骨，而骶髂螺钉则常常通过骶髂关节表面

用于固定骶骨骨折的螺钉往往长于固定骶髂关节损伤的螺钉，因为骶骨骨折更靠内侧。为了使内侧骨折得到良好的固定，骶骨螺钉的进针方向必须更加水平，并且趋于穿过对侧的骶髂关节。这种“骶骨类型”的螺钉与 TITS 螺钉有相似的进针点和进针方向。

为了增加螺钉的长度，“骶骨”螺钉的进针方向与“骶髂关节”螺钉稍有不同。骶髂关节螺钉的进针点更偏尾侧和髂骨的后侧，方向更偏向头侧和前侧，基本与骶髂关节面垂直。正是因为这样的走向，这种骶髂关节螺钉通常可避免损伤骶髂关节的软骨表面。

术者必须熟悉第五腰神经根和第一骶神经根的走向。它们从椎管发出之后，向前、外、下方延伸。由于神经走向的限制，螺钉置入的安全区域被限制在一个位于骶骨翼中第五腰神经根之下、第一骶神经根之上的椭圆形区域。利用骨盆模型术前描绘手术方案是有帮助的。从骨盆模型上可以看出，对于第二骶骨节段，螺钉置入的安全区域更加狭小。

术后处理

术后 24 小时给予静脉应用抗生素治疗。下肢连续加压设备和药物治疗联合使用，尽可能地降低发生下肢深静脉血栓的可能性。如果常规抗凝治疗不能奏效，或者患者有静脉血栓和栓塞的病史时，可考虑置入下腔静脉滤网。在笔者医院，专门的注册理疗师负责患者的康复治疗。康复计划需要根据患者的全身状况和相关损伤的情况制订。手术 6 周后，半骨盆固定可靠的患者可部分负重，可实现扶拐行走。之后逐渐增加负重，到术后 3 个月时可实现不扶拐行走。术后 6 周和 12 周时，门诊复查骨盆入口位和出口位 X 线片。术后 CT 扫描用来评估复位情况和内置物的位置。患者需要在术后第 2、6 和 12 周时进行门诊复查，之后根据需要再定复查时间。

大部分成年患者在手术 4~6 个月后可重返工作岗位。部分患者的工作对身体状况的要求较低，则可更早地恢复工作；而另外一些患者需要更换工作，避免重体力劳动和高处工作，直到患者的力量和身体状况完全恢复。对于从事重体力劳动或者不能够重返工作的多发伤患者，需要进行职业再教育。术后 6 周即可进行有氧运动和水上活动。

并发症

骶髂螺钉的并发症包括螺钉位置不正、医源性神经损伤、内固定失败和感染。导致螺钉位置不正的原因有：对骨盆后方解剖和 / 或影像学的理解不到位，骨盆后方骨折复位不良。医源性神经根损伤可由于错误的复位策略，特别是对经骶孔的骶骨骨折过度的加压固定，以及螺钉位置错误。骶骨翼倾斜、术中影像欠佳、骶骨变异、术者对骨盆后方结构的理解不到位以及骨盆后方骨折复位不良，都可导致螺钉位置错误。术者关于解剖、影像的知识以及技术因素都可很大程度上降低螺钉位置错误的风险：

1. 骶骨上段翼区是一个椭圆形的通道，上方有骶骨翼斜坡，下方有骶神经根通道。

2. 骨折复位后，可通过 X 线影像辨识出骶骨上段翼区的边界。骨盆出口位可识别骶神经根的“人”字形走向，骶骨侧位片可显示重叠的 ICD，并反映骶骨翼的情况，利用这些信息可间接反映第五腰神经根的情况。侧位片同样可用于观察骶神经根通道的皮质边界。

3. 髂骨的进针点、进针方向和选择的螺钉长度，都会影响螺钉置入的安全性。

4. 骶骨上段解剖变异有可预见的影像学标示，术者需要辨认用于置入螺钉的狭窄安全区域。

5. 倾斜走向的骶髂关节螺钉一定不能超越中线，以免伤及对侧的结构。

6. 在骨盆入口位片上，腰骶部骨赘突出了骶骨的前部，但并不代表骶骨体的边界。

7. 神经诊断监测和导航设备并不能弥补术者对骶骨解剖和影像学知识的不足。发生医源性神经根损伤的原因有螺钉位置错误、不当的复位策略，特别是经骶孔的骶骨骨折过度的加压固定。

内固定失败的常见原因有：骨盆后部极度不稳定的损伤和 / 或内固定不足、患者医从性较差、合并头部损伤、损伤部位发生感染。单独使用骶髂螺钉或前部骨盆外固定架会增加固定失败的概率（图 39.15）。骨盆后部损伤最初复位不当也可增加内固定失败的可能性。手法复位后经皮置入骶髂螺钉，极少出现感染。通用的手术感染率适用于经前骶髂关节显露的切开复位术，经后方入路可增加伤口的并发症。内固定失败的治疗方法选择依赖于众多的因素。术后早期失效，根据失败的具体情况，选择将骶髂螺钉移除并替换其他固定物。晚期失效的治疗要视骨盆后方移位和愈合的情况而定。罕见的情况下，患者的全身状况或骨盆后方软组织结构不允许进一步的手术固定时，可选择传统的治疗方法，如牵引。

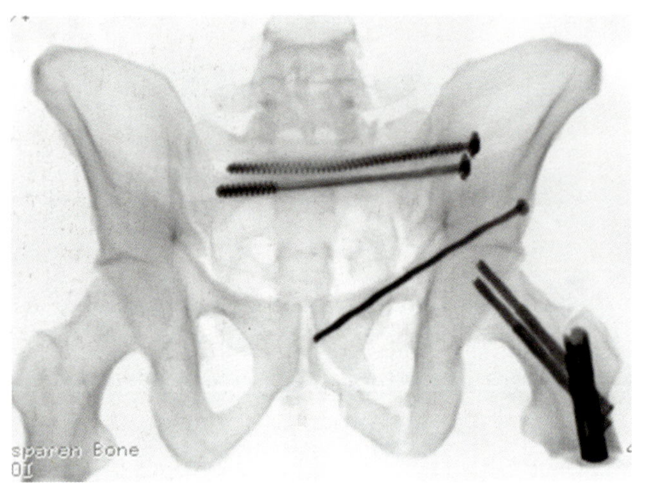

图 39.15 从图片可以看出，术后早期骶髂螺钉发生弯曲而导致固定失败。追加内固定改善稳定性并可正常恢复

预 后

众多的因素可以影响患者的恢复，如损伤机制、合并损伤、身体一般状况、复位的质量、固定的稳定性、固定的时机等。骨科医师可控制其中的一些因素，这可能仅仅是因为经验丰富的同事的协助或将患者早点转运至医疗水平较高的治疗小组 / 设施接受治疗。毫无章法地进行前部骨盆外固定术或武断地进行并不恰当的经皮内固定术，都会影响治疗的有效率。良好的预后得益于合理的手术决策、高质量的手术方案、良好的手术显露、完美的复位以及稳妥的固定。

还有一些影响治疗结果的因素并不是骨科医师所能左右的。创伤所引起的腰骶神经丛损伤、泌尿生殖系统损伤、颅脑损伤以及严重的下肢损伤都会严重影响骨盆后环损伤患者的预后。这些损伤并不是进行骨盆后环损伤手术治疗的禁忌证。例如，患者合并尿道损伤时，不要延误骨盆环损伤的外科手术治疗，因为泌尿科医师预计尿道损伤的预后不佳，而稳定的骨盆环则有利于下一步尿道的重建。这同样适用于骨盆后方骨折脱位合并腰骶神经损伤的患者。骨盆完美复位，包括恢复骶神经根骨通道，移除骨碎片，为受损神经根的恢复提供一个理想的环境。损伤早期精确的复位和稳妥的固定，尽量减少相关手术并发症的发生，将关系到患者良好的预后。此外，还需要术者渊博的知识、娴熟的手术技术以及良好的进取心。

典型病例

一位 74 岁的老年女性患者在家中从四层楼梯上摔下，她立刻感觉到骨盆前方和后方疼痛，随后就诊于当地急诊。就诊后患者回家，但她仍感到骨盆疼痛明显，并且在没有家人的帮助下无法正常行走。摔伤后 2 周，她来到我院就诊，主诉持续性骨盆疼痛且无法行走。体格检查发现，她生命体征平稳，骨盆非常不稳定，轻轻按压骨盆患者即感疼痛，并且会阴部感觉减退，但没有发现其他神经异常。曾有结肠造瘘的手术史。骨盆前后位 X 线片提示骨质疏松、移位性耻骨右支骨折、右侧轻度移位性骶骨骨折，骶骨上段出现“反常入口”（图 39.16）。

骨盆 CT 扫描除了证实之前的发现之外，还提示骶骨双侧骨折，并且移位造成了双侧第一骶神经根孔的部分闭合（图 39.17）。

骶骨矢状位重建片提示骶骨发生横形骨折以及移位情况（图 39.18）。该患者的骨盆骨折进行了手法复位以及经皮内固定术。手术时患者取仰卧位，通过分离两侧髂骨手法复位骨盆前侧的畸形。骶骨横行骨折之前的水平移位，在患者取仰卧位行常规的腰骶部垫高后基本得到纠正。使用 TITS 骶髂螺钉横穿骶骨上段固定

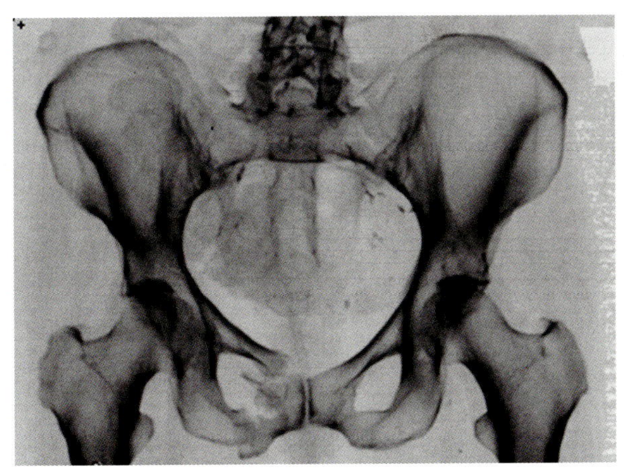

图 39.16　一位 74 岁的老年女性的骨盆前后位 X 线片，提示骨质疏松、移位性耻骨右支骨折、右侧轻度移位性骶骨骨折，骶骨上段出现“反常入口”

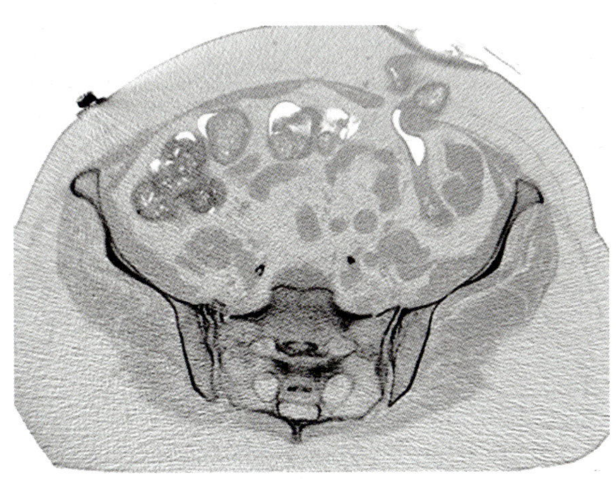

图 39.17　骨盆 CT 扫描除了证实之前的发现外，还提示骶骨双侧骨折，并且移位造成双侧第一骶神经根孔的部分闭合

骶骨骨折，耻骨上支骨折使用髓内钉固定（图 39.19）。

术后骨盆 CT 轴位片可以看到复位情况，包括完美的骶髂螺钉位置以及第一骶神经根孔再通情况（图 39.20）。术后骨盆 CT 矢状重建片也可以看到骶骨的复位情况和螺钉位置（图 39.21）。术后患者的骨盆疼痛得到缓解，并且会阴部的感觉障碍在术后一周时逐渐恢复。术后 6 周时，她在辅助工具减轻右下肢负重的情况下行走；随后的 6 周逐渐增加负重，临床恢复和骨折愈合都很顺利，并且恢复摔伤前的骨盆功能水平。

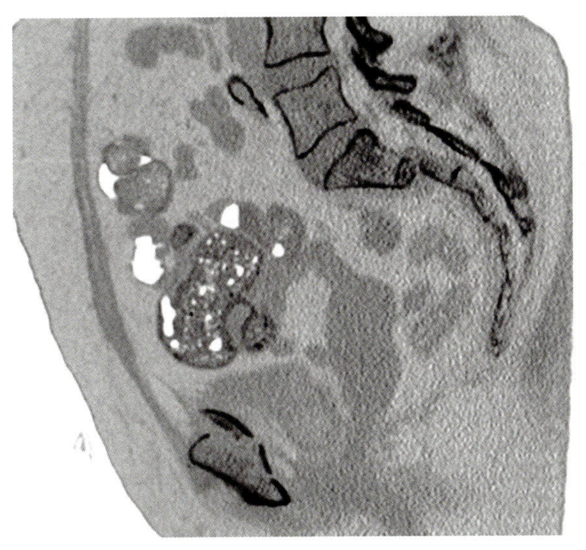

图 39.18　骶骨矢状位重建片提示骶骨发生横形骨折以及移位情况

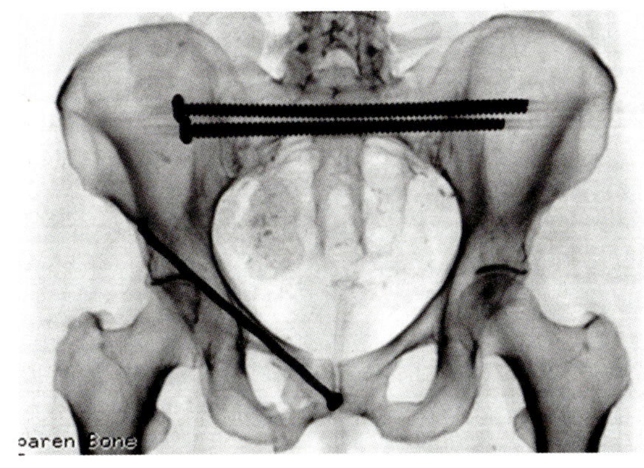

图 39.19　使用 TITS 骶髂螺钉横穿骶骨上段固定骶骨骨折，耻骨上支骨折使用髓内钉固定

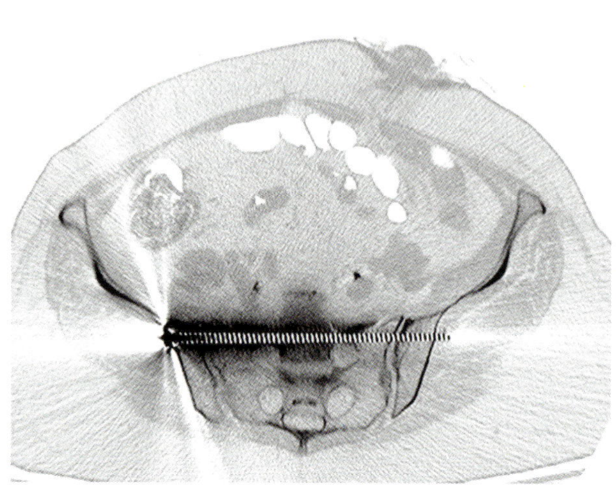

图 39.20 从术后的骨盆 CT 轴位片可以看到复位情况、完美的骶髂螺钉位置以及第一骶神经根孔再通情况

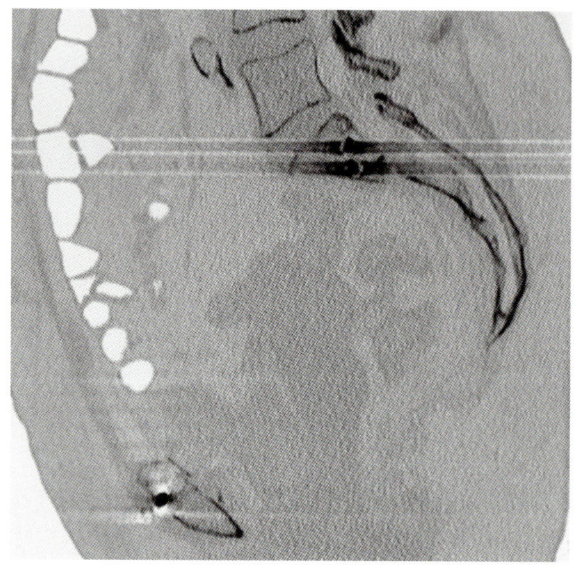

图 39.21 术后骨盆 CT 矢状重建片也可以看到骶骨的复位情况和螺钉位置

推荐阅读

Arand M, Kinzl L, Gebhard F. Computer-guidance in percutaneous screw stabilization of the iliosacral joint. *Clin Orthop* 2004;422:201–207.

Burgess AR, Eastridge BJ, Young JW, et al. Pelvic ring disruptions: effective classifi cation system and treatment protocols. *J Trauma* 1990;30:848–856.

Collinge C, Coons D, Tornetta P, et al. Standard multiplanar fluoroscopy versus a fluoroscopically based navigation system for the percutaneous insertion of iliosacral screws: a cadaver model. *J Orthop Trauma* 2005;19:254–258.

Confl itti JM, Graves ML, and Routt Jr MLC. Radiographic quantifi cation and analysis of dysmorphic upper sacral osseous anatomy and associated iliosacral screw insertions. *J Orthop Trauma* 2010;24:630–636.

Farrell ED, Gardner MJ, Krieg JC, et al. The upper sacral nerve root tunnel: an anatomic and clinical study. *J Orthop Trauma* 2009;23:333–339.

Gardner MJ, Farrell ED, Nork SE, et al. Percutaneous placement of iliosacral screws without electrodiagnostic monitoring. *J Trauma* 2009;66:1411–1415.

Gardner MJ, Morshed S, Nork SE, et al. Quantifi cation of the upper and second sacral segment safe zones in normal and dysmorphic sacra. *J Orthop Trauma* 2010;24:622–629.

Gardner MJ, Routt Jr ML. The antishock iliosacral screw. J Orthop Trauma 2010;24:86–89.

Gardner MJ, Routt Jr ML. Trans-iliac, trans-sacral screws for posterior pelvic stabilization. *J Orthop Trauma* 2011;25:378–384.

Goldstein A, Phillips T, Sclafani S. Early open reduction and internal fixation of the disrupted pelvic ring. *J Trauma* 1986;26:325–333.

Griffi n DR, Starr AJ, Reinert CM, et al. Vertically unstable pelvic fractures fixed with percutaneous iliosacral screws: does posterior injury pattern predict fixation failure? *J Orthop Trauma* 2003;17:399–405.

Gruen GS, Leit ME, Gruen RJ, et al. The acute management of hemodynamically unstable multiple trauma patients with pelvic ring fractures. *J Trauma* 1994;36:706–713.

Helfet DL, Koval KJ, Hissa EA, et al. Intraoperative somatosensory evoked potential monitoring during acute pelvic fracture surgery. *J Orthop Trauma* 1995;9:28–34.

Kraemer W, Hearn T, Tile M, et al. The effect of thread length and location on extraction strengths of iliosacral lag screws. *Injury* 1994;25:5–9.

Latenser B, Gentilello L, Tarver A. Improved outcome with early fixation of skeletally unstable pelvic fractures. *J Trauma* 1991;31:28–31.

Matta J, Saucedo T. Internal fixation of pelvic ring fractures. *Clin Orthop* 1989;242:83–87.

Oliver CW, Twaddle B, Agel J, et al. Outcome after pelvic ring fractures: evaluation using the medical outcomes short form SF-36. *Injury* 1996;27:635–641.

Reilly MC, Bono CM, Litkouhi B, et al. The effect of sacral fracture malreduction on the safe placement of iliosacral screws. *J Orthop Trauma* 2003;17:88–94.

Routt M, Simonian P, Inaba J, et al. Iliosacral screw fixation of the disrupted sacroiliac joint. *Tech Orthop* 1994;9:300–314.

Routt MLC Jr, Kregor PJ, Simonian PT, et al. Early results of percutaneous iliosacral screws placed with the patient in the supine position. *J Orthop Trauma* 1995;9:207–214.

Routt MLC Jr, Meier M, Kregor P. Percutaneous iliosacral screws with the patient supine-technique. Tech Orthop 1993;3:35–45.

Routt MLC Jr, Simonian PT, Agnew S, et al. Radiographic recognition of the sacral alar slope facilitates optimal placement of iliosacral screws: a cadaveric and clinical study. *J Orthop Trauma* 1996;10:171–177.

Routt MLC Jr, Simonian PT, Ballmer F. A rational approach to pelvic trauma: resuscitation and early defi nitive stabilization. *Clin Orthop* 1995;318:61–74.

Schildhauer TA, Ledoux WR, Chapman JR, et al. Triangular osteosynthesis and iliosacral screw fixation for unstable sacral fractures: a cadaveric and biomechanical evaluation under cyclic loads. *J Orthop Trauma* 2003;17:22–31.

Shuler T, Boone D, Gruen G, et al. Percutaneous iliosacral screw fixation: early treatment for unstable posterior pelvic ring disruptions. *J Trauma* 1995;38:453–458.

Simonian PT, Routt MLC Jr, Harrington RM, et al. Anterior versus posterior provisional fixation in the unstable pelvis: a biomechanical comparison. *Clin Orthop* 1995;310:245–251.

Simonian PT, Routt MLC Jr, Harrington RM, et al. Internal fixation for the transforaminal sacral fracture. *Clin Orthop* 1996;323:202–209.

Yinger K, Scalise J, Olson SA, et al. Biomechanical comparison of posterior pelvic ring fixation. *J Orthop Trauma* 2003;17:481–487.

第 40 章　骶骨骨折

作者　Jodi Siegel　Paul Tornetta III
译者　周　靖　王志永　王振威
校对　薛　峰

引　言

骶骨骨折最常并发于骨盆环断裂，出现于高能量或低能量损伤。多数骶骨骨折是稳定的，可以保守治疗。不稳定的骶骨骨折较少见，治疗上具有挑战性。一小部分此类患者表现为血流动力学不稳定，常合并其他损伤，治疗需要多学科介入。

骶骨骨折的分类始于广泛接受的骨盆环断裂分类系统之一。AO/OTA、Tile、Young 和 Burgess 骨盆骨折分类法试图描述损伤机制和 / 或其导致的不稳定性。骶骨骨折被 Denis 分为三个区，描述了骨折部位和相邻骶孔的关系（图 40.1）。Roy-Camile 进一步细化了 Denis 三区矢状位损伤，Strange-Vognsen 又将其改良[1]，Isler 增加了描述腰骶连接处关节损伤的分类方法。

适应证与禁忌证

多数骶骨骨折通常是稳定的，可以采用非手术治疗。骶骨压缩骨折常见于骨盆环断裂的侧方压缩 I 型，内旋畸形小于 20°，此类损伤是稳定的，可以采用非手术治疗，且可立即负重[2]。完全的、无移位的、非压缩性骶骨骨折也可以采用保守治疗，但是一定要注意有限负重和密切随访观察，以便早期发现任何移位。只要一般情况允许，患者应尽快恢复活动。疼痛水平不一而同，应给予足够的止痛药物。日趋增多的老年骨质疏松患者微小创伤后骶骨骨

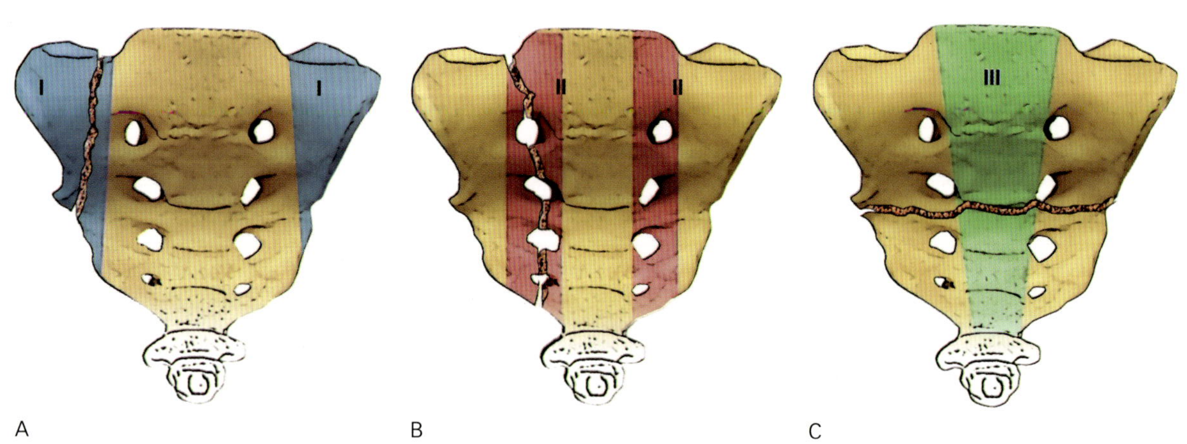

图 40.1　骶骨骨折 Denis 三区分类。1 区骨折线位于骶孔外侧。2 区骨折经过骶孔。3 区骨折为中央骨折，骨折线位于骶孔之间

折大多为此类典型骨折，可保守治疗。最近一项随机对照临床实验评估甲状旁腺素对此类骨折人群的作用，发现其可以加速骨折愈合、疼痛缓解、提高功能[3]。

多数移位的骶骨骨折出现于高能量损伤，具有手术指征。这种骨折往往合并骨盆前环损伤，需要手术治疗。当出现半骨盆垂直移位、骨折移位大于 1 cm、高度粉碎性骨折，以及损伤延伸至腰骶关节时，骨盆后环是不稳定的。另外，有些患者骶骨骨折累及骶孔断裂和移位，出现神经损害，也要考虑手术治疗。

粉碎性骨折但又没有明显移位的骨折类型很难判断骨盆的稳定性。对于这些患者，有两种选择：一个方法是在手术室麻醉下检查骨盆张力，透视下推挤骨盆，观察其是否稳定。如果发现骨折移位，则有手术指征。另一个方法是让患者活动，然后复查获得 X 线片，评估骨折是否移位[4]。

术前计划

病史采集和体格检查

多数不稳定的骶骨骨折是高能量损伤的结果，如摩托车碰撞、高处坠落和行人—机动车事故。许多患者合并头部、胸部和腹部损伤。建议应用高级创伤生命支持准则，多学科治疗。

应该对患者进行详尽的体格检查。观察骨盆和下肢是否有不对称或畸形。观察皮肤和软组织是否有擦伤、挫伤或开放伤。必须辨认闭合的骨盆周围软组织脱套伤，即 Morel-Lavallee 损伤，因为 46% 的这种损伤合并细菌感染。合并长骨骨折很常见，但膝关节韧带损伤和足踝部细微损伤经常被漏诊。

进行双下肢详细的神经血管检查——记录周围动脉搏动和运动感觉功能——是非常必要的。骨折移位的患者和所有神经损伤的患者需要直肠指诊。同样，女性骨盆骨折患者应该进行生殖道检查。

影像学评估

X 线检查包括骨盆前后位（AP）、入口位、出口位、闭孔和髂骨斜位（Judet）影像。实际上，所有移位的骨盆骨折患者都需要行 CT 检查。现代影像技术可以获得轴位和矢状位冠状位重建图像。正确解读这些图像，可以更好地理解骨折的畸形情况、软组织损伤状况和可能采取的治疗策略。另外，通过这些影像，可以鉴别骶骨异形，这可能会影响治疗方案。最后，高质量影像可以分辨脊髓分叉，特别是低位骶骨节段，这对于手术非常重要。复位钳疏忽大意的放置会导致医源性神经损伤。

生命体征平稳的患者，不需要复苏，也不需要其他的影像学检查。血流动力学不稳定的患者，如持续失血，必须紧急做出临床治疗的决定。排除其他出血来源后，有两种治疗措施来控制骨盆出血：外固定架联合剖腹探查和骨盆兜；或血管造影，并可能进行栓塞。最佳治疗方案存在争议，但是临床判断、了解所在医院的资源、根据骨盆影像检查理解骨折类型，这些有助于做出适宜的决定。对初始复苏有效但又缓慢恶化的患者，可以行 CT 血管造影来帮助诊断和定位可能的骨盆出血。

对于血流动力不稳定患者，如合并骨盆外旋畸形，骨盆容量增大，可以使用被单或骨盆兜在大转子水平包裹骨盆，这是复苏措施之一部分。对于手术治疗其他部位损伤的患者，骨盆应用 C 形钳或外固定架固定是有益的。放置外固定架前，医生对损伤和畸形力量应该有清楚的认识。单平面外旋畸形可以通过骨盆 C 形钳或髋臼上外固定架（Hannover 针）来复位和稳定。垂直移位在放置外固定架前，需要牵引复位[6]。

一旦患者稳定，需要全面检查泌尿生殖系统。因为膀胱和骨盆环位置关系密切，膀胱损伤的发生率相对较高。多数男性患者需要行尿分析检查、逆向尿道造影和膀胱造影。

手 术

术前计划

多数移位的不稳定的骶骨骨折的复位步骤，在进入手术室之前就开始了。术前对 X 线片和 CT 仔细分析，仔细辨识病理解剖结构。后环横断和内外旋畸形可以通过骨盆入口位 X 线片来判断（图 40.2）。半骨盆的屈曲程度在骨盆出口位 X 线片上可很好地观察到。如果屈曲通过骶骨骨折，骨盆前环向头侧移位，可以通过坐骨结节高度来评估。重要的是，这应该与半骨盆的垂直移位相鉴别，骨盆前环的移位大于后环；而当存在半骨盆垂直移位时，骨盆前环和后环移位几乎相同。除了骶骨的侧方移位，多数其他畸形可以在术前通过骨牵引矫正，并可用便携式骨盆前后位 X 线片来确定（图 40.3）。股骨远端骨牵引，体重的 15%~20% 作为起始重量施加于肢体。是否加重量取决于牵引后 X 线片。术前获得预期的复位，医生就能设计采用仰卧位经皮技术或俯卧位开放手术治疗。

手术策略

骨盆前环断裂也必须解决。首先应对耻骨联合分离行切开复位内固定。如果出现耻骨支骨折伴移位，那么先从后方开始手术。骨质较好的患者，如果闭合复位获得满意的前环复位，只需要单独应用骶髂螺钉就行了；而骨质不好或骶髂螺钉固定不牢，则通常是加用前路固定的指征。

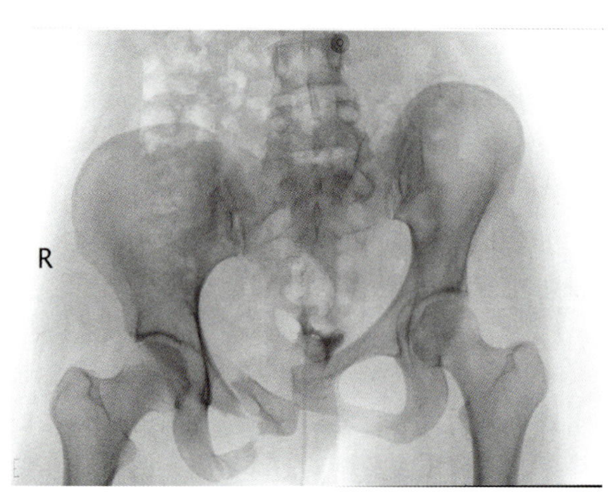

A

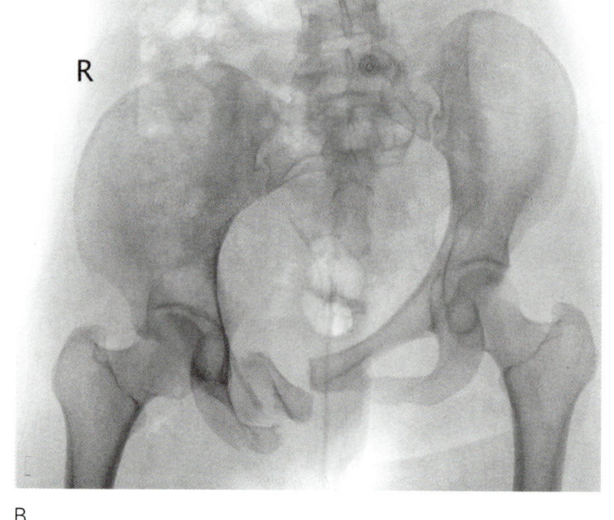

B

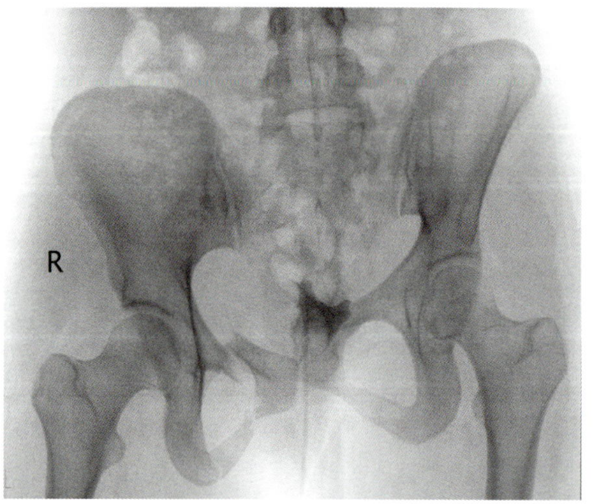

C

图 40.2 骨盆前后位 X 线片证实骨盆环侧方压缩骨折（A），骨盆入口位可以看到左侧半骨盆通过骶骨骨折向后方平移（B），骨盆出口位可以看到左半骨盆屈曲（C）

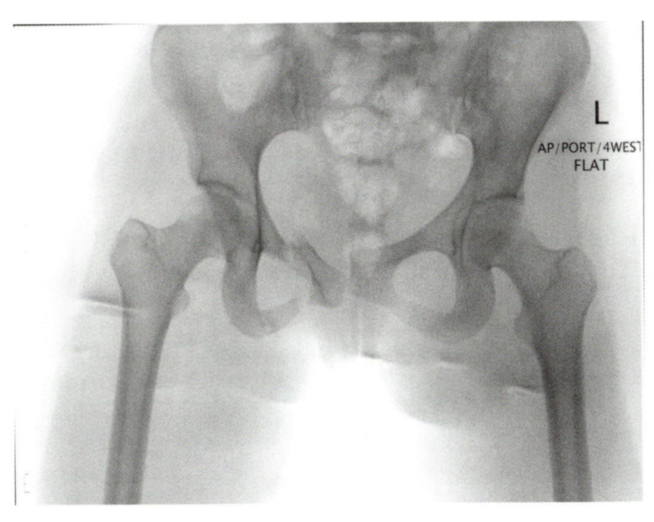

图 40.3 股骨远端骨牵引使移位的骶骨骨折复位

如果 CT 检查显示骶骨严重粉碎性骨折，有些医生会担心骶髂螺钉加压后损伤神经。脊柱椎管内或神经孔内骨块可能挤压神经，开放手术进行神经减压可能更合理。H 型或 U 型骶骨骨折同样可能受益于开放手术和神经减压[7]。CT 扫描还能准确评估腰骶连接处。L5/S1 关节突关节损伤可能需要腰—盆固定。在这些情况下，应该使患者取俯卧位，进行切开复位，接骨板或螺钉固定骶骨。

手术入路

笔者喜欢在全身麻醉下进行手术。通常不使用椎管内麻醉或局部麻醉技术。如果没有尿道损伤，则留置尿管。进行常规动脉压监测，中心静脉压监测和气管插管。

术前 1 小时静脉输入一代头孢菌素。如果患者已经在重症监护室待了一段时间，或者有耐甲氧西林金葡菌感染，最好使用万古霉素。

患者体位、术前准备、铺单和透视

术前牵引获得的复位，在术中通常可以达到。通过牵引床和体位工具在透视下调节复位。

患者仰卧于可透射 X 线的手术牵引床，患肢股骨远端骨牵引（图 40.4A）。患侧靠近手术床边缘，以便于进行从后向前钻孔、导针和螺钉拧入等操作。垫子放置在同侧胸廓和胁腹下方，便于螺钉置入。髋关节微屈，腿部吊带支持。未损伤侧固定于手术床靴中，使之完全伸直（图 40.4B）。脚抬高使膝关节轻度过伸，作为牵引对抗。对侧肢体必须固定，允许在牵引状态下调整复位而不移动患者。术中常规应用双侧挤压装置。外侧体位垫安装手术床上，固定于患侧腋下（图 40.4C），这样可以阻止身体在牵引时移动。如果近端外侧垫没有使用，患肢牵引不会复位骨盆，反而会时对侧髋关节发生旋转，将患者的躯干拖向患侧。

C 臂从健侧（医生对侧）插入。监视器置于床尾，以便医生和 X 线技师都能看到图像。C 臂垂直于骨盆和手术床。手术床的高度，C 臂底座的位置，拍入口位和出口位所需要的头尾角度，这些因素在摆体位和铺单前都要再次确认。另外，医生还要注意骨盆是否旋转，透视时腰椎棘突是否偏向一侧。应该矫正前后位的位置，以保证术中准确成像，获得正确的入口位和出口位成像来评估复位和螺钉安全放置，这是非常必要的。一旦获得准确成像，即可进行复位评估。

必要时可以利用牵引臂上精细调节功能来进行额外的牵引（图 40.5A）。调节牵引通常可以获得非常准确的复位（图 40.5B）。由于髋臼是前倾结构且髋关节屈曲，当牵引力作用于股骨时，患侧半骨盆会伸展，向远端平移。来自牵引的力量会使半侧骨盆移动，但患者身体其他部分不动。胸壁的护垫组织躯干朝着牵引方向向侧方移动；健侧肢体不会向远端移动，因

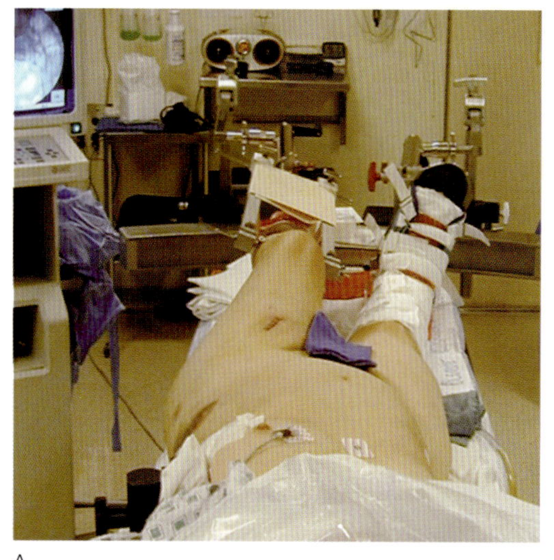

A

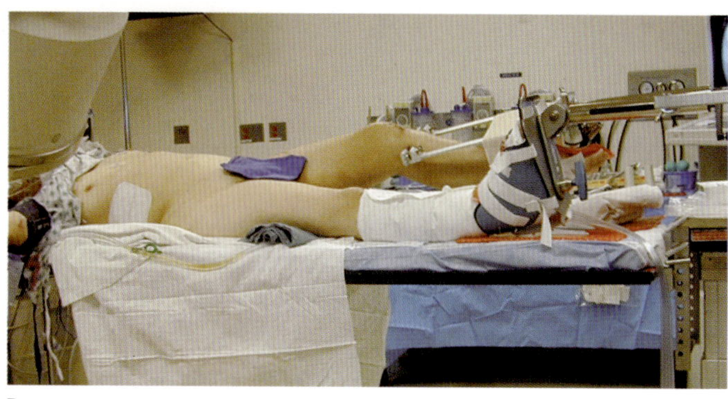

B

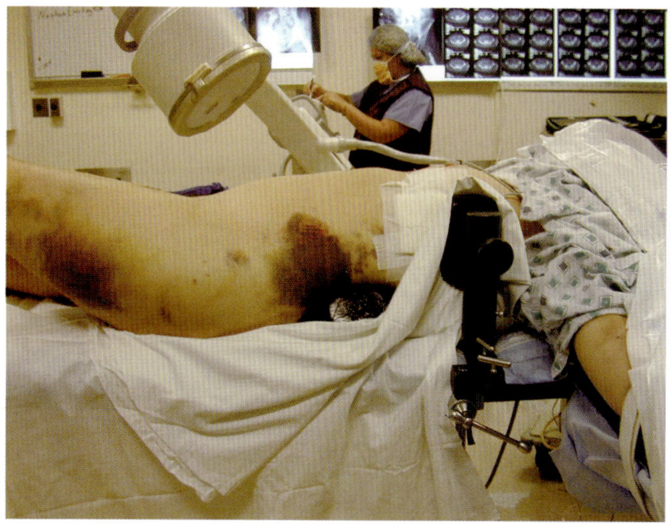

C

图 40.4 患者仰卧于可透射 X 线的手术床，患侧行骨牵引（A）。未受伤侧固定于手术床靴中，膝关节完全伸直，使这侧肢体可作为支柱对抗牵引（B）。垫子放置于同侧上臂部之下，给螺钉置入操作流出足够空间；患侧胸壁塞垫，辅助闭合复位（C）

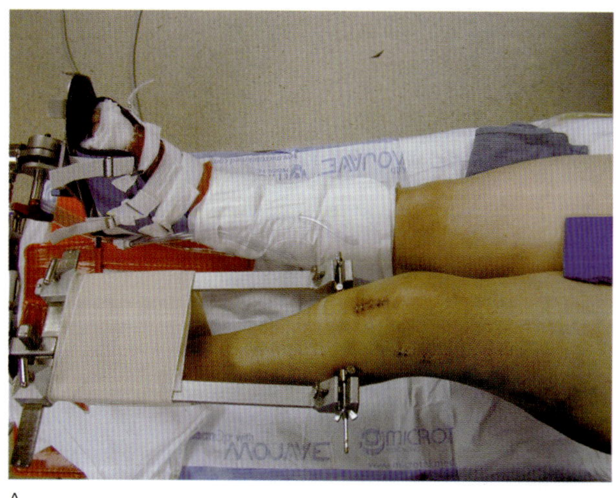

A

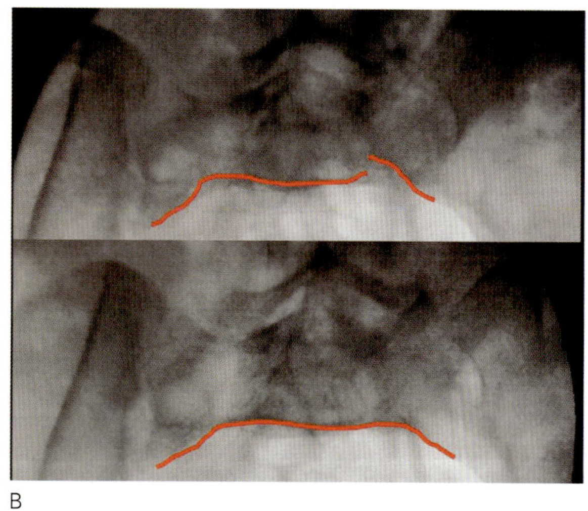

B

图 40.5 牵引臂（A）可以调节复位（B）（此患者因股骨骨折有逆向髓内钉，所以在这种情况下使用了胫骨近端髓内钉）

为其被锁在伸直的位置上，并起到对抗牵引的作用（图 40.6）。

一旦骶骨骨折得到复位，整个骨盆消毒铺单，必要时可以进行前路骨盆固定。骶骨骨折前后，多数耻骨支骨折不需要内固定。部分患者在骶骨复位和固定后，仍然需要辅助皮肤外或皮下外固定。

切开复位

如果闭合复位不满意，患者必须重新摆体位。如果术前牵引复位好，则很少会出现这种情况，除非出现迟发性骨折。患者俯卧于可透射 X 线的牵引床（图 40.7A），胸下放置垫子，用特殊设备支撑头部和气管插管。骨盆骨性突起处垫空。胸垫压迫髂前上棘可能导致意外的骨盆后移或影响骨折复位。上肢外展小于 90°，肘关节屈曲 90°。患侧肢体牵引。髋关节中立位屈曲，膝关节屈曲约 45° 降低坐骨神经的张力并用压力靴固定。对侧腿放置于膝关节微屈位，同样用压力靴固定。C 臂对着骶骨中央，消毒铺单前确定能够很好地透视成像。膝关节过度屈曲会阻碍 C 臂入口位透视，铺单前一定要纠正。

大范围消毒铺单后，取髂后上棘外侧 1 cm 处纵向皮肤切口（图 40.7B）。分离皮下组织，直至臀大肌筋膜，避免产生过大的皮瓣（图 40.7C）。髂骨上骨膜下剥离臀大肌，尽量向外侧（图 40.7D）。找到梨状肌，骨膜下剥离开骶

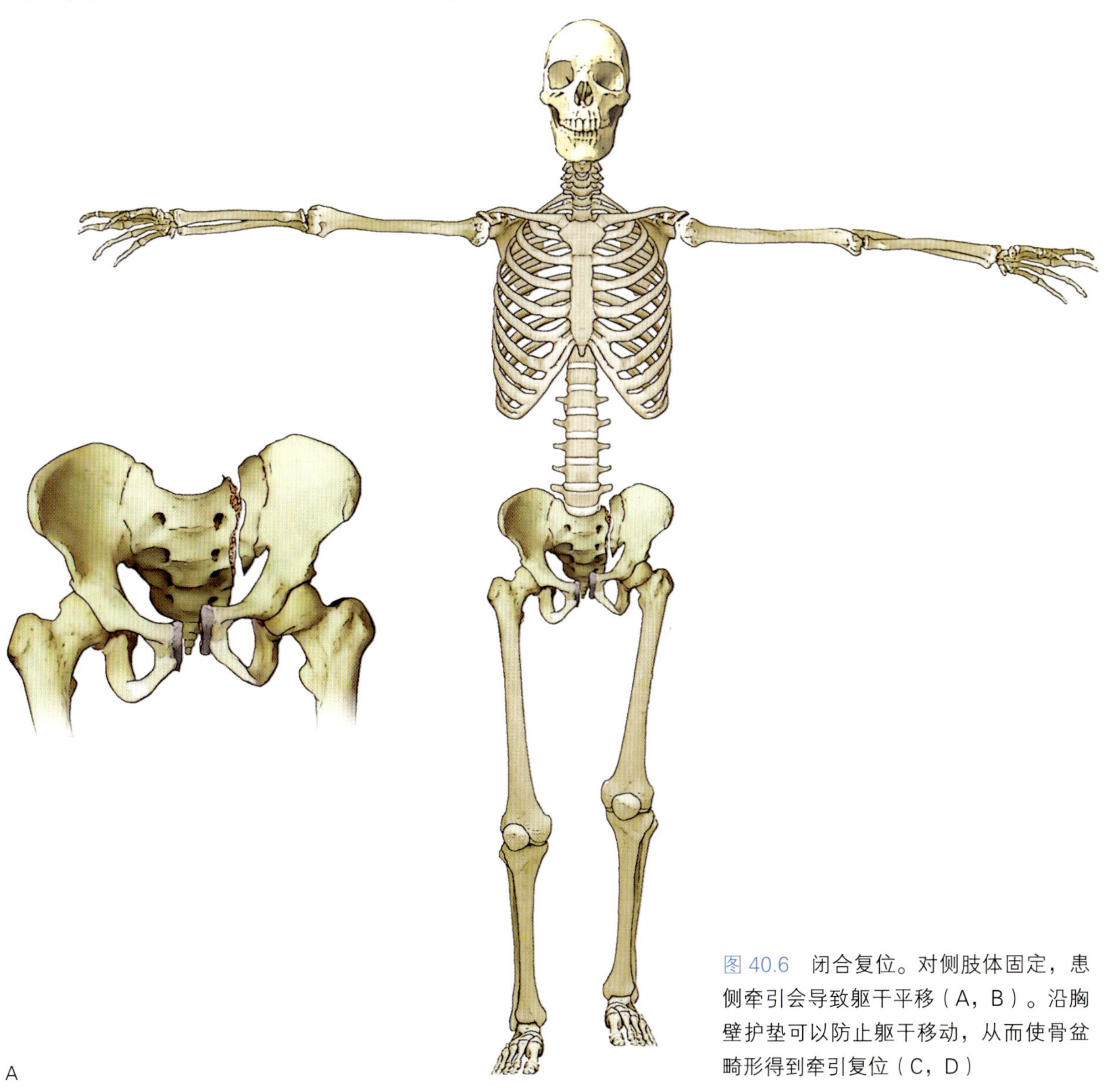

图 40.6　闭合复位。对侧肢体固定，患侧牵引会导致躯干平移（A，B）。沿胸壁护垫可以防止躯干移动，从而使骨盆畸形得到牵引复位（C，D）

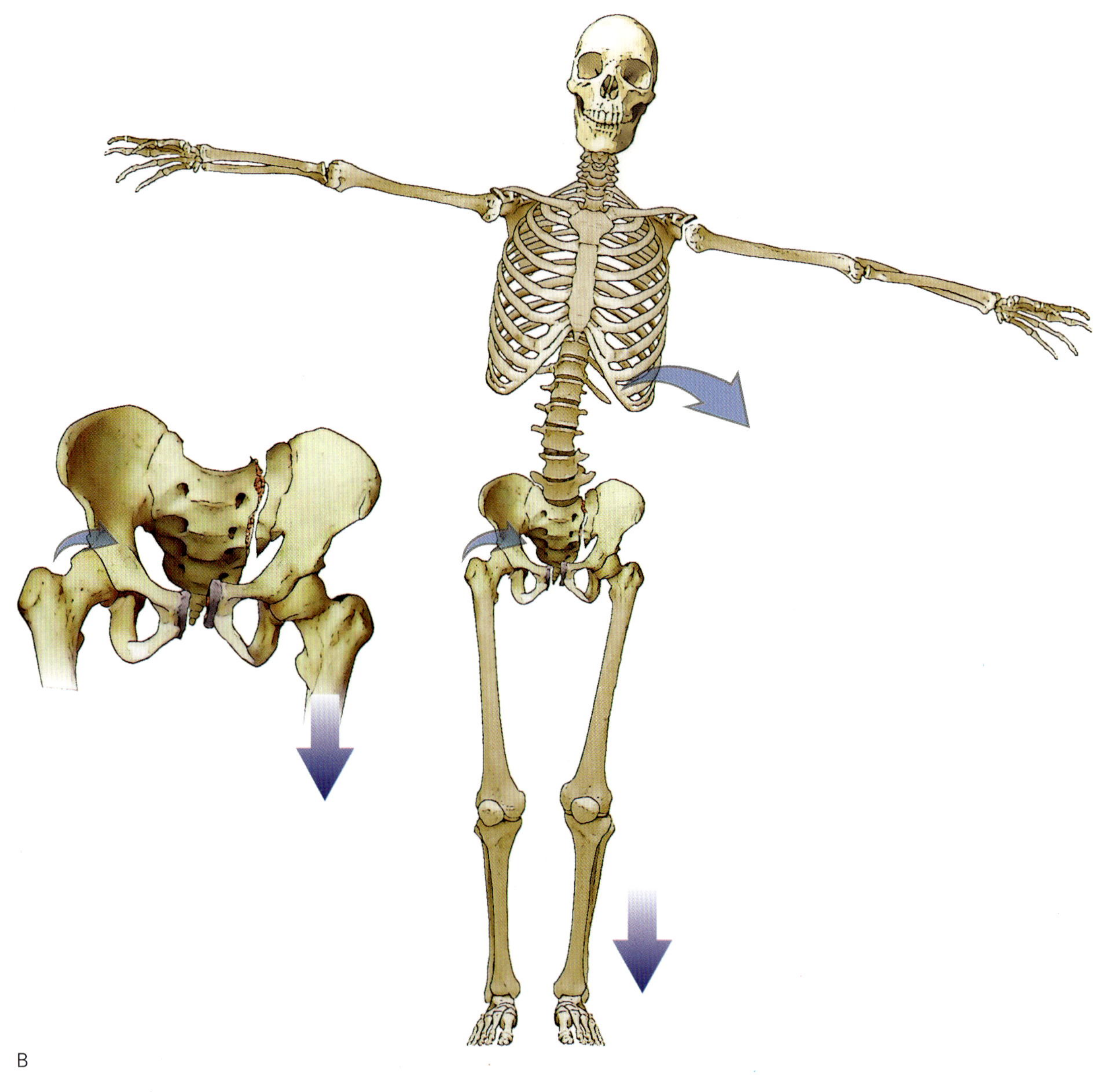

图 40.6（续）

骨和坐骨大切迹。许多病例从骶骨后方的骨性标志上就可以进行复位和评估，而不用显露坐骨大切迹。如果需要进入骶髂关节前方或骶骨腹侧，通过坐骨大切迹用手指小心地分离。此切迹的外侧有臀上血管神经束，应特别小心保护。骶骨背侧剥离了竖棘肌后，骨折线显露出来。可以看到骶骨背侧皮神经，经常被损伤。骨折缘取出凝血块和骨膜，但不要去除任何骨块。椎板撑开器插入骨折线有助于清洁骨折部位、看到腹侧结构和去除神经压迫。

骶骨骨折显露后，为了有效复位，必须搞清楚其移位状况。头端和外侧移位可以用大的点状复位钳放置于髂后上棘和骶骨棘突上来复位（图 40.7E）。变换复位钳在髂骨和棘突上的位置寻找复位最佳杠杆位置。髂后上棘和髂后下棘置入大的 Schantz 钉可以很容易地矫正前方移位、屈曲或旋转畸形。侧方移位最后矫正，这样不会影响其他畸形的矫正效果。多数病例中，骶骨后方有足够的皮质骨来完成解剖复位。如果是粉碎性骨折，只好通过多方位的透视来确定复位位置。

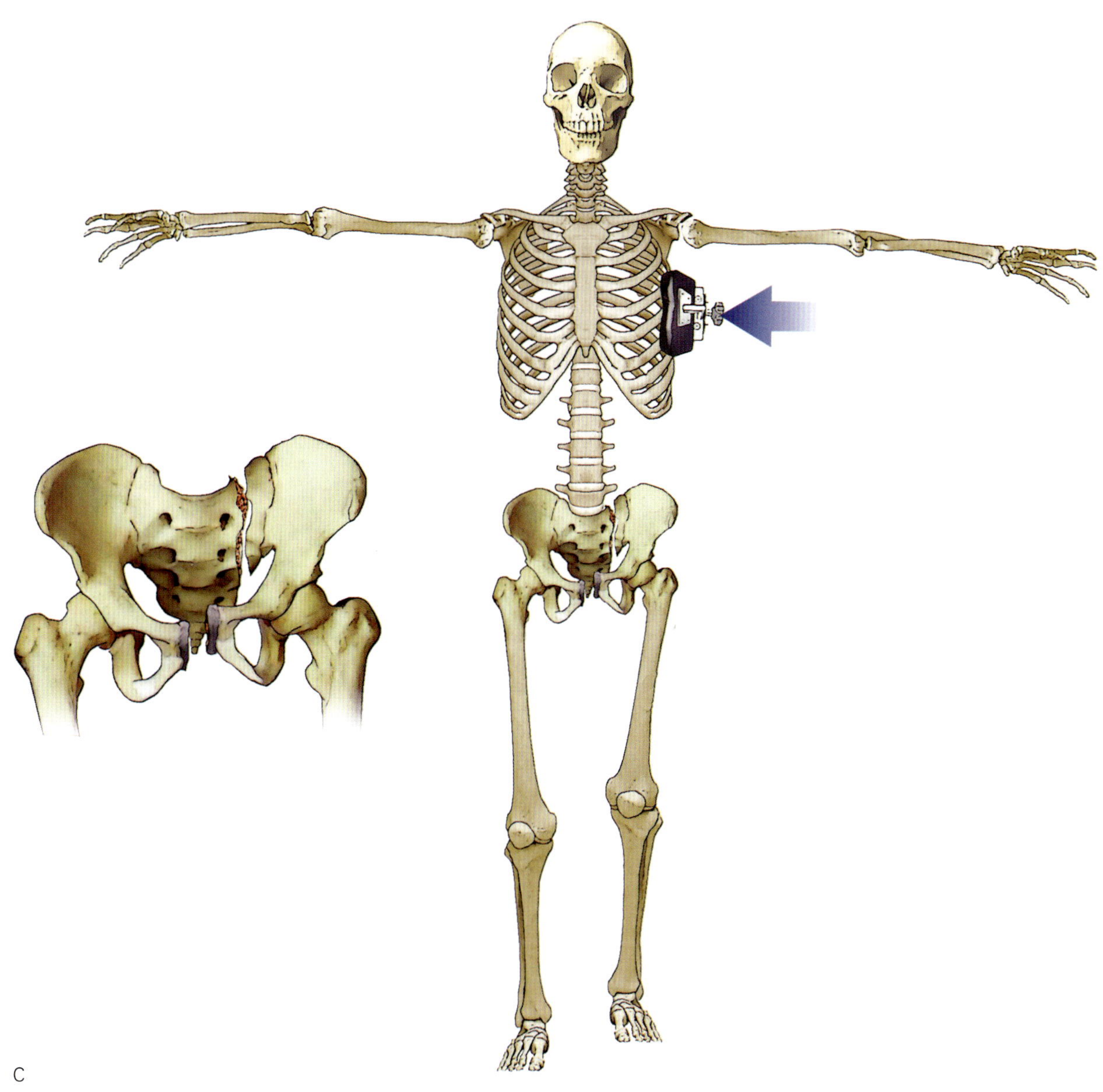

C

图 40.6（续）

固　定

骶髂螺钉

骶髂螺钉的放置根据骶骨骨折和骶髂关节脱位而不同（图 40.8）。不管何种复位技术，多数骶骨骨折可以通过骶髂螺钉获得稳定。螺钉的钉道应当尽可能垂直于骨折平面，有助于复位和稳定。螺钉在出口位上平行于骶骨终板，入口位上平行于骶骨轴线。仔细的术前计划可以判断是否存在螺钉拧入的安全空间。如果患者解剖允许，恰当的螺钉位置可以穿透对侧皮质，理论上能够增加头端移位的阻力。作者喜欢在第一枚螺钉旁边放置第二枚螺钉，以增加额外的稳定性和抗旋转能力。第二枚螺钉放置于 S1 第一枚螺钉的后上方或拧入 S2，这要视患者的解剖情况而定。

我们喜欢使用带钻尖的导针，因为可以更好地感知骨性结构，并且必要时改变方向更容易。在透视引导下，将导针抵住髂骨外板，第一枚螺钉位置要在 S1 偏下靠前（图 40.9）。这要求在出口位准确显示骶孔和入口位显示骶骨

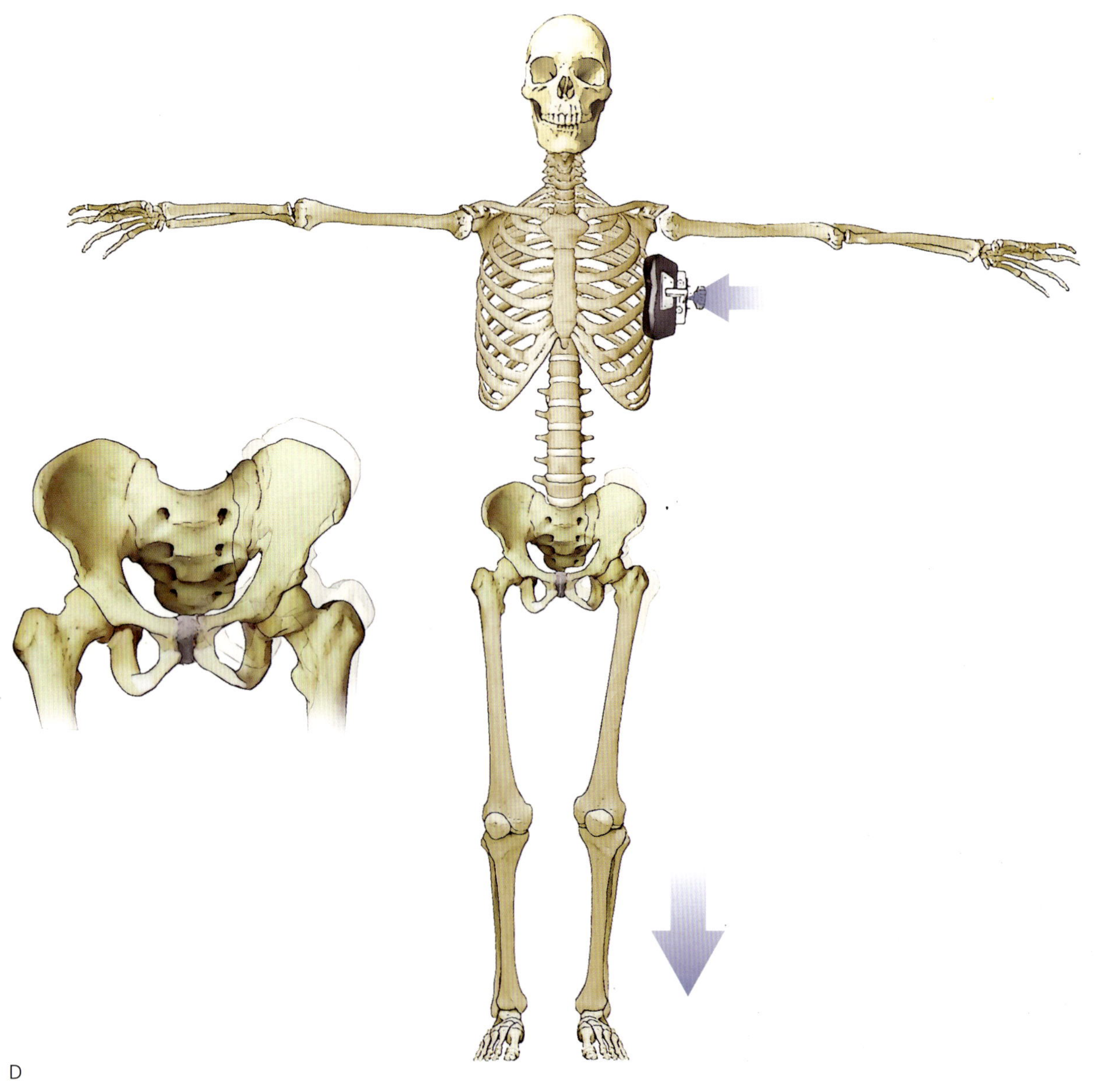

图 40.6（续）

岬部。没有准确的成像和对骨盆三维解剖的熟悉，发生 L5 神经根损伤的风险将会很高。如果对正确的入点有任何疑问，应该拍骶骨侧位像，髂骨皮质致密区会提示导针进入的安全区域。侧位像仅在导针轨迹垂直于身体时能保证安全，一旦导针插入，则很少再用到侧位像。连续的入口位和出口位像，以及入针时导针尖部骨性通道的感知，有助于确保正确的导针位置。作者喜欢在拧入第一枚螺钉之前放置第二根导针，这样不影响透视。半螺纹螺钉对骨折断端产生压力，使内固定更加稳定。有时使用垫片，防止螺钉头穿透髂骨骨板而减弱内固定力量。如果两枚螺钉都进入或穿过 S1，可以使用双垫片。通常状况下，46 mm 螺纹、8.0 mm 直径空心钉作为第一枚螺钉。第二枚螺钉可以是直径 8.0 mm 的；如果空间不够，可以选择直径小一点的，如直径 6.5 mm 的螺钉。即使对粉碎性骨折，笔者也不会使用全螺纹螺钉。

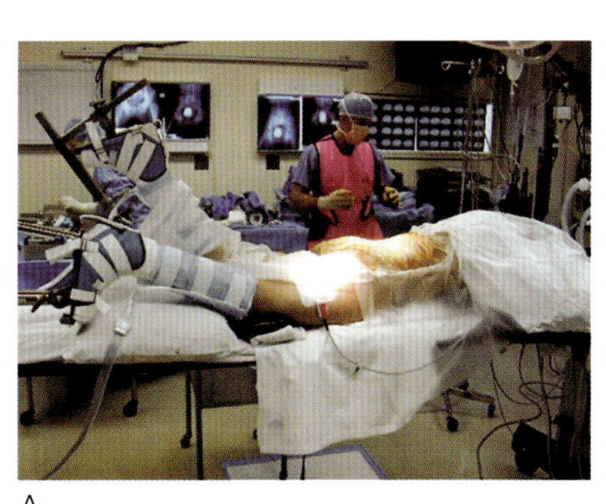

A

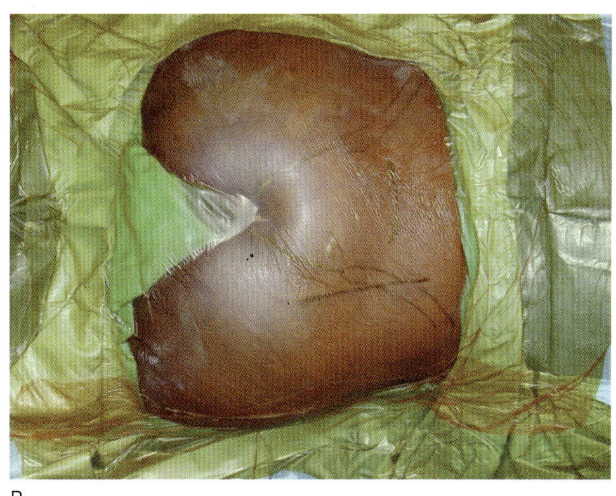

B

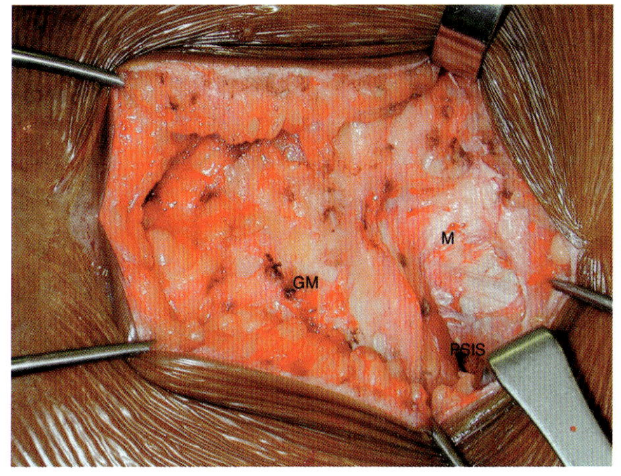

C

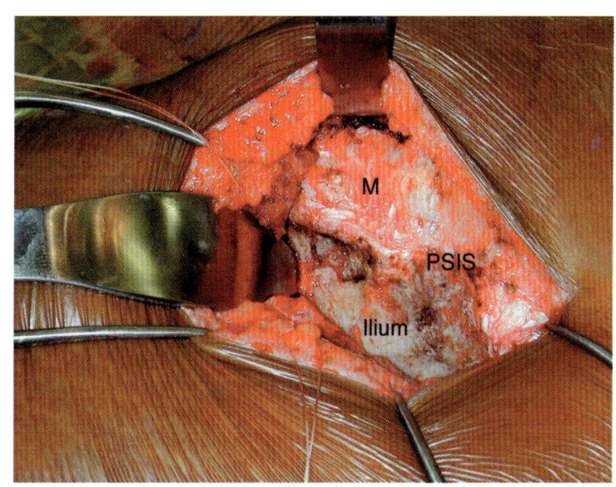

D

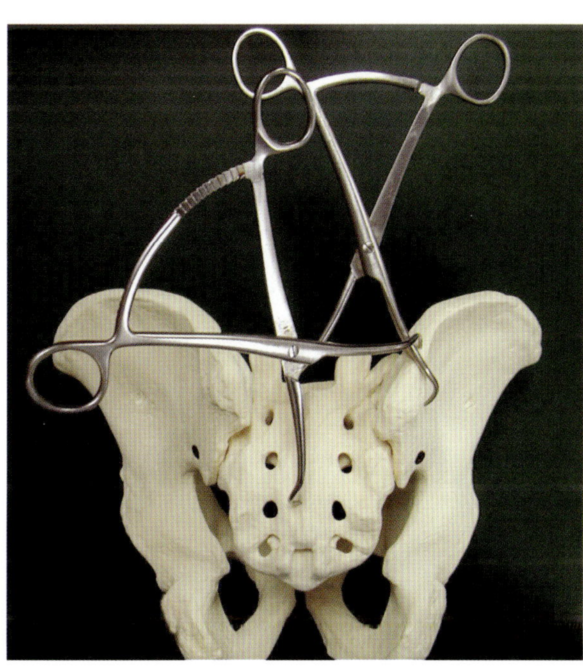

E

图 40.7 切开复位。患者俯卧于可透射 X 线的手术床并行骨牵引（A）。广泛消毒，皮肤切口位于髂后上棘外侧 1 cm（B），可以看到髂嵴上臀大肌起点（C）。髂嵴上尽量向外侧剥离臀大肌；如果需要，可向远端分离至坐骨大切迹。显露坐骨大切迹时需要小心保护臀上神经血管束（D）。使用大 Weber 持骨钳复位骨折（E）

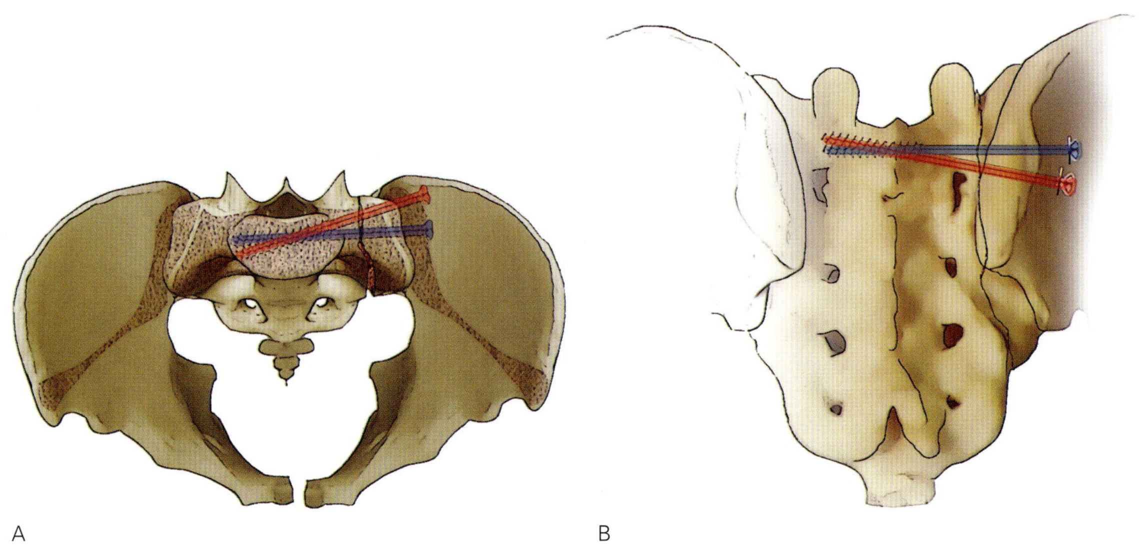

图 40.8　治疗骶髂关节脱位时，入口位上骶髂螺钉的钉道更加由后向前（红色）；相比之下治疗骶骨骨折时，螺钉位置更加平行（蓝色）（A）。在出口位上，骶髂关节脱位时，螺钉方向自下而上（红色），骶骨骨折时，螺钉垂直于骶骨长轴（蓝色）（B）

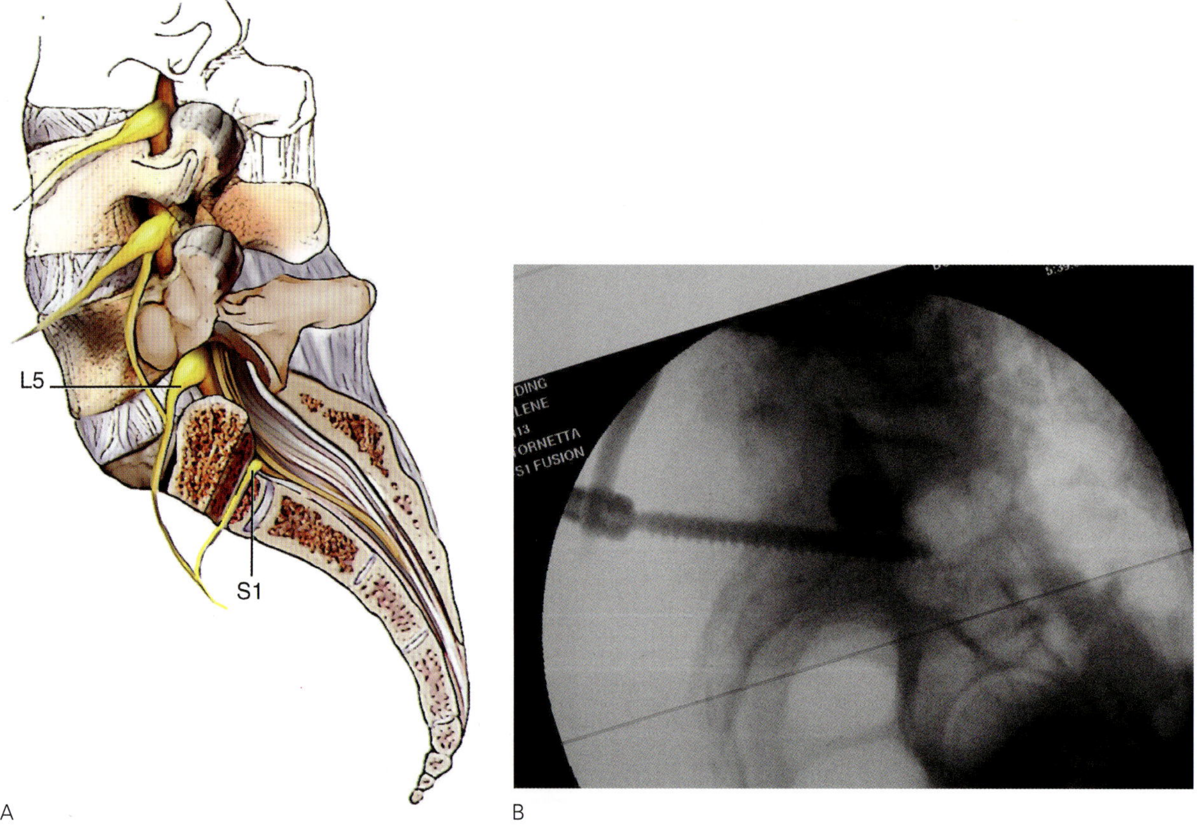

图 40.9　图示（A）和透视（B）显示骶髂螺钉与骶骨骨性解剖和 L5 及 S1 神经根的位置关系

脊柱—骨盆固定

骶骨骨折合并 L5/S1 关节突关节损伤，或者严重粉碎或骨质疏松时，可能有必要进行脊柱—骨盆固定来增加固定强度。固定的原理是通过固定改变骶骨骨折的力线传导，将负重从脊柱传导至髂骨（图 40.10）。椎弓根钉植入 L5 和 / 或 L4，髂骨骨板间也置入相似的螺钉，入钉点在髂后上棘远端，瞄准坐骨大切迹的头端。闭孔出口位成像中的“雨滴”是螺钉的最佳位置（图 40.11）。髂骨斜位可以显示螺钉与坐骨大切迹的位置关系。由于螺钉可能突出于髂后上棘，可以在骨面开凹槽，使内植物低于髂骨，这样可以减轻症状。然后用 5 mm 连接棒连接髂骨钉和椎弓根钉。在安装连接棒之前，一定要注意骶骨骨折是否复位，并先置入骶髂螺钉，这一点非常重要。因为脊柱—骨盆固定装置一旦组装完成，将无法再进行复位，应用微创脊柱操作装置可以经皮完成这些操作（图 40.10B）。

穿髂骨棒 / 骶骨后接骨板固定

现在已经很少用这个内固定技术。适应证为骶髂螺钉固定失败后的翻修、内固定松动病例，或骶骨异形不允许骶髂螺钉固定。

患者取俯卧位，照前所述进行切开复位骨折。放置穿髂骨棒要求髂后上棘完整且有足够植入空间。最常用的内植物为 Harrington 系统中带螺纹的棒（6.3 mm），可以通过复位切口，也可以通过经皮方式放置。取髂后上棘外侧垂

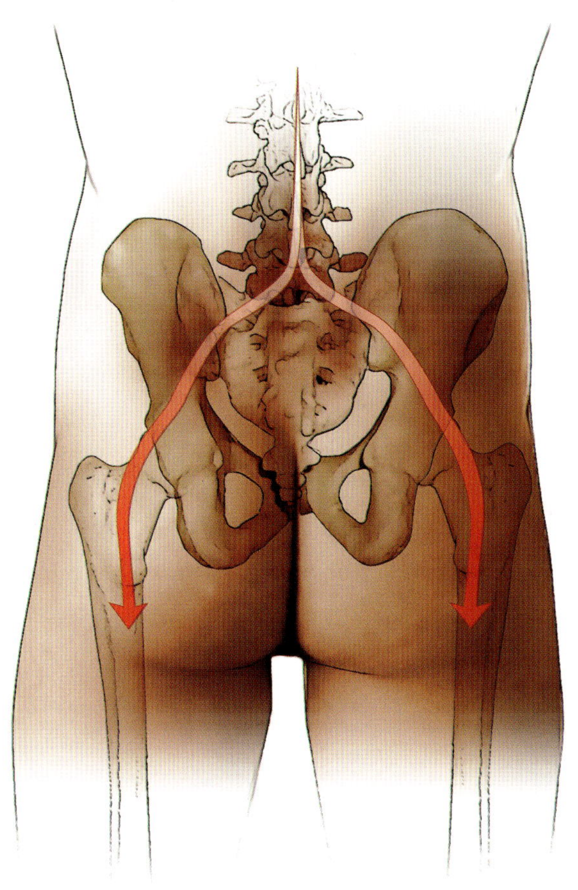

A

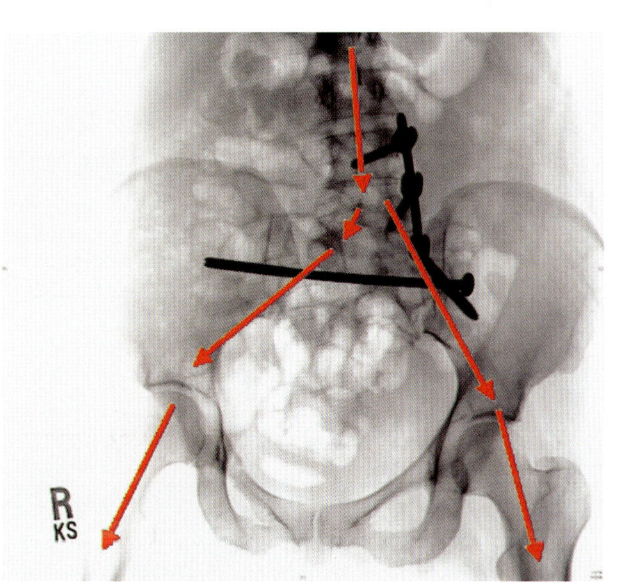

B

图 40.10　A. 完整骨盆的正常力量传导。B. 骶骨骨折患者脊柱骨盆固定后的力的传导

直切口，为置棒做筋膜下隧道，这样做既可保护筋膜瓣血供，也可为骶骨和内植物保留足够的软组织覆盖。用 6.5 mm 钻头在一侧 L5-S1 连接水平髂骨结节上钻滑动孔。髂骨棒通过骶骨背侧，紧贴骶椎椎板，在同一水平钻过对侧髂后结节。第二根棒以同样的方法在 S2 水平置入。安装垫圈和螺母牢固固定，剪断多余的棒。

与髂骨棒类似，骶髂后接骨板可以在骨盆复位后通过髂后结节外侧切口经皮植入。在两侧髂后上棘以远间隔 1 cm 钻两个 3.5 mm 的孔。打通两个孔以插入 3.5 mm 直型骨盆重建接骨板。接骨板插入一侧骨性通道，经过骶骨背侧，再穿过另一侧骨性通道。用球形顶针和锤子将接骨板原位塑形。接骨板两端螺钉拧入髂骨；通常会有一枚螺钉能拧在内外板之间，而获得非常好的把持力。

提示与技巧

部分骨盆骨折在内固定手术治疗中遇到困难是可以预料的。影像资料不足，尤其是试图经皮固定时，会导致复位不良或误导固定。如果膀胱或胃肠道内造影剂影像成像，则有必要推迟几天再手术。如果成像困难是因为肥胖或解剖变异造成的，腰椎中线处垫上厚厚的毛巾可以恢复骨盆正常位置，来获得正确的影像。肠内气体有时能通过缓慢持续地压迫腹部而排出。

切开皮肤后如果发现了脱套伤，应该予以清创，保证骶髂螺钉安全置入。

俯卧位下需要较大纵向牵引力时，患者和手术台之间的摩擦力不足以提供对抗，就会导致患者向手术床远端滑移。解决这个问题的一个方法就是将对侧半骨盆固定在手术台上。两根 Schantz 针，一根置入髂后上棘，另一根置入近侧股骨，外固定架装置组装、连接两根针，然后连接到手术台上[8, 9]。笔者没有这种技术的使用经验。

尽管一些合并骶骨骨折的骨盆环断裂可以单独用骶髂螺钉治疗，也有一些类型有明显的前环不稳定，必须予以固定。耻骨联合断裂需要切开复位内固定。明显移位的耻骨支骨折会撞击泌尿生殖道，也需要切开复位内固定。作为选择，如果骨盆后环固定不可靠而前环结构排列较好，可以考虑外固定架。笔者喜欢在髋臼上置入 2 枚螺钉的结构，因为这样可以形成更大的解剖矫正骨盆外旋的力量，避免髂嵴外固定架经常发生的骨盆外展畸形。透视引导下置入外固定针。切口在髂前上棘下方两横指处。C 臂摆放在闭孔出口位上（图 40.11），找到髋臼上方的“雨滴”结构[10]。“雨滴”代表髂骨内、外板和下方坐骨大切迹顶部组成的骨性外形。“雨滴”的中心是从髂前下棘到髂后下棘，包括坐骨支在内的骨性通道。由直径 5 mm 或 6 mm 外固定针穿过此处厚的骨质而组成的外固定架，比髂嵴外固定架更能抵抗外旋和内旋，而抵抗屈曲和伸展的力量与髂嵴外固定架相同[11, 12]。近来，医生们开始将外固定架放置于皮下。多轴椎弓根钉取代了 5 mm 外固定针，于腹肌浅面的皮下脂肪中穿过直径 5 mm 的连接棒。这个称为内固定架，避免了钉道感染和患者不满（图 40.12）。此项技术的长期随访结果和并发症仍未可知。

术后处理

合并损伤会给术后处理带来一些挑战。单侧骶骨骨折的骨盆环断裂（一侧或双侧耻骨支骨折或耻骨联合分离）修复后的患者，伤侧不可负重，但是另一侧可以负重。切开复位内固定术后的患者必须经常翻身，以避免压迫后方的切口。一旦全身情况允许，患者应尽快练习从床上到座椅的活动。

外侧小切口经皮固定的患者术后接受 24 小时抗生素治疗。如果切开手术或脱套伤清创后，抗生素要应用到拔除引流后。大多使用一代头孢菌素，过敏患者可以使用万古霉素。

如果没有禁忌，术后第一天开始皮下注射肝素，逐渐转变为华法林。如果患者有禁

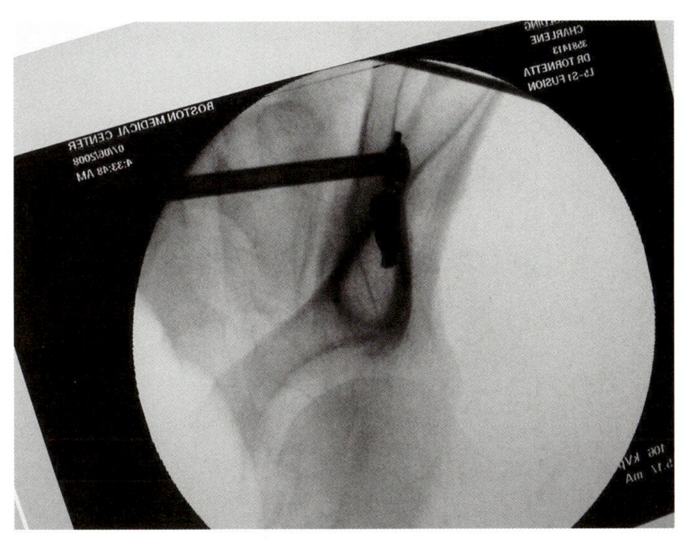

图 40.11 闭孔出口位显示“雨滴”影像，代表了髂骨内外板之间的骨性通道，指向髋臼的头端，包含坐骨支。这个通道从髂前下棘到髂后下棘，是脊柱—骨盆固定中的髂骨钉或前后外固定架中 Hannover 针的理想放置位置

忌不能使用预防深静脉血栓的药物，可能需要置入下腔静脉滤网。住院期间应使用下肢静脉泵。

病情稳定的患者，术后第一天应该拍前后位、入口位、出口位 X 线片。笔者并不常规术后做 CT 扫描，除非有相关复位、固定或术后神经检查的考虑。

术后 2~3 周、6 周、12 周、4 个月和 6 个月时门诊复查，包括最近病史、体格检查和前后位、入口位、出口位 X 线片。术后 12 周，如果影像显示骨折愈合迹象，可以增加负重。外固定架一般在术后 8 周 X 线片上看到骨痂形成迹象后去除。内固定架通常于 10~12 周后或更晚些时候去除，如要等到耻骨支骨折愈合。

住院期间开始物理治疗，教会患者安全移动和训练拄拐。骨折愈合后，患者完全负重，建议增加理疗。有助于训练步态和增加下肢力量。鼓励患者进行非冲撞性运动，如游泳和自行车。还要教会患者髋外展力量练习。

并发症

由于对骨折理解不够和切口影响后方软组织，骶骨骨折内固定治疗的并发症发生率经常会很高。开放手术的伤口并发症和深部感染率据报道高达 25%[13]；闭合复位经皮骶髂螺钉使

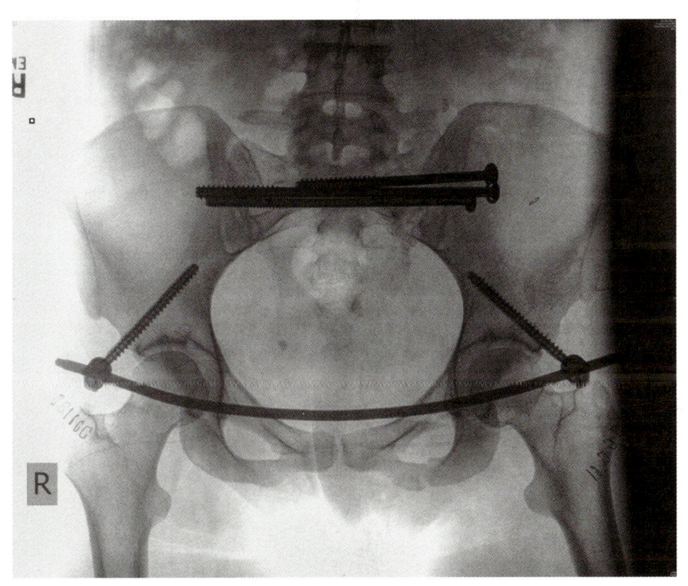

图 40.12 前方内固定架固定骨盆前环的术后 X 线片

并发症明显减少。如果发生伤口血肿和渗液，早期开放清创和深筋膜负压闭合引流可以避免取出内固定直至骨折愈合。深部感染应该采取更积极的开放措施而不是经皮引流，可能需要多次清创，骨折愈合后取出内植物，或抗生素骨水泥链珠置入。建议咨询感染科专家。

由于骶骨骨折的局部解剖位置，医源性神经损伤，特别是 L5 神经根损伤，经常有报道。透彻理解骨盆的解剖和骨折畸形，以及充分的影像学检查，可以降低其风险。详细记录术前神经检查结果非常重要。术后肢体的神经查体与术前有任何改变，CT 扫描可以显示内固定物或复位过程中是否导致了神经改变。内植物位置不正确或神经管内碎骨块需要再次手术。影像学不能解释的神经功能缺失需要观察一段时间。骶骨骨折的过度加压经常被认为是神经损伤的原因，所以有些医生喜欢放置全螺纹螺钉，以降低相关风险。但是以我们的经验，这看上去仅是理论上的担心，而更常见的原因是没有及时后路固定。急性骨折固定后，这并不是多大问题。建议应用运动诱发电位监测来减少螺钉位置错误[14]，这种较新的方法有助于监测复位操作[15]，但是肌肉麻痹者不能使用，限制了这项技术的应用。体感诱发电位帮助性少一些，只是运动神经的替代监测方法，不能较好地预测术后问题。神经监测不能取代术者对骨盆解剖的熟悉或对相关外科技术的熟练掌握。

术中大量出血可能会危及生命。尽管这个区域有多条血管可能出血，臀上动脉出血是最常见的。如果遇到不能控制的大出血，我们建议填塞伤口，紧急行血管造影与栓塞。持续静脉出血和血栓形成也可能置患者于危险之中，需要终止手术进行复苏。

复位丢失可能由于感染、内固定失败、复位不良、加压不够或患者依从性差导致，必须找到原因，然后采取有效措施。全系列骨盆 X 线片和 CT 扫描有助于找到问题所在。实验室检查，包括白细胞计数、C 反应蛋白和红细胞沉降率，有助于确定感染的可能性和观察治疗的效果。

不管是复位不良还是复位丢失导致的畸形愈合，都能造成明显的远期功能障碍。最常见的主诉是疼痛，包括下腰痛和坐位痛。另外，骨盆倾斜、坐位失衡、下肢不等长和性交困难都可能出现。骨折不愈合，经常是由于内固定失败或全螺纹螺钉把持骨折分离造成的，也可能导致慢性疼痛。骨盆骨折不愈合或畸形愈合的治疗具有挑战性，畸形矫正很困难，可能出现大量出血和神经损伤。骨折急性期的准确复位和稳定固定对于防止晚期畸形和残障至关重要。

结　果

在过去的几十年里，随着我们对骨盆骨折及其产生的后果不断熟悉，患者的治疗效果不断改善。充分的结构稳定、对并发软组织损伤关注、外科技术的完善，使患者早期活动成为可能。尽管如此，仍有很多患者产生慢性长期后背痛和骨盆后疼痛。如果出现了神经损伤，则效果更差。

合并骶骨骨折的骨盆后环损伤较单纯骶髂关节脱位的患者有更好的治疗结果，这被认为与骨性愈合比韧带的瘢痕愈合更能恢复力量和结构的稳定性相关[16]。关于充分复位的定义及其在功能恢复中所起的作用，始终存在争议。

骨盆骨折合并多发伤的治疗结果受多种因素影响，创伤患者的社会经济状况[17]及合并的神经、泌尿、生殖和骨科损伤等，都会对治疗结果产生影响。骨盆骨折后较长的恢复时间和大量的康复训练影响了患者的就业和家庭生活，不足 50% 的严重骨盆骨折患者能恢复之前的功能水平和工作状态[18]。

参考文献

1. Strange-Vognsen H, Lebech A. An unusual type of fracture in the upper sacrum. *J Orthop Trauma* 1991;5(2):200–203.
2. Reilly M, et al. The treatment of minimally displaced fractures of the sacrum with immediate weight bearing. Is there a role for prophylactic iliosacral screw fixation? OTA podium presentation,

2000.
3. Peichl P, Holzer L, Maier R, et al. Parathyroid hormone 1-84 accelerates fracture-healing in pubic bones of elderly osteoporotic women. *J Bone Joint Surg Am* 2011;93(17):1583–1587.
4. Bruce B, Reilly M, Sims S. OTA highlight paper predicting future displacement of non-operatively managed lateral compression sacral fractures: can it be done? *J Orthop Trauma* 2011;25(9):523–527.
5. Hak D, Olson S, Matta J. Diagnosis and management of closed internal degloving injuries associated with pelvic and acetabular fractures: the Morel-Lavallée lesion. *J Trauma* 1997;42(6):1046–1051.
6. Dickson K, Matta J. Skeletal deformity after anterior external fixation of the pelvis. *J Orthop Trauma* 2009;23(5):327–332.
7. Schildhauer T, Bellabarba C, Nork S, et al. Decompression and lumbpelvic fixation for sacral fracture-dislocations with spino-pelvic dissociation. *J Orthop Trauma* 2006;20(7):447–457.
8. Lefaivre K, Starr A, Reinert C. Reduction of displaced pelvic ring disruptions using a pelvic reduction frame. *J Orthop Trauma* 2009;23(4):299–308.
9. Matta J, Yerasimides J. Table-skeletal fixation as an adjunct to pelvic ring reduction. *J Orthop Trauma* 2007;21(9):647–656.
10. Gardner M, Nork S. Stabilization of unstable pelvic fractures with supra-acetabular compression external fixation. *J Orthop Trauma* 2007;21(4):269–273.
11. Archdeacon M, Arebi S, Le T, et al. Orthogonal pin construct versus parallel uniplanar pin construct for pelvic external fixation: a biomechanical assessment of stiffness and strength. *J Orthop Trauma* 2009;23(2):100–105.
12. Kim W, Hearn T, Seleem O, et al. Effect of pin location on stability of pelvic external fixation. Clin Orthop Relat Res 1999;361:237–244.
13. Kellam J, McMurty R, Paley D, et al. The unstable pelvic fracture: operative treatment. *Orthop Clin North Am* 1987;18(1):25–41.
14. Moed B, Ahmad B, Craig J, et al. Intraoperative monitoring with stimulus-evoked electromyography during placement of iliosacral screws. *J Bone Joint Surg Am* 1998;80(4):537–546.
15. Lieberman J, Lyon R, Feiner J, et al. The effi cacy of motor evoked potentials in fixed sagittal deformity correction surgery. *Spine* 2008;33(13):E414–E424.
16. Cole JD, Blum D, Ansel L. Outcome after fixation of unstable posterior pelvic ring injuries. *Clin Orthop Relat Res* 1996;329:160–179.
17. Bosse M, MacKenzie E,Kellam J, et al. An analysis of outcomes of reconstruction or amputation after leg-threatening injuries. *N Engl J Med* 2002;347(24):1924–1931.
18. Van den Bosch E, Van der Kleyn R, Hogervorst M, et al. Functional outcome of internal fixation for pelvic ring fractures. *J Trauma* 1999;47(2):365–371.

第41章　髋臼骨折：Kocher-Langenbeck入路

作者　Berton R. Moed
译者　周　靖　王志永　王振威
校对　薛　峰

引　言

髋臼骨折是比较少见的损伤，通常由年轻成年患者的高能量创伤导致。对于导致髋关节不稳定或不协调的骨折，开放性解剖复位联合内固定治疗是推荐的方法。这些骨折往往是粉碎性的，需要由具备多发性创伤患者治疗经验的外科医生才进行正确的治疗。然而，虽然有最好的护理，此类患者往往需要较长时间才能恢复，且很少能达到伤前水平[1]。

这些骨折可以形成不同类型的解剖学伤害。Judet单独及与和Letournel[2]一起基于骨折的解剖部位的不同，于1961年首次提出了系统的髋臼骨折分类方法。随后Letournel对这种分类方法进行了改良和完善。创伤骨科协会和AO基金会的综合骨折分类系统描述了名为“Letournel”分类系统的字母编码，但并没有显示明显的临床优势。因此，Letournel髋臼骨折分类一直是世界上多数致力于治疗此类复杂损伤的外科医生共同认可的分类标准。此分类系统含有10个不同的类别，后者又被分为5种基本类型和5个相关类型（图41.1，表41.1）。

Kocher-Langenbeck入路及其向髂部及腹股沟延伸的切口，构成了外科治疗髋臼骨折的“标准”入路[2]。尽管后来又发明了其他入路，但Kocher-Langenbeck入路[1]在治疗髋臼骨折方面仍然是最重要的。

适应证与禁忌证

如上所述，导致关节不协调或不稳定的移位性髋臼骨折，切开复位内固定（ORIF）是最好的治疗方法。手术的禁忌证难以定义，不是绝对的。需要注意的重要方面包括已经存在的患者自身因素，如一般情况较差的医疗状况和骨质疏松。另外，还有和患者整体预后有关的因素，如年龄过大及合并损伤。对于关节面的不协调、不稳定或两者兼具的髋关节骨折，结合上述所有因素考虑治疗方案时，必须明确知道非手术治疗髋关节功能预后会比较差。

在选择合适的手术入路上，外科医生的目标是选择一个最小范围的显露，却能为解剖重建关节提供足够的骨显露。Kocher-Langenbeck入路可以直视整个髋臼后柱侧壁（图41.2）[2]，通往真骨盆和前柱的间接入口可以通过指触或使用特殊工具而获得（图41.2~4）[2]。因此，Kocher-Langenbeck入路主要用于对累及后柱的髋臼骨折的治疗。Letournel分类中（表41.1），这组骨折由6种骨折类型组成：后壁骨折，后柱骨折，后柱加后壁骨折，横形骨折，横形加后壁骨折，T形骨折。Kocher-Langenbeck入路是前三种骨折类型的首选手术入路。在前三种骨折类型中，骨折线延伸局限于后壁、后柱或两者均有。对于横形骨折、横形加后壁骨折和T形骨折，手术入路需要做出选择。这三种骨折类型都有一条横形骨折线作为共同的成分。一般原则为，如果骨折时间

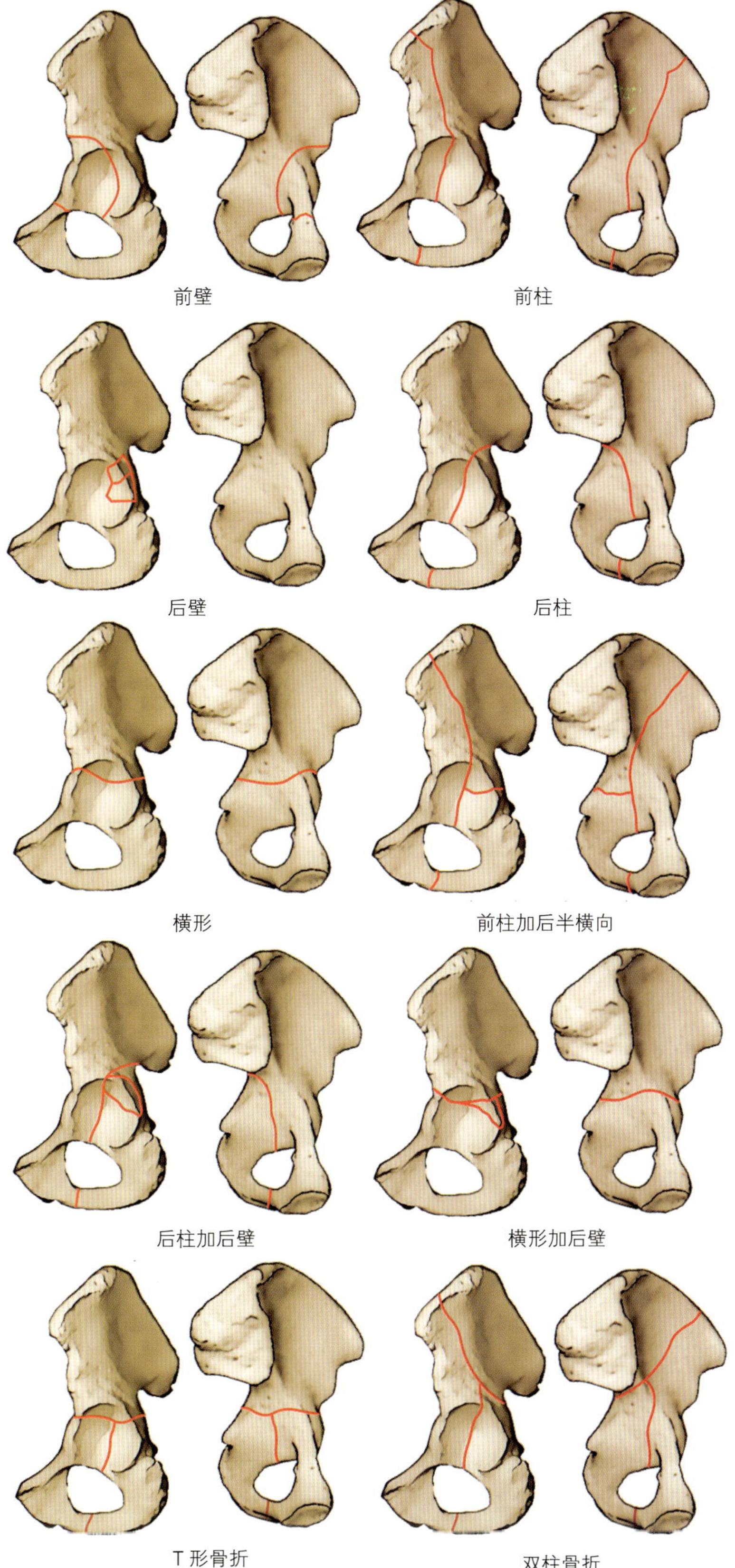

图 41.1　髋臼骨折的 Letournel 分类（引自 Moed BR, Reilly M. Fractures of the acetabulum. In: *Rockwood and Green's fractures in adults*. 7th ed. Philadelphia, PA: Lippincott Williams & Wilkins; 2009:1475, Figure 45.14.）

<15 天且横形骨块位于髋臼的顶部水平的旁边或下面（不涉及髋臼负重区域），此时 Kocher-Langenbeck 入路是合适的[2]；否则，就应采用别的替代性入路方式，如髂股延长入路。对于急性臼窝上和臼窝下水平的横形或 T 形骨折，位移主要向骨盆边缘的前部移位，只有少数发生向后移位。此时，髂腹股沟入路也许是最好的选择。

表 41.1　髋臼骨折的分类

原发骨折
后壁
后柱
前壁
前柱
横形
并发骨折
后柱加后壁
前柱或前壁加后半横向
横形加后壁
T 形骨折
双柱骨折

引自 Letournel E, Judet R. *Fractures of the acetabulum*. Berlin: Springer-Verlag; 1981, and Letournel E, Judet *R. Fractures of the acetabulum*. 2nd ed. Berlin, Germany: Springer-Verlag; 1993.

局部软组织情况是另一个需要考虑的重要因素。通过软组织腔隙进行髋臼骨折手术是不明智的，因为这样会增加感染的风险。开放性伤口常需要清创处理并延期闭合伤口。跨越转子部的闭合性软组织脱套损伤并伴有潜在的血肿和脂肪坏死（Morel-Lavallee 病变），可能最初是通过液波触诊认识到的，或可能通过后期的波动性的存在、受限区域的皮肤麻木和瘀斑得以认识。这些损伤，即使是闭合性损伤，也可能会因伴随致病菌的存在而导致感染。因此，需要清创处理及随后的延期闭合伤口，然后可能需要延期骨折内固定[2]。如前所述，这种延期处理，可能会妨碍 Kocher-Langenbeck 入路方法的使用。最近报道，一种经皮手术方法已在少数患者中使用，即用一种塑料刷来清创损伤的脂肪组织，然后通过脉冲式灌洗的方式将其从冲洗掉[3]。病灶内放置合适的闭合吸引装置，24 小时引流量 <30 mL 时移除吸引管。骨折固定被推迟到至少拔管后 24 小时。

术前计划

多数情况下，髋臼骨折多由持久的高能量创伤引起。因此对那些看似单处损伤患者，伤肢的检查是系统和综合处理的一部分。合并伤可能会威胁生命安全或肢体存活。随后应该启

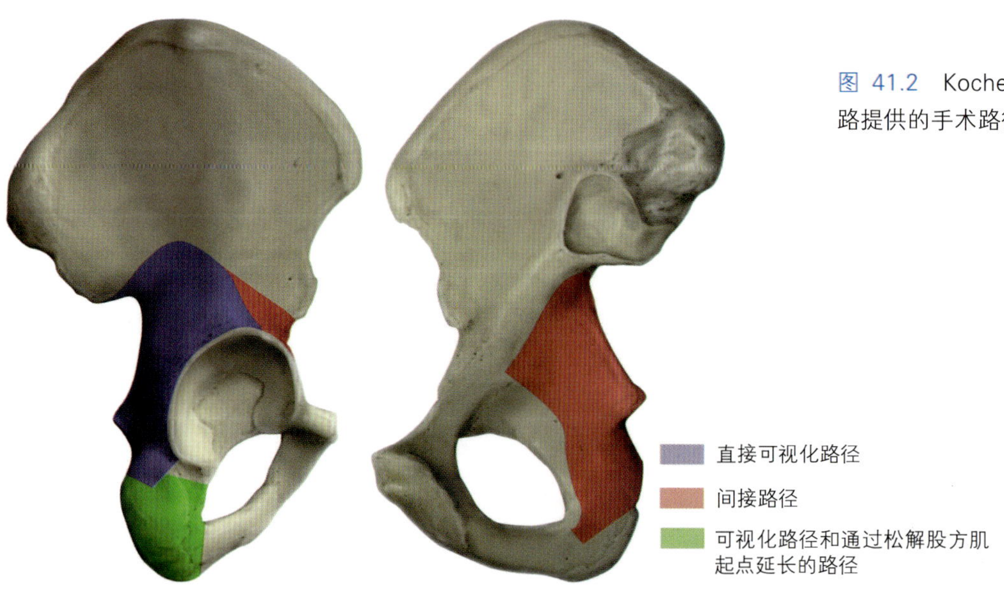

图 41.2　Kocher-Langenbeck 入路提供的手术路径

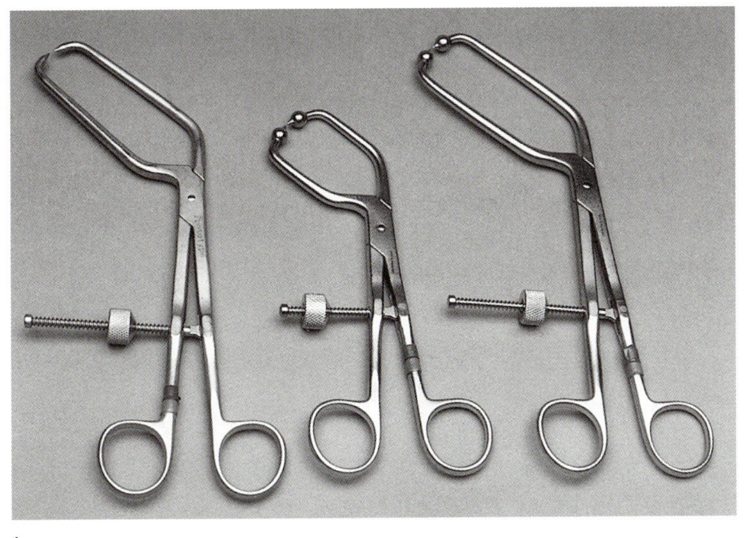

A

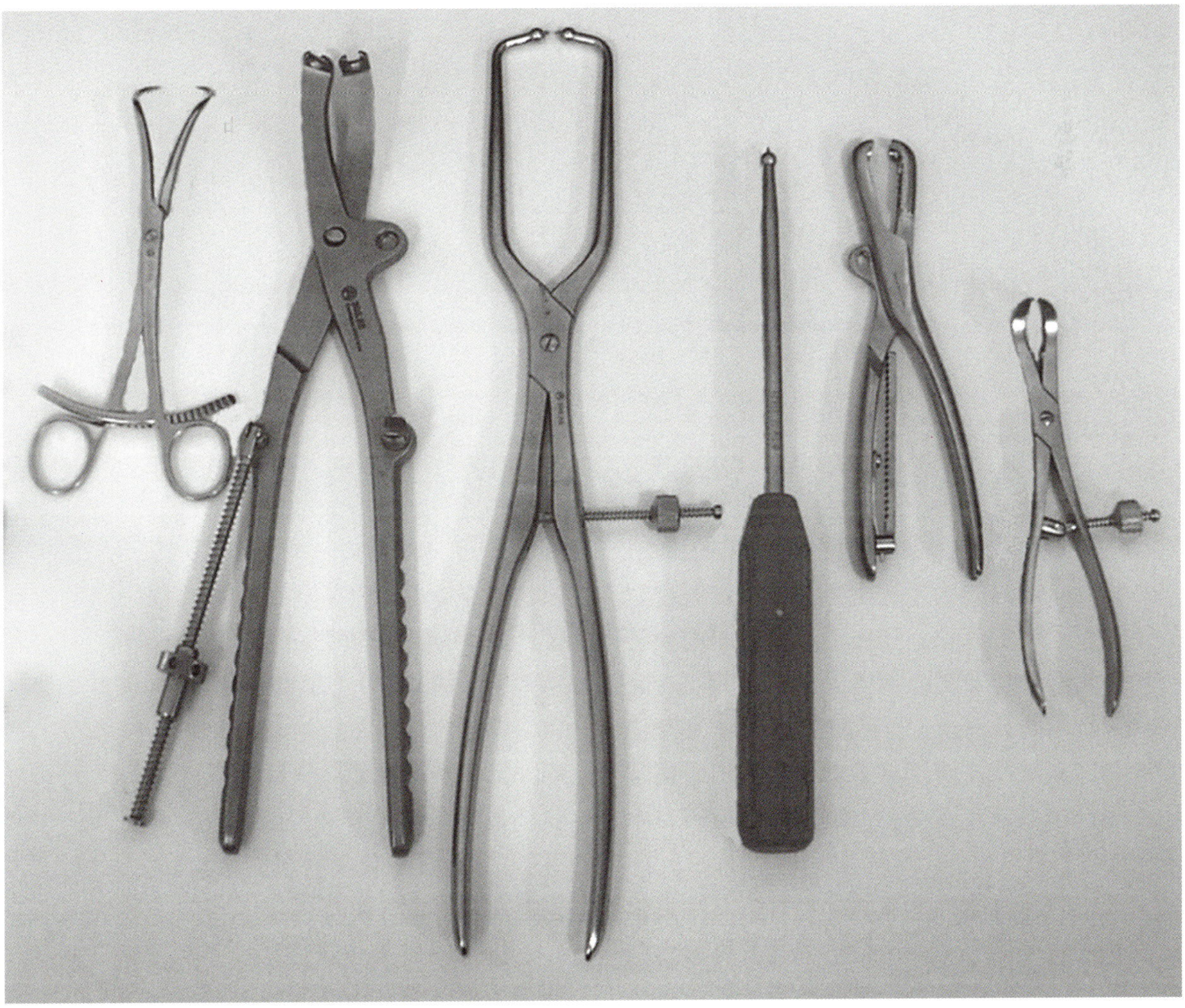

B

图 41.3　A，B. 髋臼骨折复位可用的工具举例。（A）适合骨盆内路径和前柱路径的特殊工具。（B）其他有用的复位钳，从左到右：带齿复位钳、盆腔复位钳、带尖球头大骨盆复位钳、直球锥、Farabeuf 复位钳、锯齿形复位钳

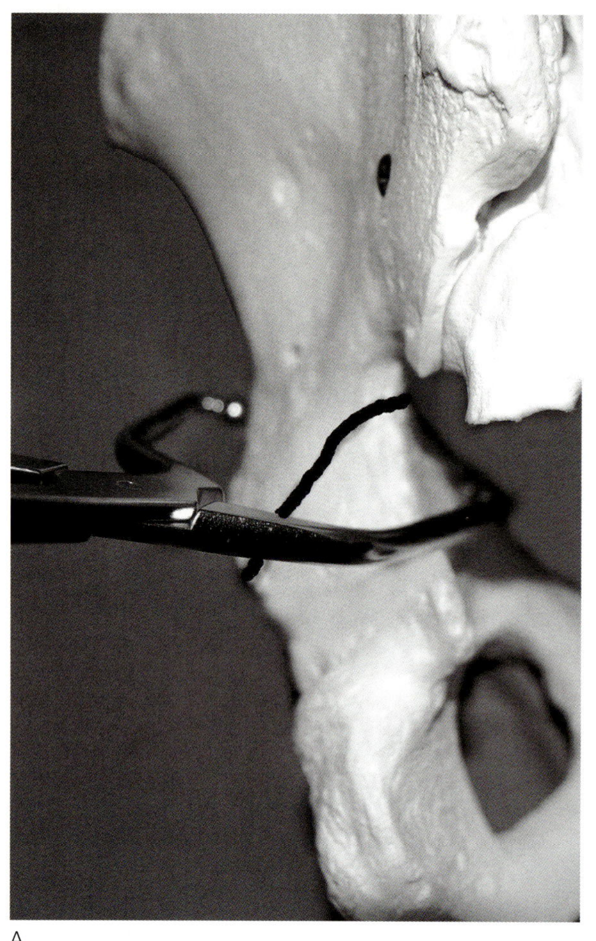

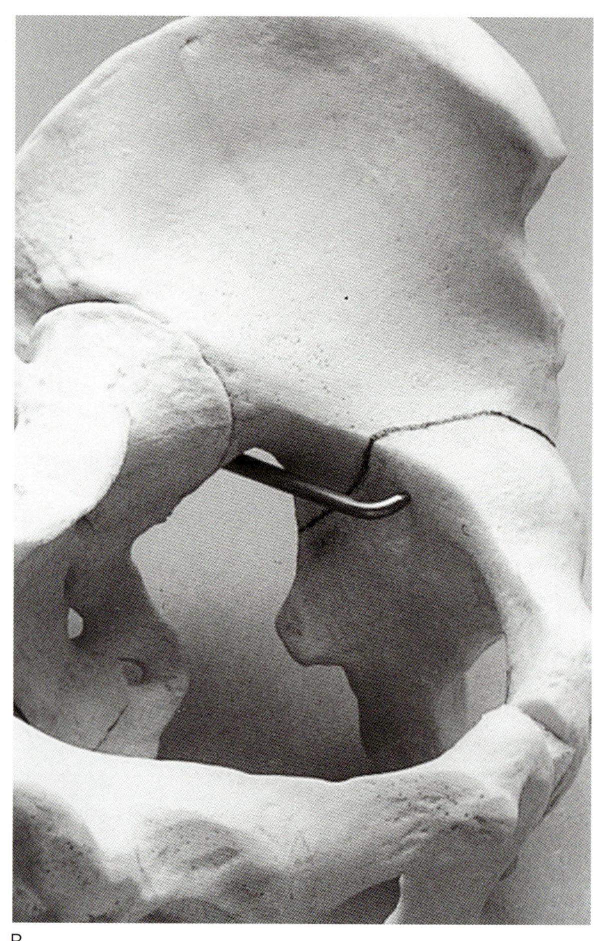

图 41.4 通过骨模型探讨复位钳对骨折复位应用的实例（A 图引自 Berton R. Moed, MD, St. Louis, MO, and Mark S. Vrahas, MD, Boston, MA. ）

动“高级创伤生命支持评估程序”[4]。如前所述，软组织损伤是后续手术的重要指征，因此应对软组织进行仔细评估。据报道，伤后术前坐骨神经损伤的发病率高达 31%[5]。其他周围神经如股神经和闭孔神经，也可能损伤[6]。完整清晰的神经系统检查对于患者的预后和出于医学法律考虑都是非常重要的，这项评估应该在术前定期进行。

最初的骨盆前后位 X 线片为骨折类型提供了大量的诊断信息，并可提示哪些需要紧急治疗（图 41.5）。这种 X 线检查必须辅以进一步的检查，以完全确定髋臼骨折的类型。另外，3 个体位的 X 线片前后位和 2 个 45° 的斜位 X 线片（内斜或闭孔斜位片和外斜或髂骨斜位片）检查是必需的，可全面反映髋关节受累情况[2]。尽管上述 X 线片通常能够提供定义髋臼骨折类型的所有信息，但标准的二维 CT 扫描尚可提供 X 线片不能显示的其他重要信息，因此也是必不可少的（图 41.7）。高质量三维 CT 重建最终可以消除髋臼骨折 X 线片不能解释的各种疑惑（图 41.8）。多数情况下骨盆前后位 X 线片所能提供的信息与髋关节前后位 X 线片相同，但 X 线片与二维 CT 影像学检查仍然是不可或缺的，可同时对骨折进行确诊[2]。

仔细的体检和影像学检查后，即可确定适当的手术入路。需要紧急骨折内固定的情况很少见（表 41.2）。手术治疗一般延迟 3~5 天，以待患者的一般情况稳定下来，同时有充分时间进行术前准备与计划。我的选择是术前行股骨牵引，既维持不稳定的髋关节处于固定部位，

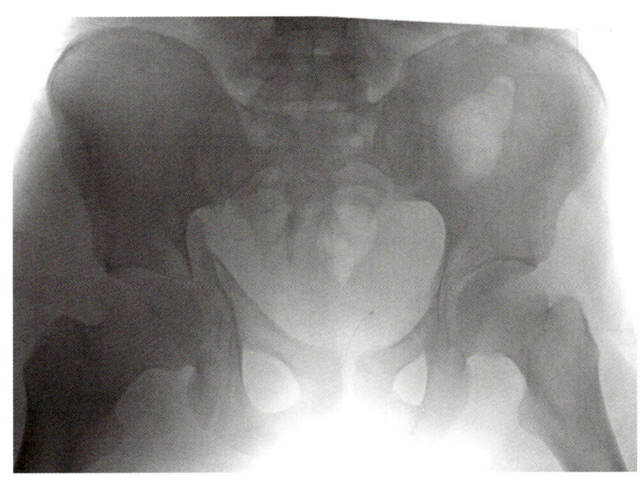

图 41.5　20 岁男子机动车事故造成骨折，这是最初的骨盆正位 X 线片。这是一例横向的左髋臼骨折，同时有一条垂直骨折线穿过坐骨，从而出现非典型的 T 型影像。股骨头外侧的双密度影表明了移位的关节内骨块或髋臼壁骨块。右髋关节半脱位，但没有脱臼，伴随扩大的右侧骶髂关节

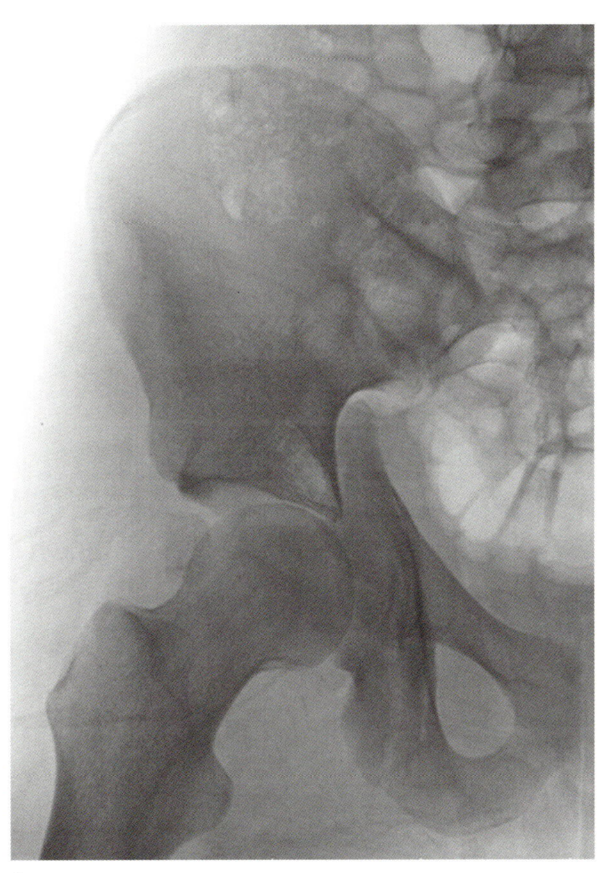

A

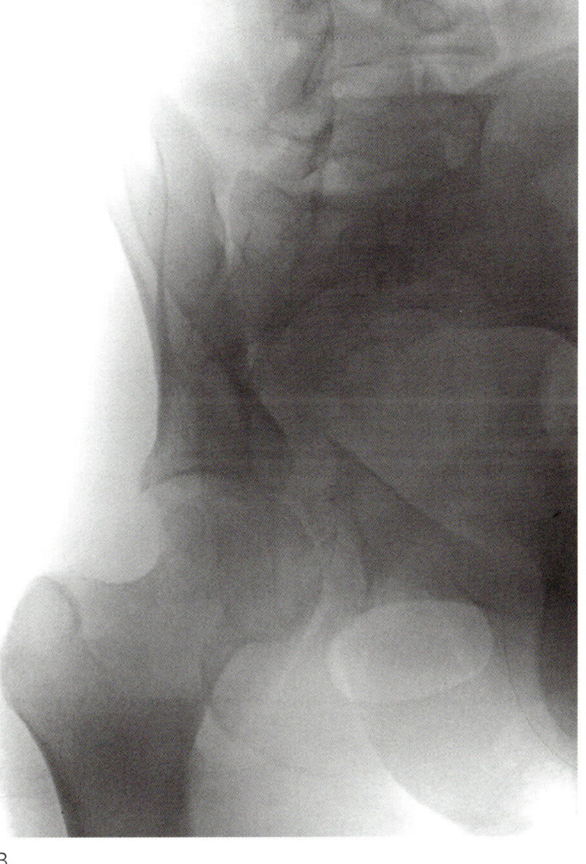

B

图 41.6　随后的髋关节正位片和 45° 斜位片使得非典型的 T 型髋臼骨折变得更完全可视，但仍不能很好地判断额外的骨折块

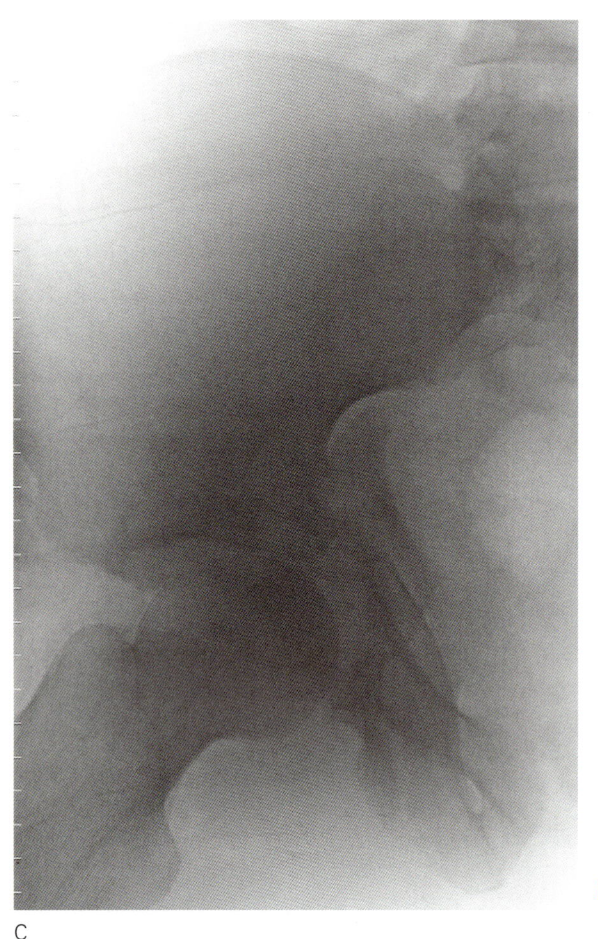
C

图 41.6（续）

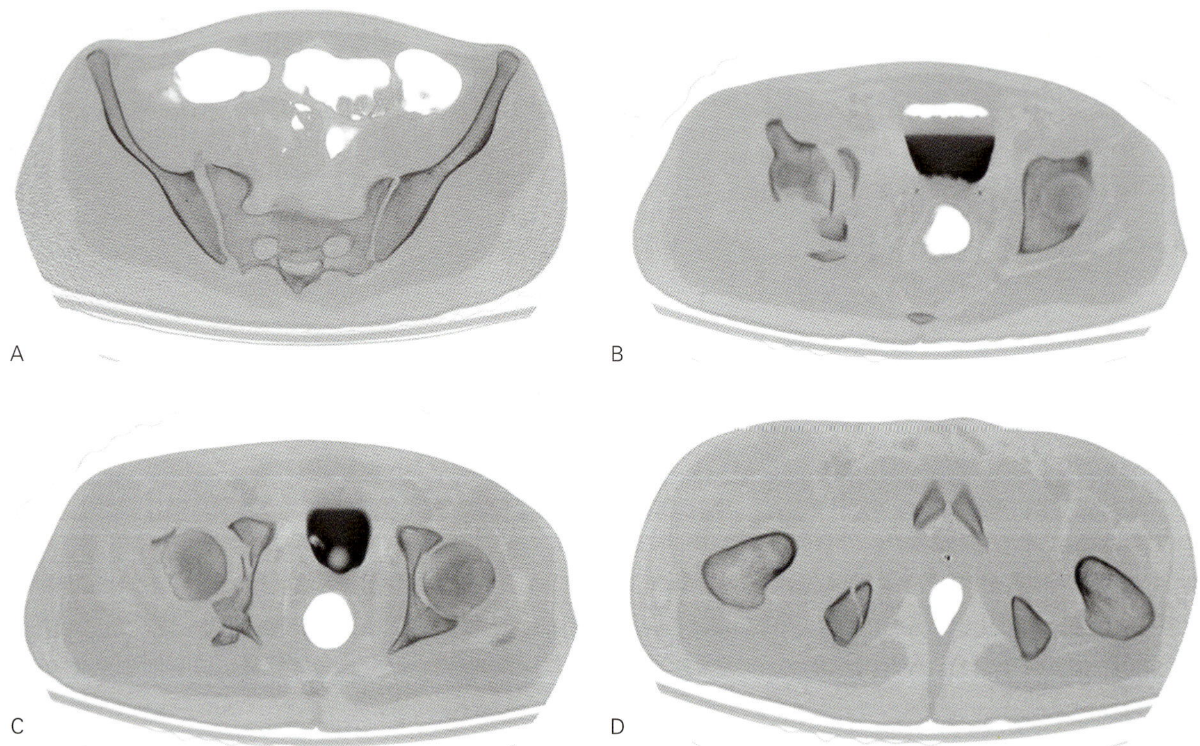

图 41.7 所选择的二维 CT 部分。除了与前面所提到的非典型 T 型骨折一致以外，后壁骨折碎片和两块软骨碎片是显而易见的（一块位于关节内，一块移位于股骨头前面）

表 41.2 紧急髋臼骨折内固定的适应证

尽管有牵引，复位后经常出现髋关节脱位
说明：无 闭合复位后坐骨神经进行性功能障碍
说明：无 不可复位性髋关节脱位
说明：切开复位后（牵引带固定），由于患者的自身情况恶化或手术团队受限，内固定可能会延迟。 相关血管损伤需要修复
说明：当骨折直接导致血管损伤，或骨折的稳定对于血管的修复起到重要的辅助作用，如前柱骨折与股动脉裂伤，需要紧急骨折内固定 开放性骨折
说明：开放性骨折的治疗原则是紧急灌洗、清创和骨折固定 骨折稳定方案包括牵引，然后进行延迟的切开复位内固定或急性切开复位内固定

引自 Tile M. *Fractures of the pelvis and acetabulum*. 2nd ed. Baltimore, MD: Williams & Wilkins; 1995, with permission.

又能防止股骨头关节面被髋臼骨折表面进一步磨损（图 41.9）。术中可能会发生明显的出血。根据骨折的程度，应备血 2 个单位。自体输血可能会降低术中输血、同源输血和库存输血的需要。

手术技术

体 位

使用 Kocher-Langenbeck 入路进行髋臼骨折内固定术时，可以采用侧卧位或俯卧位。北美的骨科医生都比较熟悉或更倾向于使用侧卧位，就像髋关节置换手术一样，患者肢体消毒后不用铺单，在术中可以自由活动（图 41.10）。然而，尽管缺乏明确的研究结果支持，一般被认为应在患者取俯卧位时采用 Kocher-Langenbeck 入路 [1, 7]。俯卧位的好处在于能够维持股骨头处于复位状态，重力作用有助于骨折显露和复位。牵引床提供了可控的牵引力并固定肢体，更有助于骨折复位。屈膝约 90°，股骨远端穿针进行牵引（图 41.11）。这种屈膝的角度可使坐骨神经张力降低，从而将术中损失坐骨神经的风险降到最低。一名助手在术中对牵引床进行调整。

对于俯卧位患者，应使用胸垫垫高头部同时避免腹压过高。手术台可因对阴部的压迫而产生额外的损伤风险（阴部神经麻痹）。Judet 手术台解决了这些问题。Tesserit T3000 型号虽然不再生产了（图 41.11，图 41.12），但仍然以翻新的形式在使用 (Medrecon, Inc., Garwood, NJ)。一种更新的型号目前正在使用，它比一般的手术台更为实用（图 41.12C; PROfx 手术台，Mizuho OSI, Union City，CA）。

C 臂

无论患者采用何种体位，均应使用可透射 X 线的手术台，方便术中使用 C 臂评估骨折复位情况和内植物的位置（图 41.13）。在无菌消毒和铺巾前，可使用 C 臂对髋关节区域进行快速透视检查，以确保术中可正确成像。

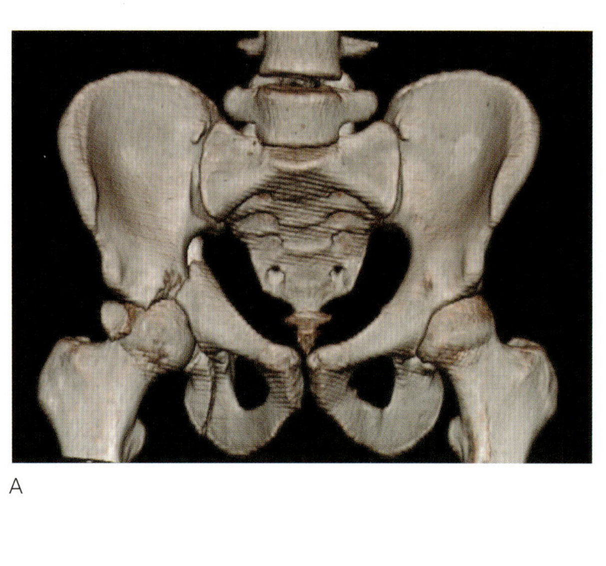

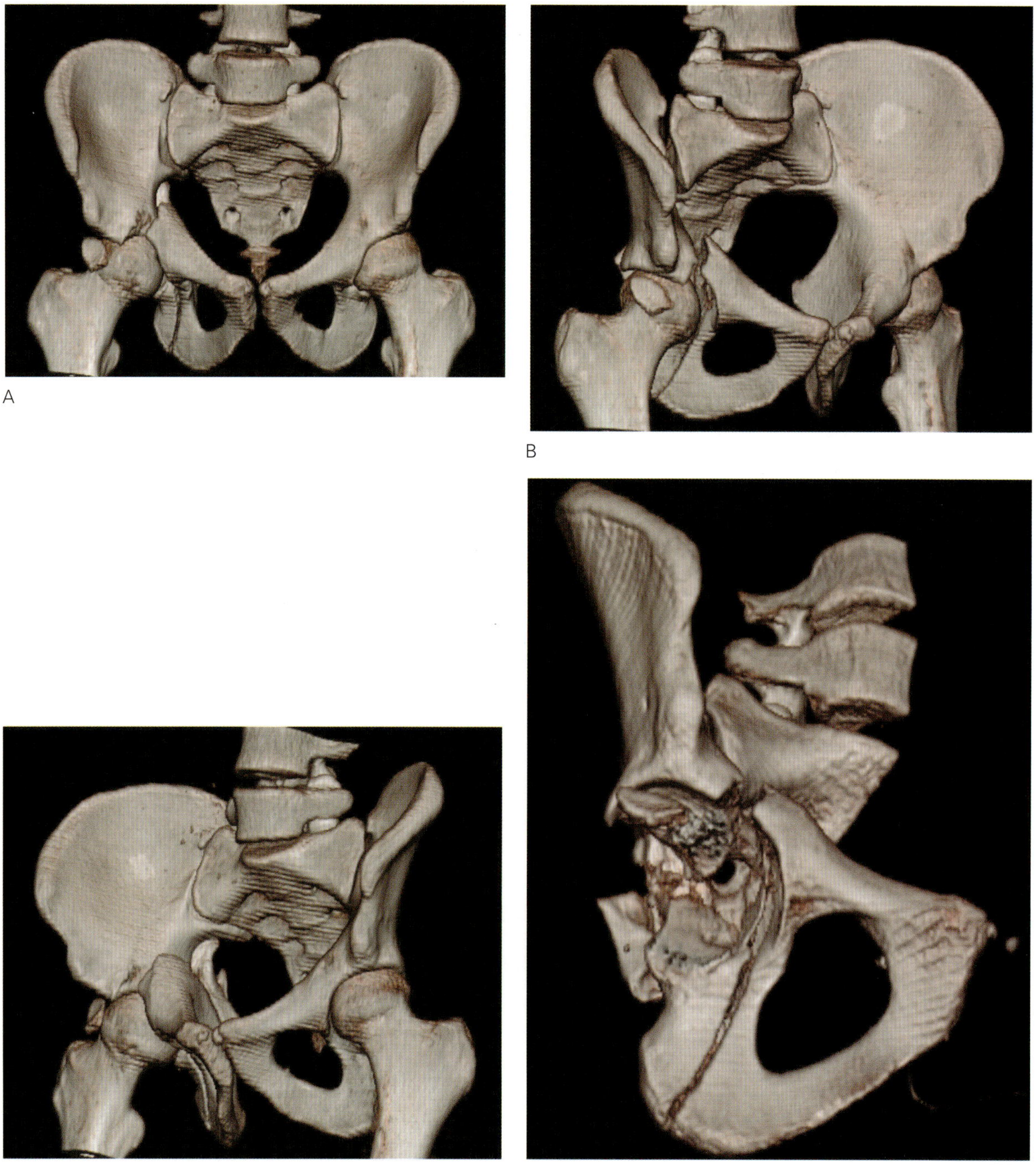

A

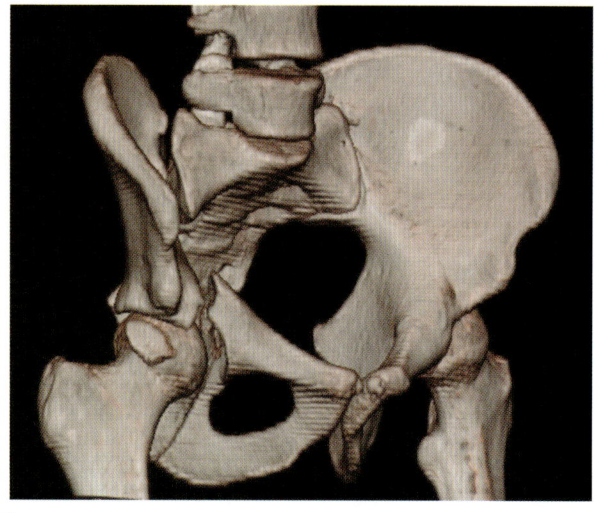

B

C

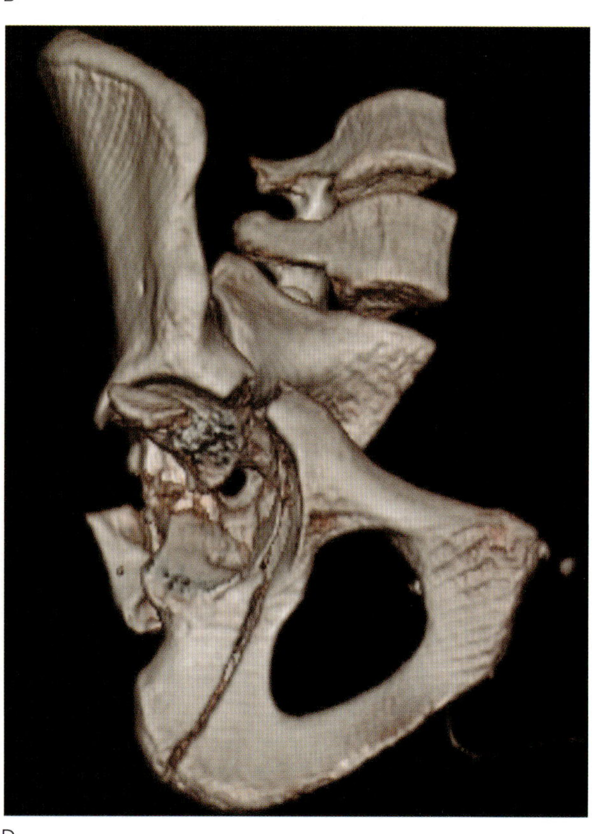

D

图 41.8　三维 CT 构建，形成 AP 和 45° 倾斜视图（A~C）。使用立体绘制技术非常清楚地显示通过 X 线片和二维 CT 扫描评估的骨折的具体情况。三维 CT 重建立体重现了良好的骨折整体状况。D 图显示了去掉股骨倾斜进入髋关节的三维重建影像，提示粉碎性骨折，但同时丧失了部分细节特征

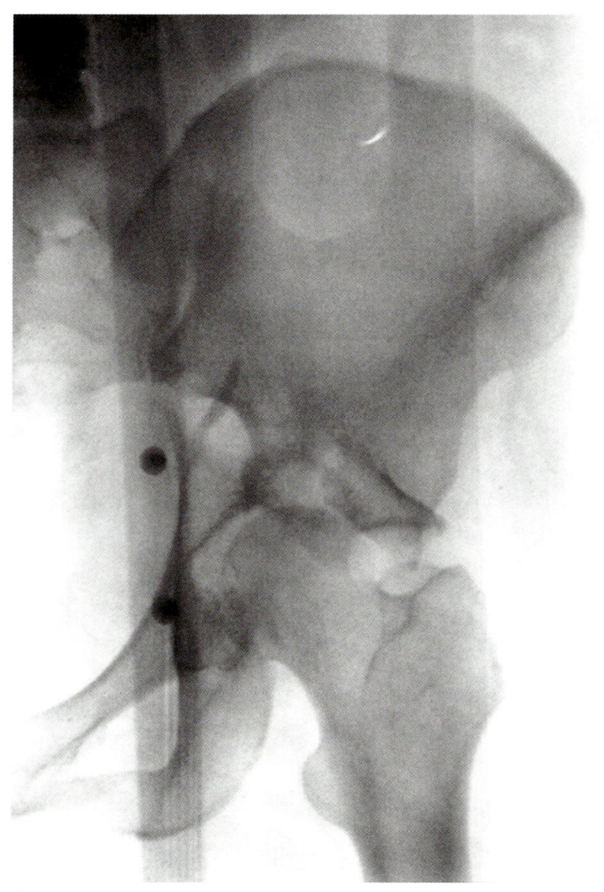
A

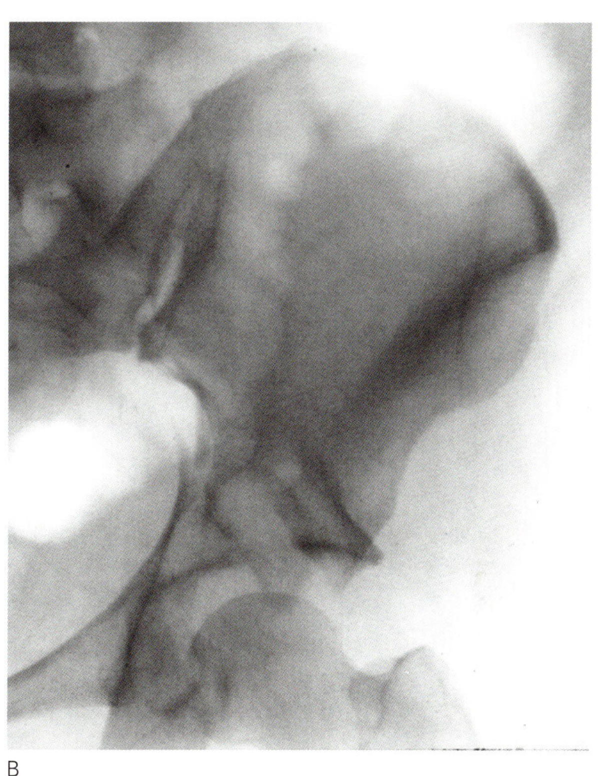
B

图 41.9　应用牵引前后的髋关节正位 X 线片。A. 没有牵引，股骨头内侧半脱位，上方的髋臼骨折表面的尖角受到了摩擦。B. 髋关节被牵引分散了力量，牵引将股骨头的关节软骨从髋臼骨折表面拉开一段安全的距离

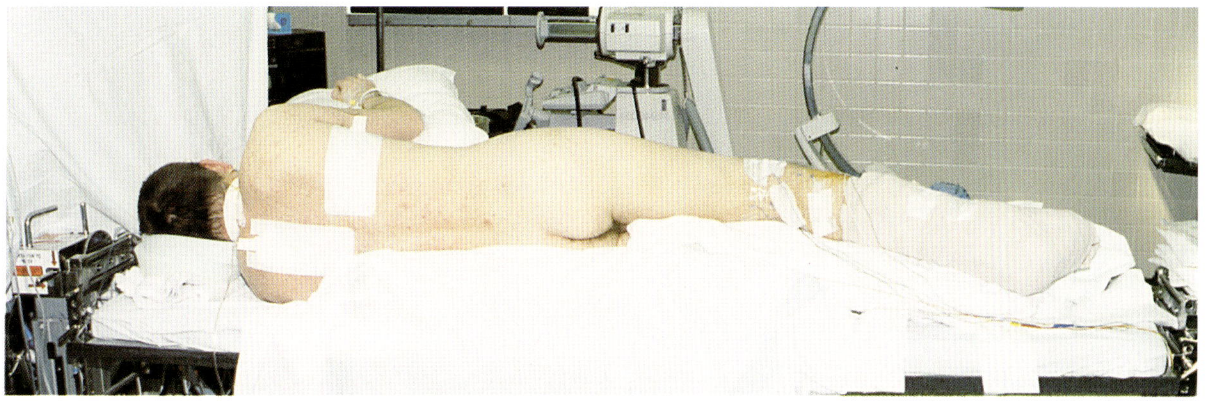

图 41.10　侧卧位右髋关节手术。患者置于可透射 X 线的手术床上，以垫子支撑。小腿被纱布包裹，腋窝和头部置于适当位置。此例患者伴同侧踝关节骨折，右小腿夹板固定并包扎

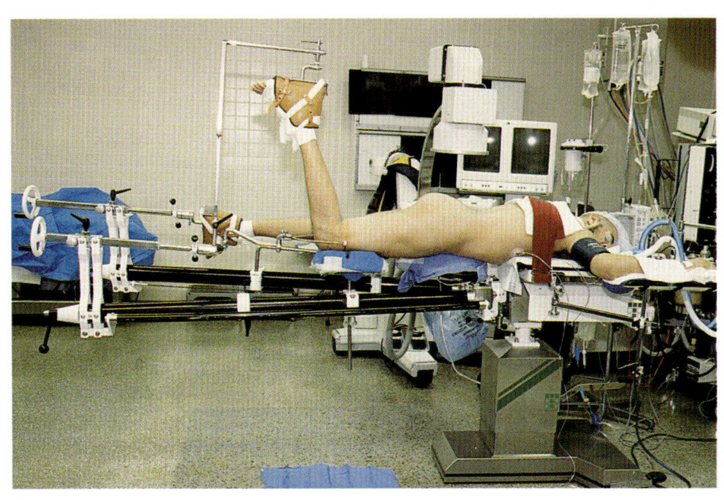

A

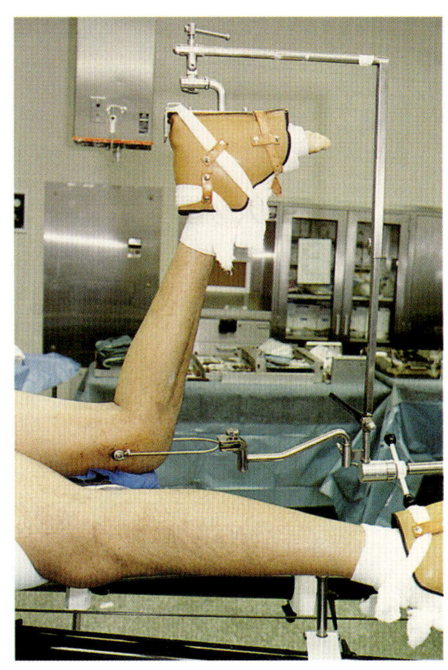

B

图 41.11 A. 右髋关节手术中的患者俯卧位。B. 患侧肢体和股骨针位置的详细视图

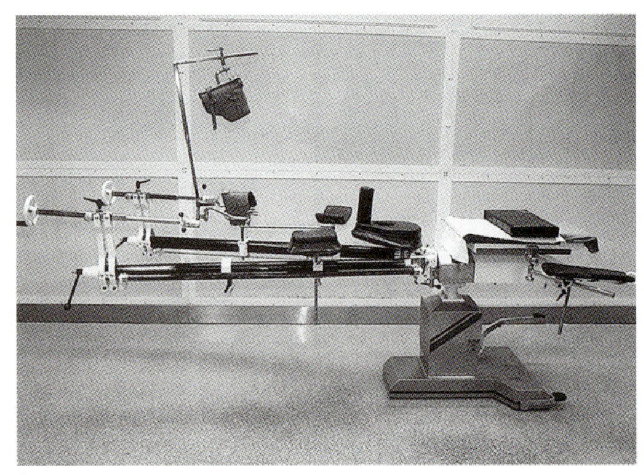

A

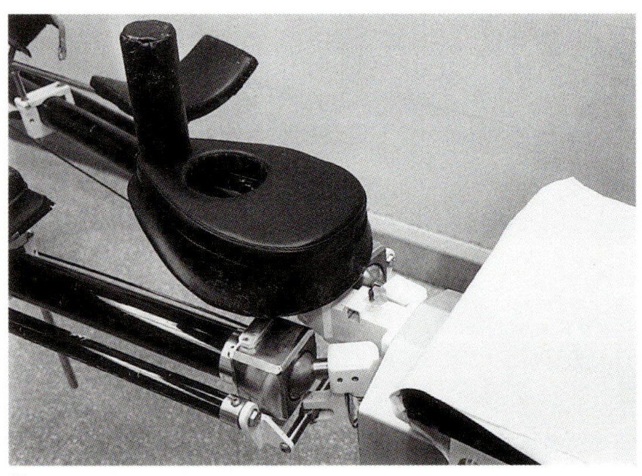

B

C

图 41.12 Judet 手术台。用胸垫抬高患者的头部(A)。B 图显示了适用于男性患者会阴切口的会阴后部软垫和支持软垫。胸部和会阴支持软垫的分离可降低腹部压力，而不需要额外的衬垫或胸部软垫。当前可用的 PROfx 手术台型号（C）由 Mizuho OSI 公司生产（图片引自 Mizuho OSI，Union City,CA）

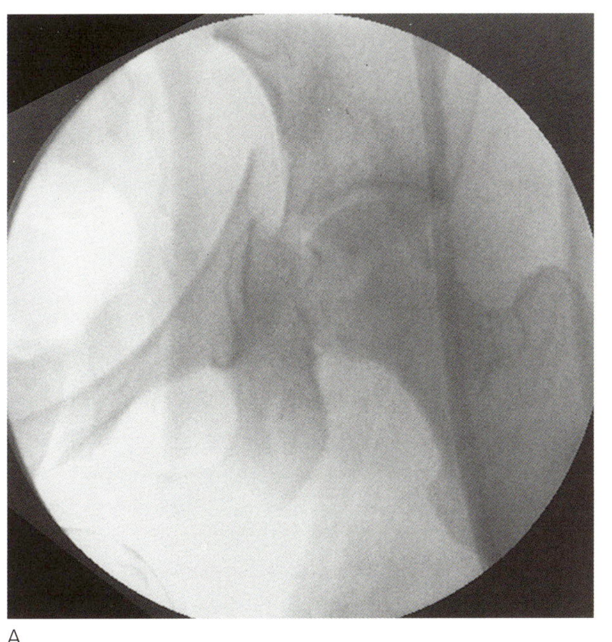

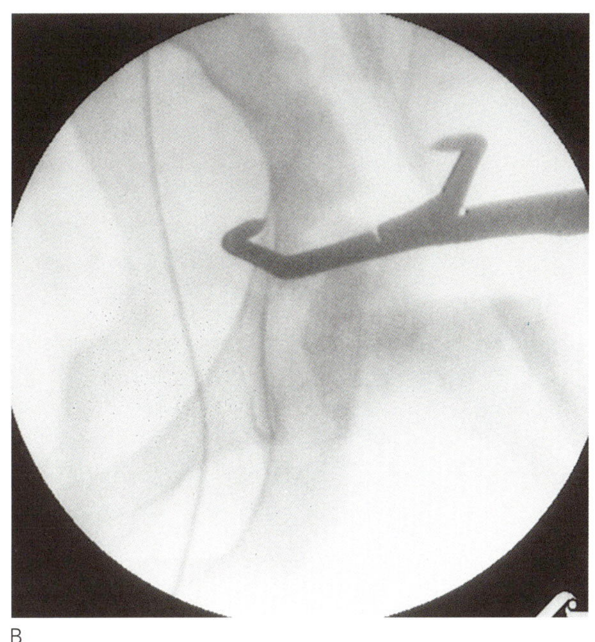

A B

图 41.13 横形伴后壁骨折，使用点状复位钳将横向骨折块进行复位前（A）和复位后（B）的术中透视图

铺 单

患者取侧卧位，患肢消毒，不用铺单。无菌区域类似于髋关节置换术，但向后延伸包括髂后上棘和髂前上棘的区域（图 41.14）。对于俯卧于手术台的患者，无菌区包括臀部、大腿后侧及外侧面（图 41.15）。

手术入路

手术入路如图 41.16 所示。皮肤切口（图 41.17）以大转子为中心。切口的近端向后朝向髂后上棘，止于距离此骨性标志约 6 cm 处。切口沿着大腿侧面中线向远侧延伸约 15 cm。切开皮肤、皮下组织、浅筋膜及大腿外侧的阔筋膜（髂胫束），下面是覆盖臀大肌的较薄的深筋膜（图 41.18）。

从远端向大转子方向平行于皮肤切口切开阔筋膜，看到臀大肌时停止，在此它们与髂胫束连续（图 41.19）。将臀大肌转子滑膜囊切开（即臀大肌肌腱和大转子后外侧表面之间的一个大滑囊），可以清楚地看到臀大肌附着区域和臀大肌的深面（图 41.20，图 41.21）。以这种方式在 Kocher-Langenbeck 切口的远端进行深层剥离后，将有利于外科医生下一步劈开臀大肌。

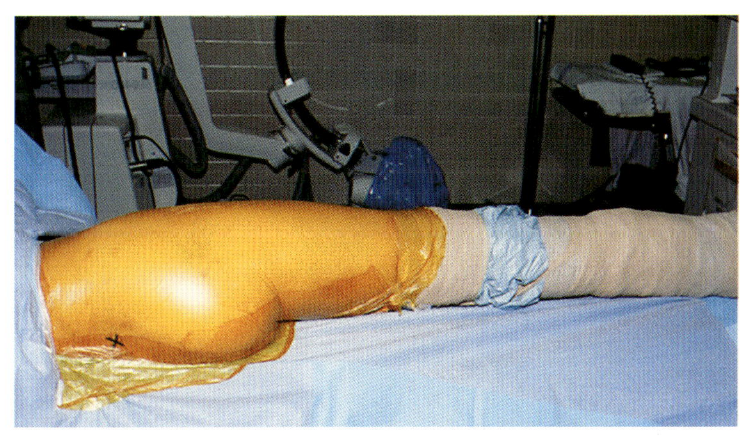

图 41.14 与图 41.10 为同一患者，无菌消毒和铺巾后，于髂后上棘皮肤处标记“X”，右腿已经铺巾

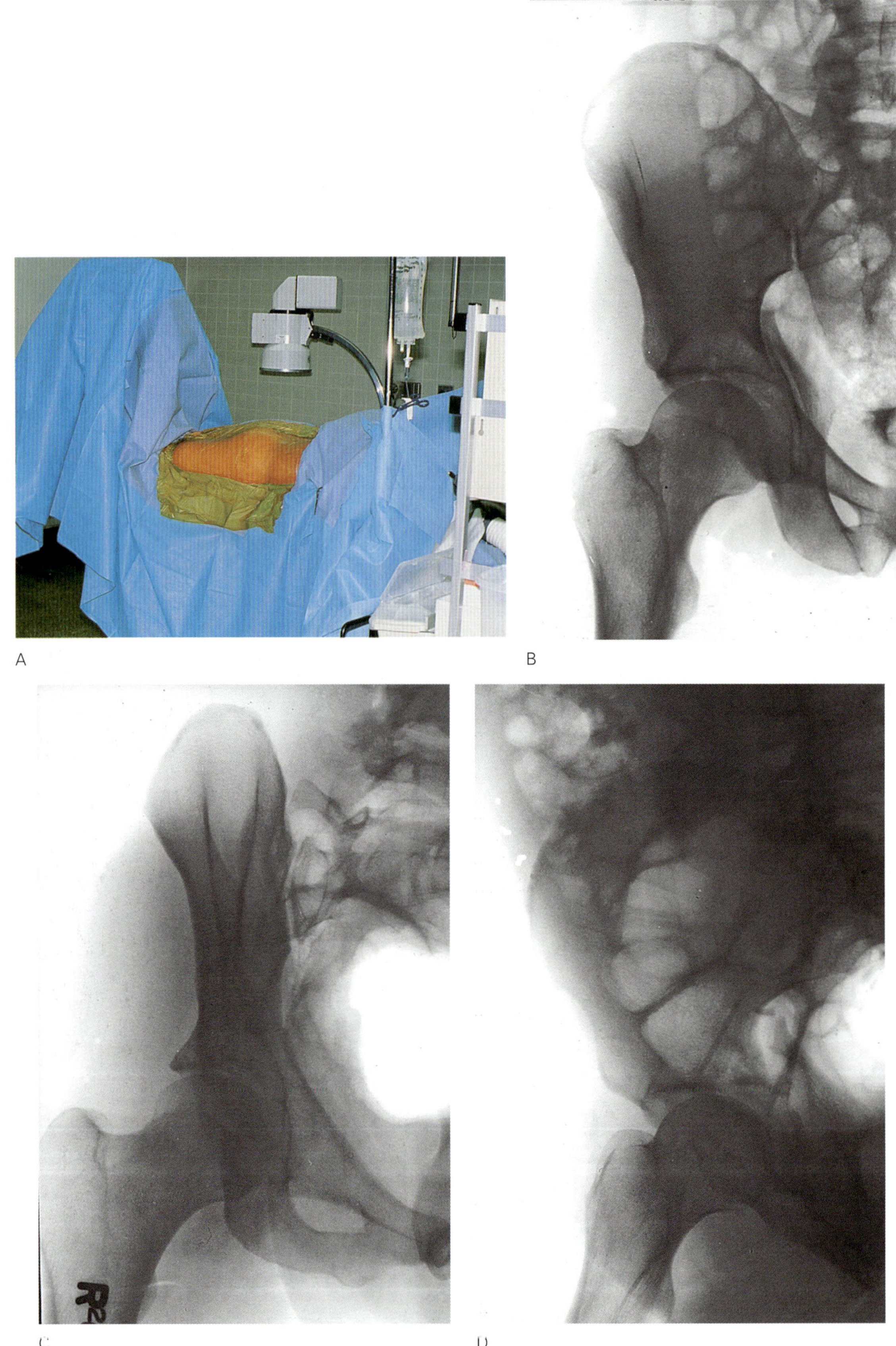

图 41.15 手术区域（A），右侧髋臼骨折手术患者，俯卧于 Judet 手术台，消毒铺单后，正位和 45° 斜位摄片（B~D），二维 CT 显示髋臼穹隆和髋臼柱（E 和 F），以及三维重建 CT（G 和 H）。该患者为非典型的 T 型骨折合并关节内粉碎骨折。请注意，后面的所有术中图片均默认为患者处于这种体位（即俯卧位，头部在右侧，患者后方在图像的上部）

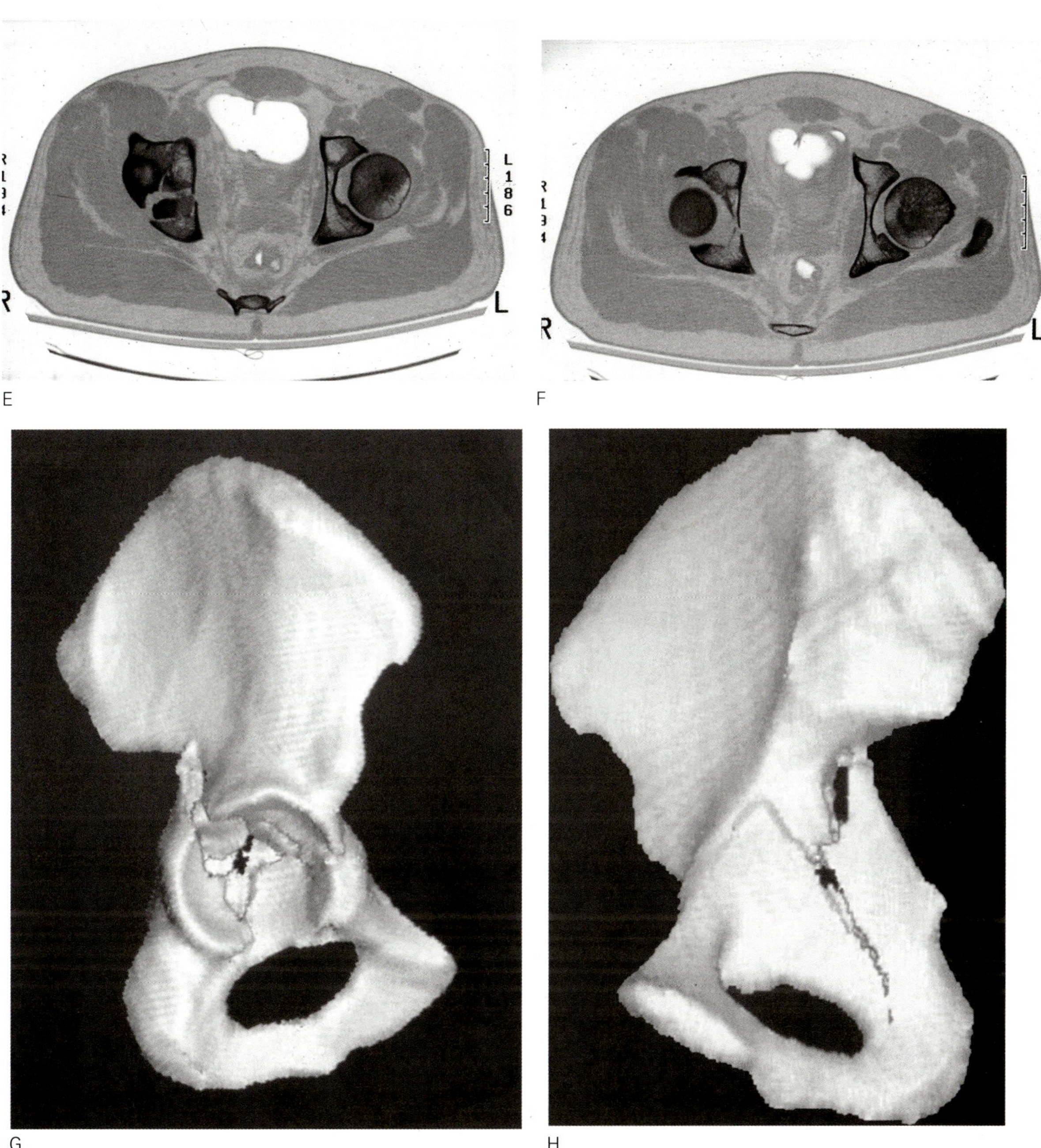

图 41.15（续）

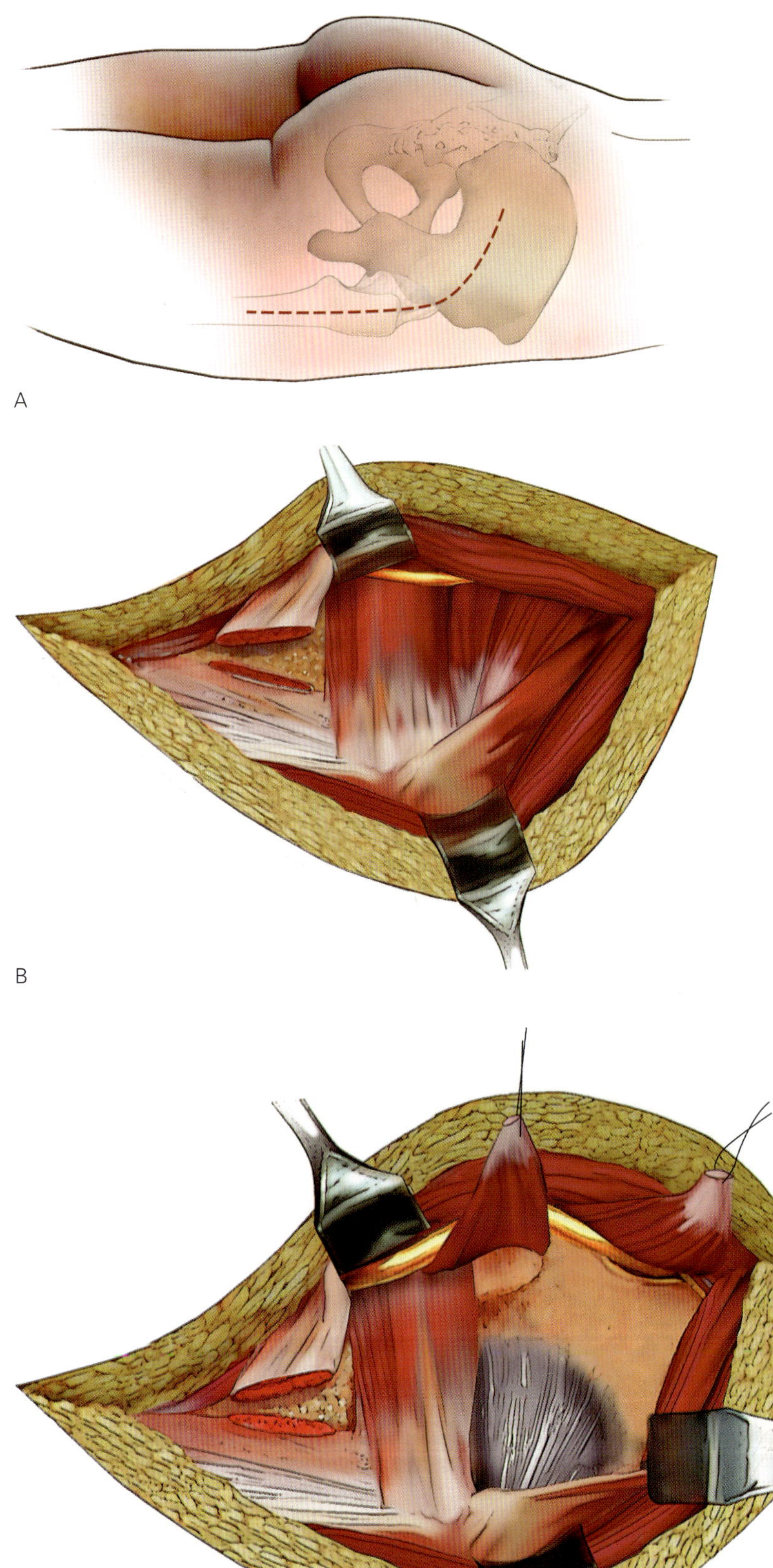

图41.16　Kocher-Langenbeck入路。A. 皮肤切口。B. 阔筋膜和臀大肌已被劈开，能够看到短外旋肌群以及位于股方肌背侧的坐骨神经，臀大肌肌腱已横断。C. 切断梨状肌和闭孔内肌肌腱并将它们向坐骨切迹方向牵开，暴露髋臼后表面（引自 Moed BR, Reilly M. Fractures of the acetabulum. In: Rockwood and Green's fractures in adults. 7th ed. Philadelphia, PA: Lippincott Williams & Wilkins; 2009:1490, Figure 45.33）

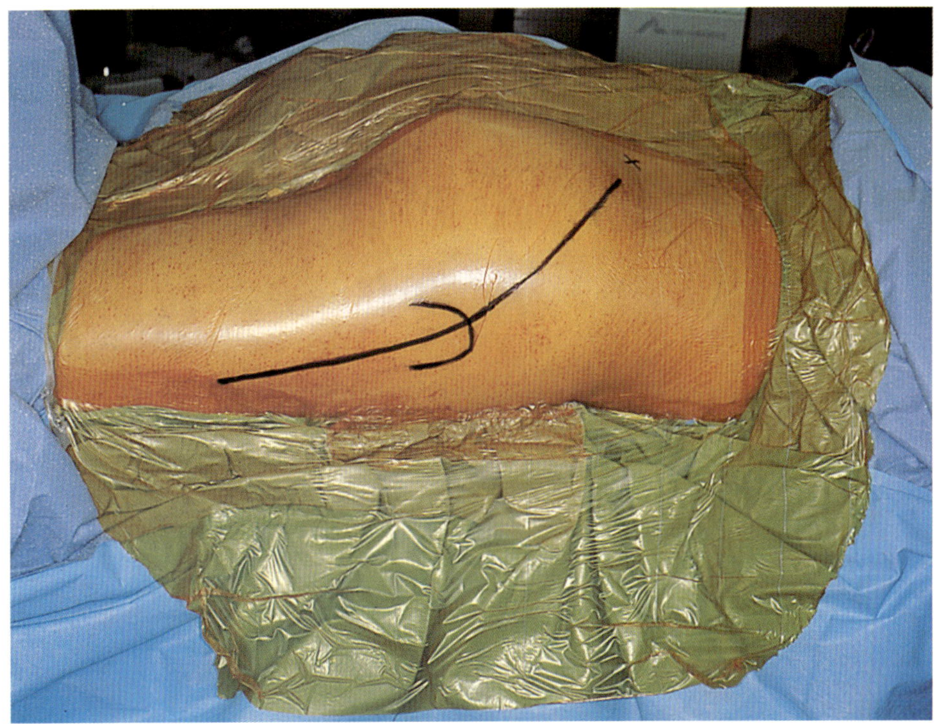

图 41.17　Kocher–Langenbeck 入路的皮肤切口。髂后上棘皮肤处标记“X”，同时将大转子的轮廓标了出来

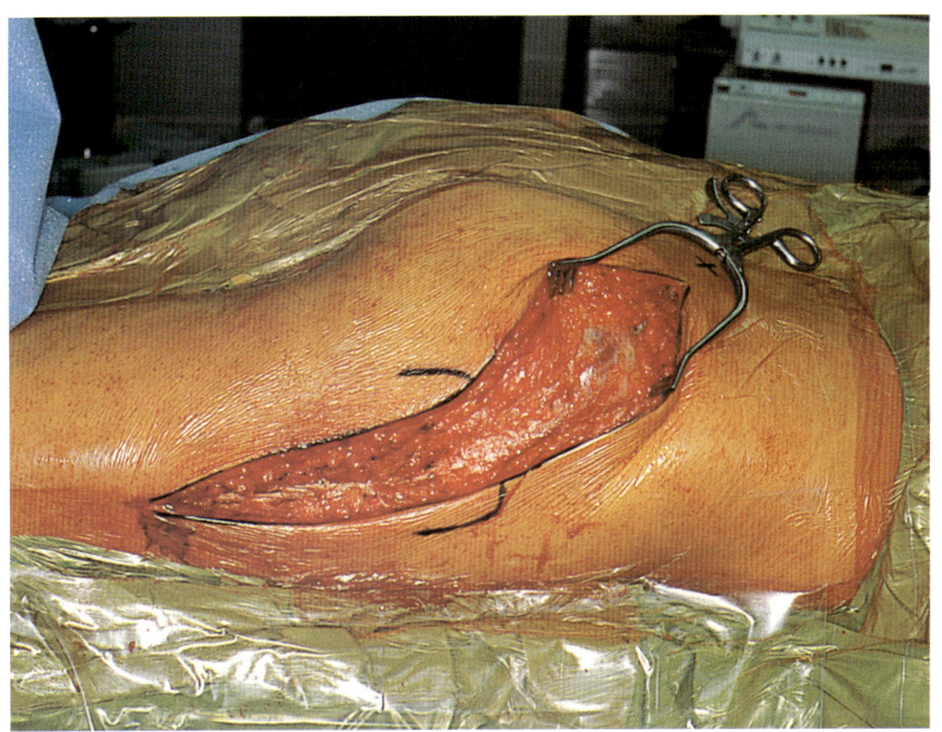

图 41.18　通过皮肤及皮下组织到髂胫束和覆盖臀大肌的深筋膜的手术切口

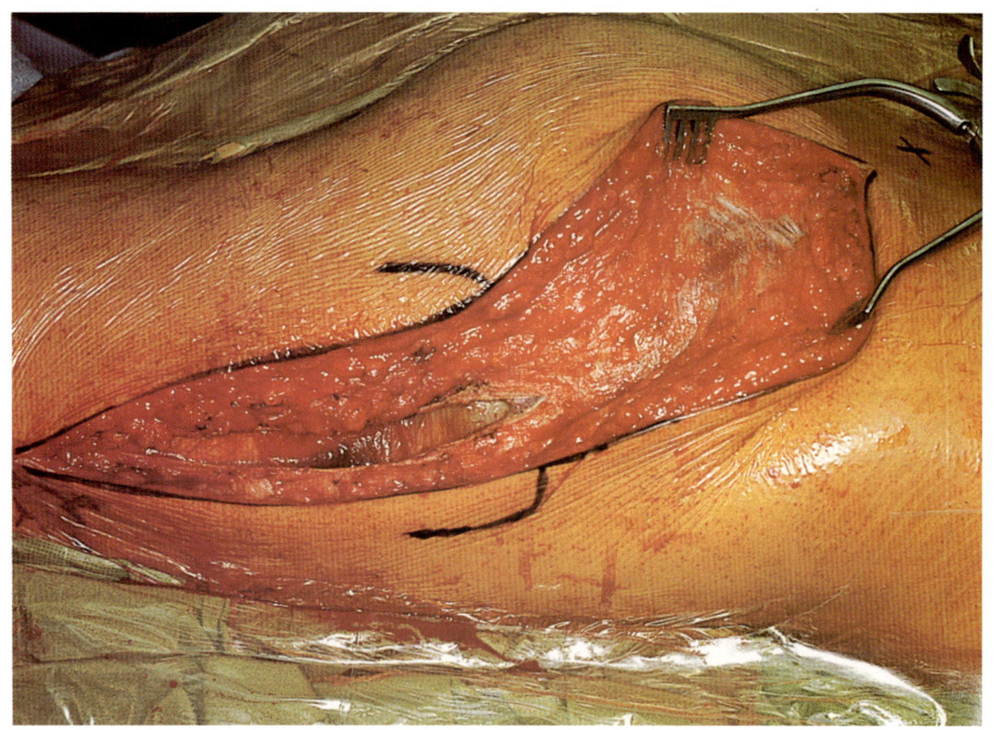

图 41.19　髂胫束被切开，显示出深层的转子部滑囊。在筋膜切口最上面，可以看见部分臀大肌止点的肌纤维

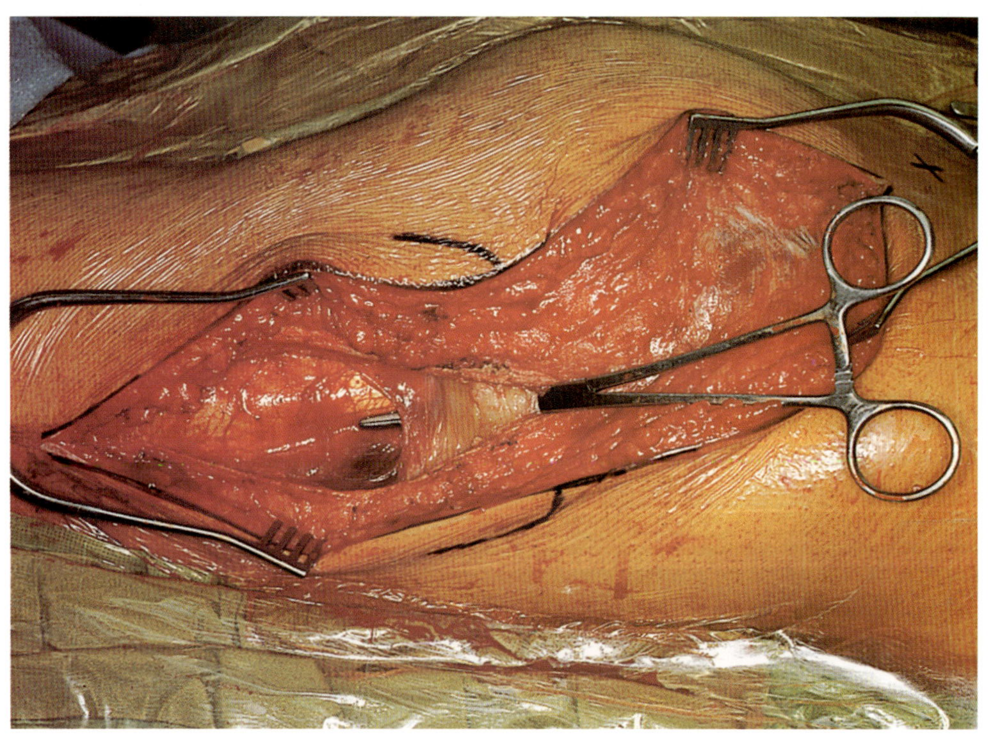

图 41.20　将大转子滑囊游离后切开

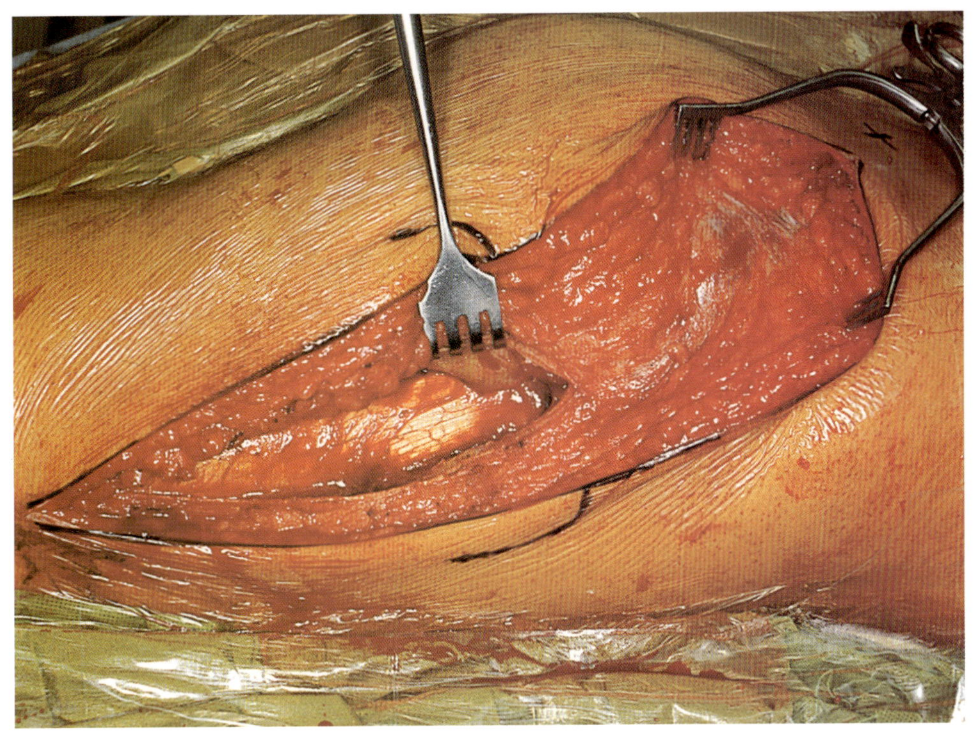

图 41.21　转子部滑囊切开后的视野

臀大肌主要接受两条血管的血供：臀上动脉供应该肌的上 1/3，臀下动脉供应该肌的下 2/3。虽然在臀大肌内两条动脉之间有很多吻合，但在肌肉上 1/3 和下 2/3 的交界处是一个相对无血管的区域，此处是理想的分离平面。此区域可通过对臀大肌深层手指触诊分辨出来。此外，对肌肉表面的检查往往能发现一条标志此区域的脂肪线（图 41.22）。这个间隔走行不一定完

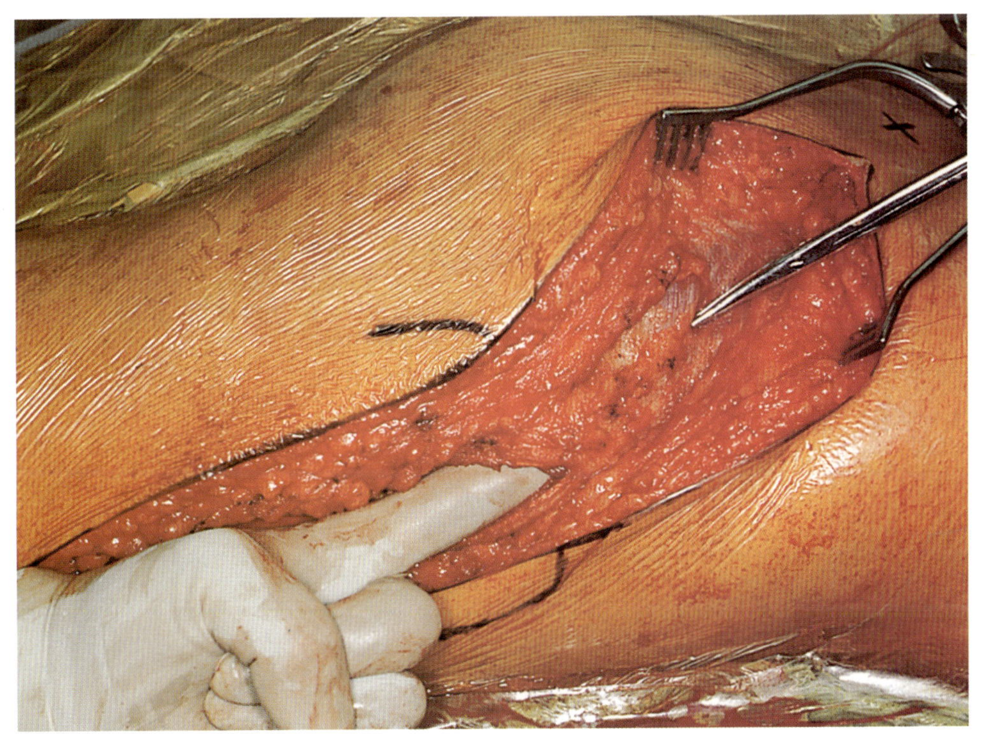

图 41.22　切开转子部滑囊后对臀大肌底部进行触诊。在剪刀尖端可看到一条脂肪线。剪刀所在位置标出了臀大肌上 1/3 和下 2/3 的分界

全和皮肤切口线平行（皮肤切口线直接朝向髂后上棘），常更向外（图 41.22），但肯定在切口范围之内（图 41.22）。一旦血管间隔确定后，即可开始切开臀筋膜并钝性剥离臀大肌。尽管拥有双重血液供应和剥离血管间隔的潜在优势，但臀大肌只有臀下神经的支配，不存在神经间隔平面。而且支配臀大肌上 1/3 的神经分支跨越了臀大肌劈开平面，跨越处位于转子和髂后上棘连线中点偏近侧一点。因此劈开臀大肌时，一旦发现肌肉上部的第一个神经分支，应立即停止分离肌纤维（图 41.23）。

深层肌肉现已暴露。必须切除另一个臀下

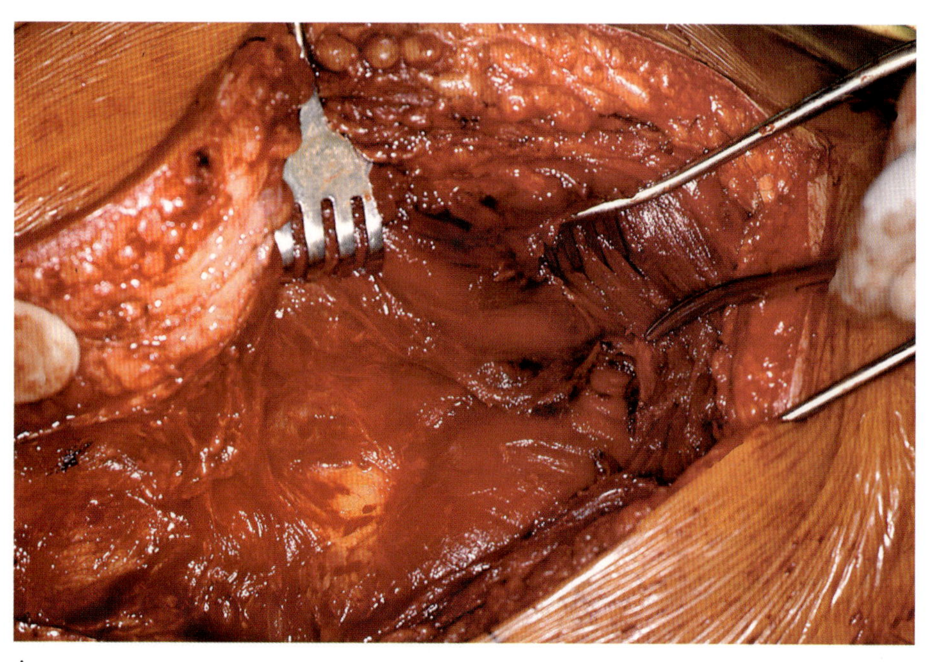

A

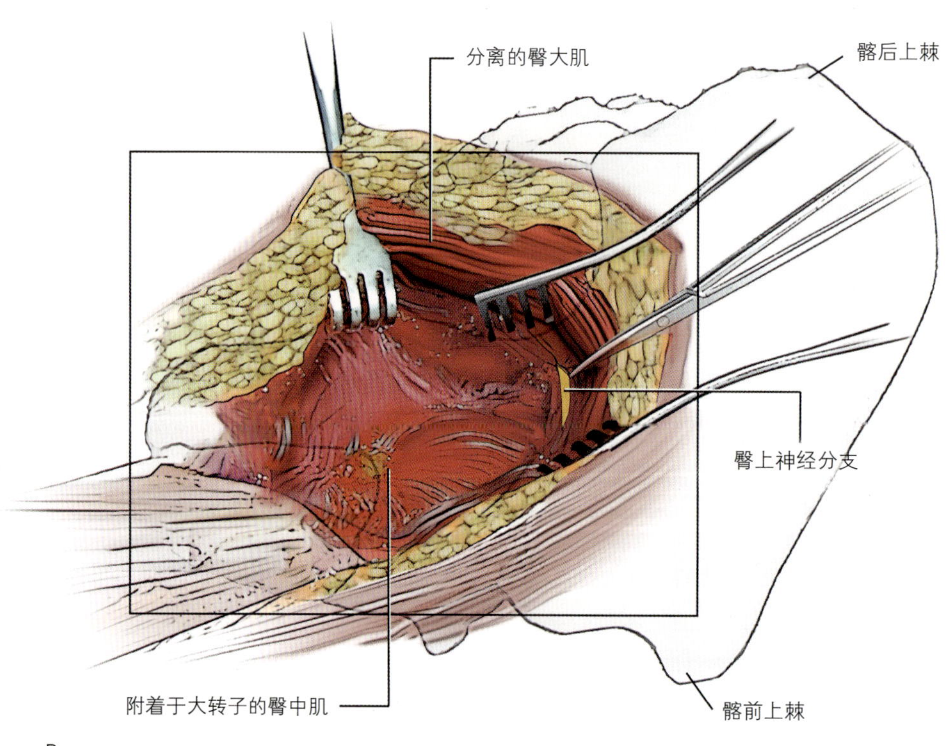

B

图 41.23　A. 对第一条神经分支支配的臀大肌肌纤维进行分离。用拉钩将臀大肌肌纤维分开。神经（位于剪刀尖端）在手术区域从后到前穿越臀大肌肌纤维的分离处。B. 示意图更为清晰地描绘了 A 图所示手术切口暴露状况（A）

滑囊，以保证显露附着于股骨臀肌结节的深层和下部的臀大肌纤维（图 41.24，图 41.25）。于臀大肌的股骨附着处进行松解，能够使得大部分臀大肌向后内侧回缩，从而避免臀下神经的过度伸展。松解肌腱应谨慎，避免误伤走行于附近的股深动脉的第一穿支（图 41.26）。

下一步是找到坐骨神经。找到神经最安全的方法是沿着股方肌后表面寻找。臀肌的变异很常见[8]，但股方肌解剖位置几乎没有太大变化。此外，破坏短外旋肌群的后柱损伤，股方肌却一般安然无恙。因此，坐骨神经和股方肌之间的关系可作为恒定的参考点。肌肉的后表面常

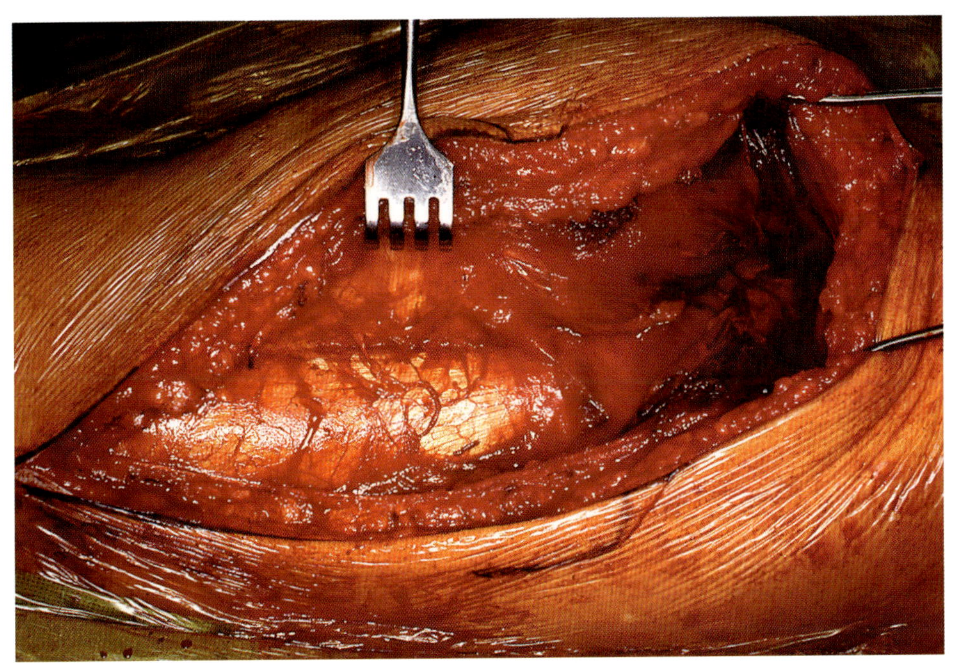

图 41.24　进一步暴露髂胫束和臀大肌。耙型拉钩增加臀大肌股骨附着处的张力，此处经常被臀下滑囊部分掩盖

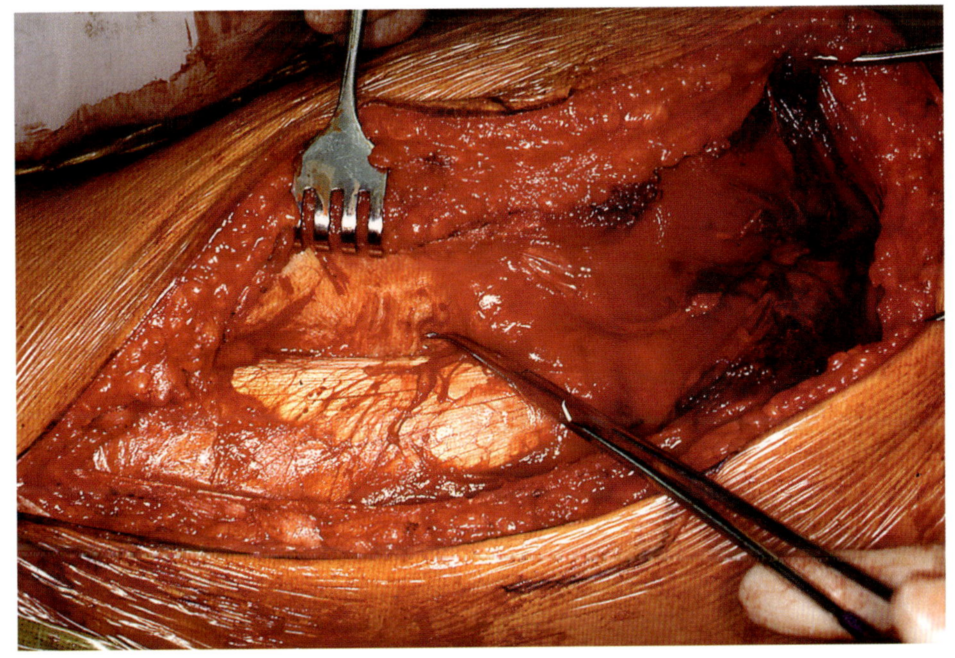

图 41.25　直角钳分离并切除滑囊后，可以看到臀大肌肌腱上部增厚的部分

为残留的滑囊和疏松组织掩盖（图 41.26，图 41.27），将其切开以显露神经（图 41.28）。这些组织可通过剪刀锐性或钝性剥离来进行分离。一旦看到神经，可以顺着它的走行进行显露至坐骨大切迹（图 41.29）。清除任何骨碎片，同时注意任何神经的解剖变异。避免直接对神经进行操作。

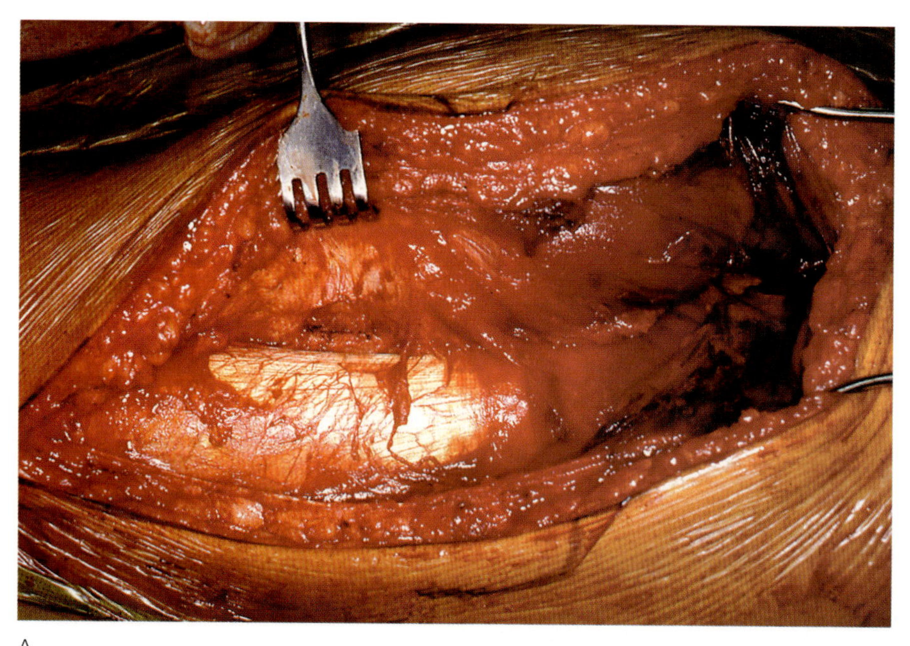

A

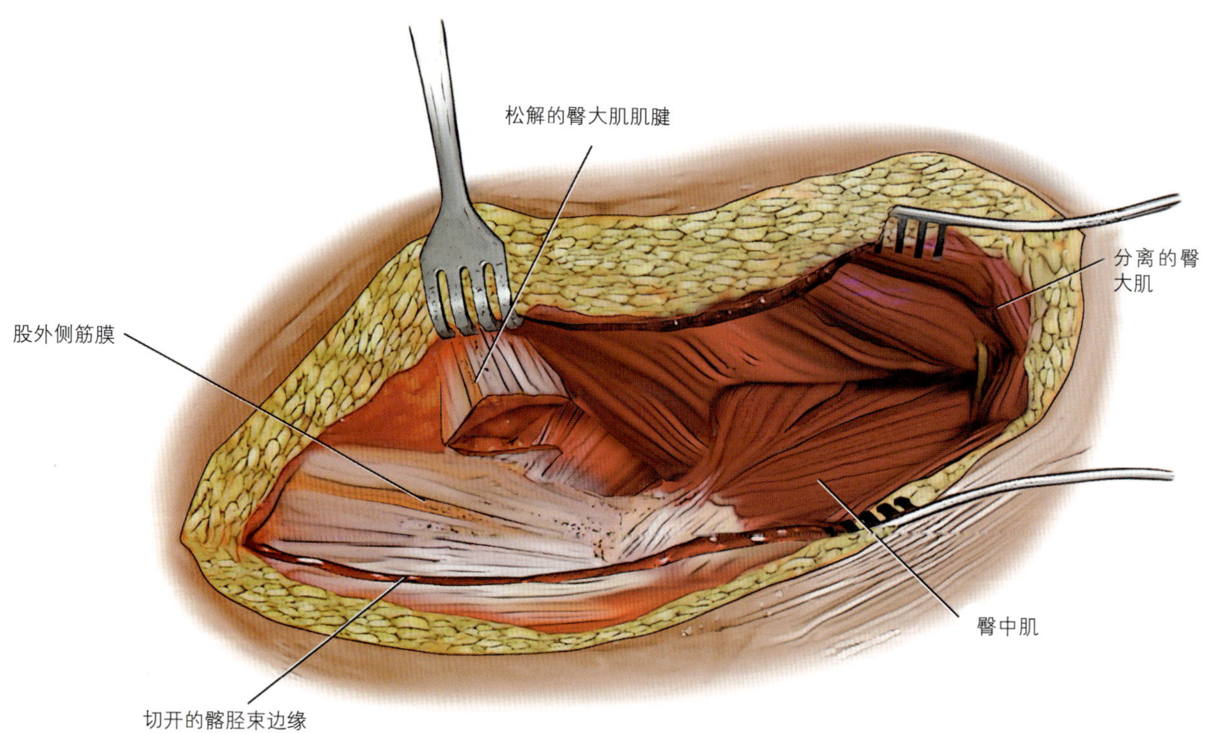

B

图 41.26 A. 臀大肌肌腱已被松解。B. 结构示意图内部

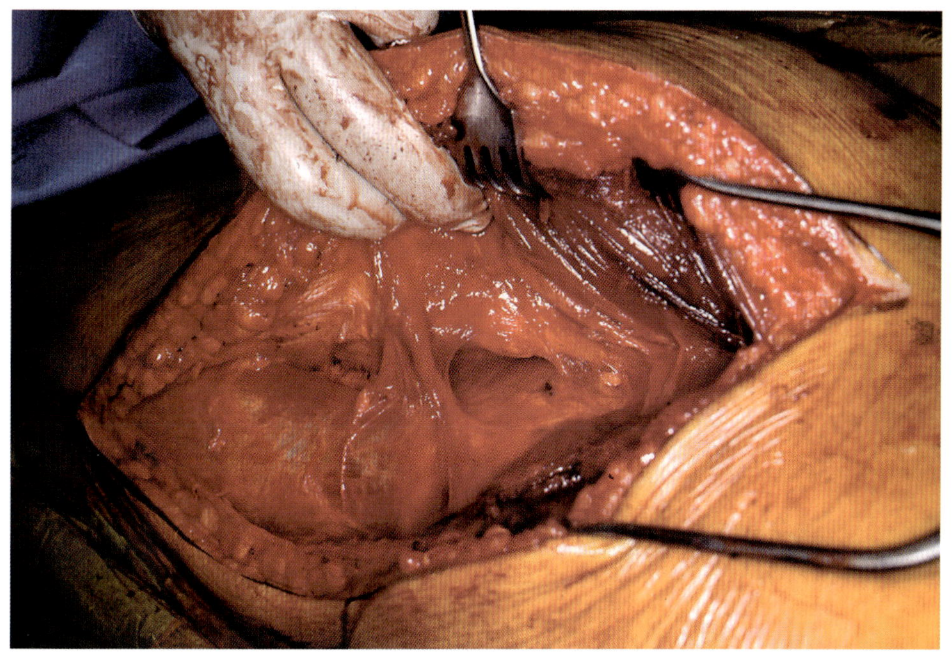

A

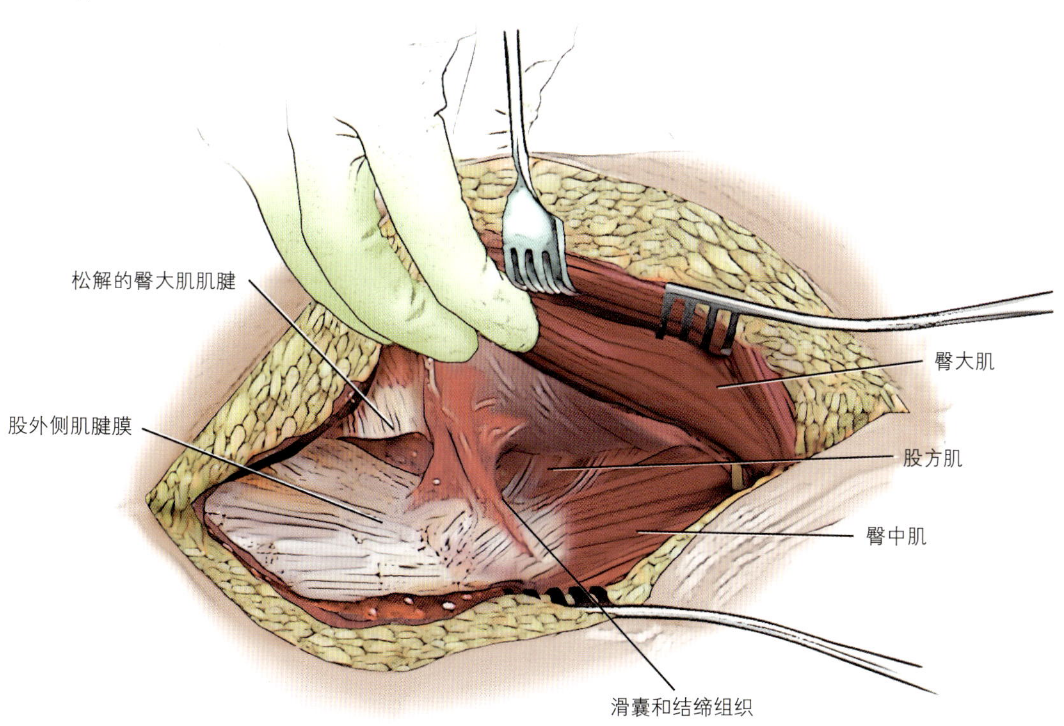

B

图 41.27 A. 游离臀大肌后，位于其上的组织掩盖了股直肌，并且该组织从后到前走行，覆盖了坐骨神经。B. 示意图

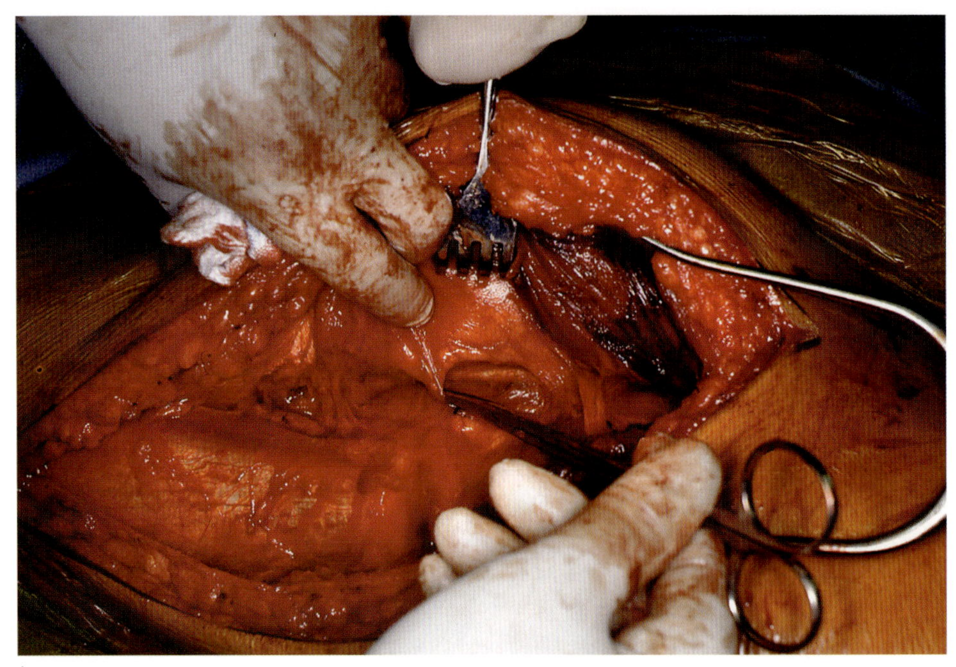
A

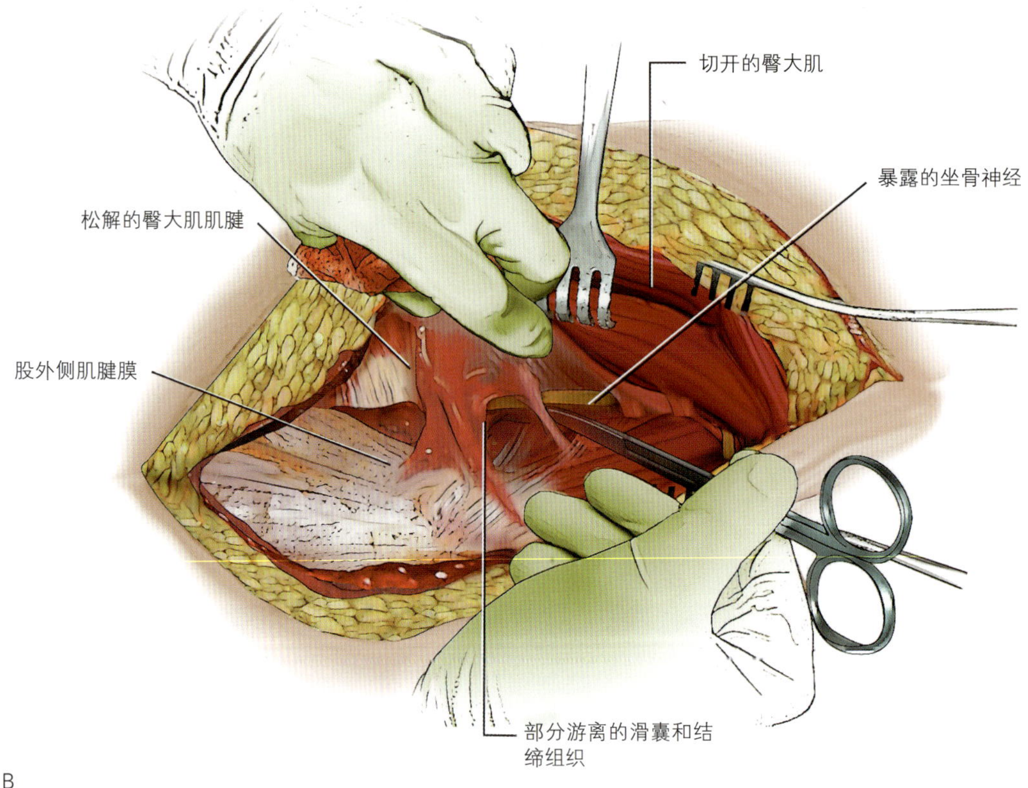

B

图 41.28 A. 切开结缔组织，显露深部的坐骨神经，剪刀的顶端指向了股方肌背侧残留的结缔组织。B. 示意图描绘了图 A 中的显露状况

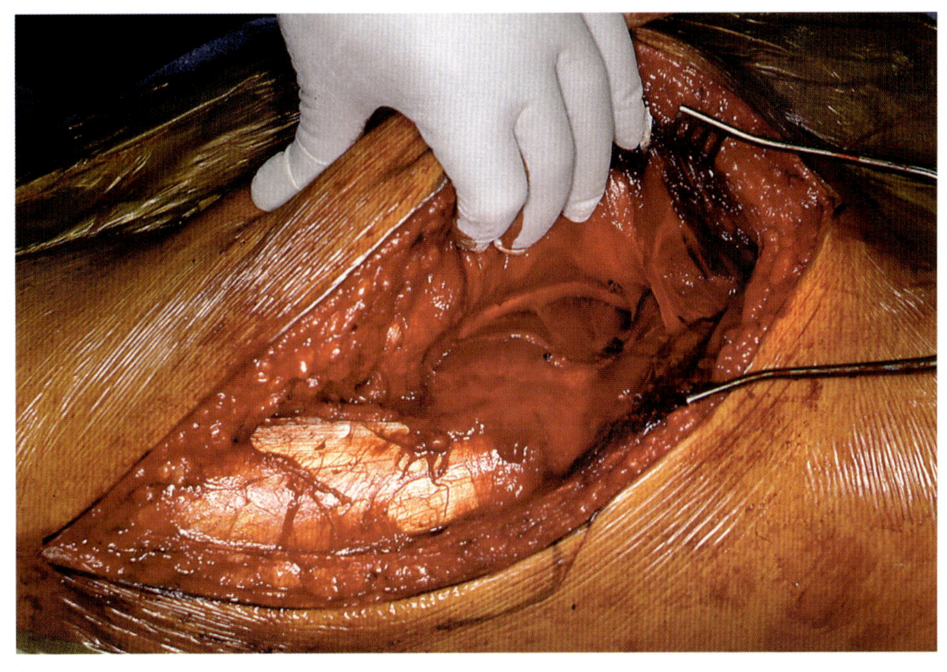

A

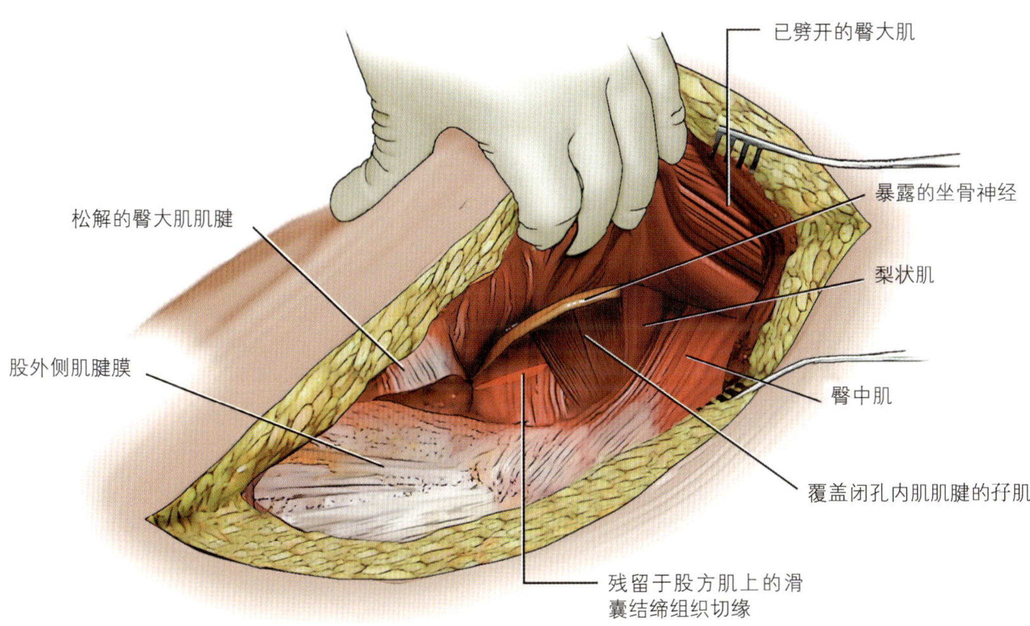

B

图 41.29 A. 结缔组织已经被完全切开，可以看到坐骨神经。坐骨神经走行于闭孔内肌肌腱和孖肌肌腹的表面，然后穿入梨状肌并走向于坐骨大切迹。B. 示意图描绘了图 A 中的显露情况

继续剥离组织，以确定髋关节短外旋肌腱的位置。首先，找到梨状肌肌腱。梨状肌肌腱沿臀小肌走行，在臀中肌下部的覆盖之下，并随之附着于大转子（图 41.30，图 41.31A，B）。如果不小心，可能会将臀中肌的后部及其肌腱误认为梨状肌肌腱（图 41.32）[9]。另外，坐骨神经和梨状肌位置关系的变异也可能会导致误判。通常情况下（约 84%），坐骨神经在梨状肌深部走行，于梨状肌的下缘穿出（图 41.30）[8]。目前，对这种“正常”的解剖关系已报道存在 3 种变异，同时可能存在其他的变异[8]。最常见的变异（12%）是坐骨神经的一部分（腓总神经）穿过梨状肌而另一部分（胫神经）出现于梨状肌的下方，也会出现整个坐骨神经穿过该肌肉（1%）。这两种情况下梨状肌是分开的，并有两条肌腱附着。第三种变异是腓总神经通过梨状肌之上，而胫神经位于该肌的下方（3%）。在大量的手术病例中，外科医生最终会遇到这些变异中的一种（图 41.33）。了解此区域中的解剖变异，并尽早在股方肌后面找到坐骨神经，将有助于防止术中混淆并降低医源性坐骨神经损伤的风险。定位坐骨神经之后，分离梨状肌肌腱，用缝线标记，从其附着处切断（图 41.34）。臀下动脉吻合支（参与大腿血管的交叉吻合）走行于梨状肌附近并与梨状肌肌腱大致平行[9]。如果找不到此动脉，可能会导致误伤，引起术中大量出血。此血管不提供重要的血液供应，将其结扎是最简单、最佳的处理方法。在任何一侧，均能发现闭孔内肌肌腱，上孖肌和下孖肌紧邻梨状肌并在梨状肌略深的位置（图 41.30）。孖肌插入到闭孔内肌肌腱，此两块肌的肌腹掩盖了该肌腱（图 41.35）。如果出现这种情况，可通过手指放到肌肉深面触摸确定该肌腱。髋关节外旋可松弛该肌腱，从而更容易进入其深面。

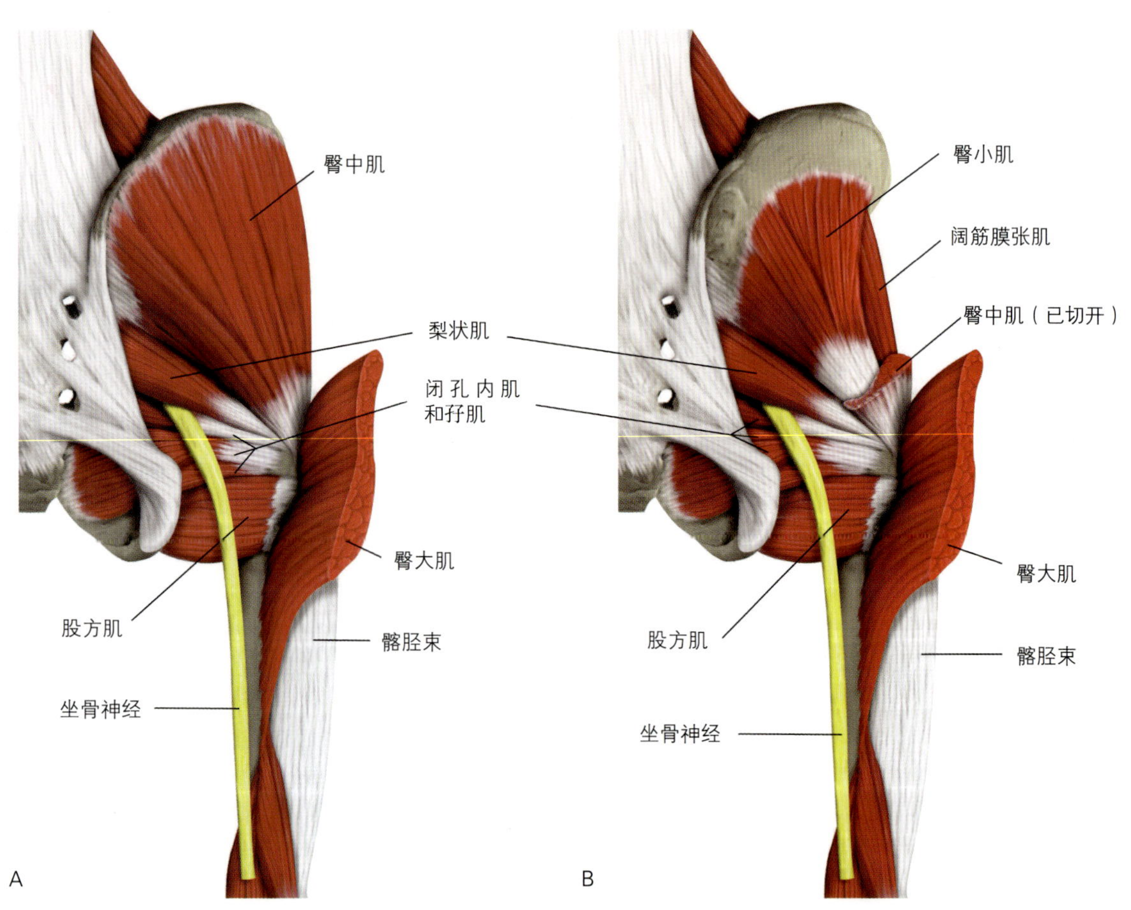

图 41.30 由图可见臀大肌深部的肌肉关系（A）与臀中肌深部的肌肉关系（B）

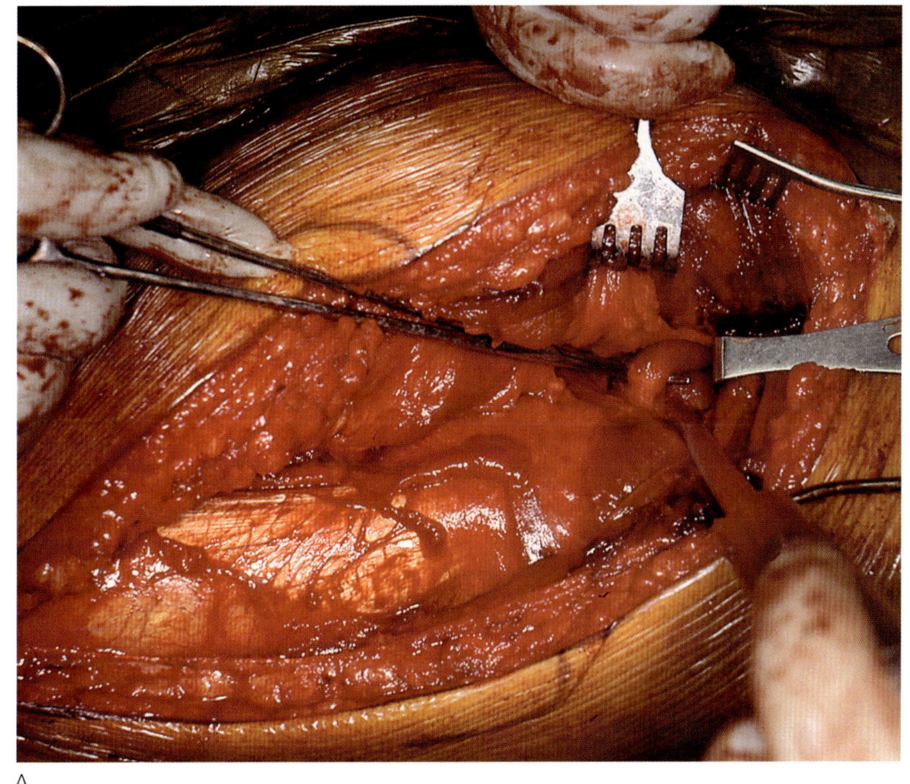

A

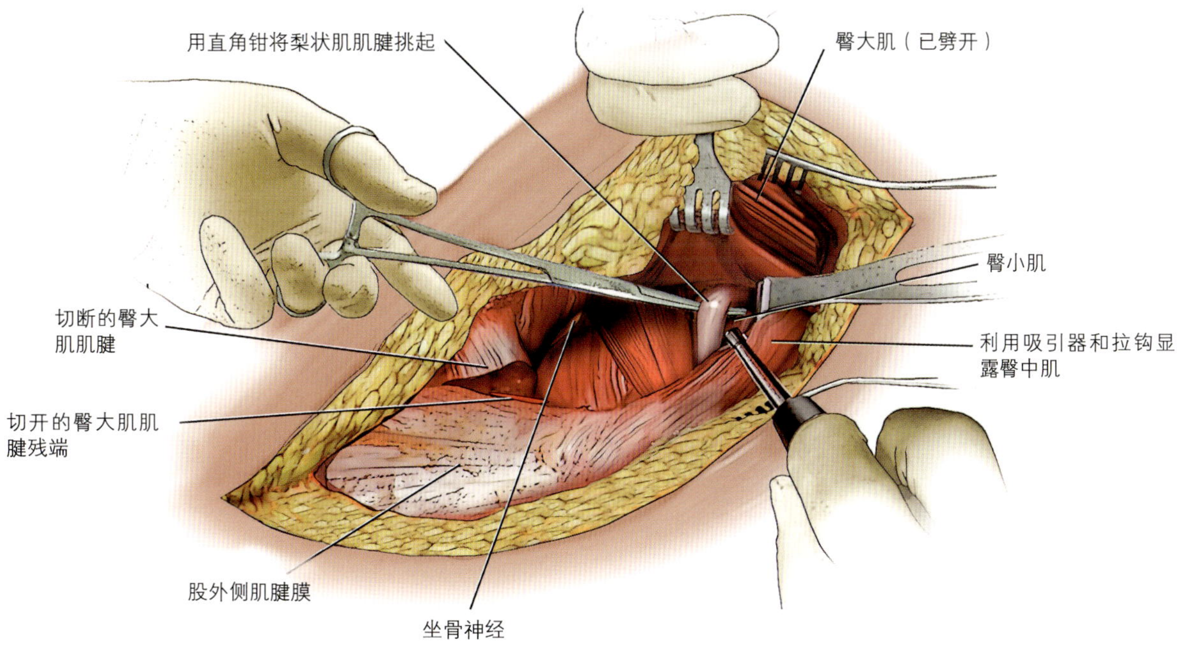

B

图 41.31　A. 分离梨状肌。分离的臀大肌被拉钩掀起。通过拉钩将臀中肌后缘向前上方拉起，以显露梨状肌肌腱，该肌腱被直角钳挑起来。术中吸引器的尖端指向了臀小肌。B. 示意图描绘了图 A 中的显露情况

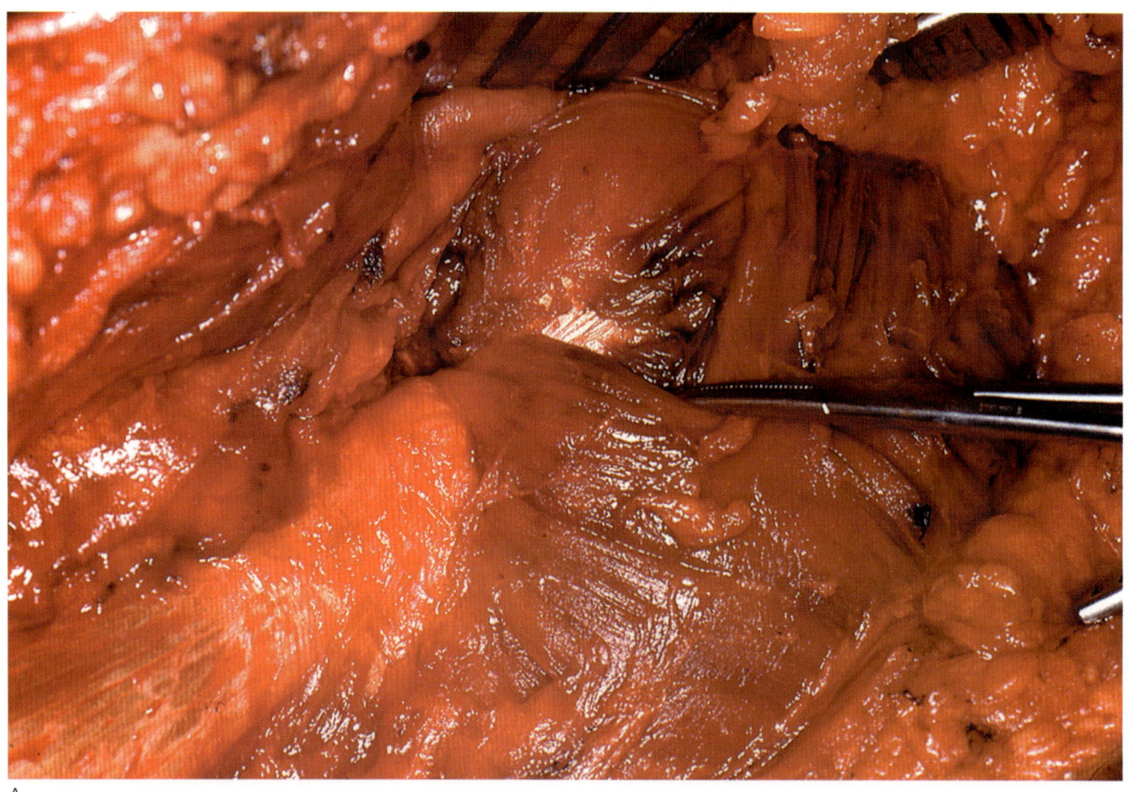

A

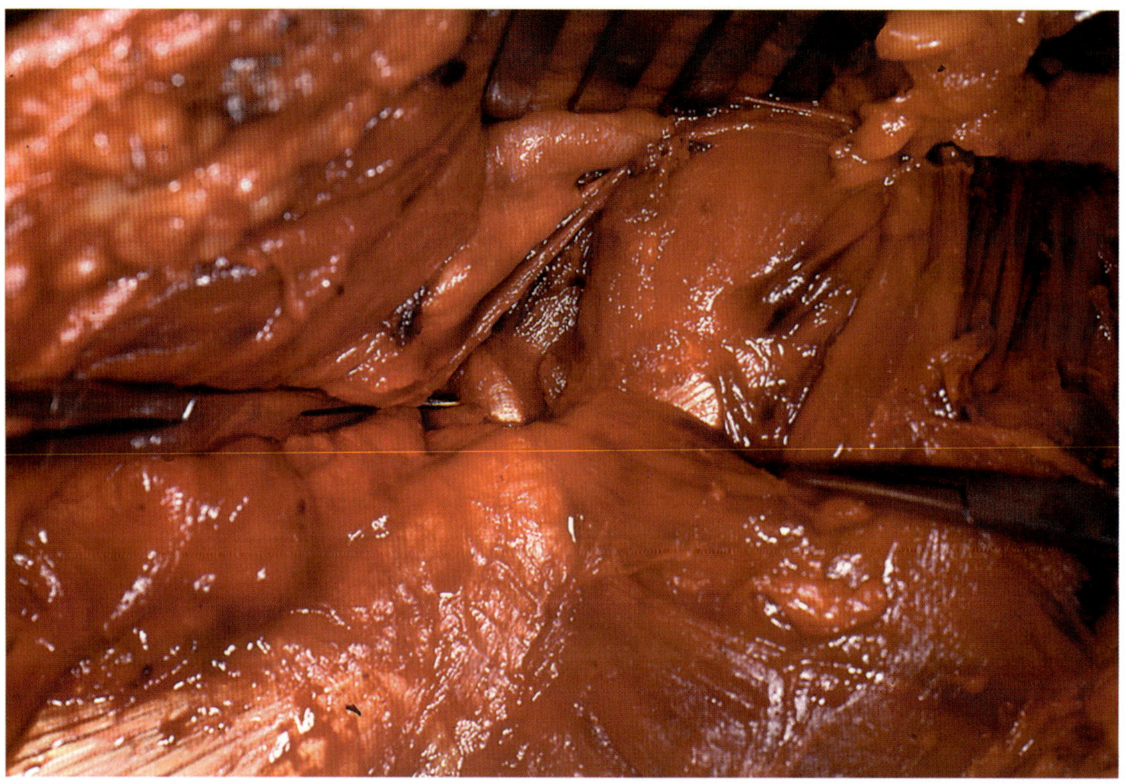

B

图 41.32 与图 41.31 所示不同的是，此图显示了臀中肌的变异。臀中肌的一个深部褶皱将肌肉后部和附着处肌腱明显分离。用钳子掀开浅表肌肉，显露出臀中肌肌腱的一部分，这可能被误认为梨状肌（A）。实际上，梨状肌肌腱应该在直角钳显露处，该肌腱具有不同的方向和外形（B）

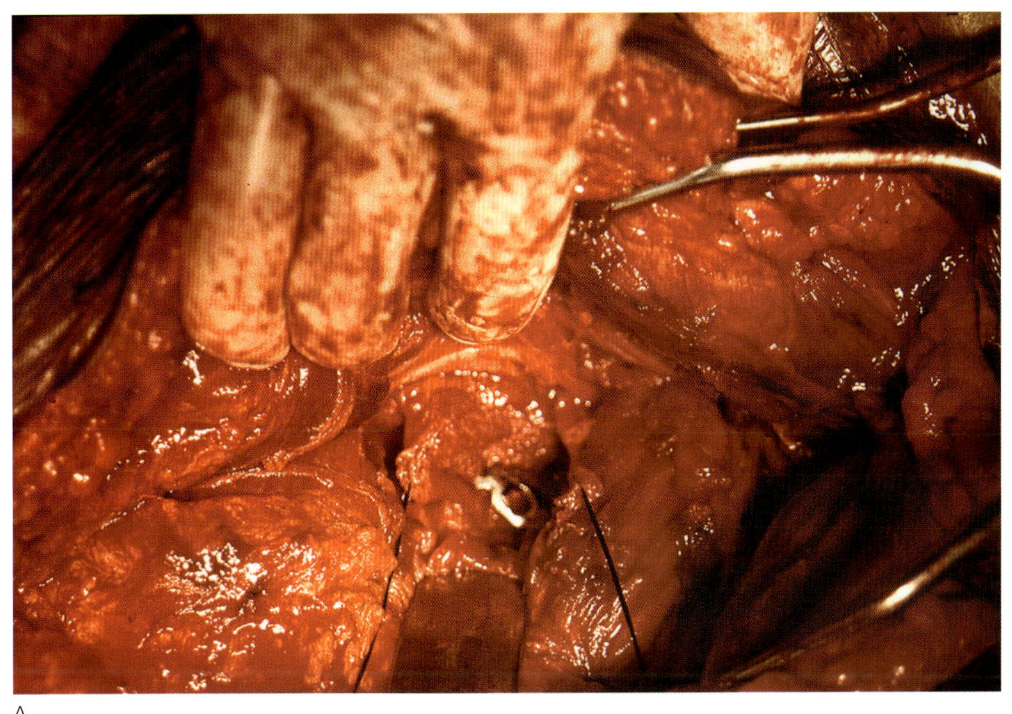

A

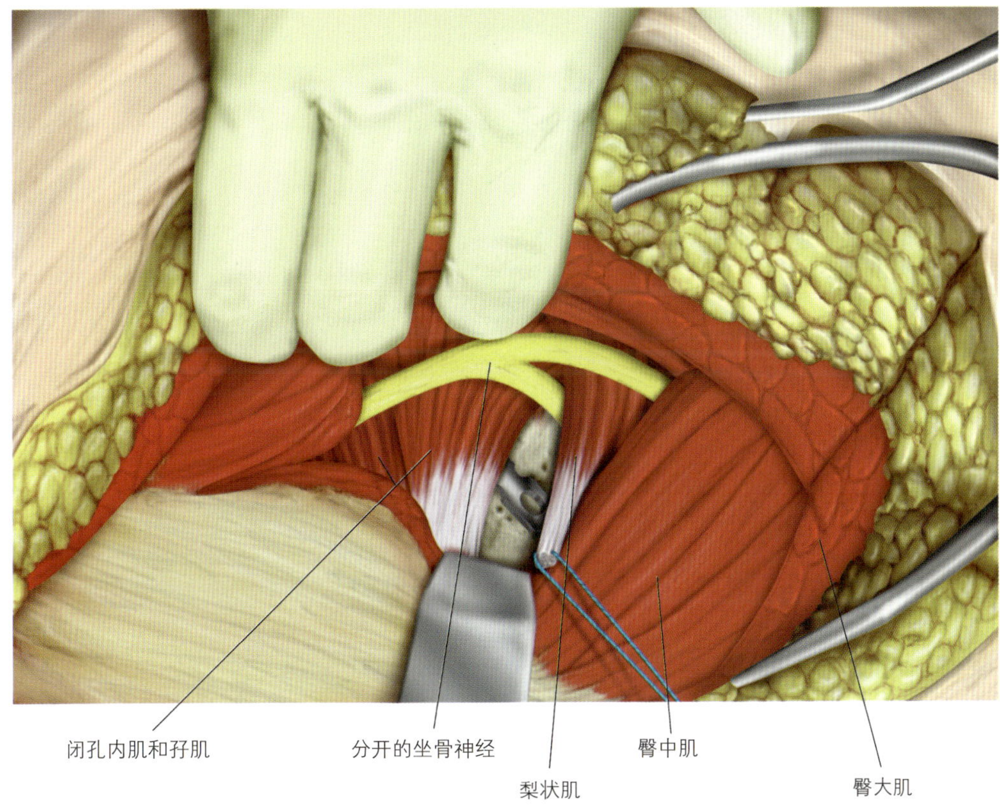

B

图 41.33　术中照片（A）和相关绘制图（B）显示了分离的坐骨神经、位于梨状肌上方的腓总神经和位于梨状肌下方的胫神经

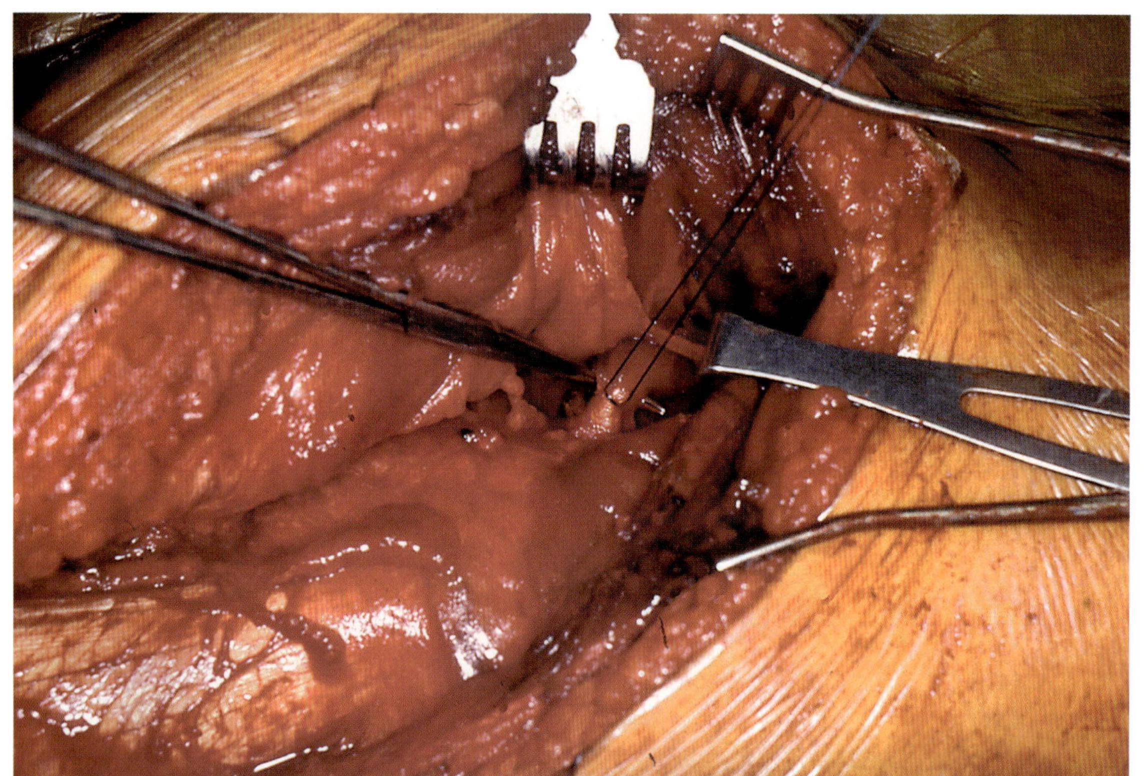

图 41.34　分离梨状肌肌腱并用缝线标记

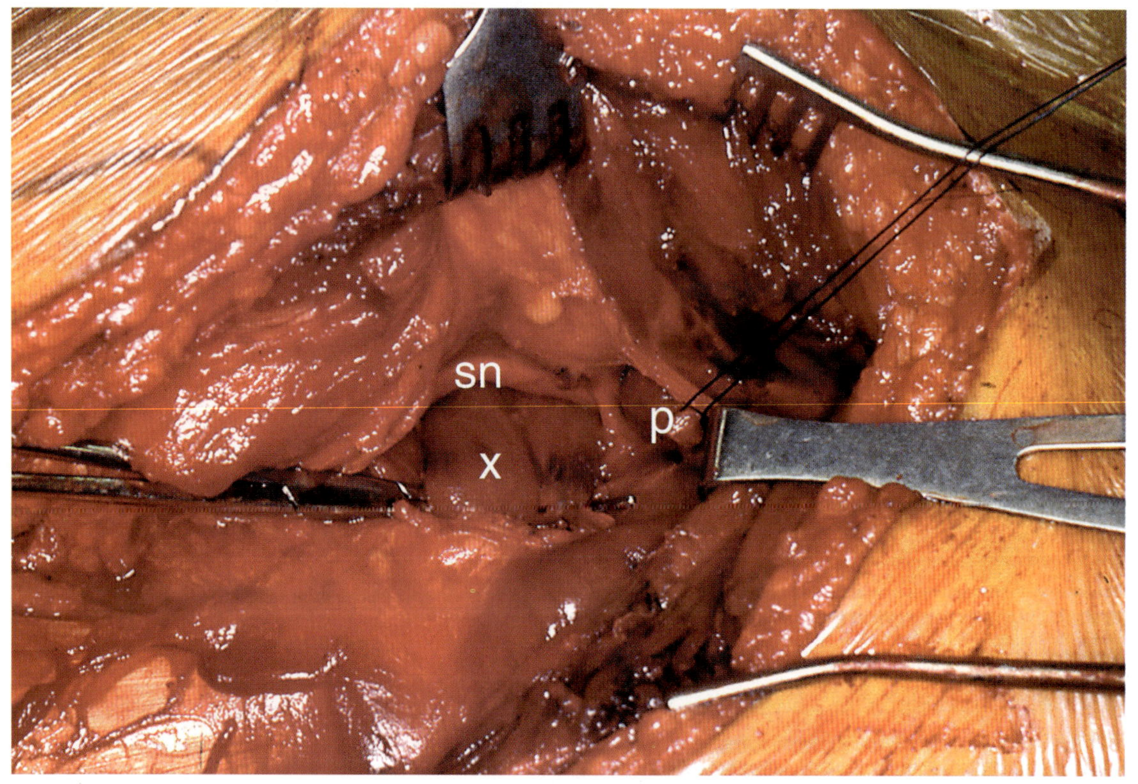

图 41.35　用直角钳分离孖肌（X）肌腹覆盖的闭孔内肌肌腱，可看到坐骨神经（SN）和梨状肌肌腱（P）

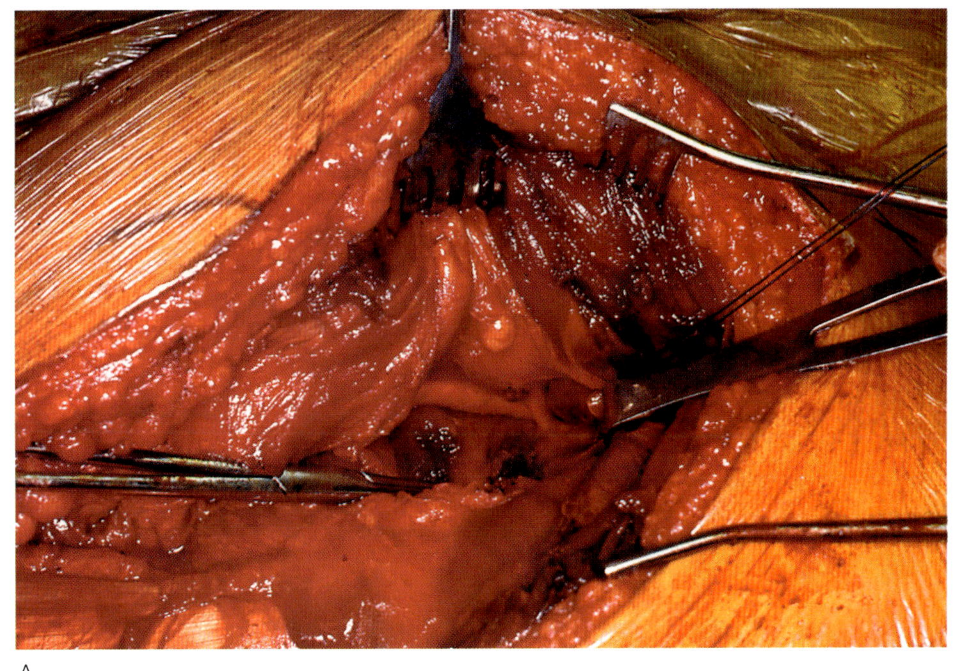

A

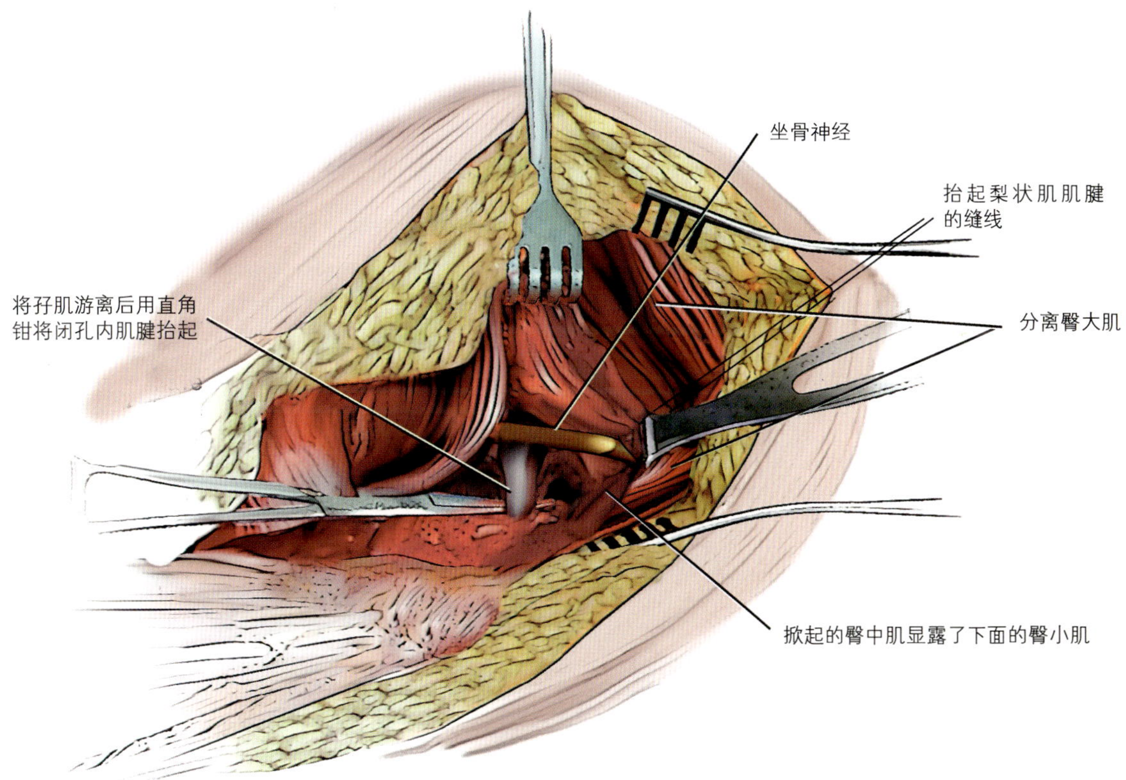

B

图 41.36　A. 将孖肌肌腹分离开，就可显露闭孔内肌肌腱。B. 示意图描绘了图 A 中的显露情况

将髋关节内旋可使该肌腱张力增高，从而验证其位置；或采用另外的方法，将孖肌拨到一边，以显露闭孔内肌肌腱（图 41.36）。一旦找到闭孔内肌肌腱，应将其分离并用缝线标记，从其附着处切断。为了避免破坏股骨头的血液供应，梨状肌肌腱和闭孔内肌腱切断处应距离股骨大转子附着处约 1.5 cm（图 41.37）。从臀大肌底部向髋臼后柱走行的筋膜层将梨状肌从闭孔内肌和孖肌分开，将梨状肌肌腱和闭孔内肌肌腱切断后即可很容易地看到此筋膜（图 41.38）。坐骨神经直接位于此筋膜的内侧起始处附近（图 41.38）。在从后柱清理软组织过程中，松解此筋膜时不要伤到坐骨神经（图 41.39）。

当坐骨神经拉钩固定在适当位置后，即可探查并清理髋关节后囊和髋臼后柱表面。剥离从外侧向内侧进行，先从骨折部位开始，朝着坐骨大切迹和下方的坐骨结节进行。将髋关节外展肌群从骨面剥离，并用弧形拉钩向上牵开（图 41.43）。

当剥离进行到坐骨大切迹时，必须注意避免损伤坐骨神经（因其在此位置不受保护），同时也要防止损伤臀上神经血管束。臀上神经血管束在梨状肌上方穿出坐骨大切迹，位于坐骨神经上方。臀上神经血管束的位置通常可以通过在坐骨大切迹水平触诊臀上动脉搏动来评估。臀上神经血管束与外展肌群关系密切，既可因直接撕裂而损伤，也可因外展肌群的过度牵拉而损伤。向下可能会遇到闭孔外肌（图 41.44）。不需要切断闭孔外肌肌腱，否则有可能破坏股骨头血供[11]。

在累及坐骨结节的骨折病例或要求更广泛地探查坐骨结节区域的病例中，需要通过松解股方肌来获得更广泛的显露。股方肌富含血管，因此必须从股方肌在坐骨结节的起源处进行松解，以避免过多的出血或损伤内侧回旋动脉的分支。

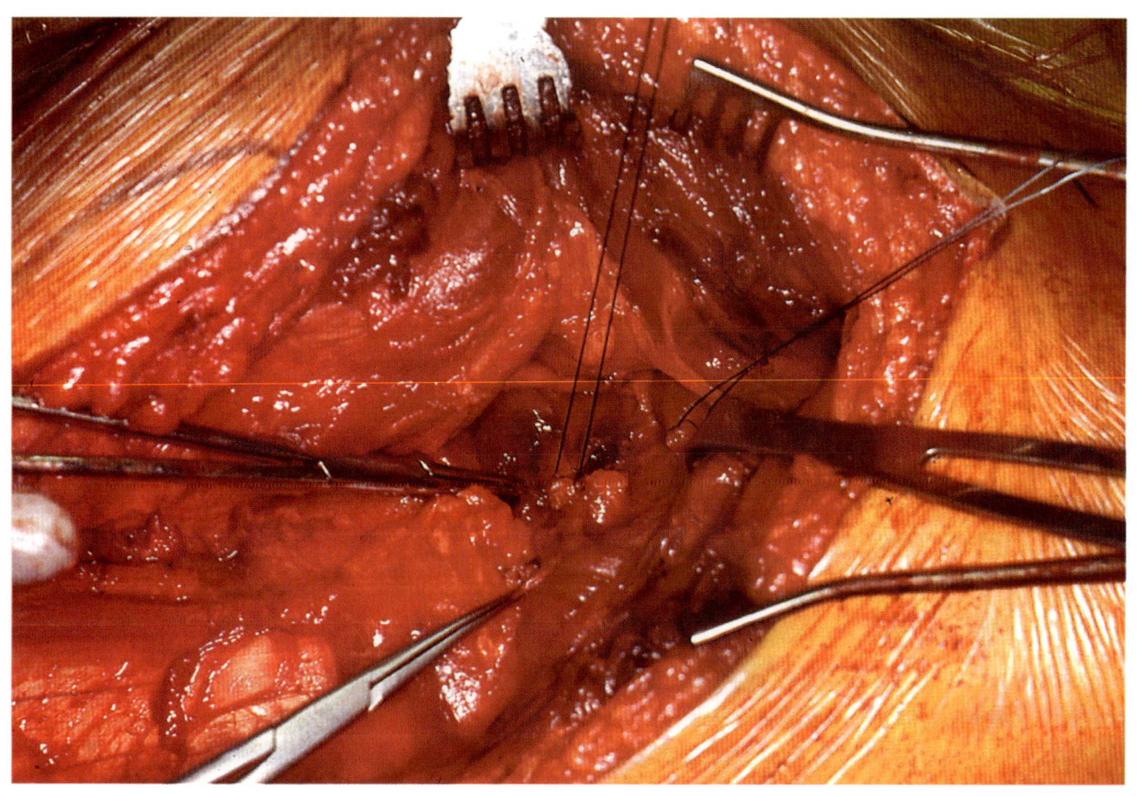

图 41.37　分离闭孔内肌肌腱并用缝线标记。在闭孔内肌肌腱的头侧可看到之前切断的梨状肌肌腱的残端，即梨状肌肌腱附着于大转子的位置

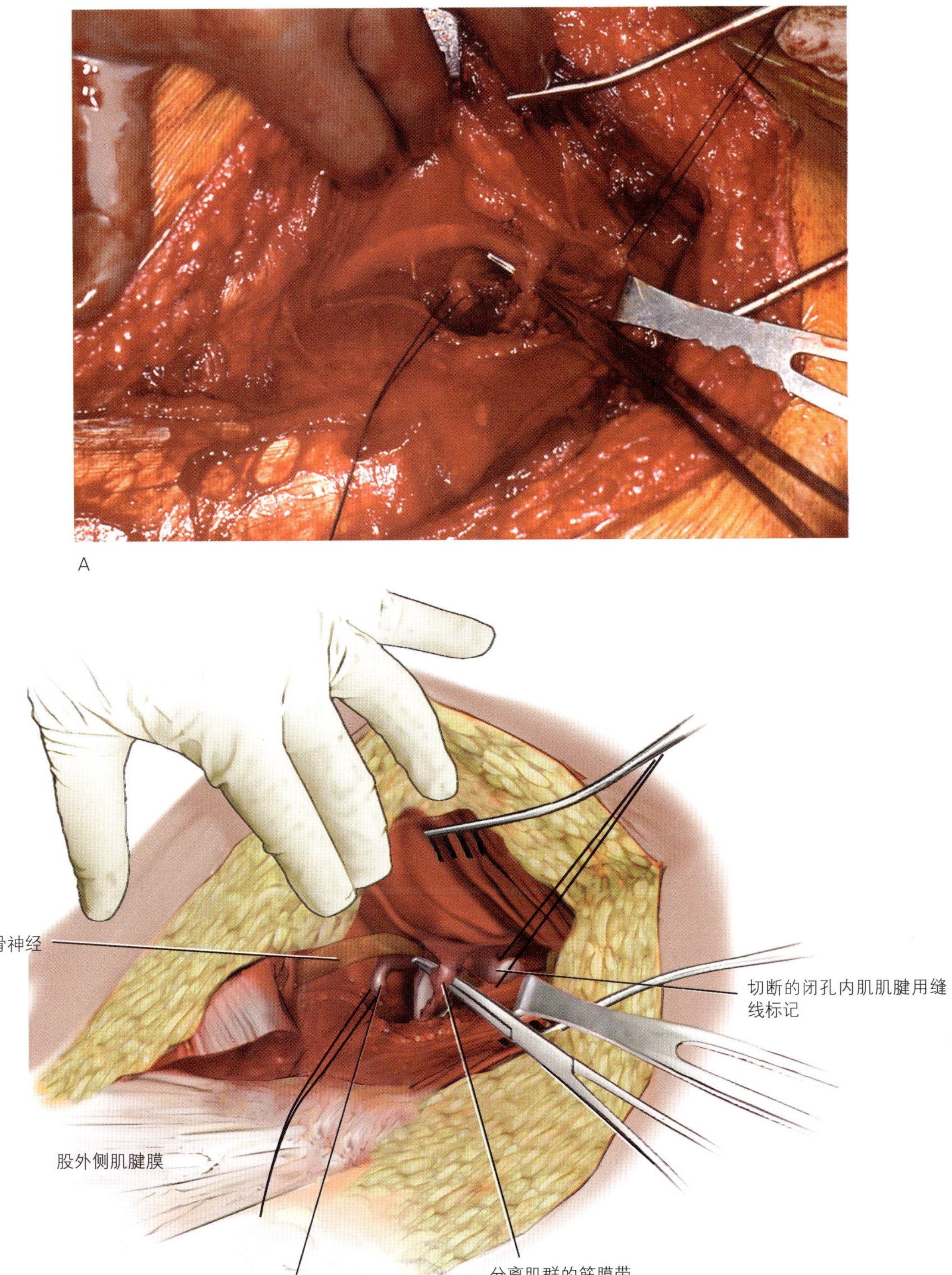

图 41.38　A. 筋膜将梨状肌从上孖肌、闭孔内肌肌腱和下孖肌等肌群分离开来。直角钳清晰地标出了筋膜内侧缘及其与坐骨神经的关系。可以看到坐骨神经在闭孔内肌腱和孖肌的表面走行，然后深入梨状肌。B. 示意图描绘了图 A 中的显露情况

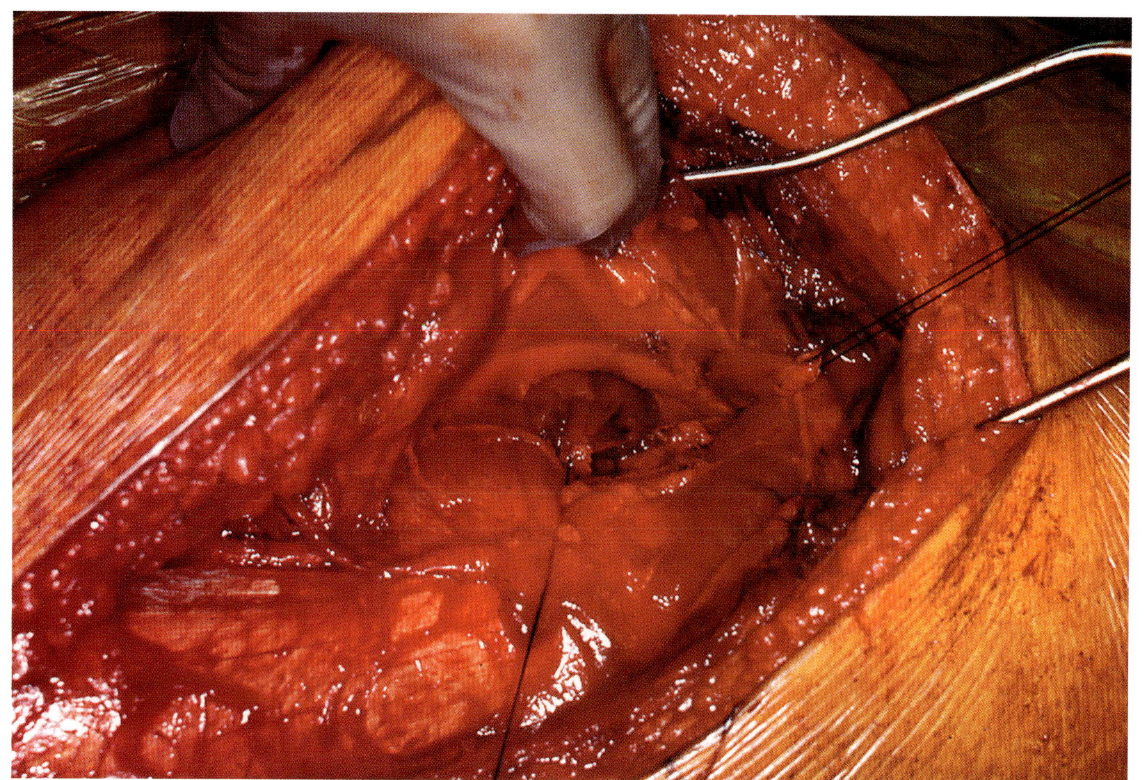

图 41.39 此筋膜带已被切断

骨折的程度决定了手术显露的范围。如上所述，局限于后壁的骨折不需要探查真性骨盆，以上描述的剥离基本上足够了；否则必须继续剥离穿过坐骨大切迹，到达真性骨盆及髋臼四边体表面。小心使用手指剥离和骨膜起子，将闭孔内肌的起点从四边体骨板上剥开，此时就可用手指触摸对髋臼柱骨折复位状况进行评估，也可方便地使用特殊的复位钳（图 41.3，图 41.4，图 41.13）。如果有必要，可以通过切断骶棘韧带扩大此探查通道[2]。

为了观察髋关节，可于边缘切开关节囊（图 41.44，图 41.45）。然而，对于累及后壁的骨折，必须保留后壁骨折块关节囊附着，以最大限度地降低后壁缺血坏死的风险。在后壁边缘任何一侧切开关节囊，连同与其连续的关节囊向一侧掀开。除非骨折复位需要，一般要避免切开盂唇。同时，也应该避免放射状的关节囊切口，这样可避免破坏股骨头血运。

牵引股骨可直视髋关节的关节内表面。这可以借助牵引床很容易地实现，并且可以操纵（图 41.46，图 41.47）。其他方法包括使用股骨牵引器（图 41.48；Synthes，Paoli，PA），也可以让手术助手在股骨远端使用骨牵引针，或在大转子使用 Schanz 螺钉，或直接牵拉腿部进行手动牵引。可以通过在中间位置移动髋部来改变髋臼关节面的不同显露角度。髋关节屈曲有利于探查髋臼窝和前下方的关节面，有利于将游离体取出，但却增加了坐骨神经的张力。

大转子截骨术用于扩大 K-L 入路的显露范围至前柱的外侧，但很少用到。被臀部神经血管束栓系的髋外展肌群，限制了该法取得进一步显露的有效性。特别当患者处于俯卧位时，髋关节处于外展位，接近股骨转子间截骨术取得的显露效果。如果通过这个动作不能获得足够的显露，可选择臀中肌切断术和股骨转子间截骨术。如果需要辅助性肌腱切断术或股骨大转子截骨术，通常意味着一开始就应该选择标准 Kocher-Langenbeck 入路的替代方法。

Kocher-Langenbeck 切口的关闭很简单。臀大肌和短外旋肌肌腱附着处用不可吸收缝线

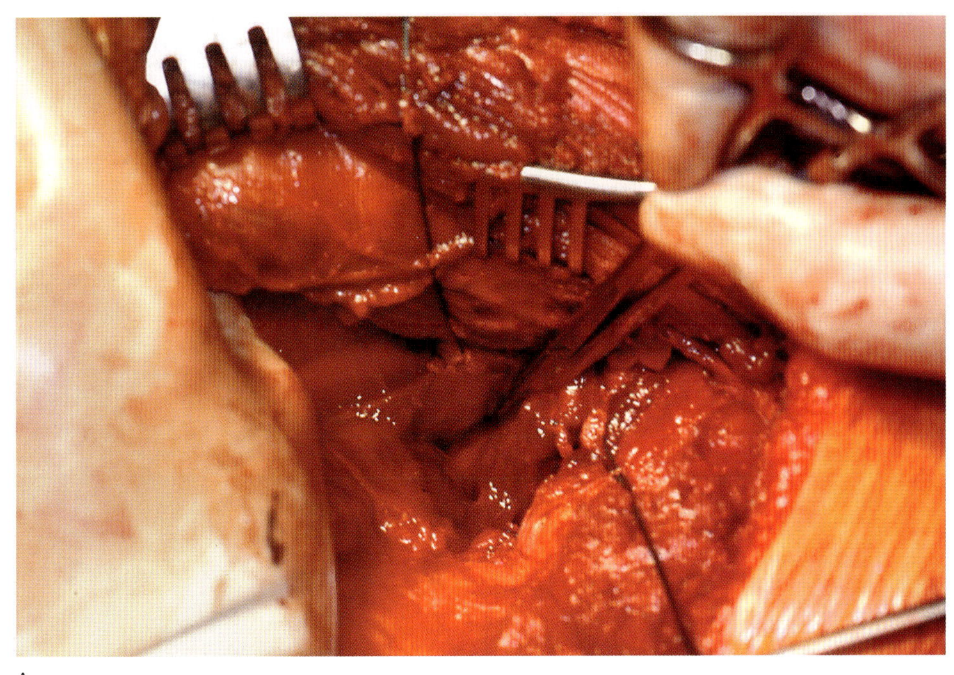

A

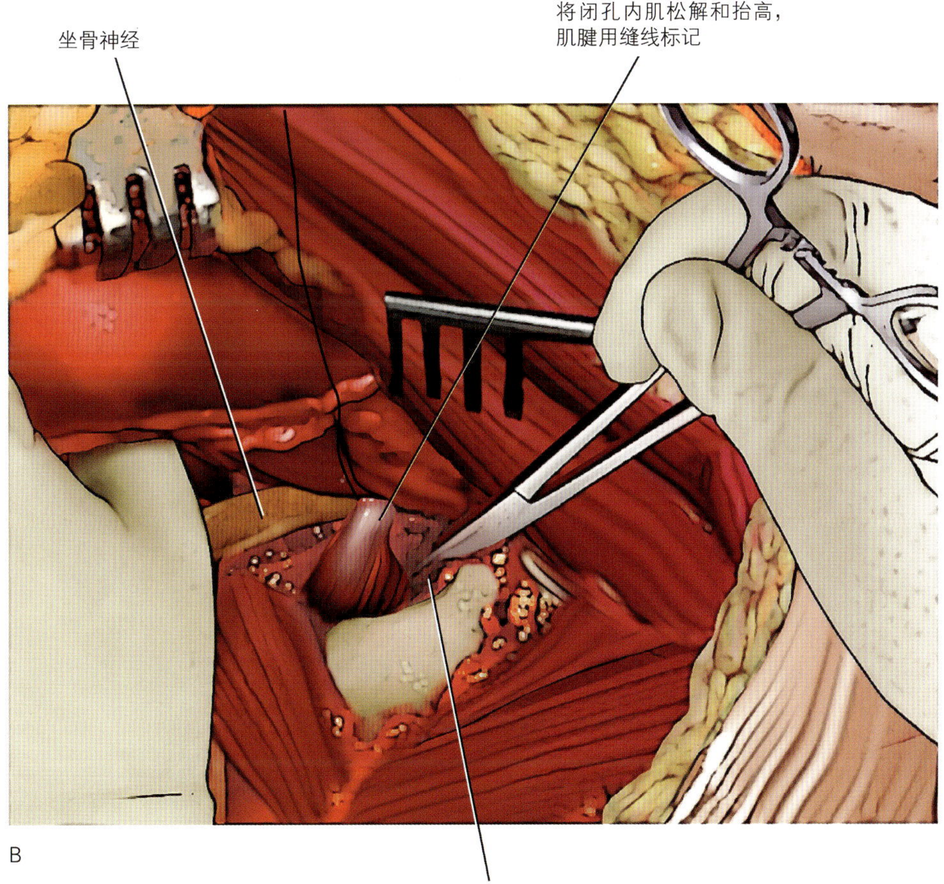

B

图 41.40　A. 闭孔内肌肌腱已经被挑起，从而容易探查坐骨小切迹。在这张照片中，止血钳直接深入，其尖端插入了坐骨小切迹。B. 示意图描绘了图 A 中的显露情况

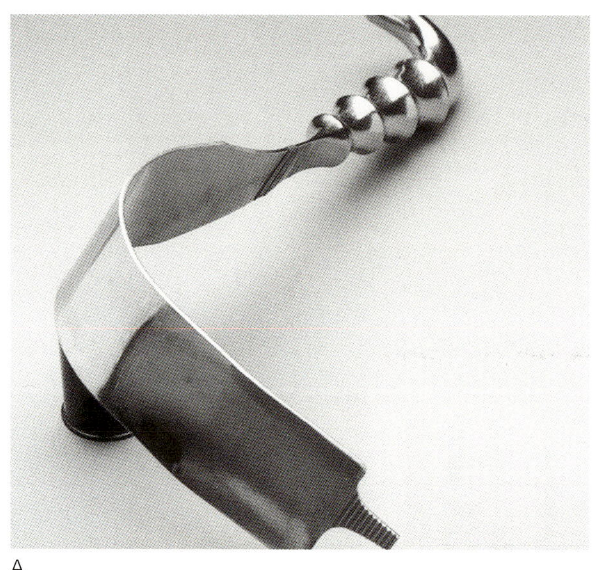

A

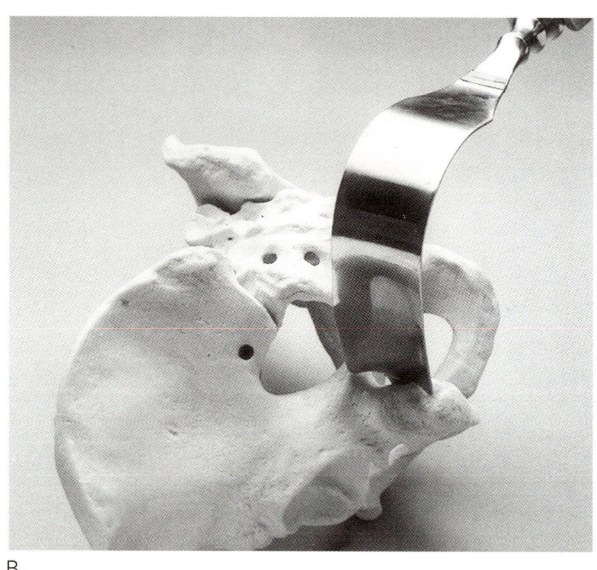

B

图 41.41　坐骨神经拉钩（A）及其在坐骨小切迹中的所需位置，如骨模型所示（B）

进行缝合复位。放置深部闭合式引流管后，逐层缝合阔筋膜、臀筋膜、皮下组织和皮肤（图 41.49~52）。

术后处理

在患者情况允许的情况下，术后应尽可能早地让患者开始活动。术后第一天下床后，患者随即开始正式的物理治疗，进行加强肌肉力量和活动范围的锻炼。不需要做人工全髋关节置换术的预防手术，因为内固定已经（或应该）使髋关节完全稳定。借助拐杖或助行器进行脚趾负重练习 10~12 周。从初步锻炼到完全负重的练习过程是因人而异的。物理治疗应继续进行，直到肌肉力量和运动范围得以恢复或达到一定水平。在恢复过程中应该考虑多种因素，包括软组织损伤程度、骨折类型、合并伤以及医疗状况。因此，预期的恢复时间是可变的，恢复至完全行走状态需要 6~12 个月。

并发症

髋臼骨折手术围术期并发症，可由内固定手术入路直接造成，也可能和患者的整体损伤程度有关。Kocher-Langenbeck 入路的主要并发症包括坐骨神经损伤、感染、严重出血和异位骨形成。血栓栓塞性疾病［下肢深静脉血栓形成（DVT）、肺栓塞（PE）］是髋臼骨折创伤和随后的骨折内固定术的一种严重的并发症。

创伤后损伤、医源性损伤和坐骨神经麻痹的总体发生率为 2% ~16%[12]。Letournel[2] 报道了通过 Kocher-Langenbeck 入路手术造成的神经麻痹的发病率为 10%。但同时他指出，四分之一此类患者没有关于术前状况的完整档案记录，导致神经损伤的实际原因不明。不论实际数字如何，采用 Kocher-Langenbeck 入路手术造成坐骨神经损伤的风险是很高的。虽然有人主张术中监测坐骨神经状况可以降低神经损伤的风险，但是被证明是无效的[13]。坐骨神经损伤的处理方法包括观察和使用踝足矫形器。虽然胫神经初始损伤很严重，但其预后较好，腓总神经的恢复和初始损伤的严重程度相关性较大。采用 Kocher-Langenbeck 入路骨折固定后的深部感染率据报道低至 1.5%。然而，术后关节内伤口感染的不良影响是不能被最小化的。在这些情况下，完全的关节破坏比例达到了 50%[12]。围术期使用抗生素和细致的手术技术是预防感染的关键。一旦确诊感染，需要紧急手术清创。保持使用安全的内固定，直到骨折愈合。

伤口出血和臀上动脉出血是 Kocher-

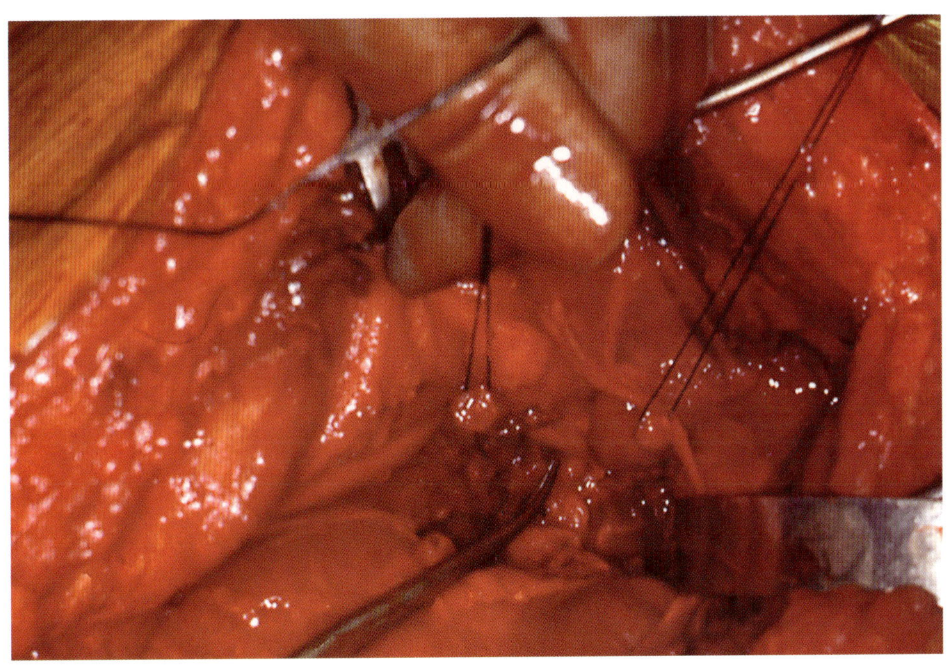

A

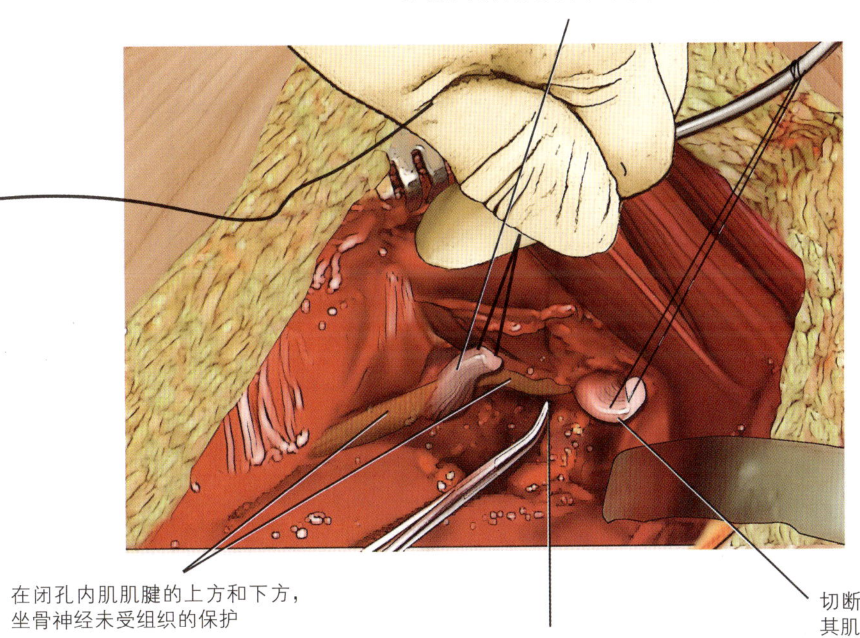

B

图 41.42　A. 在闭孔内肌肌腱和孖肌的下方和上方，坐骨神经没有受到组织的保护。B. 示意图描绘了图 A 中的显露情况

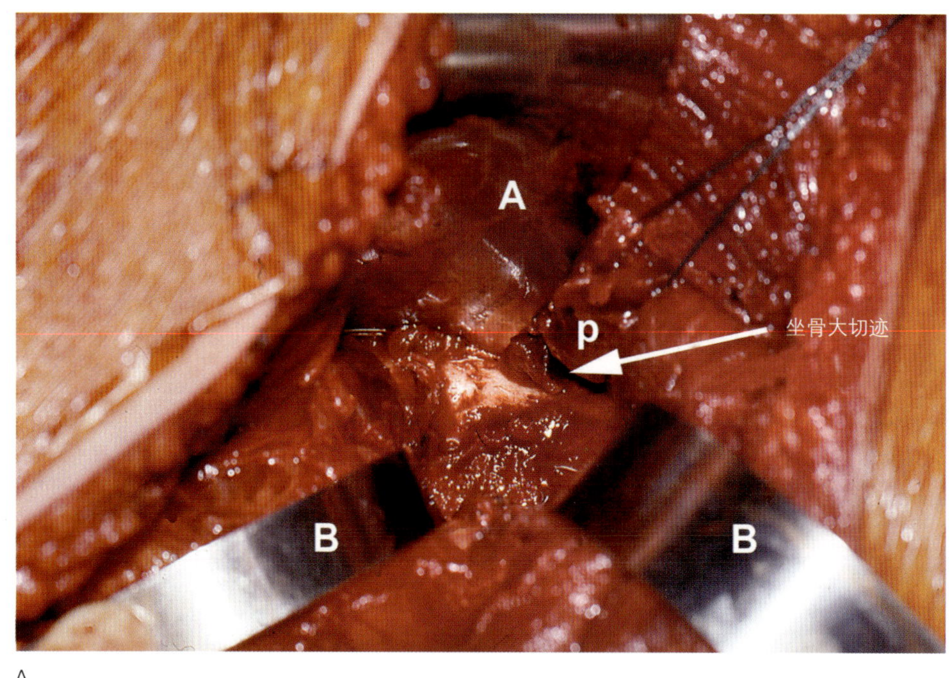

A

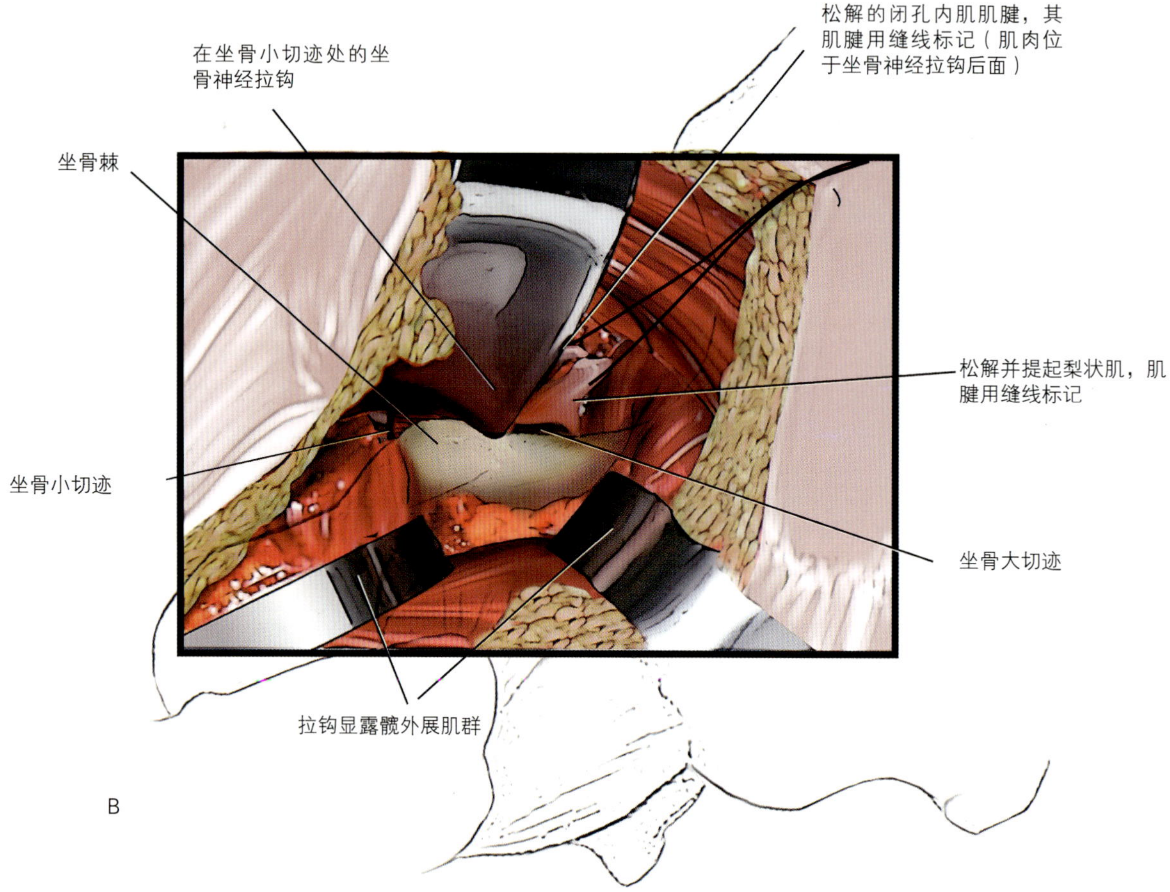

B

图 41.43 A. 坐骨神经拉钩放置于坐骨小切迹。可以在位于此拉钩的上方看到坐骨大切迹（箭头所指）和覆盖的梨状肌（P）。用两个弧形拉钩（B）显露髋外展肌，可看到后柱的外表面，其上方覆盖软组织碎片。B. 示意图描绘了图 A 中的显露情况

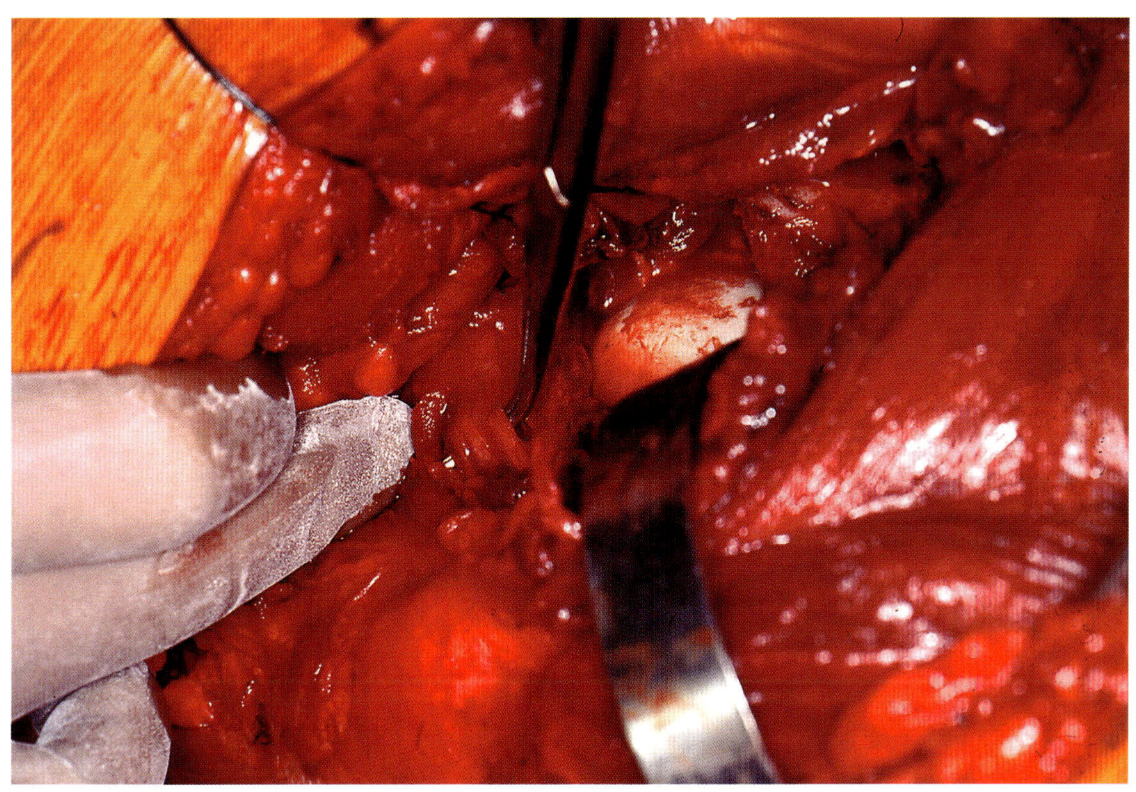

图 41.44　用直角钳可以确定闭孔外肌。为了明确方向，用缝线标记松解的梨状肌和闭孔内肌肌腱，用弯曲拉钩显露髋外展肌，切开关节囊显露股骨头。当外科医生的中指指向股骨大转子时，可以抵住紧邻闭孔外肌肌腱的股方肌。不需要松解此肌腱即可看到后柱和髋关节

Langenbeck 入路的并发症，发生率高达 5%[14]。需要显露并结扎血管，但容易导致医源性臀上神经损伤。凝血剂的局部应用或直接加压包扎常常是有效的止血方法。由于动脉回缩至骨盆所致的过多出血，需要进行血管栓塞或在腹膜后暴露血管并控制出血，这种情况是极为罕见的。

异位骨化（HO）被称为最广泛的髋臼骨折手术并发症。但是，因 Kocher-Langenbeck 入路导致的异位骨化，导致髋关节运动功能严重障碍的发生率不足 10%[2, 15]。可选的治疗方案包括围术期预防性药物治疗、延迟切除成熟后明显影响功能的异位骨化，或两种方法同时使用[16]。年轻患者中，使用放疗抑制异位骨化的可取性 <10%，目前仍受争议。

深静脉血栓形成和肺栓塞是髋臼骨折手术潜在的威胁生命安全的并发症。深静脉血栓形成的风险比较高，而肺栓塞发生于约 2% 的患者，围术期常规药物或物理预防是可取的。尽管使用预防性治疗，创伤和术后血栓的发病率仍接近 11%[12]。

典型病例

一位 47 岁的男子在机动车事故中受伤，造成了右髋臼横向加后壁骨折，合并关节内粉碎性骨折(图 41.53~55)。由于髋关节的不稳定和移位，建议切开复位内固定。伤后第 5 天进行手术，采用 Kocher-Langenbeck 入路（图 41.56~64）。8 天后，患者出院回家，医生建议在拐杖的帮助下进行脚趾负重练习。

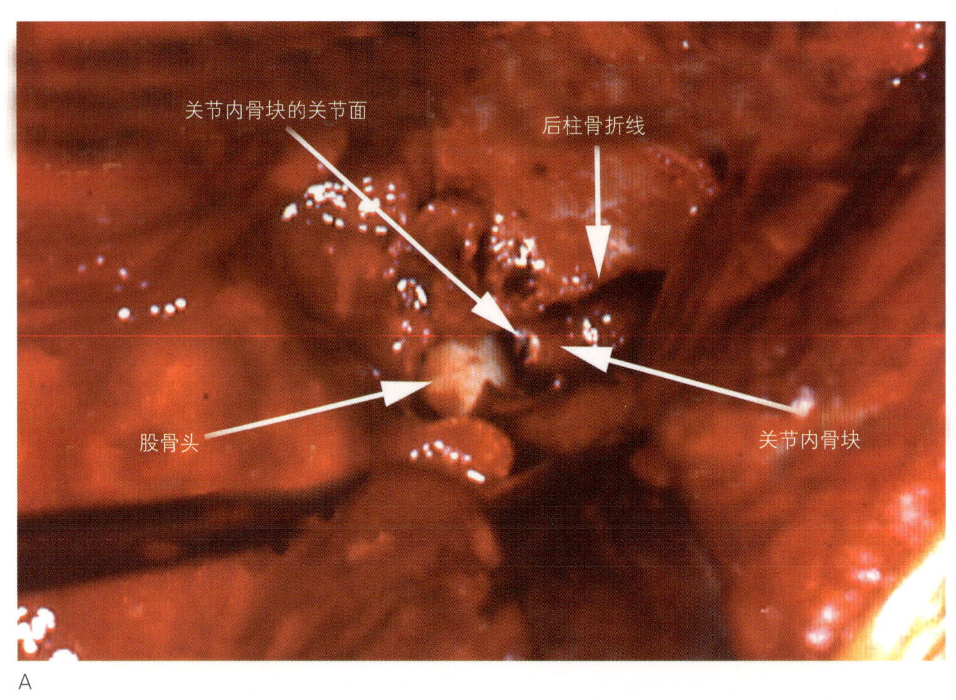

A

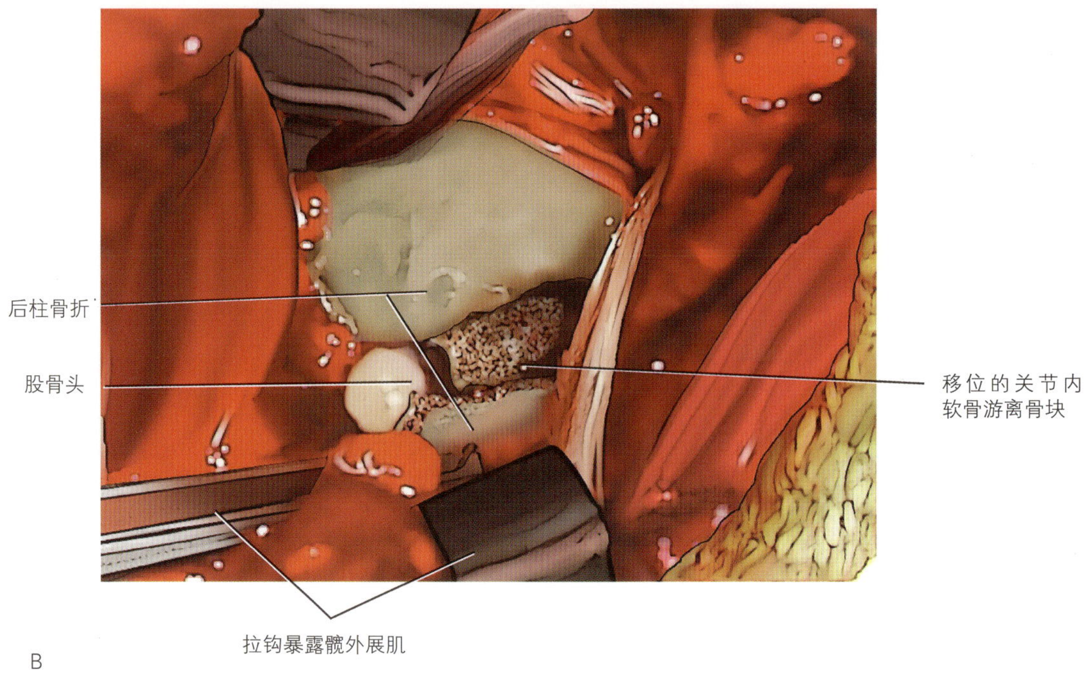

B

图 41.45 A. 关节囊从边缘、以圆周的方式被切开，显示股骨头（箭头）和髋关节，可以看到带脱位的后柱骨折、关节内和游离骨块。B. 示意图描绘了图 A 中的显露情况

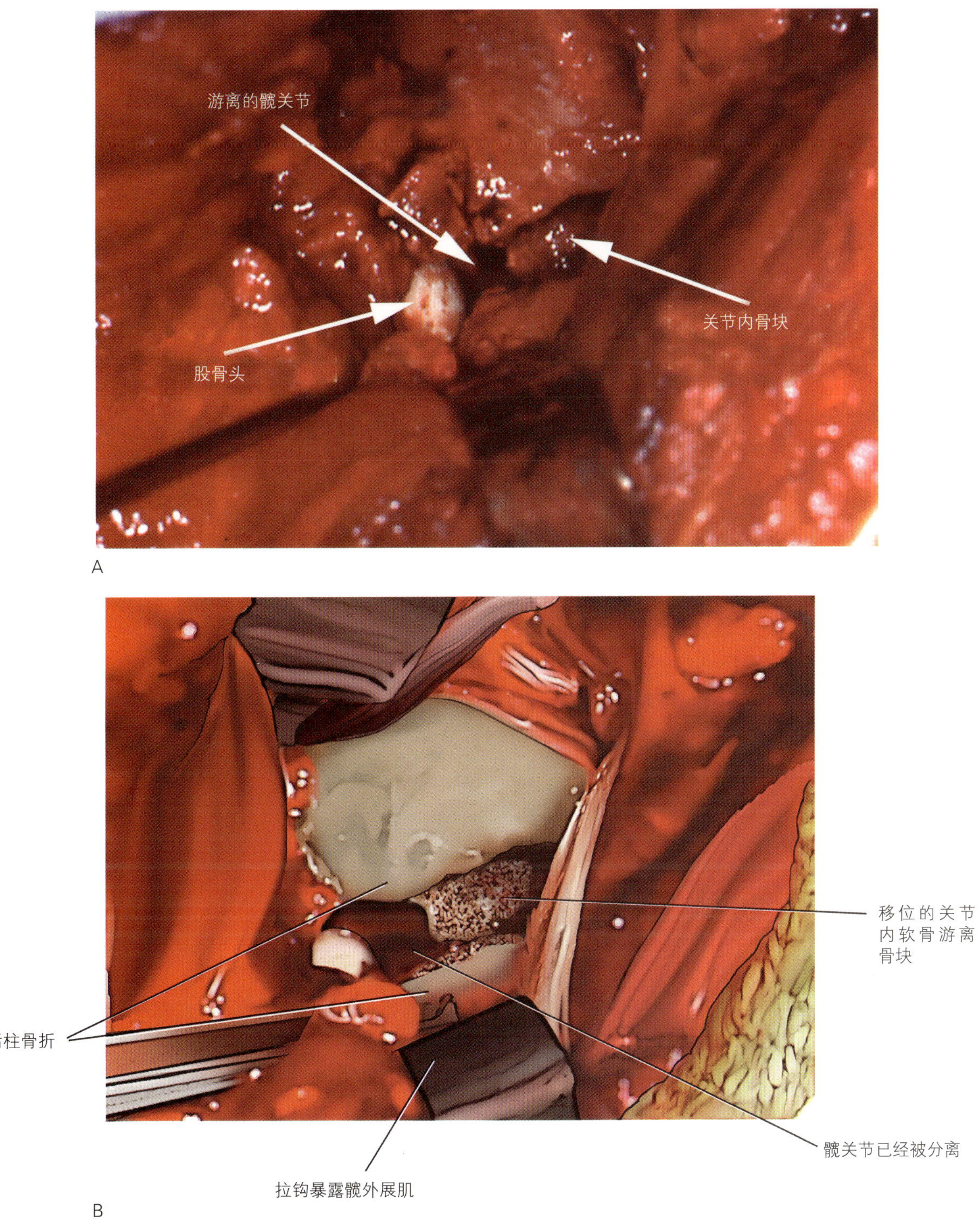

图 41.46 A. 髋关节通过牵引床进行牵引，增加其显露，并易于骨折复位。B. 示意图描绘了图 A 中的显露情况

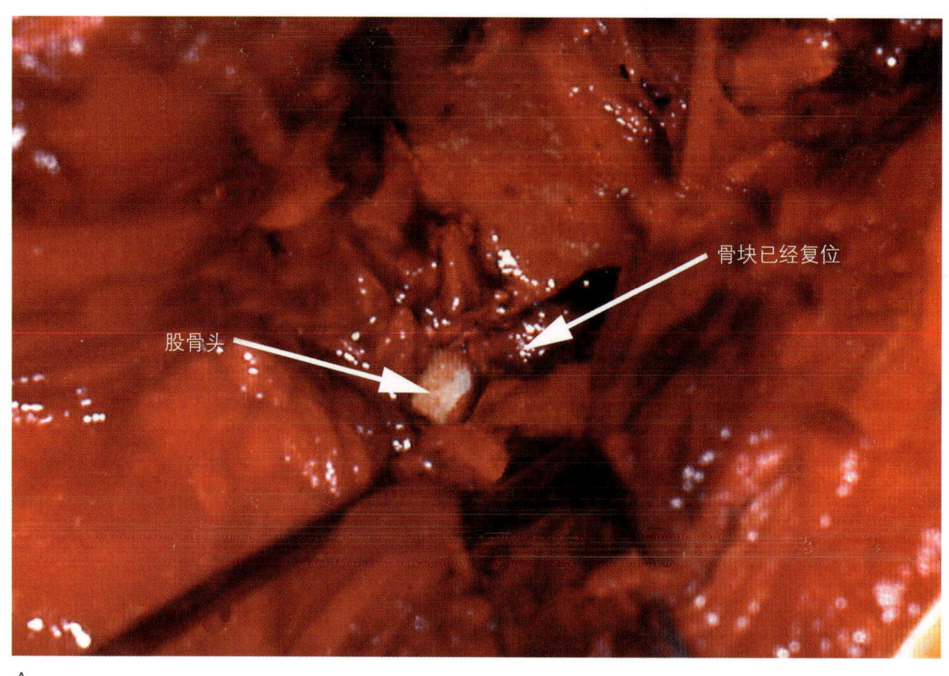

A

复位关节内软骨游离骨块

后柱骨折

股骨头

拉钩暴露髋外展肌

B

图 41.47 A. 关节内软骨，骨折块已经复位。B. 示意图描绘了图 A 中的显露情况

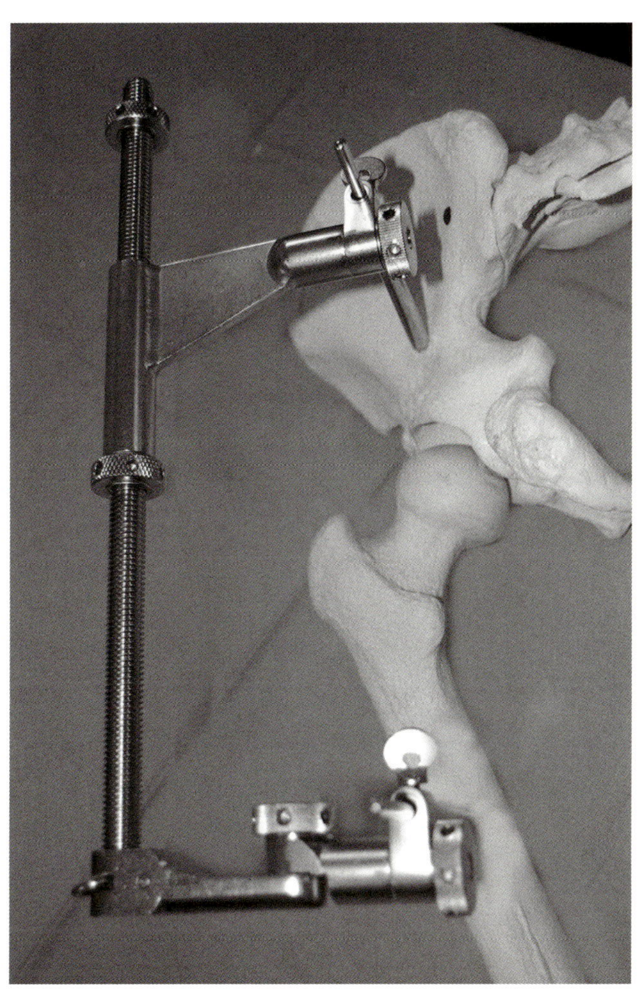

图 41.48　塑骨模型上万能牵引器的使用（引自 Berton R. Moed, MD, St. Louis, MO; and Mark S. Vrahas, MD, Boston, MA.）

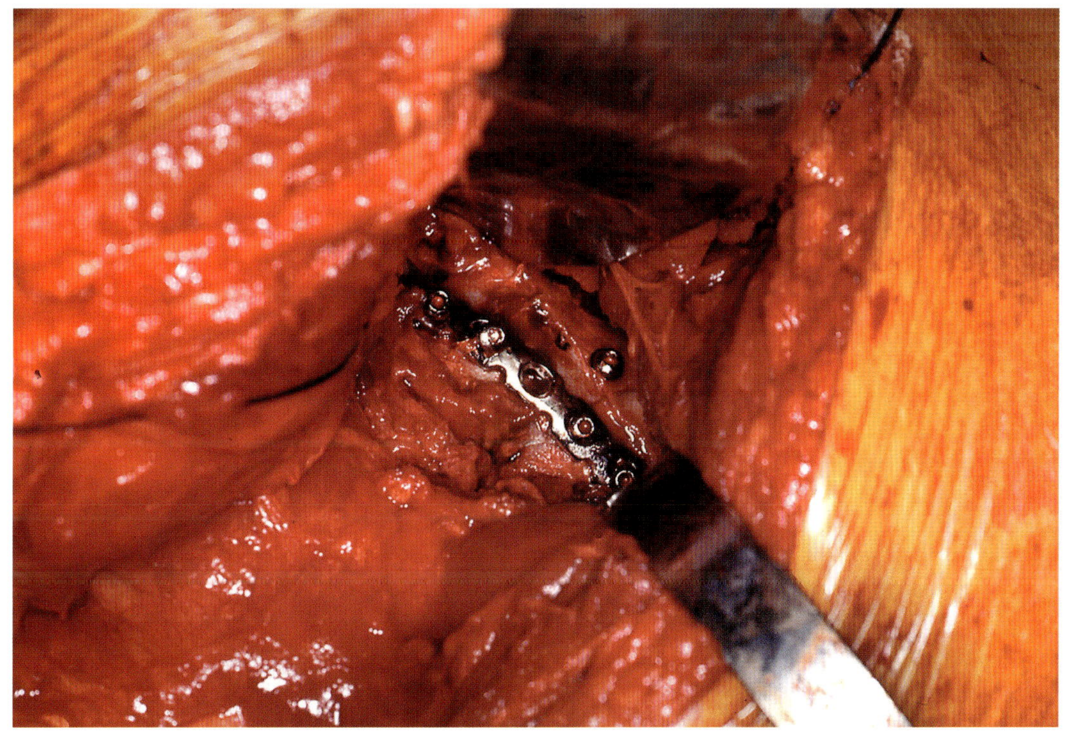

图 41.49　后柱复位的术中照片（未复位的照片见图 41.45~47）和使用的接骨板

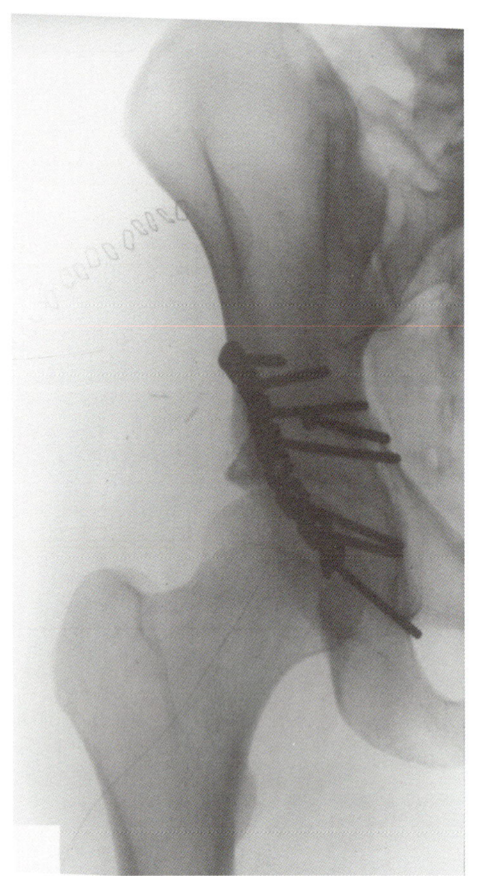

A

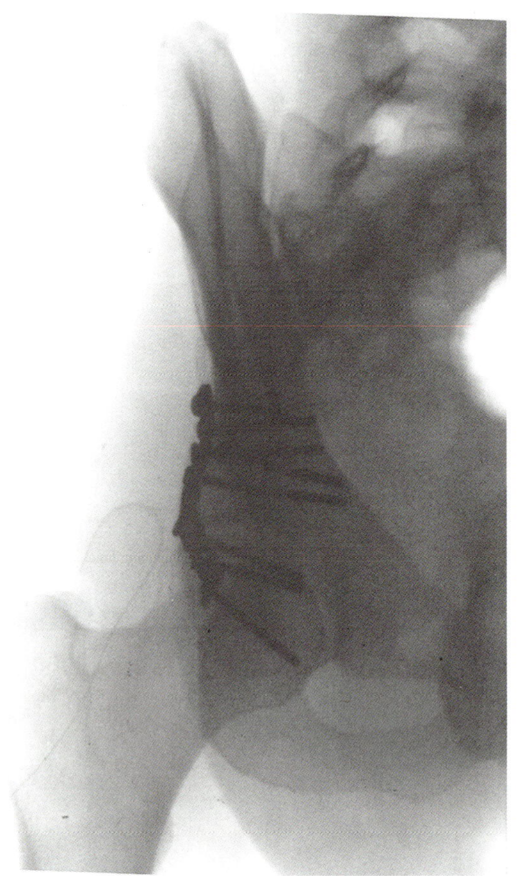

B

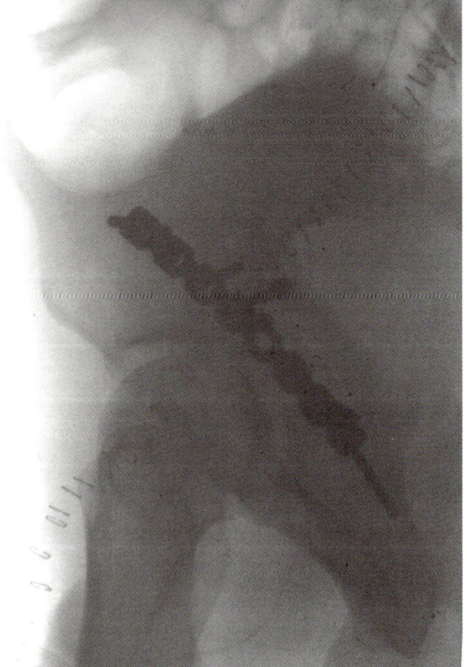

C

图 41.50　图 41.15 中的患者的术后 X 线片，以及显示解剖复位和固定状况的后期临床照片

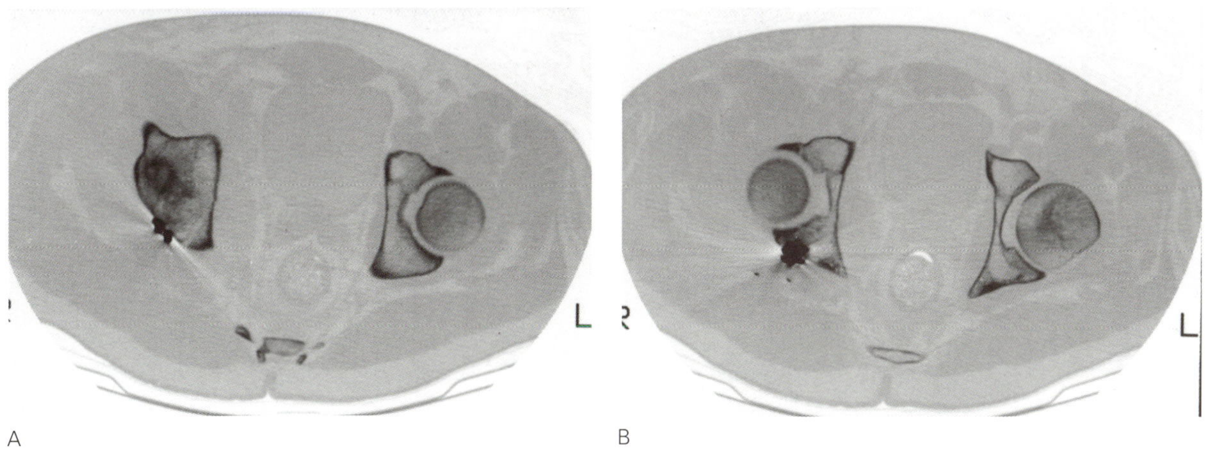

图 41.51　图 41.15E 和 F 所示的术前患者的术后二维 CT 片子，显示了骨折的解剖复位

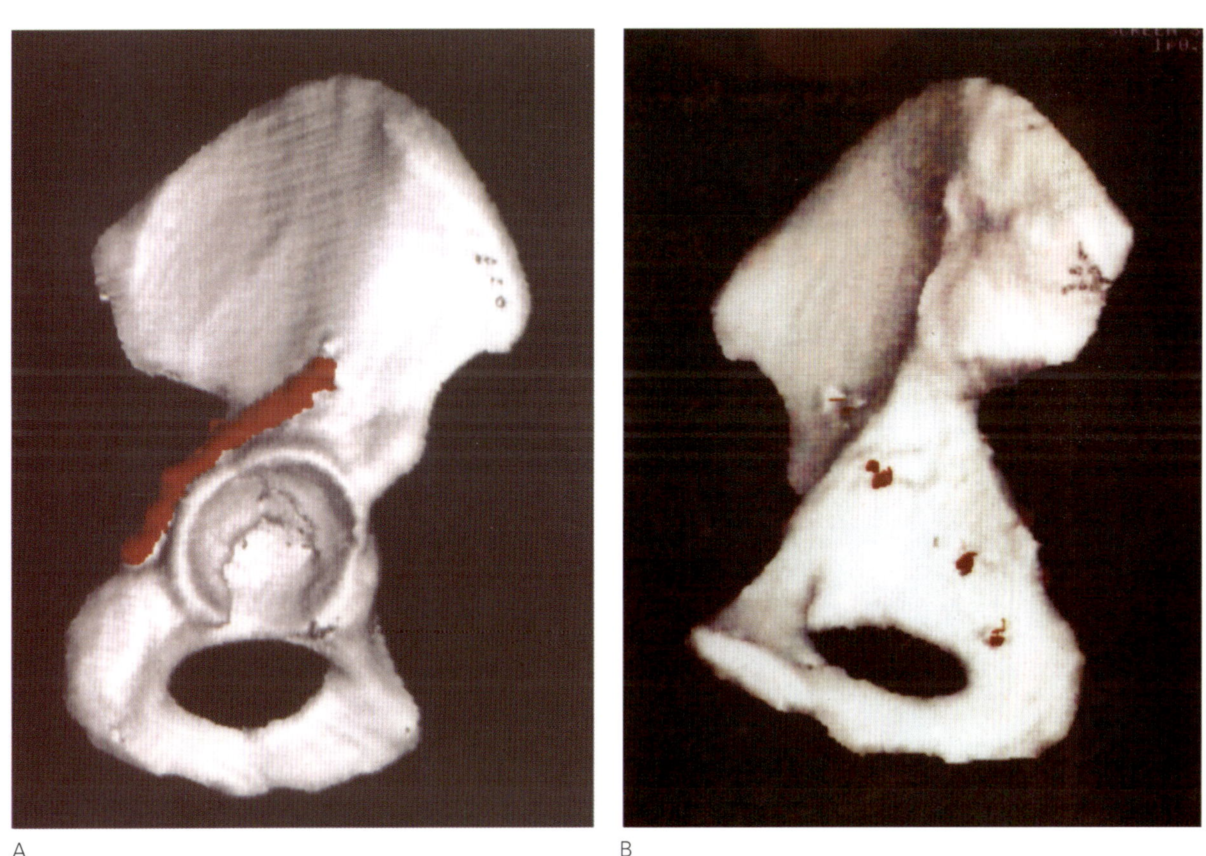

图 41.52　术后表面成像技术三维 CT，显示骨折复位状况，红色强调了固定效果

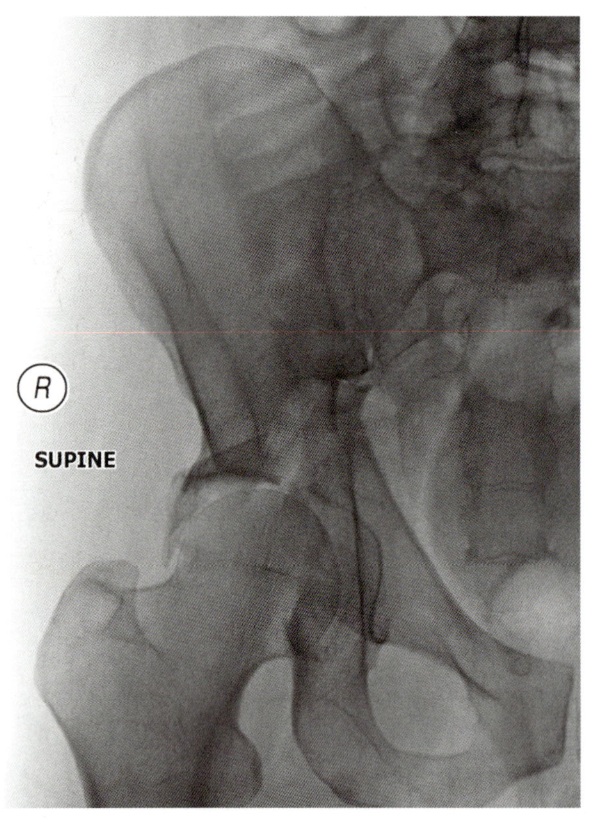

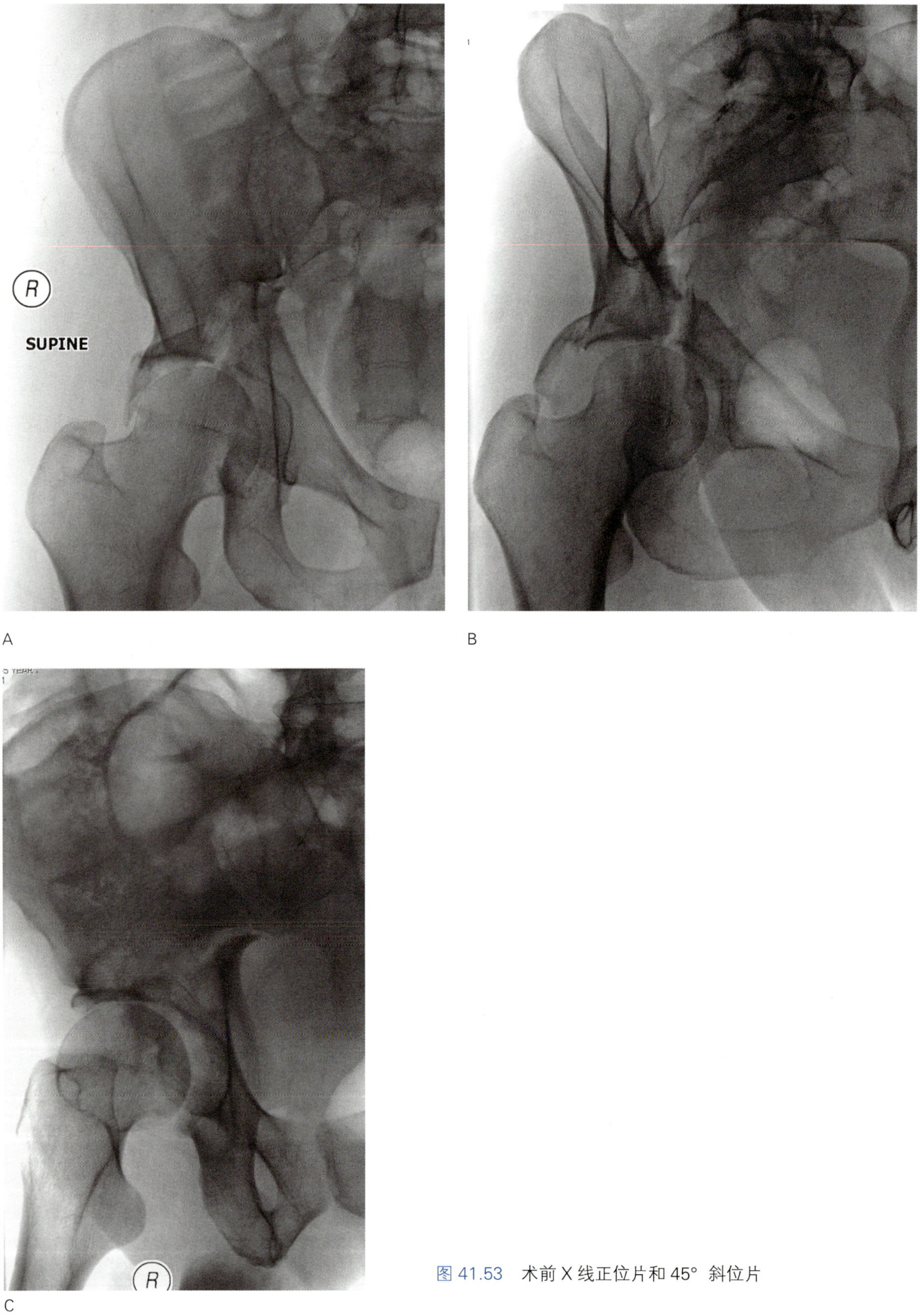

A

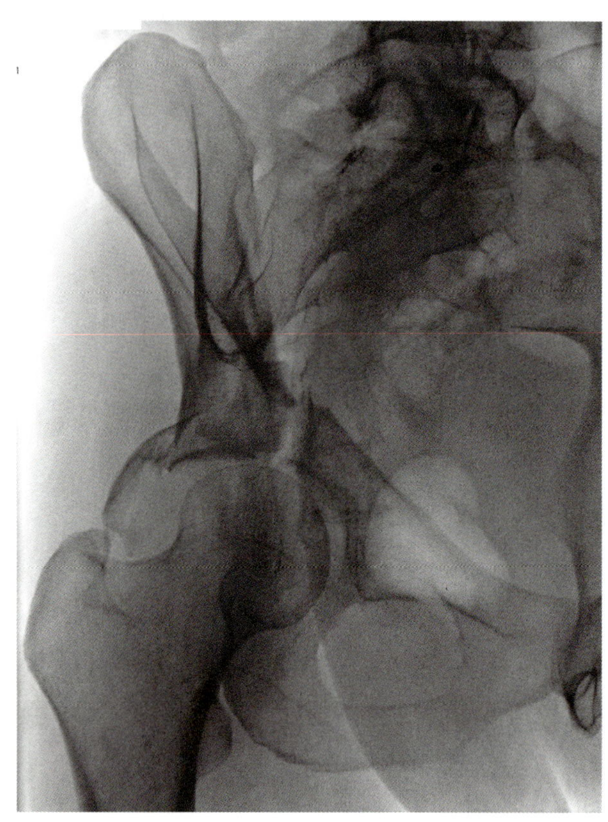

B

C

图 41.53　术前 X 线正位片和 45° 斜位片

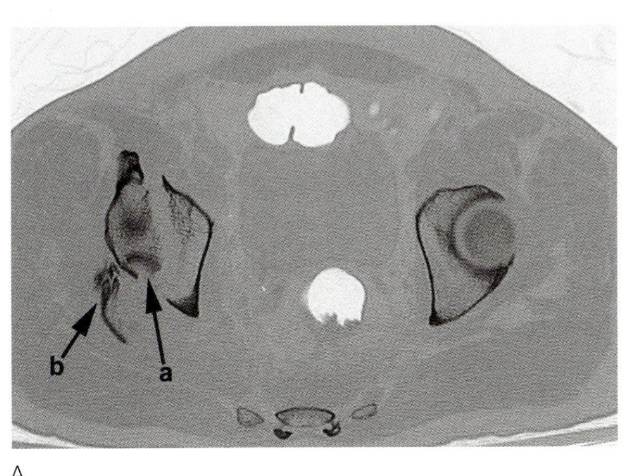

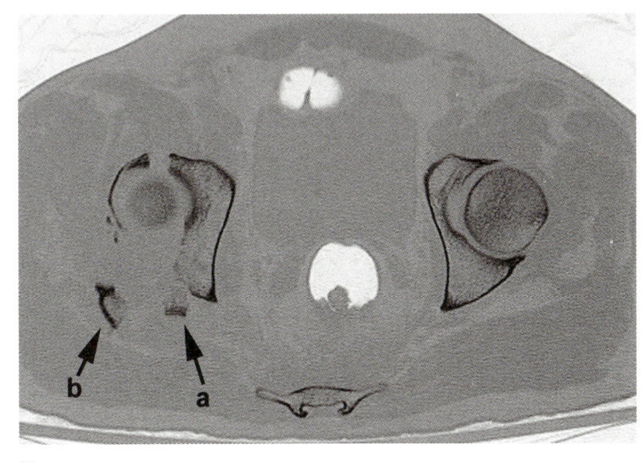

图 41.54 术前二维 CT 扫描（A）显示，在髋臼顶部有受累的软骨碎片（a）和后壁粉碎性骨折碎片（b）。B 图中，通过股骨头的上方，显示了软骨游离片段（a）和主要的后壁骨折片段（b）

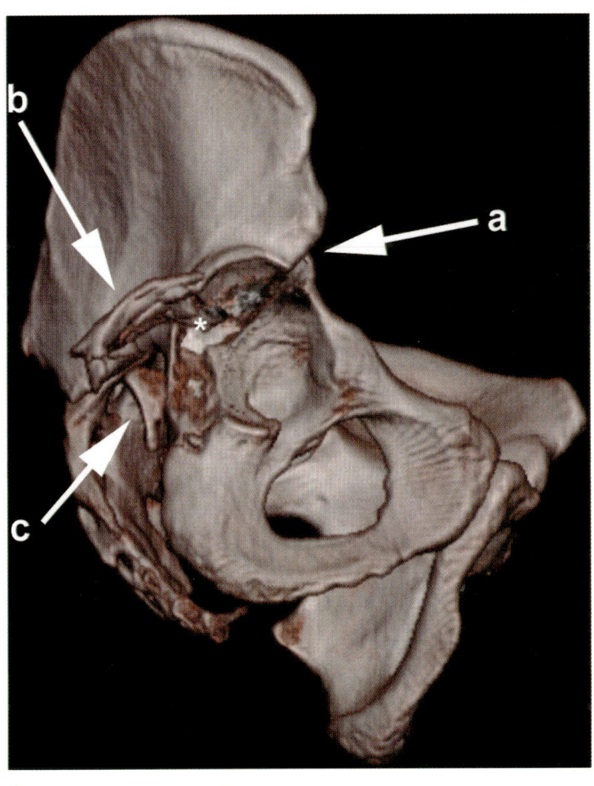

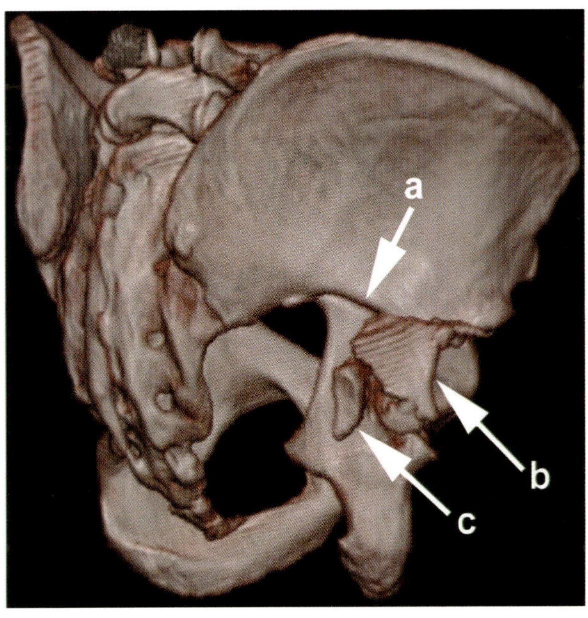

图 41.66 使用表面成像技术进行的三维 CT 成像，显示了横向骨折线（a）、粉碎型后壁骨折片（b）、软骨游离片段（c）和边缘的软骨嵌插的区域（*）

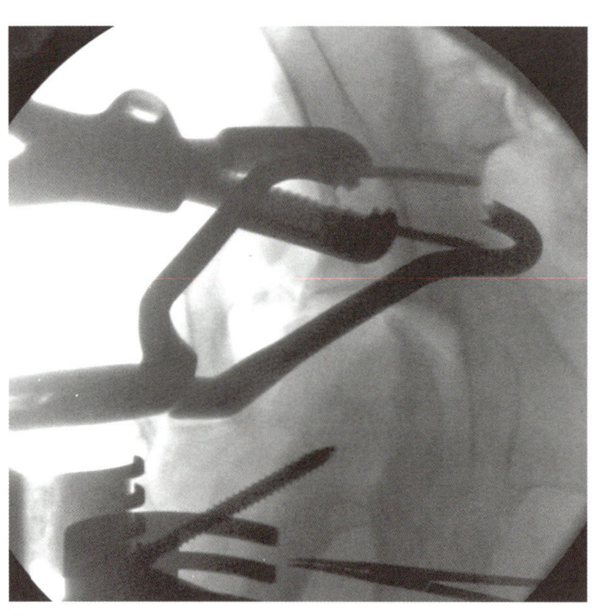

A

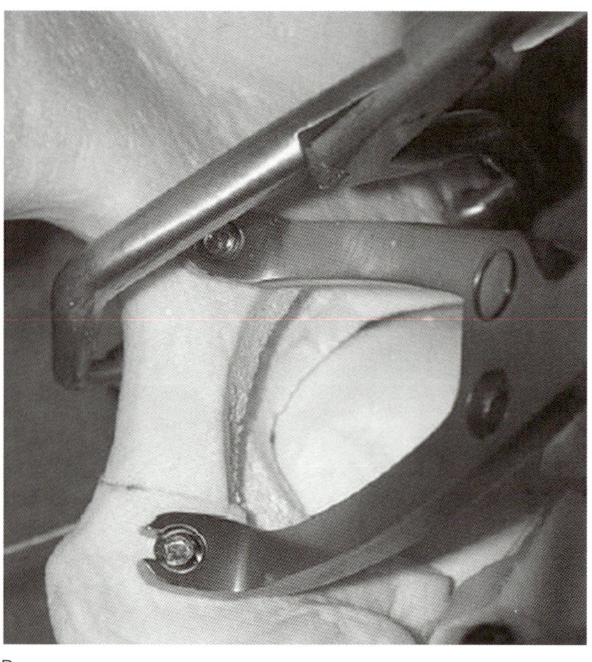

B

图 41.56 采用 Kocher–Langenbeck 入路进行的骨折复位。A. 术中透视图显示了使用 Farabeuf 钳将横向骨折块进行复位，Farabeuf 钳将螺钉插入骨折线的两侧。同时使用弯钳通过坐骨大切迹（见图 41.4）。B. 塑骨模型显示该钳的使用方法

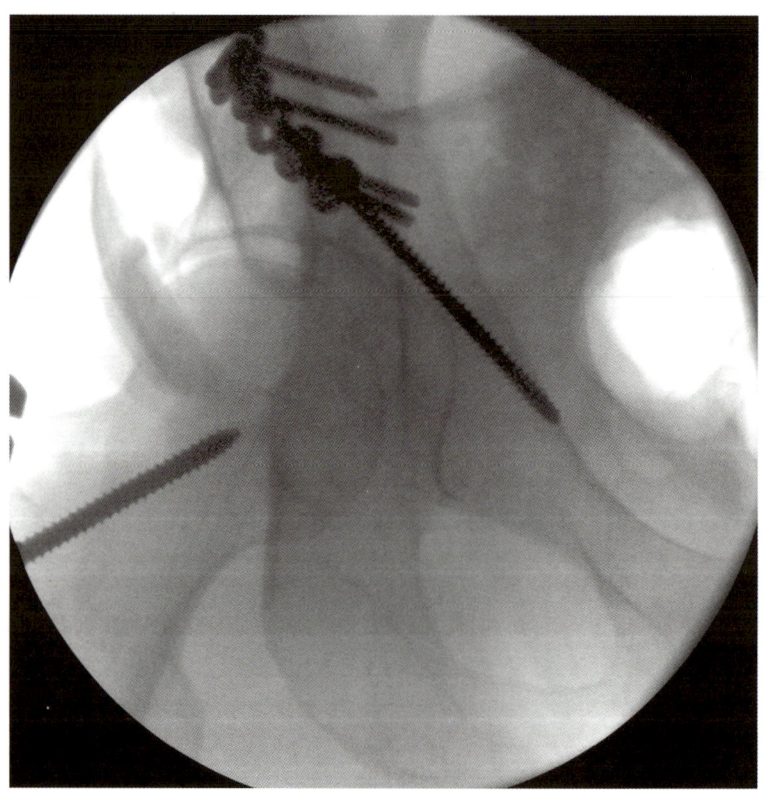

图 41.57 去除手术钳后，术中透视图显示了横形骨折块的固定方法，采用了短的后路接骨板和前柱拉力螺钉

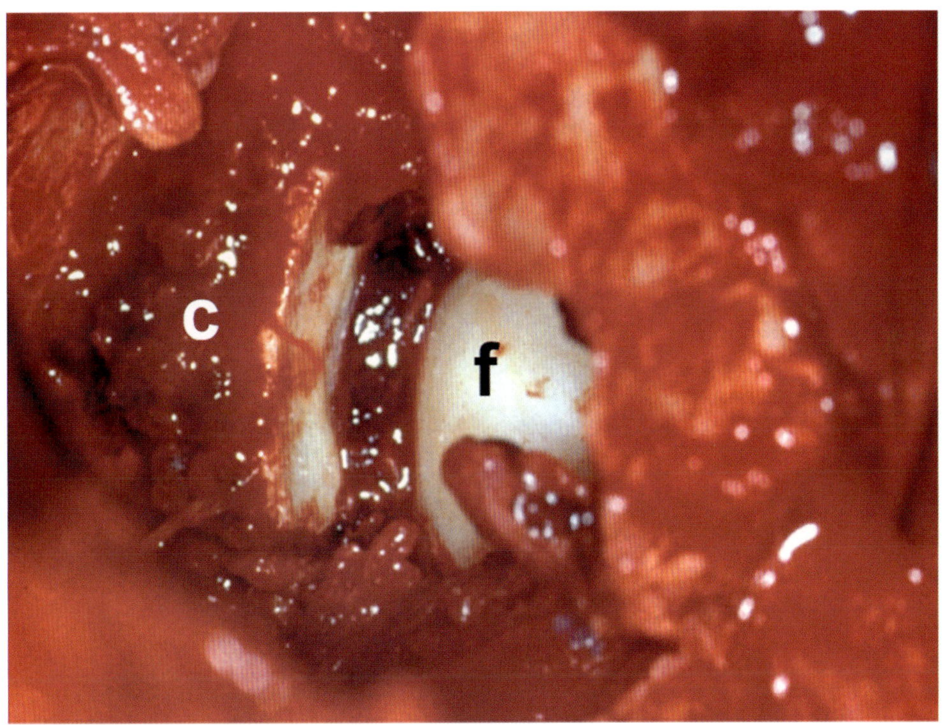

图 41.58　术中照片显示了股骨头（f）、轻微粉碎的关节面和下方的压缩的松质骨（c）（由 Berton R. Moed, MD, St. Louis, MO. 提供）

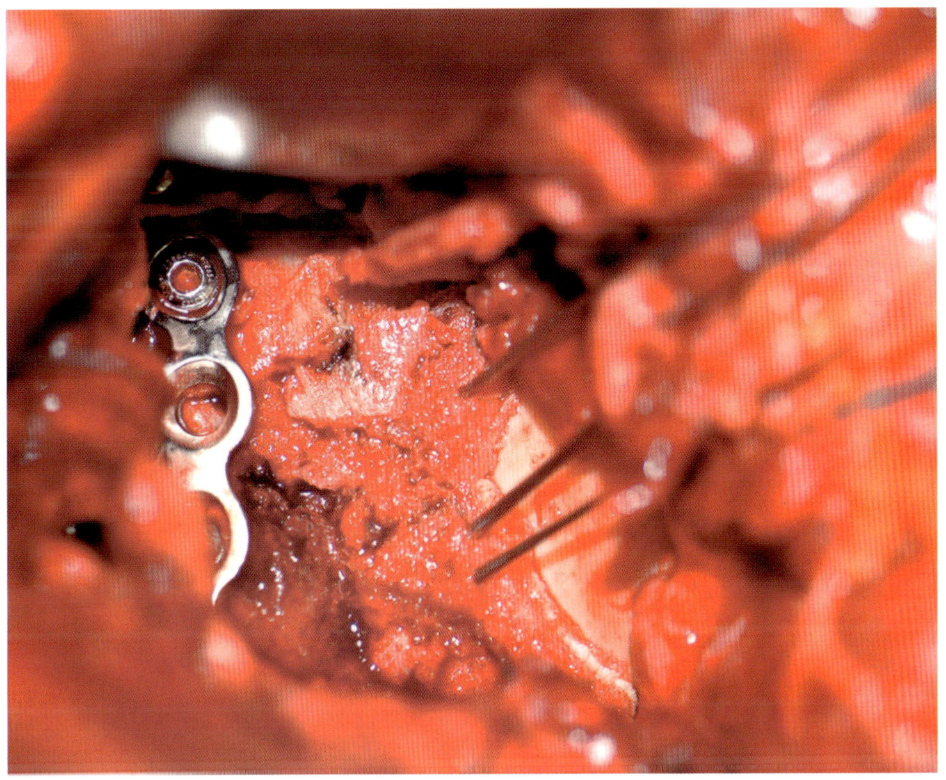

图 41.59　术中照片显示，将受累的关节内碎片用克氏针暂时固定并抬高。使用冷冻干燥的同种异体松质骨填充底部的松质骨缺损。随后将克氏针更换为生物可吸收钉（由 Berton R. Moed, MD, St. Louis, MO. 提供）

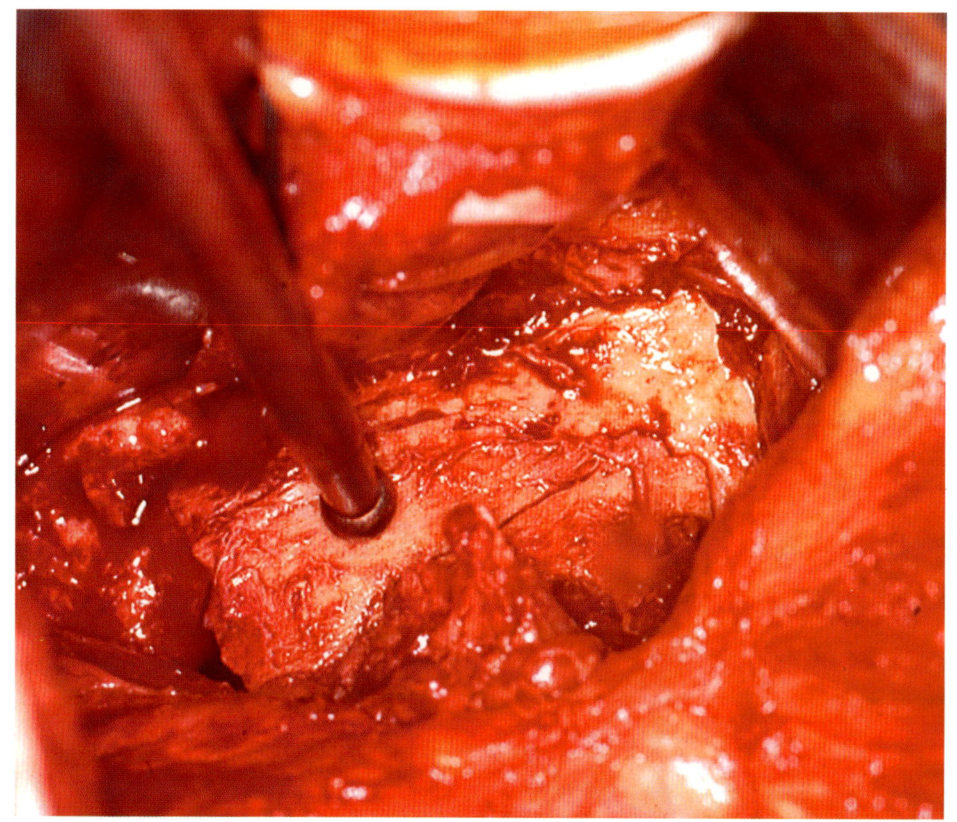

图 41.60　将后壁骨折碎片依次复位，并用球形长钉维持复位状态（图 41.3B）。用球形长钉维持好复位状态后，将临时固定用的克氏针去除。关节面复位的准确性通过髋臼缘的复位和关节外皮质骨骨折线的复位来推断（由 Berton R. Moed, MD, St. Louis, MO. 提供）

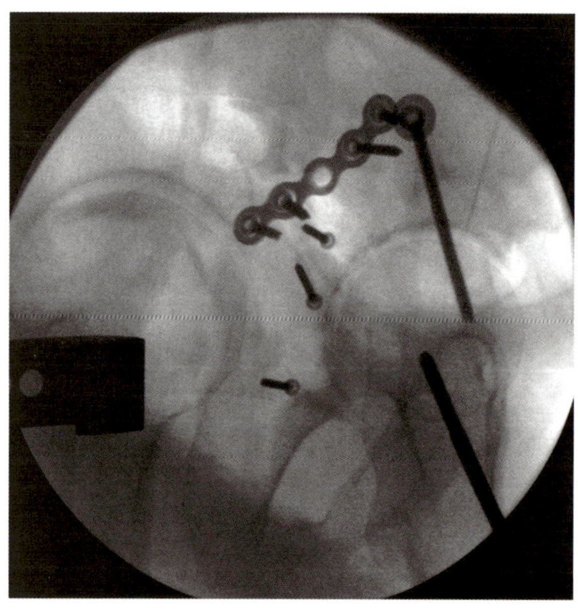

图 41.61　术中透视图显示了后壁粉碎性骨折片段的螺钉固定效果

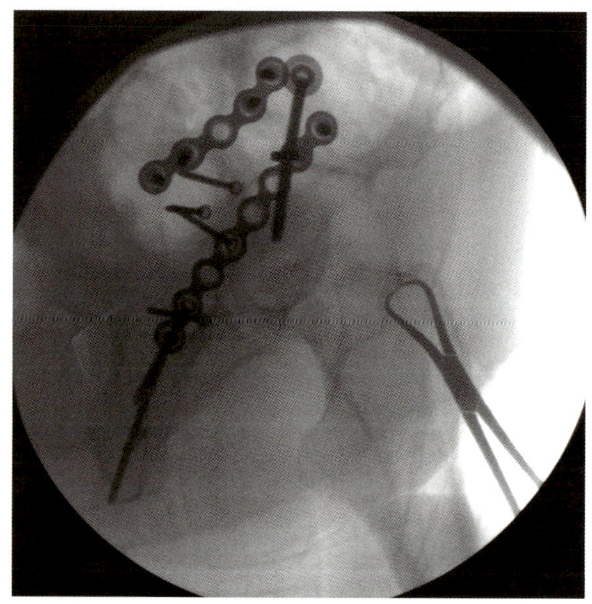

图 41.62　应用第二块后路接骨板支撑螺钉固定的后壁，完成固定

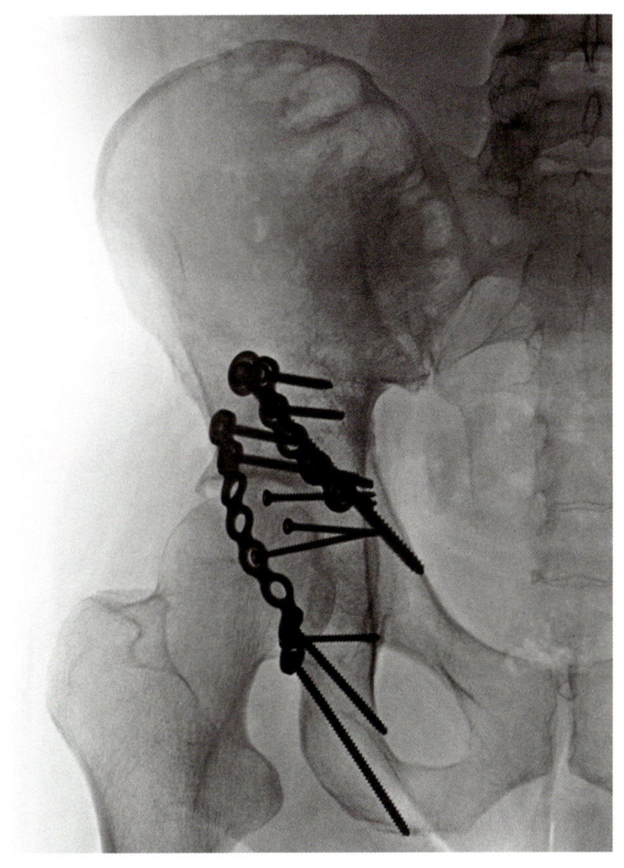
A

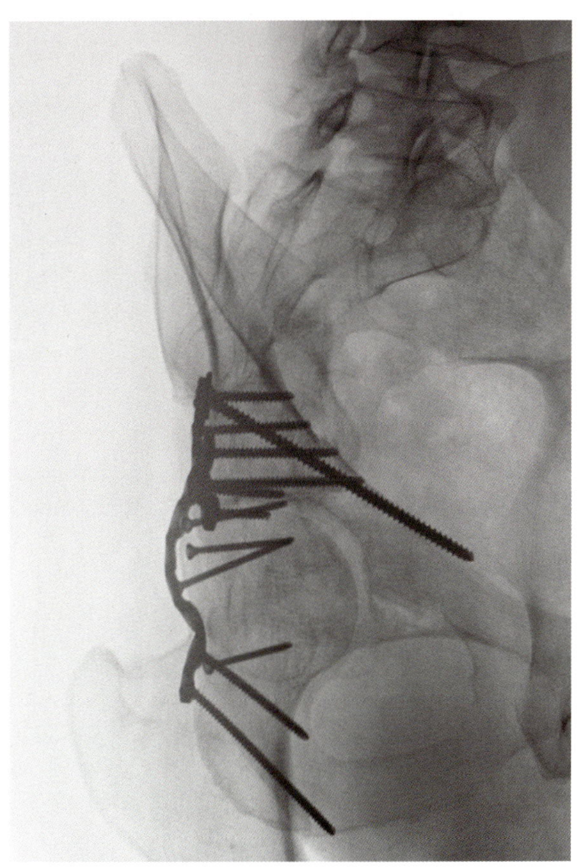
B

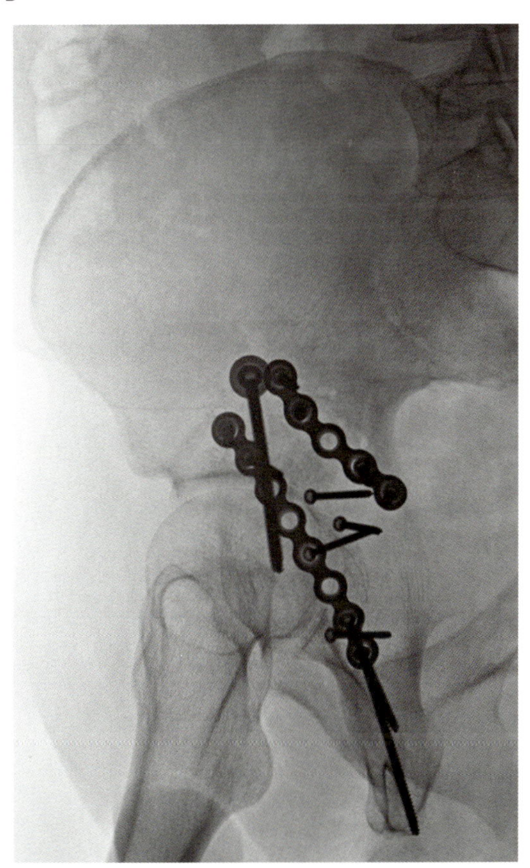
C

图 41.63　术后 X 线正位片和 45° 斜位片

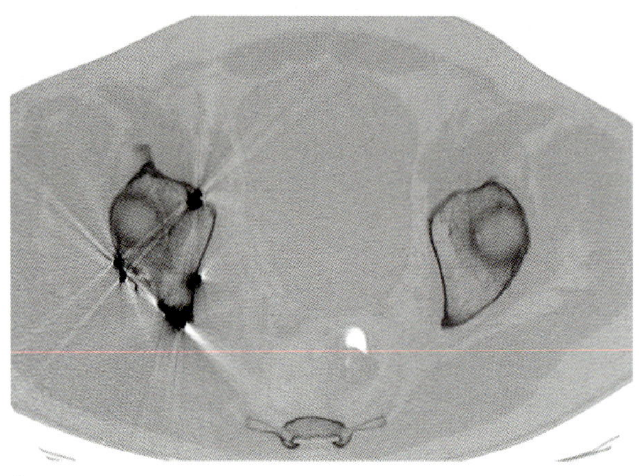

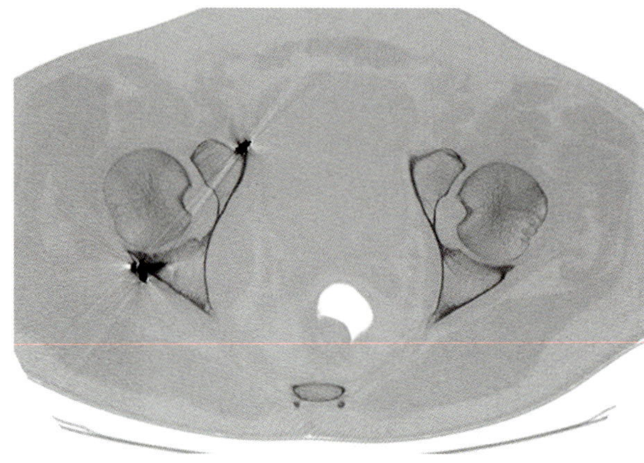

图 41.64 术后，通过髋臼顶部（A）和后壁复位水平（B）的二维 CT 扫描

参考文献

1. Moed BR, McMichael JC. Outcomes of posterior wall fractures of the acetabulum: Surgical technique. *J Bone Joint Surg* 2008;90-A(Suppl 2, Part 1):87–107.
2. Letournel E, Judet R. *Fractures of the acetabulum.* 2nd ed. Berlin: Springer-Verlag; 1993.
3. Tseng S, Tornetta P III. Percutaneous management of Morel-Lavallee lesions. *J Bone Joint Surg Am* 2006;88A:92–96.
4. Advanced Trauma Life Support for Doctors ATLS Student Course Manual. 8th ed. Chicago, IL: American College of Surgeons; 2008.
5. Tile M. *Fractures of the pelvis and acetabulum.* 2nd ed. Baltimore: Williams & Wilkins; 1995.
6. Gruson KI, Moed BR: Injury of the femoral nerve associated with acetabular fracture. *J Bone Joint Surg* 2003;85A(3):428–431.
7. Collinge C, Archdeacon M, Sagi HC. Quality of radiographic reduction and perioperative complications for transverse acetabular fractures treated by the Kocher-Langenbeck approach: Prone versus lateral position. *J Orthop Trauma* 2011;25:538–542.
8. Hollinshead WH. *Anatomy for surgeons, volume 3: the back and limbs.* 3rd ed. Philadelphia: Harper & Row; 1982.
9. Henry AK. *Extensile exposure.* 2nd ed. Edinburgh: Churchill Livingstone; 1973.
10. Gray G. *Anatomy of the human body.* 28th ed. Philadelphia: Lea & Febiger; 1970.
11. Gautier E, Ganz K, Krügel N, et al. Anatomy of the medial femoral circumflex artery and its surgical implications. *J Bone Joint Surg Br* 2000;82-B:679–683.
12. Moed BR, Reilly M. Fractures of the acetabulum. In: Bucholz RW, Heckman JK, Court-Brown CM, et al., eds. *Rockwood and Green's fractures in adults.* 7th ed. Philadelphia: Lippincott Williams & Wilkins; 2009:1463–1523.
13. Moed BR, Dickson KF, Kregor PJ, et al. Surgical treatment of acetabular fractures. AAOS Instructional Course Lectures, Rosemont, IL, 2009;59:481–502.
14. Letournel E, Judet R. *Fractures of the acetabulum.* Berlin: Springer-Verlag; 1981.
15. Matta J. Fractures of the acetabulum: accuracy of reduction and clinical results in patients managed operatively within three weeks after the injury. *J Bone Joint Surg Am* 1996;78A:1632–1645.
16. Moed BR, Israel H. Heterotopic ossifi cation prevention and treatment: what is the best way to prevent heterotopic ossifi cation following acetabular fracture fixation? In: Wright JG, ed. *Evidence-based orthopaedics.* Philadelphia: Saunders Elsevier; 2009:353–359.

第 42 章　髋臼骨折：髂腹股沟入路

作者　Joel M. Matta　Mark C. Reilly　Hamid R. Redjal
译者　郭　蒙　张晓萌
校对　芦　浩

适应证与禁忌证

髂腹股沟入路由 Letoumel 设计用于显露髋臼前柱和髋骨内侧。它使内部髂窝和从骶髂关节前壁到耻骨联合的骨盆边缘得以完全显露，髋骨的四边体及上、下分支也可被显露。显露部分髂骨外部也成为可能（图 42.1）。

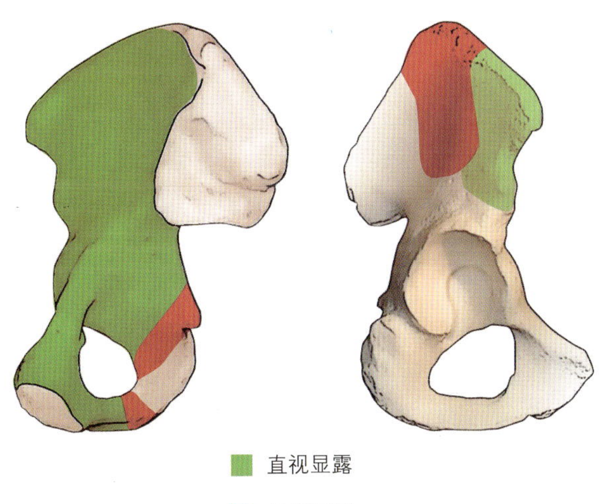

图 42.1　髂腹股沟入路显露髋骨（重绘引自 Matta JM. Surgical approaches to fractures of the acetabulum and pelvis.）

髂腹股沟入路是所有前壁和前柱骨折的选择。大多数急性前柱伴后方半横形骨折也可经髂腹股沟入路治疗。如果骨折时间超过 15 天，髂腹股沟入路仍可使用，除非后壁移位严重。在这一条件下，髂腹股沟扩展入路更为适用。

髂腹股沟入路可用于多数双柱骨折。累及后壁的骨折也并非这一入路的禁忌证。如果后壁骨折块包含髂骨棘，则可通过显露外侧髋臼复位。髂骨腹股沟入路不建议用于伴有小骨折块或粉碎性后壁骨折的双柱骨折，或者累及耻骨联合的骨折。

特定的横形骨折也可经髂腹股沟入路治疗，尤其在骨盆边缘伴有严重脱位的骨折，伴轻度或不伴有后脱位也可用这一方法治疗。此外，当 T 型骨折的前柱部分已经改良 K-L 入路不完全复位时，髂腹股沟入路可用做备选方法（图 42.2）。

术前计划

髋臼骨折患者的原始影像学评估应包括骨盆正位片和 45° 斜位片。尽管获取这些拍摄角度可能会使患者感到不适，但它们对于全面了解骨折类型至关重要。摄片时应使患者充分镇痛，且医生可能需在场以确保患者体位正确。应从放射科获得这些 X 线片，而不是在患者没有牵引的情况下通过便携影像设备获得。细致的影像学评估可使骨折经确切的分型方法而被合理分类。

CT 扫描可提供关于骨折形态以及髋臼内骨折块狭窄或嵌顿的重要信息。CT 三维重建也有助于更好地理解复杂骨折分型。在尸体骨或骨盆模型（或画出髋骨）上画出骨折线有助于确保外科医生在术前理解骨折形态。

髂腹股沟入路穿过绝大多数骨科医生很少

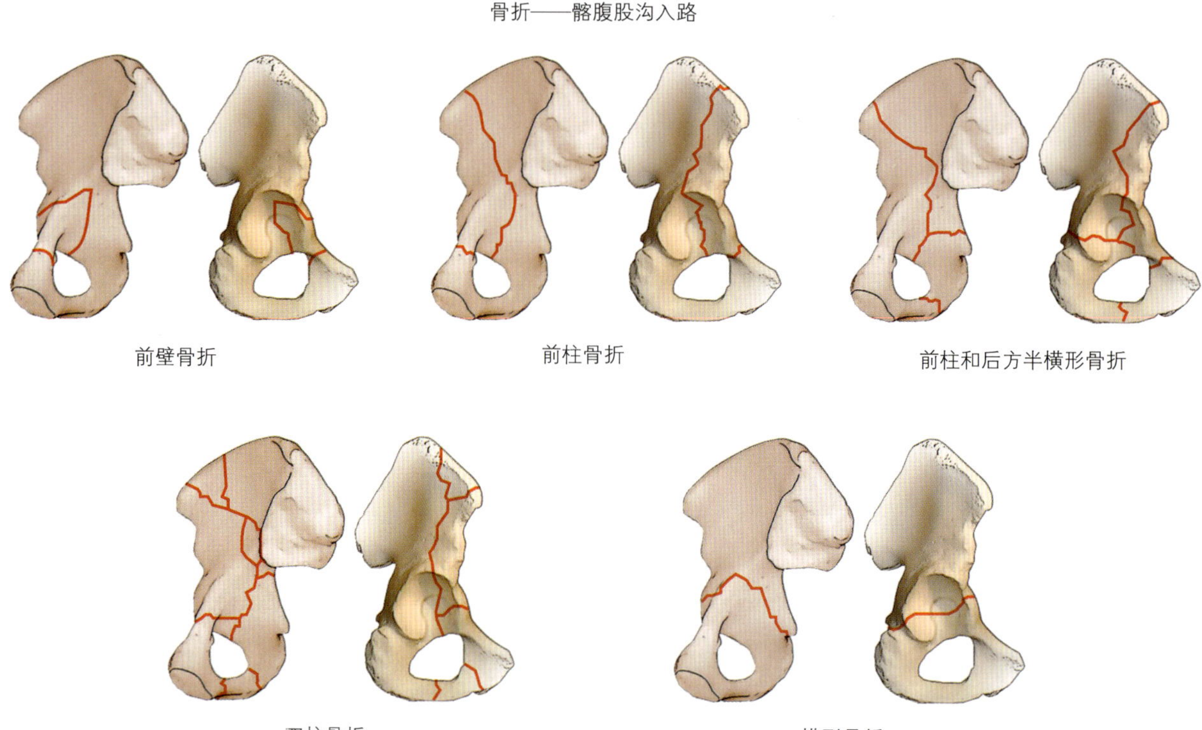

图 42.2 通过髂腹股沟入路治疗的骨折（重绘引自 Matta JM. Surgical approaches to fractures of the acetabulum and pelvis.）

用到的解剖区域。此外，骨折复位和合理固定需对骨折类型及正常髋臼解剖彻底了解。在使用此入路前，强烈建议外科医生在尸体上练习，并为熟悉这些高难度损伤的显露、复位和固定的外科医生做助手。

手 术

手术入路

手术在全麻下实施，患者仰卧位于 Pro-FX 骨折手术台（图 42.3）。患肢摆放呈髋部轻度屈曲，使髂腰肌、股神经和髂外血管处于放松状态。

如果手术需要，可通过置入大结节牵引螺钉来使用外侧牵引装置。术前将 Foley 导尿管插入膀胱。切口始于耻骨联合上方 3~4 cm 的中线处，由外侧向髂前上棘延长，然后平行于髂嵴的前 2/3。切口延伸必须超过髋臼凸出的绝大部分。骨膜沿髂嵴方向剥开，分离腹部肌肉的附着和髋臼的起始处。通过剥离骨膜，将髋臼由深达骶髂关节的髂窝从中间提至骨盆边缘（图 42.5）。然后填塞髂窝止血。通过低位切口显露腹外斜肌腱膜和腹直肌，这些结构被切断的方向与腹股沟外环上方至少 1 cm 处的皮肤切口一致。腹外斜肌腱膜向远侧翻起，打开腹股沟管并显露腹股沟韧带，切口内侧可看见精索或子宫圆韧带。然后在精索或子宫圆韧带及髂腹股沟神经周围放置引流管，方便术中牵拉（图 42.6）。

于距离韧带边缘 1~2 mm 处切断腹股沟韧带，边缘保留在腹内斜肌、腹横肌和腹横筋膜的共同起始处（图 42.7）。操作必须十分小心，以避免损伤下方的血管与神经结构。在腹股沟韧带正下方，股外侧皮神经进入大腿。这一神经可在髂前上棘附近或内侧 3 cm 处找到，整个手术过程中必须注意识别并加以保护。切口中部正下方为髂外血管（图 42.8）。在这些血管

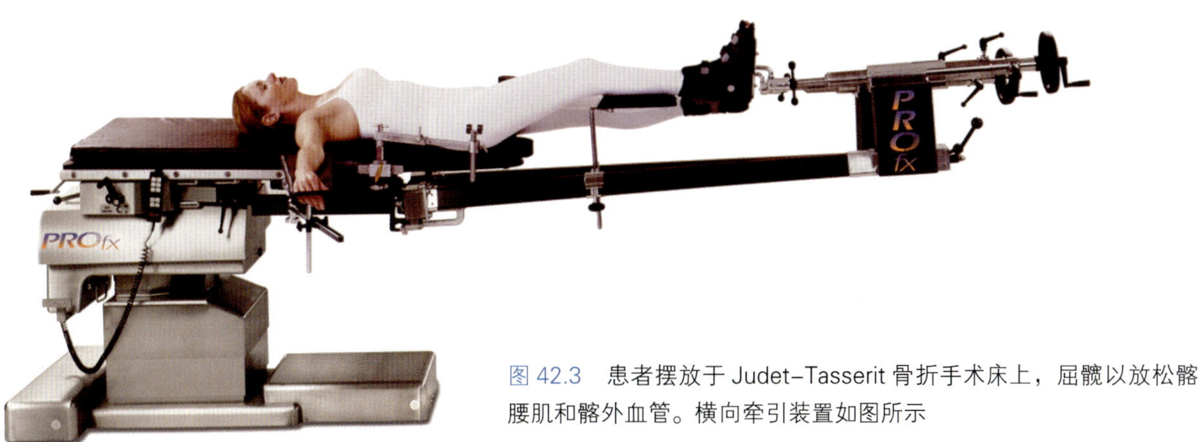

图 42.3　患者摆放于 Judet-Tasserit 骨折手术床上，屈髋以放松髂腰肌和髂外血管。横向牵引装置如图所示

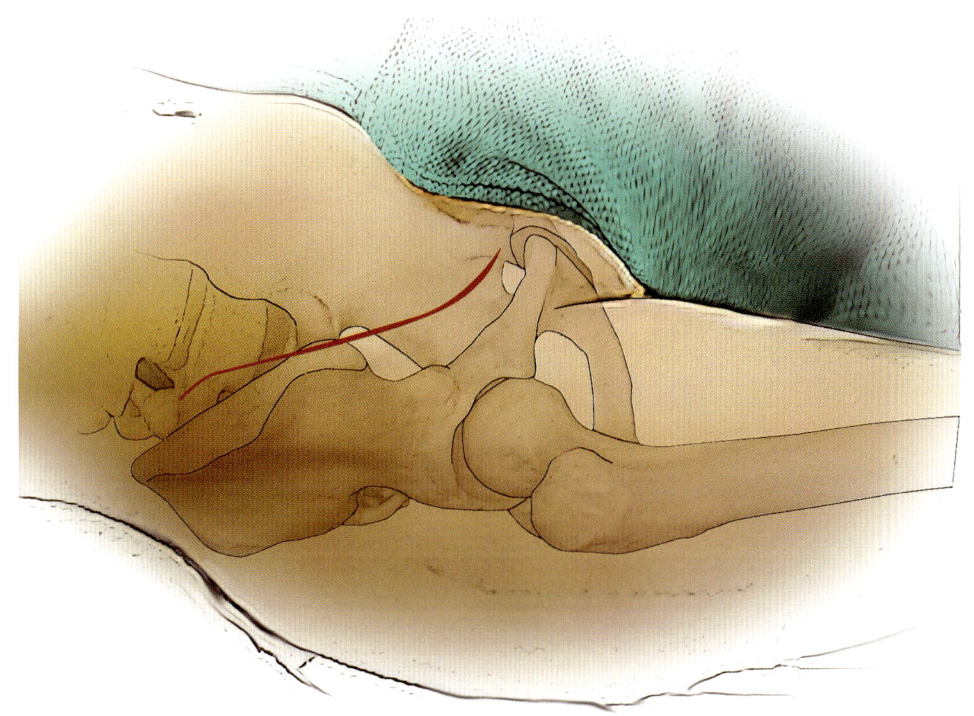

图 42.4　髂腹股沟入路的皮肤切口。切口始于耻骨联合上方 3~4 cm，并且必须延伸跨过髋臼凸出的绝大部分（重绘引自 Matta JM. Surgical approaches to fractures of the acetabulum and pelvis.）

内侧，切断附着于耻骨的联合腱。可能也需要切除腹直肌腱的一部分。

此时，切口中部为血管腔隙内的股动静脉及周围淋巴的前部，更靠近外侧的肌腔隙内含髂腰肌、股神经、股外侧皮神经，髂腰肌鞘或髂耻弓分隔这两个腔隙（图 42.9）。仔细分离血管和淋巴，由髂耻弓内侧向外牵开，并将髂腰肌和股神经由外侧向内牵开（图 42.10，图 42.11）。将髂耻弓向耻骨棘切开（图 42.12）。在进行此操作前应触摸髂外动脉的波动，以确保血管束受到保护而不被损伤。髂耻弓由骨盆边缘分离（图 42.13）。在某些个体中，这偶尔可通过手指分离。分离髂耻弓以显露骨盆及其后的四边体和后柱。在髂腰肌、股神经及股外侧皮神经附近放置第二根引流管，第三根引流管放置于股动静脉和淋巴周围。置管时应小心，勿伤及血管周围的脂肪蜂窝组织，因其内含有淋巴管，损伤这些淋巴可导致术后淋巴引流障

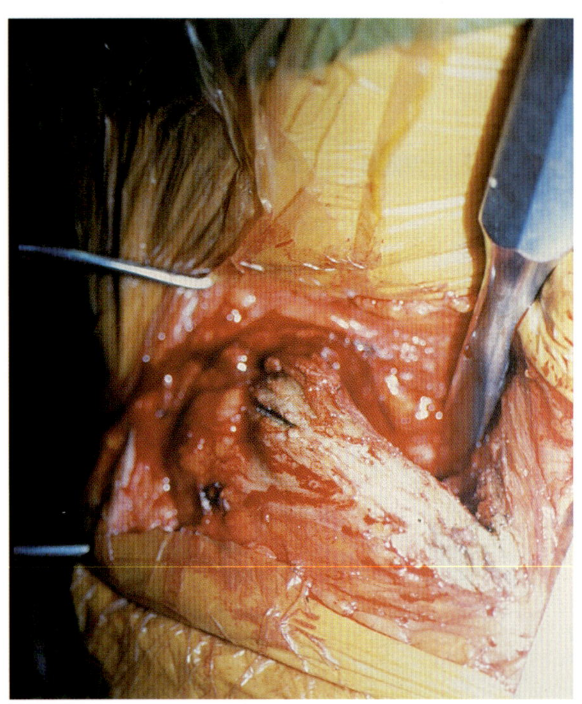

图 42.5 松开腹部肌肉牵拉并剥离髂窝骨膜

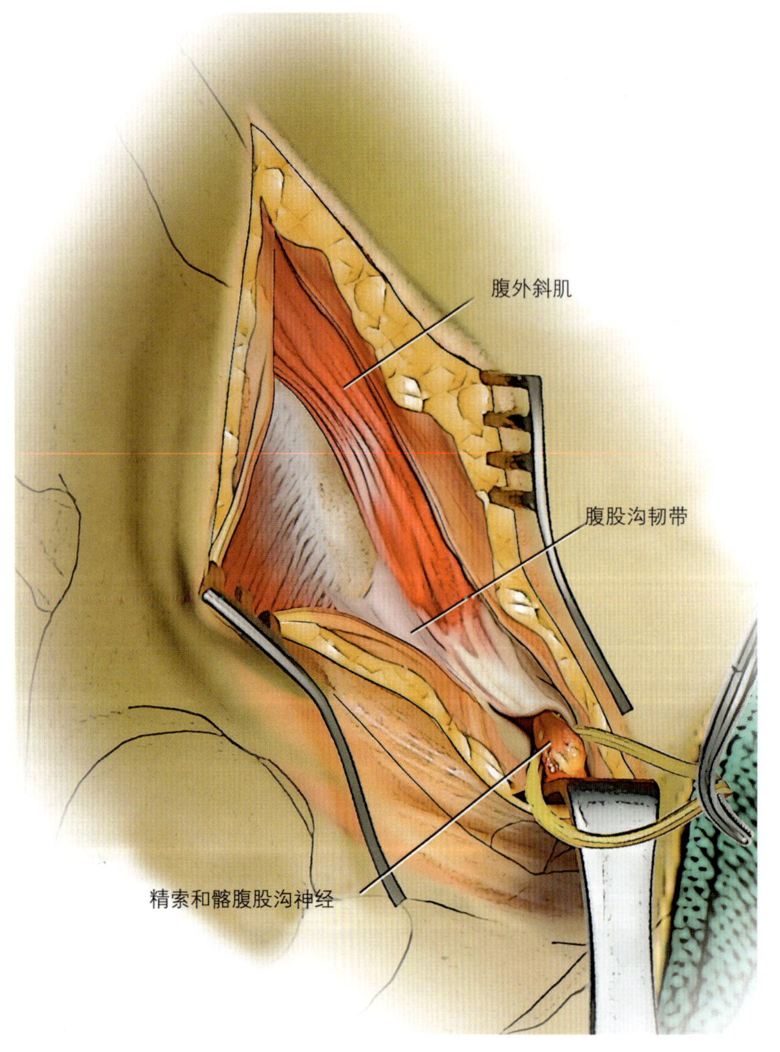

图 42.6 打开腹股沟管，在下方显露腹外斜肌腱膜。髂腹股沟神经和精索由引流管保护。识别腹股沟韧带（重绘引自 Matta JM. Surgical approaches to fractures of the acetabulum and pelvis.）

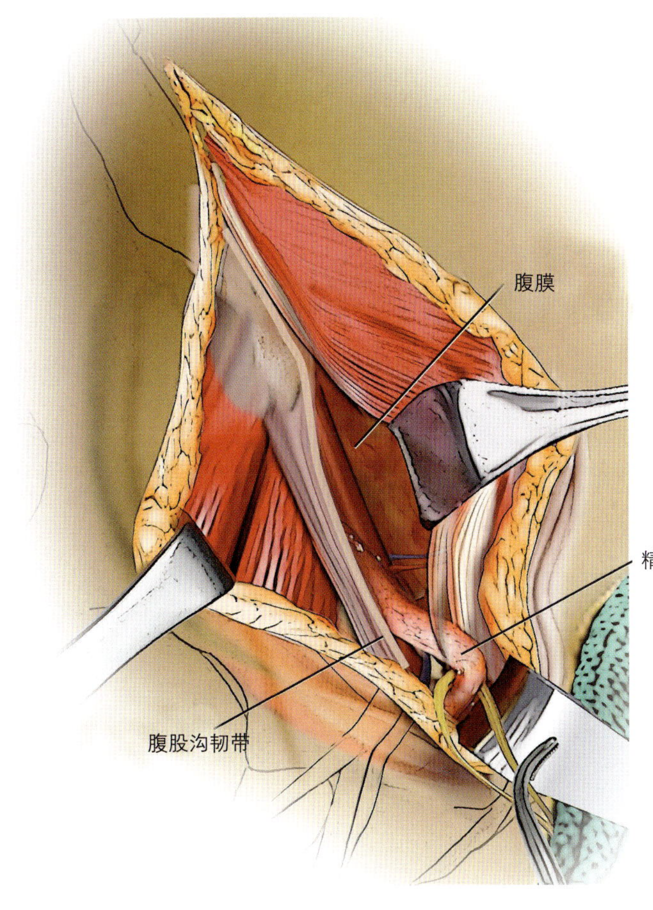

图 42.7　从腹股沟韧带处分离腹部肌肉和腹横筋膜。保留 1 mm 的韧带边缘用于关闭（重绘引自 Matta JM. Surgical approaches to fractures of the acetabulum and pelvis.）

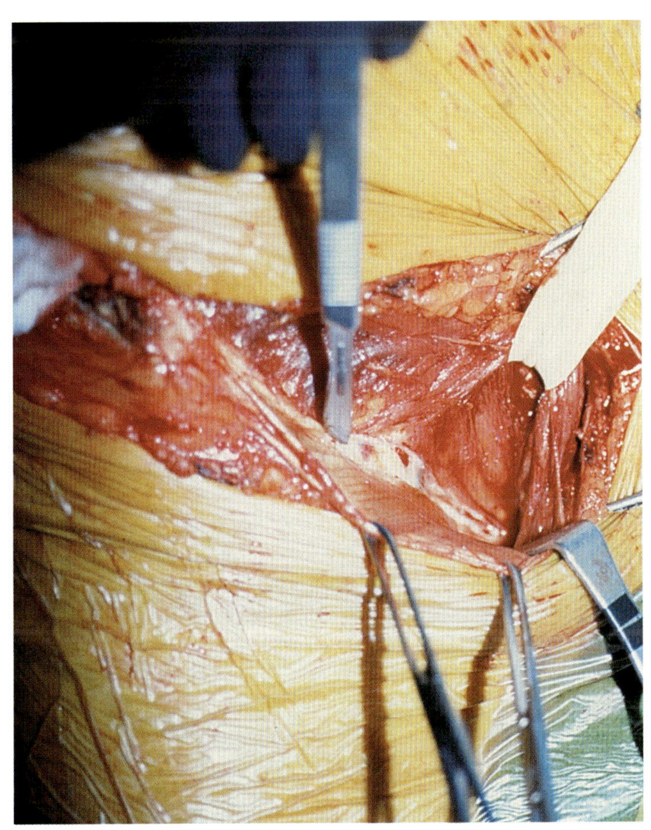

图 42.8　腹股沟韧带正下方为髂外血管，注意髂外动、静脉在韧带下方走行浅表

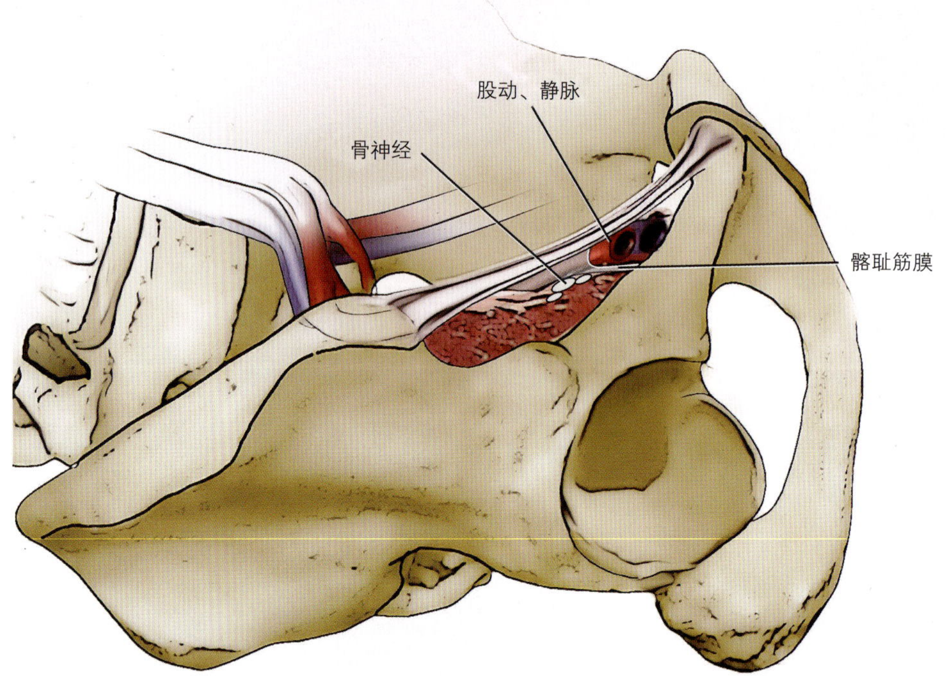

图 42.9 在腹股沟韧带水平的斜剖视图中，髂耻弓将肌腔隙和血管腔隙分开（重绘引自 Matta JM. Surgical approaches to fractures of the acetabulum and pelvis.）

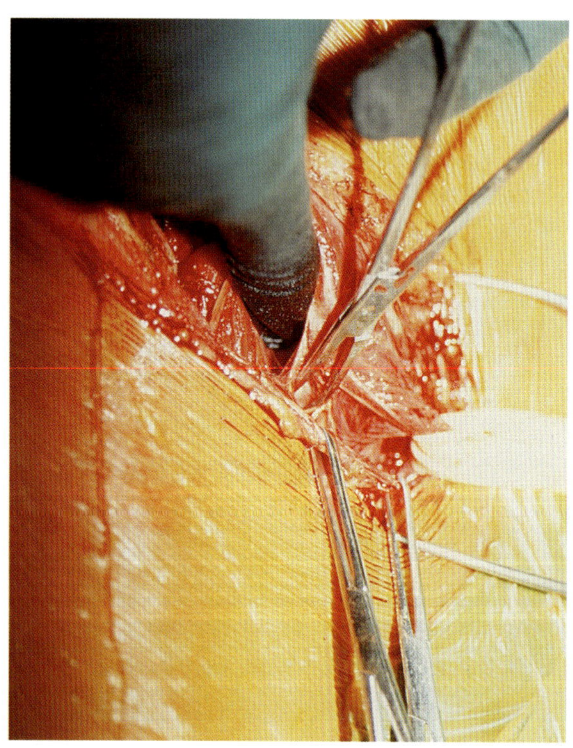

图 42.10 由髂耻筋膜内侧分离髂外血管和淋巴。髂腰肌和股神经已由髂耻弓外侧分离出来，并且可由手术医生用手指牵开

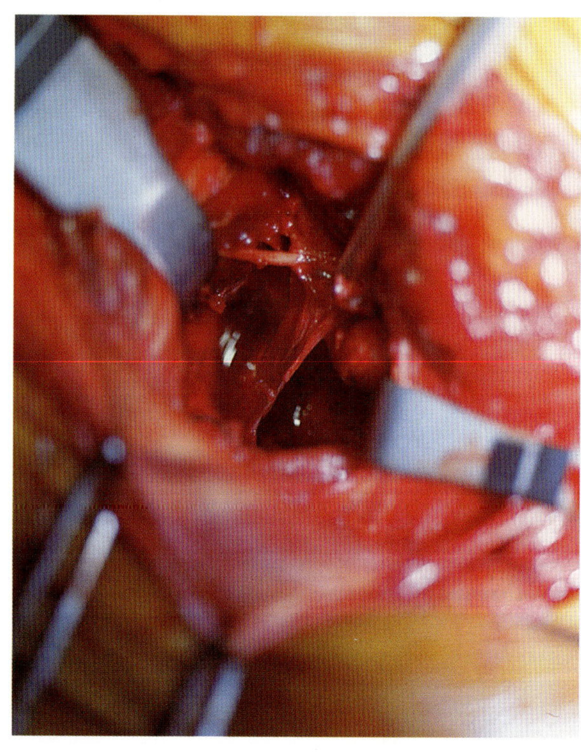

图 42.11 向外侧牵开髂腰肌和股神经，向内侧牵开髂外血管，显露髂耻筋膜

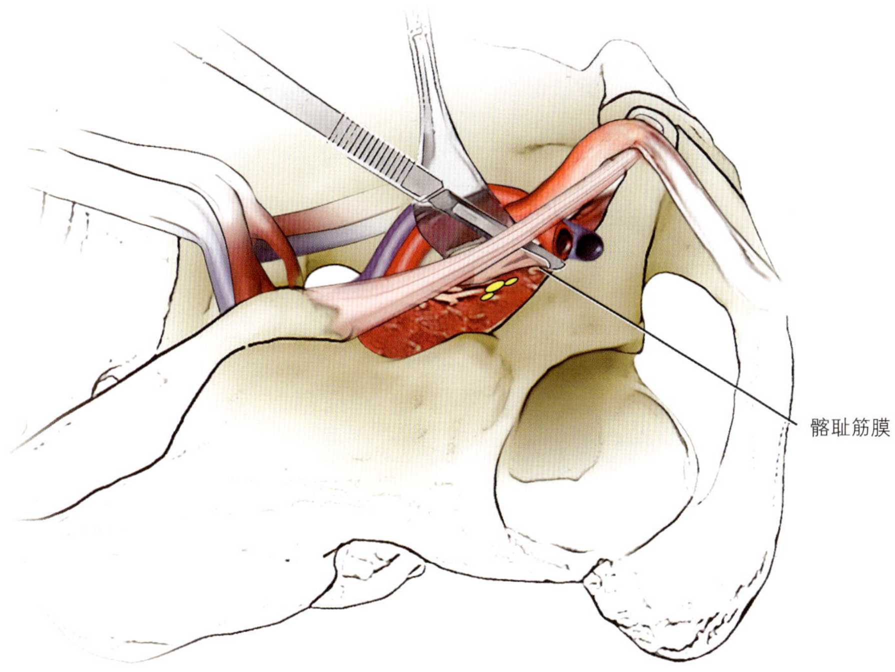

图 42.12 此斜位剖视图说明了髂耻筋膜由腹股沟韧带到耻骨棘的划分（重绘引自 Matta JM. Surgical approaches to fractures of the acetabulum and pelvis.）

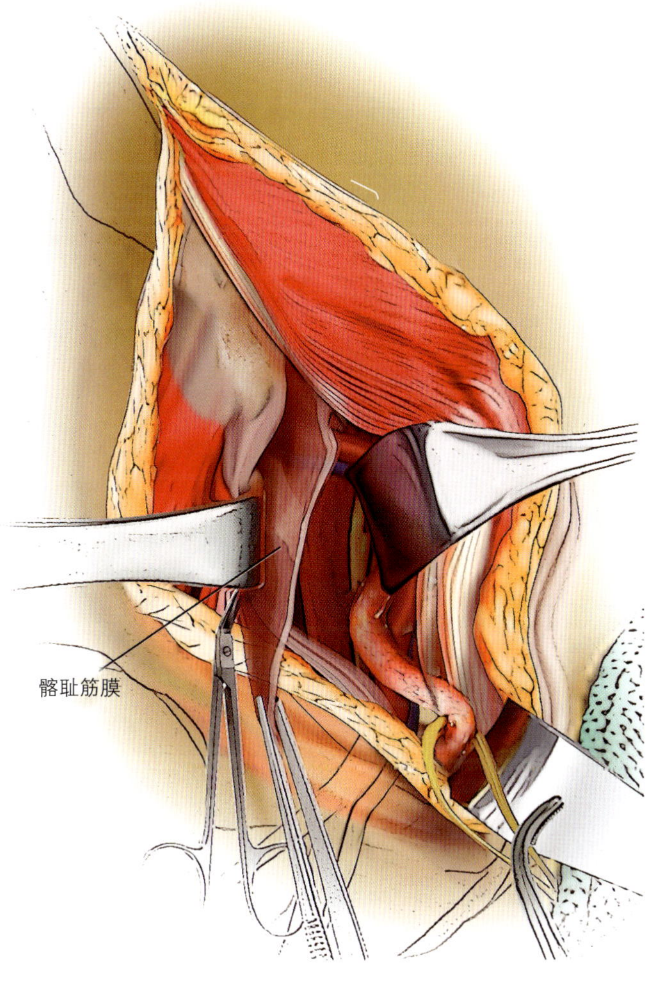

图 42.13 分离附着于骨盆边缘的髂耻筋膜（重绘引自 Matta JM. Surgical approaches to fractures of the acetabulum and pelvis.）

碍和水肿。

在牵拉髂外血管前，应在靠近后内侧血管的地方确定的髂耻处的神经和动脉。探查起自腹壁下动脉或闭孔与髂外血管之间吻合支的闭孔动脉的异常起源。

动脉吻合罕见，但是静脉吻合却相对常见。如果上述任何一种情况出现，动脉、静脉或者两者均应被钳夹、结扎并分离，以防止术中可能难以控制的撕脱及出血。

骨膜下剥离常用于显露骨盆边缘和耻骨上支。骨膜也可从四边体被掀起。在大结节附近放置牵开器时应注意避免损伤臀上静脉或髂内动脉的分支。骨折的复位和固定现在可通过三个直视窗口来回操作完成。

向内侧牵拉髂腰肌和股神经可通过第一个窗口直视整个髂窝内部、骶髂关节和骨盆边缘（图 42.14）。向外侧牵拉髂腰肌和股神经，同时向内侧牵拉髂外血管，打开第二个窗口（图 42.15）。这一窗口不仅可显露用于后柱骨折复位的四边体，而且也可显露从骶髂关节至耻骨隆突的骨盆边缘。在这一窗口操作时应经常触摸髂外动脉的搏动。如果需要，可向内侧牵拉血管显露耻骨上支和耻骨联合（图 42.16）。根据需要将精索或圆韧带向内侧或外侧牵开。

对髂骨翼外部的有限显露可通过从髂前上棘分离缝匠肌和腹股沟韧带，以及从髂骨掀起阔筋膜张肌来实现。

对骨折行内固定后，引流管不但应沿四边体和髂窝内部放置，还应置于耻骨后 Retzius 间隙。如果骨骼有暴露，也应在外部放置引流管。

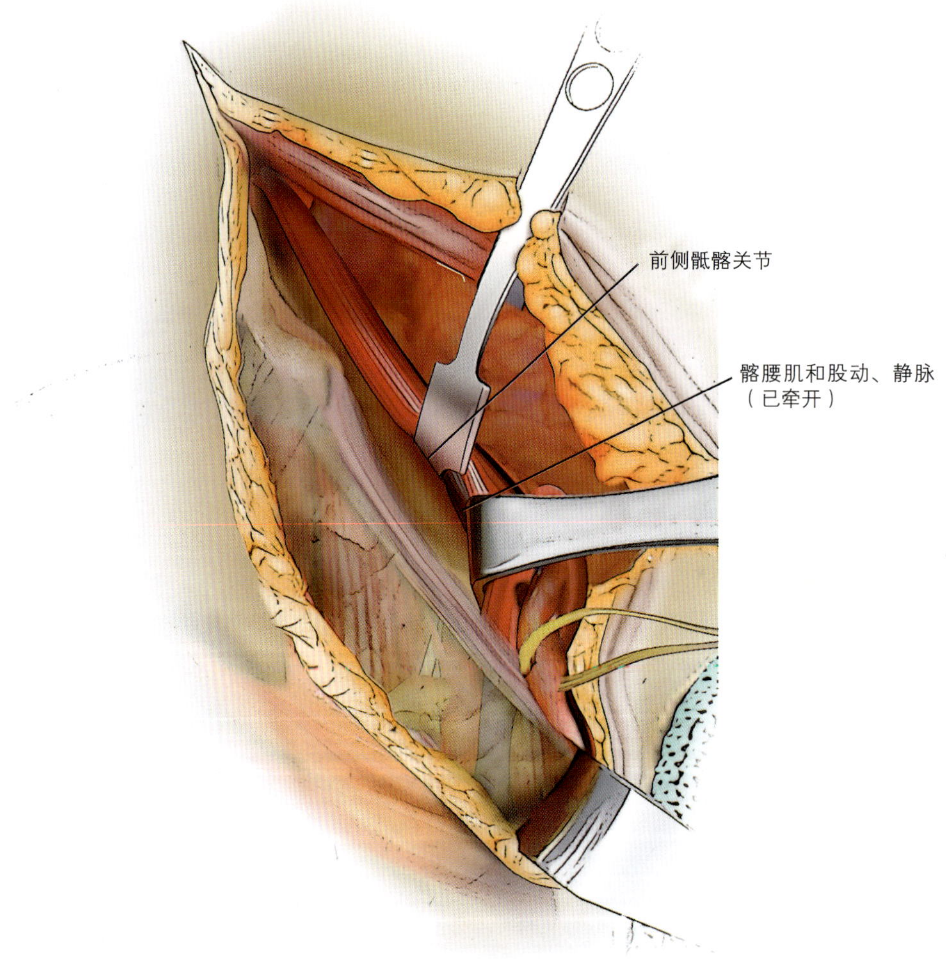

图 42.14 髂腹股沟入路的第一个窗口。直视髂窝内部。将 Hohmann 拉钩置于前骶髂关节（重绘引自 Matta JM. Surgical approaches to fractures of the acetabulum and pelvis.）

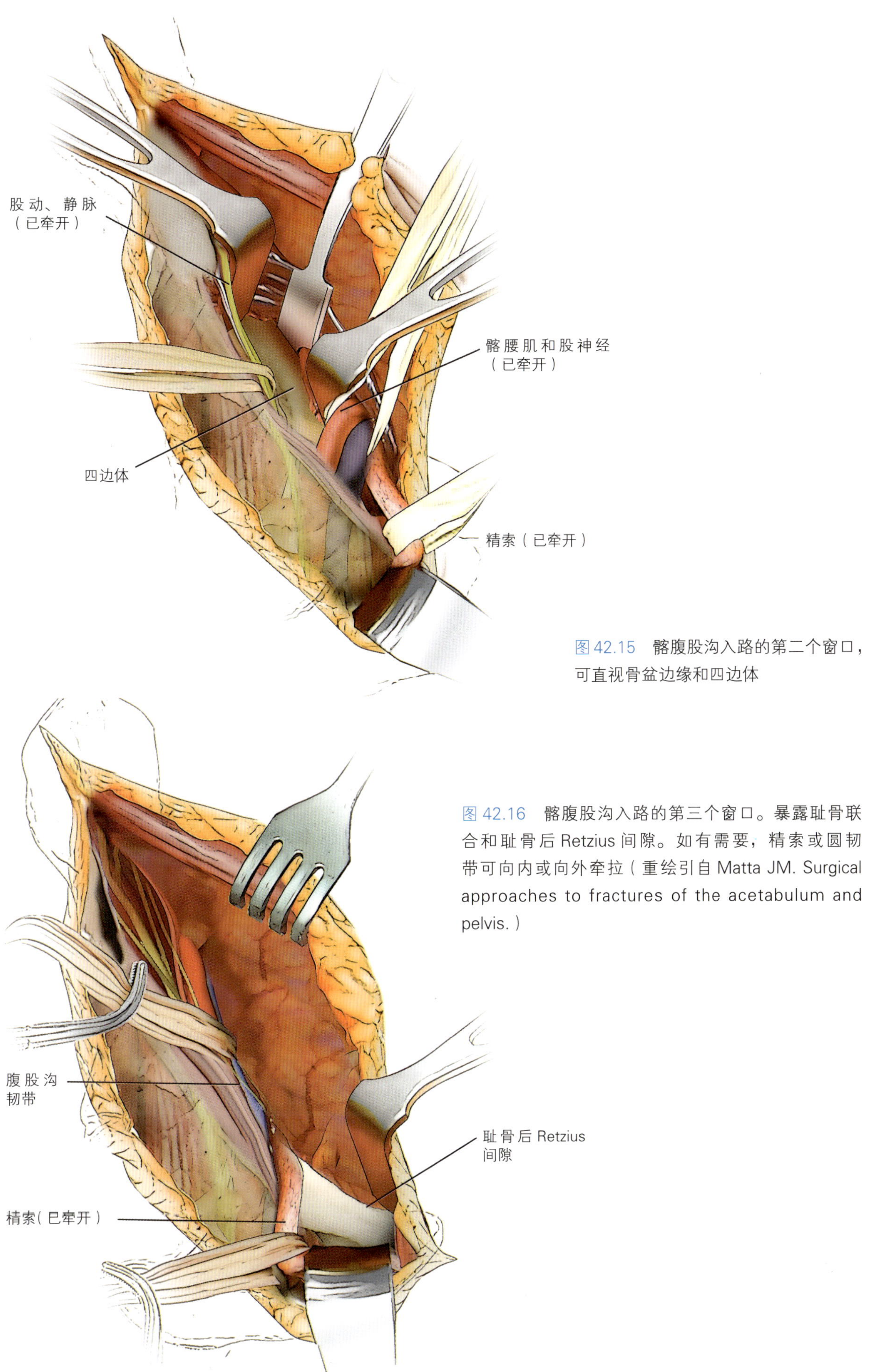

图 42.15 髂腹股沟入路的第二个窗口，可直视骨盆边缘和四边体

图 42.16 髂腹股沟入路的第三个窗口。暴露耻骨联合和耻骨后 Retzius 间隙。如有需要，精索或圆韧带可向内或向外牵拉（重绘引自 Matta JM. Surgical approaches to fractures of the acetabulum and pelvis.）

腹膜应使用粗线缝合在阔筋膜上。如果缝匠肌已被分离，则通过髂前上棘钻孔修补（图 42.17）。在关闭时应松解肌肉，并且需持续牵拉以防止腹膜向近端及后方回缩。如果没有对腹肌进行解剖学修复，腹股沟管的下壁和上壁则无法完全修补。修补腹直肌腱，将腹横筋膜、腹内斜肌联合腱和腹横肌重新连在腹股沟韧带上（图 42.18）。腹股沟管的上壁通过关闭腹外斜肌腱膜来修复（图 42.19）。髂耻筋膜未修补。

复位与固定技术

双柱联合骨折治疗的第一目标是解剖复位前柱骨折。首先复位髂嵴和髂骨翼。如果想要复位关节面，髂骨骨折线的复位必须完美。恢复髂窝内骨的正常凹度比想象中得更重要。通过骨折床牵引常可以解除髂骨翼的嵌塞。髂骨翼骨折的骨折线经常分两叉累及髂嵴，形成髂骨翼的三角形骨折块（图 42.20）。因为这有助于前柱的精确复位，这一骨折应首先解剖复位并固定（图 42.21）。在髂嵴水平，髂骨板之间可拧入一枚 3.5 mm 或 4.5 mm 螺钉，这将固定垂直或三角形骨折（图 42.22）。必须注意当拧入这些螺钉时在最后拧紧过程中复位不会失效。

或者，在髂骨嵴应用 3.5 mm 的骨盆接骨板可提供更可靠的固定。这一固定物可以放在髂窝内的髂嵴下方，或直接放置在髂嵴上。但是，钉板在这一位置为刺激源，并可能需要拆除。

骨盆边缘的前柱粉碎性骨折常见。尽管这些游离皮质骨折块在关节外，但有必要要求对其达到解剖复位并固定：没有这些骨折碎片就无法对前柱骨折的复位做出判断。

前柱骨折已复位。复位手法需要 Farabeuf 钳和球尖状推顶器（图 42.23）来协助完成。有时，钳子横跨放置在骨的前缘可能会有效。螺钉从外侧向骨盆边缘置入并指向坐骨切迹将稳定复位（图 42.24）。另外，螺钉可在髂嵴水平上置于髂骨板之间（图 42.25）。曲面板的轮廓将由骨盆边缘上部描绘出。特殊构型的骨盆接骨板可用于曲率半径为 88° ~108° 之间的骨盆边缘，这些被设计用来符合标准男女骨盆边缘的曲率半径。这一骨盆接骨板可自骶髂关节向前延伸至耻骨体。骨盆接骨板有标准的曲率半径，包括适用于耻骨体的凹面、髂耻隆起的凸面和髂窝内部的凹面（图 42.26）。

此外，接骨板必须预弯以符合髂骨轮廓。接骨板的预弯常花费时间。接骨板尽可能完美地贴合骨以避免骨折复位失效则至关重要。

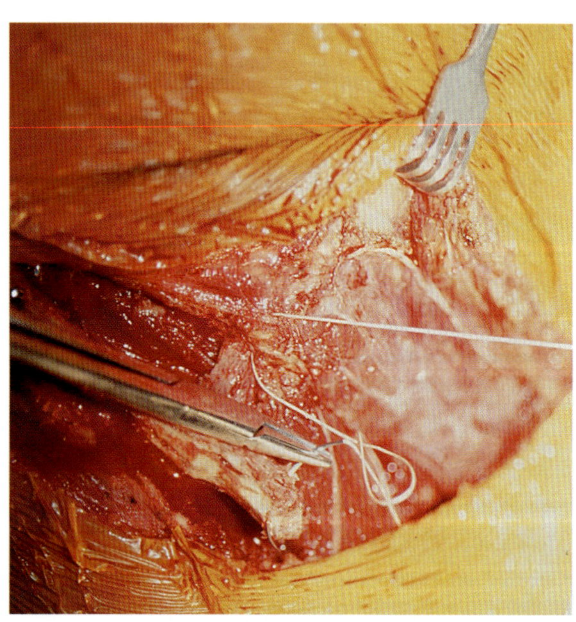

图 42.17 缝匠肌和腹肌的起始通过在髂前上棘上的钻孔来保护

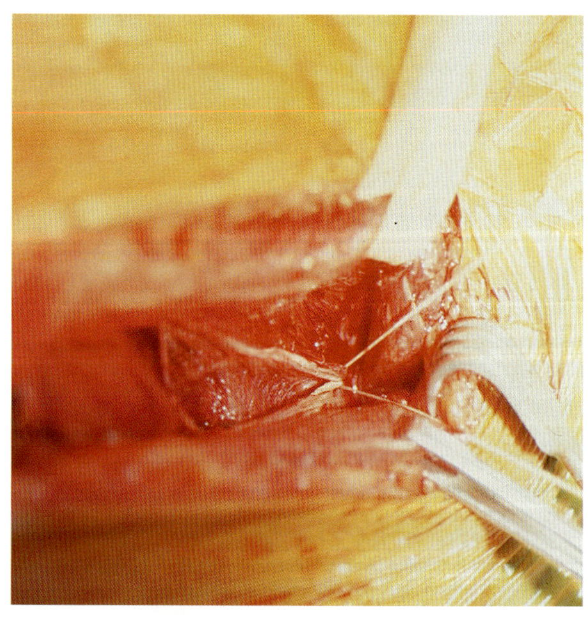

图 42.18 修补腹股沟韧带。上方为腹横筋膜、腹内斜肌的联合腱和腹横肌。下方为腹股沟韧带

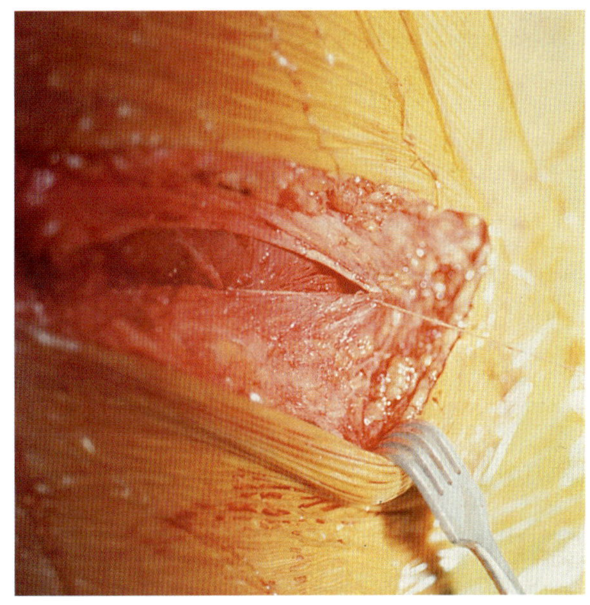

图 42.19　修补腹外斜肌腱膜，关闭腹股沟管上壁

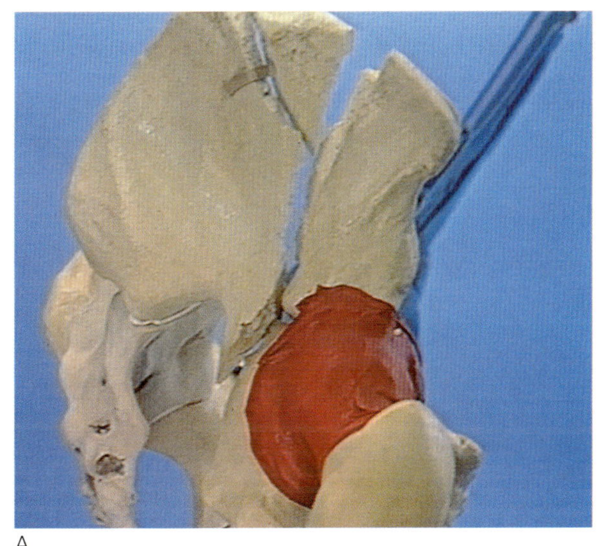

A

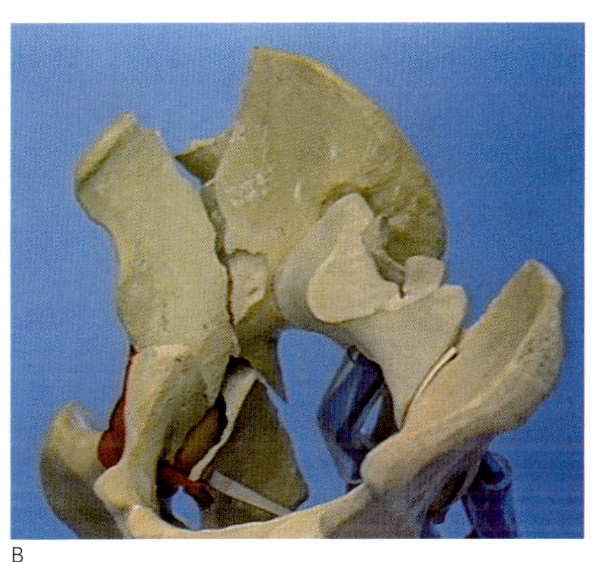

B

图 42.20　A. 右侧髋臼双柱联合骨折，髋臼侧面视图。B. 右侧髋臼双柱联合骨折，标记髂骨嵴游离三角形骨折块。在骨盆边缘也有一游离骨折块（重印引自 AO/ASIF. Both column fracture through the ilioinguinal approach[video] 1991.）

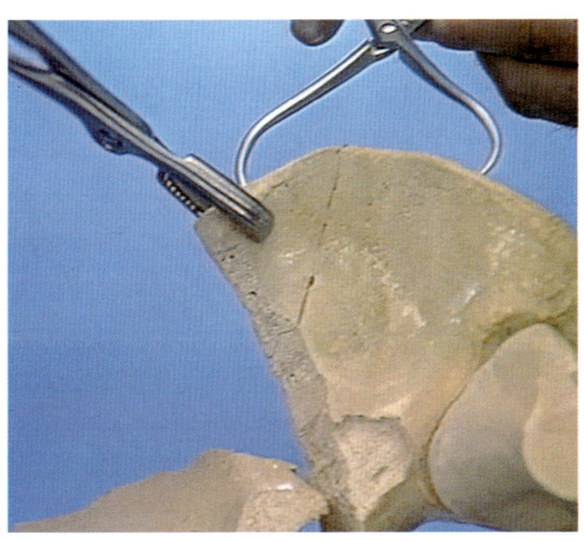

图 42.21　使用 Farabeuf 钳与 Weber 钳复位三角形髂嵴三角形骨折块（重印引自 AO/ASIF. Both column fracture through the ilioinguinal approach[video] 1991.）

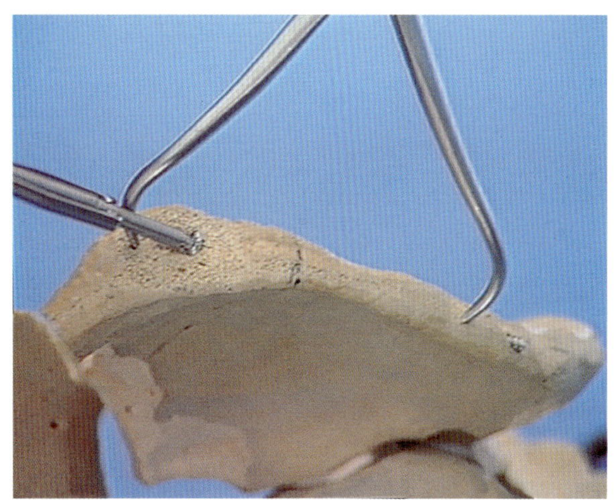

图 42.22 在 Weber 钳保持复位时将螺钉置入髂骨板之间，与髂嵴平行（重印引自 AO/ASIF. Both column fracture through the ilioinguinal approach[video] 1991.）

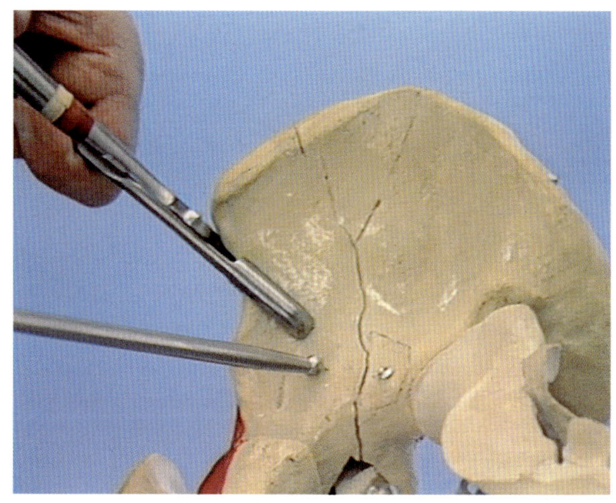

图 42.23 Farabeuf 钳和 Weber 钳用于复位前柱骨折。要注意的是来自骨盆边缘的骨折块已复位并由单个螺钉固定。除非已精确复位并稳定两个关节外骨折块，否则前柱无法精确复位（重印引自 AO/ASIF. Both column fracture through the ilioinguinal approach[video] 1991.）

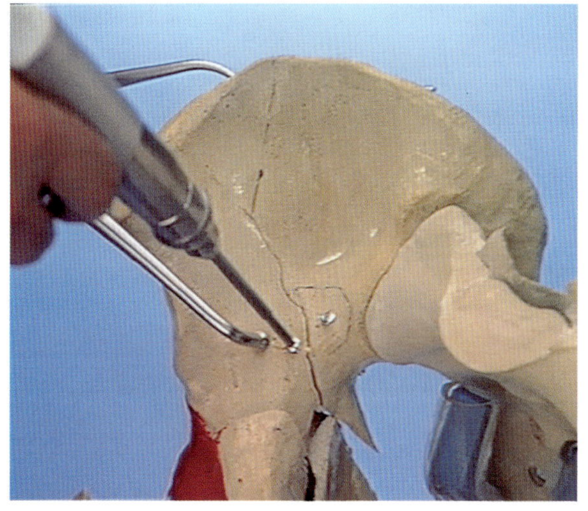

图 42.24 前柱复位是通过从骨盆边缘外侧指向坐骨关节拧入一枚螺钉来进行固定（重印引自 AO/ASIF. Both column fracture through the ilioinguinal approach[video] 1991.）

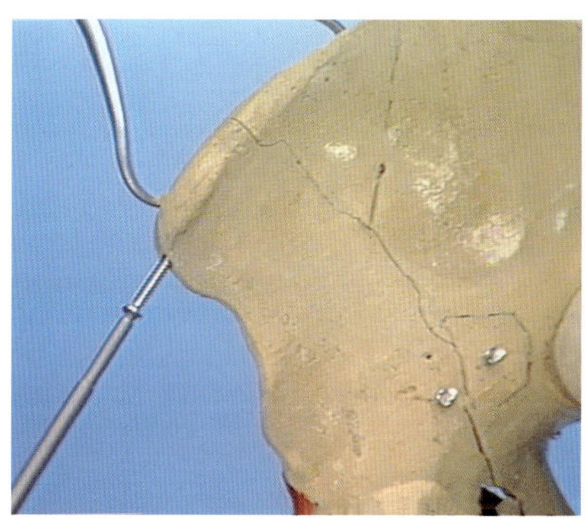

图 42.25 额外的 3.5 mm 螺钉在髂骨嵴水平置于髂骨板之间（重印引自 AO/ASIF. Both column fracture through the ilioinguinal approach[video] 1991.）

然后使用成角的复位钳对后柱进行复位，并重建大结节轮廓。复位钳通常完全放置于这一路径的第二窗口（图 42.27），但是有时大的复位钳横跨骨的前缘则有帮助。多数病例中，四边体附着于后柱，并且后柱复位的精确性可通过观察四边体向前柱的复位来评估。后柱的固定则通过平行四边体置入螺钉来实现（图 42.28）。这些螺钉可置于内部或分别拧入骨盆边缘接骨板，并用来实现髋臼非关节面部分的固定（图 42.29）。另外，可能需要一枚螺钉自髂骨外侧面的前柱倾斜指向四边体拧入。这枚螺钉也可用于需要固定的四边体分离的骨块。四边体的粉碎性骨折常见，但是这些碎片通常为组成髋臼窝的一部分，并且对关节构成或髋部稳定性不起作用。接骨板与骨盆边缘轮廓吻合，并且在四边体上不常规使用。

如果存在延伸的髋臼后壁骨折，可以通过扩大髋臼侧面显露来解决。大的复位钳横向放

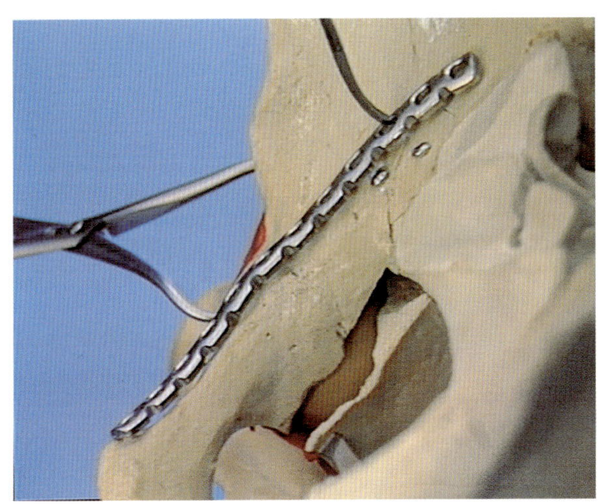

图 42.26 曲面骨盆接骨板沿髋骨轮廓放置。图片所示耻骨上支的凹面、耻骨隆突的凸面和髂窝内部的凹面（重印引自 AO/ASIF. Both column fracture through the ilioinguinal approach[video] 1991.）

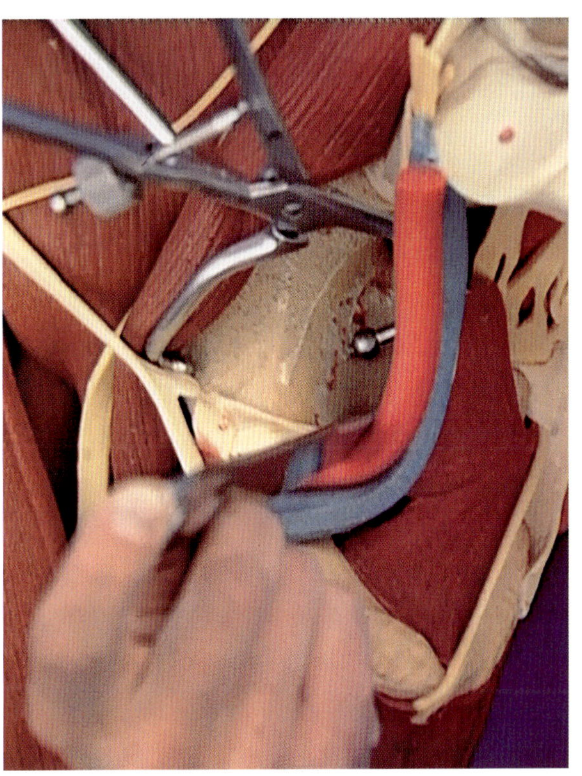

图 42.27 后柱骨折复位通过使用成角复位钳完全放置在这一入路的第二窗口中。将髂腰肌和股神经向外侧牵开，髂外血管向内侧及外侧牵开。复位钳的一段在前壁上，另一端在四边体上（重印引自 AO/ASIF. Both column fracture through the ilioinguinal approach[video] 1991.）

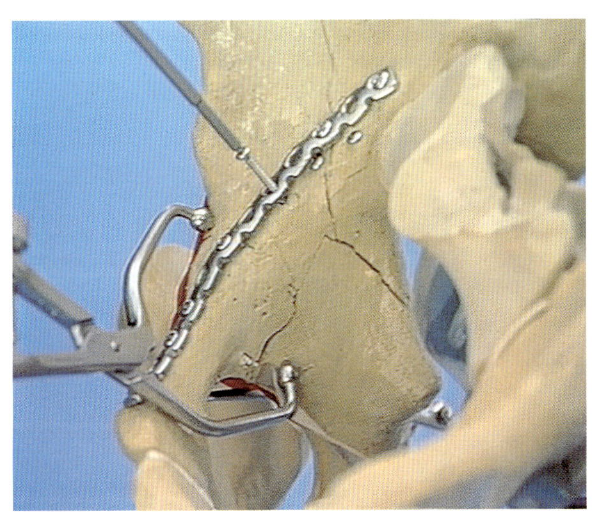

图 42.28 使用成角复位钳复位后柱，螺钉平行四边体通过接骨板拧入（重印引自 AO/ASIF. Both column fracture through the ilioinguinal approach[video] 1991.）

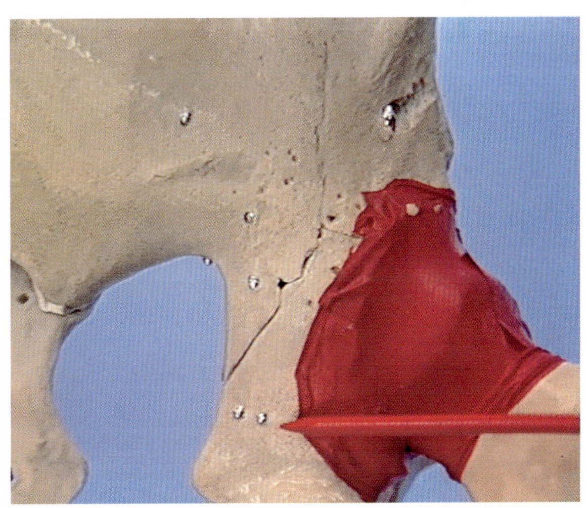

图 42.29 后柱的固定螺钉需要把持髋臼的非关节面部分。2 枚螺钉嵌入骨盆边缘接骨板（红点）的技巧（重印引自 AO/ASIF. Both column fracture through the ilioinguinal approach[video] 1991.）

置于髋骨可复位后壁。这种骨折可使用斜导向螺钉从侧方骨盆边缘向后方髂骨上部延伸处置入。然而，有必要使用 X 线图像增强器来确定关节外螺钉的位置。

关节软骨压缩常见，特别是在伴有股骨头脱位时。Judet-Tasserit 手术床上的横向牵引装置可用于将股骨头放置于关节面未受损处之下，然后股骨头可用做模具来复位压缩的骨块。通过前柱或四边体骨折线来对这些骨折块实施复位。

技术总结

髋臼关节面的最终复位不能在直视下进行，但是可以在解剖重建髋骨内侧轮廓后假定复位良好（图 42.30）。造影剂可以有效确保靠近髋臼螺钉的置入方向正确和关节面的完美复位。应在手术室拍摄骨盆正位片以确定复位妥当。患者出院前，拍摄骨盆正位片和 45° 斜位片记录复位和固定。如果怀疑有任何钉、板可能进入关节，透视是有效的检查工具。X 线影像可直接准确记录任何螺钉的位置。有时，术后 CT 可提供关于骨折复位和钉、板位置的额外信息，但这并非常规。

术后处理

术后 72 小时持续应用第一代头孢菌素和庆大霉素作为预防。引流管通常在术后 48 小时或引流停止时拔出。

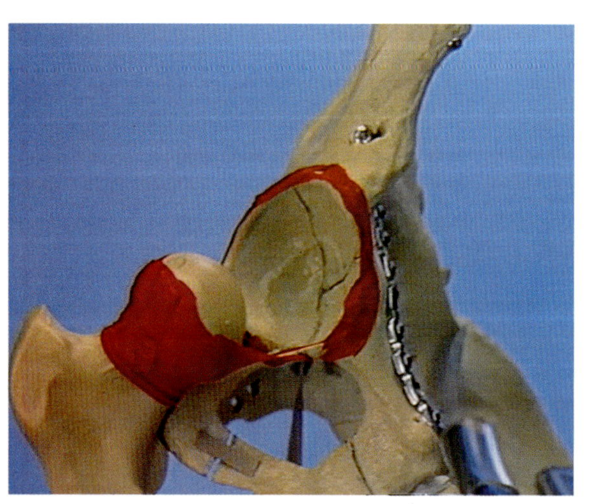

图 42.30 关节面复位从不可见（重印引自 AO/ASIF. Both column fracture through the ilioinguinal approach[video] 1991.）

抗凝治疗应依据先前描述的协议。所有患者在入院时应使用多普勒超声检查排除潜在的深静脉血栓。那些存在深静脉血栓的患者可安装滤网。如果没有深静脉血栓，术前应用机械连续压迫装置并持续整个患者住院期间。已调整过剂量的华法林（香豆素）治疗在术后第二天开始并维持 6 周。

开始部分肢体的负重，并将负重限制在 30 磅以内直至术后 8 周。在这期间鼓励髋部站立位时的主动活动训练。术后 8 周，将负重增加至全部，并且开始对抗阻力的主动活动训练。重点强调加强髋部屈肌和外展肌的训练。没有必要预防异位骨化。

出院后，在 3 周、3 个月、6 个月、1 年时当面随访患者，此后每年进行一次。每次随访时应拍摄骨盆正位片。如果怀疑复位失效或早期创伤后关节炎，同样可拍摄斜位片。

患者通常能在第 4~6 个月重返工作岗位；如果是重体力工作，他们可在第六周重返岗位。他们通常在第六个月参加文体活动，并在一年时参加剧烈运动。尽管多数髋臼骨折的患者报告他们的髋关节从未感觉完全正常，但 70% 的患者最终能恢复先前的功能水平。

并发症

髂腹股沟入路的并发症主要包括神经、血管损伤。股外侧皮神经是最常损伤的神经，导致大腿外侧感觉异常或麻木。由于髂腰肌和股神经的剧烈牵拉，股神经损伤常为牵张性损伤。坐骨神经损伤是由于牵开器放置于坐骨切迹导致或钻孔引起的直接损伤。如果髂外血管周围的组织未受损伤，淋巴管并发症及术后股部水肿可以避免。存在髂外动静脉直接撕裂的可能。此外，过度牵拉血管可能造成髂外动脉内膜损伤并继发动脉栓塞。整个手术过程中仔细触诊动脉搏动至关重要。术后应检测外周动脉搏动 24 小时以明确任何进行性血管损伤。

在 Letournel 的早期病例中，他发现外科伤口感染的发生率为 30%。随着预防行抗生素的常规应用以及 Retzius 间隙的闭式引流，外科感染率明显下降。重建髋骨内在轮廓后，髋关节并非直接接触感染。通常不会常规探查髋关节，除非有临床体征和症状提示关节内感染。深部伤口感染，处置时应反复探查伤口、冲洗、清创并在引流后关闭伤口。适当应用广谱抗生素治疗至获得微生物培养结果并使用敏感抗生素。

术后腹股沟斜疝可能使腹股沟管的不完全或不适当修补复杂化。切开腹股沟管时对底部组织的仔细解剖可以为随后的修复提供良好的软组织条件。Letournel 报告其病人中腹壁疝的发生率仅为 1.1%。

典型病例

24 岁女性因车祸导致髋臼双柱骨折。正位片及 45° 斜位片如图 42.31 所示。对患者实施经髂腹股沟入路切开复位内固定骨折。在 4 年随访中的骨盆正位片显示了骨折愈合，髋关节得以保留（图 42.32）。她的髋关节功能正常。

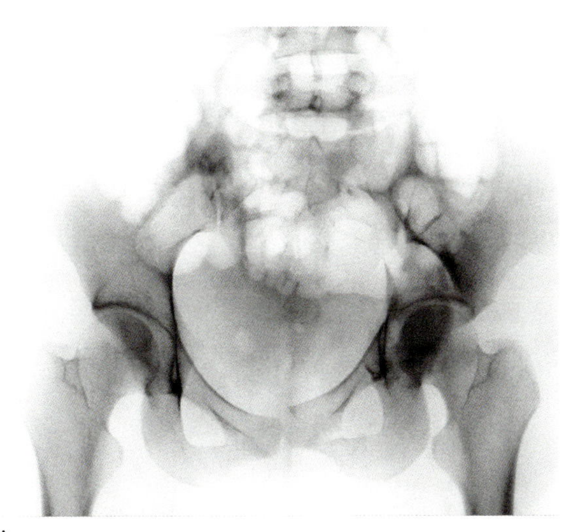
A

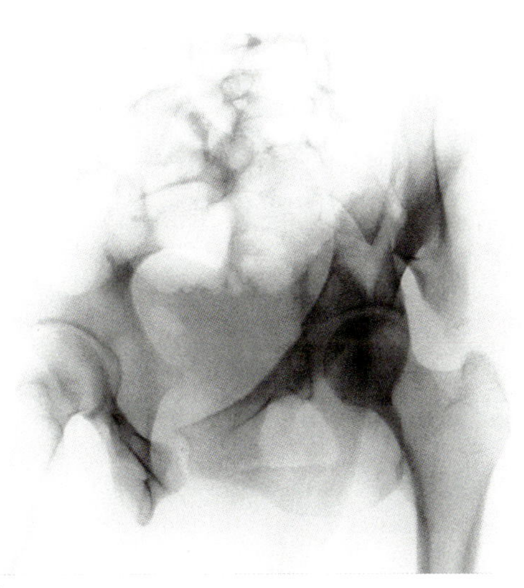
B

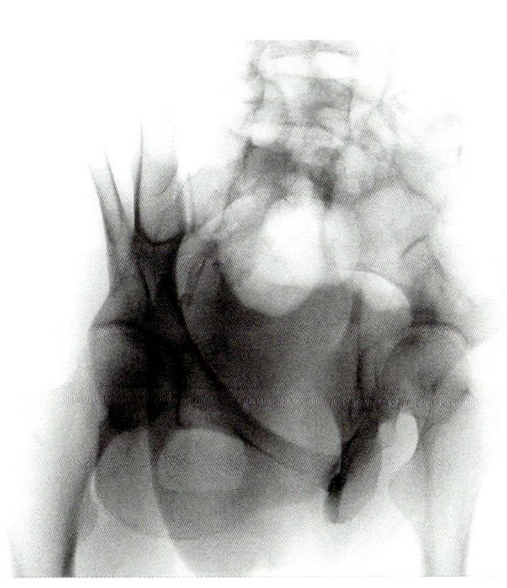
C

图 42.31　髋臼双柱联合骨折。A. 骨盆正位片。B. 闭孔斜位片。C. 髂骨翼斜位片

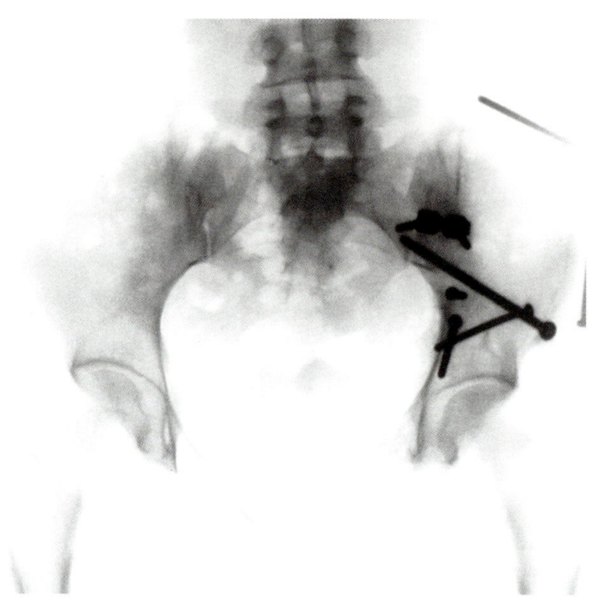

图 42.32 4 年后随访时 AP 位 X 线片示骨折已愈合，并且依据影像学及临床检查，其髋关节评估优良

推荐阅读

Fishman Al, Greeno RA, Brooks LR, et al. Prevention of deep venous thrombosis and pulmonary embolism in acetabulum and pelvic fracture surgery. *Clin Orthop* 1994;305:10–19.

Gänsslen A, Krettek C. Internal fixation of acetabular both-column fractures via the ilioinguinal approach. *Oper Orthop Traumatol* 2009;21(3):270–282.

Hessmann MH, Ingelfi nger P, Dietz SO, et al. Reconstruction of fractures of the anterior wall and the anterior column of the acetabulum using an ilioinguinal approach. *Oper Orthop Traumatol* 2009;21(3):236–250.

Judet R, Judet J, Letournel E. Fractures of the acetabulum: classifi cation and surgical approaches for open reduction. *J Bone Joint Surg Am* 1964;46:1615–1646.

Langford JR, Trokhan S, Strauss E. External iliac artery thrombosis after open reduction of an acetabular fracture: a case report. *J Orthop Trauma* 2008;22(1):59–62.

Letournel E. The treatment of acetabular fractures through the ilioinguinal approach. *Clin Orthop* 1993;292:62–76.

Matta JM. Fracture of the acetabulum: accuracy of reduction and clinical results in patients managed operatively within three weeks after the injury. *J Bone Joint Surg Am* 1996;78:1632–1645.

Matta JM. Operative treatment of acetabular fractures through the ilioinguinal approach: a 10-year perspective. *J Orthop Trauma* 2006;20(1 Suppl):S20–S29.

Teague DC, Graney DO, Routt ML Jr. Retropubic vascular hazards of the ilioinguinal exposure: a cadaveric and clinical *study. J Orthop Trauma* 1996;10(3):156–159.

第 43 章　髋臼骨折：延长髂股入路

作者　David L. Helfet　Milan K. Sen　Craig S. Bartlett
Nicholas Sama　Arthur L. Malkani
译者　郭　蒙　张晓萌
校对　芦　浩

引　言

近 30 年来，手术入路、复位技术、内植物以及术前、术后评估的进步，使得髋臼骨折这种复杂的外伤的预后有了戏剧性的改善。尽管如此，该类骨折因髋臼及骨盆解剖极为复杂，对于骨科医师仍属于具有挑战性的骨折。手术治疗髋臼骨折的主要目标是获得匹配合适的髋关节，恢复正常的关节力学。在髋关节，复位不良导致关节软骨负重异常，最终进展至痛苦的创伤后关节炎及髋关节功能丧失。

适应证与禁忌证

一般髋臼骨折手术固定的适应证包括关节面的移位、关节不匹配、不可接受的臼顶移位、关节内骨折片嵌顿以及股骨头脱位。手术时机取决于几个因素，包括有经验的外科医师，合并内脏、骨骼、软组织损伤情况，所有必要的术前影像学检查等。当出现骨折片嵌顿、不可复位的股骨头脱位、股骨头骨折等特殊情况时，需尽早进行处理，以防止关节软骨进一步损害并尽可能降低缺血的股骨头坏死的可能性。相反，如果出现 Morel-Lavalle 病变（骨盆骨折合并骨盆周围皮下和筋膜大面积剥脱），则应对该患者应特别关注，并可能需要推迟手术。髋臼显露的正确入路选择取决于骨折形态及医师的经验。Mayo 确定了 5 种影响入路的因素：①骨折形态，②软组织条件，③是否合并重大全身的损伤，④病人的年龄和预测的功能状态，⑤受伤到手术之间的时间。通常认为 Letournel-Judet 分型系统是临床上最有用的。确定手术方式时，还必须考虑是否合并骨盆环损伤。

通常来讲，延长髂股入路并非一切骨折的首选入路。只有当更简单的入路显露不足时，则需应用该方法以改善显露。例如，行髂腹股沟入路的感染率随着附近存在耻骨上导尿管、膀胱破裂、结肠造口术等情况明显增高。同样，延长髂股入路在处理复杂骨折或延迟手术的病例时被推荐为首选。复杂的骨折形态常需充分显露前柱和后柱，以便在直视下进行复位。在这些情况下，延长髂股入路可提供足够的臼顶显露以便解剖复位其关节面。延长髂股入路由 Letournel 在 1974 年发明，是 3 种常用髋臼手术入路之一。另外 2 种常用髋臼手术入路分别为 Kocher-Langenbeck 入路和髂腹股沟入路。

延长髂股入路可同时显露髋臼前柱和后柱，包括外侧髂骨翼、内侧髂窝和髋臼后侧关节面。此入路沿着前侧受股神经支配的肌群以及后侧臀上和臀下神经支配的肌群的神经支配平面进入。后侧皮瓣可独立为一体活动，但其神经束不受损（图 43.1）。

该入路的切开分为三个过程：①自阔筋膜张肌上截断全部臀肌，②分离髋外旋肌群，③沿着髋臼缘行扩大关节囊切开。最终结果是完全显露髂骨外侧面及坐骨结节下侧全部的前柱。

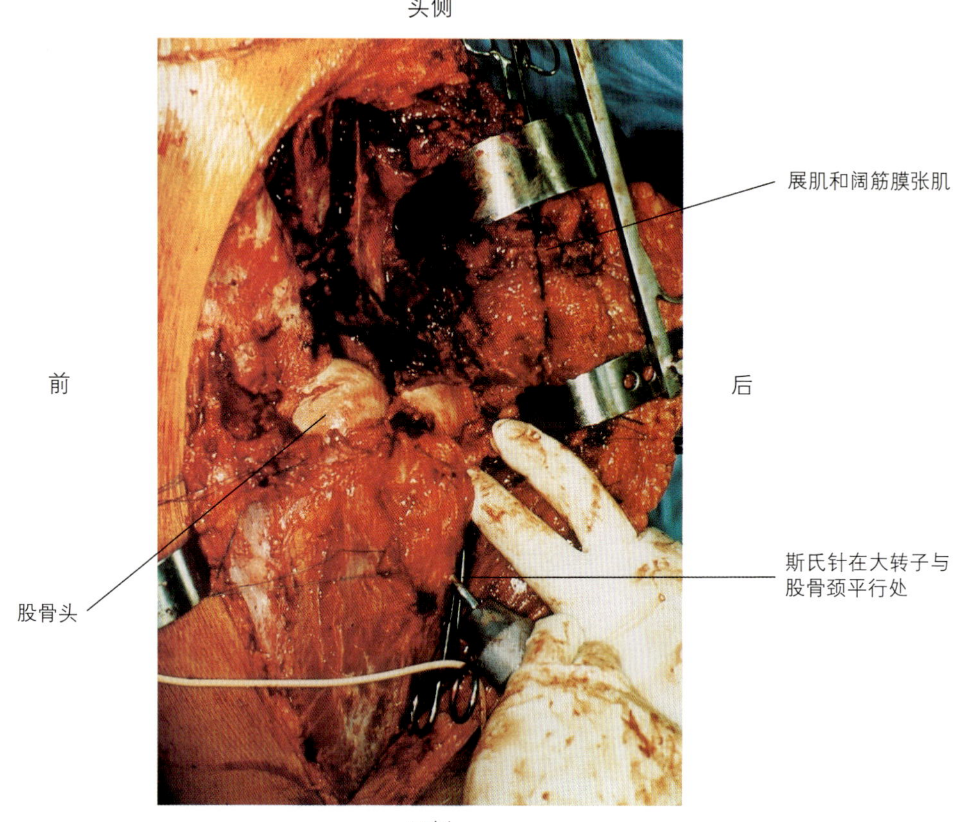

图 43.1 延长髂股入路显露粉碎性髋臼双柱骨折

而且，该入路可扩展为有限显露内侧髂窝、前柱至髂耻隆突水平，这使得前后柱同时予以显露，并允许直视下对前柱和后柱进行复位和固定（图 43.2）。如行髋关节脱位，髋臼关节面和股骨头也可以显露。除了 Letournel 提出的经典入路外，有很多学者尚提出了可选入路方案。Senegas 等人提出经转子入路以有限显露髋臼上方的前柱结构。Mears 和 Rubash 提出 Y 形侧入路。这两种入路需行大转子截骨，有报道称可能导致骨不连或异位骨化的风险。此外，Y 形切口使臀大肌保持原位，避免了截断臀上神经血管束，但阻碍了对骶髂关节和相邻的髂后上棘的显露。因此，多数实际情况中，优先选择的唯一真正的扩展入路便是是延长髂股入路。Reinert 描述了该入路的另一种变异。该方法采用 T 型皮肤切口及髂嵴、大转子及髂前上棘截骨术。

部分学者已成功利用延长髂股入路的该变异术式，并且宣称该术式可改善 T 形、复杂横形和双柱受累的髋臼骨折的显露情况并减少畸形愈合的发生。该切口向后延长还可用于骶髂关节损伤的内固定。该术式的缺点是需要截骨并在截骨后进行额外内固定，而通常并不需要如此大动干戈。

延长髂股入路的特有指征包括：①高位（横跨臼顶）横形和 T 形骨折伴负重穹顶受累（图 43.3）；②合并前柱和后半柱横形骨折；③合并双柱骨折，以及后壁或者后柱粉碎骨折并外侧穹顶受累，（图 43.4）或者骨折线延伸至骶髂关节；④横形骨折，或合并其他部位骨折导致髋臼骨折延时处理。Matta 还认为在特定的后壁骨折中，如累及大范围的后壁复合体导致髋臼面损伤，不能单纯用 Kocher-Langenbeck 进行复位的情况下，可选用此入路。近年来，该入路也被用于髋臼关节翻修术。

随着损伤到手术间的时间的延长，关节的视野逐渐变小，血肿逐渐机化，瘢痕组织逐渐形成并成熟，骨折线复位逐渐困难，因而髂腹股沟入路和 Kocher-Langenbeck 入路的可用性逐

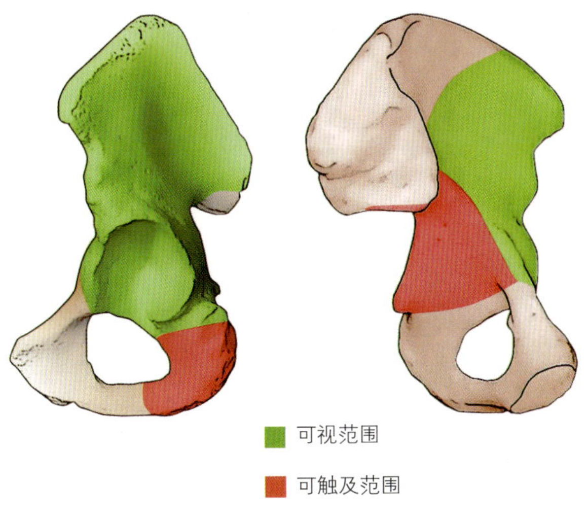

图 43.2　延长髂股入路在骨盆右侧可及范围。A. 外侧骨性骨盆。B. 内侧骨性骨盆

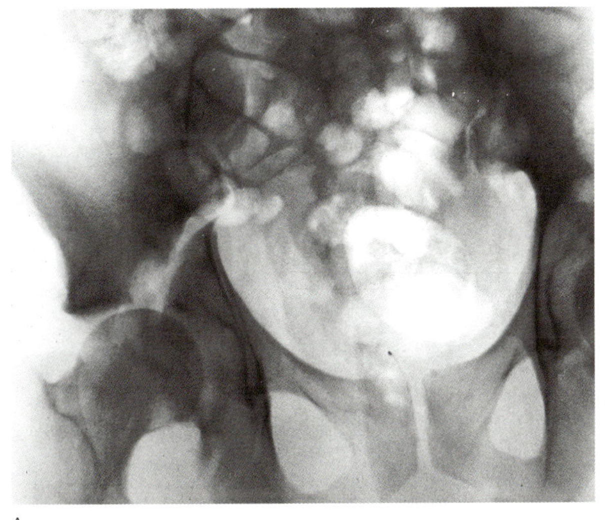
A

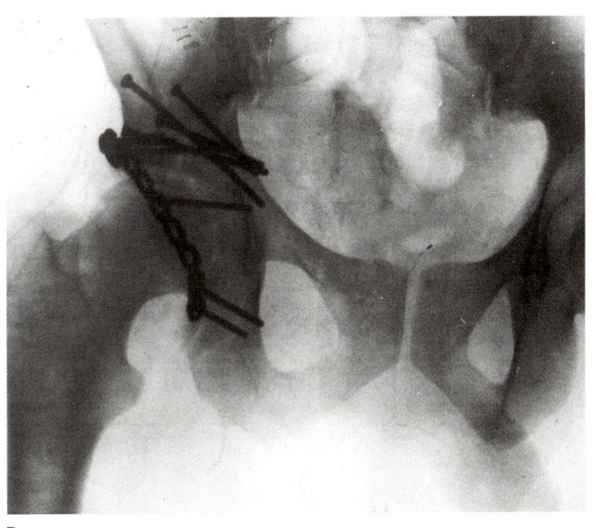
B

图 43.3　28 岁男性，右侧坐骨横断的髋臼 T 形骨折。A. 术前骨盆正位片。B. 术后骨盆正位片

渐下降。受伤 2 周后，骨折解剖复位的概率在伤后第 3 周会由 75% 降至 62%。这是由于小心去除瘢痕组织的难度越来越大，而瘢痕组织会逐渐影响骨折块和髋臼的解剖复位。即使有经验的手术医师，髋臼骨折延迟手术的效果可达到极佳或一般的概率只有约 65.5%。因此，为了提高达到解剖复位的可能性，延长髂股入路被推荐用于较为复杂的、手术距受伤超过 2~3 周的髋臼骨折患者。该术式最大的缺陷是难以显露前柱下段（图 43.2，图 43.5）。向内切开髂耻隆突进行显露的过程常因腰肌和髂耻弓阻挡而较为困难。虽然腰肌切断术可以改善显露，但必须考虑可能出现的股动脉和神经损伤风险。

延长髂股入路有一些相对禁忌证。臀肌肌肉体和转子周围区域钝器创伤通常是需要考虑的因素。该区域的挫伤及磨损常合并 Morel-Lavalle 损伤，常导致继发性脱套性皮下血肿及脂肪坏死。Morel-Lavalle 损伤需要在内固定之前进行外科清创及引流，且常合并较高的感染概率。延长髂股入路的其他相对禁忌证还包括闭合性股骨头损伤，因为该损伤常导致大量异位骨化。在老年患者身上尽量避免应用延长髂股入路，因为该入路需较长的手术时间，出血较多，恢复时间较长，感染及异位骨化风险也相对高。最后，臀肌上血管损伤的存在使得对该入路的选择必须谨慎，因为切开时结扎旋股后动脉已阻断了该肌群主要的血供。最后这一

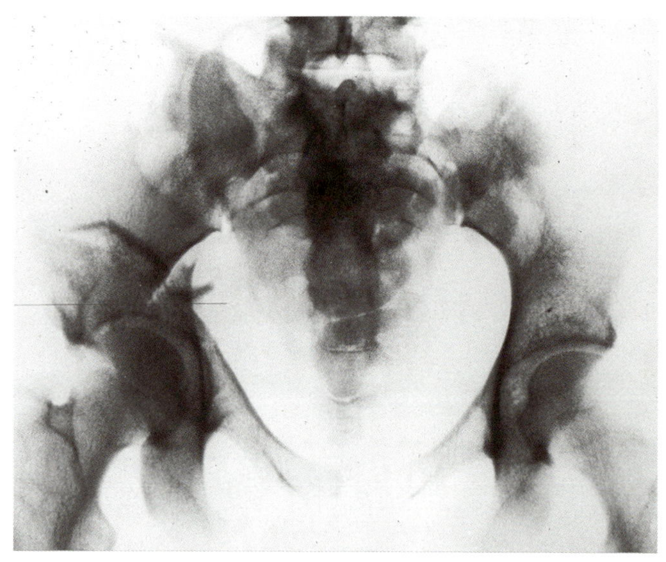

A

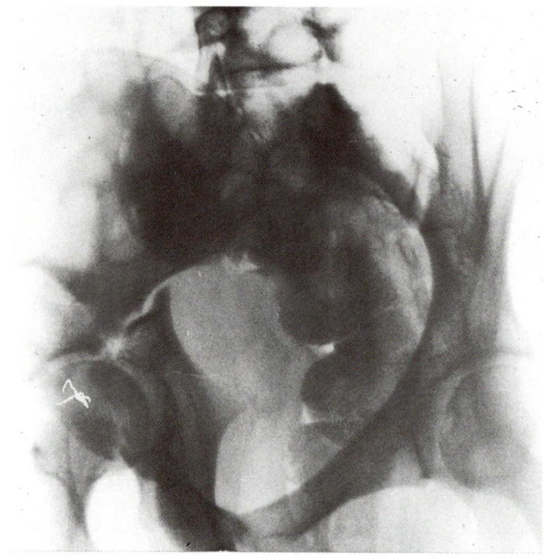

B

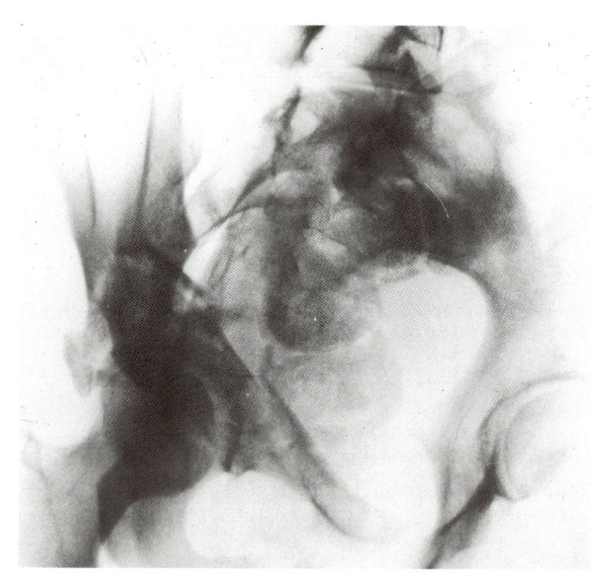

C

图 43.4 18 岁女性髋臼双柱骨折。A. 骨盆正位片。B. 髂骨斜位片。C. 闭孔斜位片

条禁忌仍存在争议。

术前计划

术前评估需采集患者病史，进行体格检查及伤情评估，以明确有无合并其他部位的骨折或内脏损伤。常规需进行必要的神经检查，因为 12%~38% 的髋臼骨折合并坐骨神经损伤。根据 Judet 等的描述，可以用三个体位下的 X 线片准确诊断髋臼骨折及其分型：骨盆正位片，髂骨斜位片，闭孔斜位片。这三张 X 线片可为外科医师提供足够的信息并在模型上画出骨折线，以便术前制订手术计划。常规 CT 扫描可提供髋臼骨折的额外信息（图 43.6A），特别是髋臼前壁骨折、柱的旋转移位情况、是否存在跨关节的骨折片和是否存在股骨头骨折，并可测量髋关节脱位情况。CT 扫描还可以明确合并损伤，如骨盆后方的骶髂关节和骶骨骨折。CT 扫描时需进行薄层（1~2 mm）扫描，并进行冠状位和矢状位重建以在术前彻底了解骨折形态。CT 三维重建可以提供更好的骨折形态的空间信息（图 43.6B）。

创伤患者，特别是下肢和骨盆骨折患者发生下肢静脉血栓的风险非常高。部分研究提示该病发病率约 60%。我们对于所有髋臼骨折患者均查找下肢静脉血栓证据，如手术需延期进

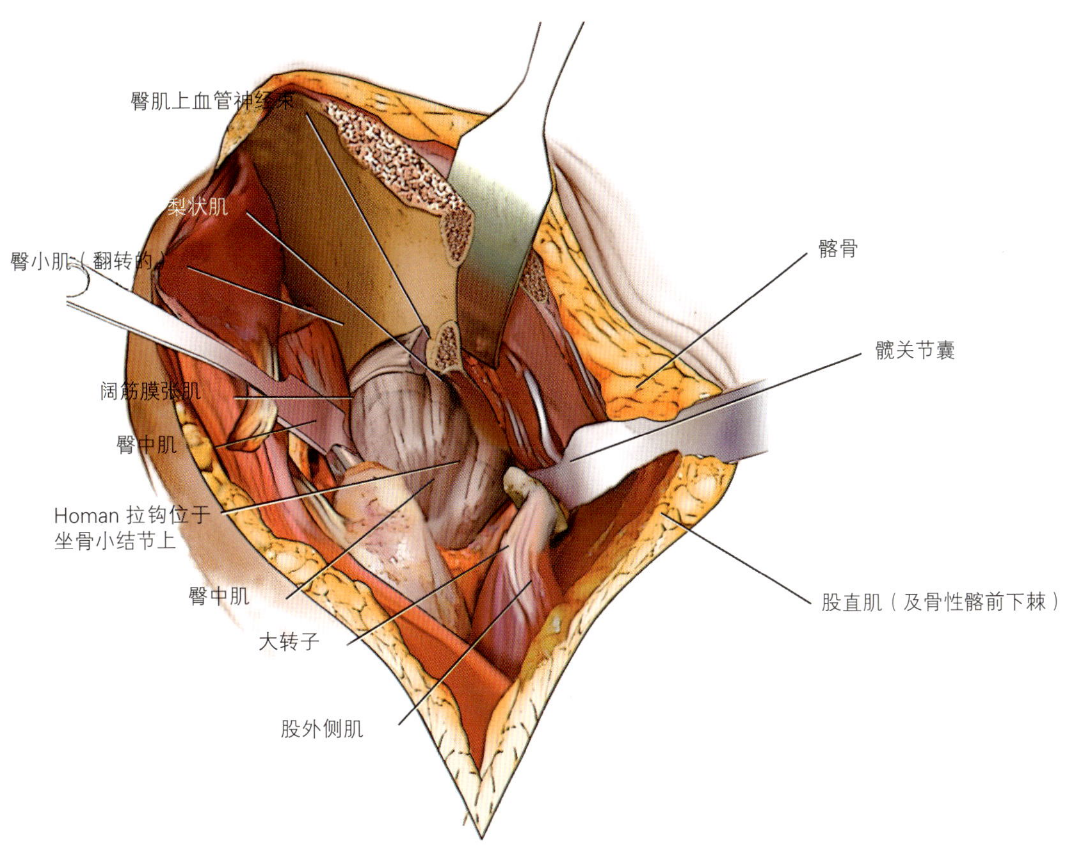

图 43.5　延长髂股入路在右侧髋臼的最大显露范围。（i）臀中肌，（ii）臀小肌，（iii）钝头 Homan 拉钩置于坐骨小结节，（iv）大转子，（v）阔筋膜张肌，（vi）髂肌下的弹性拉钩，（vii）臀肌上血管神经束，（viii）梨状肌，（ix）坐骨神经，（x）点状 Homan 拉钩位于髋关节囊前侧，（xi）髋关节囊

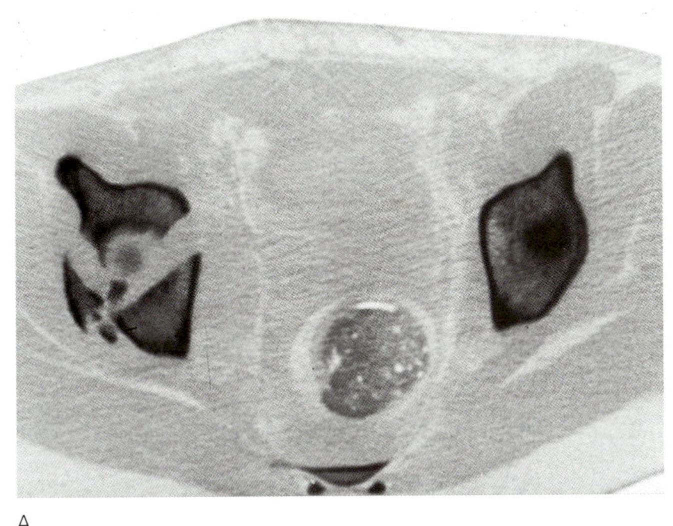

A

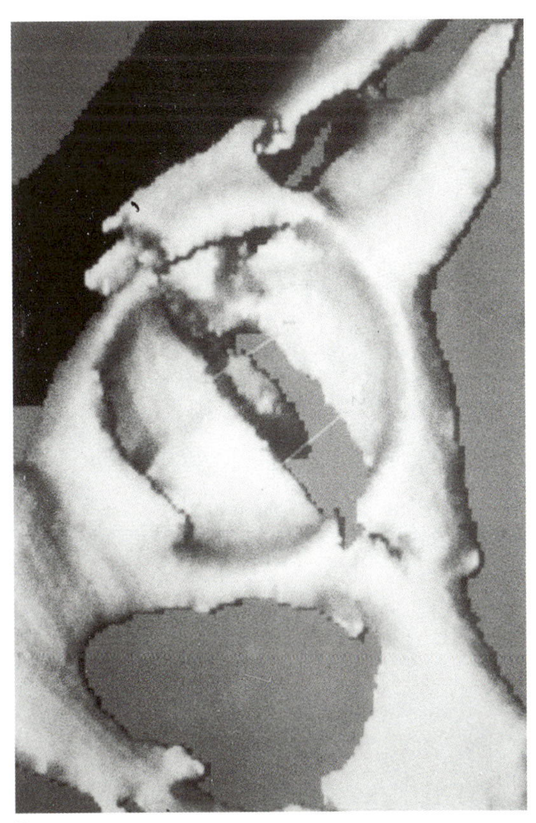

B

图 43.6　图 43.4 中患者的骨盆 CT 扫描图。A. 水平位扫描提示明显的臼顶粉碎。B. 三维重建理解骨折的形态

行，则予以下肢静脉泵及低分子肝素皮下注射治疗。我们认为查找下肢血栓最好的办法是行磁共振静脉造影，该方法非常灵敏且准确。有下肢静脉血栓形成的高风险患者或者那些已经发现血栓的患者，术前应植入下腔静脉滤网并在手术前予以肝素治疗。

手 术

手术解剖

延长髂股入路手术要求术者经过特殊训练并熟练掌握骨盆的复杂解剖结构，因为可能遇到的很多血管、神经。需要特殊注意的结构在下方予以列出。

坐骨神经　在显露后柱时存在伤及坐骨神经的风险，需对其加以分离。在 Kocher-Langenbeck 入路手术时，沿股四头肌肌腹对该神经予以分离。尽量维持术中髋关节伸直、膝关节屈曲的体位，以尽量减少对该神经的牵拉。

股外侧皮神经　显露髂前上棘时常易损伤股外侧皮神经。在牵拉软组织时该神经也极易受损。需在术前向患者告知术后可能会出现大腿前外侧麻木感。

臀肌上血管神经束　臀肌上血管神经束在显露坐骨大结节时容易被伤及，在使用拉钩时必须予以保护。

股骨血管神经结构　延长髂股入路的内侧边界是髂腰肌和髂耻隆突。不经髂腹股沟入路而再向内切开将可能损伤股骨血管神经结构。

阴部神经　阴部神经自坐骨大切迹穿出骨盆，包绕坐骨棘，在坐骨小切迹处再次穿入骨盆。

手术间准备

手术应在全麻或腰麻下进行。我们推荐使用连续硬膜外麻醉，因为它可以提供较好的镇痛效果。患者侧卧于可透射 X 线的手术台上，术前留置尿管，在不同侧留置大号静脉留置针以备术中大量出血。可根据患者的年龄或身体状况，决定是否进行动脉测压和中心静脉测压。我们常规准备自体血回收装置以减少输血。该装置可以提供 20%~30% 出血量的有效血液，在预计出血可能大于 2 L 时建议使用该装置。

术中髋关节保持外展、膝关节屈曲以减少坐骨神经损伤。另外，术中可对坐骨神经进行动态肌电图或体感电位监测，以监测神经是否受损。整个骨盆、髋关节、腹部以及所有相关部位边界均需备皮，埋置皮下电极。电极放置于邻近腓总神经和胫后神经，以及胫骨前肌、腓骨长肌、拇趾展肌和拇短屈肌处。地线连接于足跟处。

手术入路

切口为倒 J 形，起自髂后上棘，沿髂嵴方向止于髂前上棘（图 43.7）。自此，远端切口沿大腿前外侧延伸 15~20 cm（图 43.8）。有时手术医师常会使该切口向内偏斜。为了避免该情况，该切口需位于髌骨外上极的外侧 2 cm 以上。在大腿处于中立位时，该切口位置和预期的位置基本一致。当患者较胖时可将切口变成一条曲线。

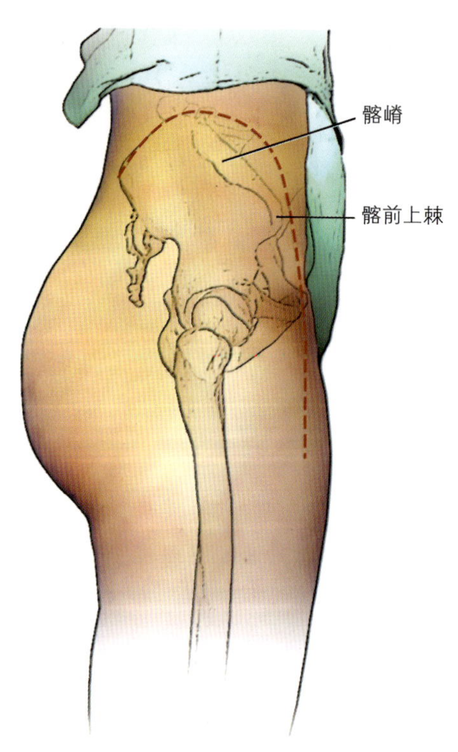

图 43.7　右侧倒 J 形切口

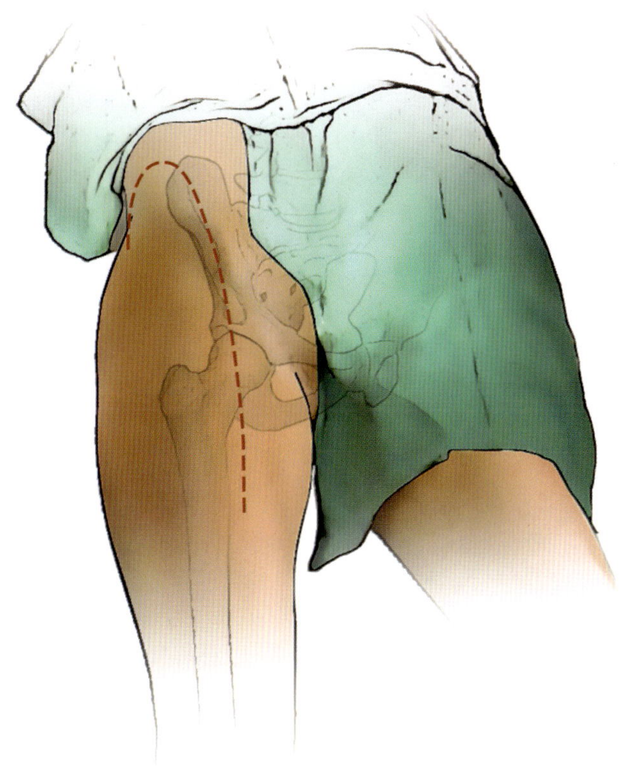

图 43.8　正位观，右侧。延长髂股入路的倒 J 形皮肤切口及远端延长切口

首先确定髂嵴处的骨膜筋膜层（图 43.9）并沿着无血管的“白线”锐性分离以减少出血。自臀中肌结节处开始分离较为容易，因这里容易找到，自此处向前方和后方进行切开。在后侧，臀大肌需自髂嵴上的起点处锐性切断。依照开始切开的位置，阔筋膜张肌和臀中肌需自髂嵴外侧骨膜下阶梯式截断（图 43.10）。用骨膜剥离器将肌肉组织自髂骨翼表面至坐骨大切迹上界和髋关节囊前外侧缘截断（图 43.11）。截断过程中应小心避免伤及臀肌上血管神经束，该结构自坐骨切迹处穿出。

然后将关注重点转移至入路前方（图 43.9）。入路的远端分支自阔筋膜张肌表面的筋膜及肌鞘进入。切口要保持在肌鞘边缘以内，以保证切口位于股外侧皮神经的外侧并避开其主要分支。自近端向远端打开肌鞘常对切开有所帮助。然后，将阔筋膜张肌自其筋膜上翻开并向外上牵拉，以显露肌鞘底部和股直肌筋膜（图 43.10）。分离旋股外侧动脉的小分支，并在髂前上、下棘之间接近骨面处予以电凝。在远端，切口需足够长以显露肌腹深方，这有助于进一步截断臀肌。股直肌表面的筋膜被纵向和横向分离，然后向内下牵开其翻开头和直接头以显露股外侧肌表面一条非常粗大的腱膜（“无名”腱膜，图 43.10）。当股直肌被牵开后，常有一束通向肌肉外侧界的血管束需电凝。腱膜应纵向劈开以显露旋股外侧血管升支，将其截断并结扎（图 43.11）。如果不显露该区域上部，这些血管偶尔会被漏掉。然后，显露髂腰肌较薄的肌鞘并纵向切开，这样以后就可用骨膜剥离器将腰大肌自髋关节囊上剥离。髂骨翼的显露在股直肌反折头被锐性分离后完成。臀小肌肌腱附着于大转子前缘，予以标记后横断，只保留 3~5 mm 边缘以供修复（图 43.10，图 43.11）。臀小肌与髋关节囊上方有广泛连接，需予以松解、截断。在后上方，量出 15~20 mm 长度的臀中肌，标记后横断并保留 3~5 mm 的边缘（图 43.11，图 43.12）。小心地标记和横断这些结构以便此后修复。阔筋膜张肌和臀肌作为一个完整的肌瓣向后掀起，以显露外旋肌和坐骨神经（图 43.12）。

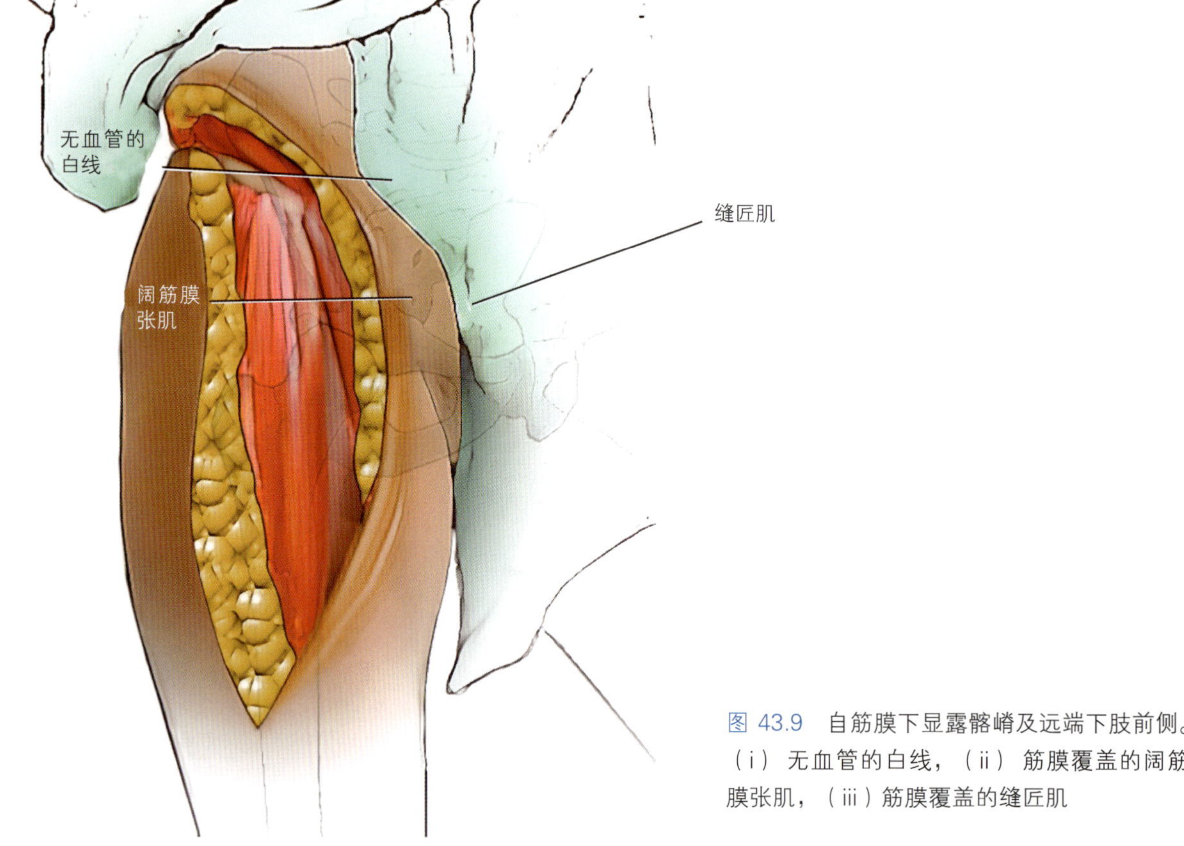

图 43.9 自筋膜下显露髂嵴及远端下肢前侧。（ i ）无血管的白线，（ ii ）筋膜覆盖的阔筋膜张肌，（ iii ）筋膜覆盖的缝匠肌

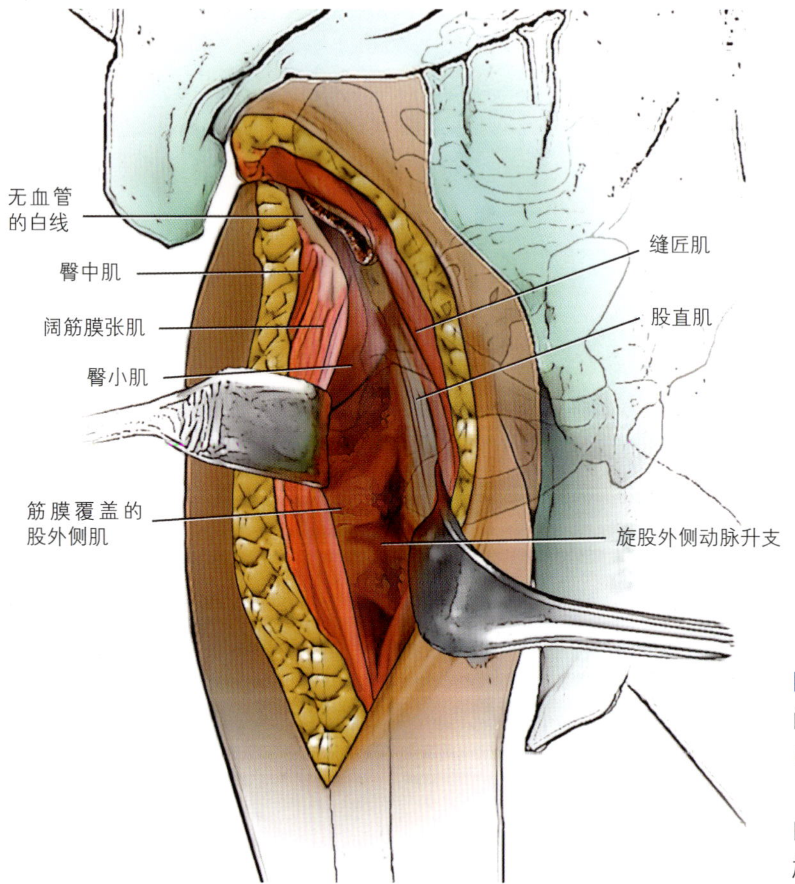

图 43.10 从右侧髂嵴肌肉起始处翻开阔筋膜张肌及外展肌。（ i ）无血管的白线，（ ii ）阔筋膜张肌，（ iii ）臀中肌，（ iv ）臀小肌，（ v ）股直肌，（ vi ）缝匠肌，（ vii ）筋膜覆盖的股外侧肌，（ viii ）旋股外侧动脉升支

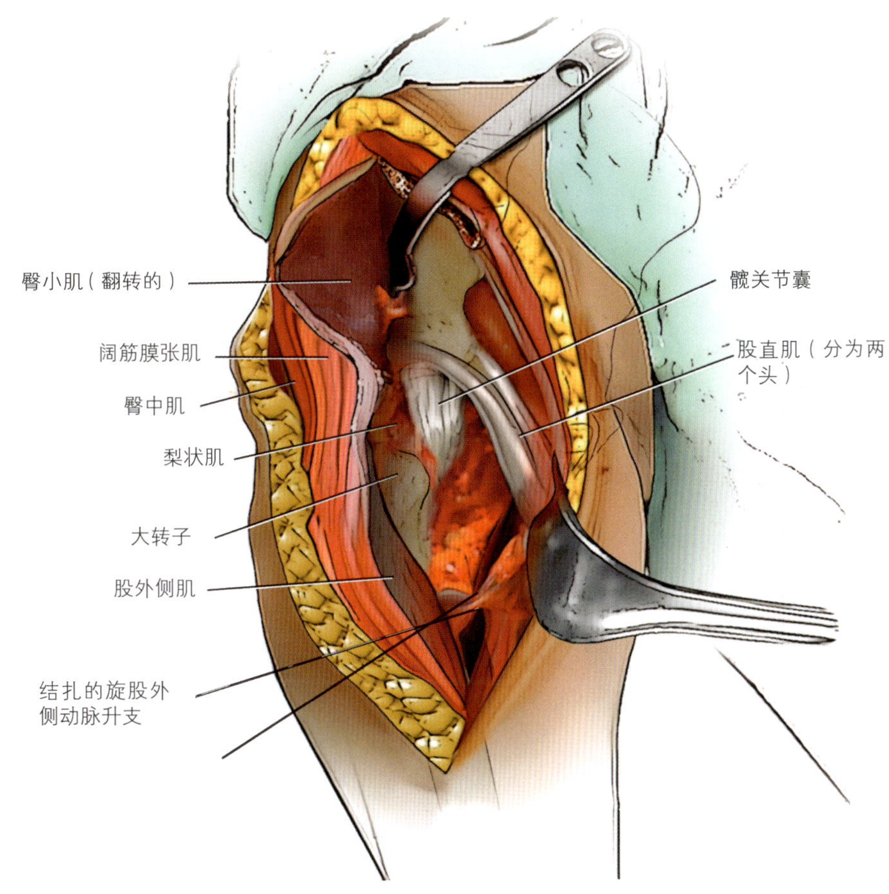

图 43.11 在近端，外展肌和阔筋膜张肌自髂骨表面被剥离。在远端，旋股外动脉上支被结扎。标记外展肌止点以备将其切断。（i）阔筋膜张肌，（ii）臀中肌，（iii）臀小肌，（iv）大转子，（v）梨状肌，（vi）髋关节囊，（vii）股直肌的两个头，（viii）结扎了的旋股外侧动脉升支

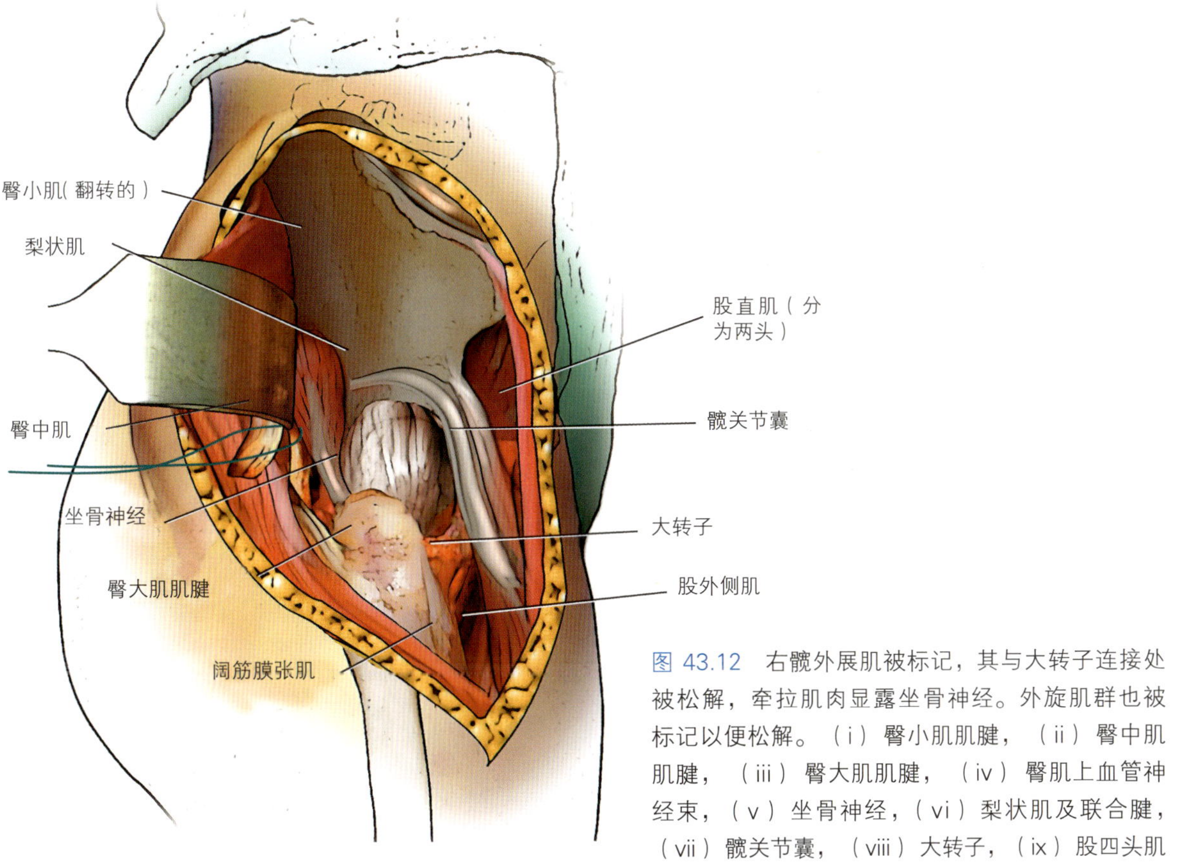

图 43.12 右髋外展肌被标记，其与大转子连接处被松解，牵拉肌肉显露坐骨神经。外旋肌群也被标记以便松解。（i）臀小肌肌腱，（ii）臀中肌肌腱，（iii）臀大肌肌腱，（iv）臀肌上血管神经束，（v）坐骨神经，（vi）梨状肌及联合腱，（vii）髋关节囊，（viii）大转子，（ix）股四头肌

转子截骨可作为另一种选择。建议先进行钻孔和转子内固定物植入，以便后续修复。进行截骨时建议保留梨状窝表面。保留后侧骨质以保护旋股内侧动脉深支。在 Kocher-Langenbeck 入路中，对梨状肌和闭孔内肌肌腱以及臀上、下肌进行标记并予以横断（图 43.12，图 43.13）。对臀大肌腱骨结合处予以分离、标记以备后续修复（图 43.13）。股四头肌及旋股内侧动脉升支必须予以小心保护。至此，切开完毕（图 43.1）。

梨状肌可从坐骨大切迹处找到，闭孔内肌则从坐骨小切迹处寻找。将 Hohmann 或坐骨神经拉钩置于小切迹处，完全显露髋臼后柱。需确保闭孔内肌肌腱的位置在坐骨神经和拉钩间。如需额外牵开，使用钝头 Hohmann 拉钩轻轻置入坐骨大结节，因为这里没有可以保护神经的其他结构。如有必要，可以锐性切开腘绳肌起点，使后柱远端可视范围可达坐骨结节。

尽管髂腰肌限制了前柱内侧和髂耻隐窝的显露（图 43.2，图 43.9，图 43.13），但进一步显露髂窝和髋臼内侧并非不可能，可以通过骨膜下剥离缝匠肌及股直肌直接头，或者髂前上棘、髂前下棘截骨等松弛肌肉方法加以实现（图 43.5，图 43.13）。用骨膜剥离器于骨膜下剥离

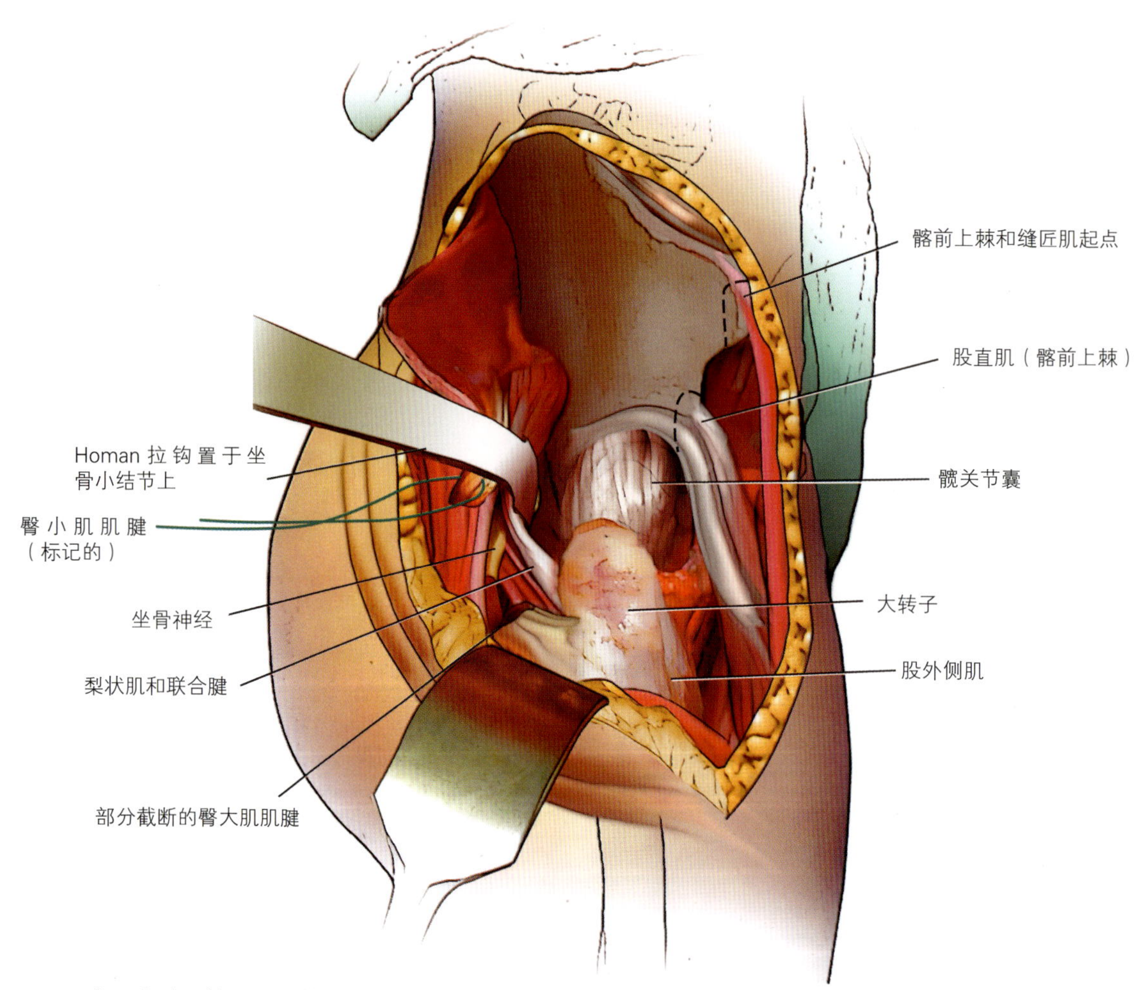

图 43.13 牵开右髋外旋肌群并截断臀大肌远端腱骨结合处。在内侧，髂前上棘和髂前下棘已予以标记以备截断或截骨。（i）钝头 Homan 拉钩置于坐骨小切迹处，联合腱已被置于拉钩和坐骨神经间，（ii）臀小肌肌腱，（iii）臀中肌肌腱，（iv）部分截断的臀大肌肌腱，（v）髂前上棘和缝匠肌起点，（vi）梨状肌，（vii）坐骨神经，（viii）髂前上棘和股直肌翻开的头

髂嵴上附着的外斜肌也可以显现骨盆深侧壁。但是，延长显露髂骨翼的外侧和内侧面，特别是在显露骨折处时，常会影响髂骨血供。尽管髂骨翼的血供丧失发生率较低，Matta 仍警告该情况可能出现，特别是在双柱骨折时。为了避免破坏髂骨的血供，他建议至少应保留股直肌直接头以及髋关节囊前侧与前柱相接处。另外需要注意的是，该入路在切开髂前上棘时容易损伤髋臼穹顶的血供。

有明显移位的髋臼骨折通常会导致髋关节囊撕裂。如果关节囊没有因外伤而撕裂，可以通过关节囊边缘切开显露髋臼关节面并且保留关节囊边缘以供后续修复。显露髋关节后，可以向股骨头内打入斯氏螺钉或使用股骨拉钩以帮助显露髋臼（图 43.1，图 43.14）。充分显露后便可进行骨折复位、碎骨片移除以及内固定物植入。延长髂股入路显露完成后便可根据术前计划进行骨折复位操作。整个操作过程中需保持软组织瓣湿润，并定期予以冲洗。

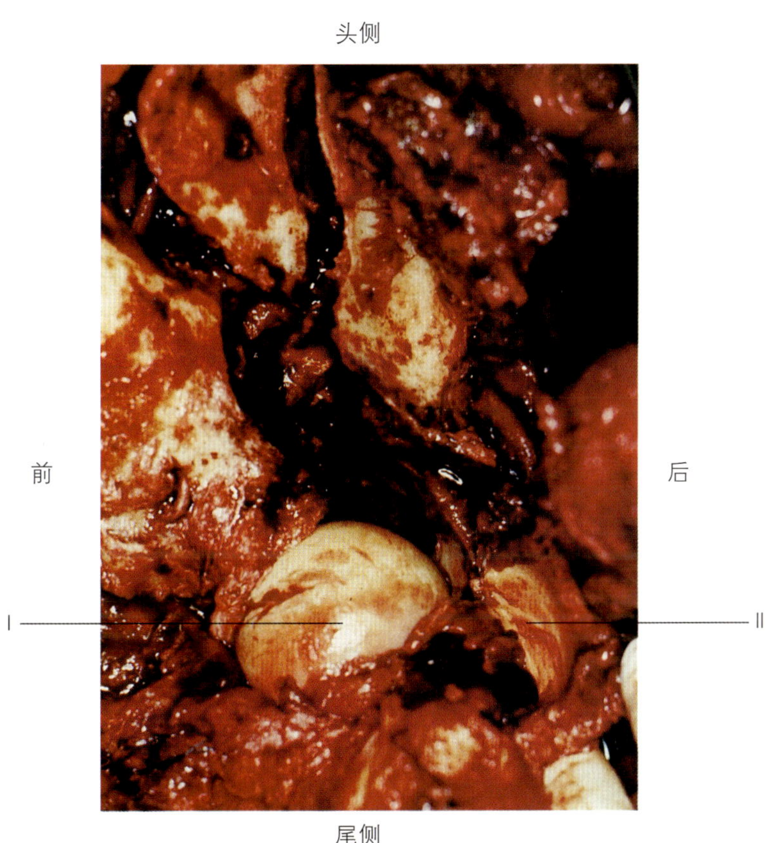

图 43.14　图 43.1 中髋臼和髋关节的显露近距离图。（i）股骨头，（ii）松动的关节内骨折片

复位技术

很多区域的骨折适合螺钉固定，包括髂嵴、臀嵴上方、坐骨大墩（自坐骨切迹上至髂前下棘）、前柱和后柱。这些区域可以使用 50~120 mm 的加长螺钉。

横形骨折中，下方骨折块可能存在旋转移位。T 型骨折中，前侧和后侧骨折块可能会分离，使得双柱分离并出现旋转畸形。通常，前侧骨折块存在向内移位，使得髋臼的半径大于股骨头半径。在双横形和 T 型髋臼骨折中，需用骨盆复位钳以及 4.5 mm 螺钉置于前柱骨折块的近端和远端。骨盆复位钳在开始可分离骨块并允许进行清创操作，随后它有助于骨折的手法复位，作为骨撑开器在骨折处还可帮助显露骨折端和关节（图 43.15A）。坐骨大切迹处放置骨盆钳和坐骨处置入斯氏螺钉可提供额外的旋转移位的控制。

为了复位 T 型或更粉碎的骨折，需先将髋臼前柱复位至尚完整的髋臼顶和髂骨上。后柱复位的充分程度可由直视髋臼复位情况和指触诊坐骨大小切迹来判断。在最终确定性复位之前，可以在后柱近端自上向下钻滑动孔（图 43.15B），确保滑动孔位于后柱中部。滑动孔还可以自髂骨翼外侧打入前柱，到达髋臼关节面的远端内侧。一般情况下这需要在关节面上方 6 cm 及臀嵴后方 2 cm 处打入拉力螺钉，然后将拉力螺钉自后上方弯至前内方沿着耻骨支方向以稳定前柱。大量个案中，该工作可由 4.5 mm 皮质骨螺钉完成；在女性患者及少数患者中，3.5 mm 螺钉更加合适。操作应谨慎，避免螺钉打入关节面或穿透髂耻隆突前支，因为股骨血

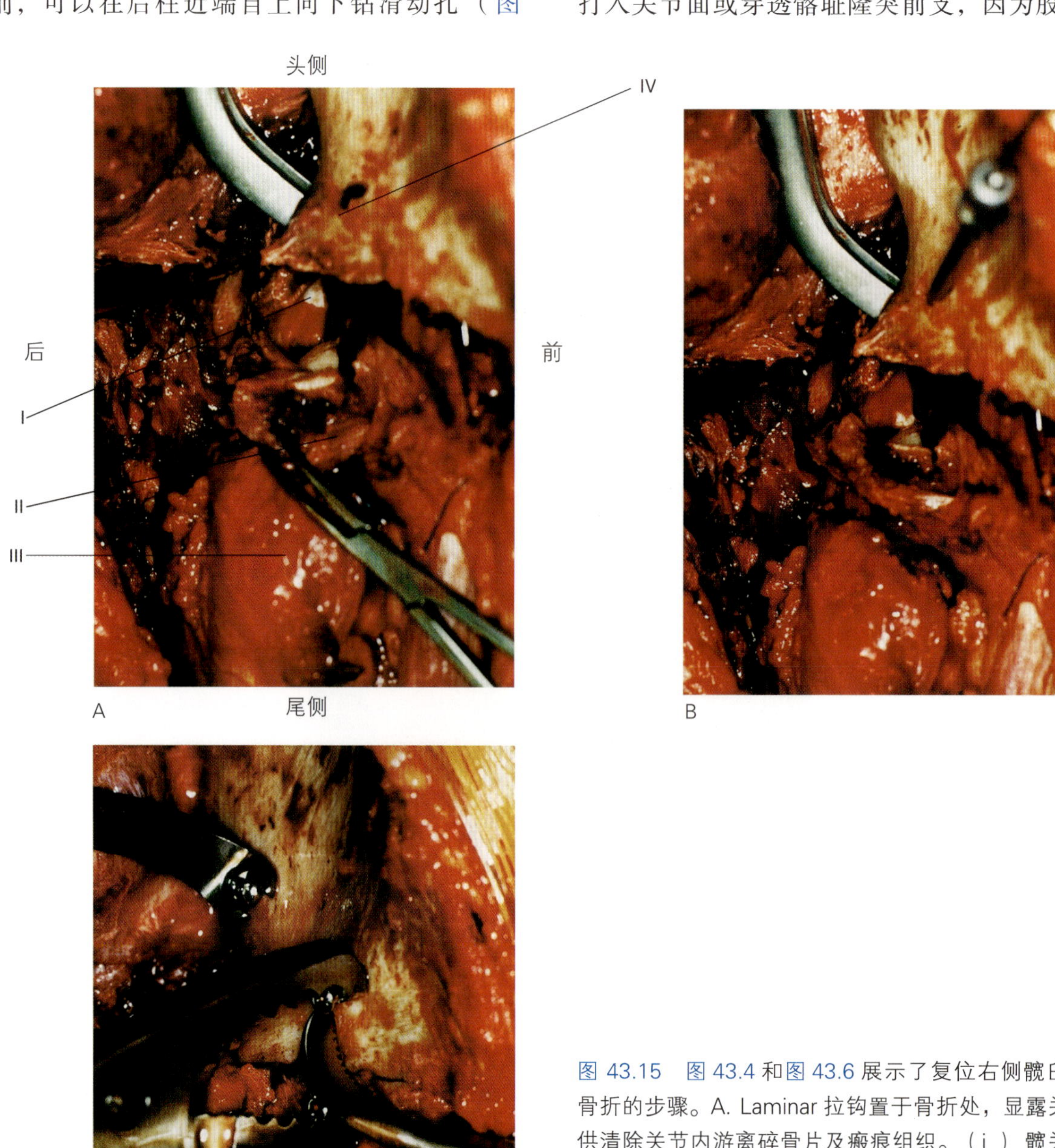

图 43.15　图 43.4 和图 43.6 展示了复位右侧髋臼双柱骨折的步骤。A. Laminar 拉钩置于骨折处，显露关节以供清除关节内游离碎骨片及瘢痕组织。（i）髋关节内的股骨头，（ii）上外侧壁穹顶有关节囊附着的碎骨片，（iii）大转子，（iv）完整的髂骨翼；B. 预钻前柱向后柱方向的滑动螺钉孔；C. 使用 Farabeuf 钳钳夹螺钉以将前柱复位至外上骨折块上，然后以骨盆复位钳钳夹螺钉将前后柱复位至一体（图中后柱不可见）

管距此区域很近。建议使用术中 X 线透视监测该螺钉的打入情况。正确放置骨盆复位钳对于保证骨面平整极为重要，而骨表面是否平整又决定了复位是否良好。还有很多器械可以帮助骨折复位，包括窄头骨凿、骨钩、球形推顶器、K 形钳、Q 形钳以及 Farabeuf 与点状复位钳（图 43.15C）。

为了确保髋臼解剖复位，术者需从外围向髋臼中心进行操作（图 43.16），逐个复位各骨折块。当髂骨翼以螺钉和 3.5 mm 外侧重建接骨板固定后，直视下将后柱复位至髂骨翼上并复位髋臼。存在横形或 T 型骨折时，使用 3.5 mm 重建接骨板及拉力螺钉进行固定，然后复位前柱至完整的后柱上。该过程可由 4.5 mm 前后贯穿的螺钉自前上方穿至坐骨支，或者以前柱螺钉自髂骨翼打入，或者两者并施。以直视、手指触摸坐骨大小结节确定复位情况，必要时检查髂骨内窝。使用术中透视作为检查复位情况的手段是必要的（图 43.17）。

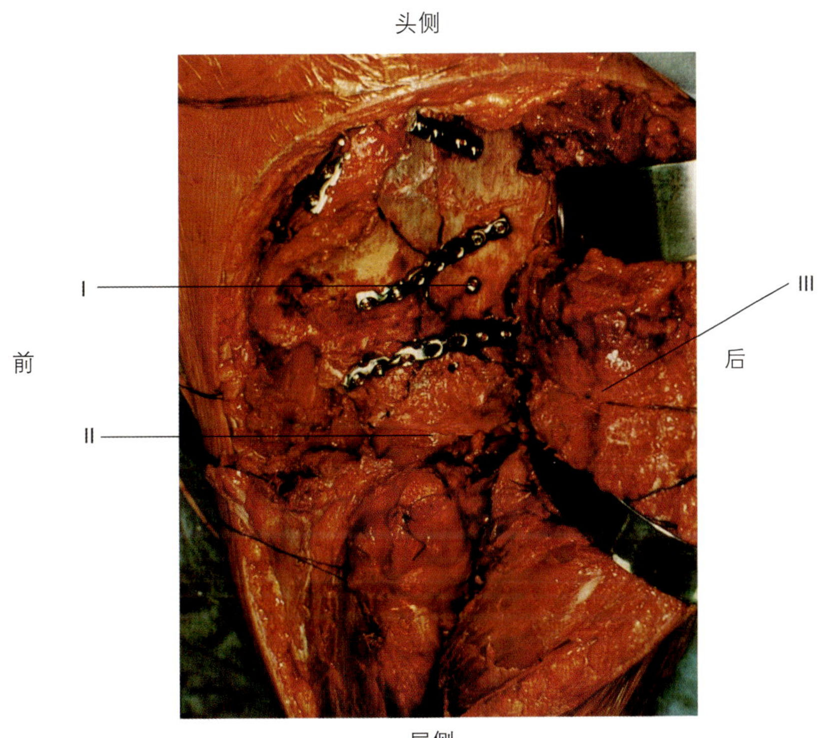

图 43.16　图 43.1 和图 43.14 所示左侧双柱粉碎型髋臼骨折的重建，重建自外周向中心进行。（i）后向前的固定柱的拉力螺钉，（ii）大转子，（iii）外展肌和阔筋膜张肌

关闭伤口

因为关节内内固定物可导致软骨溶解，在关闭伤口前须仔细确认内固定物位置。最好的方法是使用术中 X 线 45° 斜位透视（特别是闭孔斜位），以及将髋关节旋前旋后时用手指于股四头肌表面感觉是否有捻发音。接骨完成后，将负压引流置于髂骨翼外侧面近后柱和股外侧肌处。如果显露了内侧髂窝，应再在这里放置引流管一根。所有引流管自前侧引出体表。

首先修复髋关节囊，然后以钻孔方式在大转子处重建外旋短肌肌腱止点，然后将臀大肌塞入其中。然后修复臀中肌和臀小肌止点，根据 Letournel 的推荐，每根肌腱使用 5~6 根缝线。最后将阔筋膜张肌和臀肌缝回其在髂嵴上的原来位置。如果进行了内侧显露，缝匠肌和股直肌直接头起点需沿钻孔重新穿入固定（如果进行了截骨，那么使用拉力螺钉固定）。最后修

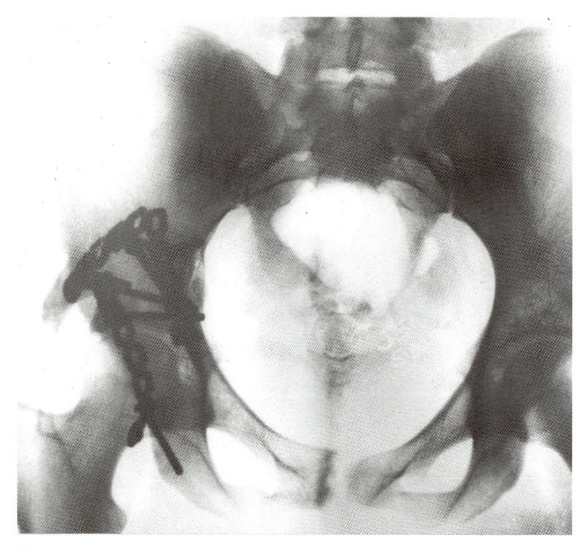

A

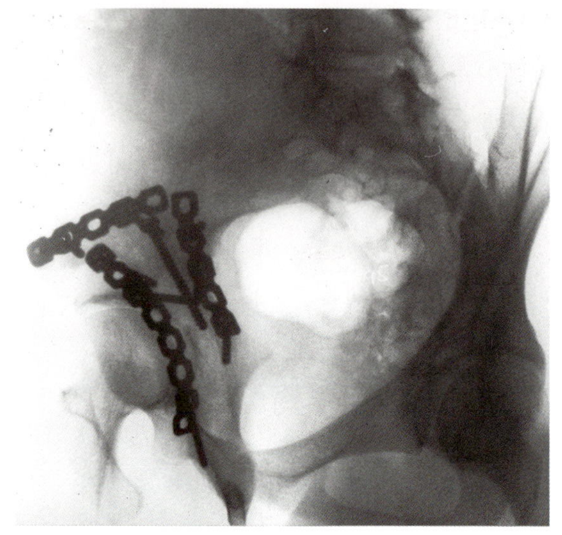

B

C

图 43.17 图 43.4 和图 43.6 中患者术后 1 年随访，可以见到骨折复位良好，关节间隙得到维持。A. 骨盆正位片。B. 髂骨斜位片。C. 闭孔斜位片

复阔筋膜张肌表面筋膜并放置皮下负压吸引管，关闭皮肤伤口。

术后处理

术后静脉应用头孢唑啉 48~72 小时。术后抗凝计划包括 6 周华法林联合下肢抗血栓张力带治疗。为了预防异位骨化，常规予以吲哚美辛每日 75 mg。引流量少于每 8 小时 10~20 mL 时拔除引流管，术后 48~72 小时后鼓励病人开始活动。我们强调术后早期活动，如坐在床边，摇晃腿部，并在术后 24~48 小时逐渐学会坐在椅子上。我们不使用持续的被动活动锻炼，因为髋臼骨折患者恢复髋关节活动度难度不高。拔除引流后，患者被允许在扶拐情况下脚尖着地负重 20 磅。力量及步态训练则由治疗师进行训练。最初 6~8 周避免完全负重、屈髋大于 90°，以及髋关节内收、主动外展。

髋臼骨折合并神经损伤可导致恢复困难，因为肌肉失去支配或产生神经性疼痛，该情况通常须请神经科或疼痛科医师会诊。术后常规进行 X 线检查 （骨盆正位 45°“Judet”斜位）和 CT 扫描，以明确骨折复位情况及内植物情况。CT 扫描通常在术后第 5 天进行，也就是出院前的那天。出院后安排家庭康复锻炼。

术后 2 周随访时拆除皮肤缝线或缝合钉。6

周随访时行 X 线检查，并逐渐开始进行屈曲、内收、外展髋部训练。8 周后根据 X 线情况逐渐开始完全负重；如能耐受，则于随后 4 周进行负重锻炼，此时需开始进行积极的门诊康复训练。术后 3 个月时，重新评估患者病情并逐渐允许患者拄拐棍负重。如无禁忌，则开始更加积极的力量恢复训练。6 个月随访时，患者可完全正常活动。此后，在术后一年时开始每年进行一次 X 线检查。

结　果

长期随访表明，髋臼复位情况对于术后恢复起重要作用。Rowe 和 Lowell 回顾了 93 例髋臼骨折保守治疗患者，其中 10 例负重区未解剖复位者预后较差。在 Letournel 等的前驱研究结果影响下，很多调查表明长期临床效果与手术复位情况明显相关。在一项对 569 例伤后 3 周内进行手术的髋臼骨折病例回顾中，Letournel 达到了 74% 的解剖复位率（三种 X 线投射角度中骨折移位小于 1 mm），82% 的患者取得了优良临床结果，最长随访时间达 33 年。余下 26% 复位不满意者中，有 54% 的股骨头中心性脱位者取得了较好的效果，而余下不全脱位者只有 23% 取得较好效果。在伤后 3 周内手术的患者中，Letournel 发现，复位良好者骨关节炎发生率为 10.2%，复位不良者为 35.7%。有趣的是，手术迟于伤后 3 周进行时，两组的骨关节炎发生率分别为 24% 和 23%。Mears 等对 429 例髋臼骨折患者进行了随访，也发现骨折的临床恢复情况与复位情况明显相关。在他们的研究中，89% 的解剖复位者获得了极佳或者良好的 Harris 髋关节评分。77% 的效果一般或较差者中，至少存在以下几个因素之一：股骨头或股骨颈损伤、髋臼撞击征、明显的骨折移位、伤前即有关节炎或伤后出现关节炎。他们的研究还发现，53% 的病态肥胖患者临床恢复效果较差。

关节面不平整或术后遗留髋关节半脱位患者，创伤后骨关节炎发生概率较高。Mears 的研究中，12% 的患者在术后平均 5 年 2 个月时接受了全髋关节成形术或关节融合术。Kebaish 等对 90 例移位骨折进行了回顾性研究，发现当关节面骨折复位至 4 mm 以下时，患者的远期恢复效果较好。在类似的一项回顾研究中，Matta 等发现，如果股骨头仍与髋臼负重穹顶匹配且关节面损伤移位不超过 3 mm，则预后较好。但是，在随后的研究中，Matta 认为 3 mm 的移位仍是不可接受的。他报告称在他的 262 例患者中，71% 的患者获得了解剖复位，而获得了解剖复位者中 83% 在平均 6 年的随访中获得了较好的结局；另外 29% 髋臼复位不佳者中，髋臼骨缺损 2~3 mm 者中 68% 获得了较好结果，而大于 3 mm 者中只有 50% 的结局较好。对较差结局最具有预测价值的因素是股骨头损伤。Matta 研究中的 106 例以延长髂股入路进行手术的患者中，72% 达到了解剖复位，22% 不尽完美，6% 复位较差。根据 Merle d'Aubigne-Postel 得分，完美复位占 23%，良好占 41%，一般占 19%，较差占 17%。复位的准确程度和临床预后之间存在明显的关系。在最近的随访中，创伤后关节炎的发生率为 31%。Matta 的结果和 Helfet 与 Schmeling 的结果基本一致，均提示当关节内骨折缝隙宽度大于 3 mm 或者出现大于 2 mm 的台阶时，早期出现关节狭窄的可能性会是解剖复位者的 4 倍。Alonso 等报告 81% 的经延长髂股入路患者达到了完美或较好的复位，复位使得骨折线宽度小于 2 mm。最后，Malkani 等和 Hak 等以尸体模型进一步佐证，小于 2 mm 的复位是可以接受的范围。复位失败还可发生于术后，这种情况常见于骨质疏松严重以致无法撑起骨折块的老年患者。复位准确性的丧失和逐渐增加的关节内损伤会影响老年患者的预后。

并发症

髋臼骨折手术的并发症发生率为 19% ~24%。髋臼骨折并发症可分为三类：术中、术后早期和晚期。术中并发症包括血管神经损伤、复位不良、内植物穿透关节面、死亡等。术后早期并发症包括下肢静脉血栓形成、肺栓塞、皮肤坏死、感染、骨折再移位、关节炎、死亡等。晚期并发症包括异位骨化、软骨溶解、缺血坏死、创伤性关节炎等。

坐骨神经损伤

医源性坐骨神经损伤或者使得原有坐骨神经损伤进一步恶化是很重要的问题。我们的经验是，术前有坐骨神经损伤以及骨折累及前壁或前柱者为高危人群。其他学者认为髂腹股沟入路为高危因素，可能因为间接复位后柱时需屈髋所致。腓总神经支配区最常受累。医源性坐骨神经损伤的最大影响因素是外科团队的经验。Letournel 最初报道了使用 Kocher-Langenbeck 入路时术后医源性坐骨神经损伤发生率约为 18.4%，随后该数字逐渐降低至 3.3%。他还发现使用延长髂股入路的 114 例患者均未发生神经损伤。Matta最初报道医源性神经瘫痪发生率为9%，但在其近期的 106 例延长髂股入路手术患者中，只有 4 例（3.7%）出现了医源性坐骨神经瘫痪。神经损伤被认为是由于拉钩放置错误或过度牵拉导致的。Alonso 等发现，使用延长髂股入路的 21 例患者中，术后仅 1 例（4.8%）出现坐骨神经瘫痪。伤后 3 周以上进行切开复位内固定术时，医源性神经瘫痪发生率更高，总体发生率约 12%。

大部分医源性损伤都累及坐骨神经。术中使用 SSEP 进行坐骨神经实时监测尚有争议。Helfet 的研究表明，术中进行神经监测可将坐骨神经损伤发生率降至 2%。

近期很多文献对此提出质疑，认为 SSEP 不能监测术后神经医源性瘫痪的情况，因为假阳性率太高，难以通过术中 SEEP 数值的改变来界定是否会造成功能性损伤。术中肌电图实时监测有助于发现神经损伤并提示医师去除有害刺激，在理论上可降低神经后遗症出现的风险。在 Helfet 的研究中，肌电图和 SSEP 协同使用的效果优于单用 SSEP。由于髋臼骨折治疗存在明显的学习曲线，多数作者认为术中神经监测在缺乏经验的医师身上用处较大。

臀上血管神经束损伤

臀上血管损伤难以诊断，可能由于骨折本身造成，也可能为医源性损伤。Letournel 在其研究中报告该情况发生率约 3.5%。该潜在致死性情况在严重的坐骨切迹移位骨折者中更容易出现（如高位横形骨折线伴有明显内侧旋转移位者）。实际上，导致的血流动力学不稳定的动脉损伤在急救时即需要予以处置，通常以动脉造影检查明确病情并以栓塞治疗。但是，一旦止血成功，就又应该考虑肌瓣的存活问题了。

这是因为延长髂股入路从髂骨翼上完全分离了臀肌（图 43.1），臀上血管束是该肌瓣的唯一血供，如果该血管束受损，理论上将出现肌瓣完全缺血性坏死的情况。Mears 和 Rubash 发明了三叉入路便是针对延长髂股入路术后肌瓣坏死的改良，但尚不清楚臀肌上动脉在这些坏死案例中是否是关键因素。事实上该并发症发生率相对较低。Letournel、Matta、Mast 和 Martimbeau 进行了 400 余例延长髂股入路髋臼手术，未见外展肌瓣坏死。Alonso 在 59 例髋臼骨折患者中采用延长髂股入路或者 Y 形入路均未见该并发症。Matta 的 106 例延长髂股入路手术患者中也未见到该并发症。有一些人认为，对髂内动脉栓塞者应使用该术式进行手术。Yasumura 和 Suzuki 的少量病例中均出现了栓塞后臀肌和皮肤坏死。目前对于栓塞是否会进一步影响外展肌瓣血供尚无定论。缺血坏死可能由于术后直接创伤或脱套伤所致。延长髂股入路导致的臀上动脉损伤与大量肌肉坏死间的关系仅仅是通过动物模型和尸体研究得出的。Tabor 等在狗身上研究表明，虽然在髋臼延长髂股入路损伤臀肌血管后确实会出现肌肉坏死萎缩，但两者间并无显著关系。在他的研究中，所有臀肌并非持续性缺血坏死。因此，在臀肌血管损伤后臀肌旁路血管会逐渐扩张，增加血供。

Bosse 建议在经延长髂股入路术前行血管造影以衡量臀上动脉血供情况。但是，Reilly 等的研究显示，术中多普勒超声提示臀上动脉血流消失的发生率只有 2.3% 左右，他的所有患者中未发现外展肌群缺血。该结论不支持术前进行常规血管造影的建议。

深静脉血栓及肺栓塞

Letournel 报告髋臼骨折切开复位内固定术后院内死亡率为 2.3%，主要死亡人群为 60 岁以上老人。尽管深静脉血栓为主要罪魁祸首，但真正的元凶尚不清楚。然而，肢体远端受伤患者的风险更高。Kudsk 等报告多发性创伤制动 10 天后，通过静脉造影发现患者出现无症状的深静脉血栓概率约为 60%。Geerts 等在前瞻性研究中也发现，60% 的肢体远端骨创伤患者会出现深静脉血栓。Letournel 报告，尽管使用抗血栓措施，569 例患者中有 3% 出现有症状的深静脉血栓，4 例致死肺栓塞，8 例轻度肺栓塞。联合使用手术期间物理预防措施及术后抗凝预防措施，静脉血栓发生率可不足 3%，肺栓塞概率低于 1%。更高级的血栓检测手段如 MRI 血管造影以及积极的血栓治疗手段，进一步降低了骨盆和远端肢体损伤后肺栓塞的发生率。尽管如此，有数据提示 MRI 血管造影在骨盆静脉血栓检测方面有较高的假阳性率，能否作为筛查手段尚存争议。Borer 等回顾了 973 例骨盆或髋臼骨折患者，发现总体肺栓塞发生率为 1.7%，总体致死性肺栓塞发生率为 0.31%。常规检查深静脉血栓对于肺栓塞发生率未见明显影响。

感　染

术后感染总体发生率约为 19%，但通常认为感染概率为 4%~5%。Matta 研究显示，262 例髋臼骨折术后患者中有 5% 出现伤口感染；在其随后的 106 例经延长髂股入路手术患者中出现了 7 例（6.6%）感染——3 例浅表感染和 4 例深部感染，其中 2 例（1.9%）出现血肿，1 例（0.9%）出现伤口处坏死。Mayo 研究提示总体感染发生率约为 4%，但其 26 例延长髂股入路患者中的伤口感染率约为 19%。Letournel 记录了 569 例患者，24 例（4.2%）出现感染，其中 9 例浅表感染，10 例早期深部感染，5 例延迟或迟发感染。此外，他观察到 1.8%（占延长髂股入路患者的 10.2%）的总体皮肤坏死率和 6.7% 的血肿形成率。为了减少伤口问题，他建议预防性使用抗生素、多通道负压吸引以避免血肿形成。如出现血肿，在大转子上方的 Morel-Lavall 病损处进行清创手术。其他因素，如病态肥胖、烧伤等也需重视，因为它们可使患者更易发生感染。

异位骨化

髋臼骨折手术内固定后最常见的并发症是异位骨化（图 43.18），报道的发生率为 18%~90%，但只有 5%~10% 的患者因异位骨化而出现功能受限。尽管如此，因为自髂骨翼上剥离了骨面，延长髂股入路出现异位骨化的情况更为常见且更严重。Letournel 报告 46% 伤后 4 个月内进行延长髂股入路手术者出现异位骨化，而 635 例经其他入路手术者的异位骨化发生率为 21%。在使用异位骨化预防措施前，延长髂股入路和其他入路异位骨化的发生率则分别为 69% 和 24%。Matta 发现 20% 延长髂股入路患者出现显著的活动度丧失，Letournel 则发现伤后 3 周内使用该入路手术后 35% 的患者出现严重（Brooker Ⅲ级或Ⅳ级）异位骨化。吲哚美辛和小剂量放疗（单部位或多部位照射）均可降低髋臼骨折患者异位骨化的发生率和严重程度。但是，放疗的花费和远期效果，特别是在年轻伤者身上的效果尚存争议。

尽管进行了吲哚美辛预防性治疗，Alonso 和 Johnson 分别报告延长髂股入路术后异位骨化发生率分别为 86% 和 88%。在 Johnson 的研究中，治疗组的大部分患者骨化程度为 Brooker 0~Ⅱ级，而未治疗组骨化程度多为 Brooker Ⅲ~Ⅳ级。Moed 等的研究显示，经延长髂股入路手术并且给予吲哚美辛治疗者有 50% 的异位骨化发生率，只有 1 例治疗组患者出现严重（Brooker 分级Ⅲ~Ⅳ级）异位骨化。Matta 报道 106 例延长髂股入路手术患者并未接受标准异位骨化预防治疗，总体上有 59% 的异位骨化发生率，其中半

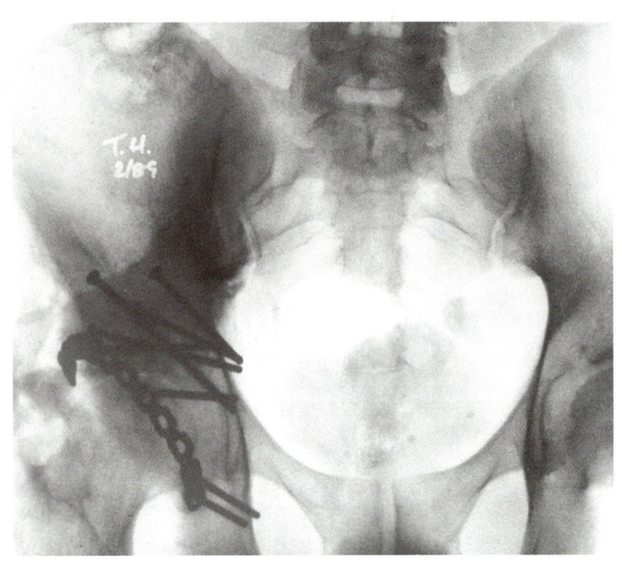

图 43.18 延长髂股入路入路术后 5 个月的患者骨盆正位片（图 43.3），显示右髋软组织内明显出现异位骨化（Brooker 分级 III 级）

数为严重异位骨化（Brooker 分级Ⅲ ~ Ⅳ级）。异位骨化的发生与较低的 Merle d'Aubigne-Postel 得分相关，其中 8.5% 患者为了改善活动度接受了异位骨化切除术。这表明吲哚美辛并不能消除异位骨化，但可以显著减轻其严重程度。

股骨头缺血性坏死

手术治疗髋臼骨折后股骨头缺血性坏死的发病率一般为 3% ~9%，通常于术后 3~18 个月出现。然而，后壁骨折或关节脱位者发生股骨头缺血性坏死（AVN）的概率增高。总体来讲，股骨头的命运和受伤情况息息相关。

典型病例

例 1

一位 23 岁女性因机动车事故导致右侧髋臼双柱骨折合并左侧肢体广泛烧伤，合并右侧大腿和臀部 Morel-Lavalle 套状撕脱损伤以及术前坐骨神经损伤伴有足下垂。骨盆正位和 Judet 位 X 线以及挑选出的 CT 图像见图 43.19。伤后 4.5 周该患者接受了经延长髂股入路进行的切开复位内固定。术后恢复过程极为复杂，因为髂嵴处伤口感染而被迫接受清创以及 6 周的静脉内抗生素输液治疗。术后 X 线片见图 43.20。术后 CT 扫描提示髋关节复位良好（图 43.21）。在 5 个月的随访中，髋臼骨折愈合，可以完全负重，且坐骨神经功能正在逐步恢复。

例 2

一位 43 岁女性因高能量机动车事故导致全身多发外伤，头部、胸部有严重的闭合伤，左侧髋臼双柱因外伤导致粉碎性骨折（图 43.22~24）。首先放置下腔静脉滤网并进行骨牵引。伤后 4.5 周其他伤情逐渐稳定，遂行髋臼骨折经延长髂股入路切开复位内固定术（图 43.25）。骨折缘的纤维增生组织被小心清除以方便复位，最终使用多个板—钉对骨折行复位内固定（图 43.26，图 43.27）。为了预防异位骨化，她在术前接受了放疗和吲哚美辛治疗。该患者自其头部损伤中恢复过来后，进行了正常的随访。术后 4.5 年随访发现 Brooker Ⅲ级异位骨化（图 43.28）。患者恢复情况较好，重新返回了受伤以前的工作岗位，包括继续成为一名物理治疗师。患者报告疼痛几乎消失，但髋关节屈曲 110° 时出现活动受限。因为日常生活几乎毫无难度，患者选择不进行异位骨化切除术。

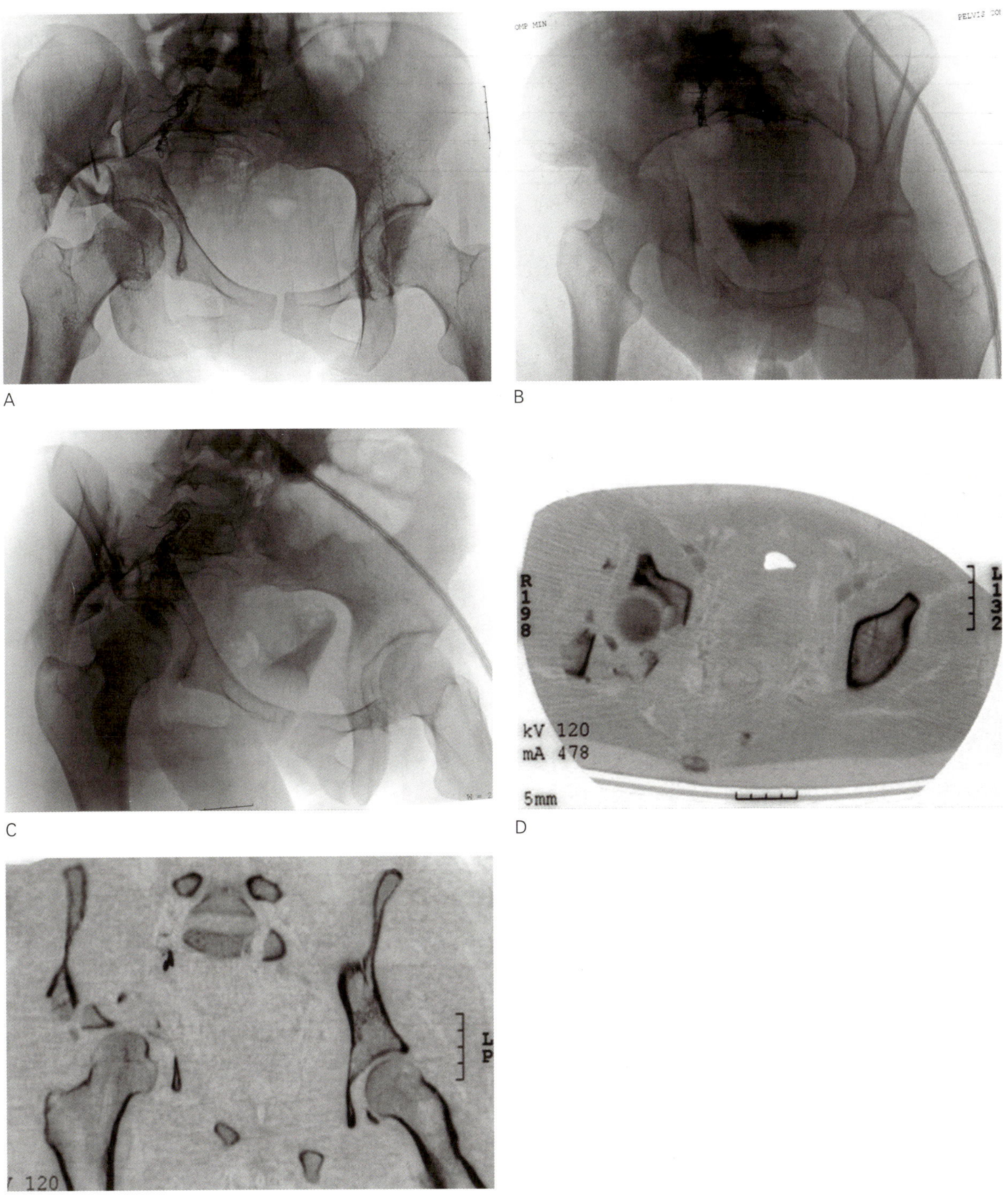

图 43.19 髋臼双柱骨折。A. 骨盆正位片。B. 髂骨斜位片。C. 闭孔斜位片。D. CT 提示广泛粉碎性骨折。E. 冠状面 CT 重建提示股骨头半脱位

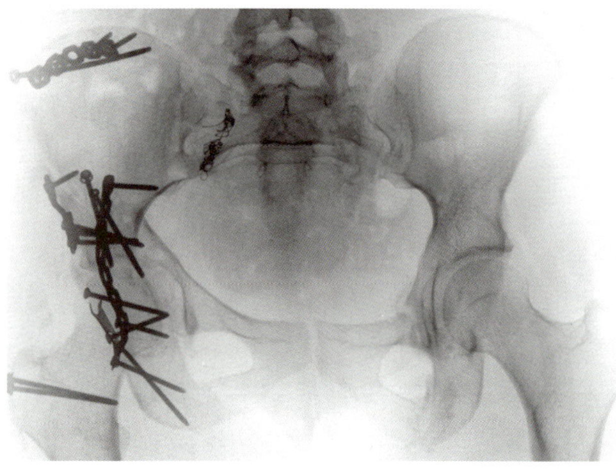

A

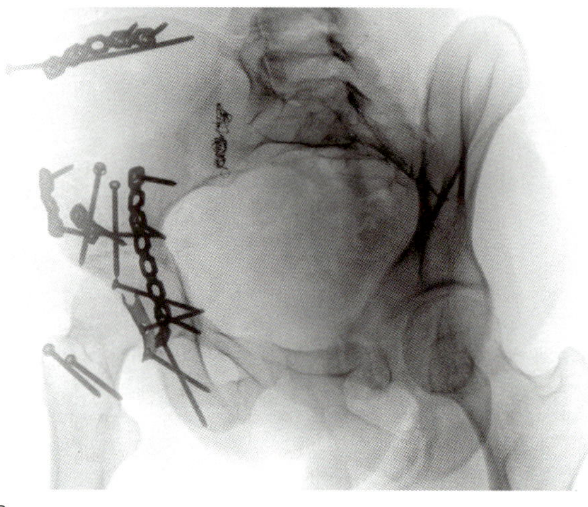

B

图 43.20 术前影像。A. 骨盆正位片。B. 髂骨斜位片。C. 闭孔斜位片

C

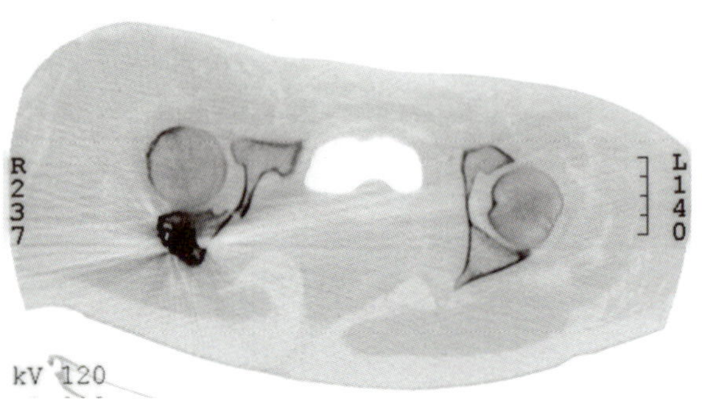

图 43.21 术后 CT 扫描提示髋关节重建良好

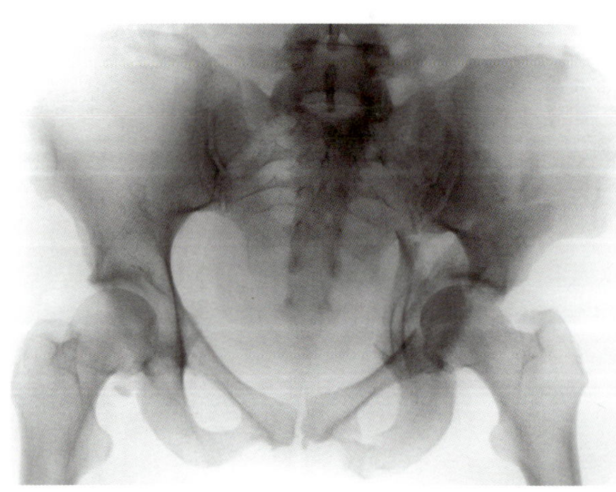

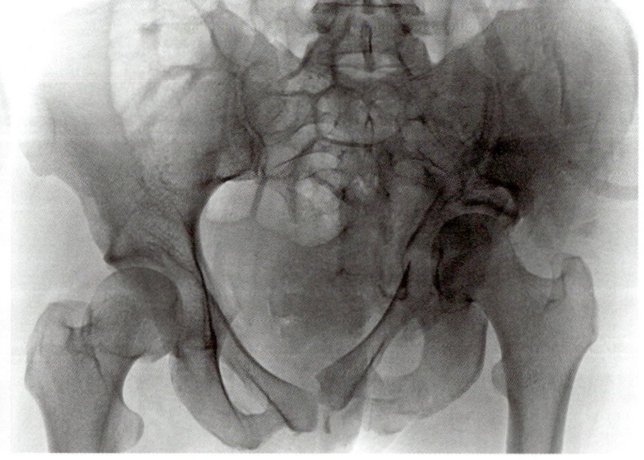

图 43.22 伤时正位片（左）和伤后 4.5 周正位片（右），提示左侧髋臼粉碎性双柱骨折

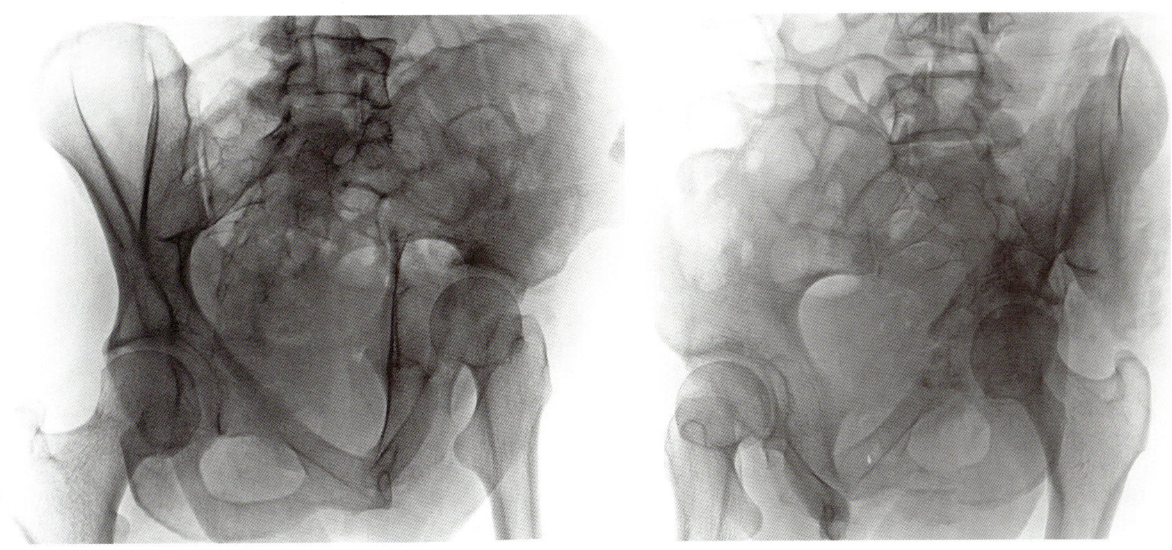

图 43.23　闭孔斜位（左侧）和髂骨斜位（右侧）X 线片提示髋臼双柱骨折

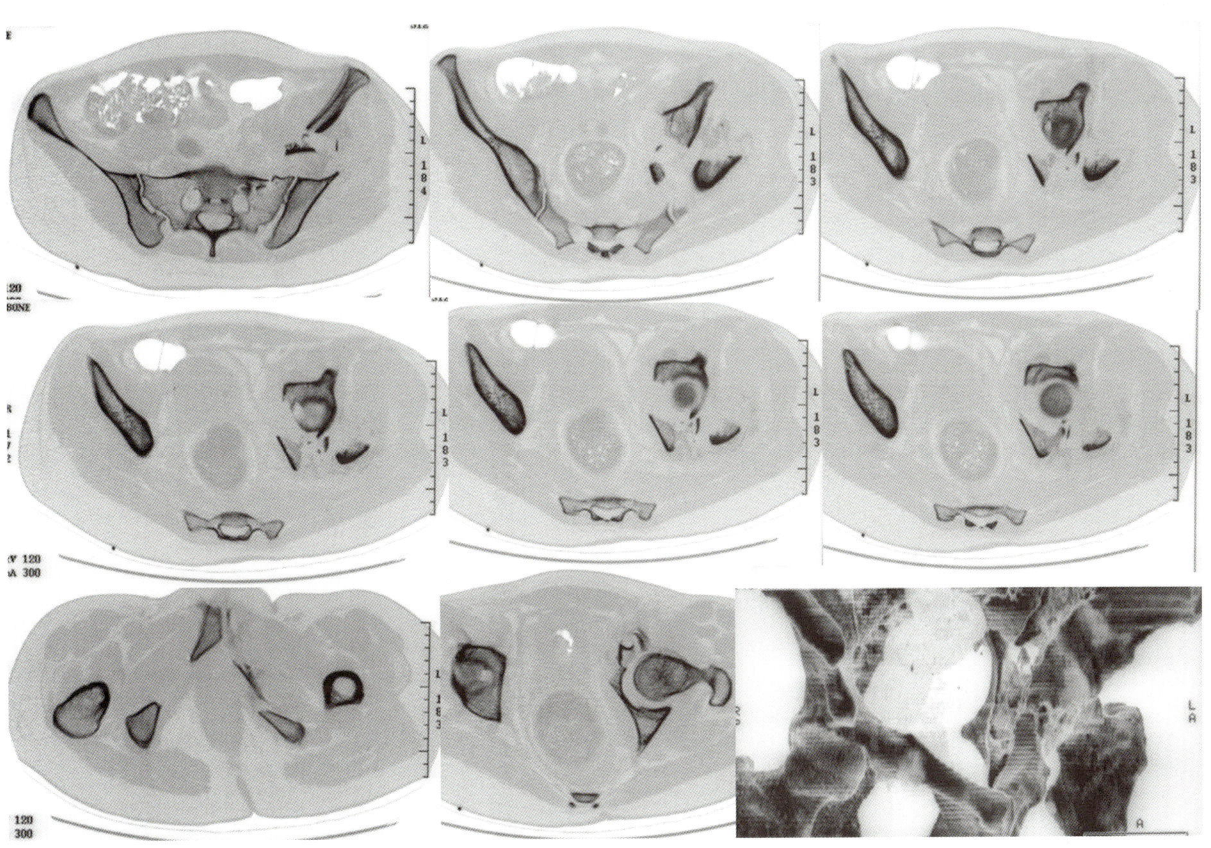

图 43.24　CT 扫描影像有助于进一步描绘骨折形态以及四壁受累情况

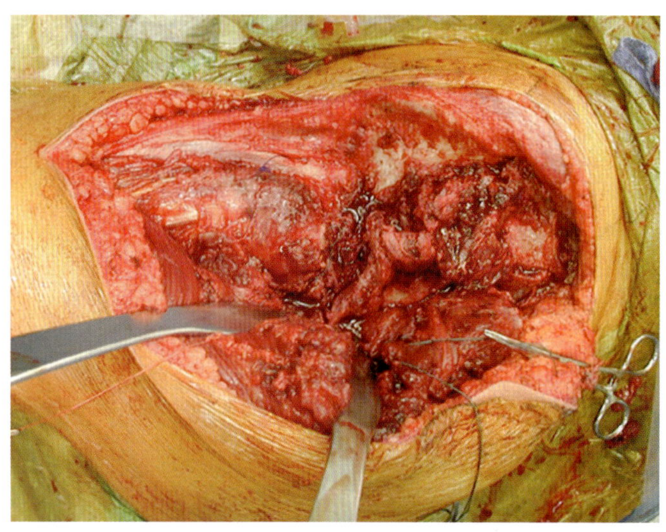
图 43.25 术中发现大量瘢痕组织

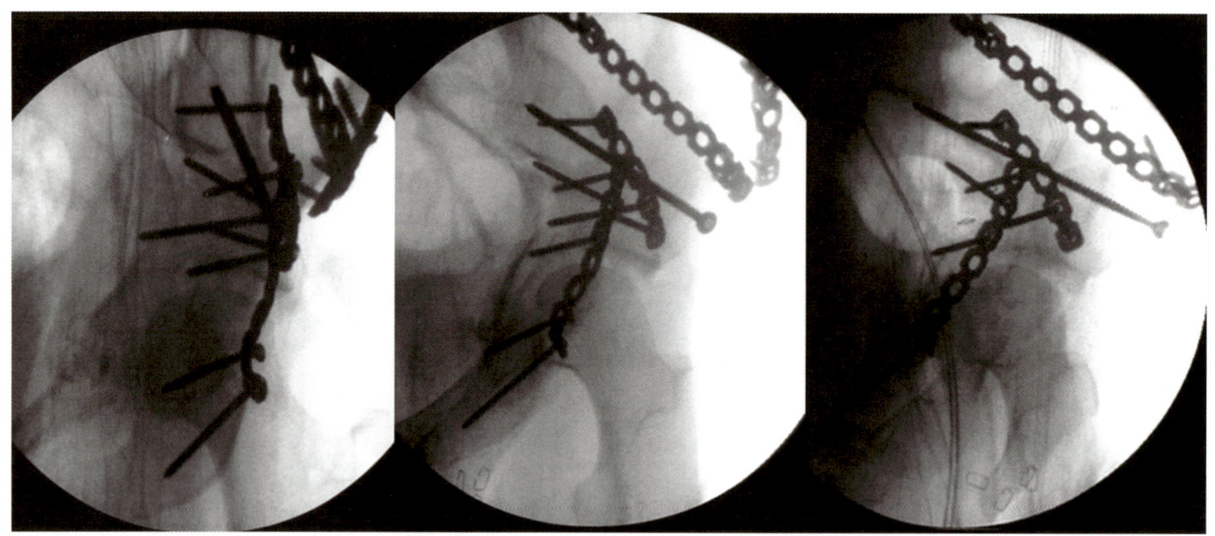
图 43.26 术中透视提示骨折复位至可接受状态，且内固定物放置于关节外

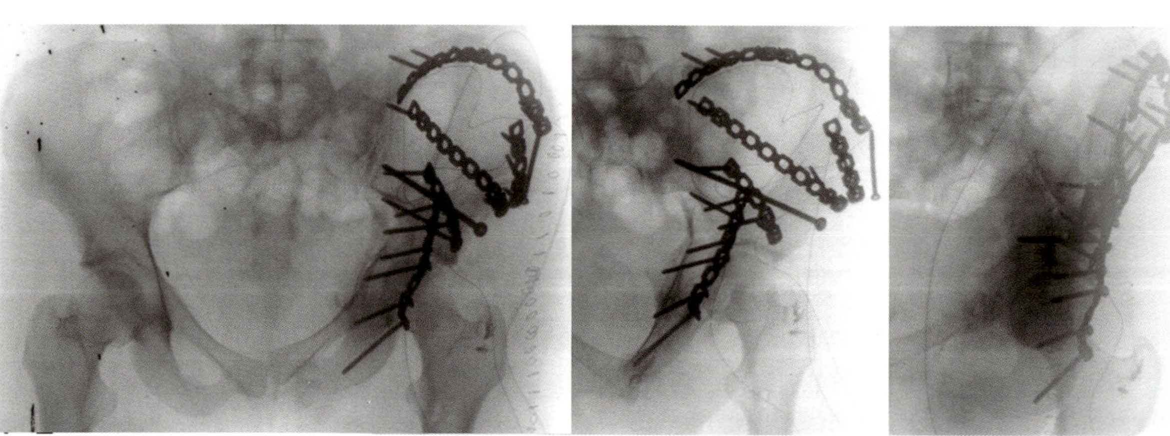
图 43.27 术前即刻正位片和 Judet 位片

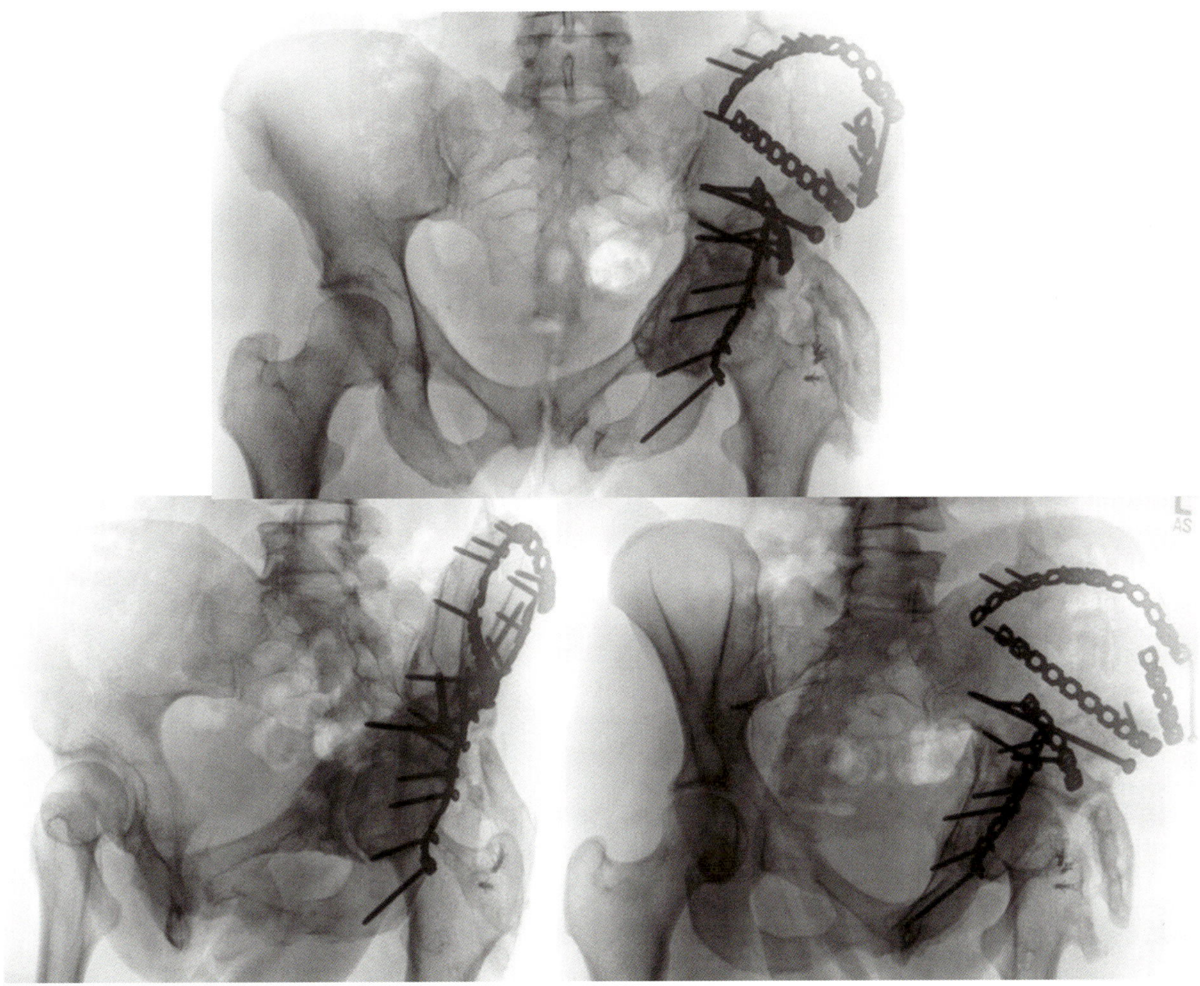

图 43.28 髋臼骨折术后 4.5 年的正位和 Judet 位 X 线片提示髋臼骨折愈合，内固定物无松动，关节间隙尚可，但出现了 Brooker 分级 III 级的异位骨化

推荐阅读

Alonso JE, Davila R, Bradley E. Extended iliofemoral versus triradiate approaches in management of associated acetabular fractures. *Clin Orthop* 1994;305:81–87.

Baumgaertner MR, Wegner D, Booke J. SSEP monitoring during pelvic and acetabular fracture surgery. *J Orthop Trauma* 1994;8(2):127–133.

Borer DS, Starr AJ, Reinert CM, et al. The effect of screening for deep vein thrombosis on the prevalence of pulmonary embolism in patients with fractures of the pelvis or acetabulum: a review of 973 patients. *J Orthop Trauma* 2005;19(2):92–95.

Borrelli J, Goldfarb C, Catalano L, et al. Assessment of articular fragment displacement in acetabular fractures: a comparison of computerized tomography and plain radiographs. *J Orthop Trauma* 2002;16(7):449–456.

Borrelli J Jr, Koval KJ, Helfet DL. Pelvis and acetabulum, Ch. 15. In: Koval KJ, Zuckerman JD, eds. *Fractures in the elderly*. 1st ed. Philadelphia, PA: Lippincott-Raven; 1998:159–174.

Bosse MJ, Poka A, Reinert CM, et al. Preoperative angiographic assessment of the superior gluteal artery in acetabular fractures requiring extensile surgical exposures. *J Orthop Trauma* 1989;2(4):303–307.

Bosse MJ, Poka A, Reinert CM, et al. Heterotopic ossifi cation as a complication of acetabular fracture: prophylaxis with low-dose irradiation. *J Bone Joint Surg Am* 1988;70(8):1231–1237.

Burd TA, Lowry KJ, Anglen JO. Indomethacin compared with localized irradiation for the prevention of heterotopic ossifi cation following surgical treatment of acetabular fractures. *J Bone Joint Surg Am* 2001;83(12):1783–1788.

Calder HB, Mast JW, Johnstone C. Intraoperative evoked potential monitoring in acetabular surgery. *Clin Orthop* 1994;305:160–167.

Chapman MW. Effect of surgical approaches on the

blood supply to the acetabulum. Presented at the 1st Annual International Consensus on Surgery of the Pelvis and Acetabulum, Pittsburgh, Pennsylvania, October 11–15, 1992.

Chiu FY, Chen CM, Lo WH. Surgical treatment of displaced acetabular fractures—72 cases followed for 10 (6–14) years. *Injury* 2000;31(3):181–185.

Fishmann AJ, Greeno RA, Brooks LR, et al. Prevention of deep vein thrombosis and pulmonary embolism in acetabular and pelvic fracture surgery. *Clin Orthop* 1994;305:133–137.

Ganz R, Gill TJ, Gautier E, et al. Surgical dislocation of the adult hip a technique with full access to the femoral head and acetabulum without the risk of avascular necrosis. *J Bone Joint Surg Br* 2001;83(8):1119–1124.

Garland DE, Blum CE, Waters RL. Periarticular heterotopic ossifi cation in head-injured adults. Incidence and location. *J Bone Joint Surg Am* 1980;62(7):1143–1146.

Garland DE. Clinical observations on fractures and heterotopic ossifi cation in the spinal cord and traumatic brain injured populations. *Clin Orthop* 1988;233:86–101.

Geerts WH, Code KI, Jay RM, et al. A prospective study of venous thromboembolism after major trauma. *N Engl J Med* 1994;331(24):1601–1606.

Ghalambor N, Matta JM, Bernstein L. Heterotopic ossifi cation following operative treatment of acetabular fracture. An analysis of risk factors. *Clin Orthop* 1994;305:96–105.

Griffi n DB, Beaule PE, Matta JM. Safety and effi cacy of the extended iliofemoral approach in the treatment of complex fractures of the acetabulum. *J Bone Joint Surg Br* 2005;87:1391–1396.

Haidukewych GJ, Scaduto J, Herscovici D, et al. Iatrogenic nerve injury in acetabular fracture surgery: a comparison of monitored and unmonitored procedures. *J Orthop Trauma* 2002;16(5):297–301.

Hak DJ, Olson SA, Matta JM. Diagnosis and management of closed internal degloving injuries associated with pelvic and acetabular fractures: the Morel-Lavallee lesion. *J Trauma* 1997;42(6):1046–1051.

Heeg M, Ostvogel H, Klasen H. Conservative treatment of acetabular fractures: the role of the weightbearing dome and anatomic reduction in the ultimate results. *J Trauma* 1987;27(5):555–559.

Helfet DL, Anand N, Malkani AL, et al. Intraoperative monitoring of motor pathways during operative fixation of acute acetabular fractures. *J Orthop Trauma* 1997;11(1):2–6.

Helfet DL, Borrelli JD Jr, DiPasquale TG, et al. Stabilization of acetabular fractures in elderly patients. *J Bone Joint Surg Am* 1992;74(5):753–765.

Helfet DL, Hissa EA, Sergay S, et al. Somatosensory evoked potential monitoring in the surgical management of acute acetabular fractures. *J Orthop Trauma* 1991;5(2):161–166.

Helfet DL, Schmeling GJ. Management of complex acetabular fractures through single nonextensile exposures. *Clin Orthop* 1994;305:58–68.

Helfet DL, Schmeling GJ. Somatosensory evoked potential monitoring in the surgical treatment of acute, displaced acetabular fractures. Results of a prospective study. *Clin Orthop* 1994;301:213–220.

Helfet DL, Schmeling GJ. The management of acute, displaced complex acetabular fractures using indirect reduction techniques and limited surgical approaches. *Orthop Trans* 1991;15:833–834.

Helfet DL. Invited commentary on "Incidence of Sciatic Nerve Injury in Operatively Treated Acetabular Fractures Without Somatosensory Evoked Potential Monitoring" by Middlebrooks et al. *J Orthop Trauma* 1997;11(5):329.

Johnson EE, Kay RM, Dorey FJ. Heterotopic ossifi cation prophylaxis following operative treatment of acetabular fracture. *Clin Orthop* 1994;305:88–95.

Johnson EE, Matta JM, Mast JW, et al. Delayed reconstruction of acetabular fractures 21–120 days following injury. *Clin Orthop* 1994;305:20–30.

Judet R, Judet J, Letournel E. Fractures of the acetabulum: classifi cation and surgical approaches for open reduction. Preliminary report. *J Bone Joint Surg Am* 1964;46(8):1615–1646.

Kaempffe FA, Bone L, Border JR. Open reduction and internal fixation of acetabular fractures: heterotopic ossifi cation and other complications of treatment. *J Orthop Trauma* 1991;5(4):439–445.

Kaspar S, Winemaker MJ, de VdB. Modifi ed iliofemoral approach for major isolated acetabular revision arthroplasty. *J Arthroplasty* 2003;18(2):193–198.

Kebaish AS, Roy A, Rennie W. Displaced acetabular fractures: long-term follow-up. J Trauma 1991;31(11):1539–1542.

Kudsk KA, Fabian TC, Baum S, et al. Silent deep vein thrombosis in immobilized multiple trauma patients. *Am J Surg* 1989;158:515–519.

Letournel E, Judet R. *Fractures of the acetabulum.* 2nd ed. Berlin, Germany: Springer-Verlag; 1993

Letournel E. Acetabulum fractures: classifi cation and management. *Clin Orthop* 1980;151:81–106.

Malkani AL, Voor MJ, Rennirt G, et al. Increased peak contact stress after incongruent reduction of transverse acetabular fractures: a cadaveric model. *J Trauma* 2001;51(4):704–709.

Matta JM, Anderson LM, Epstein HC, et al. Fractures of the acetabulum: a retrospective analysis. *Clin Orthop* 1986;205:241–250.

Matta JM, Merritt PO. Displaced acetabular fractures.

Clin Orthop 1988;230:83–97.

Matta JM. Fractures of the acetabulum: accuracy of reduction and clinical results in patients managed operatively within three weeks of the injury. *J Bone Joint Surg Am* 1996;78(11):1632–1645.

Mayo KA. Open reduction and internal fixation of fractures of the acetabulum. Results in 163 fractures. *Clin Orthop* 1994;305:31–37.

Mayo KA. Surgical approaches to the acetabulum. *Tech Orthop* 1990;4(4):24–35.

Mears DC, Gordon RG. Internal fixation of acetabular fractures. *Tech Orthop* 1990;4(4):36–51.

Mears DC, Rubash HE. Extensile exposure of the pelvis. *Contemp Orthop* 1983;6:21–31.

Mears DC, Velyvis JH, Chang CP. Displaced acetabular fractures managed operatively: indicators of outcome. *Clin Orthop* 2003;407:173–186.

Middlebrooks ES, Sims SH, Kellam JF, et al. Incidence of sciatic nerve injury in operatively treated acetabular fractures without somatosensory evoked potential monitoring. *J Orthop Trauma* 1997;11(5):327–329.

Moed BR, Karges DE. Prophylactic indomethicin for the prevention of heterotopic ossifi cation after acetabular fracture surgery in high risk patients. *J Orthop Trauma* 1994;8(1):34–39.

Moed BR, Maxey JW. The effect of indomethacin on heterotopic ossifi cation following acetabular fracture surgery. *J Orthop Trauma* 1993;7(1):33–38.

Montgomery KD, Potter HG, Helfet DL. Magnetic resonance venography to evaluate the deep venous system of the pelvis in patients who have an acetabular fracture. *J Bone Joint Surg Am* 1995;77(11):1639–1649.

Montgomery KD, Potter HG, Helfet DL. The detection and management of proximal deep venous thrombosis in patients with acute acetabular fractures: a follow-up report. *J Orthop Trauma* 1997;11(5):330–336.

Moore KD, Goss K, Anglen JO. Indomethacin versus radiation therapy for prophylaxis against heterotopic ossifi cation in acetabular fractures: a randomised, prospective study. *J Bone Joint Surg* Br 1998;80(2):259–263.

Pennal GF, Davidson J, Garside H, et al. Results of treatment of acetabular fractures. *Clin Orthop* 1980;151:115–123.

Perkins R, Skirving AP. Callus formation and the rate of healing of femoral fractures in patients with head injuries. *J Bone Joint Surg Br* 1987;69(4):521–524.

Reilly MC, Olson SA, Tornetta P, et al. Superior gluteal artery in the extended iliofemoral approach. *J Orthop Trauma* 2000;14(4):259–263.

Reinert CM, Bosse MJ, Poka A, et al. A modified extensile exposure for the treatment of complex or malunited acetabular fractures. *J Bone Joint Surg* Am 1988;70(3):329–337.

Routt ML Jr, Swiontkowski MF. Operative treatment of complex acetabular fractures combined anterior and posterior exposures during the same procedure. *J Bone Joint Surg Am* 1990;72(6):897–904.

Rowe CR, Lowell JD. Prognosis of fractures of the acetabulum. *J Bone Joint Surg Am* 1961;43(1):30–59.

Sazbon L, Najenson T, Tartakovsky M, et al. Widespread periarticular new-bone formation in long-term comatose patients. *J Bone Joint Surg Br* 1981;63(1):120–125.

Senegas J, Liorzou G, Yates M. Complex acetabular fractures: a transtrochanteric lateral surgical approach. *Clin Orthop* 1980;151:107–114.

Stickney JL, Helfet DL. Deep vein thrombosis prevention in orthopaedic trauma patients. (abstract) *J Orthop Trauma* 1991;5(2):227–228.

Stockle U, Hoffmann R, Sudkamp NP, et al. Treatment of complex acetabular fractures through a modifi ed extended iliofemoral approach. *J Orthop Trauma* 2002;16(4):220–230.

Stover MD, Kellam JF. Articular fractures: principles, Chap. 2.3. In: Ruedi TP, Murphy WM, Colton CL, Fernandez Dell' Oca A, Holz U, Kellam JF, Ochsner PE, eds. *AO principles of fracture management*. 1st ed. New York/Stuttgart:Thieme; 2000:104–119.

Stover MD, Morgan SJ, Bosse MJ, et al. Prospective comparison of contrast-enhanced computed tomography versus magnetic resonance venography in the detection of occult deep pelvic vein thrombosis in patients with pelvic and acetabular fractures. *J Orthop Trauma* 2002;16(9):613–621.

Suzuki T, Shindo M, Kataoka Y, et al. Clinical characteristics of pelvic fracture patients with gluteal necrosis resulting from transcatheter arterial embolization. *Arch Orthop Trauma Surg* 2005;125:448–452.

Tabor OB, Bosse MJ, Greene KG, et al. Effects of surgical approaches for acetabular fractures with associated gluteal vascular injury. *J Orthop Trauma* 1998;12(2):78–84.

Tornetta P, Reilly M, Matta J. Acetabular fracture/dislocation. *J Orthop Trauma* 2002;16(2):139–142.

Vrahas M, Gordon RG, Mears DC, et al. Intraoperative somatosensory evoked potential monitoring of pelvic and acetabular fractures. *J Orthop Trauma* 1992;6(1):50–58.

Yasumura K, Ikegami K, Kamohara T, et al. High incidence of ischemic necrosis of the gluteal muscle after transcatheter angiographic embolization for severe pelvic fracture. *J Trauma* 2005;58:985–990.

第 44 章　髋关节手术脱位治疗股骨头骨折

作者　Milan K. Sen　David L. Helfet
译者　郭　蒙　张晓萌
校对　芦　浩

引　言

股骨头骨折常见于髋关节外伤性脱位[1~6]。髋关节损伤常为高能量损伤，并且后脱位占所有病例的 82%~94%[3, 7, 8]。经典地说，它们常是仪表盘型损伤的结果，伴随轴向载荷通过屈曲的髋部传导[5, 6~10]。已报道的伴有髋关节后脱位的股骨头骨折发生率为 7%~16%[1, 4, 10, 11]。髋关节前脱位少见，但也可与股骨头骨折有关，在一系列病例中发生率为 15%[12]~77%[3]。这些损伤通过股骨头紧急复位治疗，以降低由股骨头血供减少所引起的继发性缺血所导致缺血性坏死的风险[13~16]，最好在伤后 6~12 小时内进行[4, 13, 17]。在尝试闭合复位前，排除伴发股骨颈骨折至关重要。复位后，有必要行层厚为 2 mm 的轴位 CT 扫描以确保中心复位后关节内无骨折块[5, 18, 19]。如果已通过 X 线片或 CT 扫描确定有移位的股骨头骨折块，通常需要切开复位内固定[4]。同时，外科医生应考虑合并的其他肌肉骨骼损伤，通常为髋臼骨折、股骨颈骨折和股骨干骨折[4]。

Pipkin 分型于 1957 年引入，包括 4 种股骨头骨折亚型: Pipkin Ⅰ型骨折发生于圆韧带以下; Pipkin Ⅱ型骨折延伸至圆韧带以上；Pipkin Ⅲ型骨折与Ⅰ型或Ⅱ型相似，但伴有股骨颈骨折; Pipkin Ⅳ型骨折与Ⅰ型或Ⅱ型骨折相似但伴有髋臼骨折（图 44.1）。

适应证与禁忌证

由于这些损伤常在确定高能量创伤时发现，合理评估患者是否伴有腹部、胸部和颅面部损伤至关重要[8]。在股骨颈骨折中，复位后髋关节不对称、坐骨神经进行性损伤或关节内骨折块移位小于 2 mm，或者呈现髋部不稳定、紧急切开复位内固定骨折块时可以接受的[1, 20~22]。对于 Pipkin Ⅰ型或Ⅱ型股骨头骨折，复位后残留的游离或未复位的骨折块必须切除、复位和稳定，以避免早期创伤后关节病[5, 11, 14, 17]。长期以来，治疗建议包括切除大的骨折块，甚至其大小接近股骨头的 1/3[2, 4, 5, 21]。然而，由于整个髋臼参与承重[23]，任何可固定的骨折块都应被坚强固定，而小骨折块可以切除[6, 14, 22, 24~28]。圆韧带的小撕脱骨折可通过非手术治疗。

关于固定股骨头骨折的最佳外科入路以往存在许多争议。最初应用的是 Kocher-Langenbeck 入路，具有同时处理髋臼后壁骨折的优点，但在股骨头关节面复位和固定时视野有限。另外，若干研究认为与 Smith-Peterson 入路相比，使用这一入路增加了股骨头缺血性坏死的发生率[26, 27]。或者，Smith-Petersen 入路具有提供股骨头前部视野和允许关节内清创的优点，但它并不允许显露整个股骨头，也不允许外科医生同时处理髋臼后壁骨折。此外，研究已表明前侧入路有很高的异位骨化风险[24, 27]。前后联合入路可改善广泛股骨头骨折的视野，同时也增加了发生广泛切开

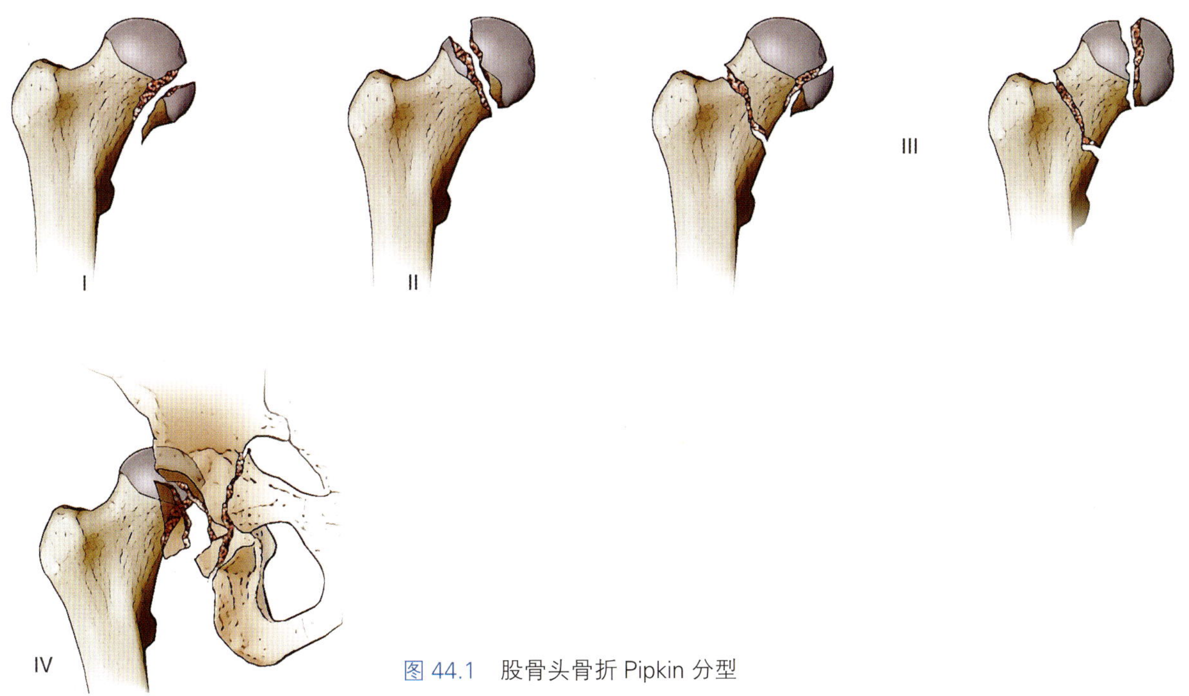

图 44.1　股骨头骨折 Pipkin 分型

相关并发症的风险。

2001 年，Ganz 等描述了髋关节手术脱位技术，包括用于股骨转子间截骨术和髋关节前脱位的 Kocher-Langenbeck 入路。这一入路的优点是允许显露全部髋臼及整个股骨头。应用这一技术，外科医生可实现股骨头骨折块的解剖复位和坚强固定，以及关节的彻底清创，并且不损伤股骨头血供[29~34]。

术前计划

针对此手术的术前评估和手术室准备见第 43 章相关描述。

手　术

患者取侧卧位。通过皮肤、皮下组织和阔筋膜张肌做标准 Kocher-Langenbeck 切口（图 44.2），然后患肢内旋显露臀中肌后缘。与全髋关节置换术所使用的入路不同，使用此入路不应尝试牵拉臀中肌或显露梨状肌腱。在大结节后缘使用电刀标记臀中肌位置。臀中肌向远端可达股外侧肌后缘，在此处旋股内侧动脉（MFCA）深支分出关节囊内支。

沿着电刀标记的线使用摆锯行 1.5 cm 厚度的转子截骨术（图 44.3）。为了保护旋股内侧动脉深支（图 44.3），应注意保留从前方至后方大部分的止点臀中肌。此外，有必要在截骨平面后方保留大转子后部，以保护髋关节外旋肌群的附着点。在其远端，截骨术应在股骨嵴水平停止。然后沿股外侧肌后缘至臀大肌肌腱水平松解股外侧肌，并将大转子向前翻转。松解剩余的臀中肌后部肌纤维使转子部分可自由活动。于外侧和前侧拉升股外侧肌和股中间肌可获得进一步显露。向前方牵拉臀中肌，可看见转子骨折块、股外侧肌、梨状肌肌腱和臀小肌。然后小心抬起髋关节囊，轻度屈曲并外旋髋关节可显露前方、上方及后上方髋关节囊。

因为坐骨神经在梨状肌腱下方走行，必须随时注意体位改变及其位置。屈膝能部分降低神经张力。12.7% 的个体中，坐骨神经腓骨支穿过梨状肌或在梨状肌上方走行（图 44.4）[35]。在这些个体中，应松解梨状肌腱以防止髋关节脱位时对神经的牵拉。为了保护旋股内侧动脉

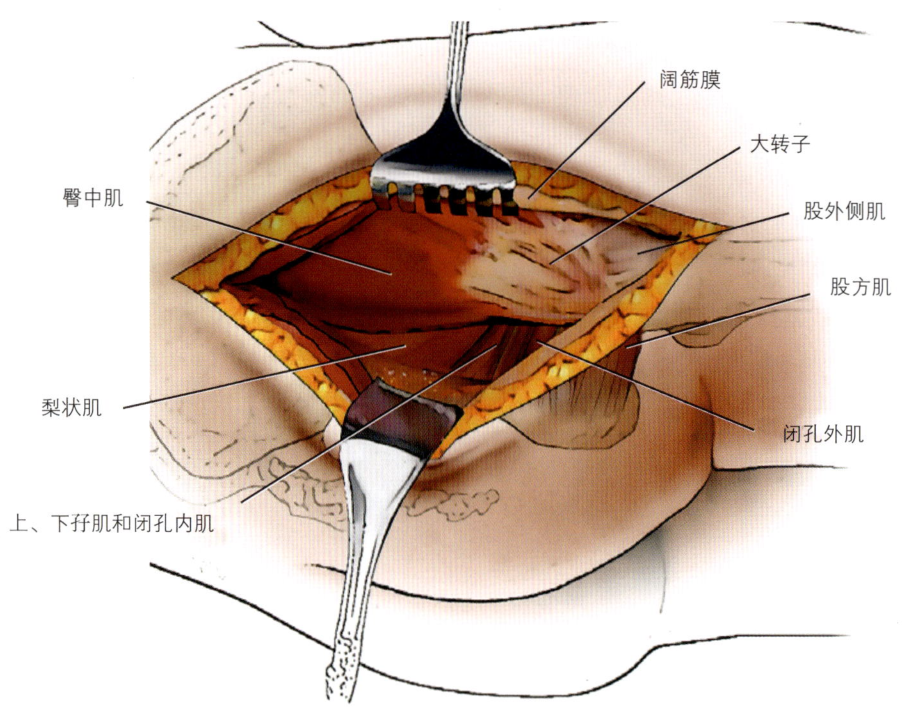

图 44.2 阔筋膜张肌的切开与分离

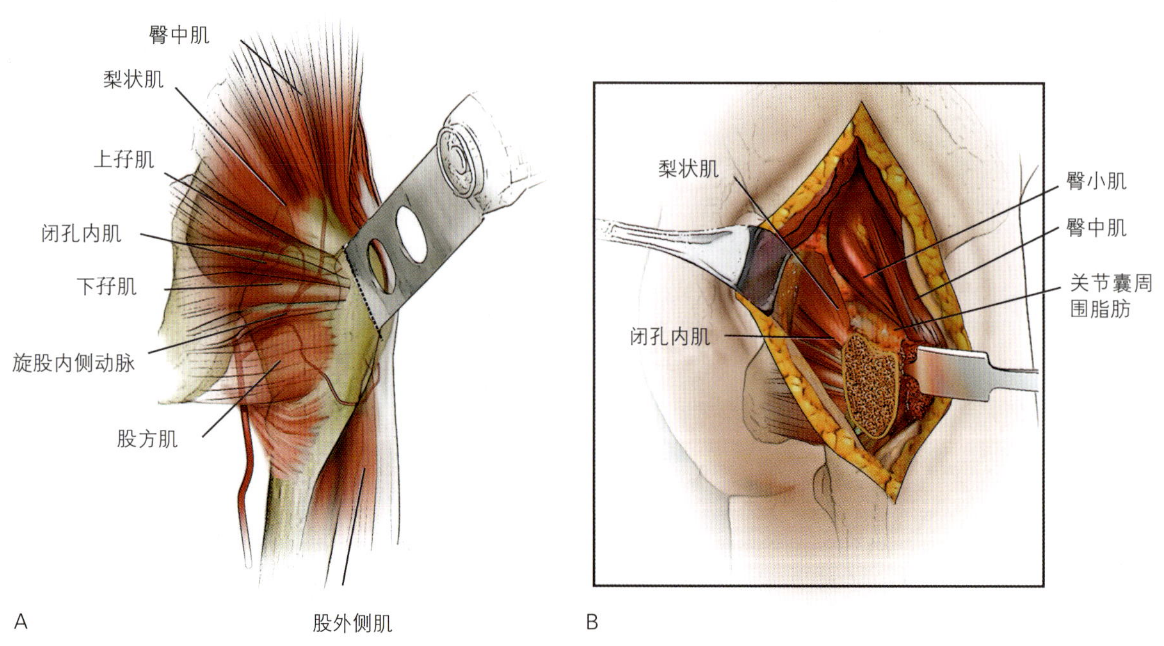

图 44.3 A. 滑动转子截骨术。B. 牵开大转子、臀中肌、臀小肌以显露关节囊

升支，松解肌腱应在距其附着点 1.5 cm 处进行，而不是在其与股骨的附着处。

关节囊切口始于其前外侧表面，平行股骨颈的长轴。在股骨颈的基底部，沿着前关节囊向前下方做弧形切口（图 44.5）。旋股内侧动脉的主干位于小转子的上后方，因此关节囊切口必须在转子前方以避免损伤旋股内侧动脉主干。前外侧关节囊切口的近端延伸至髋臼边缘。在行关节囊切开术时，务必小心不要损伤髋臼唇。

此时，髋部屈曲外旋使髋关节前脱位已成为可能。将大腿用无菌袋包裹后并跨过手术台前方（图 44.6），可以清晰显露整个股骨头（图 44.7），同样也允许探查髋臼唇。小心放置牵开器，并探查髋臼的整个关节面（图 44.8）。

此时，外科医生应彻底冲洗并清创股骨头和髋臼，探查髋臼唇和关节面，切除不易固定的小的粉碎性骨折块。如果圆韧带残端仍附着于股骨头，或已从股骨头撕脱下小骨块，同样也可切除。

固定较大的股骨头骨折块（图 44.9）。固定的目的是为了实现严格的关节下固定，并使股骨头关节面光滑。常规做法包括从非关节面入口埋入固定针或螺钉，或者通过滞后效应来固定骨折块[25]。复位方法包括使用有头螺钉[36]、无头螺钉[37, 38]、生物可吸收针、螺钉[39]或缝合固定[21, 22, 27]。由于存在较高的内植物退出发生率，不应使用带有螺纹垫圈的螺钉[26]。无头螺钉在穿过股骨头松质骨时与标准小螺钉相比，产生的压力更低[37]。因此，我们更倾向于将生物可吸收螺钉或小螺钉钻孔后沉头置入骨折块（Synthes，Inc， Paoli，PA），然后通过从非关节面区域置入拉力螺钉来扩大固定，以把持骨块。

显露关节面时，常规用乳酸林格液冲洗以防止干燥。髋关节复位前，在股骨头钻一直径 2 mm 孔以保存血供。前期研究表明，这与存活的股骨头之间高度相关[40]（图 44.9）。另外一种已被证实有效地在复位前用来记录股骨头血管分布的方法是激光多普勒血流仪[38]。然后在屈膝内旋外展时通过人工牵引复位髋关节。

合并髋臼后壁骨折时，可通过标准 Kocher-Langenbeck 入路治疗。然而，髋臼壁骨折块位于后上方时，我们可以在髋关节复位后直接显露这些骨折块，在截骨修复前对其行切开复位内固定术。

用 3 L 普通生理盐水冲洗并仔细止血。然后用 1-0 Vicyl 缝线关闭切开的关节囊。用两枚 3.5 mm 皮质钉向小结节方向拧入固定大结节。放置两根粗的 Hemovac 引流管深达阔筋膜张肌。

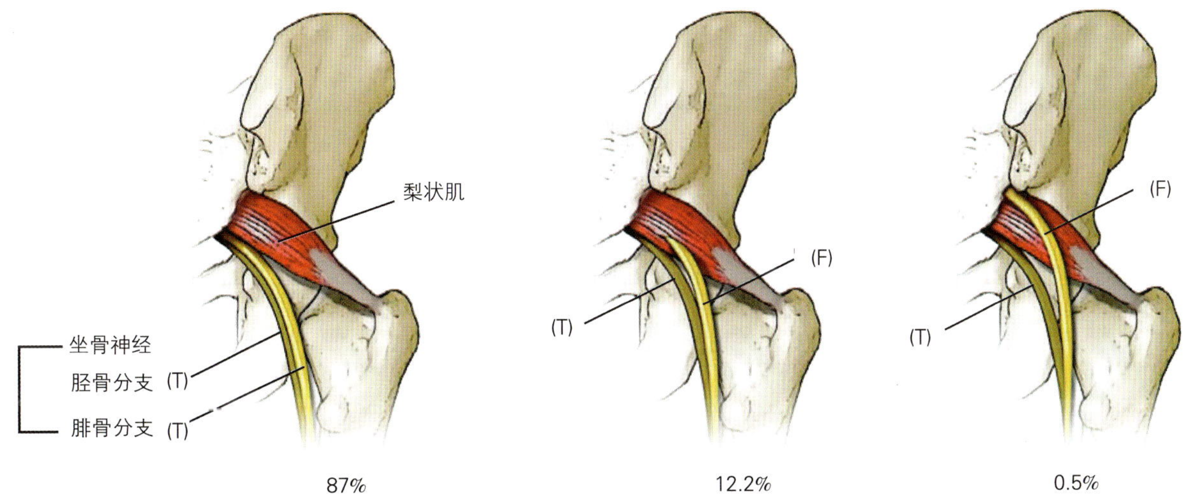

图 44.4 坐骨神经与梨状肌关系的变异（引自 Agur AMR, Lee MJ. Lower limb. In: Kelly PJ, ed. Grant's atlas of anatomy.）

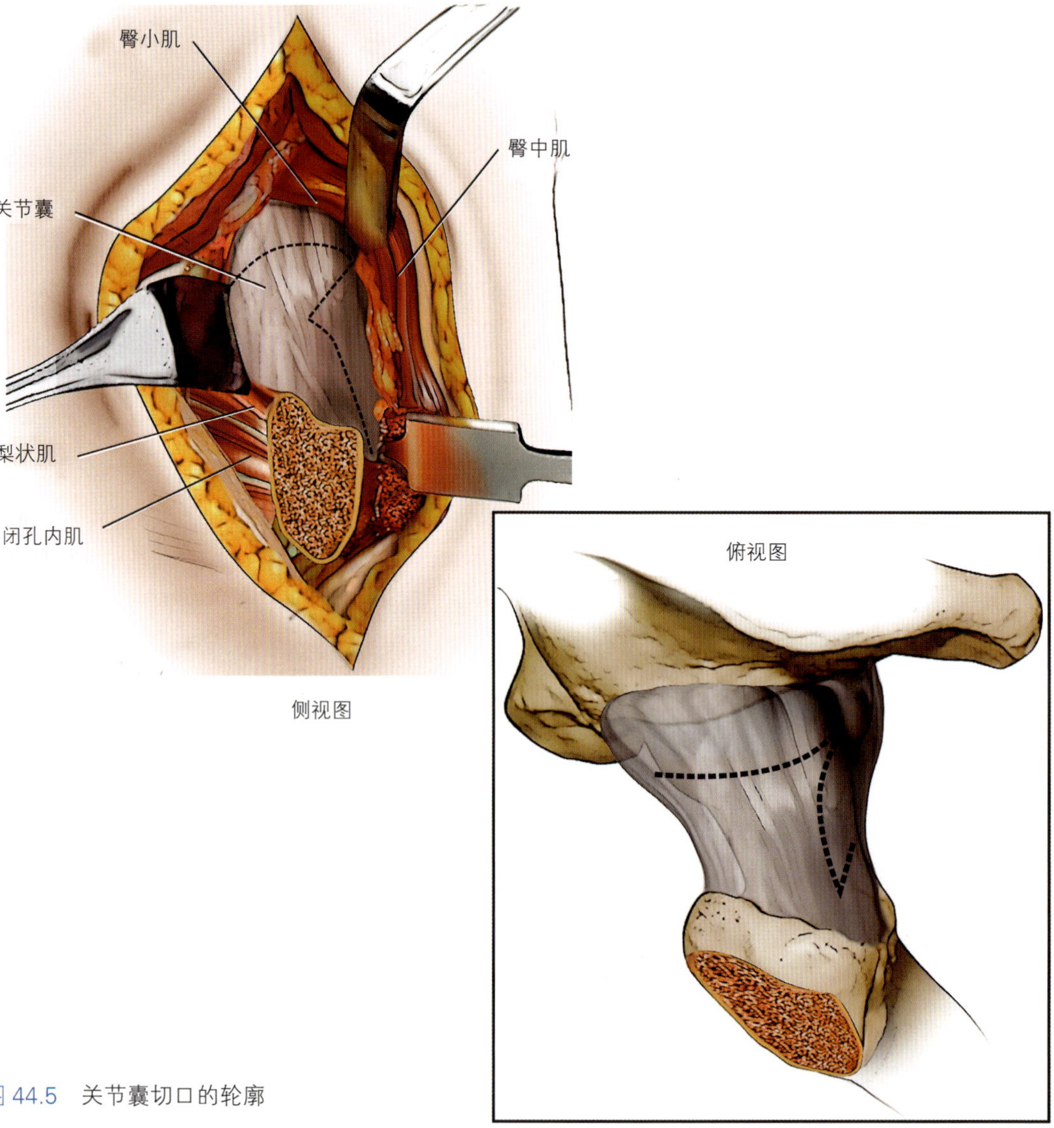

臀小肌

臀中肌

关节囊

梨状肌

闭孔内肌

侧视图

俯视图

图 44.5 关节囊切口的轮廓

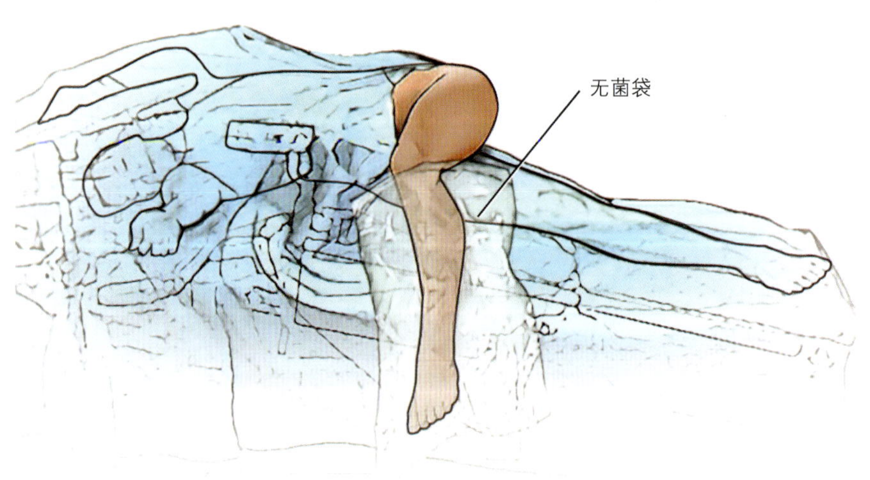

图 44.6 前脱位病人体位：大腿屈曲外旋置于无菌袋内

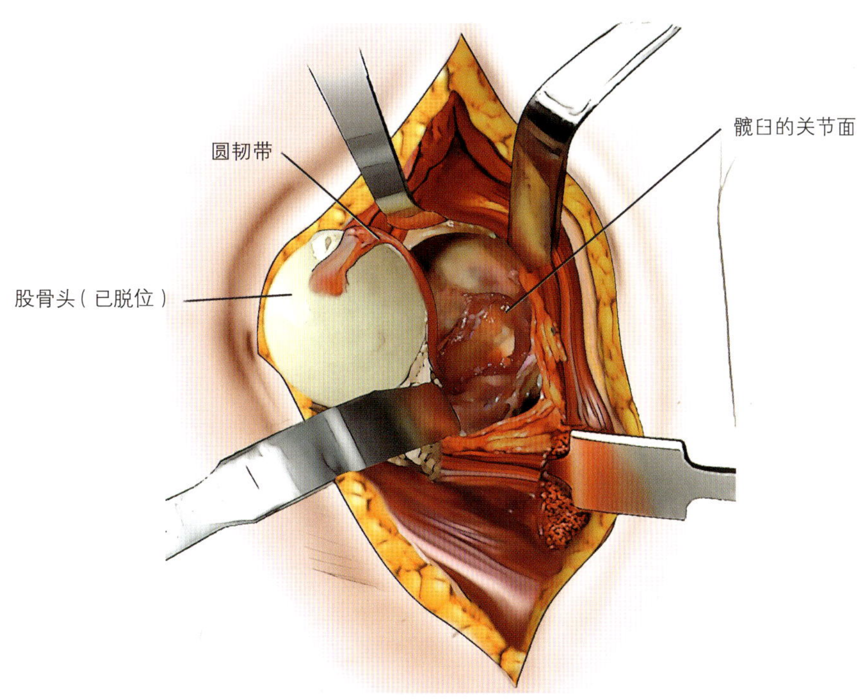

图 44.7　显露髋臼关节面的髋关节脱位

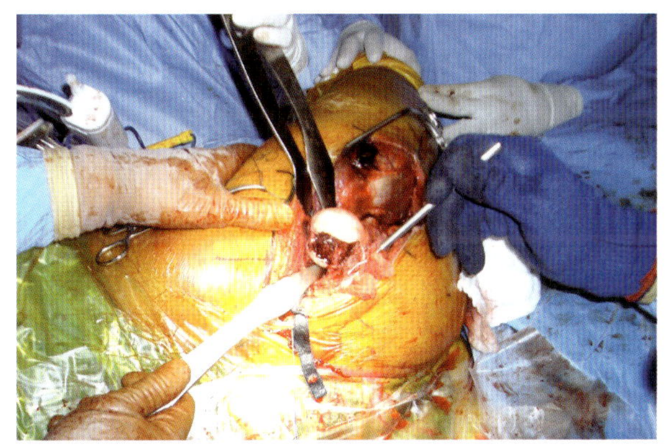

图 44.8　显露股骨头及 Pipkin 骨折块的髋关节脱位

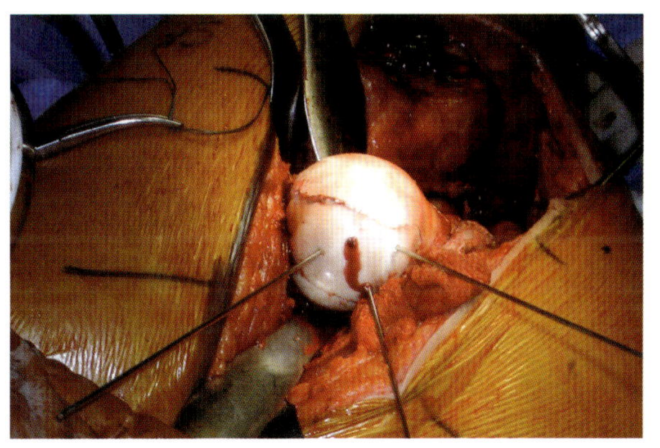

图 44.9　股骨头脱位，用克氏针暂时固定 Pipkin 骨折块。来自已脱位股骨头的活动性出血表明血供保持完整

术后处理

术后病人可立即活动。开始使用拐杖进行 20 磅的部分负重的步行训练 6~8 周，而后进行力量和活动度的训练[22, 41]。

术后行 X 线及 CT 扫描以确认骨折复位、内植物位置正确和髋关节同心复位（图 44.10）。

在引流量逐渐减少到每 8 小时 10~20 mL 时拔除引流管。住院期间，患者持续静脉头孢唑啉输液 48 小时。我们的术后抗凝治疗包括应用 6 周的华法林配合加压靴。

推荐预防异位骨化[42]，最好口服长效消炎痛 75 mg/d，持续 6 周。

结　果

Helfet 等[43]随访了 5 例股骨头 Pipkin Ⅱ型骨折的患者，3 例患者接受股骨头切开复位内固

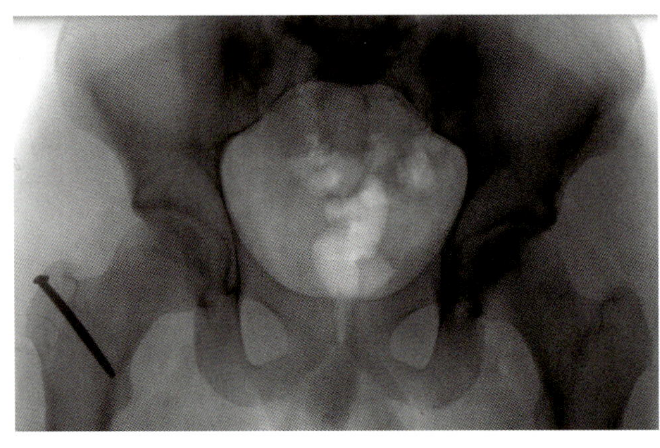

图 44.10 术后 X 线影像显示转子截骨术的螺钉位置

定术治疗时使用了手术脱位技术。随访时间为 11~24 个月。在他们最后一次随访时，所有患者均无任何行走困难或跛行。无患者在行走或髋关节活动时出现疼痛，也无任何缺血性坏死或退行性变的影像学征象。Tannast 等[34]在髋臼切开复位内固定术中成功使用这项技术治愈了 54 例患者，其中 8 例患者为股骨头骨折。手术成功复位并稳定股骨头，并且没有任何缺血性坏死的病例。

并发症

缺血性坏死

与这一特殊外科入路相关的最严重的潜在并发症是股骨头缺血性坏死。股骨头的主要血供来源于旋股内侧动脉的深支[4, 44~48]，位于股方肌的近端边缘，然后向浅表走行，向前越过闭孔内肌的联合腱和上、下孖肌（图 44.11），然后穿过髋关节囊供应股骨头。术中应保留股方肌及髋关节外旋肌群以保护旋股内侧动脉的这一重要分支，维持股骨头的主要血供。

作为创伤性髋关节脱位的后果，缺血性坏死的发生率为 8.3%~26.3%[8, 10, 14]。同时，也已确认脱位持续时间在 6 小时以上会使发生缺血性坏死的风险明显升高[13]。Ganz 入路通过可控的髋关节前脱位以减少脱位持续时间，降低了股骨头营养血管损伤的风险。Ganz 的研究对接受髋关节手术脱位治疗的 213 例患者进行病理学随访[29]。在 2~7 年的随访中，没有发现任何髋关节缺血性坏死的证据。

Ganz 等的进一步研究使用了高能激光多普勒流量计评估应用这项技术后股骨头血流量的变化，发现脱位导致了部分血流量受损，但髋关节复位后可完全逆转。尽管前内、外关节囊吻合支和旋股外侧动脉的关节囊支受到破坏，但他们也发现使用这一入路的前关节囊切开术并没有改变股骨头的血流量，这表明股骨头前方的血管对其血液循环并非至关重要。更确切地说，后方关节囊外血管才是最重要的。

目前，临床研究尚未发现任何应用手术脱位入路治疗各种髋关节障碍和骨折后发生缺血性坏死的病例[30, 33, 34]。

神经损伤

Ganz 的研究中有 2 例患者出现坐骨神经的神经失用症，均在 6 个月内康复。值得注意的是，这 2 例患者有既往手术史，并且坐骨神经周围瘢痕的形成被认为是导致神经失用的原因。在 Sink 的 334 例髋关节患者研究中有 1 例出现坐骨神经麻痹（0.3%），后部分康复；1 例出现暂时性坐骨神经的神经失用症，并在术后 5 周康复[33]。也有 1 例臀上神经麻痹的报道[34]。

转子截骨后不愈合

在 Ganz 的研究中，3 例病人需要再次手术治疗转子固定失败，其发生率为 1.4%。随后的研究证实，转子截骨不愈合的发生率为

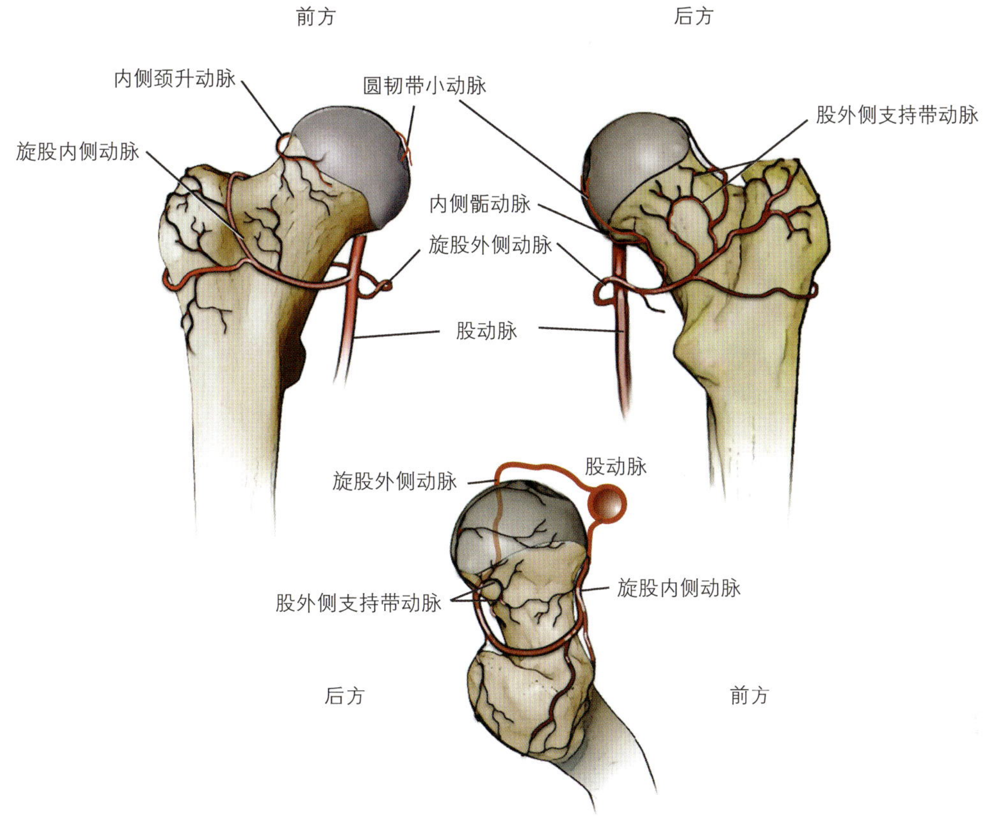

图 44.11　股骨头血供及其与髋关节外旋肌群的关系

1.8%~1.9%[33, 34]。这些结果与文献描述的全髋关节置换术中大转子延长截骨术 98% 的愈合率吻合[49]。

异位骨化

在 Ganz 的研究中，一年内异位骨化的发生率为 37% 。多数异位骨化发生在大转子尖部，并且 86% 被归类为 Brooker Ⅰ级。2 例病人要求切除异位骨以改善他们的关节活动度。Sink 等最新研究发现，异位骨化的发生率只有 5.4%，所有均归类为 Brooker Ⅰ级或Ⅱ级[33]，没有一例有症状或需要切除。然而，这一研究选择的病例几乎尽全部为与创伤无关的择期手术患者。相反，Tannast 对 54 例使用手术脱位入路治疗髋臼骨折的研究发现异位骨化的发生率为 37%。真正的异位骨化发生率很可能更多地受到创伤事件而不是入路本身的影响。

美容术

在 Ganz 的研究中，有 7 例患者因皮下缝合不充分而出现皮下脂肪的“鞍状畸形”，其中 5 例患者进行整形手术以改善外观。

典型病例

一位 64 岁女性患者在南美度假时卷入一起高速机动车事故。她被从车内甩出丧失意识，并在抵达当地一家医院后苏醒。损伤包括右侧股骨头骨折和髋关节后脱位，并伴有髋臼后壁骨折（Pipkin IV 型）及右髋部皮肤擦伤（图 44.12）。髋关节脱位已复位并放置牵引，同时放置下腔静脉滤器预防深静脉血栓。随后她被转送至美国家中并随后接受手术。手术采用 Kocher-Langenbeck 入路，通过转子翻转截骨术和手术髋关节脱位（转子截骨修补用螺孔在实施转子截骨前提前钻孔），行切开复位内固定（图 44.13）。将 2 枚螺钉置

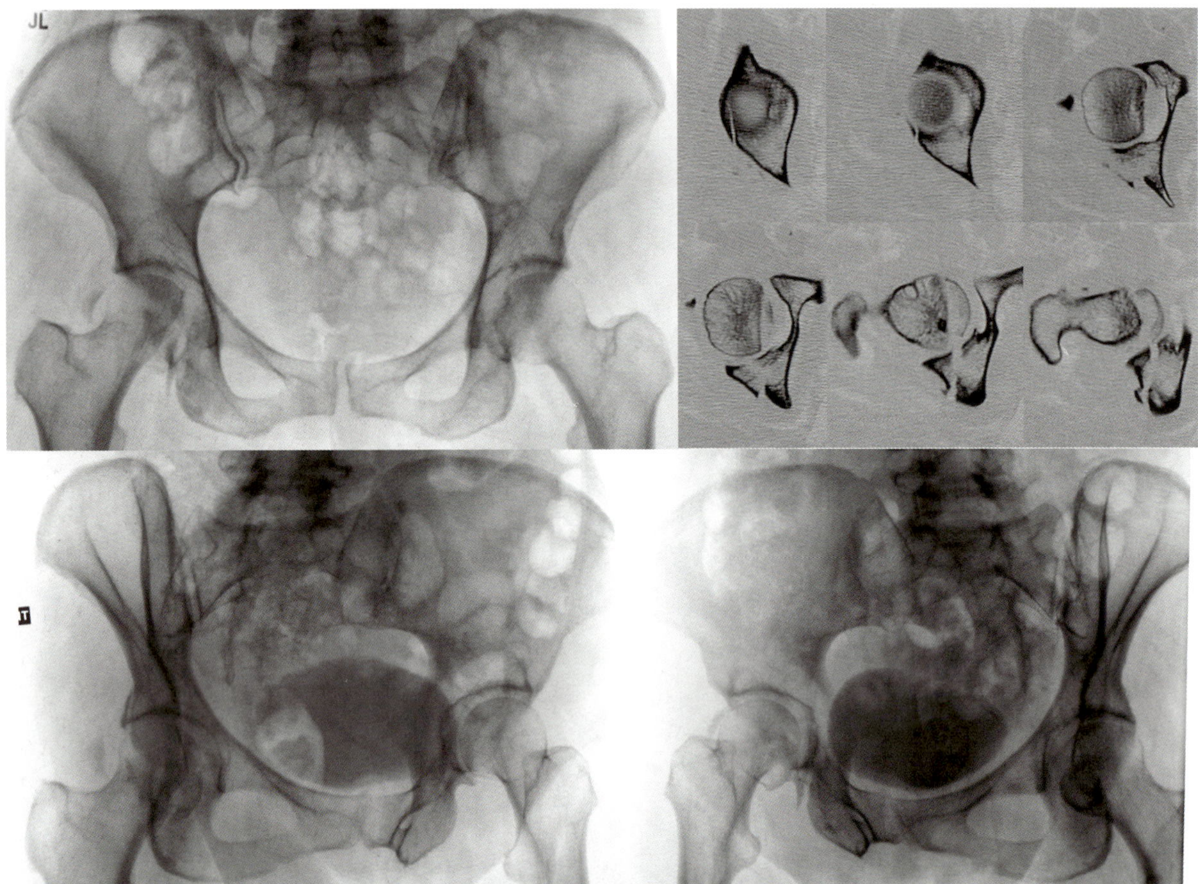

图 44.12 骨盆的正位、闭孔斜位和髂骨斜位片以及 CT 扫描图像（自上部逆时针方向），提示右侧股骨头骨折合并髋臼后壁骨折（Pipkin Ⅳ型）

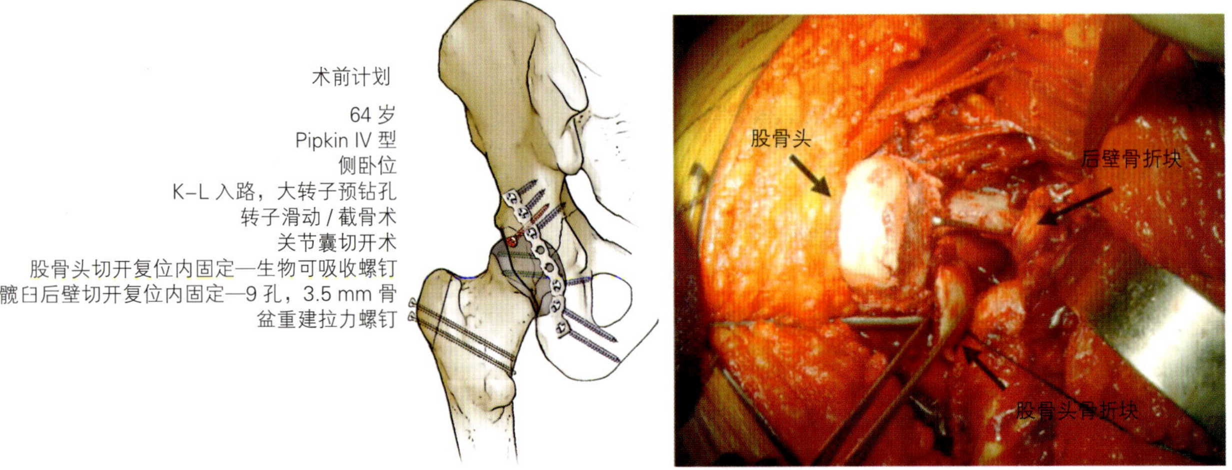

图 44.13 术前计划（左）和髋关节手术脱位的术中照片（右），表明股骨头和后壁骨折块视野良好

于软骨下骨以复位并固定股骨头骨折。复位并用弹性接骨板和五孔骨盆重建接骨板及多枚螺钉固定后壁骨折。骨折及截骨部位愈合良好（图 44.14，图 44.15）。6 个月后随访时，患者没有髋部疼痛，关节活动度良好，并且已恢复受伤前的活动。

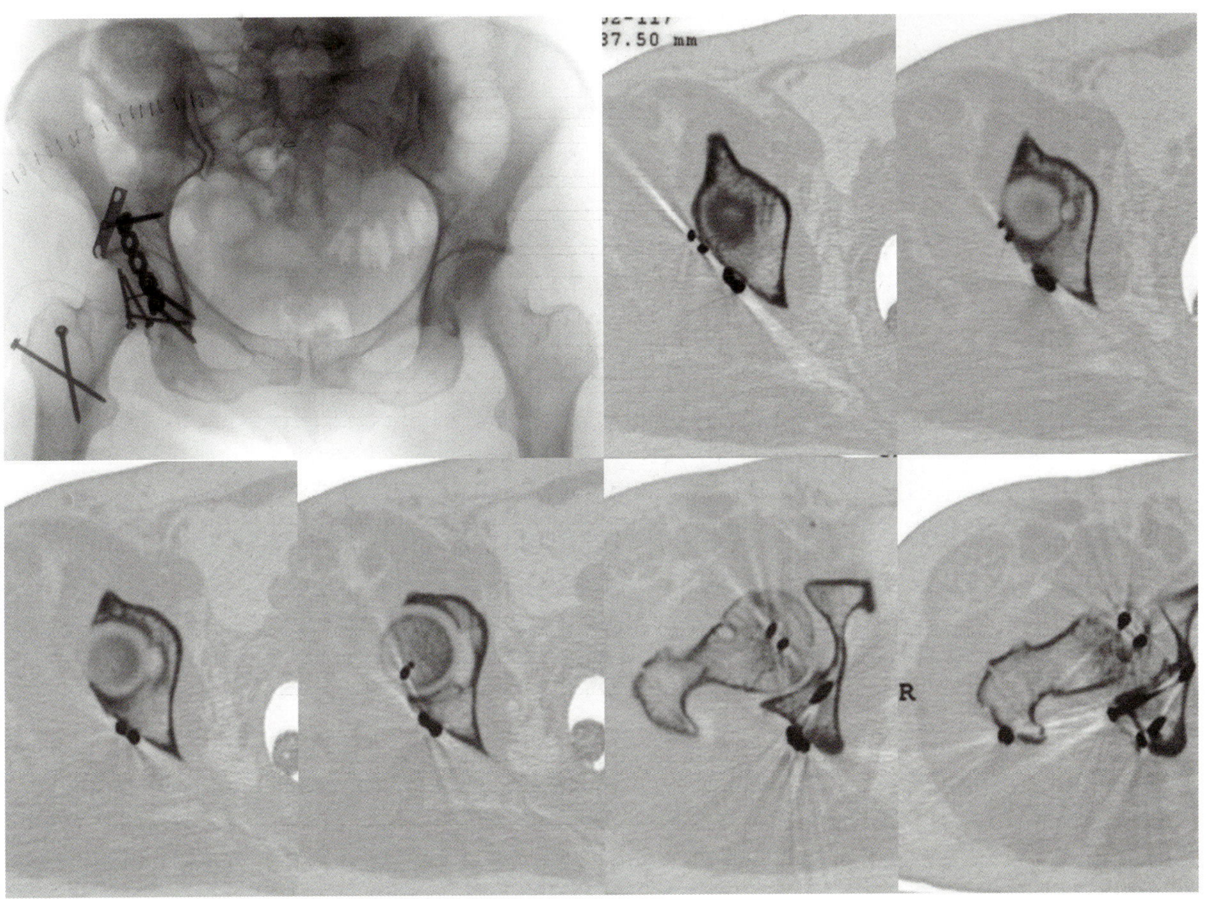

图 44.14 术后骨盆正位片和 CT 扫描图像显示复位良好和内固定的位置

参考文献

1. Brumback RJ, Kenzora JE, Levitt LE, et al. Fractures of the femoral head. *Hip* 1987;181–206.
2. Butler JE. Pipkin Type-II fractures of the femoral head. *J Bone Joint Surg Am* 1981;63:1292–1296.
3. DeLee JC, Evans JA, Thomas J. Anterior dislocation of the hip and associated femoral-head fractures. *J Bone Joint Surg Am* 1980;62:960–964.
4. Epstein HC. Posterior fracture-dislocations of the hip; long-term follow-up. *J Bone Joint Surg Am* 1974;56:1103–1127.
5. Epstein HC, Wiss DA, Cozen L. Posterior fracture dislocation of the hip with fractures of the femoral head. *Clin Orthop* 1985;9–17.
6. Mostafa MM. Femoral head fractures. *Int Orthop* 2001;25:51–54.
7. Thompson VPE. Traumatic dislocation of the hip. *J Bone Joint Surg Am* 1951;33:746–778.
8. Yang RS, Tsuang YH, Hang YS, et al. Traumatic dislocation of the hip. *Clin Orthop* 1991;218–227.
9. Alonso JE, Volgas DA, Giordano V, et al. A review of the treatment of hip dislocations associated with acetabular fractures. *Clin Orthop Relat Res* 2000; August (377):32–43.
10. Brav EA. Traumatic dislocation of the hip: army experience over a twelve-year period. *J Bone Joint Surg Am* 1962;44(66):1115–1134.
11. Lang-Stevenson A, Getty CJ. The Pipkin fracture-dislocation of the hip. *Injury* 1987;18:264–269.
12. Epstein HC, Harvey JPJ. Traumatic anterior dislocations of the hip. Management and results. An analysis of fifty-five cases (Proceedings of the American Academy of Orthopaedic Surgeons). *J Bone Joint Surg Am* 1972;54:1561–1562.
13. Hougaard K, Thomsen PB. Traumatic posterior dislocation of the hip—prognostic factors

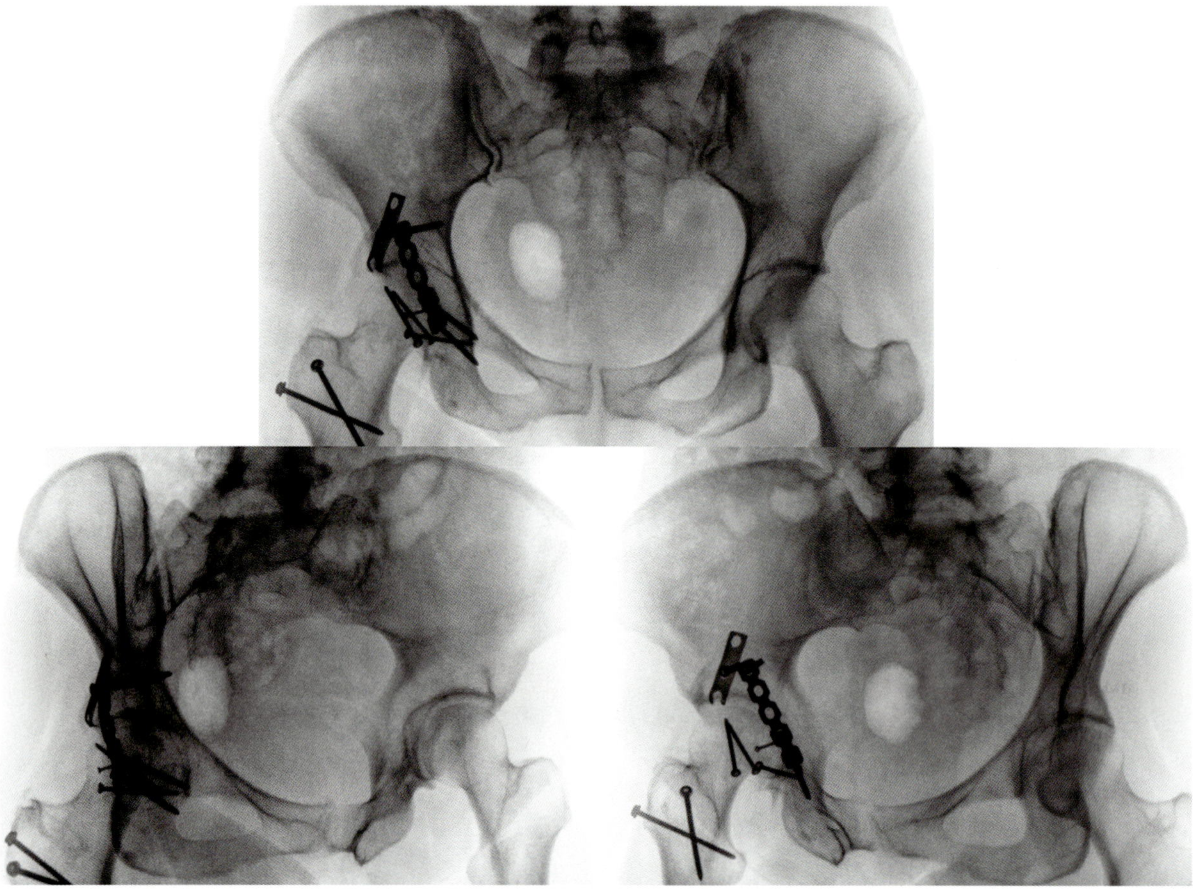

图 44.15 术后 6 个月骨盆的正位、闭孔斜位和髂骨侧位片（自上部逆时针方向）

influencing the incidence of avascular necrosis of the femoral head. *Arch Orthop Trauma Surg* 1986;106:32–35.

14. Sahin V, Karakas ES, Aksu S, et al. Traumatic dislocation and fracture-dislocation of the hip: a long-term follow-up study. *J Trauma* 2003;54:520–529.
15. Tornetta P. Hip dislocations and fractures of the femoral head. *Rockwood and Green's fracture's in adults*. Philadelphia, PA: Lippincott Williams & Wilkins; 2001.
16. Yue JJ, Wilber JH, Lipuma JP, et al. Posterior hip dislocations: a cadaveric angiographic study. *J Orthop Trauma* 1996;10:447–454.
17. Jaskulka RA, Fischer G, Fenzl G. Dislocation and fracture-dislocation of the hip. *J Bone Joint Surg Br* 1991;73:465–469.
18. Hougaard K, Lindequist S, Nielsen LB. Computerised tomography after posterior dislocation of the hip. *J Bone Joint Surg Br* 1987;69:556–557.
19. Ordway CB, Xeller CF. Transverse computerized axial tomography of patients with posterior dislocation of the hip. *J Trauma* 1984;24:76–79.
20. Pape HC, Rice J, Wolfram K, et al. Hip dislocation in patients with multiple injuries. A followup investigation. *Clin Orthop* 2000;99–105.
21. Roeder LF Jr, DeLee JC. Femoral head fractures associated with posterior hip dislocation. *Clin Orthop* 1980;121–130.
22. Swiontkowski MF. Intracapsular hip fractures. In: Browner BD, ed. *Skeletal trauma: basic science, management, and reconstruction.* Philadelphia, PA: Saunders; 2003.
23. Greenwald AS, Haynes DW. Weight-bearing areas in the human hip joint. *J Bone Joint Surg Br* 1972;54:157–163.
24. Marchetti ME, Steinberg GG, Coumas JM. Intermediate-term experience of Pipkin fracture-dislocations of the hip. *J Orthop Trauma* 1996;10:455–461.
25. Sarmiento A, Laird CA. Posterior fracture-dislocation of the femoral head. Report of a case. *Clin Orthop* 1973;92:143–146.
26. Stannard JP, Harris HW, Volgas DA, et al. Functional outcome of patients with femoral head fractures associated with hip dislocations. *Clin Orthop* 2000;44–56.
27. Swiontkowski MF, Thorpe M, Seiler JG, et al. Operative management of displaced femoral head

fractures: case-matched comparison of anterior versus posterior approaches for Pipkin I and Pipkin II fractures. *J Orthop Trauma* 1992;6:437–442.
28. Yoon TR, Rowe SM, Chung JY, et al. Clinical and radiographic outcome of femoral head fractures: 30 patients followed for 3-10 years. *Acta Orthop Scand* 2001;72:348–353.
29. Ganz R, Gill TJ, Gautier E, et al. Surgical dislocation of the adult hip a technique with full access to the femoral head and acetabulum without the risk of avascular necrosis. *J Bone Joint Surg Br* 2001;83:1119–1124.
30. Freccero DM, Providence B, Berkowitz MJ, et al. Postoperative assessment of vascularity of the femoral head after surgical hip dislocation. *J Arthroplasty* 2009;24:689–692.
31. Notzli HP, Siebenrock KA, Hempfi ng A, et al. Perfusion of the femoral head during surgical dislocation of the hip. Monitoring by laser Doppler flowmetry. *J Bone Joint Surg Br* 2002;84:300–304.
32. Siebenrock KA, Gautier E, Woo AK, et al. Surgical dislocation of the femoral head for joint debridement and accurate reduction of fractures of the acetabulum. *J Orthop Trauma* 2002;16:543–552.
33. Sink EL, Beaule PE, Sucato D, et al. Multicenter study of complications following surgical dislocation of the hip. *J Bone Joint Surg Am* 2011 June(12):1132–1136.
34. Tannast M, Kruger A, Mack PW, et al. Surgical dislocation of the hip for the fixation of acetabular fractures. *J Bone Joint Surg Br* 2010;92:842–852.
35. Agur AMR, Lee MJ. Grant's atlas of anatomy. Baltimore, MD: Lippincott Williams & Wilkins; 1999.
36. Swiontkowski MFT. Operative management of femoral head fractures. *Orthop Trans* 1989;13:51.
37. Lange RH, Engber WD, Clancy WG. Expanding applications for the Herbert scaphoid screw. *Orthopedics* 1986;9:1393–1397.
38. Murray P, McGee HM, Mulvihill N. Fixation of femoral head fractures using the Herbert screw. *Injury* 1988;19:220–221.
39. Jukkala-Partio K, Partio EK, Hirvensalo E, et al. Absorbable fixation of femoral head fractures. A prospective study of six cases. *Ann Chir Gynaecol* 1998;87:44–48.
40. Gill TJ, Sledge JB, Ekkernkamp A, et al. Intraoperative assessment of femoral head vascularity after femoral neck fracture. *J Orthop Trauma* 1998;12:474–478.
41. Salter RB, Simmonds DF, Malcolm BW, et al. The biological effect of continuous passive motion on the healing of full-thickness defects in articular cartilage. An experimental investigation in the rabbit. *J Bone Joint Surg Am* 1980;62:1232–1251.
42. Burd TA, Lowry KJ, Anglen JO. Indomethacin compared with localized irradiation for the prevention of heterotopic ossifi cation following surgical treatment of acetabular fractures. *J Bone Joint Surg Am* 2001;83:1783–1788.
43. Gardner MJ, Suk M, Pearle A, et al. Surgical dislocation of the hip for fractures of the femoral head. 2004. *J Orthop Trauma* 2005;19(5):334–342.
44. Chung SM. The arterial supply of the developing proximal end of the human femur. *J Bone Joint Surg Am* 1976;58:961–970.
45. Crock HV. An atlas of the arterial supply of the head and neck of the femur in man. *Clin Orthop* 1980;17–27.
46. Gautier E, Ganz K, Krugel N, et al. Anatomy of the medial femoral circumflex artery and its surgical implications. *J Bone Joint Surg Br* 2000;82:679–683.
47. Sevitt STRG. The distribution and anastomoses of arteries supplying the head and neck of the femur. *J Bone Joint Surg Br* 1965;47:560–573.
48. Trueta JHM. The normal vascular anatomy of the femoral head in adult man. *J Bone Joint Surg Br* 1953;35:442–460.
49. Chen WM, McAuley JP, Engh CA, et al. Extended slide trochanteric osteotomy for revision total hip arthroplasty. *J Bone Joint Surg Am* 2000;82:197–206.

第 45 章　假体周围骨折：评估与治疗

作者　Guy D. Paiement
译者　郭　蒙　张晓萌
校对　芦　浩

引　言

随着因髋关节炎和膝关节炎接受关节置换术患者的数量增多以及预期寿命的延长，假体周围骨折的发病率逐渐增高。流行病学研究表明，接受关节置换术的人口增长速度超过了一般人群和老年病人群。该人群的年龄更大，骨质疏松更严重，一般情况更差，服用多种药物，趋于更高的体重指数（膝关节置换人群）。由于他们的生活方式，他们受到高能量损伤的风险较低，但更容易由于像摔倒这样的低能量损伤而引起骨折。一些危险因素同老年人假体周围骨折相关，包括：骨质疏松，女性，高龄，骨量减低，关节炎，代谢性骨病以及畸形[1]。近来，关节假体的力学和生物学特性再次受到关注，这也可能是危险因素[2]。

相比之下，股骨假体周围骨折 1 年的死亡率为 11%，而急性髋关节骨折的死亡率为 16.5%，而初次关节置换 1 年的死亡率仅为 2.9%[3]。多数假体周围骨折的患者为老年人，一般情况较差，合并严重的内科并发症，他们的临床表现类似于髋部骨折的患者，而不像择期关节置换患者。虽然术前准备相似，但假体周围骨折的病例术前计划更加复杂而且困难。

分　型

髋关节置换后股骨假体周围骨折使用最为广泛的分型是温哥华（Vancouver）分型，该分型依据 3 方面的因素：假体稳定性，骨量和骨折位置。该分型将股骨分为 3 个区域：转子区（A 型），股骨近端至假体远端的尖部（B 型）和假体远端尖部以远的股骨干（C 型）（图 45.1）。A 型骨折进一步分为骨折累及大转子的 AG 型和累及小转子的 AL 型。多数股骨近端假体周围骨折为 B 型骨折，B 型骨折可被进一步被分为 3 个亚型：B1 型骨折假体稳定，B2 型骨折假体不稳定，B3 型骨折假体不稳定而且骨量不佳（图 45.1 B~D）。C 型骨折假体稳定，骨折线位于假体远端，假体造成了骨折固定困难[4]。

适应证与禁忌证

手术适应证需要根据骨折对骨—假体结构整体的影响来判断。无移位或轻微移位的大转子或小转子部骨折（温哥华 A 型）可保守治疗，因为骨折不影响假体的稳定性（图 45.2）。对骨水泥型假体应小心，因为转子骨折的微小移位可能会造成骨水泥壳的断裂，通常并不明显。对这样的病例需要行股骨近端斜位 X 线片或旋转应力位 X 线片检查，以排除骨水泥壳断裂；如果存在，则需要进行股骨假体翻修术。

对膝关节置换术后股骨髁骨折的患者评估方法类似。在标准的正位 X 线片和侧位 X 线片上明显无移位的内侧髁骨折可能会出现旋转，导致畸形愈合，这会改变关节的力线或屈曲 / 伸直时的关节间隙，还会改变假体的运动，加速

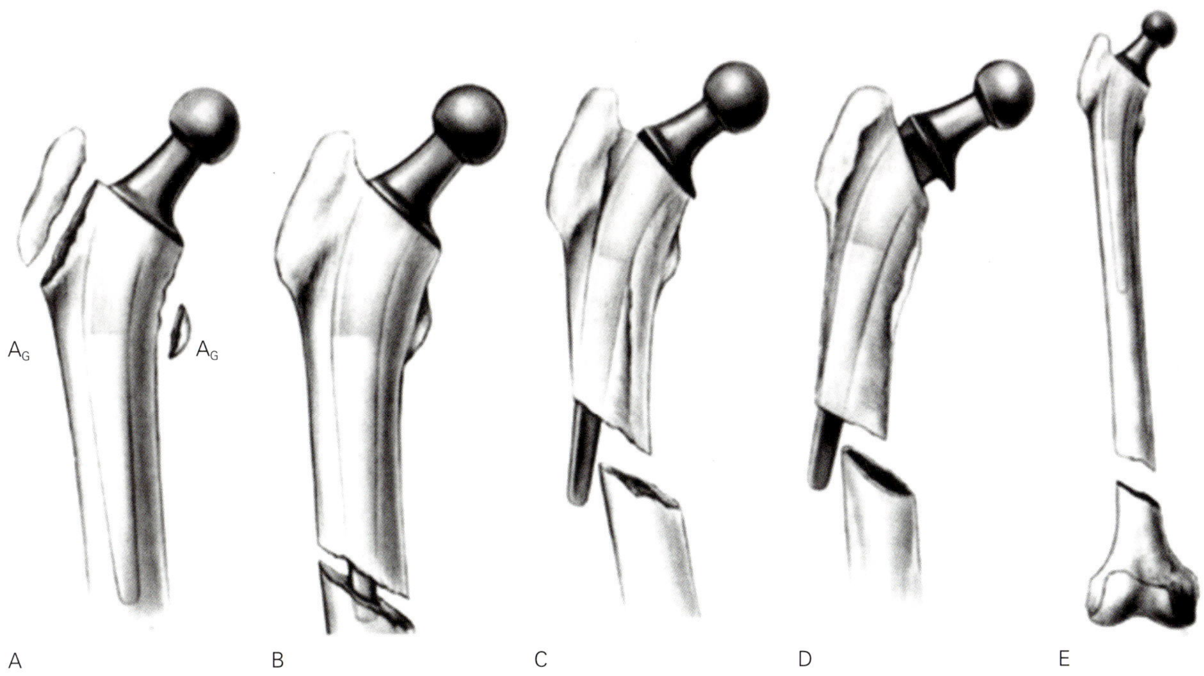

图 45.1 温哥华分型依据骨折的部位，假体稳定性和骨量。A. A 型骨折累及大转子或小转子，假体稳定且骨量较好。B. B1 型骨折为股骨近端骨折，假体稳定且骨质较好。C. B2 型骨折累及股骨近端，假体不稳定但骨量较好。D.B3 型骨折累及股骨近端，假体松动且骨量不佳。E. C 型骨折为累及假体以远的骨折

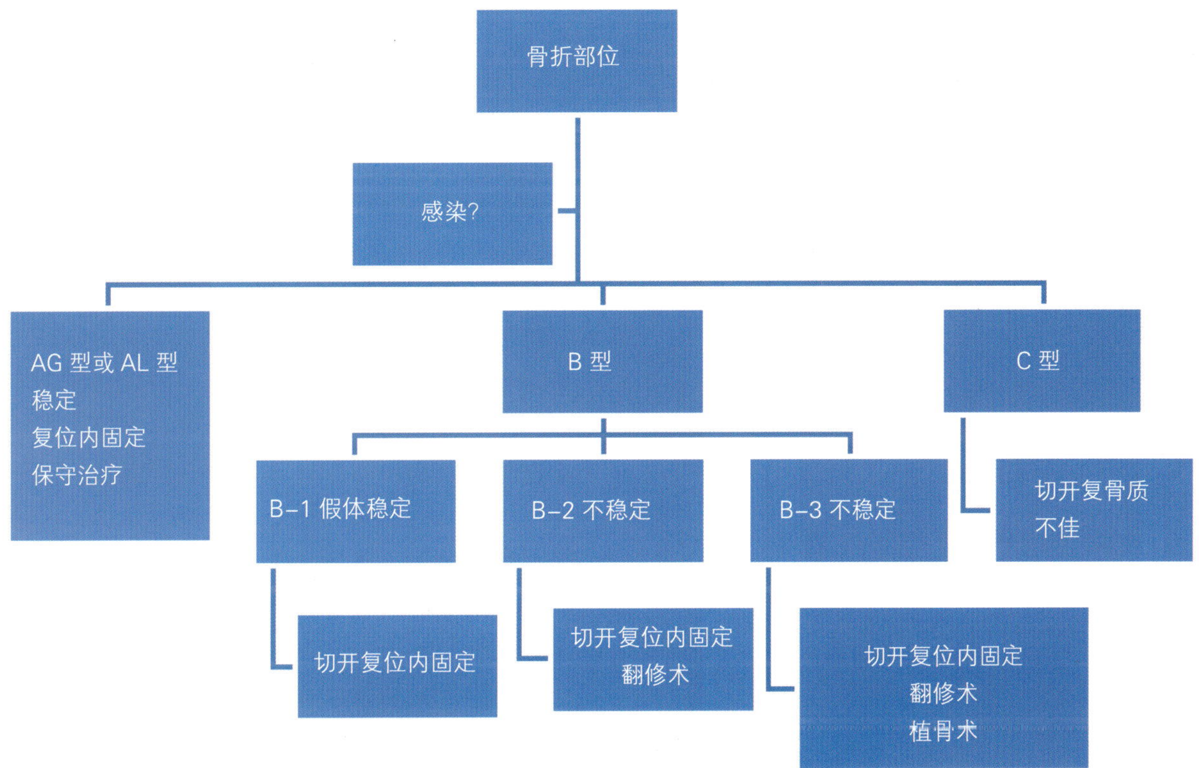

图 45.2 92 岁男性行走时摔倒，伤及右髋，但患者可以站立并部分负重。诊断为温哥华 AL 型骨折（A）。保守治疗，允许保护性负重。3 个月后（B），可扶手杖户外行走，无痛。小转子骨块移位，但假体无下沉

聚乙烯衬的磨损。斜位和内翻/外翻应力位X线片有助于做出判断。

不稳定骨折需要手术治疗。如果患者的一般情况非常差，股骨假体下沉至相对稳定的位置或者髋臼假体由于骨折向内侧移位，可采取保守治疗。多数翻修手术倾向于患肢的轻度短缩。

术前计划

病史采集和体格检查

不足10%的假体周围骨折继发于高能量损伤，多数骨折继发于平地的摔倒。需要仔细采集病史，了解患者伤前的功能情况以及同关节置换相关的临床症状，以判断假体是否松动或伤前是否存在感染。了解患者伤前的行走情况和助行器的使用情况是有帮助的。应询问患者伤前日常活动时是否有不适感或疼痛，提示已存在假体松动。疼痛的时间、途径以及变化情况是有价值的线索。一些患者可能会主诉进行性不稳定，提示假体松动或负重面磨损。任何时候如果可能的话，应重新阅读伤前的X线片以观察是否存在假体位置或力线的改变。

既往内科病史、仔细的系统检查和获得患者目前服用的内科药物名录是重要的，因为多数患者术前需要内科会诊。抗血小板药物、维生素K拮抗剂和免疫抑制药物在该患者人群中的使用十分常见，可能会影响手术或使手术延期。查体可发现腿部肿胀，压痛以及活动范围下降或因疼痛不能检查。观察皮肤是否存在溃疡、擦伤、裂伤和瘀斑，特别是在膝关节周围，该部位软组织可能会出现问题。需要仔细检查并记录患肢神经和血管的状况。

影像学评估

需要行股骨全长正侧位X线检查和骨盆正位X线检查。当粉碎性骨折导致肢体长度和力线恢复困难的时候，获取对侧的股骨和膝关节X线检查是有帮助的。如果骨折累及髋臼，需要行Judet位X线片（闭孔斜位和髂骨斜位X线片）检查。对于存在髋臼内陷的患者需要行CT扫描或CT血管造影检查，以降低术中损伤髂血管、股血管或输尿管的风险。当膝关节周围存在骨质疏松性粉碎性骨折，需要行股骨远端CT扫描，因为可能需要行铰链式膝关节置换或股骨远端置换。假体周围骨折很少需要行MRI、超声和核素扫描检查。

实验室检查

初次关节置换时伤口愈合缓慢或有行引流术的病史，即使在数年之后，通常会增加低毒力感染的可能性。生物学的检测项目如ESR（动态红细胞沉降率）和CRP（C反应蛋白）在急性骨折时的可靠性下降。最近一项研究报道，204例假体周围骨折基于CRP做出的感染诊断假阳性率为43%，基于ESR做出的感染诊断假阳性率为31%[5]。如果怀疑感染，推荐在X线透视引导下行穿刺针吸活检，取关节液做细菌培养。如果可能的话手术需要延迟，直至获得培养结果。阳性的培养结果会改变手术方案和整体预后。

手术时机

多数假体周围骨折由低能量损伤引起，很少存在开放伤、并发血管神经损伤或关节脱位。术前的评估可能是耗时的，因为需要确认假体，获得伤前的X线资料或排除感染。术前还需要花费时间准备假体以应对术中各种可能。很少有外科医生既能熟练地修复各种困难骨折，还能完成复杂的假体翻修术。同熟练的关节科医生合作是明智的选择。从病人的角度出发，应在完成术前评估，准备好所有的手术器械，熟练的外科医生就位以及有经验的同事做好会诊的准备后再进行手术。

手术策略

手术的成功需要积极的内科准备、技术熟

练的外科医生团队，以及合适的手术器械与内植物。术前计划是重要的，在分析 X 线片时应关注骨折的部位、假体的稳定性和骨量。股骨近端假体周围骨折通常使用温哥华分型，因为该分型同治疗方法和治疗结果相关。该类型复杂骨折的治疗流程见图 45.3。

虽然 B1 型骨折（假体柄稳定）在骨折类型中最常见，但是与 B2 型骨折（股骨假体松动）相鉴别往往并不容易。假体的稳定性可以通过询问患者病史，比较患肢伤前和伤后的 X 线片来进行评估。采用接骨板技术治疗的 C 型骨折患者时，接骨板的近端应超过假体远端的尖端，避免在接骨板的近端和假体远端尖端之间留下一个无保护的骨组织区域。接骨板和股骨假体没有“重叠”会造成远端接骨板 / 骨和近端假体 / 骨之间区域的应力集中。该区域可能会发生骨折，治疗难度极大。表 45.1 列举了评估和治疗这类复杂骨折的 11 条重要注意事项。关注这 11 条中的每一项有助于取得理想的治疗结果。表 45.2 列举了各型骨折可能需要使用的内植物。

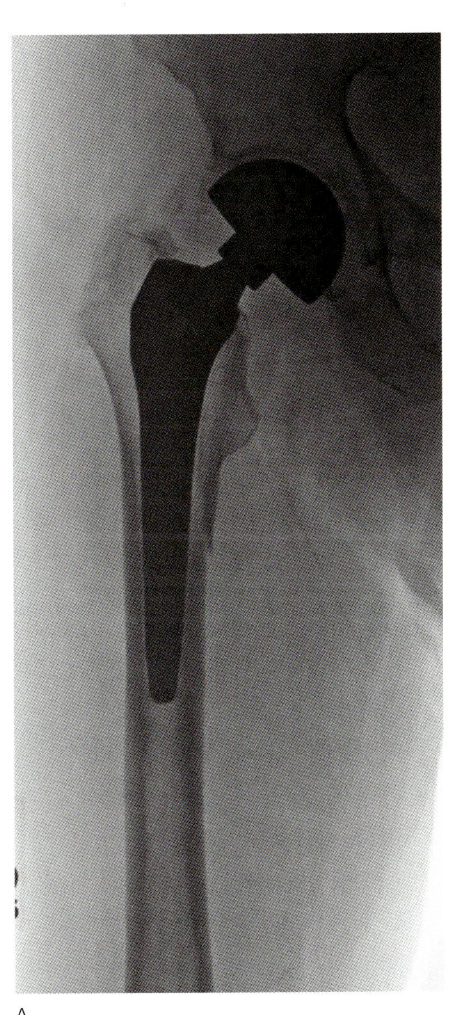

A

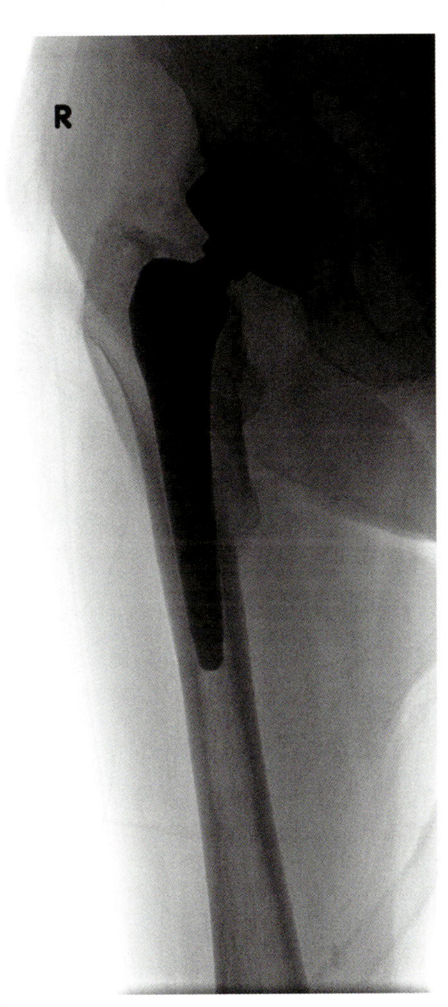

B

图 45.3　股骨近端假体周围骨折。治疗过程取决于 4 个方面的因素：感染，位置，稳定性和骨量

表 45.1 B 型假体周围骨折治疗的注意事项

1. 评估伤前的疼痛和功能——稳定的无感染的假体不会引起疼痛
2. 术前排除感染——容易漏诊
3. 如果需要的话术中确认假体的稳定性——关节切开和 X 线影像
4. 使用微创技术复位和固定骨折
5. 需要结合使用接骨板上的锁定孔和非锁定孔
6. 不要单纯使用钢缆固定
7. 直视下评估骨量
8. 只有在骨量极差的情况下使用同种异体皮质骨移植
9. 骨折的桥接固定应超过 2 个股骨直径的距离
10. 避免增加应力，合理使用接骨板
11. 如果髋臼假体聚乙烯衬磨损或存在骨溶解，需要考虑行髋臼假体翻修术

表 45.2 假体周围骨折术前计划核查表

骨折	必需	很可能	可能
髋臼	骨盆固定器械，大的多孔金属臼杯	转子再固定器械（TRD）	髋臼笼，股骨头同种异体骨移植
股骨近端 B1 型	结合使用长接骨板，钢缆和螺钉	弯板器，克氏针，持骨器	用于结构植骨的同种异体骨，翻修柄
股骨近端 B2 型	结合使用长接骨板，钢缆和螺钉，直的和有曲度的翻修假体柄	弯板器，克氏针，持骨器，TRD	用于结构植骨的同种异体骨
股骨近端 B3 型	结合使用长接骨板，钢缆和螺钉，直的和有曲度的翻修假体柄	弯板器，克氏针，持骨器，TRD	用于结构植骨的同种异体骨
股骨近端 C 型	带结合孔的长股骨接骨板——直板和弯板钢缆和螺钉	长的股骨髁接骨板，直板和弯板	自体骨 /BMP，用于结构植骨的同种异体骨
股骨远端	长的股骨髁接骨板，直板和弯板，钢缆和螺钉	股骨逆行髓内钉系统自体骨 /BMP，用于结构植骨的同种异体骨	股骨远端置换采用限制性或铰链式的膝关假体
胫骨近端	胫骨近端接骨板自体骨 / BMP	胫骨近端翻修假体，采用限制性膝关	胫骨近端置换节假体

该表格总结了治疗不同类型骨折需要使用的手术器械和内植物，假设不存在感染。如果骨量不佳，就需要使用列在可能栏中的内植物

手 术

监 测

对于很多患者来说，假体周围骨折的手术可以导致大量失血，而且因为不能准确预测手术的程度，故术前备血很重要。术中监测很重要，必须能够获得足量的血液。对于一般情况很差的老年患者，常规使用 Foley 导管、动脉导管和中心静脉导管。强烈推荐使用“自体血回收装置”。

体 位

假体稳定性是决定患者体位的主要决定因素。假体松动的情况下单纯行骨折固定会导致

不良的治疗结果。患者仰卧于可透射 X 线的手术床，在麻醉下进行透视检查以确定是否存在假体松动。如果所有的临床和影像学检查都提示假体固定良好且不存在感染，患者可取仰卧位，平卧于可透射 X 线的手术床。仰卧位有利于骨折复位以及评价下肢长度和力线。可使用可透射 X 线的无菌三角架来维持复位和力线。

几乎不会使用骨折手术床。骨折存在明显的短缩或没有熟练的手术助手时，股骨牵引装置或外固定架会有所帮助。如果怀疑假体的稳定性，患者应取侧卧位。在该体位下可进行骨折固定，评价股骨和髋臼假体的稳定性，如果需要的话同时也有利于翻修术。我们常规使用体位固定器（peg board）来保证患者在手术过程中的体位稳定。同时，如果需要的话可旋转手术床（向后或向前）以获得真正的骨盆正位和髂骨 / 闭孔斜位 X 线片。

影像学检查

对于多数病例来说，C 臂就已经足够了，但因透视范围较小而受到一定的限制，在复杂骨折病例需要在术中获得患肢全长片以判断肢体长度时就显得有些困难了。为了确定髋臼假体部件的位置，需要获得包含双髋的骨盆正位片，这需要行术中 X 线摄片检查并倾斜手术床。在同一 X 线片上同时显示双髋的 X 线影像，可较好地评估股骨假体翻修时肢体的长度。

皮肤准备和铺单

皮肤准备需要依照疾控中心的推荐方案[6]。如果体毛不影响手术，就不需要移除。如果移除体毛，应在手术之前使用电剪刀刮除（IA 类）。推荐使用 2% 氯已定进行外科皮肤消毒。最近的一项研究表明，使用 2% 的氯已定消毒同使用碘酒消毒相比，术区感染率下降 46%。血糖应控制至正常水平[7]。

铺单应不影响术者延长手术切口。治疗股骨远端骨折时可使用无菌止血带。

复　位

温哥华 B1 型骨折或股骨远端骨折切开复位内固定应依据公认的骨折固定的生物力学原则，可尝试间接复位和微创钉—板固定以保护骨折断端血运和减少出血。如果需要切开复位，重要的一点时减少软组织剥离以促进骨折愈合。采用直接和间接复位相结合的技术，股骨撑开器或临时的双针外固定架固定有助于复位并减少骨折端的显露。然而，由于存在髋关节或膝关节假体，骨针的放置具有挑战性，可使用可透射 X 线的无菌垫和三角支架。股骨远端骨牵引是另外一个选择，可将牵引连接于骨折床或者悬挂于手术床的尾部。

恢复解剖学力线是非常重要的，因为轴向的力线不佳在其他的患者可能并不是至关重要的，但对于假体周围骨折的患者会加速膝关节假体聚乙烯衬的磨损或增加髋关节假体的应力。固定良好的股骨假体的弹性模量较其下方皮质骨高 8~10 倍。解剖复位并使用锁定接骨板固定骨折，其弹性模量是其上方骨干皮质骨的很多倍。接骨板向近端延伸需要超过假体远端尖端至少 2 个股骨干直径的距离，以在膝关节和髋关节之间“平均”弹性模量。

温哥华 B2 型或 B3 型骨折（图 45.4）的治疗具有挑战性，因为不仅需要固定骨折，还需要翻修股骨假体柄。应将患者侧卧位固定，以便术中能够倾斜手术床进行透视，手术切口应能从髋部沿着股骨延长至膝关节。联合使用髋关节后外侧入路（Kocher-Langenbeck 或 Gibson 入路）和股骨外侧入路，可通过适度的软组织剥离显露整个股骨和髋关节（图 45.5）。该入路可以行内固定手术也可以行股骨或髋臼假体的翻修手术。侧卧位也有利于术中透视，通过将手术床向前或向后倾斜行 Judet 位 X 线片检查（髂骨斜位片或闭孔斜位片）。通过手术单应能够触及健侧肢体的膝关节和踝关节，以便于评估粉碎性骨折（B2 和 B3 型）肢体的长度。如果股骨假体需要翻修，在需要时可通过骨折部位取出假体和骨水泥。应解剖复位骨折并使

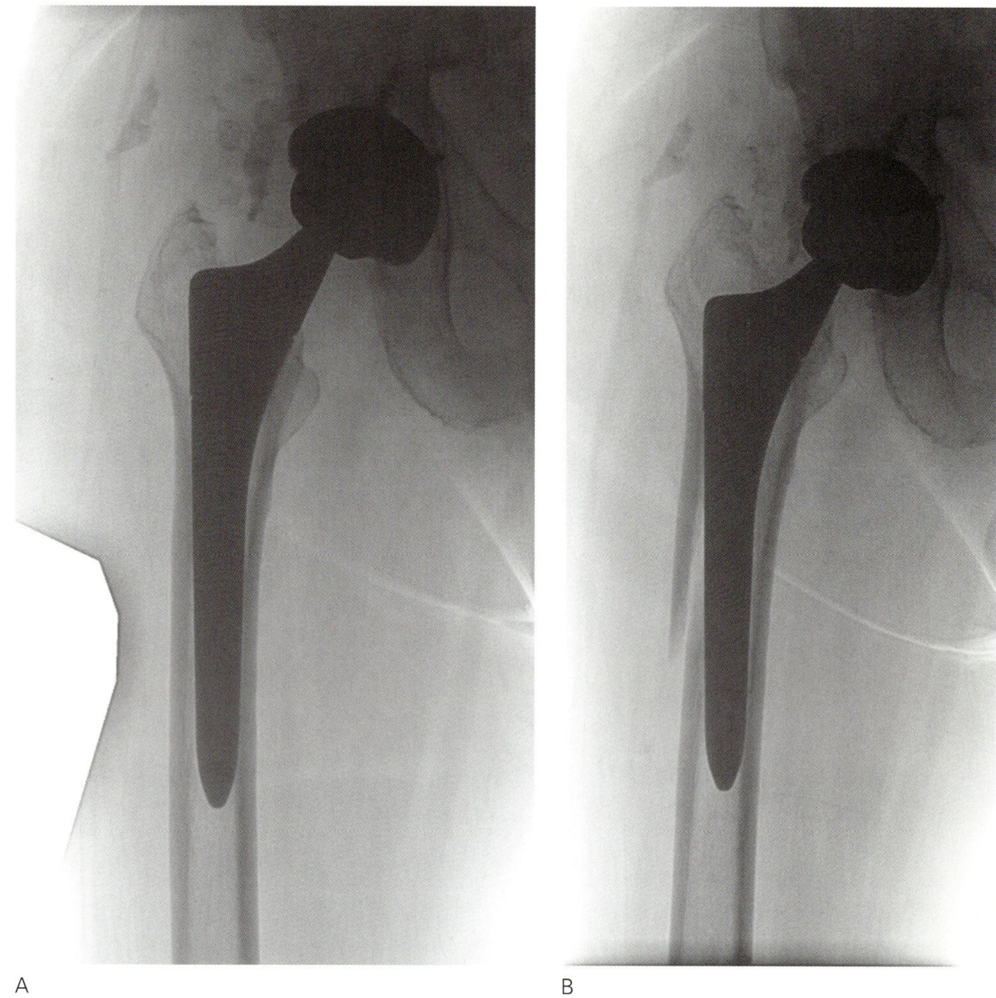

图 45.4 一位 72 岁的老年男性在家中楼梯处摔倒。A. 在摔伤前 2 周常规复查时的正位 X 线片，髋部 Harris 评分为 92 分。B. 外伤后的 X 线片显示骨折线位于假体柄尖端的近端，假体柄出现下沉（温哥华 B2 型骨折）

用钳子、环扎钢缆和接骨板等临时固定。使用软的扩髓钻和合适的开孔器处理股骨。可在假体周围锁定型接骨板旁使用 Luque 钢丝做临时固定，该钢丝安装和移除都比较容易，便宜而且比较坚强。在股骨髓腔准备和新的假体植入时，必须维持稳定的解剖复位。植入股骨假体后，就可以取出 Luque 钢丝，并使用接骨板对股骨进行最终的固定，近端需要使用螺钉和钢缆以控制旋转，远端使用螺钉（图 45.6）。在假体柄尖端下方使用 1~2 条钢缆以吸收环形应力并预防固定失败[2, 8]。

手术本身可分为 7 个步骤：

1. 手术切开和骨折部位的显露。

2. 移除松动的股骨柄和 / 或骨水泥。

3. 将骨折解剖复位并使用合适长度的锁定接骨板临时固定（如果股骨假体的尖端位于骨折线以远 2 倍股骨直径的距离，接骨板需要从大转子位置固定至股骨假体尖端以远 4 倍股骨直径的距离）。

4. 在维持骨折解剖复位的情况下准备股骨髓腔——应当能够在术中行股骨全长 X 线检查，在未放置假体试模时检查以排除骨折线的延长，在放置假体试模后检查排除股骨穿孔，并确认相对于骨折线远端假体的长度。

5. 植入股骨假体——行股骨全长 X 线检查以排除在假体植入时骨折移位或骨折线进一步延长。

6. 使用接骨板螺钉和钢缆进行最终的固定：近端的螺钉控制旋转，远端的钢缆控制环形应力。

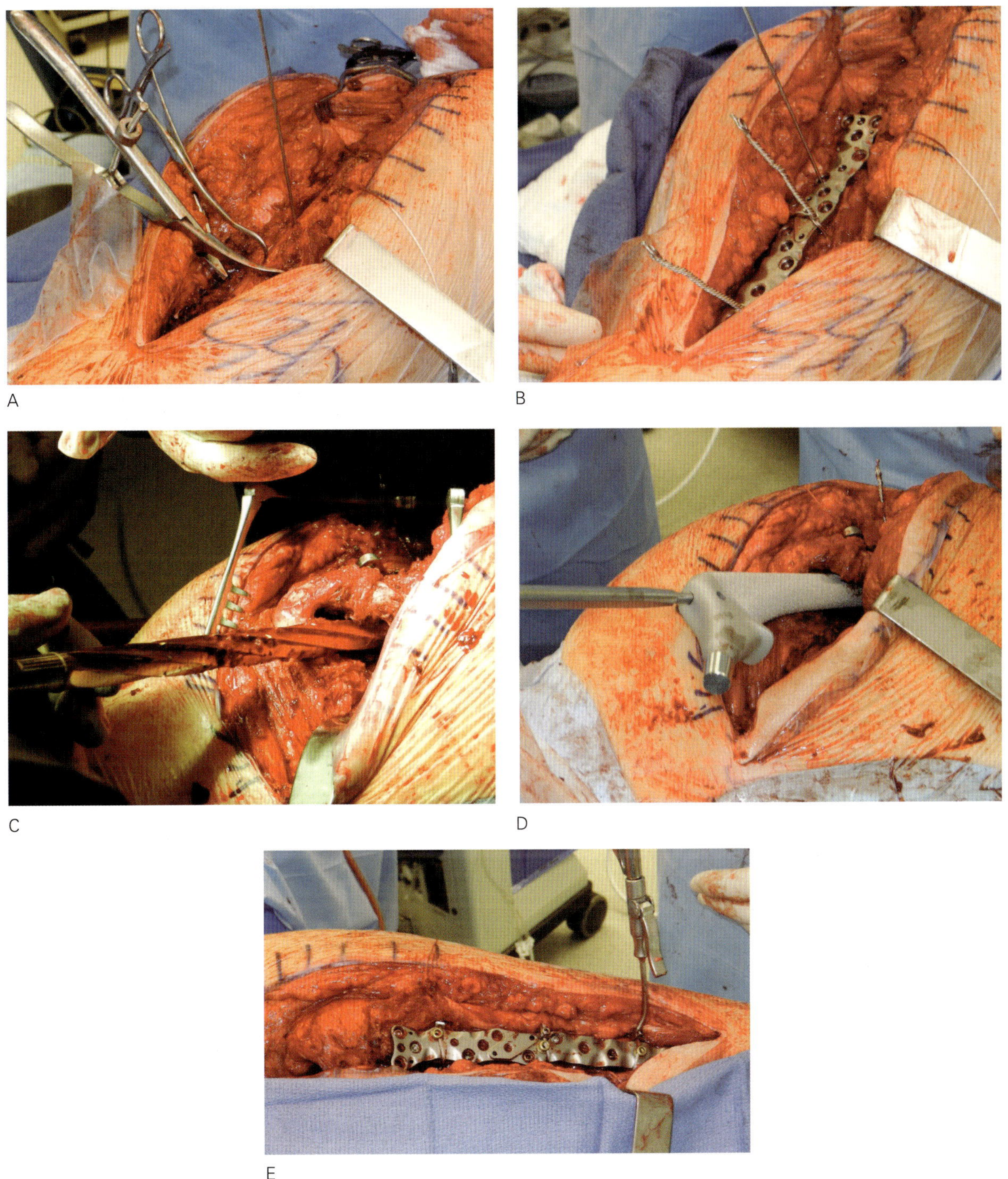

图 45.5　温哥华 B2 骨折——外科显露，骨折固定以及股骨假体柄的翻修。患者取侧卧位，显露髋关节和股骨。临时固定骨折并将假体取出（A）。使用复位钳和克氏针复位骨折，使用假体周围骨折接骨板并使用钢丝临时固定（B）。进行股骨髓腔准备，以备植入长柄的大号假体（C）。小心地插入假体，确保植入过程中的骨折复位以及临时固定的稳定（D）。最终，使用螺钉和钢缆将接骨板固定于股骨（E）

7. 留置引流，关闭伤口。

假体植入

温哥华 B2 型和 B3 型骨折翻修术股骨假体的选择基于以下 4 个因素：

1. 骨折的位置，
2. 骨折的粉碎程度，
3. 骨折固定的稳定性，
4. 近端股骨的骨量。

一般来说，不应该使用骨水泥型假体，因为很难控制打入水泥时的压力，使得在形成坚固的骨水泥鞘的同时也不会有水泥渗入骨折线，这会影响骨折愈合。有时，对于年龄很大、要求不高的患者可使用长柄的水泥型假体以利于术后早期负重。然而，仅远端固定良好而近端松动的假体失效的风险很高。图 45.6 显示了一个病例，其近端的骨水泥壳已破坏但假体柄的远端固定良好，最终假体断裂。

如果骨折不是粉碎性的且固定稳定，可使用标准的非骨水泥型假体，假体需要超过骨折线 2 个股骨直径的距离。推荐使用长的全涂层的非骨水泥型假体，直柄或曲柄的选择需要根据假体的长度以及患者股骨的曲度[9, 10]。目前，多数假体系统为组配式假体，可在干骺端部位进行高度、旋转以及偏距的调整。

手术技术

髋臼的假体周围骨折

接受过髋关节置换术且骨盆环损伤患者的术前评估同没有髋关节假体的患者类似。在有手术指征的情况下，对不稳定骨折可进行切开复位内固定（ORIF）手术。如果可能的话，应避免使用外固定架作为临时或最终的固定方式，因为担心针道感染波及髋关节假体。

可以从以下 4 个方面对髋臼骨折进行评估：

1. 假体的类型（水泥型或生物型），
2. 假体的稳定性，
3. 骨折的部位和类型，
4. 骨量。

应行髂骨斜位和闭孔斜位 X 线片（Judet 位片）检查。在部分病例中，还需要行入口位和出口位 X 线片检查。对于存在严重的髋臼内陷的患者，推荐进行强化或非强化 CT 扫描，以确定相对于假体神经血管束和输尿管的位置，因为这可能需要改变手术入路，或术中请普外科、血管外科医生会诊。若髋臼假体周围骨折患者的假体为骨水泥型，通常意味着骨水泥壳的损坏、假体松动，需要进行翻修手术。一种可能的例外情况是前柱骨折而臼顶和后方的骨水泥壳完整。对于老年且要求较低的患者可采取保守治疗，患肢不负重。

同样，非骨水泥型假体前柱微小移位的骨折可依照无移位的髋臼骨折处理，限制负重 6~8 周。移位的后壁髋臼骨折需要手术固定以避免髋关节脱位。

单柱骨折很少见，最常见的类型是横形骨折线穿过前柱和后柱。假体稳定是具有欺骗性的，可能会进展成严重的髋臼内陷，因为即使在患者不负重的情况下关节部位仍受到应力。需要非常认真地评估这些病例，若采取保守治疗需要及时随访。最后需要评估股骨假体的稳定性、移位情况和磨损程度。在行髋臼手术时应评估股骨假体的稳定性，必要的话可行翻修术。

股骨远端的假体周围骨折

膝关节周围的假体周围骨折在假体周围骨折的发病率中排名第 2，仅次于股骨近端，是典型的低能量损伤造成的骨质疏松性骨折。一些力学因素同骨折相关，包括前方皮质骨切迹 >3 mm、关节力线异常、关节僵硬以及膝关节活动度下降。治疗的目的是早期恢复膝关节的活动并能够进行保护性负重，最终骨折愈合。

治疗基于 4 个方面（表 45.3）：

1. 骨折的位置，
2. 骨折的移位程度，
3. 内固定的稳定性，
4. 骨量。

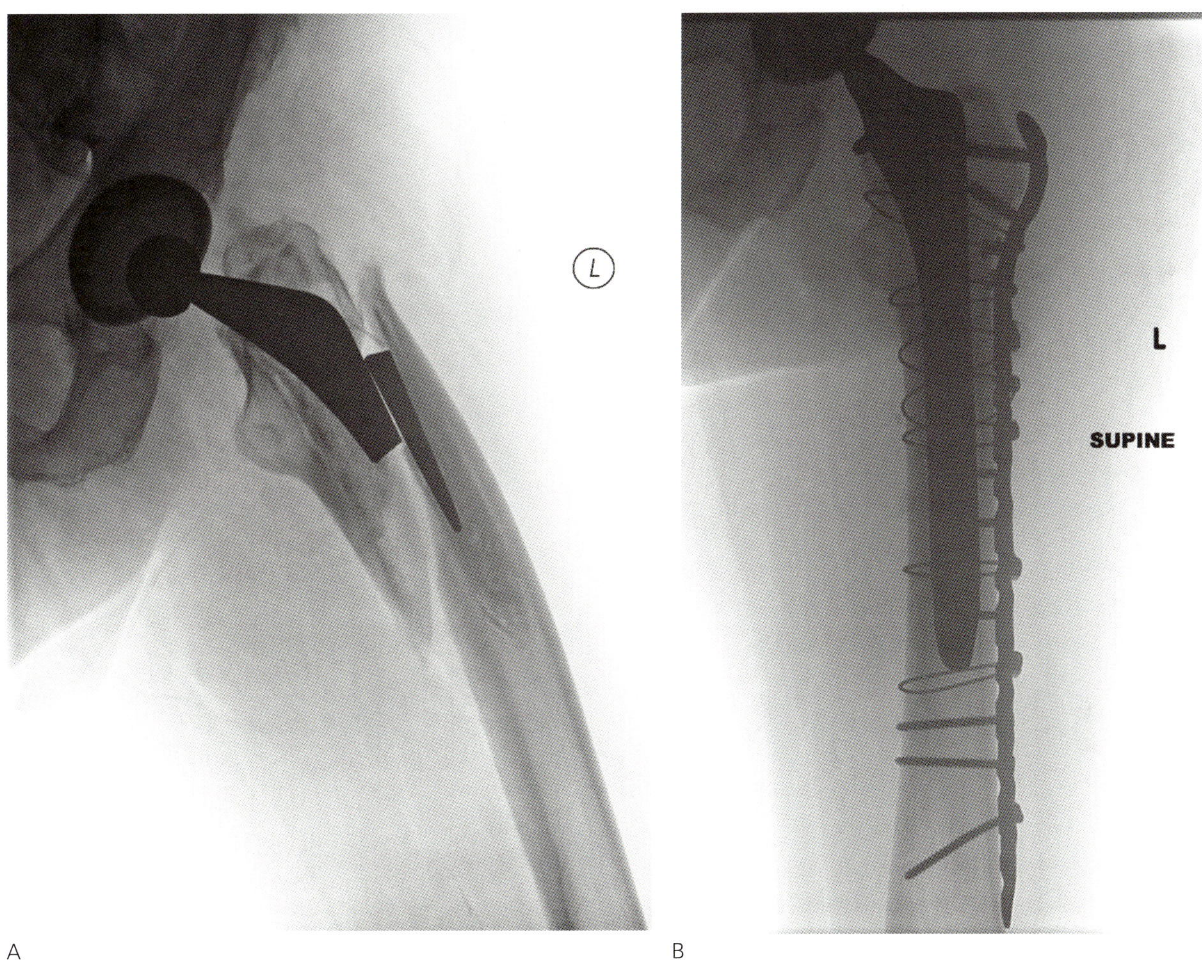

图 45.6　患者负重后大腿疼痛渐进性加重 6 个月，明显加重 4 天，而后出现了骨折。假体近端松动，远端固定稳定。通过骨折线部位移除骨水泥和假体。复位骨折，使用长的锁定接骨板临时固定。准备股骨髓腔，插入长的全涂层的多孔假体，假体需要超过骨折线 2 个股骨直径的距离。锁定接骨板需要覆盖从大转子至假体尖端以远 2 倍股骨直径的股骨外侧面，使用螺钉和钢缆固定接骨板。在假体柄尖端下方使用 1 条或 2 条钢缆以吸收环形应力并预防固定失败

表 45.3　股骨远端假体周围骨折分型

位置	移位	内固定的稳定性	骨量
1- 上髁	a- 无移位 b- 移位	稳定	充足，可行内固定
2- 单髁	几乎不是影响因素	通常稳定	通常充足，可行内固定
3- 髁上 A B CD	几乎不是影响因素 不是影响因素 不是影响因素 不是影响因素	稳定 松动 稳定 松动	充足，可行内固定 充足，可行内固定 不足，不能内固定 不足，不能内固定

该表格总结了治疗不同类型骨折需要使用的手术器械和内植物，假设不存在感染。如果骨量不佳，就需要使用列在可能栏中的内植物

手术计划

在术前需要准确确定膝关节假体的相关资料（生产商、类型和型号），特别是股骨假体不稳定而胫骨假体稳定的病例，通常需要更换新的或不同的胫骨聚乙烯衬垫。一旦假体得到确认后，决定该假体系统能够为翻修手术提供多大的组配性和灵活性是很重要的，如限制性、股骨髁的增强、干骺端的补充以及骨干假体柄的固定。老式假体系统几乎不能提供翻修手术的灵活性，就需要采用新的组配式假体翻修股骨和胫骨部件。如果存在大量骨缺损，即使侧副韧带功能良好，仍需要限制性、可活动的或铰链式假体。膝关节置换术后假体周围骨折可分为 3 型：上髁，髁和髁上（表 45.3）。

股骨上髁骨折，即 1 型骨折的治疗目的是恢复内翻和外翻的稳定性。对于多数无移位或微小移位的骨折，可采用石膏或支具固定的非手术治疗。相反，多数移位骨折需要切开复位内固定手术。更加限制性的胫骨衬垫有利于促进骨折愈合。

2 型的股骨髁骨折，使用髁接骨板和螺钉来恢复骨折和假体的稳定性。如果股骨假体需要翻修，推荐植入带柄的假体以降低骨折部位的应力。

3 型骨折（髁上骨折）的治疗具有挑战性，特别是在假体松动或骨量不佳的情况下。3A 型髁上骨折使用股骨髁接骨板或逆行髓内钉治疗。逆行髓内钉固定需要精确地了解股骨假体的型号。在美国，约一半的股骨假体不保留交叉韧带，不能进行髓内固定。

3B 型骨折需要行带柄的股骨假体翻修手术，使用股骨远端锁定髁接骨板进行内固定以获得旋转稳定性。3C 和 3D 型骨折需要仔细的术前计划，应考虑同种异体骨移植或股骨远端铰链式假体置换。

技术考虑

可使用部分螺纹的松质骨螺钉解剖修复股骨上髁骨折。使用垫圈或短的 1/3 管型接骨板来防止螺钉头拧入骨皮质内。

需要精确地了解假体的型号，这是基于以下原因：第一，将胫骨聚乙烯衬垫更换为更加限制性的类型以减少内翻和外翻应力，保护股骨上髁骨折的内固定；第二，如果翻修股骨假体，翻修的假体需要同胫骨聚乙烯衬垫相匹配以防止磨损加速；第三，如果计划行股骨逆行髓内钉固定，股骨假体需要能够容纳髓内钉的插入。

胫骨近端的假体周围骨折

该类型骨折很少见但具有挑战性，因为软组织覆盖不佳。术前计划类似，应除外感染，明确假体的稳定性，确定骨折的部位以及评价骨量。临床流程同股骨近端假体周围骨折类似。如果怀疑感染，需要行膝关节穿刺活检，推迟手术直至获得培养结果，确认了假体类型和软组织条件良好。多数假体周围骨折通常不稳定。位于胫骨假体以远安全距离的骨折不常见。伤前稳定的胫骨假体可能会在创伤后松动，需要翻修手术植入更加限制性的假体。可能会需要带柄的胫骨假体，但韧带通常附着于骨块上。推荐使用更加限制性的假体。

围术期处理

假体周围骨折患者术后并发症和治疗与髋关节骨折的患者类似，而不是择期行关节置换的患者。这些患者通常是老年人且一般情况较差，多合并严重内科并发症，术前和术后都应请内科医生会诊。如果手术延迟超过 24 小时，需要使用机械性抗凝（足或小腿泵）和未分级肝素、低分子肝素来预防静脉血栓栓塞。抗凝治疗是安全的，只要在术前 1 天的晚上停止即可[11]。术后使用低分子肝素或华法林（INR 在 2~3 之间）保护性治疗至少 4 周。

对于无感染的假体周围骨折患者，使用同择期关节置换患者同样的抗生素预防措施[12]。如果患者不是或可能不是 MRSA 的携带者，使用第一代头孢菌素 24 小时，否则需要考虑使用万古霉素。持续使用抗生素直至拔除引流管或导尿管是没有临床证据支持的。

对于 75 岁以上的患者，如果可能的话，我们常规使用区域阻滞麻醉和椎管内麻醉，因为这样可以降低发生静脉血栓栓塞和呼吸系统并发症的风险，并能减少出血，降低高风险的患者发病率和死亡率。

物理治疗应在术后 24 小时内开始，根据骨折的分型和内固定的类型确定。根据每例病例的具体情况决定负重情况、活动范围以及髋关节的注意事项。根据骨折的情况决定影像学和临床的复查。在假体翻修术后需要行斜位或成角的 X 线检查以监测骨痂形成的情况。术后 10~14 天拆线。每 4~6 周进行临床和影像学复查，直至骨折愈合。

并发症

假体周围骨折并发症的发病率较高，特别是在骨折固定需要行假体翻修手术时。手术剥离增加和手术时间延长会增加术后的伤口引流量，即使在没有感染的情况下也经常发生。未来的研究可能会显示伤口负压引流敷料（伤口直空加压装置）对一些特定的病人是有益的。

感染是灾难性的，因为存在内固定、关节假体以及可能的同种异体骨。一般来说，应当依照关节置换感染的治疗原则积极进行治疗。对于术后早期伤口感染的患者（2~3 周），应行冲洗、清创以及静脉使用敏感抗生素。移除关节假体的门槛比择期关节置换术要低，目的是为了提高骨折愈合率。

骨折不愈合和延迟愈合发生率超过 10%，原因可能是生物学的、机械学的或二者均有。骨折只有稳定才能愈合。从机械学的角度来看，由于多种增加应力的因素、材料的弹性模量不同、骨量较差以及假体两端均是负重运动关节等，假体周围环境较差。如果在随访时发现了接骨板或螺钉固定失败，应尽早进行翻修手术以促进骨折愈合并降低发生灾难性并发症的风险。

因为创伤和多次手术，假体周围的生物学环境严重受损。骨水泥或聚乙烯残渣可引起异物反应和炎症，造成局部环境进一步破坏。手术时，需要进行软组织保护，但是在假体翻修手术时应移除慢性炎症组织。根据个体化的情况决定是否使用骨形态发生蛋白（BMP），自体骨或同种异体骨移植。对于延迟愈合或不愈合患者，必须排除感染。

不论是否进行了假体的翻修，股骨远端假体周围骨折术后膝关节活动度丢失很常见，这是因为股四头肌瘢痕化或假体翻修后造成了关节内粘连。小心且温和的外科手术以及在假体翻修术时适当的韧带平衡是至关重要的。文献报道术后的硬膜外麻醉、良好的疼痛管理、持续被动活动（CPM）以及物理康复治疗有助于预防僵硬。可考虑早期行全麻下的手法松解，但操作时应小心。

参考文献

1. Cook RE, Jenkins PJ, Walmsley PJ, et al. Risk factors for periprosthetic fractures of the hip: a survivorship analysis. *Clin Ortho Relat Res* 2008;466(7):1652–1656.
2. Pike J, Davidson D, Garbuz D, et al. Principles of treatment for periprosthetic femoral shaft fractures around well-fixed total hip arthroplasty. *J AAOS* 2009;17:677–689.
3. Bhattacharyya T, Chang D, Meigs JB, et al. Mortality after periprosthetic fractures of the femur. *J Bone Joint Surg Am* 2007;89:2658–2662.
4. Brady OH, Garbuz DS, Masri BA, et al. The reliability and validity of the Vancouver classification of femoral fractures after hip replacement. *J Arthroplasty* 2000;15:59–62.
5. Chevillotte CJ, Ali MH, Trousdale RT, et al. Inflammatory laboratory markers in periprosthetic hip fractures. *J Arthroplasty* 2009;24:722–727.
6. Mangram AJ. Hospital Infection Control Practices Advisory Committee (HICPAC) and Centers for Disease Control and Prevention (CDC). Guidelines for prevention of surgical site infection. Infect Control Hosp Epidemiol 1999;24(4): 247–278.
7. Darouiche R, Wall M, Itani K, et al. Chlorhexidine-alcohol vs. povidone-iodine for surgical-site antisepsis. *N Engl J Med* 2010;362:18–26.
8. Zdero R, Walker R, Waddell JP, et al. Biomechanical evaluation of periprosthetic femoral fracture fixation. *J Bone Joint Surg Am* 2008;90:1068–1077.
9. Haddad FS, Duncan CP, Berry DJ, et al. Periprosthetic femoral fractures around well-fixed implants: use of cortical onlay allografts with or without a plate. *J Bone Joint Surg Am* 2002;84:945–950.

10. Weeden SH, Paprosky WG. Minimal 11-year follow-up of extensively coated stems in femoral revision total hip arthroplasty. *J Arthroplasty* 2002;17:134–137.
11. Recommendations for antithrombotic and thrombolytic therapy, 9th ed. ACCP Guidelines, Falck-Ytter Y, Francis CW, Johanson NA et al. *Chest* 2012;141(2): suppl e2785–e3255.
12. Recommendations for the use of intravenous antibiotic prophylaxis in primary total joint arthroplasty; prophylactic antibiotics in clean orthopaedic surgery. www.aaos.org/about/papers/advistmt/1027.asp
13. Horlocker TT, Neal JM, Rathmell JP. Practice advisories by the American Society of Regional Anesthesia and Pain Medicine: grading the evidence and making the grade. *Reg Anesth Pain Med* 2011;36:1–3.

第 46 章　软组织覆盖：腓肠肌比目鱼肌旋转肌瓣

作者　Randy Sherman　Wai-Yee Li
译者　郭　蒙　张晓萌
校对　芦　浩

引　言

随着骨折内固定的发展，创伤骨科的治疗越来越依赖技术的进步。通过微创手术进行骨折的复位和固定，2D 和 3D 成像以及早期且更为积极的功能康复使患者的治疗效果不断得到改善。然而，少数严重创伤的患者，复杂的软组织损伤严重影响了简单骨折的愈合。骨科医生对软组织损伤程度的判断失误会使治疗更加复杂化。高能量损伤中，骨折延迟愈合、不愈合，内固定失败以及感染的风险也相对较高。对开放性骨折及其周边的软组织进行早期和反复的清创是骨折治疗的基础。不幸的是，许多外科医生将主要精力集于闭合小、中型伤口，导致伤口裂开。研究证实，在骨折固定后早期保持健康的、血运丰富的软组织，能够促进伤口的愈合，降低感染的风险。本章将介绍使用腓肠肌比目鱼肌旋转肌瓣覆盖小腿软组织缺损。

适应证与禁忌证

外伤后如果存在如骨、关节、肌腱或内固定等重要结构外露，可进行肌瓣、肌皮瓣或筋膜皮瓣手术。创伤后看上去尚有活性的皮肤和软组织会被手术切开，进一步显露损伤情况。在张力下闭合的伤口可能会导致皮肤的进一步缺血。胫骨骨折后软组织重建的治疗通常将小腿分为近端、中段和远端 3 个部分。对于许多小腿近端 1/3 的缺损，内侧或外侧的腓肠肌皮瓣是很好的选择。对于小腿中段 1/3 的小型和中型的伤口通常可以为比目鱼肌旋转肌瓣所覆盖。对于小腿远端 1/3、踝部和足部的巨大缺损，通常需要游离皮瓣。

在考虑小腿创伤后软组织重建时，理想的皮瓣应当是血运较好、耐用、易于切取且可以覆盖的区域较大。幸运的是，在已描述的所有局部旋转肌皮瓣中，腓肠肌皮瓣最为可信且适合于覆盖许多近端 1/3 的缺损。腓肠肌宽阔且有 2 个头，每个头有一束血管供血。内侧和外侧腓肠动脉，直接起自膝关节上方的腘动脉或是近端腓肠血管的分支。每条动脉供应相应的肌肉，可以最大限度地保证对肌瓣进行移动及旋转。因此，腓肠肌旋转肌皮瓣是覆盖膝关节和和胫腓骨近端 1/3 复杂开放伤口的理想选择。以下是该皮瓣的适应证：①覆盖急性胫骨近端 1/3，Ⅲ级的开放骨折，可以存在内固定物、膝关节、关节囊、骨折端或骨皮质外露（图 46.1）；②闭合在该区域骨髓炎或感染性骨不连彻底清创后存在的死腔或伤口（图 46.2）；③覆盖裸露的全膝关节置换假体或对存在致密软组织瘢痕需要行关节置换术的患者进行软组织加强（图 46.3）；④骨或软组织肿瘤切除术后保肢以及覆盖关节假体和同种异体移植物（图 46.4）；⑤在截肢翻修手术中保持残肢的长度。腓肠肌内侧头较外侧头更大、更长，可以用来对同侧胫骨表面的软组织进行加强或覆盖软组织缺损。前方的缺损最好使用内侧的腓肠肌瓣。皮瓣向远端延长可以增加软组织覆盖的范围但会引起

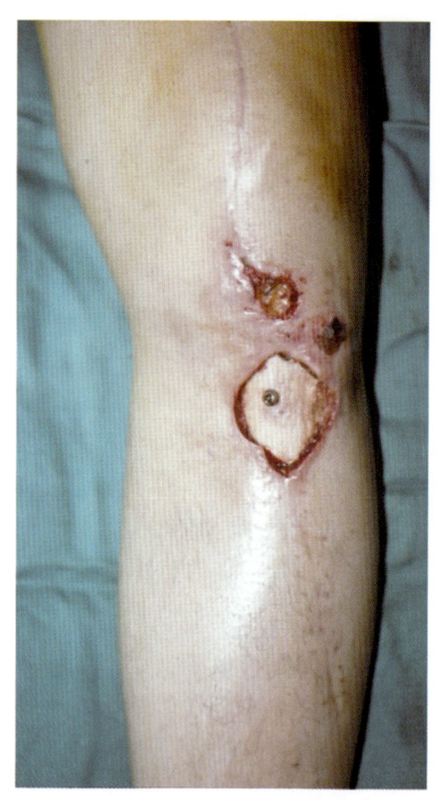

图 46.1 IIIB 型胫骨平台开放骨折，膝关节外露；内固定术后，初次手术伤口愈合不佳

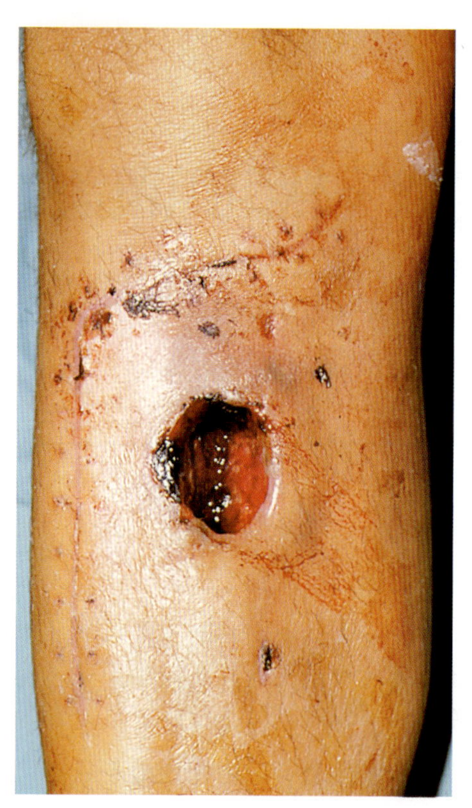

图 46.2 胫骨近端 1/3 的感染性骨不连，累及皮肤、皮下组织、肌肉和骨的死腔

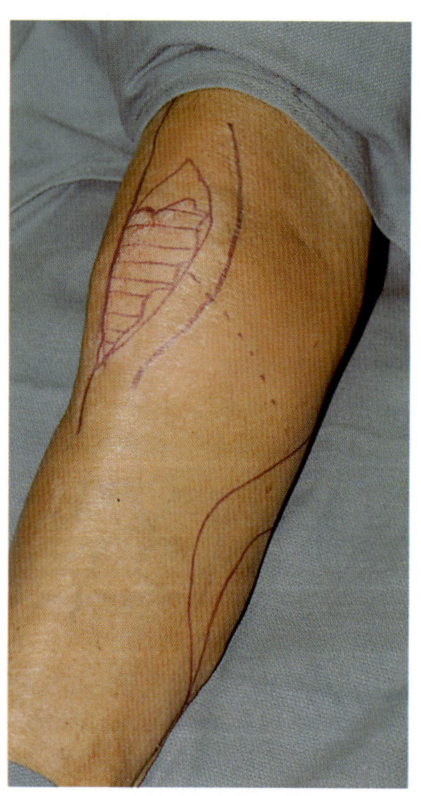

图 46.3 老年患者，膝关节置换术后感染，假体已移除，髌骨前方的皮肤萎缩且瘢痕化

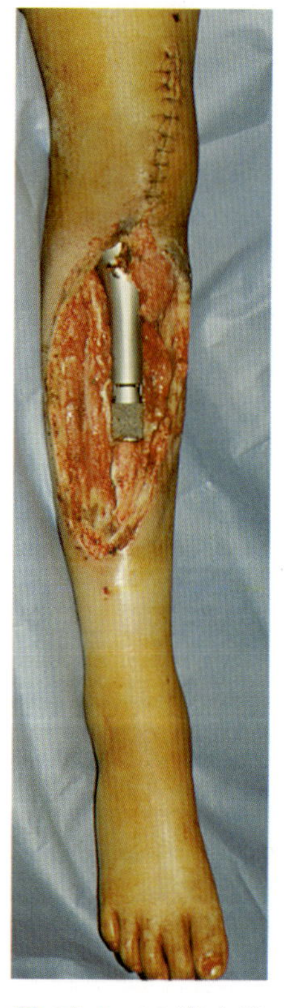

图 46.4 10 岁女孩，胫骨近端骨肉瘤根治术后，植入了膝关节假体，胫前皮肤缺损

供区伤口闭合的并发症。

比目鱼肌瓣旋转角度有限，一般用于小腿中 1/3 内侧小的开放伤口。比目鱼肌平行且在腓肠肌的深面，位于小腿后方浅筋膜室，参与踝关节和足的跖屈；起于胫腓骨的近端，同腓肠肌一起构成跟腱并止于跟骨。比目鱼肌具有双重血供，由胫后动脉和腓动脉供血。一些学者提出可以将比目鱼肌纵行劈开以获得内、外侧 2 个肌瓣。手术适应证包括覆盖比较小的急性开放型骨折以及小腿中 1/3 的慢性骨髓炎的伤口(图 46.5）。

腓肠肌皮瓣的禁忌证包括肌肉本身血运的损伤，如腓肠动脉损伤、腘动脉损伤或近端动脉闭塞。受区的禁忌证包括近端 1/3 的缺损区太大以至于腓肠肌皮瓣不能覆盖。肌肉本身非常严重的损伤，即使很少见，也会对皮瓣造成影响。对于小腿中段 1/3 缺损使用比目鱼肌肌瓣是有限制的，通常需要显微外科技术转移远端的肌瓣或筋膜瓣。同样，比目鱼肌本身的损伤会妨碍皮瓣转移。比目鱼肌血运的破坏十分罕见。由于小的滋养血管从胫后动脉和腓动脉的远端分出，医生在制定手术方案时需要保证比目鱼肌远端部分有足够的血供。同腓肠肌皮瓣类似，小腿中段 1/3 前方或外侧的缺损不可能完全使用比目鱼肌肌瓣覆盖（图 46.6），游离皮瓣移植是理想的选择。

在进行皮瓣手术之前，必须确认已针对感染彻底清创或肿瘤已被切除。不能存在缺血、死骨或造成感染持续性存在的松动、感染的内固定物，否则皮瓣手术将会失败。

开放性骨折治疗一个巨大的进展是使用真空负压引流装置。VAC（真空负压引流装置）是一种简单敷料系统，包括一块无菌的多孔海绵、连接管和一台能够间歇或持续制造负压真

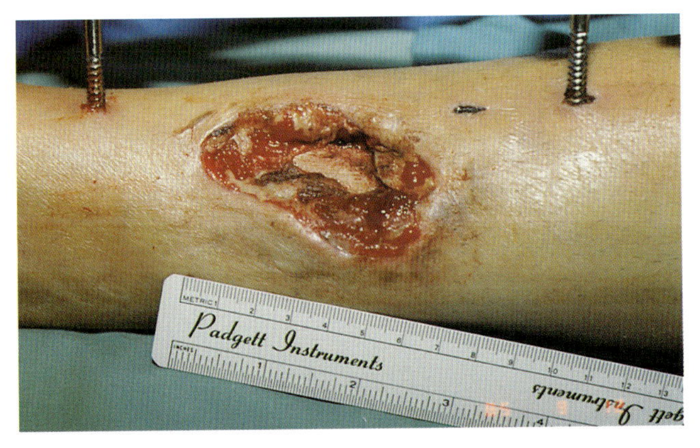

图 46.5 小腿中 1/3 的 IIIB 型胫骨开放型骨折，可见死骨块和软组织缺损

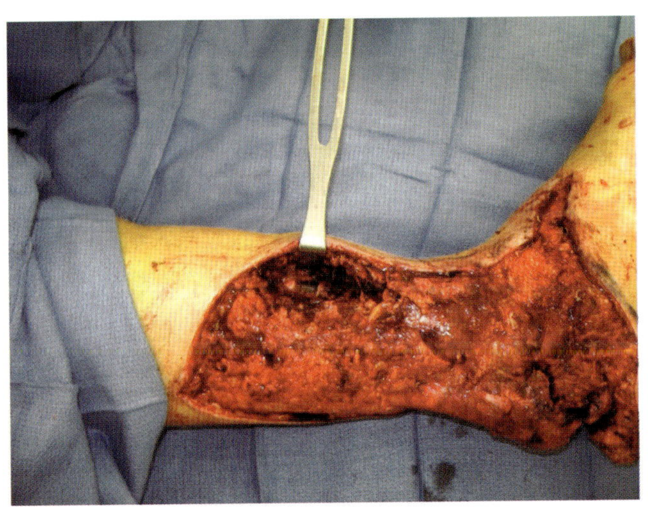

图 46.6 胫骨中段 1/3 的 IIIB 型开放性骨折，软组织缺损较大，无法使用比目鱼肌皮瓣覆盖，需要游离皮瓣移植

空的装置。依照伤口的形状切割海绵并使用透明的手术贴膜固定，在贴膜上切孔连接引流管，最后将引流管的远端连接于带引流瓶的真空装置以收集引流液。

该装置有利于减轻局部肿胀，通过降低细胞内的流体静压以改善局部组织氧供，并促进肉芽组织增生，因此有利于二次手术关闭伤口。VAC 系统应用广泛且使用简单，可以在手术室、病房、门诊和家中使用，且无论伤口的形状和情况均可以使用。真空负压装置对于 VAC 系统是十分重要的。每 2~3 天更换敷料，能够明显降低护理的工作量并使患者更加舒适。开放性胫骨骨折的患者，使用 VAC 系统可显著受益。VAC 系统不能替代污染伤口的手术清创过程，也不能作为最终确定性的关闭伤口的方法；其对于复杂肢体伤口治疗的影响不应被过高地估计，随着临床经验的丰富会不断改进。

术前计划

病史采集和体格检查

需要询问患者受伤时的环境和创伤机制，以及从受伤到接受治疗的时间间隔；还需要了解患者的年龄、一般健康状况、既往的外伤史和手术史，以及内科治疗。外周血管性疾病、既往的心脏病、深静脉血栓、肺栓塞、肥胖或吸烟史同术前计划和手术治疗相关。

需要进行仔细的体检。视诊小腿，特别要注意骨折和开放性伤口的位置，通常二者是相关的。需要观察伤口的长度、宽度、深度和组织的状况（组织活力、挤压伤、浸润伤、异物）；确定动脉搏动是否存在，以及脉搏的力量、位置和脉率是十分重要的。需要仔细地进行血管检查，触诊足背动脉和胫后动脉的搏动，使用多普勒检查静脉血流。术前感觉和运动功能的检查至关重要。需要注意的其他因素包括硬结、皮肤苍白、瘀斑和蜂窝织炎。需要高度注意脱套伤并在制订术前计划时予以考虑。对于急性开放性骨折，术者应有二期关闭伤口的准备。如果使用外固定架，外固定架不应妨碍肌瓣从后方向内侧或外侧转移。骨折部位软组织损伤开始很难评估和分级，清创范围可能会比伤口的范围大（图 46.7）。

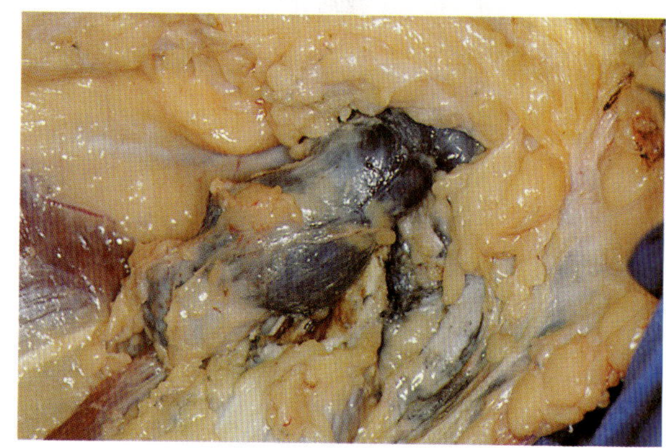

图 46.7 感染的膝关节假体取出后残余大量的钛金属

在任何时候如果可能的话，需要评估后方筋膜室肌肉的功能。检查足部的感觉，需要特别注意胫后神经、腓肠神经、隐神经和腓神经。

影像学评估

行 X 线检查明确骨折部位以及是否存在内固定或外固定架。如果动脉搏动消失，需要行血管造影检查（图 46.8）。某些情况下，MRI 血管造影技术是更好的选择。设计外科切口时需要考虑清创以及骨折内固定或外固定的需要。

手 术

腓肠肌

只有在创伤或感染的伤口彻底清创或肿瘤切除后，才能使用肌皮瓣关闭伤口（图 46.9）。消毒整个患肢并铺单，在大腿放置消毒的止血带。推荐在胫骨近端和中段 1/3 交界处做标记以确保肌瓣的覆盖。整个手术需要使用止血带。依据缺损区的位置和大小设计手术入路，切口可以垂直于腓肠肌，平行或斜行。如果使用平行的切口，腓肠肌需要穿过筋膜瓣隧道。在任何时候如果可能的话，应避免穿越皮下隧道。

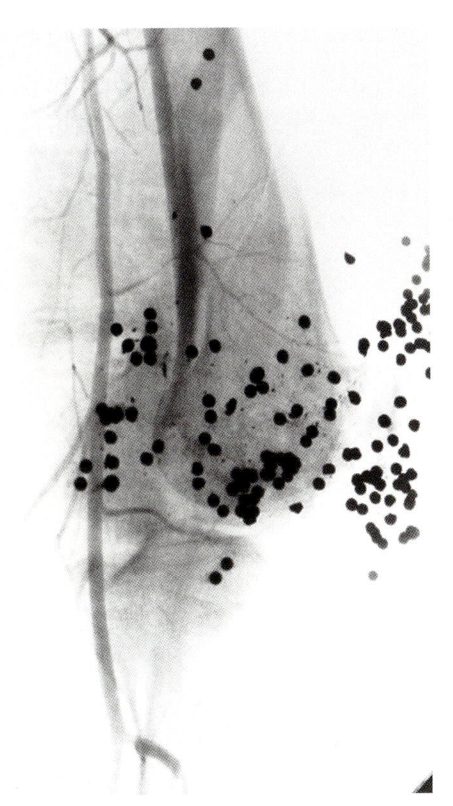

图 46.8 血管造影显示尽管骨折粉碎且子弹残留体内，但腘动脉通畅，腓肠动脉连续

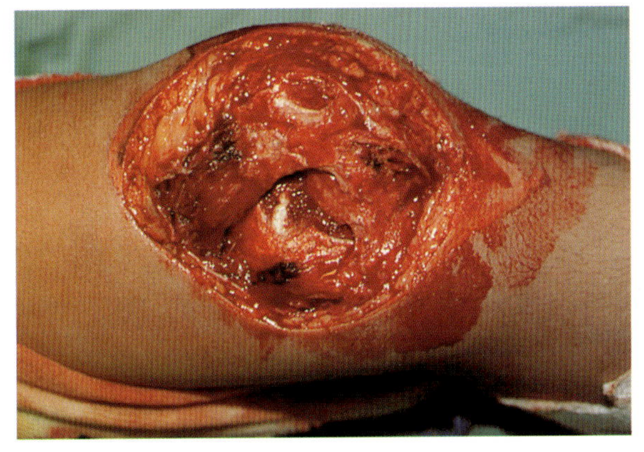

图 46.9 膝关节骨折感染后彻底清创，移除无活力的软组织和死骨

切开皮肤和皮下组织后，沿着肌肉前缘纵行切开深筋膜显露肌肉（图 46.10）。深筋膜的切开需要从近端的肌肉起点至远端跟腱部位，以获得最大范围的显露。通过锐性分离或使用手指钝性分离腓肠肌和比目鱼肌之间的间隙。跖肌腱位于比目鱼肌旁或邻近其内侧缘，可作为显露间隙时的解剖标志（图 46.11）。比目鱼肌后方和腓肠肌深面的白色筋膜作为识别间隙的标志。少数情况下，存在腓肠肌和比目鱼肌之间的交通血管，需要将其分离。在腓肠肌的浅层，很容易将深筋膜同肌膜分离。如果计划行肌皮瓣转移术，需要保留 1~2 支从腓肠肌至皮肤的穿支血管，否则将其结扎。腓肠肌被中央脊分成了内侧头和外侧头。在腓肠肌的远端部分中央脊突出且易于识别（图 46.12）。需要注意保护沿中央脊走行的腓肠神经和小隐静脉。这些解剖标志有利于分离腓肠肌的内、外侧头。确认中央脊后，从远端向近端沿后正中线分离，时刻注意保护神经血管束。完成前方和后方的松解后，切断腓肠肌和跟腱的连接。继续向近端分离至腓肠肌的股骨髁起点部位（图 46.13）。

当近端分离至腘窝部位时，需要小心显露并保护内侧的腓肠血管束（图 46.14）。近端的显露要彻底，可以通过后上方的切口进行，有需要的话可以切断股薄肌。通过分离增厚的腱性附着部位将腓肠肌从股骨髁部分松解，松解后可以将皮瓣延长 2~3 cm。在肌膜上做横行和纵行的十字切开可以将肌瓣进一步延长（图 46.15）。同时可以将腓肠肌的远端部分纵行劈开，这样部分肌肉组织可用于填充死腔，其余肌肉可用于浅层的覆盖。

外侧腓肠肌皮瓣类似，采用外侧入路，切口使用上文描述过的三条入路之一。重要的是辨认和保护腓总神经，其恰好位于腓骨头下方，从浅入深穿入前方筋膜室。在确保神经安全后，松解外侧腓肠肌瓣，方法和上文描述的内侧肌瓣类似。然而，需要注意的是，外侧腓肠肌瓣较内侧肌瓣小，不能为外侧的缺损提供足量的

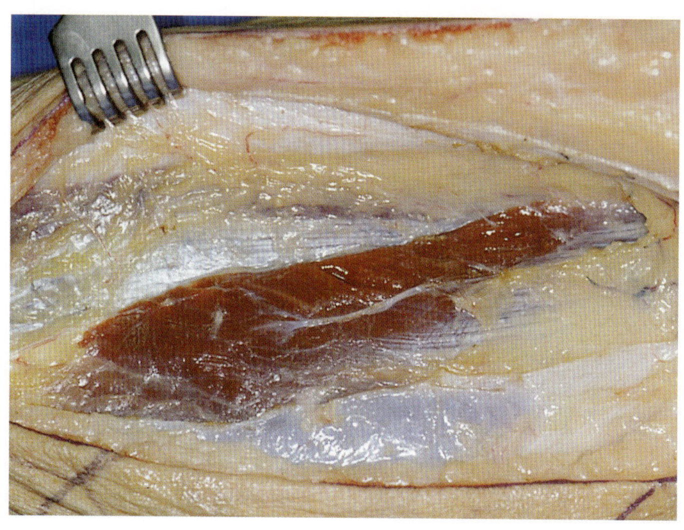

图 46.10 纵行切开深筋膜后显露腓肠肌

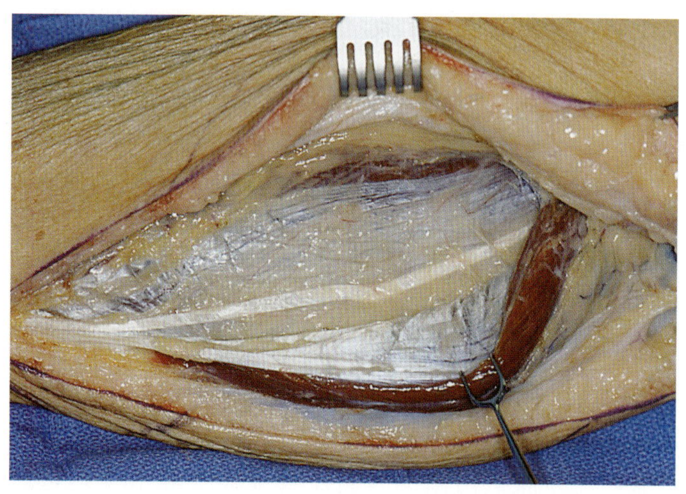

图 46.11 腓肠肌和比目鱼肌间隙内的跖肌腱

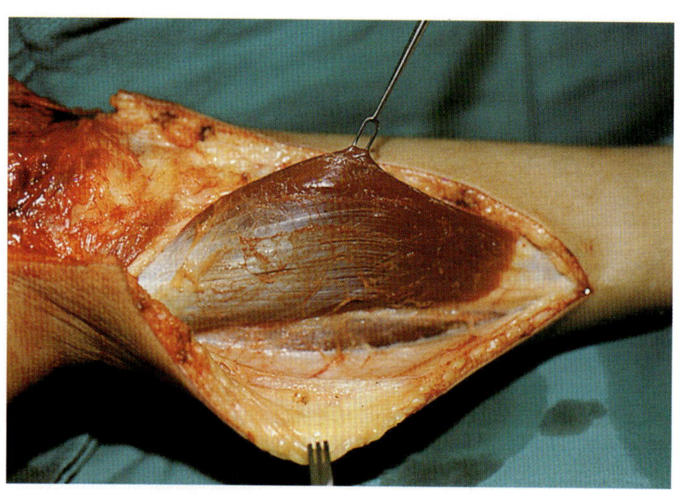

图 46.12 中央脊将腓肠肌分为了内侧头和外侧头，需要保护在中央脊中走行的神经血管束

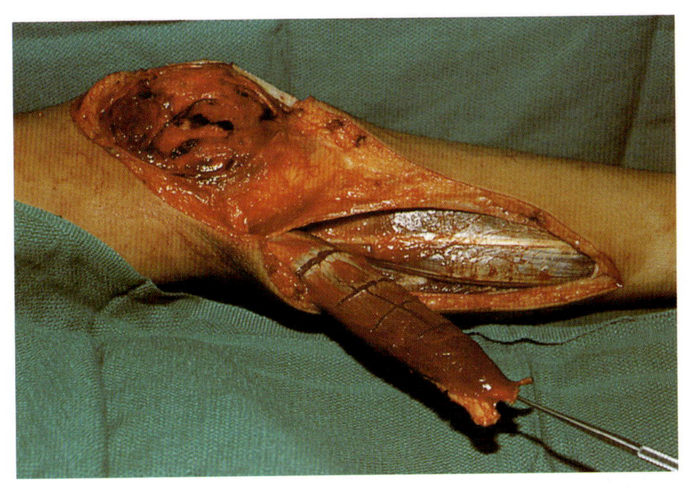

图 46.13 显露腓肠肌的股骨髁起点，需要足够的肌肉回缩以及充分的近端分离

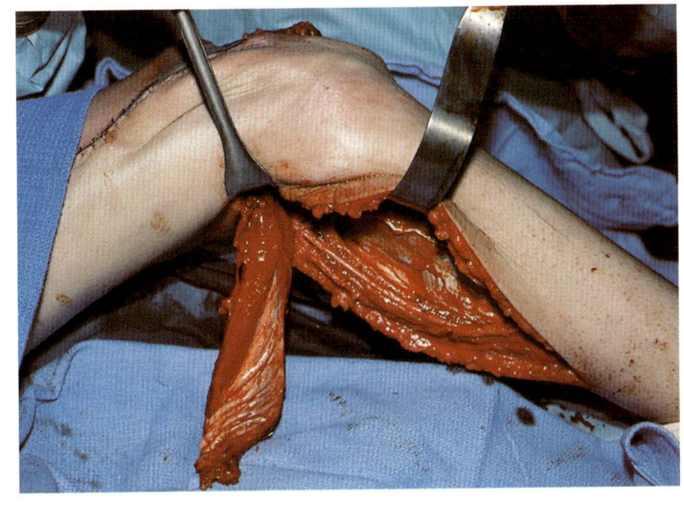

图 46.14 需要时，可以在腘窝腓肠肌的深面显露腓肠动脉

肌肉覆盖。极少数情况下，可同时使用腓肠肌内、外侧头肌瓣。

比目鱼肌

通常从内侧入路行比目鱼肌肌瓣转移术，肌瓣用于覆盖小腿中段内侧和前方小的伤口（图 46.16）。从小腿内侧取弧形切口。腓肠肌和比目鱼肌之间的间隙很容易确定。松解比目鱼肌时腓肠肌 – 跟腱复合体必须保留完整，使用 Alice 钳夹持跟腱的边缘以显露（图 46.17）。从近端向远端、从内侧向外侧使用手术刀或 Metzenbaum 剪自跟腱上分离比目鱼肌，在分离至大约 3/4 时会遇到假性分界，需要继续向后方和外侧分离直至显露整个比目鱼肌，将肌肉从尽可能远的部位切断（图 46.18）。辨认比目鱼肌和深层的小腿后方深层筋膜室，将二者分离。需要注意远端胫后动静脉的分支。这些分支非常短，如果不小心损伤或切断，会回缩入深筋膜下方，很难结扎。确认远端血管后结扎并分离，直视下完全分离比目鱼肌在外侧的附着部。需要尽可能地向近端分离比目鱼肌，特别是在外侧，以便能够将肌肉进行足够的旋转以覆盖伤口（图 46.19）。在比目鱼肌浅层和深层肌膜上做十字切开以扩大肌瓣的面积（图 46.20）。

肌瓣旋转后使用可吸收缝线固定。需要强调的是，可将肌瓣纵行劈开，特别是腓肠肌瓣，使用其中的一束填充死腔，其余部分覆盖开放的创面。在肌瓣转移前置入负压引流装置。最后，如果需要行游离皮片移植覆盖肌瓣，可从同侧的小腿、大腿或臀部取皮。皮片的厚度通常为 0.010~0.012 英寸（图 46.21）。

另一种方法是行肌皮瓣转移术，转移皮肤

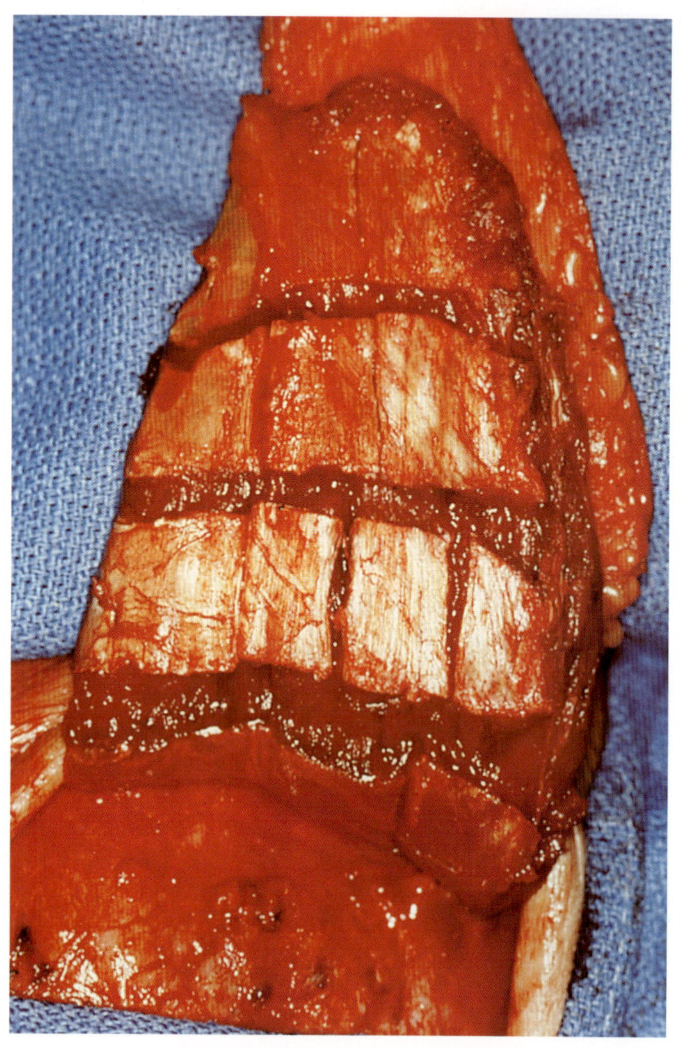

图 46.15　在肌肉的浅面和深面的肌膜做横向和纵向的切开，可明显延长肌瓣，扩大覆盖区域

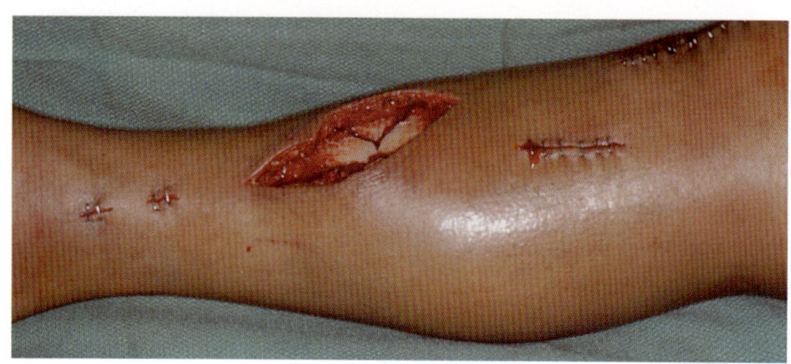

图 46.16　比目鱼肌瓣用于覆盖小腿中段 1/3 内侧的小伤口

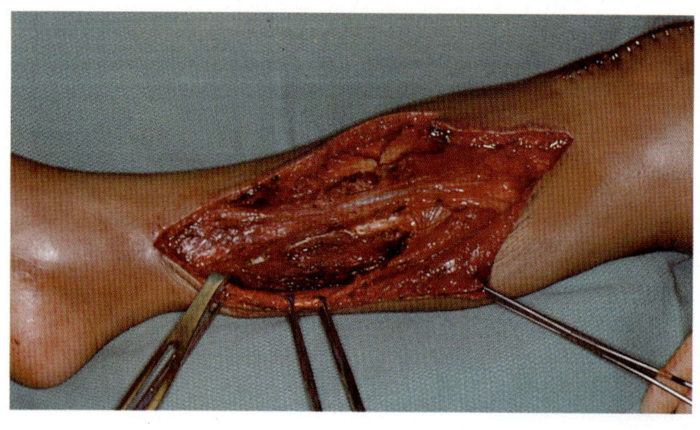

图 46.17　确认跟腱的前缘，使用 Alice 钳将跟腱牵开以显露比目鱼肌的后表面

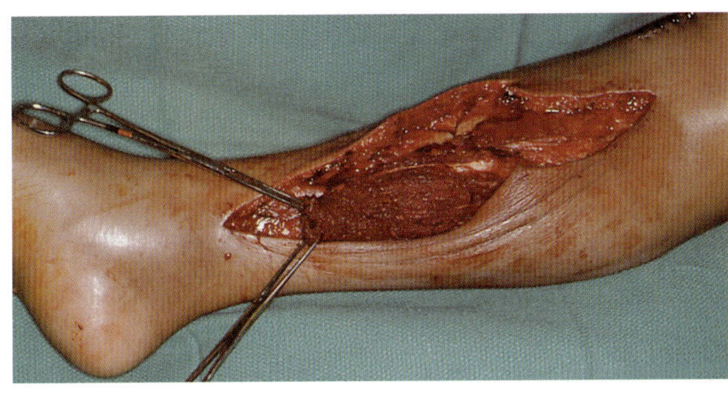

图 46.18　将比目鱼肌的前方和后方充分松解后从远端切断

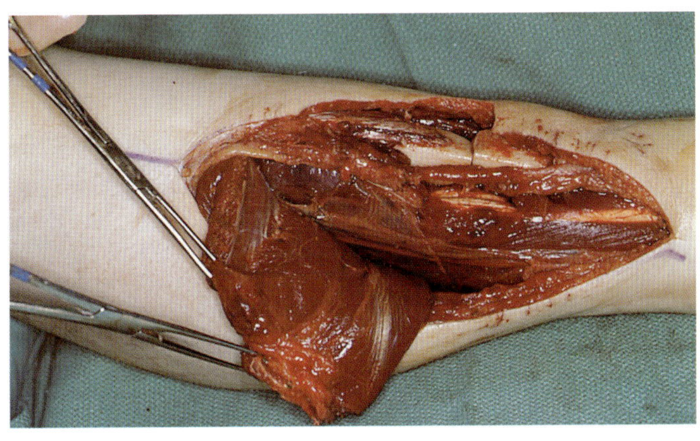

图 46.19　因为肌肉在胫骨和腓骨上有广泛的附着点，需要向近端做足够的分离以便于旋转

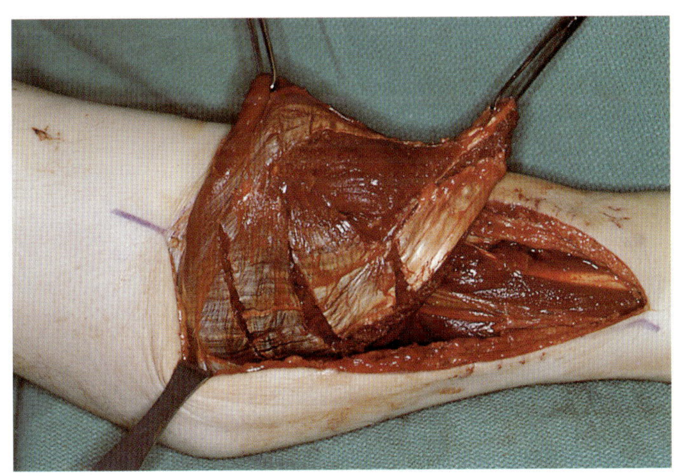

图 46.20　将比目鱼肌肌膜切开以扩大肌瓣的面积

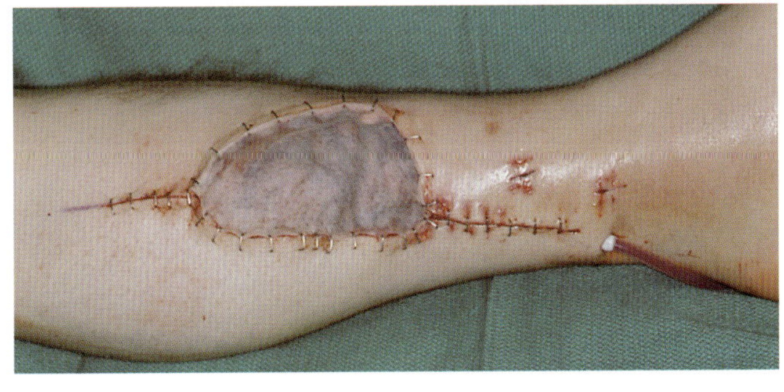

图 46.21　在肌瓣转移成功后，使用厚度为 0.010~0.012 英寸的断层皮片覆盖。为了改善受区的外观，我们使用皮片移植而不是网状移植，两者成功率相同

及皮下组织（图 46.22 A，B）。在设计肌皮瓣时必须考虑供区能否缝合得上。比目鱼肌不能行肌皮瓣转移术。术后使用小腿后方石膏托将踝关节和足中立位固定（图 46.23）。

术后处理

如果伤口引流少于 30 mL/d 便可以移除引流瓶。每 3~5 天更换辅料并检查皮瓣。1~2 周时可将患侧小腿短暂下垂，在 3~5 周的时间内缓慢地逐渐增加下垂的时间。最初的 6~8 周内不要长时间地将患肢下垂，以避免肌肉内静脉淤血。负重时间主要取决于骨折的情况，而不是皮瓣。患者需要每周复查，直至伤口愈合且干燥。术前应在告知患者肌肉旋转后所导致的畸形，腓肠肌旋转后可导致小腿近端和中段的凸起消失。文献报道术后会出现腓肠肌和比目鱼肌的萎缩。腓肠肌或比目鱼肌转移皮瓣术后，通常在第 1 周便开始膝关节和踝关节的运动。

并发症

因为腓肠肌和比目鱼肌血运丰富，皮瓣坏死很少见。然而，常见的是血肿形成，需要外科清除、冲洗和控制出血。如果仅转移腓肠肌的一个头或仅使用比目鱼肌的话，术后跖屈肌力下降很少见。

联合使用腓肠肌和比目鱼肌肌瓣转移术后出现肌力下降和步态异常的风险较高。最初的 6~8 周内会出现皮瓣转移所导致供区的疼痛和感觉异常，这不应被视为并发症。

有时分离比目鱼肌时会导致小腿中段和远

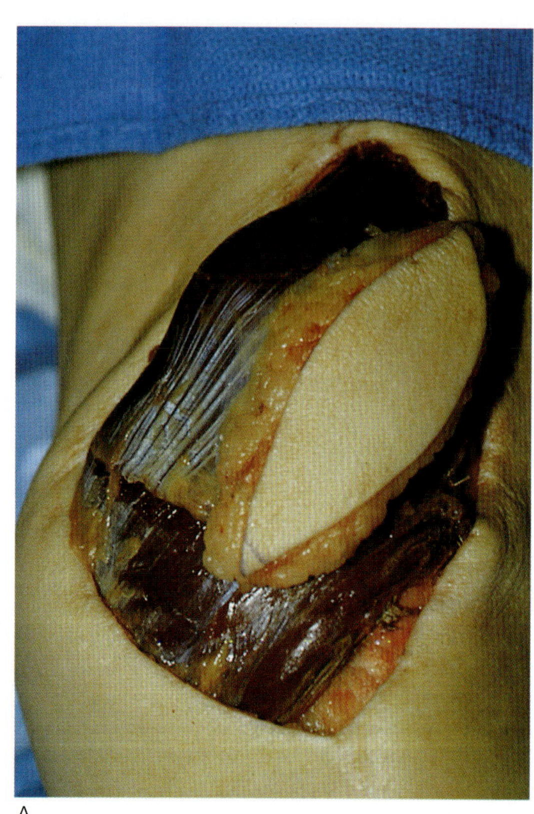
A

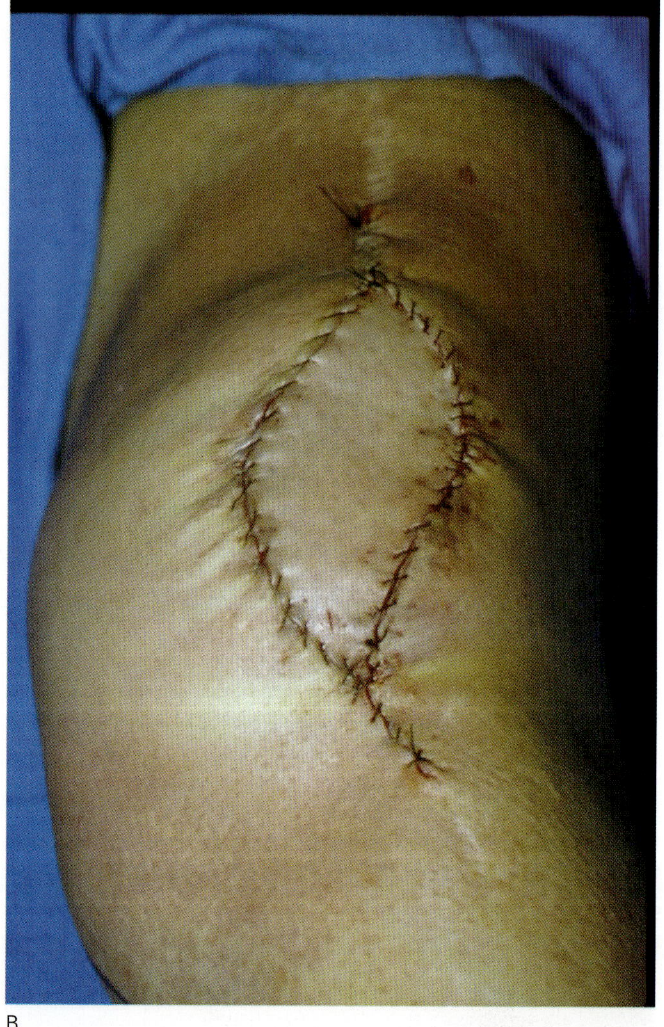
B

图 46.22 A，B 腓肠肌的肌皮瓣转移，肌肉和皮肤之间至少存在一支穿支血管

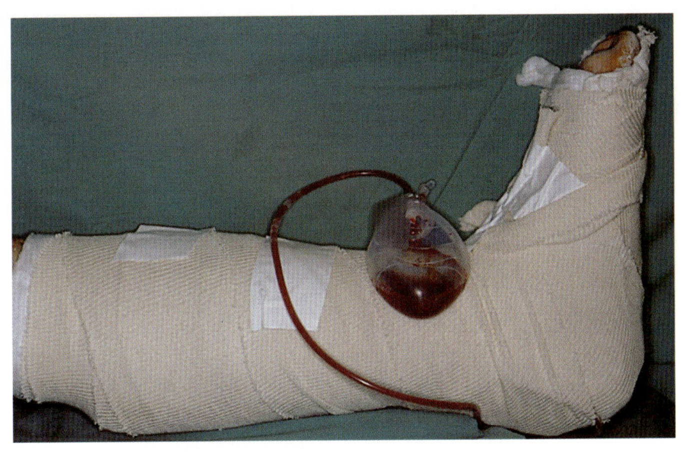

图 46.23　手术后将引流管接 Jackson-Pratt 引流瓶，行小腿后方石膏托固定

端穿支血管损伤，比目鱼肌远端可能会失去血供。如果及时发现了这种并发症，可将远端比目鱼肌切除；如果未发现这种情况，会导致皮瓣部分坏死和继发的感染，以及骨或内固定外露。反向或以远端为蒂部的比目鱼肌瓣虽然有过报道，但不是肌瓣转移的可靠选择。

典型病例

一位 75 岁的老年女性，胫骨平台骨折以及Ⅲ B 型的胫骨远端开放性骨折（图 46.24），前内侧软组织缺损（图 46.25）。在胫骨平台骨折切开复位内固定和胫骨干骨折髓内钉固定术后，远端骨和内固定外露（图 46.26）。向后方切开显露比目鱼肌和远端的胫后血管束，考虑进行局部转移皮瓣或游离皮瓣移植（图 46.27）。幸运的是，比目鱼肌长度和大小足够，能够通过肌瓣转移覆盖骨折部位（图 46.28）。肌瓣转移后使用薄的断层皮片覆盖肌瓣（图 46.29）。骨折最终愈合。

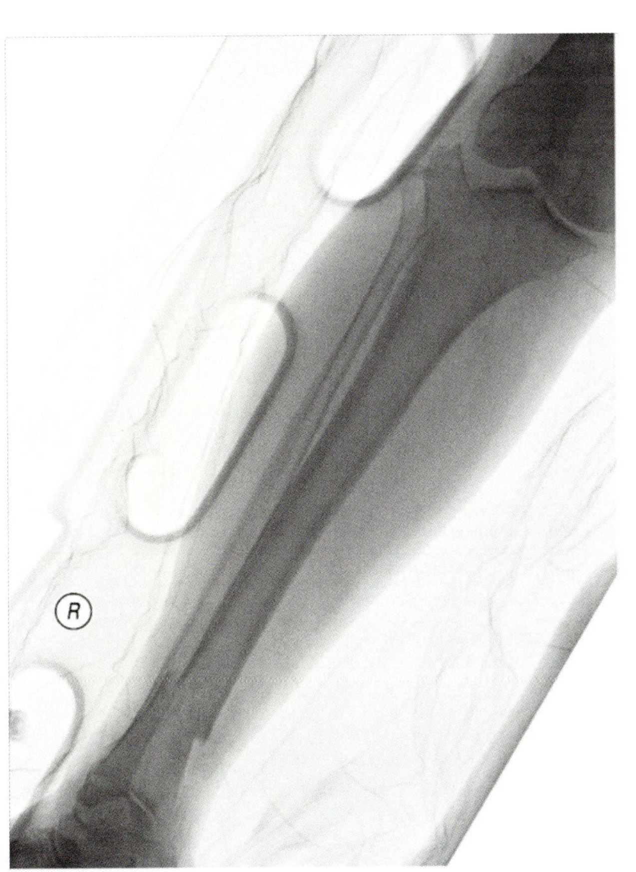

图 46.24　术前的 X 线片，示闭合的胫骨平台骨折以及 Gastilo IIIB 型的胫骨远端开放性骨折

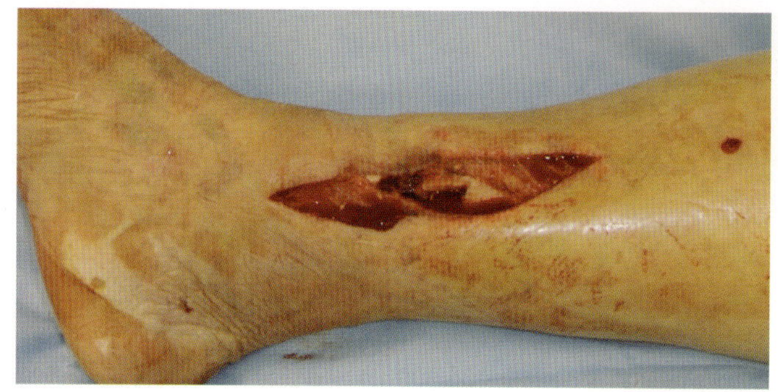

图 46.25 前内侧软组织损伤

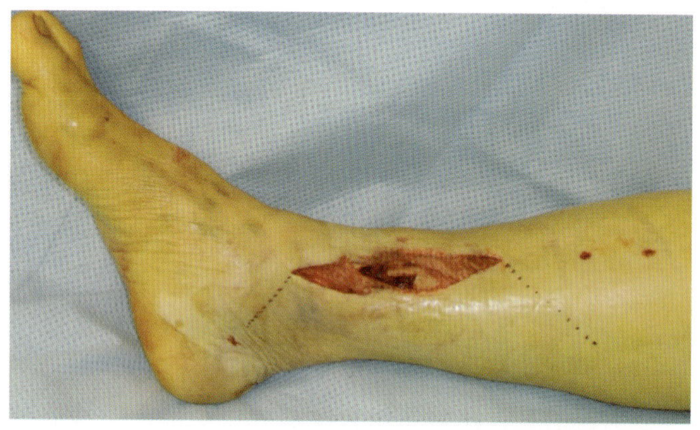

图 46.26 计划的切口

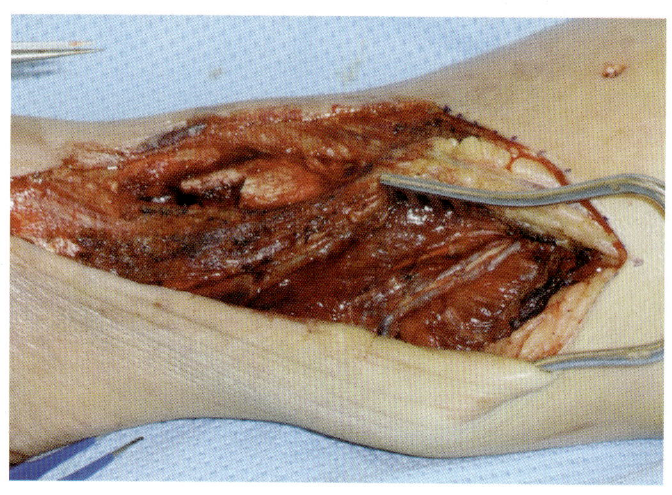

图 46.27 血管和肌肉的分离显露

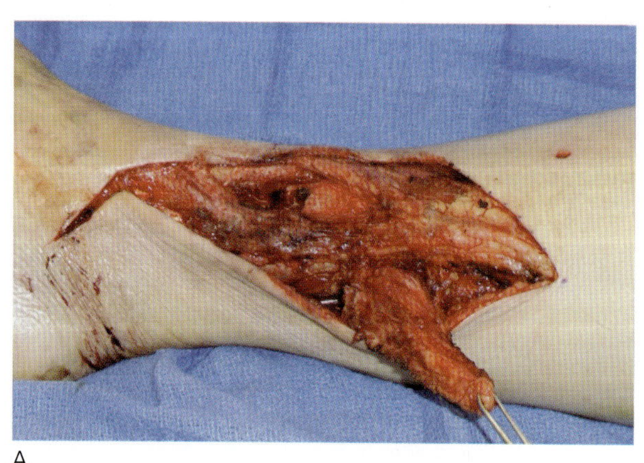

A

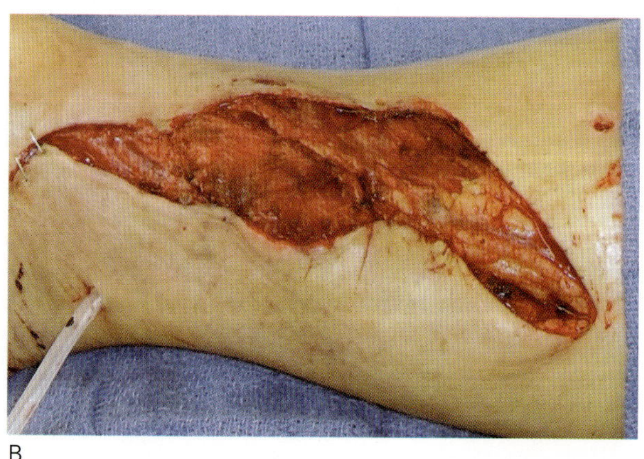

B

图 46.28 A. 皮瓣分离。B. 皮瓣转移和覆盖

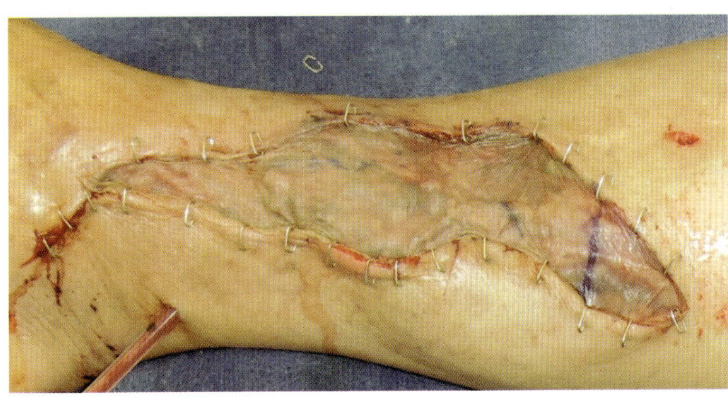

图 46.29　皮片覆盖

推荐阅读

Arnold PG, Mixter RC. Making the most of the gastrocnemius muscle. *Plast Reconstr Surg* 1983;72:38.

Beck J, et al. Reconsidering the soleus muscle flap for coverage of wounds of the distal third of the leg. *Ann Plast Surg* 2003;50(6):631–635.

Dibbell DG, Edstrom LE. The gastrocnemius myocutaneous flap. *Clin Plast Surg* 1980;7:45.

Feldman SJ, Cohen BE, Mayo SW Jr. The medial gastrocnemius myocutaneous flap. *Plast Reconstr Surg* 1978;61:531.

Friedman J, Sherman R, Hollier L. Complex lower-extremity reconstruction in young children when free-tissue transfer is not an option. *J Reconstr Microsurg* 2002;18(6):563.

Ger R. The technique of muscle transposition in the operative treatment of traumatic and ulcerative lesions of the leg. *J Trauma* 1971;11:502.

Guzman-Stein G, Fix RJ, Vasconez LO. Muscle flap coverage for the lower extremity. *Clin Plast Surg* 1991;18:545.

Hyodo I, et al. The gastrocnemius with soleus bi-muscle flap. *Br J Plast Surg* 2004;57(1):77–82.

Malawar MM, Price WM. Gastrocnemius transposition flap in conjunction with limb sparing surgery for primary bone sarcomas around the knee. *Plast Reconstr Surg* 1984;73:741.

Mathes SJ, McCraw JB, Vasconez LO. Muscle transposition flaps for coverage of lower extremity defects: anatomic considerations. *Surg Clin North Am* 1974;54:1337.

Mathes SJ, Nahai F. *Clinical application for muscle and myocutaneous flaps*. St. Louis, MO: Mosby; 1982.

McCraw JB, Fishman JH, Sharzer LA. The versatile gastrocnemius myocutaneous flap. *Plast Reconstr Surg* 1978;62:15.

Pee L. Soft tissue coverage of our extensive mid-tibial wound with the combined medial gastrocnemius and medial hemisoleus muscle flaps: the role of local muscle flaps revisited. *J Plast Reconstr Aesthet Surg* 2010;63(8):e605–e610.

Staunard J, et al. *Surgical treatment of orthopedic trauma*. New York: Thieme Medical Publishers; 2007.

Wong A, Sherman R, Pu L. Gastrocnemius flap. Reconstructive surgery of the lower extremity (Lee, Levine, Wei, eds.) Quality Medical Publishers, In press.

Yaremchuck MV. Acute management of severe soft tissue damage accompanying open fractures of the lower extremity. *Clin Plast Surg* 1986;13:621.

This is a translation of “Fracture(Third Edition)- Master Techniques in Orthopaedic Surgery”.
Not for resale outside People’s Republic of China.(including not for resale in the Special Administrative Region of Hong Kong and Macau, and Taiwan)
Co Published by arrangement with Lippincott Williams & Wilkins/Wolters Kluwer Health, Inc., USA.

图字：15–2013–33

Accurate indications, adverse reactions, and dosage schedules for drugs are provided in this book, but it is possible that they may change. The reader is urged to review the package information data of the manufacturers of the medications mentioned. The authors, editors, publishers, or distributors are not responsible for errors or omissions or for any consequences from application of the information in this work, and make no warranty, expressed or implied, with respect to the contents of the publication. The authors, editors, publishers, and distributors do not assume any liability for any injury and/or damage to persons or property arising from this publication.
本书提供了药物的准确的适应证、副作用和疗程剂量，但有可能发生改变。读者须阅读药商提供的外包装上的用药信息。作者、编辑、出版者或发行者对因使用本书信息所造成的错误、疏忽或任何后果不承担责任，对出版物的内容不做明示的或隐含的保证。作者、编辑、出版者或发行者对由本书引起的任何人身伤害或财产损害不承担任何责任。

图书在版编目（CIP）数据

骨折：第 3 版 /［美］威斯主编；姜保国译．—济南：山东科学技术出版社，2014（2016. 重印）

（骨科手术技术丛书）

ISBN 978-7-5331-7615-0

Ⅰ．①骨… Ⅱ．①威… ②姜… Ⅲ．①骨折—诊疗 Ⅳ．① R683

中国版本图书馆 CIP 数据核字（2014）第 208140 号

骨科手术技术丛书

骨 折

（第 3 版）

主编 ［美］Donald A. Wiss

主译 姜保国

主管单位：山东出版传媒股份有限公司

出 版 者：山东科学技术出版社

地址：济南市玉函路 16 号

邮编：250002 电话：（0531）82098088

网址：www.lkj.com.cn

电子邮件：sdkj@sdpress.com.cn

发 行 者：山东科学技术出版社

地址：济南市玉函路 16 号

邮编：250002 电话：（0531）82098071

印 刷 者：山东临沂新华印刷物流集团有限责任公司

地址：山东省临沂市高新技术产业开发区新华路

邮编：276017 电话：（0539）2925659

开本： 889mm × 1194mm 1/16

印张： 58.5

版次： 2014 年 11 月第 1 版 2016 年 7 月第 2 次印刷

ISBN 978-7-5331-7615-0

定价：480.00 元